HANDBUCH DER ALLGEMEINEN PATHOLOGIE

HERAUSGEGEBEN VON

H.-W. ALTMANN · F. BÜCHNER · H. COTTIER · G. HOLLE
E. LETTERER · W. MASSHOFF · H. MEESSEN · F. ROULET
G. SEIFERT · G. SIEBERT · A. STUDER

ZWEITER BAND

DIE ZELLE

FÜNFTER TEIL

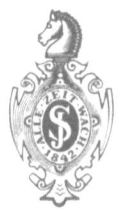

SPRINGER-VERLAG
BERLIN · HEIDELBERG · NEW YORK
1968

STOFFWECHSEL UND FEINSTRUKTUR DER ZELLE
I

BEARBEITET VON

E. MÖLBERT · W. OEHLERT
B. SCHULTZE · G. SIEBERT

REDIGIERT VON

F. BÜCHNER

MIT 191 ABBILDUNGEN

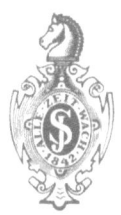

SPRINGER-VERLAG
BERLIN · HEIDELBERG · NEW YORK
1968

ISBN-13: 978-3-642-88277-7   e-ISBN-13: 978-3-642-88276-0
DOI: 10.1007/978-3-642-88276-0

© by Springer-Verlag, Berlin · Heidelberg 1968
Library of Congress Catalog Card Number 56-2297
Softcover reprint of the hardcover 1st edition 1968

Titel-Nr. 5662

Vorwort.

Zur Biologie und Pathologie der Zelle wurde im Handbuch der Allgemeinen Pathologie 1955 ein erster Band mit dem Thema „Das Cytoplasma" veröffentlicht. Die Beiträge dieses Bandes waren im wesentlichen Ende 1953 abgeschlossen. So haben sie noch einmal alles das an Ergebnissen und Fragestellungen in ihrer Darstellung und der herangezogenen Literatur gesammelt, was die klassische Orthologie und Pathologie der Zelle in der Epoche der Lichtmikroskopie erarbeitet hatte. Sie haben damit die Größe dieser Epoche in einem geschichtlichen Wendepunkt der Zellforschung eindrucksvoll bezeugt.

Die Absicht der Herausgeber dieses Handbuches, dem ersten Teilband über die Biologie und Pathologie der Zelle alsbald weitere Bände folgen zu lassen, erwies sich allerdings als unerfüllbar. Die *Biochemie* stand in der Phase, in der sich die Methoden der Isolierung von Zellorganellen aus Gewebshomogenaten mehr und mehr durchsetzten und verfeinerten, und in der sich Zug um Zug die Frage nach den diesen Organellen zugeordneten Stoffen und Prozessen stellte und löste. In der *Autoradiographie* ergab sich die Möglichkeit, Stoffumsetzungen unter dem Lichtmikroskop sichtbar zu machen und ein Grenzgebiet zwischen Biochemie und Morphologie von großer Aussagekraft Schritt für Schritt zu erschließen. In der *Elektronenmikroskopie* eröffnete sich nach Einführung des ultradünnen Schnittes ein Feld moderner Zellforschung, in dem die Feinstrukturen der Zelle in zunehmender Differenziertheit sichtbar gemacht und zu Phänomenen des Stoffwechsels der Zelle in Beziehung gesetzt werden konnten. Schließlich hat die *Cytochemie* in der gleichen Zeit eine wesentliche Differenzierung durch die Möglichkeit spezifischer Stoffanfärbungen in den Zellen erfahren, vor allem auch durch den lichtmikroskopischen und zuletzt auch den elektronenmikroskopischen Nachweis von Enzymen und ihren Beziehungen zu bestimmten Organellen der Feinstruktur. Inzwischen haben sich die Ergebnisse der mit den verschiedenen modernen Methoden gewonnenen Befunde der Zellforschung in zunehmendem Maße geklärt, und immer mehr wurde ihre Konvergenz sichtbar.

Als Bandherausgeber bin ich den Autoren besonders dafür dankbar, daß sie sich jeweils auf die Anwendung der von ihnen geübten Methode beschränkt, deren Fruchtbarkeit und Grenzen aber mit aller wünschenswerten Klarheit sichtbar gemacht und sich darüber hinaus zugleich Zug um Zug mit den Darstellungen ihrer Partner auseinandergesetzt haben. Auch danken wir ihnen dafür, daß sie in diesem Neuland der Forschung ihren Beiträgen jeweils methodische Kapitel eingefügt haben.

Jeder der Beiträge beansprucht, als eigene Individualität wissenschaftlicher Darstellung gewertet zu werden. Aber unverkennbar ist der Beitrag von GÜNTHER SIEBERT über „Die Biochemie der Zellstrukturen" mit dem von ELISABETH MÖLBERT über „Die Orthologie und Pathologie der Zelle im elektronenmikroskopischen Bild" und mit dem von BRIGITTE SCHULTZE über „Die Orthologie und Pathologie des Nucleinsäure- und Eiweißstoffwechsels der Zelle im Autoradiogramm" vielfach verfugt und umgekehrt. Um die Fruchtbarkeit autoradiographischer Methoden für die moderne morphologische Biologie und Pathologie der Zelle noch weiter zu beleuchten, war uns die Darstellung der „Orthologie und

Pathologie des Schwefelstoffwechsels der Zelle im Autoradiogramm" zusätzlich willkommen, die WOLFGANG OEHLERT zu diesem Band beigesteuert hat.

Die Beschränkung auf Teilprobleme der Orthologie und Pathologie von Stoffwechsel und Feinstruktur der Zelle war bei dem gegenwärtigen Stand der Forschung unvermeidbar. So wurde in dem Beitrag über die Orthologie und Pathologie der Zelle im elektronenmikroskopischen Bild die Darstellung bewußt auf die Mitochondrien, das endoplasmatische Reticulum einschließlich der freien Ribosomen und des Ergastoplasmas und auf das Golgi-Feld konzentriert. Auf eine Darstellung der Biologie und Pathologie der Enzyme im lichtmikroskopischen und elektronenmikroskopischen Bild wurde in diesem Band zugunsten einer späteren Abhandlung noch verzichtet.

Möge der Band vor allem auch dem Dialog der Vertreter der verschiedenen Forschungsrichtungen und dem Wechselgespräch zwischen Biologie und Pathologie, Biochemie und Morphologie förderlich sein.

Freiburg i. Br., Oktober 1967   FRANZ BÜCHNER

Inhaltsverzeichnis.

Biochemie der Zellstrukturen.

Von

GÜNTHER SIEBERT [*].

Mit 20 Abbildungen.

A. Einleitung.

1. Einführung.

Die Biochemie befindet sich seit etwa 2 Jahrzehnten in einer Phase starker Expansion. Diese ist in gleicher Weise durch neue geistige Konzeptionen wie durch neuartige methodische Möglichkeiten bedingt. Wechselwirkungen zwischen diesen beiden Faktoren erklären die sinnfälligen Fortschritte biochemischer Forschung; gleichzeitig führen sie aber auch zu wesentlich engerer Berührung mit anderen biologischen Fächern: Die Entwicklung der Biochemie der Zellstrukturen bietet hierfür ein ausgezeichnetes Beispiel.

Seit einzelne Strukturelemente der Zelle der Isolierung zugänglich sind, können sie auch mit biochemischen Methoden untersucht werden. Die ersten Ansätze zu solchen Experimenten liegen schon etwa 60 Jahre zurück[1], doch stammt der wesentliche Impuls zur biochemischen Untersuchung intracellulärer Strukturen aus den letzten zwei Jahrzehnten[2]. Die Entwicklung brauchbarer Isolierungsverfahren traf zu jener Zeit mit der Erkenntnis zusammen, daß für viele biochemische Probleme eine Separierung der einzelnen Zellstrukturen unabdingbare Voraussetzung für die weitere experimentelle Bearbeitung ist. Die dem Biochemiker geläufigen analytischen und präparativen Methoden haben so durch die Kombination mit der Zellfraktionierung eine enorme Erhöhung ihrer Leistungsfähigkeit erfahren. Die seitdem erzielten Fortschritte der Kenntnis der Strukturelemente der Zelle finden in zahllosen einschlägigen Publikationen ihren Niederschlag, die daher die Verweisung auf zusammenfassende Darstellungen unumgänglich machen[2, 3].

Die Zuordnung biochemischer Befunde zu bestimmten Zellstrukturen ist heute ein selbstverständliches Anliegen biochemischer Untersuchungen geworden. Für zahlreiche Probleme des Intermediärstoffwechsels, der Enzymlehre und vieler anderer Gebiete muß eine Beschreibung als unvollständig gelten, wenn nicht wenigstens versucht wird, Angaben zur intracellulären Lokalisation dieser Prozesse zu machen. Es wird eine der Aufgaben dieses Beitrages sein, zu zeigen, in welchem Ausmaß bereits heute Wechselwirkungen zwischen biochemischen Befunden und der Lehre von den Strukturelementen der Zelle zu erkennen sind.

Unverkennbar sind die Fortschritte, die der reinen Biochemie durch die Berücksichtigung lokalisatorischer Fragen zugewachsen sind. Erst die Auftrennung

---

[*] Physiologisch-Chemisches Institut der Universität Mainz.

[1] ACKERMANN 1904/05, WARBURG 1910/11.

[2] LANG und SIEBERT 1954, LANG und SIEBERT 1955.

[3] ALLFREY, MIRSKY und STERN 1955, HOGEBOOM, KUFF und SCHNEIDER 1957, CROOK 1959, HAYASHI 1959, ROODYN 1959, ALLFREY 1959, NOVIKOFF 1961a, NOVIKOFF 1961b, PORTER 1961, MIRSKY und OSAWA 1961, DE DUVE, WATTIAUX und BAUDHUIN 1962, KARLSON 1963, SIEBERT und HUMPHREY 1965.

in einzelne Zellfraktionen kann es z. B. ermöglichen, bestimmte Enzymreaktionen nachzuweisen, weil etwa in Gegenwart anderer Zellbestandteile (wie im Gewebsschnitt oder Homogenat) interferierende Prozesse ablaufen, die um das Substrat konkurrieren oder ein Reaktionsprodukt laufend beseitigen und so den Nachweis scheinbar fehlschlagen lassen[1].

Desgleichen gibt es manche Beispiele, daß die Isolierung einer bestimmten Substanz, etwa eines Enzyms, nur gelingt, wenn man mit der Abtrennung derjenigen Zellfraktion aus einem Homogenat beginnt, in der die gesuchte Substanz vorzugsweise angereichert ist. Ein solches Vorgehen ist mit dem weiteren Vorteil verbunden, daß die Trennung von Zellbestandteilen häufig autolytische Prozesse unterbindet; nicht selten nämlich sind Substrat und Enzym für solche Vorgänge in der lebenden Zelle räumlich voneinander getrennt, und man kann auch nach Zellzerstörung durch Zellfraktionierung die Komponenten weiterhin separiert halten.

Die Erkenntnis von der Arbeitsteilung innerhalb der Zelle, lange schon vermutet und indirekt erschlossen, ist wohl einer der wichtigsten Fortschritte, den das Studium der intracellulären Lokalisation für die Biochemie erbracht hat. Hierher gehören die Zuordnung der Proteinsynthese zu der sog. Mikrosomenfraktion, die überragende Rolle der Mitochondrien in dem der Energiegewinnung dienenden Stoffwechsel oder auch die Erkennung bestimmter intracellulärer Räume, die durch spezielle Reaktionsabläufe, etwa im Bereich biosynthetischer, reduktiver Prozesse, charakterisiert sind. So läßt sich die Stoffwechsellehre heute in einzelnen ihrer Zweige bereits als dreidimensionale Stoffwechsellehre formulieren, mit allen Konsequenzen hinsichtlich der Kommunikation einzelner Räume untereinander, der notwendigen Transport- und Austausch-Vorgänge und ihrer Beeinflussung durch pathologische, experimentelle oder Umwelt-Einflüsse.

Obwohl die Vielzahl der vorliegenden Befunde dazu einladen könnte, die gesamte Biochemie unter dem Aspekt der intracellulären Lokalisation abzuhandeln, bleibt es fraglich, ob dies z. Zt. sinnvoll ist. In dem vorliegenden Beitrag wird daher versucht werden, einzelne, hinreichend bearbeitete Gebiete zu schildern und dabei auf mehr allgemeine Gesichtspunkte besondere Betonung zu legen.

2. Der Strukturbegriff.

Der Strukturbegriff, für den Morphologen zunächst einmal mit dem Begriff der Anschaulichkeit verbunden, hat in der Biochemie eine im Ursprung durchaus unterschiedliche Bedeutung. Jegliche Ausbildung einer Struktur, ja selbst schon einer „nichtstrukturierten" Grenzfläche, führt vom homogenen Lösungs-System zu heterogenen Systemen; damit werden Stofftransport und Stoffverteilung in entscheidender Weise modifiziert, indem die physikalischen Phänomene der Diffusion bezüglich Geschwindigkeit, Richtung und endlicher Gleichgewichtslage gegenüber einem löslichen, homogenen System durch neue Faktoren verändert werden. So ermöglicht die Ausbildung von Strukturen z. B. die Einstellung und Erhaltung von Konzentrationsgradienten, wie sie etwa für das intracelluläre Ionenmilieu im Vergleich mit dem extracellulären Bereich charakteristisch sind[2].

Der hier verwendete Strukturbegriff hat primär nichts mit der Frage zu tun, ob eine solche Struktur „sichtbar" ist oder nicht. Die Grenze der Sichtbarkeit ist durch die Fortschritte der Elektronenmikroskopie bis an den Größenbereich makromolekularer Substanzen herangerückt worden. Indessen garantiert die Präparationstechnik in der Elektronenmikroskopie nicht notwendigerweise, daß alle Strukturen sichtbar werden, wie auch umgekehrt die Frage möglicher Artefakte

---

[1] Plaut und Sung 1954.   [2] Netter 1959.

immer neu zu diskutieren ist. Struktur im physikochemischen Sinne wird dagegen durch ihre Funktion erfaßt, existiert also z. B. immer dann, wenn Grenzflächenphänomene meßbar sind und hängt in ihrem Existenzbeweis nicht unmittelbar von der Möglichkeit ihrer Sichtbarmachung ab. Selbstverständlich stellt sich stets, wenn ein funktioneller Beweis für eine Struktur vorliegt, auch die Frage nach ihrem chemischen Aufbau und ihrem morphologischen Substrat, doch ist dies keine Vorbedingung ihres Existenzbeweises.

Betrachtet man die Ausbildung einer irgendwie gearteten Struktur aus einem unstrukturierten Medium, so muß man die außergewöhnlich geringe statistische Wahrscheinlichkeit in Rechnung stellen, daß dieser Vorgang überhaupt abläuft; thermodynamisch verständlich wird die Entstehung einer solchen Struktur nur unter der Bedingung, daß gleichzeitig Energie aufgewendet wird. In der Tat ist die z. Z. beste Erklärung für Existenz und Ausmaß des Grundumsatzes des Menschen die Meinung, daß der wesentliche Teil dieses Grundumsatzes Energieverbrauch zur Erhaltung der Struktur sei[1]. Diese Ableitung führt damit unmittelbar zur Verknüpfung von Struktur- und Stoffwechselproblemen, einem Bereich, der noch häufig in diesem Beitrag berührt werden wird.

Nicht nur in räumlichem Sinne, sondern gerade auch in funktioneller Hinsicht gestattet der Strukturbegriff, zum Begriff der räumlichen Ordnung überzuleiten. Erst die Existenz von Strukturen ermöglicht es, in die Vielzahl biochemischer Reaktionen einer Zelle eine gewisse, wie sich zeigen wird, höchst wirksame Ordnung zu bringen; etwa dadurch, daß Wirkstoff- und Hemmstoff-Systeme in räumlicher Trennung gehalten werden[2], daß die Wandelbarkeit mancher Strukturen Regulationseffekte ermöglicht[3] oder daß zusammengehörige Reaktionsabläufe durch Strukturbindung in der „richtigen" Reihenfolge gehalten und durch die unmittelbare Nachbarschaft miteinander reagierender Systeme höhere Reaktionsgeschwindigkeiten erzielt werden, als sie die freie Diffusion in löslichen Systemen ermöglichen würde[4]. Dies gilt insbesondere auch dann, wenn eine Zellstruktur ein Permeationshindernis darstellt; dessen Überwindung erfordert zusätzliche chemische Prozesse, einschließlich energieumsetzender Reaktionen, und ermöglicht Regulationsmechanismen.

Allerdings bereitet die Anwendung des Strukturbegriffes zumindest in einer Hinsicht erhebliche Schwierigkeiten: Die thermodynamisch-kinetische Behandlung mehrstufiger Reaktionsketten ist schon in freier Lösung schwierig genug, wird aber nahezu unmöglich, wenn — notwendigerweise — Strukturbindung von Enzymen, Permeabilitätsphänomene usw. mit berücksichtigt werden sollen[4].

Diese bewußt qualitativ gehaltene Erörterung der Bedeutung des Strukturbegriffes für die Biochemie mag zunächst genügen, um die Ansatzpunkte zu zeigen, von denen eine eingehendere Behandlung dieser Probleme auszugehen hat. Sobald der Ordnungsbegriff eingeführt wird, ist eine Beteiligung teleologischer Gesichtspunkte möglich, etwa wenn durch räumliche Trennung von Substrat und Enzym in einer Zelle die Verhinderung intravitaler Autolyseprozesse bewirkt wird[3]. Indessen wird in diesem Beitrag versucht werden, teleologische Überlegungen nicht hervortreten zu lassen.

3. Morphologische und biochemische Methoden.

Wie bereits erwähnt, sind es in der Morphologie vorwiegend Form und Qualität, die der Beobachtung unmittelbar zugänglich sind. Die Biochemie versucht,

[1] LANG und RANKE 1950.
[2] SIEBERT, VILLALOBOS jr., RO, STEELE, LINDENMAYER, ADAMS und BUSCH 1966.
[3] Ciba Foundation 1963.   [4] CHANCE und WILLIAMS 1956.

die Funktion als hauptsächliches Forschungsanliegen durch kinetische Studien quantitativ zu erfassen. Zusammenhänge zwischen Form und Leistung, d. h. das alte Struktur-Funktions-Problem, zu begreifen, wird jedoch durch manche unvermeidliche Eigentümlichkeiten der beiden Forschungsrichtungen erschwert. So ist das zunächst in der belebten Natur gegebene Beobachtungsobjekt von stets sehr komplexer Natur; an der Herstellung eines gegebenen Zustandes sind immer viele Faktoren gleichzeitig beteiligt. Weder die räumliche Ordnung an sich noch die zeitliche Aufeinanderfolge bestimmter Phänomene berechtigen als solche, unmittelbar auf ursächliche Zusammenhänge zu schließen; dem wird stets eine sehr sorgfältige Abwägung aller einzelnen Beweisstücke vorausgehen müssen.

Wegen der Schwierigkeit, aus einer überaus komplexen Situation Schlüsse zu ziehen, wird man versuchen, möglichst viele Variabeln zu eliminieren, um zu übersichtlichen Versuchssystemen zu gelangen. Man nähert sich also im experimentellen Bereich mehr und mehr der Untersuchung von Modellfällen; mit einem gewissen Verlust an Allgemeingültigkeit erhöht sich entsprechend die Schärfe der Aussage. Die Möglichkeit aber, Variable zu eliminieren, ist für morphologische und biochemische Versuchsanordnungen von sehr verschiedenem Ausmaß. So kann man z. B. in der Biochemie einzelne Enzyme aus einem Gewebe isolieren, ihre Eigenschaften nach Reindarstellung studieren und dann erwägen, wie sich die erhobenen Befunde in die komplexen Stoffwechselreaktionen, in denen dieses Enzym eines von vielen Gliedern ist, integrieren lassen. Man wird also aus der Kenntnis einzelner Variablen, etwa der Substratspezifität oder der Gleichgewichtslage, bestrebt sein, das Verhalten dieses Enzyms in einem multivariablen Reaktionssystem zu verstehen. Es leuchtet ein, daß eine so weitgehende Zergliederung eines Phänomens der morphologischen Methodik meist nicht möglich ist.

Der Zug zur Behandlung von Modellfällen tritt besonders deutlich im Bereich biochemischer Untersuchungen an pathologischem Beobachtungsgut hervor: Die imponierende Vielfalt der Erscheinungen kann eine naturwissenschaftliche Bearbeitung bis zur Unmöglichkeit erschweren, etwa auf dem Gebiet der menschlichen Tumoren. Daher beschränkt sich z. B. die biochemische Bearbeitung des Tumorproblems vornehmlich auf Experimentaltumoren an Versuchstieren, hier wiederum speziell auf „reine" Tumorzellen, etwa in der Ascitesform. So steht der faszinierenden Mannigfaltigkeit pathologischer Beobachtungen am Menschen nur ein relativ geringes Maß an biochemischen Befunden gegenüber. Vergleichbare morphologische und biochemische Daten existieren vorerst im wesentlichen im Bereich der Orthologie. Daher wird sich dieser Beitrag im wesentlichen auf solches Material beschränken müssen und nur gelegentlich die Pathologie der Zellstrukturen streifen können. Größeres Beobachtungsgut liegt indessen für experimentelle Bedingungen vor, die nicht eigentlich krankhaft sind, wie z. B. veränderte Ernährungsbedingungen, Bestrahlung, Kälteexposition, Leberregeneration nach partieller Hepatektomie und vieles andere mehr; so wird eine Berücksichtigung solcher Befunde, die als Modellfall pathologischer Umstände gelten können, weitgehend erfolgen und manche Rückschlüsse auf die eigentliche Pathologie zulassen.

Die Größenordnung des Einzelobjekts, an dem Beobachtungen gemacht werden können, ist wiederum für Morphologie und Biochemie überaus verschieden. Während die elektronenoptische Beobachtung bis herunter zu Längenmaßen von etwa 15 Å Aufschlüsse geben kann, erfordern biochemische Mikromethoden im allgemeinen mehr als das 1000fache an Material. Die Empfindlichkeit chemischer oder physikalischer Meßmethoden reicht also nicht im entferntesten an die Auflösungskraft optischer Geräte heran.

Zu diesem Umstand kommt, übrigens vergleichbar mit vielen histochemischen Überlegungen, die Frage der Spezifität der in der Biochemie üblichen Methoden; sehr häufig erfordert die Berücksichtigung der Spezifitätsverhältnisse nämlich chemische Abtrennungs- oder Reinigungsoperationen, bevor bestimmte Methoden verläßliche Resultate geben können. Dies tritt besonders deutlich hervor, wenn man den grundsätzlichen Unsicherheitsfaktor berücksichtigt, der allen histochemischen Methoden zu eigen ist. Histochemische Verfahren müssen an einem außerordentlich komplexen, in seiner genauen Zusammensetzung gar nicht bekannten Material, eben dem Gewebsschnitt, durchgeführt werden. Die gewonnenen Aussagen sind von vornherein mit einer gewissen Unschärfe belastet, weil die Spezifität der anwendbaren Methoden keine absolute ist. Will man diese Unschärfe beseitigen, so muß man das zu untersuchende Gewebe unter Strukturzerstörung so aufarbeiten, daß die begrenzte Spezifität der Analysenverfahren durch Eliminierung störender Substanzen auf das notwendige Maß gehoben wird. Dies gelingt aber nur unter Verzicht auf die Untersuchung eines einzelnen morphologischen Objektes. Auch dieser Umstand trägt, neben der Frage der Empfindlichkeit der Meßmethode, zur Erhöhung des Materialbedarfes für ein biochemisches Experiment entscheidend bei. Während also die morphologische Beobachtung von Zellstrukturen am Einzelobjekt erfolgen kann, etwa an einem Mitochondrion, benötigt die biochemische Untersuchung eine im allgemeinen sehr große Population solcher Strukturelemente; man erhält damit stets einen Durchschnittswert, der dann allerdings für eine statistische Population repräsentativ ist.

Erschwerend wirkt, daß es mit geringen Ausnahmen kein Gewebe gibt, das nur aus einer Zellart besteht. Eine Mitochondrienpräparation z. B. aus der Leber wird daher stets neben den Partikeln aus den Parenchymzellen auch solche aus Gallengangsepithelien, Sternzellen u. a. m. in einem im Detail nicht zu ermittelnden Verhältnis enthalten. Auch Bindegewebsbestandteile geraten öfter in eine partikuläre Zellfraktion. Daher steht dem entschiedenen Vorteil, mit einer statistischen Population arbeiten zu können, oft die Unmöglichkeit gegenüber, neben der Gewebsspezifität etwas zur Zellspezifität aussagen zu können.

4. Isolierung von Zellstrukturen.

Zur präparativen Gewinnung der einzelnen Zellstrukturen werden Unterschiede in der Größe und Dichte der einzelnen Partikel ausgenutzt. Das Verfahren der differenzierenden Zentrifugierung erlaubt die voneinander unabhängige Variation von Zeit, Dichte des Mediums und Schwerefeld, um verschiedenartige Strukturen zu sedimentieren.

Jeglicher Fraktionierung von Zellstrukturen geht die Zerkleinerung des Gewebes voraus. Diese soll dabei so geleitet werden, daß alle gewünschten Strukturelemente freigelegt, jedoch möglichst keine Bruchstücke aus Zellpartikeln gebildet werden[1]. Je nach Versuchszweck wird man daher einen Glashomogenisator mit rotierendem Stempel, meist aus Teflon, oder ein Gerät mit rotierenden Messern (nach dem Prinzip des Mixers) oder eine Kugelmühle benutzen.

Das Isolierungsmedium enthält meist Rohrzucker; der apolare Charakter von Rohrzuckerlösungen soll Extraktionsprozesse hintanhalten. Die Zuckerkonzentration bestimmt die Dichte des Mediums; häufig werden isotonische Lösungen von 0,25 M benutzt. Für Arbeiten mit Zellkernen haben sich jedoch stark hypertonische Lösungen bis 2,2 M eingebürgert[2]. Ein weiterer Vorteil bei der Verwendung von Rohrzuckerlösungen ist deren Unfähigkeit, in größerem Umfange in Strukturelemente wie z. B. Mitochondrien einzudringen. Zusätze zu Rohrzuckerlösungen, z. B. von Ca^{++} oder Mg^{++} oder von Komplexbildnern wie Äthylendiamintetraacetat, werden vorgenommen, um Aggregationen zwischen isolierten Zellpartikeln zu lösen, deren Entstehung zu verhindern, gelegentlich aber auch, um sie zu fördern.

---

[1] LANG und SIEBERT 1955, HUGHES und CUNNINGHAM 1963.
[2] CHAUVEAU, MOULÉ und ROUILLER 1956, SIEBERT und HUMPHREY 1965, dort weitere Literatur.

Häufig wird die Rohrzuckerlösung gepuffert; die nach der Zellzerstörung auftretenden sauren Substanzen geben gewöhnlich zu einer pH-Verschiebung bis etwa pH 6 Anlaß; eine wirksame Pufferung erfordert relativ hohe Pufferkonzentrationen, etwa zwischen 0,05 bis 0,2 M, wodurch jedoch der apolare Charakter der Rohrzuckerlösungen weitgehend aufgehoben wird. Weitere Zusätze zu den Isolierungsmedien betreffen z. B. Atmungssubstrate oder ATP, um die Energieversorgung nach Möglichkeit zu erhalten[1].

Das in passendem Medium in geeigneter Weise zerkleinerte Gewebe wird nun differenzierend zentrifugiert[2]. Entweder werden stufenweise Schwerefeld und Zeit erhöht, um nacheinander immer kleinere bzw. leichtere Strukturelemente zu sedimentieren, oder es wird zunächst bei höchster Zentrifugenleistung zentrifugiert und anschließend das Gemisch verschiedener, von löslichen Zellbestandteilen befreiter Partikel differenzierend aufgeteilt. In Abhängigkeit vom Medium rechnet man für die Gewinnung von Zellkernen aus annähernd isotonischen Rohrzuckerlösungen mit einem Schwerefeld von 500—800 × g für 10—20 min; Mitochondrien erfordern 2000—8000 × g für 10—20 min, Mikrosomen 15000—50000 × g für 20—60 min. Liegen in speziellen Geweben weitere Zellfraktionen vor, wie etwa Zymogengranula im Pankreas oder Lysosomen in der Leber, so werden sorgfältig kontrollierte Zwischenwerte bei der Zentrifugierung notwendig[1]. Die Trennkraft solcher Sedimentierungsverfahren wird erheblich verbessert, wenn nicht ein Medium einheitlicher Dichte, sondern eines mit einem Dichtegradienten benutzt wird, so daß man nach dem Prinzip der Gleichgewichtszentrifugierung verfahren kann[2].

Bei der Isolierung von Zellkernen ist es auch möglich, in nichtwäßrigen Isolierungssystemen zu arbeiten, z. B. in Cyclohexan-Tetrachlorkohlenstoffgemischen wechselnder Dichte. Hierzu muß das Gewebe zunächst gefriergetrocknet und in einer Kugelmühle gemahlen werden[3]. Dieses Verfahren gibt ausgezeichnete Resultate; verdünnte Citronensäurelösungen unterschiedlicher Acidität oder Detergens-Lösungen sollten dagegen wegen der Extraktion von zahlreichen Substanzen nur in Sonderfällen zur Zellkernisolierung verwendet werden.

Es ist nach dem oben Gesagten leicht einzusehen, daß eine Fraktionierung aller Strukturelemente in einem Arbeitsgang[1, 4] schwieriger und damit meist weniger erfolgreich ist, als wenn man alle methodischen Details jeweils auf die Gewinnung einer einzelnen Zellstruktur abstellen kann. Ferner geht das Streben nach vollständiger Ausbeute an einer oder allen Zellfraktionen stets auf Kosten der Reinheit der einzelnen Fraktionen. Man wird im Einzelfall entscheiden müssen, ob etwa der gewünschte Überblick über die intracelluläre Verteilung einer Substanz eine gewisse Verunreinigung der einzelnen Fraktionen in Kauf zu nehmen gestattet[5]. Hierzu gehört auch die Frage der Waschflüssigkeiten, die bei der weiteren Reinigung der einzelnen partikulären Fraktionen anfallen. Sie enthalten neben den Verunreinigungen, die entfernt werden sollen, meist auch extrahierte Substanzen aus der zu reinigenden Fraktion, so daß sich im allgemeinen die gesonderte Untersuchung solcher Waschflüssigkeiten anstelle deren Vereinigung mit der nächsten Hauptfraktion empfiehlt.

Die Charakterisierung der einzelnen Fraktionen erfolgt für die Zellkerne zunächst durch mikroskopische Beobachtung. Bei allen anderen Fraktionen versagt dieses Verfahren, so daß — einschließlich der Zellkernfraktion — chemische Analysen ausgeführt oder biochemische Funktionen gemessen werden müssen. Leitsubstanzen und Richtwerte für die einzelnen Zellstrukturen werden weiter unten bei der Besprechung der einzelnen Strukturelemente mitgeteilt. In vielen Fällen ist die routinemäßige elektronenoptische Überprüfung isolierter Strukturelemente unerläßlich; der hohe Arbeitsaufwand wird durch den Gewinn an experimenteller Sicherheit wettgemacht.

Relativ häufig bestehen Wechselwirkungen zwischen einzelnen Zellfraktionen, indem z. B. verschiedene Komponenten eines enzymatisch katalysierten Prozesses unterschiedlich lokalisiert sind. Je nachdem, ob die Wechselwirkung in Förderung oder Hemmung besteht, ergibt daher die Summe der in isolierten Zell-

---

[1] Lang und Siebert 1955.   [2] De Duve, Berthet und Beaufay 1959.
[3] Siebert 1964.   [4] Hogeboom, Kuff und Schneider 1957.
[5] Hogeboom, Kuff und Schneider 1957, Allfrey 1959, de Duve und Grant 1963, Siebert und Humphrey 1965.

fraktionen gemessenen Werte unteradditive oder überadditive Werte. In solchen Fällen sind Rekombinationsversuche unerläßlich, indem jede isolierte Fraktion in Gegenwart und Abwesenheit jeder anderen Fraktion untersucht wird[1].

5. Methodenkritik der Isolierungsverfahren.

Bedauerlicherweise können Versuchsergebnisse, die man bei der biochemischen Untersuchung von Strukturelementen der Zelle erhält, in ganz ungewöhnlichem Ausmaß von der besonderen Methode abhängig sein, die zur Isolierung dieser Zellfraktion verwendet worden ist[2]. Besonders deutlich zeigt sich das bei der Untersuchung isolierter Zellkerne. Es scheint daher angebracht, nach der kurzen Schilderung der zur Isolierung benutzten Verfahren auch eine gründlichere Methodenkritik zu geben. Nur unter deren Berücksichtigung vermag man einen Befund nach dem gegenwärtigen Stand des Wissens einigermaßen zutreffend zu deuten.

Jede Isolierung einer Zellfraktion verlangt die Zerstörung der Zell- und Gewebsstruktur. Bestehen nun irgendwelche morphologischen Verbindungen zwischen einzelnen Zellstrukturen, so werden diese notwendigerweise zerrissen. Als Beispiel sei erwähnt, daß sich die äußere Lage der Zellkernmembran in das endoplasmatische Reticulum fortsetzt[3]. Wird daher die intracelluläre Struktur erfolgreich homogenisiert, so erleidet die Kontinuität des endoplasmatischen Reticulums eine Einbuße, indem Bruchstellen erzeugt werden; außerdem wird dabei zweifellos die Zellmembran beschädigt. Das funktionelle Verhalten solcher isolierten Strukturelemente ist daher vermutlich bereits alteriert.

Schwerwiegender ist die Zerreißung intracellulärer Strukturelemente dann, wenn es sich nicht um mehr oder weniger kugelige Elemente handelt wie den Zellkern oder die Mitochondrien, sondern wenn ausgedehnte Strukturen wie das endoplasmatische Reticulum dem Homogenisierungsprozeß unterworfen werden. Wie durch die Erfahrung bestätigt wird, werden aus dem endoplasmatischen Reticulum lediglich Bruchstücke erhalten, die nach geeigneter Sedimentierung auf der Zentrifuge als Mikrosomenfraktion anfallen[4]. Eine weitergehende Beziehung zwischen dem endoplasmatischen Reticulum und der Mikrosomenfraktion besteht im morphologischen Sinne zweifellos nicht. Inwieweit mit der Zerstörung des endoplasmatischen Reticulums eine Funktionseinbuße verbunden ist, kann einstweilen nicht entschieden werden, weil isoliertes, morphologisch intaktes endoplasmatisches Reticulum als Bezugsobjekt für die Mikrosomenfraktion zur Verfügung stehen müßte. Es gilt aber für die Mikrosomenfraktion, wie für andere Zellstrukturen auch, daß nur diejenigen biochemischen Leistungen noch meßbar sind, die nicht durch Extraktion, Inaktivierung usw. unterbunden worden sind; man erhält also wohl in den meisten Fällen nicht das volle Leistungsbild, sondern erfaßt nur die intakt gebliebenen Teilfunktionen.

Die Berechtigung, gleichwohl die Mikrosomenfraktion zu gewinnen und mit ihr zu experimentieren, leitet sich aus mehreren Gründen ab:

a) Die Mikrosomenfraktion ist aus einer Vielzahl von Geweben in reproduzierbarer Weise isolierbar und zeigt vergleichbare Eigenschaften.

b) Die Mikrosomenfraktion ist durch eine ganze Reihe biochemischer Funktionen charakterisiert (Proteinsynthese, aromatische Hydroxylierung; s. unten), die an anderen Orten der Zelle nicht vorkommen und daher dieser Fraktion eine eindeutige biochemische Spezifität verleihen.

---

[1] HOGEBOOM, KUFF und SCHNEIDER 1957, ALLFREY 1959, DE DUVE und GRANT 1963, SIEBERT und HUMPHREY 1965.
[2] ROODYN 1963, SIEBERT und HUMPHREY 1965.   [3] PORTER 1961, MOSES 1964.
[4] KUFF, HOGEBOOM und DALTON 1956, PALADE und SIEKEVITZ 1956.

c) Da die Mikrosomenfraktion zweifellos aus dem endoplasmatischen Reticulum stammt, können alle biochemischen Leistungen, zu denen sie noch imstande ist, dem endoplasmatischen Reticulum zugeordnet werden. Trotz Fehlens befriedigender morphologischer Kriterien sind also die funktionellen Kriterien sinnvoll und damit brauchbar.

Erfahrungen der letzten Jahre haben erneut gezeigt, daß sich der biochemische Zustand von Geweben innerhalb von Sekunden nach Unterbrechung der Blutzufuhr, nach Anoxie oder nach Tötung des Tieres ändert. Diese Änderungen betreffen vor allem energieliefernde Prozesse, indem z. B. das Verhältnis von DPN$^+$:DPNH — übrigens ein ausgezeichneter Indicator des Redoxzustandes des Gewebes — zugunsten von DPN verschoben wird, und indem der Gehalt an energiereichen Phosphatverbindungen abnimmt[1, 2]. Daher kann ein den intravitalen Verhältnissen entsprechender Zustand biochemischer Reaktionssysteme nur konserviert werden, wenn die Gewebe in Bruchteilen von Sekunden durch Gefrieren auf —160° C fixiert werden; dies ist durch die sog. Frierstop-Technik mit in flüssiger Luft vorgekühlten Metallzangen am narkotisierten Tier möglich[1]. Diese Technik erschwert jedoch nachfolgende morphologische Beobachtungen erheblich, weil der rasche Gefriervorgang die Form der Strukturelemente ändern kann. Beispiele für das elektronenoptische Erscheinungsbild von Rattenleber nach Anwendung der Frierstop-Technik sind veröffentlicht[3]. Hinzu kommt, daß einmal eingefrorenes Gewebe nicht mehr zur Isolierung intakter Mitochondrien usw. in den üblichen Isolierungsmedien geeignet ist, weil deren Membran durch die Bildung von Eiskristallen beschädigt ist. Der Wunsch also, den intravitalen biochemischen Zustand zuverlässig zu erhalten, macht die nachfolgende Isolierung der Ultrastrukturen der Zelle praktisch unmöglich. Mildere Konservierungsverfahren, etwa das Einbringen in flüssiges Pentan bei —65°, welches das histologische Bild hinreichend erhält, setzen die Geschwindigkeit des Gefrierprozesses so weit herab, daß biochemische Veränderungen nicht mit Sicherheit unterbunden werden können. Aus diesen Tatsachen folgt, daß jegliche Isolierung von Strukturelementen der Zelle unter den Bedingungen der zumindest partiellen Anaerobiose erfolgt, mit allen möglichen Folgen für das funktionelle Verhalten dieser Partikeln. Hierauf mag es z. B. beruhen, daß experimentelle Eingriffe wie die Zufuhr von Malonat oder Cyanid in vivo sehr viel eingreifendere Veränderungen an der Mitochondrienstruktur hervorrufen, als wenn isolierte Mitochondrien diesen Agentien ausgesetzt werden. Es scheint, als ob die morphologische Vulnerabilität der in vivo „engagierten Ultrastruktur" viel größer ist als in vitro, was auf einem partiellen Funktionsverlust durch das Isolierungsverfahren und dadurch bedingter, scheinbar erhöhter Resistenz gegen schädigende Eingriffe beruhen kann[4].

Mit geringen Ausnahmen werden alle Isolierungsverfahren zur Gewinnung von Zellstrukturen in wäßrigen Medien durchgeführt. Damit ist grundsätzlich die Möglichkeit der Neuverteilung von Zellinhaltsstoffen verbunden. Eine solche Umverteilung kann zustande kommen durch Extraktion löslicher Substanzen; z. B. werden sich die niedermolekularen Metabolite des Intermediärstoffwechsels vollständig im Isolierungsmedium verteilen und damit von ihrer ursprünglichen intracellulären Lokalisation entfernen. Eine Ausnahme machen offenbar einige intramitochondriale Metabolite wie z. B. Citrat[5], doch ist es nicht sicher, ob die in vitro gefundenen Citratkonzentrationen dem intravitalen Zustand entsprechen. Zugleich können auch hochmolekulare lösliche Substanzen wie etwa zahlreiche Enzymproteine aus Strukturelementen extrahiert werden; sie vermischen sich

[1] Hohorst, Kreuz und Bücher 1959.   [2] Hohorst 1963.
[3] Siebert, Humphrey, Themann und Kersten 1965, Stowell, Young, Arnold und Trump 1965.   [4] Büchner 1962.   [5] Schneider, Striebich und Hogeboom 1956.

dann mit den a priori frei löslich im Cytoplasma vorliegenden Enzymen[1]; sekundär tritt ferner häufig eine Bindung löslicher oder löslich gewordener Zellinhaltsstoffe an freigelegte Strukturelemente ein, wobei insbesondere elektrostatische Wechselwirkungen eine Rolle spielen[2]. So ist z. B. die rötliche Tingierung, die als charakteristisch für die Mikrosomenfraktion gilt, durch adsorbiertes Hämoglobin bedingt; die Menge an genuinen mikrosomalen Hämoproteiden aus der Cytochromgruppe ist viel zu gering, als daß sie die rötliche Tingierung hervorrufen könnte. Die bindenden Orte in der Mikrosomenfraktion sind vorwiegend von saurer Natur, wohl durch den relativ hohen Gehalt an Ribonucleinsäure und Phosphatiden bedingt; so können z. B. auch basische Proteine wie Histone aus den Zellkernen in der Mikrosomenfraktion wiedergefunden werden[3]. Mitochondrien binden ebenfalls basische Proteine[4]. Auch saure Glykoproteide spielen auf Grund ihres Neuraminsäuregehaltes eine Rolle bei solchen Neuverteilungsvorgängen in einem Homogenat.

Man hat versucht, solche sekundären Adsorptionseffekte dadurch zu erfassen, daß man das in Frage stehende Reinprotein nachträglich dem Homogenat zusetzt und seinen Verbleib verfolgt. Derartige Versuche sind z. B. mit kristallisierter Katalase an Leberhomogenaten durchgeführt worden; indessen liegen Enzymproteine in einem Gewebsextrakt oder Homogenat häufig in lockerer assoziativer Bindung an andere Zellbestandteile vor[5] und verhalten sich infolgedessen gerade bezüglich Adsorptionsvorgängen anders als reine Proteine. Eine sichere Kontrolle der Adsorptionsphänomene ist daher auch auf diesem Wege nicht möglich. Sobald aber ein Zellbestandteil in fester Strukturbindung vorliegt oder unter den angewandten Bedingungen schwerlöslich bleibt, wird natürlich das Problem der Neuverteilung bedeutungslos. Jedenfalls gilt, daß nur Angaben über die Lokalisation von schwerlöslichen, d. h. nicht ohne weiteres extrahierbaren Verbindungen einigermaßen sicher sind; alle anderen Daten dagegen sollten mit einiger Reserve betrachtet werden.

Schon vor über 30 Jahren ist von BEHRENS gezeigt worden, daß die Isolierung bestimmter Zellstrukturen auch in nichtwäßrigen Medien möglich ist[6]. Inzwischen sind solche Verfahren mehrfach verbessert worden, so daß ihre Anwendbarkeit gut überblickt wird[7, 8]. Bei solchen Methoden wird wegen der Abwesenheit von Wasser die Gefahr irgendeiner Art von Neuverteilung von Substanzen sicher vermieden, so daß lokalisatorische Angaben voll brauchbar sind. Da diesem Isolierungsverfahren eine Gefriertrocknung vorausgeht, sind auch die bis zur vollendeten Trocknung liegenden Schritte auf die Möglichkeit hin untersucht worden, daß unerwünschte Diffusionseffekte auftreten; die Anwendung der oben erwähnten Frier-Stop-Technik läßt auch Diffusionsphänomene sicher vermeiden[7]. Daher erfüllen die nach diesem Verfahren gewonnenen Strukturelemente der Zelle auch die Bedingungen der Konservierung des intravitalen biochemischen Zustandes, der oben näher erörtert wurde.

Einschränkungen dieser Methode beruhen jedoch auf der Lipidextraktion, die durch das verwendete Medium, z. B. Cyclohexan und Tetrachlorkohlenstoff, notwendigerweise verursacht wird. Daher sind Untersuchungen über die Lipidzusammensetzung der Zellfraktionen an solchem Material unmöglich, einschließlich von Studien an Systemen, an deren Aufbau Lipide und Lipoproteide beteiligt sind. Dies dürfte z. B. für zahlreiche Membranen, aber auch für die lipidreiche Mikrosomenfraktion gelten. Eine weitere Einschränkung der Brauchbarkeit nicht-

---

[1] LANG und SIEBERT 1955, HOGEBOOM, KUFF und SCHNEIDER 1957.
[2] BEINERT 1951. [3] WOLFE und McILWAIN 1961. [4] HILLAR und RZECZYCKI 1965.
[5] PAIGEN und WENNER 1962. [6] BEHRENS 1932. [7] SIEBERT 1961, SIEBERT 1964.
[8] ALLFREY, STERN, MIRSKY und SAETREN 1952.

wäßriger Isolierungsverfahren liegt in dem Umstand, daß bis heute nur die Zellkerne sauber isoliert werden können, wenn man von Sonderfällen wie Schild-
drüsen-Kolloid[1] oder Hämosiderin aus der Milz[2] absieht. Trotz eingehender Versuche ist es bisher nicht gelungen, eine Mitochondrien- oder Mikrosomenfraktion
zu erhalten[3]. Zahlreiche Probleme der Biochemie können daher noch nicht
experimentell bearbeitet werden, und weitere methodische Fortschritte in dieser
Richtung wären dringend erwünscht.

Zu den Eigentümlichkeiten der in der Biochemie üblichen Isolierungsverfahren
gehört es, daß keineswegs alle morphologisch erkennbaren Strukturelemente einer
Zelle auch isolierbar sind. Die Möglichkeit der Isolierung hängt einmal von der
Stabilität des betreffenden Strukturelements ab. So zerfließt z. B. der mit dem
Mikromanipulator erhaltene Nucleolus von Acetabularia-Zellkernen innerhalb von
Sekunden an der freien Luft[4]. Zur Stabilitätsfrage gehört ferner das häufig
schwierige Problem der Wiedererkennbarkeit einer Zellstruktur nach Homogenisierung. Ist die Form, etwa eines tröpfchenförmigen Einschlusses, nicht vorge-
geben, sondern erst durch die histologische Fixierungsmethode bedingt, so wird
man solches Material in einem Homogenat schwerlich wiederfinden können. Die
gleiche Überlegung gilt, wenn irgendeine Zellstruktur während der Isolierung ihr
Verhalten gegen Farbstoffe ändert. Schließlich spielt es eine wesentliche Rolle,
in welcher Menge ein bestimmtes Strukturelement in der Zelle vorkommt. Je
kleiner ihr Anteil in der Zelle, desto größer müssen die physikalischen Unterschiede,
etwa der Dichte, sein, um eine Reindarstellung durchführen zu können. Zum Beispiel entzieht sich der Golgi-Apparat noch weitgehend der routinemäßigen Fraktionierung aus einem Gewebehomogenat, wohl weil der mengenmäßige Anteil an
der Zelle gering ist[5]. Auch Nucleoli sind erst seit kurzer Zeit aus den meisten Geweben zugänglich[6], so daß ein allgemeingültiger Überblick über deren Eigenschaften noch aussteht. Die generelle Erfahrung spricht dafür, daß die Trennkraft der
Isolierungsverfahren für die Gewinnung der Zellstrukturen ausreicht, sofern die
obengenannten Bedingungen erfüllt sind. Jedenfalls steht der biochemischen
Untersuchung bis jetzt nur ein Teil derjenigen Ultrastrukturen der Zelle offen, die
mit morphologischen Methoden als distinkte Organellen erkannt werden können.

Zwei weitere Konsequenzen der Gewebs- und Zellzerstörung müssen noch erwähnt werden. Einmal vermischt sich ein Gewebshomogenat mit dem Blut und
der Extracellulärflüssigkeit, die in der Gewebeprobe enthalten sind. Deren Bestandteile, z. B. Serumproteine, Hämoglobin und Na^+, werden daher im Homogenat in gleichmäßiger Verteilung als Verunreinigung wiedergefunden und können
zudem (s. o.) noch einer Neuverteilung unterliegen[7]. Eine vollständige Entfernung
von Blut und Extracellulärflüssigkeit aus dem Gewebe ist technisch unmöglich;
man kann sich daher nur durch Benutzung von Korrekturgliedern helfen, wenn
Interferenzen zwischen intracellulären und extracellulären Bestandteilen zu erwarten sind. Solche Korrekturgrößen, z. B. auf Hämoglobin-, Chlorid- und
Natrium-Bestimmungen basierend, sind nur von relativer Sicherheit und bedingen daher eine gewisse methodische Unsicherheit[8].

Schließlich ist zu bedenken, daß autolytische Prozesse in einem Gewebehomogenat sehr viel rascher einsetzen, als wenn Gewebe ohne Zellzerstörung
unter den gleichen Bedingungen gehalten wird. Neben guter Kühlung, die Auto-
lysen natürlich nicht völlig verhindern kann, kommt es vor allem auf Schnellig-
keit des Arbeitens an, um an Autolysevorgängen beteiligte Enzyme rasch von

---

[1] BEHRENS 1935.   [2] BEHRENS und ASHER 1933.   [3] SIEBERT 1964.
[4] SIEBERT und STICH 1957.   [5] KUFF und DALTON 1959.
[6] BUSCH, BYVOET und SMETANA 1963.   [7] CONOVER und SIEBERT 1965.
[8] LANGENDORF, SIEBERT, LORENZ, HANNOVER und BEYER 1961.

anderen Zellbestandteilen zu trennen, in denen sie auf Substrate treffen. Da autolytisch aktive Enzyme oft in der löslichen Phase des Cytoplasmas vorliegen oder bei der Gewebszerstörung z. B. durch Lysosomenschädigung löslich werden, kann die sofortige Abtrennung aller Zellpartikeln vom löslichen Cytoplasma wesentliche Vorteile bringen[1]; nachfolgend erst werden dann die einzelnen Partikeln in Fraktionen aufgeteilt. Nicht immer ist es nämlich möglich, unerwünschte Enzymwirkungen durch Zugabe von Inhibitoren zu unterdrücken, wie es z. B. bei der Verhinderung der DPN^+-Spaltung durch DPN-Nucleosidase mittels Nicotinamid gelingt. Zu den Faktoren, die den biochemischen Zustand von Zellstrukturen nach der Isolierung bestimmen, gehört jedenfalls auch das Autolyseproblem. Es ist z. B. sehr eindrucksvoll zu sehen, wie die geringste Unachtsamkeit bei der Isolierung von Zellkernen einen Abbau der hochmolekularen Ribonucleinsäuren der 35 S- und 45 S-Klasse in Gang kommen läßt. Man wird daher alle Angaben über Zellkern-Ribonucleinsäuren von geringem Teilchengewicht mit Reserve betrachten müssen[2].

Wenn in diesem Beitrag biochemische Befunde an Zellstrukturen geschildert werden sollen, kann es natürlich nicht der Sinn der voranstehenden Ausführungen sein, generell die biochemische Arbeitsweise herabzumindern. Dazu liegen auch zu zahlreiche, sehr wertvolle Befunde vor. Nicht selten jedoch trifft man bei der Erörterung biochemischer Daten entweder auf unberechtigte Kritik oder auf übertriebene Erwartungen. Hier ein normales Mittelmaß einzuhalten, ist nur in Kenntnis der Grenzen möglich, die jeder experimentellen Methode gesetzt sind. Bei der Fülle der methodischen Überlegungen jedoch, die bei der Diskussion eines Befundes eine Rolle spielen, können im Einzelfall des vorliegenden Beitrages kaum die oben genannten Punkte immer wieder erörtert werden. Das erforderliche Maß an kritischer Einstellung ist daher in gleicher Weise für den Leser wie für den Verfasser dieses Beitrages vonnöten.

Die Stoffauswahl beschränkt sich auf Daten von Menschen und Tieren, obwohl vieles auch für Pflanzen gilt, und obwohl auch die Mikroorganismen außerordentlich ergiebige Untersuchungsobjekte sein können. Literaturschluß ist im wesentlichen Ende 1965.

B. Zellkerne.

1. Chemische Zusammensetzung.

In durchaus befriedigendem Ausmaß ist es möglich, Zusammenhänge zwischen der chemischen Zusammensetzung und der biologischen Funktion der Zellkerne als dem Zentrum des Vererbungsgeschehens zu erkennen. Von allen anderen Zellfraktionen unterscheiden sich die Zellkerne am stärksten durch ihre chemische Zusammensetzung. Ein N-Gehalt von 13—14% und ein P-Gehalt von 1,9—2,5% in der Trockensubstanz ergeben bereits statistisch signifikante Differenzen gegenüber dem Cytoplasma[3]. Die Zusammensetzung der Lipide ist nicht sonderlich verschieden gegenüber dem Cytoplasma; bei den Polysacchariden tritt die Besonderheit auf, daß Zellkerne im Allgemeinen kein Glykogen enthalten[4]. Dagegen ist der überwiegende Teil der Proteine zellkern-spezifisch. Das gilt vor allem für die als Histone bezeichneten basischen Proteine[5]. Für viele Fraktionen der Zellkernproteine steht jedoch die nähere chemische und physikalische Charakterisierung noch aus, ebenso wie ihre biologische Funktion noch nicht gut überblickt wird. Schließlich sind Zellkerne nahezu der einzige Zellort, an welchem Desoxyribo-

---

[1] CHAUVEAU und CLÉMENT 1951.   [2] BUSCH 1965 a.
[3] LANG und SIEBERT 1954, SIEBERT 1961.
[4] SACKS, JOHNSTON, MORTON und HARVEY 1957.   [5] BUSCH 1965 b.

nucleinsäure gefunden wird, während Ribonucleinsäure im Nucleolus in höherer Konzentration als im extranucleolären Bereich vorkommt. Noch unbekannt ist, an welche Bestandteile Natrium gebunden ist, das im Zellkern in rund 12mal höherer Konzentration gefunden wird als im Cytoplasma.

Versuche zur Gewinnung von Unterfraktionen aus dem Zellkern sind schon oft unternommen worden, z. B. zur Isolierung von Chromosomen[1], von Chromatin unterschiedlichen Funktionszustandes[2], von Nucleolen[3] und vom sog. nucleolo-chromosomalen Apparat[4]. Nur über die Nucleolen liegt umfangreicheres Material vor, das in einem eigenen Abschnitt behandelt wird.

a) Leitsubstanzen und Reinheitsprüfung.

Die Kennzeichnung isolierter Zellkerne geschieht mit biochemischen Methoden an Hand von Analysen des Desoxyribonucleinsäuregehaltes. Proportional zu dem Prozentsatz, welchen die Zellkerne im gesamten Gewebe einnehmen, muß die Desoxyribonucleinsäure-Konzentration in isolierten Zellkernen gegenüber dem Ausgangsmaterial ansteigen.

Da z. B. in Schweineniere oder Rattenleber der Zellkern rund 6—8% der Zelle einnimmt, muß in isolierten Zellkernen die Desoxyribonucleinsäure-Konzentration 12—17mal höher liegen als im nicht-fraktionierten Gewebe. Im Kalbsthymus dagegen macht der Zellkern 50—60% der Thymocyten aus, und der Anstieg des Desoxyribonucleinsäure-Gehaltes ist dementsprechend gering, nur etwa zweifach. Wichtiger als ein Anstieg der DNS-Konzentration als Zeichen der erfolgreichen Isolierung von Zellkernen ist die Verfolgung des RNS:DNS-Quotienten, da im RNS-Gehalt zwischen nicht-fraktioniertem Gewebe und Zellkernen kein statistisch signifikanter Unterschied besteht[5]. Bei guten Präparationen von Zellkernen wird ein Wert von 0,10 bis 0,23 gefunden (Rattenleber[6], Kalbsthymus[7], Schweineniere[6]), der damit weitgehende Freiheit von cytoplasmatischen Verunreinigungen anzeigt.

Die mikroskopische Prüfung isolierter Zellkerne ist von besonderem Wert für die augenblickliche Verfolgung der Isolierungsprozedur. Die Frage vollständiger Freiheit einer Zellkernpräparation von cytoplasmatischen Verunreinigungen kann jedoch mit lichtoptischen Methoden nicht mit der wünschenswerten Sicherheit entschieden werden; eine elektronenoptische Routine-Kontrolle der Reinheit ist daher in vielen Fällen nicht zu umgehen. Dabei zeigt sich, daß je nach Isolierungs-methode der Zellkern ohne seine Membran (nichtwäßrige Methode[6]), mit nur der inneren Lage der Membran (Citronensäuremethode[8]) oder mit dem bekannten Bild der Doppelmembran (konzentrierte Rohrzuckerlösungen zur Isolierung) er-halten werden. Bisher besteht keine Möglichkeit, die Membran des Zellkerns zu isolieren; über ihre chemische Zusammensetzung ist daher noch nichts bekannt. Auch die Frage ihrer Funktion muß als durchaus offen bezeichnet werden, da z. B. niedere Lebewesen wie die Bakterien gänzlich ohne eine Membran um ihr „Kern-Äquivalent" herum auskommen. Auch der Zellkern der höheren Zelle verliert seine Membran während der Mitose. Die Kernmembran ist bislang nicht als wirksame Permeabilitätsbarriere erkannt. Fragen des Stoffaustausches zwi-schen Zellkern und Cytoplasma werden im Abschnitt über den Kern-Stoffwechsel behandelt. Wegen der Kontinuität der äußeren Lage der Kernmembran mit dem

---

[1] Mirsky und Ris 1947a, Mirsky und Ris 1947b, Yasuzumi und Yamamoto 1953, Yasuzumi und Ito 1954, Karlson und Löffler 1962.
[2] Huang und Bonner 1962, Allfrey, Littau und Mirsky 1963, Commerford, Hunter und Oncley 1963, Frenster, Allfrey und Mirsky 1963, Dingman und Sporn 1964.
[3] Maggio, Siekevitz und Palade 1963b, Busch, Byvoet und Smetana 1963.
[4] Georgiev, Samarina, Lerman, Smirnov und Severtzov 1963.
[5] Siebert 1964.   [6] Siebert, Humphrey, Themann und Kersten 1965.
[7] Smith und Keir 1963, Keir und Smith 1963.
[8] Gurr, Finean und Hawthorne 1963.

Ergastoplasma ist es einstweilen wohl ein definitorisches Problem, ob diese Lage zu den Zellkern-Strukturen oder zu den cytoplasmatischen Strukturen zu rechnen sei; funktionelle Aussagen zu dieser Frage lassen sich noch nicht machen.

Arbeitet man in wäßrigen Isolierungssystemen, so bieten die Gelierungsfähigkeit des Nucleohistons[1] und die Endgruppenanalyse an Histonen[2] gute Kriterien zur Erkennung eventueller autolytischer Veränderungen[3] an den isolierten Zellkernen; bei nicht-wäßrig isolierten Zellkernen jedoch ist eine Prüfung auf Autolyse unnötig. Dies läßt sich z. B. an Hand empfindlicher, physiko-chemischer Kriterien der aus isolierten Zellkernen gewonnenen DNS zeigen[4].

Am wichtigsten für die Reinheitsbeurteilung ist die Prüfung auf Leitenzyme möglicher cytoplasmatischer Verunreinigungen, ein Prinzip, das schon länger im Gebrauch ist[5] und naturgemäß nicht nur für Zellkerne, sondern in entsprechender Anwendung auch für alle anderen Strukturkomponenten der Zelle benutzt werden kann. Ein Beispiel ist in Tabelle 1 zusammengestellt[4].

Tabelle 1. *Prüfung isolierter Zellkerne auf Leitenzyme möglicher Verunreinigungen*[4].

Leitenzym	Zellfraktion, die durch das Leitenzym angezeigt wird	Rattenleber	Schweineniere
		(Die Zahlenwerte beziehen sich auf die jeweilige spezifische Aktivität des nichtfraktionierten Gewebes, die gleich 100 gesetzt wird)	
DPN-Pyrophosphorylase	Zellkerne	800	830
Glutamat-Dehydrogenase	Mitochondrien	5	5
Katalase	Microbodies	5	5
saure Phosphatase	Lysosomen	43	25
Glucose-6-Phosphatase	Mikrosomen	25	7
Glykolyse-Enzyme	lösliches Cytoplasma	130	170

Demnach ist die untersuchte Zellkern-Präparation weitgehend frei von Verunreinigungen durch Mitochondrien und Microbodies, während Lysosomen möglicherweise in stärkerem Umfange und auch Mikrosomen als Verunreinigungen erkannt werden können. Die Werte für Glykolyse-Enzyme zeigen, daß sie echte Bestandteile des Zellkerns sind, da sie mit sogar etwas höherer Aktivität im Zellkern als im Gewebe gefunden werden, was auch von anderer Seite bestätigt worden ist[6].

Für die exakte Lokalisation eines Enzyms in Zellkernen sind noch zwei weitere Kriterien verfügbar[4]. Einmal kann man sich absichtlich Zellkerne unterschiedlicher Reinheitsstufe herstellen und dann die Aktivität des zu untersuchenden Enzyms gegen den jeweiligen DNS-Gehalt auftragen; Enzyme von ausschließlich nucleärer Lokalisation zeigen dann mit ansteigendem DNS-Gehalt (gleich zunehmender Reinheit der Zellkern-Präparation) ansteigende Aktivität. Enzyme von ausschließlich cytoplasmatischem Vorkommen dagegen fallen mit steigendem DNS-Gehalt in ihrer Aktivität ab. Schließlich zeigen Enzyme mit Vorkommen innerhalb und außerhalb des Zellkerns keine wesentliche Aktivitätsänderung bei ansteigendem DNS-Gehalt. Die zweite Methode besteht darin, daß Zellkern-Enzyme bestimmte Löslichkeitseigenschaften zeigen, indem sie entweder leicht extrahierbar sind, wie z. B. Glykolyse-Enzyme, oder indem sie fest an die

---

[1] DOUNCE, O'CONELL und MONTY 1957.   [2] PHILLIPS 1958.
[3] ANDERSON 1953, MONTY und DOUNCE 1959.
[4] SIEBERT, HUMPHREY, THEMANN und KERSTEN 1965.
[5] DE DUVE, WATTIAUX und BAUDHUIN 1962.   [6] McEWEN, ALLFREY und MIRSKY 1964.

Zellkern-Struktur verankert sind und auch auf Zusatz eines Detergens nicht in Lösung gehen. Folgt ein zu prüfendes Enzym nicht einem dieser beiden Schemen, so darf dies als guter Hinweis auf extranucleäre Lokalisation gewertet werden.

b) Anorganische Bestandteile.

Der Wassergehalt des Zellkerns wird für die Rattenleber mit 55% angenommen[1]. Diese Zahl errechnet sich aus der Kenntnis des Wassergehaltes des Cytoplasmas und berücksichtigt die höhere Dichte der Zellkerne, auf Grund deren ja die Isolierung auf der Zentrifuge möglich ist. Direkte Wasserbestimmungen an Zellkernen sind aus methodischen Gründen unmöglich, da hierzu wäßrige Isolierungsmethoden nicht benutzt werden können, nicht-wäßrige Medien aber eine der Isolierung vorangehende Trocknung des Gewebes erfordern. Da sich grundsätzlich Zellkerne aus allen Arten von Zellen durch Zentrifugierung gewinnen lassen, ist anzunehmen, daß in allen Geweben der Wassergehalt des Zellkerns unter demjenigen des Cytoplasmas liegen dürfte.

Tabelle 2. *Kationengehalt in isolierten Zellkernen der Rattenleber (Werte in $\mu Mol/g$ Trockengewicht)*[1].

	Na	K	Ca	Mg
Cytoplasma	16	255	3,8	28
Zellkern	160	324	4,3	27

Die Kationensumme liegt im Zellkern mehr als zweifach höher als im Cytoplasma[1, 2, 3]. Aus osmotischen und elektro-chemischen Gründen folgt, daß der wesentliche Anteil dieser Kationen nicht als freies Ion vorliegen kann, sondern in irgendeiner — noch unbekannten Form — gebunden sein muß[1]; dies dürfte vor allem für das Natrium gelten, dessen Konzentration im Zellkern 10—13mal höher liegt als im Cytoplasma und damit den Werten in der extracellulären Phase nahe kommt. Inwieweit der ionale Aktivitätskoeffizient auch für andere Kationen außer Natrium wesentlich unter 1 liegt, ist unbekannt. Einschlägige Analysendaten sind in Tabelle 2 zusammengestellt[1].

In wäßrigen Medien isolierte Zellkerne enthalten ca. 60% weniger Natrium als nicht-wäßrig gewonnene Zellkerne[3]. Die überaus leichte Extrahierbarkeit von Natrium zeigt, daß für Mineral-Analysen keine Zellkerne verwendet werden dürfen, die in wäßrigen Medien isoliert worden sind. Aus diesem Grund haftet auch allen älteren Angaben über den Spurenelementgehalt in Zellkernen[4] eine gewisse Unsicherheit an, so daß sie hier nicht wiedergegeben werden sollen. Bezüglich des intranucleären Calciums und Magnesiums bestehen begründete Vermutungen, daß sie an Phosphatreste der Nucleinsäuren salzartig gebunden sind[3]. Indessen ist ein definitiver Beweis wohl so schwierig, daß er bisher nicht erbracht werden konnte.

Neben den anionischen Gruppen der Phosphatreste von DNS und RNS, die wohl weitgehend von kationischen Proteinen wie den Histonen neutralisiert werden, enthält der Zellkern in recht hoher Konzentration Chlorid. Analysen an der Rattenleber zeigen, daß einem Wert von ca. 110 μÄq/ml im Serum eine Cl⁻-Konzentration von rund 10 μÄq/g im Cytoplasma und von rund 95 μÄq/g Frischgewicht im Zellkern gegenübersteht[5]. Ein Vergleich mit den Daten in Tabelle 2 zeigt, daß die bisher vorliegenden Analysen immer noch ein erhebliches Anionendefizit erkennen lassen, dessen Aufklärung dringlich erscheint. Soweit es sich

---

[1] Langendorf, Siebert, Lorenz, Hannover und Beyer 1961.
[2] Itoh und Schwartz 1957.   [3] Naora, Naora, Mirsky und Allfrey 1961.
[4] Rosenthal, Gottlieb, Gorry und Vars 1956, Thiers und Vallee 1957, Gilbert und Radley 1964a, Gilbert und Radley 1964b.
[5] Langendorf, Siebert, Kesselring und Hannover 1966.

bisher übersehen läßt, ist nach Bicarbonat und anderen Anionen bisher nie gefahndet worden; Sulfat findet sich mit weniger als 2 µÄq/g Frischgewicht im Zellkern und kommt daher als Gegenion für die Kationen nicht in Frage.

c) Niedermolekulare Metabolite.

Eingehendere Untersuchungen über Metabolite der Glykolyse[1] und über säurelösliche Nucleotide[2] zeigen, daß diese Verbindungen im Zellkern der Rattenleber in Konzentrationen angetroffen werden, die mit denen des Cytoplasmas mindestens vergleichbar sind. Diese Befunde sind wohl im Sinne eines wirksamen Stoffaustausches durch die Zellkern-Membran hindurch zu werten; zugleich ist damit eine der Voraussetzungen für den Ablauf von Stoffwechselvorgängen im Zellkern erfüllt. Säurelösliche Nucleotide der Uridinphosphat-Reihe weisen im Zellkern z. T. eine höhere Markierungsrate nach Gabe von ^{14}C-Orotat auf als im Cytoplasma[3].

d) Lipide.

Angaben über die Lipidzusammensetzung sind in der älteren Literatur[4] recht widerspruchsvoll; dies mag daran liegen, daß der Zellkern in der Zelle von sehr lipidreichen cytoplasmatischen Strukturelementen umgeben ist, so daß unreine Präparationen zu besonders starken Abweichungen der Lipidwerte führen. Eine gründliche Untersuchung aus neuerer Zeit[5] läßt erkennen, daß der Lipidgehalt von Zellkernen aus Rattenleber sehr gering ist; der Lipid-P beträgt nur 1% des Lipid-P der ganzen Zelle. Über 90% des Lipidgehaltes des Zellkerns entfallen auf Phosphatide, die mit einer Ausnahme keine abweichende Zusammensetzung von den Phosphatiden der ganzen Leber erkennen lassen (Tabelle 3). Kardiolipin scheint nämlich im Zellkern zu fehlen. Eine Durchrechnung der Analysenwerte führt zu dem interessanten Ergebnis, daß die gefundenen Phosphatidmengen gerade ausreichen, um die Proteo-Lipid-Natur der Zellkernmembran zu erklären; werden die Zellkerne in verdünnter Citronensäure isoliert, so daß nur die innere Lage der Kernmembran erhalten geblieben ist, so ist der Lipidgehalt knapp die Hälfte des nach Isolierung in konzentrierter Rohrzuckerlösung gemessenen Wertes. Demnach könnte es sein, daß das Innere des Zellkerns völlig frei von Lipiden ist, was schon Miescher einmal angenommen hat.

Tabelle 3. *Phosphatid-Zusammensetzung in Rattenleber und deren Zellkernen (Werte in Prozent des gesamten Lipid-P[5]).*

Phosphatidfraktion	Zellkern	Leberzelle
Phosphatidylcholin	52,2	57,9
Phosphatidyläthanolamin	25,1	23,7
Phosphatidylserin	5,6	4,1
Phosphatidylinosit	4,1	6,9
Kardiolipin	0	2,6
Phosphatidsäure	Spur ?	Spur
Plasmalogen	1,1	0,5
Sphingomyelin	6,3	5,5
Nicht identifiziert	1,2	0

e) Proteine.

Zellkerne enthalten rund 75% ihres Trockengewichtes an Protein. Am besten charakterisiert von allen Zellkernproteinen[6] sind die Histone und Protamine, die auf Grund ihres Reichtums an basischen Aminosäuren einen isoelektrischen Punkt im alkalischen Bereich aufweisen; diese Eigenschaft ermöglicht eine verhältnismäßig selektive Extraktion mit verdünnten Säuren; gleichwohl ist zu vermuten, daß 0,1 N HCl oder 0,1 N H_2SO_4 bereits zu Abbauerscheinungen an den Histonen

---

[1] SIEBERT 1961.   [2] BEHKI und SCHNEIDER 1962, SIEBERT und HUMPHREY 1965.
[3] REID und SIEBERT 1965.   [4] LANG und SIEBERT 1954.
[5] GURR, FINEAN und HAWTHORNE 1963.   [6] BUSCH 1965b.

führen. Kompliziert wird jeder Versuch, mit milderen Methoden Histone zu gewinnen, durch den Reichtum der Zellkerne an katheptischen Proteasen, die ebenfalls einen partiellen Abbau der Histone verursachen[1, 2]. Aus diesen Gründen sind Versuche, Histone in reproduzierbarer Weise in einzelne Fraktionen aufzuteilen, lange Zeit ohne Erfolg gewesen. Doch scheint es jetzt sicher zu sein, daß es mindestens zwei Gruppen von Histonen gibt, die sich durch ihren jeweils überwiegenden Gehalt an Arginin oder an Lysin unterscheiden. Diesbezügliche Daten sind in Tabelle 4 für Histone und Protamine zusammengestellt.

Histone bilden in der lebenden Zelle zweifellos Nucleoproteide mit DNS, möglicherweise auch mit RNS. Über die räumliche Struktur dieser salzartigen

Tabelle 4. *Aminosäure-Zusammensetzung von Protaminen und Histonen*[3].

	Protamine		Histone			
			sehr lysinreich	mäßig lysinreich (N-Ac-Ala)	mäßig lysinreich (N-Pro)	arginin-reich
	Clupein	Salmin	F1	F2a	F2b	F3
Alanin	4—7	1—4	23,5	10,5	10,5	12,5
Arginin	70—80	69—85	2,5	11,5	7,5	13
Aspartat			2,8	6	5,5	5
Glutamat			6	8,5	9	11
Glycin		3—7	6,8	12,5	7	6,5
Histidin			0,5	2	2,5	2,1
Isoleucin	1	1—2	1,6	4,5	5	5
Leucin			4,4	10,5	6	8,5
Lysin			26,3	10,5	14,5	9
Methionin					0,7	0,7
Phenylalanin			0,8	1,6	2	2,5
Prolin	4—9	3—7	7,9	3	4,5	4,5
Serin	1—6	4—8	6,2	3,1	9	4,5
Threonin	1—2		5,5	5,6	6,5	7
Tyrosin			0,5	3,0	3,1	2,0
Valin	1—4	1—5	5	7	6,8	6

Die Zahlen bedeuten für Protamine die Zahl der Aminosäure-Reste im Molekül; für Histone die Mol-Prozente der gesamten Aminosäuren.

Bindung existieren eine Reihe dreidimensionaler Modelle, die in einer jüngst erschienenen Monographie eingehend behandelt werden[3].

Die mit der Gewinnung der Histone zusammenhängenden Probleme haben es bis heute auch verhindert, die Frage eindeutig zu entscheiden, ob Histone eventuell enzymatisch aktiv sind. Ihr basischer Charakter steht einer solchen Möglichkeit nicht grundsätzlich entgegen; indessen sind Extraktionen mit verdünnten Säuren oder Fällungen mit verdünntem Ammoniak nach allen Erfahrungen der Enzymisolierung viel zu eingreifend und dürften Denaturierungen bewirken. Mildere Darstellungsmethoden wiederum wirken nicht spezifisch genug und führen daher zu der Gefahr, daß die Histonfraktion mit Nicht-Histonproteinen, die enzymatisch aktiv sein können, verunreinigt wird[4, 5].

Meist im Anschluß an die Histonfraktion läßt sich mit verdünntem Alkali die Fraktion des sog. sauren Proteins[6] aus isolierten Zellkernen extrahieren. Es scheint noch offen zu sein, inwieweit ein Lipoproteid[7] und ein Globulin[8], die aus Zell-

[1] DOUNCE und UMAÑA 1962.
[2] ANSELL und RICHTER 1954, PHILLIPS und JOHNS 1959, SIEBERT, HUMPHREY, THEMANN und KERSTEN 1965. [3] BUSCH 1965b.
[4] MARTIN, ENGLAND, TURKINGTON und LESLIE 1963. [5] SIEBERT und HUMPHREY 1965.
[6] MAYER und GULICK 1942. [7] CARVER und THOMAS 1952.
[8] KIRKHAM und THOMAS 1953, MANT'EV und BELOUSOV 1963.

kernen dargestellt wurden, mit in der Fraktion des sauren Proteins erfaßt werden. Das sog. saure Protein, mit einem isoelektrischen Punkt bei pH 6, entzieht sich einstweilen ebenfalls der näheren Charakterisierung, da es recht labil ist; z. B. wird es während einer Dialyse weitgehend abgebaut, vermutlich durch darin enthaltene proteolytische Enzyme[1]. Auch die Extraktionsmethode selbst, meist 0,5 N Alkali benutzend, wird zu Abbaueffekten führen. Der Nachweis saurer Zellkern-Proteine gelingt auch durch Elektrophorese löslicher Proteine[2].

Hat man Histone und saures Protein aus Zellkernen extrahiert, so verbleibt eine Residualprotein genannte Fraktion, die nur unter relativ energischen Bedingungen löslich gemacht werden kann, z. B. mit Alkali unter Erwärmen. Viel mehr als den Nachweis, daß es sich um Proteine handelt, kann man an solchen

Tabelle 5. *Aminosäure-Zusammensetzung von saurem Protein und Residual-Protein aus Rattenleber-Zellkernen*[3].

	Saures Protein	Residual-Protein		Saures Protein	Residual-Protein
Alanin	7,4	9,5	Lysin	6,3	4,7
Arginin	5,7	5,4	Methionin	2,6	1,0
Aspartat	9,3	7,0	Phenylalanin	4,0	2,7
$^1/_2$ Cystin	1,3	0,4	Prolin	5,5	9,0
Glutamat	12,1	10,0	Serin	7,4	5,8
Glycin	8,0	25,7	Threonin	5,7	3,7
Histidin	2,3	1,3	Tyrosin	2,8	1,3
Isoleucin	4,6	2,8	Valin	6,1	4,0
Leucin	9,4	5,1			

Die Zahlen bedeuten Mol-Prozente der gesamten Aminosäuren.

Extrakten nicht führen. Daten zur Aminosäure-Zusammensetzung von saurem Protein und Residualprotein sind in Tabelle 5 zusammengestellt.

Das Residual-Protein hat möglicherweise eine kollagenähnliche Zusammensetzung, da es zusätzlich etwa 1% Hydroxylysin und 2,5% Hydroxyprolin enthält[4].

Als Besonderheit von Spermatozoenkernen wird die Existenz eines keratinartigen Strukturproteins von schwammartigem, dreidimensionalem Aufbau angegeben[5]. Auch in Hühner-Erythrocyten kommt ein Zellkern-Protein von ungewöhnlichen Eigenschaften vor[6].

Die Extraktionsbedingungen für Zellkernproteine lassen sich so abwandeln, daß statt der Proteine Nucleoproteide erhalten werden, z. B. also Nucleohiston. Die bisher vorliegenden Untersuchungen zeigen, daß Desoxyribonucleinsäure wohl an Histon gebunden vorkommt. Auch Ribonucleinsäuren dürften als Nucleoproteide vorliegen, aber alle diese Angaben sind jedenfalls insofern unsicher, als während der stufenweisen Extraktion Bindungen zwischen Proteinen und Nucleinsäuren neu entstehen können, welche in vivo nicht vorgelegen haben, oder als native Bindungen gelöst werden können. Es ist daher durchaus unsicher, ob ein isoliertes Nucleoproteid denselben Proteinanteil trägt, der in vivo vorliegt, oder ob Artefakte isoliert werden.

Relativ oft sind lösliche Proteine des Zellkerns untersucht worden[7, 8]. Am wichtigsten sind Befunde zweier amerikanischer Arbeitsgruppen[8], die durch

---

[1] SIEBERT 1962. [2] BAKAY und SOROF 1964. [3] BUSCH und STEELE 1964.
[4] STEELE und BUSCH 1964. [5] BRIL-PETERSEN und WESTENBRINK 1963.
[6] KUEHL 1963.
[7] DE LAMIRANDE, ALLARD und CANTERO 1953, KIRKHAM und THOMAS 1953, POORT 1961, MANT'EV und BELOUSOV 1963, PATEL und WANG 1964.
[8] BARTON 1964, BAKAY und SOROF 1964.

Elektrophorese und Ultrazentrifugierung zeigen, daß die leicht löslichen Proteine des Leberzellkerns keine grundsätzlichen Verschiedenheiten von denen des Cytoplasmas aufweisen. Weiterhin finden sich unter experimentellen Bedingungen wie Änderungen des Ernährungsregimes oder Tumorauslösung durch Azofarbstoffe annähernd parallele Antworten der löslichen Zellkern- und der löslichen Cytoplasma-Proteine, so daß angenommen werden darf, daß die löslichen Proteine der Zelle die Kernmembran ohne wesentliche Schwierigkeiten passieren können[1]. Es liegt in der Natur der angewandten Untersuchungsverfahren, daß eine Identifizierung solcher löslichen Zellkern-Proteine (Enzyme? Wirkstoff-Charakter?) bisher nicht möglich ist.

Sulfhydrylgruppen in Zellkern-Proteinen haben wegen ihres möglichen Zusammenhanges mit Mitosevorgängen[2] schon früh die Aufmerksamkeit erregt; neuerdings ist diese Frage auch wegen der Bestrahlungseffekte am Zellkern interessant geworden[3]; etwa 70% der SH-Gruppen der Zellkern-Proteine entfallen auf die Fraktion des argininreichen Histons. Leber-Zellkerne enthalten mit 2,3 μMol-SH/mg DNS-P etwa die doppelte Menge wie Thymus-[4] und Nieren- Zellkerne[5].

f) Nucleinsäuren.

Von entscheidender Bedeutung für die genetische Aufgabe des Zellkerns ist die Desoxyribonucleinsäure. Ihre Funktion ist durch die Untersuchungen von Watson und Crick weitgehend verständlich geworden[6]. Die Vorstellung dieser Autoren von der Desoxyribonucleinsäure-Struktur besagt, daß es sich um ein aus zwei Strängen aufgebautes, doppelt gewendeltes Molekül handelt; die Basenzusammensetzung der beiden Stränge ist streng komplementär zueinander. Dadurch werden Wechselwirkungen zwischen den einzelnen Basenpaaren der beiden Stränge mittels Wasserstoffbrücken möglich. Diese Wechselwirkungen bedingen die Stabilität des Desoxyribonucleinsäure-Moleküls — ein wesentliches Kennzeichen des genetischen Apparates; weiterhin erzwingen diese Wasserstoffbrückenbindungen die identische Reduplikation eines Desoxyribonucleinsäure-Moleküls —, eine ebenfalls unerläßliche Voraussetzung ihrer genetischen Funktion. Die nach Watson und Crick formulierte Desoxyribonucleinsäure-Struktur hat zu zahlreichen Experimenten angeregt, die jedoch auf den verschiedensten Gebieten bisher keinen Befund zutage gefördert haben, der in unvereinbarem Widerspruch mit dem Strukturmodell stünde.

Der Gehalt des Zellkerns an Desoxyribonucleinsäure beträgt rund 25% des Trockengewichts; er ist konstant, wenn man als Bezugsbasis den diploiden Chromosomensatz zugrunde legt: Man findet im Mittel bei Säugetierzellen etwa 6×10^{-12} g DNS pro Zellkern[7]. Abweichungen von diesem Wert sind bedingt durch Änderung der Ploidie, z. B. in Fortpflanzungszellen mit haploidem oder in Leberzellen mit einem gewissen Anteil an höher ploidem Chromosomensatz. Weiter können Abweichungen durch Neusynthese von Desoxyribonucleinsäure in der Vorbereitungsphase zu einer Zellteilung bedingt sein. Im statistischen Mittel gilt jedenfalls die Konstanz des Desoxyribonucleinsäure-Gehaltes unangefochten. Daher ist es möglich, aus Desoxyribonucleinsäure-Analysen an Gewebeproben die Zahl der Zellen unmittelbar zu errechnen. Statt einen Untersuchungswert auf

---

[1] Goldstein 1960, Ernst 1961, Ernst 1962, Ernst 1963, Prescott 1963, Siebert und Humphrey 1965.   [2] Chalkley 1937, Jellum und Eldjarn 1964.
[3] Klouwen 1962, Deakin, Ord und Stocken 1963, Jellum und Eldjarn 1964, Klouwen 1964, Srinivasan, Brunfaut und Errera 1964, Ord, Raaf, Smit und Stocken 1965.
[4] Marsh, Ord und Stocken 1964.   [5] Rogulski 1963.
[6] Watson und Crick 1953a, Watson und Crick 1953b, Wilkins 1963.
[7] Lang und Siebert 1954.

Frischgewicht, Trockengewicht, N-Gehalt o. ä. zu beziehen, ist also auch die Möglichkeit gegeben, die Analysendaten pro Zelle anzugeben. Unter pathologischen oder experimentellen Bedingungen eintretende Veränderungen der Größe und der Zahl der Zellen pro Gewichtseinheit Gewebe oder irgendwelcher intracellulärer Substanzen, werden durch diese Methode erfaßbar und haben in vielen Fällen weitergehende Ausdeutungen der Befunde ermöglicht.

Von den vielen physikochemischen Charakteristika der Desoxyribonucleinsäure sei hier nur auf eines hingewiesen, das von unmittelbarem Einfluß auf cytochemische Desoxyribonucleinsäure-Bestimmungen ist. Als Folge der intramolekularen Wechselwirkungen, die die außerordentliche Konstanz der Desoxyribonucleinsäure-Struktur hervorrufen, ist die Ultraviolett-Absorption des intakten Desoxyribonucleinsäure-Moleküls um 30—40% kleiner, als sich aus der Addition der UV-Absorptionen ihrer einzelnen Bausteine errechnen läßt. Fortschreitender Abbau der Suprastruktur durch Enzyme oder Denaturierung bedingt Unwirksamwerden dieser Wechselwirkungen und führt daher zur Zunahme der UV-Absorption, ohne daß der makromolekulare Charakter zunächst verlorengehen muß. UV-histophotometrische Beobachtungen an Zellkernen können deswegen nicht auf einen absoluten Standardwert bezogen werden, da im Zellkern wie in der Standardsubstanz das Maß des Hypochromieeffektes durchaus verschieden sein kann. Daher sind stets nur Relativwerte aus solchen Messungen erhältlich, deren Vergleichbarkeit untereinander allerdings gut gesichert scheint.

Die Ribonucleinsäure des Zellkerns, die zu 3—5% des Trockengewichtes gefunden wird, ist z. T. im Nucleolus lokalisiert (s. u.). Daß sie auch in anderen Bereichen des Zellkerns vorkommt, wird durch Befunde über die Gewinnung von Ribosomen nahegelegt[1], obwohl diese Angaben nicht unwidersprochen geblieben sind[2, 3]. Es gibt gute Anhaltspunkte, daß die Ribonucleinsäure des Zellkerns keine einheitliche Molekülgruppe ist, sondern daß man mehrere Fraktionen zu unterscheiden hat[4]; dies wäre schon dann zu fordern, wenn die weitverbreitete Annahme zutrifft, daß der Zellkern Bildungsort aller Arten von cellulärer RNS ist. In der Tat läßt sich sowohl durch Zentrifugieren von Zellkern-RNS in Dichtegradienten als auch durch Analyse der Basenzusammensetzung zeigen, daß eine ganze Reihe von Molekül-Species der RNS im Zellkern enthalten ist. Geordnet nach fallendem Teilchengewicht, kann man auf Grund der Sedimentation die Klassen von etwa 45 S, 35 S, 28 S, 18 S und 5 S unterscheiden; möglicherweise gibt es auch noch RNS von etwa 55 S. Werte oberhalb von 28 S werden außerhalb des Zellkerns nicht gefunden. Die funktionelle Bedeutung der hochmolekularen Gruppen wird z. Zt. noch schlecht überblickt, und es kann nicht mit Sicherheit ausgeschlossen werden, wieweit diese sehr hochmolekularen RNS vielleicht doch Artefakte sind[4].

g) Enzyme.

Der erstmalige Nachweis von Enzymen in isolierten Zellkernen vor etwa 3 Jahrzehnten[5] hat beträchtliches Aufsehen erregt, vermutlich weil damit die Konzeption von der Zellkernfunktion ganz neue Aspekte erhielt. Seitdem sind zahlreiche Enzyme als im Zellkern vorkommend beschrieben worden[6], ohne daß

[1] WANG 1961a, WANG 1961b, FRENSTER, ALLFREY und MIRSKY 1961, ELAEV und RYCHLIK 1963, TRAUB, KAUFMANN und GINZBURG-TIETZ 1964, GINZBURG-TIETZ, KAUFMANN und TRAUB 1964, WANG 1964, WINCKELMANS, HILL und ERRERA 1964.
[2] MAGGIO, SIEKEVITZ und PALADE 1963a, MAGGIO, SIEKEVITZ und PALADE 1963b.
[3] SIEBERT und HUMPHREY 1965.
[4] SIBATANI, DE KLOET, ALLFREY und MIRSKY 1962, REINER, BAIN und GROTH 1963, BRAWERMAN 1963, SPORN und DINGMAN 1963, HARRIS 1965, STEELE, OKAMURA und BUSCH 1965. [5] BEHRENS 1939, DOUNCE 1943. [6] BAHR, CASPERSSON und KLEIN 1956.

immer genügend berücksichtigt wurde, ob die angewendeten Isolierungsverfahren in wäßrigen Medien zu Fehlern Anlaß geben können, wie in der Einleitung näher ausgeführt ist. Brauchbare Angaben über Enzymaktivitäten in isolierten Zellkernen erfordern einmal die Verwendung von Zellkernen, die in nicht-wäßrigen Medien isoliert worden sind; Ausnahmen sind nur zulässig, falls es sich um ausgesprochen schwer lösliche Enzyme handelt, die auch in wäßrigen Isolierungsmedien im Zellkern verbleiben werden, oder falls weitgehende Enzyminaktivierungen durch das nicht-wäßrige Isolierungsverfahren nicht vermieden werden können. Im letztgenannten Falle ist allerdings bereits Vorsicht bei der Ausdeutung

Tabelle 6. *Im Zellkern vorkommende Enzyme.*

Im Zellkern und im Cytoplasma lokalisiert (leicht extrahierbar)	Praktisch ausschließlich im Zellkern lokalisiert (strukturgebunden)
Hexokinase	RNS-Polymerase
Phosphofructokinase	RNS-Methylase
Aldolase	Ribonuclease
Triosephosphatisomerase	DPN-Pyrophosphorylase
Phosphoglyceraldehyddehydrogenase	Desoxyribonuclease I
Phosphoglyceratkinase	Desoxyribonuclease II
Enolase	Desoxyribonuclease-Inhibitor
Pyruvatkinase	Nucleosidtriphosphatase A
Lactatdehydrogenase	Nucleosidtriphosphatase B
α-Glycerophosphatdehydrogenase	
Glucose-6-phosphatdehydrogenase	
6-Phosphogluconatdehydrogenase	
Phosphoriboseisomerase	
Phosphoribomutase	
Nucleosidphosphorylase	
Malatdehydrogenase (DPN)	
Isocitratdehydrogenase (TPN)	
Aconitase	
Fumarase	
DNS-Polymerase	
Ribonuclease-Inhibitor	
anorganische Pyrophosphatase	
Peptidasen	
Adenosindesaminase	

der Daten notwendig. Weitere Kriterien[1], die heute mit guter Sicherheit eine Entscheidung der Frage erlauben, ob ein Enzym als echtes Zellkern-Enzym angesehen werden darf, sind auf S. 12f. angeführt. Diese Kriterien erlauben die Unterscheidung von zwei Enzymgruppen[2], die beide im Zellkern gefunden werden: a) Enzyme von ganz überwiegend nucleärer Lokalisation, also zellkernspezifische Enzyme; b) Enzyme von echt bimodaler Verteilung, die mit nicht wesentlich anderer spezifischer Aktivität auch im Cytoplasma vorliegen, sich also wie die oben erwähnten löslichen Proteine verhalten. In Tabelle 6 sind Vertreter dieser beiden Enzymgruppen zusammengestellt.

Diese Einteilung ist insofern nicht willkürlich, als sich die Enzyme der Gruppe a mit ganz wenigen Ausnahmen (z. B. DNS-Polymerase[1]) alle als fest an Zellkern-Strukturen verankert herausgestellt haben. Über die chemische Natur dieser festen Bindung herrscht noch keine Klarheit; von allen physikalischen und chemischen Methoden, die man üblicherweise zur Solubilisierung von Enzymen anwendet, sind es nur 1 M NaCl-Lösungen und 0,01 M HCl, die eine Extraktion dieser Enzymgruppe bewirken[3]. Dieses Verhalten legt an sich einen basischen

---

[1] Siebert, Humphrey, Themann und Kersten 1965.   [2] Behrens 1939, Dounce 1943.
[3] Fischer, Siebert und Adloff 1959, Siebert 1963.

Charakter der in Frage stehenden Enzymproteine und Nucleoproteidbindung nahe, doch kann noch kein abschließendes Urteil gefällt werden. Die enge Vergesellschaftung dieser Enzyme mit Nucleoproteid-Substanzen hat dazu geführt, einen eigenen metabolischen Raum im Zellkern für sie in Anspruch zu nehmen, der tentativ als Chromatin-Raum bezeichnet wird[1].

Gleichfalls läßt sich für die Enzyme der Gruppe b folgern, daß sie, genau wie im löslichen Cytoplasma, auch im Zellkern leicht löslich, d. h. vollständig extrahierbar sein müssen, was im Experiment bestätigt worden ist[2]. Hieraus kann man auf die Erstreckung des löslichen metabolischen Raumes der Zelle auf einen Teil des Zellkerns wie auch auf einen Teil des Cytoplasmas schließen[1]. Der lösliche Raum der Zelle kennt also keine strengen morphologischen Grenzen.

Diese Annahme wird unterstützt durch die weitgehende Identität der Aktivitätswerte in Cytoplasma und Zellkern[2] und durch die Tatsache, daß sich gewebsspezifische Enzymverteilungen in Cytoplasma und Zellkern in gleicher Weise finden: Ein für Hirn- oder Lebergewebe charakteristisches Enzymmuster gilt sowohl für Zellkerne als auch für das Cytoplasma[3]. Vielleicht ist diese letzte Überlegung nicht einmal überraschend, wenn man nämlich davon ausgeht, daß sich die genetische Kontrolle des Zellkerns vor allem auch über die Enzymausstattung der Zelle ausdrückt und daher alle Zellorte, an denen diese Enzyme angetroffen werden, in gleicher Weise erfassen sollte.

Der Annahme einer Kommunikation des Zellkerns mit dem löslichen Raum des Cytoplasmas stehen elektronenoptische Beobachtungen an der Zellkernmembran sicher nicht entgegen; allerdings gibt es zwei Befunde, die nicht mit der Idee eines ständigen und raschen Stoffaustausches vereinbar sind. In der regenerierenden Rattenleber kommt es während verhältnismäßig früher Phasen nach der Hepatektomie zu sehr erheblichen Unterschieden der Enzymaktivitäten im Zellkern und Cytoplasma, die nicht auftreten dürften, wenn ständig eine Äquilibrierung löslicher Enzyme zwischen beiden Zellorten stattfände[3]. Weiterhin haben sich bei eingehender Untersuchung der Eigenschaften der Lactatdehydrogenase Differenzen zwischen dem cytoplasmatischen und dem intranucleären Enzym ergeben, die ebenfalls gegen einen freien Austausch sprechen[4].

Wie weit die Hypothese von der Kommunikation des Zellkerns mit dem Cytoplasma den Befund erklären kann, daß einzelne Enzyme des Citronensäurecyclus im Zellkern vorkommen, andere aber fehlen, muß noch offen bleiben. Beim gegenwärtigen Stand der Kenntnis ist für Enzyme des Citronensäurecyclus wie z. B. TPN^+-Isocitratdehydrogenase oder Malatdehydrogenase keine Stoffwechselfunktion im Zellkern erkennbar. Es folgt bereits aus dem Prinzip der Leitenzyme (s. S. 13), daß es eine große Anzahl von Enzymen geben muß, die nicht im Zellkern vorkommen. Hierzu gehören z. B. alle oxidativen Systeme; in ausgedehnten Studien hat sich mittels Tieftemperatur-Spektroskopie zeigen lassen, daß im Zellkern der Rattenleber keine Cytochrome vorkommen, die eine funktionstüchtige Atmungskette aufbauen könnten[5]. Gleiches dürfte für die Flavoproteide gelten[2]. Auch Katalase ist ein extranucleäres Enzym[6].

Einen Sonderfall mögen die Zellkerne aus Thymus und anderen lymphatischen Geweben darstellen, für die nicht nur bezüglich eventueller oxidativer Kapazitäten, sondern auch in anderer Hinsicht biochemische Daten angegeben werden, die nicht mit Befunden an Zellkernen aus Leber, Niere, Hirn und anderen Ge-

---

[1] SIEBERT und HUMPHREY 1965.   [2] SIEBERT 1961.
[3] SIEBERT, BÄSSLER, HANNOVER, ADLOFF und BEYER 1961.
[4] SIEBERT und HANNOVER 1963.   [5] CONOVER und SIEBERT 1965.
[6] SIEBERT 1963, HIGASHI und PETERS 1963.

weben übereinstimmen[1]. So sollen z. B. Thymus-Zellkerne nicht permeabel für ATP sein[2], für manche Funktionen der Gegenwart von Sauerstoff bedürfen[3], u. a. mehr. Ein Grund für diese Abweichung mag darin liegen, daß Thymusgewebe offenbar sehr empfindlich gegen den mit der Tötung des Tieres verbundenen Stress ist[4]. Ferner ist zu bedenken, daß im Thymus über die Hälfte der Zellmasse auf den Zellkern entfällt, während in den anderen Geweben nur wenige Prozente der Zelle vom Zellkern eingenommen werden. Es könnte also aus der relativ geringen Menge an Cytoplasma eventuell zu verstehen sein, daß celluläre Funktionen, die normalerweise im Cytoplasma lokalisiert sind, im Thymus nun regulärerweise im Zellkern angetroffen werden[5]. Dies würde Verallgemeinerungen der an Thymus-Zellkernen erhobenen Befunde stark einschränken. Ein Analogiefall scheinen die kernhaltigen Erythrocyten der Vögel darzustellen, bei denen das Cytoplasma wohl weitgehend vom Hämoglobin eingenommen wird[6]. Obwohl der relative Reichtum des Thymus an Zellkernen dazu einlädt, Zellkerne aus diesem Gewebe zu isolieren, hat es sich doch als recht schwierig herausgestellt, aus Kalbsthymus Zellkerne von befriedigender Reinheit zu gewinnen[7].

Im Zusammenhang mit der Frage der Zellkern-Enzyme steht die Prüfung des Vorkommens von Vitaminen und Coenzymen im Zellkern (ältere Literatur siehe[8]). Mit gutem Grund kann man für alle diejenigen Vitamine, die am Aufbau von Coenzymen beteiligt sind, annehmen, daß sie in der lebenden Zelle ganz überwiegend in der Form der Coenzyme vorliegen. Einschlägige Untersuchungen über Coenzyme in Zellkernen liegen mit einer Ausnahme nicht vor, wenn man von etwas zweifelhaften Angaben über wäßrig isolierte Zellkerne absieht. Auch für Ascorbinsäure und fettlösliche Vitamine gilt das gleiche. Da jedoch das DPN-synthetisierende Enzym im Zellkern vorkommt und da mit DPN bzw. TPN arbeitende Dehydrogenasen im Zellkern ebenfalls nachgewiesen sind, sollten Pyridinnucleotide im Zellkern vorkommen. Analysen an Rattenleber-Zellkernen zeigen eindeutig, daß DPN, DPNH, TPN und TPNH im Zellkern in Konzentrationen enthalten sind, die denen des Cytoplasmas gut entsprechen[9]. Aus den bereits erörterten Befunden ergibt sich, daß Flavinnucleotide nicht im Zellkern anzutreffen sind; deren Abwesenheit ist ja eines der Reinheitskriterien.

2. Der Nucleolus.

Die Gewinnung von Kernkörperchen ist heute durch Ultraschall[10] oder durch Behandlung in einer Druckpresse[11] so weit durchgearbeitet, daß einige Aussagen zur chemischen Zusammensetzung gemacht werden können. Nucleolen werden, schon auf Grund ihres färberischen Verhaltens, als reich an RNS angesehen. Absolute Angaben zeigen aber, daß RNS nur zu 6—9% des Trockengewichtes gefunden wird[10, 12]. Kernkörperchen zeichnen sich durch hohe Dichte aus, was ihre Isolierung auf der Zentrifuge entscheidend erleichtert. Diese relativ hohe Dichte bedeutet relative Wasserarmut und mag daher mit der Grund dafür sein, weshalb RNS-Farbstoffe so intensiv vom Nucleolus aufgenommen werden.

[1] Allfrey, Mirsky und Stern 1955, Mirsky und Osawa 1961.
[2] Allfrey und Mirsky 1959.   [3] McEwen, Allfrey und Mirsky 1964.
[4] Herranen und Brunkhorst 1962.   [5] Siebert und Humphrey 1965.
[6] Back, Bloch-Frankenthal und Halberstaedter 1947, Rubinstein und Denstedt 1954, Hunter und Hunter 1957, Dajani und Orten 1958.
[7] Roof und Aub 1960a, Roof und Aub 1960b, Roof, Ryser und Aub 1960, Kodama und Tedeschi 1963, Allfrey, Littau und Mirsky 1964.
[8] Lang und Siebert 1954.   [9] Siebert und Humphrey 1965, Reid und Siebert 1965.
[10] Muramatsu, Smetana und Busch 1963.
[11] Desjardins, Smetana, Steele und Busch 1963.
[12] Busch, Byvoet und Smetana 1963.

DNS wird stets in isolierten Nucleolen gefunden, doch ist es nicht sicher, wieviel davon wirklich auf den Nucleolus entfällt und wieviel auf mitisoliertes Chromatin. Nach neuesten Angaben liegt die DNS-Konzentration auf keinen Fall höher als die RNS-Konzentration[1, 2], damit hat der für intakte Zellkerne so charakteristische niedrige RNS:DNS-Quotient im Nucleolus einen oberhalb 1 liegenden Zahlenwert. Rund 80 oder mehr Prozent des Trockengewichtes der Nucleolen entfallen auf Protein, das mindestens zum Teil basischen Charakter hat und daher in Bindung an Nucleinsäuren vorliegen dürfte[3].

Die RNS des Nucleolus läßt sich auf Grund des Extraktionsverhaltens, der Basenzusammensetzung und weiterer Stoffwechsel-Parameter in zwei verschiedene Klassen aufteilen, doch ist deren biologische Funktion noch nicht klar[4].

Die Analysendaten sind durchaus verschieden, je nachdem ob die Nucleolen aus normaler Rattenleber, aus Tumorgewebe oder aus Rattenleber nach experi-

Tabelle 7. *Aminosäure-Zusammensetzung von Histon[3] und saurem Protein[8] aus isolierten Nucleolen.*

	Histon	Saures Protein		Histon	Saures Protein
Alanin	12,3	7,0	Lysin	14,0	7,7
Arginin	8,5	5,5	Methionin	0,7	2,3
Aspartat	5,8	9,7	Phenylalanin	2,0	3,7
Glutamat	9,4	13,7	Prolin	5,3	6,2
Glycin	9,3	7,3	Serin	5,6	7,2
Histidin	2,1	2,5	Threonin	5,1	5.3
Isoleucin	4,2	4,6	Tyrosin	1,8	2,2
Leucin	7,6	9,3	Valin	6,4	5,6

Die Zahlen bedeuten Mol-Prozente der gesamten Aminosäuren.

mentellen Eingriffen wie Leberregeneration[5], Thioacetamidzufuhr[6] oder Actinomycin D-Injektion gewonnen werden. Für eine Systematik solcher Differenzen ist es noch zu früh.

Die Enzymausstattung des Nucleolus ist von der des nicht fraktionierten Zellkerns quantitativ und qualitativ verschieden[7]. So enthält der Nucleolus der Rattenleber praktisch die gesamte RNS-Polymerase-Aktivität des Zellkerns, einen größeren Teil der Ribonuclease-Aktivität und ist auch an DPN-Pyrophosphorylase und ATPase A reicher als der Zellkern; in diesem sind ATPase B und beide Desoxyribonucleasen angereichert. Die Substratspezifität von Ribonuclease und beiden ATPasen weicht im Nucleolus von der des restlichen Zellkerns ab und betont damit die Eigenständigkeit des Nucleolus.

Auch aus dem Nucleolus lassen sich Histon[3] und saures Protein[8] gewinnen, deren Aminosäurezusammensetzung (Tabelle 7) derjenigen der Histonfraktion F2b (Tabelle 4) bzw. des sauren Zellkern-Proteins (Tabelle 5) ähnlich ist.

3. Stoffwechselleistungen.

a) Allgemeines.

Geht man von der Vorstellung der Arbeitsteilung biochemischer Funktionen in den verschiedenen Strukturelementen der Zelle aus, so liegt die Hauptaufgabe des

---

[1] MURAMATSU, SMETANA und BUSCH 1963.
[2] DESJARDINS, SMETANA, STEELE und BUSCH 1963.   [3] BUSCH 1965a.
[4] MURAMATSU und BUSCH 1964.   [5] TSUKADA und LIEBERMAN 1964b.
[6] STEELE, OKAMURA und BUSCH 1965.
[7] SIEBERT, VILLALOBOS jr., RO, STEELE, LINDENMAYER, ADAMS und BUSCH 1966.
[8] DESJARDINS und BUSCH 1964.

Zellkerns zweifellos in seiner genetischen Funktion. Daß er in seiner chemischen Zusammensetzung hierfür die Vorbedingungen erfüllt, ist voranstehend dargelegt, speziell für die Desoxyribonucleinsäure. Eine Ausübung der genetischen Kontrolle über die ganze Zelle und über die Lebensdauer einer einzelnen Zelle hinaus kann man sich durch die Bereitstellung von Substanzen vorstellen, die als „Informationsträger", als „code-Stoff", als „Nachricht" („message") den Zellkern verlassen und an den anderen Zellorten die Herrschaft des Zellkerns über die Lebensäußerungen der Zelle durchsetzen. Anders als substantiell ist also die genetische Funktion des Zellkerns nicht denkbar[1].

Diese Überlegungen mögen insofern etwas vereinfacht sein, als die Frage sog. Cytoplasma-Gene unberücksichtigt bleibt. Wenn auch offenbar ein Nachweis solcher Wirkungen in einigen Fällen gelingt, entziehen sie sich doch noch dem biochemischen Zugriff. Man wird auch abwarten müssen, wieweit das Vorkommen von DNS in Mitochondrien (S. 48) die Vorstellungen über Plasmagene zu verändern vermag.

Ebenfalls substantiell noch nicht faßbar, aber zweifellos vorhanden müssen Mechanismen sein, die dem Zellkern Informationen über den extranucleären Bereich der Zelle vermitteln und damit zur Reaktionsbereitschaft und zu Regelvorgängen beitragen. Damit ist die Wechselwirkung zwischen Zellkern und Cytoplasma als durchaus zweiseitig anzusehen und würde also einen Austausch von Substanzen in beiderlei Richtung erfordern[2]. Eine der wesentlichen offenen Fragen hierbei betrifft das Ausmaß der Unabhängigkeit, das der Zellkern gegenüber dem Cytoplasma besitzt. Dies ist nicht so sehr im Sinne biologischer Experimente mit kernlosen und kernhaltigen Zellfragmenten oder mit Kern-Transplantation gemeint, sondern betrifft vielmehr die Frage, wieweit der Zellkern auf Stoffwechselreaktionen des Cytoplasmas angewiesen ist, die er selbst nicht durchführen kann. Hinsichtlich der Versorgung mit Substraten ist die Abhängigkeit vom Cytoplasma wohl noch unbestritten: Ein Stoffdurchtritt aus dem extracellulären Raum unmittelbar in den Zellkern ohne Passage des Cytoplasmas erscheint nur in Sonderfällen wahrscheinlich, wobei neueste elektronenoptische Befunde[3] eine solche Möglichkeit nahelegen (s. a. S. 25). Solche unmittelbaren Verbindungen müssen nicht unbedingt als diskrete, dauerhafte Strukturen bestehen, sondern sie lassen sich sehr gut als dynamisch-funktionelle Verbindung durch Abschnüren und Zusammenfließen von Bläschen verstehen. Sie können jedoch in einem anderen Zusammenhang von hoher funktioneller Bedeutung für den Zellkern sein, wenn es nämlich darauf ankommt, daß der genetische Apparat über den Zustand des extracellulären Raumes (Anflutung von Nahrungsbestandteilen oder Hormonen) Informationen erhält, die bei der Passage durch das eigentliche Cytoplasma durch dessen homoiostatische Mechanismen nicht durchgelassen würden, z. B. weil Aminosäuren oder Hormone metabolisiert wären, ehe sie den Zellkern erreichen könnten[4].

Zwei Gründe rechtfertigen es, eine Beschreibung des Zellkern-Stoffwechsels unter dem Blickpunkt auf Biosynthesen vorzunehmen: Einmal gehört die Biosynthese der Desoxyribonucleinsäure als identische Reduplikation zum unmittelbaren genetischen Prozeß; zum andern ist die Bereitstellung von Informationsträgern für das Cytoplasma ein in direktem Zusammenhang mit der Vererbungsfunktion stehender Biosynthesevorgang. Die nachfolgenden Abschnitte über den Zellkern-Stoffwechsel berücksichtigen daher besonders solche biosynthetischen Reaktionen.

---

[1] Siebert 1963.   [2] Siebert und Humphrey 1965.
[3] Porter und Franzini-Armstrong 1965.   [4] Siebert 1962.

An Zellkernen des Rattenhirns ist gezeigt worden[1], daß etwa 21% des vor Abschluß des Wachstums eingebauten Tritiums stoffwechselinert sind (s. bei DNS, S. 32f.), während das stoffwechselaktive Zellkern-Material mit einer mittleren Halbwertszeit von 24 Tagen umgesetzt wird. Diese Halbwertszeit ist beträchtlich höher als die der Mitochondrien (S. 54).

b) Stoffwechselräume und anorganische Substanzen.

Bereits im vorangehenden Abschnitt ist der ,,Chromatin-Raum" als ein metabolischer Raum des Zellkerns postuliert worden. Unter metabolischen Räumen sind dabei Bereiche der Zelle zu verstehen, die gegen andere Bereiche abgeschlossen sind (Membranen als Permeabilitäts-Hindernisse; Strukturbindung als Diffusions-Barriere), aber in sich keine wesentlichen Diffusionshindernisse für Substrate und andere lösliche Komponenten aufweisen. Der Chromatin-Raum ist dadurch gekennzeichnet, daß die Enzyme in fester Bindung an Nucleoproteide vorliegen. Man wird annehmen dürfen, daß hier vor allem diejenigen Reaktionen ablaufen, die der unmittelbaren Gegenwart des genetischen Materials bedürfen, also z. B. die Synthese von messenger-RNS.

Diesem Chromatin-Raum steht nun zweifellos der lösliche Raum der Zelle gegenüber, der Teile des Cytoplasmas wie Teile des Zellkerns, vielleicht sogar Teile des Nucleolus umfaßt. Er ist derjenige Bereich der Zelle, der die stofflichen Wechselwirkungen zwischen Zellkern und Cytoplasma möglich macht, und der von allen Substanzen passiert werden muß, die dann in den ,,Chromatin-Raum" eintreten werden[2].

Zu diesen beiden Räumen kommt anscheinend ein drittes Kompartiment hinzu, das tentativ als Natrium-Raum bezeichnet werden soll. Dieser ist, in deutlichem Gegensatz zum löslichen Raum der Zelle, dadurch gekennzeichnet, daß sich extracelluläres Natrium innerhalb weniger Minuten mit dem Zellkern-Natrium äquilibriert[3] und weiterhin im Gleichgewicht bleibt, ohne daß das cytoplasmatische Natrium an diesen Prozessen erkennbar teilnimmt. Ferner ist es durch den hohen Natrium-Konzentrationsgradienten von etwa 10 zugunsten des Zellkerns charakterisiert und dadurch vom löslichen Raum verschieden. Versuche in vivo wie in vitro zeigen, daß das Zellkern-Natrium sehr leicht beweglich ist und offenbar nicht nach dem Prinzip des aktiven Transports, sondern nach Art eines Ionen-Austausches umgesetzt wird[4]. Alle bisher vorliegenden Befunde sprechen dafür, daß Chlorid diesem Verhalten folgt[5]. Womöglich hat der Natrium-Raum des Zellkerns eine direktere Verbindung mit dem extracellulären Bereich, als es durch eine Passage des Cytoplasmas möglich ist[4]; eine solche Vorstellung könnte durch den schnellen Konzentrationsausgleich nahegelegt werden und wird durch elektronenoptische Befunde gestützt, die eine direkte Fortsetzung des Extracellulärraumes in das Lumen des endoplasmatischen Reticulums erweisen[6].

Die funktionelle Bedeutung des Natriums im Zellkern kann in zweierlei Richtungen hypothetisch diskutiert werden[2]: Einmal ist die Gesamt-Kationenkonzentration im Zellkern hoch genug, um bei kleinen Verschiebungen an Mikrophasen, die sicher existieren dürften, Gel-Sol-Übergänge des Chromatins zu bewirken; damit könnten Phänomene wie das puffing, die Bildung von lampbrush-Chromosomen oder die Formierung der Chromosomen aus dem Chromatin vor einer Mitose einer näheren Erklärung zugänglich werden. Weiterhin würde das Prinzip

[1] KHAN und WILSON 1965.   [2] SIEBERT und HUMPHREY 1965.
[3] LANGENDORF, SIEBERT und NITZ-LITZOW 1964.
[4] SIEBERT, LANGENDORF, HANNOVER, NITZ-LITZOW, PRESSMAN und MOORE 1965.
[5] LANGENDORF, SIEBERT, KESSELRING und HANNOVER 1966.
[6] PORTER und FRANZINI-ARMSTRONG 1965.

des Ionenaustausches, nach welchem Natrium umgesetzt wird, eine Wechselwirkung mit Histon nahelegen[1] und damit die notwendige Reversibilität ermöglichen, die eine eventuelle Repressorfunktion von Histonen verlangt, indem Na+ und Histon wechselweise Phosphatreste der DNS besetzen. Es scheint, als ob eine weitere Aufklärung der Rolle von Natrium im Zellkern vielversprechend ist. Versuche, einen „Natriumbedarf" des Zellkerns aus bestimmten Teilreaktionen der Proteinsynthese in vitro abzuleiten[2], sind experimentell nicht gut gestützt[3].

c) Energiegewinnung.

Erste Voraussetzung für den Ablauf von Biosynthesen ist die Verfügbarkeit von nutzbarer Energie. Diese entstammt praktisch ausschließlich dem Adenosintriphosphat. Daß Adenosintriphosphat tatsächlich im Zellkern vorkommt, ist durch mehrere Untersuchungen erwiesen. Über die im Zellkern vorhandenen Bildungswege herrscht jedoch noch keine völlige Klarheit. Sicher ist, daß der Zellkern durch Glykolyse, also durch Substrat-Phosphorylierung, Adenosintriphosphat gewinnen kann. Diese Aussage stützt sich auf die Bestimmung aller bei der Glykolyse beteiligten Enzyme[4], auf die Messung der Glykolyse in Zellkernextrakten[4, 5], auf die Bestimmung einiger zur Glykolyse gehöriger Intermediärprodukte sowie der benötigten Cofaktoren[4, 6] und auf die direkte Beobachtung glykolytischer DPNH-Bildung am Zellkern lebender Zellen[7]. Diese Angaben räumen Zweifel aus, ob das Vorkommen eines Enzyms an einem bestimmten Zellort auch notwendigerweise bedeute, daß dieses Enzym dort tätig sei. Da man gelegentlich diskutiert hat, ob im Zellkern eine Neubildung von Enzymen stattfinde, wäre zu erwarten, daß der Ort des Vorkommens nicht unbedingt mit dem Ort der Funktion identisch sein muß. Die oben genannten Befunde an Zellkernen zeigen jedoch, daß alle Vorbedingungen für das Wirksamwerden der zellkerneigenen Glykolyse-Enzyme erfüllt sind.

Daneben wird eine Adenosintriphosphat-Bildung mit isolierten Zellkernen aus Kalbsthymus als „Nuclear phosphorylation" beschrieben, die offenbar mit keinem bisher bekannten Weg der Adenosintriphosphat-Entstehung identisch ist[8]; zweifellos hat sie mit der oxydativen Phosphorylierung nichts zu tun[6]. Neben dem noch unbekannten Reaktionsmechanismus fällt die Tatsache auf, daß die Adenosintriphosphat-Bildung von der Anwesenheit von Desoxyribonucleinsäure abhängig ist. Entfernt man nämlich durch Einwirkung von Desoxyribonuclease die Desoxyribonucleinsäure des Zellkerns, so sistiert die Adenosintriphosphat-Bildung[9]. Diese kann durch Desoxyribonucleinsäure, jedoch auch durch andere polyanionische Substanzen, selbst körperfremder Natur, wieder hervorgerufen werden. Damit entfällt die Möglichkeit, daß die Adenosintriphosphat-Entstehung im Zellkern deswegen aufhört, weil die Desoxyribonucleinsäure als Donator, etwa eines Adenosinmonophosphat- oder Desoxyadenosinmonophosphat-Moleküls, diente und unter dem Einfluß von Desoxyribonuclease ausgeschaltet würde; viel-

[1] Kroeger 1964.   [2] Allfrey, Meudt, Hopkins und Mirsky 1961.
[3] Langendorf, Siebert, Lorenz, Hannover und Beyer 1961.
[4] Stern und Mirsky 1953, Siebert 1961, Siebert, Bässler, Hannover, Adloff und Beyer 1961.
[5] Stern und Timonen 1954, Ord und Stocken 1962, Hagen, Ernst und Cepicka 1963, Hirsch-Hoffmann, Hölzel und Maass 1964, McEwen, Allfrey und Mirsky 1964.
[6] Siebert und Humphrey 1965, Klouwen, Betel, Appelman und Arts 1965, Conover und Siebert 1965.
[7] Kohen, Siebert und Kohen 1964.
[8] Osawa, Allfrey und Mirsky 1957, Allfrey und Mirsky 1957, McEwen, Allfrey und Mirsky 1963a, McEwen, Allfrey und Mirsky 1963b, McEwen, Allfrey und Mirsky 1963c, Betel und Klouwen 1964.   [9] Allfrey und Mirsky 1957.

mehr wird man eher an elektrochemische Vorgänge denken müssen, da eine Reihe weiterer Zellkern-Stoffwechselleistungen ebenfalls von Desoxyribonucleinsäure oder anderen polyanionischen Substanzen wie z. B. Polyäthylensulfonaten abhängig gefunden worden ist[1]; diese DNS-Abhängigkeit ist also recht unspezifischer Natur.

Das Problem der ATP-Synthese im Zellkern wird kompliziert durch die Befunde, die einen Einbau von anorganischem Phosphat in organische Bindung erwiesen haben[2], ohne daß über diese Reaktion schon völlige Klarheit herrschte[3]. So wird z. B. durch Nucleoside der Phosphat-Einbau erheblich stimuliert[4], so daß man an die Mitwirkung einer Nucleosid-Phosphorylase zu denken hat; auch die Möglichkeit einer Polynucleotid-Phosphorylase-Reaktion in Zellkernen[5] weist einen Weg, auf dem Orthophosphat aufgenommen werden kann. Andererseits sind geringe Mengen von anorganischem Polyphosphat als Produkt dieser Reaktion beschrieben worden[6], so daß man den beiden genannten Phosphorylasen nicht die gesamte Verantwortung für den Phosphateinbau zuschreiben kann. Ob diese Reaktionen mit der sog. nuclear phosphorylation verknüpft sind, muß noch offen bleiben, ist aber als wahrscheinlich anzusehen[7].

Abschätzungen über den Energiebedarf des Zellkerns lassen sich schwer geben, selbst wenn man sich auf den Energiebedarf für Biosynthesen beschränkt; von einem Mononucleotid ausgehend werden zwei energiereiche Bindungen aus ATP benötigt, um Nucleosidtriphosphate, die unmittelbaren Vorstufen der Desoxyribonucleinsäure- und Ribonucleinsäure-Synthese, bereitzustellen. Es ist jedoch noch unbekannt, ob diese Prozesse im Zellkern oder im Cytoplasma ablaufen; zur Zeit spricht mehr für einen cytoplasmatischen Vorgang. Je Peptidbindung eines neusynthetisierten Proteins müssen 5—6 Moleküle Adenosintriphosphat aufgewendet werden. Die Größe der Proteinbildung im Zellkern ist jedoch ebenfalls noch unbekannt, da man sie aus methodischen Gründen mit der Isotopentechnik nicht einwandfrei erfassen kann. Biosynthese-Vorgänge im Zellkern lassen sich in zwei Gruppen einteilen: 1. die mit der Mitose zusammenhängenden Prozesse, deren Bilanz die Verdoppelung des Zellkernmaterials nach einer Mitose ist; 2. die im Interphasen-Kern ablaufenden Prozesse, welche die eigentliche Zellkernfunktion, die genetische Steuerung der Zelle, widerspiegeln und in der Bilanz im wesentlichen als Rate der Synthese von messenger-RNS und ribosomaler RNS erscheinen. Diese zweite Gruppe ist die bei weitem wichtigere, aber quantitativ bisher nicht sicher zu beschreiben, so daß auch der Energiebedarf des sog. Ruhekernes noch weitgehend unbekannt ist. Die einzige Möglichkeit besteht bis heute darin, aus Markierungsdaten von Zellbestandteilen deren ungefähre Erneuerungsgeschwindigkeit (Ersatz-Synthese) abzuschätzen und daraus einen Energiebedarf in ATP-Äquivalenten zu berechnen. Ein solcher Überschlag ergibt[8], daß einer glykolytischen ATP-Bildung (halbmaximale Geschwindigkeit) von ca. 30 µMol/Std. und Gramm trockener Rattenleber-Zellkerne ein ATP-Verbrauch gegenübersteht, der für die Synthese von ribosomaler RNS im Nucleolus ca. 15, für die Synthese von DPN ca. 1, und für die Replikation von DNS und Protein etwa weitere 4 µMol ATP/Std und Gramm trockene Zellkerne erfordert. Es hat also den Anschein, daß

---

[1] ALLFREY und MIRSKY 1958, SEKIGUCHI und SIBATANI 1959, SALGANIK, GRIAZNOVA, DREVICH und MOROZOVA 1962, SCHNEIDER und NAYFEH 1962.
[2] SIEBERT, LANG, LUCIUS und ROSSMÜLLER 1953.
[3] SEKIGUCHI und SIBATANI 1959, PENNIALL, LIU und SAUNDERS 1963, PENNIALL, SAUNDERS und LIU 1964. [4] PENNIALL und SAUNDERS 1964.
[5] SIEBERT, VILLALOBOS jr., RO, STEELE, LINDENMAYER, ADAMS und BUSCH 1966.
[6] PENNIALL und GRIFFIN 1964. [7] KLOUWEN, BETEL, APPELMAN und ARTS 1965.
[8] SIEBERT 1966a.

der Energiebedarf des Rattenleber-Zellkerns ohne weiteres durch lokale glykolytische ATP-Bildung gedeckt werden kann. Wird die Biosyntheseleistung des Zellkerns durch experimentelle Eingriffe gesteigert[1], so findet sich niemals eine er-
niedrigte ATP-Konzentration im Zellkern; eine energetische Insuffizienz läßt sich
also bezüglich des ATP-Haushaltes nicht aufzeigen.

Es mag sein, daß die seit Jahren andauernden Diskussionen, welche Wege der
ATP-Bildung im Zellkern möglich sind, deswegen den Kern des Problems nicht
treffen, weil die zellkerneigene Kapazität der ATP-Synthese im Zellkern durch
Zulieferung von ATP aus dem löslichen Raum der Zelle ergänzt wird[2]. Diese Ansicht läßt sich aus methodischen Gründen durch Versuche mit ATP nicht unter-
bauen, wird aber entscheidend durch die Tatsache gestützt, daß Moleküle wie
DPN und Nicotinamidmononucleotid, deren Größe und Ladungsverteilung mit
der von ATP durchaus vergleichbar sind, zwischen Zellkern und Cytoplasma in
beträchtlichem Ausmaß hin- und hertransportiert werden. Da dies offenbar auch
für ATP gilt, sind Versuche zur Messung der Rate der ATP-Synthese im Zellkern
nur von minderer Bedeutung, und auch Versuchsanordnungen, in denen die
ATP-Bildung von isolierten Zellkernen zum limitierenden Faktor für Biosynthese-
Prozesse gemacht wird, würden demnach die in vivo-Verhältnisse nur unvollständig wiedergeben.

Zellkerne verfügen über hochaktive, Adenosintriphosphat-spaltende Enzyme,
die sich nach ihren Reaktionserfordernissen in zwei Gruppen teilen lassen[3]. Beide
Enzyme zeigen unter experimentellen und pathologischen Bedingungen Aktivitäts-
veränderungen, die damit eine wichtige Rolle dieser Enzyme im Nucleotidhaus-
halt des Zellkerns anzeigen[2]. Es gelingt, aus Zellkernen der Schweinenierenrinde
Enzymfraktionen abzutrennen, die eine selektive Spezifität entweder für ATP
oder GTP oder auch andere Nucleosidtriphosphate aufweisen; eine physiologische Rolle dieser Enzyme könnte daher darin bestehen, daß sie eine Regulation des Vorstufenbestandes für die Biosynthese von Nucleinsäuren im Zellkern bewirken und so womöglich mit Phänomenen wie der Repression verknüpft
sind[2].

Interessant ist eine in vitro-Wirkung dieser Zellkern-Adenosintriphosphatasen
im Gemisch mit anderen Zellfraktionen, z. B. in einem Homogenat. Kräftig
Adenosintriphosphat-bildende Systeme werden in Zellkern-Gegenwart dadurch
aktiviert, daß die Zellkern-Adenosintriphosphatasen laufend Adenosintriphosphat
spalten und damit die Vorräte an den Vorstufen Adenosindiphosphat und Orthophosphat hoch halten, so daß die Adenosintriphosphat-Bildung nicht durch un-
genügenden Verbrauch zum Stillstand kommt[4]. Dieses Prinzip, die Steuerung der
Bildungsgeschwindigkeit durch den Verbrauch, ist auch in der lebenden Zelle
verwirklicht, aber dort wahrscheinlich ohne Mitwirkung des Zellkerns, sondern
vielmehr von rein mitochondrialer Lokalisation (s. u.), soweit die oxydative
Phosphorylierung in Frage kommt.

d) DPN-Haushalt.

Seit über 10 Jahren ist durch Untersuchungen von HOGEBOOM und SCHNEIDER[5]
bekannt, daß der Zellkern der einzige Ort in der Zelle ist, wo DPN synthetisiert

---

[1] SIEBERT, KESSELRING, BEYER, BÄSSLER und PRESSMAN 1966.
[2] SIEBERT und HUMPHREY 1965.
[3] FISCHER, SIEBERT und ADLOFF 1959, SIEBERT und ADLOFF 1960.
[4] JOHNSON und ACKERMANN 1953, LEA und WALKER 1965.
[5] HOGEBOOM und SCHNEIDER 1952.

wird. Dieser Befund ist seitdem vielfach bestätigt worden[1]; von allen Coenzymen ist der intracelluläre Ort der letzten Biosyntheseschritte bekannt[1], aber nur DPN zeichnet sich durch diese eigenartige Lokalisation der DPN-Pyrophosphorylase aus. Eine Ausnahme machen (selbstverständlich) kernlose Erythrocyten der Säuger. Kernhaltige Erythrocyten enthalten wahrscheinlich die DPN-Pyrophosphorylase nur im Zellkern[2].

Damit hat der Zellkern die Aufgabe, die gesamte Zelle mit DPN zu versorgen, das entweder als solches oder nach Umwandlung in TPN in Stoffwechselfunktionen eintritt[3]. Der Zellkern ist von Enzymen umgeben, die DPN abzubauen vermögen, der DPN-Nucleosidase der Mikrosomen und der Dinucleotid-Pyrophosphatase, die wahrscheinlich auch mikrosomaler Lokalisation ist; eine anorganische Pyrophosphatase dagegen, die das Gleichgewicht der DPN-Synthesereaktion noch in Richtung des Coenzyms verschieben dürfte, kommt in hoher Aktivität und mit ungewöhnlich hoher Substrat-Affinität als lösliches Enzym im Zellkern vor[3]. Zahlreiche Versuche, außerhalb des Zellkerns, z. B. in den Mitochondrien, eine Synthese von DPN nachzuweisen, sind fehlgeschlagen[3, 4]. Daraus folgt, daß über 95% des im Zellkern synthesisierten DPN diesen wieder verlassen müssen, um den eigentlichen intracellulären Funktionsort zu erreichen.

Der einzige erkennbare Grund, warum die Synthese von DPN in fester Strukturbindung an den Zellkern-Komponenten, nämlich im Chromatin-Raum, erfolgt, liegt wohl in der Annahme einer Kontrollfunktion, die der Zellkern auf diese Weise über Stoffwechselaktivitäten der Zelle ausübt[5]. Dies würde erfordern, daß einmal extranucleäres DPN über seine eigentliche Coenzymfunktion hinaus noch regulatorische Aufgaben übernimmt, etwa nach Art allosterischer Effekte; zweitens müßte ein Rückmeldemechanismus existieren, der den Zellkern über den DPN-Bestand der Zelle informiert. Über diese Frage ist noch wenig bekannt. Jedenfalls hat es den Anschein, als ob der Zellkern über die genetische Kontrolle hinaus im Falle der DPN-Synthese noch direkt in metabolischer Kontrolle engagiert ist.

e) Proteinstoffwechsel.

Die generelle Fähigkeit des Zellkerns zur Biosynthese von Proteinen geht aus vielen Untersuchungen hervor[6], die eine weitgehende Ähnlichkeit mit dem mikrosomalen System der Proteinsynthese (s. u.) ergeben haben. So hat man Aminosäuren aktivierende Enzyme[7], Transfer-Ribonucleinsäure[8] und Ribosomen[9] in isolierten Thymus-Zellkernen gefunden; der Verdacht, daß diese überraschende Ähnlichkeit durch Verunreinigung der verwendeten Zellkerne mit Mikrosomenmaterial der Thymocyten hervorgerufen sei, liegt nahe, wird aber teils von den Autoren dieser Arbeiten selbst, teils durch andersartige Untersuchungen einigermaßen entkräftet. Generell gibt es zwei Versuchstechniken, solche Biosynthesefragen experimentell anzugehen; entweder isoliert man die Zellkerne vor oder nach dem Biosyntheseversuch. Im ersten Fall erhält man Daten, die — sofern die Zellkerne rein sind (s. oben) — nur die Synthesekapazität der Zellkerne widerspiegeln. Im anderen Fall erfaßt man die Wechselwirkungen zwischen Zellkernen und anderen

[1] SIEBERT und HUMPHREY 1965; dort weitere Literatur.   [2] MALKIN und DENSTEDT 1956.
[3] KESSELRING und SIEBERT 1967.
[4] STOLLAR und KAPLAN 1961, PURVIS und LOWENSTEIN 1961, GORDON 1963.
[5] SIEBERT, KESSELRING, BEYER, BÄSSLER und PRESSMAN 1966.
[6] ALLFREY 1954, ALLFREY, DALY und MIRSKY 1955, ALLFREY, MIRSKY und OSAWA 1957, SZAFRANSKI und WEHR 1961.   [7] HOPKINS 1959, SMIT und STOCKEN 1963.
[8] ALLFREY, HOPKINS, FRENSTER und MIRSKY 1960, HOPKINS, ALLFREY und MIRSKY 1961, GVOSDEV und PONOMAREVA-STEPNAYA 1963.
[9] FRENSTER, ALLFREY und MIRSKY 1960, FRENSTER, ALLFREY und MIRSKY 1961, SZAFRANSKI, WEHR und GOLASZEWSKI 1961.

Zellbereichen bei der Proteinsynthese, ohne sie im einzelnen voneinander differenzieren zu können. In beiden Versuchsanordnungen erhält man Beweise für die Fähigkeit des Zellkerns zur Proteinsynthese. Dabei zeigen sich charakteristische Unterschiede der Stoffwechselrate der verschiedenen Proteinfraktionen des Zellkerns[1].

Die Biosynthese der Histone ist vielfach untersucht worden[2], doch sind noch manche Fragen offen. Zum Beispiel ist nicht klar, an welchem intranucleären Ort Histone synthetisiert werden; in Frage kommen Zellkern-Ribosomen, das Chromatin direkt, der Nucleolus oder auch cytoplasmatische Ribosomen[2]. Gut unterrichtet ist man dagegen über die Histon-Synthese in bezug auf den Zeitplan der Mitose: Histone werden etwa zur gleichen Zeit wie DNS synthetisiert, sehr wahrscheinlich mit einem zeitlichen Vorsprung von 1—2 Std[3], also später als die RNS. In der Interphase ist die Syntheserate niedrig, aber deutlich meßbar[4] und steigt

Tabelle 8. *Markierung cellulärer Proteine (Daten als Ipm/mg Protein nach L-Lysin-U-14C)*[2].

Gewebe	Homogenat	Mikrosomen	Lösliches Cytoplasma	Histone
Walker-Tumor	532	442	653	671
Jensen-Tumor	525	523	590	648
Gehirn	74	76	134	61
Herz	110	104	180	86
Darm	500	692	703	578
Niere	225	288	288	171
Leber	339	640	269	245
Lunge	197	392	220	140
Muskel	27	25	34	30
Pankreas	1620	1130	1010	379
Milz	300	350	440	230
Hoden	152	220	200	140
Thymus	191	158	277	111

infolge einer Mitose stark an; daher geht die Syntheserate der Histone der mitotischen Aktivität eines Gewebes einigermaßen parallel. Dagegen besteht keine Beziehung zwischen der Aktivität eines Gewebes zur Proteinsynthese (z. B. Pankreas) und der Syntheserate der Histone; diese Verhältnisse werden in Tabelle 8 veranschaulicht.

Man sieht, daß in Tumoren Histone eine höhere spezifische Aktivität aufweisen als die Mikrosomenfraktion; die Histon-Sythese in Tumoren ist so groß, daß man Tumoren einmal als Histon-Fabrik bezeichnet hat (s. auch Tabelle 9)[5]. Aus diesen Zahlen errechnet sich eine tägliche Umsatzrate der Histone von etwa 50—75% in Tumoren, dagegen von nur 3% in der Leber und 1% im Gehirn[2]. Von den verschiedenen Histonfraktionen wird Lysin etwa doppelt so stark in F 3 wie in F 1 eingebaut, während F 2a und F 2b dazwischen liegen[4]. Andere Untersucher finden keine größeren Unterschiede zwischen den verschiedenen Histonfraktionen[6]. Histone aus Kalbsthymus werden im Stoffwechsel auch acetyliert und methyliert[7], doch ist die Bedeutung dieser Reaktion noch nicht gut zu übersehen.

[1] Daly, Allfrey und Mirski 1952, Allfrey, Daly und Mirsky 1955, Holbrook jr., Irvin, Irvin und Rotherham 1960, Samarina 1961, Zbarskij und Samarina 1962, Busch 1965b.
[2] Busch 1965b.   [3] Holbrook jr., Evans und Irvin 1962, Butler und Cohn 1963.
[4] Busch, Steele, Hnilica, Taylor und Mavogliu 1963.
[5] Rotherham, Irvin, Irvin und Holbrook jr. 1957, Busch, Davis und Anderson 1958, Busch, Davis, Honig, Anderson, Nair und Nyhan 1959.
[6] Laurence und Butler 1965.   [7] Allfrey, Faulkner und Mirsky 1964.

In ruhenden Zellen ist die Markierungsrate der sauren Zellkern-Proteine höher als die der Histone[1]; ein Beispiel ist in Tabelle 10 wiedergegeben, das zugleich zeigt, daß auch die Fraktion des Residualproteins einen beträchtlichen Umsatz zeigt. Die Bildungsrate der sauren Proteine hat sich als besonders empfindlich gegen Krebs-Chemotherapeutica erwiesen[2].

Die Aussagekraft aller bisher angeführten Untersuchungen zur Proteinsynthese in Zellkernen wird beeinträchtigt durch die Tatsache, daß keine der Proteinfraktionen in voller Reinheit und Homogenität isoliert werden kann; daher sind genauere Untersuchungen über den Synthesevorgang, wie sie für viele wohldefinierte Proteine (Serumalbumin, Ribonuclease, Globin des Hämoglobins usw.) vorliegen, an Zellkern-Proteinen noch nicht möglich. Zellkerne aus kernhaltigen Erythrocyten vermögen jedoch Hämoglobin zu synthetisieren[3], so daß Details der Proteinbildung, wie z. B. die fragliche Teilnahme nucleärer Ribosomen an diesem Prozeß, der experimentellen Bearbeitung zugänglich geworden sind. Allerdings

Tabelle 9. *Relativer Anteil der Histon-Synthese an der Gesamt-Proteinsynthese verschiedener Gewebe (Zahlen als Prozent Isotopeneinbau)*[4].

Gewebe	% Einbau
Walker-Carcinosarkom 256	22,0
Ehrlich-Ascitestumor (Maus)	24,0
Rattenleber	8,0
Mäuseleber	7,1
Regenerierende Rattenleber	7,7
Rattenniere	7,3
Rattenmilz	6,5
Rattenhirn	7,7
Mäusepankreas	1,0

Tabelle 10. *Relative Markierungsrate verschiedener Zellkernproteine (spezifische Aktivität = Ipm/μMol Lysin von Histonen gleich 100% gesetzt)*[5].

Zellkern-Fraktion	Leber	Walker-Tumor
lösliches Protein in 0,14 M NaCl	155	90
lösliches Protein in 0,1 M Tris	210	135
Histone	100	100
saures Protein	295	150
saures Protein, phenolunlöslich	450	155
saures Protein in 0,05 M NaOH löslich	295	130
Residualprotein	180	65

mag es sein, daß kernhaltige Erythrocyten aus Gründen, die S. 22 ausgeführt sind, keine Verallgemeinerung für alle Arten von Zellkernen zulassen.

Mit dieser Ausnahme liegen bisher keine eindeutigen Befunde vor, die eine im Zellkern stattfindende Protein-Biosynthese für Zwecke des Cytoplasmas beweisen. Auf spekulativer Grundlage ist schon mehrfach eine Enzymbildung im Zellkern diskutiert worden, wobei man die 1 Gen-1 Enzym-Hypothese zu ihren Gunsten angeführt hat. Einwandfreie Experimente zu dieser Frage sind jedoch bis jetzt nicht bekannt. Bis zum Beweis des Gegenteils wird man daher anzunehmen haben, daß die Protein-Biosynthese des Zellkerns im wesentlichen für den eigenen Bedarf erfolgt[6], wobei es weiterhin offen bleiben muß, ob nicht ein Teil der Zellkernproteine im Cytoplasma synthetisiert und dann in den Zellkern aufgenommen wird[7]; für die löslichen Proteine des Zellkerns (S. 17f.) ist dies durchaus wahrscheinlich[8].

Viele Überlegungen haben sich mit der Funktion der Histone befaßt, da die Vorstellung, sie dienten lediglich als mechanischer Halt für Chromatin, unbefriedigend ist. Die Möglichkeit einer enzymatischen Funktion von Histonen ist S. 21 diskutiert. Daneben ist vor allem das Problem einer Regulatorfunktion für

---

[1] SMELLIE, McINDOE und DAVIDSON 1953, DALY, ALLFREY und MIRSKY 1962, STEELE und BUSCH 1963, WANG 1963.
[2] BUSCH, AMER und NYHAN 1959, BUSCH, FIRSZT, LIPSEY, KOHEN und AMER 1961.
[3] HAMMEL und BESSMAN 1964.   [4] BUSCH, DAVIS und ANDERSON 1960.
[5] STEELE und BUSCH 1963.   [6] REID und COLE 1964.   [7] BUSCH 1965b.
[8] SIEBERT und HANNOVER 1963.

die Gen-Aktivität aktuell. Doch muß man dabei bedenken, daß Histone bisher
nie in wirklich reiner, homogener Form isoliert worden sind. Weiterhin dürfte
sich nach allen Erfahrungen ein künstlich aus Nucleinsäure und Histon gewon-
nenes Nucleoproteid von nativem Nucleoproteid wesentlich unterscheiden[1].
Schließlich bleibt auch die Spezifität einer Histonwirkung zu prüfen, da poly-
kationische Substanzen wie Polylysin und basische Proteine wie Lysozym oder
Cytochrom c manche Histoneffekte nachzuahmen vermögen. Unter diesen Vorbehalten bleibt an den Arbeiten, die eine Hemmung der RNS-Synthese[2] oder der
DNS-Synthese[3] durch Histone beschrieben haben, noch ein ungeklärter Rest
haften, der schwierig zu lösen sein wird[1, 4]. Sollten die Histone entgegen der derzeitigen Erwartung keine Gen-Regulatoren sein, würde man allerdings nach
anderen Stoffen mit dieser Wirkung zu suchen haben.

f) Nucleinsäurestoffwechsel.

Der Stoffwechsel der Desoxyribonucleinsäure hat schon früh das Interesse
erregt, da man mit Recht Schwierigkeiten sah, die Konzeption vom dynamischen
Zustand aller Körperbausteine mit dem Erfordernis der Konstanz des Erbgutes in
Einklang zu bringen. Umfangreiches experimentelles Material zu dieser Frage
scheint eindeutig zu zeigen, daß in der ruhenden, d. h. sich nicht teilenden und
nicht auf eine Teilung vorbereitenden Zelle die Desoxyribonucleinsäure keinen
Umsatz zeigt[5]. Am klarsten geht dies aus Versuchen hervor, in welchen wachsenden Geweben Gelegenheit zum Einbau markierter Vorstufen in die Desoxyribonucleinsäure gegeben wird. Sobald keine Zellteilungen mehr erfolgen, bleibt die
einmal erreichte Radioaktivität der Desoxyribonucleinsäure erhalten, und zwar
über eine Zeitspanne, die verhältnismäßig recht lang ist im Vergleich mit der gesamten Lebensdauer des Organismus (Abb. 1). Offenbar gilt also die Regel vom
dynamischen Zustand der Körperbausteine nicht für die Desoxyribonucleinsäure,
die den Prozessen des laufenden Umbaues (Abbaues, Aufbaues) entzogen und
insoweit dem Hämoglobin der zirkulierenden Erythrocyten ähnlich ist (obwohl
dort die Gründe für die Inertheit des Stoffwechsels ganz andere sind). Damit
dürfte die Vorstellung von der Konstanz des hereditären Materials gut gestützt
sein; die Frage dagegen, durch welche Mechanismen die Desoxyribonucleinsäure
dem laufenden Stoffwechsel ferngehalten wird, bzw. welche Mechanismen diesen
Block aufheben, sobald die Vorbereitungen für eine Zellteilung einsetzen, ist noch
nicht klar zu beantworten; wahrscheinlich sind enzymatische Vorgänge hierfür
verantwortlich.

Die Frage des zeitlichen Zusammenhangs zwischen Mitose und Desoxyribonucleinsäure-Neubildung scheint eindeutig geklärt zu sein. Eine Zelle, die sich zur
Teilung anschickt, hat in der späten Interphase bereits ihren Desoxyribonuclein-
säure-Bestand verdoppelt und besitzt demnach unmittelbar nach der Teilung
bereits den originalen, der Diploidie entsprechenden Desoxyribonucleinsäure-
Gehalt. Verständlicherweise können solche Studien nicht ohne weiteres an isolierten Zellkernen, die ja stets eine statistische Population aller mitotischen
Stadien darstellen (s.o.), durchgeführt werden; vielmehr sind es vorwiegend autoradiographische Studien, die zu diesen Ergebnissen geführt haben (S. 562ff.). Jedoch gelingt es mit verfeinerten Zentrifugiermethoden neuerdings, auch für biochemische Versuche Zellkerne zu gewinnen, die nach DNS-Bestand und DNS-

---

[1] Busch 1965 b.
[2] Huang und Bonner 1962, Allfrey, Littau und Mirsky 1963, Hindley 1963, Barr und
Butler 1963, Baer 1964.   [3] Bazill und Philpot 1963, Billen und Hnilica 1964.
[4] Ord, Raaf, Smit und Stocken 1965.
[5] Furst, Roll und Brown 1950, Ives und Barnum 1962.

Markierung offenbar unterschiedliche Stadien des Teilungscyclus repräsentieren[1].

Der Mechanismus der Desoxyribonucleinsäure-Neubildung erfordert zunächst, daß aus dem Doppelstrang des Desoxyribonucleinsäure-Moleküls zwei einsträngige Moleküle gebildet werden. Experimentelle Beweise hierfür sind einwandfrei und damit eine weitere Bestätigung der von WATSON und CRICK (1953) konzipierten Desoxyribonucleinsäure-Struktur. Das einsträngige Desoxyribonucleinsäure-Molekül fungiert als Starter und als Matrize; eine Desoxyribonucleinsäure-Neubildung ist daher ohne Starter nicht auszulösen, und das Reaktionsprodukt ist ein ge-

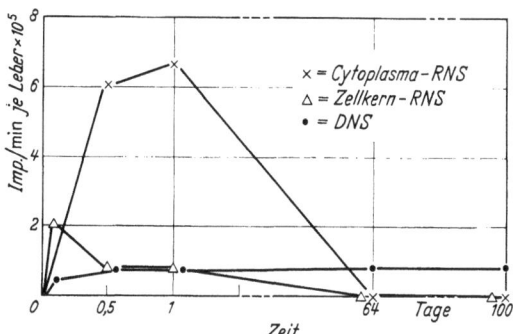

Abb. 1. Stabilität der DNS-Markierung mittels ^{14}C-Orotat in regenerierender Rattenleber[2].

naues Spiegelbild der ursprünglichen Desoxyribonucleinsäure. Auch hierfür sind die experimentellen Beweise ausgezeichnet; besonders wurden auch synthetische, Desoxyribonucleinsäure-ähnliche Polynucleotide verwendet, die die erstaunliche Sicherheit der identischen Reduplikation beweisen[3].

Die Desoxyribonucleinsäure-Neubildung erfolgt gemäß der Gleichung

$$n\,dXTP \xrightleftharpoons[\text{(Starter)}]{\text{DNS-Polymerase}} (dXMP)_n + n\,Pyrophosphat,$$

wobei dXTP für Desoxyadenosin-5′-triphosphat, Desoxyguanosin-5′-triphosphat, Desoxycytidin-5′-triphosphat oder Thymidin-5′-triphosphat steht. Entgegen früheren Befunden (Literatur bei [4]) ist DNS-Polymerase ein im Zellkern lokalisiertes Enzym[5], allerdings von leicht löslicher Natur, so daß das gleichzeitige Vorkommen im löslichen Cytoplasma nicht verwunderlich ist[4]. Einem Wechselspiel zwischen cytoplasmatischer und nucleärer Lokalisation wird eine Bedeutung für die Aktivitätsregulierung der Polymerase zugeschrieben[6].

Zellkerne verschiedener Gewebe enthalten Desoxyribonucleasen in beträchtlicher und Desoxyribonuclease-Inhibitor in recht hoher Aktivität (Literatur bei [4]); sie machen sich z. B. sehr unangenehm bei Versuchen zur Messung der DNS-Polymerase bemerkbar, da das Reaktionsprodukt wieder hydrolysiert wird. Über die wahre Funktion der Desoxyribonucleasen im DNS-Stoffwechsel des Zellkerns ist man noch nicht unterrichtet.

In den letzten Jahren ist der RNS-Stoffwechsel im Zellkern mit großer Intensität erforscht worden, seit nämlich bestimmte RNS-Fraktionen, speziell die messenger-RNS, als Vermittler der Gen-Information an die Protein synthetisierenden Zentren des Cytoplasmas erkannt worden sind[7]. Es ist schon länger

[1] FISHER, HOLBROOK jr. und IRVIN 1963, NIEHAUS jr. und BARNUM 1964.
[2] HECHT und POTTER 1956.
[3] KIT 1963, RICHARDSON, SCHILDKRAUT und KORNBERG 1963, BOLLUM 1963.
[4] SIEBERT und HUMPHREY 1965.   [5] KEIR, SMELLIE und SIEBERT 1962.
[6] GOLD und HELLEINER 1964.   [7] PELLING und SCHOLTISSEK 1964 (Übersicht).

bekannt (s. auch Abb. 1, S. 33), daß bei genügend kurzfristiger Untersuchung die
RNS des Zellkerns rascher und intensiver durch radioaktive Vorstufen markiert
wird als irgendeine cytoplasmatische RNS-Fraktion[1]. Obwohl vielleicht der
letzte Beweis noch aussteht, darf man z. Zt. mit gutem Grund annehmen, daß alle
celluläre RNS im Zellkern, zum Teil in den Nucleolen, synthetisiert wird[2]; dies
scheint auch für die lösliche oder Transfer-RNS zu gelten[3]. Entsprechend den Vorstellungen von DNS als Matrize und RNS als spiegelbildlichem Syntheseprodukt[4]
erfolgt eine Entscheidung, ob neugebildete Zellkern-RNS als lösliche RNS,
ribosomale RNS oder messenger-RNS anzusprechen sei, nach der Basenzusammensetzung (ähnlich oder unähnlich der DNS)[5], der biologischen Aktivität bei der
Stimulierung des Aminosäure-Einbaues[6] und nach dem Sedimentationsverhalten,
da die höchstmolekularen Fraktionen die stärkste Markierung aufweisen[7]. Für die
RNS-Synthese verantwortlich ist das Enzym RNS-Polymerase, dessen Reaktionsgleichung

$$\text{n XTP} \xrightarrow[\text{DNS-Matrize}]{\text{RNS-Polymerase}} (\text{XMP})_n + \text{n Pyrophosphat}$$

derjenigen der DNS-Polymerase analog ist. RNS-Polymerase ist fest an Zellkern-
Strukturen gebunden, fast ausschließlich im Nucleolus lokalisiert[8], und zeigt
unter experimentellen Bedingungen Aktivitätsschwankungen, die der Syntheserate der RNS gut korreliert sind[9]. Die hohe Aktivität einer anorganischen Pyrophosphatase im Zellkern[10] trägt dazu bei, daß das Gleichgewicht der RNS-Poly-
merase-Reaktion noch in Richtung der RNS-Synthese verschoben wird.

Die RNS-Polymerase-Aktivität, und damit der RNS-Stoffwechsel des Zellkerns, werden durch Hormone beeinflußt. Hierüber wird unten in einem eigenen
Abschnitt berichtet.

Zellkerne sind in der Lage, aus ATP Polyadenylsäure zu synthetisieren[11].
Weder über die Funktion dieser Substanz noch über die Bedeutung dieses Enzyms
ist man unterrichtet; als Energiespeicher käme Polyadenylat nur in Frage, wenn
sein Abbau unter wenigstens teilweiser Erhaltung der Bindungsenergie möglich
wäre; darüber fehlt es noch an eingehenderen Daten.

RNS unterliegt im Zellkern einer Reihe von z. T. sehr rasch ablaufenden
Abbauvorgängen[12]; aber auch über deren Bedeutung ist man nur mangelhaft
unterrichtet. Von den Enzymen, die RNS abzubauen vermögen, enthalten Zellkerne, besonders in den Nucleolen, Ribonuclease von beträchtlicher Aktivität[13],
die dort gemeinsam mit einem Ribonuclease-Inhibitor vorkommt. Eine Strukturbindung der Ribonuclease an Nucleolar-Material führt zu verminderter Aktivität;
dieses als Latenz des Enzyms bezeichnete Phänomen, das wahrscheinlich auf mehr
als einer Ursache beruht, bewirkt zusammen mit dem Inhibitor eine vielfältige
Regulationsmöglichkeit der Ribonuclease-Aktivität. Unter experimentellen Bedingungen wie z. B. Thioacetamid- oder Actinomycin D-Anwendung wird die
Latenz der Ribonuclease verändert gefunden. Demnach beruht die Veränderung

[1] McArdle und Creaser 1963, McArdle 1963, Harris 1965.
[2] Tamaoki und Mueller 1962, Perry 1964, Muramatsu, Hodnett und Busch 1964, Ro und
Busch 1964.   [3] Cook, Bouchard und Fraser 1964.   [4] Rich 1959.
[5] Hiatt 1962, Brawerman, Gold und Eisenstadt 1963, Muramatsu und Busch 1964.
[6] DiGirolamo, Henshaw und Hiatt 1964.   [7] Steele, Okamura und Busch 1965.
[8] Siebert, Villalobos jr., Ro, Steele, Lindenmayer, Adams und Busch 1966.
[9] Tsukada und Lieberman 1964a.
[10] Siebert, Kesselring, Beyer, Bässler und Pressman 1966.
[11] Edmonds und Abrams 1960, Edmonds und Abrams 1962.   [12] Harris 1965.
[13] Siebert und Humphrey 1965, Siebert, Villalobos jr., Ro, Steele, Lindenmayer,
Adams und Busch 1966.

des RNS-Stoffwechsels durch diese Agentien auch auf einer Beeinflussung des RNS-Abbaues[1].

Neben Ribonuclease enthalten Zellkerne wahrscheinlich auch Polynucleotid-Phosphorylase, die einen Abbau von RNS nach der Gleichung

$$(XMP)_n + nP \xrightleftharpoons[Mg^{++}]{\text{Polynucleotid-Phosphorylase}} n\,XDP$$

katalysiert; hierbei bedeutet X jede der in Nucleinsäuren vorkommenden Basen. DNS wird durch dieses Enzym nicht angegriffen. Da dieses Enzym durch Sulf-hydrylreagentien aktiviert werden kann, mag seine Aktivität vom -SH-Gehalt im Zellkern (s. S. 18) mitbestimmt werden[1].

Zu den noch im Dunkeln liegenden Problemen des RNS-Stoffwechsels im Zellkern gehören die Frage einer Methylierung der Nucleobasen oder die Frage einer Umwandlung schnell sedimentierender RNS-Fraktionen (z. B. 45 S) in Fraktionen geringerer Teilchengröße bei erhaltener Basenzusammensetzung[2]; hierüber wird man weitere Experimente abwarten müssen.

g) Hormoneffekte.

Ausgehend von Beobachtungen an Insekten[3] hat sich in den letzten Jahren das Konzept entwickelt, daß wenigstens die Mehrzahl der Hormone ihre Wirkung im Organismus dadurch entfaltet, daß der Gen-Apparat aktiviert, eine messenger-RNS an spezifischen Gen-Orten produziert und so eine Enzym-Synthese im Cyto-plasma induziert wird. Ein sichtbarer Ausdruck der Hormonwirkung, ein Stoff-wechseleffekt, wird dann durch den veränderten Enzymbestand hervorgerufen.

Wenn diese Kausalkette durch Hormone in Gang gesetzt wird, wären als Früheffekt nach Hormonzufuhr eine erhöhte, durch Actinomycin D hemm-bare[4-12] RNS-Synthese[4, 5, 7, 11, 13-20], mit Anstieg der RNS-Polymerase des Zell-kerns[4, 5, 14, 15, 22, 24, 25] und eine verstärkte, durch Puromycin hemmbare[4,5,12,20] Enzymsynthese zu erwarten[10, 12, 14, 20, 26, 27]. Bei Hemmung der Bildung von messenger-RNS durch Actinomycin D sollte eine Zufuhr der passenden RNS diese Hemmung umgehen können, ebenso sollte eine Hormonwirkung ohne Zu-fuhr des Hormons auszulösen sein, wenn stattdessen die passende messenger-RNS appliziert wird[29]. Alle diese Erfordernisse werden durch experimentelle Daten er-füllt, so daß heute der Zellkern stark in den Blickpunkt der Endokrinologie ge-rückt ist. Die nach diesen Gesichtspunkten erfolgreich untersuchten Hormone sind: Wachstumshormon[8, 13, 15, 18, 19], Thyroxin[4, 5, 15], Parathormon[30], Insulin[7, 11, 19], Oestradiol[10, 18, 21, 22, 23], Cortisol[14, 17, 20, 26-28], Aldosteron[6], Testosteron[15,16,24] und β-Androstanolon[18].

Die oben skizzierte Kausalkette wird anscheinend auch ohne Hormone aus-gelöst, wenn in einer Zelle Entwicklung, Differenzierung, ja sogar Tumoraus-

---

[1] SIEBERT, VILLALOBOS jr., RO, STEELE, LINDENMAYER, ADAMS und BUSCH 1966.
[2] HARRIS 1965.   [3] CLEVER und KARLSON 1960, PELLING und SCHOLTISSEK 1964.
[4] TATA und WIDNELL 1964.   [5] TATA 1964.   [6] CRABBÉ und DE WERR 1964.
[7] EBOUÈ-BONIS, CHAMBAUT, VOLFIN und CLAUSER 1963.   [8] TALWAR, GUPTA und GROS 1964.
[9] WEBER und SINGHAL 1964.   [10] TREMBLEY und THAYER 1964.   [11] KORNER 1963.
[12] SALAS, VIÑUELA und SOLS 1963.   [13] DI STEFANO und DIERMEIER 1959.
[14] LANG und SEKERIS 1964.   [15] WIDNELL und TATA 1964.   [16] WICKS und VILLEE 1964.
[17] KENNEY und KULL 1963.   [18] IWAMOTO, MARIYAMA, TETSUKO und MIURA 1963.
[19] PEGG und KORNER 1965.   [20] JERVELL 1963.   [21] GORSKI und NICOLETTE 1963.
[22] WEILL, BUSCH, CHAMBON und MANDEL 1963.   [23] MOORE und HAMILTON 1964.
[24] HANCOCK, ZELIS, SHAW und WILLIAMS-ASHMAN 1962.   [25] WIDNELL und TATA 1963.
[26] KENNEY 1962a.   [27] KENNEY 1962b.   [28] GARREN, HOWELL und TOMKINS 1964.
[29] SEGAL, DAVIDSON und WADA 1964.   [30] TASHJIAN jr., ONTJES und GOODFRIEND 1964.

lösung ablaufen[1, 2]; insofern scheinen selbst Analogien zur Virusinfektion nahe-
zuliegen. Eine weitere Komplikation entsteht dadurch, daß als Folge einer Aktivierung des Gen-Apparates möglicherweise nicht nur neue Messenger-RNS synthetisiert wird, sondern zur Ermöglichung der nachfolgenden Proteinsynthese
auch in größerem Umfang eine Bildung von ribosomaler RNS einsetzt. Man
darf erwarten, daß die mögliche Beteiligung des Zellkerns an diesen Vorgängen
in Zukunft besonderes Interesse finden wird. Indessen sollte nicht vergessen
werden, daß neben der hormonalen Kontrolle noch viele andere Mechanismen
regulierend auf Enzymaktivitäten einwirken können[3]; Substratinduktion steht
anscheinend unabhängig neben hormonaler Induktion von Enzymen[4]. Auch
gibt es Beispiele, daß Hormone unabhängig voneinander[5] oder in gegenseitiger
Beeinflussung[6] auf den genetischen Apparat des Zellkerns einwirken können.
Daß ein solcher Mechanismus der Hormonwirkung nicht der einzige sein wird,
geht z. B. aus Befunden über die Wechselwirkung zwischen Hormonen wie Parathormon und Mitochondrien hervor (S. 93), so daß ein ganz einheitliches Bild
wohl nicht zu erwarten ist.

h) Virusbedingte Stoffwechsel- und Synthesevorgänge in den Zellkernen[7].

Die Wechselwirkung der zahlreichen Virusarten mit den Wirtszellen kann in
verschiedener Weise vonstatten gehen. Es gibt Beispiele, daß sich ein Virus in
der Zelle vermehrt, ohne sichtbare Zellschäden hervorzurufen. Häufiger wird jedoch die Wirtszelle durch das Virus zerstört. Die Folge dieser Zellschädigung
macht sich bei entsprechendem Ausmaß in vivo durch eine Krankheit bemerkbar.
In der Zellkultur beobachtet man einen sog. cytopathischen Effekt: Zellabkugelung (z. B. Poliomyelitis-Virus) oder Riesenzellbildung (z. B. Herpes- oder
Masern-Virus). Tumor-Viren (Adeno-, Papova-Viren) beeinflussen den Differenzierungsgrad der Zellen und erzeugen schnell proliferierende, gutartige oder bös-
artige Tumorzellen.

In den letzten Jahren wurde mit der kausalanalytischen Aufklärung dieser
Phänomene begonnen. Dabei war zu berücksichtigen, daß Viren RNS (Polio-
myelitis-, Influenza-Virus) oder DNS (Herpes simplex-Virus, Adeno-, Vaccinia-
Virus) enthalten, und daß sie im Cytoplasma (Poliomyelitis-, Vaccinia-Virus),
im Zellkern (Herpes simplex-, Adeno-Virus) oder in beiden entstehen (Influenza-
Virus). Voraussetzung dafür war einerseits die morphologische und biochemische
Abgrenzung verschiedener Stadien der Virussynthese (Adsorption, Penetration,
Eklipse, Vermehrung und Freisetzung) und andererseits eine Aufgliederung des
Generationscyclus der Zellen.

Bevor sich ein Virus in der Zelle vermehren kann, muß es an die Zelloberfläche
adsorbiert werden. Dieser Vorgang ist abhängig von noch nicht näher definier-
baren Oberflächeneigenschaften der Virusteilchen und der Zellen sowie der Anwesenheit bestimmter Ionen in der Kulturflüssigkeit[8]. Die Viren gelangen dann
durch Pinocytose — eine aktive Zelleistung — in das Cytoplasma[9] und werden
dort vermutlich durch Enzyme — zumindest teilweise — zerlegt, so daß die
genetische Information in Form von RNS oder DNS frei wird.

Vom Vaccinia-Virus weiß man, daß es seine äußere Hülle durch ein bereits
vorhandenes Zellferment verliert. Ein zweites Enzym wird induziert und baut im

---

[1] Walker 1964.   [2] Pitot 1964.   [3] Weber 1964, Cumley 1965.
[4] Feigelson und Feigelson 1959, Feigelson, Gross und Feigelson 1962.
[5] Widnell und Tata 1964.   [6] Weber und Singhal 1964.
[7] Verfaßt von Priv.-Doz. Dr. Falke, Institut für Medizinische Mikrobiologie, Universität
  Mainz.   [8] Allison und Valentine 1960.
[9] Holmes und Watson 1961, Falke 1963, Dales 1962, Dales und Kajioka 1964.

Cytoplasma die innere Hülle ab. Die Information hierfür wird vom Zellgenom geliefert[1]. In diesem Stadium ist mit den klassischen Methoden keine „Infektiosität" mehr nachweisbar; das Virus befindet sich in der Eklipse, die etwa 30 bis 180 min p.i. eingetreten ist.

Mit der Freisetzung der genetischen Information beginnt wahrscheinlich sofort die Bildung virusspezifischer Fermente, die zur Bereitstellung von Bausteinen für Nucleinsäuren und Virusproteine dienen. Dies kann durch Neusynthese oder durch Entnahme aus den cellulären „pools" erfolgen, wobei es sinnvoll erscheint, daß celluläre Stoffwechselvorgänge (DNS-, RNS- und Proteinsynthese) abgeschaltet werden. Ferner werden Fermente benötigt, die Nucleinsäuren und Proteine synthetisieren.

Alle diese Enzyme werden als „early proteins" zusammengefaßt. Ihre Existenz wurde anfangs auf indirektem Wege durch Verwendung von Antibiotica oder Antimetaboliten der Proteinsynthese erschlossen. Dabei wurden inhibitorempfindliche Phasen nachweisbar, ehe DNS- oder RNS-Synthese feststellbar wurde[2]. Erst Jahre später gelang es, eine virusabhängige RNS-Replikase (Mengo-Virus) funktionell nachzuweisen[3]. Die Unterscheidung von den Zell-RNS-Polymerasen gelang durch die Anwendung von Actinomycin D, das alle Zell-DNS-abhängigen Vorgänge unterbindet[4], sowie durch biochemische Charakterisierung dieses und anderer Enzyme[5]. Virusspezifische Thymidin-Kinasen wurden erstmals beim Vaccinia- und Herpes simplex-Virus festgestellt[6].

In Zellen ohne Thymidin-Kinase-Aktivität induzierten beide Viren ein entsprechendes Ferment. Ihre Entstehung wurde durch p-Fluorphenylalanin blockiert. Einige Zeit nach der Infektion mit infektiösem Virus wurde die Neubildung der Thymidin-Kinase reprimiert, nicht jedoch nach der Infektion mit ultraviolettinaktiviertem Virus[7]. Auch dies spricht für Virus-DNS-abhängige Programmierung.

Die Reihenfolge der Bildung virusspezifischer Enzymsysteme für Baustein-Produktion und Bildung von Makromolekülen ist im einzelnen noch wenig untersucht. Bei den Viren der Influenza-Gruppe werden der Reihe nach RNS-haltiges Nucleoproteid, Hämagglutinin und Infektiosität nachweisbar[8]. Beim Herpes simplex-Virus entstehen wahrscheinlich in einem Programmierungsschritt Fermentsysteme für Capside und Hüllmaterial, DNS-Synthese, ^{3}H-Uridin-Einbauhemmung sowie den Typ des cytopathischen Effekts (Zellabkugelung oder Riesenzellbildung)[9]. Nach der Infektion mit einem Mäuse-Encephalomyelitis-Virus wurde eine Hemmung des ^{3}H-Uridin-Einbaues in die Zellkerne beobachtet, obwohl es sich im Plasma vermehrt[10]. Das Virus beeinflußt den Zellstoffwechsel in seiner Mannigfaltigkeit also nicht nur am Ort seiner Vermehrung, sondern wirkt auch vom Cytoplasma in den Zellkern hinein. „Early proteins" hemmen die zelleigene, DNS-abhängige RNS-Polymerase und sind somit ein Faktor für die Zellschädigung[11]. Allerdings sind alle diese Vorgänge im einzelnen noch keineswegs geklärt; es ist z. B. auch möglich, daß Änderungen von Membranfunktionen über den Einfluß des Virus zur Deutung einiger Befunde herangezogen werden müssen[12]. Es soll betont werden, daß alle Folgerungen aus Hemmstoffversuchen nur gültig sind, soweit deren Wirkungsmechanismus heute bekannt ist.

Nur durch sinnvolles, gesteuertes Zusammenwirken einer Vielzahl von Fermentsystemen ist es möglich, aus den im Überschuß gebildeten Virusbausteinen

[1] ABEL 1963.   [2] ZIMMERMANN und SCHÄFER 1960, DARNELL 1962, ROIZMAN 1963.
[3] BALTIMORE und FRANKLIN 1962 a.   [4] REICH, FRANKLIN, SHATKIN und TATUM 1961.
[5] FRANKLIN und BALTIMORE 1963, KIT, PIEKARSKI und DUBBS 1963, KIT und DUBBS 1965.
[6] KIT, PIEKARSKY und DUBBS 1963.   [7] McAUSLAN 1963.   [8] SCHÄFER 1963.
[9] FALKE 1965 a.   [10] SCHOLTISSEK, ROTT, HAUSEN, HAUSEN und SCHÄFER 1962.
[11] BALTIMORE und FRANKLIN 1962 b.   [12] ROTT, SABER und SCHOLTISSEK 1965.

eine funktionstüchtige, infektiöse Viruspartikel hervorzubringen. Die Vielzahl der Protein-Untereinheiten, ihr nach bestimmten Gesetzen erfolgender Zusammenbau und der Einschluß des genetischen Materials variieren von Virusart zu Virusart. Bei vielen Virustypen (Adeno- und Poliomyelitis-Virus) ist für den Zusammenbau der morphologischen Untereinheiten zu den Capsiden ein bislang hypothetisches „rate-limiting-protein" erforderlich[1]. Bei komplizierter gebauten Viren (Herpes simplex-Virus), deren Capside von einer Hülle umgeben sind, wird dieses Hüllmaterial relativ früh gebildet, aber erst nach der Bildung eines „rate-limiting-proteins" zusammengesetzt. Herpes simplex-Virus reift — morphologisch betrachtet — im Zellkern aus[2], wahrscheinlich auch Adeno-Virus und die Papova-Viren. Die Viren werden beim Zerfall der Zellen frei. Die Influenza-Viren hingegen, bei denen ein RNS-haltiges Nucleoproteid im Zellkern, das Hämagglutinin jedoch im Plasma nachweisbar wird, werden erst bei der Ausschleusung durch die Zellmembran komplettiert[3].

Unerwähnt blieben bisher Einflüsse der Viren auf die verschiedenen Phasen des Generationscyclus der Zellen. Bekannt ist bisher nur, daß die Replikation der Zell-DNS gehemmt wird. Über den Angriffspunkt und den Zeitpunkt der Hemmung weiß man nichts. Als Folge von Virusinfektionen werden häufig auch verschiedenartige Veränderungen der Chromosomen beobachtet[4].

Nach Untersuchungen am Pseudorabies-Virus wird nach der Infektion von jungen Kaninchennieren-Zellen (Kulturalter) sehr bald deren DNS-Synthese gehemmt, obwohl Virus-DNS entsteht. Bei alten Zellen hingegen wird Virus-DNS gebildet und die fast fehlende Zell-DNS-Replikation stimuliert[5].

Dieses außerordentlich interessante Phänomen wurde jüngst auch bei der Transformation von Zellen, d. h. der Umwandlung von normalen Zellen in Tumorzellen durch das Polyoma-Virus beobachtet[6]. Solche Transformationsvorgänge werden durch Papova- und Adeno-Viren sowie einige Mitglieder der Herpes-Gruppe hervorgerufen.

Als typisches Merkmal transformierter Zellen ist die Mitoserate erhöht[7]. Somit besteht eine Störung des Generationscyclus. Außerdem verlieren sie teilweise ihre Kontakthemmbarkeit und ändern ihre Gestalt. Schließlich können epithelartige Zellen in Fibroblasten mit der Befähigung zur Bildung kollagener Fasern umgewandelt werden, d. h. es werden ihre Reaktionsfähigkeit auf Milieureize und ihr Differenzierungsgrad geändert[8]. Da kontinuierlich virusspezifische Antigene vorhanden sind, nimmt man an, daß sich zumindest ein Teil des Virusgenoms im Zellkern befindet, vielleicht partiell reprimiert ist und ständig Regulationsvorgänge in den Zellen beeinflußt. Virusspezifische Oberflächenantigene machen sich bei Transplantationsversuchen zur Prüfung des Malignitätsgrades bemerkbar, während Antigene im Zellkern durch die Komplementbindungs-Reaktion und durch markierte Antikörper nachgewiesen werden können und die kontinuierliche Anwesenheit des Virusgenoms anzeigen. Soweit man die Verhältnisse überblickt, sind komplementbindende Tumorantigene mit „early proteins" identisch[9].

i) Zellkerne aus experimentell oder spontan pathologisch veränderten Geweben.

Wie oben am Beispiel der Hormone und Viren ausgeführt wurde, nimmt der Zellkern *aktiven* Anteil am Stoffwechselgeschehen der Zelle. Betrachtet man nun

---

[1] Becker und Joklik 1964, Salzman, Shatkin und Sebring 1963, Wilcox und Ginsberg 1963. [2] Falke, Siegert und Vogell 1959. [3] Schäfer 1963.
[4] Rapp und Hsu 1965. [5] Kaplan und Ben-Porat 1960.
[6] Dulbecco, Hartwell und Vogt 1965. [7] Falke 1965 b, Munk 1964.
[8] Todaro, Green und Goldberg 1964. [9] Sabin und Koch 1964.

die Vielzahl der bisher untersuchten pathologischen und experimentellen Bedingungen, so muß man damit rechnen, daß ein Teil der am Zellkern beobachteten Veränderungen nicht aktiver, sondern *passiver* Natur sein kann, also der primäre Angriffspunkt der Veränderung außerhalb des Zellkerns liegt und sekundär Rückwirkungen auf den Zellkern herbeiführt.

Dies mag einer der Gründe sein, warum eine Systematisierung der an pathologischem Material beobachteten Veränderungen der Zellkern-Biochemie noch so unbefriedigend ist. Im folgenden werden im wesentlichen solche Befunde berücksichtigt, welche an Schlüsselfunktionen des Zellkerns angreifen, insbesondere also am RNS-Stoffwechsel und an strukturgebundenen Enzymen des Chromatin-Raumes.

Thioacetamid ist dafür bekannt, daß es nach kurzfristiger Zufuhr zu einer enormen Erhöhung des Volumens des Nucleolus führt[1]. Damit einher geht eine Zunahme des RNS-Gehaltes im Nucleolus[2] (dort weitere Literatur) und eine sichere Erhöhung der Syntheserate der RNS[3]. Weiterhin findet sich eine Unterdrückung der cytoplasmatischen Proteinbildung, die wohl sekundärer Natur ist, mit einer Erhöhung der Histonsynthese im Zellkern, besonders nach partieller Hepatektomie[4]. Ferner führt Thioacetamid zu einer starken Erhöhung der Ribonuclease-Aktivität im Nucleolus[5], deren Bedeutung schwer abzuschätzen ist, da sie ja nicht eine Abnahme des RNS-Gehaltes im Kernkörperchen bedingt. Die Aktivitäten des DPN-synthetisierenden Enzyms und der Adenosintriphosphatasen im Zellkern werden durch Thioacetamid nicht merklich verändert[6]. Auch viele andere Agentien führen zu einer Zellkern-Vergrößerung (Literatur bei[4]), von denen z. B. Dimethylnitrosamin eine starke DNS-Zunahme infolge Polyploidisierung bedingt[7]; unter diesen Bedingungen ist die Aktivität der DPN-Pyrophosphorylase unverändert, wird jedoch bei einer Heliotrin-Vergiftung um 40% verringert gefunden[8].

Von den anderen cancerogenen Agentien sind vor allem Azofarbstoffe in ihrer Auswirkung auf den Zellkern untersucht worden; das Buttergelb-bindende h-Protein findet sich auch im Zellkern der Rattenleber[9]; ein relativ hoher Gehalt gebundenen Farbstoffs in isolierten Zellkernen[10] findet sich jedoch vorzugsweise an sauren Bestandteilen[11]. 4-Dimethylaminoazobenzol führt zu einer Erhöhung des RNS-Umsatzes und der Proteinsynthese[12]; Angaben über die Zellkern-Zusammensetzung nach Fütterung von Buttergelb sind widersprüchlich[13]. RNS-Polymerase wird erhöht gefunden[14], DPN-Pyrophosphorylase ist wenig verändert[15], Nucleosidtriphosphatasen dagegen zeigen Anstieg der Aktivität mit Verschiebungen der Substratspezifität[6]. 2-Acetamidofluoren scheint den RNS-Umsatz im Zellkern zu verringern[16].

Im manifesten Tumor ist die Aktivität der DPN-Pyrophosphorylase auf die Hälfte gesunken[17]; obwohl die Biochemie von Tumor-Zellkernen noch manche arge Lücke aufweist, ist es schwer, die Bedeutung des genetischen Apparates für die Tumorentstehung zu überschätzen[18]; hier dürfte ein reiches Arbeitsfeld für die Zukunft liegen.

---

[1] RATHER 1951.   [2] ADAMS und BUSCH 1963,
[3] VILLALOBOS jr., STEELE und BUSCH 1964, REES und ROWLAND 1961, KOULISH und KLEIN
    FELD 1964, STEELE, OKAMURA und BUSCH 1965.   [4] MURAMATSU und BUSCH 1962.
[5] SIEBERT, VILLALOBOS jr., RO, STEELE, LINDENMAYER, ADAMS und BUSCH 1966.
[6] SIEBERT und HUMPHREY 1965.   [7] CHRISTIE und LE PAGE 1961.
[8] CHRISTIE, BAILIE und LE PAGE 1962.   [9] BAKAY und SOROF 1964.
[10] SIEBERT 1962.   [11] BAKAY, SOROF und SIEBERT 1966.
[12] HAWTREY und NOURSE 1964, REES und ROWLAND 1961.
[13] REES und ROWLAND 1961, MOULÉ und CHAUVEAU 1959.   [14] HAWTREY und NOURSE 1964.
[15] SIEBERT und HUMPHREY 1965, CLARK, GREENBAUM und MCLEAN 1966.
[16] REES, ROWLAND und ROSS 1962.   [17] CLARK, GREENBAUM und MCLEAN 1966.
[18] BUSCH 1962.

Von veränderten Ernährungsbedingungen ist besonders der Proteinmangel in seiner Auswirkung auf den Zellkern untersucht worden; daß unter diesen Bedingungen stets auch calorische Unterernährung eintritt, muß bedacht werden. Energischer Proteinmangel führt zu einer Zunahme von Protein und RNS im Zellkern[1], mäßiger Mangel gibt keine signifikanten Ausschläge[2]; eine unter energischem Proteinmangel auftretende neue Proteinfraktion verschwindet bei Wiederauffütterung[1]. Die RNS-Zunahme scheint vor allem den Nucleolus zu betreffen, wo RNS-Gehalt und RNS-Umsatz erhöht gefunden werden[3]. Auch ein solitärer Argininmangel führt zu einer Vergrößerung der Nucleoli[4]. Die DPN-Pyrophosphorylase wird durch Proteinmangel wenig affiziert, dagegen sinkt die Aktivität der Adenosintriphosphatasen ab und steigt bei Wiederauffütterung an[5]. Im Ganzen werden die Mechanismen, die bei Proteinmangel wirksam werden, noch wenig verstanden.

Vielfach untersucht wurden Bestrahlungseffekte auf die biochemischen Funktionen des Zellkerns. Einstweilen scheint es noch nicht möglich, die nach Bestrahlung auftretenden Phänomene wie Mitoseschädigung, Mutation und unmittelbaren Zelltod[6] in einen direkten Zusammenhang mit Störungen biochemischer Leistungen des Zellkerns zu bringen. So sind z. B. auf S. 21 die Gründe angeführt, warum das Arbeiten mit radiosensitiven Geweben wie Thymus, das hier natürlich naheliegt, zu Schwierigkeiten bei der Ausdeutung von Befunden an Zellkernen führen kann. Da im Zellkern Katalase fehlt[7], fragt man sich, ob darin der Grund für die hohe Strahlenempfindlichkeit zu suchen ist; anscheinend können aber die Lipide der Kernmembran als Radikalfänger dienen und so doch einen Strahlenschutz bewirken[8]. Als besonders strahlenempfindlich haben sich die Aktivierung von Aminosäuren[9], die mit der ATP-Bildung einhergehenden, noch weitgehend unbekannten Reaktionen[10] und die DNS-Synthese im Zellkern erwiesen, wobei sowohl cytoplasmatische Faktoren[11] als auch eine Beeinträchtigung der Starter-Eigenschaft der DNS[12] eine Rolle spielen, schließlich der DPN-Gehalt im Zellkern[13], der vermutlich infolge Aktivierung der mikrosomalen DPN-Nucleosidase[14] absinkt. Weniger strahlenempfindlich dagegen sind offenbar der RNS-Stoffwechsel[15], die DPN-Synthese[16] und die glykolytischen Enzyme des Zellkerns[17]. Die Beeinträchtigung der Proteinsynthese ist vorwiegend durch Veränderungen an den Sulfhydrylgruppen bedingt und offenbar nicht auf eine verringerte ATP-Synthese zu beziehen[18].

Die Regeneration der Leber nach partieller Hepatektomie hat tiefgreifende Wirkungen auf den Zellkern-Stoffwechsel. Die zeitliche Reihenfolge der der Operation folgenden Ereignisse ist derjenigen nach Hormonzufuhr (S. 35f.) durchaus ähnlich und weist damit auf die Prinzipien der Reaktionsweise des Zellkerns auf solche Eingriffe hin: Die ersten faßbaren Ergebnisse sind eine Erhöhung der RNS-Polymerase, die durch Neusynthese zustande kommt[19], eine erhöhte RNS-Synthese und ein erhöhter RNS-Gehalt im Nucleolus[20], der dann eine Erhöhung

[1] Hryniewiecki 1965. [2] Moulé 1959, Moulé und Chauveau 1959.
[3] Stenram 1958, Stenram 1962, Munro, Waddington und Begg 1965.
[4] Jungherr, Snyder und Scott 1958. [5] Siebert und Humphrey 1965.
[6] Klouwen 1964. [7] Siebert 1963. [8] Scholes, Weiss und Wheeler 1962.
[9] Smit und Stocken 1963.
[10] Ord und Stocken 1962, Ord und Stocken 1962a, Klouwen und Betel 1963.
[11] van Lancker 1960a, van Lancker 1960b, Bollum, Anderegg, McElya und Potter 1960.
[12] Bollum und Setlow 1963, Fisher, Anderson und Wilbur 1959.
[13] Scaife 1963. [14] Scaife 1963a. [15] Welling und Cohen 1960.
[16] Adelstein und Biggs 1962. [17] Hagen, Ernst und Cepicka 1963.
[18] Smit und Stocken 1964.
[19] Tsukada und Lieberman 1964b, Tsukada und Lieberman 1965.
[20] Fujioka, Koga und Lieberman 1963, Tsukada und Lieberman 1964a.

des RNS-Gehaltes im extranucleären Bereich und eine Neubildung von Ribosomen folgen[1]. Später folgen eine Erhöhung der DNS-Polymerase[2] mit Ingang-
kommen der DNS-Synthese (s. Abb. 1, S. 33). Zeitlich ebenfalls sehr früh, d. h.
innerhalb weniger Stunden nach Operation, liegt eine starke Erhöhung der
Glykolyse-Enzyme im Zellkern[3]; die DPN-Pyrophosphorylase zeigt wenig Änderungen nach partieller Hepatektomie, die Adenosintriphosphatasen steigen in
ihrer Aktivität stark an, unter Verschiebung der Substratspezifität[4]. Die Korrelation dieser letztgenannten Befunde, ebenso wie z. B. einer besonders nach Thioacetamid enormen Erhöhung der Histonsynthese während der Leberregeneration[5],
mit der „frühen Kausalkette" RNS-Polymerase — nucleoläre RNS — Enzym-
synthese — Wachstum ist noch nicht herausgearbeitet; überhaupt wird es noch
erheblicher Arbeit bedürfen, um eine große Vielzahl älterer Befunde, die zunächst
mehr phänomenologischen Charakter haben, mit der oben genannten moderneren
Auffassung von der Reaktionsweise des Zellkerns abzustimmen.

4. Schlußbemerkung.

Betrachtet man die Stoffwechselleistungen des Zellkerns, wie es hier geschehen
ist, unter dem Aspekt seiner biosynthetischen Kapazität, so liegt darin wohl eine
Zweckbindung der Gedanken: Der Zellkern ist der Sitz des Vererbungsmechanis-
mus, also wird man nach Tatsachen suchen, die diesen Mechanismus näher aufzuklären gestatten. In der Tat dürfte hierin auch der wesentliche Impuls für die
biochemische Untersuchung von Zellkernen liegen.

Die bisher vorliegenden Befunde haben einstweilen keinen neuen, wesentlich
anderen Aspekt zutage treten lassen, der außer der genetischen Funktion die
Untersuchung von Zellkernen dringend machen würde. Indessen hat sich die
Fruchtbarkeit dieser „genetischen" Konzeption ohne Zweifel erwiesen, gleichgültig, ob man die Aufklärung von Molekülstrukturen, die Enzymologie des
Zellkerns, die Erforschung seines Stoffwechsels oder die Wechselwirkung mit
anderen Orten der Zelle in Betracht zieht.

Genetische Funktion bedeutet Kontrolle im weitesten Sinne: Kontrolle der
Individualität und Spezifität der Molekülstrukturen in der Zelle, Kontrolle aber
auch der Reaktionsweise der Zelle auf normale und pathologische Bedingungen.
Gerade der zweite Punkt, Kontrolle des dynamischen Verhaltens der Zelle, ist
bisher noch nicht so klar herausgearbeitet wie der erste. Denkt man aber z. B. an
die Lokalisation der DPN$^+$-Synthese im Zellkern oder an die Wechselwirkungen
von Hormonen mit dem Gen-Apparat, so liegt der Gedanke überaus nahe, nicht
nur die biochemische Form (deskriptive Biochemie der Zellbestandteile), sondern
auch die biochemische Funktion (die nicht zwingend aus der Form abgeleitet
werden kann) der genetischen Kontrolle unterstellt zu sehen. Nach Meinung des
Verfassers dürfte hier die Zukunft der biochemischen Zellkern-Forschung liegen.

C. Mitochondrien.

Mitochondrien sind die Zentren des Atmungsstoffwechsels der Zellen. Untersuchungen der morphologischen Struktur und enzymatischen Ausrüstung haben
gezeigt, daß sie für diese Aufgabe weitgehend spezialisiert sind. In der lebenden
Zelle sind die Mitochondrien durch eine mehrschichtige Membran von anderen
Bereichen des Cytoplasmas getrennt (s. S. 7). Bei der Isolierung ist daher nicht

---

[1] Lieberman und Kane 1965.   [2] Keir, Smellie und Siebert 1962.
[3] Siebert, Bässler, Hannover, Adloff und Beyer 1961.
[4] Siebert und Humphrey 1965.   [5] Muramatsu und Busch 1962.

zu befürchten, daß Zerreißungen intracytoplasmatischer Verbindungen a priori
zu vorgeschädigten Partikeln führen. Die Mitochondrienmembran ist semiper-
meabel, was für das Verständnis ihrer Funktion wesentlich ist und bei vielen
Experimenten mit isolierten Mitochondrien bedacht werden muß. Der Hauptanteil an mitochondrialen Enzymen liegt in fester Strukturbindung vor. Ein ein-
gehenderes Studium der Eigenschaften dieser Enzyme ist jedoch nur nach Reinigung möglich, die als ersten Schritt die Löslichmachung, d. h. die Aufhebung der
Strukturbindung, erfordert. Die durch die Strukturbindung bedingten Eigentümlichkeiten der Wirkungsweise mitochondrialer Enzyme gehen dabei naturgemäß verloren. Weitaus die meisten Untersuchungen sind an Mitochondrien aus
Leber vorgenommen worden, während andere Gewebe stark zurücktreten. Im
allgemeinen sind jedoch Rückschlüsse von den Verhältnissen in der Rattenleber
auf andere Gewebe nur mit Vorbehalten möglich. (Zusammenfassende Literatur
siehe bei [1].) Mitochondrien aus Rattenleber weisen folgende Normalwerte[2] auf:
Trockengewicht $13,6 \times 10^{-14}$ g, Frischgewicht $51,8 \times 10^{-14}$ g, Stickstoffgehalt
$1,75 \times 10^{-14}$ g, Volumen 0,43 μ^3.

1. Chemische Zusammensetzung.

a) Leitsubstanzen und funktionelle Kriterien.

Succinoxydase und Cytochromoxydase gehören zu den Enzymen mit aus-
schließlicher mitochondrialer Lokalisation, die in außerordentlich fester Strukturbindung vorliegen und sich daher zur biochemischen Identifizierung isolierter
Partikeln als Mitochondrien eignen. Zugleich kann aus Aktivitätsbestimmungen
dieser Enzyme erkannt werden, ob Mitochondrien oder Mitochondrien-Bruch-
stücke bei der Zellfraktionierung in andere Zellfraktionen verschleppt worden
sind. Hierauf beruht z. B. das Vorkommen dieser Enzymaktivitäten in unreinen
Zellkern-Präparationen[3].

Da Mitochondrien selbst kleine Mengen an Desoxyribonucleinsäuren enthalten
(S. 48), sind DNS-Bestimmungen allein ungeeignet, eine Verunreinigung von
Mitochondrien mit Zellkernmaterial festzustellen; hierfür eignet sich die Bestimmung der DPN-Pyrophosphorylase-Aktivität[4]. Die biochemische Identifizierung
von Zellpartikeln, die nicht Mitochondrien sind, wie z. B. von Lysosomen oder
Microbodies, wird dadurch erschwert, daß sie bei der differenzierenden Zentrifugierung ein den Mitochondrien sehr ähnliches Sedimentationsverhalten zeigen.
Man muß annehmen, daß routinemäßig gewonnene Mitochondrienfraktionen stets
mit einem gewissen Anteil dieser andersartigen Partikeln verunreinigt sind; Leitenzyme zur Erkennung solcher Verunreinigungen sind auf S. 13 behandelt. Analytisch eignet sich als Leitsubstanz für Mitochondrien das Phosphatid Kardiolipin,
das in anderen Zellfraktionen nicht gefunden wird (s. hierzu die Tabellen 3, 15
und 33 sowie S. 47).

Fast noch wichtiger als eine Reinheitskontrolle isolierter Mitochondrien ist die
Prüfung auf intaktes funktionelles Verhalten, z. B. durch Bestimmung der
Atmungskontrolle oder durch Messung der Latenz der Adenosintriphosphatase.
Diese Phänomene werden auf S. 64ff. und 51 ausführlich behandelt. Ein ein-
facheres, z. B. chemisch-analytisches Verfahren zur Beurteilung der funktionellen
Integrität existiert nicht. Die Verhältnisse werden dadurch kompliziert, daß
funktionelle Unversehrtheit noch an isolierten Mitochondrien gefunden werden

---

[1] Chance und Williams 1956, Slater 1958, Green 1959, Schneider 1959, Racker 1961,
Novikoff 1961a, Lehninger 1962, Ball und Joel 1962, Chance 1963, Bourne und
Tewari 1964, Ernster und Lee 1964, Sanadi 1965, Racker 1965, Griffiths 1965.
[2] Glas und Bahr 1966.   [3] Conover und Siebert1965.
[4] Siebert, Kesselring, Beyer, Bässler und Pressman 1966.

kann, wenn morphologisch bereits geringe Abweichungen von der Norm vorliegen. Umgekehrt kann aus dem Nachweis der unversehrten Gestalt isolierter Mitochondrien nicht mit Sicherheit auf die Intaktheit ihrer biochemischen Leistungen geschlossen werden; offenbar sind geringgradige Veränderungen der Form in gewissem Umfang reversibel (s. S. 69 ff. bei Mitochondrien-Schwellung) und geben so der generell gültigen Beziehung zwischen Form und Leistung eine scheinbare Unschärfe.

b) Anorganische und niedermolekulare Stoffe.

Wie weiter unten bei Schwellung (S. 69 ff.) und Ionentransport (S. 74) von isolierten Mitochondrien dargelegt wird, sind dies außerordentlich rasch ablaufende Prozesse, die zu ganz erheblichen Konzentrationsänderungen führen können. Es ist daher von vornherein nicht zu erwarten, daß einigermaßen repräsentative Mittelwerte für den Gehalt an Wasser und anorganischen Ionen existieren, zumal Inhomogenitäten im Innern der Mitochondrien (Kompartmentierung, S. 73) und Auswaschverluste bei der Isolierung zusätzlich in Rechnung zu stellen sind (s. hierzu auch die Angaben der Tabelle 30, S. 110). So verwundert es nicht, daß die Angaben über den Wassergehalt zwischen 71 und 89% liegen[1]. Natrium und Kalium kommen in Mitochondrien beide vor, K^+ mit einem 2—4fachen Überschuß (8—30 mVal/kg Trockengewicht) über Na^+[2], welches in Mitochondrien-Membranen gegenüber dem K^+ bevorzugt lokalisiert ist[3]. Auch die Angaben bezüglich Mg^{++} und Ca^{++} (z. B. 60 bzw. 24 µMol/g Protein[4]) stellen wahrscheinlich eher einen Zufallswert als eine biologische Konstante dar. Kupfer und Eisen liegen in den Mitochondrien in z. T. außerordentlich fester Bindung an Enzymproteine der Atmungskette vor (s. S. 58); an Kupfer enthalten Leber-Mitochondrien 8—10 γ/g Frischgewicht (Neugeborenen-Leber viermal mehr)[5] während Herz- nur rund ein Zehntel[6] und Gehirn-Mitochondrien noch weniger enthalten (0,5 bis 0,6 γ/g Frischgewicht)[6].

Citrat war das erste niedermolekulare Stoffwechselprodukt, das von SCHNEIDER u. Mitarb.[7] in isolierten Mitochondrien aufgefunden worden ist. Eine gründlichere Analyse von Zwischenprodukten des Citronensäurecyclus hat BELLAMY (1962) vorgelegt, wobei sich — je nach Gewebeart — für Citrat ein Gehalt (alles in µMol/g Trockengewicht) von 2—15, α-Ketoglutarat von 0—1,2, Succinat von 0—0,4 ergeben hat, während Malat nicht nachweisbar ist. Diese Werte sind natürlich den oben angeführten Vorbehalten unterworfen, haben aber eine gewisse Bedeutung für die Entscheidung der Frage, welche Substrate die endogene Atmung (Leeratmung, d. h. ohne Substratzusatz) isolierter Mitochondrien unterhalten. Hierfür kommen diese Substanzen des Citronensäurecyclus offenbar nicht in Betracht, da sie in zu geringer Menge vorliegen und da der Gehalt an freien Aminosäuren um rund das 10fache höher gefunden wird[8]. Wie schon bei den Dicarbonsäuren und Tricarbonsäuren, unterscheiden sich auch hinsichtlich der Aminosäuren Mitochondrien verschiedener Gewebe und Species bis um den Faktor 10 in ihren Konzentrationswerten; Glutamat und Aspartat machen rund $^3/_4$ aller freien Aminosäuren aus[8] und sind daher wahrscheinlich die wesentlichen Substrate der endogenen Atmung. Zur Freisetzung dieser Aminosäuren siehe S. 95 f.

Andere Autoren[9] finden in Rattenleber-Mitochondrien 185 µMol/g an freien Aminosäuren; unter 26 insgesamt identifizierten Substanzen machen Leucin mit

---

[1] MACFARLANE und SPENCER 1953, FOURCADE, SZAFARZ und ROSENBERG 1962, CRASTON und MANERY 1963.   [2] ULRICH 1960a, CRASTON und MANERY 1963.   [3] ULRICH 1960a.
[4] BOROWITZ, FUWA und WEINER 1965.   [5] PORTER, WIENER und BARKER 1961.
[6] PORTER und AINSWORTH 1961.   [7] SCHNEIDER, STRIEBICH und HOGEBOOM 1956.
[8] BELLAMY 1962.   [9] SHMUKLER und POLIS 1964.

22, Alanin mit 11 und Glutamat mit 10 μM/g den Hauptanteil aus. Säurelösliche Peptide kommen daneben in hoher Menge vor, die das 40fache an Aminosäure-äquivalenten des obigen Wertes von 185 μMol/g beträgt. Speziell unter dem Gesichtspunkt der Aminosäure-Verfügbarkeit für die mitochondriale Proteinsynthese (s. S. 77) liegen Analysen vor, die in Tabelle 11 zusammengefaßt sind [1].

Der überaus dynamische Zustand der Mitochondrien, der starre „Normalwerte" von zweifelhafter Signifikanz werden läßt, hat das Interesse im letzten Jahrzehnt von der Erfassung analytischer Werte weg sehr weitgehend auf die Messung von Umsatzraten gelenkt; hierüber wird im Abschnitt Stoffwechsel (S. 54ff.) berichtet.

Tabelle 11. *Freie Aminosäuren in isolierten Mitochondrien aus Rattenleber* [1]. *Werte in* μ*Mol/mg Gesamt-Amino-N.*

Alanin	7,6	Histidin	2,3	Prolin	0
Arginin	0,16	Isoleucin	0,47	Serin	8,6
Aspartat	2,0	Leucin	1,0	Threonin	1,6
Cystein	0	Lysin	3,6	Tyrosin	0.62
Glutamat	7,4	Methionin	0,37	Valin	0,63
Glycin	12,0	Phenylalanin	0.44		

c) Proteine.

Der weitaus überwiegende Teil der Mitochondrien-Proteine hat Enzym-Natur. Über Mitochondrien-Enzyme wird in einem eigenen Abschnitt (S. 48ff.) und über ihre Funktion im Abschnitt Stoffwechsel (S. 54ff.) berichtet. Hier sollen solche Proteine abgehandelt werden, welche keine oder keine erkennbaren katalytischen Eigenschaften besitzen.

Die Extrahierbarkeit mitochondrialer Proteine ist vollständig in Dodecyl-sulfat (5×10^{-3} M) und erreicht 70% in 0,05 M Cholat bzw. 0,01 M in Desoxy-cholat [2]. Auch Succinylierung extrahiert wirksam Proteine [3] der Elektronentransportkette. Mit anionischen Detergentien wird vor allem das als Struktur-Protein [4] bezeichnete Material löslich, das mit $1/3$ einen größeren Teil der gesamten Mitochondrien-Proteine (= 55% der nicht leicht-löslichen Proteine) als die Proteine der Atmungskette (rund $1/4$) einnimmt. Das Molekulargewicht dieses Strukturproteins dürfte zwischen 20000 und 25000 liegen. Es zeichnet sich durch eine ganz ungewöhnliche Tendenz zur Aggregatbildung mit Hämproteiden aus, wobei SH-Gruppen beteiligt sind. So werden in vitro 1:1-Komplexe und 2:1-Komplexe mit Cytochrom c_1 und mit Cytochrom a gebildet; auch Cytochrom b wird gebunden. Cytdhrom b verändert dabei sein Redoxpotential, indem es in gebundenem Zustanocden gleichen Wert annimmt, den es auch in Mitochondrien hat (s. Tabelle 21, S. 57), während in freiem Zustand der Wert signifikant verschieden ist. Cytochrom c wird bei höherer Ionenstärke nicht gebunden, jedoch Mitochondrien-Lipide, und nach deren Bindung kann auch ein Komplex mit Cytochrom c erhalten werden [4]. Bei niedriger Ionenstärke bildet auch Cytochrom c einen 1:1-Komplex mit Struktur-Protein, dessen Dissoziationskonstante 4×10^{-7} beträgt [5].

Die Aminosäure-Zusammensetzung des Struktur-Proteins ist in Tabelle 12 angegeben. C-terminal steht Leucin, N-terminal ist N-Acetylserin faßbar [6]. Auffallend ist der hohe Anteil von 41% an Aminosäuren mit hydrophoben Seitenketten (Isoleucin, Leucin, Valin, Phenylalanin, Tyrosin und Methionin), worin

---

[1] Truman und Korner 1962.   [2] Burkhard und Kropf 1964.
[3] MacLennan, Tzagoloff und Rieske 1965.   [4] Criddle, Bock, Green und Tisdale 1962.
[5] Edwards und Criddle 1966.   [6] Criddle, Edwards und Petersen 1966.

eine Erklärung für die hohe Bindungskapazität und für die Bindungsart mit Cytochromen liegen dürfte[1]. Es besteht guter Grund für die Annahme, daß auch in vivo die Glieder der Atmungskette in Bindung an das Struktur-Protein vorliegen; ob nun allerdings der Proteinanteil der Cristae dem Struktur-Protein entspricht, mag noch offen sein; der Name impliziert nicht zwingend die Identität mit der morphologischen Struktur, sondern soll die biochemische Verankerung anzeigen.

Relativ häufig sind lösliche Proteine der Mitochondrien physikalisch untersucht worden. So werden sieben Komponenten nach Elektrophorese gefunden, deren Denaturierung mit Veränderungen der Sulfhydrylgruppen einhergeht[2]. Ein Lipoproteid, dessen Hauptlipide auf Colamin-Kephalin und Kardiolipin entfallen[3], mag auch mit einem Fraktionierungsgang erhalten werden[4], bei dem daneben ein Ribonucleoproteid und eine RNS- und lipidfreie Proteinfraktion anfallen. Auch

Tabelle 12. *Aminosäure-Zusammensetzung des Struktur-Proteins aus Rinderherz-Mitochondrien[1]; Werte als Mol Aminosäure pro Mol Protein vom Molekulargewicht 22000.*

Aspartat	12,8	Glutamat	12,1	Methionin	4,0	Phenylalanin	8,6	Amid-NH_2	9,7
Threonin	8,1	Glycin	15,2	Isoleucin	9,7	Lysin	12,3	Tryptophan	6,5
Serin	8,1	Alanin	16,3	Leucin	15,0	Histidin	2,4	Cystin	10,3
Prolin	4,4	Valin	10,5	Tyrosin	6,2	Arginin	7,9		

eine papierelektrophoretische Auftrennung von 5 Proteinen, 3 Lipoproteiden und 3 Glykoproteiden[5] ist beschrieben, doch kranken alle diese Studien daran, daß weder proteinchemische Homogenität noch Anhaltspunkte für die Funktion erwiesen sind. Polarographisch faßbare Sulfhydrylgruppen an isolierten Mitochondrien[6] werden mit der Bindung von Insulin und/oder Metallen in Zusammenhang gebracht[7].

Chemisch besser untersucht ist ein Kupferproteid, das bis zu 4% Cu enthält (s. S. 43) und besonders aus Leber-Mitochondrien neugeborener Menschen[8] und Rinder[9] in größerer Menge isoliert werden kann. Ein basisches Protein[10] mit 25% Lysinresten hat Hemmwirkungen gegenüber Enzymen der Atmungskette. Ein Sialomucoproteid[11] aus Hirn-Mitochondrien enthält auf eine Methylpentose (Rhamnose + Fucose) 0,9 Mannose-, 3,2 Galaktose-, 4,1 Glucosamin- und 2,2 Sialinsäure-Reste. Ein kontraktiles Protein, das dem Actomyosin des Muskels ähnlich sein soll[12] und ATP spaltet, wird mit dem Schwellungs- und Kontraktionsvorgang der Mitochondrien (s. S. 69) in Zusammenhang gebracht[13]. Doch sind für alle eben genannten Substanzen die funktionellen Zusammenhänge durchaus noch offen.

Die Erzeugung eines Kaninchen-Antiserums gegen Rattenleber-Mitochondrien, das deren Succinoxydase hemmt[14], und das Vorkommen des Forssman-Antigens in Mitochondrien aus Kaninchen-Niere sind beschrieben worden[15].

d) Lipide.

Die Lipide der Mitochondrien sind, vor allem als Bausteine der verschiedenen Membranlagen, „mit der Struktur integriert", d. h. ohne ihre Feinlokalisation

---

[1] CIRDDLE, BOCK, GREEN und TISDALE 1962.   [2] CONGIU 1960.
[3] MURAKAMI, OZAWA und FUNAHASHI 1963.   [4] HAREL, JAKOB und MOULÉ 1957.
[5] UGAZIO 1960.   [6] CHRISTIAN, KNOBLOCK und PURDY 1963.
[7] CHRISTIAN, KNOBLOCK, PURDY und MERTZ 1963.
[8] PORTER, SWEENEY und PORTER 1964.   [9] PORTER, JOHNSTON und PORTER 1962.
[10] RZECZYCKI 1963.   [11] BRUNNGRABER und BROWN 1963.
[12] OHNISHI und OHNISHI 1962, NEIFAKH und KAZAKOVA 1963.
[13] VIGNAIS, VIGNAIS, ROSSI und LEHNINGER 1963.   [14] DIANZANI 1951.
[15] DIANZANI 1951a.

und ohne ihre Wechselwirkung mit Proteinen nur unvollständig zu beschreiben. In ihrer Teilnahme am Aufbau der Mitochondrienstruktur liegt ihre wesentliche funktionelle Bedeutung. Dies wird von Ball und Joel[1] sehr eingehend diskutiert. Daß der hohe Lipidgehalt von Mitochondrien zu einer weitgehend wasserarmen Umgebung an Mikrophasen führen kann, wird S. 56f. und 67 bei der Beschreibung des Mitochondrien-Stoffwechsels erörtert werden. In der Tat gibt es eine Reihe von Befunden, die klar zeigen, daß Lipidextraktion die Aktivität von Enzymen der Atmungskette unterbindet, Wiederzugabe von Phospholipiden aber

Tabelle 13. *Fettsäure-Zusammensetzung von Gesamtlipiden und Lipidfraktionen aus Rattenleber-Mitochondrien[2].*

Fettsäure[3]	Gesamtlipide der Mitochondrien[1]	Kardiolipin plus Phosphatidsäure[2]	Colamin-Kephalin[2]	Inosit-glycero-phosphatide[2]	Lecithin[2]	Sphingo-myeline[2]
12:0	0,5	0,9	0,6	0,3	0,1	—
14:0	1,1	1,3	0,7	0,7	0,4	0,6
16:0	18.5	7,8	33,4	15,9	37,6	9,3
16:1	1,5	5,8	1,1	0,6	1,3	1,3
18:0	21,7	2,3	16,7	44,7	22,5	6,0
18:1	14,7	19,1	7,2	5,5	9,7	6,9
18:2	14,1	56,4	5,8	3,6	8,3	0,5
18:3	—	2,2	0,3	0,2	0,5	3,1
20:0	1,0	—	0,1	0,1	0,1	—
20:1	0,4	—	—	—	—	—
20:3	—	1,2	0,3	0,6	0,4	—
20:4	16,0	1,1	24,2	15,4	14,2	—
20:5	0,7	—	—	0,2	—	8,8
22:5	4,3	—	—	—	—	—
22:6	5,2	—	2,1	0,2	0,6	—
24:0	—	—	1,1	0,4	0,5	—
24:1	—	—	1,6	0,3	0,6	—

[1] Prozent Flächeninhalt nach Gaschromatographie.
[2] g/100 g Gesamt-Fettsäuren.
[3] Zahl der Kohlenstoff-Atome: Zahl der Doppelbindungen; 16:0 also z. B. gleich Palmitinsäure.

zur Wiederherstellung der enzymatischen Aktivität führt[3], was sich auch in Modellsystemen von Phosphatidmicellen und Mitochondrien-Unterfraktionen (S. 51) studieren läßt[4].

Über Lipidanalysen an Mitochondrien liegen zahlreiche Arbeiten vor; seit der Einführung der Lipidfraktionierung an Kieselsäure-Säulen und der Fettsäuretrennung durch Gaschromatographie sind die Analysenmethoden soweit verfeinert worden, daß älteren Arbeiten ein mehr summarischer Charakter zukommt. An einigen Beispielen werden in den folgenden Tabellen die Lipidfraktionen und die Fettsäurezusammensetzung dargestellt; sie dürfen wohl als repräsentativ gelten, wenn auch organ- und species-spezifische Differenzen durchaus auftreten können. Rattenleber-Mitochondrien enthalten rund 25% Lipide, 15 µMol Lipid-P/g Trockengewicht und 360 µMol Fettsäuren/g Trockengewicht, davon 10% in Neutralfetten und 90% in Phosphatiden[5]. In Tabelle 13 sind Fettsäureanalysen an Mitochondrien-Lipiden zusammengestellt; sehr eingehende Analysen stammen auch von Getz u. Mitarb.[6] sowie von Biran u. Mitarb.[5]. Die Variabilität der

[1] Ball und Joel 1962.
[2] Witting, Harvey, Century und Horwitt 1961, Johnson und Ito 1965.
[3] Brierley und Merola 1962, Brierley, Merola und Fleischer 1962, Hafkenscheid, Links und Slater 1963, Cohen und Wainio 1963.
[4] Fleischer und Brierley 1961.   [5] Biran, Bartley, Carter und Renshaw 1965.
[6] Getz, Bartley, Stirpe, Notton und Renshaw 1962.

Tabelle 14. Ungesättigte Fettsäuren in Mitochondrien[1].

	Fische	Seevögel	Robbe	Hühnerleber	Säuger
Fettsäure (Mol-%)					
18:0	2,8	18,4	18,2		
18:2	0,6	4,0	5,3		
20:4	3,4	13,9	14,2		
20:5	9,0	10,6	13,3		
22:6	16,8	7,8	8,4		
Gesättigt (Mol-%)	28	37	38		
Einfach ungesättigt (Mol-%) . . .	38	24	18		
Mehrfach ungesättigt (Mol-%) . .	34	39	44		
Verhältnis $\dfrac{\text{Linolat-Gruppe}}{\text{Linolenat-Gruppe}}$	0,1	0,6	0,8	9	205—500

Fettsäurezusammensetzung innerhalb des Tierreiches wird durch Tabelle 14 illustriert. Der hohe Linolsäuregehalt der Rattenleber-Mitochondrien fällt mit dem hohen Gehalt an Kardiolipin zusammen, das in Mitochondrien reichlicher als in anderen Zellfraktionen vertreten ist, wie aus Tabelle 15 über die Zusammensetzung der Rattenleber-Mitochondrien-Phosphatide hervorgeht.

Tabelle 15. *Phosphatid- und andere Lipidfraktionen der Rattenleber-Mitochondrien[2].*

	Prozente der gesamten Mitochondrienlipide		μÄq Acylester/g Trockengewicht der Mitochondrien	Prozentualer Anteil der jeweiligen Mitochondrien-Lipide am Gesamtgehalt dieses Lipids in der Ratten-leber-Zelle
	weibliche Tiere	männliche Tiere		
Gesamt-Cholesterin	2,6	1,9	1,9	3,4
freies Cholesterin	2,4	1,6		
Lecithin	56	48	137	7,5
Kephaline	30	31	} 118	} 12,4
Sphingomyelin	7	7		
Phosphoinositide	4	11	22,2	9,9
Phosphatidsäure	5	4		
Kardiolipin			23,8	32,2
Cholin-Plasmalogen *	0,14	0,06		
Colamin-Plasmalogen *	0,21	0,17		
Triglyceride	—	—	29,5	} 5,6
Diglyceride	—	—	5,1	

* μÄq/100 γ gesamtes Mitochondrien-Lipid.

Es scheint gut gesichert, daß die Lipide am Aufbau der äußeren und inneren Membranen der Mitochondrien beteiligt sind[3]; daher dürften sie auch für die Semipermeabilität (S. 58f.) mit verantwortlich sein.

e) Nucleinsäuren.

Während früher der RNS-Gehalt von Mitochondrien wenig Aufmerksamkeit erfuhr, ist durch die Entdeckung von DNS in Mitochondrien verschiedenster Gewebe auch dem RNS-Anteil eine vermutlich hohe funktionelle Bedeutung zugewachsen. Die Konzentrationsangaben für mitochondriale RNS liegen bei 10 bis 20 γ RNS/mg Protein[4] in der Rattenleber, in Ascitestumoren[5] werden höhere

---

[1] RICHARDSON, TAPPEL, SMITH und HOULE 1962.
[2] GETZ, BARTLEY, STIRPE, NOTTON und RENSHAW 1962, SHELTAWY 1965.
[3] BALL und JOEL 1962.
[4] ROODYN, FREEMAN und TATA 1965, NASS, NASS und HENNIX 1965, ROODYN, REIS und WORK 1961.   [5] FREEMAN 1965.

Werte angegeben. Die Hälfte der RNS ist mit Detergentien wie Triton X-100 nicht von der Struktur zu lösen[1]. 5—10% der gesamten cellulären RNS entfallen auf die Mitochondrienfraktion. Ein Beispiel für die Basenzusammensetzung der mitochondrialen RNS aus der Mäuseleber ist in Tabelle 16 angeführt.

Daß Mitochondrien DNS enthalten können, wird schon seit 1950 vermutet; die jetzt bekannten Beweisstücke sind recht zuverlässig, z. B. auf elektronen-optischer Beobachtung[3], auf chemischer Extraktion[4], auf Dichte-Differenzen zur Zellkern-DNS[5] beruhend: ϱ der Zellkern-DNS = 1,712, ϱ der Mitochondrien-DNS = 1,701, die damit eine signifikant geringere Dichte hat[6]. Die Konzentrationsangaben für mitochondriale DNS zeigen eine relativ große, vermutlich physiologische Schwankungsbreite; meist werden 0,6—10 γ DNS/mg Mitochondrien-Protein angegeben[7]. Aus Leber und Herz von Hühnerembryonen isolierte mitochondriale DNS[8] unterscheidet sich ebenfalls von der Zellkern-DNS in der Dichte (1,707 gegen 1,698). Hieraus wie aus der Dichteänderung nach Erhitzen

Tabelle 16. *Basenzusammensetzung der RNS aus Mäuseleber-Mitochondrien*[2].

Mol/100 Mol Basen				Mol/100 Mol Uracil		
Guanin	Adenin	Cytosin	Uracil	1-Methylguanin	2-Methylguanin	2-Dimethylguanin
23—26	19—23	24—32	21—31	0,10—0,27	0,10—1,60	0,10—0,22

und aus der Denaturierungstemperatur errechnet sich ein Anteil von Guanin + Cytosin in Zellkern-DNS von 40—41 Mol.-% und in mitochondrialer DNS von 47,5—48 Mol-%; die letztere hat Doppelstrangnatur.

Die Unterschiede von Dichte und Schmelztemperatur finden ihre Bestätigung in Basenanalysen an DNS aus Rattenleber-Mitochondrien (Zellkernen): Adenin 31,6 (28,9)%, Guanin 19,2 (21,0)%, Cytosin 21,2 (21,6)%, Thymin 28,0 (28,5)%, (A+T)/(G+C) = 1,48 (1,35). Aus einer Sedimentationskonstanten von 23,3 S wird für die mitochondriale DNS der Rattenleber ein Molekulargewicht von $8,7 \times 10^6$ errechnet[6].

Das RNS-DNS-Verhältnis (s. auch S. 12) beträgt damit in Mitochondrien rund 15:1, und man findet meist eine Mengen-Relation Zellkern-DNS:Mitochondrien-DNS von 100—300:1. In der Rattenleber läßt sich eine ungefähre Menge von 1×10^{-16} g DNS pro Mitochondrion errechnen; diese Menge würde ausreichen, ca. 75 Proteine eines Molekulargewichtes von 40000 zu codieren[9], so daß eine biologische Funktion der mitochondrialen DNS durchaus möglich erscheint. Weder Zellkern-Beimengungen (s. o.) noch z. B. in Hefe der kleine DNS-Anteil des Cytochrom b_2[10] können als Erklärung für das Vorkommen von DNS in Mitochondrien herangezogen werden. In Anbetracht dieser Befunde sowie der Daten zur Proteinsynthese (S. 77) und zum Nucleinsäurestoffwechsel (S. 80) in Mitochondrien ist die Möglichkeit nicht auszuschließen, daß mitochondriale DNS die stoffliche Grundlage für cytoplasmatische Vererbungsphänomene bildet[11].

f) Enzyme.

Wie S. 44 bereits erwähnt, hat der weitaus überwiegende Teil intracellulärer Proteine Enzym-Charakter. Unter den mitochondrialen Enzymen findet man vor

[1] Roodyn, Freeman und Tata 1965.   [2] Bergquist und Matthews 1959, 1962, 1962a.
[3] Nass und Nass 1963, 1963a.   [4] Sanadi 1964.   [5] Luck und Reich 1964.
[6] Schneider und Kuff 1965.
[7] Freeman 1965, Nass, Nass und Hennix 1965, Schatz, Haslbrunner und Tuppy 1964, Kalf 1964.   [8] Rabinowitz, Sinclair, DeSalle, Haselkorn und Swift 1965.
[9] Nass, Nass und Hennix 1965.   [10] Schatz, Haslbrunner und Tuppy 1964.
[11] Neubert und Helge 1965.

allem alle Glieder des Citronensäurecyclus, der Atmungskette und der an der oxydativen Phosphorylierung beteiligten Reaktionsschritte; sie werden S. 54 ff. eingehend behandelt und bleiben daher hier außer Betracht. Daneben aber gibt es eine Reihe weiterer Enzyme, deren Funktion z. T. eng mit den Prozessen der Energiegewinnung verknüpft ist, wie z. B. das Prolinoxydase- und das Cholinoxydase-System, deren Stellung zur Atmungskette wohl parallel zu derjenigen des Succinoxydase-Systems anzunehmen ist.

Zahlreiche intracelluläre Enzyme zeigen nach den bisher vorliegenden Befunden keine streng einheitliche Lokalisation auf ein einziges Strukturelement der Zelle, sondern werden in mehr als eine subcellulären Fraktion angetroffen; sie sind auf S. 66 ff. in anderem Zusammenhang tabellarisch verzeichnet; hier sollen nur einige Enzyme besprochen werden, die von anscheinend einheitlicher mitochondrialer Lokalisation sind (Tabelle 17). Im übrigen sei auch auf ausführliche tabellarische Zusammenstellungen verwiesen, die die Mitochondrien-Enzyme einbeziehen[1].

Besonderes Interesse hat sich der Frage zugewandt, ob Isoenzymen eine unterschiedliche intracelluläre Verteilung zukommt; für Lactatdehydrogenase gilt das bekanntlich nicht. Malatdehydrogenase dagegen kommt in zwei verschiedenen Formen im Cytoplasma und in Mitochondrien vor[2]; durch Untersuchungen von BÜCHER mit der stufenweisen Extraktion ist ein eleganter Weg gezeigt worden, wie eine Unterscheidung zwischen Mitochondrien-Enzymen und den a priori löslichen Enzymen des unstrukturierten Cytoplasmas erreicht werden kann[3]: Bei genügend vorsichtiger Homogenisierung eines Gewebes bleibt die Mitochondrien-Membran intakt und damit noch „dicht"; in der löslichen Phase und in den Waschflüssigkeiten dieser Partikeln wird der Gehalt an löslichen cytoplasmatischen Enzymen erfaßt. Führt man danach eine intensivere Homogenisierung unter partieller Schädigung der Mitochondrien-Membran durch, so erhält man die löslichen Mitochondrien-Enzyme genügend frei von nicht-mitochondrialen löslichen Enzymen. Hat man die innerhalb der Mitochondrien löslichen Enzyme extrahiert, so fallen als dritte Fraktion die schwerlöslichen, da strukturgebundenen Enzyme an, die also auch nach mechanischer Fragmentierung nicht ohne weiteres löslich werden.

Die cytoplasmatische und die mitochondriale Malatdehydrogenase sind nach eingehender Reinigung sehr gründlich untersucht worden[4,5]. Dabei haben sich Unterschiede bezüglich Aminosäurezusammensetzung, Endgruppen, SH-Gruppen, Molekulargewicht, Michaelis-Konstanten, Substrat- und Coenzym-Spezifität, Reaktionsgeschwindigkeiten, pH-Optimum, Stabilität, Elektrophorese, Chromatographie und Immunologie ergeben, so daß man von zwei völlig verschiedenen Enzymproteinen sprechen muß; Mitochondrien enthalten 3—5mal mehr Enzymaktivität als der Überstand[5]. Die kinetischen Unterschiede, z. B. bezüglich der Affinität zu Oxalacetat, haben wahrscheinlich eine Bedeutung für die Stoffwechselfunktion der Malatdehydrogenasen an den verschiedenen Zellorten.

Mitochondrien sind reich an Transaminasen; α-Ketoglutarat und Oxalacetat, die beiden hauptsächlichen Amino-Acceptoren, stehen ja unmittelbar im Citronensäurecyclus, und es wird S. 54 und 82 gezeigt werden, welche große Bedeutung die Transaminasen für die Endoxydation haben. Neben Transaminasen für seltenere Aminosäuren wie Alaninthiosulfonat[6] und Cysteinsulfinat[7] finden sich auch Enzyme, die Dijodtyrosin[8] sowie Thyroxin[9] mit α-Ketoglutarat umsetzen.

---

[1] LANG und SIEBERT 1954, ROODYN 1959, DEDUVE, WATTIAUX und BAUDHUIN 1962.
[2] DELBRÜCK, SCHIMASSEK, BARTSCH und BÜCHER 1959, WIELAND, PFLEIDERER, HAUPT und WÖRNER 1959.   [3] DELBRÜCK, ZEBE und BÜCHER 1959.
[4] THORNE 1962, SIEGEL und ENGLAND 1962.   [5] GRIMM und DOHERTY 1961.
[6] DEMARCO und COLETTA 1961a.   [7] DEMARCO und COLETTA 1961.   [8] HORVATH 1962.
[9] YAMAMOTO, ISHIKAWA und SHIMIZU 1960, YAMAMOTO, SHIMIZU und ISHIKAWA 1960.

Glutamat-Oxalacetat-Transaminase kommt wiederum in einer cytoplasmatischen und einer mitochondrialen Form vor, die sich elektrophoretisch[1],[2] sowie bezüglich pH-Optimum und Denaturierung[2] unterscheiden. Während im Muskel etwa gleich viel Aktivität auf die mitochondriale und die lösliche Glutamat-Oxalacetat-Transaminase entfällt[1], sind in der Leber nur etwa 8% der

Tabelle 17. *In Mitochondrien nachgewiesene Enzyme.*

Enzym	Literatur
Prolinoxydase	Adams und Goldstone 1960
Succinhalbaldehyd-Dehydrogenase	Albers und Salvador 1958
Aldehydoxydase	Igo, Mackler und Duncan 1961
Aldehydoxydase	Mackler, Cowger und Igo 1961
L-α-Hydroxysäuren-Oxydase	Robinson, Keay, Molinary und Sizer 1962
D-α-Hydroxysäuren-Oxydase	Tubbs und Greville 1961, Tubbs 1962
Malat-Dehydrogenase	Thorne 1962
Malat-Dehydrogenase	Delbrück, Schimassek, Bartsch und Bücher 1959
Xylit-Dehydrogenasen	Hollmann und Touster 1956, 1957, Hollmann 1959
17β-Hydroxysteroid-Dehydrogenase	Chamberlain, Jagarinec und Ofner 1966
Δ4-Steroid-Dehydrogenase	Forchielli, Brown-Grant und Dorfman 1958
Transhydrogenasen	Pesch, Piros und Klatskin 1962
Transhydrogenasen	Andreoli, Pharo und Sanadi 1964
Propionyl-CoA-Carboxylase	Neujahr und Mistry 1963
Propionyl-CoA-Carboxylase	Hegre, Halenz und Lane 1959
Carnitin-CoA-Transacetylase	Beenakkers und Klingenberg 1964
Octanat-Thiokinase	Kellerman 1958
Rhodanese	Greville und Chappell 1959
Rhodanese	Sörbo 1951
Transaminasen	DeMarco und Coletta 1961, 1961a
Transaminasen	Garcia-Hernandez und Kun 1957
Transaminasen	Hook und Vestling 1962
Transaminasen	Horvath 1962
Transaminasen	Yamamoto, Ishikawa und Shimizu 1960, Yamamoto, Shimizu und Ishikawa 1960
Transaminasen	Swick, Barnstein und Stange 1965, Swick, Barnstein und Stange 1965a
Nucleosid-Diphosphokinase	Chiga und Plaut 1962
Phospholipase A	Rossi, Sartorelli, Tatò, Baretta und Siliprandi 1965
Aryl-N-Deacylase	Nimmo-Smith 1960
Proteinase	Alberti und Bartley 1965
Acyl-5′-Nucleotidase	Kellerman 1959
Ribonuclease	Nodes und Reid 1958
Ribonuclease	Roth 1957
Adenylcyclase	Rabinowitz, Desalles, Meisler und Lorand 1965
Glutaminase	Guha und Chakravarti 1960, 1960a
Oxalacetatdecarboxylase	Corwin 1959
Leucindecarboxylase	Dancis, Hutzler und Levitz 1961
Demethylase	Kim, Benoiton und Pair 1963
Dejodase	Yamamoto, Shimizu und Ishikawa 1960, 1960a
Maleat-Hydratase	Taggart, Angielski und Morell 1962

Glutamat-Pyruvat-Transaminase in den Mitochondrien lokalisiert[3]; diese Fraktion zeigt wiederum signifikante kinetische und chemische Differenzen, und die beiden Enzyme unterscheiden sich auch hinsichtlich der Reaktion auf Diätformen, Hormone und Bestrahlung[4].

Mitochondrien sind auch der einzige Ort der Zelle, an dem Monoaminoxydase angetroffen wird; dieses Enzym ist wegen seiner Bedeutung für den Haushalt der

---

[1] Körmendy, Gantner und Hamm 1965.   [2] Hook und Vestling 1962.
[3] Swick, Barnstein und Stange 1965.   [4] Swick, Barnstein und Stange 1965a.

Nebennierenmarkhormone und verwandter Substanzen, aber auch wegen der pharmakologischen Effekte der Enzymhemmung, häufig untersucht worden. Das Enzym zeigt hohe Latenz, es ist nach eingreifender Schädigung der Mitochondrienstruktur 5—10mal aktiver[1]. Verfahren der Ablösung von der Mitochondrienstruktur[2] und der Reinigung[3] sind beschrieben worden. Der Einfluß von Alter, Tiergewicht, Schilddrüsen-Status[4] und von verschiedenen Ernährungsregimes[5] ist untersucht, desgleichen eingehend das Verhalten gegen Hemmstoffe[6], überwiegend unter pharmakologischen Gesichtspunkten.

Das Latenz-Phänomen ist vor allem an Adenosintriphosphatase untersucht worden; man versteht darunter die Tatsache, daß die Fähigkeit zur hydrolytischen Spaltung von Adenosintriphosphat nach der Reaktionsgleichung

$$\text{Adenosintriphosphat} + H_2O \rightarrow \text{Adenosindiphosphat} + \text{Orthophosphat}$$

in frisch isolierten Mitochondrien außerordentlich gering ist und durch Alternlassen, kurzes Erwärmen auf Raumtemperatur, 2,4-Dinitrophenol-Zusatz und andere Maßnahmen um ein hohes Vielfaches zunimmt. Auch der Redoxzustand von DPN kontrolliert die Aktivität der Adenosintriphosphatase[7]. Mit Recht nimmt man an, daß der latente Charakter der Adenosintriphosphatase ebenfalls ein Maß der funktionellen Integrität der Mitochondrien ist, und daß daher Erhöhungen der Adenosintriphosphatase-Aktivität mit funktionellen Beeinträchtigungen verbunden seien. So ist es z. B. denkbar, daß bestimmte Enzyme, die an sich bei der oxydativen Phosphorylierung beteiligt sind, bei Aufhebung der „Latenz" mit Wasser als Acceptor zu arbeiten beginnen, also hydrolytisch tätig werden und nun als Adenosintriphosphatase imponieren. Jedenfalls kann die Latenz der Adenosintriphosphatase nicht ausschließlich durch Impermeabilität der Mitochondrienmembran bedingt und sie mag mit lipidreichen, daher „wasserarmen" Strukturbereichen verknüpft sein (s. auch S. 46 und 67).

Wenn, wie S. 64 ff. definiert, Atmungskontrolle auf die Verfügbarkeit von Adenosindiphosphat und Phosphat für die Adenosintriphosphat-Bildung zurückgeführt wird, so ist die Latenz der Mitochondrien-Adenosintriphosphatase Vorbedingung der Atmungskontrolle, da eine aktive mitochondriale Adenosintriphosphatase das anfallende Adenosintriphosphat laufend wieder spalten und so eine genügend hohe Konzentration an Adenosindiphosphat und Phosphat aufrechterhalten würde, daß keine Atmungskontrolle zustande käme. Insofern scheint die kausale Verknüpfung zwischen Phänomenen der oxydativen Phosphorylierung und der Latenz der Adenosintriphosphatase durchaus logisch.

g) Unterfraktionen.

Zahlreich sind die Versuche, aus intakten Mitochondrien definierte submitochondriale Partikeln zu gewinnen. Einmal strebt man damit an, durch Trennung funktionell zusammengehöriger Komplexe ein detailliertes Studium von Einzelgliedern der Multienzymkomplexe von Atmung und oxydativer Phosphorylierung (S. 54 und 60) zu ermöglichen, und zugleich durch Rekombination zu prüfen, ob aus Einzelgliedern wieder ein funktionstüchtiges Gebilde höherer Ordnung aufgebaut werden kann (s. z. B. Kopplungsfaktoren, S. 62f.). Die Erfahrung lehrt, daß ein Fehlschlag bei Rekombinationsversuchen als wichtiger Hinweis auf das

---

[1] AEBI, STOCKER und EBERHARDT 1963. [2] COQ und BARON 1964.
[3] GANROT und ROSENGREN 1962, GUHA und MURTI 1965, BARBATO und ABOOD 1963.
[4] NOVICK jr. 1961. [5] GAL und DREWES 1961.
[6] PLETSCHER und GEY 1959, PLETSCHER, BESENDORF, BÄCHTOLD und GEY 1959, GÖSCHKE, BURKARD, GEY und PLETSCHER 1963, ZELLER und SARKAR 1962.
[7] CHANCE und ITO 1962.

4*

Fehlen einer essentiellen Komponente oder auf die Denaturierung eines Einzel-
gliedes zu werten ist. Die enorme Bedeutung solcher Versuche für die Biochemie
liegt natürlich darin, an einzelnen Subpartikeln zusammengehörige, „cooperative"
Enzymsysteme studieren zu können, und so aus tieferer Kenntnis einzelner Faktoren zum besseren Verständnis der Gesamtheit der strukturgebundenen Enzyme
der oxydativen Phosphorylierung vorzudringen. Sicher sind solche Mitochondrien-
fragmente als Artefakte anzusehen, aber als experimentell sinnvolle Artefakte,
wenn funktionell wichtige Aussagen erhalten werden.

Für die Frage des Zusammenhangs zwischen Form und Leistung sind solche
Versuche zweifellos überaus bedeutsam, zeigen sie doch, daß das einzelne Mitochondrion nicht als letzte morpholo-
gische Einheit betrachtet werden kann
und muß. Vielmehr stehen diese submitochondrialen Partikeln logisch zwischen
dem primär isolierbaren Mitochondrion
und der Vielzahl von Enzymprotein-
Molekülen. Das Studium der Mitochon-
drien-Partikeln repräsentiert damit die
Suche nach der kleinsten Einheit, die
nicht nur als philosophisches Problem
verstanden werden sollte, sondern auch
z. B. hinsichtlich der Bildung neuer
Mitochondrien (S. 85 und 88) und der
Wirkung bestimmter Hormone durchaus
vordergründige Bedeutung hat.

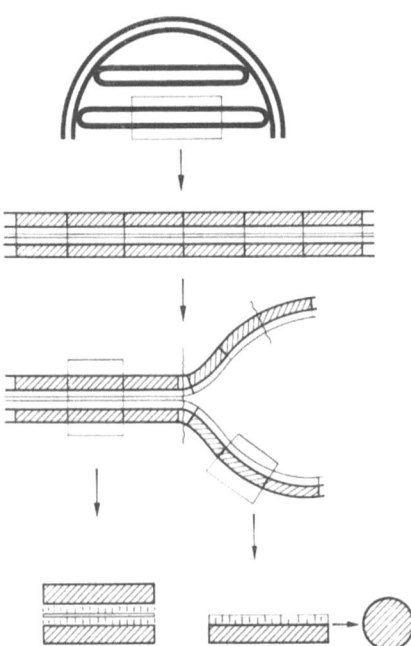

Von Green und Fernández-Morán[1]
sind sog. Elementar-Partikeln in situ
beschrieben und aus Rinderherz-Mitochondrien isoliert worden[2]. Die Abmessungen sind 80—100 Å Durchmesser für
den rundlichen Kopfteil, 50 × 30—40 Å
für den Stiel und 40 × 110 Å für das
Basalstück. Das Molekulargewicht ergibt
sich aus Messungen und Berechnungen
zu rund 1,3 Millionen. Kinetische Gründe
haben Chance[3] zur Aufstellung des

Abb. 2. Schema der Zerstörung der Mitochondrien-
Struktur zur Gewinnung von Unterfraktionen
(nach Green und Oda 1961).

Oxysom-Konzepts geführt, wobei „-som" nicht notwendigerweise als dreidimensionale, fixierte Struktur, sondern nur als funktionelle Einheit der Kata-
lysatoren von Atmung und oxydativer Phosphorylierung zu verstehen ist. Die
Akten über dieser Frage sind z. Zt. noch nicht geschlossen[4], und es wird
der vereinten Anwendung morphologischer und biochemischer Untersuchungsmethoden bedürfen, bis volle Klarheit über die „letzte Einheit" herrscht.

Die Zerstörung der Mitochondrien-Struktur zur Gewinnung submitochon-
drialer Fraktionen kann auf die verschiedenste Weise geschehen, z. B. durch
mechanische Zerschlagung in einem hochfrequenten Schüttelgerät, durch Digitonin, durch Ultraschall, usw. Für eine Reihe solcher Partikeln liegen eingehende
Beschreibungen vor[5, 6]. Das Prinzip des Aufbrechens der Membran geht aus
Abb. 2 hervor. Dabei ist zu bedenken, daß bei der Fragmentierung die Innenseite
der mitochondrialen Cristae sehr wohl zur Außenseite eines submitochondrialen

[1] Fernández-Morán, Oda, Blair und Green 1964.
[2] Blair, Oda, Green und Fernández-Morán 1963.   [3] Chance, Estabrook und Lee 1963.
[4] Lehninger 1962.   [5] Racker 1965.   [6] Green 1959, Green und Wharton 1963.

Partikels werden kann[1]. Ferner scheint es eine allgemeine Erfahrung zu sein, daß Membran-Bruchenden, wie sie notwendigerweise erzeugt werden, eine hohe Tendenz zum Zusammenfließen haben, besonders zwischen den beiden Enden eines Bruchstückes, woraus dann bläschenförmige Gebilde als Unterfraktion[2] resultieren, die als solche wohl nicht präformiert in Mitochondrien vorliegen.

Nichtionische Detergentien wie Triton X-100 sind sehr eingehend auf ihren Fraktionierungseffekt gegenüber Leber-Mitochondrien untersucht worden[3]; weitgehende Lipid-Peroxydation (s. auch S. 106f. und 141f.), wie sie in vitro nach

Tabelle 18. *Lipidanalysen an Mitochondrien und daraus gewonnenen Digitonin-Partikeln der Rattenleber*[4].

Fraktion	Mitochondrien	Digitonin-Partikeln
	(μMol/g Trockengewicht)	
Acylglycerinester	360	354
Kephaline	64	124
Polyglycerinphosphatide	13	54
Lecithin	59	124
polare Lipide	3	24

Fettsäuren (% der gesamten Fettsäuren)	aus Kephalin	aus Lecithin	aus Kephalin	aus Lecithin
10:0	—	—	0,34	—
12:0	—	Spur	0,14	—
14:0	0,23	0,5	0,36	0,3
15:0	0,41	0,5	0,26	0,5
16:0	18,7	19,7	25,0	33,3
16:1	0,81	1,5	0,93	1,5
17:0	0,98	0,8	0,78	0,5
18:0	21,4	18,7	24,5	17,6
18:1	9,73	12,2	3,68	3,0
18:2	16,1	20,0	11,7	17,7
20:2	0,18	0,3	—	—
20:3	0,88	0,8	0,59	—
20:4	20,9	19,5	24,3	20,9
22:5	0,98	0,4	1,02	0,4
22:6	7,67	3,4	5,81	4,2

Zugabe von Fe^{++} erzielt werden kann, führt zur Mitochondrienruptur infolge Schwellung und läßt so Membranschatten entstehen[5]. Ein Vergleich des elektrophoretischen Verhaltens intakter Mitochondrien[6] und daraus durch Ultraschall gewonnener Fragmente[7] läßt erkennen, daß die Oberflächeneigenschaften an der Mitochondrien-Membran durch ein Zusammenwirken der Membran-Bestandteile mit löslichen Komponenten des Innenraumes zustande kommen.

Am häufigsten angewandt werden Ultraschall und Digitonin zur Gewinnung von Unterfraktionen; die Eigenschaften der Partikeln hängen naturgemäß sehr stark von der Darstellungsweise ab. So unterscheidet man häufig zwischen ETP (electron transport particle), die nicht mehr phosphorylieren können, und ETP_H, die die oxydative Phosphorylierung noch auszuführen vermögen. Selbst nach massiver Beschallung kann ein Phosphorylierungsort (s. S. 61) noch erhalten bleiben[8], und Ultraschall-Partikeln sind noch imstande, die Umkehr des Elektronen-

---

[1] RACKER 1965.
[2] BALL und BARNETT 1957, ZIEGLER, LINNANE, GREEN, DASS und RIS 1958.
[3] ROODYN 1962.   [4] BARTLEY, GETZ, NOTTON und RENSHAW 1962.
[5] McKNIGHT, HUNTER jr. und OEHLERT 1965.   [6] PLUMMER 1965.
[7] THOMPSON und McLEES 1961.   [8] GREGG 1963.

Transports (S. 60) sowie die energieabhängige TPN-Reduktion (S. 74) zu katalysieren[1]. An Digitonin-Partikeln lassen sich partielle Atmungskontrolle[2] und aktiver Ca^{++}-Transport[3] nachweisen.

Die Rekonstitution der Mitochondrien-Funktion aus submitochondrialen Partikeln (s. a. Kopplungsfaktoren, S. 62f.) wird z. B. für die Komplexe I—IV (S. 57) eingehend beschrieben[4], die Problematik solcher Experimente ausführlich erörtert[5]. Bei der hohen Bedeutung der Lipide (s. S. 56) für den Aufbau der Atmungskette ist es nicht verwunderlich, daß die Lipidzusammensetzung von submitochondrialen Partikeln nach Digitonin-Anwendung von der der intakten Mitochondrien verschieden ist[6]. Dies wird in Tabelle 18 veranschaulicht. Die Anreicherung an Phosphatiden und die Verschiebungen zwischen gesättigten und ungesättigten Fettsäuren in den beiden Haupt-Phosphatiden sind deutlich und demonstrieren die Spezifität der Digitoninwirkung.

2. Stoffwechsel.

a) Halbe Lebensdauer von Mitochondrienbestandteilen.

Die erste Ermittlung der halben Lebensdauer ist an Ratten-Mitochondrien nach Markierung mit ^{35}S-Methionin und ^{14}C-Acetat an löslichen Proteinen, unlöslichen Proteinen, Lipiden und Cytochrom c vorgenommen worden[7]. Alle Bestandteile haben einen identischen Wert von rund 10 Tagen, der unabhängig vom Lebensalter ist[8]. Das gleiche Verhalten findet sich nach ^{14}C-Acetat-Markierung in der Gesamt-Radioaktivität dieser Mitochondrien[9]. Tritium-Markierung von Hirn-Mitochondrien neugeborener Ratten führt zu einer halben Lebensdauer dieser Partikeln von rund 16 Tagen[10]. Man wird daher damit rechnen dürfen, daß im Mittel die Mitochondrienbestandteile mit ähnlicher Rate zu erneuern sind, wie es für viele hochmolekulare Zellbestandteile bekannt ist.

b) Biologische Oxydation.

In den Mitochondrien sind Elektronen- und Energie-Übertragung eng miteinander verknüpft; eine Trennung oxydativer von phosphorylierenden Reaktionen hat daher etwas artefizielles und erfolgt hier — wie auch in neueren zusammenfassenden Darstellungen[11] — aus didaktischen Gründen, die mit der historischen Entwicklung des Gebietes zusammenhängen. Eine gleichzeitige Behandlung der Atmungskette und des Systems der oxydativen Phosphorylierung (s. S. 60) würde zur Unübersichtlichkeit führen.

Die entscheidende Rolle der Mitochondrien im Energiehaushalt der Zelle drückt sich zunächst darin aus, daß der größte Teil der biologischen Oxydation, d. h. der Verbrennung der Nahrungsstoffe, in ihnen abläuft. Allerdings werden Kohlenhydrate, Fette und andere Substanzen oft nicht unmittelbar als solche oxydiert; vielmehr werden sie zunächst außerhalb der Mitochondrien in „vorbereitenden" Reaktionsschritten soweit umgewandelt, daß aus einer Vielzahl ursprünglich vorhandener, der Verbrennung dienender Substanzen eine wesentlich geringere Zahl von Stoffwechselzwischenprodukten entstanden ist, die nun durch relativ wenige Reaktionsfolgen in den Mitochondrien weiter abgebaut werden können. Vom

---

[1] Danielson und Ernster 1963.   [2] Haas und Elliott 1963.   [3] Vasington 1963
[4] Fowler und Richardson 1963.
[5] Cremona, Kearney, Villavicencio und Singer 1963.
[6] Bartley, Getz, Noston und Renshaw 1962.   [7] Fletcher und Sanadi 1961a.
[8] Fletcher und Sanadi 1961b.   [9] Lusena und Depocas 1964.
[10] Khan und Wilson 1965.
[11] Racker 1965, Griffiths 1965, Sanadi 1965, Ernster und Lee 1964.

Gesamtvorgang biologischer Oxydationsprozesse sind also jeweils die Schluß-phasen obligat mitochondrialer Natur, weshalb hierfür der Ausdruck „Endoxy-dation" gebraucht wird.

Die Atmungskette wird demnach gespeist durch Stoffwechselprodukte wie Acetyl-CoA, Oxalacetat oder α-Ketoglutarat, auf deren Bildung weiter unten noch eingegangen wird (S. 58). Die einzelnen Glieder der Atmungskette sind in Abb. 3

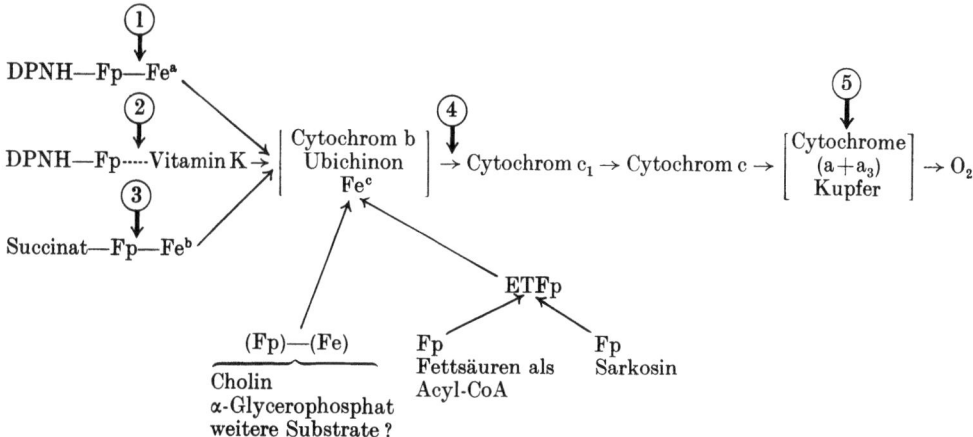

Abb. 3. Schema der Atmungskette in tierischen Geweben (modifiziert nach GRIFFITHS 1965, vor allem unter Be-rücksichtigung der Befunde an Leber-, Herz- und Gehirn-Mitochondrien). *Fp* Flavoproteid, *ETFp* Elektronen-Transfer-Flavoproteid, *a* Eisen-Metallproteid der DPNH-Dehydrogenase, *b* Eisen-Metallproteid der Succinat-Dehy-drogenase, *c* Eisen-Metallproteid der Ubichinol-Cytochrom c-Reductase. Starke Pfeile geben spezifische Hemmorte an: *1* Amytal, Rotenon, Progesteron, Chlorpromazin, *2* Dicumarol, *3* Thenoyl-trifluoraceton, *4* Antimycin A, 2-Heptyl-4-hydroxychinolin-N-oxyd, *5* Cyanid, Kohlenmonoxyd, Sulfid.

zusammengefaßt, wobei die Ausgestaltung der Pfeile und Klammern ihre Bedeu-tung bezüglich der Sicherheit der Aussage und der Komplexität bisher nicht getrennter Komponenten hat.

Die quantitativen Verhältnisse der Glieder der Atmungskette sind unter an-derem von ESTABROOK am Beispiel der Rattenleber beschrieben worden. In Tabelle 19 und 20 sind die erhaltenen Konzentrationen und Relationen zusam-mengestellt.

Tabelle 19. *Konzentration von Gliedern der Atmungskette in Rattenleber-Mitochondrien* (nach ESTABROOK und HOLOWINSKY 1961).

Enzym bzw. Cofaktor	Konzentration		
	10^{-10} Mol/mg Protein	Schwankungs-breite	Bezogen auf Cytochrom a = 1
Cytochrom a	2,1	(1,8—2,3)	1,0
Cytochrom b	1,0	(0,8—1,3)	0,5
Cytochrom c	2,0	(1,8—2,3)	1,0
Cytochrom c_1	1,1	(0,9—1,2)	0,5
Cytochrom a_3	2,0	(1,7—2,3)	1,0
Flavoproteid	6,9	(5,3—10,0)	3,3
Pyridinnucleotid	63	34—88	30,0

Tabelle 20. *Cytochrom a-Konzentration in Mitochondrien verschiedener Gewebe (10^{-10} Mol/mg Protein* (nach ESTABROOK und HOLOWINSKY 1961).

Flugmuskel	Hausfliege	6,1	Leber	Ratte	1,9
Herz	Ratte	5,6	Leber	Meerschweinchen	0,8
Niere	Meerschweinchen	2,4	Leber	Maus	2,0

Demnach nehmen die genannten Enzyme der Atmungskette 3,5 (Meerschweinchenleber) bis 25% (Rattenherz) der gesamten Mitochondrien-Proteine ein
(s. auch S. 44 f.).

Das Pyridinnucleotid der Atmungskette ist fest an die Struktur der Mitochondrien verankert, die Mitochondrien-Membran ist nur wenig permeabel für
dieses Coenzym. Eine stärkere Beeinträchtigung der Mitochondrien-Struktur, z. B.
durch Schwellung, führt zum DPN-Verlust (S. 72), doch kann eine Restauration
der Schädigung unter geeigneten Bedingungen zur Wiederbindung von Pyridinnucleotiden unter Wiederherstellung der vollen Mitochondrienfunktion erfolgen.
Diese Bindungs- und Permeabilitätsverhältnisse führen dazu, daß das DPN der
Atmungskette nur für intramitochondrial dehydrierte Substrate zur Verfügung
steht; extramitochondrial gebildetes DPNH wird nicht unmittelbar von den
Mitochondrien übernommen (s. S. 59).

Die Flavoproteide der DPNH-Oxydation und der Succinat-Oxydation sind
in hochgereinigtem Zustand bekannt, das erstgenannte arbeitet mit Flavinmononucleotid (FMN) als Coenzym. Der Eisengehalt dieser Enzymkomplexe beträgt

$$CH_3O \underset{\underset{O}{\big|\big|}}{\overset{\overset{O}{\big|\big|}}{\diagup}} CH_3 \qquad \overset{CH_3}{\underset{|}{}} \\ CH_3O \diagdown \qquad [CH_2-CH=C-CH_2]_{10}H$$

bis zu 16 Atomen Fe pro Mol Flavin, in anderen Präparationen aber nur 2—4:1,
worauf offenbar die Isolierungsmethode der Enzyme einen entscheidenden Einfluß hat. Ferner enthalten sie labiles Sulfid.

Ubichinone kommen in größerer Menge in Mitochondrien vor und nehmen nach
neueren Messungen an der in Abb. 3 angegebenen Stelle am Elektronentransport
teil; der Hauptanteil entfällt auf das Ubichinon mit 10 Isopren-Resten in der
Seitenkette (Q_{10}), dessen Formel obenstehend angegeben ist.

Cytochrom b ist bisher noch nicht in einer hochaktiven Form rein isoliert
worden; offenbar bedingt schon die Ablösung von der Mitochondrienstruktur
einen Rückgang der katalytischen Aktivität, der sogar gelegentlich zu — un-
berechtigten — Zweifeln an der Teilnahme dieses Hämpigmentes an der Atmungskette geführt hat. Solche Veränderungen katalytischer Eigenschaften nach Löslichmachung sind ein häufig auftretendes, experimentell schwierig zu beherrschen-
des Phänomen. Dagegen sind Cytochrom c und Cytochrom c_1 (Molekulargewicht
13000 bzw. 360000) wohldefinierte Häminproteide, die in den Mitochondrien mit
Lipiden assoziiert sind und auch als solche extrahiert werden können. Cytochrom c
ist ein basisches Protein, das aus vielen Gewebearten kristallisiert und in seiner
Aminosäuresequenz aufgeklärt worden ist. Die Cytochrome a und a_3 sind auf
Grund ihrer Spektren im reduzierten und oxydierten Zustand klar voneinander zu
differenzieren, aber bisher präparativ nicht getrennt worden. Gereinigte Cyto-
chrom-Oxydase-Präparate, die beide Komponenten enthalten, bestehen aus fünf
Untereinheiten des Molekulargewichtes 72000, die je ein Mol Häm a, ein Atom
Eisen und ein Atom Kupfer enthalten; ferner findet sich ein sehr hoher Phospha-
tidanteil (40—60%) in solchen gereinigten Präparaten.

Die Rolle der Phosphatide im Elektronentransport ist augenfällig, da die Entfernung dieser Lipoide Inaktivierung und Wiederzugabe von Phosphatiden Reak-
tivierung bedingen. Bisher ist kein rechter Anhalt für eine Struktur-Spezifität
der Phosphatide erkennbar, was daran liegen mag, daß sie nicht unmittelbar am
katalytischen Geschehen teilnehmen, sondern als lipophile Komponenten mit

hydrophilen Bereichen eine Verknüpfung zwischen Proteinen und/oder Cofaktoren bewirken und daher keine strenge Struktur-Spezifität aufzuweisen brauchen.

Die Redoxpotentiale der Glieder der Atmungskette sind in Tabelle 21 zusammengestellt; die Redoxpotentialspanne zwischen DPNH und O_2 ist bei weitem groß genug, um die oxydative Phosphorylierung (s. u.) thermodynamisch zu ermöglichen.

Halbmaximale Geschwindigkeit des Sauerstoffverbrauches wird in Mitochondrien bei 0,5—1,0 Torr O_2 beobachtet[1].

Bisher besteht keine Sicherheit, ob mit den in Abb. 3 und Tabelle 21 aufgeführten Komponenten alle Glieder der Atmungskette erfaßt sind. Man muß damit rechnen, daß die Anwendung von Inhibitoren (s. u.) Kurzschlüsse und Neben-

Tabelle 21. *Redoxpotentiale von Komponenten der Atmungskette ($E_{m\,7}$ in mV)* (nach GRIFFITHS 1965).

DPN $\rightleftharpoons$ DPNH	-320	Cytochrom c_1^{+++} $\rightleftharpoons$ Cytochrom c_1^{++}	$+223$
FAD $\rightleftharpoons$ FADH$_2$	-220	Cytochrom c^{+++} $\rightleftharpoons$ Cytochrom c^{++}	$+255$
FMN $\rightleftharpoons$ FMNH$_2$	-220	Cytochrom a^{+++} $\rightleftharpoons$ Cytochrom a^{++}	$+290$
Fumarat $\rightleftharpoons$ Succinat	$+20$	Cytochrom a_3	?
Cytochrom b^{+++} $\rightleftharpoons$ Cytochrom b^{++}	$+77$	Kupfer	?
Ubichinon $\rightleftharpoons$ Ubichinol	$+90$	$1/2\ O_2 \rightleftharpoons O^{--}$	$+810$

FAD = Flavinadenindinucleotid. FMN = Flavinmononucleotid.

wege der Atmungskette in Gang setzen kann, ebenso wie die präparative Trennung Veränderungen von Reaktionsgeschwindigkeit und Redoxpotential einzelner Glieder bewirken kann; schließlich mögen auch Wechselwirkungen mit dem S. 44 f. besprochenen Strukturprotein eine Rolle spielen. Alle diese Umstände tragen dazu bei, daß die Deutung von Meßdaten enorme Schwierigkeiten machen kann und daß im Laufe der letzten 15 Jahre die unmittelbare Teilnahme an der Atmungskette für eine ganze Reihe von Substanzen neu erkannt oder aber verworfen worden ist.

Ein Weg, zur Klärung dieser Fragen beizutragen, ist vor allem von D. E. GREEN beschritten worden; vorsichtige Fraktionierung ermöglicht die Gewinnung von Komponenten der Atmungskette, die komplexer zusammengesetzt sind als ein einzelnes Glied. Sowohl Einzelglieder als auch einzelne Komplexe können Rekombinationsversuchen unterworfen werden. Auf diesem Wege sind a) DPNH-Ubichinon-Reductase und b) Succinat-Ubichinon-Reductase als Komplexe erhalten worden, die also gemäß Abb. 3 mehr als ein Glied einschließen; ferner sind c) Ubichinol-Cytochrom c-Reductase und d) Cytochrom c-Oxydase gewonnen worden, so daß die ganze Spanne der Atmungskette von diesen vier Komplexen überdeckt wird, die auch Komplexe I bis IV benannt werden. Dabei fungieren Ubichinon und Cytochrom c als „mobile" Bindeglieder. Allerdings passen nicht alle an intakten Mitochondrien erhaltenen kinetischen Parameter[2] mit der Vorstellung von den vier Komplexen zusammen, so daß die Frage, ob die Rekonstitution dieser Komplexe zu einem „natürlichen" oder künstlichen Gebilde führt, wohl noch offen bleiben muß. Einige analytische Daten zu diesen Komplexen sind in Tabelle 22 zusammengestellt.

Einige häufig benutzte Inhibitoren der Atmungskette sind in Abb. 3 eingetragen; auf ihre Verwendung gehen wesentliche Erkenntnisse zurück, da sich erste Hinweise auf die Existenz bislang unbekannter Glieder der Atmungskette gar nicht selten aus Hemmstoffwirkungen haben ableiten lassen. So bewirkt z. B.

---

[1] BÄNDER und KIESE 1955.   [2] CHANCE und WILLIAMS 1956.

Tabelle 22. *Zusammensetzung der Komplexe I—IV aus Rinderherz-Mitochondrien* (nach GREEN und WHARTON 1963).

	Komplex							
	I		II		III		IV	
	a	b	a	c	a	d	a	e
Flavin (Succinat)	—	—	4,6	1	—	—	0	—
Flavin (DPNH)	1,5	1	0	—	—	—	0	—
Cytochrom b	Spur	—	4,8	1	8,5	2	0	—
Ubichinon	4,5	—	0	—	2,0	—	1,8—3,0	—
Cytochrom c_1	Spur	—	Spur	—	4,1	1	0	—
Cytochrom c	0	—	0	—	0	—	0	—
Cytochrom a	0	—	0	—	0	—	8,9—9,4	1
Kupfer	0	—	0	—	0	—	9,2—10,6	1
Nicht-Häm-Eisen	26		6		10		0	
Molekulargewicht	530000		230000		200000		430000	

a = mμMol/mg Protein, b = molare Proportionen, Flavin (DPNH) = 1, c = molare Proportionen, Flavin (Succinat) = 1, d = molare Proportionen, Cytochrom c_1 = 1, e = molare Proportionen, Cytochrom a = 1.

Rotenon in einer Konzentration von 25×10^{-12} Mol/mg Mitochondrien-Protein volle Hemmung, wahrscheinlich durch Angriff an einem Flavin. Für Rotenon, besonders aber für Amytal hat sich gezeigt, daß Art und Ausmaß der Hemmung vom Zustand der Atmungskette (Redoxlage, Kopplungsgrad etc.) mit abhängen, woraus wiederum gelegentlich Probleme der Befunddeutung resultieren.

Eingangs wurde bereits auf Acetyl-Co A, Oxalacetat und α-Ketoglutarat als die wichtigsten Substrate, die die Atmungskette speisen, hingewiesen. Damit sind Kohlenhydrate, Fettsäuren und Aminosäuren an die mitochondriale Energiegewinnung angeschlossen.

Fettsäuren werden von der Mitochondrien-Membran als Coenzym A-Derivate nur langsam transportiert, als Carnitinester jedoch vermögen sie rasch einzudringen[1] und unterliegen nach Umwandlung in die CoA-Derivate der β-Oxydation, die in den Mitochondrien abläuft und unmittelbar Acetyl-CoA für den Citronensäurecyclus sowie Ketonkörper bereitstellt. Über diese Verhältnisse liegen insbesondere neue Arbeiten über die Aktivierung von Fettsäuren[2], die β-Oxydation niederer Fettsäuren[3, 4], Ketonkörper-Umsatz[3—5], das Verhalten langkettiger α,β- und β,γ-ungesättigter Fettsäure-CoA-Verbindungen[6] und die Einschleusung von Propionat in den mitochondrialen Stoffwechsel[7] vor.

Einen eigentümlichen Effekt üben freie Fettsäuren auf isolierte Mitochondrien aus: In schon sehr niedrigen Konzentrationen von 10^{-5} M kommt es zu einer Beeinträchtigung der Atmungskette, oxydativen Phosphorylierung, des Q_{O_2}-Wertes und des ^{32}P-Einbaues in Mitochondrien-Phosphatide[3, 8, 9], die von der Struktur der Fettsäuren (Kettenlänge; Doppelbindungen) stark mitbestimmt werden[9]. Morphologische Schädigungen können extrem schwer sein[10], und es ist anzunehmen, daß auch die Wirkung auf die Schwellung von Mitochondrien (s. S. 69 ff.) auf den gleichen Wirkungsmechanismus zurückgeht. Zusatz von Serumalbumin[3, 9] und

---

[1] HIRD und WEIDEMANN 1966, SILIPRANDI, SILIPRANDI und CIMAN 1965, BODE und KLINGENBERG 1965, BREMER 1962a und b.   [2] VAN DEN BERGH 1965.
[3] HIRD und WEIDEMANN 1966.   [4] BODE und KLINGENBERG 1965.
[5] HIRD, SYMONS und WEIDEMANN 1966, HIRD und SYMONS 1962.
[6] DAVIDOFF und KORN 1965.
[7] SMITH und OSBORNE-WHITE 1965, SMITH, OSBORNE-WHITE und RUSSELL 1965a, 1965b.
[8] AHMED und SCHOLEFIELD 1961a, 1961b.
[9] BJÖRNTORP, ELLS und BRADFORD 1964, BORST, LOOS, CHRIST und SLATER 1962.
[10] BAKER, NORTHCOTE und PETERS 1962.

Carnitin[1] schützt die Mitochondrien vor dieser Wirkung freier Fettsäuren, sehr wahrscheinlich durch Bindung derselben[2]; Wechselwirkungen zwischen der Mitochondrien-Oberfläche und Serumalbumin bezüglich Fettsäure-Bindung sind beschrieben[3]. Die Frage, ob in vivo Fettsäurekonzentrationen in der Zelle erreicht werden, die solche Effekte auslösen können, kann wegen der Interferenz mit z. B. Albumin oder Carnitin noch nicht abschließend beantwortet werden.

Kohlenhydrate unterliegen zunächst extramitochondrial dem glykolytischen Abbau, eventuell auch der Oxydation im Pentosephosphat-Cyclus, und werden als Pyruvat von den Mitochondrien im Citronensäurecyclus oxydiert[4]. Dessen Wechselwirkungen mit Glyoxylat[5] sowie die verschiedenen Wege des Glyoxylat-Stoffwechsels in Mitochondrien[6] sind eingehend bearbeitet.

Cholin ist, wie in Abb. 3 angegeben, ein Substrat der Atmungskette, das parallel zu Succinat abgebaut wird[7]; das Ausmaß der Cholinoxydation wird weitgehend von der Permeabilität der Mitochondrien-Membran für Cholin reguliert:

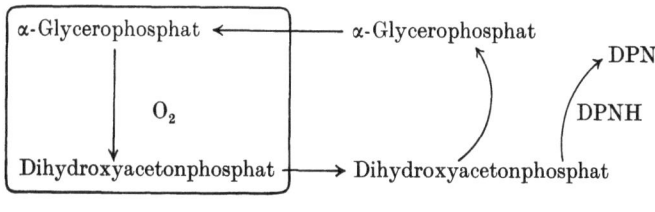

Mitochondrial   Extramitochondrial

Abb. 4. Schema des α-Glycerophosphat-Cyclus zur Oxydation von extramitochondrialem DPNH.

Mit ATP oder AMP plus Mg^{++} sinkt die Durchtrittsrate auf 20—30%, in Abwesenheit der Nucleotide steigt die Oxydation, unter gleichzeitiger Entkopplung, entsprechend an[8]. N-Methylgruppen wie in Sarkosin oder Dimethylglycin werden auf einem von Cholin unabhängigen Weg oxydiert[9].

Wie S. 56 bereits erwähnt, reicht die Durchtrittsgeschwindigkeit von DPNH durch die Mitochondrien-Membran, die 10—30% Austausch pro Stunde beträgt, unter keinen Umständen aus, um die intramitochondriale Oxydation von extramitochondrial entstandenem DPNH zu erlauben. Hierfür existieren vielmehr besondere Mechanismen, die nach Art eines Pendelverkehrs aufgebaut sind und in Abb. 4 schematisch veranschaulicht werden. Demnach wird extramitochondriales (= cytoplasmatisches) DPNH zu einer Reduktionsreaktion verwendet, das reduzierte Substrat tritt in die Mitochondrien ein, wird dort oxydiert, das oxydierte Substrat verläßt die Mitochondrien und steht einer erneuten Reduktion durch cytoplasmatisches DPNH zur Verfügung. In Abb. 4 ist als Substratpaar Dihydroxyacetonphosphat + α-Glycerophosphat angegeben, die beteiligten Enzyme wären dabei extramitochondrial α-Glycerophosphat-Dehydrogenase, intramitochondrial α-Glycerophosphat-Oxydase, und die Gleichung der Gesamtreaktion würde lauten:

$$DPNH + H^+ + 1/2\,O_2 \rightarrow DPN^+ + H_2O.$$

Mitochondriale α-Glycerophosphat-Oxydase nimmt in der Atmungskette (Abb. 3) eine der Cholinoxydase analoge Stellung ein.

[1] HIRD und WEIDEMANN 1966.   [2] BJÖRNTROP, ELLS und BRADFORD 1964.
[3] RESHEF und SHAPIRO 1962.
[4] JONES und GUTFREUND 1963, CHAPPELL 1964a, GAL 1960, GAL und SMITH 1960.
[5] RUFFO, ADINOLFI, BUDILLON und CAPOBIANCO 1962.   [6] CRAWHALL und WATTS 1962.
[7] KIMURA, SINGER und LUSTY 1960.
[8] KAGAWA, WILKEN und LARDY 1965, WILKEN, KAGAWA und LARDY 1965.
[9] FRISELL, CRONIN und MACKENZIE 1962.

Statt des in Abb. 4 angegebenen Substratpaares, das sicher nicht in allen Zellen gleich bedeutsam ist, sind z. B. auch β-Hydroxybutyrat + Acetoacetat, Malat + Oxalacetat, α-Hydroxysäuren + α-Ketosäuren, Glykolat + Glyoxylat und andere diskutiert worden. Sehr wahrscheinlich ist das Prinzip der indirekten DPNH-Oxydation für alle Mitochondrien gültig, die stoffliche Ausprägung im einzelnen aber von einer gewissen Gewebs-Spezifität.

Der Elektronentransport in der Atmungskette wird umgekehrt, wenn Energie zugeführt wird[1]. Das am besten bearbeitete Beispiel ist die Reduktion von DPN zu DPNH durch Succinat:

$$\text{Succinat} + \text{DPN} \rightleftharpoons \text{Fumarat} + \text{DPNH}.$$

Entstehendes DPNH kann dabei abgefangen werden, indem es z. B. zur Reduktion von Acetoacetat zu β-Hydroxybutyrat, von Oxalacetat zu Malat oder von α-Ketoglutarat + NH_3 zu Glutamat verwendet wird. Auch die Reduktion von TPN zu TPNH kann hierbei erfolgen.

Die Energiequelle für die Umkehr des Elektronenflusses in der Atmungskette kann aus zugesetztem ATP entnommen werden, kann aber auch aus nicht-phosphorylierten, energiereichen Zwischenstufen der oxydativen Phosphorylierung (s. S. 61 f.) stammen. Dabei ergibt sich eine Relation von Verbrauch an ATP (oder Äquivalent) zu Bildung von DPNH in Succinatgegenwart von etwa 1. Unter bestimmten Bedingungen erfordert die Reduktion von TPN

$$\text{DPNH} + \text{TPN} \rightleftharpoons \text{DPN} + \text{TPNH}$$

zusätzliche Energiebeträge, die mit einer intramitochondrialen Verschiebung der Reaktionspartner zusammenhängen mögen (s. S. 73 f.).

Ausgedehnte Studien der Umkehr des Elektronentransportes, vor allem auch der Wirkung spezifischer Inhibitoren, scheinen eine direkte Umkehr und nicht etwa das Ingangsetzen von Nebenwegen anzuzeigen. Beobachtungen an überlebenden Geweben machen es sehr wahrscheinlich, daß einer solchen Umkehr eine physiologische Bedeutung zukommt. Da als Energiequelle energiereiche Zwischenprodukte der oxydativen Phosphorylierung verwendet werden können, ist damit die Reversibilität der oxydativen Phosphorylierung gezeigt.

c) Oxydative Phosphorylierung.

Durch den Vorgang der oxydativen Phosphorylierung wird die in einzelnen Reaktionsschritten der Atmungskette verfügbare Energie zur Synthese von ATP nutzbar gemacht:

$$\text{ADP} + \text{Orthophosphat} \rightarrow \text{ATP} + H_2O.$$

ATP ist bekanntlich die hauptsächliche Energiequelle für die chemische (Biosynthese), mechanische (Kontraktion), osmotische (Stoffgradienten) und elektrische (Nervengewebe) Arbeit der Zelle. Die beobachteten Maximalraten der oxydativen Phosphorylierung liegen bei 0,5 (Leber) bis 1,2 (Herz) μMol ATP synthetisiert pro mg Protein und Minute bei 25° und pH 7,2[2]. Die ersten Hinweise auf die Existenz der oxydativen Phosphorylierung gehen auf Engelhardt (1930) zurück, die erste vollständige Bilanz ist von Ochoa (1941, 1943) aufgestellt worden: Man erhält pro DPNH, d. h. mit den Substraten Pyruvat, Isocitrat und Malat, 3 Mol ATP, pro Succinat 2 Mol ATP, und pro α-Ketoglutarat 4 Mol ATP. Diese Werte werden entsprechend der Meßtechnik meist als P:O-Quotienten von z. B. 3 angegeben. Neuere Angaben über höhere P:O-Quotienten von 5—6 sind

---

[1] Ernster und Lee 1964.   [2] Chappell 1962.

wahrscheinlich auf experimentelle Irrtümer zurückzuführen. Ein P:O- Quotient von 3 entspricht einem Nutzeffekt der ATP-Bildung von rund 60%, ist also recht hoch für biologische Vorgänge.

Obwohl das Gebiet der oxydativen Phosphorylierung sehr intensiv bearbeitet wird, fehlt es noch an einer einigermaßen befriedigenden Kenntnis zahlreicher Einzelheiten. Das Schema der Abb. 5 kann daher nur mit gewissen Vorbehalten gegeben werden und ist vorzugsweise auf die derzeit gesichert scheinenden Kenntnisse abgestellt[1]. Mit aller Wahrscheinlichkeit liegt A in A $\sim$ X in oxydierter Form vor; einer der Beweise hierfür ist der hohe Isotopieeffekt von Deuterium auf die Oxydation von Succinat[2] bei fehlendem Effekt auf die oxydative Phosphorylierung mit Succinat[3].

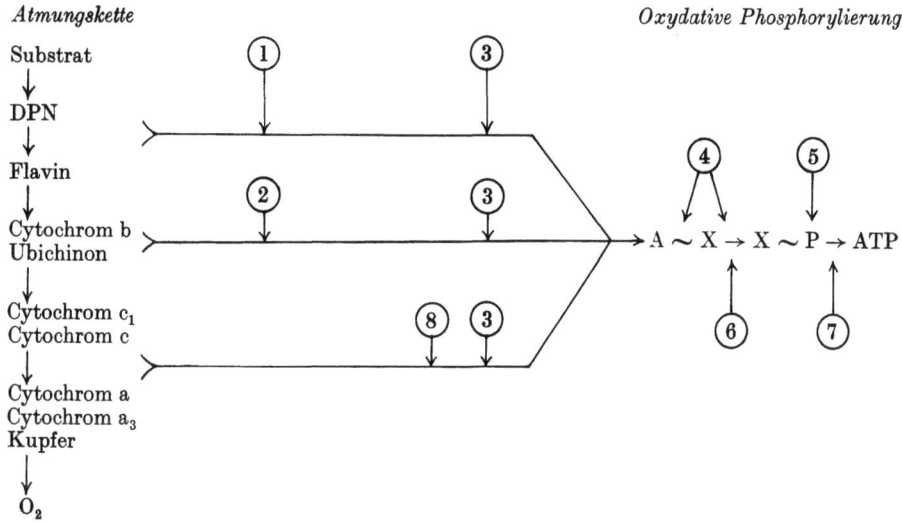

Abb. 5. Schema der oxydativen Phosphorylierung unter Angabe des Wirkortes spezifischer Inhibitoren (modifiziert nach GRIFFITHS 1965). *1* Alkylguanidine; *2* Phenäthylbiguanid; *3* 2,4-Dinitrophenol und Carbamoylcyanidphenylhydrazone; *4* Arsenat, Oligomycin und Aurovertin; *5* Atraktylat; *6* Kontrolle durch Orthophosphat; *7* Kontrolle durch ADP.

Die Lokalisation der drei Phosphorylierungsorte in Abb. 5 geht wesentlich auf die Verwendung der Bestimmung sog. crossover points (Überkreuzungsorte, Wendepunkte) zurück[4].

Benutzt man z. B. Antimycin A als Hemmstoff (Nr. 4 der Abb. 3), so werden alle links stehenden Komponenten reduziert, alle rechts stehenden Komponenten oxydiert gefunden; damit ist der Wirkungsort von Antimycin A eindeutig festgelegt. Die gleiche Technik, in Gegenwart passender Inhibitoren, erlaubt beim Übergang der Atmungskette vom Zustand 4 (aktiver Zustand: Substrat und ADP voll verfügbar) in den Zustand 3 [kontrollierter Zustand (S. 64 ff.): ADP verbraucht] die Lokalisation der drei Phosphorylierungsschritte an die in Abb. 5 angegebenen Orte, wenn die jeweils passenden Elektronendonatoren zugesetzt werden. Gleiche Resultate erhält man auch mit mitochondrialen Unterfraktionen, die je nach Präparationstechnik (Digitonin, Ultraschall, mechanische Zerstörung) den einen oder anderen Phosphorylierungsort bevorzugt intakt enthalten, während die anderen ganz oder partiell inaktiviert sind.

Der Versuch, Teilschritte der oxydativen Phosphorylierung zu erkennen, hat zu der Entdeckung einer Reihe von Austauschreaktionen geführt, die zwischen

[1] GRIFFITHS 1965, RACKER 1965.   [2] THOMSON und KLIPFEL 1960a.
[3] THOMSON und KLIPFEL 1960b.   [4] CHANCE und WILLIAMS 1956.

ATP und Orthophosphat, ATP und ADP, ATP und $H_2^{18}O$ bzw. Orthophosphat und $H_2^{18}O$ ablaufen und durch Mitochondrienfraktionen katalysiert werden. Der ATP-ADP-Austausch wird mit der Reaktion (Abb. 5)

$$X \sim P + ADP \rightleftharpoons X + ATP,$$

und der ATP-Orthophosphat-Austausch mit den Reaktionen

$$A \sim X + P \rightleftharpoons A + X \sim P$$

$$X \sim P + ADP \rightleftharpoons X + ATP$$

in Zusammenhang gebracht. Diese Reaktionen sind durch die in Abb. 5 genannten Inhibitoren zu beeinflussen; natürlich kann man keine Übereinstimmung zwischen den Austauschraten und den Netto-Umsätzen der oxydativen Phosphorylierung erwarten, doch sind aus solchen Gleichgewichts-Studien Aussagen zum Reaktionsmechanismus erhalten worden, die in das gegenwärtig gültige Schema der Abb. 5 eingearbeitet sind.

Tabelle 23. *Substrat-Spezifität der löslichen Adenosintriphosphatase aus Rinderherz-Mitochondrien*[1].

Substrat	relative Spaltungsraten
ATP	100
ITP	125
GTP	71
UTP	46
CTP	0

Dabei hat man auch eine lösliche Adenosintriphosphatase in reiner Form aus Mitochondrien gewinnen können, deren Reaktionsgleichung

$$ATP + H_2O \rightarrow ADP + Orthophosphat$$

als Kurzschluß bzw. Umkehr der oxydativen Phosphorylierung aufgefaßt werden kann. Die Substrat-Spezifität dieser Adenosintriphosphatase ist in Tabelle 23 wiedergegeben.

Die an intakten Mitochondrien beobachtete Existenz von scheinbar mehr als einer Adenosintriphosphatase (z. B. Mg^{++}- oder Dinitrophenol-stimulierbar) ist wahrscheinlich so zu deuten, daß je nach dem Zustand der Mitochondrien diese Adenosintriphosphatase in unterschiedlichen Bindungszuständen vorliegt und so differente Eigenschaften aufweist (s. auch S. 64); offenbar gibt es nur eine „wahre" Adenosintriphosphatase, deren charakteristische Eigenschaften Unbeständigkeit in der Kälte, Hemmbarkeit durch ein Inhibitor-Protein der Mitochondrien und Unempfindlichkeit gegen Oligomycin (Nr. 4 der Abb. 5) sind. Eine separate Proteinfraktion aus Mitochondrien vermag die Adenosintriphosphatase so umzuwandeln, daß sie oligomycinempfindlich wird. Dieses Antibioticum, das als Inhibitor der oxydativen Phosphorylierung zuerst von Lardy[2] beschrieben worden ist, hat sich als eines der wichtigsten Werkzeuge zur Aufhellung der oxydativen Phosphorylierung erwiesen und wird in mehreren zusammenfassenden Arbeiten eingehend diskutiert[1, 3]. Eine wesentliche Erkenntnis ist die Tatsache, daß die Energieverwertung aus der oxydativen Phosphorylierung durchaus nicht daran geknüpft sein muß, daß vorgängig ATP synthetisiert worden ist; vielmehr kennt man eine Reihe von mitochondrialen Reaktionen, wie z. B. die Umkehr des Elektronentransportes (S. 60), den Ionentransport (S. 74ff.) oder die Schwellung und Kontraktion (S. 69ff.), die aus der oxydativen Phosphorylierung Energie auf einer Stufe entnehmen können, die vor der Bildung von ATP liegt[4].

Aus Mitochondrien oder ihren Unterfraktionen lassen sich lösliche Proteinfraktionen gewinnen, die unlösliche, hinsichtlich der oxydativen Phosphorylierung inaktive Komponenten der Mitochondrien wieder zur aktiven Phosphorylierung befähigen und daher Kopplungsfaktoren genannt werden[3]. Der Faktor F_1 entspricht in allen Eigenschaften der oben erwähnten, löslichen Adenosintriphospha-

---

[1] Racker 1965.   [2] Lardy, Johnson und McMurray 1958.
[3] Ernster und Lee 1964.   [4] Chance 1963.

tase. Er wirkt bei allen drei Phosphorylierungsschritten, auch bei der Umkehr des Elektronenflusses, und ist nicht species-spezifisch. Sehr wahrscheinlich katalysiert er den Reaktionsschritt (Abb. 5)

$$X \sim P + ADP \rightleftharpoons X + ATP.$$

Faktor F_2 wirkt vermutlich bei der Entstehung von $A \sim X$ mit, Faktor F_4, der wieder bei allen drei Phosphorylierungsschritten benötigt wird, katalysiert wahrscheinlich die Reaktion

$$A \sim X + P \rightleftharpoons X \sim P + A.$$

Als Faktor F_0 wird das oben erwähnte Protein bezeichnet, das F_1 Oligomycinempfindlich macht. Die derzeit beste Hypothese zur Wirkung der Kopplungsfaktoren ist in Abb. 6 nach RACKER (1965) zusammengestellt. Dabei bedeutet $\sim$ wie stets eine energiereiche Bindung.

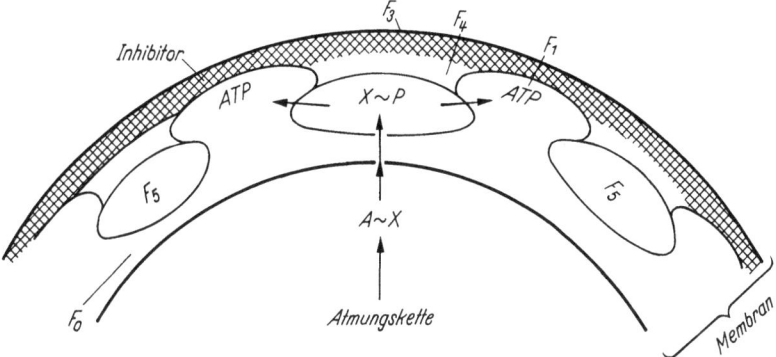

Abb. 6. Hypothesen zur Wirkung der Kopplungsfaktoren bei der oxydativen Phosphorylierung und zu ihrer Anordnung in den Mitochondrien nach RACKER (1965).

$$
\begin{aligned}
&F_0{-}F_1{-}ADP \\
&\quad | \qquad\qquad + \text{Cytochrom } b^{+++} \rightleftharpoons \\
&F_4{-}F_{2\,red}
\end{aligned}
\qquad
\begin{aligned}
&F_0{-}F_1{-}ADP \\
&\quad | \qquad\qquad + \text{Cytochrom } b^{++} \\
&F_4 \sim F_2
\end{aligned}
\qquad (I)
$$

$$
\begin{aligned}
&F_0{-}F_1{-}ADP \\
&\quad | \qquad\qquad + \text{Orthophosphat} \rightleftharpoons \\
&F_4 \sim F_2
\end{aligned}
\qquad
\begin{aligned}
&F_0{-}F_1{-}ADP \\
&\quad | \\
&F_4{-}F_2 \sim P
\end{aligned}
\qquad (II)
$$

$$
\begin{aligned}
&F_0{-}F_1{-}ADP \\
&\quad | \qquad \rightleftharpoons \\
&F_4{-}F_2 \sim P
\end{aligned}
\qquad
\begin{aligned}
&F_0{-}F_1 \\
&\quad | \qquad + ATP \\
&F_4{-}F_2
\end{aligned}
\qquad (III)
$$

Der in Abb. 6 gezeigte Phosphorylierungsschritt ist der zweite des Schemas in Abb. 5; sehr wahrscheinlich ist die hier wiedergegebene Vorstellung auf andere Phosphorylierungsschritte übertragbar.

Bei der Darstellung der oxydativen Phosphorylierung wird stets die Existenz von mindestens zwei energiereichen Zwischenprodukten, $A \sim X$ und $X \sim P$, vorausgesetzt. Dies ist die Mindestzahl; es mag sein, daß mehr Zwischenprodukte beteiligt sind. Weder $A \sim X$ noch $X \sim P$ sind bisher chemisch definiert, da keines der bisher vorgeschlagenen Intermediärprodukte, wie z. B. ein phosphoryliertes DPN-Derivat oder proteingebundenes Phosphohistidin, alle Kriterien erfüllt, die an ein energiereiches Zwischenprodukt der oxydativen Phosphorylierung gestellt werden müssen. Ähnlich wie bei der Fettsäure-Synthese muß man damit rechnen, daß Intermediärprodukte nicht frei auftreten (und sich unter passenden Bedingungen anhäufen können), sondern proteingebunden bleiben; Proteinbindung ist bei der oxydativen Phosphorylierung im gegenwärtigen Stadium gleichbedeutend mit Strukturbindung an Membranmaterial der Mitochondrien, woraus die enormen experimentellen Schwierigkeiten für die chemische Bearbeitung erwachsen. In der Tat ist heute die kinetische Beschreibung der strukturgebundenen Mitochondrien-Enzyme[1] viel weiter fortgeschritten als die chemische Identifizierung der beteiligten Substanzen. Die Bedeutung der Strukturbindung des Atmungs- und Phosphorylierungssystems der Mitochondrien kann kaum überschätzt werden. So verändert DPNH nach Bindung an Mitochondrien sein Fluorescenzverhalten bezüglich Emissionsbetrag und Emissionsspektrum in drastischer Weise[2], so daß offenbar die molekularen Eigenschaften von frei gelöstem DPNH mit denen vom gebundenen Coenzym gar nicht verglichen werden dürfen. Möglicherweise verleiht die Strukturbindung dem DPNH Reaktionsmöglichkeiten, die aus dem Verhalten in wäßriger Lösung nicht vorhergesagt werden können.

Auch der Anteil der Phosphatide an der Strukturbindung von Atmungs- und Phosphorylierungsenzymen ist außerordentlich groß[3], wie sich durch Extraktions- und Rekombinationsversuche zeigen läßt. Räumliche Konsequenzen der Strukturbindung sind eng verknüpft mit dem energetischen Zustand der Atmungskette (Kopplungsgrad S. 66; Atmungskontrolle, s. u.) und mit der submikroskopischen Struktur (Schwellung und Kontraktion S. 69 ff.) der Mitochondrien. Es geschieht aus didaktischen Gründen, daß diese Phänomene nachstehend gesondert besprochen werden.

d) Atmungskontrolle.

Die Atmungskontrolle[4] ist der Mechanismus, durch den der Energiehaushalt dem jeweils herrschenden Energiebedarf angepaßt wird. Diese Anpassung geschieht nicht über eine Veränderung der Versorgung mit Sauerstoff oder mit energieliefernden Substraten, sondern direkt im Energieumwandlungssystem, ist also biochemischer Natur.

Die oben gegebene Definition der oxydativen Phosphorylierung hat die Gewinnung von Oxydationsenergie zur Voraussetzung der Phosphatveresterung gemacht. Eingehende Studien haben indessen gezeigt, daß in gleicher Weise das Umgekehrte gilt: Oxydationsprozesse in der Atmungskette haben zur Voraussetzung, daß die Bedingungen zur oxydativen Phosphorylierung erfüllt sind. Hierzu gehört vor allem ein hinreichendes Angebot von Adenosindiphosphat und Orthophosphat als den beiden Substanzen, aus denen Adenosintriphosphat gebildet wird. Experimentell sieht man also, daß bei Mangel an Adenosindiphosphat und/oder Orthophosphat keine Atmung erfolgt. Durch irgendeinen Eingriff, der Adenosindiphosphat und/oder Orthophosphat zur Verfügung stellt, wird die Atmung um ein hohes Vielfaches gesteigert.

Diese Abhängigkeit der Atmung von der Phosphorylierungsmöglichkeit wird Atmungskontrolle genannt, die unter diesen Bedingungen erfolgende Zellatmung als kontrollierte Atmung bezeichnet. Stoffwechsel-ökonomisch bedeutet dies, daß unter den Bedingungen der Atmungskontrolle die aktuelle Atmungsgröße vom Adenosintriphosphat-Bedarf gesteuert wird, wobei die Annahme gilt, daß Adenosintriphosphat-Verbrauch zu Adenosindiphosphat und Orthophosphat führt, die unmittelbar wieder als Vorstufen der oxydativen Phosphorylierung dienen können.

Im Falle ausreichender Verfügung von Adenosintriphosphat wird also die Verbrennung von Nahrungsstoffen weitgehend eingestellt, wie umgekehrt im

---

[1] CHANCE und WILLIAMS 1956, GUTFREUND und JONES 1964.
[2] AVI-DOR, OLSEN, DOHERTY und KAPLAN 1962.
[3] REDFEARN, PUMPHREY und FYNN 1960, FLEISCHER, BRIERLEY, KLOUWEN und SLAUTTERBACK 1962, GREEN und FLEISCHER 1963.   [4] ERNSTER und LUFT 1964.

Falle des Adenosintriphosphat-Verbrauches die Atmungsgröße erhöht wird. Damit wird gewährleistet, daß der Nutzeffekt der biologischen Oxydation — hier als Adenosintriphosphat-Gewinnung aus insgesamt verfügbarer Oxydationsenergie verstanden — stets nahe dem theoretisch möglichen Wert des P: O-Quotienten von 3 liegt. Unter den Bedingungen der kontrollierten Atmung gibt es also keinen „Leerlauf" der biologischen Oxydation; dies gilt selbstverständlich nur für normale Verhältnisse. Unter experimentellen wie unter pathologischen Verhältnissen kann die Atmungskontrolle in ihrer Wirksamkeit geringer sein, so daß auch der Nutzeffekt der biologischen Oxydation entsprechend absinkt (s. S. 61).

Die Atmungskontrolle ist von allen biochemischen Funktionen der Mitochondrien am empfindlichsten gegenüber experimentellen Eingriffen und Schädigungen; sie kann bereits aufgehoben sein, ehe irgendwelche anderen Defekte

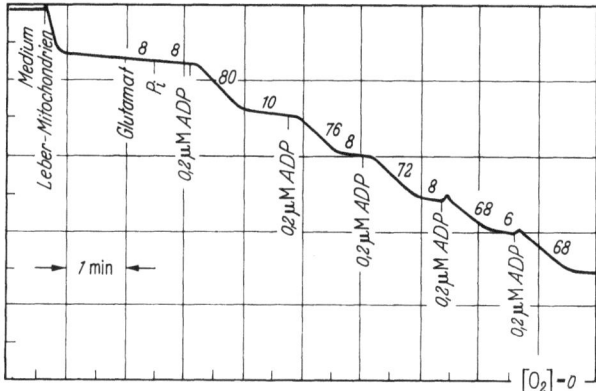

Abb. 7. Atmungskontrolle in Leber-Mitochondrien, in Rohrzuckerlösung suspendiert, die Tris-Puffer, K+, Mg++, PO₄, Pyruvat und Malat enthält (nach ERNSTER und LUFT 1964). Polarographische Messung des Sauerstoffverbrauches, in mμAtom/min angegeben (Zahlen an der Kurve). Der erste rasche O₂-Verbrauch nach Zusatz der Mitochondrien zeigt das in den Mitochondrien vorhandene ADP an. Zusatz von Orthophosphat hat keinen Effekt; jeder Zusatz von ADP führt zu einer Erhöhung des O₂-Verbrauches um das 9—11fache des Grundwertes in ADP-Abwesenheit.

erkennbar werden. Nach den gegenwärtigen Anschauungen ist daher die Messung der Atmungskontrolle der sicherste Weg zur Beurteilung der funktionellen Intaktheit isolierter Mitochondrien (s. S. 42).

Die erste klare Formulierung der Atmungskontrolle geht auf LARDY und WELLMAN (1952) zurück, welche gezeigt haben, daß die Atmungsgröße von Mitochondrien direkt von der Verfügbarkeit von ADP abhängt; dabei ist es gleichgültig, ob ADP einmalig zugegeben oder durch eine gleichzeitig ablaufende Reaktion (z. B. Hexokinase + Glucose + ATP der oxydativen Phosphorylierung → ADP + Glucose-6-phosphat; eine sog. ATP-„Falle") beständig nachgeliefert wird. Bei mehrmaliger diskontinuierlicher Zugabe erhält man ein „Treppen-Phänomen", wie es in Abb. 7 gezeigt wird; die Atmungskontrolle ist also ein reversibler Prozeß.

Die gegenwärtig beste Erklärung der Atmungskontrolle geht davon aus, daß die Gesamtreaktion eines Schrittes der oxydativen Phosphorylierung (s. S. 61) in mehrere Teilschritte zu zerlegen ist, von denen einer die Bildung eines nicht-phosphorylierten und ein anderer die Bildung eines phosphorylierten, jeweils energiereichen Zwischenproduktes betrifft, ohne daß hierbei schon ATP auftritt. Der erste der genannten Schritte (Bildung von A∼X) blockiert den Bestand der Mitochondrien an A so lange, wie A∼X nicht weiter reagiert; A∼X kann nur weiter reagieren, sofern Orthophosphat anwesend ist; A steht demnach für einen neuen Oxydationsschritt erst wieder zur Verfügung, wenn aus Orthophosphat und A$\sim$X das zweite Zwischenprodukt X$\sim$P gebildet ist. Auf dieser Stufe übt also Orthophosphat seine Wirkung bei der Atmungskontrolle aus.

Das zweite Zwischenprodukt X$\sim$P kann nur weiter reagieren, wenn ADP vorhanden ist:

$$X \sim P + ADP \rightarrow X + ATP.$$

Bei Mangel an ADP kommt also die Atmung zum Erliegen, weil der Bestand an X blockiert ist. Auf dieser Stufe übt ADP seine Wirkung bei der Atmungskontrolle aus. ADP ist im allgemeinen wirksamer bei der Atmungskontrolle als Orthophosphat.

Atmungskontrolle findet an allen drei Phosphorylierungsschritten (s. S. 61) statt, doch ist sie am ersten Ort der Phosphorylierung — zwischen Pyridinnucleotid und Flavoproteid — am wirksamsten, am 3. Ort — zwischen Cytochrom c und Sauerstoff — am wenigsten wirksam. Eine Aufhebung der Atmungskontrolle ist der erste Teileffekt einer Entkopplung (s. S. 67), indem der P:O-Quotient noch kaum zu fallen beginnt, der Q_{O_2} schon steigt, und ADP bzw. Phosphat die Atmungsgröße nicht mehr beeinflussen. Näheres zur Entkopplung s. S. 67.

Bei intakter Atmungskontrolle, was als Normzustand der Mitochondrien anzusehen ist, führt jeder ATP-Verbrauch zur Bildung von ADP und steuert so die Atmungsgröße; auch vor der Stufe des ATP liegende energiereiche Zwischenprodukte der oxydativen Phosphorylierung sind in manchen Systemen wie der Umkehr des Elektronenflusses oder dem Ionentransport als Energielieferanten wirksam, so z. B. das oben genannte A$\sim$X. Ein solcher Verbrauch von A$\sim$X würde natürlich A und X wieder zur Verfügung stellen und damit im Sinne der obigen Darlegungen ein von ADP und von Orthophosphat unabhängiger Weg sein, auf dem Energieverbrauch die Atmungsgröße kontrolliert. Es mag also sein, daß ADP und Phosphat nicht die einzigen, die Atmungskontrolle bewirkenden Substanzen sind (s. S. 75), doch wird man Näheres erst sagen können, wenn die chemische Natur von A und X aufgeklärt ist.

Die in vitro an isolierten Mitochondrien beobachtete Atmungskontrolle, wie sie in Abb. 7 gezeigt ist, läßt sich auch an ganzen Zellen und an überlebenden Geweben demonstrieren[1], so daß die an der intakten Zelle beobachteten Phänomene auf die darin enthaltenen Mitochondrien bezogen werden dürfen. Allerdings ist hierbei die Frage noch offen, ob ADP oder Orthophosphat Wirkungsunterschiede bezüglich der Atmungskontrolle zeigen, wie sie von isolierten Mitochondrien bekannt sind. Auch am ganzen Organismus gibt es eine wirksame Atmungskontrolle. Viele Gründe sprechen dagegen, daß sie auf Thyroxin zurückzuführen ist; Beobachtungen an pathologischem Material, die S. 99 ausführlich dargestellt sind, scheinen vielmehr zu zeigen, daß die mitochondriale Atmungskontrolle auch das Verhalten des ganzen Organismus bestimmt.

Die oben gegebene Erklärung der Atmungskontrolle, unter Einbeziehung verschiedener energiereicher Zwischenprodukte, dürfte darauf hinweisen, daß die Kontrolle nicht durch spezielle Enzyme, sondern strukturbedingt ist. Der Begriff der Struktur kann hierbei natürlich nicht als Umschreibung fehlender chemischer Kenntnisse verstanden werden, sondern soll darauf aufmerksam machen, daß die Wirkungsbedingungen von Enzymen durch den Grad ihrer Verankerung an der Struktur entscheidend modifiziert werden können: Im Normalzustand bedingt die Intaktheit der Struktur die Anpassung der Energie-Bereitstellung an den Energiebedarf.

---

[1] Chance, Cohen, Jöbsis und Schoener 1962.

e) Entkopplung.

Bei der Darstellung der oxydativen Phosphorylierung (S. 60ff.) ist stets von den theoretisch möglichen P: O-Quotienten ausgegangen worden; damit wurde die stillschweigende Annahme verbunden, daß dies immer so sein müsse. In Wahrheit aber kann durchaus der Fall eintreten, daß über die Aufhebung der Atmungskontrolle hinaus (s. S. 64) die oxydative Phosphorylierung partiell oder vollständig unterbunden ist, während die Atmung mit häufig sogar vermehrter Intensität weiterläuft. Vollständige Entkopplung führt also bei jedenfalls nicht verringertem Q_{O_2} zu einem P: O-Quotienten von Null[1]. Bereits Isolierung in Phosphatmedium oder Alternlassen der Mitochondrien führen zur Entkopplung.

Vollständige Entkopplung geht eigentlich immer mit einer Erhöhung der Adenosintriphosphatase-Aktivität einher (s. S. 51), so daß ATP rascher noch zu ADP und Orthophosphat gespalten wird. Im Endeffekt kommt es so zu einer funktionellen Trennung von Atmung und Phosphorylierung und zur ATP-Spaltung, indem aus beiden Vorgängen die an sich verfügbare Energie als Wärme freigesetzt wird. Sehr wahrscheinlich bewirken entkoppelnde Substanzen einen Wassereintritt in Mitochondrien, z.B. indem sie eine Schwellung der Mitochondrien verursachen (s. S. 69ff.), oder indem sie auf Grund ihrer sowohl lipophilen als auch hydrophilen Struktur den Eintritt von Wasser in lipidreiche Regionen der Mitochondrien-Cristae ermöglichen und so eine Hydrolyse energiereicher Verbindungen bewirken. Arsenat dagegen hat wie auch in anderen Systemen den Effekt, daß es an die Stelle von Phosphat tritt, daß dann aber sofort eine Arsenolyse erfolgt, da die energiereiche As-Bindung unbeständig ist. Im allgemeinen wird man davon ausgehen dürfen, daß eine Entkopplung einen viel stärkeren Grad einer Strukturschädigung der Mitochondrien anzeigt, als er bei einer Aufhebung der Atmungskontrolle vorliegt.

Einzelheiten, wie die Entkoppler wirken bzw. welche genaue Rolle das Wasser spielt, sind noch nicht sehr gut bekannt und haben wohl die chemische Charakterisierung von A, X, etc. (s. S. 66) zur Voraussetzung. Gleichwohl hat das Studium der Entkopplung dadurch wesentlich zur Kenntnis der Mitochondrienfunktion beigetragen, daß spezifische Entkoppler zur Aufklärung bestimmter Teilschritte der oxydativen Phosphorylierung ganz unerläßliche Werkzeuge geworden sind (s. S. 61).

In vielen Fällen hat man den Effekt von Arzneimitteln, Giften und anderen Substanzen auf die oxydative Phosphorylierung in mehr summarischer Versuchsanordnung geprüft, indem eine Feinlokalisation des Angriffsortes unterblieben ist. Da diese Daten schon jetzt eine erhebliche praktische Bedeutung haben dürften, sind einige Substanzen in Tabelle 24 zusammengestellt, die in der einen oder anderen Weise die Energielieferung aus der oxydativen Phosphorylierung zu beeinträchtigen vermögen. Altbekannte Substanzen wie z.B. 2,4-Dinitrophenol, das kürzlich erneut eingehend untersucht worden ist[2], sind in die Tabelle nicht aufgenommen. Die Bedeutung der Anwesenheit sowohl von hydrophoben als auch von säureartigen Gruppen im Molekül eines wirksamen Entkopplers ist offenbar entscheidend für seine Wirksamkeit[3]. Zahlreiche Entkoppler von phenolischem Charakter werden von isolierten Mitochondrien wie auch Mitochondrien-Proteinen angereichert[4], doch läßt sich noch keine Entscheidung treffen, ob Lipidlöslichkeit oder Proteinaffinität bevorzugt wirksam sind; die hohe Strukturspezifität entkoppelnder Phenole macht beide Mechanismen gleich wahrscheinlich. Auch die Untersuchung einer großen Zahl von Thyroxin-ähnlichen

---

[1] Ernster und Luft 1964.   [2] Chappell 1964.   [3] Parker 1965.
[4] Weinbach und Garbus 1965.

5*

Tabelle 24. *Substanzen mit Entkopplerwirkung.*

Acetaldehyd	Rehak und Truitt 1958	2,4-Dibromphenol	Weinbach und Garbus 1965
N-Acetylthyroxin	Wynn und Fore 1965	Digitoxin	Lee, Schwartz und Burstein 1960
Aminosidine	Bardi, Boretti und di Marco 1961	Dihydrochloro-	Göres 1963
2-Amino-11,3-tri- cyanopropen	Parker 1965	thiazid 3,5-Dijod-3',5'-	Wynn und Fore 1965
Amylbiguanid	Steiner und Williams 1958	dibromthyronin 2,6-Dijod-	Wynn und Fore 1965
Atebrin	Löw 1959a	1,4-hydrochinon	
8-Azaguanin	Bergquist 1962	2,6-Dijod-	Wynn und Fore 1965
Azur A	Wynn und Fore 1965	4-methoxyphenol	
Barbiturate	Aldridge und Parker 1960	2,6-Dijod- 4-nitrophenol	Wynn und Fore 1965
Barbiturate	Pumphrey und Redfearn 1963	3',5'-Dijod- thyronin	Wynn und Fore 1965
Benadryl	Judah 1961	Diphenhydramin	Smith, Watanabe,
Bleiverbindungen, organische	Aldridge, Cremer und Threlfall 1962		Louie, Jones, Hoyt und Hunter jr. 1964
Bongkreksäure	Welling, Cohen und Berends 1960	Esmarin Fettsäuren,	Göres 1963 Borst, Loos, Christ
Carbonylcyanid- hydrazone	Heytler und Prichard 1962	ungesättigte Flavaspidsäuren	und Slater 1962 Runeberg 1962
Carbonylcyanid- phenylhydrazone	Parker 1965	Guanidinderivate Heliotrin	Pressman 1963 Christie 1958
Cantharidin	Bagatell und Dimi- trov 1965	4-n-Hexanol- resorcin	Skidmore und White- house 1965
Cer	Glenn, Tischer und Stein 1962	Hisbril Hydralazin	Judah 1961 Kirpekar und Lewis
Chlormerodrin	Greif und Jacobs 1958		1959
7-Chlor-2-methyl- amino-5-phenyl- 3H-1,4-benzodia- zepin-4-oxyd	Kadenbach und Lührs 1961	4-Hydroxy-3,5-di- jodbenzonitril Hydroxyzin	Parker 1965 Nishi, Koketsu, Cerf und Abood 1959
5-Chlor-4-nitro- benzotriazol	Parker 1965	Hyperosid	Böhm und Lamprecht 1959
Chloreton	Mager und Avi-Dor 1956	Hypoglycin	McKerns, Bird, Kaleita, Coulomb
Chloreton	Michaelis und Hashi- moto 1962	Imipramin	und de Renzo 1960 Løvtrup 1963
Chlorothiazid	Göres 1963	Imipramin	Løvtrup 1964a
Chlorpromazin	Löw 1959b	Kanamycin	Bardi, Boretti und
Chlorpromazin	Smith, Watanabe, Louie, Jones, Hoyt und Hunter jr. 1964	Kieselsäure	di Marco 1961 Kersten, Krisch und Staudinger 1958
Chlorpromazin	Løvtrup 1964a	Kobragift	Aravindakshan und Braganca 1959
Chlorpromazin	Kirpekar und Lewis 1960	Kobragift	Aravindakshan und Braganca 1961
Chlorpromazin	Berger, Strecker und Waelsch 1956	Neomycin	Bardi, Boretti und di Marco 1961
Chlorpromazin	Bacila und Medina 1962	Ninhydrin	Skidmore und Whitehouse 1965
Chlorpromazin	Aghajanian 1963	5-Nitrobenzo-	Parker 1965
Colchicein	Skidmore und White- house 1965	triazol 4-Nitrophenol	Weinbach und Garbus
Desaspidin	Runeberg 1962		1965
3,5-Dibrom- 3',5'-dijod- thyronin	Wynn und Fore 1965	Nitroresorcine Nitrotropolone	Skidmore und Whitehouse 1965 Skidmore und
3,5-Dibrom- 4-hydroxy- benzotriazol	Parker 1965	Ouabain	Whitehouse 1965 Lee, Schwartz und Burstein 1960

Tabelle 24 (Fortsetzung).

Pasteurella pestis-Toxin	KADIS und AJL 1963	Salicylat	KIRPEKAR und LEWIS 1960
Pentachlorphenol	BUFFA, CARAFOLI und MUSCATELLO 1963	Schlangengifte	TAUB und ELLIOTT 1964
		Sernyl	LEES 1962
Pentachlorphenol	PARKER 1965	Sicamid	GÖRES 1963
Pentachlorphenol	WEINBACH und GARBUS 1965	Streptomycin	BARDI, BORETTI und DI MARCO 1961
Pentafluorphenol	PARKER 1965	Strophanthin	SURANYI und AVI-DOR 1965
Phenäthyl-biguanid	UNGAR, PSYCHOYOS und HALL 1960	Synthalin	STEINER und WILLIAMS 1958
Phenäthyl-biguanid	STEINER und WILLIAMS 1958	4,5,6,7-Tetrachlor-benzotriazole	PARKER 1965
Phenazin-metho-sulfat	WYNN und FORE 1965	2,4,5-Trichlor-phenol	WEINBACH und GARBUS 1965
Phenergan	JUDAH 1961	2,3,4,6-Tetra-chlorphenol	WEINBACH und GARBUS 1965
Phenothiazine	BACILA und MEDINA 1962	3,5,3′,5′-Tetrajod-thyrocapronsäure und ihr Methyl-ester	WYNN und FORE 1965
2-Phenylindan-1,3-dion	SKIDMORE und WHITEHOUSE 1965		
Phosphin	NEUBERT und HOFF-MEISTER 1960	3,5,3′,5′-Tetrajod-thyroessigsäure	WYNN und FORE 1965
3-Piperidyl-benzilat	ABOOD, OSTFELD und BIEL 1959	β-Thujaplicin	SKIDMORE und WHITEHOUSE 1965
3-Piperidyl-benzilat	ABOOD und RINALDI 1959	Toluidinblau	WYNN und FORE 1965
Promethazin	SMITH, WATANABE, LOUIE, JONES, HOYT und HUNTER jr. 1964	Trialkylblei	ALDRIDGE, CREMER und THRELFALL 1962
		Trialkylzinn	ALDRIDGE 1958, ALDRIDGE und THRELFALL 1961
Promazin	LÖW 1959b		
Pyribenzamin	JUDAH 1961		
Quecksilberchlorid	SHORE und SHORE 1960	Tribromphloro-glucin	SKIDMORE und WHITEHOUSE 1965
Quercetin	BÖHM und LAMPRECHT 1959	Tribromtropolon	SKIDMORE und WHITEHOUSE 1965
Resazurin	WYNN und FORE 1965	3,3′,5′-Trijod-thyronin	WYNN und FORE 1965
Reserpin	ABOOD und ROMAN-CHEK 1957	3,5,3′-Trijod-thyronin	WYNN und FORE 1965
Reserpin	KIRPEKAR und LEWIS 1959	Tubocurarin	KOCH und GALLAGHER 1960
Reserpin	SCHWARTZ und LEE 1960	Tubocurarin	KOCH und GALLAGHER 1965
Reserpin	KIRPEKAR und LEWIS 1960	Urethan	LEE 1960
γ-Resorcylsäure	HUGGINS, BRYANT und SMITH 1961	Vitexin-4′-rham-nosid	BÖHM und LAMPRECHT 1959
Rutin	BÖHM und LAMPRECHT 1959	Zinnverbindungen, organische	ALDRIDGE 1958, ALDRIDGE und THRELFALL 1961
Salicylat	CHARNOCK, OPIT und HETZEL 1962		
Salicylat	FALCONE, MAO und SHRAGO 1963	Zinnverbindungen, organische	MOORE und BRODY 1961

Phenoläthern läßt in Einzelfällen so große Abweichungen von irgendeiner Theorie der Phenolwirkung erkennen, daß endgültige Verallgemeinerungen noch nicht zulässig zu sein scheinen[1].

f) Schwellung.

Schwellung und Entschwellung von suspendierten Mitochondrien, die sich in vitro leicht durch Trübungsmessung im Photometer messen lassen, verdienten

---

[1] WYNN und FORE 1965.

eigentlich keine gesonderte Behandlung, da die mit der Aufnahme oder Abgabe von Wasser verbundenen Strukturänderungen der Mitochondrien in allerengster Wechselwirkung mit anderen struktur-abhängigen Phänomenen wie der oben besprochenen Atmungskontrolle und Entkopplung stehen. In der Tat verändern Eingriffe, die die oxydative Phosphorylierung beeinflussen, auch den Wasserhaushalt der Mitochondrien, so daß eine gesonderte Aufzählung aller auf Schwellungswirkung untersuchten Verbindungen nicht erforderlich ist. Eine Besprechung der Schwellung von Mitochondrien (Übersicht s. [1]) ist jedoch deswegen zweckmäßig, weil einmal das lange aus der pathologischen Anatomie bekannte Phänomen der trüben Schwellung das intracelluläre Korrelat der Schwellung isolierter Mitochondrien ist, und zum andern, weil die bequeme Messung von Schwellung und Kontraktion in besonders einfacher Weise einen Einblick in die Mitochondrien-Struktur gestattet, denn hier kann unter einigermaßen überschaubaren Bedingungen im Grenzgebiet zwischen Morphologie und Biochemie experimentiert werden[3]. Schwellung ist nur eine der möglichen Reaktionsweisen von Mitochondrien, und man kann sie daher nicht generell als unspezifischen Ausdruck einer irgendwie gearteten, schädigenden Einwirkung ansehen; vielmehr wohnt — morphologisch — dem Phänomen der Mitochondrienschwellung eine gewisse Spezifität inne. Die Vielzahl der chemischen Agentien, die eine Schwellung bedingen, z.T. aber auch wieder umkehren können, scheint ebenfalls auf Nicht-Spezifität der schwellungsbedingenden chemischen Struktur hinzuweisen, doch führt die Ordnung dieser Substanzen unter dem Gesichtspunkt ihres Einflusses auf den Energiehaushalt oder auf die Membran der Mitochondrien ebenfalls zu einer durchaus hervortretenden Spezifität.

Eine Diskussion der Mitochondrienschwellung wäre unvollständig ohne den Hinweis, daß das übliche Isolierungsmedium, 0,25 M Rohrzuckerlösung, hypotonisch für Mitochondrien ist. 0,25 M Zuckerlösung entspricht rund $^3/_4$ des Wertes einer isotonischen Lösung, und in ihr sind daher die Mitochondrien nicht vollständig kontrahiert. Alle vorliegenden Erfahrungen sprechen aber dafür, daß das funktionelle Verhalten isolierter Mitochondrien in leicht hypotonischer Umgebung nicht beeinträchtigt ist.

Die physiologische Bedeutung des Wasserhaushaltes der Mitochondrien, der sich in Schwellung und Kontraktion äußert, liegt vor allem darin, daß in den Mitochondrien als den Zentren des oxydativen Zellstoffwechsels ständig Oxydationswasser anfällt, das laufend beseitigt werden muß. Pro 2 Atome Substrat-Wasserstoff wird ein Mol Wasser gebildet; die Gesamtmenge beläuft sich auf rund 300 ml H_2O/Tag beim gesunden Erwachsenen. Dies dürfte der Mindestbetrag an täglicher Wasserbewegung sein, die von den Mitochondrien der verschiedenen Organe zu leisten ist.

Der hier zu besprechende Wassertransport durch die Mitochondrien-Membran ist aktiver Natur und bezieht seine Energie aus der Atmungskette; eine sehr schnell verlaufende, passive Wasserbewegung von osmotischem Charakter[2] bleibt hier außer Betracht; ihre Messung ist nicht immer einfach, da sie leicht von aktiven Phänomenen überlagert wird, und da die lineare Abhängigkeit der Lichtzerstreuung im Photometer von der Wasserkonzentration in den Mitochondrien nicht notwendigerweise Proportionalität der Kausalfaktoren bedeuten muß.

Der aktive Transport von Wasser erfolgt z.T. mit großer, z.T. mit kleiner Amplitude; der erste Vorgang wird zunächst behandelt. Die hierfür nötige Energie wird der Atmungskette entnommen; infolgedessen tritt eine Hemmung der Schwellung durch Anaerobiose, Cyanid, Amytal, Antimycin A, aber auch durch

---

[1] Lehninger 1962.   [2] Lynn jr., Fortney und Brown 1964.   [3] Hackenbrock 1966.

Serumalbumin, Komplexbildner und Spermin ein. Anaerobiose kann durch passende Elektronenacceptoren, wie etwa Ferricyanid, überwunden werden; 2,4-Dinitrophenol hat je nach Versuchsbedingungen unterschiedliche Wirkungen, da der jeweilige Zustand der Atmungskette entscheidend mitspielt. Durch Stehenlassen „gealterte" Mitochondrien, die bereits deutliche Funktionseinbußen erkennen lassen, können durch Substratzusatz gleichwohl noch zur Schwellung gebracht werden. Antihistamine verhindern die Schwellung[1].

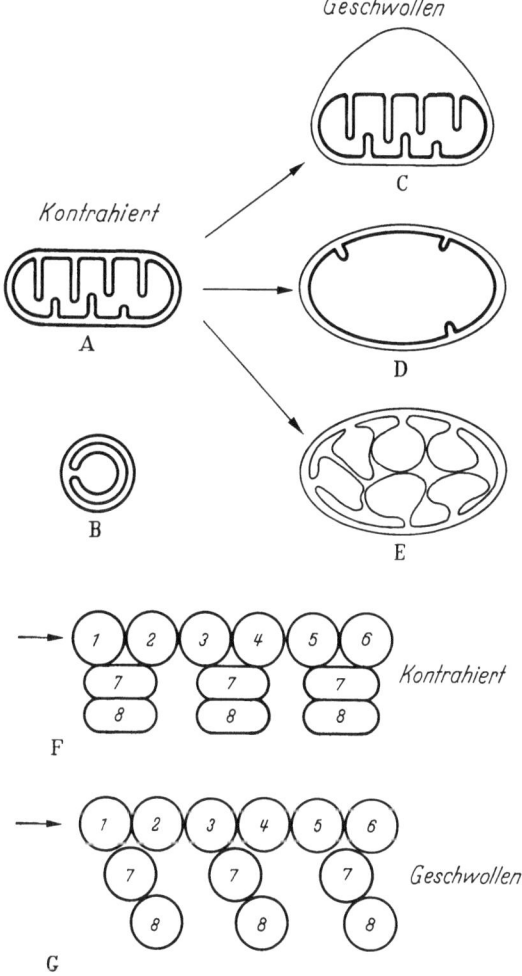

Abb. 8. Schema der Vorgänge bei der Mitochondrien-Schwellung, modifiziert nach LEHNINGER (1962). *A* und *B* geben Längs- und Querschnitt des intakten Mitochondrions wieder. In *C* ist Schwellung der äußeren Membran ohne Beteiligung der Cristae, in *D* Schwellung der Matrix, in *E* Schwellung der Cristae symbolisiert. *F* und *G* geben mögliche Zusammenhänge zwischen Atmungskette und Schwellungszustand wieder, wobei Änderungen der Form und der Geometrie an den drei Phosphorylierungsorten symbolisiert sind. *1—6* sind die Hauptglieder der Atmungskette; *7* und *8* die Kopplungsglieder zur oxydativen Phosphorylierung.

Bei der Schwellung wird ein umkehrbares Gleichgewicht erreicht; je nach Ausmaß gehen mit der Schwellung ernstere enzymatische und morphologische Defekte einher. So wird die Atmungskontrolle aufgehoben, später auch der P:O-Quotient erniedrigt gefunden. Die Permeabilität der Mitochondrien-Membran

[1] JUDAH 1960.

steigt, vor allem wohl an den „inneren" Membranen der Cristae, doch ist die exakte Korrelation morphologischer und biochemischer Befunde bei der Mito-chondrien-Schwellung noch eine Aufgabe der Zukunft. In Abb. 8 sind einige schematische Vorstellungen hierüber wiedergegeben.

Das pH-Optimum der Schwellung wird bei pH 7,4 gefunden, bei stärker saurem pH herrschen grundlegend andere Bedingungen[1]. 100—200% Volumen-zunahme, d.h. rund 35—45% Zunahme des Durchmessers entsprechen einem starken Schwellungsgrad. Der Temperaturkoeffizient ist mit 3,2—4,6 sehr hoch und schließt passive Vorgänge völlig aus. Leber- und Nieren-Mitochondrien zeigen in vitro den höchsten Schwellungsgrad, wobei sich Nierenmark- und Nieren-rinden-Mitochondrien grundsätzlich verschieden verhalten[2]. Mitochondrien aus Herz und Skeletmuskel schwellen mäßig stark, die aus Hoden, Milz und Gehirn praktisch nicht. Die Gründe hierfür sind unklar.

Eine Reihe von zelleigenen Substanzen löst spezifisch die Mitochondrien-Schwellung in vitro aus, darunter vor allem Ca^{++}, das in jüngster Zeit eingehend untersucht wurde[3]. Thyroxin wirkt nicht ganz so spezifisch, da z.B. auch das unphysiologische D-Thyroxin wirksam ist. Unter den zelleigenen Substanzen spielt quantitativ wohl Phosphat, das zuerst von Raaflaub[4] als Auslöser der Schwellung erkannt worden ist, die größte Rolle. Hierbei tritt DPN in großem Umfang aus den Mitochondrien aus, so daß eine schwere Schädigung der Atmungs-kette resultiert und damit die phosphat-bedingte Schwellung einen circulus vitiosus einleitet: Indem Schwellung einen DPN-Verlust bedingt, erschwert dieser nun eine Entschwellung. Glutathion, Cystein, nicht aber Ergothionin bedingen ebenfalls starke Schwellung, aber wohl nach einem anderen Mechanismus, wobei an das Sulfhydryl-Disulfid-Gleichgewicht an der Mitochondrien-Membran und an Lipid-Peroxydation[5] (s. S. 106f. und 141f.) zu denken ist. Disulfidhormone, wie z.B. Insulin, Oxytocin oder Vasopressin, lösen in der unphysiologisch hohen Konzentration von 1×10^{-5} M ebenfalls eine Schwellung aus. Freie Fettsäuren sind bereits bei 1×10^{-6} M wirksam; hierbei ist wiederum eine Lipid-Peroxydation[6] wahr-scheinlich, außerdem bestehen starke Wechselwirkungen mit der Mikrosomen-fraktion, die neben reichlich Lipiden auch lipid-spaltende Enzyme besitzt und daher als Beimengung zu den Mitochondrien schwerwiegende Versuchsfehler bedingen kann. Unter den zellfremden, spezifisch Schwellung auslösenden Sub-stanzen sind Phlorrhizin (Hemmung des aktiven Transports?), Schwermetalle wie Cu^{++}, Ag^+, Hg^{++} (Hemmung via SH-Gruppen?) und eine Reihe Antibiotica wie Gramicidin und Valinomycin (s. S. 76) wichtig.

Hemmung der Schwellung tritt unter geeigneten Bedingungen (s. oben) mit 2,4-Dinitrophenol ein, ferner spezifisch mit Mg^{++} und Mn^{++}. Bei Glutathion-bedingter Schwellung wird ein sog. C-Faktor freigesetzt, der sich als ein zur Ent-schwellung notwendiges Protein erwiesen hat.

Generell gilt aber, daß Entschwellung (Kontraktion, Wasseraustreibung, Schrumpfung) nicht in einer einfachen Umkehrung der Schwellung bestehen kann, da die Bedingungen für die Kontraktion (entweder intakte oxydative Phosphory-lierung in Gegenwart von Mg^{++} und ADP oder ATP-Zusatz) grundsätzlich andere, nicht einfache reziproke Zustände der Atmungskette erfordern als die Schwellung.

Die Kontraktion führt zu praktisch vollständiger Aufhebung des vorher erreichten Schwellungsgrades. Sie läßt sich spezifisch mit ATP auslösen, auch

[1] Connelly und Lardy 1964   [2] Brown und Petkas 1964.
[3] Chappell und Crofts 1965, Crofts und Chappell 1965, Chance 1965.
[4] Raaflaub 1953.
[5] Hunter jr., Scott, Hoffsten, Gebicki, Weinstein und Schneider 1964.
[6] Fortney und Lynn jr. 1964.

noch an phosphorylierenden Subfraktionen zerstörter Mitochondrien. Halb-maximale Kontraktion wird bei 1×10^{-4} M ATP erreicht, der Temperaturkoeffizient liegt mit 2,5—4,3 ebenfalls sehr hoch. Pro Mol gespaltenem ATP werden bis zu 300 Mole H_2O ausgetrieben. Unter vielen Versuchsbedingungen haben sich keine Zusammenhänge zwischen Ionentransport durch die Mitochondrien-Membran und Entschwellung finden lassen, obwohl alles dafür spricht, daß die Kontraktion ebenfalls ein Vorgang an der Mitochondrien-Membran ist.

Eine Hemmung der Mitochondrien-Kontraktion tritt mit 2,4-Dinitrophenol ein, wenn kein ATP-Überschuß vorhanden ist. Rohrzucker und andere Polyalkohole wie z. B. Mannit hemmen in einer noch nicht klar durchschaubaren Weise ebenfalls die Kontraktion. Oligomycin, Azid und Atraktylat (s. Abb. 5) sind im Experiment die sichersten und wirksamsten Inhibitoren der aktiven Entschwellung; ihre Natur zeigt, daß an der Kontraktion höchstwahrscheinlich ein anderer funktioneller Abschnitt der Atmungs- und Phosphorylierungskette beteiligt ist als an der Schwellung. Zu den wirksamen Hemmstoffen gehören auch Rhodanid, Caesium, und der Erschlaffungsfaktor des Muskels, was viele Überlegungen über Analogien zwischen Mitochondrien- und Muskel-Kontraktion angeregt hat.

Schwellung und Kontraktion niedriger Amplitude führen zu einer Volumenänderung von 1—2% und erfolgen unter vollem Erhalt der Atmungskontrolle, so daß wesentliche Strukturänderungen der Mitochondrien damit ausgeschlossen sein dürften. Wichtige Unterschiede zur Schwellung und Kontraktion großer Amplitude sind fehlende Hemmung durch Rohrzucker, spezifische Auslösung der Kontraktion durch ADP und einzige Wirkung entkoppelnder Substanzen durch Kontraktionsauslösung. Damit bestehen grundlegende Unterschiede im Mechanismus der beiden Schwellungsarten; vielleicht ist beim Vorgang mit kleiner Amplitude nur eines der Mitochondrien-Kompartimente (s. unten) beteiligt.

Schwellungs- und Entschwellungs-Prozesse isolierter Mitochondrien sind damit eine Reflektion der Funktion von Atmung und Phosphorylierung. Ein Teil der respiratorischen Energie wird als „Mechanoenergie" für Schwellung und Kontraktion verbraucht[1] und so der vermutlich optimale strukturelle Zustand der Mitochondrien aufrechterhalten. Die intracelluläre Umgebung enthält sowohl Schwellungs- als auch kontraktionsauslösende Substanzen; in der Bilanz des dynamischen Charakters der Mitochondrien-Struktur überwiegen die kontrahierenden Faktoren. Ins päterenAbschnitten dieses Kapitels (S. 86—99) werden experimentelle und pathologische Faktoren behandelt, die den Kontraktionszustand der Mitochondrien beeinflussen können.

g) Kompartmentierung.

In vielen Versuchsanordnungen erhält man Hinweise darauf, daß das Innere der Mitochondrien nicht einem einzigen Lösungsraum entspricht, sondern Barrieren enthält, die einzelne Räume (= Kompartimente) voneinander getrennt halten. Demnach müssen intramitochondriale Membranen existieren, die durch Semipermeabilität oder Impermeabilität gekennzeichnet sind. Es liegt auf der Hand, daß die Ultrastruktur der Mitochondrien hierfür das morphologische Substrat bietet.

So sind schon Verteilungsstudien von scheinbar impermeablen Substanzen in Mitochondrien-Sedimenten[2] und von Metaboliten wie Zwischenprodukten des Citronensäurecyclus[3] und Adenosinphosphaten[3, 4] zwischen Mitochondrien und Suspensionsmedium geeignet, Hinweise darauf zu geben, daß verschieden große Verteilungsräume für verschiedene Substanzen existieren. Eine gewisse Wahr-

[1] HACKENBROCK 1966. [2] SHARE 1960. [3] AMOORE 1958. [4] KUNZ und BÖHME 1965.

scheinlichkeit spricht dafür, daß der rohrzuckerpermeable Raum vom rohr-
zuckerimpermeablen Bereich durch die innere Lage der Mitochondrien-Membran
abgegrenzt ist, demnach die äußere Lage als rohrzuckerpermeabel angesehen
werden muß[1]. Obwohl ADP und ATP rasch die Mitochondrien-Membran durchdringen und so jedenfalls der extramitochondriale ATP-Verbrauch und die intramitochondriale Rephosphorylierung von extramitochondrial entstandenem ADP
nicht durch die Durchtrittsgeschwindigkeit limitiert werden[2], zeigen sich bei Anwendung von Atraktylat[3, 4] entscheidende Unterschiede zwischen mitochondrial
gebundenen und frisch aus dem Medium aufgenommenen Adenosinphosphaten,
da Atraktylat offenbar den Membrandurchtritt verhindert, intramitochondrial
gebundenes ATP aber unbeeinflußt läßt (s. Nr. 5 in Abb. 5). Austauschstudien
mit markierten Adenosinphosphaten machen es zudem wahrscheinlich, daß zwei
getrennte Kompartimente für intramitochondrial gebundene Adenosinphosphate
existieren, und daß ATP und ADP nicht gleichartig behandelt werden[3].

Auch beim Studium intramitochondrialer Enzyme finden sich Differenzen der
Aktivierbarkeit[5] und Extrahierbarkeit[6, 7], die klar zeigen, daß die Enzyme in
unterschiedlich festem Bindungszustand vorliegen. Mit Hilfe von Malonat, das
den Succinatumsatz unterbindet, ergibt sich, daß etwa $1/3$ des intramitochondrialen
DPN der Reduktion mittels Malat und Glutamat zugänglich ist (nicht hemmbar
durch Malonat), während rund $2/3$ bei der Umkehr des Elektronentransportes
(S. 60) der Reduktion durch Succinat zur Verfügung stehen (hemmbar durch
Malonat), so daß intramitochondriales DPN in zwei verschiedenen Räumen
existiert[8].

Eine wahrscheinliche Deutung der Tatsache, daß manche intramitochondrialen
Prozesse wie z. B. die Transhydrogenierung zwischen DPN und TPNH energiebedürftig sind[9], ist ebenfalls mit der Existenz verschiedener Stoffwechselräume in
den Mitochondrien verknüpft; sie besagt, daß die Bewegung von Metaboliten oder
Coenzymen durch eine intramitochondriale Membran nur mittels aktiven Trans-
portes möglich ist. Demnach wären die Verschiebungen zwischen der Matrix und der
Membran der Cristae und zwischen dem Inneren und der Membran der Cristae,
jeweils ein energiefordernder Prozeß und würden damit die Existenz von drei
intramitochondrialen Kompartimenten anzeigen. Hierfür gibt es in der Tat
experimentelle Belege[10], die den Kompartimenten einen dynamischen (nämlich
energieabhängigen) Charakter zuschreiben.

h) Ionentransport.

Mitochondrien sind imstande, aktiv Ionen zu akkumulieren. Die hierfür notwendige Energie kann aus ATP entnommen werden, kann aber auch aus energiereichen Zwischenprodukten der oxydativen Phosphorylierung stammen, d. h. aus
$A \sim X$, und hängt demnach nicht zwingend von $X \sim P$ (S. 61) oder ATP ab[9, 11].

Kationen-Studien werden durch zwei Umstände erschwert, die eine sehr sorgfältige Versuchsplanung verlangen: Ca^{++} hat eine starke Wirkung auf die Mitochondrien-Schwellung (S. 72), so daß sich Transport- und Schwellungs-Phäno-
mene überlagern können; Mg^{++} wird, auch wenn der Transport anderer Kationen
studiert wird, meist für die strukturelle Integrität der Mitochondrien und/oder für
den Umsatz von ATP benötigt, unterliegt aber auch selbst dem aktiven Transport.

[1] O'Brien und Brierley 1965.   [2] Kunz und Böhme 1965.
[3] Brierley und O'Brien 1965   [4] Chappell und Crofts 1965a.
[5] Bendall und de Duve 1960.   [6] Frisell, Patwardhan und Mackenzie 1965.
[7] Delbrück, Zebe und Bücher 1959.   [8] Chance und Hagihara 1962.
[9] Ernster und Lee 1964.   [10] Klingenberg 1963.   [11] Sanadi 1965.

Auch ist zu bedenken, daß sowohl für K$^+$ in Verbindung mit Cerebrosidsulfaten[1] als auch für Mn^{++}[2] Lipidbindung möglich ist, mit entsprechenden Konsequenzen für die Gleichgewichtseinstellung zwischen wäßrigen Phasen. Ca^{++} und Mg^{++} andererseits, die notwendigerweise zusammen mit Orthophosphat akkumuliert werden, bilden unlösliche Salze[3] der Zusammensetzung [Ca(PO$_4$)$_2$]$_3 \cdot$Ca(OH)$_2$ (Hydroxylapatit) und Mg$_3$(PO$_4$)$_2$ innerhalb der Mitochondrien, mit entsprechenden Konsequenzen für Gleichgewichtsfragen; die Hydroxylapatit-Anhäufung ist elektronenoptisch belegt[4].

Am häufigsten ist die Aufnahme von Ca^{++} untersucht worden, deren Stöchiometrie zum O$_2$-Verbrauch[6] und zur Phosphataufnahme[7] sowie die fehlende Hemmbarkeit durch Oligomycin bei Substratgegenwart klar zeigen, daß die Energiequelle

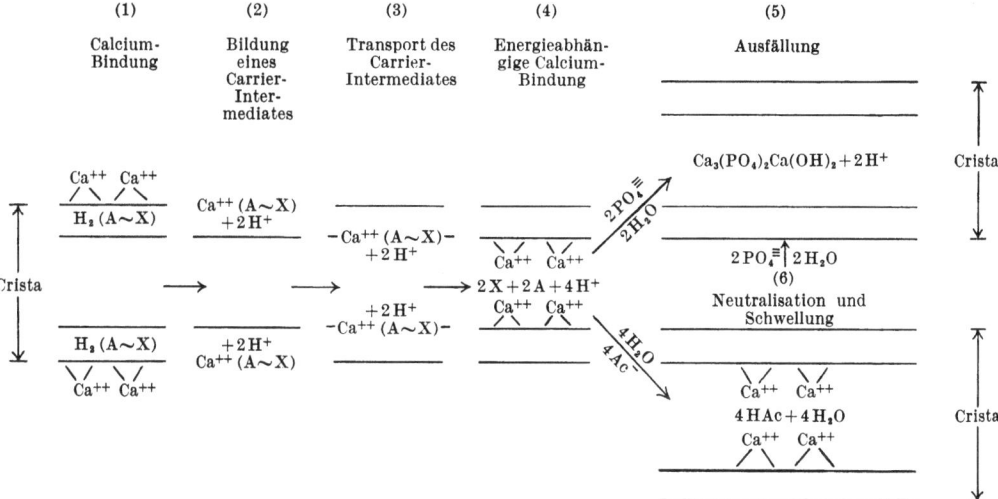

Abb. 9. Schema einer Hypothese zum Mechanismus der Calcium-Anhäufung in Mitochondrien nach CHANCE (1965). Die Beziehungen zwischen Ca^{++} und Membranen sowie Carriern und der Energieaufwand werden verdeutlicht.

für den aktiven Transport aus A $\sim$ X (S. 61) stammt. Entsprechend der Aufnahme von Ca^{++} wird von den Mitochondrien H$^+$ abgegeben, was meßtechnisch bedeutsam ist. Es muß aber noch offen bleiben, ob der aktive Transport das Anion oder das Kation betrifft[5], und ob demnach das Kation oder das Anion passiv nachfolgen. Die eingehendste Untersuchung der Beziehungen zwischen Mitochondrien und Calcium stammt von CHANCE[8]. Wie zu erwarten war (S. 66), übt Ca^{++} eine dem ADP vergleichbare Wirkung auf die Atmungskontrolle aus, nur auf einer früheren Stufe der oxydativen Phosphorylierung, indem es schon an A $\sim$ X angreift. Dabei ergibt sich ein Ca^{++}:ADP-Verhältnis von im Mittel 1,8. Bezüglich der Freisetzung von H$^+$, des Redox-Zustandes der Atmungskette und der Übergangsgeschwindigkeit von Zustand 4 in Zustand 3 (S. 61) ähnelt Ca^{++} sehr stark dem ADP, so daß offenbar die mit ADP erhaltenen Erkenntnisse auf Ca^{++} übertragen werden können, umgekehrt Ca^{++} ein neues, unabhängiges experimentelles Werkzeug zum Studium des Elektronentransportes und der Energieübertragung geworden ist. Die Vorstellungen über den Ablauf der Ca^{++}-Bindung und des energiebedürftigen Transports sind in Abb. 9 schematisch veranschaulicht.

[1] GREEN, ROBINSON jr. und DAY 1961. [2] CHAPPELL, COHN und GREVILLE 1963.
[3] ERNSTER und LEE 1964. [4] BRIERLEY und SLAUTTERBACK 1964.
[5] SANADI 1965. [6] VASINGTON und MURPHY 1962, ROSSI und LEHNINGER 1964.
[7] LEHNINGER, ROSSI und GREENAWALT 1963. [8] CHANCE 1965.

Übrigens hat Ca^{++} tiefgreifende Effekte auf die energieabhängige Aufnahme von DPN in Mitochondrien, die Änderungen bezüglich Bindungsfestigkeit von DPN, Bindungsgeschwindigkeit, Energiebedarf, Spezifität von DPN bzw. TPN und Effekt von 2,4-Dinitrophenol erfährt[1].

Bezüglich der Natur der aktiven Aufnahme, der Energiequelle und vieler anderer Parameter verhalten sich Mg^{++} und Sr^{++} sehr ähnlich wie Ca^{++}[2], auch z. B. in der H$^+$-Abgabe. Ein wesentlicher Unterschied ist, daß Mn^{++} nicht zwingend der Phosphatanwesenheit bei seiner Aufnahme bedarf, was mit der oben erwähnten Bindung von Mn^{++} an lipophile Bereiche zusammenhängen mag.

Viele Daten liegen auch zur aktiven Akkumulierung von K$^+$ vor, während Na$^+$ offenbar keinem aktiven Transport unterliegt[3]. Alle Befunde über die Energiequelle, aus der der aktive K$^+$-Transport gespeist wird, weisen auf Grund der Oligomycin-Effekte darauf hin, daß es wie beim Ca^{++} nichtphosphorylierte energiereiche Zwischenprodukte der oxydativen Phosphorylierung (A $\sim$ X) sind[4-8]. Damit ist eine Konkurrenz zwischen K$^+$ und Ca^{++} beim energieabhängigen Eintritt in Mitochondrien anzunehmen, für die bezüglich der Energiequelle[8] experimentelle Hinweise vorliegen, während bezüglich eines eventuellen gemeinsamen Carriers noch keine bindende Antwort möglich ist. Gramicidin[7] und Valinomycin[8, 9] sind als ähnlich gebaute Polypeptid-Antibiotica hochwirksame Agentien, die den K$^+$-Eintritt erleichtern, wahrscheinlich ähnlich dem Parathormon (S. 93f.) durch eine Änderung der Membran-Eigenschaften der Mitochondrien[7, 8, 10].

Im Gegensatz zu den Befunden mit Ca^{++} und Mg^{++} erfordert der aktive K$^+$-Eintritt nicht die gleichzeitige Anwesenheit von Phosphat, vielmehr geben die Mitochondrien eine dem K$^+$ äquivalente Menge H$^+$ ab[4, 5, 7-11]. Dieser Effekt ist für experimentelle Anordnungen bedeutsam, da Glaselektroden-Messungen von pH-Änderungen möglich werden.

Der Anionen-Transport durch die Mitochondrien-Membran ist, wenn man vom Orthophosphat (s. o.) absieht, noch nicht in allen Details zu überblicken; eine Polyphosphatbildung aus Orthophosphat ist beschrieben[12]. Sulfat wird aus recht verdünnten Lösungen (10^{-7} M) aktiv angereichert, wobei Konzentrationsgradienten gegen das Medium von 1:100 bis 1:200 erreicht werden können[13]. Die aktive Sulfataufnahme erfolgt mit einer Aktivierungsenergie von 12 kcal/Mol, die Wiederabgabe mit 30 kcal/Mol.

Es fehlt einstweilen noch an Möglichkeiten, denjenigen Energiebetrag abzuschätzen, der von Mitochondrien in vivo nicht als ATP bereitgestellt, sondern zur Aufrechterhaltung des Innenmilieus und der Strukturintegrität für den aktiven Ionentransport verwendet wird. Die Bedeutung des intracellulären Ionentransportes durch die Mitochondrien-Membran wird man schwerlich überschätzen können, wenn Fragen eines „Optimums" an morphologischer Durchbildung und biochemischer Kapazität von Mitochondrien zu diskutieren sind.

i) Einflüsse auf die Glykolyse.

Die Regulation des Kohlenhydratabbaues und das Gleichgewicht zwischen Atmung und Glykolyse (Pasteur-Effekt) sind Prozesse, die auf vielfältige Weise

[1] Greenspan und Purvis 1965.

[2] Chappell, Cohn und Greville 1963, Bartley und Amoore 1958, Brierley, Murer und Green 1963, Brierley, Murer und O'Brien 1964.

[3] Ulrich 1961, Gamble jr. 1963, Christie, Ahmed, McLean und Judah 1965.

[4] Ulrich 1961.　　　[5] Judah, McLean, Ahmed und Christie 1965.　　　[6] Ulrich 1960.

[7] Chappell und Crofts 1965b.　　　[8] Ogata und Rasmussen 1966.　　　[9] Pressman 1963a.

[10] Harris, Cockrell und Pressman 1966.　　　[11] Christie, Ahmed, McLean und Judah 1965.

[12] Lynn und Brown 1963.　　　[13] Winters, Delluva, Deyrup und Davies 1962.

die Mitochondrien betreffen können[1]. Praktisch alle Glykolyse-Enzyme kommen im löslichen Überstand vor[2], was auch für das Gehirn-Gewebe gilt[3], wo allerdings solche Enzyme leicht an Mitochondrien gebunden werden[4] und es besonderer Maßnahmen bedarf, Mitochondrien frei von löslichen Cytoplasma-Enzymen zu gewinnen[5]. Sieht man von solchen Artefakten ab, so können Mitochondrien in ein lösliches glykolysierendes System Hexokinase einbringen — besonders solche aus Gehirn[4, 6, 7] und Tumoren (S. 98) —, doch ist dies offenbar nicht der einzige Stimulierungsmechanismus, da auch Aldolase[4] zusätzliche Effekte gibt. Zahlreiche Hemmeffekte von Mitochondrien sind beschrieben[6-10], deren Ursache meist noch im Dunkeln liegt, da es nicht einfach der klassische Pasteur-Effekt ist[7]. Man muß daran denken, daß aerobe Bedingungen eine oxydative Schädigung der Triosephosphatdehydrogenase[9, 11] bewirken können; auch ist anscheinend das mitochondriale ATP nicht frei für mitochondriale Hexokinase verfügbar[12], sondern kompartmentiert (s. S. 73f.). Auch Adenosintriphosphatase der Mitochondrien kommt für eine Glykolyse-Hemmung in Betracht[7, 12].

Nicht nur auf dem Gebiet der Enzymmuster, sondern auch bezüglich der Cofaktoren können Mitochondrien in Wechselwirkung mit der Glykolyse treten[13]. Dies ist besonders klar an Hefe-Mitochondrien gezeigt worden[14], wo die aerob bestehende mitochondriale Kontrolle des ADP-Spiegels der Zelle bei Sauerstoffentzug zusammenbricht und nun Fluktuationen der Glykolyse-Geschwindigkeit einsetzen, die sich als Oscillationen des DPNH-Gehaltes zu erkennen geben. Die Zurückführung der — jedenfalls in vitro bestehenden — Wechselwirkungen zwischen Mitochondrien und der Glykolyse auf solche Cofaktor-Phänomene hat viel Wahrscheinlichkeit für sich[15]; ein Kinasin genanntes Protein aus Herz-Mitochondrien[16] bedarf wohl noch der näheren Identifizierung seiner Wirkungsweise[17], ehe es für alle beobachteten Effekte verantwortlich gemacht werden kann[18].

k) Proteinumsatz.

Mitochondrien sind zum Einbau von Aminosäuren in Protein befähigt; in Vergleichsversuchen zeigt sich, daß die Geschwindigkeit der Inkorporation unter derjenigen der Mikrosomenfraktion (S. 127ff.) liegt, jedoch nicht durch eine Verunreinigung mit mikrosomalem Material vorgetäuscht wird. Am Beispiel von Glycin ist der Durchtritt von Aminosäuren durch die Mitochondrien-Membran untersucht worden, dessen Geschwindigkeit invers zur vorgelegten Aminosäurekonzentration gefunden wird[19]; über den Mechanismus, ob aktiver oder passiver Transport, kann noch nichts gesagt werden. Tryptophan, Leucin[20] und Tyrosin[21] werden mit Sicherheit zu aktivierten Aminosäuren umgesetzt. Der eigentliche Einbau in Mitochondrien-Protein ist an einer Vielzahl von Geweben, wie z. B. Leber, Herz, Muskel, Schilddrüse, Niere, Lunge, Milz und Tumoren[22], beobachtet worden.

Es bestehen wichtige Unterschiede des Aminosäure-Einbaues zwischen Ribosomen (S. 127ff.) und Mitochondrien; die letztgenannten werden durch Ribo-

---

[1] COHEN 1961.   [2] DE DUVE, WATTIAUX und BAUDHUIN 1962.
[3] BRUNNGRABER, AGUILAR und OCCOMY 1963.   [4] BRUNNGRABER und ABOOD 1960.
[5] TANAKA und ABOOD 1963.   [6] CREMER 1960.   [7] FAIN und WILHELM 1962.
[8] SCHWARTZ und LEE 1960 a.   [9] BALÁZS 1959.   [10] BALÁZS und RICHTER 1960.
[11] HOCHSTEIN und COHEN 1960.   [12] SCHNEIDER, GRAFFI, BIELKA und VENKER 1957.
[13] GAIZHOKI 1962.   [14] CHANCE, ESTABROOK und GHOSH 1964.
[15] v. KORFF 1959.   [16] NEIFAKH und REPIN 1964.
[17] NEIFAKH, AVRAMOV, GAITSKHOKI, KAZAKOVA, MONAKHOV, REPIN, TUROVSKI und VASSILETZ 1965.   [18] NEIFACH, KAZAKOVA, MELNIKOVA und TUROVSKII 1961.
[19] GARFINKEL 1963.   [20] CRADDOCK und SIMPSON 1961.   [21] TOLYUSHIS 1963.
[22] ROODYN 1965.

nuclease-Vorbehandlung nicht beeinträchtigt[1], eher stimuliert[2], aber nach Subfraktionierung empfindlich gegen Ribonuclease[3]. Die pH-5-Fraktion löslicher Enzyme wird nicht benötigt[4]. Chloramphenicol, Puromycin und Actinomycin D hemmen den Aminosäureeinbau in Mitochondrien, woraus man auf die Mitwirkung der mitochondrialen DNS geschlossen hat[5]. Die Energiequelle für die Inkorporation der Aminosäuren sind bevorzugt energiereiche Zwischenprodukte der oxydativen Phosphorylierung, da Oligomycin in Substratgegenwart nicht hemmt[6] und ATP eine zwar wirksame aber schlechtere Energiequelle als intakte Substratoxydation ist. Vermutlich erfolgt die Energieentnahme wieder auf der Stufe von $A \sim X$ (s. S.61)[6,7]. Auch Aminosäuren können Energiequelle sein[7].

Nach Subfraktionierung von Mitochondrien steigt die Geschwindigkeit des Aminosäureeinbaues in Mitochondrien mehrfach an[8], doch haben vielfache Versuche, den Einbau in ein definiertes Mitochondrienprotein in vitro zu erweisen, noch kein positives Resultat gebracht; dem Befund, daß Cytochrom c markiert werde[9], ist in neuerer Zeit widersprochen worden[10]. Zwar findet man verstärkte Radioaktivität im Succinoxydase-Komplex[11], in einem Lipoproteid[12] und in einem kontraktilen Protein[13], doch sind diese Proteine noch nicht hinreichend charakterisiert[14]. Neueste Untersuchungen machen es sehr wahrscheinlich, daß ein Teil der Mitochondrien-Proteine, insbesondere die wasserlöslichen Proteine und die Cytochrom c enthaltende Fraktion, nicht in den Mitochondrien selbst, sondern außerhalb synthetisiert und dann in die Mitochondrien transportiert werden. Schlüssige Hinweise, daß der extramitochondriale Syntheseort mit der Mikrosomenfraktion identisch sei, fehlen noch[15].

Leber-Mitochondrien neugeborener Tiere[7] und nach partieller Hepatektomie[16] sind aktiver als Kontrollproben. Wachstumshormon[16] und Schilddrüsenhormon[6, 12] erhöhen die Einbauraten für Aminosäuren; da unter Trijodthyronin auch der Cytochrom-Gehalt erhöht wird, diskutiert Roodyn[7] die Vorstellung, daß dieses Hormon die Neubildung respiratorischer Einheiten fördert und so — mit der bekannten Verzögerungsphase von rund 36 Std — die Grundumsatzerhöhung bewirkt.

Phosphoproteide der Mitochondrien zeigen einen außerordentlich raschen ^{32}P-Einbau[18], der von der oxydativen Phosphorylierung abhängt. Da an proteingebundenes Phosphohistidin als Zwischenprodukt der oxydativen Phosphorylierung gedacht worden ist (S. 61f.), muß die ^{32}P-Aufnahme also nicht Proteinsynthese bedeuten. Substanzen wie Amytal, 2,4-Dinitrophenol (s. Abb. 3, S. 55) hemmen[19], doch werden außer Serin-Resten[19] vermutlich noch andere Gruppen markiert[20].

Über die in Mitochondrien ablaufende, energieabhängige Proteolyse s. S. 95 f. Mitochondrienenzyme vermögen auch Prothrombin in ein unwirksames Derivat reversibel umzuwandeln[21]. Von allen Aminosäuren hat Glutaminsäure bezüglich ihres Stoffwechsels die größte Beachtung gefunden (s. auch S. 92). Glutamat wird in Mitochondrien aus Citrat oder α-Ketoglutarat gebildet[22], doch spielen Coenzyme (DPN, TPN und hydrierte Formen) sowie NH_4-Ionen in außerordent-

[1] Kroon 1963a, Kalf 1963.   [2] Truman und Korner 1962.
[3] Kalf und Simpson 1959.   [4] Kalf 1963, Braun, Marsh und Drabkin 1963.
[5] Kroon 1963.   [6] Bronk 1963.   [7] Roodyn 1965.   [8] Kroon 1963a.
[9] Kalf, Bates und Simpson 1959, Bates und Simpson 1959.
[10] Simpson, Skinner und Lucas 1961, Roodyn, Suttie und Work 1962.
[11] Truman 1963.   [12] Roodyn, Freeman und Tata 1965.   [13] Kalf und Gréce 1964.
[14] Truman 1964.   [15] Beattie, Basford und Koritz 1966.
[16] Braun, Marsh und Drabkin 1963.   [17] Korner 1959.
[18] Livanova 1957.   [19] Ahmed und Judah 1962.   [20] Wadkins 1963.   [21] Das 1962.
[22] Jones und Gutfreund 1962.

lich komplexer Weise mit hinein[1-4]. Der bevorzugte Umsatzweg von Glutamat ist die Transaminierung mit Oxalacetat[4-7]; jedenfalls resultieren als Endprodukte sowohl Aspartat als auch NH_4^+, die beide für die Harnstoffsynthese verwendet werden[8].

l) Lipidumsatz.

Die Untersuchungsmethoden für den Lipidstoffwechsel sind in den letzten Jahren enorm verfeinert worden, indem die meisten Lipid-Fraktionen durch chromatographische Verfahren getrennt und dann analysiert werden können. Dem ist es zuzuschreiben, daß alle älteren Arbeiten, die sich mit dem Lipidstoffwechsel befassen, einen mehr summarischen Charakter haben. Sie sollen daher hier nicht im einzelnen beschrieben werden.

Phosphatide sind mengenmäßig der wichtigste Lipidbestandteil der Mitochondrien (S. 47) und zeigen einen außerordentlich intensiven Umsatz. Der Einbau von radioaktivem Phosphat interferiert natürlich mit der oxydativen Phosphorylierung, indem jede Beeinträchtigung der Energieübertragung auch den Phosphatidumsatz betreffen wird. Aus Hemmstudien[9] und Einbauraten[10, 11] ergibt sich, daß Phosphatide nicht Zwischenprodukte der oxydativen Phosphorylierung sein können; der Übergang von Monophosphoinositid in Diphosphoinositid ist die am schnellsten verlaufende Reaktion des ^{32}P-Einbaues in die verschiedenen Phosphatide[11, 12], die im Herzmuskel bei Mg^{++}-Mangel erniedrigt ist[13].

Mitochondrien enthalten die zur Phosphatidsynthese benötigten Enzyme, was unter anderem für den Einbau von Serin[14], Cholin[15] und die Synthese von Phosphatidglycerin aus Cytidindiphosphatdiglycerid und α-Glycerophosphat[16] gezeigt worden ist.

Die Frage der Fettsäureoxydation in Mitochondrien wird S. 58 bei der biologischen Oxydation besprochen; essentielle Fettsäuren wie z. B. Linolsäure und Arachidonsäure werden wie gesättigte Fettsäuren behandelt und offenbar ebenfalls als Carnitinester transportiert[17]. In den Mitochondrien anfallendes Acetyl-CoA kann, neben vielen anderen Reaktionen, auch wieder zur Fettsäuresynthese verwendet werden[18].

Umfangreiche Daten liegen zum Cholesterin-Stoffwechsel in Mitochondrien vor; neben der Veresterung[19] spielt die Oxydation zu Gallensäuren[20] die Hauptrolle. Die drei C-Atome der Seitenkette, die dabei abgespalten werden, fallen je nach Versuchsbedingungen als Propionat oder CO_2 an, aber auch als Aceton. Gallensäuren hemmen die Cholesterinoxydation[21], wobei nicht klar ist, ob eine echte Produkthemmung oder eine Beeinträchtigung der Mitochondrien-Struktur durch die oberflächenaktiven Eigenschaften der Gallensäuren die Ursache ist. Leber-Mitochondrien weiblicher Tiere sind bezüglich der Cholesterinoxydation viel aktiver als solche aus männlichen Tieren[22], Eisen aktiviert den Prozeß[23]. Neben

[1] JONES und GUTFREUND 1962.   [2] WORCEL und ERECINSKA 1962.
[3] ERECINSKA und WORCEL 1963.   [4] BALÁZS 1965.
[5] QUAGLIARIELLO, PAPA, SACCONE, PALMIERI und FRANCAVILLA 1965.
[6] DE HAAN, TAGER und SLATER 1964.
[7] GAUTHERON, DURAND, PIALOUX und GAUDEMER 1964.   [8] HIRD und MORTON 1964.
[9] YOUNGS und CORNATZER 1963.   [10] CONOVER, MARINETTI, WITTER und STOTZ 1960.
[11] GALLIARD und HAWTHORNE 1963.   [12] GARBUS, DE LUCA, LOOMANS und STRONG 1963.
[13] BUAHENE und CORNATZER 1963.
[14] HÜBSCHER, DILS und POVER 1959, DILS und HÜBSCHER 1959a.
[15] DILS und HÜBSCHER 1959.   [16] KIYASU, PIERINGER, PAULUS und KENNEDY 1963.
[17] STOFFEL und SCHIEFER 1965.   [18] HÜLSMANN 1962.
[19] SWELL, DAILEY und TREADWELL 1965.   [20] DANIELSSON 1960, 1961.
[21] LEE und WHITEHOUSE 1963.
[22] KRITCHEVSKY, TEPPER, STAPLE und WHITEHOUSE 1963, KRITCHEVSKY, STAPLE, RABINOWITZ und WHITEHOUSE 1961.   [23] WHITEHOUSE, STAPLE und KRITCHEVSKY 1960.

Cholesterin werden auch Ergosterin[1], Desmosterin[2] und andere Sterine der Cholestan- und Koprostan-Reihe[3] oxydiert, wobei $3\alpha,7\alpha,12\alpha$-Trihydroxykoprostan[4] und dessen 24-Hydroxy- sowie 24-Keto-Verbindung[5] besonders aktiv sind. Beim Vergleich der Lebern verschiedener Tierarten zeigen sich enge Beziehungen zwischen der Cholesterinoxydation und der Natur der für die betreffende Tierart charakteristischen Gallensäuren[5].

Mitochondrien der Leber verschiedener Tierarten vermögen Cyclohexancarbonsäuren zu Benzoesäure zu aromatisieren[6], die dann als Hippursäure anfällt. Der hohe Häm-Gehalt der Mitochondrien kann ferner zu hämatinkatalysierten Lipid-Peroxydationen (s. S. 141 f.) Anlaß geben[7], was für die Versuchspraxis Bedeutung hat.

m) Porphyrinumsatz.

Mitochondrien der Leber, aber auch vieler anderer Gewebe[8], sind der Hauptort der Hämsynthese tierischer Zellen[9, 10], ebenso in Tumoren[11]. Dabei läuft die Reaktion

$$Fe^{++} + Protoporphyrin \rightarrow Häm$$

ab[8], deren Reaktionsbedingungen eingehend untersucht sind[8, 12]. Außer Protoporphyrin werden auch Mesoporphyrin[13] und eine Reihe anderer Porphyrine[14] zum Eisen-Einbau verwendet; das Ferro-Chelatase genannte Enzym wird durch Bilirubin kompetitiv zum Porphyrin gehemmt[15]. Weitere, in Mitochondrien lokalisierte Reaktionen betreffen die Schritte von Porphobilinogen zu Porphyrinen und deren Decarboxylierung bis zum Protoporphyrin[12].

n) Nucleinsäureumsatz.

Sowohl RNS als auch DNS, deren beider Vorkommen in Mitochondrien sichergestellt ist (S. 48), werden dort synthetisiert. Die RNS-Synthese ist sowohl von Uridin ausgehend[16] als auch mit Nucleosidtriphosphaten[12] beobachtet worden und scheint auch im Detail der Reaktionsbedingungen der Zellkern-RNS-Polymerase (S. 34) sehr ähnlich zu sein. Mitochondrien-DNS ist für zugesetzte Desoxyribonuclease nicht sehr gut zugänglich[17, 18], aber die Actinomycin-Hemmung der RNS-Synthese ist leicht nachweisbar[19]. Die DNS-Synthese ist mit Hilfe von ^{3}H-Thymidin gemessen und als unabhängig von jeglicher DNS-Synthese in Zellkernen gefunden worden[20]. Diesen Befunden kommt eine hohe Bedeutung zu, da sie die Eigenständigkeit der Mitochondrien in der Zelle betonen und auch den Untersuchungen über die Proteinsynthese (S. 78) besonderes Gewicht verleihen. Obwohl darüber noch keine exakten Befunde vorliegen, wäre es doch denkbar, daß ein Teil der genetischen Information für Mitochondrien in diesen selbst residiert.

[1] Kritchevsky, Staple und Whitehouse 1961.
[2] Kritchevsky und Staple 1962.
[3] Stevenson und Staple 1962.   [4] Okada 1963, 1964.
[5] Whitehouse, Cottrell, Briggs und Staple 1962.
[6] Mitoma, Posner und Leonard 1958, Baldwin, Robinson und Williams 1960.
[7] Tappel, Brown, Zalkin und Maier 1961, Thiele und Huff 1960, 1960a.
[8] Minakami 1958.   [9] Labbe und Hubbard 1960.
[10] Minakami, Yoneyama und Yoshikawa 1958, Lochhead und Goldberg 1961.
[11] Origenes jr., Lester und Labbe 1961.   [12] Rimington und Tooth 1961.
[13] Porra und Jones 1963.   [14] Porra und Jones 1963a.
[15] Labbe, Zaske und Aldrich 1959.   [16] Wintersberger 1964.
[17] Luck und Reich 1964.   [18] Nass, Nass und Hennix 1965.
[19] Neubert und Helge 1965.   [20] Chèvremont 1962, Parsons 1965.

3. Mitochondrien aus verschiedenen Geweben.

Die ganz überragende Rolle der Mitochondrien im Energiehaushalt der Zelle ist allgemein anerkannt. Häufig wird jedoch die Frage gestellt, ob es damit eine Mitochondrien-Spezifität über alle Zellen hinweg gebe, oder ob sich nicht in Zusammenhang und Funktion der Mitochondrien auch die Gewebs- und damit Funktionsspezifität der jeweiligen Zelle ausdrücke. Daher sind neben den Leber-Mitochondrien, an denen die meisten Befunde erhoben wurden, oft auch Mitochondrien anderer Gewebe, nicht selten unter vergleichenden Aspekten, untersucht worden. Verglichen mit der Leber, haben viele Gewebe eine so abweichende Konsistenz, daß ihre Homogenisierung schärfere oder mildere Arbeitsbedingungen erfordert. Damit besteht die Gefahr, daß an der Leber wohlerprobte Verfahren bereits zu einer Schädigung oder zu ungenügender Reinheit von Mitochondrien

Tabelle 25. *Atmungsaktivitäten verschiedener Organe (nach* KLINGENBERG *und* SLENCZKA *1959).*

Substrat	Locusta migratoria Flugmuskel		Ratte Gehirn		Ratte Leber		Ratte Niere		Ratte Herz	
	a	b	a	b	a	b	a	b	a	b
α-Glycerophosphat	5,8	7,8	0,36	2,3	0,18	0,53	0,18	0,53	0,04	0,09
Succinat	1,4	1,9	0,61	3,8	2,2	7,3	1,7	5,1	2,3	5,5
α-Ketoglutarat	0,60	0,8	—	—	0,60	2,0	0,92	2,8	1,9	4,5
Pyruvat + Malat	3,0	4,0	0,62	3,9	0,57	1,9	0,83	2,5	1,5	3,6
Cytochrom c-Gehalt (µMol/g Protein)	0,73		0,17		0,30		0,32		0,42	

a = µAtom Sauerstoff/sec × g Protein; b = Atmung als Cytochrom c-„turnover" pro Sekunde.

anderer Gewebe führen können. Die auf S. 42 f. dargelegten Reinheits- und Funktionskriterien, insbesondere die Prüfung auf intakte Atmungskontrolle, sollten daher stets angewandt werden.

Ein Beispiel für eine vergleichende Untersuchung der Atmungsaktivität unter weitgehend identischen Bedingungen ist in Tabelle 25 wiedergegeben[1].

Diese Daten geben einen Überblick über die im Grunde geringe Variabilität zwischen Mitochondrien verschiedener Gewebe, wenn man davon absieht, daß Flugmuskel und Rattenherz zwei Extremfälle der Atmung mit α-Glycerophosphat (s. S. 59) darstellen.

In den folgenden Abschnitten werden nur Befunde berücksichtigt, die unter vergleichenden Gesichtspunkten gewonnen sind oder Eigentümlichkeiten des Ursprungsgewebes erkennen lassen. Angaben, die man für Mitochondrien aus vielen Zellarten verallgemeinern kann, sind in den vorangehenden beiden Abschnitten verwertet.

a) Gehirn.

Eine vergleichende Untersuchung verschiedener Isolierungsverfahren[2] hat große Unterschiede im Oxydations- und Phosphorylierungsvermögen von Mitochondrien aus Gehirngeweben gezeigt. Dies trifft auch zu für den Gehalt an Mg^{++} und die Stimulierbarkeit der Adenosintriphosphatase durch 2,4-Dinitrophenol[3], und wahrscheinlich auch für den Bedarf an Kalium für maximale Atmungs-

---

[1] KLINGENBERG und SLENCZKA 1959.
[2] JÖBSIS 1963.   [3] LØVTRUP 1964.

kettenphosphorylierung[1], die abhängig von der Präparationsmethode[2] gefunden werden. Möglicherweise sind aber noch weitere Diskrepanzen der Befunde hierauf zurückzuführen, wie z.B. die unterschiedlichen Angaben über γ-Aminobutyrat als oxydables Substrat für Hirn-Mitochondrien[3] oder unterschiedliche Thyroxin-Resistenz in Abhängigkeit vom Tieralter[4].

In Gehirnen verschiedener Tierarten finden sich relativ einheitlich etwa 10—35 mg Mitochondrien-Trockengewicht, 8—32 mg Mitochondrien-Protein und 19—33×10^{10} Mitochondrien-Zahl pro g Gewebe[5]. Die Konzentration der Häm-pigmente der Atmungskette liegt bei 3×10^{-10} Mol/mg Protein[6], doch scheinen Mitochondrien aus verschiedenen Hirnabschnitten[7] verschieden zu sein, da sie sich bezüglich der Cytochrom c-Oxydase-Aktivität um den Faktor 8 unter-scheiden; der K_M-Wert für Cytochrom c ist in Mitochondrien aus dem Corpus callosum verschieden von dem in anderen Gehirngebieten gemessenen Wert. Dies ist ein ausgezeichnetes Beispiel für das S. 5 erläuterte Problem, daß Massenisolierungen von Zellpartikeln häufig durch uneinheitliche Zellpopula-tionen erschwert werden, selbst wenn im vorliegenden Fall bedacht wird, daß der Anteil des Corpus callosum am gesamten Gehirngewicht nicht groß ist.

Bezüglich des Bedarfs an zugesetztem Cytochrom c für maximale Succinat-oxydation unterscheiden sich Mitochondrien aus Leber und Gehirn[8], indem nur in der Leber ein Effekt erzielt wird; umgekehrt bedürfen aber Gehirn-Mitochon-drien des DPN-Zusatzes für maximale α-Ketoglutarat-Oxydation, Leber-Mito-chondrien jedoch nicht.

Die im Gehirngewebe, das einen respiratorischen Quotienten nahe 1,0 hat, niedrige Fettsäureoxydation spiegelt sich in einer nur geringen Kapazität von isolierten Gehirn-Mitochondrien zum Fettsäureabbau wider[9], ohne daß hierfür ein Cofaktormangel verantwortlich gemacht werden kann. Dies dürfte ein für Gehirn-Mitochondrien spezifischer Befund sein. Auch die außerordentliche Höhe der Oxydationsrate mit α-Glycerophosphat[10] scheint gewebsspezifisch zu sein. Untersuchungen über den Pyruvatabbau[11] zeigen Abhängigkeiten vom Cofaktor-zusatz, die präparationsbedingt sein können; eine neuere gründliche Unter-suchung[12] legt keine Differenzen zur Pyruvatoxydation in Leber- und Tumor-Mitochondrien nahe, wie auch die Oxydation von Citrat und Isocitrat[13] keine Gewebsspezifität erkennen läßt.

Gehirn-Mitochondrien enthalten weniger Glutamat-Dehydrogenase als Leber-Mitochondrien, so daß im Gehirn rund 90% der gesamten Glutamat-Oxydation auf dem Wege über eine vorangehende Transaminierung mit Oxalacetat verlaufen[14]:

$$\text{Glutamat} + \text{Oxalacetat} \rightarrow \alpha\text{-Ketoglutarat} + \text{Aspartat};$$
$$\alpha\text{-Ketoglutarat} + 1{,}5\,O_2 \rightarrow \text{Oxalacetat} + CO_2;$$

Summe: $\text{Glutamat} + 1{,}5\,O_2 \rightarrow \text{Aspartat} + CO_2$.

Für den geringen Anteil der Glutamat-Dehydrogenase am Glutamat-Abbau

$$\text{Glutamat} + \text{DPN (TPN)} \rightarrow \alpha\text{-Ketoglutarat} + \text{DPNH (TPNH)} + NH_3$$

---

[1] KRALL, WAGNER und GOZANSKY 1964.
[2] LØVTRUP und ZELANDER 1962, BRUNNGRABER, AGUILAR und OCCOMY 1963, DAHL, JACOBS und SAMSON jr. 1960.
[3] JÖBSIS 1963, BACILA, CAMPELLO, VIANNA und VOSS 1964, McKHANN und TOWER 1961.
[4] KLEE und SOKOLOFF 1964.   [5] WAHBE, BALFOUR und SAMSON jr. 1961.
[6] SACKTOR und PACKER 1962.   [7] TOLANI und TALWAR 1963.
[8] MURTHY und RAPPOPORT 1963a.   [9] BEATTIE und BASFORD 1965.
[10] SACKTOR, PACKER und ESTABROOK 1959.   [11] KUNZ 1958.
[12] DEITRICH und HELLERMAN 1964.   [13] MURTHY und RAPPOPORT 1963c.
[14] BALÁZS 1965.

ist wahrscheinlich die 20mal höhere Affinität des α-Ketoglutarat-Oxydase-Systems zu DPN ($K_M = 4{,}5 \times 10^{-6}$ M) als der Glutamat-Dehydrogenase verantwortlich, doch mögen noch weitere Faktoren mitspielen.

Die Glutamat-Decarboxylase-Aktivität ist in Gehirn-Mitochondrien mit 25 nMol/min und mg Protein bei 25^0 40mal kleiner als die der Glutamat-Oxalacetat-Transaminase, so daß der Weg über γ-Aminobutyrat (s. oben) kaum zum Glutamatabbau beiträgt[1].

b) Herz.

Herz-Mitochondrien dienen häufig als Mitochondrienmodell. Genauere Untersuchungen, die sich speziell den Verhältnissen im Herzen widmen, stammen erst aus neuerer Zeit[2-5]. Herzmuskel-Mitochondrien sind empfindlicher gegen die Anwesenheit von Äthylendiamintetraacetat als z.B. Leber-Mitochondrien[2]; die Gründe hierfür sind nicht klar. Unter geeigneten Bedingungen, die von denen der Leber-Mitochondrien abweichen, schwellen auch Herz-Mitochondrien; für die ATP-induzierte Entschwellung liegt das pH-Optimum zwischen pH 3.5 und 5[2].

Der Pyruvat-Stoffwechsel in isolierten Herz-Mitochondrien wird erheblich von dem jeweiligen Bestand an endogenen Substraten beeinflußt, die für maximale Funktion des Citronensäurecyclus Dicarbonsäuren beisteuern[3]. Pyruvat bedingt von allen Substraten den höchsten Sauerstoffverbrauch, α-Ketoglutarat folgt mit etwas geringerer Wirksamkeit, während Succinat-Zusatz einen vergleichsweise kleinen Effekt gibt. Pyruvat liefert je nach den Versuchsbedingungen hierbei beträchtliche Mengen an β-Hydroxybutyrat, Malat, Citrat und Alanin[3]. In anderen Untersuchungen hat sich gezeigt, daß der Pyruvatverbrauch durch Tricarbonsäuren stark gesteigert wird, wahrscheinlich, weil aus der Isocitrat-Dehydrierung stammendes TPNH die Bildung von Malat aus Pyruvat stimuliert[5]; Lactat wird kaum veratmet, die Q_{O_2}-Werte betragen 1170 für α-Ketoglutarat, 30 für Lactat, 180 für Citrat, 475 für Pyruvat und 1200 für Pyruvat+Citrat.

In vivo-Zufuhr toxischer Dosen von Herzglykosiden läßt den P:O-Quotienten intakt, verringert aber die Atmungskontrolle, so daß eine Lockerung der Koppelung zwischen Atmung und Phosphorylierung wahrscheinlich ist[6].

c) Niere.

Nieren-Mitochondrien aus Mark und aus Rinde weisen beträchtliche Unterschiede auf[7], was angesichts der so unterschiedlichen Stoffwechselleistungen dieser beiden Nierenregionen nicht verwundert. Aus der Rinde ist über 10mal mehr Mitochondrien-Material isolierbar als aus dem Mark. Nierenrinden-Mitochondrien enthalten an Cytochrom a_3 ebensoviel wie Nierenmark-Mitochondrien, an Cytochrom a fast das Doppelte, an den Cytochromen c und c_1 das dreifache und an Flavoproteid das vierfache. Im Gegensatz zu manchen anderen Geweben enthalten Nieren-Mitochondrien ein sehr aktives D-α-Hydroxysäuren-Oxydase-System, das z.B. D-Lactat umsetzt[8] und vermutlich ein Flavoproteid ist. Auch der Pyruvat-Stoffwechsel[9] verläuft anders als in der Leber, da relativ mehr Sauerstoff verbraucht wird und Fumarat diesen viel stärker stimuliert; eine vollständige Bilanz der Stoffwechselprodukte von Pyruvat liegt jedoch noch nicht vor, da der Anteil der CO_2-Fixierung zu Dicarbonsäuren noch nicht überblickt wird.

---

[1] BALÁZS 1965.　　[2] ARCOS und ARGUS 1964.　　[3] v. KORFF 1965.　　[4] MONAKHOV 1964.
[5] GERTLER 1965.　　[6] LEE, SCHWARTZ und BURSTEIN 1960.
[7] KEAN, ADAMS, DAVIES, WINTERS und DAVIES 1962.
[8] TUBBS und GREVILLE 1961.　　[9] KÖNIG, MAROSVÁRI und LIPCSEY 1964.

Pyruvat mit seinen vielen Stoffwechselmöglichkeiten bietet ein instruktives Beispiel dafür, daß aus Substratabnahme und Sauerstoffverbrauch — und diese letztgenannte Größe ist häufig der einzige Meßwert — noch keine Rückschlüsse darauf möglich sind, in welchem relativen Prozentsatz die einzelnen Stoffwechsel-Alternativen zum Gesamtumsatz beitragen. Für detailliertere Aussagen ist eine Bilanzierung aller Stoffwechselprodukte unbedingt anzustreben[1].

Extrakte aus Nieren-Mitochondrien enthalten ferner ein sehr aktives Enzymsystem, das natürlich vorkommende, aber auch synthetische körperfremde Thyroxin-Derivate an der Alanin-Seitenkette abbaut (R = Thyroninrest unterschiedlichen Jodierungsgrades):

R-Alanin → R-Brenztraubensäure → R-Äthanol → R-Acetaldehyd → R-Essigsäure.

Die Entstehung von Thyroessigsäuren, z.B. Tetrajodthyroacetat aus Thyroxin, wird durch diese Reaktionsfolge bewirkt[2].

d) Muskel.

Zwei Faktoren tragen zu dem Interesse bei, das Muskel-Mitochondrien entgegengebracht wird; einmal ist beim höheren Tier die Muskelmasse so groß, daß über die Hälfte der gesamten oxydativen Umsetzungen des Körpers in den Muskeln erfolgt[3]. Zum anderen weisen tierische Muskeln eine große Vielfalt der physiologischen Funktion, der morphologischen Gestalt und der Wege der Sauerstoffversorgung auf, so daß sich Muskelgewebe besonders für vergleichend physiologische und für funktionell-strukturelle Studien anbietet. Eine besonders eingehende Studie haben Brosemer, Vogell und Bücher[4] vorgelegt, in der am Flugmuskel der Heuschrecke die enge Verknüpfung von Morphologie, Funktion und Biochemie in verschiedenen Entwicklungsstadien aufgezeigt wird (Abb. 20). Die gesamte Mitochondrienmasse nimmt um rund das 60fache zu, ohne daß hierbei stärkere qualitative Differenzen der Mitochondrien zutage treten. Man muß daher annehmen, daß die Mitochondrien durch Selbstvermehrung, und nicht aus Vorformen oder durch Transformation anderer cellulärer Membrankomponenten entstehen. Diese Befunde erweitern und vertiefen ältere Befunde, daß in Mitochondrien aus Fliegenthorax, die dort 40% des Gewebs-Frischgewichtes ausmachen[5], enge Beziehungen zwischen Flugleistung, Mitochondrien-Zahl und -Größe, und Cytochrom c-Gehalt bestehen.

Überhaupt haben Insekten-Flugmuskeln wegen ihres extremen Leistungsgrades und wegen ihrer Fähigkeit, ihren Stoffwechsel beim Übergang von Ruhe zum Flug vielhundertfach zu steigern (Atmungskontrolle; s. S. 64ff.), oft die Aufmerksamkeit der Biochemiker auf sich gezogen. Eine gründliche Analyse der Komponenten der Atmungskette von Heuschrecken-Muskelmitochondrien[6] ist erst möglich geworden, nachdem passende Methoden zur Isolierung dieser Mitochondrien ausgearbeitet waren; ihr Cytochrom c-Gehalt ist ein hochempfindliches Integritäts-Kriterium. Die Atmungskontrolle solcher Mitochondrien[6, 7, 8] rückt sie in enge Nähe von Säugetier-Mitochondrien[7]; auch im Pyridinnucleotid-Gehalt bestehen keine prinzipiellen Abweichungen[8]. Thyroxin wirkt auch auf Mitochondrien aus Heuschrecken-Muskeln entkoppelnd, obwohl dieses Hormon keinerlei Beziehung zur Physiologie der Insekten hat[9]. DDT und chemisch verwandte Insecticide sind potente Inhibitoren der oxydativen Phosphorylierung,

---

[1] v. Korff 1965.   [2] Tomita und Lardy 1960.
[3] Ernster und Luft 1964, Gustafsson, Tata, Lindberg und Ernster 1965.
[4] Brosemer, Vogell und Bücher 1963.   [5] Levenbook und Williams 1956.
[6] Klingenberg und Bücher 1959.
[7] Gregg, Heisler und Remmert 1960.   [8] Birt 1961.
[9] Karlson und Schulz-Enders 1963.

lassen aber die entkoppelte Atmung unbeeinflußt[1, 2]; Beziehungen zwischen diesem in vitro-Effekt und der Toxicität gegen Moskitos bestehen nicht[2].

Sowohl bei Schaben[3] als auch beim Meerschweinchen-Skeletmuskel[4] sind einige Unterschiede der Mitochondrien aus „roten" und „weißen" Muskeln gefunden worden. „Rote" Muskeln enthalten mehr Cytochrom a in ihren Mitochondrien[3] und oxydieren Succinat relativ stärker als α-Glycerophosphat[4] im

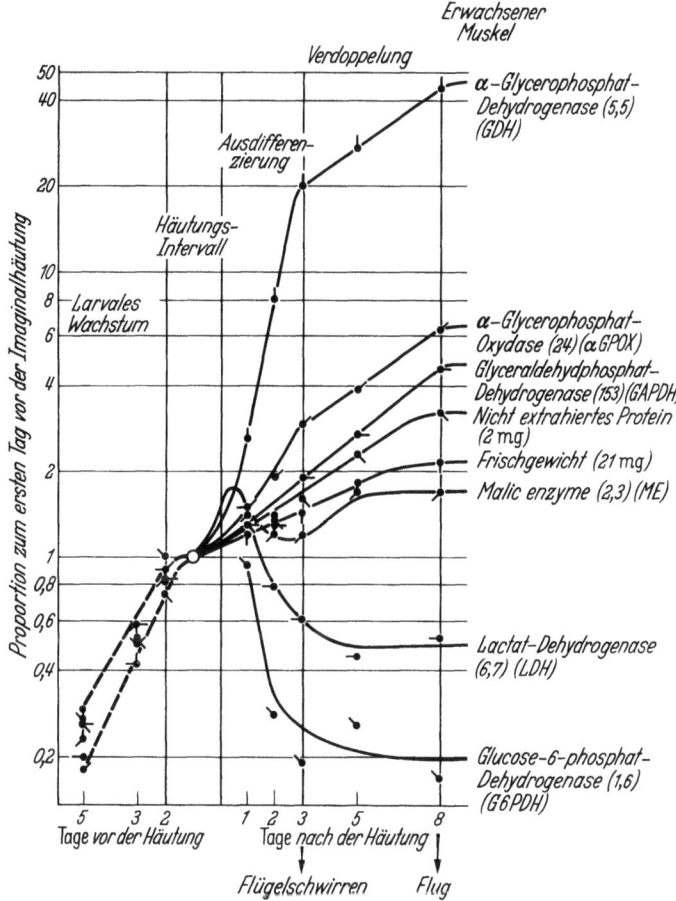

Abb. 10. Entwicklungsphasen biochemischer Muster im Flugmuskel von Locusta migratoria (nach BROSEMER, VOGELL und BÜCHER 1963), bezogen auf den ersten Tag vor der Imaginalhäutung. Angaben in Klammern bedeuten für Enzyme: μMol/Std und Tier; für Frischgewicht und Protein: Milligramm, jeweils am ersten Tag vor der Imaginalhäutung. Dorsaler Longitudinal-Muskel.

Vergleich mit „weißen" Muskeln. Dies könnte bedeuten, daß in Mitochondrien aus „roten" Muskeln vorwiegend intramitochondrial reduziertes DPN, in denen aus „weißen" Muskeln dagegen viel cytoplasmatisch entstandenes DPNH oxydiert wird[4]. Im Gegensatz zu Mitochondrien anderer Gewebe oxydieren Muskel-Mitochondrien nur L-Lactat, kein D-Lactat zu Pyruvat[5].

e) Weitere Gewebe.

Aus zahlreichen anderen als den bisher besprochenen Geweben sind Mitochondrien isoliert und unter z.T. sehr speziellen Fragestellungen untersucht

[1] GREGG, JOHNSON, HEISLER und REMMERT 1964.
[2] GONDA, KALUSZYNER und AVI-DOR 1959. [3] NAKATSUGAWA 1960.
[4] BLANCHAER 1964. [5] TUBBS und GREVILLE 1961.

worden. Eine ins einzelne gehende Diskussion dieser Befunde muß hier aus Platz-
gründen unterbleiben, doch vermittelt die Tabelle 26, ohne daß Vollständigkeit
angestrebt ist, einen Überblick über die Vielfalt der Gewebe, aus denen Mitochondrien isoliert worden sind.

Tabelle 26. *Weitere Gewebe, aus denen Mitochondrien isoliert worden sind.*

Aorta	Järnefelt 1960	Uterus	Zinnari und Vallerino 1962
Aorta	Whereat 1965		
Lunge	Tombropoulos 1964	Placenta	Hooper 1960
Thymus	Scaife und Hill 1962	Retina	Cooper und Kini 1962
Milz	Lotlikar und McCutcheon 1961	Retina	Etinghof und Shu-kolyukov 1963
Milz	Sacktor 1964	Retina	Kini und Cooper 1962
Lymphgewebe	Cseh und Marosvári 1960	Retina	Wang, Slater und Dartnall 1963
Parotis	Manni, Grillo und Ambrosino 1957	Linse	Virmaux und Mandel 1963
Pankreas	Straub, Ullmann und Venetianer 1960	Hühnerembryo	Carey und Greville 1959
Magenschleim-haut	Taylor, Mallett und Taylor 1961	Hühnerembryo	Nass und Nass 1963a
		Hühnerleber	Century und Horwitt 1963
Dünndarm-schleimhaut	Nakao 1961	Hühnerleber	Struck und Sizer 1960
Hypophyse	McGuire und Pesch 1962	Karpfenleber	Brown und Tappel 1959
Schilddrüse	Degroot und Dunn 1964	Karpfenleber	Gumbmann und Tappel 1962
Schilddrüse	Gonze und Tyler 1965	Muskel, Ascaris	Kikuchi und Ban 1961
Schilddrüse	Horvath 1962	Hepatopankreas Krebs	Munday und Thompson 1961
Nebennieren-rinde	Grant und Mongkolkul 1959	Hepatopankreas Krebs	Munday und Munn 1962
Nebennieren-rinde	Kersten, Kersten und Staudinger 1956	Dünndarm Muscheln	Kawai 1961
Hoden	Lynn und Brown 1956		
Prostata	Edelman, Brendler, Zorgniotti und Edel-man 1963	Muskel, ver-schiedene Invertebraten	Mattisson und Birch-Andersen 1962
Spermatozoen	Mohri, Mohri und Ernster 1965	Reticulocyten	Sano, Inoue, Tanabe, Sumiya und Koike 1959
Mamma	Butow und Nelson 1964	Leukocyten	Vercauteren 1962
Mamma	Slater und Planterose 1960	Thrombocyten	Cherniak und Gussei-nov 1960
Mamma	Chance und Gutfreund 1963	HeLa-Zellen	Williams und Manson 1958
Mamma	Jones und Gutfreund 1959	Fibroblasten	Frederic 1954
		Paramaecium	Wohlfarth-Botter-mann und Schneider 1961
Uterus	Gautheron, Gaudemer und Zajdela 1961		

4. Mitochondrien aus experimentell veränderten Geweben.

Die zentrale Stellung der Mitochondrien im Energiehaushalt der Zelle hat oft
zu der Frage geführt, wieweit Änderungen der Mitochondrien-Funktion Ursache
oder Folge eines experimentell veränderten Zustandes sein können. Die Ein-
ordnung des Befundes einer veränderten Mitochondrienleistung in die Kausalkette einer Versuchsanordnung am Ganztier ist häufig sehr schwierig; finden
sich doch z.B. in der Rattenleber schon beim P:O-Quotienten am Tage signifikant niedrigere Werte als bei Nacht[1].

Bei der Verfolgung der Wirkung experimenteller Eingriffe oder pathologischer
Bedingungen auf die Mitochondrien-Funktion erhebt sich oft die Frage nach der

---

[1] Glick und Cohen 1964.

adäquaten Meßgröße. Aus den Darlegungen auf S. 64 ff. ergibt sich, daß intakte Atmungskontrolle wohl das beste funktionelle Kriterium für die Erkennung einer Mitochondrien-Schädigung ist, ihre Messung ist aber mit erheblichem experimentellem Aufwand verbunden. Da, wie oben dargelegt, Atmungskontrolle, P:O-Quotient, Adenosintriphosphatase-Aktivität, Atmungsgröße und Schwellungszustand der Mitochondrien in enger gegenseitiger Abhängigkeit stehen, begnügt man sich häufig mit der Messung eines Parameters, eventuell ergänzt durch die Prüfung der Wirkung einiger Inhibitoren, Entkoppler etc. Bei diesem Vorgehen kann die Schärfe der aus dem Experiment abgeleiteten Aussage leiden, insbesondere ihre kausale Verknüpfung mit dem experimentellen Eingriff. Insofern haftet den nachstehend zusammengestellten Befunden manchmal etwas Unbefriedigendes an, da nicht in jedem Fall das umfangreiche Rüstzeug zum Studium zahlreicher mitochondrialer Einzelfunktionen eingesetzt werden kann.

a) Höhe und Kälte.

Eine Höhenexposition entsprechend simulierten 6000 m über mehrere Wochen läßt den P:O-Quotienten im Herzmuskel intakt, senkt ihn aber in der Leber[1], so daß man eine unterschiedliche Anpassung der Gewebe an einen relativen Sauerstoffmangel annehmen muß. Schwere Anoxie[2] führt zu tiefgreifenden Veränderungen der Rattenleber-Mitochondrien, indem Protein- und Kaliumkonzentration sinken, die Adenosintriphosphatase-Aktivitäten verändert und der P:O-Quotient stark gesenkt gefunden werden.

Eine durch erhöhte Umgebungstemperatur oder kurzfristige Ischämie bedingte Hyperthermie ist ohne größeren Effekt auf eine ganze Reihe mitochondrialer Funktionen[3]. Interessanterweise führen auch Kälteexposition und Kälteanpassung nicht zu tiefgreifenden Veränderungen des P:O-Quotienten[4, 5], wenn nicht die Versuchsbedingungen extrem schwer sind[6]. Die in vitro an reinen Mitochondrien beobachteten Veränderungen werden im intakten Tier dadurch kompliziert, daß Thyroxineffekte[7] mitspielen, und daß von anderen Zellfraktionen als den Mitochondrien Wechselwirkungen ausgehen, die zu stark gesenkten P:O-Quotienten führen können[8]. Auch reagieren verschiedene Tierarten unterschiedlich, indem Hamster und Ziesel als Winterschläfer und Frösche als Poikilotherme andere Aktivierungsenergien mitochondrialer Stoffwechselreaktionen aufweisen als z.B. Ratten[9-11]. Bei tiefer Hypothermie, wie sie in der modernen Chirurgie üblich ist, sind Nieren-Mitochondrien von Hunden partiell entkoppelt[12].

b) Winterschlaf.

Mit den vorstehenden Daten ist bereits die Frage berührt, ob der Energiehaushalt winterschlafender Tiere mit Besonderheiten der Mitochondrienfunktion zusammenhängt. Die unterschiedlichen Aktivierungsenergien führen zu einem geringeren Effekt niedriger Umgebungstemperaturen auf Enzymreaktionen von Winterschläfern und bieten so vielleicht eine Erklärung für das Ausbleiben von Kälteflimmern im Hamsterherz[9] und die Widerstandsfähigkeit der ATP-Bildung im Zentralnervensystem bei Unterkühlung[13]. Der P:O-Quotient wird auch im Winterschlaf unverändert gefunden[10, 14], fällt aber signifikant während der Auf-

---

[1] STRICKLAND, ACKERMAN und ANTHONY 1962.   [2] MOORE und BRODY 1960.
[3] ALDRIDGE und STONER 1960.   [4] PATKIN und MASORO 1960.
[5] SMITH 1960a, HANNON 1960.
[6] LIANIDES und BEYER 1960, BOATMAN, BOUCEK und RABINOVITZ 1962.
[7] BEYER 1960, SMITH 1960b.   [8] SMITH 1960a, MASORO und PORTER 1960.
[9] SOUTH jr. 1960.   [10] CHAFFEE, HOCH und LYMAN 1961.   [11] VROMAN und BROWN 1963.
[12] PĂUŞESCU, TRANDAFIRESCU und NEGREA 1965.
[13] VINCENDON, BIDET, JUND, MANDEL und KAYSER 1965.   [14] NEIFAKH und DAUDOVA 1964.

wärmperiode aus der Hibernation[1]. Die Atmungskontrolle dagegen scheint bei Winterschläfern vermindert zu sein[2]. Es hat demnach den Anschein, daß die bei Änderung von Luftdruck und Temperatur sowie beim Winterschlaf einsetzenden regulatorischen Vorgänge nicht aus den Mitochondrien selbst stammen, sondern diese — wenn überhaupt — nur sekundär betreffen. Erst bei langfristigen Einwirkungen scheint es in den Mitochondrien zu Umweltanpassungen (z. B. veränderter Enzymbestand) zu kommen.

c) Wachstum und Entwicklung.

Das Hirngewebe bietet ein ausgezeichnetes Beispiel, wie sich Mitochondrien während des Wachstums und der Entwicklung nach der Geburt verhalten. Einige Daten für das Rattenhirn sind in Tabelle 27 zusammengestellt.

Tabelle 27. *Eigenschaften von Mitochondrien des Rattenhirns in Abhängigkeit vom Lebensalter*[3,4].

Meßgröße	Lebensalter in Tagen (Veränderungen in Prozent der Neugeborenen)		
	1	21	50
	Werte in Prozent des 1. Lebenstages		
Zellzahl/g Frischgewicht $\times 10^{-8}$	4,2	67	60
Mitochondrienzahl/g Frischgewicht $\times 10^{-10}$	12	250	275
Trockengewicht $(10^{-10}$ g)/Mitochondrion	3,87	80	74
Proteingehalt $(10^{-10}$ g)/Mitochondrion	1,59	76	67
Mitochondrien-Protein $(10^{-9}$ g)/Zelle	26,2	330	410
energiereiches Phosphat synthetisiert (nMol/Std)/Zelle	0,12	355	380

Mit der Hirnentwicklung kommt es also zu einer starken Zunahme von Zahl und Aktivität der Mitochondrien, die offenbar von Anfang an voll funktionstüchtig sind[4, 5], obwohl sie sich von Mitochondrien ausgewachsener Tiere im Cofaktorbedarf[5] und im Ausmaß der Proteinsynthese[6] unterscheiden.

Ähnliche Befunde findet man an der Rattenleber, wo eine verringerte Schwellungsneigung[7], normaler P:O-Quotient und Zunahme des Q_{O_2} (fetal 40; neugeboren 21; erwachsen 47) mit dem Lebensalter beobachtet werden[8]. Auch an Muskel-Mitochondrien finden sich Anzeichen für eine „Reifung" dieser Partikeln, indem Q_{O_2} und P:O-Quotient von 6 Monate alten Ratten höher als bei 4 Wochen alten Tieren liegen. Auch der Bedarf an Coenzym A, Cytochrom c und DPN für maximale Atmung fällt mit der Entwicklung des Tieres[9]. Eingehender untersucht sind die Verhältnisse an der regenerierenden Rattenleber nach partieller Hepatektomie. Auch hier ist der P:O-Quotient normal, aber bei gleichzeitiger Gabe von Tetrachlorkohlenstoff im Gegensatz zu normalem Gewebe stark gesenkt, und der Gehalt an Pyridinnucleotiden ist vermindert[10]. Der Gehalt an oxydativen Enzymen steigt und ist wie die Proteinsynthese durch Thyroxin zu erhöhen, was an Leber-Mitochondrien reifer Gewebe nicht beobachtet wird[11]. Die Phosphatidsynthese ist erhöht, besonders die Phosphatidylcholin-Fraktion[12].

Nach den sehr eingehenden Versuchen von GEAR[13] ist die Mitochondrien-Neubildung am stärksten zwischen dem 15. und 22. Tag nach der partiellen Hepatektomie; dabei findet sich eine größere Heterogenität der Mitochondrien-

---

[1] NEIFAKH und DAUDOVA 1964.   [2] FREHN und ANTHONY 1962.
[3] SAMSON jr., BALFOUR und JACOBS 1960.   [4] DAHL und SAMSON jr. 1959.
[5] MURTHY und RAPPOPORT 1963a.   [6] KLEE und SOKOLOFF 1964.   [7] WILLIAMS 1961.
[8] PERKOWSKA 1960.   [9] BAHR und ZEITLER 1962.   [10] NOVELLI und MOR 1962.
[11] TIPTON und SMOTHERS 1962, KLEE und SOKOLOFF 1964.
[12] CHAREONCHAI und JOHNSON 1963, BIEZENSKI, SPAET und GORDON 1963.
[13] GEAR 1965a, GEAR 1965b.

fraktion, wohl als Ausdruck der raschen Neubildung, indem vor allem die nach den Mitochondrien sedimentierende Schicht der „fluffy layer" ein gegenläufiges Verhalten zu den leichten und schweren Mitochondrien zeigt; dies ist in Abb. 11 dargestellt und führt zu der Idee, daß die „fluffy layer" Vorstufen von Mitochondrien enthalten könnte. Markierungsstudien mit ^{59}Fe und weitere Enzym-

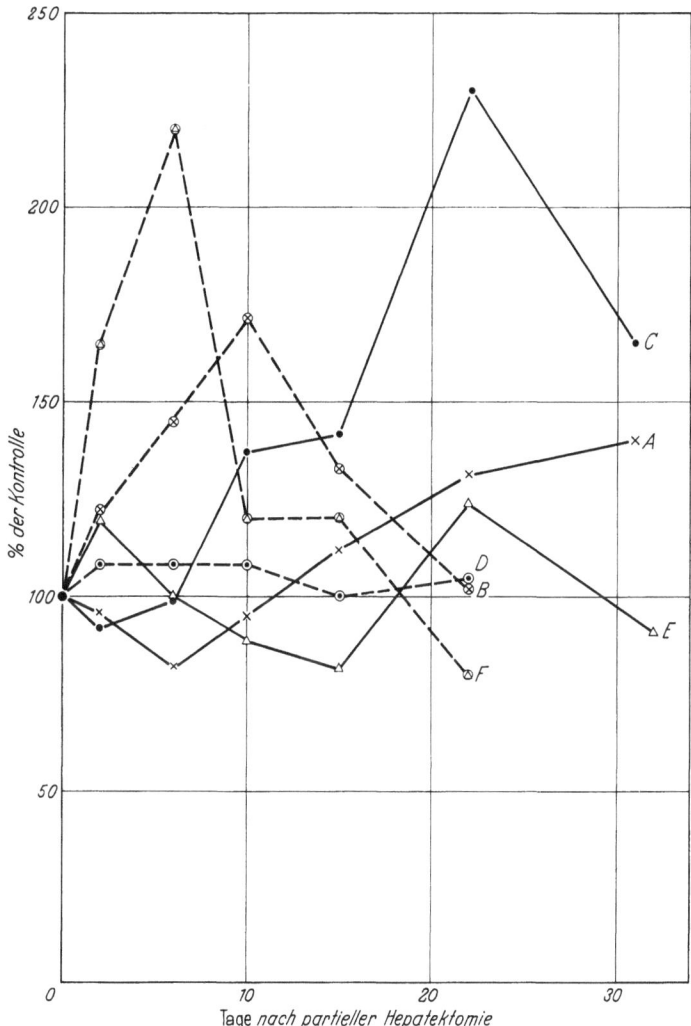

Abb. 11. Verhalten von Protein, Cytochromoxydase und Succinoxydase während der Leberregeneration (nach GEAR 1965a). *A* Protein in Mitochondrien; *B* Protein in „fluffy layer"; *C* Cytochromoxydase in Mitochondrien; *D* Cytochromoxydase in „fluffy layer"; *E* Succinoxydase in Mitochondrien; *F* Succinoxydase in „fluffy layer". Alle Werte in Prozenten der Kontrolle.

studien[1] sprechen in der Tat dafür, zeigen aber auch, daß in dieser „fluffy layer" Abbaustufen von Mitochondrien ebenfalls in größerer Menge vorkommen.

Die schon oft gestellte Frage, wie Mitochondrien in einer Zelle gebildet werden (s. auch mitochondriale DNS; S. 48, und S. 84f.), wird häufig so beantwortet, daß sich Mitochondrien teilen[2]. Die Daten von GEAR[1] zeigen jedoch,

[1] GEAR 1965b.
[2] LUND, VATTER und HANSON 1958, BAHR und ZEITLER 1962, LUCK 1963, BROSEMER, VOGELL und BÜCHER 1963.

daß daneben auch eine Neusynthese existieren muß, die vielleicht nur in bestimmten Entwicklungsstadien einsetzt. Es erscheint denkbar, daß zunächst submitochondriale Funktionseinheiten (S. 51 f. und 57) gebildet werden, die sich in der „fluffy layer" finden und erst später zu intakten Mitochondrien zusammen gebaut werden.

In diesem Zusammenhang interessiert auch die Frage, wie die Mitochondrien eines Gewebes auf dessen funktionelle Beanspruchung reagieren. Nach Denervierung kommt es im zugehörigen Muskelgebiet (M. pectoralis maior der Taube) zu einem Verlust zahlreicher Mitochondrien-Enzyme, ohne daß die Mitochondrien-Zahl proportional verringert wird[1]; auch die Atmungskontrolle und der P:O-Quotient vermindern sich nur geringfügig, so daß das einzelne Mitochondrion wohl funktionell intakt scheint, aber in seiner Stoffwechselkapazität eingeschränkt ist. Dies ist wahrscheinlich nicht die Folge des Fehlens sog. nutritiver Einflüsse des Nerven, sondern die Konsequenz der Inaktivitätshypotrophie. Erzeugt man an Ratten eine Hypertrophie des linken Ventrikels durch Hochdruck[2], so kommt es zu einer Vermehrung der Mitochondrien im linken Ventrikel, die jedoch nicht proportional der Zunahme an Ventrikelgewicht und löslichen Proteinen erfolgt: Der Vermehrung der Mitochondrienzahl von 50% steht eine Abnahme des mittleren Proteingehaltes pro Mitochondrion von 23% gegenüber. Jedoch paßt sich die Gesamtmenge mitochondrialer Proteine einer erhöhten Arbeitsbeanspruchung an. Auch im Skeletmuskel beobachtet man bei intensivem Training und reichlicher Proteinzufuhr mit der Nahrung eine funktionelle Anpassung der Mitochondrien an die gesteigerten Leistungsanforderungen[3].

d) Ernährung.

Zahlreiche Bausteine der Mitochondrien sind essentielle Nahrungsfaktoren, wie z.B. Vitamine, einige Fettsäuren, aber auch Aminosäuren und Spurenelemente. Daher ist viel Mühe auf die Frage verwendet worden, ob Rückwirkungen bestimmter Formen von Mangelernährung an der Mitochondrienfunktion erkannt und gar kausal erklärt werden können. Daß Mitochondrien sehr empfindlich auf ein Ernährungsregime ansprechen können, zeigt sich z.B. schon nach Zufuhr einer Notverpflegung („Pemmican survival ration"), indem die oxidative Kapazität durch Zusatz von DPN und Cytochrom c stärker steigt als bei Kontrollen, die obere Leistungsgrenze offenbar also unter den Versuchsbedingungen niedriger liegt[4].

Essentielle Fettsäuren, im wesentlichen also Linolat und Arachidonat, sind Bausteine der Membran-Lipide der Mitochondrien; die morphologischen Folgen eines Mangels an diesen Fettsäuren sind beschrieben[5, 6]. Sie beruhen mindestens z.T. darauf, daß sich Art und Stellung der Fettsäuren in den Phosphatiden ändern; so geht eine Verminderung von Arachidonsäure in β-Stellung von Glycerophosphatiden mit einer Vermehrung von Ölsäure in α-Stellung und mit einer erheblichen Anreicherung einer Docosatriensäure einher[7], während Sphingomyeline anscheinend nicht betroffen sind. Unabhängig von Verminderungen der Arachidonsäure führt eine Abnahme der Linolsäure unter 10% in Leber-Mitochondrien, nicht aber in Hirn-Mitochondrien, zur Anhäufung zweier Eicosatriensäuren, von denen eine als $\Delta^{5, 8, 11}$-Eicosatriensäure identifiziert ist[8]; in Hirn-Mitochondrien tritt eine Docosahexaensäure an die Stelle der Arachidonsäure.

---

[1] Carofoli, Margreth und Buffa 1962.   [2] Tobian, Severseike und Cich 1961.
[3] Rogoskin, Aphar und Mashansky 1964.   [4] Hannon und Vaughan 1958.
[5] Smith und de Luca 1964.   [6] Wilson und Leduc 1963.
[7] Johnson und Itoh 1965, Biran, Bartley, Carter und Renshaw 1965.
[8] Witting, Harvey, Century und Horwitt 1961, Hayashida und Portman 1960 b.

Der Gehalt der Nahrung an Polyensäuren spiegelt sich in der Polyensäure-Zusammensetzung der Mitochondrien-Lipide[1] wider, wobei nicht nur Linolsäure und Linolensäure[2], sondern auch körperfremde Fettsäuren wie z.B. Δ 5, 8, 11, 14, 17-Eicosapentaensäure und Δ 7, 10, 12, 16, 19-Docosapentaensäure aus Dorschlebertran als Bestandteil der Mitochondrien-Lipide auftreten; Mitochondrien aus Hirn reagieren in solchen Versuchen meist weniger als diejenigen aus Leber[3]. Auch Linolensäure wird vermehrt in Mitochondrien-Lipide aufgenommen[4].

Neben diesen Veränderungen der Fettsäure-Zusammensetzung kommt es bei Mangel an essentiellen Fettsäuren zu Verschiebungen zwischen den einzelnen Lipidfraktionen, indem Neutrallipide um das Doppelte zunehmen[5], während in Abhängigkeit von der Nahrung und vom Geschlecht die einzelnen Phosphatide z.T. erheblich voneinander abweichen[6].

Diesen analytisch faßbaren Veränderungen der Mitochondrien-Lipide entsprechen funktionelle Rückwirkungen, die sich z.T. auf eine veränderte Membranfunktion der Mitochondrien zurückführen lassen, indem z.B. die durch Hypotonizität oder Ultraschall erkennbare Latenz mitochondrialer Enzyme geringer ist, diese also gegenüber der Norm höhere Aktivitäten zeigen[7, 8], aber auch der P:O-Quotient und die Atmungskontrolle vermindert sind[5, 8, 9]. Dabei muß es offen bleiben, wieweit eine leichtere Verletzlichkeit der Mitochondrien aus Geweben mit Mangel an essentiellen Fettsäuren während ihrer Isolierung zu diesen Befunden beiträgt[8]. Auch die stärkere Wirkung von Digitonin, Oligomycin und Schlangengift auf Mangel-Mitochondrien deutet auf funktionelle Schwächung und damit Strukturveränderungen hin[9], genau wie die leichtere Schwellbarkeit[10, 11] und der stärkere Effekt einer Alterung der Mitochondrien in vitro[12]. Alle diese Faktoren können zu einer Beeinträchtigung der Energieversorgung der Zelle bei Mangel an essentiellen Fettsäuren führen[11]. Da bei hoher Zufuhr von ungesättigten Fettsäuren (40 Tage Maisöl im Futter) die Cholesterinoxydation (s. S. 79) der Leber-Mitochondrien auf die Hälfte abfällt[13], sind auch von hier aus Allgemeinstörungen durch Hypercholesterinämie zu erwarten.

Eine experimentelle Leberverfettung — durch weißen Phosphor, Tetrachlorkohlenstoff oder Cholinmangel — führt in Rattenleber-Mitochondrien zu partieller Entkopplung[14], verringertem ATP-Gehalt[15] und verschlechterter Fettsäureoxydation[16].

Es mag an der festen Bindung vieler Coenzyme an die Mitochondrienstruktur liegen, daß ein Mangel an dem betreffenden Vitamin häufig ohne schwerwiegende Folgen für die Stoffwechselleistung der Mitochondrien ist. So tritt in der Rattenleber erst bei einem Abfall von Thiamindiphosphat unter 25% der Norm eine Beeinträchtigung des Pyruvatumsatzes auf[17]; auch wenn im Rattenherz der Pyruvatgehalt der Mitochondrien bereits infolge Thiaminmangel verringert ist, fehlen schwerere Stoffwechselstörungen[18]. Einer Verminderung des Q_{O_2} steht keine Abnahme des P:O-Quotienten gegenüber, im Gegenteil, die Atmungskontrolle ist im Thiaminmangel verstärkt wirksam[19]. Mäßiger Riboflavinmangel[20, 21] läßt den P:O-Quotienten und den Q_{O_2} von Rattenleber noch unbeeinflußt, nur

[1] HAUGE 1958.   [2] MARCO, MACHLIN, EMERY und GORDON 1961.
[3] WITTING, HARVEY, CENTURY und HORWITT 1961.   [4] RAHM und HOLMAN 1964.
[5] BIRAN, BARTLEY, CARTER und RENSHAW 1965.   [6] SHELTAWY 1965.
[7] HAYASHIDA und PORTMAN 1960a, HAYASHIDA und PORTMAN 1963.
[8] SMITH und DE LUCA 1964.   [9] ITO und JOHNSON 1964.
[10] HAYASHIDA und PORTMAN 1960b.   [11] JOHNSON 1963b.
[12] JOHNSON 1963a.   [13] KRITCHEVSKY, WHITEHOUSE und STAPLE 1959.
[14] DIANZANI 1954.   [15] DIANZANI 1957.   [16] DIANZANI und MARINARI 1961.
[17] KIESSLING und LUNDQUIST 1962b.   [18] ARGUS, ARCOS und WALDER 1962.
[19] ARCOS, ARGUS, SARDESAI und STACEY 1964.   [20] BEYER, LAMBERG und NEYMAN 1961.
[21] TIPTON und SMOTHERS 1962.

an höherer Aktivität der durch 2,4-Dinitrophenol stimulierbaren Adenosintriphosphatase zeigt sich eine Folge der Hypovitaminose[1]. Galaktoflavinzufuhr führt allerdings zu Aktivitätsverlusten von Flavinenzymen[1, 2], indem z. B. Succinodehydrogenase auf 25% der Norm fällt, wenn Flavinadenindinucleotid auf 25% und Flavinmononucleotid auf 5% der Norm gesunken sind. Dann sind auch Q_{O_2}, P:O- Quotient und TPNH-Cytochrom c-Reductase verringert, während Pyridinnucleotid-Konzentration und DPNH-Cytochrom c-Reductase nicht beeinflußt und Protein sowie Schwellungsresistenz im Phosphatmedium erhöht gefunden werden[2].

Bezüglich Nicotinsäureamid liegen nur in vitro-Studien vor[3], die zu zeigen scheinen, daß dieses Vitamin nicht nur über eine Hemmung der DPN-Nucleosidase wirkt, sondern anscheinend auch Hemmungen und Aktivierungen bestimmter Enzyme durch Wechselwirkung mit Coenzym-Bindungsorten auslöst. Im Pantothensäuremangel finden sich parallel laufende Verminderungen von Succinoxydase-Aktivität und Ubichinon-Konzentration[4], während im Biotinmangel die Menge an Fettsäuren in Mitochondrien abnimmt mit bevorzugtem Verlust an Palmitinsäure und Stearinsäure[5]; Ölsäure zeigt keine Veränderungen, auch nicht bezüglich der Biosynthese aus Acetat, die für die Gesamtfettsäuren um ca. 30% verringert ist. Im Cholinmangel[6] ist die Fettsäureoxydation kritisch verringert[7]. Auch im Skorbut ist die Fettsäureoxydation beeinträchtigt[8] und kann durch Cofaktor-Zusatz (ATP und Mg^{2+}) nicht völlig restauriert werden, während die verringerte Oxydation von Cholesterin zu Gallensäuren in Leber-Mitochondrien durch Ascorbat in vitro zu normalisieren ist[9].

Die oxydative Phosphorylierung von Rattenleber-Mitochondrien ist bei Mangel wie bei Überschuß an Vitamin A gestört und kann durch Vitamin A-Zusatz in vitro wie in vivo normalisiert werden; wahrscheinlich ist Vitamin A Baustein der Mitochondrien-Membran[10].

Bei Rachitis zeigen Nieren-Mitochondrien schwere morphologische Schädigungen[11]; Vitamin D-Zusatz in vitro restauriert den Transport von Calcium an diesen Mitochondrien, die auf Parathormon nur in Vitamin-Gegenwart ansprechen[12]. Im Vitamin K-Mangel, der durch Prothrombinzeit-Verlängerung angezeigt wird[13, 14], sind P:O- Quotient und Atmungskontrolle in Leber-Mitochondrien intakt, auch bei keimfreien Tieren[14]. Bei einer durch Torula-Hefe ausgelösten Lebernekrose, bei der Tokopherol-Mangel und relativer Aminosäuremangel zusammentreffen mögen[15], ist der Aminosäureeinbau in Mitochondrien erhöht. Ein relativer Threoninmangel[16] führt zu struktureller Beeinträchtigung der Mitochondrien in hypotonischen Inkubationsmedien, obwohl der P:O- Quotient unter Standardbedingungen noch normal gefunden wird.

Ein Magnesiummangel im Futter führt bei Herz-Mitochondrien zu Schwellung, morphologischen Veränderungen an den Cristae[17], verringertem Q_{O_2}[18] und stark erniedrigtem P:O- Quotienten[18, 19], der durch Mg^{2+}-Zusatz in vivo zu beheben ist[18]; die sich hierin ausdrückende Schädigung der Mitochondrien führt wiederum

[1] Beyer, Lamberg und Neymann 1961.   [2] Busch, Hunter jr., Combs und Schulz 1960.
[3] Murthy und Rappoport 1963b.   [4] Aiyar, Sulebele, Rege und Sreenivasan 1959.
[5] Modi und Mistry 1962.   [6] Hartroft 1961.   [7] Race-Barbé und Lévy 1960.
[8] Guchhait, Guha und Ganguli 1964.   [9] Guchhait, Guha und Ganguli 1963.
[10] Seward, Vaughan und Hove 1966.
[11] de Luca, Reiser, Steenbock und Kaesberg 1960.
[12] de Luca, Engstrom und Rasmussen 1962.   [13] Beyer und Kennison 1959.
[14] Wostmann, Knight, Keeley und Kan 1963.   [15] Stirpe und Schwarz 1963.
[16] Yoshida und Ashida 1962.
[17] Nakamura, Nakatini, Koike, Torii und Hiramatsu 1962.
[18] DiGiorgio, Vitale und Hellerstein 1962.
[19] Vitale, White, Nakamura, Hegsted, Zamchek, Hellerstein, Connors, Gotsis und Faherty 1957.

zu der Frage, ob nicht die Präparationstechnik — im Gegensatz zu normalen, weniger labilen Mitochondrien — bereits zu Artefakten führt, indem in vivo- und in vitro-Kapazitäten bei Versuchs-Mitochondrien stärker auseinanderfallen als bei Kontroll-Mitochondrien[1].

Ausgeprägt sind die Folgen des Fastens auf die Leber-Mitochondrien, die neben in situ-Schwellung[2] zwar unveränderten Q_{O_2}, aber verringerten P:O-Quotienten aufweisen[3], was nicht unwidersprochen ist[4]. Stoffwechselveränderungen finden sich vor allem bei den Lipiden, wo der ^{32}P-Einbau in Phosphatide und der Fett-säure-Einbau in Triglyceride und Äthanolamin-Phosphatide[5] gestört sind und in vitro ein rascherer Phosphatidverlust beobachtet wird[6]. Auch der Acetateinbau in Cholesterin ist auf 25% gesenkt[7].

e) Hormone.

Der regulatorische Charakter der Hormone macht es besonders schwierig, ihren primären Angriffspunkt zu erkennen, da meist mehrgliedrige Kausalketten in Gang gesetzt werden, wenn eine Hormonwirkung eintritt. So ist für eine ganze Reihe von Hormonen eine Genaktivierung nachgewiesen worden (s. S. 35f.), so daß in diesen Fällen die Mitochondrien als primärer Wirkort unwahrscheinlich werden. Eine etwas ältere Theorie verlegt die Hormonwirkung an celluläre Mem-branen, wobei natürlich auch an die Mitochondrien-Membran zu denken wäre; viele Experimente sind auf dieser Grundlage angestellt worden, haben jedoch selten zu einer klaren Erkenntnis geführt, weil die Membraneigenschaften in so starker Wechselwirkung mit dem Energiehaushalt der Mitochondrien stehen. Schließlich zeichnen sich manche Hormone durch einen Molekularaufbau aus (Steroide, Jodthyronine), der auf physikochemischer Grundlage eine Wechsel-wirkung mit Mitochondrien-Bausteinen erwarten läßt; hier wiederum ist die Spezifität beobachteter Effekte häufig problematisch. Ein gutes Beispiel für die Schwierigkeiten, die bei der Deutung von Hormonwirkungen an Mitochondrien auftreten, ist das Thyroxin, das in den letzten beiden Jahrzehnten manchen Wandel von Arbeitshypothesen erfahren hat, ohne daß bis heute alle Effekte auf einen Nenner gebracht werden können (s. a. bei Mitochondrienschwellung, S. 69ff.).

Hypophysektomie führt an Leber-Mitochondrien zu einer Verringerung der Mitochondrien-Zahl um 20% und ihres Proteingehaltes um 30%. Mitochondrien solcher Tiere haben einen signifikant verringerten P:O-Quotienten, der durch Wachstumshormongaben nur in vivo, nicht in vitro normalisiert werden kann. Insulin dagegen hebt in vitro die Wirkung der Hypophysektomie auf den P:O-Quotienten auf, wobei dieser Effekt durch Wachstumshormon in vitro unter-drückt wird[8]. Dieses Hormon hat selbst einen Effekt auf die Permeabilität der Mitochondrien-Membran[9]. Corticotropin läßt die Konzentration mitochondrialer Ribonucleinsäure steigen, ohne daß die Nucleinsäurefraktionen des Zellkerns betroffen sind[10]; vielleicht gibt sich hierin ein neues Wirkungsprinzip mancher Hormone zu erkennen.

Parathormon bietet ein ausgezeichnetes Beispiel für die weitgehende Auf-klärung eines Hormon-Wirkungsmechanismus an Mitochondrien. Nachdem die Abhängigkeit des Orthophosphat-Eintritts in Mitochondrien von diesem Hormon[11], die Existenz einer hormonabhängigen Adenosintriphosphatase in Mitochondrien[12] und die Wechselwirkung des Hormons beim Kaliumtransport und bei der Mito-

[1] BEECHEY, ALCOCK und MACINTYRE 1961.   [2] DAVID 1960.   [3] WATERLOW 1961.
[4] BEYER, LAMBERG und NEYMAN 1961.   [5] CHAREONCHAI und JOHNSON 1963.
[6] JACOBASCH und WAGENKNECHT 1963.   [7] LUPIEN und MIGICOVSKY 1964.
[8] SORDAHL, HALL und STEFKO 1963.   [9] MELHUISH und GREENBAUM 1961.
[10] SIGEL und DOWLING 1964.   [11] SALLIS, DE LUCA und RASMUSSEN 1963.
[12] SALLIS und DE LUCA 1964.

chondrienschwellung[1] bereits erkannt waren, ist jetzt die direkte Energieentnahme aus der Atmungskette für den Parathormon-abhängigen Phosphattransport gezeigt worden[2]. Dieser Angriffsort liegt demnach im Bereich der oxydativen Phosphorylierung vor dem Auftreten phosphorylierter Intermediärprodukte, wie sich vor allem aus dem Verhalten gegenüber Inhibitoren ergibt. An Leber-Mitochondrien wirksame Hormondosen betragen hierbei 2×10^{-7} M[2], während schon mit 7×10^{-9} M phosphatabhängige Stoffwechselreaktionen stimuliert werden können[3], wobei der ebenfalls Parathormon-abhängige Calciumtransport an der Mitochondrienmembran mitbetroffen sein dürfte. (Zur Gewebsspezifität der Parathormonwirkung s.[4]).

Wie vielfältig und schwer deutbar die Thyroxineffekte auf Mitochondrien sind, wurde schon einleitend betont. So ist z. B. ein eindeutiger Effekt auf die Seitenkettensprengung von Cholesterin unter Gallensäurenbildung[5] kaum mit den Effekten auf die oxydative Phosphorylierung zu vereinen. Thyroxin wird im Bereich zwischen 10^{-9} und 10^{-5} M konzentrationsunabhängig von Leber-Mitochondrien gebunden und hierbei in seiner chemischen Struktur nicht verändert[6]. Trijodthyronin hemmt signifikant einen Kopplungsfaktor der oxydativen Phosphorylierung in seiner Adenosintriphosphatasewirkung[7], während die Thyroxinbedingte Schwellung von der Intaktheit des zweiten Phosphorylierungsschrittes der oxydativen Phosphorylierung abzuhängen scheint[8]. Damit ist der Angriffspunkt von Thyroxin am Elektronentransport schon erheblich eingeengt, aber noch nicht so klar definiert, daß weitergehende Schlüsse berechtigt scheinen. Die Verhältnisse werden auch dadurch kompliziert, daß — bei einer Sekretionsrate von ca. 5γ L-Thyroxin pro Tag und Ratte — die Konzentration von gesamtem Thyroxin etwa 10^{-7} M, von freiem Thyroxin etwa 10^{-10} M in den Körperflüssigkeiten beträgt. Zur Erzielung von Thyroxineffekten im Versuch werden häufig aber Konzentrationen benötigt, die in den pharmakologischen Bereich fallen (10^{-5}—10^{-7} M). In annähernd physiologischen Konzentrationen ist Thyroxin an Leber-Mitochondrien ohne Effekt auf den P:O-Quotienten, hebt mit manchen Substraten den Q_{O_2}, und wahrscheinlich deswegen, weil durch Senkung von extramitochondrialem ATP mehr Phosphatacceptor zur Verfügung steht, der nun bei erhaltener Kopplung der oxydativen Phosphorylierung und bei intakter Atmungskontrolle einen erhöhten Sauerstoffverbrauch zuläßt[9].

Adrenalektomie hat an Leber-Mitochondrien keine Wirkung auf den P:O-Quotienten[10], jedoch an Nieren-Mitochondrien Effekte auf den Ionentransport[11]; Cortison entkoppelt die oxydative Phosphorylierung nach mehrtägiger Injektion[12]. Die Wechselwirkung von Steroidhormonen mit Gliedern der Atmungskette[13, 14] führt zu einer Reihe von Erscheinungen, die den Redoxzustand der Cytochrome, die Pyridinnucleotid-Konzentration, den Q_{O_2}, den P:O-Quotienten und den Schwellungszustand betreffen. Die Vielfalt dieser — miteinander natürlich verknüpften — Veränderungen läßt eine Deutung einstweilen nicht zu, macht einen direkten Kausalzusammenhang zwischen Steroidwirkung und Mitochondrienfunktion aber wenig wahrscheinlich[10]. Sehr eingehend haben Liljeroot und Hall[15] die Folgen der Adrenalektomie und der nachfolgenden Hormonsubstitu-

---

[1] Rasmussen, Fischer und Arnaud 1964.   [2] Sallis, de Luca und Martin 1965.
[3] Aurbach, Houston und Potts jr. 1964.   [4] Cohn, Smaich und Levy 1966.
[5] Mitropoulos und Myant 1965.   [6] Rall, Michel, Roche, Michel und Varrone 1963.
[7] Penefsky, Pullman, Datta und Racker 1960.
[8] Michel, Roche, Michel, Girard und Rall 1964.
[9] Fletcher, Myant und Tyler 1962.   [10] Strickland 1963.   [11] Share 1958.
[12] Kerppola 1960.   [13] Kerppola und Pitkänen 1960.
[14] Feldman, vander Wende und Kessler 1961.
[15] Liljeroot und Hall 1965.

tion auf die oxydative Phosphorylierung in Rattenleber-Mitochondrien untersucht. Bei einer Verminderung des Mitochondrien-Proteins um 18% kommt es
nach Adrenalektomie zu einer Abnahme des P:O-Quotienten um 30—40%, der
ein erhöhter Q_{O_2} gegenübersteht, so daß eine partielle Entkopplung der oxydativen Phosphorylierung anzunehmen ist. Mit jedem der Hormone Cortison,
Insulin, Aldosteron und Adrenalin wird der P:O-Quotient partiell wieder auf den
Normalwert gehoben; sowohl Cortison+Insulin als auch Insulin+Aldosteron
wirken hierbei additiv; Insulin+Adrenalin ergeben mit entweder Cortison oder
Aldosteron zusammen eine fast völlige Wiederherstellung des P:O-Quotienten.
Triamcinolon und Desoxycorticosteron sind ebenso wie 1% NaCl im Trinkwasser
nicht imstande, die Folgen der Adrenalektomie auf die oxydative Phosphorylierung aufzuheben. Obwohl es wahrscheinlich ist, daß in diesen Versuchen Strukturelemente der Mitochondrien durch den veränderten Hormonstatus betroffen
sind, sind die eigentlichen Kausalzusammenhänge noch nicht zu übersehen.

Insulinmangel infolge Pankreatektomie oder Alloxan läßt die Zahl der Leber-
Mitochondrien um 40% absinken, wobei Q_{O_2} und der P:O-Quotient noch stärker
vermindert sind; Insulinvorbehandlung in vivo führt genauso wie Insulinzusatz
in vitro (1.6 IE/ml für 5—8 mg Mitochondrien-Protein) zu einer völligen Wiederherstellung der Mitochondrien-Funktion, die bei intakten Tieren durch Insulin
nicht beeinflußt wird[1].

f) Altern.

Ein Vergleich von Mitochondrien aus Geweben ausgewachsener und alter
Tiere zeigt eine Abnahme der Oxydation von β-Hydroxybutyrat, die auf Verminderung des Enzymgehaltes beruhen dürfte, in Leber und Niere; die Coenzym
A-Konzentration ist unverändert[2], was auch für die Ubichinon$_{10}$-Konzentration
gilt[3]. Die Succinoxydase-Aktivität und der P:O-Quotient mit Succinat als Substrat sind in Leber- und Nieren-Mitochondrien alter Ratten unverändert[4]. Bei
den Mitochondrien-Phosphatiden kommt es im hohen Alter zu einer geringen
Vermehrung von Kardiolipin unter geringer Abnahme von Phosphatidylcholin[5].

g) Autolyse.

Die Schwierigkeit, Mitochondrien frei von Lysosomen (S. 99f.) zu präparieren, bedingt eine gewisse Unsicherheit, wie groß die hydrolytische Kapazität von Mitochondrien ist. Eingehendere Daten liegen für die wohl proteolytische Freisetzung von
Aminosäuren vor, wo die Rate mit 0,15 µMol/Std/mg Trockengewicht derjenigen
der Leeratmung gleichkommt. Gleichwohl wird man nur einen Teil der endo-
genen Atmung auf den Verbrauch der vorzugsweise freigesetzten Aminosäuren
Glutamat und Aspartat[6] beziehen dürfen[7]. Eine Extrapolation ergibt, daß die
Aminosäure-Freisetzung größer ist als die halbe Lebensdauer mitochondrialer
Proteine, in vivo also bestimmten Hemm-Mechanismen unterliegen wird. Da der
Schwellungszustand den Proteinabbau begünstigt, geht eine strukturelle Beeinträchtigung der Mitochondrien-Proteine mit ihrem Abbau einher. Zugabe von
DPN und Coenzym A stimuliert die Aminosäure-Freisetzung aus Mitochondrien,
während die Gegenwart oxydierbarer Substrate hemmt[8], so daß ein Zusammen-
hang der Proteolyse mit dem Energiehaushalt der Mitochondrien naheliegt.

Damit gewinnen Angaben über den Effekt von Anaerobiose[9] sowie über die
Mitwirkung von Coenzym A beim Proteinabbau in Mitochondrien[10, 11] besondere

---

[1] HALL, SORDAHL und STEFKO 1960.   [2] WEINBACH, GARBUS und CLAGETT 1959.
[3] SLOTTA 1965.   [4] BARROWS jr., FALZONE und SHOCK 1960.   [5] SLOTTA 1963.
[6] BAIRD 1964.   [7] ALBERTI und BARTLEY 1963.   [8] ALBERTI und BARTLEY 1964.
[9] ŽÁK und DRAHOTA 1960.   [10] PENN 1961.   [11] PENN 1962.

Bedeutung, weil ein rein hydrolytischer Mechanismus auszuschließen sein dürfte. Vielmehr besteht eine Abhängigkeit des mitochondrialen Proteinabbaues von Energieversorgung[4], Proteinsynthese[1, 4] und Coenzym A[2, 3, 5], die darauf schließen läßt, daß die Regulierung des Proteinabbaues unter Energieaufwand erfolgt.

Bei Ischämie erweisen sich Leber-Mitochondrien erstaunlich resistent, da es mehr als 1 Std bei 37⁰ bedarf, ehe funktionelle und dazu simultan morphologische Veränderungen auftreten[6]. Hierbei muß es zudem noch offen bleiben, wie weit Lysosomen (s. S. 106) an den Ischämie-bedingten Veränderungen beteiligt sind.

h) Bestrahlung.

Die Empfindlichkeit der Mitochondrien-Funktion gegen Bestrahlung hängt von der Gewebeart ab (Thymusgewebe ist viel empfindlicher als Leber und Herz[7]), von der Bestrahlungsweise (in vitro-Bestrahlung scheint im wesentlichen unwirksam zu sein[8]), und von der Darstellungsweise der Mitochondrien, die in Rohrzuckerlösung resistent, in isotonischer Mannit- oder KCl-Lösung jedoch strahlungsempfindlich sind[9]. Strukturelemente der Mitochondrien vermögen gebundene Enzyme selbst bei 100000 r vor Inaktivierung zu schützen, doch erweist sich das gleiche Enzym nach Ablösung von der Mitochondrienstruktur als ausgesprochen strahlenempfindlich[10]. Ganzkörperbestrahlung senkt in verschiedenen Geweben wie Milz, Leber, Thymus den Q_{O_2}[11] und den P:O-Quotienten[11, 12], steigert die Adenosintriphosphatase-Aktivität[13] und verringert den DPN-Gehalt der Mitochondrien[14], was auf eine Aktivierung der DPN-Nucleosidase und auf eine verringerte DPN-Synthese zurückgeführt wird. Selbst mit extrem niedrigen Strahlendosen läßt sich an Thymusgewebe zeigen, daß infolge der Bestrahlung der Elektronenfluß von Succinat zum Sauerstoff gestört, zu einer Succinat-Tetrazolium-Reductase dagegen erhöht ist[15], was nicht mit einer Veränderung der Mitochondrien-Lipide und des Flavinbestandes einhergeht[16]. Die Ursache der strahlenbedingten Entkopplung der oxydativen Phosphorylierung in Thymus-Mitochondrien kann daher mit dem sehr niedrigen Cytochrom c-Gehalt dieser Mitochondrien (normal $0,2\gamma$/mg Protein) oder mit der Freisetzung eines Kopplungsfaktors zusammenhängen[17]. Diese Befunde zeigen, wie sehr Bestrahlungseffekte von der Mitochondrien-Struktur mitbedingt werden; eine spezifisch strahlenempfindliche Komponente der Mitochondrien hat sich bisher nicht finden lassen, vielmehr scheint auch an Mitochondrien die Einteilung in strahlenempfindliche und relativ strahlenresistente Gewebe gültig zu sein, was auf den entscheidenden Einfluß extramitochondrialer Faktoren hinweist. Auch UV-Bestrahlung in vitro führt zur Beeinträchtigung von Q_{O_2} und P:O-Quotient[18] und zur Freisetzung von Nucleotiden aus den Mitochondrien[19], erweist sich also als ein schwerwiegender Eingriff, der durch Vitamin K_1 partiell restauriert werden kann[20].

i) Elektrische Reizung.

Die Anwendung von Gleichstromimpulsen an isolierten Mitochondrien aus Gehirn und Leber führt zu einer Steigerung des Q_{O_2} und einer Senkung des

[1] Žák und Drahota 1960.   [2] Penn 1961.   [3] Penn 1962.
[4] Steinberg und Vaughan 1956.   [5] Beeken und Imredy 1962.
[6] Merker, Wedell und Neubert 1964.   [7] Scaife und Hill 1963.
[8] Scaife und Hill 1962.   [9] Altenbrunn und Kobbert 1961.   [10] Adelstein 1962.
[11] van Bekkum, Jongepier, Nieuwerkerk und Cohen 1954.
[12] Scaife und Hill 1963, Hall, Goldstein und Sonnenblick 1963.
[13] van Bekkum 1955.   [14] Scaife 1963a.   [15] Scaife 1963b.   [16] Scaife 1964.
[17] Scaife und Hill 1963, Scaife 1964.   [18] Beyer 1959.
[19] Beyer und Kennison 1958.   [20] Beyer 1963.

P:O-Quotienten[1], die nicht von einer Erhöhung der Adenosintriphosphatase-Aktivität begleitet wird. Da jedoch für den beobachteten Effekt das Elektroden-metall entscheidenden Einfluß hat[2, 3], und da Sulfhydrylgruppen an der Ver-mittlung der elektrischen Reizung beteiligt zu sein scheinen[3], ist der Erfolg einer solchen Reizung vermutlich sekundärer Natur, indem eine Veränderung von Thiolgruppen und/oder eine Änderung des Ionenbestandes in der Mitochondrien-Membran den eigentlichen Angriffspunkt der Stromimpulse darstellen; eine letzte Klärung der Frage, welche Bestandteile der Mitochondrien-Grenzfläche durch elektrische Impulse verändert werden, steht wohl noch aus.

k) Tetrachlorkohlenstoff.

Die Befunde an Rattenleber-Mitochondrien nach Tetrachlorkohlenstoffzufuhr sind komplexer Natur. Das Vergiftungsbild wird beeinflußt von der Aktivität der Schilddrüse[4], von Rückenmarksdurchtrennung, Adrenalektomie[5, 6, 7] und pharmakologischer Beeinflussung des adrenergischen Systems[5, 6] sowie durch eine gleichzeitig ablaufende Leberregeneration nach partieller Hepatektomie[8]. Die Symptome bestehen in Verringerung von Q_{O_2}[4, 5, 8, 10–12], Verminderung des P:O-Quotienten[4, 5, 8, 11], Abnahme der durch 2,4-Dinitrophenol und enorme Zu-nahme der durch Mg^{++} stimulierten Adenosintriphosphatase[10], Rückgang der Kaliumkonzentration[11, 13] mit starker Akkumulation von Calcium[7, 11], Verminde-rung der Pyridinnucleotid-Konzentration[8] und kurzfristiger Zunahme von Carbamylphosphat-Synthetase sowie Ornithin-Transcarbamylase. Schwellung und Q_{O_2}-Abnahme sind zeitlich nicht korreliert[9], die Fetteinlagerung in die Leber geht den Veränderungen der Mitochondrien zeitlich voraus und ist also von dieser nicht abhängig[10, 12, 14]. Eine Membranschädigung, schon aus der Lipoidlöslichkeit von CCl_4 her zu erwarten, ist durch verschiedene Befunde wahrscheinlich[8–10, 12], aber wegen der Überlagerung mit adrenergischen Effekten und der hohen Wahr-scheinlichkeit einer Schädigung der Mikrosomen (s. S. 153f.) kausal schwer aus-deutbar.

l) Speicherung.

Mitochondrien sind nur in wenigen Fällen, in denen die Verteilung körper-eigener oder körperfremder Substanzen nach oraler Gabe oder Injektion studiert worden ist, der bevorzugte Zellort, an dem sich diese Stoffe anreichern. So werden rund 40% von Liponsäure, die von der Rattenleber gespeichert werden (im Thiaminmangel ist die Speicherung erhöht) in den Mitochondrien gefunden[15]. Nach Gabe von Mepacrin sind $2/3$ der in der Mäuseleber vorhandenen Menge an die Mitochondrien gebunden; in der Meerschweinchenleber ist es weniger[16]. Im allgemeinen sind der lösliche Überstand bzw. die Mikrosomen bevorzugte Spei-cherorte in der Zelle (nähere Angaben s. S. 166). Allerdings hat sich bei intra-peritonealer Gabe von Silicagel eine massive Silicium-Einlagerung in den Mito-chondrien des proximalen Nephrons gezeigt, die nur so gedeutet werden kann, daß in oligomerer Form resorbiertes Material durch die Mitochondrien-Membran diffundiert und sich dann innerhalb der Mitochondrien zum unlöslichen Ablage-rungsprodukt polymerisiert[17].

---

[1] ABOOD, GERARD und OCHS 1952, ABOOD 1954.   [2] NARAYANASWAMI und McILWAIN 1954.
[3] ABOOD und ROMANCHEK 1955.   [4] CALVERT und BRODY 1961.   [5] CALVERT und BRODY 1960.
[6] BRODY, CALVERT und SCHNEIDER 1961.   [7] McLEAN und ROSSI 1964.
[8] NOVELLI und MOR 1962.   [9] HABA 1961.   [10] RECKNAGEL und ANTHONY 1959.
[11] REYNOLDS, THIERS und VALLEE 1962.   [12] CASU 1963.   [13] SHARE und RECKNAGEL 1959.
[14] RECKNAGEL und LOMBARDI 1961.   [15] GAL und RAZEVSKA 1960.
[16] SNOW und HURST 1965.
[17] POLICARD, COLLET, DANIEL-MOUSSARD und PREGERMAIN 1961.

5. Mitochondrien aus pathologisch veränderten Geweben.

a) Tumoren.

Wegen der großen Bedeutung, die der Energieversorgung der Tumoren zukommt, sind Mitochondrien aus Tumorzellen häufig untersucht worden. Es bleibt bei den erhaltenen Befunden zu bedenken, daß die Vielgestaltigkeit der Tumoren von vornherein kein einheitliches Bild der Stoffwechselleistungen von Tumor-Mitochondrien erwarten läßt. Eine zweite Schwierigkeit scheint darin zu liegen, daß solide Tumoren genauso wie Einzelzell-Tumoren schwieriger zu homogenisieren sind als viele normale parenchymatöse Gewebe; daher muß mit einer präparationsbedingten Schädigung isolierter Tumoren-Mitochondrien gerechnet werden[1], ohne daß in vivo eine entsprechende Beeinträchtigung ihrer Stoffwechsel-Kapazität vorzuliegen braucht.

Sorgfältig präparierte Mitochondrien aus Ascíteszellen haben einen höheren Gehalt an RNS und DNS, als wenn sie aus Leber isoliert werden[1], was als Ausdruck eines geringeren Differenzierungsgrades gedeutet worden ist. Viele, besonders ältere Untersuchungen scheinen darauf hinzuweisen, daß Tumor-Mitochondrien eine geringere Stabilität, m.a.W. eine schlechtere strukturelle Organisation erkennen lassen[2] als z.B. Leber-Mitochondrien. So ist z.B. der häufig erhobene Befund eines verringerten Pyridinnucleotid-Bestandes in Tumor-Mitochondrien gedeutet worden[3], ohne daß die detaillierte Ursache klar liegt. Neuere Analysen lassen jedoch keinen Mindergehalt erkennen[4]. Die Zahl und der Proteingehalt von Mitochondrien sind in Tumorzellen mit $^2/_5$ bis $^1/_5$ wesentlich niedriger als in vergleichbaren Geweben[3], auch Riboflavin und Ubichinon[5] haben stark abgenommen. Daß zahlreiche oxydative Enzyme dann verringert gefunden werden[3], ist nicht verwunderlich. Vielleicht ist ein speziell niedriger Gehalt an α-Glycerophosphat-Dehydrogenase typisch für Tumor-Zellen; er führt jedenfalls dazu, daß die Oxydation von extramitochondrialem DPNH nur sehr gering ist[6, 7], abgesehen von der Hemmbarkeit dieses Prozesses durch synthetische Oestrogene[8]. Auch die Pyruvat-Oxydation wird in Tumor-Mitochondrien recht gering gefunden[9], ohne daß anscheinend bisher alle Wege des oxydativen Pyruvatumsatzes in Tumor-Mitochondrien klar liegen[10] (s.a. S. 83).

Die oxydative Phosphorylierung kann in Tumor-Mitochondrien durchaus normal sein[3, 11], auch Myokinase[12, 13] wird in normaler Aktivität angetroffen. Adenosintriphosphatasen[3] sind häufiger niedrig, dagegen enthalten Tumor-Mitochondrien relativ viel Hexokinase[3, 14] mit entsprechenden Folgen für den Glykolyseablauf in der Tumorzelle (s.a. S. 76f.). Der Pasteureffekt wird jedoch auch mit Tumoren in normaler Höhe gefunden, was in guter Übereinstimmung mit den bisher bekannten Daten über Tumor-Mitochondrien steht[3].

Sowohl in Tumor-Mitochondrien[15], als auch nach kurzfristiger Zufuhr von Dimethylnitrosamin[16] ist in Rattenleber-Mitochondrien das Schwellungsverhalten im Sinne einer größeren Labilität verändert, doch können z.T. auch paradoxe Phänomene auftreten, indem normale Struktur mit anomalem Schwellungsverhalten, aber auch veränderte Struktur mit normaler Schwellung einhergehen.

---

[1] Freeman 1965. [2] Emmelot, Bos und Brombacher 1956, Emmelot 1961.
[3] Aisenberg 1961. [4] Borst und Colpa-Boonstra 1962.
[5] Sugimura, Okabe und Baba 1962. [6] Sacktor und Dick 1960. [7] Borst 1962.
[8] Dietrich 1962. [9] Kiessling und Lundquist 1962a.
[10] Hellerman, Reiss und Gey 1962. [11] Sauer, Martin und Stotz 1962.
[12] Greiling und Günther 1960. [13] Kunz und Böhme 1964.
[14] Emmelot und Bos 1961. [15] Emmelot und Reyers 1960, Emmelot und Bos 1957.
[16] Emmelot, Bos und Reyers 1960.

Kurzfristige Zufuhr eines cancerogenen Azofarbstoffes beeinträchtigt vor allem den Umsatz von Citrat und Isocitrat in Mitochondrien[1], aber auch von anderen Substraten des Citronensäurecyclus[2], ohne daß damit der Angriffspunkt der Cancerogene auf die Mitochondrien verlegt werden könnte. Interessanterweise verursachen cytostatische Äthylenimine nur eine Abnahme des extramitochondrialen DPN, welches in den Mitochondrien selbst unverändert bleibt[3].

b) Andere Krankheiten.

Eine Reihe von Untersuchungen befaßt sich mit der Mitochondrienfunktion beim Diabetes. Während in älteren Arbeiten kein veränderter P:O-Quotient bei Ratten[4] und Hunden[5] beobachtet worden ist, findet sich in neueren Untersuchungen an Ratten und Katzen[6] doch eine Verringerung der oxydativen Phosphorylierung, neben einer Abnahme des Q_{O_2}. Weitere Angaben zu Insulineffekten (s. S. 95). Die Oxydation langkettiger Fettsäuren ist im Diabetes leicht erhöht (Palmitat als Substrat); setzt man jedoch β-Ketopalmitat als Substrat ein, so bilden Leber-Mitochondrien alloxan-diabetischer Ratten 100% mehr CO_2. Die Acetessigsäurebildung aus Palmitat ist geringfügig vermindert[7].

Eine interessante Mitochondriopathie haben ERNSTER u. Mitarb.[8] beschrieben. Eine Patientin mit hochgradiger extrathyreoidaler Grundumsatzerhöhung zeigte wesentlich höhere Mitochondrienzahlen und 3—4mal mehr Mitochondrien-Protein als normal. In den Muskel-Mitochondrien fehlt völlig die Atmungskontrolle durch Orthophosphat und/oder ADP. Der P:O-Quotient war geringfügig erniedrigt, so daß eine nur sehr lockere Kopplung zwischen Atmung und Phosphorylierung existiert. Oligomycin ist wirkungslos, die Mg^{++}-stimulierbare Adenosintriphosphatase sowie Cytochromoxydase sind stark erhöht. 2,4-Dinitrophenol bewirkt nur eine geringe Zunahme der enzymatischen ATP-Spaltung. Damit einher gehen hochgradige morphologische Veränderungen der Muskel-Mitochondrien. Eine Ursache für diese Veränderungen ist unbekannt, jedoch läßt sich ein endogener Entkoppler experimentell ausschließen. Eindrucksvoll ist die Schwere des Krankheitsbildes, das mit allen Symptomen auf die Fehlfunktion der Mitochondrien, nämlich die fehlende Atmungskontrolle, zurückzuführen ist.

D. Lysosomen.

Die Lysosomen sind eine Partikelfraktion, die sich durch einen außerordentlichen Reichtum an sauren Hydrolasen auszeichnet. Ihre Sedimentationseigenschaften aus einem Gewebshomogenat sind wenig charakteristisch und weisen daher auf eine gewisse Heterogenität hin. Es ist wahrscheinlich, daß diese prinzipielle Heterogenität eine Folge der funktionellen Vielfalt dieser Partikeln ist und daher als inhärente Eigenschaft acceptiert werden muß.

1. Isolierung.

Die Gewinnung einer wenigstens hochgradig angereicherten Lysosomenfraktion erfordert stark verfeinerte Zentrifugierungsbedingungen, wie sie von DE DUVE u. Mitarb.[9] ausgearbeitet worden sind. Ein typisches Bild der Partikelverteilung ist in Abb. 12 wiedergegeben[10].

[1] HAWTREY, SCHOEMAN, DIJKSTRA, SCHIRREN und NOURSE 1964.
[2] NORDMANN und NORDMANN 1962, BERTRAND, NORDMANN und NORDMANN 1952.
[3] BORST, GRIMBERG und HOLZER 1963.   [4] PARKS jr., ADLER und COPENHAVER jr. 1955.
[5] BEYER und SHAMOIAN 1961.   [6] HALL, SORDAHL und STEFKO 1960.
[7] JONES und BLECHER 1965.   [8] ERNSTER und LUFT 1964.
[9] DE DUVE, BERTHET und BEAUFAY 1959.
[10] BEAUFAY, BENDALL, BAUDHUIN und DE DUVE 1959.

7*

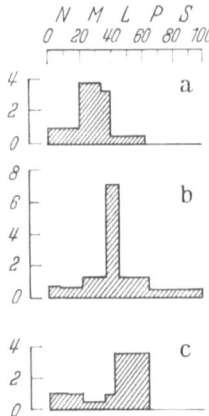

Man erkennt leicht, wie sich die Markierungsenzyme für Mitochondrien (a der Abb. 12) und der Mikrosomen (c der Abb. 12) in ihrer Verteilung mit der der Lysosomen (b) überlappen. Daraus folgt, daß Routine-Verfahren zur Mitochondrien- und Mikrosomen-Gewinnung (S. 42 und 113f.) stets einen gewissen Anteil an Lysosomen in diese Fraktionen einschleppen; andererseits bedarf es spezieller Methoden, um Lysosomen frei von Mitochondrien und Mikrosomen zu isolieren.

Abb. 12. Verteilung von Leitenzymen in der Rattenleber (nach Beaufay, Bendall, Baudhuin und DeDuve 1959). Ordinaten: Relative spezifische Aktivität mit Homogenat gleich 1; Abszisse: Die Zahlen bedeuten den prozentualen Stickstoffgehalt mit Homogenat gleich 1; N Zellkernfraktion; M Mitochondrien; L „leichte Mitochondrien"; P Mikrosomenfraktion; S löslicher Überstand. a Cytochromoxydase; b saure Phosphatase; c Glucose-6-Phosphatase.

Die differenzierende Zentrifugierung der Lysosomen wird wesentlich leistungsfähiger, wenn das Medium neben etwas Rohrzucker Glykogen[1] oder schweres Wasser[1, 2] zur Dichteeinstellung enthält. Die Wahl dieser Komponenten geht vor

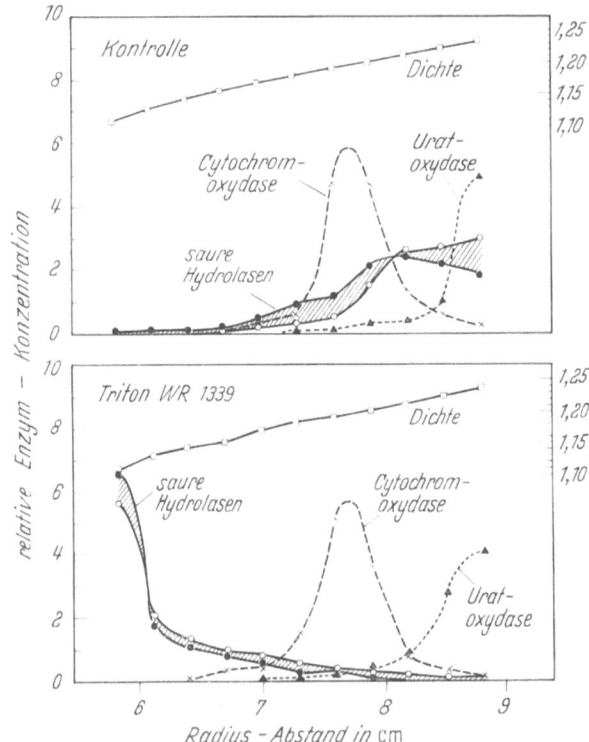

Abb. 13. Verteilung von Leitenzymen in der Rattenleber (nach Beaufay, Bendall, Baudhuin, Wattiaux und DeDuve 1959). Oberes Bild: Kontroll-Leber; unteres Bild: 4 Tage nach Injektion von Triton WR-1339. Ordinate links: Relative spezifische Aktivität, bezogen auf das Ausgangsmaterial = 1; Ordinate rechts: Dichte der Gleichgewichtszone der betreffenden Partikelfraktion; Abszisse: Radius der Zone, bei Gleichgewichtszentrifugierung in cm. Zentrifugierbedingungen: 150 min bei 39000 U/min im Kopf SW 39 der Spinco L-HV-Zentrifuge. ● Saure Phosphatase, und ○ saure Desoxyribonuclease als Leitenzyme der Lysosomen; × Cytochromoxydase als Leitenzym der Mitochondrien; ▲ Uricase als Leitenzym der Microbodies.

[1] Beaufay, Jacques, Baudhuin, Sellinger, Berthet und de Duve 1964.
[2] Beaufay, Bendall, Baudhuin, Wattiaux und de Duve 1959.

allem darauf zurück, daß die Suspensionsflüssigkeit nicht nur die benötigte Dichte aufweisen, sondern auch imstande sein muß, die bemerkenswerten Permeabilitätseigenschaften der Lysosomen-Membran (S. 104) zu erhalten[1].

Ein weiterer Kunstgriff ermöglicht die Abtrennung der Lysosomen von anderen Zellpartikeln; nach Zufuhr des nichtionischen Netzmittels Triton WR-1339 wird dieses spezifisch von den Lysosomen aufgenommen und verringert deren Dichte so, daß sie nun praktisch frei von Mitochondrien und Microbodies abzentrifugiert werden können[2], wie es in Abb. 13 veranschaulicht wird.

2. Charakterisierung.

Leitkriterien für die biochemische Erkennung von Lysosomen ist deren Reichtum an sauren Hydrolasen (s. a. unten). Meist wird saure Phosphatase als Leitenzym benutzt (s. a. S. 13). Die Angaben, wieweit dieses Enzym ausschließlich in den Lysosomen vorkommt, oder wieweit andere Zellfraktionen ebenfalls saure Phosphatase in genuiner Weise enthalten, sind nicht ganz eindeutig; so gibt es eine Reihe von Arbeiten über extra-lysosomale saure Phosphatasen[3], die es wahrscheinlich machen, daß zwar stets die Hauptmenge dieses Enzyms in den Lysosomen gefunden wird, aber kleinere Anteile auch in der löslichen Phase der Zelle enthalten sind. Die biochemische Messung der Aktivität der sauren Phosphatase ist also mit einer gewissen Unschärfe belastet.

Die Möglichkeit, saure Phosphatase auch im elektronenoptischen Bild sichtbar zu machen, gestattet es in sehr eindrucksvoller Weise, morphologische und biochemische Beobachtungen zu korrelieren, in dem Ausmaß nämlich, in dem saure Phosphatase als eindeutiger Bezugspunkt angesehen werden kann.

Als weiteres biochemisches Kriterium, das zugleich funktionelle Bedeutung hat, ist die Latenz der lysosomalen Enzyme zu werten. Bei schonender Präparation der Partikeln wird der Hauptanteil der sauren Enzyme als inaktiv und partikelgebunden gefunden, nach Zerstörung der Lysosomen-Membran aber liegen die Enzyme in aktiver, nicht mehr sedimentierbarer Form vor, sind also aus den Lysosomen freigesetzt worden. Das Ausmaß der Latenz, das unten noch näher behandelt wird, spiegelt offenbar die funktionelle Integrität isolierter Lysosomen wider. Hierbei können durchaus Unterschiede zwischen einzelnen Geweben auftreten, so daß Erfahrungen am Lebergewebe nicht ohne weiteres auf andere Gewebe übertragen werden sollten.

3. Vorkommen.

Lysosomen sind ursprünglich in der Leber, besonders der Ratte, studiert worden. Seitdem hat sich, aufbauend auf dem Konzept der Lysosomen-Funktion[4], ihr Vorkommen in zahlreichen Geweben nachweisen lassen[5]. Einige Angaben hierzu sind in Tabelle 28 zusammengestellt und zeigen, daß Lysosomen offenbar zu der Gruppe der generell vorkommenden Partikeln höher entwickelter Zellen gehören. Auch in der Leber des Menschen sind Lysosomen biochemisch nachgewiesen worden[6].

---

[1] SAWANT, SHIBKO, KUMTA und TAPPEL 1964.
[2] WATTIAUX, WIBO und BAUDHUIN 1963.
[3] SIEBERT, HUMPHREY, THEMANN und KERSTEN 1965, NEIL und HOMER 1964, 1964a, SHIBKO und TAPPEL 1963.
[4] DE DUVE 1963.
[5] TAPPEL, SAWANT und SHIBKO 1963.
[6] BJÖRNTORP, BJÖRKERUD und SCHERSTÉN 1965.

Tabelle 28. *Gewebe, in denen das Vorkommen von Lysosomen mit biochemischer Methodik erwiesen ist.*

Gewebe	Autoren	Gewebe	Autoren
Niere	Ali und Lack 1965	Darm	Hübscher, West und Brind-
	Shibko und Tappel 1965		ley 1965
	Wattiaux-de Coninck,		Hsu und Tappel 1965
	Rutgerts und Wattiaux 1965	Thymus	Rahman 1962
Gehirn	Whittacker 1959		Rahman 1964
	Beaufay, Berleur und Doyen	Milz	Rahman 1964
	1957		Weissmann 1965
	Sellinger, Rucker und Bal-	Knochen	Vaes und Jacques 1965
	bian Verster 1964		Vaes 1965
	Koenig, Gaines, McDonald,		Woods und Nichols jr. 1965
	Gray und Scott 1964	Hypophyse	LaBella und Brown 1958
	Koenig 1962	Schilddrüse	Herveg, Beckers und
	Koenig und Jibril 1962		de Visscher 1966
Muskel	Desai, Calvert, Scott und	Uterus	Woessner jr. 1965
	Tappel 1964	Mamma	Greenbaum, Slater und
	Zalkin, Tappel, Caldwell,		Wang 1965
	Shibko, Desai und Holliday	Granulom	Robert und Cambier 1964
	1962	Leukocyten	Elsbach und Kayden 1965
Nerven	Holtzman und Novikoff 1965		Schultz, Corlin, Oddi,
Pankreas	van Lancker und Holtzer		Kaminker und Jones 1965
	1959		
		Hirn-	Dekirmenjian, Allen und
		tumoren	Soo 1965

4. Zusammensetzung.

Die Hauptkennzeichen der Lysosomen sind ihr Reichtum an Enzymen und ihre Membraneigenschaften. Infolgedessen erfolgt hier die Besprechung nicht nach chemisch-systematischen Prinzipien.

a) Membranbestandteile.

Die Aufgabe der Lysosomen-Membran ist zweifellos darin zu suchen, daß die im Innern vorhandenen Enzyme am Durchtritt verhindert werden. Das vorliegende experimentelle Material zur Chemie der Lysosomen-Membran ist noch sehr spärlich.

Enzyme sind offenbar keine genuinen Bestandteile der Lysosomen-Membran, obwohl sie nach deren Ruptur z. T. an die Membran gebunden angetroffen werden; dies dürfte auf sekundärer Bindung infolge physikochemischer Eigenschaften der freigesetzten Enzyme beruhen und wird auch nur bei wenigen Enzymen beobachtet[1].

Der Gehalt der Lysosomen an Lipid-Phosphor wird für Rattenleber mit $0,08\,\mu\text{Mol/mg}$ Protein angegeben; er findet sich vollständig in der Membranfraktion. Lecithin, Colaminkephalin, Sphingomyelin und Cerebroside sind qualitativ nachgewiesen[1]. Ganglioside, anhand ihres Neuraminsäuregehaltes bestimmt, sind in der Lysosomen-Membran angereichert[2]. Ein geringer Gehalt an Flavinnucleotiden und Pyridinnucleotiden hat dagegen mit der Lysosomen-Membran nichts zu tun[1].

Die Lysosomen-Membran enthält 60—70% des Gesamt-Proteins dieser Partikeln, womit 30—40% auf die eingeschlossenen Enzyme entfallen[3]. Weitere Eigenschaften der Membran-Proteine sind noch nicht bekannt.

Die Kenntnis über die Chemie der Lysosomen-Membran ist damit noch erstaunlich gering. Zwar mag man aus Versuchen über die Lysosomen-Stabilität

Tappel, Sawant und Shibko 1963.
[2] Koenig und Jibril 1962.   [3] Sawant, Shibko, Kumta und Tappel 1964.

manche Hinweise auf die chemische Natur der Lysosomen-Membran erhalten, doch steht die eigentliche analytische Bearbeitung noch aus. Daß es sich um eine geladene Lipoproteid-Membran handelt, haben Versuche über die Stabilität jedenfalls erwiesen (s. S. 104f.).

b) Enzyme.

Das gemeinsame Kennzeichen für alle lysosomalen Enzyme ist nach der Konzeption von DE DUVE[1] ihre Eigenschaft als saure Hydrolasen, d.h. es handelt sich um hydrolytisch wirkende Enzyme mit einem pH-Optimum im schwach sauren Bereich. In jüngster Zeit ist der Kreis der in der Lysosomenfraktion enthaltenen Enzyme nicht unbeträchtlich erweitert worden, wobei die Charakterisierung der Lysosomen als Partikeln mit sauren Hydrolasen mit nur geringer Einschränkung weiterhin gültig bleibt. Einen Überblick über lysosomale Enzyme vermittelt Tabelle 29.

Tabelle 29. *In Lysosomen enthaltene Enzyme.*

Enzyme, die dem ursprünglichen Konzept von DE DUVE entsprechen	Enzyme, die später als lysosomal erkannt worden sind	Literatur
saure Ribonuclease	Plasminogen-Aktivator	ALI und LACK 1965
saure Desoxyribonuclease		
saure Phosphatase	Sulfatasen A und B	ROY 1960
Phosphoproteid-Phosphatase		
Kathepsin	Hyaluronidase	ARONSON und DAVIDSON 1965
Kollagenase	Phospholipase A	STOFFEL 1966
α-Glucosidase	saure Lipase	ELSBACH und KAYDEN 1965
β-N-Acetylglucosaminidase		
β-Glucuronidase	Kathepsine B und C	BOUMA und GRUBER 1966
β-Galaktosidase	Phosphatidsäure-Phosphatase	SEDGWICK und HÜBSCHER 1965
α-Mannosidase	Lysozym	SHIBKO und TAPPEL 1965
Arylsulfatase		

Das Vorkommen von Kollagenase ist mehrfach bestätigt worden[2]. α-Glucosidase spielt in der Pathologie (s. S. 108) eine Rolle[3]. Daten über oxydative Kapazitäten der Lysosomen sind spärlich und nicht widerspruchsfrei[4], doch besteht wohl die Möglichkeit, daß auch Peroxydasen[5] etwas mit den Lysosomen zu tun haben. Überblickt man die Gesamtheit aller Enzyme der Lysosomen, so finden sich für alle wichtigen Stoffklassen der Zelle, vielleicht mit Ausnahme der Lipide, hohe katabolische Aktivitäten wie z.B. für Proteine, Nucleinsäuren, Polysaccharide, etc. Demnach haben die Lysosomen zweifellos die Fähigkeit, komplex zusammengesetzte biologische Materialien wirksam bis zu niedermolekularen Bruchstücken abzubauen. Manche Hinweise sprechen dafür, daß das Verteilungsmuster lysosomaler Enzyme von Species und Gewebsart mitbedingt wird[6], doch sind die experimentellen Daten zu dieser Frage noch nicht sehr zahlreich. In der Rattenleber entfallen je 2% des Lysosomen-Proteins auf Ribonuclease und β-Glucuronidase, weniger als je 10% auf Kathepsin und Arylsulfatase[7].

---

[1] DE DUVE 1963.
[2] FRANKLAND und WYNN 1962, VAES und JACQUES 1965, WOODS und NICHOLS jr. 1965.
[3] HERS 1963, TORRES und OLIVARRÍA 1964, LEJEUNE, THINÈS-SEMPOUX und HERS 1963.
[4] TAPPEL, SAWANT und SHIBKO 1963.
[5] SCHULTZ, CORLIN, ODDI, KAMINKER und JONES 1965.   [6] SHIBKO und TAPPEL 1965.
[7] SAWANT, SHIBKO, KUMTA und TAPPEL 1964.

5. Funktion.

Die Überlegungen zur Lysosomenfunktion[1] müssen von dem Reichtum dieser Partikel an hydrolytischen Enzymen ausgehen und führen dann fast zwingend zur Rolle als Zentren der intracellulären Verdauung. Daher wäre nach der Art des verdauten Materials — intracelluläre Substanzen=Autolyse, von außen aufgenommene Substanzen=Heterolyse — zu differenzieren. Von de Duve werden 4 Formen unterschieden, die nachstehend skizziert sind:

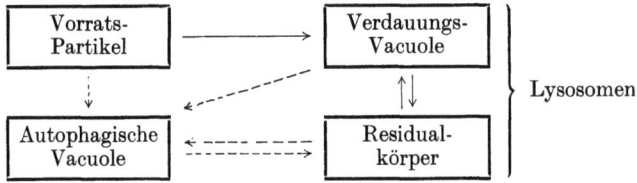

Dabei wird angenommen, daß die autolytische Lysosomenfunktion mit dem normalen Abbau von Zellinhaltsstoffen befaßt ist, aber auch mit der Spaltung hochmolekularer Verbindungen beim Untergang einer Zelle. Die Lysosomen-Membran (s. unten bei Latenz) würde dann den Kontakt zwischen Enzymen und Substraten in vivo unterbinden. Proteolyse, Nucleinsäure- sowie Phosphorsäureester-Spaltung sind in vitro an verschiedenen isolierten Zellfraktionen untersucht worden[2]. Der Abbau von Mitochondrien geht dabei am schnellsten vonstatten, während Zellkerne bemerkenswert resistent gegen lysosomale Hydrolasen sind.

Eine heterolytische Verdauungsfunktion würde sich z. B. auf durch Pinocytose aufgenommene Substanzen erstrecken, sehr wahrscheinlich aber auch eine entscheidende Rolle bei der Auseinandersetzung der Zelle mit eingedrungenem infektiösem Material spielen.

Eine ganze Reihe von Fragen ergibt sich aus solchen Vorstellungen: 1. Wie erwirbt ein Partikel, das in die Zelle eingedrungene Substanzen umschließt, das für Lysosomen typische Enzymmuster? 2. Wie bewirkt die Lysosomen-Membran die Aufnahme des zu verdauenden Materials, ohne die eingeschlossenen Enzyme an die Zelle zu verlieren? 3. Welche Faktoren steuern bei der Autolyse die Permeabilität bzw. Impermeabilität der Lysosomen-Membran? 4. Gibt es neben „verbrauchten" Lysosomen, sog. Residual-Körpern, auch die Möglichkeit einer Ausstoßung („Defäkation") von ganzen Lysosomen aus der Zelle?

Wahrscheinlich sind diese Fragen nicht ohne weiteres mit biochemischen Methoden zu lösen; sie zeigen jedoch, wie eng die Beziehungen zwischen biochemischen Befunden und funktionellen Aspekten sind.

a) Latenz.

Wesentlicher Bestandteil aller Überlegungen zur Rolle der Lysosomen in der Zelle ist die Latenz der lysosomalen Enzyme (s. S. 101). Hierunter wird der Befund verstanden, daß der weitaus überwiegende Teil der lysosomalen Enzyme in scheinbar inaktivem Zustand vorliegt. Experimentelle Maßnahmen, die die Lysosomen-Membran schädigen, eröffnen sogleich die Möglichkeit des Kontaktes der Enzyme mit ihren Substraten, wirken also nach Art einer „Aktivierung" der lysosomalen Enzyme und führen schließlich zur Freisetzung der Enzyme in löslicher Form, so daß sie nicht mehr mit den Lysosomen-Partikeln auf der Zentrifuge sedimentiert werden können.

Bei der Aufhebung der Latenz lassen sich offenbar zwei Stadien unterscheiden, indem a) die Zugänglichkeit der Enzyme für ihre Substrate stark erhöht wird

[1] de Duve 1963.   [2] Sawant, Desai und Tappel 1964a.

und b) danach die Ablösung der Enzyme von der Lysosomen-Struktur erfolgt[1]. Diese beiden Stadien unterscheiden sich demnach durch die vorhandene (a) oder fehlende (b) Sedimentierbarkeit der Enzymaktivitäten.

Die Bindung der Enzyme an die Lysosomen-Struktur ist offenbar unterschiedlich fest, da es eine Reihe von Beobachtungen gibt, wonach einige Enzyme leichter als andere ihre Latenz verlieren[2].

Zu den Eingriffen, die die Latenz der Lysosomen-Enzyme aufheben, gehören u.a. die Anwendung von Triton X-100 (Endkonzentration 0,02—0,1%), eine Erniedrigung des osmotischen Druckes in der Suspensionsflüssigkeit (auf ca. 0,05 M Rohrzucker), mechanische Schädigung im hochtourigen Mixer, Gefrieren und Tauen der Lysosomen-Suspension, längerdauernde Inkubation bei 25—37°, Einwirkung von saurem pH und ähnliche Maßnahmen.

Phospholipase ist das wirksamste Enzym, dessen Zusatz in vitro die Latenz der in Lysosomen eingeschlossenen Enzyme aufhebt[3]; dabei geht das Maß der Enzymfreisetzung mit dem des Phosphatidabbaues in der Lysosomen-Membran parallel. Auch Proteasen bewirken eine rasche Freisetzung von sauren Hydrolasen, während Ribonuclease und Lysozym unwirksam sind. Hierauf basieren im Wesentlichen die Angaben zur Lipoproteid-Natur der Lysosomen-Membran (S. 103). Das in Lysosomen enthaltene Kathepsin kann ebenfalls eine Ruptur der Lysosomen-Membran bewirken, insbesondere bei höheren Temperaturen. Unter in vivo-Bedingungen dürfte daher das Kathepsin die Hauptrolle bei der Aufhebung der Latenz spielen[3] und könnte dabei autokatalytisch wirken, indem eine einmal vorhandene Mindestmenge an Kathepsin weiteres Kathepsin freisetzt, was zu einer rasch zunehmenden Geschwindigkeit der Latenzabnahme führen würde.

Kationische Substanzen wie Protamin, Histon, Stilbamidin, aber auch Chlorpromazin und Promazin sind ebenfalls hoch wirksam, z.B. bedingt 0,1 mg Protamin/ml vollständige Freisetzung von saurer Phosphatase und β-Glucuronidase[4]. Man muß daher an Ionenbindungen denken, mit denen die Enzyme innerhalb der Lysosomen gebunden sind[4, 5].

Eine weitere Methode zur Verringerung der Latenz lysosomaler Enzyme besteht in der Anwendung von Rohrzucker und ähnlichen Substanzen, entweder durch Injektion an Ratten[6] oder durch Zugabe zu einer Zellkultur[7]. Da es dabei zur Ansammlung von Rohrzucker in den Lysosomen kommt, ist möglicherweise die Anhäufung unverdaulicher Substanzen einer der in vivo wichtigen Gründe für die Ruptur der Lysosomen-Membran.

Histochemisch beobachtete „Aktivierung" lysosomaler Enzyme scheint reversibel zu sein und könnte auf die Dynamik des Membranverhaltens der Lysosomen hinweisen[8]. Ein Vergleich mehrerer „Aktivierungs"-Maßnahmen an Lysosomen aus Leber, Milz und Thymus zeigt, daß die Stärke der Enzymlatenz offenbar gewebsspezifisch ist[9].

b) Vitamine A und E.

Besondere Aufmerksamkeit haben die fettlöslichen Vitamine A und E gefunden, seit entdeckt wurde, daß Vitamin A zu einer „Aktivierung" lysosomaler Enzyme in der Gewebekultur[10] und bei isolierten Lysosomen[11] führt. Diese Wir-

---

[1] SHIBKO und TAPPEL 1965, SHIBKO, PANGBORN und TAPPEL 1965.
[2] VAES 1965, BEAUFAY und DE DUVE 1959, KOENIG und JIBRIL 1962, UGAZIO, ARTIZZU, PANI und DIANZANI 1964, DESAI, SAWANT und TAPPEL 1964, UGAZIO und PANI 1963, SAWANT, SHIBKO, KUMTA und TAPPEL 1964.   [3] BEAUFAY und DE DUVE 1959.
[4] KOENIG und JIBRIL 1962.   [5] SAWANT, DESAI und TAPPEL 1964.
[6] WATTIAUX, WATTIAUX-DE CONINCK, RUTGEERTS und TULKENS 1965.
[7] FELL und DINGLE 1966.   [8] BITENSKY und GAHAN 1962.   [9] RAHMAN 1964.
[10] FELL, LUCY und DINGLE 1961.
[11] DINGLE und LUCY 1961, SAWANT, DESAI und TAPPEL 1964.

kung von Vitamin A ist recht spezifisch und wird von einer Vielzahl anderer geprüfter Substanzen nur bei 10fach höherer Dosierung (nämlich 7×10^{-3} M mit isolierten Rattenleber-Lysosomen) wie von Vitamin A-Epoxyd, Citral und Pinen annähernd erreicht [1]. Ein Angriff an der Lysosomen-Membran ist wahrscheinlich [2]. Auch Hypervitaminose A führt zu erheblicher Lysosomen-Schädigung bei Meerschweinchen [3] und Ratten [4], doch ist dieser Effekt auf die Leber beschränkt. Merkwürdigerweise bedingt auch Avitaminose A in geringerem Maße eine Latenz-Verminderung [5], so daß die genaueren Zusammenhänge wohl noch der näheren Bearbeitung bedürfen. Jedenfalls führt Hypervitaminose nicht zu einer Anreicherung von Vitamin A in den Leber-Lysosomen, da diese nur wenige Prozente der insgesamt in der Leber vorhandenen Vitamin A-Menge enthalten [4].

Bei normaler Vitamin E-Versorgung ändert sich die Lysosomen-Stabilität unter Hypovitaminose A nicht, doch wird der Effekt des Vitamin A-Mangels durch höhere Tokopherolgaben aufgehoben. Bei Normaltieren hat auch Überdosierung mit Vitamin E keinen Einfluß auf die Latenz lysosomaler Enzyme [6]. Der Tokopheroleffekt beruht wahrscheinlich auf der antioxydativen Wirkung dieses Vitamins, da im Vitamin E-Mangel höhere Peroxydwerte beobachtet werden, und da bezüglich der Latenz lysosomaler Enzyme enge Wechselwirkungen zwischen Linolsäurezufuhr und Tokopherolgaben bestehen [7]. Die Bedeutung des Vitamin E-Status für pathologische Vorgänge wird unten erläutert (s. S. 108); Leber- und Muskelgewebe zeigen dabei außerordentlich große Differenzen [8].

c) Ernährung und Blutversorgung.

Eine nekrogene Diät und schweres Hungern über 6—8 Tage führen bei Ratten zu einer Erhöhung der Gesamtmenge lysosomaler Enzyme, die dabei aus latenter Form in die lösliche Phase überführt werden [9]. Die sehr eindrucksvollen Veränderungen lysosomaler Enzyme gehen stärkeren morphologischen Veränderungen voraus, so daß anzunehmen ist, daß autolytische und nekrotische Leberveränderungen tatsächlich von den Lysosomen veranlaßt werden. Die Befunde an fastenden Tieren sind bestätigt [4].

Ischämie infolge Unterbindung des Gefäßstiels führt an der Rattenleber in wenigen Stunden zu einer fast völligen Aufhebung der Latenz lysosomaler Enzyme [10]. Vielleicht löst die Säuerung des Zellinhaltes nach Unterbindung die „Aktivierung" der Lysosomen aus. Auch dieser Befund ist als Hinweis auf die autolytische Funktion der Lysosomen beim Zelluntergang zu werten. Auch an der Rattenniere führt Ischämie zum Anstieg „freier" Enzymaktivitäten [11].

d) Bestrahlung.

Sowohl UV-Bestrahlung als auch γ-Bestrahlung verursachen an isolierten Rattenleber-Lysosomen eine Freisetzung saurer, latenter Hydrolasen, im allgemeinen ohne stärkere strahlenbedingte Inaktivierung der Enzyme [12]. Solche Strahlenwirkungen, die wohl durch freie Radikale ausgelöst werden, lassen sich durch Lipid-Peroxydation nachahmen, z.B. in Gegenwart von Linolat-Emulsion, H_2O_2, Glutathion, Ascorbinsäure und anderen Substanzen [12]. Peroxydbildung erfolgt in

---

[1] Fell, Dingle und Webb 1962.   [2] Bassett und Packer 1965.
[3] Weissmann, Uhr und Thomas 1963.   [4] Dingle, Sharman und Moore 1966.
[5] Roels, Trout und Guha 1964.   [6] Roels, Trout und Guha 1965.
[7] Desai, Calvert, Scott und Tappel 1964.
[8] Zalkin, Tappel, Caldwell, Shibko, Desai und Holliday 1962.
[9] Beaufay, van Campenhout und de Duve 1959.
[10] de Duve und Beaufay 1959.   [11] Franklin 1962.
[12] Desai, Sawant und Tappel 1964, Wills und Wilkinson 1966.

Lysosomen dreimal langsamer als mit Mitochondrien und 10mal langsamer als mit Mikrosomen. Bezogen auf die Membran-Oberfläche, sind jedoch Lysosomen gegen freie Peroxyd-Radikale fast 1000mal empfindlicher als Mitochondrien (und vergleichbar den Erythrocyten), was mit dem Membranaufbau zusammenhängen mag. Die Mitwirkung lysosomaler Enzyme an der Ausbildung schwerer Strahlenschäden ist wahrscheinlich. Dies geht auch aus Untersuchungen hervor, nach denen das Porphyrinderivat Phylloerythrin, das lichtsensibilisierend wirkt, in vitro die Bestrahlungseffekte auf Lysosomen verstärkt, so daß den Lysosomen vielleicht eine Bedeutung für manche Symptome der Lichtkrankheit zukommt[1].

e) Leberschädigung.

Bei experimentellen Leberschädigungen, z.B. durch Tetrachlorkohlenstoff, sind die Lysosomen mitbetroffen, indem die Aktivität der sauren Hydrolasen steigt und die Latenz abnimmt[2]. In vitro ist der Effekt von CCl_4 auf isolierte Leber-Lysosomen gering und variabel[3]; eine eingehende Untersuchung in vivo[4] zeigt denn auch, daß eine Lysosomen-Schädigung nach Tetrachlorkohlenstoffgaben erst relativ spät und in geringem Ausmaß eintritt. Demnach wäre der primäre Angriffsort von CCl_4 nicht an den Lysosomen zu suchen, welche offenbar erst sekundär als Spätfolge ihre Tätigkeit erhöhen (s. auch S. 153 f.). Thioacetamid, Dimethylnitrosamin und Sporidesmin verhalten sich gegenüber den Lysosomen recht ähnlich wie Tetrachlorkohlenstoff[4].

Sowohl in vivo als auch in vitro vermag Chlorpromazin (s. a. S. 105) als „Stabilisator" der Lysosomen-Membran zu wirken, indem der latenzvermindernde Effekt verschiedener Maßnahmen aufgehoben wird; wahrscheinlich ist dieser Effekt jedoch nicht spezifisch für die Membran der Lysosomen[5].

f) Andere Eingriffe.

Das Krampfgift D,L-Methionin-D,L-sulfoximin veranlaßt nach intracisternaler Zufuhr bei Ratten simultan sowohl einen Anstieg „freier" lysosomaler Enzyme als auch Krämpfe, so daß ein kausaler Zusammenhang zwischen beiden Ereignissen nicht ausgeschlossen scheint[6].

An der Leber führt Gallengangsunterbindung zur Schädigung der Lysosomen[7]. Eine in vivo-Behandlung mit Hydrocortison ist ohne wesentlichen Einfluß auf das Verhalten isolierter Leber-Lysosomen[7, 8]. In vitro dagegen werden lysosomale Enzyme unter der Einwirkung von $2,5 \times 10^{-4}$ M Progesteron, Lithocholsäure, Pregnanolon, Pregnandion und Ätiocholanon freigesetzt[7].

In der regenerierenden Rattenleber zeigen mehrere saure Hydrolasen einen mäßigen, aber signifikanten Anstieg der Aktivität etwa 10—14 Std nach der Operation, also kurz vor dem Beginn der aktiven DNS-Synthese; verringerte Latenz zeigt sich durch ein beträchtliches Ansteigen der „freien" Aktivitäten zwischen der 24. und 30. Std nach Operation, wenn die Mitoserate kräftig ansteigt[9].

Die Latenz lysosomaler Enzyme ist in der Leber und Niere junger Ratten am höchsten, verbleibt beim erwachsenen Tier auf einem etwas geringeren

[1] SLATER und RILEY 1965.
[2] BEAUFAY, VAN CAMPENHOUT und DE DUVE 1959, UGAZIO, ARTIZZU, PANI und DIANZANI 1964.   [3] ARTIZZU, PANI, SATTA und DIANZANI 1964.   [4] SLATER und GREENBAUM 1965.
[5] GUTH, AMARO, SELLINGER und ELMER 1965.   [6] SELLINGER und RUCKER 1966.
[7] BEAUFAY, VAN CAMPENHOUT und DE DUVE 1959.
[8] WEISSMANN 1965.   [9] ADAMS 1963.

Plateau und fällt im Alter von 24 Monaten auf signifikant geringere Werte, was mit degenerativen Prozessen, vor allem in der Niere, zusammenhängen mag[1].

g) Speicherung.

Bei der Beschreibung der Methoden zur Isolierung von Lysosomen ist bereits auf ihre Fähigkeit, das Netzmittel Triton WR-1339 zu speichern, hingewiesen worden (s. S. 101). Im Zusammenhang mit der Frage einer heterolytischen Verdauungsfunktion der Lysosomen hat Straus[2] umfangreiches Material erarbeitet, wonach Nieren-Lysosomen injizierte Fremdproteine aufnehmen, partiell verarbeiten und dann speichern. Eine Speicherfunktion ist u.a. auch für injiziertes Eisen[3], Rohrzucker[4] und cancerogene Kohlenwasserstoffe[5] berichtet worden, was die auf S. 104f. behandelte Funktion der Lysosomen erläutert.

6. Pathologie.

Eine Form der Glykogen-Speicherkrankheit, die nicht auf einem Mangel an Phosphorylase oder Glucose-6-Phosphatase beruht (Pompe's Krankheit; Typ II nach Cori), hat offenbar als Ursache das Fehlen einer α-Glucosidase (Maltase) mit saurem pH-Optimum in den Lysosomen von Leber, Herz und Muskel der befallenen Kinder[6]. Diese Ansicht hätte allerdings zur Voraussetzung, daß α-Glucosidase in normalen Geweben eine wesentliche Rolle beim intracellulären Glykogenabbau spielt, worüber die Kenntnisse noch nicht sehr umfangreich sind, doch wird die Mitwirkung von α-Glucosidasen beim Glykogenabbau positiv diskutiert[7]. Wahrscheinlich bedarf es, unabhängig von dem erwiesenen Fehlen der sauren α-Glucosidase in den Lysosomen, noch weiterer Studien über die Bedeutung einer nichtlysosomalen, neutralen α-Glucosidase[8] für den Glykogenabbau, ehe endgültige Schlüsse möglich sind. Doch hat es den Anschein, daß die Glykogen-Speicherkrankheit vom Typ II durch einen in den Lysosomen lokalisierten Enzymdefekt ausgelöst wird.

Kaninchen, die infolge Vitamin E-Mangels die Symptome der Muskeldystrophie aufweisen, zeigen stark erhöhte Aktivitäten der lysosomalen Enzyme saure Ribonuclease (11fach), Kathepsin (15fach), β-Galaktosidase (61fach) und Arylsulfatase (über 100fach). Mit Ausnahme der Ribonuclease ist dabei die Latenz der Enzyme weitgehend aufgehoben[9]. Dieser Enzymanstieg geht mit einer erhöhten Ausscheidung von Abbauprodukten des Muskelgewebes im Harn parallel (Kreatin, Allantoin, Aminosäuren) und der histopathologischen Manifestation der Muskeldystrophie voraus. Es wird daher angenommen, daß im Tokopherolmangel (s. a. S. 106) eine Schädigung der Lysosomen-Membran erfolgt, als deren Folge Gewebsuntergang durch die Tätigkeit lysosomaler Enzyme einsetzt; dies würde dann die morphologisch beobachtete Dystrophie des Muskelgewebes bedingen[9].

Solche Beispiele der Beziehungen zwischen Pathologie und Lysosomen werden sicherlich in der nahen Zukunft noch wesentlich zahlreicher werden und werfen zusätzliches Licht auch auf die normale Lysosomenfunktion und ihre Bedeutung für intracelluläre Verdauungsvorgänge.

---

[1] Franklin 1962.   [2] Straus 1963.   [3] Golberg, Martin und Batchelor 1960.
[4] Wattiaux, Wattiaux-de Cininck, Rutgeerts und Tulkens 1964.
[5] Allison und Mallucci 1964.   [6] Hers 1963.   [7] Torres und Olivarría 1964.
[8] Brown und Brown 1965.
[9] Zalkin, Tappel, Caldwell, Shibko, Desai und Holliday 1962.

E. Microbodies.

Unter Microbodies werden Zellpartikeln aus Leber und Niere verstanden, die sich durch ihren Reichtum an Uricase und/oder Katalase sowie einigen anderen Enzymen auszeichnen. Bei sorgfältiger Zentrifugierung eines Gewebshomogenates werden sie sowohl von den Mitochondrien als auch von den Lysosomen mindestens teilweise getrennt, was zuerst von NOVIKOFF u. Mitarb. 1953 und später eingehend von THOMSON und KLIPFEL 1957 untersucht worden ist. Das Sedimentationsverhalten geht aus Abb. 13 (S. 100) wie auch aus Abb. 14 hervor, womit die eigenständige Natur dieser Partikeln außer Zweifel steht.

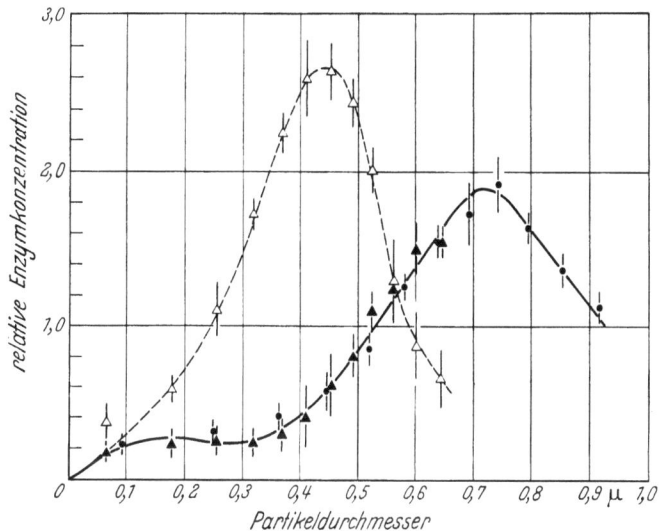

Abb. 14. Sedimentationsverhalten von Mitochondrien und Microbodies der Rattenleber (nach THOMSON u. KLIPFEL 1957). Ordinate: relative Enzymkonzentration; Abszisse: Partikeldurchmesser in μ (zur Berechnung s. THOMSON u. KLIPFEL 1957). △----△ Succinat-Dehydrogenase als Leitenzym für Mitochondrien; ●——● und ▲——▲ Uricase als Leitenzym für Microbodies (die beiden Meßreihen unterscheiden sich in den Zentrifugierungsbedingungen, ohne das Sedimentationsverhalten zu beeinflussen). Die senkrechten Striche geben die Standardabweichung an.

In neuerer Zeit hat sich vor allem DE DUVE mit den Microbodies befaßt und jüngst eine zusammenfassende Übersicht vorgelegt[1], der dieser Abschnitt im Wesentlichen folgt, wenn nicht gesondert zitiert wird. Der von DE DUVE geprägte Ausdruck Peroxysom statt Microbody wird hier noch nicht verwendet, desgleichen wird die Bezeichnung Uricosom nicht benutzt.

1. Gewinnung und Eigenschaften.

Microbodies enthalten die Enzyme Katalase, D-Aminosäure-Oxydase, evtl. Uricase (s. unten) und eine der jeweils gewebsspezifischen L-α-Hydroxysäuren-Oxydasen, die z. B. Glykolat, Lactat, α-Hydroxybutyrat oder Glycerat umsetzen. Die bisher bekannt gewordenen Enzyme der Microbodies katalysieren also folgende Reaktionen:

1. $O_2 + Substrat\text{-}H_2 \rightarrow Substrat + H_2O_2$ (*Oxydasen;* Hydroperoxydbildung)

2a. $H_2O_2 \rightarrow H_2O + \frac{1}{2} O_2$ $\left.\begin{array}{l} \\ \\ \end{array}\right\}$ $\left(\textit{Katalase;} \begin{array}{l} \text{katalatische} \\ \text{peroxydatische} \end{array} \text{Reaktion}\right)$

2b. $H_2O_2 + Substrat\text{-}H_2 \rightarrow Substrat + 2\,H_2O$

---

[1] DE DUVE und BAUDHUIN 1966.

Zur Isolierung der Microbodies aus der Rattenleber empfiehlt sich eine Vor-
behandlung der Tiere mit Triton WR-1339, das von den Lysosomen gespeichert
wird (s. S. 100, Abb. 13) und so deren Abtrennung erlaubt; die rohe Partikelfraktion wird dann in einem Rohrzucker-Dichtegradienten in Gegenwart von
Dextran zentrifugiert, wobei man mit ca. 50% Ausbeute und einer Reinheit von
rund 40% die Microbodies erhält. Die Microbodies der Rattenleber entsprechen
wenig mehr als 1% des Gesamt-Proteins der Leberzelle; $^2/_5$ des Microbody-
Proteins entfallen auf Katalase.

Einige Eigenschaften isolierter Microbodies sind in Tabelle 30 zusammengestellt und werden mit Angaben für Mitochondrien verglichen, was erneut ihre
Eigenständigkeit betont.

Tabelle 30. *Physikalische Eigenschaften von Microbodies, im Vergleich zu Mitochondrien, aus der
Rattenleber* (nach De Duve u. Baudhuin 1966).

	Microbodies	Mitochondrien
Trockengewicht (10^{-14} g)	2,4	10
Bei Suspension in 0,25 M Rohrzucker:		
Volumen (10^{-14} cm³)	8,2	27
Durchmesser (10^{-5} cm)	5,4	8
Sedimentationskoeffizient (10^3 Svedberg-Einheiten)	4,4	10
Wassergehalt (cm³/g Trockengewicht)	2,8	1,9
davon osmotisch wirksam (cm³/g Trockengewicht)	0	0,6
davon Rohrzucker-Raum (cm³/g Trockengewicht)	2,5	0,9
davon Hydratationswasser (cm³/g Trockengewicht)	0,29	0,43

Die Membran der Microbodies zeigt kein osmotisches Verhalten, wie auch
aus den Angaben der Tabelle 30 hervorgeht; die Enzyme Uricase, D-Aminosäure-
Oxydase und L-α-Hydroxysäure-Oxydase zeigen keine Latenz, sondern sind unter
allen getesteten Bedingungen voll aktiv. Katalase dagegen liegt in latenter Form
vor, und volle „Aktivierung" wird erst mit Digitonin-Konzentrationen erreicht
(1,5—2,0 mg/ml), die 10fach höher liegen als diejenigen, die die Lysosomen-
Membran rupturieren. Alle diese Befunde sprechen dafür, daß die Eigenschaften
der Membran der Microbodies grundlegend verschieden von denen der Mito-
chondrien- und der Lysosomen-Membran sind.

Elektronenoptisch bestehen die Microbodies aus einer wenig strukturierten
Matrix und einem stärker elektronendichten Innenkörper (s. a. Beitrag Mölbert, S. 267). Der Matrix-Bereich ist offenbar der Sitz der Katalase, wie sich
aus Extraktionsversuchen ergibt. Der Innenkörper dagegen enthält Uricase. Dies
zeigt sich besonders deutlich, wenn diese Strukturkomponente mit Hilfe von
Triton X-100 aus intakten Microbodies herausgelöst und unter passenden Zentrifugierungsbedingungen isoliert wird[1]. Dabei wird die Uricase-Aktivität gegenüber
einem Leber-Homogenat etwa 380fach angereichert. Sowohl in situ[2] als auch
nach Isolierung[1] zeigen die Innenkörper eine außerordentlich regelmäßige Feinstruktur, die jedoch mit einem kristallinen Zustand[2] nichts zu tun hat[3]. In
Abb. 15 ist ein Modell wiedergegeben, das man auf Grund der elektronenoptischen
Beobachtungen über die Feinstruktur der Innenkörper entworfen hat.

Die Frage, ob das in zahlreichen Species bekannte Fehlen von Uricase in der
Leber mit der Abwesenheit von Innenkörpern korreliert sei, wird nicht ganz
einheitlich beantwortet[3]. Eine gründliche Durchsicht von über 100 elektronenoptischen Befunden und entsprechende Untersuchungen an der Leber von Hüh-

---

[1] Tsukada, Mochizuki und Fujiwara 1966.   [2] Hruban und Swift 1964.
[3] De Duve und Baudhuin 1966.

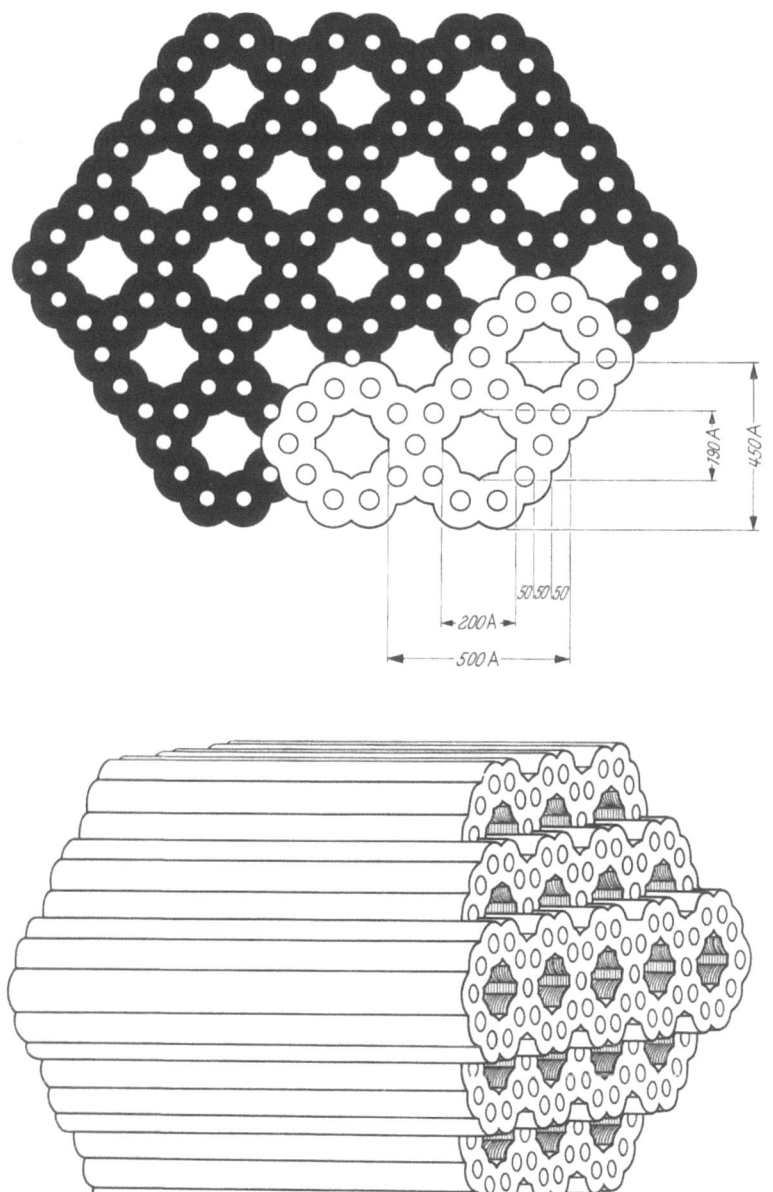

Abb. 15. Schematisches Diagramm der Feinstruktur der Innenkörper von Microbodies aus Rattenleber (nach TSUKADA, MOCHIZUKI u. FUJIWARA 1966). Oben: Querschnitt mit Angabe der Abmessungen in Ångström-Einheiten; unten: dreidimensionale Ansicht des Innenkörpers.

nern, Ratten, Hunden und Menschen scheinen jedoch zu zeigen, daß in der Tat Innenkörper nur in Microbodies derjenigen Species gefunden werden, die über Uricase zum Harnsäureabbau verfügen[1].

Die bisher vorliegenden, allerdings noch spärlichen Beobachtungen über Zellfraktionen aus dem Rattennieren-Homogenat weisen darauf hin, daß auch dort Microbodies vorkommen; das morphologische Korrelat muß aber noch näher

[1] AFZELIUS 1965.

erarbeitet werden. Bestimmte Lebertumoren dürften ebenfalls Microbodies enthalten, desgleichen der Einzeller Tetrahymena pyriformis. Diese Befunde lassen
aber noch keine weitergehende Verallgemeinerung über das Vorkommen von
Microbodies zu.

Microbodies haben möglicherweise eine relativ kurze Lebensdauer in der
Zelle, jedenfalls dann, wenn der $t/_2$-Wert von Katalase von rund 30 Std demjenigen der ganzen Microbodies entsprechen sollte. Der intracelluläre Syntheseort
für Katalase ist die Mikrosomenfraktion (s. S. 127), so daß nach Beendigung der
Synthese des Katalase-Proteins ein Übergang auf die Microbodies anzunehmen
ist, worüber Einzelheiten noch nicht bekannt sind. Unter steady state-Bedin-
gungen, wenn sich Abbau und Neusynthese von Katalase entsprechen, ist mit
einer Erneuerung von 2,25% des vorhandenen Bestandes pro Stunde zu rechnen;
für andere Enzyme der Microbodies liegen zu dieser Frage noch keine Angaben vor.

2. Funktion.

Überlegungen zur Funktion der Microbodies im Zellstoffwechsel müssen
davon ausgehen, daß es sich um Partikeln handelt, in denen Hydroperoxyd bil-
dende (Oxydasen) und Hydroperoxyd verbrauchende (Katalase) Reaktionen in
unmittelbarer räumlicher Nachbarschaft angeordnet sind. Ferner gibt es eine
ganze Anzahl von Hinweisen, daß Katalase unter intracellulären Reaktionsbedingungen vorwiegend peroxydatisch und kaum katalatisch tätig ist (s. Reak-
tionsgleichungen 2a und 2b auf S. 109), so daß also die Gesamtheit der in den
Microbodies vorhandenen Enzyme zwei Gruppen oxydativer Reaktionen katalysieren dürfte:

A (mit H_2O_2-Bildung) Oxydation von   Harnsäure (nicht obligat)
                                            D-Aminosäuren (Vorkommen in der Zelle fraglich)
                                            L-α-Hydroxysäuren

B (mit H_2O_2-Verbrauch) Oxydation von Alkoholen (z.B. Methanol)
                                            Phenolen
                                            Ameisensäure
                                            Nitrit

Unter Gruppe A ist ohne weiteres erkennbar, daß L-α-Hydroxysäuren das
einzige physiologisch wichtige Substrat sein können, da das Vorkommen von
D-Aminosäuren in tierischen Zellen höchst fraglich ist, und da (s. S. 110f.) keineswegs alle Species in ihren Microbodies Uricase enthalten. Demnach würde die
H_2O_2-Bildung im Wesentlichen aus der Oxydation von L-α-Hydroxysäuren
gespeist.

Die peroxydatischen Funktionen der Gruppe B gehen davon aus, daß die
katalatische Zersetzung von Hydroperoxyd (Reaktion 2a, S. 109) nur eine Art
Sicherheitsventil darstellt, wenn zuviel H_2O_2 oder zu wenig oxydable Substrate
vorhanden sind. Produkte der in Gruppe B verzeichneten peroxydatischen Prozesse wären Aldehyde, Chinone, CO_2 (aus HCOOH) und Nitrat.

Nach diesen Vorstellungen von de Duve und Baudhuin (1966) wäre also ein
Nebenweg der Zellatmung in den Microbodies lokalisiert, worüber schon sehr
umfangreiche ältere Literatur[1] vorliegt. Auf den ersten Blick scheint es sinnvoll,
daß H_2O_2-bildende und -abbauende Enzyme am gleichen Zellort vorliegen, da
H_2O_2 ein schweres Zellgift ist. Nun laufen aber wichtige, Hydroperoxyd-liefernde
Reaktionen mit Sicherheit außerhalb der Microbodies ab, da z.B. Xanthin-
oxydase im Zellsaft (S. 157) und Monoaminoxydase in Mitochondrien (S. 50f.)
lokalisiert sind. Daher ist es wenig wahrscheinlich, daß innerhalb der Microbodies

---

[1] Keilin und Hartree 1936.

eine wesentlich andere H_2O_2-Konzentration herrscht als außerhalb im übrigen Zellbereich. Damit wird eine spezifische Schutzfunktion der Microbodies gegen H_2O_2 recht unwahrscheinlich, was ja auch schon aus dem möglicherweise auf Leber und Niere beschränkten Vorkommen der Microbodies und aus dem Fehlen schwererer Symptome bei genetisch bedingtem Katalasemangel hervorgeht.

Die oxydativen Kapazitäten der Microbodies (Gruppe A und B, S. 112) bieten einer biologischen Deutung noch manche Schwierigkeiten. Für Lebergewebe ist im allgemeinen wohl mit einem Beitrag von etwa 10% seitens der Microbodies zum gesamten Sauerstoffverbrauch zu rechnen; maximal können 35% erreicht werden. Eine Energiegewinnung ist ausgeschlossen, da kein ATP gebildet werden kann und höchstens Wärme freigesetzt wird. Mit einer Ausnahme (Methanol $\longrightarrow$ Formaldehyd $\longrightarrow$ Ameisensäure $\longrightarrow CO_2$) sind alle Substrate oxydativer Reaktionen der Microbodies Glieder von Reaktionsketten, von denen nur ein isolierter Schritt in den Microbodies, alle anderen aber außerhalb ablaufen. Vielleicht dienen die Microbodies der Oxydation von Substanzen, deren Abbau die Zelle auch dann durchführt, wenn sie ohne Energiegewinn verläuft, etwa zum Zwecke der Freihaltung von „Stoffwechsel-Schlacken".

Produkte der Microbody-Oxydationen der Gruppe B (s. S. 112), nämlich Aldehyde und α-Ketosäuren, sind Substrate mehrerer im Zellsaft vorliegender Dehydrogenasen; aus der Gleichgewichtslage folgt, daß diese Produkte der Tätigkeit der Microbodies wirksam DPNH oxydieren werden. Es könnte also der Fall eintreten, daß infolge der Tätigkeit der Microbodies DPNH ohne ATP-Gewinn oxydiert wird; dies wird von DE DUVE im Zusammenhang mit dem Kohlenhydrathaushalt und der Sauerstoffversorgung der Gewebe näher diskutiert[1].

F. Mikrosomenfraktion.

Bereits in der Einleitung (S. 7f.) wurde darauf hingewiesen, daß es bisher keine Möglichkeit gibt, das endoplasmatische Reticulum unter Erhaltung seiner dreidimensionalen Struktur in einer Menge zu isolieren, die eine biochemische Bearbeitung zuläßt. Das in überaus reproduzierbarer Weise anfallende Sediment der Mikrosomen ist das dem Biochemiker zugängliche Zerreißungsprodukt des Ergastoplasmas und enthält alle Bestandteile desselben, insbesondere also die „glatten" Membranen und die durch ihren Reichtum an Ribosomen als „rauhe" Membranen bezeichneten Elemente (s. auch bei Unterfraktionen, S. 125). Wenn im folgenden von der Mikrosomenfraktion gesprochen wird, ist also die *Gesamtheit der Bestandteile des endoplasmatischen Reticulums* gemeint. Anders jedoch als bei den Mitochondrien hängt die Zusammensetzung des Mikrosomen-Sediments stark von der Natur des Gewebes ab, aus dem die Fraktion präpariert wird[2]: Lebergewebe gibt glatte und rauhe Membranen, Reticulocyten (und viele Mikroorganismen) liefern im wesentlichen freie Ribosomen, aus Skeletmuskel erhält man glatte Membranen und spärlich freie Ribosomen, während im Herzmuskel die Gefahr einer Beimengung von Cristae-Bruchstücken aus Mitochondrien besonders groß ist. Mikrosomenfraktionen zeigen also eine starke Gewebs-Spezifität, bei der der jeweilige funktionelle Zustand des Gewebes mit ausgedrückt ist. So findet man z. B. Werte von 0,3 bis 0,9 für das Verhältnis Phosphatid:Protein in verschiedenen Säugetier-Mikrosomen[3], je nach dem Anteil an „glatten" bzw. „rauhen" Membranen.

Zur Gewinnung der Mikrosomenfraktion verwendet man meist ein Gewebshomogenat in 0,25 M Rohrzuckerlösung, aus dem nach Sedimentierung der Mitochondrienfraktion durch 1—2stündige Zentrifugation bei $100\,000$—$250\,000 \times g$ die

---

[1] DE DUVE und BAUDHUIN 1966.　　[2] SIEKEVITZ 1965.　　[3] SIEKEVITZ 1963.

Mikrosomen niedergeschlagen werden. Die relativ stark saure Natur der Bausteine der Mikrosomenfraktion wird einer der Gründe sein, weshalb lösliche Komponenten des Cytoplasmas verhältnismäßig leicht adsorbiert werden können[1]. Inwieweit die Isolierungsbedingungen zu Verlusten von Mikrosomen-Bestandteilen an das Suspensionsmedium führen, ist noch weitgehend unbekannt.

Die erste morphologische Beschreibung des endoplasmatischen Reticulums geht wohl auf Veratti[2] zurück[3], doch ist die Korrelierung morphologischer und biochemischer Daten erst seit etwa 15 Jahren in Gang gekommen. Eine Reihe von Übersichtsartikeln der letzten Jahre beschäftigt sich mit der Mikrosomenfraktion, wo der Leser hier nicht behandelte Details finden wird[4].

1. Chemische Zusammensetzung.

Charakteristisch ist der Reichtum der Mikrosomenfraktion an Lipiden und an RNS. Dies ist durch ihre Membrannatur und durch ihren Gehalt an Ribosomen bedingt; so wird z. B. für die Mikrosomenfraktion der Rattenleber ein Gehalt von ca. 60% Protein, 30% Phosphatiden und 10% RNS angegeben[5]. Aus dem Sedimentationsverhalten läßt sich ein mittlerer Durchmesser von etwa 0,12 μ errechnen[6]. In der Mikrosomenfraktion der Rattenleber findet man die in Tabelle 31 angegebene Zusammensetzung.

Tabelle 31. *Zusammensetzung der Mikrosomenfraktion aus Rattenleber[1] und Meerschweinchen-Pankreas[2].*

	mg pro 1 g Frischgewicht		In Prozenten des Homogenats	
	Leber	Pankreas	Leber	Pankreas
Protein	19	11	12	13
RNS	3,5	2,0	33	25
Phosphatid	12	1,0	22	7

[1] Palade und Siekevitz 1956.
[2] Palade und Siekevitz 1956a.

Einzelangaben zur Zusammensetzung von Lipiden und RNS findet man auf S. 117 und 119. Zur Identifizierung als Mikrosomenfraktion macht man, wie bei anderen Zellfraktionen auch, vor allem von der Messung typischer mikrosomaler Enzyme Gebrauch.

a) Leitsubstanzen.

Die Verfolgung der Glucose-6-Phosphatase-Aktivität hat sich allgemein zur Charakterisierung der Mikrosomenfraktion eingebürgert. Das Enzym ist hochgradig strukturgebunden und wird unter üblichen Isolierungsbedingungen nicht an das Suspensionsmedium der Mikrosomen abgegeben. Wenn andere Gewebe als Leber untersucht oder besondere Versuchsbedingungen eingestellt werden, kann man auch auf DPN-Nucleosidase[7] oder eine Esterase[8] als Leitenzym zurückgreifen.

Aus Milch lassen sich enzymhaltige Partikeln unter Bedingungen abzentrifugieren, unter denen aus Gewebshomogenaten die Mikrosomenfraktion gewonnen wird; die Bezeichnung[9] als „Mikrosomen" der Milch scheint jedoch trotz des Enzym[10]- und Lipidgehaltes unglücklich, da die Herkunft aus dem Ergastoplasma des Mammagewebes zweifelhaft ist, wenn man nicht annehmen will, daß aus der Drüsenzelle in die Milch übergetretene Partikeln erhebliche Veränderungen ihrer analytischen Zusammensetzung erleiden[11].

[1] Feigelson 1961, Paigen und Wenner 1962.   [2] Veratti 1902.   [3] Porter 1960.
[4] Porter 1961, Siekevitz 1963, Palade 1956.   [5] Moulé, Rouiller und Chauveau 1960.
[6] Kuff, Hogeboom und Dalton 1956.
[7] Siebert, Kesselring, Beyer, Bässler und Pressman 1966.
[8] Sellinger und De Balbian Verster 1962a.
[9] van Maele und Vercauteren 1962, Morton 1953, Morton 1954.
[10] Bailie und Morton 1958, Matsushita, Ibuki, Mori und Hata 1965.
[11] Bailie und Morton 1958a.

b) Anorganische und niedermolekulare Substanzen.

Aus versuchstechnischen Gründen stehen die leicht wasserlöslichen Bestandteile der Mikrosomenfraktion einer biochemischen Bearbeitung praktisch noch nicht offen, da die Isolierungsbedingungen (Suspensionsmedium und Zeitbedarf) wohl zu einer weitgehenden Äquilibrierung dieser Bestandteile mit dem Medium führen. Dagegen sind Studien über die Ionenbindung durch die Mikrosomenfraktion von hohem Interesse. Bezüglich Ca^{++} wird auf S. 125 verwiesen, wo der Erschlaffungsfaktor contractiler Muskelfasern besprochen wird; Na^+ und K^+ stehen in enger Beziehung zur Transport-Adenosintriphosphatase, die S. 124 behandelt wird. Mg^{++} wird vor allem von den Ribosomen gebunden; die austauschbare Menge beträgt 0,80 μMol Mg^{++}/mg RNS, dagegen nur 0,23 μMol/mg Ribonucleoproteid[1]. Wie S. 128 näher ausgeführt wird, ist das Verhalten der Ribosomen in vitro in entscheidender Weise von der Mg^{++}-Konzentration abhängig.

Austauscher-Eigenschaften der Mikrosomenfraktion aus Rattenleber, bei denen Na^+, K^+ und H^+ konkurrieren, sind offenbar von aktiven Transportprozessen unabhängig[2] und erinnern an ähnliche Beobachtungen an Zellkernen (S. 25). Titrationsversuche machen die Beteiligung von Phosphat- und Histidinresten an der Ionenbindung wahrscheinlich[3]. An der Ionenkonkurrenz um die Bindungsstellen der Mikrosomen nimmt auch Adenosintriphosphat auf Grund seiner komplexbildenden Eigenschaft teil[4]. Die Bindung zweiwertiger Kationen wie Mg^{++} und Ca^{++} (s. auch S. 125 und 128) erfolgt sowohl an lipidreiche als auch an RNS-reiche Komponenten der Mikrosomenfraktion der Rattenleber[5]; auch in der Rattenniere ist die Mikrosomenfraktion am Na^+-Haushalt beteiligt[6].

Mehrfach ist über Schwellungsstudien an der isolierten Mikrosomenfraktion berichtet worden[7], doch muß man sich bewußt bleiben, daß in anscheinend weitgehender Analogie zu Mitochondrien (S. 53) aus röhrenförmigen Membranfragmenten des endoplasmatischen Reticulums bläschenförmige Strukturen entstehen können, wie sie im elektronenoptischen Bild isolierter Mikrosomen tatsächlich imponieren. Solche vesiculären Elemente sind also Artefakte, und ein eventuelles Schwellungsverhalten in vitro ist nicht ohne weiteres mit den in vivo-Bedingungen zu korrelieren. Rohrzucker verteilt sich in vitro auf 84% des Mikrosomen-Wassers, nach Ribonuclease-Einwirkung sogar auf 94%, wobei die Tonizität des Mediums bedeutungslos ist und Schwellung nicht beobachtet wird[8]; für Polysaccharide dagegen ist nur rund die Hälfte des Mikrosomen-Wassers zugänglich, so daß in diesem Falle Permeabilitätsschranken angenommen werden müssen. Streulichtmessungen zur Verfolgung eventueller Schwellungsprozesse können durch Änderungen des Aggregationszustandes mikrosomaler Partikeln überlagert sein, so daß Wassergehaltsänderungen von ca. 8% sich noch der Deutung entziehen[9]; die Beteiligung von Sulfhydrylgruppen der mikrosomalen Proteine an solchen Vorgängen ist wahrscheinlich[10, 11]. Auf jeden Fall sind die beobachteten Änderungen klein[10] im Vergleich mit den Befunden an Mitochondrien (S. 69ff.) und lassen keine Beziehungen zu funktionellen Aufgaben der Mikrosomenfraktion erkennen.

c) Protein.

Nur die wenig löslichen Proteine der Mikrosomenfraktion sind einer biochemischen Untersuchung zugänglich; ein großer Teil dürfte als Lipoproteid der Membranen[12] bzw. als Nucleoproteid der Ribosomen vorliegen, was ihre chemische

---

[1] EDELMAN, TS'O und VINOGRAD 1960.   [2] SANUI und PACE 1959.
[3] SANUI, CARVALHO und PACE 1962.   [4] SANUI und PACE 1965.
[5] CARVALHO, SANUI und PACE 1965.   [6] KELLY 1960.   [7] SIEKEVITZ 1963.
[8] SHARE und HANSROTE 1960.   [9] ROBINSON 1964.   [10] ROBINSON 1965.   [11] ARCOS 1957.
[12] NAPIER jr. und OLSON 1965.

Bearbeitung nicht erleichtert. Erwartungsgemäß hat ein Teil der Mikrosomen-
proteine basischen Charakter und wird vorzugsweise in der Nucleoproteidfraktion
der Mikrosomen gefunden[1]. In Tabelle 32 sind einige Analysendaten zusammengestellt[2], die zeigen, daß sich — ähnlich wie bei den Histonen (s. S. 15f.) — stärker
basische Proteinfraktionen durch verdünnte Säure bzw. durch Lipoproteid-
Entfernung mittels Detergentien wie Desoxycholat oder Lubrol W gewinnen
lassen. Weitere Fraktionierung führt zu Proteinen mit bis zu 16,9% Lysin-Gehalt[3].
Ribosomale Proteine sind jedoch keineswegs einheitlich, sondern bestehen aus

Tabelle 32. *Aminosäurezusammensetzung von Proteinfraktionen aus Rattenleber-
Mikrosomen. Angaben in Mol-Prozenten*[1].

Aminosäure	Mikrosomenfraktion		Ribonucleoproteid (desoxycholat-unlöslich)	Lipoproteid (lubrol-löslich)	Ribonucleo-proteid (Angaben in N-%)[2]
	intakt	HCl-löslich			
Aspartat	10,1	9,3	}19,2	26,6	5,8
Glutamat	11,5	10,6			6,3
Glycin	6,8	7,9	8,0	7,0	5,4
Alanin	7,4	8,7	8,3	7,7	6,0
Valin	7,5	6,7	8,3	7,9	5,2
Leucin + Isoleucin	15,7	13,5	14,6	14,8	10,0
Serin	6,1	6,6	5,6	7,0	3,6
Threonin	5,5	5,2	5,2	6,0	3,6
Phenylalanin . . .	5,8	3,9	4,0	5,6	2,7
Tyrosin	1,4	2,6	2,8	2,2	2,2
Prolin	5,9	5,7	5,0	5,6	3,5
Histidin	2,8	1,6	2,2	2,0	4,8
Lysin	6,8	10,1	10,0	8,5	13,0
Arginin	6,8	7,6	6,8	5,1	20,2
Cystin/2					Spur
Methionin					1,5
Amid-NH₃					5,2
Tryptophan . . .					1,0

[1] Cohn und Simson 1963.   [2] Crampton und Petermann 1959.

einer Vielzahl von Protein-Individuen[4], die bis heute noch nicht näher zu charak-
terisieren sind, es aber nahelegen, daß die biologische Bedeutung dieser Proteinfraktionen nicht nur in mehr statischen Strukturaufgaben, sondern auch in der
katalytischen Teilnahme an Stoffwechselreaktionen zu suchen ist.

Endgruppenanalysen zeigen ebenfalls die Eigenständigkeit der verschiedenen,
in Tabelle 32 aufgeführten Proteinfraktionen an. Die Lipoproteidfraktion ist
stärker antigen als das Ribosomenmaterial[5].

In mehreren Fällen (z. B. für Prothrombin[6] oder Antikörper[7]) ist mit immuno-
logischer Technik die Lokalisation von in der Leber synthetisierten Proteinen in
der Mikrosomenfraktion nachgewiesen worden; man nimmt mit Recht an, daß
auf diese Weise der intracelluläre Syntheseort, von dem noch nicht alles neugebildete Protein abgelöst ist, erfaßt wird.

In Mikrosomen aus Meerschweinchengehirn ist Phosphoproteid nachgewiesen
(ca. 12×10^{-9} Mol Phosphoproteid-P pro mg Protein)[8]. Gehirn-Mikrosomen sind
auch sehr reich an Sialomucopolysacchariden, wohl im Zusammenhang mit dem
Gangliosidgehalt[9] (s. unten).

[1] Cohn und Butler 1958, Butler, Cohn und Simson 1960.
[2] Cohn und Simson 1963, Crampton und Petermann 1959.   [3] Cohn 1965.
[4] Schweet und Heintz 1966.   [5] Vogt 1958.   [6] Anderson und Barnhart 1964.
[7] Kern, Helmreich und Eisen 1959, Kern, Helmreich und Eisen 1961.
[8] Trevor, Rodnight und Schwarz 1963.   [9] Brunngraber und Brown 1964.

d) Lipide.

Praktisch der gesamte Lipidbestand der Mikrosomenfraktion ist in ihrem membranösen Anteil gelegen; die Wahrscheinlichkeit ist daher relativ groß, daß die Ribonucleoproteid-Partikeln lipidfrei sind. Abgesehen von einem nur sehr

Tabelle 33. *Lipidzusammensetzung der Mikrosomenfraktion*

Gewebe	Rattenleber						Ratten-hirn	Schweine-herz	Rinder-neben-niere
Literatur	1	2	3	4	5	6	7	8	9
Lipidgehalt % vom Trocken-gewicht	32	31							
Lipidphosphor µMol/g Trocken-gewicht							322		
µMol/g Frisch-gewicht									100
Phosphatide % der Gesamt-Lipide	94								
Phosphatidfraktionen % der Gesamt-Phosphatide									
Plasmalogen		}62,6					16,1	}41,8	
Lecithin				}62	}39		38,9		
Sphingomyelin		—					—	16,5	
Serinkephalin		}27		}26	}12		}41,4	3,6	
Colaminkephalin								21,2	
Lysophosphatide		23,7		—	—		13,2	8,0	
Inositphosphatide		9,3		10	9		12,2	3,9	
Polyglycerin-phosphatide		0,8		1	2		2,2	2,0	
Cholesterin % der Gesamtlipide	5,8								
µMol/g Trocken-gewicht							171		
mg/g Frischgewicht						0,97 frei 0,06 ver-estert			0,3
Triglyceride % Trockengewicht	0								
µMol/g Trocken-gewicht							35		

[1] SPIRO und MCKIBBIN 1956.   [2] GETZ, BARTLEY, STIRPE, NOTTON und RENSHAW 1962.
[3] GETZ und BARTLEY 1961.   [4] MACFARLANE, GRAY und WHEELDON 1960.
[5] COLLINS und SHOTLANDER 1961.   [6] SCHOTZ, RICE und ALFIN-SLATER 1953.
[7] BIRAN und BARTLEY 1961.   [8] MARINETTI, ERBLAND und STOTZ 1958.
[9] SCHULTZ und MEYER 1958.

geringen Anteil an Kardiolipin, das ein charakteristischer Mitochondrienbaustein ist (s. S. 42), und von einem relativ hohen Anteil an Lecithin finden sich keine groben Unterschiede der Lipidzusammensetzung der Mikrosomenfraktion zu anderen Zellfraktionen[1]. Detaillierte Analysen der neuesten Zeit, die hier vorwiegend berücksichtigt werden, bestätigen im wesentlichen diesen Eindruck, bei dem man aber die oben erwähnte Gewebsspezifität der jeweiligen Mikrosomenfraktion nicht außer acht lassen darf.

[1] SIEKEVITZ 1963, WHEELDON, SCHUMERT und TURNER 1965.

Tabelle 34. *Fettsäurenzusammensetzung der Lipide und Lipidfraktionen*

Gewebe	Gesamtlipide der Mikrosomen			Sterinester	Triglyceride		
	Ratten-leber	Ratten-hirn	Ratten-leber	Ratten-leber	Ratten-hirn	Ratten-leber	Ratten-leber
Literatur	1	2	3	3	2	3	4
8:0					2,6		
9:0				0,1			
11:0			0,1				
12:0			0,1	2,3		0,5	
13:0		2,5					
13 verzweigt							
14:0	0,47	1,5	0,3	3,0		1,0	0,9
14:1		1,2		0,5			
15:0	0,53		0,4	0,9	0,4	0,4	0,5
15 verzweigt				0,7			
15:1				0,4	0,4		
16:0	23,4	30,7	21,5	28,5	14,5	27,5	22,5
16 verzweigt				0,2			
16:1	1,27	0,5	1,1	5,2	1,2	2,6	11,6
17:0	1,01		0,6	0,3		0,3	1,0
17 verzweigt		1,7	0,2	0,4		0,8	
18:0	19,9	24,5	18,4	14,3	22,2	6,3	2,4
18 verzweigt							
18:1	13,7	24,0	13,1	20,7	11,9	27,6	40,5
18:2	16,0		17,2	16,3		25,4	16,3
18:3						0,7	0,5
19:0							0,8
20:0							
20:1		1,4	0,5		0,7	0,3	
20:2			0,5			0,1	
20:3	1,30		1,8			0,4	
20:4	15,4	6,8	17,0	6,1	8,0	4,0	1,8
20:5						1,1	
22:5	0,78		0,9			0,3	
22:6	4,73	6,8	4,3		2,0	0,7	

* Die Angaben erfolgen als Zahl der Kohlenstoff-Atome zur Zahl der Doppelbindungen; [1] Getz und Bartley 1961.   [2] Biran und Bartley 1961.

In Tabelle 33 sind einige Daten zur Lipidzusammensetzung der Mikrosomen zusammengestellt, die vor allem die Phosphatidzusammensetzung erläutern. Für die verschiedenen Lipidfraktionen folgt dann in Tabelle 34 eine Zusammenstellung von Fettsäure-Analysen, die für die Rattenleber nicht ganz widerspruchsfrei sind, so daß man weitere Untersuchungen erwarten darf.

Im Meerschweinchengehirn finden sich rund zwei Drittel der Ganglioside in der Mikrosomenfraktion[1], wobei N-Acetylneuraminsäurewerte bis zu 86 γ/mg N erreicht werden. Die gangliosidreichste Partikelfraktion zeigt die höchste Bindungskapazität gegenüber in vitro zugesetzten Proteinen.

Die Teilnahme der Lipide, speziell der Phosphatide, am Aufbau der intracellulären Membranen, wie sie in der Mikrosomenfraktion anfallen, steht außer Zweifel. Eine eingehende elektronenoptische und biochemische Untersuchung des Effektes einer Behandlung mit Phospholipase C auf Muskel-Mikrosomen liegt vor[2]; eine volle Restaurierung des morphologischen Bildes durch nachfolgenden Lecithinzusatz läßt sich noch nicht erreichen.

Eine bestimmte Phosphatidfraktion aus Rattenleber-Mikrosomen zeichnet sich durch eine starke Hemmwirkung gegenüber Gulonolacton-Oxydase aus[3],

[1] Wolfe 1961.   [2] Finean und Martonosi 1965.   [3] McCay 1966.

von Mikrosomen (Angaben in Prozent der gesamten Fettsäuren) *.

freie Fettsäuren	Diglyceride	Phosphoinositid	Lecithin			Kephalin		Polyglycerophosphatid	Proteolipide
Rattenleber	Rattenleber	Rattenleber	Rattenhirn	Rattenleber	Rattenleber	Rattenhirn	Rattenleber	Rattenhirn	Rattenhirn
[3]	[3]	[3]	[2]	[3]	[4]	[2]	[4]	[2]	[2]
				0,1					
			0,2						
			0,1			0,9		3,2	
0,1		0,2		0,1					
1,2	0,4	0,3	0,5	0,4	0,2				
0,1		0,1				0,4			
0,6	0,7	0,2	0,2	0,5	0,2			2,2	
		0,2							
25,8	31,4	12,9	44,7	24,6	13,2	9,3	17,5	12,1	29,8
	1,3	0,3							
1,8	2,0	0,5	1,8	1,0	3,7		0,7	2,3	0,5
0,4	1,1	0,9		0,7	0,9		0,3		
0,2		0,2		0,3					
14,2	12,9	37,8	15,9	18,5	24,9	41,8	34,5	24,5	22,4
				0,2					
23,0	20,2	5,2	23,6	13,0	12,1	25,8	4,4	21,6	24,0
18,8	18,6	7,2	1,1	18,5	19,5		4,2	2,3	3,6
		0,1							
									0,8
			0,3					1,3	
0,6		0,2	1,2	0,3		1,6		1,6	1,8
0,4		0,2		0,3					
0,7	2,2	1,6		1,4	1,2			1,3	
9,2	5,0	26,3	4,1	17,2	12,6	8,7	23,0	6,6	7,7
		0,3			1,4		0,6		
0,6	2,0	0,6		0,1	0,4	2,4	2,0		
2,3	2,3	5,3	2,6	3,2	7,7	9,1	11,7	8,4	10,0

16:0 also z. B. gleich Palmitinsäure.
[3] GETZ, BARTLEY, STIRPE, NOTTON und RENSHAW 1962.
[4] MACFARLANE, GRAY und WHEELDON 1960.

einem an der Ascorbinsäuresynthese beteiligten Enzym (s. S. 165f.). Wahrscheinlich bedarf es zu dieser Wirkung einer peroxydativen Veränderung der Phosphatide, wie auch gewisse Permeabilitätsänderungen in vitro mit Peroxydationen zusammenzuhängen scheinen[1]. Die Frage der Lipidperoxydation wird S. 141f. näher behandelt.

e) Ribonucleinsäure.

Praktisch alle Ribonucleinsäure der Mikrosomenfraktion ist in den Ribonucleoproteid-Partikeln lokalisiert, ist also ribosomale RNS. Es erscheint durchaus fraglich, ob der membranöse Anteil überhaupt Ribonucleinsäure enthält[2]. Ribosomale RNS macht mit 80—90% den Hauptanteil der cytoplasmatischen RNS aus; manche ihrer Eigenschaften hängen so eng mit der Ribosomenfunktion zusammen, daß sie dort (S. 127ff.) besprochen werden.

Zahlreiche Untersuchungen sind an Ribosomen bakteriellen Ursprungs durchgeführt worden; sie werden hier nur soweit berücksichtigt, wie sie auf Ribosomen

[1] ROBINSON 1965a.   [2] SIEKEVITZ 1963.

tierischer Zellen übertragbar sind. Diese enthalten 40—50% RNS. Versuche zur Isolierung der ribosomalen RNS werden erschwert durch das Vorkommen einer latenten Ribonuclease in der Mikrosomenfraktion[1, 2], die einen partiellen Abbau bewirken kann. Ribonucleoproteid ist gegen Angriff durch Ribonuclease wesentlich resistenter als freie RNS, doch existieren jetzt Methoden, die Wirkung der latenten Ribonuclease mit Sicherheit auszuschalten, so daß ribosomale RNS in vermutlich nativer Form isoliert werden kann[3].

Ribosomale RNS besteht aus zwei verschiedenen RNS-Molekülen, die mit ca. 28 S bzw. 18 S sedimentieren[3]. Das Molekulargewicht liegt damit oberhalb 1 Million, bei $5—6 \times 10^6$ für 28 S-RNS und bei $1,1—1,3 \times 10^6$ für 18 S-RNS. In der Basenzusammensetzung (Tabelle 35) unterscheiden sie sich eben signifikant voneinander. Entscheidend wichtig ist der in beiden Arten ribosomaler RNS

Tabelle 35. *Basenzusammensetzung von ribosomaler RNS aus Rattenleber und E. coli (Angaben in Mol-Prozent).*

Literatur	28 S-RNS			18 S-RNS		
	1	2	3	1	2	3
Guanin	33,0	32,9	32,5	32,4	30,3	32,1
Adenin	17,8	18,3	25,5	19,8	18,3	24,2
Cytosin	32,2	29,8	21,0	29,8	29,8	22,3
Uracil	17,0	19,0	21,0	18,0	19,0	21,3
G + C/A + U	1,88	1,68	1,15	1,68	1,61	1,20

[1] KIRBY 1965.   [2] MUNRO 1964.   [3] STANLEY und BOCK 1965.

bestehende Überschuß von Guanin plus Cytosin über Adenin plus Uracil, der als wesentliches analytisches Kriterium der ribosomalen RNS vielfach benutzt wird. Ribosomale RNS enthält daneben in kleinen Mengen auch methylierte Basen, so etwa ein Zehntel der in löslicher RNS vorkommenden Menge von 7-Methylguanin[4] und 0,5 Mol-% 6-Methylaminopurin sowie 0,1 Mol-% 6-Dimethylaminopurin[5]. In geringer Menge enthält ribosomale RNS auch 2'-O-methylierte Ribose als Baustein[6], z. B. an Adenin gebunden 0,08—0,23% aller Pentosen, an Guanin 0,15—0,28%; an Cytosin 0,09—0,26% und an Uracil 0,04—0,25%.

Umfangreiche Studien über die Basenpaarung[7, 8] und das Schmelzverhalten[7] weisen auf die hohe Festigkeit der Sekundärstruktur hin, wie sie für native Nucleinsäure-Moleküle zu fordern ist. Daneben scheinen weitere Strukturmerkmale aus der Tertiärstruktur zu resultieren, da ribosomale RNS verschiedener Herkunft bei sehr vorsichtigem Abbau durch Ribonuclease bevorzugte Spaltorte zeigt (5 für 28 S-RNS und 3 für 18 S-RNS), deren Existenz aus der Basenspezifität des Enzyms[9] nicht erklärt werden kann, sondern auf infolge der Tertiärstruktur spezifisch exponierte Molekülbereiche („hot spots") hinweist[10]. Solchen Untersuchungen kommt eine besondere Wichtigkeit zu, da 28 S- und 18 S-RNS der Ribosomen nicht in dieser Form, sondern als höhermolekulare Gebilde im Zellkern synthetisiert (s. S. 34 und 129) und erst im Zuge der „Reifung" der Ribosomen in die 18 S- bzw. 28 S-Form überführt werden sollen, wobei „hot spots" eine entscheidende Rolle spielen könnten.

[1] BLOEMENDAL, BOSCH und SLUYSER 1960.
[2] TASHITO, SHIMIDZU, HONDE und INOUYA 1960.   [3] KIRBY 1965.
[4] VILLA-TREVINO und MAGEE 1966.   [5] LITTLEFIELD und DUNN 1958.
[6] HALL 1964.   [7] DOTY, BOEDTKER, FRESCO, HALL und HASELKORN 1959.
[8] KYOGOKU, TSUBOI, SHIMANOUCHI und WATANABE 1961.
[9] SIEBERT 1966.   [10] McPHIE, HOUNSELL und GRATZER 1966, GOULD 1966.

f) Enzyme.

Entsprechend der hohen Stoffwechselaktivität der Mikrosomenfraktion (s. unten) findet sich eine Vielzahl von Enzymen in dieser Zellfraktion. Ganz überwiegend sind diese in dem membranösen Lipoproteidanteil der Mikrosomenfraktion gelegen, so daß sie sich durch weitgehende Resistenz gegen Extraktionsverfahren auszeichnen. Soweit bis jetzt bekannt ist, ist der Anteil von Enzymen am Proteingehalt der Ribosomen gering; auf S. 120 ist das Vorkommen einer latenten Ribonuclease bereits erwähnt worden.

In Tabelle 36 sind einige Daten zum Enzymgehalt der Mikrosomenfraktion zusammengestellt. Diese Tabelle sollte für eine vollständigere Auskunft mit Tabelle 46 auf S. 167 verglichen werden. Die Angaben der Tabellen 6, 36 und 46

Tabelle 36. *Enzyme, die der Mikrosomenfraktion zugehören.*

Enzym	Gewebe	Literatur
Glucuronolacton-Reductase	Ratten-Leber	ISHERWOOD, MAPSON und CHEN 1960
Glucuronolacton-Reductase	Ziegen-Leber	CHATTERJEE, GHOSH, GHOSH und GUHA 1959
Hydroxymethylglutaryl-CoA-Reductase	Ratten-Leber	BUCHER und McGARRAHAN 1956
3α-Hydroxysteroid-Dehydrogenase	Ratten-Leber	McGUIRE und TOMKINS 1959
3α-Hydroxysteroid-Dehydrogenase	Ratten-Leber	HURLOCK und TALALAY 1959
3β-Hydroxysteroid-Dehydrogenase	Ratten-Leber	McGUIRE und TOMKINS 1959
3β-Hydroxysteroid-Dehydrogenase	Rinder-Nebennieren	BEYER und SAMUELS 1956
11β-Hydroxysteroid-Dehydrogenase	Ratten-Leber	HURLOCK und TALALAY 1959
11β-Hydroxysteroid-Dehydrogenase	Mäuse-Leber	BURTON 1965
Equilin-Dehydrogenase	Ratten-Leber	BREUER und MITTERMAYER 1963
20-Hydroxysteroid-Dehydrogenase	Ratten-Leber	RECKNAGEL 1957
20-Hydroxysteroid-Dehydrogenase	Ratten-Leber	COURCY und SCHNEIDER 1956
Glucosedehydrogenase	Leber, viele Tierarten	METZGER, WILCOX und WICK 1965
Alkoholoxydase	Leber, viele Tierarten	ORME-JOHNSON und ZIEGLER 1965
Gulonolacton-Dehydrogenase	Ratten-Leber	ISHERWOOD, MAPSON und CHEN 1960
Gulonolacton-Dehydrogenase	Ziegen-Leber	CHATTERJEE, GHOSH, GHOSH und GUHA 1959
Gulonolacton-Dehydrogenase	Ratten-Leber	BUBLITZ 1961
Steroid-5α-Reductase	Ratten-Leber	BAKEMEIER 1961
Steroid-5α-Reductase	Ratten-Leber	RADHAKRISHNAN und MEISTER 1958
Steroid-5α-Reductase	Ratten-Leber	McGUIRE und TOMKINS 1960
Steroid-5α-Reductase	Ratten-Leber	McGUIRE, HOLLIS und TOMKINS 1960
Cholestenon-5α-Reductase	Ratten-Leber	SHEFER, HAUSER und MOSBACH 1966
7-Dehydrocholesterin-Reductase	Mäuse-Leber	KANDUTSCH 1962
Cholestadienon-Reduktion	Mäuse-Leber	KANDUTSCH 1963
Cystin-Reductase	Ratten-Leber, Niere	MYERS und WORTHEN 1961
Azobenzol-Reductase	Ratten-Leber	MUELLER und MILLER 1949
Steroid-2-Hydroxylase	Ratten-Leber	KING 1961

Tabelle 36. (Fortsetzung.)

Enzym	Gewebe	Literatur
Steroid-2α-Hydroxylase	Meerschweinchen-Nebenniere	Burstein, Bhavnani und Gut 1965
Steroid-7-Hydroxylase	Kaninchen-Leber	Usui und Yamasaki 1960
Steroid-10β-Hydroxylase	Ratte, Maus, Leber	Hecker und Zayed 1961
Steroid-16α-Hydroxylase	Ratten-Leber	Pangels und Breuer 1962
Steroid-17α-Hydroxylase	Ratte, Meerschweinchen-Hoden	Lynn und Brown 1957
Steroid-17α-Hydroxylase	Ratten-Hoden	Shikita, Ogiso und Tamaoki 1965
Steroid-19-Hydroxylase	Menschen-Placenta	Ryan 1959a
Steroid-21-Hydroxylase	Schweine-Nebennieren	Abraham, Balke, Krisch, Leonhäuser, Leybold, Sack und Staudinger 1964
Steroid-21-Hydroxylase	Rinder-Nebennieren	Cooper und Rosenthal 1962
Steroid-21-Hydroxylase	Rinder-Nebennieren	Ryan und Engel 1956
Peroxydase	Schweine-Schilddrüse	Hosoya, Kondo und Ui 1962
Acyltransferasen	Leber, Ratte, Meerschweinchen, Schwein, Rind	Lands und Hart 1965
Glucuronyltransferase	Mäuse-Leber	Dutton und Storey 1954
Glucuronyltransferase	Meerschweinchen-Leber	Strominger, Maxwell, Axelrod und Kalckar 1956
Glucuronyltransferase	Kaninchen-Leber	Isselbacher, Chrabas und Quinn 1962
Glucuronyltransferase	Maus, Meerschweinchen, Niere	Dutton und Stevenson 1959
Phosvitin-Kinase	Meerschweinchen-Hirn	Desci und Rodnight 1965
Disulfid-Austausch-Enzym	Ratten-Leber	Goldberger, Epstein und Anfinsen 1964
Disulfid-Austausch-Enzym	Rinder-Leber	Givol, Lorenzo, Goldberger und Anfinsen 1965
Disulfid-Austausch-Enzym	Schweine-Pankreas	Venetianer und Straub 1965
Nucleasen	Ratten Leber	Roth 1960
Nucleasen	Ratten-Leber	Morais und de Lamirande 1965
Nucleasen	Ratten-Leber	Chudinova, Krechetova und Shapot 1965
Nucleasen	Ratten-Leber, Morris-Hepatom	Utsunomiya und Roth 1966
Nucleasen	Ratten-Leber	de Lamirande, Boileau und Morais 1966
Esterase	Schweine-Leber	Krisch 1963
Esterase	Schweine-Leber	Bernhammer und Krisch 1965
Esterase	Mäuse-Leber	Carruthers und Baumler 1961
Esterase	Mäuse-Leber	Carruthers und Baumler 1962
Vitamin A-Esterase	Ratten-Leber	Ganguly und Deuel 1953
Vitamin A-Esterase	Ratten-Leber	Ganguly 1954
Cholesterin-Esterase	Ratten-Hirn	Pritchard und Nichol 1964
Lipase	Tauben-Muskel	George und Talesara 1962
Acyl-CoA-Hydrolase	Meerschweinchen-Leber	Lands und Hart 1965
Triacetsäure-Lactonase	Ratten-Niere	Meister 1952
Glucose-6-Phosphatase	viele Gewebe	de Duve, Wattiaux und Baudhuin 1962
Glucose-6-Phosphatase	Mäuse-Leber	Carruthers und Baumler 1962
Glucose-6-Phosphatase	Ratte, Leber, Niere	Freedland 1962
Glucose-6-Phosphatase	Ratten-Leber	Görlich und Heise 1962
Glucose-6-Phosphatase	Mäuse-Leber	Börnig, Horn und Mücke 1962
Glucose-6-Phosphatase	Ratten-Leber	Dallner, Siekevitz und Palade 1966
Invertase	Kaninchen-Darm	Carnie und Porteous 1959

Tabelle 36. (Fortsetzung.)

Enzym	Gewebe	Literatur
DPN-Nucleosidase	viele Gewcbe	DE DUVE, WATTIAUX und BAUDHUIN 1962
DPN-Nucleosidase	Ratten-Leber	SIEBERT, KESSELRING, BEYER, BÄSSLER und PRESSMAN 1966
DPN-Nucleosidase	Mäuse-Leber	ARTMAN, BEKIERKUNST und BARKAI 1964
DPN-Nucleosidase	Ratten-Hirn	BRUNNEMANN, COPER und HERKEN 1963
DPN-Nucleosidase	Ratten-Hirn	COPER, HELGE und HERKEN 1962
DPN-Nucleosidase	Ratten-Milz	DEVI und MUKUNDAW 1963
DPN-Nucleosidase	Schweine-Milz	DICKERMAN, PIETRO und KAPLAN 1962
alkalische Phosphatase	Ratten-Niere, Darm	SIEBERT, KESSELRING und FISCHER 1965
alkalische Phosphatase	Schweine-Niere	BINKLEY, DAVENPORT und EASTALL 1959
alkalische Phosphatase	Ziegen-Hirn	DATTA und GHOSH 1964
alkalische Phosphatase	Rinder-Brustdrüse	BAILIE und MORTON 1958
Nucleosid-Diphosphatase	Ratten-Leber	NOVIKOFF und HEUS 1963
Peptidasen	Ratten-Niere	GLENNER und MCMILLAN 1962
Glutathionase	Schweine-Niere	BINKLEY 1960
Nicotinamid-Desaminase	Leber, Kaninchen, Ratte, Taube	PETRAC, GREENGARD, CRASTON und SHEPPY 1965
Nicotinamid-Desaminase	Kaninchen-Leber	KIRCHNER, WATSON und CHAYKIN 1966
Adenosintriphosphatase	Mäuse-Leber	BÖRNIG und GIERTLER 1965
Adenosintriphosphatase	Mäuse-Leber	BÖRNIG, HORN und GEIGER 1965
Adenosintriphosphatase	Ratten-Herz	HAUGAARD, HAUGAARD und ANTONIO 1965
Adenosintriphosphatase	Meerschweinchen-Herz	LEE und YU 1963
Adenosintriphosphatase	Kaninchen-Muskel	LEE, TANAKA und YU 1965
Adenosintriphosphatase	Mäuse-Hirn	HAYASHI, AUDITORE und UCHIDA 1964
Adenosintriphosphatase	Ratten-Hirn	JÄRNEFELT 1961
Adenosintriphosphatase	Ratten-Hirn	JÄRNEFELT 1961a
Adenosintriphosphatase	Ratten-Hirn	ALDRIDGE 1962
Adenosintriphosphatase	Ratten-Hirn	ISRAEL, KALANT und LE BLANC 1966
Adenosintriphosphatase	Ratten-Hirn	JÄRNEFELT 1964
Adenosintriphosphatase	Ratte, Meerschweinchen, Gehirn	ISRAEL, KALANT und LAUFER 1965
Adenosintriphosphatase	Meerschweinchen-Hirn	SCHWARTZ, BACHELARD und MCILWAIN 1962
Adenosintriphosphatase	Meerschweinchen-Hirn	SWANSON, BRADFORD und MCILWAIN 1964
Adenosintriphosphatase	Kaninchen-Hirn	WHITTAM und BLOND 1964
Adenosintriphosphatase	Ascitestumor	WALLACH und ULLREY 1964
Adenosintriphosphatase	Frosch-Muskel	MUSCATELLO, ANDERSSON-CEDERGREN, AZZONE und DECKEN 1961
Dinucleotid-Pyrophosphatase	viele Gewebe	JACOBSON und KAPLAN 1956
Dinucleotid-Pyrophosphatase	viele Gewebe	JACOBSON und KAPLAN 1957
Dinucleotid-Pyrophosphatase	Ratten-Leber	SCHLISELFELD, VAN EYS und TOUSTER 1964
Dinucleotid-Pyrophosphatase	Ratten-Leber	SIEBERT, KESSELRING, BEYER, BÄSSLER und PRESSMAN 1966
Dinucleotid-Pyrophosphatase	Ratten-Niere	KESSELRING und SIEBERT 1963

Tabelle 36. (Fortsetzung.)

Enzym	Gewebe	Literatur
17α-Hydroxypregnen-C_{17}-C_{20}-Lyase	Ratten-Hoden	SHIKITA, OGISO und TAMAOKI 1965
Dejodase	Ratte, Leber, Niere	STANBURY, MORRIS, CORRIGAN und LASSITER 1960
Cholestadienon-Isomerase	Mäuse-Leber	KANDUTSCH 1963
Adenylcyclase	Kaninchen-Muskel	RABINOWITZ, DESALLES, MEISLER und LORAND 1965
Glutamin-Synthetase	Ratten-Leber	HSU und TAPPEL 1964
Glutamin-Synthetase	Ratten-Leber	WU 1963
Jodierung $\rightarrow$ Thyroxin	Rinder-Schilddrüse	FISCHER, SCHULZ und OLINER 1965
Acyl-CoA-Ligase	Ratten-Darm	AILHAUD, SAMUELS und DESNUELLE 1963
Acyl-CoA-Ligase	Meerschweinchen-Leber	BORGSTRØM und WHEELDON 1961
Acyl-CoA-Ligase	Ratten-Leber	BAR-TANA und SHAPIRO 1964

sind nicht immer völlig widerspruchsfrei, z. B. bezüglich Vitamin A-Esterase, bei der die Lokalisation im Zellkern und in Mikrosomen den Verdacht nahelegt, daß die Zellkernpräparation nicht frei von Mikrosomen war. Scheinbare Widersprüche können auch aus gewebs- und artspezifischen Unterschieden der Enzymlokalisation herrühren und müssen dann als echte Unterschiede akzeptiert werden. Nicht aufgeführt in Tabelle 36 sind diejenigen Enzyme, die bei den unten eingehend behandelten Prozessen der Proteinsynthese und der oxydativen Reaktionen mitwirken, jedoch sind Enzyme des Steroidstoffwechsels, soweit er in der Mikrosomenfraktion abläuft, mit erfaßt.

Einige der in Tabelle 36 genannten Enzyme bedürfen noch einer gesonderten Besprechung. So hat die Adenosintriphosphatase-Aktivität der Mikrosomenfraktion die spezielle Eigenschaft, durch $Na^+ + K^+$ stimuliert und durch Strophanthin gehemmt zu werden. Die außerordentlich feste Membranbindung[1] und Beobachtungen an intakten Membranen (wie z. B. von Erythrocytenschatten) machen es sehr wahrscheinlich, daß diese Adenosintriphosphatase der Mittler des aktiven Natriumtransportes ist und dafür sorgt, daß das Zellinnere weitgehend frei von Na^+ bleibt[2]. Daher wird sie auch Transport-Adenosintriphosphatase genannt. Auf Grund seiner Eigenschaften ist dieses Enzym klar von den Adenosintriphosphatasen der Mitochondrien (S. 51) und der Zellkerne (S. 20) zu differenzieren. Im Gehirngewebe[1] erreicht die Aktivität ca. 1 µMol/min × mg Protein. Daneben existiert in der Mikrosomenfraktion eine lediglich von Mg^{++} abhängige, weniger gut charakterisierte Adenosintriphosphatase; beide Enzyme zusammen können — jedenfalls in vitro — rund 30—40% der Atmungskontrolle (s. S. 64ff.) im Gehirngewebe übernehmen[3].

Glucose-6-Phosphatase, das Leitenzym der Mikrosomenfraktion (s. S. 114), hat mehrere katalytische Eigenschaften, die offenbar dem gleichen Protein zugehören: Hydrolyse von Glucose-6-phosphat zu Glucose + Orthophosphat, Hydrolyse von Pyrophosphat zu Orthophosphat und Transfer von Phosphat aus Pyrophosphat, Mannose-6-phosphat, Nucleosid-5'-triphosphaten und Nucleosid-5'-diphosphaten auf Glucose[4]. Die physiologische Rolle des Enzyms, die zunächst

---

[1] SWANSON, BRADFORD und MCILWAIN 1964.
[2] SIEBERT, LANGENDORF, HANNOVER, NITZ-LITZOW, PRESSMAN und MOORE 1965.
[3] WHITTAM und BLOND 1964.
[4] NORDLIE und ARION 1964, ARION und NORDLIE 1964, STETTEN 1964, STETTEN und TAFT 1964, NORDLIE und ARION 1965, NORDLIE, ARION und GLENDE jr. 1965, NORDLIE und SOODSMA 1966, NORDLIE und LYRGE 1966.

in der Bereitstellung von freier Glucose z. B. für den Blutzucker zu bestehen schien, ist damit erneut in größerem Ausmaß zur Debatte gestellt und weiterhin Gegenstand intensiver experimenteller Bearbeitung.

g) Unterfraktionen.

Bereits einleitend (S. 113) ist darauf hingewiesen worden, daß die Mikrosomenfraktion je nach Art und Aktivität des Ursprungsgewebes einen sehr wechselnden relativen Anteil an Membranbestandteilen und an Ribonucleoproteid-Partikeln (Ribosomen) enthalten kann. Will man eine dieser beiden Partikelarten isoliert untersuchen, so wird der Erfolg der Trennung bereits wesentlich von der Auswahl des Gewebes bestimmt. Darüberhinaus gibt es viele Angaben zur Aufteilung der Mikrosomenfraktion in eine Membran- oder Vesikel-Fraktion und in Ribosomen[1], sowie über deren Wechselwirkungen[2], wobei man die Ribosomen vorzugsweise mit Hilfe von Detergentien wie z. B. Desoxycholat von den Membranelementen ablöst; solche Netzmitteleffekte sind detailliert untersucht worden[3]. Eine sehr gründliche Untersuchung stammt von DALLNER[4], der von der Mikrosomenfraktion der Rattenleber ausgehend zunächst nach mechanischer Zerstörung lösliche Proteine abgetrennt hat; in dieser Fraktion finden sich einige Enzyme und kaum Ribonucleinsäure oder Phosphatide. Die mechanisch resistenten Bestandteile werden dann mittels Desoxycholat in eine unlösliche und eine lösliche Fraktion aufgeteilt. In der löslichen Fraktion finden sich eine Reihe Enzyme, viel Phosphatide und kaum Ribonucleinsäure; die unlösliche Fraktion läßt sich auf der Zentrifuge in einen membranreichen Anteil, dessen Zusammensetzung derjenigen der Desoxycholat-löslichen Fraktion sehr ähnlich ist, und in einen ribosomenreichen Anteil aufteilen, der kaum Phosphatide, aber viel Ribonucleinsäure enthält. Eine weitere Fraktionierung der auch in Desoxycholat nicht löslichen Elemente ergibt sich aus ihrer unterschiedlichen Bindungsaffinität zu Caesium- und/oder Magnesiumionen, wobei bestimmte mikrosomale Enzyme wiederum gesetzmäßige Verteilung zeigen.

Besondere Aufmerksamkeit hat man einem Bestandteil der Mikrosomenfraktion gewidmet, der Calciumionen zu binden (s. S. 115) und damit die Erschlaffung kontrahierter Muskelfasern zu bewirken vermag; meist spricht man von Erschlaffungs-Grana[5], die aus Skeletmuskel- und Herzmuskel-Homogenaten isoliert worden sind. Die Identifizierung solcher Erschlaffungs-Grana als Bestandteil der Mikrosomenfraktion ist für Skeletmuskel[6] und Herzmuskel[7] mit guter Sicherheit erfolgt. Dabei ist gezeigt worden, daß mitochondriale Ca^{++}-Aufnahme (s. S. 75f.) in vielen Punkten von der durch Erschlaffungsgrana der Mikrosomenfraktion bedingten Ca^{++}-Aufnahme verschieden ist[7]. Der Energieaufwand für die Ca^{++}-Aufnahme kann durch ATP gedeckt werden, wobei 2 Ca^{++} pro gespaltenes ATP transportiert werden[8]; auch Kreatinphosphat + Phosphokreatinkinase[9] oder ähnliche Systeme können die Energielieferung übernehmen. Unter günstigen Bedingungen, wenn die Ca^{++}-Konzentration etwa zwischen 10^{-6} und 10^{-7} M beträgt und transportiertes Ca^{++} in den Erschlaffungsgrana z. B. durch Oxalat gebunden wird, werden bis zu 500fache Konzentrationsgradienten zwischen

---

[1] TOSCHI 1959, MOULÉ, ROUILLER und CHAUVEAU 1960, CHAUVEAU, MOULÉ, ROUILLER und SCHNEEBELI 1962, WHERRETT und McILWAIN 1962, HÜBSCHER, WEST und BRINDLEY 1965, SHAPOT und PITOT 1966.   [2] HESS und LAGG 1963.
[3] BRADFORD, SWANSON und GAMMACK 1964.   [4] DALLNER 1963.
[5] PERRY 1961; LEE 1965; HASSELBACH und WEBER 1965.
[6] BERNE 1962, SCHUEL, LORAND, SCHUEL und ANDERSON 1965.
[7] FANBURG und GERGELY 1965.
[8] HASSELBACH und MAKINOSE 1963, LORAND 1964, WEBER, HERZ und REISS 1963.
[9] MOLNAR und LORAND 1962.

Medium und Grana aufgebaut[1]. Es besteht guter Grund zu der Annahme, daß die Erschlaffungsgrana nicht nur in vitro, sondern ebenso in vivo die Aufhebung der Muskelfaserkontraktion bewirken[2].

2. Stoffwechsel.

Aus Markierungsstudien ergibt sich, daß die Bestandteile der Mikrosomenfraktion der Rattenleber eine mittlere halbe Lebensdauer von 3—4 Tagen haben. Zwischen rauhen (ribosomenreichen) und glatten Komponenten der Mikrosomenfraktion bestehen keine Unterschiede, doch ragen Cytochrom b_5 zu etwas längeren Zeiten und bestimmte Phosphatide zu etwas kürzeren Zeiten aus diesem Schema heraus; man kann also nicht annehmen, daß alle Bestandteile der Mikrosomenfraktion eine identische biologische Halbwertszeit haben[3].

Ähnlich, wie in den voranstehenden Abschnitten mehrfach zwischen der Vesikelfraktion und den Ribosomen eines Mikrosomen-Sedimentes scharf unterschieden werden mußte, wenn es um analytische Fragen ging, sind auch die Stoffwechselleistungen der Mikrosomen aufzugliedern in die in den Ribosomen lokalisierte Proteinsynthese und in bestimmte oxydative Prozesse, die hier der Einfachheit halber zunächst als Hydroxylierungen bezeichnet werden sollen und in den Membrananteilen der Mikrosomenfraktion lokalisiert sind. Hierüber handeln jeweils eigene Abschnitte (S. 127 und 137ff.).

Die Rolle der Mikrosomenfraktion bei der Biosynthese von Ascorbinsäure wird auf S. 165f. behandelt; Beziehungen dieses Stoffwechselbereiches zum oxydativen Arzneimittelumsatz werden auf S. 151 berührt. Sieht man von dem Nebenweg zur L-Xylulose ab, so ist die Vitamin C-Biosynthese bei den dazu befähigten Tieren ein ganz überwiegend mikrosomaler Prozeß[4], dessen Wirksamkeit von der Vitaminversorgung[5], Alter, Geschlecht, Hunger, Bestrahlung[6] und eventueller Lipid-Peroxydation[7] (s. auch S. 141f.) mitbestimmt wird.

Wie schon aus Tabelle 36 hervorgeht, werden in der Mikrosomenfraktion eine Reihe von Konjugierungen katalysiert, so z. B. die Bildung von Gallensäurederivaten mit Taurin oder Glycin[8], bei denen Coenzym A-Derivate der Gallensäuren Zwischenprodukte sind. Ferner katalysieren die Mikrosomen, speziell der Leber, die Übertragung von Glucuronsäure aus Uridindiphosphatglucuronsäure auf eine Vielzahl von Acceptoren, so daß ausscheidungsfähige Glucuronide entstehen. Auch Nierengewebe und Magenschleimhaut sind zur Bildung von Glucuroniden imstande, aber im Vergleich zur Leber nur in geringem Umfang[9]. Zu den Substanzen, die als Acceptoren für den Glucuronsäurerest aus Uridindiphosphatglucuronsäure fungieren, gehören körpereigene Verbindungen wie Steroide, Adrenalinabbauprodukte, Bilirubin, Thyroxinderivate und viele andere[9-11]; dabei erfolgt die Glucuronsäure-Konjugierung mit Hydroxylgruppen als glykosidische (Hemiacetal-) Bindung, mit Carboxylgruppen als Ester, mit Aminen als N-Glucosyluronat[12], eventuell auch mit Thiolgruppen[13]. An Oestradiol-17β ist die phenolische Hydroxylgruppe stark vor der alkoholischen OH-Gruppe bevorzugt, da viel Oestradiol-(17β)-3-monoglucuronid, wenig Oestradiol-(17β)-3,17β-diglucuronid und in kaum faßbarer Menge Oestradiol-17β-monoglucuronid beobachtet

---

[1] Hasselbach und Makinose 1963, Lorand 1964, Weber, Herz und Reis 1963.
[2] Lee 1965.   [3] Omura, Siekevitz und Palade 1966.
[4] Suzuki, Mano und Shimazono 1960; Kar, Chatterjee, Ghosh und Guha 1962.
[5] Ghosh, Chatterjee und Chatterjee 1965.   [6] Chatterjee und McKee 1965.
[7] Chatterjee und McKee 1965a.
[8] Elliott 1956; Elliott 1956a, Björntorp, Björkerud und Scherstén 1965.
[9] Stevenson und Dutton 1962.
[10] Smith und Breuer 1963, Newcomer und Heninger 1960, Myant 1966.
[11] Arias, Gartner, Furman und Wolfson 1963.   [12] Axelrod, Inscoe und Tomkins 1958.
[13] Clapp 1956.

werden[1]. Zu den körperfremden Stoffen, die als Glucuronylacceptoren wirksam sind, gehörten vor allem o-Aminophenol, das häufig als Modellsubstrat verwendet wird[2,3], [4,5], ferner Phenolphthalein[4], Morphin und Codein[6], Anilin, p-Phenitidin und p-Toluidin[7], Menthol[2] und viele andere Stoffe, die hier nicht alle aufgezählt werden können.

Wohlbekannt ist die Tatsache, daß die Leber fetaler und neugeborener Tiere und des Menschen nur eine sehr geringe Kapazität zur Glucuronylübertragung hat[2,4,8], die auf einen Mangel am Enzymprotein der Glucuronyltransferase zurückzuführen ist[8]. So hängt auch der Icterus neonatorum mit einer unzureichenden Bilirubinglucuronidierung zusammen. Bei Gunn-Ratten ist der Mangel an Glucuronyltransferase erbbedingt, so daß diese Tiere lebenslänglich mit Gelbsucht behaftet sind[9]. Doch sind eine Reihe weiterer Faktoren von Einfluß auf die Leistungsfähigkeit des Glucuronidierungssystems der Leber; so existiert ein erheblicher Geschlechtsunterschied in der Rattenleber, indem Lebermikrosomen männlicher Tiere viermal aktiver als die weiblicher Tiere sind[5]. Hydrolytische Abbaureaktionen an Uridindiphosphatglucuronsäure können den verfügbaren Bestand am Glucuronyldonator kritisch verändern[10]. Sowohl cancerogene Kohlenwasserstoffe[5,11,12] (s. S. 151 f.) als auch bestimmte Arzneimittel wie Barbiturate[12], Chlorochin[3] und Aminopyrin[11] erhöhen die Aktivität der Glucuronyltransferase, Morphinbehandlung senkt sie[13]. Bestimmte Steroide, darunter Progesteron, Pregnandiol-3α,20α und 17α-Äthyl-19-norprogesteron, hemmen die Glucuronylübertragung auf Phenole[4], so daß als Gesamteffekt eine vielfältige Aktivitätsbeeinflussung der Glucuronid-Synthese in den Mikrosomen resultiert. Es sei daran erinnert, daß andere Conjugierungsprozesse wie die Bindung an Sulfat oder Glutathion nicht in den Mikrosomen ablaufen, sondern im löslichen Cytoplasma lokalisiert sind (s. S. 165).

a) Proteinsynthese an den Ribosomen.

An den Ribosomen sind die folgenden Bedingungen gegeben, die bei dem heutigen Stand der Kenntnis von den Zentren der cellulären Proteinsynthese erfüllt sein müssen:

1. Man findet dort das Muster (Matrize) des zu synthetisierenden Proteins.

2. Ribosomen enthalten die Werkzeuge (Strukturelemente und Enzyme), die die Knüpfung von Peptidbindungen ermöglichen, bzw. kooperieren hierbei mit löslichen Enzymen (S. 164).

3. Den Ribosomen stehen die Bausteine für die Proteinsynthese (an Transfer-RNS gebundene Aminosäuren) in gleichsam vorsortierter und zu hoher Reaktionsfähigkeit aktivierter Form zur Verfügung.

Die chemische Natur der Matrize ist die einer Ribonucleinsäure (messenger-RNS) und kein Protein. Der Hauptgrund hierfür dürfte sein, daß die dreidimensionale Struktur der Proteine ungewöhnlich schwierige Codierungsprobleme aufwirft, wenn es nicht gelingt, auf der zweidimensionalen Ebene die Strukturinformation zu deponieren. Dies ist tatsächlich der Fall, einmal, indem die lineare

---

[1] BREUER und WESSENDORF 1966. [2] STEVENSON und DUTTON 1962.
[3] ARIAS, GARTNER, FURMANN und WOLFSON 1963.
[4] HSIA, DOWBEN, SHAW und GROSSMAN 1960. [5] INSCOE und AXELROD 1960.
[6] AXELROD und INSCOE 1960. [7] AXELROD, INSCOE und TOMKINS 1958.
[8] LATHE und WALKER 1958, SCHMID, BUCKINGHAM, MENDILLA und HAMMAKER 1959.
[9] FLOCK, BOLLMAN, OWEN jr. und ZOLLMAN 1965.
[10] CONNEY und BURNS 1961. [11] HOLLMANN und TOUSTER 1962.
[12] NITZE und REMMER 1962. [13] TAKEMORI und GLOWACKI 1962.

(zweidimensionale) Sequenz der Aminosäuren in einem Protein bereits alle Konsequenzen für die endgültige dreidimensionale Konformation in sich trägt; zum anderen dadurch, daß sowohl im Gen-Apparat, in der Form eines DNS-Moleküls, als auch in der Matrize, in der Form der ein DNS-Spiegelbild darstellenden messenger-RNS, die Erbinformation und deren Transskription als lineare Aufeinanderfolge bestimmter Nucleo-Basen niedergelegt sind. Daher scheint es überaus ökonomisch, 20 differente Aminosäuren mittels einer Nucleinsäure aus im wesentlichen vier Bausteinen zu codieren. Im Falle des Einsetzens einer Proteinsynthese wird die benötigte Matrize als messenger-RNS am Gen abgerufen: Das Problem der Gen-Aktivierung ist S. 35f. im Abschnitt über Zellkerne bereits besprochen. Das Molekulargewicht einer messenger-RNS entspricht etwa dem neunfachen des zu codierenden Proteins; hat dieses ein Molekulargewicht um 20000, so würde also eine Menge von ca. 10^{-18} g messenger-RNS bereits eine vollständige Matrize darstellen. Es leuchtet ein, daß der experimentelle Umgang mit einer so kleinen Substanzmenge — es wäre etwa ein Millionstel der DNS-Menge eines einzelnen Zellkerns — heute noch außerordentlich schwierig ist.

Der Prozeß der Proteinsynthese wird sehr weitgehend vom biologischen Zustand der Ribosomen beeinflußt. Daher wird hier zunächst die auf S. 125 aufgeschobene Erörterung der Eigenschaften der Ribosomen vorangestellt. Seit ihrer ersten klaren Beschreibung durch Palade[1] ist das Gebiet der Ribosomen außerordentlich intensiv bearbeitet worden, so daß eine Berücksichtigung der historischen Entwicklung schon ein eigenes Kapitel erfordern würde. Viele Untersuchungen sind an Mikroorganismen durchgeführt worden, doch hat sich im Laufe der Jahre gezeigt, daß zwar nicht prinzipielle, aber doch tiefgreifende Unterschiede zwischen den Ribosomen aus Mikroorganismen und aus Warmblütergeweben existieren (s. S. 135), so daß Verallgemeinerungen nur nach sorgfältiger Prüfung erfolgen sollten. Die nachfolgende Darstellung lehnt sich, wenn nicht anders vermerkt, an eine neuere Übersicht von Schweet und Heintz[2] an.

Die Grundeinheit der Ribosomen ist die häufig auch Monosom oder monomeres Ribosom genannte Partikel, die zu etwa je 50% aus Ribonucleinsäure und aus Protein besteht und mit einer mittleren Sedimentationsgeschwindigkeit von ca. 80 S abzentrifugiert werden kann; daraus ergibt sich das Molekulargewicht zu ca. 4 Millionen. Als Abmessungen werden etwa 150—200 Å und ein Volumen von 20×10^6 Å^3 in Lösung bzw. 4×10^6 Å^3 in trockenem Zustand[3], also ein Gehalt an Hydratationswasser von 2,6—2,7 g/g Ribosom angegeben. Unter passenden experimentellen Bedingungen, vor allem durch Entzug oder Zugabe von Mg^{++}, können Ribosomen reversibel in Untereinheiten zerlegt werden, wobei eine Auftrennung in ein $1/3$ und ein $2/3$ ausmachendes Bruchstück erfolgt, so daß man von der 30 S- (26 S bis 40 S) und der 50 S- (47 S bis 60 S) Untereinheit spricht. Der Mg^{++}-Effekt[4] und das Verhalten bei Elektrophorese und Ultrazentrifugation[4, 5] sind sehr eingehend untersucht. Andere Eingriffe, die eine Dissoziation von Ribosomen in Untereinheiten zur Folge haben, sind z. B. die Einwirkung von proteolytischen Enzymen[6] oder von Polyvinylsulfat[7], das als Ribonuclease-Hemmstoff bekannt geworden ist.

Wie S. 120 bereits erwähnt, besteht ribosomale Ribonucleinsäure aus zwei Klassen, der 16 S- und der 23 S-RNS, die gewisse Unterschiede der Basenzusammensetzung aufweisen, jedoch prinzipiell reich an Guanin- und Cytosin-Resten sind. Der Proteinanteil der Ribosomen besteht überraschenderweise aus einer Vielzahl

---

[1] Palade 1955.   [2] Schweet und Heintz 1966.   [3] Dibble und Dintzis 1960.
[4] Hamilton und Petermann 1959, Petermann 1960.
[5] Tashiro und Siekevitz 1965, Tashiro und Yphantis 1965.
[6] Nair, Zak und Rabinowitz 1966.   [7] Vanyushin und Dunn 1966.

von Einzelindividuen; nimmt man ein mittleres Molekulargewicht von 24000 an, so böte ein 80 S-Ribosom Platz für 40 Proteinmoleküle, von denen 26 in der 50 S-Untereinheit und 14 in der 30 S-Untereinheit unterzubringen wären. Über die biologischen Eigenschaften dieser Proteine ist praktisch noch nichts bekannt.

80 S-Ribosomen sind mit aller Wahrscheinlichkeit nicht die funktionelle Einheit, die vielmehr von Polysomen, d. h. Aggregaten von 80 S-Ribosomen repräsentiert wird. Ausführliche Studien über die Relation von Ribosomen, (Monosomen) zu Polysomen liegen u. a. für die Rattenleber[1], andere Rattengewebe[2] und Reticulocyten[3] vor. Obwohl in vitro eine Umwandlung von Monosomen zu funktionell intakten Polysomen erreicht werden kann, scheint es denkbar, daß in der lebenden Zelle Polysomen direkt aus den Ribosomen-Untereinheiten als Vorstufen gebildet werden, denn man findet im Zellkern zwar stets Ribosomen oder ihre Untereinheiten, aber niemals Polysomen. Für Polysomen werden u. a. die Größenklassen 120 S (Dimeres), 225 S, 275 S und 340 S angegeben[4], doch können methodische Gründe leicht zu Artefakten führen. Polysomen treten in der Rattenleber frei und membrangebunden auf, weshalb diskutiert wird[5], ob nicht eventuell die membranständigen Elemente für die Synthese von „Export"-Proteinen wie z. B. Serumalbumin, die freien Polysomen für die Synthese von intracellulär benötigten („internen") Proteinen zuständig seien. Das Bindeglied, das Ribosomen zu Polysomen aufreiht und zusammenhält, ist offenbar messenger-RNS. Experimentell wird hierfür häufig synthetisches Polyuridylat angewandt, das die Synthese von Polyphenyl-L-alanin codiert, und aus dessen Verhalten gegenüber den Polysomen auf „Sättigung" bzw. Lebensdauer der messenger-RNS zurückgeschlossen werden kann. Solche Überlegungen scheinen deswegen bedeutsam, weil Zahl und Größe der Polysomen offenbar die Geschwindigkeit der Proteinsynthese nicht bestimmen und daher andere Steuerungsmöglichkeiten existieren müssen, die z. B. in der messenger-RNS liegen können. Eine Alternative könnte darin bestehen, daß bereits die Synthese der Ribosomen bzw. besser ihrer Untereinheiten über die Kapazität der Zelle zur Proteinsynthese entscheidet (s. auch S. 132f). Doch sind nur wenige Schritte der Ribosomenbildung heute schon klar zu überblicken, etwa die Herkunft der ribosomalen RNS (18 S und 28 S) aus höhermolekularen Produkten (35 S, 45 S und eventuell 55 S) des Nucleolus-Stoffwechsels (S. 33f.). Unbekannt dagegen ist, woher ribosomales Protein stammt — man diskutiert sogar, daß es vielleicht in ribosomaler RNS codiert sei — und wann es mit der ribosomalen RNS zur Ribosomen-Untereinheit (30 S bzw. 50 S) zusammentritt; es ist durchaus fraglich, ob dies noch im Zellkern geschieht. Andererseits muß man auch an die Möglichkeit denken, daß trotz des Fehlens von Polysomen im Zellkern dort bereits eine Ribosomen-Vorstufe oder Untereinheit mit messenger-RNS zusammentritt und so nicht nur die messenger-RNS aus dem Zellkern ausschleust, sondern auch bereits den Keim für die im Cytoplasma erfolgende Polysomenbildung darstellt.

Funktionsfähig wird ein messenger-RNS und Ribosomen enthaltendes Polysom erst, wenn es mit der aus dem Cytoplasma stammenden Transfer-RNS zusammentritt. Transfer-RNS existiert in einer Vielzahl aminosäurenspezifischer Moleküle; die Zahl ist jedoch erheblich größer als die Zahl der in Proteinen vorkommenden Aminosäuren. Seit der Entdeckung von Transfer-RNS[6] sind einige Moleküle in ihrer Nucleotidsequenz bereits aufgeklärt, so daß die aus der Funktion

---

[1] MUNRO, JACKSON und KORNER 1964, WILSON und HOAGLAND 1965.
[2] WEBB, BLOBEL und POTTER 1964.
[3] MATHIAS, WILLIAMSON, HUXLEY und PAGE 1964, ARNSTEIN, COX, GOULD und POTTER 1965, LUZZATTO, BANKS und MARKS 1965.   [4] FRANKLIN und GODFREY 1966.
[5] CAMPBELL, SERCK-HANSSEN und LOWE 1965.
[6] HOAGLAND, STEPHENSON, SCOTT, HECHT und ZAMECNIK 1958.

abzuleitenden Strukturmerkmale nun der Bearbeitung offen stehen: 1. Das Aminosäuren aufnehmende Molekülende mit der A-C-C-Struktur (s. S. 164f.), das keine Aminosäure-Spezifität aufweist; 2. ein Enzym-Bindungsort für die Reaktion mit aktivierten Aminosäuren, der aminosäurespezifisch ist; 3. ein vermuteter Bindungsort an Ribosomen, dem vielleicht die Struktur -G-T-ψ-C-G-* zukommt und der keine Aminosäure-Spezifität zeigt; 4. das Anticodon, das zur Bindung an messenger-RNS vonnöten und (natürlich) aminosäurespezifisch ist. Wieweit Transfer-RNS eine Species-Spezifität aufweist, ist noch nicht klar.

Ribosomen eines Polysoms, messenger-RNS und Transfer-RNS treten zum funktionsfähigen Komplex zusammen; eine der Möglichkeiten ihrer gegenseitigen Bindung[1] ist in Abb. 16 schematisch dargestellt, wobei an Codon und

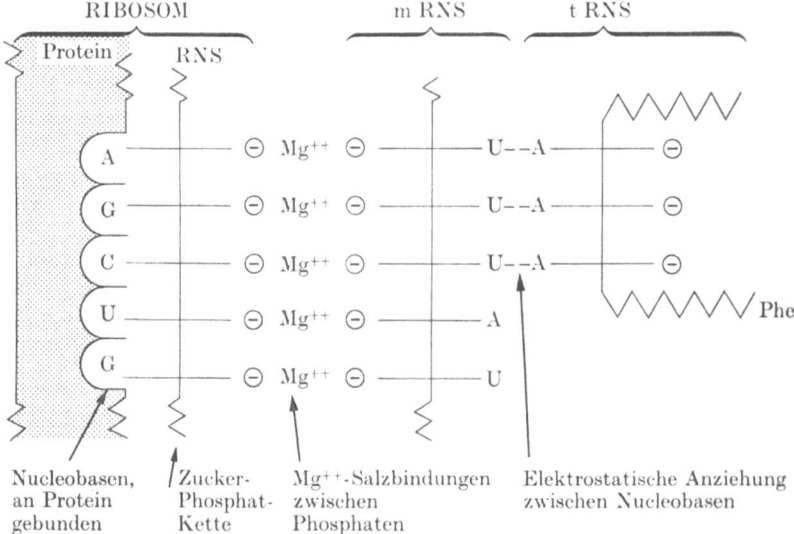

Abb. 16. Modell der Bindung von messenger-RNS (mRNS) und Transfer-RNS (tRNS) an ein Ribosom[1]. A Adenin, G Guanin, C Cytosin, U Uracil, Phe Phenylalanin.

Anticodon der Einbau eines Phenylalaninrestes dargestellt ist. Die gegenseitige Bindung von Polysom und Transfer-RNS kann nichtenzymatisch erfolgen, bedarf aber der Gegenwart von Mg^{++} und K^+ oder NH_4^+. Bezüglich des Codons sei auf Tabelle 37 verwiesen, in der bis auf wenige Fälle alle Codewörter für Aminosäuren mit mehr als einer Methode überprüft worden sind.

Für den Ablauf der Proteinsynthese am Polysom-messenger-RNS-Transfer-RNS-Komplex (Transfer-RNS muß natürlich mit der betreffenden Aminosäure beladen sein) werden nun zwei Enzyme, Guanosintriphosphat und Salze (Mg^{++}, K^+) benötigt. Der Beginn einer Proteinsynthese wird möglicherweise durch N-Formylmethionin (UUG oder UAG als Codon, siehe Doppelstern (**) in Tabelle 37) angezeigt, das eventuell später wieder entfernt wird. Dabei wird das Carboxylende der zweiten, an Transfer-RNS gebundenen Aminosäure mit der Aminogruppe der ersten, dauerhaft an Transfer-RNS geknüpften Aminosäure unter Ausbildung einer Peptidbindung zur Reaktion gebracht; Guanosintriphosphat wird zu Guanosindiphosphat und Orthophosphat gespalten; erstes Reaktionsprodukt ist also Dipeptidyl-Transfer-RNS. Nun bewegt sich das Ribo-

---

* G Guanin, T Thymin, ψ Pseudouridin, C Cytosin.
[1] Furano, Bradley und Childers 1966.

som an der messenger-RNS so weiter, daß das nächste Codon (das immer vom 5'- zum 3'-Ende „gelesen" wird) in volle Reaktionsposition kommt, und die Peptidyl-Transfer-RNS begibt sich in die passende Position für die Reaktion mit der nächsten an Transfer-RNS gebundenen Aminosäure. Die chemische Reaktion der Knüpfung einer Peptidbindung ist also zwingend mit einer mechanischen

Tabelle 37. *Codewörter* für Aminosäuren[1].*

Erster Codebuchstabe	Zweiter Codebuchstabe				Dritter Codebuchstabe
	U	C	A	G	
U	Phe	Ser	Tyr	Cys	U
	Phe	Ser	Tyr	Cys	C
	(Leu)	Ser	**		A
	Leu	Ser	**	Try	G
C	(Leu)	Pro	His	Arg	U
	Leu	Pro	His	Arg	C
	(Leu)	Pro	Gln	Arg	A
	Leu	Pro	Gln	Arg	G
A	Ileu	Thr	Asn	Ser	U
	Ileu	Thr	Asn	Ser	C
	(Met)	Thr	Lys	Arg	A
	Met	Thr	Lys		G
G	Val	Ala	Asp	Gly	U
	Val	Ala	Asp	Gly	C
	Val	Ala	Glu	Gly	A
	Val	Ala	Glu	Gly	G

** Erläuterung s. S. 130 im Text.
[1] SCHWEET und HEINTZ 1966.

*U = Uracil	Val = Valin	Asn = Asparagin
C = Cytosin	Ser = Serin	Lys = Lysin
A = Adenin	Pro = Prolin	Asp = Asparaginsäure
G = Guanin	Thr = Threonin	Glu = Glutaminsäure
Phe = Phenylalanin	Ala = Alanin	Cys = Cystein
Leu = Leucin	Tyr = Tyrosin	Try = Tryptophan
Ileu = Isoleucin	His = Histidin	Arg = Arginin
Met = Methionin	Gln = Glutamin	Gly = Glycin

Reaktion, dem Weiterrücken der Reaktionsteilnehmer, verbunden, eine Vorstellung, die sich auch schon rechnerisch hinsichtlich ihres Zeitbedarfes behandeln läßt, so daß kinetische Theorien über den Vorgang der Proteinsynthese bestehen[1]. Das Ende der Proteinsynthese wird sehr wahrscheinlich durch ein „Unsinn"-Codon angezeigt, eventuell wieder durch N-Formylmethionin (s. oben), das durch Blockade der Aminogruppe nicht reagieren kann.

Einzelheiten der Reaktionen, die durch die beiden Enzymfraktionen bei der Verknüpfung zweier Aminosäuren katalysiert werden, sind noch weitgehend unbekannt. Auch zur Steuerung der Proteinsynthese ist außer einem in regenerierender Rattenleber auftretenden Inhibitor[2] noch sehr wenig bekannt.

Die bis heute aufgeklärten Einzelschritte der Synthese einer Peptidbindung lassen sich also wie folgt darstellen:

$$\text{(1)} \quad \underset{\text{Aminosäure}}{R{-}CH(NH_2){-}COOH + ATP} \rightleftharpoons \underset{\text{Aminoacyladenylat}}{R{-}CH(NH_2){-}CO{-}AMP} + \underset{\text{Pyrophosphat}}{PP}$$

Aminosäure-Aktivierung

[1] GERST und LEVINE 1965. [2] HOAGLAND, SCORNIK und PFEFFERKORN 1964.

9*

(2)   Aminoacyladenylat+Transfer-RNS   Aminoacyl-tRNS
$$R\text{—}CH(NH_2)\text{—}CO\text{—}AMP + tRNS \rightarrow R\text{—}CH(NH_2)\text{—}CO\text{—}tRNS + AMP$$
Beladung der Transfer-RNS

(3)   n Ribosomen + messenger-RNS $\rightarrow$ Polysom
Bildung eines Polysoms

(4)   Polysom + Aminoacyl-tRNS $\rightarrow$ aktiver Polysom-tRNS-Komplex
Bildung des aktiven Polysom-Komplexes

(5a)   aktiver Polysom-tRNS-Komplex + Aminoacyl-tRNS $\rightarrow$ aktiver Polysom-
Dipeptidyl-tRNS-Komplex + tRNS
Knüpfung der Peptidbindung

(5b)   Guanosintriphosphat + $H_2O \rightarrow$ Guanosindiphosphat + Orthophosphat

(Über die weiteren Schritte nach vielfacher Wiederholung der Peptidknüpfungs-reaktion s. S. 134).

Während die meisten Untersuchungen an Protein-synthetisierenden Systemen der Rattenleber durchgeführt worden sind, hat man sich relativ früh auch für Reticulocyten interessiert, weil dort im wesentlichen nur ein Protein, das Globin (s. S. 133) synthetisiert wird[1]. Geschwindigkeitsvergleiche zeigen, daß Reticulo-cyten (in vitro) mehrfach schneller als isolierte Polysomen-Systeme (in vitro) arbeiten, wofür die Gründe noch nicht klar sind, aber noch auf methodischem Gebiet liegen können[2].

Andere Gewebe, die auf Einzelheiten des mikrosomalen Protein-Synthese-Systems untersucht worden sind, umfassen z. B. das Gehirn, wo in qualitativer[3] und quantitativer[3, 4] Hinsicht die Verhältnisse sehr ähnlich wie in der Leber liegen (Übersicht siehe[5]). Graue Substanz ist wesentlich aktiver als weiße Sub-stanz[6] bei Mensch und Ratte; auch ein Vergleich des ribosomalen mit dem mitochondrialen (s. S. 77) Proteinsynthese-System liegt für Hirngewebe vor[7].

Im quergestreiften Muskel ist, ohne daß qualitative Unterschiede beobachtet werden, die Geschwindigkeit der Proteinsynthese nur etwa 3% derjenigen der Leber[8]. Das liegt wohl vor allem daran, daß der Muskel weniger Ribosomen, aber auch weniger messenger-RNS enthält[9]; im Alter tritt zusätzlich noch eine relative Abnahme der Polysomenfraktion auf[10]. Herzmuskel dagegen verhält sich prak-tisch wie Lebergewebe, ist also recht aktiv[11].

Experimentelle Schwierigkeiten hat lange das Pankreas gemacht, weil der Reichtum an proteolytischen Enzymen und an Nucleasen teils einen Abbau des Produkts, teils eine Inaktivierung des arbeitsfähigen Polysomensystems bewirken kann, doch läßt sich auch an diesem Gewebe, das als für die Proteinsynthese spezialisiert angesehen werden kann, eine Bildung von Proteinen in vitro er-reichen[12]. Hier wie auch im Milzgewebe[13] zeigt sich, daß das Prinzip der Protein-synthese offenbar keine stärkeren gewebsspezifischen Abwandlungen erfahren hat.

Hormoneffekte auf die Proteinsynthese sind vielfach beobachtet worden, nachdem die Existenz anaboler Steroide solche Einflüsse am Ganztier erwiesen hat. An der Rattenleber findet sich ein kurzfristiger Anstieg des Aminosäure-einbaues nach Adrenalektomie, der bei Männchen besonders stark ist und bald

[1] Schweet, Lamfrom und Allen 1958.   [2] Knopf und Dintzis 1965.
[3] Zomzely, Roberts und Rapaport 1964.   [4] Acs, Neidle und Waelsch 1961.
[5] Waelsch und Lajtha 1961.   [6] Suzuki, Korey und Terry 1964.
[7] Campbell, Mahler, Moore und Tewari 1966.
[8] Florini 1964, Breuer, Davies und Florini 1964.
[9] Florini und Breuer 1965.   [10] Breuer und Florini 1965.
[11] Rampersad, Zak, Rabinowitz, Wool und De Salle 1965, Earl und Korner 1965.
[12] Weiss, Acs und Lipmann 1958, Gazzinelli und Dickman 1962.
[13] Talal 1966.

wieder zurückgeht[1]. Cortisolbehandlung normaler Tiere stimuliert den Aminosäureeinbau, bei adrenalektomierten Tieren wird er gehemmt. Auch Insulin und Wachstumshormon stimulieren, stärker nach Adrenalektomie[1]. Hypophysektomie bewirkt in der Rattenleber eine Abnahme der Einbaukapazität der Ribosomen, während Wachstumshormon diesen Effekt aufhebt[2]. Diese Hormoneffekte gehen mit einer Änderung der Eigenschaften der Ribosomen einher, doch ist es fraglich, ob es sich um direkte Hormoneffekte handelt oder ob nicht eine Aktivierung des Gen-Apparates (s. S. 35ff.) die Steigerung der Proteinsynthese-Kapazität bedingt hat. Auch in Nebennieren läßt sich eine Steigerung der Ribosomen-Aktivität nach ACTH-Zufuhr messen, die möglicherweise auf einem erhöhten Gehalt an messenger-RNS beruht[3], dann also wiederum auf Gen-Aktivierung zurückzuführen wäre.

Im Skeletmuskel junger männlicher Ratten fällt die Ribosomen-Aktivität nach Kastration auf die Hälfte[4] und wird durch Androgenzufuhr wieder restauriert. An intakten Tieren wirken Androgene hemmend. Auch Hypophysektomie und Wachstumshormon wirken am Skeletmuskel wie an der Leber auf das Proteinsynthese-System[5]; Wachstumshormon plus Androgene wirken synergistisch. Offenbar aber lösen die Hormone nicht nur eine Vermehrung der messenger-RNS, sondern auch der ribosomalen RNS aus, so daß die Spezifität des Hormoneffektes auf einen oder wenige Genorte in Frage gestellt ist.

In einer ganzen Reihe von Fällen ist es experimentell möglich, nicht nur summarisch den Aminosäureeinbau in Protein als „Proteinsynthese" zu verfolgen, sondern die Synthese individueller Proteine in spezifischer Weise zu messen und damit eine echte Netto-Synthese zu erfassen. So hat man z. B. mit Mikrosomenpräparationen aus Kaninchenhaut[6] und Hühnerembryonen[7] die Kollagensynthese verfolgt. Hier liegt insofern ein Sonderfall vor, als die für Kollagen kennzeichnenden Aminosäuren Hydroxyprolin und Hydroxylysin kein Codewort haben (s. Tabelle 37, S. 131) und nicht von Ribosomen eingebaut werden; vielmehr wird Prolin bzw. Lysin eingebaut und in der fertigen Peptidkette hydroxyliert (s. S. 140).

Untersuchungen über die Insulinsynthese durch Mikrosomen aus Pankreas von Hundefeten[8] lassen noch keine klare Entscheidung zu, ob eine solche de novo-Synthese erfolgt oder nur präformierte A- und B-Ketten zum Hormon-Molekül zusammengefügt werden. Auch hier liegt wieder ein Sonderfall vor, als Cystin kein Codewort hat (s. Tabelle 37, S. 131) und nicht von Ribosomen eingebaut wird; vielmehr wird nur Cystein in die wachsende Peptidkette aufgenommen, und es bedarf zu einem späteren Zeitpunkt eines besonderen Reaktionsschrittes, der ebenfalls von mikrosomalen Enzymen katalysiert wird, um aus zwei Cysteinresten einer oder zweier verschiedener Peptidketten eine Disulfidbrücke entstehen zu lassen.

Weitere Proteine, deren Synthese in Ribosomenpräparationen eingehender untersucht worden ist, sind z. B. Prothrombin[9], Globin[10] (s. auch S. 132), Serumalbumin[11] und Amylase in Parotis[12] und Pankreas[13]. Da für einen Teil dieser Proteine die Aminosäuresequenz bekannt ist, läßt sich aus der Lage der inkorporierten radioaktiven Aminosäuren entnehmen, a) wieviele bereits begonnene Peptidketten

---

[1] KORNER 1960.   [2] KORNER 1961, STAEHELIN 1965.   [3] FARESE 1964.
[4] BREUER und FLORINI 1965.   [5] FLORINI und BREUER 1966.
[6] URIVETZKY, KRANZ und MEILMAN 1963, BEKHOR, MOHSENI, NIMMI und BAVETTA 1965.
[7] PROCKOP, PETERKOVSKY und UDENFRIEND 1962.
[8] WAGLE 1965.   [9] MUNRO und GOSWAMI 1965.
[10] SCHWEET, LAMFROM und ALLEN 1958, KRUH, DREYFUS, ROSA und SCHAPIRA 1962.
[11] HIROKAWA, OMORI, TAKAHASHI und OGATA 1961, HIROKAWA und OGATA 1962, PETERS jr. 1962, SARGENT und CAMPBELL 1965.
[12] GROMET-ELHANAN und WINNICK 1963.   [13] REDMAN, SIEKEVITZ und PALADE 1966.

zu Ende synthetisiert worden sind (Kettenverlängerung); b) wieviele Peptidketten völlig neu synthetisiert worden sind (Kettenstart); c) wieviel bereits begonnene Peptidketten nicht komplettiert worden sind (Kettenabbruch). Solche
Untersuchungen sind von entscheidender Bedeutung, wenn man über das Einzel-
ereignis der Knüpfung einer Peptidbindung hinaus die Proteinsynthese als Neubildung funktionstüchtiger Proteine verstehen will.

Mit der Herstellung einer Peptidkette, die zunächst als kettenförmiges Gebilde vorliegt, ist die Proteinsynthese keineswegs beendet. Vielmehr bedarf es
häufig noch weiterer chemischer Umsetzungen, von denen oben die Hydroxylierung bestimmter Aminosäuren im Falle des Kollagens und die Herstellung von
Disulfidbrücken erwähnt worden sind. Weiterhin unterliegt eine fertig synthetisierte Peptidkette bestimmten Translokationen in der Zelle, indem sie vom Polysom abgelöst und an das Membransystem der Mikrosomen gebunden, und von
hier dann in das Lumen des Cisternensystems des Ergastoplasmas überführt wird.
Irgendwann bei diesen Vorgängen tritt die Ausbildung der Tertiärstruktur des
fertigen Proteins ein. Der weitere Weg eines Proteins vom Cisternenlumen scheint
von der Natur dieses Proteins abzuhängen[1], indem Inkret-Proteine (z. B. Serumalbumin oder Hormone) in die Golgizone übertreten, Sekret-Proteine (z. B.
Enzyme in Pankreas oder Parotis) in Zymogen-Granula (s. S. 178) aufgenommen
werden oder Proteine für den unmittelbaren intracellulären Bedarf (z. B. intracelluläre Enzyme) direkt ins Cytoplasma bzw. in andere Strukturelemente (Mitochondrien, s. S. 78) übertreten.

Nicht nur reine Proteine, sondern auch z. B. Glykoproteide werden einschließlich ihres Kohlenhydrat-Anteils in der Mikrosomenfraktion gebildet. So ist der
Einbau von D-Galaktose in Orosomucoid in der Rattenleber[2], von Glucosamin[3]
und Sialinsäure[4] in Plasma-Glykoproteide durch die Leber, von L-Fucose in
saure Glykoproteide des Dünndarms[5] und von UDP-Glucuronsäure und UDP-
Galaktosamin in ein chondroitinsulfatähnliches Material im Knorpel[6] mit Mikrosomenfraktionen beobachtet worden. Dabei scheint die Aktivität der Membranfraktion der Mikrosomen größer als die der Ribosomen zu sein, so daß eine
Komplettierung mit Kohlenhydratbausteinen erst nach der Synthese der Peptidkette erfolgt[7]. Lipoproteide des Plasmas werden offenbar als solche in Rattenleber-Mikrosomen synthetisiert[8].

Die Mikrosomenfraktion ist auch der Ort, wo in der Schilddrüse die Synthese
von 3,3'-Dijodthyronin aus 3-Jodtyrosin und von Thyroxin aus 3,5-Dijodtyrosin
erfolgt[9], während Leber-Mikrosomen ein sehr aktives System zum Thyroxin-
abbau besitzen, das die Ätherbrücke spaltet und den β-Phenylring reduktiv
dejodiert[10].

Ähnlich wie die Kenntnis der oxydativen Phosphorylierung von der Anwendung spezifischer Inhibitoren profitiert hat (S. 61), ist auch das Studium der
mikrosomalen Proteinsynthese ohne Benutzung von Inhibitoren, die fast alle
Antibiotica-Natur haben, kaum denkbar. Eine Übersicht hierüber gibt Parthier[11].
Solche Antibiotica können direkt im Nucleinsäurestoffwechsel angreifen, wohin
u. a. Phleomycin (DNS-Reduplikation), Mitomycin C (DNS-Transskription),

[1] Peters jr. 1962, Redman, Siekevitz und Palade 1966.
[2] McGuire, Jourdian, Carlson und Roseman 1965.
[3] Molnar, Robinson und Winzler 1965, Helgeland 1965, Sarcione, Bohne und Leahy 1964.
[4] O'Brien, Canady, Hall und Neufeld 1966, Molnar, Robinson und Winzler 1965.
[5] Coffey, Miller und Sellinger 1964.   [6] Silbert 1964.
[7] Sarcione, Bohne und Leahy 1964, Molnar, Robinson und Winzler 1965.
[8] Marsh 1963.   [9] Fischer, Schulz und Oliner 1965.
[10] Wynn, Gibbs und Royster 1962, Wynn und Gibbs 1964.   [11] Parthier 1965.

Actinomycin D (RNS-Kopierung) und Chromomycin A_3 (Strangtrennung des
DNS-RNS-Hybrids) gehören. Am bekanntesten ist Actinomycin D, dessen
Wirkungsmechanismus auf einer definierten Anlagerungsverbindung des Anti-
bioticums an Guaninreste von DNS beruht. Da es so schwierig ist, Primär- und
Sekundär-Effekte zu trennen, besteht immer noch eine gewisse Unsicherheit, ob
alle Actinomycin D-Effekte auf die Verhinderung der Synthese von RNS an
DNS zurückgeführt werden dürfen. Actinomycin D ist vor allem auch ein wich-
tiges Hilfsmittel für das Studium der Lebensdauer von messenger-RNS, die von
weniger als 1 Std bis zu vielen Tagen betragen kann und anscheinend für die
Steuerung der Proteinsynthese von besonderer Bedeutung ist (s. S. 129).

Andere Antibiotica greifen in die Reaktion zwischen den beiden Ribosomen-
Untereinheiten, Ribosomen, Polysomen, messenger-RNS und aminosäure-
beladener Transfer-RNS ein; hierher gehören u. a. Streptomycin, Chloramphenicol, auch Cycloheximid, Neomycin und Tetracycline. Letztlich wird also, obwohl
es an vielen Detailkenntnissen noch fehlt, die Ausbildung des arbeitsfähigen
Polysomen-Komplexes (S. 130) gestört. Da bei diesen Prozessen Unterschiede
zwischen Ribosomen aus Mikroorganismen und aus tierischen Zellen bestehen,
dürfte die selektiv auf Mikroorganismen gerichtete Toxicität mancher Antibiotica
hierin ihre Erklärung finden.

Schließlich greifen andere Antibiotica, von denen Puromycin das bekannteste
ist, an Prozessen der Proteinsynthese an, die zeitlich nach der Knüpfung der
Peptidbindung liegen (s. S. 134). So tritt Puromycin an das C-terminale Ende
einer in Synthese begriffenen Peptidkette, wohl auf Grund einer gewissen chemischen
Strukturähnlichkeit, bewirkt eine Ablösung (Freisetzung) vom Ribosom und dadurch
das Ende der Proteinsynthese. Puromycin ist das wichtigste experimentelle Hilfsmittel, wenn die Proteinsynthese in einem Stadium unterbunden werden soll, in dem
Umsetzungen an Nucleinsäuren nicht mehr ablaufen. Puromycin ist jedoch zugleich
Substrat von mikrosomengebundenen demethylierenden Enzymen[1], was das Verhalten des Inhibitors in vivo komplexer macht, als es in vitro beobachtet wird.

b) Lipide.

Mikrosomen verschiedener Gewebe, darunter Leber, Hirn und Brustdrüse,
sind per se zur Fettsäuresynthese befähigt, die in bekannter Weise über Acetyl-
CoA und Malonyl-CoA verläuft[2], jedoch quantitativ nicht das Ausmaß der Fettsäuresynthese im löslichen Cytoplasma (S. 165) erreicht. Spezifisch für Mikrosomen sind dagegen Kettenverlängerungen präformierter Fettsäuren, die an
gesättigten sowie an einfach und mehrfach ungesättigten Fettsäuren beobachtet
worden sind[3] und gleichzeitig mit der Einführung der C=C-Doppelbindungen in
gesättigte sowie in ungesättigte Fettsäuren verlaufen können[3]. Für die Umwandlung von Stearinsäure in Ölsäure wird ein Stoffwechselblock bei Diabetes
angegeben[4], der durch Insulin aufgehoben werden kann.

Die Mikrosomenfraktion verschiedener Gewebe kann die im löslichen Überstand ablaufende Fettsäuresynthese in sehr komplexer Weise beeinflussen, indem
eine Stimulierung oder Hemmung zunächst von der Menge zugesetzter Mikrosomen abhängt[2, 5], dann aber auch vom Ernährungszustand beeinflußt wird[6],
wobei nach Fasten und Kälteexposition eine Abnahme der Fettsäuresynthese bis
auf 1% der Kontrolle gemessen wird. Die Gründe für diese komplexen Phänomene
liegen nicht klar; eine Decarboxylierung von Malonyl-CoA[2], ein Mangel an En-

[1] Mazel, Kerza-Kwiatecki und Simanis 1966.
[2] Lorch, Abraham und Chaikoff 1963, Abraham, Chaikoff, Bortz, Klein und Den 1961.
[3] Stoffel und Ach 1964, Nugteren 1965.   [4] Gellhorn und Benjamin 1964.
[5] Abraham, Matthes und Chaikoff 1963, Spencer, Corman und Lowenstein 1964.
[6] Masoro und Porter 1960a, Masoro, Porter und Korchak 1962.

zymen oder Cofaktoren[1] oder die hohe Adenosintriphosphatase-Aktivität der Mikrosomen (s. Tabelle 36, S. 123) reichen für eine Erklärung nicht aus.

Spezifisch für Mikrosomen ist auch eine Decarboxylierung langkettiger α-Hydroxyfettsäuren, die zu ungeradzahligen Fettsäuren (z. B. Margarinsäure aus α-Hydroxystearinsäure[2]) führt. Ferner enthalten Mikrosomen ein Enzymsystem, das Fettsäureamide aus langkettigen, auch ungesättigten Fettsäuren und Aminen, darunter Äthanolamin, p-Tyramin und Histamin, bildet; die größte Aktivität findet sich in der Leber[3].

Gallensäuren, deren Bildung aus Cholesterin in den Mitochondrien erfolgt (s. S. 79), werden in den Mikrosomen mittels ATP und Coenzym A aktiviert und mit Glycin bzw. Taurin verknüpft[4]. Cholat und Desoxycholat reagieren etwa gleich gut; Rattenleber-Mikrosomen verwenden sowohl Glycin als auch Taurin, während Kaninchen-Leber-Mikrosomen vor allem Glycin, Hühnerleber-Mikrosomen ausschließlich Taurin zu Glyko- bzw. Taurocholsäure umsetzen.

Die Sterinbiosynthese geht, wie S. 165 beschrieben, in ihren ersten Stufen im löslichen Cytoplasma vonstatten; die vom Farnesylpyrophosphat zum Squalen verlaufenden Schritte dagegen werden von mikrosomalen Enzymen katalysiert[5].

Der hohe Phosphatidgehalt der Mikrosomenfraktion (s. Tabelle 31, S. 114) geht mit einem lebhaften Stoffwechsel dieser Substanzen einher, der interessanterweise einer 24 Std-Periodik unterliegt[6]. Häufig untersucht sind Methylierungsreaktionen, die von Serinkephalin ausgehend über Colaminkephalin zum Lecithin führen können. Der Einbau von Serin in Serinkephalin ist in Rattenleber[7] und Leukocyten[8] nachweisbar; dem schließt sich offenbar eine Decarboxylierung zum Colaminkephalin an[8, 9], worauf stufenweise Methylierung mit S-Adenosylmethionin als Methyldonator erfolgt[10]. Ein direkter Cholineinbau liegt wahrscheinlich auf einem Nebenweg des Stoffwechsels[11]. Neben Äthanolamin und seinen Monomethyl- und Dimethylderivaten werden auch SH-Verbindungen wie Mercaptoäthanol, Mercaptoacetat, Mercaptopropionat u. a. körperfremde Substanzen in den Mikrosomen methyliert[12].

Acylierungen treten ebenfalls ein, so in der Rattenleber von Lysolecithin zu Lecithin[13] und im Gehirn von Lysophosphatidylinosit zu Phosphatidylinosit[14]. Auch eine Totalsynthese von Phosphatidylinosit ist experimentell verifiziert worden[15].

Die Synthese von Sulfatiden aus Galaktocerebrosid im Gehirn[16] und eine Totalsynthese von Cerebrosid aus UDP-Galaktose, Sphingosin und Stearat in der Leber[17] sind mikrosomale Stoffwechselleistungen.

Sowohl in der Retina[18] als auch in der Leber[19] wird Vitamin A in den Mikrosomen mit langkettigen Fettsäuren verestert, ein Vorgang, der mit der Bildung von Cholesterinestern offenbar nichts zu tun hat.

Schon dieser kurze Überblick über Einzelreaktionen des Lipidstoffwechsels in der Mikrosomenfraktion erweist die außerordentliche Vielfalt der Reaktionsmöglichkeiten. Manche Beobachtungen, wie z. B. Acetylcholineffekte auf den

---

[1] Masoro und Porter 1960a, Masoro, Porter und Korchak 1962.
[2] Mead und Levis 1963.   [3] Bachur und Udenfriend 1966.
[4] Elliott 1956a, Bremer 1956.
[5] Barnum und Popják 1960, Anderson, Rice und Porter 1960.
[6] Barnum und Halberg 1953.   [7] Hübscher 1962.
[8] Miras, Mantzos und Levis 1964.   [9] Wilson, Gibson und Udenfriend 1960.
[10] Bremer und Greenberg 1961, Cooksey und Greenberg 1961, Bremer, Figard und Greenberg 1960.
[11] Dils und Hübscher 1961.   [12] Bremer und Greenberg 1961a.   [13] Lands 1960.
[14] Keenan und Hokin 1962.   [15] Thompson, Strickland und Rossiter 1963.
[16] McKhann, Levy und Ho 1965.   [17] Brady 1962.   [18] Andrews und Futterman 1964.
[19] Futterman und Andrews 1964.

Stoffwechsel, sind noch schwer zu deuten, da z. B. im Gehirngewebe spezifische, acetylcholinempfindliche Strukturen (s. S. 177) der Mikrosomenfraktion beigemengt sein können. Andere experimentelle Störungsfaktoren mögen darin liegen, daß die Gewinnung des membranösen Anteils der Mikrosomenfraktion die Verwendung von Detergentien, wie z. B. Desoxycholat (s. S. 125) erfordert und so das native Lipid-Muster eventuell bereits verändert wird.

c) Ribonucleinsäuren.

Trotz der immensen Bedeutung von Ribonucleinsäuren für die Funktion der Mikrosomenfraktion trägt diese zum Stoffwechsel der RNS kaum selbst bei. Es sei daran erinnert, daß alle Formen der cytoplasmatischen Ribonucleinsäuren Produkte des Zellkern-Stoffwechsels sind (S. 33 f.), insbesondere auch die quantitativ weit überwiegende ribosomale RNS, die aus dem Nucleolus stammt. Im cytoplasmatischen Ribosom findet sich keine der hochmolekularen Vorstufen (35 S, 45 S) der ribosomalen RNS mehr, so daß deren Umwandlung in die 16—18 S- und 23—28 S-RNS ebenso wie die Komplettierung mit Protein auf dem Wege vom Nucleolus zum Cytoplasma vonstatten gehen müssen (S. 129), eventuell im Zusammenwirken mit messenger-RNS.

Versuche, eine RNS-Synthese in der Mikrosomenfraktion durch Einbau markierter Vorstufen zu erweisen, haben ergeben, daß lediglich zwei Arten von scheinbar biosynthetischem Charakter vorkommen[1]: a) eine Endanfügung einiger Nucleotidreste, wie sie beim CCA-Umsatz der Transfer-RNS auf S. 164 besprochen wird; b) eine Bildung von Homopolyribonucleotiden wie etwa Polyuridylat oder Polyadenylat, deren Bedeutung noch ganz im Dunkeln liegt. Damit scheint eine echte de novo-Synthese von RNS in der Mikrosomenfraktion endgültig ausgeschlossen. Daß Ribosomen Ribonuclease enthalten, ist S. 120 bereits erwähnt; wahrscheinlich kommt auch Phosphodiesterase vor, doch ist über die Steuerung des hydrolytischen Abbaues von ribosomaler RNS noch nichts bekannt; freie und membranständige Ribosomen verhalten sich identisch[2].

d) Elektronentransport und Hydroxylierungen.

Untersuchungen der letzten Jahre haben zweifelsfrei ergeben, daß auch die Mikrosomenfraktion in ihrem membranösen Anteil Elektronentransport-Systeme von beträchtlicher Kapazität hat. Diese Systeme sind von ubiquitärem Vorkommen[3], wenn auch in den einzelnen Geweben quantitativ verschieden stark ausgeprägt, und mit Sicherheit vom mitochondrialen Elektronentransport-System (s. S. 54 ff.) verschieden: Weder sind die enzymatischen Komponenten identisch, noch dient das mikrosomale System der Energiegewinnung in Form von ATP. Gänzlich unbekannt ist, ob eventuell energiereiche Zwischenstufen, die keinen Nucleotidcharakter haben, für chemische oder mechanische Transportarbeit gebildet werden können; bis jetzt gibt es keinen Anhaltspunkt dafür, obwohl das endoplasmatische Reticulum der Zelle sicher zu Recht gerade auch als mit Transportvorgängen befaßt angesehen wird.

Der eine Weg des Elektronentransports in Mikrosomen umfaßt folgende Glieder[3, 4]:

$$\text{DPNH} \rightarrow \text{Flavoproteid}_D \rightarrow \text{X} \rightarrow \text{Cytochrom } b_5 \rightarrow \text{?}$$
$$\downarrow$$
$$\text{exogenes Cytochrom c}$$

Dieses Schema zeigt, daß reduziertes DPN als physiologisches Substrat anzusehen ist. Flavoproteid$_D$ (auch Cytochrom b_5-Reductase genannt), das mit

---

[1] Wykes und Smellie 1966.   [2] Moulé und Delhumeau de Ongay 1964.
[3] Siekevitz 1965.   [4] Strittmatter 1965.

FAD als Coenzym arbeitet, hat ein Molekulargewicht von ca. 40000. Cytochrom b_5 vom Molekulargewicht 13000 ist ebenfalls ein für die Mikrosomen typischer Bestandteil; die prosthetische Gruppe leitet sich von Protoporphyrin IX ab. Die Existenz von X im obigen Schema ist bisher nur indirekt erschlossen, seine chemische Natur noch unbekannt. Das Schema zeigt weiter durch das Fragezeichen am rechten Ende an, daß der terminale Elektronenacceptor für das kaum autoxydable Cytochrom b_5 noch völlig unbekannt ist, denn Cytochrom-c kommt in den Mikrosomen nicht vor, so daß der gestrichelt eingezeichneten Reaktion mit Cytochrom c keine physiologische Bedeutung zukommt. Mit der Unkenntnis des endgültigen Elektronenacceptors fehlt einstweilen noch jegliche Vorstellung, welche Stoffwechselaufgabe von diesem Elektronentransport-System erfüllt wird, was um so erstaunlicher ist, als in der Leber die maximale Geschwindigkeit der Oxydation von DPNH in diesem mikrosomalen System etwa gleich derjenigen in Mitochondrien ist.

Das Flavoproteid dieser Reaktionskette scheint eine Ausnahmestellung insofern einzunehmen, als im steady state der Übergang $FAD \rightleftharpoons FADH_2$ nicht als ein 2-Elektronen-Schritt, sondern als zwei 1-Elektronen-Schritte durchgeführt wird, was an Hand ausführlicher kinetischer Daten begründet wird[1].

Mit welcher Konzentration DPNH (obiges Schema) und/oder TPNH (s. unten) in Mikrosomen vorkommen, ist unbekannt, da die verfügbaren Isolierungsmethoden dieser Partikeln wohl alle Coenzyme auswaschen; Anhaltspunkte für feste Bindungen von Pyridinnucleotiden (in Analogie zu Mitochondrien, S. 56) bestehen nicht.

Das zweite Elektronentransport-System der Mikrosomen arbeitet mit 2—10% der Geschwindigkeit des eben behandelten DPNH-Oxydase-Systems und besteht aus folgenden Gliedern[2]:

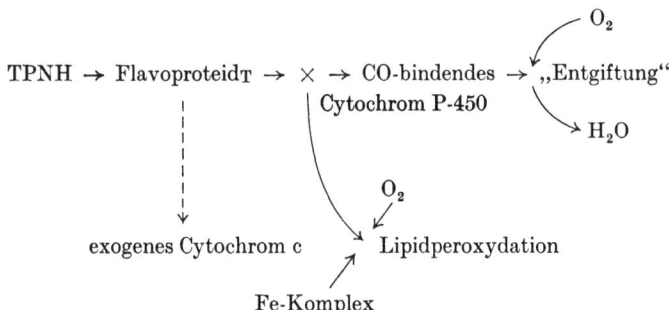

Abb. 17. TPNH-Oxydation in der Mikrosomenfraktion

Natürliches Substrat dieses Systems ist TPNH; wie das Schema zeigt, ist die in vitro nachweisbare Reaktion mit Cytochrom c als Acceptor so unphysiologisch wie beim DPNH-System (s. oben). Terminale Elektronenacceptoren können anscheinend entweder Substanzen sein, die durch Hydroxylierung „entgiftet" werden, oder Lipidbausteine, die peroxydiert werden, was unten noch detailliert besprochen wird.

Das Flavoproteid$_T$ nimmt insofern eine Ausnahmestellung ein, als im steady state nicht der Übergang $FAD \rightleftharpoons FADH_2$, sondern der Übergang $2\,FADH \rightleftharpoons 2\,FADH_2$ auf Kosten von TPNH katalysiert wird, was durchaus neuartig ist; für dieses Enzym ist ebenfalls der physiologische Acceptor noch

---

[1] Strittmatter 1965.
[2] Siekevitz 1965, Kamin, Masters, Gibson und Williams jr. 1965, Mason, North und Vanneste 1965, Omura, Sato, Cooper, Rosenthal und Estabrook 1965.

unbekannt, da weder Cytochrom b_5 der DPNH-Kette, noch Cytochrom P-450 direkt reagieren[1]. Kinetische Konstanten dieser Kette bei Hydroxylierungs-reaktionen[2] sind K_M für TPNH $= 1 \times 10^{-7}$ M und K_M für $O_2 = 1 \times 10^{-6}$ M.

Einige analytische Daten zu den respiratorischen Pigmenten der Kaninchen-leber-Mikrosomen sind in Tabelle 38 zusammengestellt.

Tabelle 38. *Komponenten mikrosomaler Elektronentransport-Systeme in Kaninchenleber-Mikrosomen.*

Substanz	Dimension	Konzentration	
Gesamt-Häm	mμMol/mg Protein	1,97	2,55
Cytochrom b_5	mμMol/mg Protein	0,64	1,12
Cytochrom P-450	mμMol/mg Protein	1,06	1,55
Gesamt-Eisen	mμAtom/mg Protein	5,25	140
Literatur		[3]	[4]

Der Flavingehalt entspricht etwa $^4/_5$ des Cytochrom b_5-Gehaltes[5]; in Hirn-Mikrosomen ist der Gehalt an Cytochrom b_5 nur 2% des oben für Leber-Mikro-somen angegebenen Wertes[6].

Die einzelnen Glieder des mit TPNH arbeitenden Elektronentransport-Systems, insbesondere die Komponente X[3] und das Cytochrom P-450[3, 4] sind in neuester Zeit eingehend bearbeitet worden, so daß sich zum chemischen Aufbau[3] und zur Reaktionsweise[3] die folgenden Schemata der Abb. 18 aufstellen lassen:

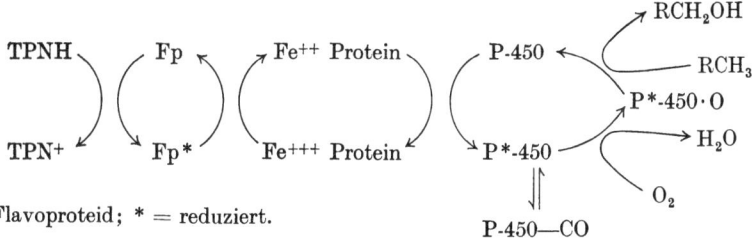

Fp = Flavoproteid; * = reduziert.

Abb. 18. Schematische Darstellung der aus kinetischen und Hemmstoff-Studien ableitbaren Eigenschaften des TPNH oxidierenden Systems aus Leber-Mikrosomen[4, 7].

Die physiologische Rolle des TPNH-Systems wäre demnach, wenn auch noch viele Details fehlen, wohl in der Katalyse von Hydroxylierungen unter Beteiligung von Cytochrom P-450 oder in Peroxydationen unter Ausschaltung dieses Cyto-chroms zu suchen. Ist das Substrat (s. unten) ein Amin, so wird ein N-Oxyd als Zwischenprodukt der Oxygenierung angenommen[8], das dann in einem zweiten Schritt entalkyliert wird[9]. Eine Transhydrogenase (s. S. 60) wird als Verbin-dungsglied zwischen mitochondrialem und mikrosomalem Elektronentransport diskutiert[10]; physiologischer Partner der Oxygenierungsreaktionen (zu Modell-vorstellungen siehe[4]) kann sehr wohl Vitamin C in der Form der Semidehydro-ascorbinsäure sein[11].

Hydroxylierungs(Oxygenierungs-)Reaktionen, wie sie unter Verbrauch von TPNH und O_2 (s. Reaktionsschema, S. 140) ablaufen, sind eine wesentliche und

---

[1] Kamin, Masters, Gibson und Williams jr. 1965.   [2] Kratz und Staudinger 1965.
[3] Mason, North und Vanneste 1965.
[4] Omura, Sato, Cooper, Rosenthal und Estabrook 1965.   [5] Klingenberg 1958.
[6] Inouye und Shinagawa 1965.   [7] Ziegler und Pettit 1966.
[8] Machinist, Orme-Johnson und Ziegler 1966.   [9] Harding und Nelson 1966.
[10] Abraham, Balke, Krisch, Leonhäuser, Leybold, Sack und Staudinger 1964, Ullrich, Hey, Zubrzycki und Staudinger 1965.
[11] Schneider, Staudinger und Weis 1964, Heath und Fiddick 1965, Schneider und Staudinger 1965.

spezifische Funktion der Mikrosomen. Sie bestehen in der direkten Substitution von kohlenstoffgebundenem Wasserstoff durch eine Hydroxylgruppe. Die möglichen Reaktionswege sind in Abb. 19 wiedergegeben[1].

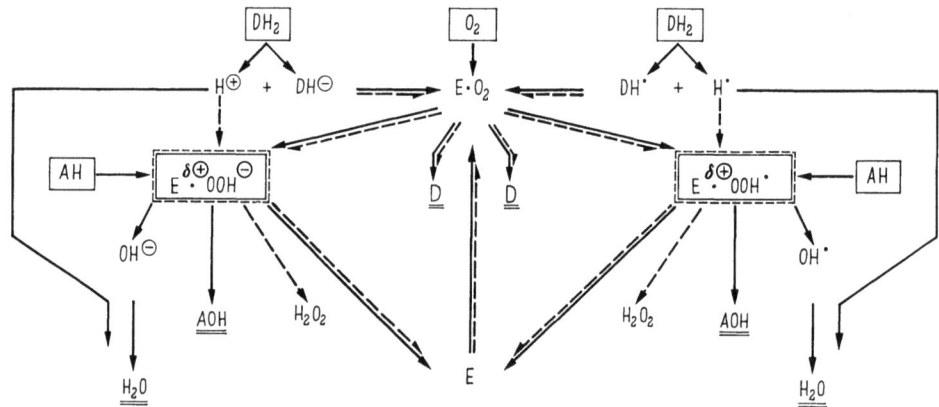

Abb. 19. Schema der Reaktionsmöglichkeiten bei der enzymatischen Hydroxylierung[1].

Die wichtigsten körpereigenen Substrate gehören der Steroidklasse an (Tabelle 39). Doch sind einige Hydroxylierungen, z. B. in Stellung 11β bei Progesteron und Cortexon, in den Mitochondrien lokalisiert (s. S. 50). In Tabelle 40 sind

Tabelle 39. *Hydroxylierung von Steroiden in Mikrosomen*

Steroid	Hydroxylierung in Position	Steroid	Hydroxylierung in Position
Testosteron	C-2 (β)	Oestradiol-17β, Oestron	C-10 (β)
Oestriol, Oestron	C-2	Oestradiol-17β	C-16 (α)
Oestron	C-6 (α)	Oestron	C-16 (β)
Δ^4-Androstendion-3,17	C-6 (β)	Progesteron	C-17 (α)
17α-Hydroxycortexon	C-6 (β)	11-Desoxycorticosteron	C-18
Δ^4-Androstendion-3,17	C-7 (α)	Δ^4-Androstendion-3,17	C-19
Desoxycholat	C-7 (α)	Progesteron	C-21

Tabelle 40. *Hydroxylierung körpereigener Substanzen (außer Steroiden) in Mikrosomen.*

Substanz	Substanz
L-Prolin	N-Acetyl-tryptamin
L-Lysin	N,N-Dimethyl-tryptamin
Anthranilsäure	Indolylessigsäure
Tyramin	Dopamin
Tryptamin	Fettsäuren (Einführung einer Doppelbindung)
N-Acetyl-L-tryptophan	Fettsäuren (ω-Oxydation)

körpereigene Substanzen zusammengestellt, die ebenfalls der Hydroxylierung in Mikrosomen unterliegen, jedoch nicht Steroidnatur haben. Die Hydroxylierung von Phenylalanin zu Tyrosin ist jedoch ein Beispiel einer im löslichen Cytoplasma lokalisierten Reaktion (s. S. 158).

Häufig wird angegeben, daß für Hydroxylierungen auch die Gegenwart des löslichen Cytoplasmas erforderlich sei, doch dürfte dies daran liegen, daß TPNH

[1] Abraham, Balke, Krisch, Leonhäuser, Leybold, Sack und Staudinger 1964.

aus den Mikrosomen ausgewaschen worden ist und zugesetzt werden muß; da im löslichen Überstand stets Substrate wie Glucose-6-phosphat und Malat sowie die entsprechenden Dehydrogenasen vorhanden sind, gelingt es leicht, in vitro einen laufenden Nachschub von TPNH einzustellen, ohne daß dies jedoch gegen die mikrosomale Lokalisation der eigentlichen Hydroxylierungsreaktion spricht. Die Affinität der Mikrosomen für Steroide (k_M oberhalb 10^{-5} M) ist nicht sonderlich groß[1].

Mit guter Sicherheit muß man annehmen, daß mehr als ein enzymatisches System an der Hydroxylierungsreaktion für Steroide (Tabelle 39) beteiligt ist. An Oestrogenen, wie Oestradiol-17β, wie auch an Modellsubstanzen (5,6,7,8-Tetra-hydro-2-naphthol, dem A- und B-Ring der Oestrogene entsprechend) läßt sich zeigen, daß die Hydroxylierung mit Proteinbindung einhergeht[2], doch sind für die Umsetzung zum 10β-Hydroxyderivat und für die Proteinbindung der Cofaktor-bedarf sowie die Hemmbarkeit verschieden[3], so daß keine generelle Identität beider Reaktionen angenommen werden darf. Eingehende Untersuchungen an Oestron haben jedoch gezeigt, daß die Hydroxylierung an C-2, im Gegensatz zu denjenigen an C-4, C-6, C-10 und C-16, zu Produkten führt, die je nach Versuchs-bedingungen über unbekannte Zwischenstufen zu entweder wasserlöslichen oder proteingebundenen Oestron-Metaboliten weiter umgesetzt werden[4]. Die Protein-bindung widersteht einer enzymatischen Proteolyse, doch kennt man die genaue Bindungsart noch nicht.

Die zahlenmäßig größte Gruppe von Stoffen, die der enzymatischen Hydroxy-lierung an den Mikrosomen unterliegen, sind körperfremde Substanzen, zu denen zahlreiche Pflanzeninhaltsstoffe incl. Alkaloide, Arzneimittel, Cancerogene, Gifte etc. gehören. Deren Stoffwechsel wird in einem eigenen Kapitel behandelt (s. S. 142).

Die vom TPNH oxydierenden System der Mikrosomen (Schema S. 139) zu Peroxydationen führenden Reaktionsschritte sind noch nicht sehr eingehend untersucht. Mit Sicherheit greifen Antioxydantien, wie z. B. α-Tokopherol, hier ein[5], so daß das Reaktionsbild zusätzlich kompliziert wird. Peroxydative Reak-tionen an Mikrosomen werden von ADP aktiviert, wenn enzymatische Reaktionen mit Verbrauch von TPNH und O_2 ablaufen, aber auch wenn in nicht-enzymatischer Weise Ascorbat (s. oben) und Metallionen eine Peroxydation katalysieren[6]. Das nachstehende Reaktionsschema[6] vermittelt einen Überblick über die möglichen Reaktionswege:

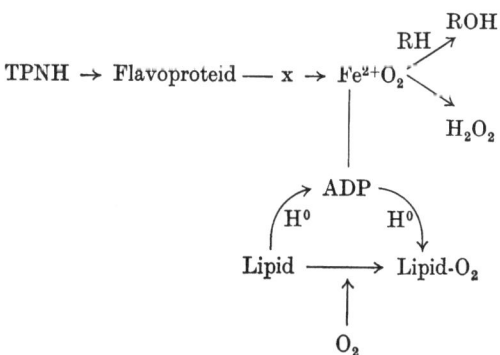

Abb. 20. Schema der Lipidperoxydation

[1] KUNTZMAN, LAWRENCE und CONNEY 1965.
[2] HECKER und MUELLER 1958, HECKER und ZAYED 1961.
[3] HECKER und MARKS 1965.
[4] HECKER und MARKS 1965a, MARKS und HECKER 1966.   [5] GRAM und FOUTS 1966.
[6] HOCHSTEIN und ERNSTER 1963, MAY, POYER und McCAY 1965.

e) Umsatz von Arzneimitteln und verwandten Substanzen.

Die Mikrosomenfraktion ist das Zentrum der ganz überwiegend oxydativen Abbaureaktionen, denen neben einigen körpereigenen Stoffen (s. S. 140) eine Vielzahl körperfremder Substanzen unterliegt. Man kann die Bedeutung dieser Vorgänge schwerlich überschätzen, insbesondere für die moderne Zeit, in der sich der menschliche Organismus einer zunehmend von körperfremden chemischen Substanzen mitbestimmten Umweltsänderung gegenübersieht. Auch hätte die moderne Human-Pharmakologie zweifellos ein ganz anderes Bild, wenn nicht die mikrosomalen Stoffwechsel-Kapazitäten zur Entgiftung bzw. Aufgiftung von natürlich vorkommenden und synthetischen Drogen in entscheidender Weise beitrügen. Übersichten zum Arzneimittel-Stoffwechsel siehe z. B. [1].

Mit geringen Ausnahmen handelt es sich um oxydative Stoffwechselprozesse, die in enger Verknüpfung mit dem von TPNH ausgehenden Elektronen-Transportsystem (s. S. 139) ablaufen und daher ebenfalls der Fraktion der Vesikel zugehören; fast ausschließlich handelt es sich um leberspezifische Leistungen. Hierher gehören u. a. folgende Reaktionen[1]:

Oxydative Desaminierung (z. B. Amphetamin)
$$R{-}CH_2{-}\underset{\underset{NH_2}{|}}{CH}{-}CH_3 \;\rightarrow\; R{-}CH_2{-}\underset{\overset{||}{O}}{C}{-}CH_3 + NH_3$$

N-Dealkylierung (N-Demethylierung etc.) (z. B. Pyramidon)
$$R{-}C{-}N(CH_3)_2 \;\rightarrow\; R{-}C{-}NH_2 + 2\,HCHO$$

O-Dealkylierung (O-Demethylierung etc., Ätherspaltung) (z. B. Phenacetin)
$$R{-}C{-}O{-}C_2H_5 \;\rightarrow\; R{-}C{-}OH + CH_3{-}CHO$$

S-Oxydation (Sulfoxydbildung) (z. B. Chlorpromazin)
$$-S{-} \;\rightarrow\; -\overset{\overset{O}{||}}{S}{-}$$

Hydroxylierung (s. auch S. 139 f.) (z. B. Acetanilid)

Seitenkettenoxydation zu primären bzw. sekundären OH-Gruppen (z. B. Hexobarbital)
$$R{-}CH_2{-}CH_2{-}CH_3 \;\nearrow\; R{-}CH_2{-}CHOH{-}CH_3$$
$$\searrow\; R{-}CH_2{-}CH_2{-}CH_2OH$$

O-Alkylierung (z. B. Methoxylierung) (z. B. Catechinamine)

Aromatisierung (z. B. Cyclohexan-Derivate)

[1] Brodie, Maickel und Jondorf 1958, Axelrod 1960, Netter 1962, Fouts 1962, Shuster 1964, McMahon 1966, Ernster und Orrenius 1965.

Nitroreduktion
(z. B. p-Nitrobenzoat)

$$O_2N\!\!-\!\!\langle\ \rangle\!\!-\!\!R\ \rightarrow\ H_2N\!\!-\!\!\langle\ \rangle\!\!-\!\!R$$

Azoreduktion
(z. B. Azofarbstoffe)

$$R\!\!-\!\!N\!\!=\!\!N\!\!-\!\!R'\ \rightarrow\ R\!\!-\!\!NH_2 + R'\!\!-\!\!NH_2$$

Desamidierung
(z. B. Procainamid)

$$\underset{\substack{\| \\ O}}{R\!\!-\!\!C}\!\!-\!\!NH\!\!-\!\!R'\ \rightarrow\ \underset{\substack{\| \\ O}}{R\!\!-\!\!C}\!\!-\!\!OH + H_2N\!\!-\!\!R'$$

Esterspaltung
(z. B. Procain)

$$\underset{\substack{\| \\ O}}{R\!\!-\!\!C}\!\!-\!\!O\!\!-\!\!CH_2\!\!-\!\!R'\ \rightarrow\ \underset{\substack{\| \\ O}}{R\!\!-\!\!C}\!\!-\!\!OH + CH_2OH\!\!-\!\!R'$$

Dehalogenierung
(z. B. DDT)

$$\underset{\substack{| \\ CCl_3}}{R\!\!-\!\!C}\!\!-\!\!R\ \rightarrow\ \underset{\substack{\| \\ CCl_2}}{R\!\!-\!\!C}\!\!-\!\!R + Cl^-$$

Desulfurierung
(z. B. Thiopental)

$$R\!\!\equiv\!\!P\!\!=\!\!S\ \rightarrow\ R\!\!\equiv\!\!P\!\!=\!\!O$$

Außer Betracht bleiben hier, da z. T. schon behandelt, z. T. nicht in der Mikrosomenfraktion lokalisiert, die Stoffwechselreaktionen, die durch Konjugation (Glucuronid, Sulfat, Mercaptursäure u. a.) und durch Acylierung (Acetyl-Derivate etc.) eine Arzneimittelentgiftung bewirken. Einen Überblick über Substanzen, deren mikrosomaler Stoffwechsel erwiesen ist, und die Art der dabei ablaufenden Reaktionen gibt Tabelle 41.

Bezüglich der chemischen Spezifität der an diesen Reaktionen beteiligten Enzyme gibt es sehr zahlreiche Hinweise, daß eine ganze Reihe verschiedenartiger Enzyme beteiligt ist. Nur ganz wenige jedoch haben sich bisher in Lösung bringen und dadurch näher untersuchen lassen. Ausgeprägt ist die Species-Spezifität der quantitativen Ausprägung der verschiedenen Reaktionen, so daß sich Rückschlüsse zwischen verschiedenen Tierarten und dem Menschen kaum ziehen lassen, vielmehr der Stoffwechsel von Arzneimitteln in ganz species-typischer Weise abläuft; siehe hierzu auch die Angaben zur Steroidhydroxylierung auf S. 140f. Schließlich haben auch die Induktionsversuche (S. 151) klar die Individualität der einzelnen Enzyme und die Artabhängigkeit des Arzneimittel-Stoffwechsels gezeigt.

Man hat sich naturgemäß gefragt, wieso Mensch und Tier auf Grund ihrer phylogenetischen Herkunft in der Lage seien, eine solche Vielzahl von synthetischen Substanzen, wie sie in Tabelle 41 verzeichnet sind und die mit geringen Ausnahmen erst seit wenigen Jahrzehnten überhaupt existieren, offenbar ohne große Schwierigkeiten im Stoffwechsel umzusetzen. Die wahrscheinlichste Erklärung ist, daß die Grundreaktionen wie z. B. Hydroxylierung oder Dealkylierung schon sehr früh in der Entwicklungsgeschichte bei der Auseinandersetzung mit körpereigenen Substanzen wie z. B. Steroiden oder mit Pflanzeninhaltsstoffen aus der aufgenommenen Nahrung angelegt worden sind und nun ausreichen, um auch den ganzen Katalog nicht in der Natur vorkommender Stoffe in den Stoffwechsel einzubeziehen.

Ein in diesem Zusammenhang äußerst wichtiges Phänomen ist die Fähigkeit zahlreicher in Tabelle 41 bereits genannter Stoffe, eine bis zum 12fachen reichende Steigerung der Aktivität von Drogen abbauenden Enzymen in der Mikrosomenfraktion zu induzieren[1]. Es liegt auf der Hand, daß damit ein Organismus nicht nur in die Lage versetzt wird, sich veränderten Umweltbedingungen anzupassen,

---

[1] CONNEY, MILLER und MILLER 1957, NETTER 1962, SHUSTER 1964, ERNSTER und ORRENIUS 1965.

Tabelle 41. *Arzneimittel und andere körperfremde Substanzen,*
deren Stoffwechsel in der Mikrosomenfraktion erfolgt.

Substanz	Reaktion bzw. Produkt	Literatur
Acenaphthen-1, 2-diol	oxydative Ringspaltung	Hopkins 1966
p-Acetaminophenol	Hydrolyse	Kiese und Renner 1966
Acetanilid	Hydroxylierung	Nilsson und Johnson 1963
Acetanilid	Hydrolyse	Kiese und Renner 1966
Acetanilid	Hydroxylierung in p- und o-Stellung	Posner, Mitoma und Udenfriend 1961
Acetanilid	p-Hydroxylierung	Lochhead und Goldberg 1961
Acetanilid	Hydroxylierung in C-4	Conney, Gillette, Inscoe, Trams und Posner 1959
Acetophenetidin	Hydroxylierung in C-2	Klutch, Harfenist und Conney 1966
Acetophenitidin	N-Acetyl-p-aminophenol	Kuntzman, Mark, Brand, Jacobson, Levin und Conney 1966
2-Acetylaminofluoren	N-Hydroxylierung	Irving 1962
Acetyl-methadol	Demethylierung	McMahon, Culp und Marshall 1965
p-Äthoxyacetanilid	Ätherspaltung	Axelrod 1956a
p-Äthoxyanilin	Ätherspaltung	Axelrod 1956a
p-Äthoxyanilin	Oxydation	Kiese und Uehleke 1961
4-Äthoxybiphenyl	Dealkylierung	Creaven, Davies und Williams 1966
N-Äthylanilin	N-Hydroxylierung, Dealkylierung	Kampffmeyer und Kiese 1963; Kiese und Uehleke 1961
N-Äthylanilin	N-Nitrosophenylhydroxylamin	Kiese und Rauscher 1963
N-Äthylanilin	Hydroxylierung (Speciesdifferenzen)	Appel, Graffe, Kampffmeyer und Kiese 1965
N-Äthylbarbital	N-Dealkylierung	McMahon 1966
N-Äthylmorphin	N-Demethylierung	Rubin, Tephly und Mannering 1964
Aldrin	Epoxydbildung	Nakatsugawa, Ishida und Dahm 1965
N-Allyl-4-brombenzolsulfonamid	N-Dealkylierung	McMahon 1966
2-Aminofluoren	N-Hydroxylierung	Kiese, Renner und Wiedemann 1966
2-Aminofluoren	N-Hydroxylierung	Uehleke 1961
6-Amino-N-methylnicotinamid	N-Demethylierung	Franklin 1965
Aminopyrin	Dealkylierung	Hart, Shultice und Fouts 1963
Aminopyrin	Dealkylierung	Lochhead und Goldberg 1961
Aminopyrin	N-Dealkylierung	Mullen, Juchau und Fouts 1966
Aminopyrin	N-Demethylierung	Orrenius und Ernster 1964
Aminopyrin	N-Demethylierung	Franklin 1965
Aminopyrin	Demethylierung	Fouts 1961
Amitriptylin	N-Demethylierung	McMahon 1966
l-Amphetamin	Desaminierung	Lochhead und Goldberg 1961
Anilin	C- und N-Hydroxylierung	Kampffmeyer und Kiese 1963
Anilin	Hydroxylierung (Speciesdifferenzen)	Appel, Graffe, Kampfmeyer und Kiese 1965
Anilin	Hydroxylierung in p- und o-Stellung	Posner, Mitoma und Udenfriend 1961
Aspirin	Esterspaltung	Iwatsubo 1965
Atropin	N-Demethylierung	Franklin 1965
Benadryl	N-Demethylierung	Conney, Gillette, Inscoe, Trams und Posner 1959
Benzchinamid	N- und O-Dealkylierung	Wiseman, Schreiber und Pinson jr. 1964

Tabelle 41. (Fortsetzung.)

Substanz	Reaktion bzw. Produkt	Literatur
Benzol	Hydroxylierung	POSNER, MITOMA und UDENFRIEND 1961
Benzpyren	Hydroxylierung	MULLEN, JUCHAU und FOUTS 1966
Benzpyren	Hydroxylierung	McLEAN und McLEAN 1966
3,4-Benzpyren	Hydroxylierung	KUNTZMAN, MARK, BRAND, JACOBSON, LEVIN und CONNEY 1966
3,4-Benzpyren	Hydroxylierung	CONNEY, MILLER und MILLER 1957
3,4-Benzpyren	Hydroxylierung	CONNEY, GILLETTE, INSCOE TRAMS und POSNER 1959
Benzyl-p-nitrophenyläther	O-Debenzylierung	McMAHON 1966
Biochanin A	O-Demethylierung	NILSSON und JOHNSON 1963
Biochanin A	O-Demethylierung	NILSSON 1963
Biphenyl	Hydroxylierung in C-2 und C-4	CREAVEN, PARKE und WILLIAMS 1965
Brucin	O-Demethylierung	McMAHON 1966
Butamoxan	N-Dealkylierung	McMAHON 1966
4-Butoxybiphenyl	Dealkylierung	CREAVEN, DAVIES und WILLIAMS 1966
N-Butylanilin	N-Hydroxylierung, Dealkylierung	KAMPFFMEYER und KIESE 1963; KIESE und UEHLEKE 1961
Butynamin	Demethylierung	McMAHON 1963; McMAHON und EASTON 1962
Chinin	O-Demethylierung	AXELROD 1956a
Chinolin	Hydroxylierung in C-3	POSNER, MITOMA und UDENFRIEND 1961
Chinolin	Hydroxylierung in C-3	CONNEY, GILLETTE, INSCOE, TRAMS und POSNER 1959
Chloräthoxybutamoxan	N- und O-Dealkylierung	McMAHON 1966
p-Chloranilin	Oxydation	KIESE und UEHLEKE 1961
Chlorcyclizin	N-Demethylierung	McMAHON 1966
Chlorochin	N-Dealkylierung	McMAHON 1966
Chloroform	Dehalogenierung, CO_2	RUBINSTEIN und KANICS 1964
Chlorpromazin	S-Oxydation	GILLETTE und KAMM 1960; DIXON, HART und FOUTS 1961; HART, SHULTICE und FOUTS 1963
Chlorpromazin	S-Oxydation	LOCHHEAD und GOLDBERG 1961
Chlorpromazin	S-Oxydation	CONNEY, GILLETTE, INSCOE, TRAMS und POSNER 1959
Chlorpromazin	S-Oxydation	FOUTS 1961
Chlorpromazin	N-Demethylierung	SHUSTER und HANNAM 1965
Chlorpromazin	N-Demethylierung	McMAHON 1966
Chlorpropamid	N-Dealkylierung	McMAHON 1966
Chlorzoxazon	Hydroxylierung	CONNEY und BURNS 1960
Chlorzoxazon	Hydroxylierung in C-6	CONNEY, GILLETTE, INSCOE, TRAMS und POSNER 1959
Cocain	Esterspaltung	IWATSUBO 1965
Codein	Dealkylierung	FOUTS 1961
Codein	O-Demethylierung	NILSSON und JOHNSON 1963
Codein	O-Demethylierung	AXELROD 1956a
Codein	O-Demethylierung zu Morphin	AXELROD 1955; DIXON, HART und FOUTS 1961
Codein	O- und N-Demethylierung	HENDERSON und MAZEL 1964
Codein	N-Demethylierung	AXELROD 1956
Coffein	N-Demethylierung	FRANKLIN 1965
Colchicin	O-Demethylierung	AXELROD 1956a
Cotinin	N-Demethylierung	McMAHON 1966

Tabelle 41. (Fortsetzung.)

Substanz	Reaktion bzw. Produkt	Literatur
Cumarin	Hydroxylierung in C-7 nicht in allen Tieren	Creaven, Parke und Williams 1962
Cumarin	Hydroxylierung in C-7	Posner, Mitoma und Udenfriend 1961
Cyclizin	N-Demethylierung	McMahon 1966
Cyclophosphamid	Aktivierung zum Cytostaticum	Brock und Hohorst 1962
Deptropin	N-Demethylierung	Roozemond, Vegt, Hespe und Nauta 1965
Dextromethorphan	N- und O-Demethylierung	McMahon 1966
Diacetylmorphin	N-Demethylierung	Axelrod 1956
N,N-Diäthylanilin	N-Hydroxylierung, Dealkylierung	Kampffmeyer und Kiese 1963
O,O-Diäthyl-S-2-diäthyl-aminophosphorothioat	Entgiftung	Scaife und Campbell 1959
N,N-Diäthyl-3,6-diaminofluoran	Dealkylierung	Webb, Hansen, Desmond und Fitzhugh 1961
O,O-Diäthyl-O-(4-methyl-thio-m-tolyl)-phosphorothioat	Entschwefelung	Dubois und Kinoshita 1965
Diäthylnitrosamin	Dealkylierung	Mizrahi und Emmelot 1962
3,5-Diäthyl-5-phenyl-hydantoin	N-Dealkylierung	McMahon 1966
Diäthylpropion	N-Dealkylierung	McMahon 1966
2,6-Di-tert.-butyl-4-methylphenol	Oxydation an C-4'	Gilbert und Goldberg 1966
Diäthyltryptamin	Hydroxylierung	Leadbeater und Davies 1964
Diallylmelamin-N-oxyd	N-Dealkylierung	McMahon 1966
Dialkylamine (viele)	N-Demethylierung	McMahon und Easton 1961
4,4'-Diaminodiphenylsulfid	S-Oxydation	Gillette und Kamm 1960
Diazepam	N-Demethylierung	McMahon 1966
N-Dibenzyl-β-chloräthylamin	N-Dechloräthylierung	McMahon 1966
Dihydromorphinon	N-Demethylierung	Axelrod 1956
1,2-Dihydronaphthalin	Hydroxylierung	Booth, Boyland, Sato und Sims 1960
Dimethylaminoantipyrin	N-Demethylierung	Herken, Neubert und Timmler 1959
4-Dimethylaminoazobenzol	reduktive Azo-Spaltung	Mueller und Miller 1949; Conney, Gillette, Inscoe, Trams und Posner 1959
N, N-Dimethylanilin	Oxydative N-Demethylierung	Pettit und Ziegler 1963
N, N-Dimethylanilin-N-oxyd	N-Demethylierung	Pettit und Ziegler 1963
N,N'-Dimethylbarbital	Demethylierung	McMahon 1963
N,N-Dimethyl-p-nitrophenylcarbamat	Demethylierung	Hodgson und Casida 1961
Dimethylnitrosamin	N-Demethylierung	Mizrahi und Emmelot 1962, Mizrahi und Emmelot 1963
N,N-Dimethyltryptamin	Hydroxylierung, N-Demethylierung	Szara und Axelrod 1959
Dimefox	Aktivierung zu Anticholinesterase	Fenwick, Barron und Watson 1957
Diphenamid	N-Demethylierung	McMahon 1966
Diphenyl	Hydroxylierung in C-4	Creaven, Parke und Williams 1962
Diphenyl	Hydroxylierung in C-2 und C-4	Posner, Mitoma und Udenfriend 1961
Diphenylamin	Hydroxylierung in C-4	Alexander, Ryan und Wright 1964

Tabelle 41. (Fortsetzung.)

Substanz	Reaktion bzw. Produkt	Literatur
Dolantin	Esterspaltung	Remmer 1960
Dromoran und Derivate	N-Demethylierung	Axelrod 1956
Ephedrin	N-Demethylierung	Nilsson und Johnson 1963
Erythromycin	N-Demethylierung	McMahon 1966
Eserin	N-Demethylierung	Franklin 1965
Ethoxybutamoxan	N- und O-Dealkylierung	McMahon 1966
Ethoheptazin	N-Demethylierung	McMahon 1966
Eunarcon	Hydroxylierung	Remmer und Merker 1963
Evipan	Oxydation	Remmer 1959
Fluoren	Hydroxylierung in C-2 und C-4	Dewhurst 1962
2-Fluorenamin	Hydroxylierung	Seal und Gutmann 1959
N-(7-Fluor-2-fluorenyl)-acetamid	Hydroxylierung	Seal und Gutmann 1959
N-(2-Fluorenyl)-acetamid	Hydroxylierung, Deacetylierung	Seal und Gutmann 1959
Guthion	O-Analoges, dann Hydrolyse	Murphy und DuBois 1957
Harmalol	Hydroxylierung	Daly, Inscoe und Axelrod 1965
Heptachlor	Epoxydbildung	Nakatsugawa, Ishida und Dahm 1965
α-Hexachlorcyclohexan	2,4,6-Trichlorphenol	Koransky und Portig 1962
Hexobarbital	Seitenkettenoxydation	Serrone und Fujimoto 1960
Hexobarbital	Seitenkettenoxydation	Trivus und Spirtes 1964
Hexobarbital	Seitenkettenoxydation	Lochhead und Goldberg 1961
Hexobarbital	Seitenkettenoxydation	Fouts 1961
Hexobarbital	Seitenkettenoxydation	Kato und Gillette 1965; Kato und Gillette 1965a
Hexobarbital	N-Demethylierung	McMahon 1966
Hexobarbital	Seitenkettenoxydation	Hart, Shultice und Fouts 1963; Dixon, Hart und Fouts 1961
Hexobarbital	Seitenkettenoxydation	Booth und Gillette 1962
Hexylcain	Esterspaltung	Iwatsubo 1965
Hordenin	Hydroxylierung	Daly, Inscoe und Axelrod 1965
p-Hydroxyamphetamin	Hydroxylierung	Daly, Inscoe und Axelrod 1965
Imipramin	N-Demethylierung	McMahon 1966
Indol	Indoxyl	Posner, Mitoma und Udenfriend 1961
Isodrin	Epoxydbildung	Nakatsugawa, Ishida und Dahm 1965
N-Isopropyl-4-brombenzol-sulfonamid	N-Dealkylierung	McMahon 1966
Levorphan	N-Demethylierung	Herken, Neubert und Timmler 1959
Lidocain	Dealkylierung	Hollunger 1960
Lysergsäure	N-Demethylierung	Franklin 1965
Lysergsäurediäthylamid	Hydroxylierung an C-2	Axelrod, Brady, Witkop und Evarts 1956
Meperidin	N-Demethylierung	Conney, Gillette, Inscoe, Trams und Posner 1959
Meperidin	N-Demethylierung	Axelrod 1956
Meperidin	N-Demethylierung	Roth und Bukovsky 1961
Meprobamat	Konzentrationsabnahme	Kato, Chiesara und Frontino 1961
Mescalin	Ätherspaltung	Axelrod 1956a
Metanephrin	N-Demethylierung	Axelrod 1960a
Methadon	N-Demethylierung	Axelrod 1956

10*

Tabelle 41. (Fortsetzung.)

Substanz	Reaktion bzw. Produkt	Literatur
Methadon	Demethylierung	MCMAHON, CULP und MARSHALL 1965
d-Methamphetamin	N-Demethylierung	MCMAHON 1966
Metharbital	Demethylierung	BUTLER, WADDELL und POOLE 1965, MCMAHON 1966
Methixen	N-Demethylierung	MCMAHON 1966
Methoxyacetanilid	O-Demethylierung	HENDERSON und MAZEL 1964
p-Methoxyacetanilid	Ätherspaltung	AXELROD 1956a
p-Methoxyacetanilid	Demethylierung	RENSON, WEISSBACH und UDENFRIEND 1965
4-Methoxyacetanilin	O-Demethylierung	CONNEY, GILLETTE, INSCOE, TRAMS und POSNER 1959
p-Methoxybenzaldehyd	Ätherspaltung	AXELROD 1956a
p-Methoxybenzoat	Ätherspaltung	AXELROD 1956a
p-Methoxybenzonitril	Ätherspaltung	AXELROD 1956a
p-Methoxybenzylalkohol	Ätherspaltung	AXELROD 1956a
p-Methoxybenzylamin	Ätherspaltung	AXELROD 1956a
4-Methoxy-(2-methoxy-) biphenyl	Dealkylierung	CREAVEN, DAVIES und WILLIAMS 1966
p-Methoxypropenylbenzol	Ätherspaltung	AXELROD 1956a
Methyl-5-äthyl-5-phenyl- hydantoin	N-Demethylierung	MCMAHON 1966
Methylaminoantipyrin	Demethylierung	REMMER 1959
N-Methylanilin	N-Hydroxylierung, Dealkylierung	KIESE und UEHLEKE 1961; KAMPFFMEYER und KIESE 1963
N-Methylanilin	N-Demethylierung	CONNEY, GILLETTE, INSCOE, TRAMS und POSNER 1959
Methylbarbital	N-Demethylierung	HENDERSON und MAZEL 1964
N-Methylbarbital	N-Demethylierung	MCMAHON 1963
Methyldihydromorphinon	N-Demethylierung	AXELROD 1956
3-Methylharnsäure	N-Demethylierung	MCMAHON 1966
3-Methyl- 4-monomethyl- aminoazobenzol	N-Demethylierung	CONNEY, BROWN, MILLER und MILLER 1957, CONNEY, GILLETTE, INSCOE, TRAMS und POSNER 1959
3′-Methyl-4-monomethyl- aminoazobenzol	N-Demethylierung	KUNTZMAN, MARK, BRAND, JACOBSON, LEVIN und CONNEY 1966
N-Methylphenobarbital	N-Demethylierung	MCMAHON 1966
1-(3-Methylphenoxy)- 3-isopropylaminopropa- nolhydrochlorid	Abbau	STOCK und WESTERMANN 1965
Methylthiobenzothiazol	S-Demethylierung	HENDERSON und MAZEL 1964
Methylthiopurin	S-Demethylierung	HENDERSON und MAZEL 1964
6-Methylthiopurin	S-Demethylierung	MAZEL, HENDERSON und AXELROD 1964
N-Methylurethan	N-Demethylierung	FRANKLIN 1965
Mevipacain	N-Demethylierung	MCMAHON 1966
Mitomycin	Entgiftung	SCHWARTZ 1962
Monoäthylglycin- 2,6-xylidid	Amid-Spaltung	HOLLUNGER 1960a
Monomethyl- 4-aminoantipyrin	Demethylierung	BOOTH und GILLETTE 1962
Monomethyl- 4-aminoantipyrin	N-Demethylierung	NEUBERT 1962
Monomethyl- 4-aminoantipyrin	N-Demethylierung	CONNEY, GILLETTE, INSCOE, TRAMS und POSNER 1959
4-Monomethyl- aminoazobenzol	N-Demethylierung	MIZRAHI und EMMELOT 1963
Morphin	N-Demethylierung	AXELROD 1956

Tabelle 41. (Fortsetzung.)

Substanz	Reaktion bzw. Produkt	Literatur
Morphin	N-Demethylierung	HERKEN, NEUBERT und TIMMLER 1959
Morphin	Demethylierung	ELISON, RAPOPORT, LAURSEN und ELLIOTT 1961
Morphin	N-Demethylierung	HENDERSON und MAZEL 1964
Morphin	N-Demethylierung	SHUSTER und HANNAM 1965
Morphin	N-Demethylierung	FRANKLIN 1965
Naphthalin	Hydroxylierung	BOOTH und BOYLAND 1958, BOOTH und GILLETTE 1962
Naphthalin	Hydroxylierung	POSNER, MITOMA und UDENFRIEND 1961
Naphthalin	Hydroxylierung	CONNEY, GILLETTE, INSCOE, TRAMS und POSNER 1959
1-Naphthyl-methyl-carbamat	Ring- und N-Hydroxylierung, 1-Naphthol-Bildung	LEELING und CASIDA 1966
Neoprontosil	Sulfanilamid	JÓHANNESSON, ROGERS, FOUTS und WOODS 1965
Neoprontosil	Reduktion	KATO und GILLETTE 1965, KATO und GILLETTE 1965a
Neosynephrin	O-Methylierung	AXELROD, INSCOE und DALY 1965
Nicotin	Oxydation zu Cotinin	HUCKER, GILLETTE und BRODIE 1960
Nicotin	Cotinin, Nornicotin	DECKER und SAMMECK 1964
p-Nitroanisol	O-Demethylierung	NETTER und SEIDEL 1964
p-Nitroanisol	O-Demethylierung	KATO und GILLETTE 1965, KATO und GILLETTE 1965a
p-Nitrobenzoat	Nitroreduktion	HART und FOUTS 1965, HART und FOUTS 1965a
p-Nitrobenzoat	Reduktion	KATO und GILLETTE 1965, KATO und GILLETTE 1965a
p-Nitrotoluol	Seitenkettenoxydation	CONNEY, GILLETTE, INSCOE, TRAMS und POSNER 1959
Noracetyl-methadol	Demethylierung	McMAHON, CULP und MARSHALL 1965
Nornicotin	Norcotinin	DECKER und SAMMECK 1964
Nortriptylin	Demethylierung	McMAHON, MARSHALL, CULP und MILLER 1963
Nortriptylin	N-Demethylierung	McMAHON 1966
Novalgin	Demethylierung	REMMER und SIEGERT 1964
Octamethyl-pyrophosphoramid	Hydrolyse zu Insecticid	KATO 1961
Octamethyl-pyrophosphoramid	Umwandlung zu Insecticid	O'BRIEN 1956, FENWICK 1958
Octopamin (o- und p-)	O-Methylierung	AXELROD, INSCOE und DALY 1965
Paramethadion	Demethylierung	McMAHON 1966
Papaverin	Demethylierung	AXELROD, SHOFER, INSCOE, KING und SJOERDSMA 1958
Papaverin	Ätherspaltung	AXELROD 1956a, AXELROD und INSCOE 1957
Pentobarbital	Seitenketten-Oxydation	KUNTZMAN, MARK, BRAND, JACOBSON, LEVIN und CONNEY 1966
Pentobarbital	Seitenketten-Oxydation	BRAZDA und BAUCUM 1961
Pentobarbital	Seitenketten-Oxydation	CONNEY, MICHAELSON und BURNS 1961
Pentobarbital	Seitenketten-Oxydation	KATO und GILLETTE 1965, KATO und GILLETTE 1965a, COOPER und BRODIE 1957

Tabelle 41. (Fortsetzung.)

Substanz	Reaktion bzw. Produkt	Literatur
Pethidin	N-Demethylierung	Herken, Neubert und Timmler 1959
Pethidin	Demethylierung	Remmer und Merker 1963
Phenacetin	Hydrolyse	Kiese und Renner 1966
Phenacetin	Esterspaltung	Bernhammer und Krisch 1965
Phenazocin	Hydroxylierung	Daly, Inscoe und Axelrod 1965
Phenazocin	O-Methylierung	Axelrod, Inscoe und Daly 1965
Phenol	O-Methylierung	Axelrod, Inscoe und Daly 1965
Phentolamin	Hydroxylierung	Daly, Inscoe und Axelrod 1965
2-Phenylazo-1-naphthol-4-und -5-sulfosäure	Hydroxylierung	Barrett, Pitt, Ryan und Wright 1965
Pikrotoxin	Toxicitätsabnahme	Kato, Chiesara und Vassanelli 1962
Procain	Esterspaltung	Iwatsubo 1965
Procain	Esterspaltung	Remmer 1960
Prodilidin	N-Demethylierung	Weikel und LaBudde 1962
Promazin	Demethylierung	McMahon 1966
4-Propoxybiphenyl	Dealkylierung	Creaven 1966
Propoxyphen	Demethylierung	McMahon 1966
Pyramidon	Demethylierung	McLean und McLean 1966
Pyramidon	Demethylierung	Seawright und McLean 1966
Rhodamin B	Deäthylierung	Webb, Hansen, Desmond und Fitzhugh 1961
Streptomycin	N-Demethylierung	Franklin 1965
Strychnin	Oxydation	Kato, Chiesara und Vassanelli 1962 a
Strychnin	Oxydation	Kato, Chiesara und Vassanelli 1962
Strychnin	Oxydation	Adamson und Fouts 1959
Sulfanilamid	N-Hydroxylierung	Thauer, Stöffler und Uehleke 1965
Synephrin	O-Methylierung	Axelrod, Inscoe und Daly 1965
Tetraäthylzinn	Triäthylzinn	Cremer 1958
Tetracain	Esterspaltung	Iwatsubo 1965
Tetrachlorkohlenstoff	Dehalogenierung, CO_2	Rubinstein und Kanics 1964
Thiamylat	oxydativer Abbau	Spector und Shideman 1959
Thiobenzoesäure	oxydative Entschwefelung	Bernheim 1964
Thiobuttersäure	oxydative Entschwefelung	Bernheim 1964
Thiopental	Seitenketten-Oxydation	Cooper und Brodie 1957
Thiopental	oxydativer Abbau	Spector und Shideman 1959
Thioridazin	N-Demethylierung	McMahon 1966
Trichloräthylen	Chloralhydrat	Leibman 1965
Trichloräthylen	Chloralhydrat, Trichloräthanol, Trichloressigsäure	Byington und Leibman 1965
2,4,6-Trichlorphenol	Hydroxylierung	Daly, Inscoe und Axelrod 1965
Trifluralin	N-Dealkylierung	McMahon 1966
Tri-o-kresylphosphat	Hydroxylierung, Hydrolyse	Eto, Casida und Eto 1962
Trimethadion	Demethylierung	Butler, Waddell und Poole 1965
Triptylin	Demethylierung	McMahon, Marshall, Culp und Miller 1963
Zoxazolamin	Hydroxylierung in C-6	Conney, Gillette, Inscoe, Trams und Posner 1959
Zoxazolamin	Hydroxylierung	Conney, Michaelson und Burns 1961

Tabelle 41. (Fortsetzung.)

Substanz	Reaktion bzw. Produkt	Literatur
Zoxazolamin	Hydroxylierung	MULLEN, JUCHAU und FOUTS 1966
Zoxazolamin	Hydroxylierung	KATO und GILLETTE 1965
Zoxazolamin	Hydroxylierung	KATO und GILLETTE 1965a

sondern daß damit auch die Phänomene der Arzneimittel-Toleranz, Gewöhnung und eventuell der Arzneimittelsucht einer kausalen Erklärung nähergebracht werden. Schließlich stellen solche Induktionsstudien auch ein gutes Modell für Untersuchungen über die Neubildung mikrosomaler Strukturen dar. In Tabelle 42 sind Substanzen zusammengestellt, deren Fähigkeit zur Induktion mikrosomaler Enzyme erwiesen ist.

Eine Induktion betrifft nicht nur die Arzneimittel-abbauenden Enzyme selbst, sondern schließt eine ganze Reihe weiterer mikrosomaler Enzymaktivitäten ein, z. B. die Enzyme des Elektronentransportes mit TPNH als Wasserstoff-Donator (s. S. 138 f.), der Ascorbinsäuresynthese (s. S. 165 f.) oder der Steroid-Hydroxylierung (s. S. 140)[1]. Besonders eingehend ist dies von ORRENIUS und ERNSTER[2] untersucht und mit morphologischen Änderungen des endoplasmatischen Reticulums korreliert worden. Die unterschiedlichen Antworten, die nach verschiedenen induzierenden Drogen und bezüglich der Aktivitätssteigerung verschiedener Enzymsysteme erhalten werden, weisen wieder auf die Mehrzahl der Drogenmetabolisierenden Enzyme in den Mikrosomen hin (s. S. 143); der Induktionsmechanismus ist in Details wohl von der chemischen Struktur des Induktors abhängig, aber im Prinzip offenbar mit einer Gen-Aktivierung (s. S. 33 f.) und nachfolgenden Proteinsynthese verbunden, wie aus den Hemmwirkungen von Actinomycin D, Puromycin, Äthionin (s. S. 134 f.) hervorgeht. Die nach Induktion in Gang kommenden Einzelereignisse betreffen, nach Bindung des Induktors an die Mikrosomenfraktion, einen raschen Anstieg des ^{32}P-Einbaues in mikrosomale Phosphatide (nach ca. 2 Std), einen Anstieg von Enzymaktivitäten in den rauhen Membrananteilen (nach 5 Std), einen Anstieg von Enzymaktivitäten in den glatten Vesikeln und von Phosphatiden (nach 8—9 Std), und nach etwa 20 Std auch einen Anstieg des Proteingehaltes in der Mikrosomenfraktion. Durchaus ähnliche Veränderungen beobachtet man auch, wenn nicht mit Phenobarbital induziert, sondern die pränatale und postnatale Entwicklung verfolgt wird[3]: Die Bildung von glatten Membranen, die schließlich Sitz der Drogen-abbauenden Enzyme sind, erfolgt an den rauhen (ribosomenhaltigen) Membranen. Damit dürfte die Herkunft des vesiculären Anteils der Mikrosomenfraktion geklärt sein.

Viele Hemmstoffe sind für die Arzneimittel-abbauenden Enzyme der Mikrosomenfraktion beschrieben worden, darunter solche, die Sulfhydrylgruppen (z. B. p-Chlormercuribenzoat) angreifen oder Metalle binden (α,α'-Dipyridyl, o-Phenanthrolin), also keine Spezifität gegenüber den Mikrosomen als solchen erkennen lassen. Ähnliches dürfte für Wechselwirkungen mit dem TPNH-Elektronentransport-System der Mikrosomen gelten (z. B. Methylenblau, Cytochrom c,

---

[1] DECKEN und HULTIN 1960, BOYLAND und GROVER 1961, KAWADA, YAMADA, KAGAWA und MANO 1961, GELBOIN und SOKOLOFF 1961, RATNER und CLOUET 1964, CONNEY und SCHNEIDMAN 1964, KUNTZMAN, JACOBSON, SCHNEIDMAN und CONNEY 1964, LATHE und RICKETTS 1964.

[2] ERNSTER und ORRENIUS 1965, ORRENIUS 1965, ORRENIUS 1965a, ORRENIUS, ERICSSON und ERNSTER 1965, ORRENIUS und ERICSSON 1966.

[3] STRITTMATTER 1963, DALLNER, SIEKEVITZ und PALADE 1966, DALLNER, SIEKEVITZ und PALADE 1966a, FOUTS und ADAMSON 1959.

Tabelle 42. *Substanzen mit Induktionswirkung auf mikrosomale, Drogen-abbauende Enzyme.*

7-Äthoxycumarin-4-carbonsäure	Methylcholanthren
4-Äthyl-6-tert.-butylphenol	4-Methylcumarin
Aminopyrin	6-Methylcumarin
Androstendion	3'-Methyl-4-dimethylaminoazobenzol
3,4-Benzpyren	6-Methyl-4-tert.-butylphenol
butyliertes Hydroxytoluol	Methyltestosteron
Carisoprodol	Methylthiopurin
Chlorcyclizin	Morphin
Chlordan	Nikethamid
Chloreton	19-Nortestosteron
4-Chlor-19-nortestosteron	Oestradiol
Chlorpromazin	Orphenandrin
Codein	Pamachin
Cortison	Pernocton
Desoxycorticosteron	Pentobarbital
DDT	Phenaglycodol
Diäthylstilboestrol	Phenobarbital
1,2,5,6-Dibenzanthracen	Phenylbutazon
4,8-Dimethyl-6-acetyl-7-hydroxycumarin	Primidon
Diphenylhydantoin	Progesteron
Evipan	Testosteron
Glutethimid	Tetrachlorkohlenstoff
Hexachlorcyclohexan	Thioacetamid
Imipramin	Thiopental
Inactin	Tolbutamid
Luminal	2,4,6-Tri-tert.-butylphenol
Meprobamat	Urethan
Mesantoin	Veronal
4'-Methyl-1,2-benzanthracen	Zoxazolamin

Tabelle 43. *Hemmstoffe des mikrosomalen Arzneimittel-Stoffwechsels.*

Substanz	Literatur
N-Äthyl-3-piperidylbenzilat	1
α-(2-[2-Butoxyäthoxy]-äthoxy)-4,5-methylendioxy-2-propyltoluol	2
2-(2-Cetyläthoxyäthoxy)-äthyl-3,4-methylendioxyphenylacetal von Acetaldehyd	2
Chloramphenicol	3
β-Diäthylaminoäthyl-diphenylpropylacetat (SKF 525-A)	2, 4, 5
N,N-Diäthyl-N-2-phenyl-4,6-dichlorphenoxy-äthylamin	4
2,4-Dichlor-6-phenylphenoxyäthylamin	5, 6
Imipramin	7
Iproniazid	5
N-Methyl-3-piperidyl-(N,N')-diphenylcarbamat	1
α-Naphthylisothiocyanat	8
Parathion	9
Phenyl-(p-chlorphenyl)-4-pyridyl-methanol	4
2-Phenyl-4,6-dichlorphenoxy-äthylamin	4
β-Phenylisopropylhydrazin	1, 7
Phenylisothiocyanat	8
Systox	9
Thimet	9

[1] Serrone und Fujimoto 1960. [2] Hodgson und Casida 1961.
[3] Dixon und Fouts 1962. [4] Kato, Chiesara und Vassanelli 1962b.
[5] McMahon und Mills 1961. [6] McMahon 1962.
[7] Kato, Chiesara und Vassanelli 1963. [8] Plaa, Rogers und Fouts 1965.
[9] Neubert 1962.

Flavinmononucleotid, Kohlenmonoxyd). Jedoch gibt es eine Reihe von Substanzen, die in spezifischer Weise den Drogenstoffwechsel der Mikrosomenfraktion zu hemmen vermögen, da sie an anderen Zellstrukturen offenbar ohne Effekt sind.

Hierher gehört z. B. Diäthylaminoäthyl-diphenylpropylacetat, das als SKF 525-A bekannt geworden ist. Einige in ihrer Wirkung vergleichbare Stoffe sind in Tabelle 43 zusammengestellt, doch muß bedacht werden, daß Hemmungsphänomene neben anscheinend spezifischen Effekten, wie sie durch SKF 525-A repräsentiert werden, auch von typischen Inhibitoren der Monoaminoxydase (s. S. 50 f.) hervorgerufen werden (ohne daß der Mechanismus schon überschaubar wäre), und daß naturgemäß Konkurrenz-Phänomene zwischen solchen Drogen auftreten werden, die von demselben Enzymsystem umgesetzt werden. Alle diese Erscheinungen sind für die Pharmakologie von enormer Bedeutung.

Schon aus Tabelle 42, die einige Steroidhormone enthält, geht eine Wechselwirkung zwischen dem Hormonstatus eines Organismus und der Kapazität zum Arzneimittel-Stoffwechsel hervor. In der Tat ist häufig auf Geschlechtsunterschiede aufmerksam gemacht worden[1], wobei im allgemeinen Androgenzufuhr die nur geringe Aktivität der Lebern weiblicher Tiere steigert, Oestrogene dagegen die mehrfach höhere Aktivität der Lebern männlicher Tiere senken. Adrenalektomie senkt die Aktivität der Drogen-metabolisierenden Systeme, vorzugsweise bei männlichen Tieren[2]. Im Alloxandiabetes ist ebenfalls der Arzneimittel-Stoffwechsel verringert, wobei die verringerten Glykogenvorräte der Leber als Ursache beteiligt sein können[3]; Thyroxineffekte auf den Arzneimittelabbau sind wahrscheinlich ebenfalls indirekter Art[4].

Abnahmen der Stoffwechsel-Kapazität gegenüber Arzneimitteln und verwandten Stoffen sind ferner für das Alter[5], beim Fasten[6] und bei Proteinmangelfütterung[7] sowie in der Leber tumortragender Tiere[8] beschrieben worden. Die starke Wandelbarkeit des endoplasmatischen Reticulums kommt in allen diesen Versuchen (Enzyminduktion, Hormonstatus, Ernährung etc.) sehr deutlich zum Ausdruck und macht es verständlich, welchen Problemen der Arzneimitteldosierung der Arzt am Krankenbett gegenüberstehen kann.

3. Mikrosomen aus experimentell und pathologisch veränderten Geweben.

Funktionelle Bedeutung und Wandelbarkeit machen die Mikrosomenfraktion zum bevorzugten Untersuchungsobjekt bei Übergängen von normalen zu veränderten Lebensbedingungen eines Organismus oder eines Gewebes; in den meisten Fällen wünscht man etwas über die Proteinsynthese zu erfahren und muß andererseits berücksichtigen, daß der Lipid-Reichtum mikrosomaler Strukturen diese zum bevorzugten Angriffspunkt von stärker fettlöslichen Stoffen wie z. B. Arzneimitteln und Giften macht. Ein recht gutes Beispiel hierfür ist der Einfluß einer Avitaminose A bzw. D, durch die die Ascorbinsäuresynthese verringert wird; auch bei Hypervitaminose A ist sie niedriger, bei Hypervitaminose D dagegen über die Norm gesteigert[9].

Besondere Aufmerksamkeit verlangt die Wirkung von Tetrachlorkohlenstoff, die auch schon bei anderen Zellstrukturen besprochen worden ist (s. S. 97 und 107). CCl_4 schädigt die Mikrosomenfraktion rasch und wirksam, wie an der

[1] Kato, Chiesara und Vassanelli 1962a, Axelrod 1956, Quinn, Axelrod und Brodie 1958, Booth und Gillette 1962, Kato und Gillette 1965.
[2] Remmer 1958, Kato und Gillette 1965a.
[3] Dixon, Hart und Fouts 1961, Dixon, Hart, Rogers und Fouts 1963.
[4] Conney und Garren 1961.   [5] Kato, Chiesara und Frontino 1961.
[6] Conney und Garren 1961, Kato und Gillette 1965, Dixon, Shultice und Fouts 1960.
[7] McLean und McLean 1966.   [8] Kato, Frontino und Vassanelli 1963.
[9] Ghosh, Chatterjee und Chatterjee 1965.

Aktivitätsabnahme einer ganzen Reihe von Enzymen erkannt werden kann[1]. Auch die Proteinsynthese-Kapazität ist verringert[2, 3], genau wie die Fähigkeit zum Arzneimittelabbau[3]. Interessanterweise werden die Effekte von Tetrachlorkohlenstoff durch den Hemmstoff SKF 525-A (s. S. 153) aufgehoben, was als Hinweis darauf gewertet werden muß, daß CCl$_4$ durch mikrosomale Stoffwechsel-Systeme erst zum eigentlichen toxischen Agens umgebildet wird[4], das eventuell über eine Lipidperoxydation wirkt[5]. Bei Proteinmangelfütterung, wenn die Drogen-abbauenden Enzyme kritisch vermindert sind (s. S. 153), ist CCl$_4$ ein nur sehr schwach wirkendes Gift; induziert man jedoch diese Enzyme mittels Phenobarbital oder DDT (s. S. 144ff.), so ist auch die toxische Wirkung von CCl$_4$ wieder in voller Höhe faßbar[4]. Es ist dies vielleicht eines der dramatischsten Beispiele, wie Giftwirkungen durch endogene Stoffwechselleistungen zustande kommen können; wahrscheinlich ist das endoplasmatische Reticulum der erste intracelluläre Angriffspunkt von Tetrachlorkohlenstoff.

In der Rattenleber setzt nach partieller Hepatektomie als Bestandteil des Regenerationsvorganges eine intensive Proteinsynthese ein[6], die sich auch als Modellobjekt für eine gesteigerte Albuminsynthese benutzen läßt[7]. Gleichzeitig werden viele Mikrosomenenzyme vermindert gefunden, unter anderem auch die am Abbau von Arzneimitteln[8] und an der Proteinbindung von Carcinogenen beteiligten Systeme einschließlich Cytochrom b$_5$; eine Rückkehr zur Norm erfolgt im allgemeinen erst sehr spät im Verlauf der Regeneration, etwa ab dem 7. Tag nach Operation. Doch ist auch während der Leberregeneration der Induktionseffekt von Arzneimitteln erhalten[9].

Ein weiteres Beispiel intensiver Proteinsynthese bieten die Lebern nephrotischer Tiere[10], bei denen die Albuminsynthese relativ viel stärker als die Synthese anderer Leberproteine erhöht ist. Ursächlich liegt dies offenbar nicht an den proteinbildenden Einheiten der Polysomen oder Ribosomen selbst, sondern an einem erhöhten Gehalt an messenger-RNS. Auch im Diabetes (zum Drogenstoffwechsel s. S. 153) ist die Kapazität zum Aminosäureeinbau vermindert[11] und durch Insulin restaurierbar[12], doch liegen hier die kausalen Zusammenhänge noch weitgehend im Dunkeln.

Als Beispiel einer schweren Leberschädigung sei der experimentelle Obstruktions-Ikterus genannt, bei dem das Ausmaß der histologisch feststellbaren Läsionen mit der Abnahme der Kapazität des Arzneimittel-Stoffwechsels ungefähr parallel geht[13].

Bei dem Studium der Mikrosomenfunktion in Tumoren und in Geweben tumortragender Tiere stehen wiederum die Proteinsynthese und der Drogen-Abbau im Vordergrund. Wie aus Tabelle 41, S. 144, hervorgeht, gehören cancerogene Substanzen der verschiedensten Klassen wie polycyclische Kohlenwasserstoffe, Azofarbstoffe, Aminofluoren-Derivate und Dialkylnitrosamine zu den Substraten der Drogen-metabolisierenden Enzyme. Zudem ist Benzpyren einer der wirkungsvollsten Induktoren für diese Enzyme (Tabelle 42, S. 152). Man muß also damit rechnen, daß eine Anreicherung dieser meist lipophilen Cancero-

---

[1] Isselbacher und McCarthy 1960, Blume, Kluge und Frunder 1962, Ghosh und Kar 1963, Slater 1965.
[2] Mager, Halbreich und Bornstein 1965, Smuckler und Benditt 1965.
[3] Seawright und McLean 1966.   [4] Slater 1966, McLean und McLean 1966.
[5] Slater 1966a.   [6] Decken und Hultin 1958.
[7] Campbell, Greengard und Kernot 1958.
[8] Fouts, Dixon und Shultice 1961, Decken und Hultin 1960a.
[9] Decken und Hultin 1960.
[10] Braun, Marsh und Drabkin 1962, Marsh, Drabkin, Braun und Parks 1966.
[11] Robinson 1961.   [12] Wool 1961.   [13] McLuen und Fouts 1961.

gene in mikrosomalen Strukturen erfolgt[1], und daß im Falle einer Aufgiftung zu eigentlich krebsauslösenden Substanzen deren Konzentration in der Mikrosomenfraktion besonders hoch ist. So sind als Folge der Cancerisierung ein stark geschädigter Arzneimittelabbau[2], Verminderung mikrosomaler Cytochrome[3], Abnahme der Ascorbinsäuresynthese[4], Abnahme von Phosphatiden und von Kephalin-methylierenden Enzymen[5] sowie Beeinträchtigungen der Proteinsynthese[6] beschrieben worden. Das Antigen-Spektrum der Mikrosomenfraktion ist in manifesten Tumoren verändert[7].

Entsprechend der Wachstumsrate der Tumoren ist häufig die Proteinsynthese in der Mikrosomenfraktion gesteigert; dies tritt z. B. auch bei Infektion mit dem Rous'schen Sarkom-Virus ein[8]. Mehrfach sind die Wirkungen von Polyuridylat auf den Phenylalanin-Einbau (s. S. 131) untersucht worden[9], doch muß es wohl offen bleiben, ob solche Versuche etwas zum Bestand und zur Lebensdauer von Tumor-messenger-RNS aussagen können. Beschränkt man sich auf Spontantumoren, so scheint z. Z. ein ätiologischer Zugang zum Tumorproblem aus einer Erforschung der Mikrosomenfunktion kaum zu resultieren.

G. Lösliches Cytoplasma.

Diese Zellfraktion, häufig einfach als Überstand bezeichnet, wird routinemäßig durch einstündiges Zentrifugieren eines Homogenates bei $105000 \times g$ gewonnen und ist dann praktisch frei von allen strukturierten Zellelementen. Eigentlich ist es also ein Widerspruch, wenn in einem Beitrag über die Strukturelemente der unstrukturierte Zellsaft ebenfalls behandelt wird. Da es sich aber um eine vorgegebene, nicht artefiziell erzeugte Zellfraktion handelt, die zudem von hoher funktioneller Bedeutung für den Ablauf des Zellstoffwechsels ist, wäre eine Biochemie der Strukturelemente der Zelle ohne eine Berücksichtigung des löslichen Cytoplasmas höchst lückenhaft beschrieben.

Physicochemisch ist die lösliche Phase der Zelle dadurch charakterisiert, daß in ihr die Bedingungen freier Diffusion herrschen, der Stofftransport also ungehindert von Membranen nach den Gesetzen der Diffusion[10] abläuft. In der Praxis handelt es sich, wie jede elektronenoptische Aufnahme einer Zelle unmittelbar erkennen läßt, jedoch keineswegs um einen zusammenhängenden flüssigen Bereich irgendwo im Cytoplasma, sondern um eine ubiquitäre Erfüllung aller Räume und Spalten zwischen den Strukturelementen der Zelle, so daß etwa in engen Spalten sehr wohl die Diffusion behindert sein kann.

Von LARDY[11] stammt der Vorschlag, das lösliche Cytoplasma als Cytosol zu bezeichnen; ob sich dieser sicher prägnante Ausdruck durchsetzen wird, muß man abwarten.

1. Zusammensetzung.

Das lösliche Cytoplasma ist für den Biochemiker eine Fundgrube für die verschiedensten chemischen Substanzen. Man wird sich dabei zu erinnern haben, daß nicht nur alle a priori löslichen Stoffe, sondern auch alle bei der Zellfraktionierung von den Strukturelementen abgelösten Verbindungen (s. S. 8f.) im löslichen Cytoplasma auftreten werden.

---

[1] YAMADA, MATSUMOTO, KANDA und TERAYAMA 1960.
[2] NEUBERT und HOFFMEISTER 1960a.   [3] IKEDA, HOZUMI und SUGIMURA 1965.
[4] CHATTERJEE und McKEE 1964.   [5] FIGARD und GREENBERG 1962.
[6] HULTIN, ARRHENIUS, LÖW und MAGEE 1960, HAWTREY, SCHIRREN und DIJKSTRA 1963.
[7] KITAGAWA, TANIGAKI, YAGI, PLANINSEK und PRESSMAN 1966.
[8] WAGLE, LEVINE und ASHMORE 1961.
[9] GRIFFIN und O'NEAL 1962, PEDERSEN und HULTIN 1963.
[10] NETTER 1959.   [11] LARDY 1965.

Im löslichen Cytoplasma wird man praktisch alle niedermolekularen Substrate und Metabolite des Zellstoffwechsels finden, auch dann, wenn sie in Einzelfällen höhere Konzentrationen innerhalb strukturierter Teilchen aufweisen sollten, was z. B. für das ATP in Mitochondrien gelten wird. Auch alle anorganischen Bestandteile einer Zelle werden z. T. im Cytoplasma angetroffen.

Vielfach spielt das lösliche Cytoplasma eine wichtige Rolle bei der Speicherung zugeführter Substanzen, insbesondere auch von Arzneimitteln. Angaben hierzu werden im folgenden Kapitel gemacht (S. 172 ff.).

Der allergrößte Teil der Proteine des löslichen Cytoplasmas hat Enzymcharakter. Die Vielfalt der in diesem Zellbereich vorkommenden Enzyme ist überraschend groß. Eine Übersicht über die wichtigsten Vertreter wird in Tabelle 44 gegeben. Die funktionelle Bedeutung dieser Enzyme wird S. 164 ff. diskutiert.

Wie schon bei der Besprechung des löslichen Stoffwechsel-Raumes im Zellkern ausgeführt (S. 25), ist theoretisch zu erwarten, daß alle im Cytoplasma frei löslichen Enzyme auch im Zellkern vorkommen. Die experimentelle Prüfung umfaßt bisher nur einen kleinen Ausschnitt der in Tabelle 44 verzeichneten Enzyme, wobei sich kein Widerspruch zu der allgemeinen Annahme der Verteilungsart löslicher Enzyme ergeben hat. Man wird also bis zum Beweis des Gegenteils annehmen dürfen, daß alle in Tabelle 44 aufgeführten Enzyme mit einem dem Kern-Plasma-Verhältnis entsprechenden Anteil auch im Zellkern vertreten sind.

Nicht berücksichtigt sind in Tabelle 44 die Enzyme der Glykolyse und des oxydativen Hexosemonophosphat-Abbauweges. Seit den Untersuchungen von Le Page und Schneider[1] an Tumorgeweben ist die ausschließliche Lokalisation der glykolytischen Enzyme im löslichen Cytoplasma immer wieder bestätigt worden, unter anderem für Rattenleber[2, 3] und Rattenhirn[4, 5]. Eine Ausnahme kann eventuell Hexokinase machen (s. S. 98).

Neben den Enzymen, die direkt mit dem glykolytischen Abbauweg der Glucose befaßt sind, finden sich auch einige der mit glykolytischen Intermediärprodukten reagierenden Enzyme im löslichen Cytoplasma, so z. B. α-Glycerophosphatdehydrogenase in Rattenleber[6], Rattenhirn[7] und verschiedenen Kaninchengeweben[8]; Uridindiphosphatglucose-Dehydrogenase in Meerschweinchenleber[9], Uridindiphosphatglucose-Pyrophosphorylase in Rattenleber[10] und weitere Enzyme des Galaktose-Abbaues[11].

Die Enzyme des oxydativen Abbaues von Hexosemonophosphat sind nur z. T. direkt als im löslichen Cytoplasma befindlich identifiziert worden, z. B. Glucose-6-phosphatdehydrogenase, 6-Phosphogluconatdehydrogenase, Transketolase und Transaldolase in Rattenleber[12] und Kaninchen-Leber und -Niere[13]; doch liegen recht verläßliche Messungen vor, die zeigen, daß der Gesamtablauf des Hexosemonophosphat-Stoffwechsels vollständig im löslichen Cytoplasma gefunden wird[12–15].

Proteine ohne bzw. mit unbekannter enzymatischer Funktion treten mengenmäßig weit hinter die Enzyme des löslichen Überstandes zurück. Eines der aus dem löslichen Cytoplasma der Menschenleber gewonnenen Proteine ist das Hepatocuprein[16], das etwa 7% des gesamten Kupfergehaltes dieser Zellfraktion

[1] Le Page und Schneider 1948.   [2] Kennedy und Lehninger 1949.
[3] Bucher und McGarrahan 1956, Glock und McLean 1953.
[4] Abood, Gerard, Banks und Tschirgi 1952.
[5] Johnson 1960.   [6] Young und Pace 1958.   [7] Johnson 1960.
[8] Bücher und Klingenberg 1958.
[9] Strominger, Maxwell, Axelrod und Kalckar 1957.
[10] Reid 1959.   [11] Isselbacher und McCarthy 1959.   [12] Stock und McLean 1953.
[13] Newburgh und Cheldelin 1956.   [14] Charalampous und Mueller 1953.
[15] Charalampous 1954.   [16] Porter, Sweeney und Porter 1964a.

Tabelle 44. *Enzyme mit ganz überwiegender Lokalisation im löslichen Cytoplasma.*

Alkoholdehydrogenase	Pferde-, Ratten-Leber	NYBERG, SCHUBERTH und ÅNGGÅRD 1953
Malic enzyme	Tauben-Leber	RUTTER und LARDY 1958
Isocitratdehydrogenase (TPN)	Ratten-Leber	DELBRÜCK, SCHIMASSEK, BARTSCH und BÜCHER 1959
Isocitratdehydrogenase (TPN)	Mäuse-Leber	HOGEBOOM und SCHNEIDER 1950
Isocitratdehydrogenase (TPN)	Kaninchen-Leber	SHEPHERD und KALNITSKY 1954
Isocitratdehydrogenase (TPN)	Epitheliom	DELBRÜCK, SCHIMASSEK, BARTSCH und BÜCHER 1959
Isocitratdehydrogenase (TPN)	Rinder-, Schweine-Herz	SIEBERT, DUBUC, WARNER und PLAUT 1957
3α-Hydroxysteroid-dehydrogenase	Ratten-Leber	REPKE und SAMUELS 1964
3α-Hydroxysteroid-dehydrogenase	Menschen-Prostata	CHAMBERLAIN, JAGARINEC und OFNER 1966
3α-Hydroxysteroid-dehydrogenase	Ratten-Leber	RINGOLD, RAMACHANDRAN und FORCHIELLI 1962
3α-Hydroxysteroid-dehydrogenase	Ratten-Leber	HURLOCK und TALALAY 1958
3β-Hydroxysteroid-dehydrogenase	Ratten-Leber	YAMASAKI, NODA und SHIMIZU 1959
3β-Hydroxysteroid-dehydrogenase	Ratten-Leber	RINGOLD, RAMACHANDRAN und FORCHIELLI 1962
3β-Hydroxysteroid-dehydrogenase	Menschen-Prostata	CHAMBERLAIN, JAGARINEC und OFNER 1966
3β-Hydroxysteroid-dehydrogenase	Ratten-Leber	REPKE und SAMUELS 1964
3β-Hydroxysteroid-dehydrogenase	Kaninchen-Muskel	THOMAS und DORFMAN 1964
3-Ketocholanat-Reduktion	Ratten-Leber	USUI 1959
17β-Hydroxysteroid-dehydrogenase	Menschen-Placenta	RYAN 1959
17β-Hydroxysteroid-dehydrogenase	Menschen-Placenta	HAGERMAN und VILLEE 1959
17β-Hydroxysteroid-dehydrogenase	Kaninchen-Muskel	THOMAS und DORFMAN 1964
17β-Hydroxysteroid-dehydrogenase	Menschen-Placenta	LANGER, ALEXANDER und ENGEL 1959
17β-Hydroxysteroid-dehydrogenase	Meerschweinchen-Leber, Niere	VILLEE und SPENCER 1960
17β-Hydroxysteroid-dehydrogenase	Meerschweinchen-Leber	ENDAHL, KOCHAKIAN und HAMM 1960
17β-Hydroxysteroid-dehydrogenase	Ratten-, Meerschweinchen-, Kaninchen-, Hunde-Niere	AOSHIMA und KOCHAKIAN 1963
16α-Hydroxysteroid-dehydrogenase	Ratten-Leber	KING 1961
20α-Hydroxysteroid-dehydrogenase	Menschen-Placenta	LITTLE, DIMARTINIS und NYHOLM 1959
Retinen-Oxydation	Ratten-Leber	MAHADEVAN, MURTHY und GANGULY 1962
Aldehyddehydrogenase	Kaninchen-Leber	RAJAGOPALAN, FRIDOVICH und HANDLER 1962
α-Ketoglutarat-Reductase	Hühner-Leber	SHEID und HIRSCHBERG 1965
CMP-Reduktion	Novikoff-Ascitestumor	MOORE und HURLBERT 1960
Glucuronolacton-dehydrogenase	Menschen-, Mäuseleber	MARSH und CARR 1963
Xanthinoxydase	Ratten-Leber	REID, O'NEAL und LEWIN 1956
Xanthinoxydase	Ratten-Leber	VILLELA, MITIDIERI und AFFONSO 1955

Tabelle 44. (Fortsetzung.)

Dihydrouracil-dehydrogenase	Ratten-Leber	Fritzson 1956
Dihydrouracil-dehydrogenase	Ratten-Leber	Batt und Exton 1956
Dihydrouracil-dehydrogenase	Ratten-Leber	Rutman, Cantarow und Paschkis 1954
Dihydrouracil-dehydrogenase	Ratten-Leber	Heidelberger, Leibman und Harbers 1957
Steroid-5β-Reductase	Ratten-Leber	McGuire und Tomkins 1960
Steroid-5β-Reductase	Ratten-Leber	Bakemeier 1961
Steroid-5β-Reductase	Ratten-Leber	Forchielli und Dorfman 1956
Steroid-5β-Reductase	Ratten-Leber	Leybold und Staudinger 1960
Steroid-5β-Reductase	Meerschweinchen-Nebenniere	Brown-Grant, Forchielli und Dorfman 1960
Steroid-5β-Reductase	Ratten-Leber	Ringold, Ramachandran und Forchielli 1962
Steroid-5β-Reductase	Menschen-Leber	Meigs und Engel 1961
Mevaldat-Reductase	Ratten-Leber	Knauss, Brodie und Porter 1962
Ketoprolin-Reductase	Ratten-Niere	Mitoma, Smith, DaCosta Udenfriend, Patchett und Witkop 1959
Glutathion-Reductase	Ratten-Leber	Rall und Lehninger 1952
Hypotaurindehydrogenase	Ratten-Leber	Sumizu 1962
Diaphorase	Ratten-, Rinder-Hirn	Giuditta und Strecker 1960
Diaphorase	Ratten-Leber	Ernster und Navazio 1958
Diaphorase	Ratten-Leber	Ernster, Ljunggren und Danielson 1960
Vitamin K-Reductase	Ratten-Leber	Märki und Martius 1960
Peroxydase	Ratten-Niere	Flatmark 1962
Tryptophan-Pyrrolase	Ratten-Leber	Feigelson und Greengard 1961
Tryptophan-Pyrrolase	Ratten-Leber	Hadjiolov und Dabeva 1961
Tryptophan-Pyrrolase	Ratten-Leber	Shimazu 1962
Tryptophan-Pyrrolase	Ratten-Leber	Greengard und Feigelson 1960
Tryptophan-Pyrrolase	Ratten-Leber	Chytil 1961
Tryptophan-5-Hydroxylase	Ratten-Leber	Freedland, Wadzinski und Waisman 1961
Progesteron-17-Hydroxylase	Rinder-Nebenniere	Young, Bryson und Sweat 1965
Phenylalaninhydroxylase	Ratten-Leber	Kaufman 1957
Phenylalaninhydroxylase	Ratten-Leber	Udenfriend und Cooper 1952
Phenylalaninhydroxylase	Ratten-Leber	Kenney, Reem und Kretchmer 1958
Phenylalaninhydroxylase	Ratten-Leber	Freedland, Wadzinski und Waisman 1961
3-Hydroxyanthranilat-oxydase	Kalbs-Leber	Di Prisco, Vescia und Boeri 1961
3-Hydroxyanthranilat-oxydase	Ratten-, Rinder-Leber	Iaccarino, Boeri und Scardi 1961
3-Hydroxyanthranilat-oxydase	Säuger-Leber	Suhadolnik, Stevens, Decker, Henderson und Hankes 1957
Fettsäuren-ω-Oxydation	Meerschweinchen-Leber	Wakabayashi und Shimazono 1963
Homogentisatoxydase	Ratten-, Meerschweinchen-, Kaninchen-, Tauben-Leber und Niere	Crandall und Halikis 1954
Homogentisatoxydase	Ratten-Leber	Crandall 1955
Homogentisatoxydase	Ratten-Leber	Ravdin und Crandall 1951
Purin- und Pyrimidin-Methylierung	Säuger-Niere, auch Leber	Remy 1963

Tabelle 44. (Fortsetzung.)

Glycin-Methylierung	Meerschweinchen-Leber	BLUMENSTEIN und WILLIAMS 1960
Nicotinamid-Methylierung	Ratten-Leber	CANTONI 1951
Serotonin- und Tryptamin-Methylierung	Kaninchen-Lunge	AXELROD 1961
Desoxyuridin-Methylierung	Ratten-Thymus	BLAKLEY 1957
Desoxyuridylat-Methylierung	Ratten-Thymus	HUMPHREYS und GREENBERG 1958
Histamin-Methylierung	Mäuse-Leber	BROWN, AXELROD und TOMCHICK 1959
Catechin-O-Methylpherase	Ratten-Leber, Niere	PELLERIN und D'IORO 1958
Noradrenalin-Methylierung	Rinder-Nebennieren	KIRSHNER und GOODALL 1957
Arylamin-Acetyltransferase	Tauben-Leber	CHAUVEAU und VAN HUNG 1952
Palmitat-Aktivierung	Ratten-Hirn	VIGNAIS, GALLAGHER und ZABIN 1958
Aspartat-Acetylierung	Ratten-Hirn	GOLDSTEIN 1959
Transacylase	Schweine-Niere, Ratten-Darm, Pankreas	HÜBSCHER 1961
Serotonin-Acetylierung	Ratten-Leber	WEISSBACH, REDFIELD und AXELROD 1960
Nucleosidphosphorylase	Ratten-Leber, Novikoff-Hepatom	DE LAMIRANDE, ALLARD und CANTERO 1958
Nucleosidphosphorylase	Mäuse-Leber	SCHNEIDER und HOGEBOOM 1952
Nucleosidphosphorylase	Ratten-Leber	SIMCOCK, SNEYD und BATT 1957
Methionin-Adenosyltransferase	Ratten-Leber	GIBSON, WILSON und UDENFRIEND 1961
Glucosyl-Transferase	Ratten-Leber	KRISMAN 1962
Glucose-6-phosphat-Aminierung	Ratten-Leber	POGELL und GRYDER 1957
Aspartat-Transcarbamylase	Ratten-Leber, Hunde-Darm	GRISOLIA, AMELUNXEN und RAIJMAN 1963
Aspartat-Transcarbamylase	Ratten-Leber	LOWENSTEIN und COHEN 1956
5-Hydroxytryptophan-Transaminase	Ratten-Leber	SPENCER und ZAMCHECK 1960
Glucokinase	Ratten-Leber	VIÑUELA, SALAS und SOLS 1963
Glucokinase	Ratten- und Meerschweinchen-Leber	WALKER 1963
Galaktokinase	Schweine-Leber	BALLARD 1966
Fructokinase	Ratten-, Kaninchen- und Meerschweinchen-Leber	WALKER 1963a
N-Acyl-mannosamin-Kinase	Ratten-Leber	GHOSH und ROSEMAN 1961
Serinkinase	Ratten-Leber	NEMER und ELWYN 1957
Desoxyribonucleosid-monophosphat-Kinasen	Ratten-Leber	CANELLAKIS und MANTSAVINOS 1958
Thymidinkinase	Ratten-Leber	BIANCHI, BUTLER, CRATHORN und SHOOTER 1961
Thymidinkinase	Ratten-Leber	BIANCHI, CRATHORN und SHOOTER 1962
Thiaminkinase	Ratten-Leber	LEUTHARDT und NIELSEN 1952
Pyridoxalkinase	Ratten-Leber, Niere, Hirn	MCCORMICK, GREGORI und SNELL 1961
Flavokinase	Ratten-Leber	MCCORMICK 1962
Flavokinase	Ratten-Leber	MCCORMICK und BUTLER 1962
DPN-Kinase	Ratten-Leber	VIGNAIS 1962
Myokinase	Menschen-Placenta	CERLETTI und ZICHELLA 1960

Tabelle 44. (Fortsetzung.)

Chinolat-Transphos-phoribosylase	Ratten-, Katzen-Leber	NISHIZUKA und HAYAISHI 1963
Imidazolylacetat-Transphosphoribosylase	Kaninchen-Leber	CROWLEY 1964
Ribonuclease-Inhibitor	Ratten-Leber	ROTH 1958
Ribonuclease-Inhibitor	Ratten-Leber	ROTH 1958a
Coenzym A-Synthese	Ratten-, Schweine-Leber	HOAGLAND und NOVELLI 1954
Coenzym A-Synthese	Tauben-Leber	VAN HUNG 1964
FAD-Pyrophosphorylase	Ratten-, Mäuse-Leber	DE LUCA und KAPLAN 1958
Sulfatveresterung	Säuger-Leber	GRIMES 1959
Sulfataktivierung	Schaf-Darm	KENT und PASTERNAK 1958
Sulfokinase	Ratten-, Meerschweinchen-Leber	ROY 1961
Sulfokinase	Ratten-Leber	SPENCER 1960
Sulfokinase	Mastzellentumor	SPOLTER, RICE und MARX 1963
Lecithinase	Meerschweinchen-Pankreas	NANNI und MARINARI 1961
Lysolecithinspaltung	Ratten-Leber	ERBLAND und MARINETTI 1965
Phosphoinositidase	Ratten-Leber	KEMP, HÜBSCHER und HAWTHORNE 1959
Aldonolactonase	Ratten-Leber	WINKELMAN und LEHNINGER 1958
Pentaerythrittetranitrat-Spaltung	Ratten-Leber	IKAWA, TANAKA und MIYATA 1959
3'-Nucleotidase	Ratten-Leber	SIMCOCK, SNEYD und BATT 1957
Sedoheptulose-7-phosphatase	Säuger-Leber	BONSIGNORE, PONTREMOLI, MANGIAROTTI, DE FLORA und MANGIAROTTI 1962
Serin-O-sulfatase	Ratten-, Menschen-, Mäuse-, Schweine-, Schaf-Leber	DODGSON und TUDBALL 1961
Neuraminidase	Hühnerembryo	COOK und ADA 1963
Heparinase	Rinder-Leber	CHO und JAQUES 1956
Protease (Vasopressin)	Schweine-Niere	DICKER und GREENBAUM 1958
Protease (Adiuretin)	Schweine-Niere	DICKER und GREENBAUM 1958
Protease (Glucagon)	Kaninchen-Niere, Kaninchen-, Ratten-, Hunde-Leber	KENNY 1956
Protease (Glucagon)	Ratten-Leber	NARAHARA und WILLIAMS 1957
Dipeptidasen	Ratten-Dünndarm	ROBINSON 1962
Dipeptidasen	Dorsch-Muskel	SCHMITT und SIEBERT 1966
Dipeptidasen	Kalbs-Hirn	BRECHER 1963
Glycylglycindipeptidase	Ratten-Leber	WILCOX und FRIED 1963
Glycylglycindipeptidase	Ratten-Leber	RADEMAKER und SOONS 1957
Triglycinpeptidase	Ratten-Leber	RADEMAKER und SOONS 1957
Glutaminase II	Ratten-Leber	SHEPHERD und KALNITSKY 1951
3-Ureidopropionase	Ratten-Leber	FRITZSON 1956
3-Ureidopropionase	Ratten-Leber	HEIDELBERGER, LEIBMAN und HARBERS 1957
3-Ureidopropionase	Ratten-Leber	RUTMAN, CANTAROW und PASCHKIS 1954
3-Ureidopropionase	Ratten-Leber	BATT und EXTON 1956
Kynurenin-Formamidase	Hühner-Niere	NIMMO-SMITH 1960
Dihydropyriminidase	Ratten-Leber	FRITZSON 1956
Dihydropyriminidase	Ratten-Leber	HEIDELBERGER, LEIBMAN und HARBERS 1957
Dihydropyriminidase	Ratten-Leber	RUTMAN, CANTAROW und PASCHKIS 1954
Dihydropyriminidase	Ratten-Leber	BATT und EXTON 1956
Arginase	Ratten-Leber	ROSENTHAL, GOTTLIEB, GORRY und VARS 1957
Arginase	Ratten-Leber	ROSSI und MCLEAN 1963

Tabelle 44. (Fortsetzung.)

Adenindesaminase	Ratten-Leber, Novikoff-Hepatom	DE LAMIRANDE, ALLARD und CANTERO 1958
Guanindesaminase	Ratten-Leber, Novikoff-Hepatom	DE LAMIRANDE, ALLARD und CANTERO 1958
Guanindesaminase	Ratten-, Kaninchen-Hirn	JORDAN, MARCH, HOUCHIN und POPP 1959
Guanosindesaminase	Ratten-Hirn	JORDAN, MARCH, HOUCHIN und POPP 1959
Adenosindesaminase	Ratten-Leber, Novikoff-Hepatom	DE LAMIRANDE, ALLARD und CANTERO 1958
Adenosindesaminase	Ratten-Leber	THOMSON und MIKUTA 1954
Adenosindesaminase	Mäuse-Leber	SCHNEIDER und HOGEBOOM 1952
Adenosindesaminase	Hühner-Leber	SOLOMON 1960
Adenosindesaminase	Ratten-Hirn	JORDAN, MARCH, HOUCHIN und POPP 1959
Cytidindesaminase	Ratten-Leber	SIMCOCK, SNEYD und BATT 1957
Aminosäuredecarboxylase	Menschen-Hirn	ACKERMANN und LANGEMANN 1960
Dopa-Decarboxylase	Rinder-Nebennieren, Human-Tumoren	HAGEN 1962
Dopa-Decarboxylase	Meerschweinchen-Herz	MÜLLER und LANGEMANN 1962
Histidindecarboxylase	Mäuse-Mastocytom	ONO und HAGEN 1959
Histidindecarboxylase	Kaninchen-Niere	WATON 1956
Hydroxytryptophandecarboxylase	Hunde-, Katzen-Hirn	BOGDANSKI, WEISSBACH und UDENFRIEND 1957
Orotatdecarboxylase	Ratten-Leber	HURLBERT und REICHARD 1954
Orotatdecarboxylase	Ratten-Leber	HEIDELBERGER, LEIBMAN und HARBERS 1957
Orotatdecarboxylase	Säuger-Leber und Niere	HURLBERT und REICHARD 1955
Neuraminataldolase	Ratten-Leber	WARREN und FELSENFELD 1961
Kohlensäureanhydratase	Ratten-Hirn	KARLER und WOODBURY 1963
Kohlensäureanhydratase	Ratten-Niere	BAUMANN 1961
Kohlensäureanhydratase	Ratten-Leber und Niere	DATTA und SHEPARD II 1959
Kohlensäureanhydratase	Mäuse-Hirn	GRAY, RAUH und SHANAHAN 1961
Kohlensäureanhydratase	Ratten-Schilddrüse	KARLER und WOODBURY 1960
Porphobilinogensynthetase	Ratten-Leber	SAW und GRANICK 1961
Phosphobilinogendesaminase	Ratten-Leber	SAW und GRANICK 1961
Histidase	Ratten-Leber	SPOLTER und BALDRIDGE 1963
Argininosuccinase	Ratten-Leber	ROSSI und McLEAN 1963
Cysteindesulfhydrase	Ratten Lober	CHATAGNER, JOLLÈS-BERGERET und LABOUESSE 1960
Thyroxindejodase	Ratten-Hirn, Muskel	TATA 1958
Mutarotase	Ratten-Darm	BAILEY und PENTCHEV 1964
Mutarotase	Ratten-Niere, Darm	BAILEY und PENTCHEV 1965
Isopentenylpyrophosphat-Isomerase	Schweine-Leber	SHAH, CLELAND und PORTER 1965
Argininsynthetase	Ratten-Leber	ROSSI und McLEAN 1963
Aminosäure-Aktivierung	Ratten-Leber	HELE 1961
Aminosäure-Aktivierung	Ratten-Leber	KELLER und ZAMECNIK 1956

enthält und hinsichtlich chemischer und physikalischer Eigenschaften gut untersucht ist. Auch die Phosphoproteide des löslichen Leber-Cytoplasmas sind näher charakterisiert worden[1].

Bezüglich der Lipide des löslichen Cytoplasmas liegt nur eine ausführliche Untersuchung mit moderner Methodik vor[2]. Danach fallen ein relativ hoher Gehalt an Cholesterinestern und eine ausgesprochene Armut an Phosphatiden auf, indem

---

[1] GLOMSET 1957. [2] GETZ, BARTLEY, STIRPE, NOTTON, RENSHAW und ROBINSON 1961.

Sterinester 1,3mal mehr, Phosphatide 0,07mal weniger als in der ganzen Leberzelle vorkommen. Nur rund 5% aller Fettsäureester der Leberzelle entfallen auf
die lösliche Phase, der gleiche Anteil noch einmal auf die bei scharfer Zentrifugierung flottierende Fettschicht. Diese ist ebenfalls sehr arm an Phosphatiden
(nur wenige Prozente des Gehaltes der Leberzelle), aber rund 5mal reicher an
Triglyceriden als der Rest der Zelle. Daten zur Fettsäurezusammensetzung der
Rattenleber-Cytoplasmalipide sind in Tabelle 45 zusammengestellt und zeigen,
daß sich Lipide des löslichen Cytoplasmas und der flottierenden Fettschicht vielfach unterscheiden, also nicht in unmittelbarem Zusammenhang miteinander
stehen können.

Versuche, Metabolite wie z. B. Nucleotide im löslichen Überstand zu bestimmen, sind offenbar nur mit partiellem Abbau der zu analysierenden Substanzen
durchführbar[1], da z. B. der Quotient ATP:(ADP + AMP) Werte zeigt, die von
den in vivo-Verhältnissen stark abweichen. Der lösliche Überstand der Zellen ist
derjenige Zellort, an dem die lösliche (lRNS; sRNS; daher der Name) oder
Transfer-Ribonucleinsäure angetroffen wird. (Näheres hierzu s. S. 164).

2. Physikochemische Untersuchungen.

Zahlreich sind die Versuche, Proteine des löslichen Cytoplasmas durch Ultrazentrifugierung, Elektrophorese und/oder Chromatographie zu trennen. In vielen
Fällen sind die Ergebnisse nicht über den qualitativen Nachweis der Existenz
mehrerer Fraktionen hinausgekommen und verdienen daher keine detaillierte
Beschreibung. Daß verschiedene Gewebe Differenzen zeigen[2], ist nicht verwunderlich, auch, daß keine wesentlichen Species-Differenzen vorliegen[3, 4]. Verschiedene Bereiche des Gehirngewebes, wie z. B. Cortex und Cerebellum, geben
dagegen stark verschiedene elektrophoretische Bilder[3].

Die Wärmedenaturierung löslicher Leberproteine wird nicht nur durch das
pH, sondern auch durch die Gegenwart von polyanionischen Substanzen, wie
z. B. ATP, Heparin, Ribonucleinsäure etc., stark beeinflußt[5], was für Vergleiche
zwischen in vivo- und in vitro-Bedingungen wichtig ist. Qualitative Differenzen
treten nach Tetrachlorkohlenstoffgabe[6] und nach partieller Hepatektomie in der
Rattenleber[7], sowie nach Ischämie, Autolyse[8], Hypertrophie und Atrophie[9] der
Rattenniere auf, ohne daß irgendeine funktionelle Bedeutung dieser Phänomene
erkennbar wäre. Andere Untersucher finden keine Differenzen nach partieller
Hepatektomie und nach 9tägigem Fasten in der Rattenleber[10].

Mehrfach ist versucht worden, Enzymaktivitäten in solchen Fraktionen
löslicher Zellproteine zu erfassen, doch finden sich in den meisten Fällen auch
Aktivitäten, die auf Grund ihrer intracellulären Lokalisation in Mitochondrien[11, 12],
Microbodies[8] oder Lysosomen[4, 11, 12] ein Indiz dafür sind, daß die Proteine des
löslichen Cytoplasmas mit Enzymproteinen partikulärer Zellelemente verunreinigt sind.

Die bei weitem eingehendste Untersuchung löslicher Leberproteine stammt
von Sorof. Schon vor längerer Zeit ließ sich zeigen, daß die Rattenleber ein
lösliches Protein enthält, welches eine ungewöhnlich starke Fähigkeit zur Bindung
von Cancerogenen wie 3'-Methyl-4-dimethylaminoazobenzol und Acetylamino-
fluoren[13] besitzt; diese h-Protein genannte Fraktion ist sowohl elektrophoretisch[14]

---

[1] Morgan 1963.   [2] Anderson und Swanson 1961.   [3] Bailey und Heald 1961.
[4] Moore und McGregor 1965.   [5] Anderson, Makinodan und Norris 1961.
[6] Di Sabato 1956.   [7] Gazzaniga, Macco und Sonnino 1963.   [8] Caravaglios 1958.
[9] Slater, Sellers und Marmorston 1956.   [10] Sorof, Claus und Cohen 1951.
[11] Moore und Lee 1960.   [12] Anderson, Fisher und Anderson 1961.
[13] Sorof, Young und Ott 1958.   [14] Sorof, Cohen, Miller und Miller 1951.

Tabelle 45. *Fettsäure-Zusammensetzung von Lipidfraktionen aus löslichem Cytoplasma* (Ü) *und flottierender Fettschicht* (F) *der Rattenleber*[1].

Fettsäure*	Gesamtfettsäuren	Sterinester		Triglyceride		Triglyceride zweite Fraktion		Stickstofffreie Phosphatide und Serinkephalin		Colaminkephalin	Serinkephalin und Inositide	Aminophosphatide	Inositide	Lecithin		Sphingolipide	
	F	Ü	F	Ü	F	Ü	F	Ü	F	Ü	Ü	F	F	Ü	F	Ü	F
12:0	0,06	0,12	0,15	0,22	0,18	0,17	0,09	0,19	1,41	0,05	0	1,74	0	0,05	0,21	0	1,59
14:0	1,1	0,87	0,77	0,97	0,88	1,06	0,72	0,54	1,33	0,25	0,13	1,51	1,49	0,55	0,80	0,34	1,51
15 verzweigt	0,56	0,20	0,48	0,15	0	2,15	0,21	0,72	1,00	0,18	0,03	2,09	0	0	0,13	0	1,8
15:0	0	0,54	0,44	0,56	0,66	0,40	0,28	0,36	1,17	0,31	0,19	1,22	1,9	0,67	0,53	0,40	1,32
16 verzweigt		0,41	0,51	0			0,37	0,54	10,7	0,07	0,06	7,68	0	0	0,35	0	6,9
16:1	2,9	2,4	5,3	2,5	2,8	2,1	2,4	0,64	2,3	0,92	0,61	2,15	2,6	1,5	1,59	1,23	2,5
16:0	26,0	27,0	16,3	26,9	22,3	21,4	21,7	18,1	30,0	22,7	15,8	27,6	20,2	25,2	27,7	19,6	22,0
17 verzweigt	0,31	0,43	1,16	0,42	0,41	0,53	0,61	0,34	1,31	0,47	0,36	1,75	1,6	0,38	0,54	0,31	0,75
17:0	0,39	0,63	0,24	0,69	0,18	0,31	0,26	0,82	0	0,90	0,76	0,83	1,14	0,99	0,81	0,64	0
18 verzweigt	0	0,07	0,27	0,39	0,21	0	0,27	0,34	0	0	0,06	0,74	0	0	0	0	0
18:0	2,0	15,0	1,8	10,0	1,5	13,9	1,39	26,8	6,1	22,0	26,4	13,3	20,2	18,7	19,6	16,4	21,3
18:1	28,0	20,6	35,3	23,1	31,9	18,2	31,3	10,4	20,9	11,5	8,3	14,6	18,4	13,4	12,9	12,6	10,4
18:2	27,0	21,2	23,2	21,1	29,6	20,2	32,6	8,9	15,6	14,2	8,9	12,2	16,6	21,0	16,7	19,6	7,1
18:3	0,56	0	0,55	0	0,22	1,25	0	0	0	0	0	0	0	0	0	0	0
20:0	0,55	0	0	0,85	0,74	0,66	0,59	0	0	0,22	0,42	0	0	0	0	0	0
20:1	0,76	0	0	0,16	0,27	0	0,58	0	0	0,23	0,39	0	0	0	0	0,65	0
20:2	0,45	0,56	0,76	0,57	0,46		0,81		2,1	1,1	1,6					0,39	1,6
20:3	0,55				1,6	4,75		1,6					1,68	0,89	1,25	2,13	0
20:4	2,0	9,0	10,7	7,0		10,4	2,4	20,2	0	18,2	26,1	7,8	12,8	14,4	13,6	21,0	7,3
20:5	0,51		0,62	0	0,59		0			0			0		0	0	0
22:5	1,4	0	0	1,25	1,11	Spur	1,21	1,6	2,2	0,51	2,2	0	0	0	Spur	0,56	0
22:6	3,1	1,02	0,76	2,8	2,9	2,6	1,72	6,9	2,9	5,4	7,2	3,0	0	2,2	2,06	4,2	0

* = Zahl der Kohlenstoff-Atome : Zahl der Doppelbindungen; 16:0 also gleich Palmitinsäure.
[1] BETZ, BARTLEY, STIRPE, NORTON, RENSHAW und ROBINSON 1961.

als auch durch Ultrazentrifugierung[1] gewinnbar und mittlerweile als ein das Wachstum von Zellkulturen beeinflussender Faktor erkannt worden[2]. Im Laufe dieser Untersuchungen ist eine sehr weitgehende Charakterisierung der Proteine des löslichen Cytoplasmas bezüglich Größe und Ladung erreicht[3] und in wesentlichen Zügen auch an löslichen Zellkern-Proteinen der Rattenleber bestätigt worden[4, 5]. In solchen Studien sind auch eine ganze Reihe von Enzymen, darunter zehn verschiedene Peptidasen, in elektrophoretisch, chromatographisch und über Sephadex G-200 getrennten Rattenleber-Cytoplasmafraktionen identifiziert worden[6]. Allein schon die Vielzahl der im löslichen Cytoplasma enthaltenen Enzyme (Tabelle 44) bedingt, daß dort mehrere hundert verschiedene Proteine vorkommen müssen. Ob deren vollständige Identifizierung in Chromatogrammen oder elektrophoretischen Fraktionen jemals gelingen wird, erscheint durchaus fraglich. Jedoch wird man allen Befunden, die nur wenige Fraktionen beschreiben, und insbesondere dann, wenn nicht einmal der Versuch zur Identifizierung von Enzymen oder anderen Proteinen unternommen worden ist, mit gebührender Reserve gegenüber treten müssen.

3. Stoffwechselleistungen.

Das lösliche Cytoplasma der Zelle ist auf Grund seiner Verteilung über die *ganze* Zelle hinweg das verbindende Medium, welches allen strukturierten Elementen der Zelle erst die funktionelle Integration zur arbeitsfähigen Zelle ermöglicht. Im Sinne der schon häufiger erwähnten Arbeitsteilung in der Zelle wäre für das lösliche Cytoplasma diese verbindende Funktion als wesentliches Kennzeichen hervorzuheben. Diese Aufgabe des löslichen Cytoplasmas wird besonders sinnfällig, wenn man sich vergegenwärtigt, daß der Stofftransport von und zu Zellpartikeln in den allermeisten Fällen nur unter Beteiligung der löslichen Phase möglich ist, jedenfalls immer dann, wenn diese Partikeln auf Grund ihrer räumlichen Anordnung in der Zelle keinerlei Zugang zur Zellmembran haben. Die Mitochondrien bieten hierfür ein ausgezeichnetes Beispiel.

Daneben finden sich im löslichen Cytoplasma aber auch zahlreiche Stoffwechselreaktionen, die, vielleicht weil sie relativ einfacher Natur sind, keiner Lokalisation in Strukturelementen — mit entsprechenden Konsequenzen für den Erhaltungsaufwand solcher Strukturen, s. S. 3 — bedürfen, sondern auch ohne höhere Ordnung im frei diffusiblen Raum mit hinreichender Steuerung und ohne — z. B. autolytische — Beeinträchtigung durch andere Zellbestandteile ablaufen können. Dies wird sinnfällig durch den Enzymreichtum des löslichen Cytoplasmas (Tabelle 44) illustriert.

Daß der einleitende Kohlenhydratabbau über Glykolyse oder Pentosephosphatcyclus ausschließlich im löslichen Cytoplasma erfolgt, ist oben bereits beschrieben und belegt (S. 156).

Charakteristisch für den löslichen Überstand sind Stoffwechselreaktionen an der Transfer-Ribonucleinsäure, die schon lange bekannt sind[7], aber erst später in ihrer Bedeutung verstanden wurden[8–10]. Dasjenige Molekülende, welches eine aktivierte Aminosäure zur Proteinsynthese an die Ribosomen (S. 127ff.) überträgt, kann in reversibler Weise um drei Nucleotideinheiten abgebaut und wieder aufgebaut werden. Es enthält die Basensequenz A-C-C, so daß für den terminalen Umsatz der löslichen Ribonucleinsäure 1 Mol ATP und 2 Mol CTP verbraucht

[1] Sorof, Golder und Ott 1954.   [2] Freed und Sorof 1966.
[3] Sorof, Young, McCue und Fetterman 1963.   [4] Bakay und Sorof 1964.
[5] Bakay, Sorof und Siebert 1967.   [6] Patterson, Hsiao, Keppel und Sorof 1965.
[7] Harbers und Heidelberger 1959.   [8] Herbert 1959.
[9] Canellakis und Herbert 1960.   [10] Scholtissek 1962.

werden. Ein wesentlicher Teil des außerhalb des Zellkerns erfolgenden Verbrauchs von Nucleosidtriphosphaten zum Einbau in Ribonucleinsäure entfällt auf diese terminale Additionsreaktion, deren biologische Bedeutung zweifellos mit der Transfer-Funktion der löslichen Ribonucleinsäure zusammenhängt, da ohne das -C-C-A-Ende keine Reaktion mit aktivierten Aminosäuren möglich ist. Es sei daran erinnert, daß die de novo-Synthese der Transfer-Ribonucleinsäure keine cytoplasmatische Funktion ist, sondern im Zellkern vonstatten geht (s. S. 33f.).

Eine Reihe weiterer biosynthetischer Reaktionen ist charakteristisch für das lösliche Cytoplasma, so z. B. die Reaktionskette von Acetyl-Co A bis zu Farnesyl-pyrophosphat bei der Cholesterinbiosynthese[1]. Diese Reaktionsfolge betrifft gut wasserlösliche Substrate; die darauffolgenden Schritte vom Squalen bis zu Cholesterin laufen an wenig wasserlöslichen Substraten ab und werden von strukturgebundenen Enzymen der Mikrosomenfraktion katalysiert. Die Annahme ist naheliegend, daß die Lokalisation der einzelnen Enzyme — löslich oder mikrosomal gebunden — von den Löslichkeitseigenschaften der Substrate entscheidend mitbestimmt wird[1].

Auch die Fettsäuresynthese aus Acetat ist ein Vorgang, der vollständig, d. h. bis zur Bildung langkettiger Fettsäuren, im löslichen Cytoplasma abläuft, wie für Rattenleber[2] und Ratten-Brustdrüse[3, 4] gezeigt worden ist.

Das gesamte Enzymsystem, das die Purinsynthese besorgt, findet sich in der Taubenleber im löslichen Überstand[5]. Desgleichen erfolgt die Umwandlung von Vitaminen in Coenzyme, z. B. die Phosphorylierung von Pyridoxal, die Pyrophosphorylierung von Thiamin, die Bildung von Flavinadenindinucleotid aus Riboflavin oder von Coenzym A aus Pantothensäure ausschließlich im löslichen Cytoplasma[6], nur die Bildung von DPN ist im Zellkern lokalisiert (S. 28f.), die von TPN aber wiederum cytoplasmatischer Natur[6].

Eine weitere, charakteristische Stoffwechselleistung des löslichen Cytoplasmas ist die Durchführung von Konjugierungen mit Glutathion bzw. Schwefelsäure. So ist, vorzugsweise in der Leber, die Konjugation von Glutathion mit Nitro-Verbindungen[7], Sulfobromphthalein[8] und Expoyden[9] sowie die Konjugation von Sulfat mit Phenolen[10], Aminophenolen[11], die Bildung von Arylsulfamaten[12] und die Synthese von Schwefelsäureestern von Steroiden[13-15], z. T. auch von Dihydroxy-steroiddisulfaten[16] gezeigt worden. Placentagewebe vermag Oestronsulfat zu bilden[17]. Schließlich ist die Sulfatierung von Polysacchariden, insbesondere von schwefelarmem Heparin, in Mastzellen-Tumoren eine typische Leistung des löslichen Cytoplasmas[18].

Sehr zahlreich sind die Wechselwirkungen zwischen dem löslichen Cytoplasma und anderen, strukturierten Zellelementen. Dies geht ja schon aus der S. 164 diskutierten verbindenden oder Transportfunktion des löslichen Cytoplasmas hervor. Ein spezifischer Fall von Wechselwirkung zwischen dem löslichen Cytoplasma und der Mikrosomenfraktion ist bei der Ascorbinsäuresynthese eingehend untersucht worden (s. Reaktionsschema[19]). Demnach kann, mit D-Glucuronat bzw. Glucuronolacton als Vorstufe, die Ascorbinsäuresynthese vollständig in den

---

[1] BLOCH 1965. [2] NUMA, MATSUHASHI und LYNEN 1961.
[3] ABRAHAM, MATTHES und CHAIKOFF 1961. [4] DILS und POPJAK 1962.
[5] SCHULMAN, SONNE und BUCHANAN 1952. [6] SIEBERT und HUMPHREY 1965.
[7] ALKASSAB, BOYLAND und WILLIAMS 1963. [8] COMBES und STAKELUM 1961.
[9] BOYLAND und WILLIAMS 1965. [10] DE MEIO, WIZERKANIUK und FABIANI 1953.
[11] BERNSTEIN und McGILVERY 1952. [12] ROY 1958.
[13] DE MEIO, LEWYCKA, WIZERKANIUK und SALCIUANAS 1958.
[14] DE MEIO und LEWYCKA 1955. [15] SCHNEIDER und LEWBART 1956.
[16] WENGLE und BOSTRÖM 1963. [17] LEVITZ, CONDON und DANCIS 1961.
[18] RINGERTZ 1960. [19] CHATTERJEE, CHATTERJEE, GHOSH, GHOSH und GUHA 1960.

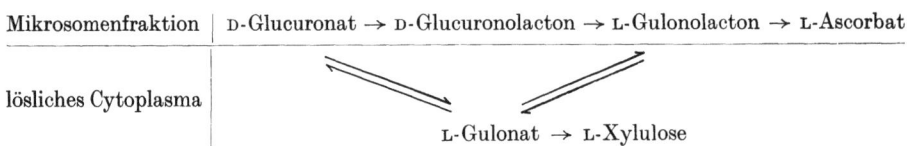

Mikrosomen ablaufen; in Gegenwart des löslichen Cytoplasmas jedoch bewirkt Aldonolactonase eine Lactonspaltung von Gulonolacton zu Gulonat und schafft so eine Konkurrenzsituation zwischen den Synthesen von Ascorbinsäure und L-Xylulose. Andererseits wird in Gegenwart des löslichen Überstandes Gulonat als Vorstufe für Ascorbat verwertbar, da es in gewissem Umfang zu Gulonolacton lactonisiert wird, eine Reaktion, zu der die Mikrosomenfraktion nicht imstande ist. Bei Species wie z. B. dem Menschen, für die Ascorbinsäure ein Vitamin ist, fehlt die Fähigkeit zur oxydativen Umwandlung von L-Gulonolacton in L-Ascorbat in der Mikrosomenfraktion; das lösliche Cytoplasma hat also mit der Frage, ob Ascorbinsäure Vitamin-Charakter hat, nichts zu tun[1].

Ein weiteres funktionelles Zusammenspiel zwischen löslichem Cytoplasma und der Mikrosomenfraktion wird bei der Proteinsynthese beobachtet, worauf S. 127 ff. näher eingegangen ist. Auch zwischen löslichem Cytoplasma und Mitochondrien ist am Beispiel der Reoxydation von extramitochondrial entstandenem DPNH eine wichtige Wechselwirkung bereits auf S. 59 besprochen. Schließlich sei bezüglich solcher Wechselwirkungen an das Konzept des löslichen Raumes im Zellkern (S. 25 und 156) erinnert. So verwundert es nicht, daß sich von der biologischen Aufgabe des löslichen Cytoplasmas her zahlreiche funktionelle Verknüpfungen mit anderen Zellorten beschreiben lassen.

Nicht selten ist das lösliche Cytoplasma einer von zwei oder mehr Zellorten, an denen je ein bestimmter Teil von Enzymen oder Stoffwechselleistungen gefunden wird; dieses Problem einer bimodalen Verteilung wird im folgenden Kapitel behandelt.

H. Verteilung auf mehrere intracelluläre Fraktionen.

In den voranstehenden Abschnitten sind vor allem diejenigen Befunde berücksichtigt worden, die hinsichtlich des Vorkommens (Analytik) oder des Stoffwechsels (Dynamik) chemischer Substanzen eine ganz bevorzugte Lokalisation an *einer* der biochemisch untersuchbaren Zellfraktionen erkennen lassen. Nun gibt es aber zahlreiche Daten, die keine so scharfe Lokalisation erweisen, sondern zu einem bimodalen oder gar unscharfen Verteilungsbild führen. Mit solchen Befunden befaßt sich dieser Abschnitt.

Nicht berücksichtigt sind hier also die partikelspezifischen Befunde, da sie vorangehend behandelt sind, auch wenn sie nicht den Charakter einer Leit-Substanz (S. 6) haben. Wechselwirkungen zweier Zellfraktionen bei spezifischen Stoffwechselvorgängen sind ebenfalls vorangehend schon besprochen, etwa am Beispiel ganzer Stoffwechselcyclen, die in mehr als einem Zellraum ablaufen.

Bezüglich der Methodik sei daran erinnert, daß der Versuchszweck einer vollständigen Bilanzierung einer Analyse in allen Zellfraktionen notwendigerweise zu einer nur unvollständigen Reinheit der einzelnen Zellfraktionen führt (s. S. 6). Dies gilt wohl vor allem für die Zellkernfraktion, der öfter Funktionen des endoplasmatischen Reticulums zugeschrieben werden. Auch werden alle die Strukturelemente, die nur zu geringem Anteil in einer Zelle vorkommen, bei einem so summarischen Fraktionierungsgang in einer der „großen" Fraktionen mit

---

[1] Chatterjee, Chatterjee, Ghosh, Ghosh und Guha 1960.

Tabelle 46. *Intracelluläre Verteilung von Enzymen, die an mehr als einem Zellort vorkommen.*

Enzym	Verteilung	Literatur
17β-Hydroxy-C$_{19}$-steroid-Dehydrogenase	vorwiegend in Mikrosomenfraktion (Ratten-, Kaninchen-, Meerschweinchen-, Hunde-Leber), nur im Überstand (Nieren obiger Tierarten)	AOSHIMA und KOCHAKIAN 1963
Desmosterin-Reductase	Mitochondrien und Mikrosomenfraktion (Ratten-Leber)	AVIGAN und STEINBERG 1961
Glutathion-Reductase	Mitochondrien und Überstand (Ratten-Hirn)	ALDRIDGE und JOHNSON 1959
Steroid-5α-Reductase	Mikrosomenfraktion und Überstand (Menschen-Prostata)	CHAMBERLAIN, JAGARINEC und OFNER 1966
Diaphorasen	Mitochondrien, Mikrosomenfraktion und Überstand (Ratten-Leber)	ERNSTER, LJUNGGREN und DANIELSON 1960
Diaphorasen	Mitochondrien und Mikrosomenfraktion (Ratten-Hirn)	GIUDITTA und STRECKER 1959
Vitamin K-Reductase	Mitochondrien und Überstand (Ratten-Leber)	MÄRKI und MARTIUS 1961
Cytochrome	Mitochondrien und Mikrosomenfraktion (Hühner-Embryo; entwicklungsabhängig)	STRITTMATER 1963
Tryptophan-Pyrrolase-Aktivierung	Mikrosomenfraktion und Überstand (Ratten-Leber)	PITOT und CHO 1961
Tryptophan-5-Hydroxylase	Mitochondrien und Nervenendigungen (Kaninchen-Hirn)	GRAHAME-SMITH und MOLONEY 1965
Tryptophan-5-Hydroxylase	Mitochondrien und Mikrosomenfraktion (Ratten-, Mäuse- und Meerschweinchen-Darm)	COOPER und MELCER 1961
Tyrosinase	Mitochondrien, Mikrosomenfraktion und Überstand (Harding-Passey-Melanom)	ROBERTSON, BERGENDAHL und ADAMS 1957
Tyrosinase	Melanosomen und Mikrosomenfraktion (Harding-Passey-Melanom)	SEIJI und IWASHITA 1963
Fettsäure-ω-Oxydation	Mikrosomenfraktion und Überstand (Meerschweinchen-Leber)	WAKABAYASHI und SHIMAZONO 1961
7α-Hydroxylase	Mikrosomenfraktion und Überstand (Ratten-Leber)	BERGSTRÖM und GLOOR 1955
21-Hydroxylase	Mikrosomenfraktion und Überstand (Rinder-Nebennieren)	RYAN und ENGEL 1956a
27-Hydroxylase	Mitochondrien und Überstand (Mäuse-, Ratten-Leber)	DANIELSSON 1960a
Transmethylasen	Mitochondrien und Überstand (Ratten-Leber)	KLEE, RICHARDS und CANTONI 1961
Acyltransferase	Mitochondrien und Mikrosomenfraktion (Meerschweinchen-Leber)	BRANDES, OLLEY und SHAPIRO 1963
Acyltransferase	Mitochondrien und Überstand (Ratten-Darm)	CLARK und HÜBSCHER 1963
Cholinacetylase	Mitochondrien und Mikrosomenfraktion (Ratten- und Tauben-Hirn)	BELLAMY 1959
Cholinacetylase	Mitochondrien und Überstand (Mäuse-Hirn)	GARDINER 1961
Fettsäure-Veresterung	Mitochondrien und Mikrosomenfraktion (Ratten-Leber)	TZUR, TAL und SHAPIRO 1964
Cholesterinveresterung	Mitochondrien und Mikrosomenfraktion (Ratten-Leber)	BENNETT 1963

Tabelle 46. (Fortsetzung.)

Enzym	Verteilung	Literatur
Cholesterinveresterung	Mitochondrien und Mikrosomen-fraktion (Ratten-Leber)	Deykin und Goodman 1962
Cholesterinveresterung	Mikrosomenfraktion und Überstand (Ratten-Leber	Swell und Treadwell 1962
Cholesterinveresterung	Überstand (Rinder-Neben-niere)	Shyamala, Lossow und Chaikoff 1965
Cholesterinveresterung	Mitochondrien und Mikrosomen-fraktion (Ratten-Leber)	Deykin und Goodman 1962a
Glykogen-Phosphorylase	Überstand und Glykogen-Partikel (Ratten-, Meerschweinchen-Leber)	Leloir und Goldemberg 1960
UDPG-Glykogen-Syn-thethase	Überstand und Glykogen-Partikel (Ratten-Leber)	Leloir und Goldemberg 1960
Tyrosin-α-Ketoglutarat-Transaminase	Mikrosomenfraktion und Überstand (Ratten-Leber)	Litwack, Sears und Diamondstone 1963
Glutamat-Oxalacetat-Transaminase	Zellkerne, Mitochondrien und Überstand (Ratten-Hirn)	May, Miyazaki und Grenell 1959
Kynurenin-Transaminase	Mitochondrien und Überstand (Ratten-Leber)	Ogasawara, Hagino und Kotake 1962
Histidin-Pyruvat-Transaminase	Mitochondrien und Überstand (Ratten-Leber)	Spolter und Baldridge 1964
Myokinase	Mitochondrien und Überstand (Ratten-Leber)	Novikoff, Hecht, Podber und Ryan 1952
Phosvitinkinase	Mitochondrien, Mikrosomen-fraktion und Überstand (Meerschweinchen-Hirn)	Rodnight und Lavin 1964
TPN-Synthese	Mitochondrien und Überstand (Ratten-Leber)	Vignais 1962
Carbamylaspartat-Synthese	Mitochondrien und Überstand (Ratte, Taube, Leber)	Bowers und Grisolia 1962
Esterase	Zellkern-, Mitochondrien-, Mikrosomenfraktion und Überstand (Ratten-Hirn)	Aldridge und Johnson 1959; Sellinger und de Balbian Verster 1962a
Esterase	Zellkern-, Mitochondrien-, Mikrosomenfraktion und Überstand (Ratten-Leber)	Ramachandran, Engström und Ågren 1963; Ramachandran und Ågren 1963
Esterase	Mikrosomenfraktion und Überstand (Ratten-Leber)	Shibko und Tappel 1964
Esterase	Zellkern- und Mikrosomen-fraktion (Ratten- und Hühner-Leber)	Sastry und Ganguly 1961
Esterase	Mikrosomenfraktion und Überstand (Ratten-Leber)	Stanislawski, Uriel und Grabar 1963
Esterase	Mikrosomenfraktion und Überstand (Ratten-Leber)	Pokrovskii, Archakov, Devichenskii und Shumkina 1964
Sarinase	Mikrosomenfraktion und Überstand (Kaninchen-, Meerschweinchen- und Affen-Leber und Niere)	Adie und Tuba 1958
Lipase	Mitochondrien und Überstand (Ratten-Herz)	Björntorp und Furman 1962
Lipase	Mikrosomenfraktion und Überstand	George und Iype 1963
Lipase	Mitochondrien, Mikrosomen-fraktion und Überstand (Tauben-Muskel)	George und Talesara 1962
Lipase	vorwiegend Zymogengranula, wenig in anderen Fraktionen (Hunde-Pankreas)	Hokin 1955

Tabelle 46. (Fortsetzung.)

Enzym	Verteilung	Literatur
Cholinesterase	Mikrosomenfraktion und Überstand (Hunde-Pankreas)	GOUTIER und GOUTIER-PIROTTE 1955a
Cholinesterase	Mikrosomenfraktion und Überstand (Ratten-Hirn, Rinder-Hypophyse)	PARMAR, SUTTER und NICKERSON 1961
Cholinesterase	Mitochondrien, Mikrosomenfraktion und Überstand (Ratten-Hirn)	HOLMSTEDT und TOSCHI 1959
Cholinesterase	Mitochondrien und Mikrosomenfraktion (Meerschweinchen-, Kaninchen- und Ratten-Leber)	GOUTIER und GOUTIER-PIROTTE 1955
Cholinesterase	Mitochondrien, Mikrosomenfraktion und Überstand (Wirbeltiere, Nervengewebe)	GIACOBINI 1959
Cholinesterase	Mitochondrien und Mikrosomenfraktion (Ratten-Hirn)	GIACOBINI 1960
Cholinesterase	Mikrosomenfraktion und Überstand (Menschen-Muskel)	SMITH, FOLDES und FOLDES 1963
Cholinesterase	Zellkern-, Mikrosomenfraktion und Überstand (Ratten-Hirn)	ALDRIDGE und JOHNSON 1959
Cholinesterase	Mitochondrien und Mikrosomenfraktion (Rinder-Nebenniere)	SHYAMALA, LOSSOW und CHAIKOFF 1965
Cholinesterase	Mikrosomenfraktion und Überstand (Ratten-Leber)	DEYKIN und GOODMAN 1962
Cholinesterase	Zellkern- und Mikrosomenfraktion (Ratten- und Hühner-Leber)	SASTRY und GANGULY 1961
Steroidesterase	vor allem Mikrosomenfraktion, weniger in Mitochondrien und Überstand (Ratten-Leber)	DIRSCHERL, SCHNEIDER, SCHAFHAUSEN und ROHDEWALD 1960
Lactonase	Mikrosomenfraktion und Überstand (Ratten-Leber)	BUBLITZ und LEHNINGER 1959
Lactonase	Mikrosomenfraktion und Überstand (Säuger-Leber und Niere)	YAMADA, ISHIKAWA und SHIMAZONO 1959
Vitamin A-Esterase	Zellkern- und Mikrosomenfraktion (Hühner-Leber)	KRISHNAMURTI, SASTRY und GANGULY 1958
Vitamin A-Esterase	Zellkern- und Mikrosomenfraktion (Ratten- und Hühner-Leber)	SASTRY und GANGULY 1961
Deacylasen	Mitochondrien und Mikrosomenfraktion (Meerschweinchen-Leber)	BRANDES, OLLEY und SHAPIRO 1963
alkalische Phosphatase	Burstensaum, Mitochondrien und Mikrosomenfraktion (Meerschweinchen-Darm)	HÜBSCHER, WEST und BRINDLEY 1965
alkalische Phosphatase	Mitochondrien, Mikrosomenfraktion und Überstand (Ratten-Niere und Darm)	SIEBERT, KESSELRING und FISCHER 1965
Phosphatidsäure-Phosphatase	Mitochondrien und Mikrosomenfraktion (Goldhamster-Darm)	JOHNSTON und BEARDEN 1962
Phosphatidsäure-Phosphatase	Mitochondrien und Mikrosomenfraktion (Ratten-Hirn)	STRICKLAND, SUBRAHMANYAM, PRITCHARD, THOMPSON und ROSSITER 1963
Lecithinase	Mitochondrien und Mikrosomenfraktion (Ratten-Darm)	EPSTEIN und SHAPIRO 1959
Lysolecithinase	Mitochondrien und Mikrosomenfraktion (Ratten-Darm)	EPSTEIN und SHAPIRO 1959
TPN-Dephosphorylierung	Mitochondrien und Mikrosomenfraktion (Ratten-Leber)	VIGNAIS 1962
Phosphoproteid-Phosphatase	Mitochondrien und Überstand (Rinder-Hirn)	ROSE 1962

Tabelle 46. (Fortsetzung.)

Enzym	Verteilung	Literatur
Phosphoproteid-Phosphatase	Lysosomen und Überstand (Mäuse-Leber)	PAIGEN und GRIFFITHS 1959
Thiamindiphosphatase	Mitochondrien und Überstand (Ratten-Leber)	KIESSLING und TILANDER 1960
Phosphodiesterase I	Lysosomen und Mikrosomen (Schweine-Niere)	RAZZELL 1961
Phosphodiesterase II	Mitochondrien und Überstand (Schweineniere)	RAZZELL 1961
Amylase	Überstand und Glykogenpartikel (Ratten-Leber)	LELOIR und GOLDEMBERG 1960
Amylase	Zymogengranula, Mikrosomenfraktion und Überstand (Ratten-Pankreas)	LAIRD und BARTON 1957
Amylase	Zymogengranula und Mikrosomenfraktion (Mäuse-Pankreas)	VAN LANCKER und HOLTZER 1959
Invertase	vor allem Mikrosomenfraktion (Schweine-Darm)	BORGSTRÖM und DAHLQVIST 1958
Invertase	Mitochondrien und Mikrosomenfraktion (Kaninchen-Darm)	CARNIE und PORTEOUS 1962
β-Galaktosidase	Zellkern und Mikrosomenfraktion (Ratten-Leber und Darm)	DOELL und KRETCHMER 1963
Maltase	Mikrosomenfraktion und Überstand (Schweine-Darm)	LARNER und GILLESPIE 1956
Oligo-1,6-glucosidase	Mitochondrien und Mikrosomenfraktion (Schweine-Darm)	LARNER und GILLESPIE 1956
Glucuronidase	Lysosomen, Mitochondrien und Mikrosomenfraktion (Ratten-Leber)	GIANETTO 1964
Kathepsin A	Mitochondrien und Mikrosomenfraktion (Kalbs-Hirn)	FINKENSTAEDT 1957
Kathepsin B	Mitochondrien und Mikrosomenfraktion (Ratten-Leber)	GOTTERER, BANKS und WILLIAMS-ASHMAN 1956
Kathepsin B	Mitochondrien und Mikrosomenfraktion (Ratten-Prostata)	FINKENSTAEDT 1957
Kathepsin B	Mitochondrien und Mikrosomenfraktion (Ratten-Leber)	STEIN und FRUTON 1960
Kathepsin C	Mitochondrien und Überstand (Ratten-Leber)	LAVER und TRIKOJUS 1955
Proteasen	Mitochondrien und Überstand (Ratten-Lymphknoten)	MEYER und CLIFTON 1956
Proteasen	Mitochondrien, Mikrosomenfraktion und Überstand (Schweine-Schilddrüse)	
Kathepsine	Zellkern, Mitochondrien, Mikrosomenfraktion und Überstand (Ratten-Hypophyse)	RADEMAKER und SOONS 1957
Peptidasen	Mikrosomenfraktion und Überstand (Schaf-Leber und Schilddrüse)	BRECHER 1963 BECKERS, SPIRO und STANBURY 1960
Peptidasen	Mitochondrien und Überstand (Kalbs-Hirn)	BRECHER 1963
Peptidasen	Mitochondrien und Überstand (Ratten-Leber)	HANSON, BLECH, HERMANN und KLEINE 1959, HANSON und BLECH 1959
Peptidasen	Mikrosomenfraktion, Mitochondrien und Überstand (Ratten-Niere)	HANSON, BLECH, HERMANN und KLEINE 1959, HANSON und BLECH 1959
Carboxypeptidase	Mitochondrien und Mikrosomenfraktion (Ratten-Leber)	HANSON, HERMANN und BLECH 1959

Tabelle 46. (Fortsetzung.)

Enzym	Verteilung	Literatur
Acylase	Überstand und Mikrosomenfraktion (Ratten-Leber und Niere)	HANSON, HERMANN und BLECH 1959
Arylamidase	Bürstensaum, Mitochondrien und Mikrosomenfraktion (Meerschweinchen-Darm)	HÜBSCHER, WEST und BRINDLEY 1965
Nicotinamid-Desamidase	Zellkernfraktion und Mitochondrien (Tauben-Leber und Niere)	RAJAGOPALAN, SUNDARAM und SARMA 1958
Nicotinamid-Desamidase	Mitochondrien und Mikrosomenfraktion (Ratten-Leber)	PETRACK, GREENGARD, CRASTON und SHEPPY 1965
Nicotinamid-Desamidase	Zellkerne und Mitochondrien (Tauben-Leber und Niere)	CURTI und PORCELLATI 1963
Guanindesaminase	Mitochondrien, Mikrosomenfraktion und Überstand (Ratten-Leber und Hirn)	KUMAR, TEWARI und KRISHNAN 1965
Pyrophosphatase	Mikrosomenfraktion und Überstand (Ratten-Leber)	NORDLIE und LARDY 1961
ATPasen	Mitochondrien- und Membranfraktion (Ratten-Hirn)	SOMOGYI und VINCZE 1961
ATPasen	Mitochondrien und Membranfraktion (Ratten-Hirn)	TANAKA und ABOOD 1964
ATPasen	Mitochondrien und Mikrosomenfraktion (Ratten-Uterus)	WAKID 1960
ATPasen	Mitochondrien, Mikrosomenfraktion und Überstand (Lymphosarkom)	BLECHER und WHITE 1960
ATPasen	Zellkern-, Mitochondrien- und Mikrosomenfraktion (Ratten-Leber und Hirn)	BONTING, CARAVAGGIO und HAWKINS 1962
ATPasen	Zellkern-, Mitochondrien-, Mikrosomenfraktion und Überstand (Ratten-Hirn)	JORDAN und MARCH 1956
ATPasen	Nervenendigungen, Mitochondrien, Synaptosomen (Meerschweinchen-Hirn)	HOSIE 1965
Thiaminpyrophosphatase	Mitochondrien und Überstand (Ratten-Leber)	KIESSLING und TILANDER 1960
Glutamat-Decarboxylase	Zellkern-, Mikrosomenfraktion und Überstand (Ratten-Hirn)	LØVTRUP 1961
Histidin-Decarboxylase	Mitochondrien, Zellkernfraktion und Überstand (Rinder-Hirn)	NAITO und KURIAKI 1958
Steroid-Epoxy-Lyase	Mitochondrien und Mikrosomenfraktion (Ratten-Leber)	BREUER, PETERSHOF und KNUPPEN 1963
Fumarase	Mitochondrien und Überstand (Mäuse-Leber)	KUFF 1954
Aconitase	Mitochondrien und Überstand (Menschen-Leber)	SHEPHERD, LI, MASON und ZIFFREN 1955
Vitamin A-Isomerase	Mitochondrien, Mikrosomenfraktion und Überstand (Ratten-Leber, Darm und Niere)	STAINER und MURRAY 1960
Glutaminsynthetase	Mikrosomenfraktion und Überstand (Ratten-Hirn)	SELLINGER, CATANZARO, CHAIN und POCHIARI 1962, SELLINGER und DE BALBIAN VERSTER 1962
Fettsäure-Aktivierung	Zellkern- und Mikrosomenfraktion (Ratten-Leber)	CREASEY 1962
Fettsäure-Aktivierung	Mitochondrien und Mikrosomenfraktion (Ratten-Darm)	SENIOR und ISSELBACHER 1960
Jodinase	Mitochondrien und Mikrosomenfraktion (Schweine-Schilddrüse)	SUZUKI, NAGASHIMA und YAMAMOTO 1961

Tabelle 47. *Intracellulärer Verbleib von physiologischen Substanzen, Drogen und Giften.*

Substanz	Verteilung	Literatur
Zink ($^{65}Zn^{2+}$)	vor allem Mitochondrien und Überstand (Mäuse-Leber und Mammatumor)	Bartholomew, Tupper und Wormall 1959
Zink ($^{65}Zn^{2+}$)	vor allem im Überstand, wenig in anderen Fraktionen (Mäuse-Leber)	Cotzias, Borg und Selleck 1961
Cadmium ($^{109}Cd^{2+}$)	vor allem im Überstand, wenig in anderen Fraktionen (Mäuse-Leber)	Cotzias, Borg und Selleck 1961
Cer ($^{144}Ce^{4+}$)	Zellkern-, Mitochondrien-, Mikrosomenfraktion und Überstand; Verschiebungen während Versuchsdauer (Ratten-Leber)	Catsch, Immel-Teller und Schindewolf-Jordan 1961
Bromid ($^{82}Br^-$)	nicht im Zellkern, Bindung an nervöse Elemente (Hunde-Hirn)	Maevsky und Berendsky 1958
Selen (^{75}Se)	vor allem Mitochondrien und Überstand, z. T. Protein-gebunden (Ratten-Leber)	McConnell, Roth und Dallam 1959
Vitamin A (^{14}C)	vor allem in Mikrosomen (Hühner-Leber)	Krishnamurti, Bieri und Andrews 1963
Biotin (^{14}C)	Zellkerne, Mitochondrien und Überstand (Ratten-und Hühner-Leber)	Dakshinamurti und Mistry 1963
Cobalamin (^{58}Co)	Zellkernfraktion, weniger in Mitochondrien und Mikrosomenfraktion (Hühner-Leber)	Marchetti, Castelli, Puddu und Viviani 1960
Cobalamin (^{58}Co)	Zellkernfraktion (Abnahme während Versuchsdauer) und Mitochondrien (hier: Zunahme) (Ratten-Hirn)	Newman, O'Brien, Spray, Williams und Witts 1962
Cobalamin (^{60}Co)	vor allem in Mikrosomenfraktion, weniger in Mitochondrien (Ratten-Leber)	Miller, Hansen und Raney 1963
Cobalamin (^{58}Co)	vor allem in Mikrosomenfraktion und Überstand, weniger in anderen Fraktionen; Verschiebungen während Versuchsdauer (Ratten-Leber)	Gräsebeck, Ignatius, Järnefelt, Linden, Mali und Nyberg 1960
Cobalamin (^{60}Co)	vor allem im Überstand, weniger in anderen Fraktionen in vivo und in vitro (Hühner-Leber)	Fraser und Holdsworth 1959
Tokopherol (^{14}C)	vor allem in Mitochondrien, weniger in Mikrosomenfraktion, wenig im Überstand (Ratten-Leber)	Draper und Alaupovic 1959
Vitamin K (^{14}C)	vor allem in Mitochondrien, weniger in Zellkernfraktion, praktisch nichts in Mikrosomenfraktion und Überstand (Hühner-Leber, Herz und Niere)	Martius 1956
Thyroxin (^{131}J)	an alle Zellfraktionen (Pferde-Leukocyten)	Roche, Hamolsky, Michel und Lotz 1962
Normetanephrin (^3H)	Überstand (Ratten-Herz, Speicheldrüsen, Vas deferens, Epiphyse, Nebennieren)	Potter und Axelrod 1963
Noradrenalin (^3H)	Mikrosomenfraktion (Ratten-Herz, Speicheldrüsen, Vas deferens, Epiphyse, Nebenniere)	Potter und Axelrod 1963

Tabelle 47. (Fortsetzung.)

Substanz	Verteilung	Literatur
Noradrenalin (^{3}H)	weitgehend analog endogenem Hormon (Ratten-Hirn)	MIRKIN und GILLIS 1963
Adrenalin (^{3}H)	Mikrosomenfraktion (Ratten-Herz, Speicheldrüsen, Vas deferens, Epiphyse); chromaffine Granula (Nebenniere)	POTTER und AXELROD 1963
Dopamin (^{3}H)	Überstand (Ratten-Herz, Speicheldrüsen, Vas deferens, Epiphyse); chromaffine Granula (Nebenniere)	POTTER und AXELROD 1963
γ-Aminobutyrat (^{14}C)	Mitochondrien und Mikrosomenfraktion (Mäuse-Hirn); Verschiebungen während Versuchsdauer	VARON, WEINSTEIN und ROBERTS 1964
Melatonin (^{3}H)	praktisch nur im Überstand (Katzen-Ovar und Nebennieren, Rinder-Epiphysen)	WURTMAN, AXELROD und POTTER 1964
3-Methoxy-4-hydroxy-mandelsäure (^{3}H)	Überstand (Ratten-Herz, Epiphyse, Nebennieren, Speicheldrüsen, Vas deferens)	POTTER und AXELROD 1963
Oestradiol (^{3}H)	vor allem Zellkern-Myofibrillenfraktion und Überstand (Ratten-Uterus)	NOTEBOOM und GORSKI 1965
Oestron (^{14}C)	vor allem im Überstand, weniger in Zellkern, Mitochondrien- und Mikrosomenfraktion (Ratten-Leber)	WOTIZ, ZISKIND und RINGLER 1963
Testosteron (^{14}C)	vor allem Mikrosomenfraktion und Überstand (Ratten-Prostata)	HARDING und SAMUELS 1962
Testosteron (^{14}C)	vor allem Überstand (Ratten-Leber, Niere und Muskel)	PARRA und REDDY 1962
Corticosteron (^{14}C)	vor allem Mitochondrien und Mikrosomenfraktion (Ratten-Leber)	BELLAMY 1963
Hydrocortison (^{14}C)	Mikrosomenfraktion und Überstand (Ratten-Leber)	LITWACK, SEARS und DIAMONDSTONE 1963
Cholesterin (^{3}H)	vor allem Mitochondrien und Mikrosomenfraktion (Mäuse-Leber)	CLEMENTI und FUMAGALLI 1962
Tripalmitin (^{14}C)	vor allem Überstand, wenig in Mikrosomenfraktion (Ratten-Leber)	RODBELL, SCOW und CHERNICK 1964
Serumalbumin (^{131}J)	vor allem in Mitochondrien und Mikrosomen (Ratten-Leber)	GORDON und HUMPHREY 1961
Bilirubin (^{3}H)	das meiste im Überstand (Ratten-Leber)	BROWN, GRODSKY und CARBONE 1964
Amphetamin (^{14}C)	nur im Überstand (Ratten-Hirn)	YOUNG und GORDON 1962
Carbutamid	praktisch nur im Überstand (Ratten-Leber)	KUETHER, CLARK, SCOTT, LEE und PETTINGA 1956
Dicumarol (^{14}C)	Mitochondrien, Mikrosomenfraktion und Überstand nach Zugabe in vitro (Ratten-Leber)	WOSILAIT 1961
Dicumarol	vor allem in Zellkernfraktion und Überstand, wenig in Mitochondrien (Ratten- und Hühner-Leber)	GREEN, SONDERGAARD und DAM 1956

Tabelle 47. (Fortsetzung.)

Substanz	Verteilung	Literatur
Diphenyl-p-phenylen-diamin	vor allem im Überstand, weniger in Mikrosomenfraktion (Ratten-Leber)	Csallany und Draper 1960
Digitoxin (^{3}H und ^{14}C)	praktisch nur im Überstand in vivo und in vitro (Ratten-Leber und Herz; Asciteszellen)	Spratt und Okita 1958
Erythromycin (^{14}C)	vor allem im Überstand, auch in Zellkernfraktion, wenig in Mitochondrien und Mikrosomenfraktion (Ratten-Leber)	Lee, Anderson und Chen 1956
Hydralazin	vor allem Mitochondrien und Mikrosomenfraktion (Mäuse-Niere und Milz)	Perry jr., Comens und Yunice 1962
Levorphanol (^{14}C)	vor allem im Überstand, aber auch in allen anderen Fraktionen (Ratten-Leber, Hirn und Niere); in vitro und in vivo Unterschiede	Mellet und Woods 1959
Mephentermin	vor allem im Überstand, auch in Zellkernfraktion (Mäuse-Leber)	Hanna und Macmillan 1959
Mephentermin	vor allem im Überstand, weniger in Zellkernfraktion (Kaninchen-Herz)	Hanna und O'Brien 1960
Mercaptoalkylguanidine (^{14}C und ^{35}S)	Überstand und Mitochondrien (Mäuse- und Ratten-Leber und Milz)	Bradford, Shapira und Doherty 1961
Metazolamid	nur im Überstand (Mäuse-Hirn)	Gray, Rauh und Shanahan 1961
Naphthylisocyanat (^{35}S)	bevorzugt Mitochondrien (Ratten-Leber)	Drobnica und Tölgyessy 1960
Perphenazin (^{35}S)	vor allem im Überstand (Ratten-Hirn); Zellkern- und Mikrosomenfraktion (Ratten-Leber); Verschiebungen und Metabolisierung während Versuchsdauer	Symchowicz, Peckham, Korduba und Perlman 1962
Persantin	vor allem im Überstand (Ratten-Herz)	Kunz, Mueller und Siess 1963
Persantin (^{14}C)	vor allem im Überstand; in vitro auch in Mitochondrien und Mikrosomenfraktion (Ratten-Herz)	Litwack, Berger, Tryfiates und Pressman 1964
Ritalin (^{14}C)	vor allem im Überstand (Meerschweinchen-Leber) in vivo und in vitro	Sheppard, Tsien, Rodegker und Plummer 1960
Stilbamidin (^{14}C)	Hauptmenge in Mitochondrien (Mäuse-Leber)	Bennett, Pack, Krueckel und Weaver 1953
Urethan (^{14}C)	Fast vollständig im Überstand (Mäuse-Leber und Lunge)	Berenblum, Haran-Ghera, Winnick und Winnick 1958 Berenbom 1959
p-Dimethylaminoazo-benzol (^{15}N)	vor allem Mikrosomenfraktion (Ratten-Leber)	
p-Dimethylaminoazo-benzol	etwa gleich viel in Zellkern- und Mitochondrienfraktion, mehr in Mikrosomenfraktion und Überstand (Ratten-Leber)	Hughes 1957
3'-Methyl-p-dimethyl-aminoazobenzol	Mikrosomenfraktion und Überstand (Ratten-Leber)	Yamada, Matsumoto und Terayama 1963
3'-Methyl-p-dimethyl-aminoazobenzol	Zellkerne und Überstand (Ratten-Leber)	Bakay und Sorof 1964, Bakay, Sorof und Siebert 1967

Tabelle 47. (Fortsetzung.)

Substanz	Verteilung	Literatur
3'-Methyl-p-dimethyl-aminoazobenzol (^{14}C)	relativ viel in Zellkernen (Ratten-Leber)	SALZBERG 1958
3'-Methyl-p-dimethyl-aminoazobenzol	auch viel in Mikrosomenfraktion vor allem im Überstand (Ratten-Leber)	HULTIN 1956
3'-Methyl-p-dimethyl-aminoazobenzol	vor allem in Mikrosomenfraktion und Überstand (Ratten-Leber)	FIALA und FIALA 1959
2-Acetamidofluoren (^{14}C)	vor allem in Mikrosomenfraktion in vitro (Ratten-Leber)	HULTIN 1959
Dibenzanthracen	in allen Zellfraktionen (Ratten- und Mäuse-Leber, Niere und Haut)	CALCUTT 1958
Benzpyren	vor allem in Mikrosomenfraktion und Überstand (Mäuse-Haut)	FIALA und FIALA 1959
Dimethylnitrosamin (^{15}N)	Zellkern-, Mitochondrien-, Mikrosomenfraktion und Überstand (Ratten-Leber); Metabolisierung!	HEATH und DUTTON 1958
Cycloserin	vor allem im Überstand (Ratten-Leber)	CREMA und BERTÉ 1960
Tetrachlorkohlenstoff (^{14}C)	im Überstand, weniger in Zellkern- und Mikrosomen-fraktion, auch etwas in Mitochondrien und Lysosomen (Ratten-Leber)	BACCINO, SATTA und MAMELI 1964
Diisopropylfluorphos-phat (^{32}P)	Mitochondrien und Mikrosomen-fraktion, weniger und mit der Zeit wechselnd in Zellkern-fraktion und Überstand (Ratten-Leber)	ÅGREN und RAMACHANDRAN 1964
Fluoracetat (^{14}C)	in allen Fraktionen (Ratten-Leber), in Mitochondrien angerei-chert (Ratten-Niere)	GAL, DREWES und TAYLOR 1961
Phalloidin (^{3}H)	vor allem Mikrosomenfraktion (Ratten-Leber)	REHBINDER, LÖFFLER, WIE-LAND und WIELAND 1963
Stickstoff-Lost (^{14}C)	alle Zellfraktionen etwa gleich viel (Ratten-Leber); Mikro-somenfraktion und Überstand mehr als die anderen Fraktionen (Ratten-Niere)	COHN 1957

erfaßt, wie es z. B. bei der Besprechung von Lysosomen (S. 100) oder Microbodies (S. 109) erläutert ist.

In Tabelle 46 sind Angaben zur intracellulären Verteilung von Enzymen zusammengestellt. In manchen Fällen hat eine bimodale Verteilung einer Enzym-aktivität zur Ursache, daß zwei verschiedene Enzymindividuen, die die gleiche Reaktion katalysieren, jeweils für einen Zellort spezifisch sind. Beispiele hierfür sind im Abschnitt Mitochondrien für zwei Malat-Dehydrogenasen oder verschie-dene Transaminasen gegeben (S. 50). In solchen Fällen, wo die Individualität klar erkannt ist, also Isoenzyme vorliegen, sind die Befunde nicht mit in Tabelle 46 aufgenommen worden. Einige der in dieser Tabelle enthaltenen Angaben mögen in der Zukunft nach eingehenderer Bearbeitung eine entsprechende Aufklärung als Isoenzym-Natur erfahren. Der in mancher Hinsicht provisorische Charakter der Tabelle 46 ist jedenfalls unverkennbar.

Vielfach sind körpereigene oder körperfremde Substanzen, oft mit radioaktiver Markierung, auf ihren intracellulären Verbleib nach entsprechender Zufuhr an das intakte Tier untersucht worden. Man hat dabei wohl vor allem angestrebt zu erfahren, ob der Ort der intracellulären Lokalisation mit dem intracellulären Wirkort identisch sei. Dies ist eine besonders für Arzneimittel wichtige und häufig untersuchte Frage. Einige Angaben zu dieser Frage sind in Tabelle 47 zusammengestellt; auch in dieser Tabelle sind nur Befunde berücksichtigt, die mehr als eine Zellfraktion betreffen, und die partikelspezifischen Daten sind in den jeweiligen Abschnitten behandelt.

J. Schlußbemerkungen.

1. Allgemeines.

Versucht man, rückschauend aus den vorangegangenen Abschnitten die Funktions–Form–Beziehung erneut zu diskutieren, so muß man sicher davon ausgehen, daß im Einzelfall Struktur und Funktion in ganz enger Abhängigkeit stehen; dies tritt vielleicht am klarsten bei den Mitochondrien zutage. Verallgemeinerungen jedoch sind nur in recht begrenztem Umfang möglich: *Einer* Funktion können durchaus *verschiedenartige* Strukturen entsprechen. So haben zwar alle Zellen einen genetischen Apparat, aber ob dieser als Zellkern mit Membran und Mitoseapparat ausgebildet ist oder als — biochemisch völlig äquivalentes — Nucleoproteid-Material im Zell-Leib lediglich deponiert scheint, hängt davon ab, ob man sog. höhere Zellen oder Mikroorganismen untersucht. In gleicher Weise wird das Proteinsynthese-System in allen Zellen durch den Ribosom-tRNS-mRNS-Komplex repräsentiert; ob aber das Membransystem des endoplasmatischen Reticulums überhaupt in stärkerem Umfang angelegt und wieweit es mit dem Ribosomen-System verknüpft ist, hängt wiederum ganz von der Art der betrachteten Zelle ab; ob zwingende funktionelle Konsequenzen aus dieser Verschiedenartigkeit resultieren, ist noch nicht klar abzusehen. Etwas anders liegen die Verhältnisse bei den Mitochondrien, wo sich die Spezialisierung der Zellen hinsichtlich der aeroben Stoffwechsel-Kapazität in Quantität *und* Qualität dieser Partikel recht gut widerspiegelt.

Vielleicht mit Ausnahme der Microbodies (S. 109) sind alle in den vorangehenden Abschnitten behandelten Strukturelemente der Zelle — Zellkern, Mitochondrien, Lysosomen, endoplasmatisches Reticulum — prinzipieller, ja unabdingbarer Bestandteil der strukturellen Organisation aller höheren Zellen. Damit ist jedoch nur gleichsam die strukturelle Grundausstattung dieser Zellen erfaßt, und die funktionelle Differenzierung drückt sich in Einzelzellen wie in Gewebszellen in einer fast verwirrenden Vielfalt weiterer struktureller Merkmale aus, die nun mehr oder weniger zell- bzw. gewebsspezifisch sind und die naturgemäß auch in einem Handbuch der *allgemeinen* Pathologie nicht übersehen werden dürfen.

So generell wichtige Elemente wie die Chloroplasten in photo-synthetisierenden Zellen müssen entsprechend der Zielsetzung dieses Beitrages außer Betracht bleiben. Von entscheidender Bedeutung für die noch folgenden kurzen Abschnitte ist die offensichtliche Tatsache, daß nicht nur Pathologie und Biochemie, sondern in gleicher Weise auch Physiologie und Pharmakologie differenzierter Zellen und Gewebe in ganz essentieller Weise von solchen speziellen Zell-Strukturen mitbestimmt werden. Eine eingehende Beschreibung dieser Strukturelemente würde den Rahmen dieses Beitrages sprengen; doch soll versucht werden, in den nachstehenden Abschnitten wenigstens eine kurze Aufzählung solcher spezieller Zellstrukturen zu geben, die der biochemischen Bearbeitung bereits zugänglich sind. Die Auswahl der Literaturzitate richtet sich, soweit möglich, auf Übersichtsarbeiten aus.

2. Spezielles.

Zunehmendes Interesse erwecken die *Membranen* tierischer Zellen. Sie sind aus Skeletmuskel[1], Leber[2], Schilddrüse[3], Ascites-Zellen[4], Erythrocyten[5], Leukocyten[6] sowie Darm[7] und Harnblase[8] isoliert und bezüglich einiger biochemischer Eigenschaften charakterisiert worden. Ihre Natur als Proteo-Lipid-Doppelmembran ist offenkundig; die elektrische Oberflächenladung wird sehr wesentlich von den Neuraminsäure-Bausteinen komplexer Polysaccharide bestimmt. Eine umfassende Übersicht hat ROBERTSON[9] gegeben.

Aus Lebergewebe läßt sich, was auf Grund des morphologischen Befundes nicht erstaunlich ist, *Glykogen* in partikulärer Form gewinnen[10]; es sedimentiert bei differenzierender Zentrifugierung zwischen den Mitochondrien und der Mikrosomenfraktion. Überraschend ist der Befund, daß einige unmittelbar mit dem Glykogenstoffwechsel befaßte Enzyme, wie z. B. Glykogen-Synthetase in enger Bindung an die Glykogenpartikeln vorliegen[11], was offenbar kein Artefakt ist.

Das Zentralnervensystem liefert bei passender Zentrifugierung subcelluläre Fraktionen, die morphologisch als *Bestandteile der Synapsen* (Synaptosomen, synaptische Vesikeln, Nervenendigungen) erkannt worden sind. Sie sind hinsichtlich des Enzym- und Lipid-Bestandes untersucht und spielen insbesondere auch in der Neuropharmakologie eine bedeutende Rolle[12].

Von gleicher Bedeutung und intensiv bearbeitet sind Partikeln aus Nervengewebe und Nebennierenmark, die als chromaffine Granula, häufiger und kürzer als *Amingranula* bezeichnet werden. Sie sind ferner aus Herz, Dünndarm, Mastzellen und Phäochromocytomen isoliert worden; aminhaltige Granula aus Hirngewebe können derzeit nur nach sorgfältiger morphologischer Kontrolle von der oben besprochenen Gruppe synaptischer Partikeln differenziert werden. Die Amingranula vermögen cellulär entstehende Amine, aber auch von außen zugeführte Amine aufzunehmen und zu speichern, wobei ein Konzentrationsgradient gegen die Umgebung aufgebaut wird. Zu den Aminen gehören vor allem die Catechinamine wie Noradrenalin, Adrenalin, Dopamin, Tyramin u. a. Speicherung und Abgabe dieser Amine sind in sehr delikater Weise mit dem intracellulären Ca^{++}-Haushalt verknüpft, vielleicht in einer analogen Weise, wie es S. 125f. für die Erschlaffungs-Granula der Mikrosomenfraktion diskutiert wird. Ferner ist die Speicherung energiebedürftig und daher von ATP abhängig, doch scheinen ältere Befunde über eine 1:1-Stöchiometrie zwischen Amin und ATP nicht haltbar zu sein. Eine Vielzahl pharmakologisch wirksamer Stoffe, voran wohl das Reserpin, beeinflußt den Amin-Haushalt der Amingranula, so daß sowohl die Funktion mancher biogener Amine als auch die Wirkungsweise mancher Pharmaka dem

---

[1] KONO und COLOWICK 1961, McCOLLESTER 1962, McCOLLESTER und SEMENTE 1964, KONO, KAKUMA, HOMMA und FUKUDA 1964, ROSENTHAL, EDELMAN und SCHWARTZ 1965.
[2] NEVILLE 1960, EMMELOT, BOS, BENEDETTI und RÜMKE 1964, TAKEUCHI und TERAYAMA 1965. [3] TURKINGTON 1962.
[4] WALLACH und KAMAT 1964, WALLACH und KAMAT 1966, WALLACH, KAMAT und GAIL 1966.
[5] MITCHELL und HANAHAN 1966, MORGAN und HANAHAN 1966.
[6] WOODIN und WIENEKE 1966. [7] CLARK und PORTEOUS 1965.
[8] HAYS und BARLAND 1966. [9] ROBERTSON 1960.
[10] MEYER und ZALTA 1958, LOWE und GARNER 1960, MORDOH, LELOIR und KRISMAN 1965, LASKOV und GROSS 1965, VERCAUTEREN 1965.
[11] LELOIR und GOLDEMBERG 1960, LUCK 1961, STEINER 1961, NIGAM 1962, TATA 1964a.
[12] WHITTAKER, MICHAELSON und KIRKLAND 1964, MAYNERT, LEVI und LORENZO 1964, CLEUGH, GADDUM, MITCHELL, SMITH und WHITTAKER 1964, BURTON und GIBBONS 1964, WHITTAKER und COWE 1964, BURTON 1964, COLBURN und MAAS 1965, KRNJEVIĆ und WHITTAKER 1965, HOSIE 1965, WHITTAKER und SHERIDAN 1965, ROBINSON, ANDERSON und GREEN 1965, SALGANICOFF und DE ROBERTIS 1965.

Verständnis näher gerückt sind. (Übersichtsartikel zur Frage der Amingranula siehe z. B. in Bd. 18 der Pharmacological Reviews (1966), ferner bei [1]).

Eine weitere Zellfraktion aus nervösem Gewebe, die schon sehr lange die Aufmerksamkeit der Morphologen findet, ist das *Myelin*. Es sind verschiedene Isolierungsverfahren beschrieben und Lipid-Analysen durchgeführt worden [2].

Für das Nierengewebe sind Isolierungsverfahren und Analysendaten von *Glomerula* [3, 4], *Basalmembran* [4, 5] und *Tubuli* [6] angegeben. Aus Dünndarmhomogenaten lassen sich dem *Bürstensaum* entsprechende Partikeln isolieren [7]; ihr Enzymgehalt, vorzugsweise an Kohlenhydrat-spaltenden Systemen [7, 8] und weitere Stoffwechselleistungen [9] sind beschrieben.

Leukocyten liefern Granula, die aus *eosinophilen Zellen* isoliert und eingehend untersucht worden sind [10]; auch aus *Granulocyten* sind zellspezifische Partikeln studiert worden [11]. *Mastzellen*, teilweise auch Mastocytome, sind hinsichtlich des Heparin- und Histamin-Gehaltes ihrer Granula näher untersucht worden [12].

Aus dem Hypophysen-Hinter- und Vorder-Lappen lassen sich *neurosekretorische bzw. sekretorische Granula* gewinnen, welche hormonhaltig sind; sehr wahrscheinlich dienen sie der Speicherung von Vasopressin und Oxytocin bzw. Vorderlappen-Hormonen, bis adäquate Reize ihre Ausschüttung auslösen [13].

Netzhaut-Bestandteile wie die *Stäbchen-Außenglieder* sind seit langem durch differenzierendes Zentrifugieren zugänglich [14], so daß eine Reihe von Analysen, vorzugsweise für Sehfarbstoffe, vorliegt [15].

Bereits bei der Besprechung der Proteinsynthese in den Ribosomen (S. 134) wurde auf die *Zymogengranula* des *Pankreas* hingewiesen, die die Enzyme — meist als Vorstufen — übernehmen und bis zum Eintreffen eines adäquaten Sekretionsreizes speichern. Der Enzym-(Proenzym-) Bestand der Zymogengranula ist praktisch identisch mit den durch Kanülierung erhaltenen Proteinen des Pankreas-Sekrets. Mit der Isolierung und Charakterisierung der Zymogen-Granula haben sich vor allem SIEKEVITZ und PALADE befaßt [16]. Auch aus der *Parotis* sind entsprechende Granula, die Amylase enthalten, isolierbar [17].

An der Grenze zwischen Orthologie und Pathologie stehend, hat *Lipofuscin* immer wieder die Aufmerksamkeit erregt. Nach Ausarbeitung schonender Iso-

---

[1] STJÄRNE 1964, KAUFMAN und FRIEDMAN 1965.
[2] NUSSBAUM, BIETH und MANDEL 1963, HULCHER 1963, AUTILIO, NORTON und TERRY 1964, EVANS und FINEAN 1965, LEDIG und MANDEL 1965, EICHBERG und DAWSON 1965.
[3] COOK und PICKERING 1958, COOK und PICKERING 1959, RICHTERICH und FRANZ 1961.
[4] KEFALIDES und WINZLER 1966.
[5] v. BRUCHHAUSEN und MERKER 1967.
[6] BURG und ORLOFF 1962.
[7] MILLER und CRANE 1961, EICHHOLZ und CRANE 1965, OVERTON, EICHHOLZ und CRANE 1965.
[8] RUTTLOFF, NOACK, FRIESE und SCHENK 1964, SEMENZA, TOSI, VALLOTON-DELACHAUX und MÜLHAUPT 1964, NOACK und SCHENK 1965, KOLDOVSKÝ, NOACK, SCHENK, JIRSOVÁ, HERINGOVÁ, BRANÁ, CHYTIL und FRIDRICH 1965.
[9] FORSTNER, RILEY, DANIELS und ISSELBACHER 1965, DAVID, MALATHI und GANGULY 1966.
[10] BEHRENS und MARTI 1954, VERCAUTEREN 1951, VERCAUTEREN 1953, BARNHART und RIDDLE 1963, MILLER, DE HARVEN und PALADE 1966.
[11] TAKAHASHI 1961, VERCAUTEREN und GILLIS-VAN MAELE 1962.
[12] MOTA, BERALDO, FERRI und JUNQUEIRA 1954, HAGEN, BARRNETT und LEE 1959, PAREKH und GLICK 1962, UVNÄS 1965.
[13] SCHAPIRO und STJÄRNE 1961, WEINSTEIN, MALAMED und SACHS 1961, LA BELLA, BEAULIEU und REIFFENSTEIN 1962, BARER, HELLER und LEDERIS 1963, HYMER und McSHAN 1963, KWA, VAN DER BENT, FELTKAMP, RÜMKE und BLOEMENDAL 1965, DEAN und HOPE 1966.
[14] COLLINS, LOVE und MORTON 1952, McCONNELL 1965.
[15] FUTTERMAN und SASLAW 1961, ROSENBERG, ORLANDO und ORLANDO 1961, HELD, HEINZMANN, LEMBECK und SCHLOTE 1966.
[16] SIEKEVITZ und PALADE 1958, SIEKEVITZ und PALADE 1958a, SIEKEVITZ und PALADE 1960.
[17] SCHRAMM und DANON 1961.

lierungsverfahren[1, 2] sind umfangreiche analytische Untersuchungen durchgeführt worden[1, 3], die den hohen Proteinanteil und das Vorkommen von Melanin gezeigt haben. Ein häufiger berichteter Enzymgehalt ist wahrscheinlich ein Artefakt[1, 4]. Ein Übersichtsartikel ist erschienen[5].

Auch *Hämosiderin* läßt sich nach modernen, schonenden Methoden isolieren und analysieren[6].

Melaningranula werden entweder aus Chorioidea und Pigmentepithel oder aus Melanomen isoliert; sie sind von Mitochondrien sicher verschieden[7] und hinsichtlich ihrer Stoffwechselleistungen näher untersucht worden[8].

Literatur.

ABEL, P.: Reactivation of heated vaccinia virus in vitro. Z. Vererbungsl. **94**, 245—252 (1963). — ABOOD, L. G.: Mechanism of inhibition of phosphorylation in brain mitochondria by electrical impulses. Amer. J. Physiol. **176**, 247—252 (1954). — ABOOD, L. G., R. W. GERARD, J. BANKS, and R. D. TSCHIRGI: Substrate and enzyme distribution in cells and cell fractions of the nervous system. Amer. J. Physiol. **168**, 728—738 (1952). — ABOOD, L. G., R. W. GERARD, and S. OCHS: Electrical stimulation of metabolism of homogenates and particulates. Amer. J. Physiol. **171**, 134—139 (1952). — ABOOD, L. G., A. OSTFELD, and J. H. BIEL: Structure-activity relationships of 3-piperidyl benzilates with psychotogenic properties. Arch. int. Pharmacodyn. **120**, 186—200 (1959). — ABOOD, L. G., and F. RINALDI: Studies with tritium-labeled psychotomimetic agent. Psychopharmacologia (Berl.) **1**, 117—123 (1959). — ABOOD, L. G., and L. ROMANCHEK: Inhibition of oxidative phosphorylation in brain mitochondria by electrical currents and the effect of chelating agents and other substances. Biochem. J. **60**, 233—238 (1955). ~ The chemical constitution and biochemical effects of psychotherapeutic and structurally related agents. Ann. N.Y. Acad. Sci. **66**, 812—825 (1957). — ABRAHAM, R., E. BALKE, K. KRISCH, S. LEONHÄUSER, K. LEYBOLD, K. A. SACK u. H. J. STAUDINGER: Hydroxylasen. In Hoppe-Seyler/Thierfelder's Handbuch, Bd. VI/A, S. 917—1048. Berlin-Göttingen-Heidelberg: Springer 1964. — ABRAHAM, S., I. L. CHAIKOFF, W. M. BORTZ, H. P. KLEIN, and H. DEN: Particle involvement in the fatty acid synthesis in liver and yeast systems. Nature (Lond.) **192**, 1287—1288 (1961). — ABRAHAM, S., K. J. MATTHES, and I. L. CHAIKOFF: Factors involved in synthesis of fatty acids from acetate by a soluble fraction obtained from lactating rat mammary gland. Biochim. biophys. Acta (Amst.) **49**, 268—285 (1961). ~ The role of microsomes in fatty acid synthesis from acetate by cell-free preparations of rat liver and mammary gland. Biochim. biophys. Acta (Amst.) **70**, 357—369 (1963). — ACKERMANN, D.: Zur Chemie der Vogelblutkerne. Hoppe-Seylers Z. physiol. Chem. **43**, 299—304 (1904/05). — ACKERMANN, H., u. H. LANGEMANN: Aminosäuren-Decarboxylase im menschlichen Gehirn. Helv. physiol. pharmacol. Acta **18**, C5—C6 (1960). — ACS, G., A. NEIDLE, and H. WAELSCH: Brain ribosomes and amino acid incorporation. Biochim. biophys. Acta (Amst.) **50**, 403—404 (1961). — ADAMS, E., and A. GOLDSTONE: Hydroxyproline metabolism. II. Enzymatic preparation and properties of Δ^1-pyrroline-3-hydroxy-5-carboxylic acid. J. biol. Chem. **235**, 3492—3498 (1960). — ADAMS, H. R., and H. BUSCH: Effects of thioacetamide on incorporation of orotic acid-2-^{14}C into RNA fractions in liver. Cancer Res. **23**, 576—582 (1963). — ADAMS, R. L. P.: Periodic activation of lysosomal enzymes during regeneration of the liver. Biochem. J. **87**, 532—536 (1963). — ADAMSON, R. H., and J. R. FOUTS: Enzymatic metabolism of strychnine. J. Pharmacol. exp. Ther. **127**, 87—91 (1959). — ADELSTEIN, S. J.: Specific radioprotective effect of the mitochondrial matrix. Nature (Lond.) **195**, 195—196 (1962). — ADELSTEIN, S. J., and S. L. BIGGS: The effects of X-irradiation on the enzymatic activity of nuclear DPN-pyrophosphorylase. Radiat. Res. **16**, 422—431 (1962). — ADIE, P. A., and J. TUBA: The intracellular localization of liver and kidney sarinase. Canad. J. Biochem. **36**, 21—24 (1958). — AEBI, H., F. STOCKER u. M. EBERHARDT: Abhängigkeit der Monoaminoxydase-Aktivität und peroxydativer Umsetzungen von der Mitochondrienstruktur. Biochem. Z. **336**, 526—544 (1963). — AFZELIUS, B. A.: The occurrence and structure of microbodies. A comparative study. J. Cell Biol. **26**,

---

[1] SIEBERT, DIEZEL, JAHR, KRUG, SCHMITT, GRÜNBERGER und BOTTKE 1962.
[2] BJÖRKERUD 1964.　　[3] BJÖRKERUD 1963, BJÖRKERUD 1964a.
[4] BJÖRKERUD und CUMMINS 1963, HENDLEY und STREHLER 1965.　　[5] BJÖRKERUD 1964b.
[6] LUDEWIG 1957, MCKAY und FINEBERG 1964, MCKAY und FINEBERG 1964a, DRYSDALE und RAMSAY 1965.
[7] BAKER, BIRBECK, BLASCHKO, FITZPATRICK und SEIJI 1960, DORNER und REICH 1961.
[8] BEVER, COPE und POLIS 1962, COPE, BEVER und POLIS 1963, SEIJI und IWASHITA 1963, SEIJI, FITZPATRICK, SIMPSON und BIRBECK 1963, KARASEK und HULTIN 1963.

835—843 (1965). — Aghajanian, G.: The effect of chlorpromazine on respiration of brain mitochondria as a function of metabolic state. Biochem. Pharmacol. 12, 7—12 (1963). — Ågren, G., and B. V. Ramachandran: The effect of pyridinium aldoximes and atropine on the incorporation of DF³²P in rat liver cell freactions. Acta physiol. scand. 60, 95—102 (1964). — Ahmed, K., and J. D. Judah: Action of drugs on mitochondrial phosphoprotein metabolism. Biochem. Pharmacol. 9, 117—126 (1962). — Ahmed, K., and P. G. Scholefield: Studies of fatty acid oxidation. 7. The effects of fatty acids on the phosphate metabolism of slice and mitochondrial preparations of rat liver. Biochem. J. 81, 37—45 (1961a). ~ Studies of fatty acid oxidation. 8. The effects of fatty acids on metabolism of rat-brain cortex in vitro. Biochem. J. 81, 45—53 (1961b). — Ailhaud, G., P. Samuels, and P. Desnuelle: Localisation subcellulaire de l'acyl Co A synthétase de la muqueuse intestinale. Biochim. biophys. Acta (Amst.) 67, 150—155 (1963). — Aisenberg, A. C.: The glycolysis and respiration of tumors. New York and London 1961. — Aiyar, A. S., G. A. Sulebele, D. V. Rege, and A. Sreenivasan: Pantothenic acid deficiency and ubiquinone levels in rat liver mitochondria. Nature (Lond.) 184, 1867—1868 (1959). — Albers, R. W., and R. A. Salvador: Succinic semialdehyde oxidation by a soluble dehydrogenase from brain. Science 128, 359—360 (1958). — Alberti, K. G. M. M., and W. Bartley: The production of amino acids by cell fractions, particularly rat-liver-mitochondria. Biochem. J. 87, 104—114 (1963). ~ Further observations on the production of amino acids by rat-liver mitochondria and other subcellular fractions. Biochem. J. 95, 641—656 (1965). — Aldridge, W. N.: The biochemistry of organotin compounds. Biochem. J. 69, 367—376 (1958). ~ Adenosine triphosphatase in the microsomal fraction from rat brain. Biochem. J. 83, 527—533 (1962). — Aldridge, W. N., J. E. Cremer, and C. J. Threlfall: Trialkylleads and oxidative phosphorylation: a study of the action of trialkylleads upon rat liver mitochondria and rat brain cortex slices. Biochem. Pharmacol. 11, 835—846 (1962). — Aldridge, W. N., and M. K. Johnson: Cholinesterase, succinic dehydrogenase, nucleic acids, esterase and glutathione reductase in subcellular fractions from rat brain. Biochem. J. 73, 270—276 (1959). — Aldridge, W. N., and V. H. Parker: Barbiturates and oxidative phosphorylation. Biochem. J. 76, 47—56 (1960). — Aldridge, W. N., and H. B. Stoner: The behaviour of liver mitochondria isolated from rats with different body temperatures after limb ischaemia or after injection of 3:5-dinitro-o-cresol. Biochem. J. 74, 148—154 (1960). — Aldridge, W. N., and C. J. Threlfall: Trialkyltins and oxidative phosphorylation. Biochem. J. 79, 214—219 (1961). — Alexander, W. E., A. J. Ryan, and S. E. Wright: Metabolism of diphenylamine in the rat and rabbit. Experientia (Basel) 20, 223—224 (1964). — Ali, S. Y., and C. H. Lack: Studies on the tissue activator of plasminogen. Distribution of activator and proteolytic activity in the subcellular fractions of rabbit kidney. Biochem. J. 96, 63—74 (1965). — Alkassab, S., E. Boyland, and K. Williams: An enzyme from rat liver catalysing conjugations with glutathione. II. Replacement of nitro groups. Biochem. J. 87, 4—9 (1963). — Allfrey, V., H. Stern, A. E. Mirsky, and H. Saetren: The isolation of cell nuclei in non-aqueous media. J. gen. Physiol. 35, 529—554 (1952). — Allfrey, V.: The isolation of subcellular components. In: The cell (Brachet, Mirsky, ed.), vol. I, p. 193—290. New York 1959. — Allfrey, V., and A. E. Mirsky: Biochemical properties of the isolated nucleus. In: Subcellular particles (T. Hayashi, ed.), p. 186—207. New York 1959. — Allfrey, V. G.: Amino acid incorporation by isolated thymus nucl · I. The role of deoxyribonucleic acid in protein synthesis. Proc. nat. Acad. Sci. (Wash.) 40, 881—885 (1954). — Allfrey, V. G., M. M. Daly, and A. E. Mirsky: Some observations on protein metabolism in chromosomes of non-dividing cells. J. gen. Physiol. 38, 415—424 (1955). — Allfrey, V. G., R. Faulkner, and A. E. Mirsky: Acetylation and methylation of histones and their possible role in the regulation of RNA synthesis. Proc. nat. Acad. Sci. (Wash.) 51, 786—794 (1964). — Allfrey, V. G., J. W. Hopkins, J. H. Frenster, and A. E. Mirsky: Reactions governing incorporation of amino acids into the proteins of the isolated cell nucleus. Ann. N.Y. Acad. Sci. 88, 722—740 (1960). — Allfrey, V. G., V. C. Littau, and A. E. Mirsky: On the role of histones in regulating ribonucleic acid synthesis in the cell nuclei. Proc. nat. Acad. Sci. (Wash.) 49, 414—421 (1963). ~ Methods for the purification of thymus nuclei and their application to studies of nuclear protein synthesis. J. Cell Biol. 21, 213—231 (1964). — Allfrey, V. G., R. Meudt, J. W. Hopkins, and A. E. Mirsky: Sodium-dependent „transport" reactions in the cell nucleus and their role in protein and nucleic acid synthesis. Proc. nat. Acad. Sci. (Wash.) 47, 907—932 (1961). — Allfrey, V. G., and A. E. Mirsky: The role of deoxyribonucleic acid and other polynucleotides in ATP synthesis by isolated cell nuclei. Proc. nat. Acad. Sci. (Wash.) 43, 589—598 (1957). ~ Some effects of substituting the deoxyribonucleic acid of isolated nuclei with other polyelectrolytes. Proc. nat. Acad. Sci. (Wash.) 44, 982—991 (1958). — Allfrey, V. G., A. E. Mirsky, and S. Osawa: Protein synthesis in isolated cell nuclei. J. gen. Physiol. 40, 451—490 (1957). — Allfrey, V. G., A. E. Mirsky, and H. Stern: The chemistry of the nucleus. Advanc. Enzymol. 16, 411—500 (1955). — Allison, A. C., and L. Mallucci: Uptake of hydrocarbon carcinogens by lysosomes. Nature (Lond.) 203, 1024—1027 (1964). — Allison, A. C., and

R. C. VALENTINE: Virus particle adsorption. III. Adsorption of viruses by cell monolayers and effects of some variables on adsorption. Biochim. biophys. Acta (Amst.) **40**, 400—410 (1960). — ALTENBRUNN, H.-J., u. E. KOBBERT: Der Einfluß von Röntgenstrahlen auf die oxydative Phosphorylierung isolierter Mitochondrien. Acta biol. med. germ. **7**, 251—260 (1961). — AMOORE, J. E.: The permeability of isolated rat-liver mitochondria at 0^0 to the metabolites pyruvate, succinate, citrate, phosphate, adenosine 5'-phosphate and adenosine triphosphate. Biochem. J. **70**, 718—726 (1958). — ANDERSON, D. G., M. S. RICE, and J. W. PORTER: The conversion of farnesyl pyrophosphate to sequalene by soluble extracts of microsomes. Biochem. biophys. Res. Commun. **3**, 591—595 (1960). — ANDERSON, G. F., and M. I. BARNHART: Intracellular localization of prothrombin. Proc. Soc. exp. Biol. (N.Y.) **116**, 1—6 (1964). — ANDERSON, N. G.: Studies on isolated cell components. VI. The effects of nucleases and proteases on rat liver nuclei. Exp. Cell Res. **5**, 361—374 (1953). — ANDERSON, N. G., W. D. FISHER, and M. L. ANDERSON: Studies on isolated cell components. XV. The distribution of certain enzymes in the electrophoretic pattern of the soluble phase of rat liver. Exp. Cell Res. **23**, 318—323 (1961). — ANDERSON, N. G., T. MAKINODAN, and C. B. NORRIS: Studies on isolated cell components. XIII. The effect of heat on rat liver soluble proteins. Exp. Cell Res. **22**, 526—534 (1961). — ANDERSON, N. G., and H. D. SWANSON: Studies on isolated cell components. XIV. An electrophoretic analysis of the soluble proteins of rat liver, kidney, brain, and testis. Exp. Cell Res. **23**, 58—68 (1961). — ANDREOLI, T. E., R. L. PHARO, and D. R. SANADI: On the mechanism of oxidative phosphorylation. VIII. Further evidence for distinct transhydrogenase reactions in submitochondrial particles. Biochim. biophys. Acta (Amst.) **90** 16—23 (1964). — ANDREWS, J. S., and S. FUTTERMAN: Metabolism of the retina. V. The role, of microsomes in vitamin A esterification in the visual cycle. J. biol. Chem. **239**, 4073—4076 (1964). — ANSELL, G. B., and D. RICHTER: The proteolytic activity of brain tissue. Biochim. biophys. Acta (Amst.) **13**, 87—91 (1954). — AOSHIMA, Y., and C. D. KOCHAKIAN: Activity, intracellular distribution and some properties of 17β-hydroxy-C_{19}-steroiddehydrogenases in liver and kidney. Endocrinology **72**, 106—114 (1963). — APPEL, W., W. GRAFFE, H. KAMPFFMEYER, and M. KIESE: Species differences in the hydroxylation of aniline and N-ethylaniline by liver microsomes. Naunyn-Schmiedebergs Arch. exp. Path. Pharmak. **251**, 88—94 (1965). — ARAVINDAKSHAN, I., and B. M. BRAGANCA: Oxidative phosphorylation in brain and liver mitochondria of animals injected with cobra venom. Biochim. biophys. Acta (Amst.) **31**, 463—466 (1959). ∼ Preferential inhibition of phosphorylation in different parts of the respiratory chain in mitochondria obtained from animals injected with cobra venom. Biochem. J. **79**, 80—84 (1961). — ARCOS, J. C.: Studies on swelling and solubilization of rat liver microsomes. Naturwissenschaften **44**, 332 (1957). — ARCOS, J. C., and M. F. ARGUS: A reconsideration of the isolation in presence of EDTA and the swelling-contraction characteristics of rat heart sarcosomes. Metabolic topography of the sarcosomal contractile protein. Biochemistry **3**, 2028—2040 (1964). — ARCOS, J. C., M. F. ARGUS, V. M. SARDESAI, and R. E. STACEY: Effect of thiamine deficiency on the swelling, electron transport, and oxidative phosphorylation of rat heart sarcosomes. Biochemistry **3**, 2041—2045 (1964). — ARGUS, M. F., J. C. ARCOS, and J. A. WALDER: An evidence for decrease of energy production in thiamine deficient failing rat heart. Experientia (Basel) **18**, 519—521 (1962). — ARIAS, I. M., L. GARTNER, M. FURMAN, and S. WOLFSON: Effect of several drugs and chemicals on hepatic glucuronide formation in newborn rats. Proc. Soc. exp. Biol. (N.Y.) **112**, 1037—1040 (1963). — ARION, W. J., and R. C. NORDLIE: Liver microsomal glucose 6-phosphatase, inorganic pyrophosphatase, and pyrophosphate-glucose phosphotransferase. J. biol. Chem. **239**, 2752—2757 (1964). — ARNSTEIN, II. R. V., R. A. COX, H. GOULD, and H. POTTER: A comparison of methods for the isolation and fractionation of reticulocyte ribosomes. Biochem. J. **96**, 500—506 (1965). — ARONSON jr., N. N., and E. A. DAVIDSON: Lysosomal hyaluronidase. J. biol. Chem. **240**, PC3222—PC3224 (1965). — ARTIZZU, M., P. PANI, G. SATTA, and M. U. DIANZANI: The action of carbon tetrachloride on lysosomes in vitro. Biochim. biophys. Acta (Amst.) **82**, 454—462 (1964). — ARTMAN, M., A. BEKIERKUNST, and E. BARKAI: Submicrosomal localization of mouse-liver nicotinamide-adenine dinucleotide glycohydrolyse. Biochim. biophys. Acta (Amst.) **81**, 614—617 (1964). — AURBACH, G. D., B. E. HOUSTON, and J. T. POTTS jr.: Stimulation by parathyroid hormone of the mitochondrial utilization of reduced pyridine nucleotide. Biochem. biophys. Res. Commun. **17**, 464—469 (1964). — AUTILIO, L. A., W. T. NORTON, and R. D. TERRY: The preparation and some properties of purified myelin from the central nervous system. J. Neurochem. **11**, 17—27 (1964). — AVI-DOR, Y., J. M. OLSON, M. D. DOHERTY, and N. O. KAPLAN: Fluorescence of pyridine nucleotides in mitochondria. J. biol. Chem. **237**, 2377—2383 (1962). — AVIGAN, J., and D. STEINBERG: Studies on cholesterol biosynthesis. III. The desmosterol reductase system in liver. J. biol. Chem. **236**, 2898—2900 (1961). — AXELROD, J.: The enzymatic conversion of codeine to morphine. J. Pharmacol. exp. Ther. **115**, 259—267 (1955). ∼ The enzymatic N-demethylation of narcotic drugs. J. Pharmacol. exp. Ther. **117**, 322—330 (1956). ∼ The enzymic cleavage of aromatic ethers. Biochem. J. **63**, 634—639 (1956a). ∼ Biochemical factors in the activation and inactivation of drugs. Naunyn-Schmiedebergs Arch. exp. Path. Pharmak. **238**, 24—34 (1960). ~ Enzymatic conversion of metanephrine to normetanephrine. Experientia (Basel) **16**, 502—503 (1960a). ~ Enzymatic formation of psychotomimetic metabolites from normally occurring compounds. Science **134**, 343 (1961). — Axelrod, J., R. O. Brady, B. Witkop, and E. V. Evarts: Metabolism of lysergic acid diethylamide. Nature (Lond.) **178**, 143—144 (1956). — Axelrod, J., and J. K. Inscoe: 1-(3'-Methoxy-4'-hydroxy benzyl) 6,7-dimethoxy isoquinoline, a major metabolite of papaverine. Experientia (Basel) **13**, 319—320 (1957). ~ Glucuronide formation of narcotic drugs in vitro and in vivo. Proc. Soc. exp. Biol. (N.Y.) **103**, 675—676 (1960). — Axelrod, J., J. K. Inscoe, and J. Daly: Enzymatic formation of O-methylated dihydroxy derivatives from phenolic amines and indoles. J. Pharmacol. exp. Ther. **149**, 16—22 (1965). — Axelrod, J., J. K. Inscoe, and G. M. Tomkins: Enzymatic synthesis of N-glucosyluronic acid conjugates. J. biol. Chem. **232**, 835—841 (1958). — Axelrod, J., R. Shofer, J. K. Inscoe, W. M. King, and A. Sjoerdsma: The fate of papaverine in man and other mammals. J. Pharmacol. exp. Ther. **124**, 9—15 (1958).

Baccino, F. M., G. Satta, and L. Mameli: Distribution of CCl_4 among liver cell fractions. Biochim. biophys. Acta (Amst.) **90**, 606—608 (1964). — Bachur, N. R., and S. Udenfriend: Microsomal synthesis of fatty acid amides. J. biol. Chem. **241**, 1308—1313 (1966). — Bacila, M., and H. Medina: Inhibition by phenothiazinic compounds of the effect of 2,4-dinitrophenol on the respiration of heart muscle sarcosomes. Nature (Lond.) **194**, 547—548 (1962). — Bacila, M., A. P. Campello, C. H. M. Vianna, and D. O. Voss: The respiratory chain of rat cerebrum and cerebellum mitochondria: Respiration and oxidative phosphorylation. J. Neurochem. **11**, 231—242 (1964). — Back, A., L. Bloch-Frankenthal, and L. Halberstaedter: Influence of X-rays on respiration of nuclei of fowl erythrocytes. Proc. Soc. exp. Biol. (N.Y.) **66**, 366—368 (1947). — Bänder, A., u. M. Kiese: Die Wirkung des sauerstoffübertragenden Ferments in Mitochondrien aus Rattenlebern bei niedrigen Sauerstoffdrucken. Naunyn-Schmiedebergs Arch. exp. Path. Pharmak. **224**, 313—321 (1955). — Baer, D.: A possible mode of histone synthesis. J. theor. Biol. **6**, 282—289 (1964). — Bagatell, F. K., and K. Dimitrov: The effects of cantharidin upon subcellular particles. Biochem. Pharmacol. **14**, 245—254 (1965). — Bahr, G. F., T. Caspersson u. G. Klein: Der Zellkern. In: Handbuch der Pflanzenphysiologie, Bd. II, S. 543—572. Berlin-Göttingen-Heidelberg: Springer 1956. — Bahr, G. F., and E. Zeitler: Study of mitochondria in rat liver. Quantitative electron microscopy. J. Cell Biol. **15**, 489—501 (1962). — Bailey, B. F. S., and P. J. Heald: The separation of the cytoplasmic proteins of brain by electrophoresis in a starch gel medium. J. Neurochem. **6**, 342—349 (1961). — Bailey, J. M., and P. Pentchev: Distribution of mutarotase in subfractions of rat intestinal mucosa and rat kidney. Proc. Soc. exp. Biol. (N.Y.) **115**, 796—800 (1964). ~ Inhibition of rat intestinal and rat kidney mutarotase by actively transported sugars. Amer. J. Physiol. **208**, 385—390 (1965). — Bailie, M. J., and R. K. Morton: Comparative properties of microsomes from cow's milk and from mammary gland. 1. Enzymic activities. Biochem. J. **69**, 35—44 (1958). ~ Comparative properties of microsomes from cow's milk and from mammary gland. 2. Chemical composition. Biochem. J. **69**, 44—53 (1958a). — Baird, G. D.: The release of amino acids from rat-liver mitochondrial extract. Biochim. biophys. Acta (Amst.) **93**, 293—303 (1964). — Bakay, B., and S. Sorof: Soluble nuclear proteins of liver and tumor in azo dye carcinogenesis. Cancer Res. **24**, 1814—1825 (1964). — Bakay, B., S. Sorof, and G. Siebert: Carcinogen-induced azoproteins in liver nuclei isolated in non-aqueous and aqueous media. Cancer Res. eingereicht (1967). — Bakemeier, R. F.: A possible cellular explanation of the multiplicity of steroid reductases Cold Spr. Harb. Symp. quant. Biol. **26**, 379—387 (1961). — Baker, P. F., D. H. Northcote, and R. Peters: Structure and enzyme activity. Nature (Lond.) **195**, 661—662 (1962). — Baker, R. V., M. S. C. Birbeck, H. Blaschko, T. B. Fitzpatrick, and M. Seiji: Melanin granules and mitochondria. Nature (Lond.) **187**, 392—394 (1960). — Balázs, R.: The point of the aerobic inhibition of glycolytic activity associated with brain mitochondria. Biochem. J. **72**, 561—574 (1959). ~ Control of glutamate oxidation in brain and liver mitochondrial systems. Biochem. J. **95**, 497—508 (1965). — Balázs, R., and D. Richter: Restriction of the availability of particle-bound nucleotides as a controlling mechanism of glucose metabolism. Biochem. J. **76**, 67 P—68 P (1960). — Baldwin, B. C., D. Robinson, and R. T. Williams: Studies in detoxication. 83. The aromatization of cyclohexanecarboxylic acid in hens. Biochem. J. **76**, 600—602 (1960). — Ball, E. G., and R. J. Barnett: An integrated morphological and biochemical study of a purified preparation of the succinate and DPNH oxidase system. J. biophys. biochem. Cytol. **3**, 1023—1036 (1957). — Ball, E. G., and C. D. Joel: The composition of the mitochondrial membrane in relation to its structure and function. Int. Rev. Cytol. **13**, 99—133 (1962). — Ballard, F. J.: Purification and properties of galactokinase from pig liver. Biochem. J. **98**, 347—352 (1966). — Baltimore, D., and R. M. Franklin: Preliminary data on a virus specific enzyme system responsible for the synthesis of viral RNA. Biochem. biophys. Res. Commun. **9**, 388—392 (1962a). ~ The effect of mengovirus infection on the activity of DNA-dependant RNA-polymerase of L-cells. Proc. nat.

Acad. Sci. (Wash.) 48, 1383—1390 (1962 b). — Barbato, L. M., and L. G. Abood: Purification and properties of monoamine oxidase. Biochim. biophys. Acta (Amst.) 67, 531—541 (1963). — Bardi, U., G. Boretti, and A. di Marco: Inhibition of oxidative phosphorylation by aminosidine and other antibiotics, in rat liver mitochondria. Biochem. Pharmacol. 7, 165—168 (1961). — Barer, R., H. Heller, and K. Lederis: The isolation, identification and properties of the hormonal granules of the neurohypophysis. Proc. roy. Soc. B 158, 388—416 (1963). — Barnhart, M. I., and J. M. Riddle: Cellular localization of profibrinolysin (plasminogen). Blood 21, 306—321 (1963). — Barnum, C. P., and F. Halberg: 24-Hour periodicity in relative specific activity of phosphorus fractions from liver microsomes of mice. Metabolism 2, 271—275 (1953). — Barr, G. C., and J. A. V. Butler: Histones and gene function. Nature (Lond.) 199, 1170—1177 (1963). — Barrett, J. F., P. A. Pitt, A. J. Ryan, and S. E. Wright: The metabolism of 2-phenylazo-1-naphthol-4- and -5-sulphonic acids in the rat. Biochem. Pharmacol. 14, 873—879 (1965). — Barrows jr., C. H., J. A. Falzone, and N. W. Shock: Age differences in the succinoxidase activity of homogenates and mitochondria from the livers and kidneys of rats. J. Geront. 15, 130—133 (1960). — Bar-Tana, J., and B. Shapiro: Studies on palmityl-coenzyme A synthetase. Biochem. J. 93, 533—538 (1964). — Bartholomew, M. E., R. Tupper, and A. Wormall: The intracellular distribution of ^{65}Zn in normal and tumor tissues after its injection into mice. Biochem. J. 71, 15 P (1959).— Bartley, W., and J. E. Amoore: The effects of manganese on the solute content of rat-liver mitochondria. Biochem. J. 69, 348—360 (1958). — Bartley, W., G. S. Getz, B. M. Notton, and A. Renshaw: The lipid composition of phosphorylating "digitonin particles" and water- and saline-extracted mitochondria from rat liver. Biochem. J. 82, 540—563 (1962). — Barton, A. D.: Soluble proteins from liver cell nuclei. Z. Zellforsch. 64, 74—82 (1964). — Bassett, B. E., and L. Packer: Response of isolated lysosomes to vitamin A. J. Cell Biol. 27, 448—450 (1965). — Bates, H. M., and M. V. Simpson: The net synthesis of cytochrome c in calf-heart mitochondria. Biochim. biophys. Acta (Amst.) 32, 597—599 (1959). — Batt, R. D., and J. H. Exton: The catabolism of dihydropyrimidines by rat tissue preparations. Arch. Biochem. 63, 368—375 (1956). — Baumann, H.: Untersuchungen über die intrazelluläre Verteilung der Kohlensäureanhydratase in der Rattenniere. Acta biol. med. germ. 6, 229—237 (1961). — Bazill, G. W., and J. S. L. Philpot: Studies on the assay of primer DNA in the presence of histone and nucleoprotein and in isolated nuclei. Biochim. biophys. Acta (Amst.) 76, 223—233 (1963). — Beattie, D. S., and R. E. Basford: Brain mitochondria. III. Fatty acid oxidation by bovine brain mitochondria. J. Neurochem. 12, 103—111 (1965). — Beattie, D. S., R. E. Basford, and S. B. Koritz: Studies on the biosynthesis of mitochondrial protein components. Biochemistry 5, 926—930 (1966). — Beaufay, H., D. S. Bendall, P. Baudhuin, and C. de Duve: Tissue fractionation studies. 12. Intracellular distribution of some dehydrogenases, alkaline deoxyribonuclease and iron in rat-liver tissue. Biochem. J. 73, 623—628 (1959). — Beaufay, H., D. S. Bendall, P. Baudhuin, R. Wattiaux, and C. de Duve: Tissue fractionation studies. 13. Analysis of mitochondrial fractions from rat liver by density-gradient centrifuging. Biochem. J. 73, 628—637 (1959). — Beaufay, H., A.-M. Berleur, and A. Doyen: The occurence of lysosome-like particles in rat brain tissue. Biochem. J. 66, 32 P (1957). — Beaufay, H., E. van Campenhout, and C. de Duve: Tissue fractionation studies. 11. Influence of various hepatotoxic treatments on the state of some bound enzymes in rat liver. Biochem. J. 73, 617—623 (1959). — Beaufay, H., and C. de Duve: Tissue fractionation studies. 9. Enzymic release of bound hydrolases. Biochem. J. 73, 604—609 (1959). — Beaufay, H., P. Jacques, P. Baudhuin, O. Z. Sellinger, J. Berthet, and C. de Duve: Tissue fractionation studies. 18. Resolution of mitochondrial fraction from rat liver into three distinct populations of cytoplasmic particles by means of density equilibration in various gradients. Biochem. J. 92, 184—205 (1964). — Becker, Y., and W. K. Joklik: Messenger RNA in cells infected with vaccinia virus. Proc. nat. Acad. Sci. (Wash.) 51, 577—584 (1964). — Beckers, C., M. J. Spiro, and J. B. Stanbury: Preparation and metabolism of iodinated peptides. Endocrinology 66, 669—675 (1960). — Beechey, R. B., N. W. Alcock, and I. MacIntyre: Oxidative phosphorylation in magnesium and potassium deficiency in the rat. Amer. J. Physiol. 201, 1120—1122 (1961). — Beeken, W. L., and K. Imredy: Catabolism of rat serum albumin in vitro by mitochondrial preparations of rat liver — pH effect. Biochim. biophys. Acta (Amst.) 62, 579—581 (1962). — Beenakkers, A. M. Th., and M. Klingenberg: Carnitine-coenzyme A transacetylase in mitochondria from various organs. Biochim. biophys. Acta (Amst.) 84, 205—207 (1964). — Behki, R. M., and W. C. Schneider: Intracellular distribution of deoxyriboside compounds in normal and regenerating liver and in Novikoff hepatoma. Biochim. biophys. Acta (Amst.) 61, 663—667 (1962). — Behrens, M.: Untersuchungen an isolierten Zell- und Gewebsbestandteilen. I. Isolierung von Zellkernen des Kalbsherzmuskels. Hoppe-Seylers Z. physiol. Chem. 209, 59—74 (1932). ~ Untersuchungen an isolierten Zell- und Gewebsbestandteilen. III. Zerlegung der Schilddrüse in Kolloid, Zellen und Kerne. Hoppe-Seylers Z. physiol. Chem. 232, 263—269 (1935). ~ Über die Verteilung der Lipase und Arginase zwischen Zellkern und Protoplasma der Leber. Hoppe-Seylers Z. physiol. Chem. **258**, 27—32 (1939). — Behrens, M., u. T. Asher: Untersuchungen an isolierten Zell- und Gewebsbestandteilen. II. Isolierung und chemische Untersuchung des Hämosiderins der Pferdemilz. Hoppe-Seylers Z. physiol. Chem. **220**, 97—105 (1933). — Behrens, M., u. H. R. Marti: Die Isolierung eosinophiler Leukozyten und ihrer Granula. Experientia (Basel) **10**, 315 (1954). — Beinert, H.: The extent of artificial redistribution of cytochrome c in rat liver homogenates. J. biol. Chem. **190**, 287—292(1951).— Bekhor, I. J., Z. Mohseni, M. E. Nimni, and L. A. Bavetta: The biosynthesis of micro-somal-bound collagen precursors in rabbit embryo skin in vitro. Proc. nat. Acad. Sci. (Wash.) **54**, 615—622 (1965). — Bekkum, D. W. van: The disturbance of oxidative phosphorylation and the breakdown of ATP in spleen tissue after irradiation. Biochim. biophys. Acta (Amst.) **16**, 437—438 (1955). — Bekkum, D. W. van, H. J. Jongepier, H. T. M. Nieuwerkerk, and J. A. Cohen: The oxidative phosphorylation by mitochondria isolated from the spleen of rats after total body exposure to X rays. Brit. J. Radiol. **27**, 127—130 (1954). — Bellamy, D.: The distribution of bound acetylcholine and choline acetylase in rat and pigeon brain. Bio-chem. J. **72**, 165—168 (1959). ~ The endogenous citric acid-cycle intermediates and amino acids of mitochondria. Biochem. J. **82**, 218—224 (1962). ~ The adsorption of corticosteroids to particulate preparations. Biochem. J. **87**, 334—340 (1963). — Bendall, D. S., and C. de Duve: Tissue fractionation studies. 14. The activation of latent dehydrogenases in mito-chondria from rat liver. Biochem. J. **74**, 444—450 (1960). — Bennett, E. L., D. E. Pack, B. J. Krueckel, and J. C. Weaver: The distribution of stilbamidine in the livers of normal and sarcoma-bearing mice. Cancer Res. **13**, 30—38 (1953). — Bennett, J. R.: The esterifica-tion of cholesterol by rat-liver preparations. Biochim. biophys. Acta (Amst.) **70**, 465—466 (1963). — Berenblum, I., N. Haran-Ghera, R. Winnick, and T. Winnick: Distribution of C¹⁴-labeled urethans in tissues of the mouse and subcellular localization in lung and liver. Cancer Res. **18**, 181—185 (1958). — Berenbom, M.: N¹⁵ distribution among chemical compo-nents of liver fractions in rats fed N¹⁵-labeled p-dimethylaminoazobenzene. Cancer Res. **19**, 1045—1049 (1959). — Berger, M., H. J. Strecker, and H. Waelsch: Action of chlorprom-azine on oxidative phosphorylation of liver and brain mitochondria. Nature (Lond.) **177**, 1234—1235 (1956). — Bergh, S. G. van den: Two systems for the activation of fatty acids in rat-liver mitochondria. Biochim. biophys. Acta (Amst.) **98**, 442—444 (1965). — Berg-quist, P. L.: Effect of 8-azaguanine on oxidative phosphorylation of mouse-liver mitochondria. Biochim. biophys. Acta (Amst.) **58**, 430—438 (1962). — Bergquist, P. L., and R. E. F. Matthews: Distribution of methylated purines in cell fractions from mouse liver and tumour. Biochim. biophys. Acta (Amst.) **34**, 567—569 (1959). ~ Occurrence and distribution of methyl-ated purines in the ribonucleic acids of subcellular fractions. Biochem. J. **85**, 305—313 (1962). ~ Effects of 8-azaguanine on the composition of ribonucleic acids from subcellular fractions. Biochem. J. **85**, 313—319 (1962a). — Bergström, S., and N. Gloor: Studies on the 7α-hydroxylation of taurodesoxycholic acid in rat liver homogenates. Bile acids and steroids 18. Acta chem. scand. **9**, 34—38 (1955). — Berne, R. M.: Intracellular localization of the skeletal muscle relaxing factor. Biochem. J. **83**, 364—368 (1962). — Bernhammer, E., and K. Krisch: Deacetylation of phenacetin by liver esterase. Biochem. Pharmacol. **14**, 863—871 (1965). — Bernheim, F.: The oxidative desulfuration of thio-acids. Biochim. biophys. Acta (Amst.) **90**, 426—428 (1964). — Bernstein, S., and R. W. McGilvery: The enzymatic conjugation of m-aminophenol. J. biol. Chem. **198**, 195—203 (1952). — Bertrand, I., J. Nordmann et R. Nordmann: Cancer expérimental produit chez le rat par le m'-méthyl-p-diméthylaminoazobenzène: Aspects histologiques et enzymatiques. Presse méd. **60**, 409—412 (1952). — Betel, I., and H. M. Klouwen: Oxidative phosphorylation in isolated rat-thymus nuclei. Biochim. biophys. Acta (Amst.) **85**, 348—350 (1964). — Bever, R. J., F. W. Cope, and B. D. Polis: Generation by visible light of labile free radicals in the melanin granules of the eye. Science **137**, 128—129 (1962). — Beyer, K. F., and L. T. Samuels: Distribution of steroid-3β-ol-dehydrogenase in cellular structures of the adrenal gland. J. biol. Chem. **219**, 69—76 (1956). — Beyer, R. E.: The effect of ultraviolet light on mitochondria. I. Inactivation and protection of oxidative phosphorylation during far-ultraviolet irradiation. Arch. Biochem. **79**, 269—274 (1959). ~ Comments on oxidative phosphorylation in relation to cold acclimation. Fed. Proc. **19**, Suppl. 5, 105 (1960). ~ The effect of ultraviolet light on mitochondria. VII. Restoration of dinitrophenol-activated adenosine triphosphatase by vitamin K₁ following inhibition by far-ultraviolet light. Canad. J. Biochem. **41**, 1669—1671 (1963). — Beyer, R. E., S. L. Lamberg, and M. A. Neyman: The effect of riboflavin deficiency and galactoflavin feeding on oxidative phosphorylation and related reactions in rat liver mitochondria. Canad. J. Biochem. **39**, 73—88 (1961). — Beyer, R. E., and R. D. Kennison: The release of nucleotides from mitochondria during ultraviolet irradiation. Biochim. biophys. Acta (Amst.) **28**, 432—433 (1958). ~ Relationship between prothrombin time and oxidative phosphorylation in chick liver mitochondria. Arch. Biochem. **84**, 63—70 (1959). — Beyer, R. E., and C. A. Shamoian: Oxidative phosphoryla-tion and related reactions in liver mitochondria from diabetic dogs. Amer. J. Physiol. **200**,

838—840 (1961). — Bianchi, P. A., J. A. V. Butler, A. R. Crathorn, and K. V. Shooter: The thymidine-phosphorylating kinases. Biochim. biophys. Acta (Amst.) 48, 213—214 (1961). — Bianchi, P. A., A. R. Crathorn, and K. V. Shooter: Thymidine kinases and deoxyribonucleic acid synthesis in normal and regenerating rat liver. Biochim. biophys. Acta (Amst.) 61, 728—735 (1962). — Biezenski, J. J., T. H. Spaet, and A. L. Gordon: Phospholipid patterns in subcellular fractions of adult- and immature-rat organs. Biochim. biophys. Acta (Amst.) 70, 75—84 (1963). — Billen, D., and L. S. Hnilica: Inhibition of DNA synthesis by histones. In: The nucleohistones (Bonner and Tso, ed.), p. 289—297. San Francisco 1964. — Binkley, F.: Glucose, a constituent of alkaline phosphatase. J.Amer. chem. Soc. 82, 1507 (1960). — Binkley, F., J. Davenport, and F. Eastall: Localization of enzymes responsible for the hydrolysis of glutathione. Biochem. biophys. Res. Commun. 1, 206—208 (1959). — Biran, L. A., and W. Bartley: Distribution of fatty acids in lipids of rat brain, brain mitochondria and microsomes. Biochem. J. 79, 159—176 (1961). — Biran, L. A., W. Bartley, C. W. Carter, and A. Renshaw: Studies on essential fatty acid deficiency. Effect of the deficiency on the lipids in liver mitochondria and oxidative phosphorylation. Biochem. J. 94, 247—251 (1965). — Birt, L. M.: Flight muscle mitochondria of Lucilia cuprina and Musca domestica. Estimation of the pyridine nucleotide content and of the response of respiration to adenosine diphosphate. Biochem. J. 80, 623—631 (1961). — Bitensky, L., and P. B. Gahan: The reversible activation of lysosomes in normal cells. Biochem. J. 84, 13 P—14 P (1962). — Björkerud, S.: The isolation of lipofuscin granules from bovine cardiac muscle with observations on the properties of the isolated granules on the light and electron microscopic levels. J. Ultrastruc. Res., Suppl. 5, 1—49 (1963). ~ Studies on lipofuscin granules of human cardiac muscle. I. The isolation of the granules. Exp. molec. Path. 3, 369—376 (1964). ~ Studies of lipofuscin granules of human cardiac muscle. II. Chemical analysis of the isolated granules. Exp. molec. Path. 3, 377—389 (1964a). ~ Isolated lipofuscin granules.— A survey of a new field. Advanc. geront. Res. 1, 257—288 (1964b). — Björkerud, S., and J. T. Cummins: Selected enzymic studies of lipofuscin granules isolated from bovine cardiac muscle. Exp. Cell Res. 32, 510—520 (1963). — Björntorp, P., S. Björkerud, and T. Scherstén: Subcellular fractionation of human liver. Biochim. biophys. Acta (Amst.) 111, 375—383 (1965). — Björntorp, P., H. A. Ells, and R. H. Bradford: Albumin antagonism of fatty acid effects on oxidation and phosphorylation reactions in rat liver mitochondria. J. biol. Chem. 239, 339—344 (1964). — Björntorp, P., and R. H. Furman: Lipolytic activity in rat heart. Amer. J. Physiol. 203, 323—326 (1962). — Blair, P. V., T. Oda, D. E. Green, and H. Fernández-Morán: Studies on the electron transfer system. LIV. Isolation of the unit of electron tranfer. Biochemistry 2, 756—764 (1963). — Blakley, R. L.: Methylation of uracil deoxyriboside by soluble enzymes of thymus. Biochim. biophys. Acta (Amst.) 24, 224 (1957). — Blanchaer, M. C.: Respiration of mitochondria of red and white skeletal muscle. Amer. J. Physiol. 206, 1015—1020 (1964). — Blecher, M., and A. White: Alterations produced by steroids in adenosine triphosphatase activity and volume of lymphosarcoma and liver mitochondria. J. biol. Chem. 235, 3404—3412 (1960). — Bloch, K.: Die Biosynthese des Cholesterins. Angew. Chem. 77, 944—954 (1965). — Bloemendal, H., L. Bosch, and M. Sluyser: Studies on cytoplasmic ribonucleic acid from rat liver. II. Fractionation and function of microsomal ribonucleic acid. Biochim. biophys. Acta (Amst.) 41, 454—461 (1960). — Blume, E., H. Kluge u. H. Frunder: Die Aktivität der DPNH- und TPNH-abhängigen Mikrosomenenzyme in der durch CCl₄ geschädigten Mäuseleber. Acta biol. med. germ. 9, 566—575 (1962). — Blumenstein, J., and G. R. Williams: The enzymic N-methylation of glycine. Biochim. biophys. Res. Commun. 3, 259—263 (1960). — Boatman, J. B., M. M. Boucek, and M. J. Rabinovitz: Mitochondrial swelling during cold exposure of the rat and hamster. Amer. J. Physiol. 202, 1037—1040 (1962). — Bode, C., u. M. Klingenberg: Die Veratmung von Fettsäuren in isolierten Mitochondrien. Biochem. Z. 341, 271—299 (1965). — Böhm, K., u. W. Lamprecht: Flavonoide und Herzmuskelstoffwechsel. Ärztl. Forsch. 13, I, 543—548 (1959). — Börnig, H., A. Horn u. W. D. Geiger: ATP- und ADP-Phosphohydrolasen in Mäuselebermikrosomen. Acta biol. med. germ. 14, 607—617 (1965). — Börnig, H., and R. Giertler: A study of the ATP-phosphohydrolase in microsomes of mouse liver. Biochim. biophys. Acta (Amst.) 100, 603—605 (1965). — Börnig, H., A. Horn u. V. Mücke: Das Verhalten der Glukose-6-phosphatase in der normalen und geschädigten Leber. Acta biol. med. germ. 9, 623—631 (1962). — Bogdanski, D. F., H. Weissbach, and S. Udenfriend: The distribution of serotonin, 5-hydroxytryptophan decarboxylase, and monoamine oxidase in brain. J. Neurochem. 1, 272—278 (1957). — Bollum, F. J.: Studies on the nature of calf thymus DNA-polymerase products. Cold. Spr. Harb. Symp. quant. Biol. 28, 21—26 (1963). — Bollum, F. J., J. W. Anderegg, A. B. McElya, and V. R. Potter: Nucleic acid metabolism in regenerating rat liver. VII. Effect of X-radiation on enzymes of DNA synthesis. Cancer Res. 20, 138—143 (1960). — Bollum, F. J., and R. B. Setlow: Ultraviolet inactivation of DNA primer activity. I. Effects of different wavelengths and doses. Biochim. biophys. Acta (Amst.) 68, 599—607

(1963). — Bonsignore, A., S. Pontremoli, G. Mangiarotti, A. de Flora e M. Mangia-rotti: Presenza di sedoeptuloso fosfatasi nella frazione solubile di fegato di mammifera e in preparazioni purificate di fruttosa difosfato fosfatasi. G. Biochim. 11, 69—75 (1962). — Bonting, S. L., L. L. Caravaggio, and N. M. Hawkins: Studies on sodium-potassium-activated adenosinetriphosphatase. IV. Correlation with cation transport sensitive to cardiac glycosides. Arch. Biochem. 98, 413—419 (1962). — Booth, J., and E. Boyland: Metabolism of polycyclic compounds. 13. Enzymic hydroxylation of naphthalene by rat-liver microsomes. Biochem. J. 70, 681—688 (1958). — Booth, J., E. Boyland, T. Sato, and P. Sims: Metabolism of polycyclic compounds. XVII. The reaction of 1:2-dihydronaphthalene and 1:2-epoxy-1:2:3:4-tetrahydronaphthalene with glutathione catalysed by tissue preparations. Biochem. J. 77, 182—186 (1960). — Booth, J., and J. R. Gillette: The effect of anabolic steroids on drug metabolism by microsomal enzymes in rat liver. J. Pharmacol. exp. Ther. 137, 374—379 (1962). — Borgström, B., and A. Dahlqvist: Cellular localization, solubilization and separation of intestinal glycosidases. Acta chem. scand. 12, 1997—2000 (1958). — Borg-ström, B., and L. W. Wheeldon: Studies on the liver lauryl thiokinase. Biochim. biophys. Acta (Amst.) 50, 171—174 (1961). — Borowitz, J. L., F. Fuwa, and N. Weiner: Distribution of metals and catecholamines in bovine adrenal medulla sub-cellular fractions. Nature (Lond.) 205, 42—43 (1965). — Borst, P.: The aerobic oxidation of reduced diphosphopyridine nu-cleotide formed by glycolysis in Ehrlich ascites-tumour cells. Biochim. biophys. Acta (Amst.) 57, 270—282 (1962). — Borst, P., and J. P. Colpa-Boonstra: The pyridine nucleotide content of mitochondria isolated from Ehrlich ascites tumour cells. Biochim. biophys. Acta (Amst.) 56, 216—226 (1962). — Borst, P., H. Grimberg, and H. Holzer: The DPN content of mitochondria isolated from ascites-tumor cells treated with a carcinostatic ethyleneimine. Biochim. biophys. Acta (Amst.) 74, 785—787 (1963). — Borst, P., J. A. Loos, E. J. Christ, and E. C. Slater: Uncoupling activity of long-chain fatty acids. Biochim. biophys. Acta (Amst.) 62, 509—518 (1962). — Bouma, J. M. W., and M. Gruber: Intracellular distribution of cathepsin B and cathepsin C in rat liver. Biochim. biophys. Acta (Amst.) 113, 350—358 (1966). — Bourne, G. H., and H. B. Tewari: Mitochondria and the Golgi complex. In: Cytology and cell physiology (Bourne, ed.). 3. ed., p. 377—421. New York 1964. — Bowers, M. D., and S. Grisolia: Biosynthesis of carbamyl aspartate in pigeon and rat tissues. Comp. Biochem. Physiol. 5, 1—16 (1962). — Boyland, E., and P. L. Grover: Stimulation of ascorbic acid synthesis and excretion by carcinogenic and other foreign compounds. Biochem. J. 81, 163—168 (1961). — Boyland, E., and K. Williams: An enzyme catalysing the con-jugation of epoxides with glutathione. Biochem. J. 94, 190—197 (1965). — Bradford, H. F., P. D. Swanson, and D. B. Gammack: Constituents of a microsomal fraction from the mammalian brain: their solubilization, especially by detergents. Biochem. J. 92, 247—254 (1964). — Bradford, R. H., R. Shapira, and D. G. Doherty: The intracellular distribution and binding of radiation-protective mercaptoalkylguanidines. Int. J. Radiat. Biol. 3, 595—608 (1961). — Brady, R. O.: Studies on the total enzymatic synthesis of cerebrosides. J. biol. Chem. 237, 2416—2417 (1962). — Brandes, R., J. Olley, and B. Shapiro: Assay of glycerol phosphate acyltransferase in liver particles. Biochem. J. 86, 244—247 (1963). — Braun, G. A., J. B. Marsh, and D. L. Drabkin: Stimulation of protein and plasma albumin synthesis in a cell-free system from livers of nephrotic rats. Biochem. biophys. Res. Commun. 8, 28—32 (1962). ~ Amino acid incorporation by liver mitochondria from nephrotic and partially hepatectomized rats. Biochim. biophys. Acta (Amst.) 72, 645—647 (1963). — Brawerman, G.: A procedure for the isolation of RNA fractions resembling DNA with respect to nucleotide composition. Biochim. biophys. Acta (Amst.) 76, 322—324 (1963). — Brawerman, G., L. Gold, and J. Eisenstadt: A ribonucleic acid fraction from rat liver with template activity. Proc. nat. Acad. Sci. (Wash.) 50, 630—638 (1963). — Brazda, F. G., and R. Baucum: The effect of nikethamide on the metabolism of pentobarbital by liver microsomes of the rat. J. Pharmacol. exp. Ther. 132, 295—298 (1961). — Brecher, A. S.: The distribution and activity of calf brain peptidases. J. Neurochem. 10, 1—6 (1963). — Bremer, J.: Species differences in the conjugation of free bile acids with taurine and glycine. Biochem. J. 63, 507—513 (1956). ~ Carnitine as a fatty acid carrier in intermediary metabolism. Nature (Lond.) 196, 993—994 (1962a). ~ Carnitine in intermediary metabolism. Reversible acetyla-tion of carnitine by mitochondria. J. biol. Chem. 237, 2228—2231 (1962b). — Bremer, J., P. H. Figard, and D. M. Greenberg: The biosynthesis of choline and its relation to phospho-lipid metabolism. Biochim. biophys. Acta (Amst.) 43, 477—488 (1960). — Bremer, J., and D. M. Greenberg: Methyl transfering enzyme system of microsomes in the biosynthesis of lecithin (phosphatidylcholine). Biochim. biophys. Acta (Amst.) 46, 205—216 (1961). ~ Enzymic methylation of foreign sulfhydryl compounds. Biochim. biophys. Acta (Amst.) 46, 217—224 (1961a). — Breuer, C. B., M. D. Davies, and J. R. Florini: Amino acid incorporation into protein by cell-free preparation from rat skeletal muscle. II. Preparation and properties of muscle ribosomes and polyribosomes. Biochemistry 3, 1713—1719 (1964). — Breuer, C. B., and J. R. Florini: Amino acid incorporation into protein by cell-free systems from rat skeletal muscle. IV. Effects of animal age, androgens, and anabolic agents on activity of muscle ribosomes. Biochemistry 4, 1544—1550 (1965). — BREUER, H., and C. MITTERMAYER: Characterization of a mammalian steroid-ring dehydrogenase. Biochem. J. 86, 12P (1963). — BREUER, H., I. PETERSHOF u. R. KNUPPEN: Charakterisierung und Kinetik einer mitochondrialen und mikrosomalen Steroidepoxy-Lyase aus Rattenleber. Hoppe-Seylers Z. physiol. Chem. 334, 259—268 (1963). — BREUER, H., u. D. WESSENDORF: Enzymatische Bildung von Östradiol-(17β)-glucuroniden in der Mikrosomenfraktion der Kaninchenleber. Hoppe-Seylers Z. physiol. Chem. 345, 1—10 (1966). — BRIERLEY, G., and R. L. O'BRIEN: Compartmentation of heart mitochondria. II. Mitochondrial adenine nucleotides and the action of atractyloside. J. biol. Chem. 240, 4532—4539 (1965). — BRIERLEY, G. P., and A. J. MEROLA: Studies of the electron-transfer system. XLVIII. Phospholipid requirements in cytochrome oxidase. Biochim. biophys. Acta (Amst.) 64, 205—217 (1962). — BRIERLEY, G. P., A. J. MEROLA, and S. FLEISCHER: Studies of the electron-transfer system. XLIX. Sites of phospholipid involvement in the electron-transfer chain. Biochim. biophys. Acta (Amst.) 64, 218—228 (1962). — BRIERLEY, G. P., E. MURER, and D. E. GREEN: Participation of an intermediate of oxidative phosphorylation in ion accumulation by mitochondria. Science 140, 60—62 (1963). — BRIERLEY, G. P., E. MURER, and R. L. O'BRIEN: Studies on ion transport. VI. The accumulation of Mg²⁺ by heart mitochondria in the absence of inorganic phosphate. Biochim. biophys. Acta (Amst.) 88, 645—647 (1964). — BRIERLEY, G. P., and D. B. SLAUTTERBACK: Studies on ion transport. IV. An electron microscope study of the accumulation of Ca²⁺ and inorganic phosphate by heart mitochondria. Biochim. biophys. Acta (Amst.) 82, 183—186 (1964). — BRIL-PETERSEN, E., and H. G. K. WESTENBRINK: A structural basic protein as a counterpart of deoxyribonucleic acid in mammalian spermatozoa. Biochim. biophys. Acta (Amst.) 76, 152—154 (1963). — BROCK, N., u. H.-J. HOHORST: Über die Aktivierung von Cyclophosphamid im Warmblüterorganismus. Naturwissenschaften 49, 610—611 (1962). — BRODIE, B. B., R. P. MAICKEL, and W. R. JONDORF: Termination of drug action by enzymatic inactivation. Fed. Proc. 17, 1163—1174 (1958). — BRODY, T. M., D. N. CALVERT, and A. F. SCHNEIDER: Alteration of carbon tetrachloride-induced pathological changes in the rat by spinal transection, adrenalectomy and adrenergic blocking agents. J. Pharmacol. 131, 341—345 (1961). — BRONK, J. R.: The nature of the energy requirement for amino acid incorporation by isolated mitochondria and its significance for thyroid hormone action. Proc. nat. Acad. Sci. (Wash.) 50, 524—526 (1963). — BROSEMER, R. W., W. VOGELL u. T. BÜCHER: Morphologische und enzymatische Muster bei der Entwicklung indirekter Flugmuskeln von Locusta migratoria. Biochem. Z. 338, 854—910 (1963). — BROWN, B. I., and D. H. BROWN: The subcellular distribution of enzymes in type II glycogenosis and the occurence of an oligo-α-1,4-glucan glucohydrolase in human tissues. Biochim. biophys. Acta (Amst.) 110, 124—133 (1965). — BROWN, D. D., J. AXELROD, and R. TOMCHICK: Enzymatic N-methylation of histamine. Nature (Lond.) 183, 680 (1959). — BROWN, J. H. U., and A. A. PETKAS: The behaviour of kidney mitochondria under the influence of ADH. Endocrinology 69, 182—183 (1964). — BROWN, W. D., and A. L. TAPPEL: Fatty acid oxidation by carp liver mitochondria. Arch. Biochem. 85, 149—158 (1959). — BROWN, W. R., G. M. GRODSKY, and J. V. CARBONE: Intracellular distribution of tritiated bilirubin during hepatic uptake and excretion. Amer. J. Physiol. 207, 1237—1241 (1964). — BROWN-GRANT, K., E. FORCHIELLI, and R. I. DORFMAN: The Δ⁴-hydrogenases of guinea pig adrenal gland. J. biol. Chem. 235, 1317—1320 (1960). — BRUCHHAUSEN, F. V., u. H.-J. MERKER: Morphologischer und chemischer Aufbau isolierter Basalmembranen aus der Nierenrinde der Ratte. Histochemie 8, 90—108 (1967). — BRUNNEMANN, A., H. COPER, and H. HERKEN: Biosynthese von 3-Acetylpyridin-adenin-dinucleotidphosphat (3-APADP) aus Nicotinamid-adenin-dinucleotidphosphat (NADP). Naunyn-Schmiedebergs Arch. exp. Path. Pharmak. 245, 541—550 (1963). — BRUNNGRABER, E. G., and L. G. ABOOD: Mitochondrial glycolysis of rat brain and its relationship to the remainder of cellular glycolysis. J. biol. Chem. 235, 1847—1853 (1960). — BRUNNGRABER, E. G., V. AGUILAR, and W. G. OCCOMY: The intracellular distribution of glycolytic and tricarboxylic acid cycle enzymes in rat brain mitochondrial preparations. J. Neurochem. 10, 433—438 (1963). — BRUNNGRABER, E. G., and B. D. BROWN: Preparation of sialomucopolysaccharides from brain mitochondrial fractions. Biochim. biophys. Acta (Amst.) 69, 581—582 (1963). ~ Fractionation of brain macromolecules. II. Isolation of protein-linked sialomucopolysaccharides from subcellular, particulate fractions from rat brain. J. Neurochem. 11, 449—459 (1964). — BUAHENE, K., and W. E. CORNATZER: Effect of magnesium deficiency on synthesis of heart and liver mitochondria phospholipids. Arch. int. Physiol. 71, 195—204 (1963). — BUBLITZ, C.: L-Gulono-γ-lactone oxidase and dehydrogenase. Biochim. biophys. Acta (Amst.) 48, 61—70 (1961). — BUBLITZ, C., and A. L. LEHNINGER: The enzymic conversion of L-gulonate to L-ascorbate by rat-liver enzymes. Arch. Biochem. 32, 290—291 (1959). — BUCHER, N. L. R., and K. MCGARRAHAN: The biosynthesis of cholesterol from acetate-1-C¹⁴ by cellular fractions of rat liver. J. biol. Chem. 222, 1—15 (1956). — BÜCHER, T., u. M. KLINGENBERG: Wege des Wasserstoffs in der lebendigen

Organisation. Angew. Chem. **70**, 552—570 (1958). — Büchner, F.: Persönliche Mitteilung 1965. — Buffa, P., E. Carafoli, and U. Muscatello: Mitochondrial biochemical lesion and pyrogenic effect of pentachlorophenol. Biochem. Pharmacol. **12**, 769—778 (1963). — Burch, H. B., F. E. Hunter jr., A. M. Combs, and B. A. Schutz: Oxidative enzymes and phosphorylation in hepatic mitochondria from riboflavine-deficient rats. J. biol. Chem. **235**, 1540—1544 (1960). — Burg, M. B., and J. Orloff: Oxygen consumption and active transport in separated renal tubules. Amer. J. Physiol. **203**, 327—330 (1962). — Burkhard, R. K., and G. Kropf: Solubilization of mitochondrial proteins. Biochim. biophys. Acta (Amst.) **90**, 393—396 (1964). — Burstein, S., B. R. Bhavnani, and M. Gut: Enzymatic 2α-hydroxylation of 4-C¹⁴-cortisol in guinea pigs in vitro. J. biol. Chem. **240**, 2845—2849 (1965). — Burton, A. F.: Inhibition of 11β-hydroxysteroid dehydrogenase activity in rat and mouse tissue in vitro and in vivo. Endocrinology **77**, 325—331 (1965). — Burton, R. M.: Gangliosides and acetylcholine of the central nervous system. III. The binding of radioactive acetylcholine by subcellular particles of the brain. Int. J. Neuropharmacol. **3**, 13—21 (1964). — Burton, R. M., and J. M. Gibbons: Lipid composition of a rat-brain synaptic-vesicle fraction. Biochim. biophys. Acta (Amst.) **84**, 220—223 (1964). — Busch, H.: An introduction to the biochemistry of the cancer cell. New York and London 1962. ~ Persönliche Mitteilung 1965a. ~ Histones and related nuclear proteins. New York 1965b. — Busch, H., S. M. Amer, and W. L. Nyhan: Inhibition of uptake of L-arginine-U-¹⁴C into nuclear proteins by 5-bis(2-chloroethyl)-aminouracil. J. Pharmacol. exp. Ther. **127**, 195—199 (1959). — Busch, H., P. Byvoet, and K. Smetana: The nucleolus of the cancer cell: A review. Cancer Res. **23**, 313—339 (1963). — Busch, H., J. R. Davis, and D. C. Anderson: Labeling of histones and other nuclear proteins with L-lysine-U-¹⁴C in tissues of tumor-bearing rats. Cancer Res. **18**, 916—926 (1958). ~ Labeling of nuclear proteins of tumors and other tissues in vitro with L-lysine-U-¹⁴C and L-alanine-U-¹⁴C. Acta Un. int. Cancr. **16**, 1125—1131 (1960). — Busch, H., J. R. Davis, G. R. Honig, D. C. Anderson, P. V. Nair, and W. L. Nyhan: The uptake of a variety of amino acids into nuclear proteins of tumor and other tissues. Cancer Res. **19**, 1030—1039 (1959). — Busch, H., D. C. Firszt, A. Lipsey, E. Kohen, and S. M. Amer: Inhibition by antitumor agents of labeling of nuclear proteins in vivo with L-arginine-U-¹⁴C. Biochem. Pharmacol. **7**, 123—134 (1961). — Busch, H., and W. J. Steele: Nuclear proteins of neoplastic cells. Advanc. Cancer Res. **8**, 41—120 (1964). — Busch, H., W. J. Steele, L. S. Hnilica, C. W. Taylor, and H. Mavogliu: Biochemistry of histones and the cell cycle. J. cell. comp. Physiol. **62**, Suppl. 1, 95—110 (1963). — Butler, J. A. V., and P. Cohn: Studies on histones. 6. Observations in the biosynthesis of histones and other proteins in regenerating rat liver. Biochem. J. **87**, 330—334 (1963). — Butler, J. A. V., P. Cohn, and P. Simson: The presence of basic proteins in microsomes. Biochim. biophys. Acta (Amst.) **38**, 386—388 (1960). — Butler, T. C., W. J. Waddell, and D. T. Poole: Demethylation of trimetadione and metharbital by rat liver microsomal enzymes: Substrate concentration-yield relationships and competition between substrates. Biochem. Pharmacol. **14**, 937—942 (1965). — Butow, R. A., and W. L. Nelson: Respiratory control in guinea-pig-mammary gland mitochondria. Biochim. biophys. Acta (Amst.) **92**, 166—168 (1964). — Byington, K. H., and K. C. Leibman: Metabolism of trichloroethylene in liver microsomes. II. Identification of the reaction products as chloral hydrate. Molec. Pharmacol. **1**, 247—254 (1965).

Calcutt, G.: The distribution of polycyclic hydrocarbons within the cells of some mouse and rat tissues. Brit. J. Cancer **12**, 149—160 (1958). — Calvert, D. N., and T. M. Brody: Role of the sympathetic nervous system in CCl₄ hepatotoxicity. Amer. J. Physiol. **198**, 669—676 (1960). ~ The effects of thyroid function upon carbon tetrachloride hepatotoxicity. J. Pharmacol. **134**, 304—310 (1961). — Campbell, M. K., H. R. Mahler, W. J. Moore, and S. Tewari: Protein synthesis systems from rat brain. Biochemistry **5**, 1174—1184 (1966).— Campbell, P. N., O. Greengard, and B. A. Kernot: Amino acid incorporation into serum albumin in microsome preparations from regenerating rat liver. Biochem. J. **68**, 18P—19P (1958). — Campbell, P. N., G. Serck-Hanssen, and E. Lowe: Studies on the protein-synthesizing activity of the ribosomes of rat liver. The activity of free polysomes. Biochem. J. **97**, 422—431 (1965). — Canellakis, E. S., and E. Herbert: Studies on s-RNA synthesis. I. Purification and general characteristics of the RNA-enzyme complex. Proc. nat. Acad. Sci. (Wash.) **46**, 170—178 (1960). — Canellakis, E. S., and R. Mantsavinos: The conversion of ¹⁴C-deoxynucleoside-5'-monophosphates to the corresponding di- and triphosphates by soluble mammalian enzymes. Biochim. biophys. Acta (Amst.) **27**, 643—645 (1958). — Cantoni, G. L.: Methylation of nicotinamide with a soluble enzyme system from rat liver. J. biol. Chem. **189**, 203—216 (1951). — Caravaglios, R.: Effect of ischaemic necrosis and autolysis in vitro on the soluble proteins of rat kidneys. Biochem. J. **68**, 681—685 (1958). — Carey, N. H., and G. D. Greville: Mitochondria from embryonic tissues of the chick. 2. Metabolic activities. Biochem. J. **71**, 166—176 (1959). — Carnie, J. A., and J. W. Porteous: Rabbit intestinal invertase. Biochem. J. **73**, 48P (1959). ~ The solubilization, thermolability, chromatographic purification and intracellular distribution of some glycosidases of rabbit small intestine. Biochem. J. **85**, 620—629 (1962). — CAROFOLI, E., A. MARGRETH, and P. BUFFA: Biochemical changes in pigeon breast muscle mitochondria following nerve section. Nature (Lond.) **196**, 1101—1102 (1962). — CARRUTHERS, C., and A. BAUMLER: Esterase distribution in mouse liver. Arch. Biochem. **94**, 351—357 (1961). ~ The influence of various detergents on the esterase and glucose-6-phosphat[ase] activities of mouse liver microsomes. Arch. Biochem. **99**, 458—465 (1962). — CARVALHO, A. P., H. SANUI, and N. PACE: Binding of Ca and Mg by lipoprotein and nucleoprotein subfractions of rat liver cell microsomes. J. cell. comp. Physiol. **66**, 57—64 (1965). — CARVER, M. J., and L. E. THOMAS: An electrophoretic study of lipoproteins from cellular nuclei. Arch. Biochem. **40**, 342—345 (1952). — CASU, A.: The effect of CoQ_{10} on rat liver mitochondria succinoxydase activity in carbon tetrachloride liver injury. Experientia (Basel) **19**, 88—89 (1963). — ČATSCH, A., H. IMMEL-TELLER u. D. SCHINDEWOLF-JORDAN: Die Verteilung von Radiocer in den Leberzellen und ihre Beeinflussung durch die Diäthylentriaminpentaessigsäure. Z. Naturforsch. **16**b, 181—185 (1961). — CENTURY, B., and M. K. HORWITT: Effect of dietary lipids upon mitochondrial composition and swelling. J. Nutr. **80**, 145—150 (1963). — CERLETTI, P., and L. ZICHELLA: Adenylate kinase of human placenta. Clin. chim. Acta **5**, 748—752 (1960). — CHAFFEE, R. R. J., F. L. HOCH, and C. P. LYMAN: Mitochondrial oxidative enzymes and phosphorylations in cold exposure and hibernation. Amer. J. Physiol. **201**, 29—32 (1961). — CHALKLEY, H. W.: The chemistry of cell division. VII. The distribution of sulphydryl in amoeba proteus in interkinesis and mitosis, as shown by the nitroprusside test. Protoplasma (Wien) **28**, 489—497 (1937). — CHAMBERLAIN, J., N. JAGARINEC, and P. OFNER: Catabolism of [4-^{14}C]testosterone by subcellular fractions of human prostate. Biochem. J. **99**, 610—616 (1966). — CHANCE, B.: Energy-linked functions of mitochondria. New York 1964. ~ The energy-linked reaction of calcium with mitochondria. J. biol. Chem. **240**, 2729—2749 (1965). — CHANCE, B., P. COHEN, F. JÖBSIS, and B. SCHOENER: Intracellular oxidation-reduction states in vivo. Science **137**, 499—508 (1962). — CHANCE, B., R. W. ESTABROOK, and A. GHOSH: Damped sinusoidal oscillations of cytoplasmic reduced pyridine nucleotide in yeast cells. Proc. nat. Acad. Sci. (Wash.) **51**, 1244—1251 (1964). — CHANCE, B., R. W. ESTABROOK, and C. P. LEE: Electron transport in the oxysome. Science **140**, 379—380 (1963). — CHANCE, B., and B. HAGIHARA: Activation and inhibition of succinate oxidation following adenosine diphosphate supplements to pigeon heart mitochondria. J. biol. Chem. **237**, 3540—3545 (1962). — CHANCE, B., and T. ITO: Control of endogenous adenosine triphosphatase activity by energy-linked pyridine nucleotide reduction in mitochondria. Nature (Lond.) **195**, 150—153 (1962). — CHANCE, B., and G. R. WILLIAMS: The respiratory chain and oxidative phosphorylation. Advanc. Enzymol. **17**, 65—134 (1956). — CHANCE, E. M., and H. GUTFREUND: Nicotinamide-adenine dinucleotide-linked reactions in guinea-pig mammary-gland mitochondria. Biochem. J. **87**, 9P (1963). — CHAPPELL, J. B.: Rate-limiting reactions in mitochondrial respiration. Biochem. J. **84**, 62P (1962). ~ The oxidation of citrate, isocitrate and cis-aconitate by isolated mitochondria. — Biochem. J. **90**, 225—237 (1964a). ~ The effects of 2,4-dinitrophenol on mitochondrial oxidations. Biochem. J. **90**, 237—248 (1964b). — CHAPPELL, J. B., M. COHN, and G. D. GREVILLE: The accumulation of divalent ions by isolated mitochondria. In: Energy-linked functions of mitochondria (B. CHANCE, ed.), p. 219—235. New York and London 1963. — CHAPPELL, J. B., and A. R. CROFTS: Calcium ion accumulation and volume changes of isolated liver mitochondria. Calcium ion-induced swelling. Biochem. J. **95**, 378—386 (1965). ~ Gramicidin and ion transport in isolated liver mitochondria. Biochem. J. **95**, 393—402 (1965b). ~ The effect of atractylate and oligomycin on the behaviour of mitochondria towards adenine nucleotides. Biochem. J. **95**, 707—716 (1965a). — CHARALAMPOUS, F. C.: Mechanism of formation of erythrulose-1-phosphate by phosphoketotetrose aldolase of rat liver. J. biol. Chem. **211**, 249—262 (1954). — CHARALAMPOUS, F. C., and G. C. MUELLER: Synthesis of erythrulose phosphate by a soluble enzyme from rat liver. J. biol. Chem. **201**, 161—173 (1953). — CHAREONCHAI, A., and R. M. JOHNSON: Effect of fasting on the incorporation in vitro of palmitate-^{14}C into glycerolipids of mitochondria. J. Nutr. **81**, 387—391 (1963). — CHARNOCK, J. S., L. J. OPIT, and B. S. HETZEL: An evaluation of the effect of salicylate on oxidative phosphorylation in rat-liver mitochondria. Biochem. J. **83**, 602—606 (1962). — CHATAGNER, F., B. JOLLÈS-BERGERET et J. LABOUESSE: Localisation cellulaire différente de deux systèmes enzymatiques produisant de l'hydrogène sulfuré à partir de la cystéine dans le foie du rat. C. R. Acad. Sci. (Paris) **251**, 3097—3099 (1960). — CHATTERJEE, I. B., G. C. CHATTERJEE, N. C. GHOSH, J. J. GHOSH, and B. C. GUHA: Biological synthesis of L-ascorbic acid in animal tissues: Conversion of L-gulonolactone into L-ascorbic acid. Biochem. J. **74**, 193—203 (1960). — CHATTERJEE, I. B., J. J. GHOSH, N. C. GHOSH, and B. C. GUHA: The enzymic reaction pattern in the oxidation of L-gulonolactone to L-ascorbic acid. Naturwissenschaften **46**, 580 (1959). — CHATTERJEE, I. B., and R. W. McKEE: Biosynthesis of L-ascorbic acid in liver microsomes from mice bearing transplanted tumors. Proc. Soc. exp. Biol. (N.Y.) **117**, 304—306 (1964). ~ Biosynthesis of L-ascorbic acid in rat liver microsomes: Influence of age, sex, dietary changes and whole-body X-irradiation. Arch. Biochem. **109**,

62—67 (1965). ~ Lipid peroxidation and biosynthesis of L-ascorbic acid in rat liver micro-somes. Arch. Biochem. 110, 254—261 (1965a). — Chauveau, J., et G. Clément: Méthode d'obtention quantitative des structures cellulaires à partir d'un même échantillon de tissu. Arch. Sci. physiol. 5, 277—287 (1951). — Chauveau, J., et L. van Hung: Étude de la localisation du système enzymatique acétylant dans la cellule hépatique. C. R. Acad. Sci. (Paris) 235, 1248—1250 (1952). — Chauveau, J., Y. Moulé, and C. Rouiller: Isolation of pure and unaltered liver nuclei. Morphological and biochemical composition. Exp. Cell Res. 11, 317—321 (1956). — Chauveau, J., Y. Moulé, C. Rouiller, and J. Schneebeli: Isolation of smooth vesicles and free ribosomes from rat liver microsomes. J. Cell Biol. 12, 17—29 (1962). — Cherniak, N. B., and Ch. S. Gusseinov: Oxidative phosphorylation studied on isolated mitochondria of human blood plates. Dokl. Akad. Nauk SSSR 133, 476—479 (1960). — Chévremont, M.: Localization and synthesis of deoxyribonucleic acids in the cytoplasm of somatic cells of vertebrates: the role of mitochondria. Biochem. J. 85, 25P—26P (1962). — Chiga, M., and G. W. E. Plaut: A nucleoside diphosphokinase from liver mitochondria which catalyzes an [^{32}P]ADP-ATP exchange reaction. Biochim. biophys. Acta (Amst.) 61, 736—740 (1962). — Cho, M. H., and L. B. Jaques: Heparinase. III. Preparation and properties of the enzyme. Canad. J. Biochem. 34, 799—813 (1956). — Christian, G. D., E. C. Knoblock, and W. C. Purdy: Polarographic study of mitochondrial suspensions. Biochim. biophys. Acta (Amst.) 66, 415—419 (1963). — Christian, G. D., E. C. Knoblock, W. C. Purdy, and W. Mertz: A polarographic study of chromium-insulin-mitochondrial interaction. Biochim. biophys. Acta (Amst.) 66, 420—423 (1963). — Christie, G. S.: Liver damage in acute heliotrine poisoning. II. Biochemical changes. Aust. J. exp. Biol. med. Sci. 36, 413—423 (1958). — Christie, G. S., K. Ahmed, A. E. M. McLean, and J. D. Judah: Active transport of potassium by mitochondria. I. Exchange of K$^+$ and H$^+$. Biochim. biophys. Acta (Amst.) 94, 432—440 (1965). — Christie, G. S., M. J. Bailie, and R. N. LePage: Acute toxic liver injury. Nicotinamide-adenine dinucleotide-pyrophosphorylase activity of nuclei isolated from rat liver in heliotrine and in dimethylnitrosamine poisoning. Biochem. J. 84, 364—368 (1962). — Christie, G. S., and R. N. LePage: Enlargement of liver cell nuclei: Effect of dimethylnitrosamine on size and deoxyribosenucleic acid content. Lab. Invest. 10, 729—743 (1961). — Chudinova, I. A., G. D. Krechetova, and V. S. Shapot: Some properties of the nucleases isolated from rat liver ribosomes. Biokhimija 30, 759—764 (1965). — Chytil, F.: An activator of the adaptive enzyme tryptophan pyrrolase present in fetal-rat liver. Biochim. biophys. Acta (Amst.) 48, 217—218 (1961). — Ciba Foundation Symposium(on) Lysosomes (de Reuck, Cameron, ed.). London 1963. — Clapp, J. W.: A new metabolic pathway for a sulfonamide group. J. biol. Chem. 223, 207—214 (1956). — Clark, B., and G. Hübscher: Monoglyceride transacylase of rat-intestinal mucosa. Biochim. biophys. Acta (Amst.) 70, 43—52 (1963). — Clark, B., and J. W. Porteous: The isolation and properties of epithelial-cell 'ghosts' from rat small intestine. Biochem. J. 96, 539—551 (1965). — Clark, J. B., A. L. Greenbaum, and P. McLean: The concentration and biosynthesis of nicotinamide nucleotides in the livers of rats treated with carcinogens. Biochem. J. 98, 546—556 (1966). — Clementi, F., and R. Fumagalli: Intracellular localization in the liver of exogenous ^{3}H-cholesterol: Autoradiographic and radiochemical assay. Exp. Cell Res. 28, 604—608 (1962). — Cleugh, J., J. H. Gaddum, A. A. Mitchell, M. W. Smith, and V. P. Whittaker: Substance P in brain extracts. J. Physiol. (Lond.) 170, 69—85 (1964). — Clever, U., u. P. Karlson: Induktion von Puff-Veränderungen in den Speicheldrüsenchromosomen von Chironomus tentans durch Ecdyson. Exp. Cell Res. 20, 623—626 (1960). — Coffey, J. W., O. N. Miller, and O. Z. Sellinger: The metabolism of L-fucose in the rat. J. biol. Chem. 239, 4011—4017 (1964). — Cohen, H. P.: Phosphorylation coupled to glycolysis and oxidative metabolism in cerebral mitochondrial systems. Arch. Biochem. 92, 449—461 (1961). — Cohen, M., and W. W. Wainio: A phospholipid fraction from beef heart muscle which activates cytochrome c oxidase. J. biol. Chem. 238, 879—882 (1963). — Cohn, D. V., A. F. Smaich, and R. Levy: The inhibition of respiration and phosphorylation in kidney mito-chondria by parathyroid hormone administered in vivo. J. biol. Chem. 241, 889—894 (1966). — Cohn, P.: The distribution of radioactivity in tissues of the rat following the administration of a nitrogen mustard derivative (p-di-[2-chloroethyl]amino-DL-phenyl[β-^{14}C]-alanine). Brit. J. Cancer 11, 258—267 (1957). ~ A ribosomal protein fraction from rat liver with a high lysine content. Biochem. J. 97, 12c—14c (1965). — Cohn, P., and J. A. V. Butler: Fractionation of the microsomes of rat liver by means of a non-ionic detergent. Biochem. J. 70, 254—260 (1958). — Cohn, P., and P. Simson: Basic and other proteins in microsomes of rat liver. Biochem. J. 88, 206—212 (1963). — Colburn, R. W., and J. W. Maas: Adenosine triphosphate-metal-norepinephrine ternary complexes and catecholamine binding. Nature (Lond.) 208, 37—41 (1965). — Collins, F. D., R. M. Love, and R. A. Morton: Studies in rhodopsin. 4. Preparation of rhodopsin. Biochem. J. 51, 292—298 (1952). — Collins, F. D., and V. L. Shotlander: Studies on phospholipids. 8. Phospholipids in rat-liver mitochondria and microsomes. Biochem. J. 79, 321—324 (1961). — Combes, B., and G. S. Stakelum:

A liver enzyme that conjugates sulfobromophthalein sodium with glutathione. J. clin. Invest. 40, 981—988 (1961). — COMMERFORD, S. L., M. J. HUNTER, and J. L. ONCLEY: The preparation and properties of calf liver deoxyribonucleoprotein. J. biol. Chem. 238, 2123—2134 (1963). — CONGIU, L.: Studi sulla denaturazione delle proteine mitocondriali. G. Biochim. 9, 257—268 (1960). — CONNELLY, J. L., and H. A. LARDY: The effect of adenosine triphosphate and substrate on orthophosphate-induced mitochondrial swelling at acid pH. J. biol. Chem. 239, 3065—3070 (1964). — CONNEY, A. H., R. R. BROWN, J. A. MILLER, and E. C. MILLER: The metabolism of methylated aminoazo dyes. VI. Intracellular distribution and properties of the demethylase system. Cancer Res. 17, 628—633 (1957). — CONNEY, A. H., and J. J. BURNS: Physiological disposition and metabolic fate of chlorzoxazone (paraflex) in man. J. Pharmacol. exp. Ther. 128, 340—343 (1960). ～ Metabolism of uridine diphosphate glucuronic acid by liver and kidney. Biochim. biophys. Acta (Amst.) 54, 369—372 (1961).— CONNEY, A. H., and L. GARREN: Contrasting effects of thyroxin on zoxazolamine and hexobarbital metabolism. Biochem. Pharmacol. 6, 257—262 (1961). — CONNEY, A. H., J. R. GILLETTE, J. K. INSCOE, E. R. TRAMS, and H. S. POSNER: Induced synthesis of liver microsomal enzymes which metabolize foreign compounds. Science 130, 1478—1479 (1959). — CONNEY, A. H., I. A. MICHAELSON, and J. J. BURNS: Stimulatory effect of chlorcyclizine on barbiturate metabolism. J. Pharmacol. exp. Ther. 132, 202—206 (1961). — CONNEY, A. H., E. C. MILLER, and J. A. MILLER: Substrate-induced synthesis and other properties of benzpyrene hydroxylase in rat liver. J. biol. Chem. 228, 753—766 (1957). — CONNEY, A. H., and K. SCHNEIDMAN: Enhanced androgen hydroxylase activity in liver microsomes of rats and dogs treated with phenylbutazone. J. Pharmacol. exp. Ther. 146, 225—235 (1964). — CONOVER, T. E., G. V. MARINETTI, R. F. WITTER, and E. H. STOTZ: The incorporation of (^{32}P) orthophosphate into a specific lipid fraction and into adenine nucleotides of mitochondria during oxidative phosphorylation. Biochim. biophys. Acta (Amst.) 41, 264—271 (1960). — CONOVER, T. E., and G. SIEBERT: On the occurrence of respiratory components in rat-liver nuclei. Biochim. biophys. Acta (Amst.) 99, 1—12 (1965). — COOK, B., and G. L. ADA: Neuraminidase in tissues of the chick embryo and chick. Biochim. biophys. Acta (Amst.) 73, 454—461 (1963). — COOK, R. A., J. P. BOUCHARD, and M. J. FRASER: The biosynthesis of amino acid acceptor RNA. Canad. J. Biochem. 42, 859—870 (1964). — COOK, W. F., and G. W. PICKERING: A rapid method for separating glomeruli from rabbit kidney. Nature (Lond.) 182, 1103—1104 (1958). ～ The location of renin in the rabbit kidney. J. Physiol. (Lond.) 149, 526—536 (1959). COOKSEY, K. E., and D. M. GREENBERG: Studies on the substrate specificity of the phosphatide methylating system of microsomes. Biochem. biophys. Res. Commun. 6, 256—260 (1961). — COOPER, D. Y., and O. ROSENTHAL: Action of noradrenaline and ascorbic acid on C-21 hydroxylation of steroids by adrenocortical microsomes. Arch. Biochem. 96, 331—335 (1962). — COOPER, J. R., and B. B. BRODIE: Enzymatic oxidation of pentobarbital and thiopental. J. Pharmacol. exp. Ther. 120, 75—83 (1957). — COOPER, J. R., and M. M. KINI: The biochemistry of methanol poisoning. Biochem. Pharmacol. 9, 145—148 (1962). — COOPER, J. R., and I. MELCER: The enzymic oxidation of tryptophan to 5-hydroxytryptophan in the biosynthesis of serotonin. J. Pharmacol. exp. Ther. 132, 265—268 (1961). — COPE, F. W., R. J. BEVER, and B. D. POLIS: Reversible free radical generation in the melanin granules of the eye by visible light. Arch. Biochem. 100, 171—177 (1963). — COPER, H., I. HELGE u. H. HERKEN: Über die Wirkung des Hexachlorcyclohexans auf die DPN- und TPN-Nucleosidase des Gehirns. Naunyn-Schmiedebergs Arch. exp. Path. Pharmak. 243, 99—112 (1962). — COQ, M. H., et C. BARON: Solubilisation de la monoamineoxydase des mitochondries de foie de rat. Experientia (Basel) 20, 374—375 (1964). — CORWIN, L. M.: Oxalacetic decarboxylase from rat liver mitochondria. J. biol. Chem. 234, 1338—1341 (1959). COTZIAS, G. C., D. C. BORG, and B. SELLECK: Virtual absence of turnover in cadmium metabolism: Cd^{109} studies in the mouse. Amer. J. Physiol. 201, 927—930 (1961). — COURCY, C.DE, and J. J. SCHNEIDER: Enzymatic reduction of the C-20-carbonyl group of tetrahydrocortisone and 17-hydroxypregnanolone. J. biol. Chem. 223, 865—867 (1956). — CRABBÉ, J., and P. DE WERR: Action of aldosterone on the bladder and the skin of the toad. Nature (Lond.) 202, 298—299 (1964). — CRADDOCK, V. M., and M. V. SIMPSON: Amino-acid activating enzymes in rat-liver mitochondria. Biochem. J. 80, 348—352 (1961). — CRAMPTON, C. F., and M. L. PETERMANN: The amino acid composition of proteins isolated from the ribonucleoprotein particles of rat liver. J. biol. Chem. 234, 2642—2644 (1959). — CRANDALL, D. I.: Homogentisic acid oxidase. II. Properties of the crude enzyme in rat liver. J. biol. Chem. 212, 565—582 (1955). — CRANDALL, D. I., and D. N. HALIKIS: Homogentisic acid oxidase. I. Distribution in animal tissue and relation to tyrosine metabolism in rat kidney. J. biol. Chem. 208, 629—638 (1954). — CRASTON, A. R., and J. F. MANERY: Sodium, potassium, nitrogen, phosphorus, and lipid in muscle mitochondria isolated in sucrose media of varying concentrations. Canad. J. Biochem. 41, 831—847 (1963). — CRAWHALL, J. C., and R. W. E. WATTS: The metabolism of glyoxylate by human- and rat-liver mitochondria. Biochem. J. 85, 163—171 (1962). — CREASEY, W. A.: Observations on the activation of stearic acid by rat-liver preparations. Biochim. biophys. Acta (Amst.) **64**, 559—561 (1962). — Creaven, P. J., W. H. Davies, and R. T. Williams: Stimulation of liver microsomal dealkylating activity by various compounds. Biochem. J. **100**, 29 P—30 P (1966). — Creaven, P. J., D. V. Parke, and R. T. Williams: Aromatic hydroxylation by liver microsomes. Biochem. J. **85**, 5 P—6 P (1962). ~ A fluorimetric study of the hydroxylation of biphenyl in vitro by liver preparations of various species. Biochem. J. **96**, 879—885 (1965). — Crema, A., u. F. Berté: Über die Verteilung und Stoffwechsel des Cycloserins bei der Ratte. Naunyn-Schmiedebergs Arch. exp. Path. Pharmak. **239**, 475—480 (1960). — Cremer, J. E.: The biochemistry of organotin compounds. The conversion of tetraethyltin into triethyltin in mammals. Biochem. J. **68**, 685—692 (1958). ~ The action of mitochondrial preparations on glycolysis. Biochim. biophys. Acta (Amst.) **41**, 155—158 (1960). — Cremona, T., E. B. Kearney, M. Villavicencio, and T. P. Singer: Studies on the respiratory chain-linked DPNH dehydrogenase. V. Transformation of DPNH dehydrogenase to DPNH-cytochrome reductase and diaphorase under the influence of heat, proteolytic enzymes and urea. Biochem. Z. **338**, 407—442 (1963). Criddle, R. S., R. M. Bock, D. E. Green, and H. Tisdale: Physical characteristics of proteins of the electron transfer system and interpretation of the structure of the mitochondrion. Biochemistry **1**, 827—842 (1962). — Criddle, R. S., D. L. Edwards, and T. G. Petersen: Chemical studies on the homogeneity of the structural protein from mitochondria. Biochemistry **5**, 578—582 (1966). — Crofts, A. R., and J. B. Chappell: Calcium ion accumulation and volume changes of isolated liver mitochondria. Reversal of calcium ion-induced swelling. Biochem. J. **95**, 387—392 (1965). — Crook, E. M. (ed.): The structure and function of subcellular components. Biochem. Soc. Symp. No 16. Cambridge 1959. — Crowley, G. M.: The enzymatic synthesis of 5'-phosphoribosyl-imidazoleacetic acid. J. biol. Chem. **239**, 2593—2601 (1964). — Csallany, A. S., and H. H. Draper: Determination of N,N'-diphenyl-p-phenylene-diamine in animal tissues. Proc. Soc. exp. Biol. (N.Y.) **104**, 739—742 (1960). — Cseh, G., u. S. Marosvári: Über die Wirkung des Hydrocortisons auf die an Mitochondrien gebundenen Enzyme in den lymphatischen Organen der Ratte. Z. Vitamin-, Hormon- u. Fermentforsch. **10**, 321—334 (1960). — Cumley, R. W. (ed.): Developmental and metabolic control mechanisms and neoplasia. 19. M. D. Anderson Annual Symposium on Fundamental Cancer Research. Houston 1965. — Curti, B., and G. Porcellati: The nicotinamidase activity extracted from pigeon liver. G. Biochim. **12**, 13—26 (1963).

Dahl, D. R., R. J. Jacobs, and F. E. Samson jr.: Characterization of two "mitochondrial" particulates from rat brain. Amer. J. Physiol. **198**, 467—470 (1960). — Dahl, D. R., and F. E. Samson jr.: Metabolism of rat brain mitochondria during postnatal development. Amer. J. Physiol. **196**, 470—472 (1959). — Dajani, R. M., and J. M. Orten: A study of the citric acid cycle in erythrocytes. J. biol. Chem. **231**, 913—924 (1958). — Dakshinamurti, K., and S. P. Mistry: Tissue and intracellular distribution of biotin-C^{14}OOH in rats and chicks. J. biol. Chem. **238**, 294—296 (1963). — Dales, S.: Disk.-Bemerkung. Attachment and uptake of animal viruses as studied by electron microscope. Cold Spr. Harb. Symp. quant. Biol. **27**, 132—136 (1962). — Dales, S., and R. Kajioka: The cycle of multiplication of the vaccinia virus in Earle's strain-L-cells. I. Uptake and penetration. Virology **24**, 278—299 (1964). — Dallner, G.: Studies on the structural and enzymic organization of the membranous elements of liver microsomes. Acta path. microbiol. scand., Suppl. 166 (1963). — Dallner, G., P. Siekevitz, and G. E. Palade: Biogenesis of endoplasmic reticulum membranes. I. Structural and chemical differentiation in developing rat hepatocyte. J. Cell Biol. **30**, 73—96 (1966a). ~ Biogenesis of endoplasmic reticulum membranes. II. Synthesis of constitutive microsomal enzymes in developing rat hepatocyte. J. Cell Biol. **30**, 97—117 (1966). — Daly, J., J. K. Inscoe, and J. Axelrod: The formation of O-methylated catechols by microsomal hydroxylation of phenols and subsequent enzymatic catechol O-methylation. Substrate specificity. J. med. Chem. **8**, 153—157 (1965). — Daly, M. M., V. G. Allfrey, and A. E. Mirsky: Uptake of ^{15}N-glycine by components of cell nuclei. J. gen. Physiol. **36**, 173—197 (1952). — Dancis, J., J. Hutzler, and M. Levitz: Tissue distribution of branched chain ketoacid decarboxylase. Biochim. biophys. Acta (Amst.) **52**, 60—64 (1961). — Danielson, L., and L. Ernster: Energy-dependent reduction of triphosphopyridine nucleotide by reduced diphosphopyridine nucleotide, coupled to the energy-transfer system of the respiratory chain. Biochem. Z. **338**, 188—205 (1963). — Danielsson, H.: On the oxidation of $3\alpha,7\alpha,12\alpha$-trihydroxycoprostane by mouse and rat liver homogenates. Bile acids and steroids 97. Acta chem. scand. **14**, 348—352 (1960a). ~ On the oxidation of cholesterol in liver mitochondrial preparations. Bile acids and steroids 99. Acta chem. scand. **14**, 846—860 (1960). ~ Formation and metabolism of 26-hydroxycholesterol. Bile acids and steroids 112. Ark. Kemi (Stockh.) **17**, 373—379 (1961). — Darnell, J. E.: Early events in polio virus infection. Cold Spr. Harb. Symp. quant. Biol. **27**, 149—158 (1962). — Das, B. C.: Regeneration of prothrombin activity by plasma albumin and globulin fractions. Nature (Lond.) **195**, 668—670 (1962). — Datta, P. K., and T. H. Shepard, II: Intracellular localization of carbonic anhydrase in rat liver and kidney tissues. Arch. Biochem. **81**, 124—129 (1959). — Datta,

R. K., and J. J. GHOSH: Alkaline phosphomonoesterase activity of goat brain cortex ribosomes. J. Neurochem. **11**, 779—786 (1964). — DAVID, H.: Zur Mitochondriengröße in den Lebern von Hungermäusen. Mikroskopische und submikroskopische Untersuchungen. Acta med. biol. germ. **4**, 159—165 (1960). — DAVID, J. S. K., P. MALATHI, and J. GANGULY: Role of the intestinal brush border in the absorption of cholesterol in rats. Biochem. J. **98**, 662—668 (1966). — DAVIDOFF, F., and E. D. KORN: The reactions of trans-α,β-hexadecenoyl coenzyme A and cis- and trans-β,γ-hexadecenoyl coenzyme A catalyzed by enzymes from guinea pig liver mitochondria. J. biol. Chem. **240**, 1549—1558 (1965). — DEAKIN, H., M. G. ORD, and L. A. STOCKEN: Glucose-6-phosphate-dehydrogenase activity and thiol content of thymus nuclei from control and X-irradiated rats. Biochem. J. **89**, 296—304 (1963). — DEAN, Č. R., and D. B. HOPE: Protein constituents of neurosecretory granules isolated from the posterior lobes of bovine pituitary glands. Biochem. J. **101**, 17 P—18 P (1966). — DECKEN, A. VON DER, and T. HULTIN: The activity of microsomes from regenerating rat liver in amino acid incorporating systems. Exp. Cell Res. **14**, 88—96 (1958). ∼ Inductive effects of 3-methylcholanthrene on enzyme activities and amino acid incorporation capacity of rat liver microsomes. Arch. Biochem. **90**, 201—207 (1960). ∼ The enzymatic composition of rat liver microsomes during liver regeneration. Exp. Cell Res. **19**, 591—604 (1960a). — DECKER, K., u. R. SAMMECK: Enzymatische Untersuchungen zum Nicotinabbau in der Kaninchenleber. Biochem. Z. **340**, 326—336 (1964). — DEGROOT, L. J., and A. D. DUNN: Electron-transport enzymes of calf thyroid. Biochim. biophys. Acta (Amst.) **92**, 205—222 (1964). — DEITRICH, R. A., and L. HELLERMAN: Pyruvate metabolism. V. Pyruvate utilization by mitochondria of rat brain. J. biol. Chem. **239**, 2735—2740 (1964). — DEKIRMENJIAN, H. K., N. ALLEN, and L. Y. SOO: Free and latent β-glucuronidase activities in intracranial tumors. J. Elisha Mitchell Sci. Soc. **81**, Suppl. 1, 1—7 (1965). — DELBRÜCK, A., H. SCHIMASSEK, K. BARTSCH u. T. BÜCHER: Enzym-Verteilungsmuster in einigen Organen und in experimentellen Tumoren der Ratte und der Maus. Biochem. Z. **331**, 297—311 (1959). — DELBRÜCK, A., E. ZEBE u. T. BÜCHER: Über Verteilungsmuster von Enzymen des energieliefernden Stoffwechsels im Flugmuskel, Sprungmuskel und Fettkörper von Locusta migratoria und ihre cytologische Zuordnung. Biochem. Z. **331**, 273—296 (1959). — DELUCA, C., and N. O. KAPLAN: Flavin adenine dinucleotide synthesis in animal tissues. Biochim. biophys. Acta (Amst.) **30**, 6—11 (1958). — DE LUCA, H. F., G. W. ENGSTROM, and H. RASMUSSEN: The action of vitamin D and parathyroid hormone in vitro on calcium uptake and release by kidney mitochondria. Proc. nat. Acad. Sci. (Wash.) **48**, 1604—1609 (1962). — DE LUCA, H. F., S. REISER, H. STEENBOCK, and P. KAESBERG: Vitamin D and the structure of kidney mitochondria. Biochim. biophys. Acta (Amst.) **40**, 526—530 (1960). — DE MARCO, C., and M. COLETTA: Thiosulfate production during transamination of alaninethiosulfonic acid. Biochim. biophys. Acta (Amst.) **47**, 257—261 (1961a). ∼ Production of S-sulfocysteine and S-sulfo-cysteamine from cystine and cystamine, coupled to enzymic transamination and deamination of cysteinesulfinic acid. Biochim. biophys. Acta (Amst.) **47**, 262—266 (1961). — DE MEIO, R. H., and C. LEWYCKA: In vitro synthesis of dehydroepiandrosterone sulfate. Endocrinology **56**, 489—490 (1955). — DEMEIO, R. H., C. LEWYCKA, M. WIZERKANIUK, and O. SALCIUNAS: Biological synthesis of sulphuric acid esters of steroid hormones or their metabolites. Biochem. J. **68**, 1—5 (1958). — DEMEIO, R. H., M. WIZERKANIUK, and E. FABIANI: Rôle of adenosine triphosphate in the enzymatic synthesis of phenyl sulfate. J. biol. Chem. **203**, 257—263 (1953). — DESAI, I. D., C. Č. CALVERT, M. L. SCOTT, and A. L. TAPPEL: Peroxidation and lysosomes in nutritional muscular dystrophy of chicks. Proc. Soc. exp. Biol. (N.Y.) **115**, 462—466 (1964). — DESAI, I. D., P. L. SAWANT, and A. L. TAPPEL: Peroxydative and radiation damage to isolated lysosomes. Biochim. biophys. Acta (Amst.) **86**, 277—285 (1964). — DESCI, L., and R. RODNIGHT: The phosphovitin kinase enzyme of cerebral microsomes. J. Neurochem. **12**, 791—796 (1965). — DESJARDINS, R., and H. BUSCH: Effect of uracil mustard on incorporation of L-lysine-^{14}C into acidic nucleolar proteins of the Walker tumor and liver. Tex. Rep. Biol. Med. **22**, 444—453 (1964). — DESJARDINS, R., K. SMETANA, W. J. STEELE, and H. BUSCH: Isolation of nucleoli of the Walker carcinosarcoma and liver of the rat following nuclear disruption in a french pressure cell. Cancer Res. **23**, 1819—1823 (1963). — DEVI, A., and M. A. MUKUNDAW: The in vitro synthesis of histamine adenine dinucleotide by microsomal DPNase of rat spleen. Arch. Biochem. **101**, 186—188 (1963). — DEWHURST, F.: The hydroxylation of fluorene in the rat and the rabbit. Brit. J. Cancer **16**, 371—377 (1962). — DEYKIN, D., and W. S. DE GOODMAN: The esterification of cholesterol by rat liver particles. Biochem. biophys. Res. Commun. **8**, 411—415 (1962). ∼ The hydrolysis of long-chain fatty acid esters of cholesterol with rat liver enzymes. J. biol. Chem. **237**, 3649—3656 (1962a). — DIANZANI, M. U.: Preparation of rabbit anti-serum for rat-liver mitochondria. Its action on mitochondria succinoxidase. Experientia (Basel) **7**, 108—109 (1951). ∼ Anwesenheit von heterogenetischem Antigen in den Nierenmitochondrien des Meerschweinchens. Experientia (Basel) **7**, 462—463 (1951a). ∼ Uncoupling of oxidative phosphorylation in mitochondria from fatty livers. Biochim. biophys. Acta (Amst.) **14**, 514—532 (1954). ∼ The content of adenosine polyphosphates in fatty livers.

Biochem. J. 65, 116—124 (1957). — Dianzani, M. U., and U. Marinari: The octanoate oxidation by mitochondria from fatty livers. Biochim. biophys. Acta (Amst.) 48, 552—561 (1961). — Dibble, W. E., and H. M. Dintzis: The size and hydration of rabbit-reticulocyte ribosomes. Biochim. biophys. Acta (Amst.) 37, 152—153 (1960). — Dicker, S. E., and A. L. Greenbaum: The destruction of the antidiuretic activity of vasopressin by -SH active compounds. J. Physiol. (Lond.) 141, 107—116 (1958). — Dickerman, H. W., A. S. Pietro, and N. O. Kaplan: Pig-spleen pyridine transglycosidase. I. Purification and properties. Biochim. biophys. Acta (Amst.) 62, 230—244 (1962). — Dietrich, L. S.: Effect of hydrophobic phenolic compounds on electron transport in tumor mitochondrial extracts. Cancer Res. 22, 1327—1331 (1962). — Di Giorgio, J., J. J. Vitale, and E. E. Hellerstein: Sarcosomes and magnesium deficiency in ducks. Biochem. J. 82, 184—187 (1962). — Di Girolamo, A., E. C. Henshaw, and H. H. Hiatt: Messenger ribonucleic acid in rat liver nuclei and cytoplasm. J. molec. Biol. 8, 479—488 (1964). — Dils, R., and G. Popják: Biosynthesis of fatty acids in cell-free preparations. 5. Synthesis of fatty acids from acetate in extracts of lactating-rat mammary gland. Biochem. J. 83, 41—51 (1962). — Dils, R. R., and G. Hübscher: The incorporation in vitro of (Me-^{14}C) choline into the phospholipids of rat-liver mitochondria. Biochim. biophys. Acta (Amst.) 32, 293—294 (1959). ~ Studies in the incorporation of (Me-^{14}C)choline and L-(^{14}C) serine into the phospholipids of subcellular particles of rat liver. Biochem. J. 73, 26 P (1959a). ~ Metabolism of phospholipids. III. The effect of calcium ions on the incorporation of labelled choline into rat-liver microsomes. Biochim. biophys. Acta (Amst.) 46, 505—513 (1961). — Dingle, J. T., and J. A. Lucy: Studies on the mode of action of vitamin A. 2. The release of a bound protease by the action of vitamin A. Biochem. J. 78, 11 P (1961). — Dingle, J. T., I. M. Sharman, and T. Moore: Nutrition and lysosomal activity. The influence of the vitamin A status on the proteolytic activity of extracts from the livers and kidneys of rats. Biochem. J. 98, 476—484 (1966). — Dingman, C. W., and M. B. Sporn: Studies on chromatin. I. Isolation and characterization of nuclear complexes of deoxyribonucleic acid, ribonucleic acid, and protein from embryonic and adult tissues of the chicken. J. biol. Chem. 239, 3483—3492 (1964). — Dirscherl, W., R. Schneider, G. Schafhausen u. M. Rohdewald: Zur Kenntnis der Steroidesterase der Leber. Z. Vitamin-, Hormon- u. Fermentforsch. 10, 335—347 (1960). — Di Sabato, G.: Paper electrophoresis of cytoplasmic proteins from normal and pathological liver cells. Experientia (Basel) 12, 385—386 (1956). — Di Stefano, H. S., and H. F. Diermeier: Effects of restricted food intake and growth hormone on rat liver proteins and nucleic acids. Endocrinology 64, 448—454 (1959). — Dixon, R. L., and J. R. Fouts: Inhibition of microsomal drug metabolic pathways by chloramphenicol. Biochem. Pharmacol. 11, 715—720 (1962). — Dixon, R. L., L. G. Hart, and J. R. Fouts: The metabolism of drugs by liver microsomes from alloxan-diabetic rats. J. Pharmacol. exp. Ther. 133, 7—11 (1961). — Dixon, R. L., L. G. Hart, L. A. Rogers, and J. R. Fouts: The metabolism of drugs by liver microsomes from alloxan-diabetic rats: Long term diabetes. J. Pharmacol. exp. Ther. 142, 312—317 (1963). — Dixon, R. L., R. W. Shultice, and J. R. Fouts: Factors affecting drug metabolism by liver microsomes. IV. Starvation. Proc. Soc. exp. Biol. (N.Y.) 103, 333—335 (1960). — Dodgson, K. S., and N. Tudball: Enzymatic desulphation of L-serine O[^{35}S]-sulphate: The intracellular localization of the enzyme. Biochem. J. 81, 68—71 (1961). — Doell, R. G., and N. Kretchmer: Studies of small intestine during development. II. The intracellular location of intestinal β-galactosidase. Biochim. biophys. Acta (Amst.) 67, 516—519 (1963). — Dorner, M., and E. Reich: Oxidative phosphorylation and some related phenomena in pigment granules of mouse melanomas. Biochim. biophys. Acta (Amst.) 48, 534—546 (1961). — Doty, P., H. Boedtker, J. R. Fresco, B. D. Hall, and R. Haselkorn: Configurational studies of polynucleotides and ribonucleic acid. Ann. N.Y. Acad. Sci. 81, 693—708 (1959). — Dounce, A. L.: Enzyme studies on isolated cell nuclei of rat liver. J. biol. Chem. 147, 685—698 (1943). — Dounce, A. L., M. P. O'Conell, and K. J. Monty: Action of mitochondrial DNAase I in destroying the capacity of isolated nuclei for forming gels. J. biophys. biochem. Cytol. 3, 649—662 (1957). — Dounce, A. L., and R. Umaña: The proteases of isolated cell nuclei. Biochemistry 1, 811—819 (1962). — Draper, H. H., and P. Alaupovic: Intracellular distribution of radioactive vitamin E and its metabolites in rat liver. Fed. Proc. 18, 218 (1959). — Drobnica, L'., and J. Tölgyessy: Organ and intracellular distribution of 2-naphthylisothiocyanate-^{35}S. Physiol. bohemoslov. 9, 435—440 (1960). — Drysdale, J. W., and W. N. M. Ramsay: The separation of ferritin and hemosiderin for studies in the metabolism of iron. Biochem. J. 95, 282—288 (1965). — Dubois, K. P., and F. Kinoshita: Modification of the anticholinesterase action of O,O-diethyl O-(4-methylthio-m-tolyl) phosphorothioate (DMP) by drugs affecting hepatic microsomal enzymes. Arch. int. Pharmacodyn. 156, 418—431 (1965). — Dulbecco, R., L. H. Hartwell, and M. Vogt: Induction of cellular DNA synthesis by polyoma virus. Proc. nat. Acad. Sci. (Wash.) 53, 403—410 (1965). — Dutton, G. J., and I. H. Stevenson: Synthesis of glucuronides and of uridine diphosphate glucuronic acid in kidney cortex and gastric mucosa. Biochim. biophys. Acta (Amst.) 31, 568—569 (1959). — Dutton, G. J., and I. D. E. Storey: Uridine compounds in glucuronic acid metabolism. 1. The formation of glucuronides in liver suspensions. Biochem. J. 57, 275—283 (1954). — Duve, C. de: The lysosome concept. In: Lysosomes, Ciba Found. Symp. (de Reuck and Cameron, ed.), p. 1—31. London 1963. — Duve, C. de, and P. Baudhuin: Peroxisomes (microbodies and related particles). Physiol. Rev. 46, 323—357 (1966). — Duve, C. de, and H. Beaufay: Tissue fractionation studies. 10. Influence of ischaemia on the state of some bound enzymes in rat liver. Biochem. J. 73, 610—616 (1959). — Duve, C. de, J. Berthet, and H. Beaufay: Gradient centrifugation of cell particles: Theory and applications. Progr. Biophys. 9, 325—369 (1959). Duve, C. de, and J. K. Grant (ed.): Methods of separation of subcellular structural components. Biochem. Soc. Symp. No 23. Cambridge 1963. — Duve, C. de, R. Wattiaux, and P. Baudhuin: Distribution of enzymes between subcellular fractions in animal tissues. Advanc. Enzymol. 24, 291—358 (1962).

Earl, D. C. N., and A. Korner: The isolation and properties of cardiac ribosomes and polysomes. Biochem. J. 94, 721—734 (1965). — Eboué-Bonis, D., A. M. Chambaut, P. Volfin, and H. Clauser: Action of insulin on the isolated rat diaphragm in the presence of actinomycin D and puromycin. Nature (Lond.) 199, 1183—1184 (1963). — Edelman, I. S., P. O. P. Ts'o, and J. Vinograd: The binding of magnesium to microsomal nucleoprotein and ribonucleic acid. Biochim. biophys. Acta (Amst.) 43, 393—403 (1960). — Edelman, J. C., H. Brendler, A. W. Zorgniotti, and P. M. Edelman: Effects of castration on mitochondria of rat ventral prostate. Endocrinology 72, 853—858 (1963). — Edmonds, M., and R. Abrams: Polynucleotide biosynthesis: Formation of a sequence of adenylate units from adenosine triphosphate by an enzyme from thymus nuclei. J. biol. Chem. 235, 1142—1149 (1960). ~ Nature of a polynucleotide required for polyribonucleotide formation from adenosine triphosphate with an enzyme from thymus nuclei. J. biol. Chem. 237, 2636—2642 (1962). — Edwards, D. L., and R. S. Criddle: Binding of cytochrome c by mitochondrial structural protein. Biochemistry 5, 583—588 (1966). — Eichberg, J., and R. M. C. Dawson: Polyphosphoinositides in myelin. Biochem. J. 96, 644—650 (1965). — Eichholz, A., and R. K. Crane: Studies on the organization of the brush border in intestinal epithelial cells. I. Tris disruption of isolated hamster brush borders and density gradient separation of fractions. J. Cell Biol. 26, 687—691 (1965). — Elaev, N. R., and I. Rychlik: A comparative study of cytoplasmic and nuclear ribosomes of the rat liver. Biokhimija 28, 1047—1052 (1963). — Elison, C., H. Rapoport, R. Laursen, and H. W. Elliott: Effect of deuteration of N-CH$_3$ group on potency and enzymatic N-demethylation of morphine. Science 134, 1078—1079 (1961). — Elliott, W. H.: The enzymic activation of cholic acid by guinea-pig-liver microsomes. Biochem. J. 62, 427—433 (1956). ~ The enzymic synthesis of taurocholic acid: A qualitative study. Biochem. J. 62, 433—436 (1956a). — Elsbach, P., and H. J. Kayden: Chylomicron-lipid-splitting activity in homogenates of rabbit polymorphonuclear leucocytes. Amer. J. Physiol. 209, 765—769 (1965). — Emmelot, P.: The effect of succinate on the glutathione- and cysteine-induced swelling of liver and hepatoma mitochondria. Exp. Cell Res. 24, 280—288 (1961). — Emmelot, P., and C. J. Bos: Effects shown by hepatocarcinogens on isolated liver mitochondria. Biochim. biophys. Acta (Amst.) 24, 442—443 (1957). ~ The effect of rat liver mitochondria on a glycolytic system from ascites tumor cells. Biochim. biophys. Acta (Amst.) 51, 381—382 (1961). — Emmelot, P., C. J. Bos, E. L. Benedetti, and P. Rümke: Studies on plasma membranes. I. Chemical composition and enzyme content of plasma membranes isolated from rat liver. Biochim. biophys. Acta (Amst.) 90, 126—145 (1964). — Emmelot, P., C. J. Bos, and P. J. Brombacher: Fatty acid oxidation in normal and neoplastic tissues. Enzymatic activities and optical densities of mitochondrial suspensions prepared from normal and neoplastic tissues of the mouse. Brit. J. Cancer 10, 188—201 (1956). — Emmelot, P., C. J. Bos, and I. H. M. Reyers: The swelling of normal, preneoplastic and neoplastic liver mitochondria. III. The effect of dimethylnitrosamine on the swelling and enzymic properties of rat liver mitochondria. Z. Krebsforsch. 64, 52—63 (1960). — Emmelot, P., and I. H. M. Reyers: Swelling of normal, preneoplastic and neoplastic liver mitochondria. II. The swelling of liver mitochondria from mice and rats fed carcinogenic azo dyes, and of hepatoma mitochondria. Z. Krebsforsch. 64, 35—51 (1960). — Endahl, G. L., C. D. Kochakian, and D. Hamm: Separation of a triphosphopyridine nucleotide-specific from a diphosphopyridine nucleotide-specific 17β-hydroxy-(testosterone)dehydrogenase of guinea pig liver. J. biol. Chem. 235, 2792—2796 (1960). — Engelhardt, W. A.: Ortho- und Pyrophosphat im aeroben und anaeroben Stoffwechsel der Blutzellen. Biochem. Z. 227, 16—38 (1930). — Epstein, B., and B. Shapiro: Lecithinase and lysolecithinase of intestinal mucosa. Biochem. J. 71, 615—619 (1959). — Erbland, J. F., and G. V. Marinetti: The enzymatic acylation and hydrolysis of lysolecithin. Biochim. biophys. Acta (Amst.) 106, 128—138 (1965). — Erecinska, M., and A. Worcel: Reversal of the inhibitory action of ammonia on the respiration of rat-liver mitochondria. Biochim. biophys. Acta (Amst.) 71, 305—310 (1963). — Ernst, H.: Strahlenbedingte Frühveränderungen an Zellkern-Proteinen. I. Histone und Globuline von Thymus und Milz. Z. Naturforsch. 16 b, 329—333 (1961). ~

Strahlenbedingte Frühveränderungen an Zellkern-Proteinen. II. Vergleichende Untersuchungen über die Konzentration nuclearer Globuline und Histone in lymphatischen und parenchymatösen Geweben. Z. Naturforsch. 17b, 300—305 (1962). ~ Zur Frage der Dosisabhängigkeit der strahleninduzierten Nukleoprotein-Verminderung im Zellkern von Leber, Milz und Thymus. Naturwissenschaften 50, 333 (1963). — Ernster, L., and C.-P. Lee: Biological oxidoreductions. Ann. Rev. Biochem. 33, 729—790 (1964). — Ernster, L., M. Ljunggren, and L. Danielson: Purification and some properties of a highly dicumarol-sensitive liver diaphorase. Biochem. Biophys. Res. Commun. 2, 48—52 (1960). — Ernster, L., and R. Luft: Mitochondrial respiratory control: Biochemical, physiological, and pathological aspects. Advanc. metabol. Disorders 1, 95—123 (1964). — Ernster, L., and F. Navazio: Soluble diaphorase in animal tissues. Acta chem. scand. 12, 595 (1958). — Ernster, L., and S. Orrenius: Substrate-induced synthesis of the hydroxylating enzyme system of liver microsomes. Fed. Proc. 24, 1190—1199 (1965). — Estabrook, R. W., and A. Holowinsky: Studies on the content and organization of the respiratory enzymes of mitochondria. J. biophys. biochem. Cytol. 9, 19—28 (1961). — Etingof, R. N., and S. A. Shukolyukov: Isolation of mitochondria from photoreceptors of retina. Biokhimiya 28, 834—849 (1963). — Eto, M., J. E. Casida, and T. Eto: Hydroxylation and cyclization reactions involved in the metabolism of tri-o-cresyl phosphate. Biochem. Pharmacol. 11, 337—352 (1962). — Evans, M. J., and J. B. Finean: The lipid composition of myelin from brain and peripheral nerve. J. Neurochem. 12, 729—734 (1965).

Fain, J. N., and A. E. Wilhelm: Mitochondria, glycolytic systems, and the Pasteur effect. Biochim. biophys. Acta (Amst.) 64, 508—513 (1962). — Falcone, A. B., R. L. Mao, and E. Shrago: Studies on the mechanism of action of salicylate: Effects on orthophosphate-exchange reactions associated with oxidative phosphorylation. Biochim. biophys. Acta (Amst.) 69, 143—151 (1963). — Falke, D.: Biologische Aktivität und Teilchenform des Herpes-simplex-Virus nach Dichtegradienten-Zentrifugierung. Zbl. Bakt., I. Abt. Orig. 191, 247—252 (1963). ~ Untersuchungen über die Beziehungen zwischen Riesenzellbildung und Infektiosität von Herpes-simplex-Virus. Arch. ges. Virusforsch. 15, 387—401 (1965a). ~ Virusbedingte Tumoren. Dtsch. med. Wschr. 90, 440—446 (1965b). — Falke, D., R. Siegert u. W. Vogell: Elektronenmikroskopische Befunde zur Frage der Doppelmembranbildung des Herpes-simplex-Virus. Arch. ges. Virusforsch. 9, 484—496 (1959). — Fanburg, B., and J. Gergely: Studies on adenosine triphosphate-supported calcium accumulation by cardiac subcellular particles. J. biol. Chem. 240, 2721—2728 (1965). — Farese, R. V.: Further studies on the stimulation of adrenal protein synthesis by ACTH: An effect on microsomes and ribosomes. Endocrinology 74, 579—585 (1964). — Feigelson, M., P. R. Gross, and P. Feigelson: Early effects of cortisone on nucleic acid and protein metabolism of rat liver. Biochim. biophys. Acta (Amst.) 55, 495—504 (1962). — Feigelson, P.: Diskussionsbemerkung. Cold Spr. Harb. Symp. quant. Biol. 26, 376—377 (1961). — Feigelson, P., and M. Feigelson: Alterations in nucleic acid turnovers in subcellular components during tryptophane peroxidase induction. Biochim. biophys. Acta (Amst.) 32, 430—435 (1959). — Feigelson, P., and O. Greengard: The activation and induction of tryptophan pyrrolase during experimental porphyria and by amino-triazole. Biochim. biophys. Acta (Amst.) 52, 509—516 (1961). — Feldman, D., C. van der Wende, and E. Kessler: The effect of aldosterone on oxidative enzymes of the rat kidney. Biochim. biophys. Acta (Amst.) 51, 401—403 (1961). — Fell, H. B., and J. T. Dingle: Extracellular release of lysosomal enzymes in response to sucrose. Biochem. J. 98, 40P (1966). — Fell, H. B., J. T. Dingle, and M. Webb: Studies on the mode of action of excess of vitamin A. IV. The specificity of the effect on embryonic chick-limb cartilage in culture and on isolated rat-liver lysosomes. Biochem. J. 83, 63—69 (1962). — Fell, H. B., J. A. Lucy, and J. T. Dingle: Studies on the mode of action of vitamin A. 1. The metabolism, composition and degradation of chick-limb cartilage in vitro. Biochem. J. 78, 11P (1961). — Fenwick, M. L.: The production of an esterase inhibitor from Schradan in the fat body of the desert locust. Biochem. J. 70, 373—381 (1958). — Fenwick, M. L., J. R. Barron, and W. A. Watson: The conversion of Dimefox into an anticholinesterase by rat liver in vitro. Biochem. J. 65, 58—67 (1957). — Fernández-Morán, H., T. Oda, P. V. Blair, and D. E. Green: A macromolecular repeating unit of mitochondrial structure and function. Correlated electron microscopic and biochemical studies of isolated mitochondria and submitochondrial particles of beef heart muscle. J. Cell Biol. 22, 63—100 (1964). — Fiala, S., and A. E. Fiala: Intracellular localization of carcinogen and its relationship to the mechanism of carcinogenesis in rat liver. Brit. J. Cancer 13, 236—250 (1959). — Figard, P. H., and D. M. Greenberg: The phosphatides of some mouse ascites tumors and rat hepatomas. Cancer Res. 22, 361—367 (1962). — Finean, J. B., and A. Martonosi: The action of phospholipase C on muscle microsomes: A correlation of electron microscopic and biochemical data. Biochim. biophys. Acta (Amst.) 98, 547—553 (1965). — Finkenstaedt, J. T.: Intracellular distribution of proteolytic enzymes in rat liver tissue. Proc. Soc. exp. Biol. (N.Y.) 95, 302—304 (1957). — Fischer, A. G., A. R. Schulz, and

L. Oliner: Thyroidal biosynthesis of iodothyronines. I. General characteristics and distribution of the bovine enzyme system. J. biol. Chem. 240, 4338—4343 (1965). — Fischer, F., G. Siebert u. E. Adloff: Charakterisierung von zwei Adenosintriphosphatasen in Schweinenieren-Zellkernen. Biochem. Z. 332, 131—150 (1959). — Fisher, R. F., D. J. Holbrook jr., and J. L. Irvin: Density gradient isolation of rat liver nuclei with high DNA content. J. Cell Biol. 17, 231—236 (1963). — Fisher, W. D., N. G. Anderson, and K. M. Wilbur: Studies on nuclei. II. Effects of X-rays on deoxyribonucleoprotein from rat thymus. Exp. Cell Res. 18, 481—493 (1959). — Flatmark, T.: Demonstration of peroxidase activity in the rat kidney and liver: Peroxidase effect of cytochrome c. Nature (Lond.) 196, 894—895 (1962). — Fleischer, S., and G. Brierley: The equilibration of phospholipids between soluble micelles of phospholipids and the bound lipid of mitochondrial particles. Biochim. biophys. Acta (Amst.) 53, 609—612 (1961). — Fleischer, S., G. Brierley, H. Klouwen, and D. B. Slautterback: Studies of the electron transfer system. XLVIII. The role of phospholipids in electron transfer. J. biol. Chem. 237, 3264—3272 (1962). — Fletcher, K., N. B. Myant, and D. D. Tyler: The influence of thyroid hormone upon the metabolism of adenosine triphosphate in rat liver. J. Physiol. (Lond.) 162, 345—357 (1962). — Fletcher, M. J., and D. R. Sanadi: Turnover of rat-liver mitochondria. Biochim. biophys. Acta (Amst.) 51, 356—360 (1961a). ~ Turnover of liver mitochondrial components in adult and senescent rats. J. Geront. 16, 255—257 (1961b). — Flock, E. V., J. L. Bollman, C. A. Owen jr., and P. E. Zollman: Conjugation of thyroid hormones and analogs by the Gunn rat. Endocrinology 77, 303—314 (1965). — Florini, J. R.: Amino acid incorporation into protein by cell-free preparations from rat skeletal muscle. I. Properties of the muscle microsomal system. Biochemistry 3, 209—215 (1964). — Florini, J. R., and C. B. Breuer: Amino acid incorporation into protein by cell-free preparations from rat skeletal muscle. III. Comparisons of activity of muscle and liver ribosomes. Biochemistry 4, 253—257 (1965). ~ Amino acid incorporation into protein by cell-free systems from rat skeletal muscle. V. Effects of pituitary growth hormone on activity of ribosomes and ribonucleic acid polymerase in hypophysectomized rats. Biochemistry 5, 1870—1876 (1966). — Forchielli, E., K. Brown-Grant, and R. I. Dorfman: Steroid Δ4-hydrogenase of rat liver. Proc. Soc. exp. Biol. 99, 594—596 (1958). — Forchielli, E., and R. I. Dorfman: Separation of Δ4-5β-hydrogenases from rat liver homogenates. J. biol. Chem. 223, 443—448 (1956). — Forstner, G. G., E. M. Riley, S. J. Daniels, and K. J. Isselbacher: Demonstration of glyceride synthesis by brush borders of intestinal epithelial cells. Biochem. biophys. Res. Commun. 21, 83—88 (1965). — Fortney, S. R., and W. S. Lynn jr.: Role of ascorbate and cysteine on swelling and lipid peroxidation in rat liver mitochondria. Arch. Biochem. 104, 241—247 (1964). — Fourcade, A., D. Szafarz et A.-J. Rosenberg: Teneur en eau des mitochondries du foie de rat. Bull. Soc. Chim. biol. (Paris) 44, 683—690 (1962). — Fouts, J. R.: The metabolism of drugs by subfractions of hepatic microsomes. Biochem. biophys. Res. Commun. 6, 373—378 (1961). ~ Interaction of drugs and hepatic microsomes. Fed. Proc. 21, 1107—1111 (1962). — Fouts, J. R., and R. H. Adamson: Drug metabolism in the newborn rabbit. Science 129, 897—898 (1959). — Fouts, J. R., R. L. Dixon, and R. W. Shultice: The metabolism of drugs by regenerating liver. Biochem. Pharmacol. 7, 265—270 (1961). — Fowler, L. R., and S. H. Richardson: Studies on electron transfer system. L. On the mechanism of reconstitution of the mitochondrial electron transfer system. J. biol. Chem. 238, 456—463 (1963). — Frankland, D. M., and C. H. Wynn: The degradation of acid-soluble collagen by rat-liver preparations. Biochem. J. 85, 276—282 (1962). — Franklin, M.: Studies on the N-demethylation of morphine and other compounds. Canad. J. Biochem. 43, 1053—1062 (1965). — Franklin, R. M., and D. Baltimore: Changes in RNA and protein synthesis in mammalian cells infected with a virulent virus. In: Viruses, nucleic acids and cancer, p. 310—324. Houston University Press 1963. — Franklin, T. J.: The influence of age on the activities of some acid hydrolases in the rat liver and kidney. Biochem. J. 82, 118—122 (1962). — Franklin, T. J., and A. Godfrey: Polyribosomes in rat-liver preparations. Biochem. J. 98, 513—521 (1966). — Fraser, M. J., and E. S. Holdsworth: Vitamin B₁₂ and biosynthesis in chick liver. Nature (Lond.) 183, 519—525 (1959). — Frederic, J.: Action of various substances on the mitochondria of living cells cultivated in vitro. Ann. N.Y. Acad. Sci. 58, 1246—1263 (1954). — Freed, J. J., and S. Sorof: Reversible inhibition of cell multiplication by a small class of liver proteins. Biochem. biophys. Res. Commun. 22, 1—5 (1966). — Freedland, R. A.: Properties of liver and kidney glucose-6-phosphatase of the rat. Biochim. biophys. Acta (Amst.) 62, 427—429 (1962). — Freedland, R. A., I. M. Wadzinski, and H. A. Waisman: The effect of aromatic amino acids on the hydroxylation of tryptophan. Biochem. biophys. Res. Commun. 6, 227—231 (1961). — Freeman, K. B.: Protein synthesis in mitochondria. IV. Preparation and properties of mitochondria from Krebs II mouse ascites-tumour cells. Biochem. J. 94, 494—501 (1965). — Frehn, J. L., and A. Anthony: Respiration and phosphorylation of liver mitochondria from cold-exposed rats and chipmunks. Amer. J. Physiol. 203, 821—824 (1962). — Frenster, J. H., V. G. Allfrey, and A. E.

MIRSKY: Metabolism and morphology of ribonucleoprotein particles from the cell nucleus of lymphocytes. Proc. nat. Acad. Sci. (Wash.) **46**, 432—444 (1960). ∼ In vitro incorporation of amino acids into the proteins of isolated nuclear ribosomes. Biochim. biophys. Acta (Amst.) **47**, 130—137 (1961). ∼ Repressed and active chromatin isolated from interphase lymphocytes. Proc. nat. Acad. Sci. (Wash.) **50**, 1026—1032 (1963). — FRISELL, W. R., J. R. CRONIN, and C. G. MACKENZIE: Coupled flavoenzymes in mitochondrial oxidation of N-methyl groups. Purification of the electron transfer flavoprotein. J. biol. Chem. **237**, 2975—2980 (1962). — FRISELL, W. R., M. V. PATWARDHAN, and C. G. MACKENZIE: Quantitative studies on the soluble compartments of light and heavy mitochondria from rat liver. J. biol. Chem. **240**, 1829—1835 (1965). — FRITZSON, P.: Distribution of enzymes involved in the breakdown of uracil to β-alanine in rat liver cells. Acta chem. scand. **10**, 1674—1675 (1956). — FUJIOKA, M., M. KOGA, and I. LIEBERMAN: Metabolism of ribonucleic acid after partial hepatectomy. J. biol. Chem. **238**, 3401—3406 (1963). — FURANO, A. V., D. F. BRADLEY, and L. G. CHILDERS: The conformation of the ribonucleic acid in ribosomes. Dye stacking studies. Biochemistry **5**, 3044—3056 (1966). — FURST, S. S., P. M. ROLL, and G. B. BROWN: On the renewal of the purines of the desoxypentose and pentose nucleic acids. J. biol. Chem. **183**, 251—266 (1950). — FUTTERMAN, S., and J. S. ANDREWS: The composition of liver vitamin A ester and the synthesis of vitamin A esters by liver microsomes. J. biol. Chem. **239**, 4077—4080 (1964). — FUTTERMAN, S., and L. D. SASLAW: The estimation of vitamin A aldehyde with thiobarbituric acid. J. biol. Chem. **236**, 1652—1657 (1961).

GAIZHOKI, W. S.: Role of intramitochondrial coenzymes in the control of the rate of glycolysis. Biokhimiya **27**, 286—292 (1962). — GAL, E. M.: Studies on enzyme inhibition by fluoromalate and fluoroacetoacetates. Arch. Biochem. **90**, 278—287 (1960). — GAL, E. M., and P. A. DREWES: Studies on the metabolism of 5-hydroxytryptamine (serotonine). I. Effect of starvation and thiamine deficiency. Proc. Soc. exp. Biol. (N.Y.) **106**, 295—297 (1961). — GAL, E. M., P. A. DREWES, and N. F. TAYLOR: Metabolism of fluoroacetic acid-2-C14 in the intact rat. Arch. Biochem. **93**, 1—14 (1961). — GAL, E. M., and D. E. RAZEVSKA: Studies on the in vivo metabolism of lipoic acid. I. The fate of DL-lipoic acid-S35 in normal and thiamine-deficient rats. Arch. Biochem. **89**, 253—261 (1960). — GAL, E. M., and R. E. SMITH: Conditions affecting inhibition of tricarboxylic acid cycle by fluoroacetate in rat liver mitochondria. Proc. Soc. exp. Biol. (N.Y.) **103**, 401—404 (1960). — GALLIARD, T., and J. N. HAWTHORNE: Rapid labelling of diphosphoinositide in liver mitochondria. Biochim. biophys. Acta (Amst.) **70**, 479—481 (1963). — GAMBLE jr., J. L.: Retention of sodium and chloride by mitochondria. Biochim. biophys. Acta (Amst.) **66**, 158—163 (1963). — GANGULY, J.: Intracellular distribution of vitamin A esterase activity in rat liver. Arch. Biochem. **52**, 186—189 (1954). — GANGULY, J., and H. J. DEUEL jr.: Intracellular distribution of vitamin A esterase activity in rat liver. Nature (Lond.) **172**, 120—121 (1953). — GANROT, P. O., and E. ROSENGREN: Isolation of a mitochondrial fraction containing monoamine oxidase. Med. exp. (Basel) **6**, 315—319 (1962). — GARBUS, J., H. F. DE LUCA, M. E. LOOMANS, and F. M. STRONG: The rapid incorporation of phosphate into mitochondrial lipids. J. biol. Chem. **238**, 59—63 (1963). — GARCIA-HERNANDEZ, M., and E. KUN: Inhibition of enzymic transamination of aspartic acid by hydroxyaspartate, 2,3-diaminosuccinate and 2,3-diaminopropionate. Biochim. biophys. Acta (Amst.) **24**, 78—82 (1957). — GARDINER, J. E.: The inhibition of acetylcholine synthesis in brain by a hemicholinium. Biochem. J. **81**, 297—303 (1961). — GARFINKEL, D.: Penetration of amino acids into isolated mitochondria. J. biol. Chem. **238**, 2440—2444 (1963). — GARREN, L. D., R. R. HOWELL, and G. M. TOMKINS: Mammalian enzyme induction by hydrocortisone: Possible role of RNA. J. molec. Biol. **9**, 100—108 (1964). — GAUTHERON, D., R. DURAND, N. PIALOUX et Y. GAUDEMER: Rôle de la déshydrogénase glutamique et de la transaminase aspartique/glutamique dans l'oxydation du glutamate par des sarcosomes de coeur et d'utérus de porc. Bull. Soc. chim. Fr. **1964**, 645—660. — GAUTHERON, D., Y. GAUDEMER et F. ZAJDELA: Isolement de sarcosomes d'utérus de porc et leurs propriétés oxydophosphorylantes comparées à celles de sarcosomes de coeur. Bull. Soc. Chim. biol. (Paris) **43**, 193—205 (1961). — GAZZANIGA, P. P., G. DI MACCO, and F. R. SONNINO: Immunoelectrophoresis of soluble proteins isolated from cellular fractions of regenerating rat liver. Experientia (Basel) **19**, 419—420 (1963). — GAZZINELLI, G., and S. R. DICKMAN: Incorporation of amino acids into protein by beef-pancreas ribosomes. Biochim. biophys. Acta (Amst.) **61**, 980—982 (1962). — GEAR, A. R. L.: Some features of mitochondria and fluffy layer in regenerating rat liver. Biochem. J. **95**, 118—137 (1965a). ∼ Observations on iron uptake, iron metabolism, cytochrome c content, cytochrome a content and cytochrome c-oxidase activity in regenerating rat liver. Biochem. J. **97**, 532—539 (1965b). — GELBOIN, H. V., and L. SOKOLOFF: Effects of 3-methylcholanthrene and phenobarbital on amino acid incorporation into protein. Science **134**, 611—612 (1961). — GELLHORN, A., and W. BENJAMIN: The intracellular localization of an enzymatic defect of lipid metabolism in diabetic rats. Biochim. biophys. Acta (Amst.) **84**, 167—175 (1964). — GEORGE, J. C., and P. T. IYPE: Lipase activity of pigeon heart muscle particulate fractions and its metabolic significance. Amer. J. Physiol. **204**, 165—167 (1963). — GEORGE, J. C., and C. L. TALESARA: Lipase activity of the particulate fractions of the pigeon breast and its significance in the metabolism of the muscle. J. cell. comp. Physiol. **60**, 33—39 (1962). — GEORGIEV, G. P., O. P. SAMARINA, M. I. LERMAN, M. N. SMIRNOV, and A. N. SEVERTZOV: Biosynthesis of messenger and ribosomal ribonucleic acids in the nucleolochromosomal apparatus of animal cells. Nature (Lond.) **200**, 1291—1294 (1963). — GERST, I., and S. N. LEVINE: Kinetics of protein synthesis by polyribosomes. J. theor. Biol. **9**, 16—36 (1965). — GERTLER, M. M.: Factors influencing the oxidation of externally added citrate by cardiac mitochondria. Biochim. biophys. Acta (Amst.) **99**, 13—21 (1965). — GETZ, G. S., and W. BARTLEY: The intracellular distribution of fatty acids in rat liver. The fatty acids of intracellular compartments. Biochem. J. **78**, 307—312 (1961). — GETZ, G. S., W. BARTLEY, F. STIRPE, B. M. NOTTON, and A. RENSHAW: The lipid composition of rat-liver mitochondria, fluffy layer and microsomes. Biochem. J. **83**, 181—191 (1962). — GETZ, G. S., W. BARTLEY, F. STIRPE, B. M. NOTTON, A. RENSHAW, and D. S. ROBINSON: The lipid composition of rat-liver-cell sap. Biochem. J. **81**, 214—220 (1961). — GHOSH, N. C., I. CHATTERJEE, and G. C. CHATTERJEE: Effects of vitamins A and D on the biosynthesis of L-ascorbic acid by rat-liver microsomes. Biochem. J. **97**, 247—249 (1965). — GHOSH, N. C., and N. C. KAR: Effect of liver necrosis and thyrotoxicosis on the synthesis of L-ascorbic acid by rat-liver microsomes. Biochem. J. **87**, 536—540 (1963). — GHOSH, S., and S. ROSEMAN: Enzymatic phosphorylation of N-acetyl-D-mannosamine. Proc. nat. Acad. Sci. (Wash.) **47**, 955—958 (1961). — GIACOBINI, E.: The distribution and localization of cholinesterases in nerve cells. Acta physiol. scand. **45**, Suppl. 156, 5—45 (1959). ∼ The intracellular localization of cholinesterase. J. Histochem. Cytochem. **8**, 419—424 (1960). — GIANETTO, R.: The intracellular distribution of rat-liver β-glucuronidase. Canad. J. Biochem. **42**, 499—502 (1964). — GIBSON, K. D., J. D. WILSON, and S. UDEN-FRIEND: The enzymatic conversion of phospholipid ethanolamine to phospholipid choline in rat liver. J. biol. Chem. **236**, 673—679 (1961). — GILBERT, D., and L. GOLBERG: 2,6-Di-tert.-butyl-4-methylphenol oxidase. A liver-microsomal enzyme induced by the treatment of rats with butylated hydroxytoluene. Biochem. J. **100**, 29P (1966). — GILBERT, I. G. F., and J. M. RADLEY: Manganese and radioactive manganese in liver cell nuclei. Biochim. biophys. Acta (Amst.) **79**, 575—580 (1964a). ∼ A procedure for the isolation of cell nuclei for trace-metal studies. Biochim. biophys. Acta (Amst.) **82**, 618—621 (1964b). — GILLETTE, J. R., and J. J. KAMM: The enzymatic formation of sulfoxides: The oxidation of chlorpromazine and 4,4′-diaminodiphenyl sulfide by guinea pig liver microsomes. J. Pharmacol. exp. Ther. **130**, 262—267 (1960). — GINZBURG-TIETZ, Y., E. KAUFMANN, and A. TRAUB: Studies on nuclear ribosomes. II. Transfer of ribosomes from nucleus to cytoplasm in the early stages of viral infection. Exp. Cell Res. **34**, 384—395 (1964). — GIUDITTA, A., and H. J. STRECKER: Alternate pathways of pyridine nucleotide oxidation in cerebral tissue. J. Neurochem. **5**, 50—61 (1959). ∼ Purification and some properties of a brain diaphorase. Biochem. Biophys. Res. Commun. **2**, 159—163 (1960). — GIVOL, D., F. DE LORENZO, R. F. GOLDBERGER, and C. A. ANFINSEN: Disulfide interchange and the three-dimensional structure of proteins. Proc. nat. Acad. Sci. (Wash.) **53**, 676—684 (1965). — GLAS, U., and G. F. BAHR: Quantitative study of mitochondria in rat liver. J. Cell Biol. **29**, 507—523 (1966). — GLENN, J. L., K. TISCHER, and A. STEIN: Rare-earth fatty liver. I. Octanoate oxidation and energy production. Biochim. biophys. Acta (Amst.) **62**, 35—40 (1962). — GLENNER, G. G., and P. J. McMILLAN: A mammalian peptidase specific for the hydrolysis of N-terminal α-L-glutamyl and aspartyl residues. Nature (Lond.) **194**, 867 (1962). — GLICK, J. L., and W. D. COHEN: Nocturnal changes in oxidative capacities of rat liver mitochondria. Science **143**, 1184—1185 (1964). — GLOCK, G. E., and P. McLEAN: Further studies on the properties and assay of glucose-6-phosphate dehydrogenase and 6-phosphogluconate dehydrogenase of rat liver. Biochem. J. **55**, 400—408 (1953). — GLOMSET, J.: Fractionation of the phosphorus-containing proteins of rat liver cell supernatant. Acta chem. scand. **11**, 512—522 (1957). — GÖRES, E.: The effect of diuretics devoid of mercury on the tissue respiration "in vitro" and oxidative phosphorylation of isolated hepatic mitochondria. Farmakol. i Toksikol. **26**, 192—197 (1963). — GÖRLICH, M., u. E. HEISE: Der Einfluß glykolytischer Enzyme auf den Stoffwechsel von Tumorzellen. IV. Herstellung löslicher Glucose-6-phosphatase aus Lebermikrosomen. Z. Naturforsch. **17b**, 465—468 (1962). — GÖSCHKE, H., W. P. BURKARD, K. F. GEY u. A. PLETSCHER: Hemmung der Cholinoxydase in vivo durch Neuropharmaka. Med. exp. (Basel) **8**, 256—264 (1963). — GOLBERG, L., L. E. MARTIN, and A. BATCHELOR: Biochemical changes in the tissues of animals injected with iron: Acid phosphatase and other enzymes. Biochem. J. **77**, 252—262 (1960). — GOLD, M., and C. W. HELLEINER: Deoxyribonucleic acid polymerase in L cells. I. Properties of the enzyme and its activity in synchronized cell cultures. Biochim. biophys. Acta (Amst.) **80**, 193—203 (1964). — GOLDBERGER, R. F., C. J. EPSTEIN, and C. B. ANFINSEN: Purification and properties of a microsomal enzyme system catalyzing the reactivation of reduced ribonuclease and lysozyme. J. biol. Chem. **239**, 1406—1410 (1964). — GOLDSTEIN, F. B.: Biosynthesis of N-acetyl-L-aspartic acid.

Biochim. biophys. Acta (Amst.) **33**, 583—584 (1959). — Goldstein, L.: Some properties of a protein component of the cell in constant migration between nucleus and cytoplasm. Science **132**, 1492 (1960). — Gonda, O., A. Kaluszyner, and Y. Avi-Dor: Effect of 1:1:1-trichloro-2:2-di-(p-chlorophenyl)ethane (DDT) and related compounds on the adenosine. triphosphate-phosphate exchange catalysed by a particulate fraction from the mosquitoe. Biochem. J. **73**, 583—587 (1959). — Gonze, J., and D. D. Tyler: Respiratory activity of beef thyroid mitochondria. Biochem. biophys. Res. Commun. **19**, 67—72 (1965). — Goodman, W. S. De, and G. Popják: Studies in the biosynthesis of cholesterol. XII. Synthesis of allyl pyrophosphates from mevalonate and their conversion into squalene with liver enzymes. J. Lipid Res. **1**, 286—300 (1960). — Gordon, A. H., and J. H. Humphrey: Measurement of intracellular albumin in rat liver. Biochem. J. **78**, 551—556 (1961). — Gordon, E. E.: The rate of generation of reduced nicotinamide adenine dinucleotide and reduced nicotinamide adenine dinucleotide phosphate in the liver of normal and alloxan diabetic rats. J. biol. Chem. **238**, 2135—2140 (1963). — Gorski, J., and J. A. Nicolette: Early estrogen effect on newly synthesized RNA and phospholipid in subcellular fractions of rat uteri. Arch. Biochem. **103**, 418—423 (1963). — Gotterer, G., J. Banks, and H. G. Williams-Ashman: Hydrolysis of arginine esters by male accessory sexual tissues. Proc. Soc. exp. Biol. (N.Y.) **92**, 58—61 (1956). — Gould, H.: The specific cleavage of ribonucleic acid from reticulocyte ribosomal subunits. Biochemistry **5**, 1103—1108 (1966). — Goutier, R., et M. Goutier-Pirotte: Localisation intracellulaire des cholinestérases. I. Foie de quelques mammifères. Biochim. biophys. Acta (Amst.) **16**, 361—369 (1955). ~ Localisation intracellulaire des cholinestérases. II. Pancréas et suc pancréatique de chien. Biochim. biophys. Acta (Amst.) **16**, 558—565 (1955a). — Gräsebeck, R., R. Ignatius, J. Järnefelt, H. Lindén, A. Mali, and W. Nyberg: Specific activity of radiovitamin B_{12} in organs and subcellular liver fractions after injection of ^{58}Co-labelled vitamin B_{12}. Clin. chim. Acta **6**, 56—62 (1961). — Grahame-Smith, D. G., and L. Moloney: The subcellular localization, purification and properties of tryptophan 5-hydroxylase in brain. Biochem. J. **96**, 66P (1965). — Gram, T. E., and J. R. Fouts: Effect of α-tocopherol upon lipid peroxidation and drug metabolism in hepatic microsomes. Arch. Biochem. **114**, 331—335 (1966). — Grant, J. K., and K. Mongkolkul: The in vitro enzymic hydroxylation of steroids. Biochem. J. **71**, 34—38 (1959). — Gray, W. D., C. E. Rauh, and R. W. Shanahan: The intracellular localization of carbonic anhydrase and a carbonic anhydrase inhibitor in the brain of mice. Biochem. Pharmacol. **8**, 307—316 (1961). — Green, D. E.: Electron transport and oxidative phosphorylation. Advanc. Enzymol. **21**, 73—129 (1959). — Green, D. E., and S. Fleischer: The role of lipids in mitochondrial electron transfer and oxidative phosphorylation. Biochim. biophys. Acta (Amst.) **70**, 554—582 (1963). — Green, D. E., and T. Oda: On the unit of mitochondrial structure and function. J. Biochem. **49**, 742—757 (1961). — Green, D. E., and D. C. Wharton: Stoichiometry of the fixed oxidation-reduction components of the electron transfer chain of beef heart mitochondria. Biochem. Z. **338**, 335—348 (1963). — Green, J. P., J. D. Robinson jr., and M. Day: Interaction between cerebroside sulfate and amines. J. Pharmacol. exp. Ther. **131**, 12—17 (1961). — Green, J. P., E. Sondergaard, and H. Dam: Studies on distribution of dicumarol. Proc. Soc. exp. Biol. (N.Y.) **92**, 449—541 (1956). — Greenbaum, A. L., T. F. Slater, and D. Y. Wang: Lysosomal enzyme changes in enforced mammary-gland involution. Biochem. J. **97**, 518—522 (1965). — Greengard, O., and P. Feigelson: The activation of the inducible enzyme, rat-liver tryptophan pyrrolase. Biochim. biophys. Acta (Amst.) **39**, 191—192 (1960). — Greenspan, M. D., and J. L. Purvis: The effect of Ca^{2+} on DPN and TPN incorporation into rat-liver mitochondria. Biochim. biophys. Acta (Amst.) **99**, 167—170 (1965). — Gregg, C. T., C. R. Heisler, and M. F. Le Remmert: Oxidative phosphorylation and respiratory control in housefly mitochondria. Biochim. biophys. Acta (Amst.) **45**, 561—570 (1960). — Gregg, C. T., J. R. Johnson, C. R. Heisler, and M. F. Le Remmert: Inhibition of oxidative phosphorylation and related reactions in insect mitochondria. Biochim. biophys. Acta (Amst.) **82**, 343—349 (1964). — Gregg, T. C.: Oxidative phosphorylation in stable sonic fragments of rat-liver mitochondria. Biochim. biophys. Acta (Amst.) **74**, 573—587 (1963). — Greif, R. L., and G. S. Jacobs: Effect of mercurial diuretics upon oxidative phosphorylation in rat kidney mitochondria. Amer. J. Physiol. **192**, 599—602 (1958). — Greiling, H., u. T. Günther: Einbau von $^{32}PO_4$ in Ascites-Tumorzellen. Z. Naturforsch. **15**b, 166—170 (1960). — Greville, G. D., and J. B. Chappell: The latent rhodanese of isolated rat-liver mitochondria. Biochim. biophys. Acta (Amst.) **33**, 367—269 (1959). — Griffin, A. C., and M. A. O'Neal: Effect of polyuridylic acid upon incorporation in vitro of (^{14}C)phenylalanine by ascites tumor components. Biochim. biophys. Acta (Amst.) **61**, 469—471 (1962). — Griffiths, D. E.: Oxidative phosphorylation. In: Essays in biochemistry (P. N. Campbell, G. D. Greville, ed.), vol 1, p. 91—120. New York and London: Academic Press 1965. — Grimes, A. J.: Synthesis of ^{35}S-labelled arysulphates by intact animals and by tissue preparations, with particular reference to L-tyrosine O-sulphate. Biochem. J. **73**, 723—729 (1959). — Grimm, F. C., and D. G. Doherty: Properties of the two forms of malic dehydrogenase from beef heart. J. biol. Chem. **236**, 1980—1985 (1961). — GRISOLIA, S., R. AMELUNXEN, and L. RAIJMAN: Acetyl and carbamyl phosphate utilization with aspartate transcarbamylase and carbamate kinase. Biochem. biophys. Res. Commun. **11**, 75—78 (1963). — GROMET-ELHANAN, Z., and T. WINNICK: Microsomes as site of α-amylase synthesis in the rat-parotid gland. Biochim. biophys. Acta (Amst.) **69**, 85 (1963). — GUCHHAIT, R., B. C. GUHA, and N. C. GANGULI: Metabolic studies on scorbutic guinea pigs. III. Catabolism of 4-^{14}C-cholesterol in vivo and in vitro. Biochem. J. **86**, 193—197 (1963). ~ Metabolic studies on scorbutic guinea pigs. IV. Fatty acid metabolism in vitro. Z. Ernährungsw. **5**, 21—30 (1964). — GUHA, S. R., and H. S. CHAKRAVARTI: The correlation between anion-induced mitochondrial swelling and glutaminase I activity of guinea pig liver. Experientia (Basel) **16**, 451—452 (1960). ~ The relation between anion induced swelling and glutaminase I activity of mitochondria. Enzymologia **22**, 307—317 (1960). — GUHA, S. R., and C. R. K. MURTI: Purification and solubilization of monoamine oxidase of rat liver mitochondria. Biochem. biophys. Res. Commun. **18**, 350—354 (1965). — GUMBMANN, M., and A. L. TAPPEL: Pyruvate and alanine metabolism in carp liver mitochondria. Arch. Biochem. **98**, 502—515 (1962). — GURR, M. I., J. B. FINEAN, and J. N. HAWTHORNE: The phospholipids of liver-cell fractions. I. The phospholipid composition of the liver-cell nucleus. Biochim. biophys. Acta (Amst.) **70**, 406—416 (1963). — GUSTAFSSON, R., J. R. TATA, O. LINDBERG, and L. ERNSTER: The relationship between the structure and activity of rat skeletal muscle mitochondria after thyroidectomy and thyroid hormone treatment. J. Cell Biol. **26**, 555—578 (1965). — GUTFREUND, H., and E. A. JONES: The kinetic behaviour of enzymes in organized systems. Mitochondrial succinate oxidase and fumarase. Biochem. J. **90**, 208—213 (1964). — GUTH, P. S., J. AMARO, O. Z. SELLINGER, and L. ELMER: Studies in vitro and in vivo of the effects of chlorpromazine in rat liver lysosomes. Biochem. Pharmacol. **14**, 769—775 (1965). — GVOSDEV, V. A., and M. A. PONOMAREVA-STEPNAYA: Participation of low polymer RNA (s-RNA) in the synthesis of nuclear proteins. Biokhimiya **28**, 152—160 (1963).

HAAN, E. J. DE, J. M. TAGER, and E. C. SLATER: Pathway of glutamate oxidation in rat-liver mitochondria. Biochim. biophys. Acta (Amst.) **89**, 375—377 (1964). — HAAS, D. W., and W. B. ELLIOTT: Oxidative phosphorylation and respiratory control in digitonin fragments of beef heart mitochondria. J. biol. Chem. **238**, 1132—1136 (1963). — HABA, K.: Morphology of mitochondria and cell respiration. III. Biochemical studies on cell respiration of the rat liver in carbon tetrachloride poisoning. Acta Med. Okayama **15**, 221—226 (1961). — HACKENBROCK, C. R.: Ultrastructural bases for metabolically linked mechanical activity in mitochondria. I. Reversible ultrastructural changes with change in metabolic steady state in isolated liver mitochondria. J. Cell Biol. **30**, 269—297 (1966). — HADJIOLOV, A. A., and M. D. DABEVA: Loss of tryptophan pyrrolase cofactor from liver cytoplasmic structures of 3'-methyl-4-dimethylaminoazobenzene fed rats. Experientia (Basel) **17**, 452—453 (1961). — HAFKENSCHEID, J. M., J. LINKS, and E. C. SLATER: On the lipid components of the respiratory chain. Biochim. biophys. Acta (Amst.) **70**, 202—204 (1963). — HAGEN, P.: Observations on the substrate specificity of dopa decarboxylase from ox adrenal medulla, human phaeochromocytoma and human argentaffinoma. Brit. J. Pharmacol. **18**, 175—182 (1962). — HAGEN, P., R. J. BARRNETT, and F.-L. LEE: Biochemical and electron microscopic study of particles isolated from mastocytoma cells. J. Pharmacol. exp. Ther. **126**, 91—108 (1959). — HAGEN, U., H. ERNST, and I. CEPICKA: Radiosensitivity of glycolytic enzymes in the nucleus. Biochim. biophys. Acta (Amst.) **74**, 598—607 (1963). — HAGERMAN, D. D., and C. A. VILLEE: Separation of human placental estrogen-sensitive transhydrogenase from estradiol-17β-dehydrogenase. J. biol. Chem. **234**, 2031—2036 (1959). — HALL, J. C., A. L. GOLDSTEIN, and H. P. SONNENBLICK: Recovery of oxidative phosphorylation in rat liver mitochondria after whole body irradiation. J. biol. Chem. **238**, 1137—1140 (1963). — HALL, J. C., L. A. SORDAHL, and P. L. STEFKO: The effect of insulin on oxidative phosphorylation in normal and diabetic mitochondria. J. biol. Chem. **235**, 1536—1539 (1960). — HALL, R. H.: On the 2'-O-methyl-ribonucleoside content of the ribonucleic acids. Biochemistry **3**, 876—880 (1964). — HAMILTON, M. G., and M. L. PETERMANN: Ultracentrifugal studies on ribonucleoprotein from rat liver microsomes. J. biol. Chem. **234**, 1441—1446 (1959). — HAMMEL, C. L., and S. P. BESSMAN: Hemoglobin synthesis in avian erythrocytes. J. biol. Chem. **239**, 2228—2238 (1964). — HANCOCK, R. L., R. F. ZELIS, M. SHAW, and H. G. WILLIAMS-ASHMAN: Incorporation of ribonucleoside triphosphates into ribonucleic acid by nuclei of the prostate gland. Biochim. biophys. Acta (Amst.) **55**, 257—260 (1962). — HANNA, C., and W. H. MACMILLAN: Intracellular distribution of drugs. I. Effects of cations on the intracellular liver distribution of mephentermine (N,α,α-trimethylphenethylamine). Arch. int. Pharmacodyn. **119**, 168—176 (1959). — HANNA, C., and J. E. O'BRIEN: Intracellular distribution of drugs. II. Cations and the intracellular distribution of mephentermine in the isolated rabbit heart. Arch. int. Pharmacodyn. **127**, 361—368 (1960). — HANNON, J. P.: Effect of prolonged cold exposure on components of the electron transport system. Amer. J. Physiol. **198**, 740—744 (1960). — HANNON, J. P., and D. A. VAUGHAN: Effect of prolonged consumption of pemmican survival

rations on some aspects of the intermediary metabolism of rat liver tissue. Amer. J. Physiol.
193, 449—454 (1958). — Hanson, H., u. W. Blech: Die Lokalisierung von Di- und Amino-
peptidaseaktivitäten in den Zellbestandteilfraktionen von Leber und Niere der Ratte. Hoppe-
Seylers Z. physiol. Chem. **315**, 191—200 (1959). — Hanson, H., W. Blech, P. Hermann u.
R. Kleine: Vorkommen und quantitative Erfaßbarkeit proteolytischer Enzymaktivitäten in
Zellbestandteilen von Leber und Niere der Ratte. Hoppe-Seylers Z. physiol. Chem. **315**,
181—190 (1959). — Hanson, H., P. Hermann u. W. Blech: Acylase- und katheptische
Carboxypeptidase-Wirkung in Leber und Niere der Ratte und in den Zellbestandteilen dieser
Organe. Hoppe-Seylers Z. physiol. Chem. **315**, 201—207 (1959). — Harbers, E., and C.
Heidelberger: Incorporation of labeled ribonucleoside-5'-monophosphates into ribonucleic
acid in a cytoplasmic fraction of rat-liver homogenates. Biochim. biophys. Acta (Amst.) **35**,
381—388 (1959). — Harding, B. W., and D. H. Nelson: Electron carriers of the bovine
adrenal cortical respiratory chain and hydroxylating pathways. J. biol. Chem. **241**, 2212—
2219 (1966). — Harding, B. W., and L. T. Samuels: The uptake and subcellular distribution
of C14-labeled steroid in rat ventral prostate following in vivo administration of testosterone-
4-C14. Endocrinology **70**, 109—118 (1962). — Harel, L., A. Jacob et Y. Moulé: Fractionne-
ment des protéines mitochondriales du foie de rat. Bull. Soc. Chim. biol. (Paris) **39**, 819—832
(1957). — Harris, E. J., R. Cockrell, and B. C. Pressman: Induced and spontaneous
movements of potassium ions into mitochondria. Biochem. J. **99**, 200—213 (1966). —
Harris, H.: The ribonucleic acids in the nucleus and cytoplasm of animal cells. Endeavour
24, 50—56 (1965). — Hart, L. G., and J. R. Fouts: Further studies on the stimulation of
hepatic microsomal drug metabolizing enzymes by DDT and its analogs. Naunyn-Schmiedebergs Arch. exp. Path. Pharmak. **249**, 486—500 (1965). ~ Studies of the possible mechanisms
by which chlordane stimulates hepatic microsomal drug metabolism in the rat. Biochem.
Pharmacol. **14**, 263—272 (1965a). — Hart, L. G., R. W. Shultice, and J. R. Fouts:
Stimulatory effects of chlordane on hepatic microsomal drug metabolism in the rat. Toxicol.
appl. Pharmacol. **5**, 371—386 (1963). — Hartroft, W. S.: Pathology of lipid disorders:
Liver and cardiovascular system. Fed. Proc. **20**, Suppl. 7, 135—145 (1961). — Hasselbach,
W., u. M. Makinose: Über den Mechanismus des Calciumtransportes durch die Membranen
des sarkoplasmatischen Reticulums. Biochem. Z. **339**, 94—111 (1963). — Hasselbach, W.,
u. H. H. Weber: Die intrazelluläre Regulation der Muskelaktivität. Naturwissenschaften
52, 121—128 (1965). — Haugaard, N., E. S. Haugaard, and A. Antonio: Effects of adenine
nucleotides and microsomes on glucose utilization in rat heart homogenates. Circulat. Res. **17**,
135—143 (1965). — Hauge, J. G.: Liver mitochondria lipids in hypercholesterolaemic rats
given polyenoic fatty acids. Acta physiol. scand. **45**, 375—380 (1958). — Hawtrey, A. O.,
and L. D. Nourse: The effect of 3'-methyl-4-dimethylaminoazobenzene on protein synthesis
and DNA-dependent RNA-polymerase activity in rat liver nuclei. Biochim. biophys. Acta
(Amst.) **80**, 530—532 (1964). — Hawtrey, A. O., V. Schirren, and J. Dijkstra: Studies on
azo-dye carcinogenesis in rat liver. The effect of 4-dimethylamino-3'-methylazobenzene on
the incorporation of (14C)leucine into rat-liver microsomal protein. Biochem. J. **88**, 106—114
(1963). — Hawtrey, A. O., C. A. Schoeman, J. Dijkstra, V. Schirren, and L. Nourse:
The effect of short-term feeding experiments with 3'-methyl-4-dimethylaminoazobenzene on
rat-liver mitochondrial function. Brit. J. Cancer **18**, 299—307 (1964). — Hayashi, M., J. V.
Auditore, and R. Uchida: Location of apparently different Na+ and K+ independent and
dependent adenosine triphosphatases in subcellular fraction from mouse brain. Biochim.
biophys. Acta (Amst.) **81**, 624—626 (1964). — Hayashi, T. (ed.): Subcellular particles
New York 1959. — Hayashida, T., and O. W. Portman: Mitochondrial dehydrogenase
activity of rat liver deficient in essential fatty acids. Arch. Biochem. **91**, 206—209 (1960a). ~
Swelling of liver mitochondria from rats fed diets deficient in essential fatty acids. Proc. Soc
exp. Biol. (N.Y.) **103**, 656—659 (1960b). ~ Changes in succinic dehydrogenase activity and
fatty acid composition of rat liver mitochondria in essential fatty acid deficiency. J. Nutr. **81**,
103—109 (1963). — Hays, R. M., and P. Barland: The isolation of the membrane of the
toad bladder epithelial cell. J. Cell Biol. **31**, 209—214 (1966). — Heath, D. F., and A. Dutton.
The detection of metabolic products from dimethylnitrosamine in rats and mice. Biochem. J.
70, 619—626 (1958). — Heath, H., and R. Fiddick: The ascorbic acid-dependent oxidation
of reduced nicotinamide-adenine dinucleotide by ciliary and retinal microsomes. The effect
of some pharmacologically active compounds on this reaction. Biochem. J. **94**, 114—119
(1965). — Hecht, L. I., and V. R. Potter: Nucleic acid metabolism in regenerating rat liver.
I. The rate of deoxyribonucleic acid synthesis in vivo. Cancer Res. **16**, 988—993 (1956). —
Hecker, E., u. F. Marks: Zum Stoffwechsel und Wirkungsmechanismus der Östrogene. VI.
10β-Hydroxylierung und Proteinbindung von Östron in Rattenlebermikrosomen. Hoppe-
Seylers Z. physiol. Chem. **340**, 229—242 (1965). ~ Zum Stoffwechsel und Wirkungsmechanismus von Östrogenen. VII. Die o-Hydroxylierung von Oestron in Rattenleber und ihre Beziehung
zur Proteinbindung sowie zur p-Hydroxylierung in aliphatischen Positionen. Biochem. Z.
343, 211—226 (1965a). — Hecker, E., and G. C. Mueller: Formation of tetralin-p-quinol

and a protein-bound derivative from tetrahydro-2-naphthol-8-C^{14} by rat liver. J. biol. Chem. **233**, 991—996 (1958). — HECKER, E., u. S. M. A. D. ZAYED: Zum Stoffwechsel und Wirkungs-mechanismus der Östrogene. II. Bildung von 17β-Hydroxy-östro-β-chinol-(10β) und ihre Beziehung zur Proteinbindung von Östradiol-(17β)-[16-C^{14}] in Rattenlebermikrosomen. Hoppe-Seylers Z. physiol. Chem. **325**, 209—223 (1961). — HEGRE, C. S., D. R. HALENZ, and M. D. LANE: The enzymatic carboxylation of butyryl coenzyme A. J. Amer. chem. Soc. **81**, 6526—6527 (1959). — HEIDELBERGER, C., K. C. LEIBMAN, and E. HARBERS: The comparative utilization of uracil-2-C^{14} by liver, intestinal mucosa, and Flexner-Jobling carcinoma in the rat. Cancer Res. **17**, 399—404 (1957). — HELD, H., A. HEINZMANN, F. LEMBECK u. W. SCHLOTE: Substanz P in der Retina. Naunyn-Schmiedebergs Arch. exp. Path. Pharmak. **253**, 246—259 (1966). — HELE, P.: The interaction of "soluble" ribonucleic acid, magnesium ions and sulphhydryl groups in the control of amino acid-dependent pyrophosphate-exchange reactions. Biochem. J. **81**, 329—339 (1961). — HELGELAND, L.: Incorporation of radioactive glucosamine into submicrosomal fractions isolated from rat liver. Biochem. biophys. Acta (Amst.) **101**, 106—112 (1965). — HELLERMAN, L., O. K. REISS, and M. K. GEY: Pyruvate metabolism. IV. Utilization of pyruvate in the isolated mitochondria of an ascites form of Walker rat mammary carcinoma 256. J. biol. Chem. **237**, 997—1001 (1962). — HENDERSON, J. F., and P. MAZEL: Studies of the induction of microsomal S-, N- and O-demethylase. Biochem. Pharmacol. **13**, 1471—1474 (1964). — HENDLEY, D. H., and B. L. STREHLER: Enzymic activities of lipofuscin age pigments: Comparative histochemical and biochemical studies. Biochim. biophys. Acta (Amst.) **99**, 406—417 (1965). — HERBERT, E.: Reactions of terminal groups of ribonucleic acid in animal systems. Ann. N.Y. Acad. Sci. **81**, 679—689 (1959). — HERKEN, H., D. NEUBERT u. R. TIMMLER: Die enzymatische N-Demethylierung durch Leber-Mikrosomen bei Morphin-Gewöhnung. Naunyn-Schmiedebergs Arch. exp. Path. Pharmak. **237**, 319—333 (1959). — HERRANEN, A., and W. BRUNKHORST: The effect of pH and ions on the incorporation of leucine into thymus nuclei. Biochim. biophys. Acta (Amst.) **65**, 523—526 (1962). — HERS, H. G.: α-Glucosidase deficiency in generalized glycogen storage disease (Pompe's disease). Biochem. J. **86**, 11—16 (1963). — HERVEG, J. P., C. BECKERS, and M. DE VISSCHER: Lysosomal hydrolases in calf thyroid. Biochem. J. **100**, 540—547 (1966). — HESS, E. L., and S. E. LAGG: Properties of microsomes and ribosomes from thymus. Biochemistry **2**, 726—732 (1963). — HEYTLER, P. G., and W. W. PRICHARD: A new class of uncoupling agents: Carbonyl cyanide phenylhydrazones. Biochem. biophys. Res. Commun. **7**, 272—275 (1962). — HIATT, H. H.: A rapidly labeled RNA in rat liver nuclei. J. molec. Biol. **5**, 217—229 (1962). — HIGASHI, T., and T. PETERS jr.: Studies in rat liver catalase. I. Combined immunochemical and enzymatic determination of catalase in liver cell fractions. J. biol. Chem. **238**, 3945—3951 (1963). — HILLAR, M., and W. RZECZYCKI: Binding of basic protein to mitochondria. Biochim. biophys. Acta (Amst.) **97**, 144—146 (1965). — HINDLEY, J.: The relative ability of reconstituted nucleohistones to allow DNA-dependent RNA synthesis. Biochem. biophys. Res. Commun. **12**, 175—179 (1963). — HIRD, F. J. R., and R. H. SYMONS: The mechanism of ketone-body formation from butyrate in rat liver. Biochem. J. **84**, 212—216 (1962). — HIRD, F. J. R., R. H. SYMONS, and M. J. WEIDEMANN: The effect of hexokinase and tricarboxylic acid-cycle intermediates on fatty acid oxidation and formation of ketone bodies by rat-liver mitochondria. Biochem. J. **98**, 389—393 (1966). — HIRD, F. J. R., and M. J. WEIDEMANN: Oxidative phosphorylation accompanying oxidation of short-chain fatty acids by rat-liver mitochondria. Biochem. J. **98**, 378—388 (1966). — HIRD, F. J. R., and D. J. MORTON: The oxidation of glutamate and alanine by liver mitochondria. Biochim. biophys. Acta (Amst.) **85**, 353—359 (1964). — HIROKAWA, R., and K. OGATA: In vivo evidence for albumin biosynthesis in rat liver ribosomes. J. Biochem. **52**, 377—378 (1962). — HIROKAWA, R., S. OMORI, T. TAKAHASHI, and K. OGATA: The transfer of amino acid from soluble ribonucleic acid to microsomal albumin. Biochim. biophys. Acta (Amst.) **49**, 612—614 (1961). — HIRSCH-HOFFMANN, A.-M., F. HÖLZEL u. H. MAASS: Glykolytische Enzymaktivitäten in Zellen und Zellkernen des Ehrlich-Ascitescarcinoms. Naturwissenschaften **51**, 414—415 (1964). — HOAGLAND, M. B., and G. D. NOVELLI: Biosynthesis of coenzyme A from phospho-pantetheine and of pantetheine from pantothenate. J. biol. Chem. **207**, 767—773 (1954). — HOAGLAND, M. B., O. A. SCORNIK, and L. C. PFEFFERKORN: Aspects of control of protein synthesis in normal and regenerating rat liver. II. A microsomal inhibitor of amino acid incorporation whose action is antagonized by guanosine triphosphate. Proc. nat. Acad. Sci. (Wash.) **51**, 1184—1191 (1964). — HOAGLAND, M. B., M. L. STEPHENSON, J. F. SCOTT, L. I. HECHT, and P. C. ZAMECNIK: A soluble ribonucleic acid intermediate in protein synthesis. J. biol. Chem. **231**, 241—257 (1958). — HOCHSTEIN, P., and G. COHEN: The inhibitory effects of quinones and dihydric phenols on glucose metabolism in sub-cellular systems of brain. J. Neurochem. **5**, 370—278 (1960). — HOCHSTEIN, P., and L. ERNSTER: ADP-Activated lipid peroxidation coupled to the TPNH oxidase system of microsomes. Biochem. biophys. Res. Commun. **12**, 388—394 (1963). — HODGSON, E., and J. E. CASIDA: Metabolism of N:N-di-alkyl carbamates and related compounds by rat liver. Biochem. Pharmacol. **8**, 179—191

(1961). — Hogeboom, G. H., E. L. Kuff, and W. C. Schneider: Recent approaches to the cytochemical study of mammalian tissues. Int. Rev. Cytol. 6, 425—467 (1957). — Hogeboom, G. H., and W. C. Schneider: Cytochemical studies of mammalian tissues. III. Isocitric dehydrogenase and triphosphopyridine nucleotide-cytochrome c reductase of mouse liver. J. biol. Chem. 186, 417—427 (1950). ~ Cytochemical studies. VI. The synthesis of diphospho-pyridine nucleotide by liver cell nuclei. J. biol. Chem. 197, 611—620 (1952). — Hohorst, H. J.: Einige Bemerkungen über Metabolitgleichgewichte und Strukturen im cytoplasma-tischen Lösungsraum. In: Funktionelle und morphologische Organisation der Zelle (Karlson, Hrsg.), S. 194—208. Berlin-Göttingen-Heidelberg: Springer 1963. — Hohorst, H. J., F. H. Kreutz u. T. Bücher: Über Metabolitgehalte und Metabolit-Konzentrationen in der Leber der Ratte. Biochem. Z. 332, 18 (1959). — Hokin, L. E.: Isolation of the zymogen granules of dog pancreas and a study of their properties. Biochim. biophys. Acta (Amst.) 18, 379—388 (1955). — Holbrook jr., D. J., J. H. Evans, and J. L. Irvin: Incorporation of labeled precursors into proteins and nucleic acids of nuclei of regenerating liver. Exp. Cell Res. 28, 120—125 (1962). — Holbrook jr., D. J., J. L. Irvin, E. M. Irvin, and J. Rotherham: Incorporation of glycine into protein and nucleic acid fractions of nuclei of liver and hepatoma. Cancer Res. 20, 1329—1337 (1960). — Hollmann, S.: Trennung, Reinigung und Eigenschaften der mitochondrialen Xylit-Dehydrogenasen der Meerschweinchenleber. Hoppe-Seylers Z. physiol. Chem. 317, 193—216 (1959). — Hollmann, S., and O. Touster: An enzymatic pathway from L-xylulose to D-xylulose. J. Amer. chem. Soc. 78, 3544—3545 (1956). ~ The L-xylulose-xylitol enzyme and other polyol dehydrogenases of guinea pig liver mito-chondria. J. biol. Chem. 225, 87—102 (1957). ~ Alterations in tissue levels of uridine diphos-phate glucose dehydrogenase, uridine diphosphate glucuronic acid pyrophosphatase and glucuronyl transferase induced by substances influencing the production of ascorbic acid. Biochim. biophys. Acta (Amst.) 62, 338—352 (1962). — Hollunger, G.: On the metabolism of lidocaine. II. The biotransformation of lidocaine. Acta pharmacol. (Kbh.) 17, 365—373 (1960). ~ Solubilisation and purification of an amide-hydrolysing microsomal enzyme. Acta pharmacol. (Kbh.) 17, 374—383 (1960a). — Holmes, I. H., and D. H. Watson: An electron microscope study of the attachment and penetration of herpes virus in BHK 21 cells. Virology 21, 112—123 (1961). — Holmstedt, B., and G. Toschi: Enzymic properties of cholinesterases in subcellular fractions from rat brain. Acta physiol. scand. 47, 280—283 (1959). — Holtz-man, E., and A. B. Novikoff: Lysosomes in the rat sciatic nerve following crush. J. Cell Biol. 27, 651—669 (1965). — Hook, R. H., and C. S. Vestling: The two forms of rat-liver aspartate transaminase. Biochim. biophys. Acta (Amst.) 65, 358—359 (1962). — Hooper, K. C.: The preparation of soluble vasopressinase from human placenta. Biochem. J. 74, 297—300 (1960). — Hopkins, J. W.: Amino acid activation and transfer to ribonucleic acids in the cell nucleus. Proc. nat. Acad. Sci. (Wash.) 45, 1461—1470 (1959). — Hopkins, J. W., V. G. Allfrey, and A. E. Mirsky: Adenosine as the receptor end group in nuclear amino acid-transfer RNA. Biochim. biophys. Acta (Amst.) 47, 194—196 (1961). — Hopkins, R. P.: Ring-fission of cis- and trans-acenaphthene-1,2-diol in the presence of rat-liver microsomes. Biochem. J. 100, 25 P (1966). — Horvath, A.: Di-iodotyrosine-glutamic transaminase activity of the thyroid gland. Enzymologia 25, 32—36 (1962). — Hosie, R. J. A.: The localization of adenosine triphosphatases in morphologically characterized subcellular fractions of guinea-pig brain. Biochem. J. 96, 404—412 (1965). — Hosoya, T., Y. Kondo, and N. Ui: Peroxydase activity in thyroid gland and partial purification of the enzyme. J. Biochem. 52, 180—189 (1962). — Hruban, Z., and H. Swift: Uricase: Localization in hepatic microbodies. Science 146, 1316—1317 (1964). — Hryniewiecki, L.: Nuclear protein in the liver in protein-calorie deficiency. Biochem. J. 95, 238—244 (1965). — Hsia, D. Y.-Y., R. M. Dowben, R. Shaw, and A. Grossman: Inhibition of glucuronosyl transferase by progestational agents from serum of pregnant women. Nature (Lond.) 187, 693—694 (1960). — Hsu, L., and A. L. Tap-pel: The intracellular distribution of glutamine synthetase in rat liver and the effect of metals on its activity. J. cell. comp. Physiol. 64, 265—270 (1964). ~ Lysosomal enzymes and muco-polysaccharides in the gastrointestinal tract of the rat and pig. Biochim. biophys. Acta (Amst.) 101, 83—89 (1965). — Huang, R. C., and J. Bonner: Histone, a suppressor of chromosomal RNA synthesis. Proc. nat. Acad. Sci. (Wash.) 48, 1216—1222 (1962). — Hucker, H. B., J. R. Gillette, and B. B. Brodie: Enzymatic pathway for the formation of cotinine, a major metabolite of nicotine in rabbit liver. J. Pharmacol. exp. Ther. 129, 94—100 (1960). — Hübscher, G.: Esterification of monoglycerides by soluble preparations from mammalian tissues. Biochim. biophys. Acta (Amst.) 52, 582—585 (1961). ~ Metabolism of phopholipids. IV. The effect of metal ions on the incorporation of L-serine into phosphatidyl-serine. Biochim. biophys. Acta (Amst.) 57, 555—561 (1962). — Hübscher, G., R. R. Dils, and W. F. R. Pover: Studies on the biosynthesis of phosphatidyl serine. Biochim. biophys. Acta (Amst.) 36, 518—528 (1959). — Hübscher, G., G. R. West, and D. N. Brindley: Studies on the fractionation of mucosal homogenates from the small intestine. Biochem. J. 97, 629—642 (1965). — Hülsmann, W. C.: Fatty acid synthesis in heart sarcosomes. Biochim.

biophys. Acta (Amst.) **58**, 417—429 (1962). — HUGGINS, A. K., C. BRYANT, and M. J. H. SMITH: Multiple effects of γ-resorcylic acid on intermediary metabolism. J. Pharm. Pharmacol. **13**, 654—662 (1961). — HUGHES, D. E., and V. R. CUNNINGHAM: Methods for disrupting cells. Biochem. Soc. Symp. **23**, 8—19 (1963). — HUGHES, P. E.: Studies on the intracellular distribution of protein-bound amino-azo dyes in rat liver. Aust. J. exp. Biol. med. Sci. **35**, 173—177 (1957). — HULCHER, F. H.: Physical and chemical properties of myelin. Arch. Biochem. **100**, 237—244 (1963). — HULTIN, T.: The intracellular distribution of protein-bound azo dye in rat liver. Exp. Cell Res. **10**, 71—77 (1956). ~ Reactions of 2-aminofluorene and related aromatic amines with liver proteins in vitro. Exp. Cell Res. **18**, 112—125 (1959). — HULTIN, T., E. ARRHENIUS, H. LÖW, and P. N. MAGEE: Toxic liver injury. Inhibition by dimethyl-nitrosamine of incorporation of labelled amino acids into proteins of rat-liver preparations in vitro. Biochem. J. **76**, 109—116 (1960). — HUMPHREYS, G. K., and D. M. GREENBERG: Studies on the conversion of deoxyuridylic acid to thymidylic acid by a soluble extract from rat thymus. Arch. Biochem. **78**, 275—287 (1958). — HUNTER, A. S., and F. R. HUNTER: A comparative study of erythrocyte metabolism. J. cell. comp. Physiol. **49**, 479—502 (1957). — HUNTER jr., F. E., A. SCOTT, P. E. HOFFSTEN, J. M. GEBICKI, J. WEINSTEIN, and A. SCHNEIDER: Studies on mechanism of swelling, lysis, and disintegration of isolated liver mitochondria exposed to mixture of oxidized and reduced glutathione. J. biol. Chem. **239**, 614—621 (1964). HURLBERT, R. B., and R. REICHARD: Conversion of orotic acid to uridine phosphates by soluble enzymes of liver. Acta chem. scand. **8**, 701—702 (1954). ~ The conversion of orotic acid to uridine nucleotides in vitro. Acta chem. scand. **9**, 251—262 (1955). — HURLOCK, B., and P. TALALAY: 3α-Hydroxysteroids as coenzymes of hydrogen transfer between di- and triphosphopyridine nucleotides. J. biol. Chem. **233**, 886—893 (1958). ~ Microsomal 3α- and 11β-hydroxysteroid dehydrogenases. Arch. Biochem. **80**, 468—470 (1959). — HYMER, W. C., and W. H. McSHAN: Isolation of rat pituitary granules and the study of their biochemical properties and hormonal activities. J. Cell Biol. **17**, 67—86 (1963).

IACCARINO, M., E. BOERI, and V. SCARDI: Preparation of purified 3-hydroxyanthranilic acid oxidase from rat liver. Biochem. J. **78**, 65—69 (1961). — IGO, R. P., B. MACKLER, and H. DUNCAN: Liver aldehyde oxidase: The nature of hematin component. Arch. Biochem. **93**, 435—439 (1961). — IKAWA, Y., S. TANAKA, and S. MIYATA: The metabolism of penta-erythritol tetranitrate (hasethrol). Wakayama med. Rep. **4**, 185—192 (1959). — IKEDA, K., M. HOZUMI, and T. SUGIMURA: Hemoproteins in microsomes in liver of tumor-bearing rats. J. Biochem. **58**, 595—598 (1965). — INOUYE, A., and Y. SHINAGAWA: Cytochrome b_5 and related oxidative activities in mammalian brain microsomes. J. Neurochem. **12**, 803—813 (1965). — INSCOE, J. K., and J. AXELROD: Some factors affecting glucuronide formation in vitro. J. Pharmacol. exp. Ther. **129**, 128—131 (1960). — ISHERWOOD, F. A., L. W. MAPSON, and Y. T. CHEN: Synthesis of L-ascorbic acid in rat-liver homogenates. Conversion of L-gulono- and L-galactono-γ-lactone and the respective acids into L-ascorbic acid. Biochem. J. **76**, 157—171 (1960). — ISRAEL, Y., H. KALANT, and I. LAUFER: Effects of ethanol on Na, K, Mg-stimulated microsomal ATPase activity. Biochem. Pharmacol. **14**, 1803—1814 (1965). — ISRAEL, Y., H. KALANT, and A. E. LeBLANC: Effects of lower alcohols on potassium transport and microsomal adenosine-triphosphatase activity of rat cerebral cortex. Biochem. J. **100**, 27—33 (1966). — ISSELBACHER, K. J., M. F. CHRABAS, and R. C. QUINN: The solubilization and partial purification of a glucuronyl transferase from rabbit liver microsomes. J. biol. Chem. **237**, 3033—3036 (1962). — ISSELBACHER, K. J., and E. A. McCARTHY: The influence of pyridine nucleotides on galactose-1-C^{14} oxidation to C^{14}O$_2$ in vitro. Biochem. biophys. Res. Commun. **1**, 49—53 (1959). ~ Effect of carbon tetrachloride upon glucuronide formation by guinea pig liver. Proc. Soc. exp. Biol. (N.Y.) **103**, 819—822 (1960). — ITO, T., and R. M. JOHNSON: Effects of a nutritional deficiency of unsaturated fats on rat liver mitochondria. I. Respiratory control and adenosine triphosphate-inorganic orthophosphate exchange activity. J. biol. Chem. **239**, 3201—3208 (1964). — ITOH, S., and I. L. SCHWARTZ: Sodium and potassium distribution in isolated thymus nuclei. Amer. J. Physiol. **188**, 490—498 (1957). — IVES, D. H., and C. P. BARNUM: The metabolic stability of deoxyribonucleic acid phosphorus in regenerating rat liver. J. biol. Chem. **237**, 2604—2610 (1962). — IWAMOTO, T., A. MARIYAMA, T. TETSUKO, and Y. MIURA: Intracellular transfer of nucleic acids. II. Effect of hormones on ribonucleic acid metabolism in rat liver cells. J. Biochem. **53**, 408—415 (1963). — IWATSUBO, K.: Studies on the classification of the enzymes hydrolyzing esterform drugs in liver microsomes. Jap. J. Pharmacol. **15**, 244—256 (1965).

JACOBASCH, G., u. C. WAGENKNECHT: Die Kinetik des NADH$_2$-Cytochrom c-Reduktase-abfalls und das Verhalten der Phospholipoide in Mitochondrien hungernder Ratten. Acta biol. med. germ. **11**, 174—181 (1963). — JACOBSON, K. B., and N. O. KAPLAN: A reduced pyridine nucleotide pyrophosphatase. J. biol. Chem. **226**, 427—437 (1956). ~ Distribution of enzymes cleaving pyridine nucleotides in animal tissues. J. biophys. biochem. Cytol. **3**, 31—43 (1957). JÄRNEFELT, J.: Oxidative metabolism of a particulate fraction from pig aorta. Ann. Med. exp. Fenn. **38**, 407—412 (1960). ~ Sodium-stimulated adenosinetriphosphatase in microsomes from rat brain. Biochim. biophys. Acta (Amst.) **48**, 104—110 (1961). ~ Inhibition of the brain microsomal adenosinetriphosphatase by depolarizing agents. Biochim. biophys. Acta (Amst.) **48**, 111—116 (1961a). ~ Conversion of the Na$^+$ and K$^+$ independent part of the brain microsomal ATPase to a form requiring added Na$^+$ and K$^+$. Biochem. biophys. Res. Commun. **17**, 330—334 (1964). — Jellum, E., and L. Eldjarn: Studies on nuclear thiol proteins by chromatography on organomercurial polysaccharides. Biochem. J. **92**, 7P—8P (1964). — Jervell, K. F.: Early effects of glucocorticoids on ribonucleic acid and protein metabolism in rat liver. Acta endocr. (Kbh.) **44**, Suppl. 88 (1963). — Jöbsis, F. F.: A study of preparative procedures for brain mitochondria. Biochim. biophys. Acta (Amst.) **74**, 60—68 (1963). — Jóhannesson, T., L. A. Rogers, J. R. Fouts, and L. A. Woods: The effect of codeine tolerance on hepatic microsomal drug metabolism in the rat. Acta pharmacol. (Kbh.) **22**, 107—111 (1965). — Johnson, M. K.: The intracellular distribution of glycolytic and other enzymes in rat-brain homogenates and mitochondrial fractions. Biochem. J. **77**, 610—618 (1960). — Johnson, R. B., and W. W. Ackermann: A role of nuclei in oxidative phosphorylation. J. biol. Chem. **200**, 263—269 (1953). — Johnson, R. M.: Adenosine triphosphatase and ATP-P$_i$ exchange in mitochondria of essential fatty acid-deficient rats. J. Nutr. **81**, 411—414 (1963a). ~ Swelling studies on liver mitochondria from essential fatty acid-deficient rats. Exp. Cell Res. **32**, 118—129 (1963b).— Johnson, R. M., and T. Ito: Effects of a nutritional deficiency of unsaturated fats on the distribution of fatty acids in rat liver mitochondrial phospholipids. J. Lipid Res. **6**, 75—79 (1965). — Johnston, J. M., and J. H. Bearden: Intestinal phosphatidate phosphatase. Biochim. biophys. Acta (Amst.) **56**, 365—367 (1962). — Jones, E. A., and H. Gutfreund: Some properties of guinea-pig mammary gland mitochondria. Biochem. J. **72**, 31P—32P (1959). ~ Glutamate synthesis and the control of reactions linked with the nicotinamide-adenine dinucleotide coenzymes in mitochondria. Biochem. J. **84**, 46—51 (1962). ~ Oxidation of succinate and the control of the citric acid cycle in the mitochondria of guinea-pig liver, mammary gland and kidney. Biochem. J. **87**, 639—648 (1963). — Jones, J. A., and M. Blecher: On the mechanism of β-oxidation of long chain fatty acids by liver mitochondria from normal and alloxan-diabetic rats. J. biol. Chem. **240**, 68—70 (1965). — Jordan, W. K., and R. March: Partition of adenosine triphosphatase in intracellular fractions of mature and immature rat cerebrum. J. Histochem. Cytochem. **4**, 301—307 (1956). — Jordan, W. K., R. March, O. B. Houchin, and E. Popp: Intracellular partition of purine deaminases in rodent brain. J. Neurochem. **4**, 170—174 (1959). — Judah, J. D.: Effect of antihistamines on mitochondrial swelling and liver injury. Nature (Lond.) **185**, 390—391 (1960). ~ The action of antihistamine drugs in vitro. I. Mitochondrial swelling. Biochim. biophys. Acta (Amst.) **53**, 375—390 (1961). — Judah, J. D., A. E. M. McLean, K. Ahmed, and G. S. Christie: Active transport of potassium by mitochondria. II. Effect of substrates and inhibitors. Biochim. biophys. Acta (Amst.) **94**, 441—451 (1965). — Jungherr, E. L., J. M. Snyder, and H. M. Scott: Cytopathologic changes in liver cord cells of arginine-deficient chicks. J. Nutr. **65**, 281—292 (1958).

Kadenbach, B., and W. Lührs: Effects of 7-chloro-2-methylamino-5-phenyl-3H-1,4-benzodiazepin-4-oxide on mitochondria from rat liver and brain. Nature (Lond.) **192**, 174—176 (1961). — Kadis, S., and S. J. Ajl: Mitochondrial swelling induced by plague murine toxin. J. biol. Chem. **238**, 3472—3477 (1963). — Kagawa, T., D. R. Wilken, and H. A. Lardy: Control of choline oxidation in liver mitochondria by adenine nucleotides. J. biol. Chem. **240**, 1836—1842 (1965). — Kalf, G. F.: The incorporation of leucine-1-C^{14} into the protein of rat heart sarcosomes: An investigation of optimal conditions. Arch. Biochem. **101**, 350—359 (1963). ~ Deoxyribonucleic acid in mitochondria and its role in protein synthesis. Biochemistry **3**, 1702—1706 (1964). — Kalf, G. F., H. M. Bates, and M. V. Simpson: Protein synthesis in intact and sonically disrupted mitochondria. J. Histochem. Cytochem. **7**, 245—247 (1959). — Kalf, G. F., and M. A. Gréce: The in vitro incorporation of C^{14}-amino acids into the contractile protein of intact lamb heart mitochondria. Biochem. biophys. Res. Commun. **17**, 674—679 (1964). — Kalf, G. F., and M. V. Simpson: The incorporation of valine-1-C^{14} into the protein of submitochondrial fractions. J. biol. Chem. **234**, 2943—2947 (1959). — Kamin, H., B. S. S. Masters, Q. H. Gibson, and C. H. Williams jr.: Microsomal TPNH-cytochrome c reductase. Fed. Proc. **24**, 1164—1171 (1965). — Kampffmeyer, H., u. M. Kiese: Einige Eigenschaften der Anilin-hydroxylierenden Enzyme in Mikrosomen. Naunyn-Schmiedebergs Arch. exp. Path. Pharmak. **244**, 375—386 (1963). — Kandutsch, A. A.: Enzymatic reduction of the Δ^7 bond of 7-dehydrocholesterol. J. biol. Chem. **237**, 358—362 (1962). ~ Metabolism of cholesta-4,7-dien-3-one and cholesta-4,6-dien-3-one by mouse liver microsomes. J. Lipid Res. **4**, 179—187 (1963). — Kaplan, A. S., and T. Ben-Porat: The incorporation of C^{14} labeled nucleosides into rabbit kidney cells infected with pseudorabies virus. Virology **11**, 12—27 (1960). — Kar, N. C., I. B. Chatterjee, N. C. Ghosh, and B. C. Guha: Further observations on the intracellular location and mechanism of action of liver enzymes catalysing the synthesis of L-ascorbic acid. Biochem. J. **84**, 16—25 (1962). — Karasek, M., and T. Hultin: Incorporation of L-valine by melano-protein particles in vitro. Biochim. biophys. Acta (Amst.) **74**, 467—475 (1963). — KARLER, R., and D. M. WOODBURY: Intracellular distribution of carbonic anhydrase. Biochem. J. **75**, 538—543 (1960). ~ Modified manometric method for determination of carbonic anhydrase in tissues. Analyt. Biochem. **6**, 381—392 (1963). — KARLSON, P. (Hrsg.): Funktionelle und morphologische Organisation der Zelle. Berlin-Göttingen-Heidelberg: Springer 1963. — KARLSON, P., u. U. LÖFFLER: Isolierung von Speicheldrüsen-Chromosomen durch differentielle Zentrifugation. Hoppe-Seylers Z. physiol. Chem. **327**, 286—288 (1962). — KARLSON, P., u. A. SCHULZ-ENDERS: Über die Wirkung des Thyroxins auf die oxydative Phosphorylierung in Insektenmitochondrien. Gen. comp. Endocr. **3**, 111—119 (1963). — KATO, R.: Modification of the toxicity of strychnine and octomethylpyrophosphoramide (OMPA) induced by pretreatment with phenaglycodol and thiopental. Arzneimittel-Forsch. **11**, 797—798 (1961). — KATO, R., E. CHIESARA, and G. FRONTINO: Induced increase of meprobamate metabolism in rats pretreated with phenobarbital or phenaglycodol in relation to age. Experientia (Basel) **17**, 520 (1961). — KATO, R., E. CHIESARA, and P. VASSANELLI: Increased activity of microsomal strychnine-metabolizing enzyme induced by phenobarbital and other drugs. Biochem. Pharmacol. **11**, 913—922 (1962). ~ Metabolic differences of strychnine in the rat in relation to sex. Jap. J. Pharmacol. **12**, 26—33 (1962a). ~ Stimulating effect of some inhibitors of the drug metabolism (SKF 525-A, Lilly 18947, Lilly 32391, and MG 3062) on excretion of ascorbic acid and drug metabolism. Med. exp. (Basel) **6**, 254—260 (1962b). ~ Mechanism of potentiation of barbiturates and meprobamate actions by imipramine. Biochem. Pharmacol. **12**, 357—364 (1963). — KATO, R., G. FRONTINO, and P. VASSANELLI: Decreased activities of liver microsomal drug-metabolizing enzymes in the rats bearing Walker carcinosarcoma. Experientia (Basel) **19**, 31—32 (1963). — KATO, R., and J. R. GILLETTE: Effect of starvation on NADPH-dependent enzymes in liver microsomes of male and female rats. J. Pharmacol. exp. Ther. **150**, 279—284 (1965). ~ Sex differences in the effects of abnormal physiological states on the metabolism of drugs by rat liver microsomes. J. Pharmacol. exp. Ther. **150**, 285—291 (1965a). — KAUFMAN, S.: The enzymatic conversion of phenylalanine to tyrosine. J. biol. Chem. **226**, 511—524 (1957). — KAUFMAN, S., and S. FRIEDMAN: Dopamine β-hydroxylase. Pharmacol. Rev. **17**, 71—100 (1965). — KAWADA, M., K. YAMADA, Y. KAGAWA, and Y. MANO: Effect of some drugs on lactonase activity in rat liver. J. Biochem. **50**, 74—76 (1961). — KAWAI, K.: Comparative biochemical studies on cytochromes and related substances of invertebrates. II. Cytochrome-like haemoproteins in the gut fluids of molluscs. Biochim. biophys. Acta (Amst.) **52**, 241—247 (1961). — KEAN, E. L., P. H. ADAMS, H. C. DAVIES, R. W. WINTERS, and R. E. DAVIES: Oxygen consumption and respiratory pigments of mitochondria of the inner medulla of the dog kidney. Biochim. biophys. Acta (Amst.) **64**, 503—507 (1962). — KEENAN, R. W., and L. E. HOKIN: The identification of lysophosphatidylinositol and its enzymatic conversion to phosphatidylinositol. Biochim. biophys. Acta (Amst.) **60**, 428—430 (1962). — KEFALIDES, N. A., and R. J. WINZLER: The chemistry of glomerular basement membrane and its relation to collagen. Biochemistry **5**, 702—713 (1966). — KEILIN, D., and E. F. HARTREE: Coupled oxidation of alcohol. Proc. roy. Soc. B **119**, 141 (1936). — KEIR, H. M., R. M. S. SMELLIE, and G. SIEBERT: Intracellular location of DNA nucleotidyltransferase. Nature (Lond.) **196**, 752—754 (1962). — KEIR, H. M., and S. M. J. SMITH: Characteristics of the DNA nucleotidyltransferase activity in non-aqueous type calf-thymus nuclei. Biochim. biophys. Acta (Amst.) **68**, 589—598 (1963). — KELLER, E. B., and P. C. ZAMECNIK: The effect of guanosine diphosphate and triphosphate on the incorporation of labeled amino acids into proteins. J. biol. Chem. **221**, 45—59 (1956). — KELLERMAN, G. M.: Benzoyl adenylate and hippuryl adenylate: preparation, properties, and relationship to the synthesis and transport of hippurate. J. biol. Chem. **231**, 427—443 (1958). ~ Isolation and characteristics of the enzyme acyl 5'-nucleotidase. Biochim. biophys. Acta (Amst.) **33**, 101—105 (1959). — KELLY, R. H.: Altered physiological status and [Na] and [K] in intracellular particulates of rat kidney. Amer. J. Physiol. **198**, 1049—1952 (1960). — KEMP, P., G. HÜBSCHER, and J. N. HAWTHORNE: A liver phospholipase hydrolysing phosphoinositides. Biochim. biophys. Acta (Amst.) **31**, 585—586 (1959). — KENNEDY, E. P., and A. L. LEHNINGER: Oxidation of fatty acids and tricarboxylic cycle intermediates by isolated rat liver mitochondria. J. biol. Chem. **179**, 957—972 (1949). — KENNEY, F. T.: Induction of tyrosine-α-ketoglutarate transaminase in rat liver. III. Immunochemical analysis. J. biol. Chem. **237**, 1610—1614 (1962a). ~ Induction of tyrosine-α-ketoglutarate transaminase in rat liver. IV. Evidence for an increase in the rate of enzyme synthesis. J. biol. Chem. **237**, 3495—3498 (1962b). — KENNEY, F. T., and F. J. KULL: Hydrocortisone-stimulated synthesis of nuclear RNA in enzyme induction. Proc. nat. Acad. Sci. (Wash.) **50**, 493—499 (1963). — KENNEY, F. T., G. H. REEM, and N. KRETCHMER: Development of phenylalenine hydroxylase in mammalian liver. Science **127**, 86 (1958). — KENNY, A. J: Inactivation of glucagon by tissues in vitro. Amer. J. Physiol. **186**, 419—426 (1956). — KENT, P. W., and C. A. PASTERNAK: Biosynthesis of intestinal mucins. 3. Formation of „active sulphate" by cell-free extracts of sheep colonic mucosa. Biochem. J. **69**, 453—458 (1958). — KERN, M., E. HELMREICH, and

H. N. Eisen: A demonstration of antibody activity on microsomes. Proc. nat. Acad. Sci. (Wash.) **45**, 862—867 (1959). ~ The solubilization of microsomal antibody activity by the specific interaction between the crystallizable fraction of gamma-globulin and lymph-node microsomes. Proc. nat. Acad. Sci. (Wash.) **47**, 767—778 (1961). — Kerppola, W.: Uncoupling of the oxidative phosphorylation with cortisone in liver mitochondria. Endocrinology **67**, 252—263 (1960). — Kerppola, W., and E. Pitkänen: The action of cortisone on oxidative and glycolytic liver enzyme activities in rats of different age and sex. Endocrinology **67**, 162—165 (1960). — Kersten, H., W. Kersten u. Hj. Staudinger: Zum Wirkungsmechanismus der Ascorbinsäure. Biochem. Z. **328**, 24—34 (1956). — Kersten, W., K. Krisch u. Hj. Staudinger: Untersuchungen zum Silicoseproblem. Über den Einfluß von oligomerer Kieselsäure auf die oxydative Phosphorylierung. Hoppe-Seylers Z. physiol. Chem. **313**, 109—116 (1958). — Kesselring, K., u. G. Siebert: Eigenschaften einer Dinucleotid-pyrophosphatase aus Rattennierenpartikeln und Coenzym-Eigenschaften der Spaltprodukte Dihydronicotinamid-mononucleotid sowie Dihydronicotinamid-ribosid. Hoppe-Seylers Z. physiol. Chem. **337**, 79—92 (1963). ~ Einige Eigenschaften einer löslichen Pyrophosphatase aus Rattenleber-Zellkernen. Hoppe-Seylers Z. physiol. Chem. **348**, 585—598 (1967). — Khan, A. A., and J. E. Wilson: Studies of turnover in mammalian subcellular particles: Brain nuclei, mitochondria and microsomes. J. Neurochem. **12**, 81—86 (1965). — Kiese, M., and E. Rauscher: Isolation of phenylhydroxylamine produced from N-ethylaniline by microsomal enzymes. Biochem. Z. **338**, 1—6 (1963). — Kiese, M., and G. Renner: The hydrolysis of acetanilide and some of its derivatives by enzymes in the microsomal and soluble fraction prepared from livers of various species. Naunyn-Schmiedebergs Arch. exp. Path. Pharmak. **252**, 480—500 (1966). — Kiese, M., G. Renner, and I. Wiedemann: N-Hydroxylation of 2-aminofluorene in the guinea pig and by guinea pig liver microsomes in vitro. Naunyn-Schmiedebergs Arch. exp. Path. Pharmak. **252**, 418—423 (1966). — Kiese, M., u. H. Uehleke: Der Ort der N-Oxydation des Anilins im höheren Tier. Naunyn-Schmiedebergs Arch. exp. Path. Pharmak. **242**, 117—129 (1961). — Kiessling, K.-H., and C.-G. Lundquist: Thiamine diphosphate in growing tissues. IV. Pyruvate oxidation in muscle mitochondria from young rats and in mitochondria from malignant tissues. Exp. Cell Res. **26**, 198—204 (1962a). ~ Thiamine diphosphate in growing tissues. III. Pyruvate oxidation in liver mitochondria from young and from thiamine diphosphate deficient adult rats. Exp. Cell Res. **26**, 189—197 (1962b). — Kiessling, K.-H., and K. Tilander: Hydrolysis of thiamine phosphates by phosphatases in rat liver. Biochim. biophys. Acta (Amst.) **44**, 335—336 (1960). — Kikuchi, G., and S. Ban: Cytochromes in the particulate preparation of the ascaris lumbricoides muscle. Biochim. biophys. Acta (Amst.) **51**, 387—389 (1961). — Kim, S., L. Benoiton, and W. K. Pair: On the metabolism of ε-N-methyl-L-lysine by rat-kidney homogenate. Biochim. biophys. Acta (Amst.) **71**, 643—649 (1963). — Kimura, T., T. P. Singer, and C. J. Lusty: Studies on choline dehydrogenase. III. Organization of the respiratory chain in choline oxidase. Biochim. biophys. Acta (Amst.) **44**, 284—297 (1960). — King, R. J. B.: Metabolism of oestriol in vitro. Cofactor requirements for the formation of 2-hydroxyoestriol and 2-methoxyoestriol. Biochem. J. **79**, 361—369 (1961). — Kini, M. M., and J. R. Cooper: Biochemistry of methanol poisoning. IV. The effect of methanol and its metabolites on retinal metabolism. Biochem. J. **82**, 164—172 (1962). — Kirby, K. S.: Isolation and characterization of ribosomal ribonucleic acid. Biochem. J. **96**, 266—269 (1965). — Kirchner, J., J. G. Watson, and S. Chaykin: Nicotinamide deaminase from rabbit liver. J. biol. Chem. **241**, 953—960 (1966). — Kirkham, W. R., and L. E. Thomas: The isolation of globulins from cellular nuclei. J. biol. Chem. **200**, 53—57 (1953). — Kirpekar, S. M., and J. J. Lewis: Some effects of reserpine and hydrallazine upon tissue respiration and the concentration of adenosine nucleosides in certain tissues. Brit. J. Pharmacol. **14**, 40—45 (1959). ~ Effects of reserpine, chlorpromazine and sodium salicylate on the enzymic activity of rat liver. Brit. J. Pharmacol. **15**, 175—180 (1960). — Kirshner, N., and McC. Goodall: The formation of adrenaline from noradrenaline. Biochim. biophys. Acta (Amst.) **24**, 658—659 (1957). — Kit, S.: Deoxyribonucleic acids. Ann. Rev. Biochem. **32**, 43—82 (1963). — Kit, S., and D. R. Dubbs: Properties of deoxythymidine kinase partially purified from noninfected and virusinfected mouse fibroblast cells. Virology **26**, 16—27 (1965). — Kit, S., L. J. Piekarski, and D. R. Dubbs: Induction of thymidine-kinase activity by vaccinia infected mouse fibroblasts. J. molec. Biol. **6**, 22—33 (1963). — Kitagawa, M., N. Tanigaki, Y. Yagi, J. Planinsek, and D. Pressman: Carcinogen-binding antigens in rat liver microsomes. Cancer Res. **26**, 752—756 (1966). — Kiyasu, J. Y., R. A. Pieringer, H. Paulus, and E. P. Kennedy: The biosynthesis of phosphatidylglycerol. J. biol. Chem. **238**, 2293—2298 (1963). — Klee, C. B., and L. Sokoloff: Mitochondrial differences in mature and immature brain. Influence on rate of amino acid incorporation into protein and responses to thyroxine. J. Neurochem. **11**, 709—716 (1964). — Klee, W. A., H. H. Richards, and G. L. Cantoni: The synthesis of methionine by enzymatic transmethylation. VII. Existence of two separate homocysteine methylpherases in mammalian liver. Biochim. biophys. Acta (Amst.) **54**, 157—164 (1961). —

KLINGENBERG, M.: Pigments of rat liver microsomes. Arch. Biochem. **77**, 376—386 (1958). ~ Morphological and functional aspects of pyridine nucleotide reactions in mitochondria. In: Energy-linked functions of mitochondria (B. CHANCE, ed.), p. 121—142. New York and London 1963. — KLINGENBERG, M., u. T. BÜCHER: Flugmuskelmitochondrien aus Locusta migratoria mit Atmungskontrolle. Aufbau und Zusammensetzung der Atmungskette. Biochem. Z. **331**, 312—333 (1959). — KLINGENBERG, M., u. W. SLENCZKA: Atmungsaktivität von Mitochondrien verschiedener Organe mit Glycerin-1-P im Vergleich zu Substraten des Tricarbonsäurecyclus. Biochem. Z. **331**, 334—336 (1959). — KLOUWEN, H. M.: Determination of the sulfhydryl content of thymus and liver using DPNH. Arch. Biochem. **99**, 116—120 (1962). ~ Radiosensitivity of nuclear ATP synthesis and its relation to inhibition of mitosis. In: Cellular radiation biology (18. Ann. Symp. Fund. Cancer Res. M. D. ANDERSON), p. 142—166. Baltimore 1964. — KLOUWEN, H. M., and I. BETEL: Radiosensitivity of nuclear ATP synthesis. Int. J. Radiat. Biol. **6**, 441—461 (1963). — KLOUWEN, H. M., I. BETEL, A. W. M. APPELMAN, and C. ARTS: Synthesis of adenosine 5'-triphosphate by isolated rat-liver nuclei. Biochim. biophys. Acta (Amst.) **97**, 152—154 (1965). — KLUTSCH, A., M. HARFENIST, and A. H. CONNEY: 2-Hydroxyacetophenetidine, a new metabolite of acetophenetidine. J. med. Chem. **9**, 63—66 (1966). — KNAUSS, H. J., J. D. BRODIE, and J. W. PORTER: Studies on a mevaldic acid reductase of rat liver. J. Lipid Res. **3**, 197—206 (1962). — KNOPF, P. M., and H. M. DINTZIS: Hemoglobin synthesis in a cell-free system. Biochemistry **4**, 1427—1434 (1965). — KOCH, J. H., and C. H. GALLAGHER: The effects of neuromuscular blocking agents on mitochondria. I. Effects of D-tubocurarine and of complex ions on mitochondrial enzyme systems. Biochem. Pharmacol. **3**, 231—243 (1960). ~ The effect of neuromuscular blocking agents on mitochondria. II. Effects of D-tubocurarine, pyrrolizidine alkaloids and of complex ions on swelling of mitochondria. Biochem. Pharmacol. **14**, 237—244 (1965). — KODAMA, R. M., and H. TEDESCHI: Electron microscope study of calf thymus nuclear preparations isolated in sucrose. J. Cell Biol. **18**, 541—553 (1963). — KOENIG, H.: Histological distribution of brain gangliosides: Lysosomes as glycolipoprotein granules. Nature (Lond.) **195**, 782—784 (1962).— KOENIG, H., D. GAINES, T. MCDONALD, R. GRAY, and J. SCOTT: Studies on brain lysosomes. I. Subcellular distribution of five acid hydrolases, succinate dehydrogenase and gangliosides in rat brain. J. Neurochem. **11**, 729—743 (1964). — KOENIG, H., and A. JIBRIL: Acidic glycolipids and the role of ionic bonds in the structure-linked latency of lysosomal hydrolases. Biochim. biophys. Acta (Amst.) **65**, 543—545 (1962). — KÖNIG, T., I. MAROSVÁRI, and A. LIPCSEY: Pyruvate metabolism in liver mitochondria. Acta physiol. Acad. Sci. hung. **14**, 391—402 (1964). — KÖRMENDY, L., G. GANTNER u. R. HAMM: Isoenzyme der Glutamat-Oxalacetat-Transaminase im Skeletmuskel von Schwein und Rind. Biochem. Z. **342**, 31—39 (1965). — KOHEN, E., G. SIEBERT, and C. KOHEN: Metabolism of reduced pyridine nucleotides in ascites cell nuclei. Histochemie **3**, 477—480 (1964). — KOLDOVSKÝ, O., R. NOACK, G. SCHENK, V. JIRSOVÁ, A. HERINGOVÁ, H. BRANÁ, F. CHYTIL and M. FRIDRICH: Activity of β-galactosidase in homogenates and isolated microvilli fraction of jejunal mucosa from suckling rats. Biochem. J. **96**, 492—494 (1965). — KONO, T., and S. P. COLOWICK: Isolation of skeletal muscle cell membrane and some of its properties. Arch. Biochem. **93**, 520—533 (1961). — KONO, T., F. KAKUMA, M. HOMMA, and S. FUKUDA: The electron-microscopic structure and chemical composition of the isolated sarcolemma of the rat skeletal muscle cell. Biochim. biophys. Acta (Amst.) **88**, 155—176 (1964). — KORANSKY, W., u. J. PORTIG: Der Stoffwechsel der Hexachlorcyclohexan-Isomeren und seine Beeinflussung durch Mikrosomenaktivierende Pharmaka. Naunyn-Schmiedebergs Arch. exp. Path. Pharmak. **243**, 294—295 (1062). KORFF, R. W. VON: Interaction of glycolytic and mitochondrial enzyme systems. II. The reaction sequences: Fructose diphosphate to 3-phosphoglyceric acid; and pyruvate to lactate, carbon dioxide and water. Biochim. biophys. Acta (Amst.) **31**, 467—475 (1959). ~ Metabolic characteristics of isolated rabbit heart mitochondria. J. biol. Chem. **240**, 1351—1358 (1965). — KORNER, A.: Influence of the pituitary gland on the incorporation of amino acids into liver mitochondrial protein in vitro. Exp. Cell Res. **18**, 594—596 (1959). ~ The role of the adrenal gland in the control of amino acid incorporation into protein of isolated rat liver microsomes. J. Endocr. **21**, 177—189 (1960). ~ The effect of hypophysectomy and growth-hormone treatment of the rat on the incorporation of amino acids into isolated liver ribosomes. Biochem. J. **81**, 292—297 (1961). ~ Hormone control of messenger RNA synthesis. Biochem. biophys. Res. Commun. **13**, 386—389 (1963). — KOULISH, S., and R. G. KLEINFELD: The role of the nucleolus. I. Tritiated cytidine activity in liver parenchymal cells of thioacetamide-treated rats. J. Cell Biol. **23**, 39—51 (1964). — KRALL, A. R., M. C. WAGNER, and D. M. GOZANSKY: Potassium ion stimulation of oxydative phosphorylation by brain mitochondria. Biochem. biophys. Res. Commun. **16**, 77—81 (1964). — KRATZ, F., u. HJ. STAUDINGER: Kinetische Untersuchungen zur Hydroxylierung von Cumarin mit Lebermikrosomen von Kaninchen. Hoppe-Seylers Z. physiol. Chem. **343**, 27—34 (1965). — KRISCH, K.: Eigenschaften und Substratspezifität einer Esterase aus Schweinelebermikrosomen. Biochem. Z. **337**, 546—573 (1963). — KRISHNAMURTHY, S., P. S. SASTRY, and J. GANGULY: Studies on vitamin A esterase. III. The intracellular distribution of vitamin A esterase and cholesterol esterase in chicken liver. Arch. Biochem. **75**, 6—14 (1958). — Krishnamurthy, S., J. G. Bieri, and E. L. Andrews: Metabolism and biological activity of vitamin A acid in the chick. J. Nutr. **79**, 503—510 (1963). — Krisman, C. R.: α-1,4-Glucan: α-1,4-glucan-6-glycosyl-transferase from liver. Biochim. biophys. Acta (Amst.) **65**, 307—315 (1962). — Kritchevsky, D., and E. Staple: Oxidation of desmosterol by rat liver mitochondria. Naturwissenschaften **49**, 109 (1962). — Kritchevsky, D., E. Staple, J. L. Rabinowitz, and M. W. Whitehouse: Differences in cholesterol oxidation and biosynthesis in liver of male and female rats. Amer. J. Physiol. **200**, 519—522 (1961). — Kritchevsky, D., E. Staple, and M. W. Whitehouse: Oxidation of ergosterol by rat and mouse liver mitochondria. Proc. Soc. exp. Biol. (N.Y.) **106**, 704—708 (1961). — Kritchevsky, D., S. A. Tepper, E. Staple, and M. W. White-house: Influence of sex and sex hormones on the oxidation of cholesterol-26-C^{14} by rat liver mitochondria. J. Lipid Res. **4**, 188—192 (1963). — Kritchevsky, D., M. E. Whitehouse, and E. Staple: Influence of dietary fat on oxidation of cholesterol by liver mitochondria. Arch. Biochem. **80**, 221—222 (1959). — Krnjević, J., and V. P. Whittaker: Excitation and depression of cortical neurones by brain fractions released from micropipettes. J. Physiol. (Lond.) **179**, 298—322 (1965). — Kroeger, H.: Persönliche Mitteilung 1964. — Kroon, A. M.: Inhibitors of mitochondrial protein synthesis. Biochim. biophys. Acta (Amst.) **76**, 165—167 (1963). ~ Amino acid incorporation into the protein of mitochondria and mitochondrial fragments from beef heart. Biochim. biophys. Acta (Amst.) **69**, 184—185 (1963a). — Kruh, J., J. C. Dreyfus, J. Rosa et G. Schapira: Synthèse de l'hémoglobine par des systèmes acellulaires de réticulocytes. Biochim. biophys. Acta (Amst.) **55**, 690—703 (1962). — Kuehl, L.: Isolation and characterization of an unusual protein from the cell nucleus. Biochim. biophys. Acta (Amst.) **71**, 531—543 (1963). — Kuether, C. A., M. E. Clark, E. G. Scott, H. M. Lee, and C. W. Pettinga: Lack of effect of carbutamide on activity of rat liver glucose-6-phosphatase. Proc. Soc. exp. Biol. (N.Y.) **93**, 215—217 (1956). — Kuff, E. L.: The distribution of fumarase activity in mouse liver homogenates. J. biol. Chem. **207**, 361—365 (1954). — Kuff, E. L., and A. J. Dalton: Biochemical studies of isolated Golgi membranes. In: Subcellular particles (Hayashi, ed.), p. 114—127. New York 1959. — Kuff, E. L., G. H. Hoge-boom, and A. J. Dalton: Centrifugal, biochemical, and electron microscopy analysis of cytoplasmic particulates in liver homogenates. J. biophys. biochem. Cytol. **2**, 33—54 (1956). — Kumar, S., K. K. Tewari, and P. S. Krishnan: Guanine-deaminase activity in rat brain and liver. Biochem. J. **95**, 797—802 (1965). — Kuntzman, R., M. Jacobson, K. Schneid-man, and A. H. Conney: Similarities between oxidative drug-metabolizing enzymes and steroid hydroxylases in liver microsomes. J. Pharmacol. exp. Ther. **146**, 280—285 (1964). — Kuntzman, R., D. Lawrence, and A. H. Conney: Michaelis constants for the hydroxylation of steroid hormones and drugs by rat liver microsomes. Molec. Pharmacol. **1**, 163—167 (1965). — Kuntzman, R., L. C. Mark, L. Brand, M. Jacobson, W. Levin, and A. H. Conney: Metabolism of drugs and carcinogens by human liver enzymes. J. Pharmacol. exp. Ther. **152**, 151—156 (1966). — Kunz, H. A.: Comparative investigations on the oxidation of pyruvate in liver and brain mitochondria. Biochim. biophys. Acta (Amst.) **28**, 104—107 (1958). — Kunz, W., u. G. Böhme: Über die Präparation und die Funktionseigenschaften von Mitochondrien des Ehrlich-Ascites-Carcinoms der Maus. Acta biol. med. germ. **13**, 865—882 (1964). ~ Studien über die Kompartmentierung von ATP in Mitochondrien aus Ratten-leber und Ascites-Tumor-Zellen. Acta biol. med. germ. **14**, 250—268 (1965). — Kunz, W., E. Mueller u. M. Siess: Die Verteilung von 2,6-Bis-(diaethanolamino)-4,8-dipiperidino-pyrimido(5,4-d)-pyrimidin im Organismus und in der Herzmuskelzelle von Ratten und Mäusen. Arzneimittel-Forsch. **13**, 179—185 (1963). — Kwa, H. G., E. M. van der Bent, C. A. Feltkamp, P. Rümke, and H. Bloemendal: Studies on hormones from the anterior pituitary gland. I. Identification and isolation of growth hormone and prolactin from the "granular" fraction of bovine pituitary. Biochim. biophys. Acta (Amst.) **111**, 447—465 (1965). — Kyogoku, Y., M. Tsuboi, T. Shimanouchi, and I. Watanabe: Nucleic acids in deuterium oxide solution. Nature (Lond.) **189**, 120—122 (1961).

Labbe, R. F., and N. Hubbard: Preparation and properties of the iron-protoporphyrin chelating enzyme. Biochim. biophys. Acta (Amst.) **41**, 185—191 (1960). — Labbe, R. F., M. R. Zaske, and R. A. Aldrich: Bilirubin inhibition of heme biosynthesis. Science **129**, 1741—1742 (1959). — LaBella, F. S., G. Beaulieu, and R. J. Reiffenstein: Evidence for the existence of separate vasopressin and oxytocin-containing granules in the neurohypophysis. Nature (Lond.) **193**, 173—174 (1962). — LaBella, F. S., and J. H. U. Brown: Distribution of hydrolases among anterior pituitary cell fractions (anterior pituitary hydrolases). J. biophys. biochem. Cytol. **4**, 833—835 (1958). — Laird, A. K., and A. D. Barton: Protein synthesis in rat pancreas. I. Intracellular distribution of amylase. Biochim. biophys. Acta (Amst.) **25**, 56—62 (1957). — Lamirande, G. de, C. Allard, and A. Cantero: Electrophoretic analysis of the soluble proteins of cell fractions isolated from regenerating rat liver, liver tumor, and from liver of rats fed p-dimethylaminoazobenzene. Cancer (Philad.) **6**,

179—183 (1953). ~ Purine-metabolizing enzymes in normal rat liver and Novikoff hepatoma. Cancer Res. 18, 952—958 (1958). — LAMIRANDE, G. DE, S. BOILEAU, and R. MORAIS: Distribution of the nucleases of the microsomal fraction of rat liver between ribosomes and endoplasmic membranes. Canad. J. Biochem. 44, 273—279 (1966). — LANCKER, J. L. VAN: Metabolic alterations after total body doses of X-radiation. I. The role of regenerating liver nuclei and cytoplasm in the inhibition due to X-radiation of incorporation of tritium-labeled thymidine into DNA. Biochim. biophys. Acta (Amst.) 45, 57—62 (1960a). ~ Metabolic alterations after total body doses of X-radiation. II. Incorporation of deoxycytidylic and thymidylic acid into purified DNA and nuclei in presence of regenerating-liver supernatant. Biochim. biophys. Acta (Amst.) 45, 63—70 (1960b). — LANCKER, J. L. VAN, and R. L. HOLTZER: Tissue fractionation studies of mouse pancreas. Intracellular distribution of nitrogen, deoxyribonucleic acid, ribonucleic acid, amylase, acid phosphatase, deoxyribonuclease, and cytochrome oxidase. J. biol. Chem. 234, 2359—2363 (1959). — LANDS, W. E. M.: Metabolism of glycerolipids. II. The enzymatic acylation of lysolecithin. J. biol. Chem. 235, 2233—2237 (1960). — LANDS, W. E. M., and P. HART: Metabolism of glycerolipids. VI. Specificities of acyl coenzyme A: Phospholipid acyltransferases. J. biol. Chem. 240, 1905—1911 (1965). — LANG, K., u. O. F. RANKE: Stoffwechsel und Ernährung, S. 19f. Berlin-Göttingen-Heidelberg: Springer 1950. — LANG, K., u. G. SIEBERT: Die chemischen Leistungen der morphologischen Zellelemente. In: Physiologische Chemie (FLASCHENTRÄGER, LEHNARTZ, Hrsg.), Bd. 2/1, S. 1064—1156. Berlin-Göttingen-Heidelberg: Springer 1954. ~ Aufarbeitung von Geweben und Zellen. In: HOPPE-SEYLER/THIERFELDERS Handbuch, 10. Aufl., Bd. II, S. 537—594. Berlin-Göttingen-Heidelberg: Springer 1955. — LANG, N., u. C. E. SEKERIS: Zum Wirkungsmechanismus der Hormone. III. Einfluß von Cortisol auf den Ribonuclein-säure- und Proteinstoffwechsel in Rattenleber. Hoppe-Seylers Z. physiol. Chem. 339, 238—248 (1964). — LANGENDORF, H., G. SIEBERT, K. KESSELRING, and R. HANNOVER: High nucleocytoplasmic concentration gradient of chloride in rat liver. Nature (Lond.) 209, 1130—1131 (1966). — LANGENDORF, H., G. SIEBERT, I. LORENZ, R. HANNOVER u. R. BEYER: Kationenverteilung in Zellkern und Cytoplasma der Rattenleber. Biochem. Z. 335, 273—284 (1961). — LANGENDORF, H., G. SIEBERT, and D. NITZ-LITZOW: Participation of rat liver nuclei in movements of sodium. Nature (Lond.) 204, 888 (1964). — LANGER, L. J., J. A. ALEXANDER, and L. L. ENGEL: Human placental estradiol-17β dehydrogenase. J. biol. Chem. 234, 2609—2614 (1959). — LARDY, H. A.: On the direction of pyridine nucleotide oxidation-reduction reactions in gluconeogenesis and lipogenesis. In: Control of energy metabolism (CHANCE, ESTABROOK, WILLIAMSON, eds.), p. 245—248. New York and London 1965. — LARDY, H. A., D. JOHNSON, and W. C. MCMURRAY: Antibiotics as tools for metabolic studies. I. A survey of toxic antibiotics in respiratory, phosphorylative and glycolytic systems. Arch. Biochem. 78, 587—597 (1958). — LARDY, H. A., and H. WELLMAN: Oxidative phosphorylations: Rôle of inorganic phosphate and acceptor systems in control of metabolic rates. J. biol. Chem. 195, 215—224 (1952). — LARNER, J., and R. E. GILLESPIE: Gastrointestinal digestion of starch. II. Properties of the intestinal carbohydrases. J. biol. Chem. 223, 709—726 (1956). — LASKOV, R., and J. GROSS: The size and shape of rat liver glycogen prepared by phenol extraction. Israel J. med. Sci. 1, 26—42 (1965). — LATHE, G. H., and T. R. RICKETTS: Changes in the composition of rabbit liver and of liver microsome fractions following birth. Quart. J. exp. Physiol. 49, 74—80 (1964). — LATHE, G. H., and M. WALKER: The synthesis of bilirubin glucuronide in animal and human liver. Biochem. J. 70, 705—712 (1958). — LAURENCE, D. J. R., and J. A. V. BUTLER: Metabolism of histones in malignant tissues and liver of the rat and mouse. Biochem. J. 96, 53—62 (1965). — LAVER, W. G., and V. M. TRIKOJUS: Purification of thyroid protease by acetone fractionation. Arch. Biochem. 16, 592—594 (1955). — LEA, M. A., and D. G. WALKER: Factors affecting hepatic glycolysis and some changes that occur during development. Biochem. J. 94, 655—665 (1965). — LEADBEATER, L., and D. R. DAVIES: The stability of the drug metabolising enzymes of liver microsomal preparations. Biochem. Pharmacol. 13, 1607—1617 (1964). — LEDIG, M., et P. MANDEL: Étude de la répartition des phosphatidopeptides et des phosphoprotéines dans les fractions subcellulaires de cerveau de rat. C.R. Acad. Sci. (Paris) 260, 5141—5143 (1965). — LEE, C.-C., R. C. ANDERSON, and K. K. CHEN: Distribution and excretion of radioactivity in rats receiving N-methyl-C¹⁴-erythromycin. J. Pharmacol. exp. Ther. 117, 265—273 (1956). — LEE, K.-H.: The action of ethyl carbamate on oxidative phosphorylation. J. Amer. pharm. Ass., sci. Ed. 49, 609—611 (1960). — LEE, K. S.: Present status of cardiac relaxing factor. Fed. Proc. 24, 1432—1437 (1965). — LEE, K. S., A. SCHWARTZ, and R. BURSTEIN: An effect of cardiac glycosides on oxidative phosphorylation by heart mitochondria. J. Pharmacol. 129, 123—127 (1960). — LEE, K. S., K. TANAKA, and D. H. YU: Studies on the adenosine triphosphatase, calcium uptake and relaxing activity of the microsomal granules from skeletal muscle. J. Physiol. (Lond.) 179, 456—478 (1965). — LEE, K. S., and D. H. YU: A study of the sodium- and potassium-activated adenosinetriphosphatase activity of heart microsomal fraction. Biochem. Pharmacol. 12, 1253—1264 (1963). — LEE, M. J., and M. W. WHITE-

House: The effect of bile salts and some bile-salt analogues on the oxidation of cholesterol by liver mitochondria. Biochem. J. 89, 189—195 (1963). — Leeling, N. C., and J. E. Casida: Metabolites of carbaryl(1-naphthyl methylcarbamate) in mammals and enzymatic systems for their formation. J. agr. Food Chem. 14, 281—290 (1966). — Lees, H.: The effect in vitro of 1-(1-phenylcyclohexyl) piperidine hydrochloride (sernyl) on oxidation by liver homogenates and mitochondria of rat. Biochem. Pharmacol. 11, 1115—1122 (1962). — Lehninger, A. L.: Water uptake and extrusion by mitochondria in relation to oxidative phosphorylation. Physiol. Rev. 42, 467—517 (1962). — Lehninger, A. L., C. S. Rossi, and J. W. Greena-walt: Respiration-dependent accumulation of inorganic phosphate and Ca^{++} by rat liver mitochondria. Biochem. biophys. Res. Commun. 10, 444—448 (1963). — Leibman, K. C.: Metabolism of trichloroethylene in liver microsomes. I. Characteristics of the reaction. Molec. Pharmacol. 1, 239—246 (1965). — Lejeune, N., D. Thinès-Sempoux, and H. G. Hers: Tissue fractionation studies. 16. Intracellular distribution and properties of α-glucosidases in rat liver. Biochem. J. 86, 16—21 (1963). — Leloir, L. F., and S. H. Goldemberg: Synthesis of glycogen from uridine diphosphate glucose in liver. J. biol. Chem. 235, 919—923 (1960). — Le Page, G. A., and W. C. Schneider: Centrifugal fractionation of glycolytic enzymes in tissue homogenates. J. biol. Chem. 176, 1021—1027 (1948). — Leuthardt, F., et H. Niel-sen: Phosphorylation biologique de la thiamine. Helv. chim. Acta 35, 1196—1209 (1952). — Levenbook, L., and C. M. Williams: Mitochondria in the flight muscles of insects. III. Mitochondrial cytochrome c in relation to the aging and wing beat frequency of flies. J. gen. Physiol. 39, 497—512 (1956). — Levitz, M., G. P. Condon, and J. Dancis: Sulfurylation of estrogens by the human fetus. Endocrinology 68, 825—830 (1961). — Leybold, K., u. Hj. Staudinger: Geschlechtsunterschied im Steroidstoffwechsel von Rattenlebercytoplasma. Med. exp. (Basel) 2, 46—53 (1960). — Lianides, S. P., and R. E. Beyer: Thyroid function and oxidative phosphorylation in cold-exposed rats. Nature (Lond.) 188, 1196—1197 (1960). — Lieberman, I., and P. Kane: Synthesis of ribosomes in the liver after partial hepatectomy. J. biol. Chem. 240, 1737—1741 (1965). — Liljeroot, B. S., and J. C. Hall: Oxidative phosphorylation in liver mitochondria from adrenalectomized rats and the response to hormones added in vitro. J. biol. Chem. 240, 1446—1452 (1965). — Little, B., J. DiMartinis, and B. Nyholm: The conversion of progesterone to Δ^4-pregnene-20α-ol-3-one by human placenta in vitro. Acta endocr. (Kbh.) 30, 530—538 (1959). — Littlefield, J. W., and D. B. Dunn: The occurrence and distribution of thymine and three methylated adenine bases in ribonucleic acids from several sources. Biochem. J. 70, 642—651 (1958). — Litwack, G., N. Berger, G. P. Tryfiates, and B. C. Pressman: Subcellular distribution in surviving rat heart slices of persantin-2,6-^{14}C and its fixation to isolated subcellular particles. Biochem. Pharmacol. 13, 609—614 (1964). — Litwack, G., M. L. Sears, and T. I. Diamond-stone: Intracellular distribution of tyrosine-α-ketoglutarate transaminase and 4-C^{14}-hydro-cortisone activities during induction. J. biol. Chem. 238, 302—305 (1963). — Livanova, N. B.: A study of some properties of liver phosphoproteins. Biokhimiya 22, 578—586 (1957). — Lochhead, A. C., and A. Goldberg: The enzymic formation of haem by human and rat tissues. Biochem. J. 78, 146—150 (1961). — Löw, H.: On the participation of flavin in mito-chondrial adenosine triphosphatase reactions. Biochim. biophys. Acta (Amst.) 32, 1—10 (1959a). ~ The effects of promazines on mitochondrial adenosine triphosphatase reactions. Biochim. biophys. Acta (Amst.) 32, 11—18 (1959b). — Lorand, L.: Relaxing particles of skeletal muscle. Fed. Proc. 23, 905—908 (1964). — Lorch, E., S. Abraham, and I. L. Chai-koff: Fatty acid synthesis by complex systems. The possibility of regulation by microsomes. Biochim. biophys. Acta (Amst.) 70, 627—641 (1963). — Lotlikar, P. D., and R. S. McCut-cheon: Inhibition of mitochondrial monoamine oxidase of canine spleen and liver by 1-iso-nicotinyl-2-isopropylhydrazine (Iproniazid). J. pharm. Sci. 50, 568—570 (1961). — Løvtrup, S.: The subcellular localization of glutamic decarboxylase in rat brain. J. Neurochem. 8, 243—245 (1961). ~ A comparative study of the influence of chlorpromazine and imipramine on mitochondrial activity: oxidation and phosphorylation. J. Neurochem. 10, 471—477 (1963). ~ Mg^{2+} content and adenosine triphosphatase activity in brain mitochondria. Biochim. biophys. Acta (Amst.) 89, 156—157 (1964). ~ A comparative study of the influence of chlor-promazine and imipramine on mitochondrial activity. J. Neurochem. 11, 377—386 (1964a). — Løvtrup, S., and T. Zelander: Isolation of brain mitochondria. Exp. Cell Res. 27, 468—473 (1962). — Lowe, C. U., and W. Garner: The isolation from rat liver of a glycogen complex which contains RNA fragments. Biochem. biophys. Res. Commun. 3, 196—199 (1960). — Lowenstein, J. M., and P. P. Cohen: Carbamyl phosphate-aspartate transcarbamylase. Biochem. J. 63, 11P (1956). — Luck, D. J. L.: Glycogen synthesis from uridine phosphate glucose. The distribution of the enzyme in liver cell fractions. J. biophys. biochem. Cytol. 10, 195—209 (1961). ~ Formation of mitochondria in Neurospora crassa. A quantitative radio-autographic study. J. Cell Biol. 16, 483—499 (1963). — Luck, D. J. L., and E. Reich: DNA in mitochondria of neurospora crassa. Proc. nat. Acad. Sci. (Wash.) 52, 931—938 (1964). — Ludewig, S.: Hemosiderin. Isolation from horse spleen and characterization. Proc. Soc. exp.

Biol. (N.Y.) **95**, 514—517 (1957). — LUND, H. A., A. E. VATTER, and J. B. HANSON: Biochemical and cytological changes accompanying growth and differentiation in the roots of zea mays. J. biochem. biophys. Cytol. **4**, 89—98 (1958). — LUPIEN, P. J., and B. B. MIGICOVSKY: Ability of starvation and of dietary cholesterol to suppress incorporation of labelled precursors into chick liver and plasma cholesterol. Canad. J. Biochem. **42**, 443—449 (1964). — LUSENA, C. V., and F. DEPOCAS: Heterogeneity and turnover of rat liver mitochondria. Abstr. VIII—64, VI. Int. Congr. Biochemistry, New York 1964, p. 658. — LUZZATTO, L., J. BANKS, and P. A. MARKS: Protein synthesis in erythroid cells. III. Monoribosome and polyribosome function in the cell-free system. Biochim. biophys. Acta (Amst.) **108**, 434—446 (1965). — LYNN, W. S., and R. BROWN: Mechanism of in vitro steroid oxidation. Biochim. biophys. Acta (Amst.) **21**, 403—405 (1956). — LYNN, W. S., and R. H. BROWN: Synthesis of polyphosphate by rat liver mitochondria. Biochem. biophys. Res. Commun. **11**, 367—371 (1963). — LYNN jr., W. S., and P. H. BROWN: The conversion of progesterone to androgens by testes. J. biol. Chem. **232**, 1015—1030 (1957). — LYNN jr., W. S., S. FORTNEY, and R. H. BROWN: Osmotic and metabolic alterations of mitochondrial size. J. Cell Biol. **23**, 1—8 (1964).

MACFARLANE, M. G., G. M. GRAY, and L. W. WHEELDON: Fatty acid composition of phospholipids from subcellular particles of rat liver. Biochem. J. **77**, 626—631 (1960). — MACFARLANE, M. G., and A. G. SPENCER: Changes in the water, sodium and potassium content of rat-liver mitochondria during metabolism. Biochem. J. **54**, 569—575 (1953). — MACHINIST, J. M., W. H. ORME-JOHNSON, and D. M. ZIEGLER: Microsomal oxidases. II. Properties of a pork liver microsomal N-oxide dealkylase. Biochemistry **5**, 2939—2943 (1966). — MACKLER, B., M. L. COWGER, and R. P. IGO: Liver aldehyde oxidase: Relation to the electron transport systems. Biochim. biophys. Acta (Amst.) **52**, 203—205 (1961). — MACLENNAN, D. H., A. TZAGOLOFF, and J. S. RIESKE: Studies on the electron transfer system. LXIII. Solubilization and fractionation of mitochondrial proteins by succinylation. Arch. Biochem. **109**, 383—387 (1965). — MAELE, A. VAN, and R. VERCAUTEREN: On peroxidase and catalase, bound to "milkmicrosomes". Naturwissenschaften **49**, 14—15 (1962). — MÄRKI, F., u. C. MARTIUS: Vitamin K- Reduktase, Darstellung und Eigenschaften. Biochem. Z. **333**, 111—135 (1960). ~ Vitamin K-Reduktasen aus Rinds- und Rattenleber. Biochem. Z. **334**, 293—303 (1961). — MAEVSKY, V. E., and P. I. BERENDSKY: The mechanism of bromine effect in connection with the problem of its penetration into the cells of the central nervous system. Farmakol. i Toksikol. **21**, 58—59 (1958). — MAGER, J., and Y. AVI-DOR: Studies on the mechanism of the inhibitory action of chloretone on the respiration of washed particle preparations. Arch. Biochem. **62**, 40—54 (1956). — MAGER, J., A. HALBREICH, and S. BORNSTEIN: Antidotal effect of aminoactonitrile against the biochemical injury of the microsomal amino-acid incorporating system induced in vivo by carbon tetrachloride or dimethylnitrosamine. Biochem. biophys. Res. Commun. **18**, 576—581 (1965). — MAGGIO, R., P. SIEKEVITZ, and G. E. PALADE: Studies on isolated nuclei. I. Isolation and chemical characterization of a nuclear fraction from guinea pig liver. J. Cell Biol. **18**, 267—291 (1963a). ~ Studies on isolated nuclei. II. Isolation and chemical characterization of nucleolar and nucleoplasmic subfraction . J. Cell Biol. **18**, 193—312 (1963b). — MAHADEVAN, S., S. K. MURTHY, and J. GANGULY Enzymic oxidation of vitamin A aldehyde to vitamin A acid by rat liver. Biochem. J. **85**, 326—331 (1962). — MALKIN, A., and O. F. DENSTEDT: The metabolism of the erythrocyte. XI. Synthesis of diphosphopyridine nucleotide in the erythrocyte. Canad. J. Biochem. **41**, 130—140 (1956). — MANNI, E., M. A. GRILLO e C. AMBROSINO: Sulla struttura submicroscopica e su alcune attività enzimatiche (succinicodeidrogenasi e adenosintrifosfatasi) dei mitochondri della ghiandola parotide. Arch. Fisiol. **57**, 326—338 (1957). — MANT'EV, V. A., and A. P. BELOUSOV: Globulin fraction of nuclear proteins of cells in normal tissues and malignant tumors. Vop. med. Khim. **8**, 514—518 (1962) [Fed. Proc. **22**, T 1042—T 1044 (1963)]. — MARCHETTI, M., A. CASTELLI, P. PUDDU e R. VIVIANI: Distribuzione della vitamina B_{12} naturale e della $B_{12}Co^{58}$ nelle frazioni subcellulari del fegato di pulcino carent di B_{12}: effetti comparativi della B_{12}, metionina, acido orotico. G. Biochim. **9**, 386—394 (1960). — MARCO, G. J., L. J. MACHLIN, E. EMERY, and R. S. GORDON: Dietary effects of fats upon fatty acid composition of the mitochondria. Arch. Biochem. **94**, 115—120 (1961). — MARINETTI, G. V., J. ERBLAND, and E. STOTZ: Phosphatides of pig heart cell fractions. J. biol. Chem. **233**, 562—565 (1958). — MARKS, F., u. E. HECKER: Zum Stoffwechsel und Wirkungsmechanismus von Östrogenen. VIII. Biogenese und Stoffwechsel von 2-Hydroxy-Östron in Beziehung zur Bildung proteingebundener und wasserlöslicher Östronmetaboliten und zur NADPH-Oxydation in Rattenlebermikrosomen. Hoppe-Seylers Z. physiol. Chem. **345**, 22—40 (1966). — MARSH, C. A., and A. J. CARR: Changes in liver D-glucuronolactone dehydrogenase activity. Nature (Lond.) **197**, 1298—1299 (1963). — MARSH, J. B.: The incorporation of amino acids into soluble lipoproteins by cell-free preparations from rat liver. J. biol. Chem. **238**, 1752—1756 (1963). — MARSH, J. B., D. L. DRABKIN, G. A. BRAUN, and J. S. PARKS: Factors in the stimulation of protein synthesis by subcellular preparations from rat liver. J. biol. Chem. **241**, 4168—4174 (1966). — MARSH, W. H., M. G. ORD, and L. A. STOCKEN: Thiol proteins in nuclei from rat liver and thymus. Biochem. J. **93**, 539—544 (1964). — Martin, S. J., H. England, V. Turkington, and I. Leslie: Depolymerization of ribonucleic acid by enzymes in basic proteins from liver nuclei and ribosomes. Biochem. J. **89**, 327—334 (1963). — Martius, C.: Über die intracelluläre Verteilung des Vitamin K in verschiedenen Organen des Huhnes. Biochem. Z. **327**, 407—409 (1956). — Mason, H. S., J. C. North, and M. Vanneste: Microsomal mixed-function oxidations: The metabolism of xenobiotics. Fed. Proc. **24**, 1172—1180 (1965). — Masoro, E. J., and E. Porter: Fatty acid oxidation by mitochondria from cold-fasted rats. Amer. J. Physiol. **198**, 632—636 (1960). ∼ The failure in lipogenesis induced by fasting: A new view. Biochim. biophys. Acta (Amst.) **45**, 620—621 (1960a). — Masoro, E. J., E. Porter, and H. Korchak: Role of inhibitory mechanisms in physiological regulation of lipogenesis. Amer. J. Physiol. **202**, 129—132 (1962). — Mathias, A. P., R. Williamson, H. E. Huxley, and S. Page: Occurrence and function of polysomes in rabbit reticulocytes. J. molec. Biol. **9**, 154—167 (1964). — Matsushita, S., F. Ibuki, T. Mori, and T. Hata: Phosphodiesterase in microsomes from bovine milk. Agr. biol. Chem. **29**, 436—446 (1965). — Mattisson, A. G. M., and A. Birch-Andersen: On the fine structure of the mitochondria and its relation to oxidative capacity in muscles in various invertebrates. J. Ultrastruct. Res. **6**, 205—228 (1962). — May, H. E., J. C. Poyer, and P. B. McCay: Lipid alteration occuring in microsomes during the enzymic oxidation of TPNH. Biochem. biophys. Res. Commun. **19**, 177—180 (1965). — May, L., M. Miyazaki, and R. G. Grenell: The distribution of glutamic-oxalacetic acid transaminase in rat brain. J. Neurochem. **4**, 269—274 (1959). — Mayer, D.T., and A. Gulick: The nature of the proteins of cellular nuclei. J. biol. Chem. **146**, 433—440 (1942). — Maynert, E. W., R. Levi, and A. J. D. de Lorenzo: The presence of norepinephrine and 5-hydroxytryptamine in vesicles from disrupted nerve-ending particles. J. Pharmacol. exp. Ther. **144**, 385—392 (1964). — Mazel, P., J. F. Henderson, and J. Axelrod: S-Demethylation by microsomal enzymes. J. Pharmacol. exp. Ther. **143**, 1—6 (1964). — Mazel, P., A. Kerza-Kwiatecki, and J. Simanis: Studies on the demethylation of puromycin and related compounds by liver microsomal enzymes. Biochim. biophys. Acta (Amst.) **114**, 72—82 (1966). — McArdle, A. H.: Nucleoproteins in regenerating rat liver. II. A study of the rapidly labeled ribonucleid acid. Biochim. biophys. Acta (Amst.) **68**, 569—577 (1963). — McArdle, A. H., and E. H. Creaser: Nucleoproteins in regenerating rat liver. I. Incorporation of ^{32}Pi into the ribonucleic acid of liver during the early stages of regeneration. Biochim. biophys. Acta (Amst.) **68**, 561—568 (1963). — McAuslan, B. R.: Control of induced thymidine kinase activity in the pox-virus infected cell. Virology **20**, 162—168 (1963). — McCay, P. B.: Studies on microsomal phospholipids that inhibit gulonolactone oxidase. J. biol. Chem. **241**, 2333—2339 (1966). — McCollester, D. L.: A method for isolating skeletal-muscle cell-membrane components. Biochim. biophys. Acta (Amst.) **57**, 427—437 (1962). — McCollester, D. L., and G. Semente: Membrane isolation and cytoskeletal breakdown. I. The effect of endogenous enzymes, ions, pH, temperature and dissolved gases. Biochim. biophys. Acta (Amst.) **90**, 146—158 (1964). — McConnell, D. G.: The isolation of retinal outer segment fragments. J. Cell Biol. **27**, 459—473 (1965). — McConnell, K. P., D. M. Roth, and R. D. Dallam: Partition of selenium-75 in the intracellular particulate matter of rat liver. Nature (Lond.) **183**, 183—184 (1959). — McCormick, D. B.: The intracellular localization, partial purfication, and properties of flavokinase from rat liver. J. biol. Chem. **237**, 959—962 (1962). — McCormick, D. B., and R. C. Butler: Substrate specificity of liver flavokinase. Biochim. biophys. Acta (Amst.) **65**, 326—332 (1962). — McCormick, D. B., M. E. Gregori, and E. E. Snell: Pyridoxal phosphokinases. I. Assay, distribution, purification, and properties. J. biol. Chem. **236**, 2076—2088 (1961). — McEwen, B. S., V. G. Allfrey, and A. E. Mirsky: Studies of energy-yielding reactions in thymus nuclei. I. Comparison of nuclear and mitochondrial phosphorylation. J. biol. Chem. **238**, 758—766 (1963a). ∼ Studies of energy-yielding reactions in thymus nuclei. II. Pathway of aerobic carbohydrate metabolism. J. biol. Chem. **238**, 2571—2578 (1963b). ∼ Studies of energy-yielding reactions in thymus nuclei. III. Participation of glycolysis and the citric acid cycle in nuclear adenosine triphosphate synthesis. J. biol. Chem. **238**, 2579—2586 (1963c). ∼ Dependence of RNA synthesis in isolated thymus nuclei on glycolysis, oxidative carbohydrate catabolism and a type of "oxidative phosphorylation". Biochim. biophys. Acta (Amst.) **91**, 23—28 (1964). — McGuire, E. J., G. W. Jourdian, D. M. Carlson, and S. Roseman: Incorporation of D-galactose into glycoproteins. J. biol. Chem. **240**, 4112—4115 (1965). — McGuire, J., and L. Pesch: Control of glucose oxidation in anterior pituitary by hormonally sensitive pyridine nucleotide transhydrogenase. Proc. nat. Acad. Sci. (Wash.) **48**, 2157—2163 (1962). — McGuire, J. S., and G. M. Tomkins: The heterogeneity of Δ^4-3-ketosteroid reductases (5α). J. biol. Chem. **235**, 1634—1638 (1960). — McGuire jr., J. S., V. W. Hollis jr., and G. M. Tomkins: Some characteristics of the microsomal steroid reductases (5α) of rat liver. J. biol. Chem. **235**, 3112—3117 (1960). — McGuire jr., J. S., and G. M. Tomkins: The effects of thyroxin administration on the enzymic reduction of Δ^4-3-ketosteroids. J. biol. Chem. **234**, 791—794 (1959). — McKay, R. H., and R. A. Fineberg: Horse spleen hemosiderin. I. Isolation. Arch.

Biochem. **104**, 487—495 (1964). ~ Horse spleen hemosiderin. II. Further characterization. Arch. Biochem. **104**, 496—508 (1964a). — McKERNS, K. W., H. H. BIRD, E. KALEITA, B. S. COULOMB, and E. C. DE RENZO: Effects of hypoglycin on certain aspects of glucose and fatty acid metabolism in the rat. Biochem. Pharmacol. **3**, 305—315 (1960). — McKHANN, G. M., R. LEVY, and W. HO: Metabolism of sulfatides. I. The effect of galactocerebrosides on the synthesis of sulfatides. Biochem. biophys. Res. Commun. **20**, 109—113 (1965). — McKHANN, G. M., and D. B. TOWER: The regulation of γ-aminobutyric acid metabolism in cerebral cortex mitochondria. J. Neurochem. **7**, 26—32 (1961). — McKNIGHT, R. C., F. E. HUNTER jr., and W. H. OEHLERT: Mitochondrial membrane ghosts produced by lipid peroxidation induced by ferrous ion. J. biol. Chem. **240**, 3439—3446 (1965). — McLEAN, A. E. M., and E. K. McLEAN: The effect of diet and 1,1,1-trichloro-2,2-bis-(p-chlorophenyl)-ethane (DDT) on microsomal hydroxylating enzymes and on sensitivity of rats to carbon tetrachloride poisoning. Biochem. J. **100**, 564—571 (1966). — McLEAN, P., and F. ROSSI: Changes in the activities of urea-cycle enzymes after the administration of carbon tetrachloride. Biochem. J. **91**, 261—270 (1964). — McLUEN, E. F., and J. R. FOUTS: The effect of obstructive jaundice on drug metabolism in rabbits. J. Pharmacol. exp. Ther. **131**, 7—11 (1961). — McMAHON, R. E.: The competitive inhibition of the N-demethylation of butynamine by 2,4-dichloro-6-phenylphenoxy-ethylamine (DPEA). J. Pharmacol. exp. Ther. **138**, 382—386 (1962). ~ The demethylation in vitro of N-methyl barbiturates and related compounds by mammalian liver microsomes. Biochem. Pharmacol. **12**, 1225—1228 (1963). ~ Microsomal dealkylation of drugs. Substrate specificity and mechanism. J. pharm. Sci. **55**, 457—466 (1966). — McMAHON, R. E., H. W. CULP, and F. J. MARSHALL: The metabolism of α-d,l-acetyl-methadol in the rat: The identification of the probable active metabolite. J. Pharmacol. exp. Ther. **149**, 436—445 (1965). — McMAHON, R. E., and N. R. EASTON: Demethylation studies. III. The in vitro demethylation of dialkylmethylamines. J. med. pharm. Chem. **4**, 437—445 (1961). ~ The N-demethylation of butynamine. J. Pharmacol. exp. Ther. **135**, 128—133 (1962). — McMAHON, R. E., F. J. MARSHALL, H. W. CULP, and W. M. MILLER: The metabolism of nortriptyline-N-methyl-^{14}C in rats. Biochem. Pharmacol. **12**, 1207—1217 (1963). — McMAHON, R. E., and J. MILLS: Demethylation studies. II. The competitive inhibition of microsomal N-demethylating enzyme by a primary amine, 2,4-dichloro-6-phenyl-phenoxy-ethylamine (DPEA). J. med. Chem. **4**, 211—213 (1961). — McPHIE, P., J. HOUN-SELL, and W. B. GRATZER: The specific cleavage of yeast ribosomal ribonucleic acid with nucleases. Biochemistry **5**, 988—993 (1966). — MEAD, J. F., and G. M. LEVIS: Enzymatic decarboxylation of the alpha-hydroxy acids by brain microsomes. Biochem. biophys. Res. Commun. **11**, 319—324 (1963). — MEIGS, R. A., and L. L. ENGEL: The metabolism of adreno-cortical steroids by human tissues. Endocrinology **69**, 152—162 (1961). — MEISTER, A.: Association of enzymatic activity with submicroscopic particles. Science **115**, 521—522 (1952). — MELHUISH, A. H., and A. L. GREENBAUM: Studies on the effect of anterior-pituitary growth hormone on oxidative phosphorylation in rat-liver mitochondria. Biochem. J. **78**, 392—398 (1961). — MELLETT, L. B., and L. A. WOODS: The intracellular distribution of N-C^{14}-methyl levorphanol in brain, liver and kidney tissue of the rat. J. Pharmacol. exp. Ther. **125**, 97—104 (1959). — MERKER, H.-J., J. WEDELL u. D. NEUBERT: Biochemische und strukturelle Veränderungen an den Zellorganellen der Leber nach vollständiger Kreislauf-unterbrechung. Naunyn-Schmiedebergs Arch. exp. Path. Pharmak. **249**, 85—116 (1964). — METZGER, R. P., S. S. WILCOX, and A. N. WICK: Subcellular distribution and properties of hepatic glucose dehydrogenases of selected vertebrates. J. biol. Chem. **240**, 2767—2771 (1965). — MEYER, F., et J.-P. ZALTA: Sur l'état du glycogène dans le foie du rat. C.R. Acad. Sci. (Paris) **247**, 357—359 (1958). — MEYER, R. K., and K. H. CLIFTON: Effect of diethyl-stilbestrol on the quantity and intracellular distribution of pituitary proteinase activity. Arch. Biochem. **62**, 198—209 (1956). — MICHAELIS, M., and S. HASHIMOTO: Action of chloretone on reduced cozymase oxidation by cytochrome b. Nature (Lond.) **194**, 680—681 (1962). — MICHEL, R., J. ROCHE, O. MICHEL, M. GIRARD, and J. E. RALL: Action and metabolism of thyroid hormones and iodine-donating substances. II. Site of action in the respiratory chain. J. biol. Chem. **239**, 3062—3064 (1964). — MILLER, D., and R. K. CRANE: The digestive function of the epithelium of the small intestine. I. An intracellular locus of disaccharide and sugar phosphate ester hydrolysis. Biochim. biophys. Acta (Amst.) **52**, 281—293 (1961). — MILLER, F., E. DE HARVEN, and G. E. PALADE: The structure of eosinophil leukocyte granules in rodents and man. J. Cell Biol. **31**, 349—362 (1966). — MILLER, O. N., H. J. HANSEN, and J. L. RANEY: Studies on the interaction of intrinsic factor, vitamin B_{12} and receptors. I. Receptors in rat liver. Arch. Biochem. **100**, 214—222 (1963). — MILLER, O. N., J. L. RANEY, H. J. HANSEN, and F. J. TRONCALE: Studies on the interaction of vitamin B_{12}, intrinsic factor and receptors. II. The possible absorption of intrinsic factor. Arch. Biochem. **100**, 223—236 (1963). — MINAKAMI, S.: Biosynthesis of heme and hemoproteins in tissue cells. Iron incorporation into heme by preparations from rat liver. J. Biochem. **45**, 833—844 (1958). — MINAKAMI, S., Y. YONEYAMA, and H. YOSHIKAWA: On the biosynthesis of heme and hemeproteins in liver cell. Biochim. biophys. Acta (Amst.) **28**, 447—449 (1958). — Miras, C. J., J. Mantzos, and G. Levis: Incorporation of L-(3-^{14}C)serine into microsomal phospholipids of human leucocytes. Biochim. biophys. Acta (Amst.) **84**, 101—103 (1964). — Mirkin, B. L., and C. N. Gillis: The subcellular localization of tritium after incubation of homogenates of rat brain with ^{3}H-norepinephrine. Biochem. Pharmacol. **12**, 1173—1179 (1963). — Mirsky, A. E., and H. Ris: Isolated chromosomes. J. gen. Physiol. **31**, 1—6 (1947a). ~ The chemical composition of isolated chromosomes. J. gen. Physiol. **31**, 7—18 (1947b). — Mirsky, A. E., and S. Osawa: The interphase nucleus. In: The cell (Brachet, Mirsky, ed.), vol. II, p. 677—770. New York 1961. — Mitchell, C. D., and D. J. Hanahan: Solubilization of certain proteins from the human erythrocyte stroma. Biochemistry **5**, 51—57 (1966). — Mitoma, C., H. S. Posner, and F. Leonard: Aromatization of hexahydrobenzoic acid by mammalian liver mitochondria. Biochim. biophys. Acta (Amst.) **27**, 156—160 (1958). — Mitoma, S., T. E. Smith, F. M. DaCosta, S. Udenfriend, A. A. Patchett, and B. Witkop: Studies on 4-keto-L-proline. Science **129**, 95—96 (1959). — Mitropoulos, K. A., and N. B. Myant: The metabolism of cholesterol in the presence of liver mitochondria from normal and thyroxine-treated rats. Biochem. J. **94**, 594—603 (1965). — Mizrahi, I. J., and P. Emmelot: The effect of cysteine on the metabolic changes produced by two carcinogenic N-nitrosodialkylamines in rat liver. Cancer Res. **22**, 339—351 (1962). ~ Counteraction by sulphhydryl compounds of the enzymic conversion of and the metabolic lesions produced by two carcinogenic N-nitrosodialkylamines in rat liver. Biochem. Pharmacol. **12**, 55—63 (1963). — Modi, V. V., and S. P. Mistry: Fatty acids in biotin deficient rat-liver mitochondria. Biochim. biophys. Acta (Amst.) **63**, 517—519 (1962). — Mohri, H., T. Mohri, and L. Ernster: Isolation and enzymic proportion of the midpiece of bull spermatozoa. Exp. Cell Res. **38**, 217—246 (1965). — Molnar, J., and L. Lorand: A phosphoryl group acceptor attached to the microsomal fraction of muscle. Arch. Biochem. **98**, 356—363 (1962). — Molnar, J., G. B. Robinson, and R. J. Winzler: Biosynthesis of glycoproteins. IV. The subcellular sites of incorporation of glucosamine-1-^{14}C into glycoprotein in rat liver. J. biol. Chem. **240**, 1882—1888 (1965). — Monakhov, N. K.: On biochemical functions of various types of heart mitochondria. Biokhimiya **29**, 955—963 (1964). — Monty, K. J., and A. L. Dounce: The histones and lipoproteins in the liver cell nucleus. J. cell. comp. Physiol. **53**, 377—392 (1959). — Moore, B. W., and R. H. Lee: Chromatography of rat liver soluble proteins and localization of enzyme activities. J. biol. Chem. **235**, 1359—1364 (1960). — Moore, B. W., and D. McGregor: Chromatographic and electrophoretic fractionation of soluble proteins of brain and liver. J. biol. Chem. **240**, 1647—1653 (1965). — Moore, E. C., and R. B. Hurlbert: Reduction of 5'-cytidylic acid to deoxycytidylic acid by mammalian enzymes. Biochim. biophys. Acta (Amst.) **40**, 371—372 (1960). — Moore, K. E., and T. M. Brody: Functional changes in liver mitochondria following in situ anoxia. Amer. J. Physiol. **198**, 677—681 (1960). ~ The effect of triethyltin on oxidative phosphorylation and mitochondrial adenosine triphosphatase activation. Biochem. Pharmacol. **6**, 125—133 (1961). — Moore, R. J., and T. H. Hamilton: Estrogen-induced formation of uterine ribosomes. Proc. nat. Acad. Sci. (Wash.) **52**, 439—446 (1964). — Morais, R., and G. de Lamirande: Autodegradation of ribonucleic acid of rat-liver microsomes. Biochim. biophys. Acta (Amst.) **95**, 40—47 (1965). — Mordoh, J., L. F. Leloir, and C. R. Krisman: In vitro synthesis of particulate glycogen. Proc. nat. Acad. Sci. (Wash.) **53**, 86—91 (1965). — Morgan, T. E., and D. J. Hanahan: Solubilization and characterization of a lipoprotein from erythrocyte stroma. Biochemistry **5**, 1050—1059 (1966). — Morgan, W. S.: Studies of the 105000 × g supernatant of different rat tissues. Lab. Invest. **12**, 968—977 (1963). — Morton, R. K.: Alkaline phosphatase of milk: 1. Association of the enzyme with a particulate lipoprotein complex. Biochem. J. **55**, 786—795 (1953). ~ The lipoprotein particles in cow's milk. Biochem. J. **57**, 231—237 (1954). — Moses, M. J.: The nucleus and chromosomes: A cytological perspective. In: Cytology and cell physiology (Bourne, ed.), 3. ed., p. 424—558. New York 1964. — Mota, I., W. T. Beraldo, A. G. Ferri, and L. C. U. Junqueira: Intracellular distribution of histamine. Nature (Lond.) **174**, 698 (1954). — Moulé, Y.: Composition des noyaux de foie de Rat en fonction de différentes conditions nutritionelles. Arch. Sci. physiol. **13**, 379—386 (1959). — Moulé, Y., et J. Chauveau: Recherches biochimiques et enzymologiques sur les noyaux isolés de foie de Rat. Exp. Cell Res., Suppl. **7**, 156—168 (1959). — Moulé, Y., et G. Delhumeau de Ongay: Relations metaboliques entre les ribosomes libres et liés du foie de Rat. Biochim. biophys. Acta (Amst.) **91**, 113—121 (1964). — Moulé, Y., C. Rouiller, and J. Chauveau: A biochemical and morphological study of rat liver microsomes. J. biophys. biochem. Cytol. **7**, 547—558 (1960). — Mueller, G. C., and J. A. Miller: The reductive cleavage of 4-dimethylaminoazobenzene by rat liver: The intracellular distribution of the enzyme system and its requirement for triphosphopyridine nucleotide. J. biol. Chem. **180**, 1125—1136 (1949). — Müller, P. B., u. H. Langemann: Decarboxylierung von Dopa durch Herzmuskel von Meerschweinchen. Klin. Wschr. **40**, 911—913 (1962). — Mullen, J. O., M. R. Juchau, and J. R. Fouts: Studies of interactions of 3,4-benzpyrene, 3-methylcholanthrene, chlordane and methyltestosterone as stimulators of hepatic microsomal enzyme systems in the rat. Biochem. Pharmacol. **15**, 137—144 (1966). — MUNDAY, K. A., and E. A. MUNN: Fatty acid oxidation by subcellular particles (mitochondria) from the hepatopancreas of carcinus maenas. Biochem. J. **84**, 31 P—32 P (1962). — MUNDAY, K. A., and B. D. THOMPSON: Variation in carcinus maenas hepatopancreas "respiring particle" activity, with in vitro and in vivo changes in osmotic pressure. Biochem. J. **81**, 44 P—45 P (1961). — MUNK, K.: Grundzüge der Virusätiologie von Tumoren nach neueren Ergebnissen. Ergebn. Mikrobiol. **38**, 224—283 (1964). — MUNRO, A. J.: Structural ribonucleic acid of rat-liver ribosomes. Biochem. J. **91**, 21 c—22 c (1964). — MUNRO, A. J., R. J. JACKSON, and A. KORNER: Studies on the nature of polysomes. Biochem. J. **92**, 289—299 (1964). — MUNRO, H. N., and P. GOSWAMI: Effect of glucose administration on release of prothrombin from rat liver microsomes during incubation. Experientia (Basel) **21**, 74—75 (1965). — MUNRO, H. N., S. WADDINGTON, and D. J. BEGG: Effect of protein intake on ribonucleic acid metabolism in liver cell nuclei of the rat. J. Nutr. **85**, 319—328 (1965). — MURAKAMI, M., Y. OZAWA, and S. FUNAHASHI: Proteolipid from beef heart muscle. II. Chemical composition and subcellular distribution. J. Biochem. **54**, 166—172 (1963). — MURAMATSU, M., and H. BUSCH: Effects of thioacetamide on metabolism of proteins of normal and regenerating liver. Cancer Res. **22**, 1100—1104 (1962). ~ Studies on nucleolar RNA of the Walker 256 carcinosarcoma and the liver of the rat. Cancer Res. **24**, 1028—1034 (1964). — MURAMATSU, M., J. L. HODNETT, and H. BUSCH: Studies on the "independence" of nucleolar ribonucleic acid synthesis. Biochim. biophys. Acta (Amst.) **91**, 592—597 (1964). — MURAMATSU, M., K. SMETANA, and H. BUSCH: Quantitative aspects of isolation of nucleoli of the Walker carcinosarcoma and liver of the rat. Cancer Res. **23**, 510—518 (1963). — MURPHY, S. D., and K. P. DUBOIS: Enzymatic conversion of the dimethoxy ester of benzotriazine dithiophosphoric acid to an anticholinesterase agent. J. Pharmacol. exp. Ther. **119**, 572—583 (1957). — MURTHY, M. R. V., and D. A. RAPPOPORT: Biochemistry of the developing rat brain. II. Neonatal mitochondrial oxidations. Biochim. biophys. Acta (Amst.) **74**, 51—59 (1963a). ~ Biochemistry of the developing rat brain. IV. Effect of nicotinamide on brain and liver mitochondria. Biochim. biophys. Acta (Amst.) **78**, 71—76 (1963b). ~ Biochemistry of the developing rat brain. III. Mitochondrial oxidation of citrate and isocitrate and associated phosphorylation. Biochim. biophys. Acta (Amst.) **74**, 328—339 (1963c). — MUSCATELLO, U., E. ANDERSSON-CEDERGREN, G. F. AZZONE, and A. V. D. DECKEN: The sarcotubular system of frog skeletal muscle. J. Cell Biol. **10**, Suppl., 201—218 (1961). — MYANT, N. B.: Excretion of the glucuronide of thyroxine in the cat. Biochem. J. **99**, 341—346 (1966). — MYERS, L. T., and H. G. WORTHEN: Cystine reductase in animal tissues. Fed. Proc. **20**, 218 (1961).

NAIR, K. G., R. ZAK, and M. RABINOWITZ: Studies of the effect of proeolytic enzymes on ribosomes and polysomes from reticulocytes and rat liver. Biochemistry **5**, 2674—2680 (1966). — NAITO, T., u. K. KURIAKI: Die Verteilung der Histidincarboxylase in verschiedenen Gebieten des Zentralnervensystems und Effekte einiger Narkotica und Analeptica auf die Enzymaktivität. Naunyn-Schmiedebergs Arch. exp. Path. Pharmak. **232**, 481—486 (1958). — NAKAMURA, M., M. NAKATINI, M. KOIKE, S. TORII, and M. HIRAMATSU: Swelling of heart and liver mitochondria from magnesium deficient rats and its reversal. Proc. Soc. exp. Biol. (N.Y.) **108**, 315—319 (1962). — NAKAO, S.: Studies on the accelerating effect of cyanide on ascorbic acid oxydation by intestinal homogenate of rats. Jap. J. Pharmacol. **10**, 101—108 (1961). — NAKATSUGAWA, T.: Spectrophotometric measurement of cytochromes in the red and the white muscles of the american cockroach, *Periplaneta americana* L. Nature (Lond.) **185**, 85—86 (1960). — NAKATSUGAWA, T., M. ISHIDA, and P. A. DAHM: Microsomal epoxidation of cyclodiene insecticides. Biochem. Pharmacol. **14**, 1852—1865 (1965). — NANNI, G., e U. MARINARI: Influenza della lecitinasi "A" su alcune attività enzimatiche del pancreas di cavia. G. Biochim. **10**, 165—174 (1961). — NAORA, H., H. NAORA, A. E. MIRSKY, and V. G. ALLFREY: Magnesium and calcium in isolated cell nuclei. J. gen. Physiol. **44**, 713—742 (1961). — NAPIER jr., E. A., and R. E. OLSON: Cellular lipoproteins. I. The isolation of lipoprotein fractions from cellular mitochondria and microsomes. J. biol. Chem. **240**, 4244—4252 (1965). — NARAHARA, H. T., and R. H. WILLIAMS: Degradation of glucagon-I^{131} by rat tissues in vitro. Endocrinology **60**, 285—289 (1957). — NARAYANASWAMI, A., and H. McILWAIN: Electrical pulses and the metabolism of cell-free cerebral preparations. Biochem. J. **57**, 663—666 (1954). — NASS, M. M. K., and S. NASS: Intramitochondrial fibers with DNA characteristics. I. Fixation and electron staining reactions. J. Cell Biol. **19**, 593—611 (1963). — NASS, S., and M. M. K. NASS: Intramitochondrial fibers with DNA characteristics. II. Enzymatic and other hydrolytic treatments. J. Cell Biol. **19**, 613—629 (1963). — NASS, S., M. M. K. NASS, and U. HENNIX: Deoxyribonucleic acid in isolated rat-liver mitochondria. Biochim. biophys. Acta (Amst.) **95**, 426—435 (1965). — NEIFACH, S. A., T. B. KAZAKOVA, M. P. MELNIKOVA, and V. S. TUROVSKII: On the "membranic" mechanism of glycolysis rate control in the cell. Dokl. Akad. Nauk SSSR, **138**, 227—230 (1961). — NEIFAKH, S. A., J. A. AVRAMOV, V. S. GAITSKHOKI, T. B. KAZAKOVA, N. K. MONAKHOV, V. S. REPIN, V. S. TUROVSKI, and

I. M. Vassiletz: Mechanism of the controlling function of mitochondria. Biochim. biophys. Acta (Amst.) 100, 329—343 (1965). — Neifakh S. A., and G. M. Daudova: Uncoupling of oxidative phosphorylation in liver during the awakening of hibernating animal. Biokhimiya 29, 1003—1008 (1964). — Neifakh, S. A., and T. B. Kazakova: Actomyosin-like protein in mitochondria of the mouse liver. Nature (Lond.) 197, 1106—1107 (1963). — Neifakh, S. A., and V. S. Repin: "Kinasine" — a glycolysis stimulating protein of heart mitochondria. Biochem. biophys. Res. Commun. 14, 86—90 (1964). — Neil, M. W., and M. W. Homer: Studies on acid hydrolases in adult and foetal tissues. Acid p-nitrophenyl phosphate phosphohydrolases of adult guinea-pig liver. Biochem. J. 92, 217—224 (1964). ~ Studies on acid hydrolases in adult and foetal tissues. 2. Acid phenyl phosphomonoesterases of adult mouse liver. Biochem. J. 93, 220—224 (1964). — Nemer, M., and D. Elwyn: Phosphorylation of serine in rat liver. J. Amer. chem. Soc. 79, 6564—6565 (1957). — Netter, H.: Theoretische Biochemie, S. 683ff. Berlin-Göttingen-Heidelberg: Springer 1959. — Netter, K. J.: Prinzipien des Arzneimittelabbaues im Organismus. Arzneimittel-Forsch. 12, 1042—105₀ (1962). — Netter, K. J., and G. Seidel: An adaptively stimulated O-demethylating system in rat liver microsomes and its kinetic properties. J. Pharmacol. exp. Ther. 146, 61—65 (1964). — Neubert, D.: Hemmung der oxydativen N-Demethylierung in Lebermikrosomen durch Alkylphosphate. Naunyn-Schmiedebergs Arch. exp. Path. Pharmak. 243, 302—303 (1962). — Neubert, D., and H. Helge: Studies on nucleotide incorporation into mitochondrial RNA. Biochem. biophys. Res. Commun. 18, 600—605 (1965). — Neubert, D., u. I. Hoffmeister: Aktivität einiger TPN-bedürftiger, leberspezifischer Fermentsysteme in der „Mikrosomen"-Fraktion eines experimentellen Ratten-Hepatoms. Naunyn-Schmiedebergs Arch. exp. Path. Pharmak. 239, 234—244 (1960). ~ Veränderungen im intermediären Stoffwechsel nach Einwirkung von Phosphorwasserstoff. Naunyn-Schmiedebergs Arch. exp. Path. Pharmak. 239, 219—233 (1960). — Neujahr, H. Y., and S. P. Mistry: Activation of mitochondrial propionyl-CoA carboxylase. Acta chem. scand. 17, 1140—1150 (1963). — Neville, D. M.: The isolation of a cell membrane fraction from rat liver. J. biophys. biochem. Cytol. 8, 413—422 (1960). — Newburgh, R. W., and V. H. Cheldelin: The intracellular distribution of pentose cycle activity in rabbit kidney and liver. J. biol. Chem. 218, 89—96 (1956). — Newcomer, W. S., and R. W. Heninger: Glucuronic conjugation of steroids in the avian adrenal gland. Proc. Soc. exp. Biol. (N.Y.) 105, 32—45 (1960). — Newman, G. E., J. R. P. O'Brien, G. H. Spray, D. L. Williams, and L. J. Witts: Distribution of vitamin B_{12} in cell fractions of rat brains. Biochim. biophys. Acta (Amst.) 64, 438—446 (1962). — Niehaus jr., W. G., and C. P. Barnum: Characterization of nuclei from regenerating rat liver on the basis of incorporation of radioisotope into desoxyribonucleic acid in vivo. J. biol. Chem. 239, 1198—1201 (1964). — Nigam, V. N.: Regulatory mechanisms of glycogen deposition in liver of normal and tumorbearing rat, and in Novikoff ascites hepatoma. Nature (Lond.) 196, 478—480 (1962). — Nilsson, A.: O-Demethylation of biochanin A and some other isoflavones and methylated estrogens by microsomal liver enzymes. Ark. Kemi 21, 97—121 (1963). — Nilsson, A., and B. C. Johnson: Cofactor requirements of the O-demethylating liver microsomal enzyme system. Arch. Biochem. 101, 494—498 (1963). — Nimmo-Smith, R. H.: Aromatic N-deacylation by chick-kidney mitochondria. Biochem. J. 75, 284—293 (1960). — Nishi, S., K. Koketsu, J. A. Cerf, and L. G. Abood: Some electrophysiological and biochemical studies with hydroxyzine. J. Pharmacol. exp. Ther. 126, 148—154 (1959). — Nishizuka, Y., and O. Hayaishi: Enzymic synthesis of niacin nucleotides from 3-hydroxyanthranilic acid in mammalian liver. J. biol. Chem. 238, PC483—PC485 (1963). — Nitze, H. R., u. H. Remmer: Der Einfluß von Barbituraten auf die Förderung der Glucuronsäureausscheidung. Naunyn-Schmiedebergs Arch. exp. Path. Pharmakol. 242, 555—563 (1962). — Noack, R., u. G. Schenk: Zur Lokalisation der alkalischen Phosphatase in den Bürstensäumen aus Rattendünndarm. Biochem. Z. 343, 139—145 (1965). — Nodes, J. T., and E. Reid: Specificities of ribonucleases in liver mitochondrial fractions. Biochem. J. 69, 52P (1958). — Nordlie, R. C., and W. J. Arion: Evidence for the common identity of glucose 6-phosphatase, inorganic pyrophosphatase, and pyrophosphate-glucose phosphotransferase. J. biol. Chem. 239, 1680—1685 (1964). ~ Liver microsomal glucose 6-phosphatase, inorganic pyrophosphatase, and pyrophosphate-glucose phosphotranferase. III. Associated nucleoside triphosphate- and nucleoside diphosphate-glucose phosphotranferase activities. J. biol. Chem. 240, 2155—2164 (1965). — Nordlie, R. C., W. J. Arion, and E. A. Glende jr.: Liver microsomal glucose 6-phosphatase, inorganic pyrophosphatase, and pyrophosphate-glucose phosphotransferase. IV. Effects of adrenalectomy and cortisone administration on activities assayed in the absence and presence of deoxycholate. J. biol. Chem. 240, 3479—3484 (1965). — Nordlie, R. C., and H. A. Lardy: Sub-cellular distribution of rat-liver inorganic pyrophosphatase activity. Biochim. biophys. Acta (Amst.) 50, 189—191 (1961). — Nordlie, R. C., and D. G. Lyrge: The inhibition by citrate of inorganic pyrophosphate-glucose transferase und glucose 6-phosphatase. J. biol. Chem. 241, 3136—3141 (1966). — Nordlie, R. C., and J. F. Soodsma: Phosphotransferase activities of kidney glucose 6-phosphatase. J. biol. Chem. 241, 1719—

1724 (1966). — NORDMANN, J., et R. NORDMANN: Activité enzymatique des mitochondries d'hépatome. Bull. Acad. nat. Méd. (Paris) 22/23, 402—405 (1952). — NOTEBOOM, W. D., and J. GORSKI: Stereospecific binding of estrogens in the rat uterus. Arch. Biochem. 111, 559—568 (1965). — NOVELLI, A., e M. A. D. MOR: Compotamento dei mitochondri di fegate normale e rigenerato di fronte a piccole dosi di tetracloruro di carbonio. G. Biochim. 11, 49—55 (1962). — NOVICK jr., W. J.: The effect of age and thyroid hormones on the monoamine oxidase of rat heart. Endocrinology 69, 55—59 (1961). — NOVIKOFF, A. B.: Mitochondria (chondriosomes). In: The cell (BRACHET, MIRSKY, eds.), vol. II, p. 299—421. New York 1961. ~ Lysosomes and related particles. In: The cell (BRACHET, MIRSKY, eds.), vol. II, p. 423—488. New York 1961. — NOVIKOFF, A. B., L. HECHT, E. PODBER, and J. RYAN: Phosphatases of rat liver. I. The dephosphorylation of adenosinetriphosphate. J. biol. Chem. 194, 153—170 (1952). — NOVIKOFF, A. B., and M. HEUS: A microsomal nucleoside diphosphatase. J. biol. Chem. 238, 710—716 (1963). — NOVIKOFF, A. E., E. PODBER, J. RYAN, and E. NOE: Biochemical heterogeneity of the cytoplasmic particles isolated from rat liver homogenate. J. Histochem. Cytochem. 1, 27—46 (1953). — NUGTEREN, D. H.: The enzymic chain elongation of fatty acids by rat-liver microsomes. Biochim. biophys. Acta (Amst.) 106, 280—290 (1965). — NUMA, S., M. MATSUHASHI u. F. LYNEN: Zur Störung der Fettsäuresynthese bei Hunger und Alloxandiabetes. I. Fettsäuresynthese in der Leber normaler und hungernder Ratten. Biochem. Z. 334, 203—217 (1961). — NUSSBAUM, J. L., R. BIETH, and P. MANDEL: Phosphatides in myelin sheath and repartition of sphingomyelin in the brain. Nature (Lond.) 198, 586—587 (1963). — NYBERG, A., J. SCHUBERTH, and L. ÄNGGÅRD: On the intracellular distribution of catalase and alcohol dehydrogenase in horse, guinea pig and rat liver tissues. Acta chem. scand. 7, 1170—1172 (1953).

O'BRIEN, R. D.: Activation of schradan by mammalian tissue homogenates. Canad. J. Biochem. 34, 1131—1141 (1956). — O'BRIEN, R. L., and G. BRIERLEY: Compartmentation of heart mitochondria. I. Permeability characteristics of isolated beef heart mitochondria. J. biol. Chem. 240, 4527—4531 (1965). — O'BRIEN, P. J., M. R. CANADY, C. W. HALL, and E. F. NEUFELD: Transfer of N-acetylneuraminic acid to incomplete glycoproteins associated with microsomes. Biochim. biophys. Acta (Amst.) 117, 331—341 (1966). — OCHOA, S.: "Coupling" of phosphorylation with oxydation of pyruvic acid in brain. J. biol. Chem. 138, 751—773 (1941). ~ Efficiency of aerobic phosphorylation in cell-free heart extracts. J. biol. Chem. 151, 493—505 (1943). — OGASAWARA, N., Y. HAGINO, and Y. KOTAKE: Kynurenine-transaminase. kynureninase and the increase of xanthurenic acid excretion. J. Biochem. (Tokyo) 52, 162—166 (1962). — OGATA, E., and H. RASMUSSEN: Valinomycin and mitochondrial ion transport. Biochemistry 5, 57—66 (1966). — OHNISHI, T., and T. OHNISHI: Extraction of actin- and myosin-like proteins from liver mitochondria. J. Biochem. (Tokyo) 52, 230—231 (1962). — OKADA, S.: Stero-bile acids and bile sterols. LV. The metabolism of 3,7,12-trihydroxycoprostane in bull frog liver mitochondria. Hiroshima J. med. Sci. 12, 125—129 (1963). ~ Stero-bile acids and bile sterols. LVI. The metabolism of 3,7,12-trihydroxy-coprostane in rat liver mitochondria. Hiroshima J. med. Sci. 12, 131—136 (1964). — OMURA, T., R. SATO, D. Y. COOPER, O. ROSENTHAL, and R. W. ESTABROOK: Function of cytochrome P-450 of microsomes. Fed. Proc. 24, 1181—1189 (1965). — OMURA, T., F. SIEKEVITZ, and G. E. PALADE: Turnover of hepatic endoplasmic reticulum membranes in young adult rats. J. Cell Biol. 31, 82A—83A (1966). — ONO, S., and P. HAGEN: Pyridoxal phosphate: A coenzyme for histidine decarboxylase. Nature (Lond.) 184, 1143—1144 (1959). — ORD, M. G., I. H. RAAF, J. A. SMIT, and L. A. STOCKEN: Metabolic and chemical properties of basic proteins isolated from nuclei of rat liver and thymus gland. Biochem. J. 95, 321—331 (1965). — ORD, M. G., and L. A. STOCKEN: Phosphate-transfer reactions by nuclei from rat thymus gland. Biochem. J. 84, 593—600 (1962). ~ The effects of 200 r. of X-radiation in vivo on phosphate-transfer reactions in nuclei from rat thymus gland. Biochem. J. 84, 600—601 (1962a). — ORIGENES jr., M. L., E. L. LESTER, and R. F. LABBE: Effects of Ehrlich ascites tumor on iron incorporation into heme. Cancer Res. 21, 1430—1435 (1961). — ORME-JOHNSON, W. H., and D. M. ZIEGLER: Alcohol mixed function oxidase activity of mammalian liver microsomes. Biochem. biophys. Res. Commun. 21, 78—82 (1965). — ORRENIUS, S.: On the mechanism of drug hydroxylation in rat liver microsomes. J. Cell Biol. 26, 713—723 (1965). ~ Further studies on the induction of the drug-hydroxylating enzyme system of liver microsomes. J. Cell Biol. 26, 724—733 (1965a). — ORRENIUS, S., and J. L. E. ERICSSON: Enzyme-membrane relationship in phenobarbital induction of synthesis of drug-metabolizing enzyme system and proliferation of endoplasmic membranes. J. Cell Biol. 28, 181—198 (1966). — ORRENIUS, S., J. L. E. ERICSSON, and L. ERNSTER: Phenobarbital-induced synthesis of the microsomal drug-metabolizing enzyme system and its relationship to the proliferation of endoplasmic membranes. A morphological and biochemical study. J. Cell Biol. 25, 627—639 (1965). — ORRENIUS, S., and L. ERNSTER: Phenobarbital-induced synthesis of the oxidative demethylating enzymes of rat liver microsomes. Biochem. biophys. Res. Commun. 16, 60—65 (1964). — OSAWA, S., V. G. ALLFREY, and A. E. MIRSKY: Mononucleotides of the cell nucleus. J. gen.

Physiol. **40**, 491—513 (1957). — Overton, J., A. Eichholz, and R. K. Crane: Studies on the organization of the brush border in intestinal epithelial cells. II. Fine structure of fractions of tris-disrupted hamster brush borders. J. Cell Biol. **26**, 693—706 (1965).

Packer, L., and M. Bacila: Influence of steroid hormones on the respiratory system of mammalian mitochondria. Acta physiol. lat.-amer. **8**, 230—238 (1958). — Paigen, K., and S. K. Griffiths: The intracellular location of phosphoprotein phosphatase activity. J. biol. Chem. **234**, 299—303 (1959). — Paigen, K., and C. E. Wenner: The intracellular location of the glycolytic dehydrogenases in liver and hepatoma. Arch. Biochem. **97**, 213—216 (1962). — Palade, G. E.: A small particulate component of the cytoplasm. J. biophys. biochem. Cytol. **1**, 59—68 (1955). — ~ The endoplasmic reticulum. J. biophys. biochem. Cytol. **2**, Suppl., 85—98 (1956). — Palade, G. E., and P. Siekevitz: Liver microsomes. An integrated morphological and biochemical study. J. biophys. biochem. Cytol. **2**, 171—200 (1956). ~ Pancreatic microsomes. An integrated morphological and biochemical study. J. biophys. biochem. Cytol. **2**, 671—690 (1956a). — Pangels, G., u. H. Breuer: Zelluläre Lokalisierung der 17β-Oestradiol:16α-Hydroxylase. Naturwissenschaften **49**, 106—107 (1962). — Parekh, A. C., and D. Glick: Studies in histochemistry. 65. Heparin and hexosamine in isolated mast cells: Determination, intracellular distribution, and effects of biological state. J. biol. Chem. **237**, 280—286 (1962). — Parker, V. H.: Uncouplers of rat-liver mitochondrial oxidative phosphorylation. Biochem. J. **97**, 658—662 (1965). — Parks jr., R. E., J. Adler, and J. H. Copenhaver jr.: The efficiency of oxidative phosphorylation in mitochondria from diabetic rats. J. biol. Chem. **214**, 693—698 (1955). — Parmar, S. S., M. C. Sutter, and M. Nickerson: Localization and characterization of cholinesterase in subcellular fractions of rat brain and beef pituitary. Canad. J. Biochem. **39**, 1335—1345 (1961). — Parra, F., and W. J. Reddy: Effect of cortisol and estradiol on tissue binding of testosterone. Amer. J. Physiol. **202**, 340—342 (1962). — Parsons, J. A.: Mitochondrial incorporation of tritiated thymidine in Tetrahymena pyriformis. J. Cell Biol. **25**, 641—646 (1965). — Parthier, B.: Wirkungsmechanismen und Wirkungsspektren der Antibiotica im Protein- und Nucleinsäurestoffwechsel. Pharmazie **20**, 465—490 (1965). — Patel, G., and T.-Y. Wang: Chromatography and electrophoresis of nuclear soluble proteins. Exp. Cell Res. **34**, 120—130 (1964). — Patkin, J., and E. J. Masoro: Effects of cold stress on mitochondrial oxidative phosphorylation. Amer. J. Physiol. **199**, 201—202 (1960). — Patterson, E. K., S.-H. Hsiao, A. Keppel, and S. Sorof: Studies on dipeptidases and aminopeptidases. II. Zonal electrophoretic separation of rat liver peptidases. J. biol. Chem. **240**, 710—716 (1965). — Păuşescu, E., E. Trandafirescu et F. Negrea: L'activité enzymatique du rein perfusé à basses températures. II. L'oxydation de certains substratums du cycle de Krebs par les mitochondries de corticale rénale. Rev. roum. Physiol. **2**, 49—61 (1965). — Pedersen, S., and T. Hultin: The interaction between polyuridylic acid and isolated microsomes from Ehrlich ascites tumor cells. Biochim. biophys. Acta (Amst.) **68**, 328—330 (1963). — Pegg, A. E., and A. Korner: Growth hormone action on rat liver RNA polymerase. Nature (Lond.) **205**, 904—905 (1965). — Pellerin, J., and A. D'Ioro: Methylation of the 3-OH position of catechol acids by rat liver and kidney preparations. Canad. J. Biochem. **36**, 491—497 (1958). — Pelling, C., u. C. Scholtissek: Die Funktion der Ribonucleinsäuren im Organismus. Biochemische und cytologische Aspekte der Übertragung genetischer Information. Angew. Chem. **76**, 881—888 (1964). — Penefsky, H. S., M. E. Pullman, A. Datta, and E. Racker: Partial resolution of the enzymes catalyzing oxidative phosphorylation. II. Participation of a soluble adenosine triphosphatase in oxidative phosphorylation. J. biol. Chem. **235**, 3330—3336 (1960). — Penn, N. W.: Metabolism of the protein molecule in a rat-liver mitochondrial fraction. Biochim. biophys. Acta (Amst.) **53**, 490—494 (1961). — ~ The catabolism of added serum albumin by a mitochondrial fraction from the Novikoff hepatoma. Cancer Res. **22**, 388—392 (1962). — Penniall, R., and J. B. Griffin: Studies of phosphorus metabolism by isolated nuclei. IV. Formation of polyphosphate. Biochim. biophys. Acta (Amst.) **90**, 429—431 (1964). — Penniall, R., S.-M. Liu, and J. P. Saunders: Studies on phosphorus metabolism by isolated nuclei. I. Biochim. biophys. Acta (Amst.) **76**, 170—172 (1963). — Penniall, R., and J. P. Saunders: Studies of phosphorus metabolism by isolated nuclei. III. Some fundamental properties of the system. Biochemistry **3**, 1459—1465 (1964). — Penniall, R., J. Saunders, and S.-M. Liu: Studies of phosphorus metabolism by isolated nuclei. II. Investigation of optimal conditions for its demonstration. Biochemistry **3**, 1454—1459 (1964). — Perkowska, E.: Biochemical differences between foetal and adult rat liver mitochondria. Bull. Acad. pol. Sci. Cl. 2, **8**, 45—48 (1960). — Perry, R. P.: Role of nucleolus in ribonucleic acid metabolism and other cellular processes. Nat. Cancer Inst. Monogr. **14**, 73—89 (1964). — Perry, S. V.: The biochemistry of muscle. Ann. Rev. Biochem. **30**, 473—498 (1961). — Perry jr., H. M., P. Comens, and A. Yunice: Distribution of hydralazine-1-C[14] after injection into normal mice. J. Lab. clin. Med. **59**, 456—461 (1962). — Pesch, Le R. A., K. Piros, and G. Klatskin: Effect of estrogens in vitro on particulate pyridine nucleotide transhydrogenase activity of rat liver. Biochim. biophys. Acta (Amst.) **62**, 602—603 (1962). —

PETERMANN, M. L.: Ribonucleoprotein from a rat tumor, the Jensen sarcoma. I. The effect of magnesium binding on ultracentrifugal and electrophoretic properties. J. biol. Chem. **235**, 1998—2003 (1960). — PETERS jr., T.: The biosynthesis of rat serum albumin. II. Intracellular phenomena in the secretion of newly formed albumin. J. biol. Chem. **237**, 1184—1189 (1962). — PETRACK, B., P. GREENGARD, A. CRASTON, and F. SHEPPY: Nicotinamide deamidase from mammalian liver. J. biol. Chem. **240**, 1725—1730 (1965). — PETTIT, F. H., and D. M. ZIEGLER: The catalytic demethylation of N,N-dimethylaniline-N-oxide by liver microsomes. Biochem. biophys. Res. Commun. **13**, 193—197 (1963). — PHILLIPS, D. M. P.: The N-terminal groups of calf-thymus histones. Biochem. J. **68**, 35—40 (1958). — PHILLIPS, D. M. P., and E. W. JOHNS: A study of the proteinase content and the chromatography of thymus histones. Biochem. J. **72**, 538—544 (1959). — PITOT, H. C.: The regulation of enzyme synthesis in mammalian tissues. VI. Internat. Congr. Biochem. New York 1964, Abstr. No IX—S6, p. 682—683. — PITOT, H. C., and Y. S. CHO: An energy-dependent activation of tryptophan pyrrolase. Biochim. biophys. Acta (Amst.) **50**, 197—199 (1961). — PLAA, G. L., L. A. ROGERS, and J. R. FOUTS: Effect of acute alpha-naphthyl isothiocyanate administration on hepatic microsomal drug metabolism in the mouse. Proc. Soc. exp. Biol. (N.Y.) **119**, 1045—1048 (1965). — PLAUT, G. W. E., and S.-C. SUNG: Diphosphopyridine nucleotide isocitric dehydrogenase from animal tissues. J. biol. Chem. **207**, 305—314 (1954). — PLETSCHER, A., H. BESENDORF, H. P. BÄCHTOLD u. K. F. GEY: Über pharmakologische Beeinflussung des Zentralnervensystems durch kurzwirkende Monoaminoxydasehemmer aus der Gruppe der Harmala-Alkaloide. Helv. physiol. pharmacol. Acta **17**, 202—214 (1959). — PLETSCHER, A., u. K. F. GEY: Pharmakologische Beeinflussung des 5-Hydroxytryptamin-Stoffwechsels im Gehirn und Monoaminoxydasehemmung in vitro. Helv. physiol. pharmacol. Acta **17**, C35—C39 (1959). — PLUMMER, D. T.: The electrophoretic behaviour of mitochondria from kidney and liver of rats. Biochem. J. **96**, 729—732 (1965). — POGELL, B. M., and R. M. GRYDER: Enzymatic synthesis of glucosamine 6-phosphate in rat liver. J. biol. Chem. **228**, 701—712 (1957). — POKROVSKII, A. A., A. I. ARCHAKOV, V. M. DEVICHENSKII, and O. B. SHUMKINA: Data concerning the distribution of aldolases, transaminases and esterases in liver cells. Dokl. Akad. Nauk SSSR **158**, 474—476 (1964). — POORT, C.: Electrophoretic comparison of nuclear and nucleolar proteins. I. Beef pancreas. Biochim. biophys. Acta (Amst.) **46**, 373—380 (1961). — PORRA, R. J., and O. T. G. JONES: Studies on ferrochelatase. 1. Assay and properties of ferrochelatase from a pig-liver mitochondrial extract. Biochem. J. **87**, 181—185 (1963). ~ Studies on ferrochelatase. 2. An investigation of the role of ferrochelatase in the biosynthesis of various haem prosthetic groups. Biochem. J. **87**, 186—192 (1963a). — PORTER, K. R.: The sarcoplasmic reticulum. Its recent history and present status. J. biophys. biochem. Cytol. **10**, Suppl., 219—226 (1960). ~ The ground substance; observations from electron microscopy. In: The cell (BRACHET and MIRSKY, eds.), vol. II, p. 621—675. New York 1961. — POLICARD, A., A. COLLET, H. DANIEL-MOUSSARD, and S. PREGERMAIN: Deposition of silica in mitochondria: An electron microscopic study. J. biophys. biochem. Cytol. **9**, 236—238 (1961). — PORTER, H., and S. AINSWORTH: The intracellular distribution of copper in brain. J. Neurochem. **7**, 20—25 (1961). — PORTER, K. R., and C. FRANZINI-ARMSTRONG: The sarcoplasmic reticulum. Sci. Amer. **212**, 72—80 (1965). — PORTER, H., J. JOHNSTON, and E. M. PORTER: Neonatal hepatic mitochondrocuprein. I. Isolation of a protein fraction containing more than 4% copper from mitochondria of immature bovine liver. Biochim. biophys. Acta (Amst.) **65**, 66—73 (1962). — PORTER, H., M. SWEENEY, and E. M. PORTER: Neonatal hepatic mitochondrocuprein. II. Isolation of the copper-containing subfraction from mitochondria of newborn human liver. Arch. Biochem. **104**, 97—101 (1964). ~ Human hepatocuprein. Isolation of a copper protein from the subcellular soluble fraction of adult human liver. Arch. Biochem. **105**, 319—325 (1964a). — PORTER, H., W. WIENER, and M. BARKER: The intracellular distribution of copper in immature liver. Biochim. biophys. Acta (Amst.) **52**, 419—423 (1961). — POSNER, H. S., C. MITOMA, and S. UDENFRIEND: Enzymic hydroxylation of aromatic compounds. II. Further studies of the properties of the microsomal hydroxylating system. Arch. Biochem. **94**, 269—279 (1961). — POTTER, L. T., and J. AXELROD: Subcellular localization of catecholamines in tissues of the rat. J. Pharmacol. exp. Ther. **142**, 291—298 (1963). — PRESCOTT, D. M.: Turnover of nuclear proteins in amoeba. Science **140**, 384 (1963). — PRESSMAN, B. C.: The effect of guanidine and alkylguanidines on the energy transfer reactions of mitochondria. J. biol. Chem. **238**, 401—409 (1963). ~ Specific inhibitors of energy transfer. In: Energy-linked functions of mitochondria (B. CHANCE, ed.), p. 181—203. New York and London 1963a. — PRISCO, G. DI, A. VESCIA, and E. BOERI: 3-Hydroxyanthranilic acid oxidase from calf liver: Further purification and properties. Arch. Biochem. **95**, 400—401 (1961). — PRITCHARD, E. T., and N. E. NICHOL: Cholesterol esterase activity in developing rat brain. Biochim. biophys. Acta (Amst.) **84**, 781—782 (1964). — PROCKOP, D. J., B. PETERKOVSKY, and S. UDENFRIEND: Studies on the intracellular localization of collagen synthesis in the intact chick embryo. J. biol. Chem. **237**, 1581—1584 (1962). — PUMPHREY, A. M., and E. R. REDFEARN: Inhibition of succinate oxidation by barbiturates in tightly coupled mitochondria. Biochim. biophys. Acta (Amst.) **74**, 317—327 (1963). — Purvis, J. L., and J. M. Lowenstein: The relation between intra- and extramitochondrial pyridine nucleotides. J. biol. Chem. **236**, 2794—2803 (1961).

Quagliariello, E., S. Papa, C. Saccone, F. Palmieri, and A. Francavilla: The oxidation of glutamate by rat-liver mitochondria. Biochem. J. **95**, 742—748 (1965). — Quinn, G. P., J. Axelrod, and B. B. Brodie: Species, strain and sex differences in metabolism of hexobarbitone, amidopyrine, antipyrine and aniline. Biochem. Pharmacol. **1**, 152—159 (1958).

Raaflaub, J.: Die Schwellung isolierter Leberzellmitochondrien und ihre physikalisch-chemische Beeinflußbarkeit; über den Wirkungsmechanismus von Adenosintriphosphat (ATP) als Cofaktor isolierter Mitochondrien. Helv. physiol. pharmacol. Acta **11**, 142—156 (1953). — Rabinowitz, M., L. Desalles, J. Meisler, and L. Lorand: Distribution of adenyl-cyclase activity in rabbit skeletal-muscle fractions. Biochim. biophys. Acta (Amst.) **97**, 29—36 (1965). — Rabinowitz, M., J. Sinclair, L. de Salle, R. Haselkorn, and H. H. Swift: Isolation of deoxyribonucleic acid from mitochondria of chick embryo heart and liver. Proc. nat. Acad. Sci. (Wash.) **53**, 1126—1133 (1965). — Race-Barbé, N., et M. Lévy: Étude de l'oxydase des acides gras dans différents tissus chez des Rats présentant une stéatose provoquée par un régime hypoprotéique hyperlipidique carencé en choline. Arch. Sci. physiol. **14**, 227—237 (1960). — Racker, E.: Mechanisms of synthesis of adenosine triphosphate. Advanc. Enzymol. **23**, 323—399 (1961). ∼ Mechanisms in bioenergetics. New York and London 1965. — Rademaker, W., and J. B. J. Soons: The distribution of protease activities on liver cell fractions. Biochim. biophys. Acta (Amst.) **24**, 451—452 (1957). — Radhakrishnan, A. N., and A. Meister: Amino acid synthesis by reversal of the amino acid oxidase reaction. J. biol. Chem. **233**, 444—450 (1958). — Rahm, J. J., and R. T. Holman: The relationship of single dietary polyunsaturated fatty acid to fatty acid composition of lipids from the subcellular particles of liver. J. Lipid Res. **5**, 169—176 (1964). — Rahman, Y. E.: Electron microscopy of lysosome-rich fractions from rat thymus isolated by density-gradient centrifugation before and after whole-body X-irradiation. J. Cell Biol. **13**, 253—260 (1962). ∼ A note on acid phosphatase release from spleen, liver and thymus of rats. Biochim. biophys. Acta (Amst.) **90**, 440—442 (1964). — Rajagopalan, K. V., I. Fridovich, and P. Handler: Hepatic aldehyde oxidase. I. Purification and properties. J. biol. Chem. **237**, 922—928 (1962). — Rajagopalan, K. V., T. K. Sundaram, and P. S. Sarma: Biological deamidation of nicotinamide in vertebrates. Nature (Lond.) **182**, 51—52 (1958). — Rall, T. W., and A. L. Lehninger: Glutathione reductase of animal tissues. J. biol. Chem. **194**, 119—130 (1952). — Rall, J. E., R. Michel, J. Roche, O. Michel, and S. Varrone: Action and metabolism of thyroid hormones and iodine-donating substances. I. Liver mitochondria. J. biol. Chem. **238**, 1848—1854 (1963). — Ramachandran, B. V., and G. Ågren: Esterases of rat-liver cell fractions. Correlation of DF^{32}P-binding capacity to esterase activity. Biochem. Pharmacol. **12**, 981—988 (1963). — Ramachandran, B. V., L. Engström, and G. Ågren: Fractionation of DF^{32}P-binding proteins of rat-liver cell fractions by DEAE-cellulose chromatography. Biochem. Pharmacol. **12**, 167—172 (1963). — Rampersad, O. R., R. Zak, M. Rabinowitz, I. G. Wool, and L. de Salle: Isolation and characterization of ribonucleoprotein particles from heart muscle. Biochim. biophys. Acta (Amst.) **108**, 95—105 (1965). — Rapp, F., and T. C. Hsu: Viruses and mammalian chromosomes. IV. Replication of herpes simplex virus in diploid chinese hamster cells. Virology **25**, 401—411 (1965). — Rasmussen, H., J. Fischer, and C. Arnaud: Parathyroid hormone, ion exchange, and mitochondrial swelling. Proc. nat. Acad. Sci. (Wash.) **52**, 1198—1203 (1964). — Rather, L. J.: Experimental alteration of nuclear and cytoplasmic components of the liver cell with thioacetamide. I. Early onset and reversibility of volume changes of the nucleus and cytoplasm. Bull. Johns Hopkins Hosp. **88**, 38—58 (1951). — Ratner, M., and D. H. Clouet: The effect of morphine on ^{14}C-leucine incorporation by rat liver microsomes in vitro. Biochem. Pharmacol. **13**, 1655—1661 (1964). — Ravdin, R. G., and D. I. Crandall: The enzymatic conversion of homogentisic acid to 4-fumarylacetoacetic acid. J. biol. Chem. **189**, 137—149 (1951). — Razzell, W. E.: Tissue and intracellular distribution of two phosphodiesterases. J. biol. Chem. **236**, 3028—3030 (1961). — Recknagel, R. O.: Adrenocortical steroid C-20-keto reductase. J. biol. Chem. **227**, 273—284 (1957). — Recknagel, R. O., and D. D. Anthony: Biochemical changes in carbon tetrachloride fatty liver: separation of fatty changes from mitochondrial degeneration. J. biol. Chem. **234**, 1052—1059 (1959). — Recknagel, R. O., and B. Lombardi: Studies on biochemical changes in subcellular particles of rat liver and their relationship to a new hypothesis regarding the pathogenesis of carbon tetrachloride fat accumulation. J. biol. Chem. **236**, 564—569 (1961). — Redfearn, E.R., A. M. Pumphrey, and G. H. Fynn: The mechanism of reactivation of enzyme systems in mitochondrial preparations treated with organic solvents. Biochim. biophys. Acta (Amst.) **44**, 404—415 (1960). — Redman, C. M., P. Siekevitz, and G. E. Palade: Synthesis and transfer of amylase in pigeon pancreatic microsomes. J. biol. Chem. **241**, 1150—1158 (1966). — Rees, K. R., and G. F. Rowland: The metabolism of isolated rat-liver nuclei during chemical carcinogenesis. 1. Thioacetamide and p-dimethyl-aminoazobenzene (butter yellow). Biochem. J. **80**, 428—433 (1961). — REES, K. R., G. F. ROWLAND, and H. F. ROSS: The metabolism of isolated rat-liver nuclei during chemical carcinogenesis. 2. 2-Acetamidofluorene, α-naphthyl isothiocyanate and 2′,4′-dimethyl-4-di-methylaminoazobenzene. Biochem. J. **82**, 347—352 (1962). — REHAK, M. J., and E. B. TRUITT: Anesthesia. LVIII. Biochemical effects of acetaldehyde and other aldehydes on oxidative phosphorylation. Quart. J. Stud. Alcohol **19**, 399—405 (1958). — REHBINDER, D., G. LÖFFLER, O. WIELAND u. T. WIELAND: Studien über den Mechanismus der Giftwirkung des Phalloidins mit radioaktiv markierten Giftstoffen. Hoppe-Seylers Z. physiol. Chem. **331**, 132—142 (1963). — REICH, E., R. M. FRANKLIN, A. J. SHATKIN, and E. L. TATUM: Effect of actinomycin D on cellular nucleic acid synthesis and virus production. Science **134**, 556—557 (1961). — REID, B. R., and R. D. COLE: Biosynthesis of a lysine-rich histone in isolated calf thymus nuclei. Proc. nat. Acad. Sci. (Wash.) **51**, 1044—1050 (1964). — REID, E.: Distribution of uridine diphosphate-glucose pyrophosphorylase in rat liver. Biochim. biophys. Acta (Amst.) **32**, 251—253 (1959). — REID, E., M. A. O'NEAL, and I. LEWIN: Hormones and liver cytoplasm. 2. Adenosine triphosphatase, glucose 6-phosphatase and xanthine oxidase as affected by hypophysectomy, growth-hormone treatment and adrenalectomy. Biochem. J. **64**, 730—734 (1956). — REID, E., u. G. SIEBERT: Unveröffentlicht 1965. — REINER, B., J. A. BEIN and D. P. GROTH: Isolation and properties of total nuclear ribonucleic acid of rat liver. J. biol. Chem. **238**, 1085—1090 (1963). — REMMER, H.: Die Wirkung der Nebennierenrinde auf den Abbau von Pharmaka in den Lebermikrosomen. Naturwissenschaften **45**, 522—523 (1958). ~ Die Beschleunigung der Evipanoxydation und der Demethylierung von Methylaminoanti-pyrin durch Barbiturate. Naunyn-Schmiedebergs Arch. exp. Path. Pharmak. **237**, 296—307 (1959). ~ Hydrolyse und Oxydation von Pharmaka in verschiedenen Fraktionen der Leber-mikrosomen. Naunyn-Schmiedebergs Arch. exp. Path. Pharmak. **238**, 36—37 (1960). — REMMER, H., u. H. J. MERKER: Enzyminduktion und Vermehrung von endoplasmatischem Reticulum in der Leberzelle während der Behandlung mit Phenobarbital (Luminal). Klin. Wschr. **41**, 276—283 (1963). — REMMER, H., u. M. SIEGERT: Beschleunigter Arzneimittel-abbau durch Enzyminduktion beim Hunde nach Behandlung mit Phenobarbital. Naunyn-Schmiedebergs Arch. exp. Path. Pharmak. **247**, 522—543 (1964). — REMY, C. N.: Metabolism of thiopyrimidines and thiopurines. S-Methylation with S-adenosylmethionine transmethylase and catabolism in mammalian tissues. J. biol. Chem. **238**, 1078—1084 (1963). — RENSON, J., H. WEISSBACH, and S. UDENFRIEND: On the mechanism of oxidative cleavage of arylalkyl ethers by liver microsomes. Molec. Pharmacol. **1**, 145—148 (1965). — REPKE, K., and L. T. SAMUELS: Enzymatic basis for epimerization of cardiotonic steroids at carbon 3 in rat liver. Biochemistry **3**, 689—695 (1964). — RESHEF, L., and B. SHAPIRO: An acceptor for fatty acids in tissue particles. Biochim. biophys. Acta (Amst.) **64**, 578—579 (1962). — REYNOLDS, E. S., R. E. THIERS, and B. L. VALLEE: Mitochondrial function and metal content in carbon tetrachloride poisoning. J. biol. Chem. **237**, 3546—3551 (1962). — RICH, A.: An analysis of the relation between DNA and RNA. Ann. N.Y. Acad. Sci. **81**, 709—722 (1959). — RICHARDSON, C. C., C. L. SCHILDKRAUT, and A. KORNBERG: Studies on the replication of DNA by DNA polymerases. Cold Spr. Harb. Symp. quant. Biol. **28**, 9—19 (1963). — RICHARDSON, T., A. L. TAPPEL, L. M. SMITH, and C. R. HOULE: Polyunsaturated fatty acids in mitochondria. J. Lipid Res. **3**, 344—350 (1962). — RICHTERICH, R., u. H. E. FRANZ: Das isolierte Glomerulum der Rattenniere. II. Enzymmuster des Energie-Stoffwechsels (C-Raum). Biochem. Z. **334**, 149—167 (1961). — RIMINGTON, C., and B. E. TOOTH: Role of mitochondria in the in vitro formation of protoporphyrin and haem. J. Biochem. **49**, 456—467 (1961). — RINGERTZ, N. R.: Biological sulphation of mast cell tumour polysaccharides. In vivo experiments with transplantable mouse tumours. Ark. Kemi **16**, 67—78 (1960). — RINGOLD, H. J., S. RAMACHANDRAN, and E. FORCHIELLI: Novel enzymatic reduction of steroids in vitro: Allyl alcohol formation. J. biol. Chem. **237**, PC260—PC261 (1962). — RO, T. S., and H. BUSCH: In vitro labeling of RNA in isolated nucleoli of the Walker tumor and liver. Cancer Res. **24**, 1630—1633 (1964). — ROBERT, B., et D. CAMBIER: Etude sur les cathepsines du granulome provoqué par la carragénine. Bull. Soc. Chim. biol. (Paris) **46**, 283—291 (1964). — ROBERTSON, C. H., J. C. BERGENDAHL, and E. C. ADAMS: Tyrosinase activity in the cellular fractions of Harding-Passey melanoma. Tex. Rep. Biol. Med. **15**, 78—83 (1957). — ROBERT-SON, J. D.: The molecular structure and contact relationship of cell membranes. Progr. Biophys. **10**, 343—418 (1960). — ROBINSON, G. B.: The intracellular distribution of peptidases in rat small-intestinal mucosa. Biochem. J. **84**, 35P (1962). — ROBINSON, J. C., L. KEAY, R. MOLINARI, and I. W. SIZER: L-α-Hydroxy acid oxidase of hog renal cortex. J. biol. Chem. **237**, 2001—2010 (1962). — ROBINSON, J. D.: Correlates of structural changes in liver micro-somal suspensions. Arch. Biochem. **106**, 207—212 (1964). ~ Structural changes in microsomal suspensions. II. Studies with brain microsomes. Arch. Biochem. **110**, 475—484 (1965). ~ Structural changes in microsomal suspensions. III. Formation of lipid peroxides. Arch. Biochem. **112**, 170—179 (1965a). — ROBINSON, J. D., J. H. ANDERSON, and J. P. GREEN:

The uptake of 5-hydroxytryptamine and histamine by particulate fractions of brain. J. Pharmacol. exp. Ther. **147**, 236—243 (1965). — Robinson, W. S.: Alloxan diabetes and insulin effects on amino acid incorporating activity of rat liver microsomes. Proc. Soc. exp. Biol. (N.Y.) **106**, 115—118 (1961). — Roche, J., M. W. Hamolsky, R. Michel et H. Lotz: Sur la fixation des hormones thyroïdiennes et de leurs dérivés acétiques par les leucocytes de cheval in vitro. C.R. Acad. Sci. (Paris) **255**, 1278—1280 (1962). — Rodbell, M., R. O. Scow, and S. S. Chernick: Removal and metabolism of triglycerides by perfused liver. J. biol. Chem. **239**, 385—391 (1964). — Rodnight, R., and B. E. Lavin: Phosvitin kinase from brain: Activation by ions and subcellular distribution. Biochem. J. **93**, 84—91 (1964). — Roels, O. A., M. Trout, and A. Guha: Vitamin A deficiency and acid hydrolases: β-Glycerophosphate phosphatase in rat liver. Biochem. J. **93**, 23c—25c (1964). ~ The effect of vitamin A deficiency and dietary α-tocopherol on the stability of rat-liver lysosomes. Biochem. J. **97**, 353—359 (1965). — Rogoskin, V. A., Ya. Aphar, and V. F. Mashansky: Enzymatic activity and ultrastructure of mitochondria in muscle hypertrophy. Biokhimiya **29**, 905—909 (1964). — Rogulski, J.: The sulfhydryl groups of cellular fractions in the kidney of maleate-treated rats. Acta biochim. pol. **10**, 419—426 (1963). — Roizman, B.: The programing of herpes virus multiplication in doubly infected and in puromycin-treated cells. Proc. nat. Acad. Sci. (Wash.) **49**, 165—171 (1963). — Roodyn, D. B.: A survey of metabolic studies on isolated mammalian nuclei. Int. Rev. Cytol. 8, 279—344 (1959). ~ Protein synthesis in mitochondria. 3. The controlled disruption and subfractionation of mitochondria labelled in vitro with radioactive valine. Biochem. J. **85**, 177—189 (1962). ~ A comparative account of methods for the isolation of nuclei. Biochem. Soc. Symp. **23**, 20—38 (1963). ~ Further study of factors affecting amino acid incorporation into protein by isolated mitochondria. Biochem. J. **97**, 782—793 (1965). — Roodyn, D. B., K. B. Freeman, and J. R. Tata: The stimulation by treatment in vivo with tri-iodothyronine of amino acid incorporation into protein by isolated rat-liver mitochondria. Biochem. J. **94**, 628—641 (1965). — Roodyn, D. B., P. J. Reis, and T. S. Work: Protein synthesis in mitochondria. Requirements for the incorporation of radioactive amino acids into mitochondrial protein. Biochem. J. **80**, 9—21 (1961). — Roodyn, D. B., J. W. Suttie, and T. S. Work: Protein synthesis in mitochondria. 1. Rate of incorporation in vitro of radioactive amino acids into soluble proteins in the mitochondrial fraction, including catalase, malic dehydrogenase and cytochrome c. Biochem. J. **83**, 29—40 (1962). — Roof, B. S., and J. C. Aub: Isolated cells: Normal and tumor. I. Preparation and protein synthesis of thymocytes and Yoshida ascites cells of the rat. Cancer Res. **20**, 1426—1435 (1960a). ~ Isolated cells: Normal and tumor. II. Effect of nonionic detergents upon concentrative uptake of amino acids and protein synthesis. Cancer Res. **20**, 1436—1445 (1960b). — Roof, B. S., H. Ryser, and J. C. Aub: Isolated cells: Normal and tumor. III. Effects of bathing media upon intracellular uptake of glycine and upon protein synthesis. Cancer Res. **20**, 1446—1450 (1960). — Roozemond, R. C., G. J. B. Vegt, W. Hespe, and W. Th. Nauta: In vitro precipitation of liver microsomes by deptropine and some structurally related compounds: A cause for the discrepancies observed between in vivo and in vitro N-demethylation. Biochem. Pharmacol. **14**, 699—708 (1965). — Rose, S. P. R.: The localization of cerebral phosphoprotein phosphatase. Biochem. J. **83**, 614—622 (1962). — Rosenberg, B., R. A. Orlando, and J. M. Orlando: Photoconduction and semiconduction in dried receptors of sheep eyes. Arch. Biochem. **93**, 395—398 (1961). — Rosenthal, O., B. Gottlieb, J. D. Gorry, and H. M. Vars: Influence of cations on the intracellular distribution of rat liver arginase. J. biol. Chem. **223**, 469—478 (1956). ~ Influence of cations on the intracellular distribution of rat liver arginase. J. biol. Chem. **223**, 469—478 (1957). — Rosenthal, S. I., P. M. Edelman, and I. L. Schwartz: A method for the preparation of skeletal muscle sarkolemma. Biochim. biophys. Acta (Amst.) **109**, 512—517 (1965). — Rossi, C. R., L. Sartorelli, L. Tatò, L. Baretta, and N. Siliprandi: Phospholipase A activity of rat-liver mitochondria. Biochim. biophys. Acta (Amst.) **98**, 207—209 (1965). — Rossi, C. S., and A. L. Lehninger: Stoichiometry of respiratory stimulation, accumulation of Ca^{++} and phosphate, and oxidative phosphorylation in rat liver mitochondria. J. biol. Chem. **239**, 3971—3980 (1964). — Rossi, F., and P. McLean: Effect of carbon tetrachloride intoxication on the activity of enzymes of the urea cycle in the liver of the rat. Nature (Lond.) **197**, 1207—1208 (1963). — Roth, J. S.: Ribonuclease. VI. Partial purification and characterization of the ribonucleases of rat liver mitochondria. J. biol. Chem. **227**, 591—604 (1957). ~ Ribonuclease. VII. Partial purification and characterization of a ribonuclease inhibitor in rat liver supernatant fraction. J. biol. Chem. **231**, 1085 (1958). ~ Ribonuclease. VIII. Studies on the inactive ribonuclease in the supernatant fraction of rat liver. J. biol. Chem. **231**, 1097—1105 (1958a). ~ Studies on the function of intracellular ribonucleases. III. The relationship of the ribonuclease activity of rat liver microsomes to their biological activity. J. Cell Biol. 8, 665—673 (1960). — Roth, J. S., and J. Bukovsky: Studies on an N-demethylating system in rat liver microsomes. J. Pharmacol. exp. Ther. **131**, 275—281 (1961). — Rotherham, J., J. L. Irvin, E. M. Irvin, and D. J. Holbrook jr.: Incorporation of glycine into protein fractions of nuclei of liver and hepatoma. Proc. Soc. exp. Biol. (N.Y.) **96**, 21—24 (1957). — Rott, R., S. Saber, and C. Scholtissek: Effect on myxovirus of mitomycin C, actinomycin D and pretreatment of the host cell with ultraviolett light. Nature (Lond.) **205**, 1187—1190 (1965). — Roy, A. B.: The enzymic synthesis of aryl sulphamates. Biochim. biophys. Acta (Amst.) **30**, 193 (1958). ~ The sulphatases of ox liver. 7. The intracellular distribution of sulphatases A and B. Biochem. J. **77**, 380—386 (1960). ~ The enzymic synthesis of aryl sulphamates. 2. The effect of 3β-methoxyandrost-5-en-17-one on arylamine sulphokinase. Biochem. J. **79**, 253—261 (1961). — Rubin, A., T. R. Tephly, and G. J. Mannering: Kinetics of drug metabolism by hepatic microsomes. Biochem. Pharmacol. **13**, 1007—1016 (1964). — Rubinstein, D., and O. F. Denstedt: Cytochrome oxidase activity of cell nuclei. Canad. J. Biochem. **32**, 548—552 (1954). — Rubinstein, D., and L. Kanics: The conversion of carbon tetrachloride and chloroform to carbon dioxide by rat liver homogenates. Canad. J. Biochem. **42**, 1577—1585 (1964). — Ruffo, A., A. Adinolfi, G. Budillon, and G. Capobianco: Control of the citric acid cycle by glyoxylate. 2. Mechanisms of the inhibition of respiration in liver and kidney particles. Biochem. J. **85**, 593—600 (1962). — Runeberg, L.: Uncoupling of oxidative phosphorylation in rat liver mitochondria with desaspidin and related phlorobutyrophenone derivatives. Biochem. Pharmacol. **11**, 237—242 (1962). — Rutman, R. J., A. Cantarow, and K. E. Paschkis: The catabolism of uracil in vivo and in vitro. J. biol. Chem. **210**, 321—329 (1954). — Rutter, W. J., and H. A. Lardy: Purification and properties of pigeon liver malic enzyme. J. biol. Chem. **233**, 374—382 (1958). — Ruttloff, H., R. Noack, R. Friese u. G. Schenk: Zur Lokalisation von Carbohydrasen im Bürstensaum der Rattenmucosa. Biochem. Z. **341**, 15—22 (1964). — Ryan, K. J.: Metabolism of C-16-oxygenated steroids by human placenta: the formation of estradiol. J. biol. Chem. **234**, 2006—2008 (1959). ~ Biological aromatization of steroids. J. biol. Chem. **234**, 268—272 (1959a). — Ryan, K. J., and L. L. Engel: Hydroxylation of steroids at carbon 21. J.biol. Chem. **225**, 103—114 (1956). ~ Steroid 21-hydroxylation by adrenal microsomes and reduced triphosphopyridine nucleotide. J. Amer. chem. Soc. **78**, 2654—2655 (1956a). — Rzeczycki, W.: Basic protein from mitochondria as inhibitor of the enzymes of the electron transport system. Acta biochim. pol. **10**, 279—285 (1963).

Sabin, A. B., and M. A. Koch: Source of genetic information for specific complement-fixing antigens in SV 40 virus-induced tumors. Proc. nat. Acad. Sci. (Wash.) **52**, 1131—1138 (1964). — Sacks, J., P. M. Johnston, J. H. Morton, and J. A. N. Harvey: The intracellular distribution of liver glycogen. Exp. Cell Res. **12**, 537—545 (1957). — Sacktor, B.: Respiratory enzymes in mitochondria of spleen from normal and leukemic mice. Biochim. biophys. Acta (Amst.) **90**, 163—166 (1964). — Sacktor, B., and A. R. Dick: Alpha-glycerophosphate and lactic dehydrogenases of hematopoietic cells from leukemic mice. Cancer Res. **20**, 1408—1412 (1960). — Sacktor, B., and L. Packer: Reactions of the respiratory chain in brain mitochondrial preparations. J. Neurochem. **9**, 371—382 (1962). — Sacktor ,B., L. Packer, and R. W. Estabrook: Respiratory activity of brain mitochondria. Arch. Biochem. **80**, 68—71 (1959). — Salas, M., E. Viñuela, and A. Sols: Insulin-dependent synthesis of liver glucokinase in the rat. J. biol. Chem. **238**, 3535—3538 (1963). — Salganicoff, L., and E. De Robertis: Subcellular distribution of the enzymes of the glutamic acid, glutamine and γ-aminobutyric acid cycles in rat brain. J. Neurochem. **12**, 287—309 (1965). — Salganik, R. I., I. M. Griaznova, V. F. Drevich, and T. M. Morozova: The mechanism of the stimulating effect produced by polyanions on the synthesis of proteins in isolated cell nuclei following the action of deoxyribonuclease. Dokl. Akad. Nauk USSR, **145**, 453—456 (1962). — Sallis, J. D., and H. F. deLuca: Parathyroid hormone interaction with the oxidative phosphorylation chain. Effect of adenosine triphosphatase activity and the adenosine triphosphate exchange reaction. J. biol. Chem. **239**, 4303—4307 (1964). — Sallis, J. D., H. F. deLuca, and D. L. Martin: Parathyroid hormone-dependent transport of inorganic phosphate by rat liver mitochondria. J. biol. Chem. **240**, 2229—2233 (1965). — Sallis, J. D., H. F. deLuca, and H. Rasmussen: Parathyroid hormone-dependent uptake of inorganic phosphate by mitochondria. J. biol. Chem. **238**, 4098—4102 (1963). — Salzberg, D. A.: The distribution and metabolism of 3'-methyl-C^{14}-4-dimethyl-aminoazobenzene in the liver and tissues of the rat. Cancer Res. **18**, 768—775 (1958). — Salzman, N. P., A. J. Shatkin, and E. D. Sebring: Viral protein and DNA synthesis in vaccinia infected HeLa cell cultures. Virology **19**, 542—550 (1963). — Samarina, O. P.: Incorporation of labelled amino acids into protein fractions of nuclei of the liver and of the Ehrlich ascites carcinoma cells. Biokhimiya **26**, 61—69 (1961). — Samson jr., F. E., W. M. Balfour, and R. J. Jacobs: Mitochondrial changes in developing rat brain. Amer. J. Physiol. **199**, 693—696 (1960). — Sanadi, D. R.: Persönliche Mitteilung (1964). ~ Energy-linked reactions in mitochondria. Ann. Rev. Biochem. **34**, 21—48 (1965). — Sano, S., S. Inoue, Y. Tanabe, C. Sumiya, and S. Koike: Significance of mitochondria for porphyrin and heme biosynthesis. Science **129**, 275—276 (1959). — Sanui, H., A. P. Carvalho, and N. Pace: Relationship of hydrogen ion binding to sodium and potassium binding by rat liver cell microsomes and human erythrocyte ghosts. J. cell. comp. Physiol. **59**, 241—250 (1962). — Sanui, H., and N. Pace: Sodium and potassium binding by rat liver cell microsomes. J. gen. Physiol. **42**, 1325—1345 (1959). ~ Mass law effects of adenosine triphosphate on Na, K, Mg and Ca binding by rat liver microsomes. J. cell. comp. Physiol. **65**, 27—30 (1965). — Sarcione, E. J., M. Bohne, and M. Leahy: The subcellular site of hexosamine incorporation into liver protein. Biochemistry **3**, 1973—1976 (1964). — Sargent, J. R., and P. N. Campbell: The sequential synthesis of the polypeptide chain of serum albumin by the microsome fraction of rat liver. Biochem. J. **96**, 134—146 (1965). — Sastry, P. S., and J. Ganguly: Studies on vitamin A esterase. 5. A comparative study of vitamin A esterase and cholesterol esterase of rat and chicken liver. Biochem. J. **80**, 397—406 (1961). — Sauer, L. A., A. P. Martin, and E. Stotz: Oxidative phosphorylation in ascites tumor mitochondria. Cancer Res. **22**, 632—636 (1962). — Saw, S., and S. Granick: Mitochondrial coproporphyrinogen oxidase and protoporphyrin formation. J. biol. Chem. **236**, 1173—1180 (1961). — Sawant, P. L., I. D. Desai, and A. L. Tappel: Factors affecting the lysosomal membrane and availability of enzymes. Arch. Biochem. **105**, 247—253 (1964). ~ Digestive capacity of purified lysosomes. Biochim. biophys. Acta (Amst.) **85**, 93—102 (1964a). — Sawant, P. L., S. Shibko, U. S. Kumta, and A. L. Tappel: Isolation of rat-liver lysosomes and their general properties. Biochim. biophys. Acta (Amst.) **85**, 82—93 (1964). — Scaife, J. F.: Effect of ionizing radiation on the pyridine nucleotides of thymocytes. Canad. J. Biochem. **41**, 1469—1481 (1963a). ~ Effect of ionizing radiation on the oxidation of succinate by rat thymus mitochondria. Canad. J. Biochem. **41**, 1486—1490 (1963b). ~ The nature of the radiation-induced lesion of the electron transport chain of thymus mitochondria. Canad. J. Biochem. **42**, 431—434 (1964). — Scaife, J. F., and D. H. Campbell: The destruction of O,O-diethyl-S-2-diethylaminoethyl phosphorothiolate by liver microsomes. Canad. J. Biochem. **37**, 297—305 (1959). — Scaife, J. F., and B. Hill: The uncoupling of oxidative phosphorylation by ionizing radiation. Canad. J. Biochem. **40**, 1025—1042 (1962). ~ Uncoupling of oxidative phosphorylation by ionizing radiation. II. The stability of mitochondrial lipids and cytochrome c. Canad. J. Biochem. **41**, 1223—1233 (1963). — Schäfer, W.: Structure of some animal viruses and significance of their components. Bact. Rev. **27**, 1—17 (1963). — Schapiro, S., and L. Stjärne: Evidence for the granular localization of posterior pituitary hormones. Nature (Lond.) **189**, 669 (1961). — Schatz, G., E. Haslbrunner, and H. Tuppy: Deoxyribonucleic acid associated with yeast mitochondria. Biochem. biophys. Res. Commun. **15**, 127—132 (1964). — Schliselfeld, L. H., J. van Eys, and O. Touster: The purification and properties of a nucleotide pyrophosphatase of rat liver nuclei. J. biol. Chem. **240**, 811—818 (1965). — Schmid, R., S. Buckingham, G. A. Mendilla, and L. Hammaker: Bilirubin metabolism in the foetus. Nature (Lond.) **183**, 1823—1824 (1959). — Schmitt, A., u. G. Siebert: Dipeptidase-Aktivitäten in Fischmuskeln. Arch. Fischereiwiss. **17**, 50—60 (1966). — Schneider, E. J., A. Graffi, H. Bielka u. L. Venker: Weitere Untersuchungen über die Beziehung zwischen Mitochondrien und Glykolyse. Naturwissenschaften **44**, 446 (1957). — Schneider, J. H., and S. N. Nayfeh: The effect of deoxyribonuclease on the incorporation of precursors into nuclear ribonucleic acid in reconstituted rat-liver homogenates. Biochim. biophys. Acta (Amst.) **61**, 387—394 (1962). — Schneider, J. J., and M. L. Lewbart: Enzymatic synthesis of steroid sulfates. J. biol. Chem. **222**, 787—794 (1956). — Schneider, W., and Hj. Staudinger: Reduced nicotinamide-adenine dinucleotide-dependent reduction of semidehydroascorbic acid. Biochim. biophys. Acta (Amst.) **96**, 157—159 (1965). — Schneider, W., Hj. Staudinger u. W. Weis: Zur Bedeutung von Semidehydroascorbinsäure für die mikrosomale Ascorbinsäure-abhängige NADH-Oxydation. Biochim. biophys. Acta (Amst.) **89**, 548—549 (1964). — Schneider, W. C.: Mitochondrial metabolism. Advanc. Enzymol. **21**, 1—72 (1959). — Schneider, W. C., and G. H. Hogeboom: Intracellular distribution of enzymes. IX. Certain purine-metabolizing enzymes. J. biol. Chem. **195**, 161—166 (1952). — Schneider, W. C., and E. L. Kuff: The isolation and some properties of rat liver mitochondrial deoxyribonucleic acid. Proc. nat. Acad. Sci. (Wash.) **54**, 1650—1658 (1965). — Schneider, W. C., M. J. Striebich, and G. H. Hogeboom: Cytochemical studies. VII. Localization of endogenous citrate in rat liver fractions. J. biol. Chem. **222**, 969—977 (1956). — Scholes, G., J. J. Weiss, and C. M. Wheeler: Action of ionizing radiation on rat liver cell nuclei. Nature (Lond.) **195**, 802 (1962). — Scholtissek, C.: End-turnover of rat-liver soluble RNA in vivo. Biochim. biophys. Acta (Amst.) **61**, 499—505 (1962). — Scholtissek, C., R. Rott, P. Hausen, H. Hausen, and W. Schäfer: Comparative studies of RNA and protein synthesis with a myxovirus and a small polyhedral virus. Cold Spr. Harb. Symp. quant. Biol. **27**, 245—256 (1962). — Schotz, M. C., L. I. Rice, and R. B. Alfin-Slater: Further studies on cholesterol in liver cell fractions of normal and cholesterol-fed rats. J. biol. Chem. **204**, 19—26 (1953). — Schramm, M., and D. Danon: The mechanism of enzyme secretion by the cell. I. Storage of amylase in the zymogen granules of the rat-parotis gland. Biochim. biophys. Acta (Amst.) **50**, 102—112 (1961). — Schuel, H., L. Lorand, R. Schuel, and N. G. Anderson: Isolation of relaxing particles from rat skeletal muscles in zonal centrifuges. J. gen. Physiol. **48**, 737—752 (1965). — Schulman, M. P., J. C. Sonne, and J. M. Buchanan: Biosynthesis of the purines. I. Hypoxanthine formation in pigeon liver homogenates and extracts. J. biol. Chem. **196**, 499—512 (1952). — SCHULTZ, J., R. CORLIN, F. ODDI, K. KAMINKER, and W. JONES: Myeloperoxidase of the leucocyte of normal human blood. III. Isolation of the peroxidase granule. Arch. Biochem. **111**, 73—79 (1965). — SCHULTZ, R. L., and R. K. MEYER: Biological activity of fractions obtained by differential centrifugation of the bovine adrenal cortex. J. biophys. biochem. Cytol. **4**, 23—28 (1958). — SCHWARTZ, A., H. S. BACHELARD, and H. McILWAIN: The sodium-stimulated adenosine-triphosphatase activity and other properties of cerebral microsomal fractions and subfractions. Biochem. J. **84**, 626—637 (1962). — SCHWARTZ, A., and K. S. LEE: Effect of reserpine on heart mitochondria. Nature (Lond.) **188**, 948—949 (1960). ~ The effect of heart mitochondria on glycolytic systems from brain and heart. Biochim. biophys. Acta (Amst.) **44**, 590—592 (1960a). — SCHWARTZ, H. S.: Pharmacology of mitomycin C. III. Total synthesis of tuberin. J. Antibiot. (Tokyo) **15**, 123—129 (1962). — SCHWEET, R., and R. HEINTZ: Protein synthesis. Ann. Rev. Biochem. **35**, 723—758 (1966). — SCHWEET, R., H. LAMFROM, and E. ALLEN: The synthesis of hemoglobin in a cell-free system. Proc. nat. Acad. Sci. (Wash.) **44**, 1029—1035 (1958). — SEAL, U. S., and H. R. GUTMANN: The metabolism of the carcinogen N-(2-fluorenyl)acetamide by liver cell fractions. J. biol. Chem. **234**, 648—654 (1959). — SEAWRIGHT, A. A., and A. E. M. McLEAN: Effect of carbon tetrachloride on protein synthesis, ion transport and microsomal demethylation in liver slices. Biochem. J. **100**, 11P (1966). — SEDGWICK, B., and G. HÜBSCHER: Metabolism of phospholipids. IX. Phosphatidate phosphohydrolase in rat liver. Biochim. biophys. Acta (Amst.) **106**, 63—77 (1965). — SEGAL, S. J., O. W. DAVIDSON, and K. WADA: The uterotropic action of RNA extracts from estrogen-stimulated rat uteri. VI. Internat. Congr. Biochem. New York 1964, Abstr. No IX—83, p. 733. — SEIJI, M., T. B. FITZPATRICK, R. T. SIMPSON, and M. S. C. BIRBECK: Chemical composition and terminology of specialized organelles (melanosomes and melanin granules) in mammalian melanocytes. Nature (Lond.) **197**, 1082—1084 (1963). — SEIJI, M., and S. IWASHITA: Intracellular localization of tyrosinase in melanocyte. J. Biochem. (Tokyo) **54**, 103—106 (1963). — SEKIGUCHI, M., and A. SIBATANI: Incorporation of ^{32}P into isolated nuclei of rabbit appendix: The role of deoxyribonucleic acid. Biochim. biophys. Acta (Amst.) **34**, 444—456 (1959). — SELLINGER, O. Z., and F. DE BALBIAN VERSTER: Glutamine synthetase of rat cerebral cortex: Intracellular distribution and structural latency. J. biol. Chem. **237**, 2836—2844 (1962). ~ An esterase of rat cerebral cortex acting on o-nitrophenyl acetate: Method of assay, properties, and intracellular distribution. Analyt. Biochem. **3**, 479—488 (1962a). — SELLINGER, O. Z., R. CATANZARO, E. B. CHAIN, and F. POCHIARI: The metabolism of glutamate and aspartate in rat cerebral cortical slices. Proc. roy. Soc. B **156**, 148—162 (1962). — SELLINGER, O. Z., D. L. RUCKER, and F. DE BALBIAN VERSTER: Cerebral lysosomes. I. A comparative study of lysosomal N-acetyl-β-D-glucosaminidase and mitochondrial aspartic transaminase of rat cerebral cortex. J. Neurochem. **11**, 271—280 (1964). — SELLINGER, O. Z., and G. D. RUCKER: Cerebral lysosomes. III. Evidence for in vivo "labilization" by the convulsant DL-methionine-DL-sulfoximine. Life Sci. **5**, 163—167 (1966). — SEMENZA, G., R. TOSI, M. C. VALLOTON-DELACHAUX, and E. MÜLHAUPT: Sodium activation of human intestinal sucrase and its possible significance in the enzymic organization of brush borders. Biochim. biophys. Acta (Amst.) **89**, 109—116 (1964). — SENIOR, J. R., and K. J. ISSELBACHER: Activation of long-chain fatty acids by rat-gut mucosa. Biochim. biophys. Acta (Amst.) **44**, 399—400 (1960). — SERRONE, D. M., and J. M. FUJIMOTO: Inhibition of the metabolism of hexobarbital in vitro. Biochem. Pharmacol. **5**, 263—264 (1960). — SEWARD, C. R., G. VAUGHAN, and E. L. HOVE: Effect of vitamin A deficiency or excess on the oxidative phosphorylation by rat liver mitochondria. J. biol. Chem. **241**, 1229—1232 (1966). — SHAH, D. H., W. W. CLELAND, and J. W. PORTER: The partial purification, properties, and mechanism of action of pig liver isopentenyl pyrophosphate isomerase. J. biol. Chem. **240**, 1946—1956 (1965). — SHAPOT, V., and H. C. PITOT: Isolation and fractionation of ribonucleic acid from the smooth endoplasmic reticulum of rat liver. Biochim. biophys. Acta (Amst.) **119**, 37—45 (1966). — SHARE, L.: Depletion and reaccumulation of mitochondrial sodium and potassium: effect of adrenalectomy. Amer. J. Physiol. **194**, 47—52 (1958). ~ Volumes of distribution of hemoglobin, of (^{14}C)carboxypolyglucose and of (^{14}C)sucrose in pellets of rat-liver mitochondria. Biochim. biophys. Acta (Amst.) **38**, 154—155 (1960). — SHARE, L., and R. W. HANSROTE: Permeability of rat liver microsomes to sucrose and carboxypolyglucose in vitro. J. biophys. biochem. Cytol. **7**, 239—242 (1960). — SHARE, L., and R. O. RECKNAGEL: Effect of carbon tetrachloride poisoning on potassium, sodium and water content of liver mitochondria. Amer. J. Physiol. **197**, 121—125 (1959). — SHEFER, S., S. HAUSER, and E. H. MOSBACH: Studies on the biosynthesis of 5α-reductase of rat liver. J. biol. Chem. **241**, 946—952 (1966). — SHEID, B., and E. HIRSCHBERG: Demonstration of a DPNH: α-ketoglutarate oxidoreductase activity in embryonic chick liver supernatant fraction. Biochem. biophys. Res. Commun. **21**, 601—606 (1965). — SHELTAWY, A.: Dietary alterations of the mitochondrial lipid pattern. Biochem. J. **95**, 561—567 (1965). — SHEPHERD, J. A., and G. KALNITSKY: Intracellular distribution of the phosphate-activated glutaminase of rat liver.

J. biol. Chem. **192**, 1—7 (1951). ∼ Intracellular distribution of fumarase, aconitase, and isocitric dehydrogenase in rabbit cerebral cortex. J. biol. Chem. **207**, 605—611 (1954). — Shepherd, J. A., Y. W. Li, E. E. Mason, and S. E. Ziffren: The distribution of aconitase and fumarase in homogenates of human liver. J. biol. Chem. **213**, 405—408 (1955). — Sheppard, H., W. H. Tsien, W. Rodegker, and A. J. Plummer: Distribution and elimination of methylphenidate-C^{14}. Toxicol. appl. Pharmacol. **2**, 353—362 (1960). — Shibko, S., J. Pangborn, and A. L. Tappel: Studies on the release of lysosomal enzymes from kidney lysosomes. J. Cell Biol. **25**, 479—483 (1965). — Shibko, S., and A. L. Tappel: Acid phosphatase of the lysosomal and soluble fraction of rat liver. Biochim. biophys. Acta (Amst.) **73**, 76—86 (1963). ∼ Distribution of esterases in rat liver. Arch. Biochem. **106**, 259—266 (1964). ∼ Rat-kidney lysosomes: Isolation and properties. Biochem. J. **95**, 731—741 (1965). — Shikita, M., T. Ogiso, and B.-I. Tamaoki: Effect of inhibitors on testicular microsomal steroid 17α-hydroxypregnene C_{17}—C_{20} lyase. Biochim. biophys. Acta (Amst.) **105**, 516—522 (1965). — Shimazu, T.: The effect of electric stimulation of hypothalamus on rabbit liver tryptophan pyrrolase. Biochim. biophys. Acta (Amst.) **65**, 373—375 (1962). — Shmukler, H. W., and B. D. Polis: The nonprotein amino acids and related compounds of rat liver mitochondria. Analyt. Biochem. **9**, 281—292 (1964). — Shore, V., and B. Shore: Effect of mercuric chloride on some kidney enzymes in chow-fed and sucrose-fed rats. Amer. J. Physiol. **198**, 187—190 (1960). — Shuster, L.: Metabolism of drugs and toxic substances. Ann. Rev. Biochem. **33**, 571—596 (1964). — Shuster, L., and R. V. Hannam: Changes in morphine- and chlorpromazine-N-demethylase during the development of tolerance to chlorpromazine in mice. Canad. J. Biochem. **43**, 899—908 (1965). — Shyamala, G., W. J. Lossow, and I. L. Chaikoff: Esterification of cholesterol and hydrolysis of cholesterol oleate by homogenates of bovine adrenal glands and their subcellular components. Proc. Soc. exp. Biol. (N.Y.) **118**, 138—142 (1965). — Sibatani, A., S. R. de Kloet, V. G. Allfrey, and A. E. Mirsky: Isolation of a nuclear RNA fraction resembling DNA in its base composition. Proc. nat. Acad. Sci. (Wash.) **48**, 471—477 (1962). — Siebert, G.: Enzyme und Substrate der Glykolyse in isolierten Zellkernen. Biochem. Z. **334**, 369—387 (1961). ∼ Unveröffentlicht (1962). ∼ Enzymes of cancer nuclei. Exp. Cell Res., Suppl. **9**, 389—417 (1963). ∼ Gewinnung von Zellkernen und anderen Zellfraktionen in nicht-wäßrigen Medien. In: Biochemisches Taschenbuch (Rauen, Hrsg.), 2. Aufl., Bd. II, S. 541—546. Berlin-Göttingen-Heidelberg: Springer 1964. ∼ Ribonucleasen. In: Hoppe-Seyler/Thierfelder's Handbuch, 10. Aufl., Bd. VI/B, S. 721—780. Berlin-Göttingen-Heidelberg: Springer 1966. ∼ Energy yielding reactions in nuclei. Proc. Internat. Symp. The Cell nucleus, Rijswijk, Mai 1966, p. 265—272. London 1966a. — Siebert, G., u. E. Adloff: Spaltung von Desoxyribonucleosid-triphosphaten durch Zellkern-Adenosintriphosphatasen. Biochem. Z. **333**, 202—204 (1960). — Siebert, G., K.-H. Bässler, R. Hannover, E. Adloff u. R. Beyer: Enzymaktivitäten in isolierten Zellkernen in Abhängigkeit von der mitotischen Aktivität. Biochem. Z. **334**, 388—400 (1961). — Siebert, G., P. B. Diezel, K. Jahr, E. Krug, A. Schmitt, E. Grünberger u. I. Bottke: Isolierung und Eigenschaften von Lipofuscin aus Herzgewebe des Menschen. Histochemie **3**, 17—45 (1962). — Siebert, G., J. Dubuc, R. C. Warner, and G. W. E. Plaut: The preparation of isocitric dehydrogenase from mammalian heart. J. biol. Chem. **226**, 965—975 (1957). — Siebert, G., u. R. Hannover: Lactatdehydrogenase-Studien an isolierten Zellkernen. Biochem. Z. **339**, 162—174 (1963). — Siebert, G., and G. B. Humphrey: Enzymology of the nucleus. Advanc. Enzymol. **27**, 239—288 (1965). — Siebert, G., G. B. Humphrey, H. Themann u. W. Kersten: Neue Kriterien zur Beurteilung isolierter Zellkerne. Hoppe-Seylers Z. physiol. Chem. **340**, 51—72 (1965). — Siebert, G., K. Kesselring, R. Beyer, K.-H. Bässler u. B. C. Pressman: Zur Rolle des Zellkerns beim DPN-Haushalt der Zelle. Hoppe-Seylers Z. physiol. Chem. 1967, in Vorbereitung. — Siebert, G., K. Kesselring u. F. Fischer: Phosphoenolpyruvat als Substrat der alkalischen Phosphatase: Konkurrenz mit Pyruvatkinase. Hoppe-Seylers Z. physiol. Chem. **341**, 44—75 (1965). — Siebert, G., K. Lang, S. Lucius u. G. Rossmüller: Untersuchungen über Stoffwechselprozesse in isolierten Zellkernen. 9. Mitteilung. Über den Einbau von anorganischem Phosphat (P^{32}) in isolierte Zellkerne in vitro. Biochem. Z. **324**, 311—324 (1953). — Siebert, G., H. Langendorf, R. Hannover, D. Nitz-Litzow, B. C. Pressman u. C. Moore: Untersuchungen zur Rolle des Natriumstoffwechsels im Zellkern der Rattenleber. Hoppe-Seylers Z. physiol. Chem. **343**, 101—115 (1965). — Siebert, G., u. H. Stich: Unveröffentlicht (1957). — Siebert, G., J. Villalobos jr., T. S. Ro, W. J. Steele, G. Lindenmayer, H. Adams, and H. Busch: Enzymatic studies on isolated nucleoli of rat liver. J. biol. Chem. **241**, 71—78 (1966). — Siegel, L., and S. Englard: Beef-heart malic dehydrogenases. III. Comparative studies of some properties of M-malic dehydrogenase and S-malic dehydrogenase. Biochim. biophys. Acta (Amst.) **64**, 101—110 (1962). — Siekevitz, P.: Protoplasm: Endoplasmic reticulum and microsomes and their properties. Ann. Rev. Physiol. **25**, 15—40 (1963). ∼ Origin and functional nature of microsomes. Fed. Proc. **24**, 1153—1155 (1965). — Siekevitz, P., and G. E. Palade: A cytochemical study on the pancreas of the guinea pig. I. Isolation and enzymatic activities of cell fractions. J. biophys. biochem. Cytol. **4**, 203—218 (1958). ∼ A cytochemical study on the pancreas of the guinea pig. III. In vivo incorporation of leucine-1-^{14}C into the proteins of cell fractions. J. biophys. biochem. Cytol. **4**, 557—566 (1958a). ~ A cytochemical study on the pancreas of the guinea pig. V. In vivo incorporation of leucine-1-^{14}C into the chymotrypsinogen of various cell fractions. J. biophys. biochem. Cytol. **7**, 619—630 (1960). — SIGEL, M. B., and J. T. DOWLING: Specificity of corticotrophine-induced increase in mitochondrial ribonucleic acid. Amer. J. Physiol. **206**, 1156—1160 (1964). — SILBERT, J. E.: Incorporation of ^{14}C and ^{3}H labeled nucleotide sugars into a polysaccharide in the presence of a cell-free preparation from cartilage. J. biol. Chem. **239**, 1310—1315 (1964). — SILIPRANDI, N., D. SILIPRANDI, and M. CIMAN: Stimulation of oxidation of mitochondrial fatty acids and of acetate by acetylcarnitine. Biochem. J. **96**, 777—780 (1965). — SIMCOCK, M. J., G. SNEYD, and R. D. BATT: The catabolism of cytidine 3'-phosphate by rat liver preparations. Arch. Biochem. **71**, 62—68 (1957). — SIMPSON, M. V., D. M. SKINNER, and J. M. LUCAS: On the biosynthesis of cytochrome c. J. biol. Chem. **236**, PC81—PC82 (1961). — SKIDMORE, I. F., and M. W. WHITEHOUSE: Biochemical properties of anti-inflammatory drugs. IV. Uncoupling of oxidative phosphorylation by resorcinols, tropolones and diones. Biochem. Pharmacol. **14**, 547—555 (1965). — SLATER, E. C.: The constitution of the respiratory chain in animal tissues. Advanc. Enzymol. **20**, 147—199 (1958). — SLATER, T. F.: Early changes in rat-liver microsomal components produced by carbon tetrachloride and promethazine. Biochem. J. **97**, 22 c—24 c (1965). ~ Necrogenic action of carbon tetrachloride in the rat: A speculative mechanism based on activation. Nature (Lond.) **209**, 36—40 (1966). ~ In vitro effects of carbon tetrachloride on rat-liver microsomes. Biochem. J. **101**, 16 P—17 P (1966a). — SLATER, T. F., and A. L. GREENBAUM: Changes in lysosomal enzymes in acute experimental liver injury. Biochem. J. **96**, 484—491 (1965). — SLATER, T. F., and D. N. PLANTEROSE: Studies on the particulate components of rat mammary gland. Biochem. J. **74**, 584—591 (1960). — SLATER, T. F., and P. A. RILEY: Lysosomal damage and photosensitization produced by phylloerythrin. Biochem. J. **96**, 39 P—40 P (1965). — SLATER, G. G., A. L. SELLERS, and J. MARMORSTON: Cytoplasmic fractionation of kidney proteins. Proc. Soc. exp. Biol. (N.Y.) **91**, 525—528 (1956). — SLOTTA, K. H.: Mitochondrial phospholipids in rats of various ages. J. Geront. **18**, 326—330 (1963). ~ Mitochondrial coenzyme Q_{10} in rats of various ages. J. Geront. **20**, 165—168 (1965). — SMELLIE, R. M. S., W. M. MCINDOE, and J. N. DAVIDSON: The incorporation of ^{15}N, ^{35}S and ^{14}C into nucleic acids and proteins of rat liver. Biochim. biophys. Acta (Amst.) **11**, 559—565 (1953). — SMIT, J. A., and L. A. STOCKEN: The effect of X-irradiation on the activation of amino acids in nuclei from rat thymus gland. Biochem. J. **89**, 37—44 (1963). ~ The effects of X-irradiation on the incorporation of amino acids into proteins of nuclei from rat thymus gland. Biochem. J. **91**, 155—161 (1964). — SMITH, E. E., C. WATANABE, J. LOUIE, W. J. JONES, H. HOYT, and F. E. HUNTER jr.: The effect of chlorpromazine and diphenhydramine on swelling of isolated liver mitochondria. Biochem. Pharmacol. **13**, 643—657 (1964). — SMITH, E. R., and H. BREUER: Enzymic formation of oestrone 3-glucuronide by rabbit-liver microsomes. Biochem. J. **88**, 168—172 (1963). — SMITH, J. A., and H. F. DE LUCA: Structural changes in isolated liver mitochondria of rats during essential fatty acid deficiency. J. Cell Biol. **21**, 15—26 (1964). — SMITH, J. C., V. M. FOLDES, and F. F. FOLDES: Distribution of cholinesterase in normal human muscle. Canad. J. Biochem. **41**, 1713—1720 (1963). — SMITH, R. E.: Comparative effects of thyroxin in vivo and cold acclimation on metabolic activity of cell fractions from rat liver. Fed. Proc. **19**, Suppl. 5, 64—70 (1960). ~ Mitochondrial control of oxidative phosphorylation in cold-acclimated rats. Fed. Proc. **19**, Suppl. 5, 146—151 (1960a). — SMITH, R. M., and W. S. OSBORNE-WHITE: Metabolism of propionate by sheep liver. Oxidation of propionate by homogenates. Biochem. J. **95**, 411—422 (1965). — SMITH, R. M., W. S. OSBORNE-WHITE, and G. R. RUSSELL: Metabolism of propionate by sheep liver. Stimulation of the mitochondrial rate by factors from the cell sap. Biochem. J. **95**, 423—430 (1965a). ~ Metabolism of propionate by sheep liver. Interrelations of propionate and glutamate in aged mitochondria. Biochem. J. **95**, 431—436 (1965b). — SMITH, S. M. J., and H. M. KEIR: DNA nucleotidyltransferase in nuclei and cytoplasm prepared from thymus tissue in non-aqueous media. Biochim. biophys. Acta (Amst.) **68**, 578—588 (1963). — SMUCKLER, E. A., and E. P. BENDITT: Studies on carbon tetrachloride intoxication. III. A subcellular defect in protein synthesis. Biochemistry **4**, 671—679 (1965). — SNOW, G. A., and E. W. HURST: Distribution of mepacrine in the organs of different animal species, and in the components of liver cells. Brit. J. Pharmacol. **11**, 209—214 (1956). — SÖRBO, B. H.: On the properties of rhodanese. Partial purification, inhibitors and intracellular distribution. Acta chem. scand. **5**, 724—734 (1951). — SOLOMON, J. B.: Constitutive enzymes of the developing chick-embryo: Adenosine deaminase. Biochem. J. **75**, 278—284 (1960). — SOMOGYI, J., and S. VINCZE: Mitochondrial and non-mitochondrial adenosinetriphosphatase in brain tissue. I. Origin and properties of the two different adenosinetriphosphatases. Acta physiol. Acad. Sci. hung. **20**, 325—337 (1961). — SORDAHL, L. A., J. C. HALL, and P. L. STEFKO: Oxidative phosphorylation in liver mitochondria from hypophysectomized cats. J. biol. Chem. **238**, 474—476 (1963). — SOROF, S., B. CLAUS, and P. P. COHEN: Effect of regeneration and inanition on the electrophoretic properties of soluble rat liver proteins. Cancer Res. 11, 873—876 (1951). — Sorof, S., P. P. Cohen, E. C. Miller, and J. A. Miller: Electrophoretic studies on the soluble proteins from livers of rats fed aminoazo dyes. Cancer Res. 11, 383—387 (1951). — Sorof, S., R. H. Golder, and M. G. Ott: Isolation of a major ultracentrifugal class of soluble proteins from rat liver; Localization of soluble protein-bound aminoazo dyes therein. Cancer Res. 14, 190—197 (1954). — Sorof, S., E. M. Young, M. M. McCue, and P. L. Fetterman: Zonal electrophoresis of the soluble proteins of liver and tumor in azo dye carcinogenesis. Cancer Res. 23, 864—882 (1963). — Sorof, S., E. M. Young, and M. G. Ott: Soluble liver h proteins during hepatcarcinogenesis by aminoazo dyes and 2-acetylaminofluorene in the rat. Cancer Res. 18, 33—46 (1958). — South jr., F. E.: Hibernation, temperature and rates of oxidative phosphorylation by heart mitochondria. Amer. J. Physiol. 198, 463—466 (1960). — Spector, E., and F. E. Shideman: Metabolism of thiopyrimidine derivatives: Thiamylal, thiopental and thiouracil. Biochem. Pharmacol. 2, 182—196 (1959). — Spencer, A., L. Corman, and J. M. Lowenstein: Citrate and the conversion of carbohydrate into fat. A comparison of citrate and acetate incorporation into fatty acids. Biochem. J. 93, 378—388 (1964). — Spencer, B.: Endogenous sulphate acceptors in rat liver. Biochem. J. 77, 294—304 (1960). — Spencer, R. P., and N. Zamcheck: Alternate metabolic fate of 5-hydroxytryptophan. Biochem. biophys. Res. Commun. 3, 386—391 (1960). — Spiro, M. J., and J. M. McKibbin: The lipides of rat liver cell fractions. J. biol. Chem. 219, 643—651 (1956). — Spolter, H., and C. Baldridge: Multiple forms of histidine-pyruvate transaminase in rat-liver. Biochim. biophys. Acta (Amst.) 90, 287—290 (1964). — Spolter, L., L. I. Rice, and W. Marx: Biosynthesis of heparin. Evidence for the transfer of radioactive sulfate to small-molecular-weight acceptors. Biochim. biophys. Acta (Amst.) 74, 188—192 (1963). — Spolter, P. D., and R. C. Baldridge: The metabolism of histidine. V. On the assay of enzymes in rat liver. J. biol. Chem. 238, 2071—2074 (1963). — Sporn, M. B., and W. Dingman: The fractionation and characterization of nuclear ribonucleic acid from rat liver. Biochim. biophys. Acta (Amst.) 68, 387—400 (1963). — Spratt, J. L., and G. T. Okita: Subcellular localization of radioactive digitoxin. J. Pharmacol. exp. Ther. 124, 115—119 (1958). — Srinivasan, P. R., M. Brunfaut, and M. Errera: The role of sulfhydryl groups in RNA metabolism. Exp. Cell Res. 34, 61—70 (1964). — Staehelin, M.: Effect of hypophysectomy on rat liver poly-ribosomes. Biochem. Z. 342, 459—468 (1965). — Stainer, D. W., and T. K. Murray: Isomerization of vitamin A by tissue homogenates. Canad. J. Biochem. 38, 1467—1470 (1960). — Stanbury, J. B., M. L. Morris, H. J. Corrigan, and W. E. Lassiter: Thyroxine deiodination by a microsomal preparation requiring Fe^{++}, oxygen, and cysteine or glu-tathione. Endocrinology 67, 353—362 (1960). — Stanislawski, M., J. Uriel et P. Grabar: Mise en évidence des activités estérasiques dans différentes fractions du foie de Rat normal après électrophorèse et analyse immunoélectrophorétique. C.R. Acad. Sci. (Paris) 257, 1731—1734 (1963). — Stanley, W. M., and R. M. Bock: Isolation and physical properties of the ribosomal ribonucleic acid of Escherichia coli. Biochemistry 4, 1302—1311 (1965). — Steele, W. J., and H. Busch: Studies on acidic nuclear proteins of the Walker tumor and liver. Cancer Res. 23, 1153—1163 (1963). ~ Studies on the composition of residual proteins of isolated nuclei of liver and Walker carcinosarcoma 256. Exp. Cell Res. 33, 68—72 (1964). — Steele, W. J., N. Okamura, and H. Busch: Effects of thioacetamide on the composition and biosynthesis of nuclear and nucleolar ribonucleic acid in rat liver. J. biol. Chem. 240, 1742—1749 (1965). — Stein, O., and J. S. Fruton: Proteinase activity of rat lymph nodes. Yale J. Biol. Med. 33, 71—78 (1960). — Steinberg, D., and M. Vaughan: Observations on intracellular protein catabolism studied in vitro. Arch. Biochem. 65, 93—105 (1956). — Steiner, D. F., and R. H. Williams: Respiratory inhibition and hypoglycemia by biguanides and decamethylenediguanidine. Biochim. biophys. Acta (Amst.) 30, 329—340 (1958). — Steiner, R. F.: Reversible inactivation of glycogen synthetase. Biochim. biophys. Acta (Amst.) 54, 206—209 (1961). — Stenram, U.: Interferometric determinations of the ribose nucleic acid concentration in liver nucleoli of protein-fed and protein-deprived rats. Exp. Cell Res. 15, 174—183 (1958). ~ Radioautographic studies with methionine-³H and cytidine-³H on prote in deficiency in mice and rats with special reference to liver cells. Exp. Cell Res. 26, 485—492 (1962). — Stern, H., and A. E. Mirsky: The isolation of wheat germ nuclei and some aspects of their glycolytic metabolism. J. gen. Physiol. 36, 181—200 (1953). — Stern, H., and S. Timonen: The position of the cell nucleus in pathways of hydrogen transfer: Cytochrome c, flavoproteins, glutathione, and ascorbic acid. J. gen. Physiol. 38, 41—52 (1954). — Stetten, M. R.: Metabolism of inorganic pyrophosphate. I. Microsomal inorganic pyrophosphate phosphotransferase of rat liver. J. biol. Chem. 239, 3576—3583 (1964). — Stetten, M. R., and H. L. Taft: Metabolism of inorganic pyrophosphate. II. The probable identity of microsomal inorganic pyrophosphatase, pyrophosphate phosphotransferase, and glucose 6-phosphatase. J. biol. Chem. 239, 4041—4046 (1964). — Stevenson, E., and E. Staple: Oxidation of various simple steroids by the cholesterol oxidase system. Arch. Biochem. 97, 485—490 (1962). — Stevenson, I. H., and G. J. Dutton: Glucuronide synthesis in kidney and gastrointestinal tract. Biochem. J. 82, 330—340 (1962). — Stirpe, F., and

K. Schwarz: Incorporation of valine-1-14C into serum and tissue proteins of rats fed torula yeast diets. J. Nutr. **79**, 151—160 (1963). — Stjärne, L.: Studies of catecholamine uptake, storage and release mechanisms. Acta physiol. scand. **62**, Suppl. 228, 1—97 (1964). — Stock, K., and E. Westermann: Quantitative estimation and tissue distribution of Kö 592, 1-(3-methylphenoxy)-3-isopropylaminopropanol-(2)-hydrochloride. A new sympathetic β-receptor blocking agent. Biochem. Pharmacol. **14**, 227—236 (1965). — Stoffel, W.: Persönliche Mitteilung (1966). — Stoffel, W., u. K.-L. Ach: Der Stoffwechsel der ungesättigten Fettsäuren. II. Eigenschaften des kettenverlängernden Enzyms. Zur Frage der Biohydrogenierung der ungesättigten Fettsäuren. Hoppe-Seylers Z. physiol. Chem. **337**, 123—132 (1964). — Stoffel, W., u. H.-G. Schiefer: Der Stoffwechsel der ungesättigten Fettsäuren. VI. Zur β-Oxydation der Mono- und Polyenfettsäuren. Untersuchungen in vivo und in vitro mit (3H, 14C)- und (1-14C)-markierten Mono- und Polyenfettsäuren. Hoppe-Seylers Z. physiol. Chem. **341**, 84—90 (1965). — Stollar, V. S., and N. O. Kaplan: Incorporation of isotopically labeled precursors into the pyridine nucleotide coenzymes. J. biol. Chem. **236**, 1863—1866 (1961). — Stowell, R. E., D. E. Young, E. A. Arnold, and B. F. Trump: Structural, chemical, physical, and functional alterations in mammalian nucleus following different conditions of freezing, storage, and thawing. Fed. Proc. **24**, Suppl. 15, S-115—S-141 (1965). — Straub, F. B., Á. Ullmann, and P. Venetianer: Ribonucleic acid (RNA) and the formation of amylase in cell-free preparations from pigeon pancreas. Biochim. biophys. Acta (Amst.) **43**, 152—162 (1960). — Straus, W.: Comparative observations on lysosomes and phagosomes in kidney and liver of rats after administration of horse-radish peroxidase. In: Lysosomes (de Reuck and Cameron, eds.), p. 151—170. London 1963. — Strickland, E. H.: Respiration and phosphorylation in liver mitochondria and homogenates from adrenalectomized rats. Arch. Biochem. **100**, 110—118 (1963). — Strickland, E. H., E. Ackerman, and A. Anthony: Respiration and phosphorylation in liver and heart mitochondria from altitude-exposed rats. J. appl. Physiol. **17**, 535—538 (1962). — Strickland, K. P., D. Subrahmanyam, E. T. Pritchard, W. Thompson, and R. J. Rossiter: Biosynthesis of lecithin in brain. Participation of cytidine diphosphate choline and phosphatidic acid. Biochem. J. **87**, 128—136 (1963). — Strittmatter, C. F.: Differentiation of electron transport systems in mitochondria and microsomes during embryonic development. Arch. Biochem. **102**, 293—305 (1963). — Strittmatter, P.: Protein and coenzyme interaction in the NADH-cytochrome b5 reductase system. Fed. Proc. **24**, 1156—1163 (1965). — Strominger, J. L., E. S. Maxwell, J. Axelrod, and H. M. Kalckar: Enzymatic formation of uridine diphosphoglucuronic acid. J. biol. Chem. **224**, 79—90 (1957). — Struck jr., J., and I. W. Sizer: The substrate specificity of glutamic acid dehydrogenase. Arch. Biochem. **86**, 260—266 (1960). — Sugimura, T., K. Okabe, and T. Baba: Studies on ubiquinone (coenzyme Q) in neoplastic tissues. Gann **53**, 171—181 (1962). — Suhadolnik, R. J., C. O. Stevens, R. H. Decker, L. M. Henderson, and L. V. Hankes: Species variation in the metabolism of 3-hydroxyanthranilate to pyridinecarboxylic acids. J. biol. Chem. **228**, 973—982 (1957). — Sumizu, K.: Oxidation of hypotaurine in rat liver. Biochim. biophys. Acta (Amst.) **63**, 210—212 (1962). — Suranyi, E. M., and Y. Avi-Dor: Effect of potassium and ouabain on swelling of rat liver mitochondria. Biochem. biophys. Res. Commun. **19**, 215—220 (1965). — Suzuki, K., S. R. Korey, and R. D. Terry: Studies on protein synthesis in brain microsomal system. J. Neurochem. **11**, 403—412 (1964). — Suzuki, K., Y. Mano, and N. Shimazono: Enzymatic formation of L-gulonolactone from D-glucuronolactone by rat liver microsomes. J. Biochem. (Tokyo) **47**, 846—849 (1960). — Suzuki, M., M. Nagashima, and K. Yamamoto: Studies on the mechanism of iodination by the thyroid gland: iodide-activating enzyme and an intracellular inhibitor of iodination. Gen. comp. Endocr. **1**, 103—116 (1961). — Swanson, P. D., H. F. Bradford, and H. McIlwain: Stimulation and solubilization of the sodium ion-activated adenosine triphosphatase of cerebral microsomes by surface-active agents, especially polyoxyethlene ethers: Actions of phospholipases and a neuraminidase. Biochem. J. **92**, 235—247 (1964). — Swell, L., R. E. Dailey, and C. R. Treadwell: Esterification of cholesterol by canine adrenal cell fractions. Proc. Soc. exp. Biol. (N.Y.) **119**, 71—73 (1965). — Swell, L., and C. R. Treadwell: Sterol ester formation by rat liver cell fractions. Proc. Soc. exp. Biol. (N.Y.) **110**, 55—57 (1962). — Swick, R. W., P. L. Barnstein, and J. L. Stange: The metabolism of mitochondrial proteins. I. Distribution and characterization of the isozymes of alanine aminotransferase in rat liver. J. biol. Chem. **240**, 3334—3340 (1965). ~ The metabolism of mitochondrial proteins. II. The response of the isozymes of alanine aminotransferase to diet and hormones. J. biol. Chem. **240**, 3341—3345 (1965a). — Symchowicz, S., W. D. Peckham, C. A. Korduba, and P. L. Perlman: The metabolism of 35S-labeled perphenazine (trilafon). Biochem. Pharmacol. **11**, 499—501 (1962). — Szafrański, P., u. H. Wehr: Über den Einbau 14C-markierter Aminosäuren in Zellkernfraktionen aus Meerschweinchenleberzellen in vitro. Experientia (Basel) **17**, 446—447 (1961). — Szafrański, P., H. Wehr, and T. Golaszewski: Studies on protein synthesis in the cell nuclei. Acta biochim. pol. **8**, 279—288 (1961). — Szara, S., and J. Axelrod: Hydroxylation and N-demethylation of N,N-dimethyltryptamine. Experientia (Basel) **15**, 216—217 (1959).

Taggart, J. V., S. Angielski, and H. Morell: Complete oxidation of maleic acid via D(+)malate in kidney. Biochim. biophys. Acta (Amst.) **58**, 141—144 (1962). — Takahashi, H.: Studies on the centrifugal fractionation of leukocyte granules, especially on the isolation of a pure fraction of neutrophilic granules and on the fine structure of neutrophilic granules as observed under the electron microscope. Nagoya J. med. Sci. **24**, 1—16 (1961). — Talal, N.: Polyribosomes and protein synthesis in the spleen. J. biol. Chem. **241**, 2067—2074 (1966). — Takemori, A. E., and G. A. Glowacki: Studies on glucuronide synthesis in rats chronically treated with morphine and phenol. Biochem. Pharmacol. **11**, 867—870 (1962). — Takeuchi, M., and H. Terayama: Preparation and chemical composition of rat liver cell membranes. Exp. Cell Res. **40**, 32—44 (1965). — Talwar, G. P., S. L. Gupta, and F. Gros: Effect of growth hormone on ribonucleic acid metabolism. III. Nature and characteristics of nuclear subfractions stimulated by hormone treatment. Biochem. J. **91**, 565—572 (1964). — Tamaoki, T., and G. C. Mueller: Synthesis of nuclear and cytoplasmic RNA of HeLa cells and the effect of Actinomycin D. Biochem. biophys. Res. Commun. **9**, 451—454 (1962). — Tanaka, R., and L. G. Abood: Isolation from rat brain of mitochondria devoid of glycolytic activity. J. Neurochem. **10**, 571—576 (1963). ~ Studies on adenosine triphosphatase of relatively pure mitochondria and other cytoplasmic constituents of rat brain. Arch. Biochem. **105**, 554—562 (1964). — Tappel, A. L., W. D. Brown, H. Zalkin, and V. P. Maier: Unsaturated lipid peroxidation catalyzed by hematin compounds and its inhibition by vitamin E. J. Amer. Oil Chem. Soc. **38**, 5—9 (1961). — Tappel, A. L., P. L. Sawant, and S. Shibko: Lysosomes: Distribution in animals, hydrolytic capacity and other properties. In: Lysosomes (Ciba Found. Symp., de Reuck und Cameron, eds.), p. 78—108. London 1963. — Tashiro, Y., and P. Siekevitz: Ultracentrifugal studies on the dissociation of hepatic ribosomes. J. molec. Biol. **11**, 149—165 (1965). — Tashiro, Y., and D. A. Yphantis: Molecular weights of hepatic ribosomes and their subunits. J. molec. Biol. **11**, 174—186 (1965). — Tashito, Y., H. Shimodzu, S. Honde, and A. Inouye: Studies on the ribonucleoprotein particles. VI. Effect of urea on the microsomal ribonucleoprotein particles isolated from rat-liver. J. Biochem. (Tokyo) **47**, 37—46 (1960). — Tashjian jr., A. H., D. A. Ontjes, and T. L. Goodfriend: Mechanism of parathyroid hormone action: Effects of actinomycin D on hormone-stimulated ion movements in vivo and in vitro. Biochem. biophys. Res. Commun. **16**, 209—215 (1964). — Tata, J. R.: Enzymic deiodination of L-thyroxine and 3:5:3′-triiodo-L-thyronine. Intracellular localization of "deiodinase" in rat brain and skeletal muscle. Biochim. biophys. Acta (Amst.) **28**, 95—99 (1958). ~ Accelerated synthesis and turnover of nuclear and cytoplasmic RNA during the latent period of action of thyroid hormone. Biochim. biophys. Acta (Amst.) **87**, 528—530 (1964). ~ Subcellular redistribution of liver α-glucan phosphorylase during alterations in glycogen content. Biochem. J. **90**, 284—292 (1964a). — Tata, J. R., and C. C. Widnell: Nucleic acid synthesis during the early action of thyroid hormone. Biochem. J. **92**, 26P (1964). — Taub, A. M., and W. B. Elliott: Some effects of snake venoms on mitochondria. Toxicon **2**, 87—92 (1964). — Taylor, W. H., B. J. Mallett, and K. B. Taylor: Intrinsic factor: Active and inhibitory components from the mitochondria of human gastric mucosal cells. Biochem. J. **80**, 342—348 (1961). — Thauer, R. K., G. Stöffler u. H. Uehleke: N-Hydroxylierung von Sulfanilamid zu p-Hydroxylaminobenzolsulfonamid durch Lebermikrosomen. Naunyn-Schmiedebergs Arch. exp. Path. Pharmak. **252**, 32—42 (1965). — Thiele, E. H., and J. W. Huff: Quantitative measurements of lipide peroxide formation by normal liver mitochondria under various conditions. Arch. Biochem. **88**, 203—207 (1960). ~ Lipide peroxide production and inhibition by tumor mitochondria. Arch. Biochem. **88**, 208—211 (1960a). — Thiers, R. E., and B. L. Vallee: Distribution of metals in subcellular fractions of rat liver. J. biol. Chem. **226**, 911—920 (1957). — Thomas, P. Z., and R. I. Dorfman: Metabolism of androst-4-ene-3,17-dione-4-^{14}C by rabbit skeletal muscle supernatant fraction. Isolation of 3β-hydroxyandrost-4-en-17-one-^{14}C and testosterone-^{14}C. J. biol. Chem. **239**, 766—772 (1964). — Thompson, T. E., and B. D. McLees: An electrophoretic study of suspensions of intact mitochondria and fragments of mitochondrial membranes. Biochim. biophys. Acta (Amst.) **50**, 213—223 (1961). — Thompson, W., K. P. Strickland, and R. J. Rossiter: Biosynthesis of phosphatidylinositol in rat brain. Biochem. J. **87**, 136—142 (1963). — Thomson, J. F., and F. J. Klipfel: Further studies on cytoplasmic particulates isolated by gradient centrifugation. Arch. Biochem. **70**, 224—238 (1957). ~ Studies on the enzymic dehydrogenation of deuterated succinate. Biochim. biophys. Acta (Amst.) **44**, 72—77 (1960a). ~ Some effects of D$_2$O in vivo and in vitro on certain enzymes of rat tissues. Biochem. Pharmacol. **3**, 283—288 (1960b). — Thomson, J. F., and E. T. Mikuta: Enzymatic activity of cytoplasmic particulates of rat liver isolated by gradient centrifugation. Arch. Biochem. **51**, 487—498 (1954). — Thorne, C. J. R.: Properties of mitochondrial malate dehydrogenases. Biochim. biophys. Acta (Amst.) **59**, 624—633 (1962). — Tipton, S. R., and J. L. Smothers: Thyroxine effects on enzyme acitivity and swelling of mitochondria isolated from rat liver after partial hepatectomy and in liver from riboflavin-deficient rats. J. gen. Physiol. **45**, 619A—620A (1962). — Tobian, L., O. Severseike, and J. Cich: Mitochondria participate in general cardiac hypertrophy ? Proc. Soc. exp. Biol. (N.Y.) **103**,

774—777 (1960). — TODARO G., J., H. GREEN, and B. D. GOLDBERG: Transformation of properties of an established cell line by SV 40 and polyoma virus. Proc. nat. Acad. Sci. (Wash.) 51, 66—73 (1964). — TOLANI, A. J., and G. P. TALWAR: Differential metabolism of various brain regions. Biochemical heterogeneity of mitochondria. Biochem. J. 88, 357—362 (1963). — TOLYUSHIS, L.: Mechanism of C^{14}-tyrosine incorporation into the protein of large cytoplasmic granules. Biokhimiya 28, 161—171 (1963). — TOMBROPOULOS, E. G.: Fatty acid synthesis by subcellular fractions of lung tissue. Science 146, 1180—1181 (1964). — TOMITA, K., and H. A. LARDY: Enzymic conversion of iodinated thyronines to iodinated thyroacetic acids. J. biol. Chem. 235, 3292—3297 (1960). — TORRES, H. N., and J. M. OLIVARRÍA: Liver α-glucosidases. J. biol. Chem. 239, 2427—2434 (1964). — TOSCHI, G.: A biochemical study of brain microsomes. Exp. Cell Res. 16, 232—255 (1959). — TRAUB, A., E. KAUFMANN, and Y. GINZBURG-TIETZ: Studies on nuclear ribosomes. I. Association of DPN-pyrophosphorylase with nuclear ribosomes in normal and neoplastic tissues. Exp. Cell Res. 34, 371—383 (1964). — TREMBLAY, G., and S. A. THAYER: The influence of puromycin and actinomycin-D on the stimulation of the activity of aspartate transcarbamylase by estradiol-17β in the uteri of immature rats. VI. Internat. Congr. Biochem. New York 1964. Abstr. No IX—87, p. 734. — TREVOR, A. J., R. RODNIGHT, and A. SCHWARZ: The subcellular distribution of cerebral phosphoproteins. Biochem. J. 88, 52P (1963). — TRIVUS, R. H., and M. A. SPIRTES: Mg^{2+}, a requirement for some microsomal drug oxidations. Biochem. Pharmacol. 13, 1679—1680 (1964). — TRUMAN, D. E. S.: Incorporation of amino acids into the proteins of sub-mitochondrial particles. Exp. Cell Res. 31, 313—320 (1963). ~ The fractionation of proteins from ox-heart mitochondria labelled in vitro with radioactive amino acids. Biochem. J. 91, 59—64 (1964). — TRUMAN, D. E. S., and A. KORNER: Incorporation of amino acids into the protein of isolated mitochondria. A search for optimum conditions and a relationship to oxidative phosphorylation. Biochem. J. 83, 588—596 (1962). — TSUKADA, H., Y. MOCHIZUKI, and S. FUJIWARA: The nucleoids of rat liver cell microbodies. Fine structure and enzymes. J. Cell Biol. 28, 449—460 (1966). — TSUKADA, K., and I. LIEBERMAN: Metabolism of nucleolar ribonucleic acid after partial hepatectomy. J. biol. Chem. 239, 1564—1568 (1964a). ~ Synthesis of ribonucleic acid by liver nuclear and nucleolar preparations after partial hepatectomy. J. biol. Chem. 239, 2952—2956 (1964b). ~ Liver nuclear ribonucleic acid polymerase formed after partial hepatectomy. J. biol. Chem. 240, 1731—1736 (1965). — TUBBS, P. K.: Effects of inhibitors on mitochondrial D-α-hydroxy acid dehydrogenase. Biochem. J. 82, 36—42 (1962). — TUBBS, P. K., and G. D. GREVILLE: The oxidation of D-α-hydroxy acids in animal tissues. Biochem. J. 81, 104—114 (1961). — TURKINGTON, R. W.: Thyrotropin-stimulated adenosine triphosphatase in isolated thyroid cell membranes. Biochim. biophys. Acta (Amst.) 65, 386—388 (1962). — TZUR, R., E. TAL, and B. SHAPIRO: α-Glycerophosphate as regulatory factor in fatty acid esterification. Biochim. biophys. Acta (Amst.) 84, 18—23 (1964).

UDENFRIEND, S., and J. R. COOPER: The enzymatic conversion of phenylalanine to tyrosine. J. biol. Chem. 194, 503—511 (1952). — UEHLEKE, H.: N-Hydroxylierung von 2-Aminofluoren durch Lebermikrosomen. Experientia (Basel) 17, 557 (1961). — UGAZIO, G.: Paper electrophoresis of soluble proteins of rat liver mitochondria. Experientia (Basel) 16, 349—350 (1960). — UGAZIO, G., M. ARTIZZU, P. PANI, and M. U. DIANZANI: The changes in some hydrolytic enzymes in carbon tetrachloride-induced fatty livers. Biochem. J. 90, 109—116 (1964). — UGAZIO, G., and P. PANI: Differential release of bound hydrolases from rat-liver lysosomes treated by a non-ionic surface active substance. Exp. Cell Res. 31, 424—427 (1963). — ULLRICH, V., D. HEY, Z. ZUBRZYCKI u. HJ. STAUDINGER: Mischfunktionelle Oxygenierungen. IV. Zum Hydroxylierungsmechanismus im System Peroxydase/Dihydroxyfumarat/Sauerstoff. Z. Naturforsch. 20b, 1185—1191 (1965). — ULRICH, F.: Active transport of potassium by heart mitochondria. Amer. J. Physiol. 198, 847—854 (1960). ~ Sodium and potassium in mitochondrial membrane fractions. Nature (Lond.) 187, 949—950 (1960a). ~ Differences in sodium and potassium loss by kidney mitochondria. Biochem. J. 80, 532—540 (1961). — UNGAR, G., S. PSYCHOYOS, and H. A. HALL: Action of phenethylbiguanide, a hypoglycemic agent, on tricarboxylic acid cycle. Metabolism 9, 36—51 (1960). — URIVETZKY, M., V. KRANZ, and E. MEILMAN: Studies with a cell-free system of proline incorporation into protein cleaved by collagenase. Arch. Biochem. 100, 478—485 (1963). — USUI, T.: Metabolic studies of bile acids. XXI. A microdetermination method of lithocholic acid and its application to a metabolic study. Yonago Acta med. 3, 154—157 (1959). — USUI, T., and K. YAMASAKI: Metabolic studies on bile acids. XLIII. Enzymatic 7-hydroxylation of 3β-hydroxy-Δ^5-cholenic acid. J. Biochem. 48, 226—235 (1960). — UTSUNOMIYA, T., and J. S. ROTH: Studies on the function of intracellular ribonucleases. J. Cell Biol. 29, 395—403 (1966). — UVNÄS, B.: Der Mechanismus der Histaminfreisetzung aus Mastzellen. Naunyn-Schmiedebergs Arch. exp. Path. Pharmak. 250, 137—149 (1965).

VAES, G.: Studies on bone enzymes. The activation and release of latent acid hydrolases and catalase in bone-tissue homogenates. Biochem. J. 97, 393—402 (1965). — VAES, G., and P. JACQUES: Studies on bone enzymes. Distribution of acid hydrolases, alkaline phenylphosphatase, cytochrome oxidase and catalase in subcellular fraction on bone tissue homogenates. Biochem. J. **97**, 389—392 (1965). — Van Hung, L.: Mise en évidence et localisation dans le foie de pigeon du système enzymatique catalysant la synthèse de la coenzyme A, à partir de l'acide pantothénique. C.R. Acad. Sci. (Paris) **259**, 1783—1785 (1964). — Vanyushin, B. F., and D. B. Dunn: Dissociation of 80 S ribosomes by polyvinyl sulphate. Biochem. J. **100**, 62P—63P (1966). — Varon, S., H. Weinstein, and E. Roberts:Exogenous and endogenous γ-aminobutyric acid of mouse brain particulates in a binding system in vitro. Biochem. Pharmacol. **13**, 269—279 (1964). — Vasington, F. D.: Ca^{++} uptake by fragments of rat liver mitochondria and its dependence on electron transport. J. biol. Chem. **238**, 1841—1847 (1963). — Vasington, F. D., and J. V. Murphy: Ca^{++} uptake by rat kidney mitochondria and its dependence on respiration and phosphorylation. J. biol. Chem. **237**, 2670—2677 (1962). — Venetianer, P., and F. B. Straub: Studies on the mechanism of action of the ribonuclease-reactivating enzyme. Acta physiol. Acad. Sci. hung. **27**, 303—315 (1965). — Veratti, E.: Ricerche sulla fine struttura della fibra mucolare striata. Mem. Real. Ist. Lombardo **19** (87), No 10 (Ser. III). — Vercauteren, R.: A cytochemical approach to the problem of the significance of blood and tissue eosinophilia. Enzymologia **14**, 340—346 (1951). ~ The properties of the isolated granules from blood eosinophils. Enzymologia **16**, 1—13 (1953). — Vercauteren, R., and A. Gillis-van Maele: The oxidoreductases of leucocytes. I. Ultramicroassays for peroxidase, catalase, succinate dehydrogenase and protein in small amounts of leucocyte homogenates. Preparation of particulate hydroperoxidase. Enzymologia **24**, 25—36 (1962). — Vercauteren, R. E.: Oxidoreductases of leucocytes. II. Evicence for particulate bound catalase and peroxidase in leucocyte homogenates. Enzymologia **24**, 37—48 (1962). ~ On the intracellular distribution of glycogen and phosphatases in leucocyte homogenates. Enzymologia **29**, 45—52 (1965). — Vignais, P. M., C. H. Gallagher, and I. Zabin: Activation and oxidation of long chain fatty acids by rat brain. J. Neurochem. **2**, 283—287 (1958). — Vignais, P.-V.: Répartition intracellulaire de la DPN-kinase et de la TPN-phosphatase. C.R. Acad. Sci. (Paris) **254**, 1527—1529 (1962). — Vignais, P.-V., P. M. Vignais, C. S. Rossi, and A. L. Lehninger: Restoration of ATP-induced contraction of pre-treated mitochondria by "contractile protein". Biochem. biophys. Res. Commun. **11**, 307—312 (1963). — Villalobos jr., J. G., W. J. Steele, and H. Busch: Effects of thioacetamide on labeling of ribonucleic acid of isolated nucleoli in vitro. Biochim. biophys. Acta (Amst.) **91**, 233—238 (1964). — Villa-Trevino, S., and P. N. Magee: Presence of 7-methylguanine in microsomal and soluble rat-liver ribonucleic acid. Biochem. J. **100**, 36P (1966). — Villee, C. A., and J. M. Spencer: Some properties of the pyridine nucleotide-specific 17β-hydroxy steroid dehydrogenases of guinea pig liver. J. biol. Chem. **235**, 3615—3619 (1960). — Villela, G. G., E. Mitidieri, and O. R. Affonso: Intracellular distribution of xanthine oxidase in the rat liver. Nature (Lond.) **175**, 1087 (1955). — Vincendon, G., R. Bidet, R. Jund, P. Mandel et C. Kayser: Étude comparée du métabolisme du système nerveux central des mammifères hibernants et non hibernants. I. Aptitude des homogénats et des mitochondries isolées de cerveau à l'oxydation phosphorylante en présence de succinate. Bull. Soc. Chim. biol. (Paris) **47**, 929—944 (1965). — Viñuela, E., M. Salas, and A. Sols: Glucokinase and hexokinase in liver in relation to glycogen synthesis. J. biol. Chem. **238**, PC1175—PC1177 (1963). — Virmaux, N., and P. Mandel: Succinic dehydrogenase activity and oxidative phosphorylation of the mitochondria in the crystalline lens of bovines. Nature (Lond.) **197**, 792—793 (1963). — Vitale, J. J., P. L. White, M. Nakamura, D. M. Hegsted, N. Zamchek, E. E. Hellerstein, P. Connors, A. Gotsis, and T. Faherty: Interrelationships between experimental hypercholesteremia, magnesium requirement and experimental atherosclerosis. J. exp. Med. **106**, 757—766 (1957). — Vogt, P.: Distribution of tissue-specific antigens in centrifugal fractions of rat liver. Nature (Lond.) **182**, 1807—1808 (1958). — Vroman, H. E., and J. R. C. Brown: Effect of temperature on the activity of succinic dehydrogenase from the livers of rats and frogs. J. cell. comp. Physiol. **61**, 129—131 (1963).

Wadkins, C. L.: Respiration-dependent formation of acid-stable and acid-labile forms of mitochondrial phosphoproteins and their possible interconversion. Biochem. biophys. Res. Commun. **13**, 411—415 (1963). — Waelsch, H., and A. Lajtha: Protein metabolism in the nervous system. Physiol. Rev. **41**, 709—736 (1961). — Wagle, S. R.: Studies on biosynthesis of insulin by pH-5 enzymes-microsome sytem from fetal dog pancreas. Biochim. biophys. Acta (Amst.) **95**, 180—181 (1965). — Wagle, S. R., A. S. Levine, and J. Ashmore: Amino acids incorporation into proteins by pH-5 enzymes-microsome system from Rous tumors. Biochim. biophys. Acta (Amst.) **51**, 421—422 (1961). — Wahbe, V. G., W. M. Balfour, and F. E. Samson jr.: A comparative study on vertebrate brain mitochondria. Comp. Biochem. Physiol. **3**, 199—205 (1961). — Wakabayashi, K., and N. Shimazono: Studies in vitro on the mechanism of ω-oxidation of fatty acids. Biochim. biophys. Acta (Amst.) **48**, 615—617 (1961). ~ Studies on ω-oxidation of fatty acids in vitro. I. Overall reaction and intermediate. Biochim. biophys. Acta (Amst.) **70**, 132—142 (1963). — Wakid, N. W.: Cytoplasmic fractions of rat myometrium. I. General description and some enzymic properties. Biochem. J. **76**, 88—95 (1960). — Walker, D. G.: On the presence of two soluble glucose-phosphorylating enzymes in adult liver and the development of one of these after birth. Biochim. biophys. Acta (Amst.) **77**, 209—226 (1963). ∼ The post-natal development of hepatic fructokinase. Biochem. J. **87**, 576—581 (1963a). — WALKER, J. B.: Assay of metabolite-repressor: receptor interaction in embryonic tissue. VI. Internat. Congr. Biochem. New York 1964. Abstr. No IX—92, p. 735. — WALLACH, D. F. H., and V. B. KAMAT: Plasma and cytoplasmic membrane fragments from Ehrlich ascites carcinoma. Proc. nat. Acad. Sci. (Wash.) **52**, 721—728 (1964). ∼ The contribution of sialic acid to the surface charge of fragments of plasma membrane and endoplasmic reticulum. J. Cell Biol. **30**, 660—663 (1966). — WALLACH, D. F. H., V. B. KAMAT, and M. H. GAIL: Physicochemical differences between fragments of plasma membrane and endoplasmic reticulum. J. Cell Biol. **30**, 601—621 (1966). — WALLACH, D. F. H., and D. ULLREY: Studies on the surface and cytoplasmic membranes of Ehrlich ascites carcinoma cells. II. Alkali-cation-activated adenosine triphosphate hydrolysis in a microsomal membrane fraction. Biochim. biophys. Acta (Amst.) **88**, 620—629 (1964). — WANG, T.-Y.: Ribonucleoprotein particles from isolated calf-thymus nuclei. Biochim. biophys. Acta (Amst.) **51**, 180—183 (1961a). ∼ Stability of nuclear ribosomes. Biochim. biophys. Acta (Amst.) **53**, 158—165 (1961b). ∼ Metabolic activities of nuclear proteins and nucleic acids. Biochim. biophys. Acta (Amst.) **68**, 52—61 (1963). ∼ Properties of nuclear ribosomal protein from calf thymus. Biochim. biophys. Acta (Amst.) **87**, 141—151 (1964). — WANG, T.-Y., T. F. SLATER, and H. J. A. DARTNALL: Swelling properties of mitochondrial preparations from the retina. Vision Res. **3**, 171—181 (1963). — WARBURG, O.: Über Beeinflussung der Sauerstoffatmung. Hoppe-Seylers Z. physiol. Chem. **70**, 413—432 (1910/11). — WARREN, L., and H. FELSENFELD: The biosynthesis of N-acetylneuraminic acid. Biochem. biophys. Res. Commun. **4**, 232—235 (1961). — WATERLOW, J. C.: Oxidative phosphorylation in the livers of normal and malnourished human infants. Proc. roy. Soc. B **155**, 96—114 (1961). — WATON, N. G.: Studies on mammalian histidine decarboxylase. Brit. J. Pharmacol. **11**, 119—127 (1956). — WATSON, J. D., and F. H. C. CRICK: Molecular structure of nucleic acids. A structure for deoxyribose nucleic acid. Nature (Lond.) **171**, 737—738 (1953a). ∼ Genetical implications of the structure of deoxyribonucleic acid. Nature (Lond.) **171**, 964—967 (1953b). — WATTIAUX, R., S. WATTIAUX-DECONINCK, M.-J. RUTGEERTS, and P. TULKENS: Influence of the injection of a sucrose solution on the properties of rat-liver lysosomes. Nature (Lond.) **203**, 757—758 (1965). — WATTIAUX, R., M. WIBO, and P. BAUDHUIN: Influence of the injection of Triton WR-1339 on the properties of rat-liver lysosomes. In: Lysosomes (Ciba Found. Symp., DE REUCK and CAMERON, eds.), p. 176—196. London 1963. — WATTIAUX-DECONINCK, S., M.-J. RUTGEERTS, and R. WATTIAUX: Lysosomes in rat-kidney tissue. Biochim. biophys. Acta (Amst.) **105**, 446—459 (1965). — WEBB, J. M., W. H. HANSEN, A. DESMOND, and O. G. FITZHUGH: Biochemical and toxicologic studies of Rhodamine B and 3,6-diaminofluoran. Toxicol. appl. Pharmacol. **3**, 696—706 (1961). — WEBB, T. E., G. BLOBEL, and V. R. POTTER: Polyribosomes in rat tissues. I. A study of in vivo patterns in liver and hepatomas. Cancer Res. **24**, 1229—1237 (1964). — WEBER, A., R. HERZ, and I. REISS: On the mechanism of the relaxing effect of fragmented sarcoplasmic reticulum. J. gen. Physiol. **46**, 679—702 (1963). — WEBER, G. (ed.): Advances in enzyme regulation, vol. 2. Oxford-London-Edinburgh-New York-Paris-Frankfurt 1964. — WEBER, G., and R. L. SINGHAL: Actinomycin and insulin inhibition of corticosteroid-induced synthesis of hepatic gluconeogenic enzymes. VI. Internat. Congr. Biochem. New York 1964. Abstr. No IX—93, p. 736. — WEIKEL jr., J. H., and J. A. LaBUDDE: Absorption, excretion and fate of prodilidine. J. Pharmacol. exp. Ther. **138**, 392—398 (1962). — WEILL, J. D., S. BUSCH, P. CHAMBON, and P. MANDEL: The effect of estradiol injections upon chicken liver nuclei ribonucleic acid polymerase. Biochem. biophys. Res. Commun. **10**, 122—126 (1963). — WEINBACH, E. C., and J. GARBUS: The interaction of uncoupling phenols with mitochondria and with mitochondrial protein. J. biol. Chem. **240**, 1811—1819 (1965). — WEINBACH, E. C., J. GARBUS, and C. E. CLAGETT: Coenzyme A content and fatty acid oxidation in liver and kidney mitochondria from aged rats. Geront. clin. (Basel) **3**, 251—260 (1959). — WEINSTEIN, H., S. MALAMED, and H. SACHS: Isolation of vasopressin-containing granules from the neurohypophysis of the dog. Biochim. biophys. Acta (Amst.) **50**, 386—389 (1961). — WEISS, S. B., G. ACS, and F. LIPMANN: Amino acid incorporation in pigeon pancreas fractions. Proc. nat. Acad. Sci. (Wash.) **44**, 189—196 (1958). — WEISSBACH, H., B. G. REDFIELD, and J. AXELROD: Biosynthesis of melatonin: Enzymic conversion of serotonin to N-acetylserotonin. Biochim. biophys. Acta (Amst.) **44**, 352—353 (1960). — WEISSMANN, G.: Studies of lysosomes. VI. The effect of neutral steroids and bile acids on lysosomes in vitro. Biochem. Pharmacol. **14**, 525—535 (1965). — WEISSMANN, G., J. W. UHR, and L. THOMAS: Acute hypervitaminosis A in guinea pigs. I. Effects on acid hydrolases. Proc. Soc. exp. Biol. (N.Y.) **112**, 284—287 (1963). — WELLING, W., and J. A. COHEN: Disturbance of RNA turnover in the cell nucleus by X-irradiation in the early phase of rat-liver regeneration. Biochim. biophys. Acta (Amst.) **42**, 181—182 (1960). — WELLING, W., J. A. COHEN, and W. BERENDS: Disturbance of oxidative phosphorylation by an antibioticum produced by Pseudomonas cocovenenans. Biochem. Pharmacol. **3**, 122—135 (1960). — WENGLE, B., and H. BOSTRÖM: Studies on ester sulphates. XIV. The in vitro formation of steroid disulphates in rat liver extracts. Acta chem. scand. 17, 1203—1217 (1963). — Wheeldon, L. W., Z. Schumert, and D. A. Turner: Lipid composition of heart muscle homogenate. J. Lipid Res. 6, 481—489 (1965). — Whereat, A. F.: Incorporation of tritium from succinate-2,3-^{3}H into long chain fatty acids by aortic mitochondria. Proc. Soc. exp. Biol. (N.Y.) 118, 888—892 (1965). — Wherrett, J. R., and H. McIlwain: Gangliosides, phospholipids, protein and ribonucleic acid in subfractions of cerebral microsomal material. Biochem. J. 84, 232—237 (1962). — Whitehouse, M. W., M. C. Cotrell, T. Briggs, and E. Staple: Catabolism in vitro of cholesterol: Some comparative aspects. Arch. Biochem. 98, 305—311 (1962). — Whitehouse, M. W., E. Staple, and D. Kritchevsky: Oxidation of cholesterol by rat liver mitochondria: Effect of metal ions. Arch. Biochem. 87, 193—197 (1960). — Whittaker, V. P.: The isolation and characterization of acetylcholine containing particles from brain. Biochem. J. 72, 694—706 (1959). — Whittaker, V. P., and G. H. C. D. Cowe: The identification of the acetylcholine-like substance in synaptosomes derived from guinea-pig brain as acetylcholine itself. Int. J. Neuropharmacol. 3, 393—415 (1964). — Whittaker, V. P., I. A. Michaelson, and R. J. A. Kirkland: The separation of synaptic vesicles from nerve-ending particles ("synaptosomes"). Biochem. J. 90, 293—303 (1964). — Whittaker, V. P., and M. N. Sheridan: The morphology and acetylcholine content of isolated cerebral cortical synaptic vesicles. J. Neurochem. 12, 363—372 (1965). — Whittam, R., and D. M. Blond: Respiratory control by an adenosine triphosphatase involved in active transport in brain cortex. Biochem. J. 92, 147—158 (1964). — Wicks, W. D., and C. A. Villee: Studies on the course of action of testosterone propionate on the rat seminal vesicle. Arch. Biochem. 106, 353—359 (1964). — Widnell, C. C., and J. R. Tata: Stimulation of nuclear RNA polymerase during the latent period of action of thyroid hormones. Biochim. biophys. Acta (Amst.) 72, 506—508 (1963). ~ Similarities and differences in the stimulation of nuclear ribonucleic acid synthesis by thyroid hormones, growth hormone and testosterone. Biochem. J. 93, 2P—3P (1964). — Wieland, T., G. Pfleiderer, I. Haupt u. W. Wörner: Über die Verschiedenheit der Milchsäuredehydrogenasen. IV. Quantitative Ermittlung einiger Enzymverteilungsmuster. Vergleichende Betrachtung bei verschiedenen Wirbeltierklassen. Biochem. Z. 332, 1—10 (1959). — Wilcox, H. G., and M. Fried: Studies on rat-liver glycylglycine dipeptidase. Biochem. J. 87, 192—199 (1963). — Wilcox, W. C., and H. S. Ginsberg: Protein synthesis in type 5 adenovirus infected cells. Virology 20, 269—280 (1963). — Wilken, D. R., T. Kagawa, and H. A. Lardy: The role of adenine nucleotides in control of choline oxidation by mitochondria. J. biol. Chem. 240, 1843—1846 (1965). — Wilkins, M. H. F.: Die molekulare Konfiguration der Nucleinsäuren. Angew. Chem. 75, 429—439 (1963). — Williams, M. L.: Resistance to swelling of mitochondria from new-born rat liver. Biochim. biophys. Acta (Amst.) 47, 411—412 (1961). — Williams, W. J., and L. A. Manson: Glutaminase of the human malignant cell, strain HeLa. J. biol. Chem. 232, 229—236 (1958). — Wills, E. D., and A. E. Wilkinson: Release of enzymes from lysosomes by irradiation and the relation of lipid peroxide formation to enzyme release. Biochem. J. 99, 657—666 (1966). — Wilson, J. D., K. D. Gibson, and S. Udenfriend: Studies on the conversion in vitro of serine to ethanolamine by rat liver and brain. J. biol. Chem. 235, 3539—3543 (1960). — Wilson, J. W., and E. H. Leduc: Mitochondrial changes in the liver of essential fatty acid-deficient mice. J. Cell Biol. 16, 281—296 (1963). — Wilson, S. H., and M. B. Hoagland: Studies on the physiology of rat liver polyribosomes: Quantitation and intracellular distribution of ribosomes. Proc. nat. Acad. Sci. (Wash.) 54, 600—607 (1965). — Winckelmans, D., M. Hill, and M. Errera: Ribosomes from HeLa cells. Biochim. biophys. Acta (Amst.) 80, 52—62 (1964). — Winkelman, J., and A. L. Lehninger: Aldono- and uronolactonases of animal tissues. J. biol. Chem. 233, 794—799 (1958). — Winters, R. W., A. M. Delluva, I. J. Deyrup, and R. E. Davies: Accumulation of sulfate by mitochondria of rat kidney cortex. J. gen. Physiol. 45, 757—775 (1962). — Wintersberger, E.: DNA-abhängige RNA-Synthese in Rattenleber-Mitochondrien. Hoppe-Seylers Z. physiol. Chem. 336, 285—288 (1964). — Wiseman, E. H., E. C. Schreiber, and R. Pinson jr.: The distribution, excretion and metabolism of benzquinamide. Biochem. Pharmacol. 13, 1421—1435 (1964). — Witting, L. A., C. C. Harvey, B. Century, and M. K. Horwitt: Dietary alterations of fatty acids of erythrocytes and mitochondria of brain and liver. J. Lipid Res. 2, 412—418 (1961). — Woessner jr., J. F.: Acid hydrolases in the rat uterus in relation to pregnancy, post-partum involution and collagen breakdown. Biochem. J. 97, 855—866 (1965). — Wohlfarth-Bottermann, K. E., u. L. Schneider: Strahlenwirkungen an Mitochondrien. Strahlentherapie 116, 25—38 (1961). — Wolfe, L. S.: The distribution of gangliosides in subcellular fractions of guinea-pig cerebral cortex. Biochem. J. 79, 348—355 (1961). — Wolfe, L. S., and H. McIlwain: Migration of histones from the nucleus of isolated cerebral tissue kept in cold media. Biochem. J. 78, 33—40 (1961). — Woodin, A. M., and A. A. Wieneke: Composition and properties of a cell-membrane fraction from the polymorphonuclear leucocyte. Biochem. J. 99, 493—500 (1966). — Woods, J. F., and G. Nichols jr.: Collagenolytic activity in rat bone cells. J. Cell Biol. 26, 747—757 (1965). — Wool, I. G.: Effect of insulin on distribution of radioactivity in protein of cell fractions from isolated rat diaphragm. Biochim. biophys. Acta (Amst.) **52**, 574—576 (1961). — WORCEL, A., and M. ERECINSKA: Mechanisms of inhibitory action of ammonia on the respiration of rat-liver mitochondria. Biochim. biophys. Acta (Amst.) **65**, 27—33 (1962). — WOSILAIT, W. D.: The effect of anticoagulants on the respiration of rat liver slices. J. Pharmacol. exp. Ther. **132**, 212—217 (1961). — WOSTMANN, B. S., P. L. KNIGHT, L. L. KEELEY, and D. F. KAN: Metabolism and function of thiamine and naphthoquinones in germfree and conventional rats. Fed. Proc. **22**, 120—124 (1963). — WOTIZ, H. H., B. S. ZISKIND, and I. RINGLER: Studies in steroid metabolism. XVII. Intracellular distribution of [16-14C] estrone in rat liver. Biochim. biophys. Acta (Amst.) **78**, 466—473 (1963). — WU, C.: Glutamine synthetase. II. The intracellular localization in the rat liver. Biochim. biophys. Acta (Amst.) **77**, 482—493 (1963). — WURTMAN, R. J., J. AXELROD, and L. T. POTTER: The uptake of H³-melatonin in endocrine and nervous tissues and the effects of constant light exposure. J. Pharmacol. exp. Ther. **143**, 314—318 (1964). — WYKES, J. R., and R. M. S. SMELLIE: The synthesis of polyribonucleotides by cytoplasmic enzymes. Biochem. J. **99**, 347—355 (1966). — WYNN, J., and W. FORE: The effect of hindered phenols on mitochondrial oxidative phosphorylation. J. biol. Chem. **240**, 1766—1771 (1965). — WYNN, J., and R. GIBBS: Thyroxine degradation. IV. The product from the β-phenyl ring following incubation of thyroxine with microsomes. J. biol. Chem. **239**, 527—529 (1964). — WYNN, J., R. GIBBS, and B. ROYSTER: Thyroxine degradation. I. Study of optimal reaction conditions of a rat liver thyroxine-degrading system. J. biol. Chem. **237**, 1892—1897 (1962).

YAMADA, K., S. ISHIKAWA, and N. SHIMAZONO: On the microsomal and soluble lactonases. Biochim. biophys. Acta (Amst.) **32**, 253—255 (1959). — YAMADA, T., M. MATSUMOTO, S. KANDA, and H. TERAYAMA: Distribution of protein-bond aminoazo dyes in the rat liver microsome. Nature (Lond.) **187**, 943 (1960). — YAMADA, T., M. MATSUMOTO, and H. TERAYAMA: Distribution of protein-bound dye in subcellular fractions from rats liver during the administration of 3'-methyl-4-dimethyl-aminoazobenzene. Exp. Cell Res. **29**, 153—161 (1963). — YAMAMOTO, K., I. ISHIKAWA, and S. SHIMIZU: Metabolism of L-thyroxine due to transamination by rat kidney mitochondria. Jap. J. Physiol. **10**, 221—233 (1960). — YAMAMOTO, K., S. SHIMIZU, and I. ISHIKAWA: Metabolism of L-thyroxine by mitochondria of various rat tissues in the presence of pyridoxal phosphate and α-ketoglutarate, diphosphopyridine nucleotide or flavin mononucleotide. Jap. J. Physiol. **10**, 594—601 (1960). ~ Properties of an FMN-dependent thyroxine deiodinase of rat liver mitochondria. Jap. J. Physiol. **10**, 610—619 (1960a). — YAMASAKI, K., F. NODA, and K. SHIMIZU: Metabolic studies of bile acids. XXI. "3β-Hydroxysterol dehydrogenase" in rat liver. II. Purification, specificity and inhibition. J. Biochem. **46**, 747—755 (1959). — YASUZUMI, G., and K. ITO: Electron microscopy of salivary gland chromosomes. J. Hered. **45**, 135—142 (1954). — YASUZUMI, G., and Y. YAMAMOTO: Differentiation between metabolic chromosomes and micro-organisms with coiled structure. Experientia (Basel) **9**, 212—213 (1953). — YOSHIDA, A., and K. ASHIDA: Oxidative phosphorylation and the response to an osmotic treatment of liver mitochondria of rats fed an amino acid imbalanced diet. Agric. biol. Chem. **26**, 346—350 (1962). — YOUNG, R. B., M. J. BRYSON, and M. L. SWEAT: Preparation of a soluble progesterone 17α-hydroxylating system. Arch. Biochem. **109**, 233—240 (1965). — YOUNG, R. L., and M. W. GORDON: The disposition of (14C)amphetamine in rat brain. J. Neurochem. **9**, 161—167 (1962). — YOUNG, H. L., and N. PACE: Distribution of α-glycerophosphate dehydrogenase in normal rats. Arch. Biochem. **76**, 112—121 (1958). — YOUNGS, J. N., and W. E. CORNATZER: Effect of oxidative phosphorylation inhibitors on synthesis of liver mitochondria phospholipids. Proc. Soc. exp. Biol. (N.Y.) **112**, 308—311 (1963).

ŽÁK, R., and Z. DRAHOTA: Release of methionine labelled with sulphur-35 from muscle tissue and mitochondria. Nature (Lond.) **186**, 973—974 (1960). — ZALKIN, H., A. L. TAPPEL, K. A. CALDWELL, S. SHIBKO, I. D. DESAI, and T. A. HOLLIDAY: Increased lysosomal enzymes in muscular dystrophy of vitamin E-deficient rabbits. J. biol. Chem. **237**, 2678—2682 (1962). — ZBARSKIJ, I. B., and O. P. SAMARINA: Fractionation of nuclear proteins and incorporation of glycine-1-14C into them. Biokhimiya **27**, 557—564 (1962). — ZELLER, E. A., and S. SARKAR: Amine oxidases. XIX. Inhibition of monoamine oxidase by phenylcyclopropylamines and iproniazid. J. biol. Chem. **237**, 2333—2336 (1962). — ZIEGLER, D. M., A. W. LINNANE, D. E. GREEN, C. M. S. DASS, and H. RIS: Studies on the electron transport system. XI. Correlation of the morphology and enzymic properties of mitochondrial and sub-mitochondrial particles. Biochim. biophys. Acta (Amst.) **28**, 524—538 (1958). — ZIEGLER, D. M., and F. H. PETTIT: Microsomal oxidases. I. The isolation and dialkylarylamine oxygenase activity of pork liver microsomes. Biochemistry **5**, 2932—2938 (1966). — ZIMMERMANN, T., and W. SCHÄFER: Effect of p-fluorophenylalanine on fowl plaque virus multiplication. Virology **11**, 676—698 (1960). — ZINNARI, A., and V. VALLERINO: Swelling of uterus mitochondria with folliculin and progesterone. Experientia (Basel) **18**, 165—166 (1962). — ZOMZELY, C. E., S. ROBERTS, and D. RAPAPORT: Regulation of cerebral metabolism of amino acids. III. Characteristics of amino acid incorporation into protein of microsomal and ribosomal preparations of rat cerebral cortex. J. Neurochem. **11**, 567—582 (1964).

Die Orthologie und Pathologie der Zelle im elektronenmikroskopischen Bild.

Von

Elisabeth Mölbert, Freiburg/Br.

Mit 110 Abbildungen.

Einleitung.

Die feinere Morphologie der Zellen und ihrer Bestandteile darzustellen und deren Reaktionen auf innerorganismische Einwirkungen und auf Einflüsse der Umgebung aufzuklären, war Ziel und Aufgabe der histologisch orientierten Feinstruktur-Forschung in den letzten $1^1/_2$ Jahrzehnten. Dabei kam den spontanen wie den experimentell herbeigeführten krankhaften Zellveränderungen in zunehmendem Maße besondere Bedeutung zu.

Vor allem konnte seit 1953 durch den Einsatz des Elektronenmikroskopes und durch zugeordnete Präparationsmethoden die feinere Morphologie der Zelle erfaßt werden. Im Zusammenwirken von Elektronenmikroskopen mit hoher Auflösung und von Verfahren, die es erlauben, die Auflösung des elektronenmikroskopischen Bildes hinlänglich auszunutzen, gelang es nicht nur, die obligaten Organellen und die fakultativen Bestandteile von Zellen darzustellen, sondern auch ihren Reaktionsformen auf innere und äußere Einflüsse und schädigende Einwirkungen nachzugehen.

Die Zelle stellt ein im gewissen Sinne offenes, dynamisches System dar, das vielfältigen inner- und außerorganismischen Milieueinflüssen ausgesetzt ist und sich fortgesetzt mit diesen auseinandersetzen muß. Andererseits ist aber die Zelle durch ihren genetischen Code determiniert, und ihr Stoffwechsel, der durch ein Fließgleichgewicht ausgezeichnet ist, wird von Steuerungsmechanismen mit festgelegten Informationen kontrolliert. Daher sind den cellulären rückgekoppelten Regelmechanismen bestimmte Grenzen gesetzt, die bei Überforderung des Systems zu Fehlsteuerungen Anlaß geben und zellpathologische Änderungen herbeiführen.

Für die Strukturforschung bestehen gewisse Schwierigkeiten, die Grenzen zwischen dem orthologischen und pathologischen Bild der Feinstruktur der Zelle klar zu unterscheiden. Besonders bestehen auch fließende Übergänge von reversiblen zu irreversiblen Strukturänderungen. Dabei sind die Strukturelemente der Zelle während der Stoffumsetzungen einem dauernden Ab-, Neu- und Umbau unterworfen. Dies bedeutet für den Beobachter der cellulären Feinstrukturen, daß für ihn jeweils nur Momentaufnahmen des Zellgeschehens, kenntlich an der dargestellten Struktur, faßbar sind. Struktur und Stoffwechsel bilden also eine dynamische Ordnung, in der ein Teil den anderen bedingt und sich im Wechselspiel von Austauschprozessen erhält.

Die *Organzelle von Metazoen*, mit der sich dieser Beitrag vorwiegend befaßt, ist im Vergleich zu den kleinsten freilebenden Organismen eine große Zelle, sowohl ihrer Masse als auch ihrem Genom nach. Eine Zelle stellt jeweils die klein-

ste Einheit dar, die aus sich heraus lebens- und vermehrungsfähig ist. Die Organzelle nimmt unter den Zellen insofern eine Sonderstellung ein, als sie Träger
spezifischer Organfunktionen ist. Sie ist auf das Zusammen- und Wechselspiel mit
anderen Organzellen angewiesen, die ebenfalls durch spezifische Funktionen ausgezeichnet sind. Veränderungen, die ein System von Zellen, vor allem die funk-
tionsspezifischen Zellen eines bestimmten Organs, betreffen, bleiben daher nicht
ohne Rückwirkungen auf andere Organe. Diese wirken ihrerseits wieder auf das
primär veränderte Organ zurück. Demnach muß die Einzelreaktion von Organzellen und ihren Bestandteilen immer als auf das ganze System bezogen betrachtet
werden. Bei der Untersuchung der Feinstrukturen von Organzellen, die eine über-
molekulare Organisation darstellen, muß also die nächste Stufe der Organisation,
das Organsystem, jeweils mit einbezogen werden.

In den Kapiteln dieses Beitrages werden nicht die gesamte Orthologie und
Pathologie der Organzellen im feinstrukturellen Bilde abgehandelt, sondern nur
die wichtigsten Zellorganellen, die dauernd und obligat in der Zelle vorkommen
und das energieliefernde System sowie die Strukturen für die cellulären Synthesen
darstellen. Fakultative Feinstrukturen der Zelle, wie z.B. die Lysosomen, oder
Zellstrukturen wie die Zellmembran und ihre Anhangsgebilde, die für den Austausch von Stoffen, zwischen den Zellen und ihrem Umgebungsmilieu eingeschaltet,
von großer Bedeutung sind, aber auch der Zellkern, der die Konstanz der genetischen Information aufrechterhält oder Zellbildungen wie die Microtubuli, die der
Formerhaltung und Gestaltung der Zelle dienen, oder Zellbildungen, die organ-
spezifische Arbeitsstrukturen darstellen, wie z.B. das Myofilament der Skelet-
und Herzmuskelzelle, sollen in späteren Beiträgen dargestellt werden. In diesem
Beitrag sollen sie nur in ihren Beziehungen zu den genannten obligaten Organellen
erörtert werden. Die Organellen der Energieproduktion, d.h. die Mitochondrien,
oder die der Energieumsetzung durch aktive Synthese, also das endoplasmatische Reticulum, sind den dynamischen Gegebenheiten der Gesamtzelle unterworfen. Sie bilden nicht nur ein dicht geschlossenes funktionelles System, sondern
stellen zugleich in ihrer Gesamtheit ein kybernetisches System dar, das mit dem
übrigen Cytoplasma und dem Zellkern eine Einheit bildet.

Die Zellstrukturen sind zur Hauptsache als Membranstrukturen ausgebildet
und teilen die Zellräume in Kompartimente, d.h. in Stoffwechsel- und Funktions-
spezifische, von anderen Zellabschnitten abgegrenzte Bezirke ein. Diese Membranen bilden ungeheuer große Austauschflächen für den Stoffwechsel. Somit
gehört die Membran zu den wichtigsten Bildungen cellulärer Organisation. Die
genaue Kenntnis ihres makromolekularen Aufbaues würde das Verständnis der
Vorgänge, die sich im feinstrukturellen Bereich abspielen, daher wesentlich
erhöhen. Nach neueren Anschauungen haben die Membranen eine Polarität und
sind demzufolge asymmetrisch aufgebaut. Nach dem elektronenmikroskopischen
Bild sind sie aus „unit-membranes" aufgebaut. In der dichten Oberflächenlage
der unit-membrane ist eine granulo-filamentöse Substruktur anzunehmen, die
einen Lipidkern einschließt. Möglicherweise besitzen die Membranen eine Mosaik-
struktur, vielleicht aus globulären Elementen, jedoch kann auf reale Substruk-
turen nur aus Überlappungseffekten geschlossen werden, die sich elektronenmikroskopisch in einer Mosaik- oder Moiree-Konfiguration manifestieren. Ob
Dickenunterschiede der cellulären Membranen auf einem verschiedenen Aufbau
der Membraneinheiten beruhen, oder ob die Dicke der Membran von der Mächtigkeit der Lipidschicht bestimmt wird, ist nicht bekannt. Jedenfalls bestehen
deutliche Dickenunterschiede zwischen einzelnen cellulären Membranstrukturen.
So beträgt der Durchmesser der Oberflächenmembran der Zellen ca. 75—100 Å,
während die unit-membranes von Zellorganellen, z.B. die Mitochondrienmem-

branen oder die Membranen des endoplasmatischen Reticulums, mit 60—70 Å angegeben werden. Generell kann angenommen werden, daß das Modell von Danielli-Davson (1935) den wirklichen Verhältnissen in den Membranen am nächsten kommt.

Neben permanent und in einem verhältnismäßig stabilen Zustand vorkommenden Zellorganellen bildet die Zelle labile oder auch fakultative Feinstrukturen aus. Ein Teil von ihnen ist erst durch neuere Präparationsmethoden bekannt geworden. Zu ihnen gehören einerseits die Microtubuli, die Spindelfasern und das Centriol, andererseits der Formenkreis der Lysosomen, denen die Vesikeln für die intracelluläre Speicherung, den Abbau, die Verdauung und den Transport zuzurechnen sind. Während für den Formenkreis der Lysosomen die Funktionen heute einigermaßen bekannt sind, steht die der Microtubuli eben erst zur Diskussion.

Microtubuli konnten erst genauer untersucht werden, nachdem die Glutaraldehydfixation in die Elektronenmikroskopie eingeführt worden war. Bis dahin war ihr Vorkommen nur ungenügend bekannt und gesichert. Da sie Osmiumempfindlich sind, konnten sie nach OsO_4-Fixation nur schwer oder gar nicht dargestellt werden. Sie sind aber ein ubiquitär in jeder Zelle vorkommendes Organell und stellen bis zu einigen μ lange Tubuli mit einem Durchmesser von 250 Å dar, wobei der Durchmesser des Tubulus an jeder Stelle gleich ist. In der Regel sind sie parallel zur langen Achse der Zelle ausgerichtet. Sie liegen dabei in Richtung der bevorzugten Flüssigkeitsbewegung, zumeist in der Nähe der inneren Zelloberfläche. Vermutlich dienen sie einerseits als Zellskelet, andererseits als intracelluläres System für den Stofftransport. Welche Rolle sie bei der Zellteilung und der Zelldifferenzierung spielen, ist unbekannt. Auch liegen keine Daten darüber vor, ob sie mit den Spindelfasern über ihre morphologische Übereinstimmung hinaus identisch sind. Die Rolle des Centriols als möglicher Bildungsort der Microtubuli ist umstritten.

Zu den fakultativen Feinstrukturen der Zelle, die in diesem Beitrag nur im Zusammenhang mit obligaten Zellorganellen, also nicht systematisch, abgehandelt werden, gehören die Lysosomen. Sie wurden zuerst biochemisch charakterisiert und durch ihren Gehalt an hydrolytischen Leitenzymen als eigenständige Zellpartikeln erkannt. Die entsprechenden Partikeln des elektronenmikroskopischen Bildes enthalten im cytochemischen Test ebenfalls Hydrolasen. Allerdings konnte gezeigt werden, daß der Gehalt an diesen Enzymen nur für ein bestimmtes Stadium ihrer Entwicklung besteht. Nach dem feinstrukturellen Bild setzt sich die Partikel aus Substrat und Enzym zusammen. Ursprünglich enthalten sie nur diejenigen Enzyme, die dem Substrat entsprechend ihrer intra- oder extracellulären Herkunft beigegeben sind. In diesem Stadium sind sie daher als reine Speicherkörper anzusehen. Die hydrolytischen Enzyme gelangen nach ihrer Synthese, aus dem Cytoplasma in das Substrat und bewirken nach ihrer Aufnahme in das Lysosom die Stoffumsetzung seines Substratinhaltes. Es sind nach derzeitiger Anschauung mindestens zwei getrennte Wege für die Lysosomenbildung gegeben, ihre Entstehung innerhalb des Cytoplasmas oder ihre Entstehung durch Stoffaufnahme aus dem pericellulären Milieu. Da aber morphologisch nicht in jedem Fall zwischen den Gebilden, die das Substrat bzw. das Enzym transportieren und speichern und dem Lysosom unterschieden werden kann, werden diese Gebilde unter dem Formenkreis der Lysosomen zusammengefaßt. Es besteht daher eine nicht zu umgehende Diskrepanz zwischen biochemisch charakterisierten, durch fraktionierte Zentrifugierung gewonnenen Lysosomen und den Lysosomen der cellulären Feinstruktur. Struktur-analytisch sind Lysosomen als die kleinsten intracellulären Verdauungs- und Abbaupartikeln anzusehen. Biochemisch kann nicht entschieden werden, ob alle Partikeln der Fraktion Enzym enthalten und ob nicht neben Enzym-haltigen Enzym-freie inaktive Partikeln als reine Speicherkörper zusätzlich in der Fraktion enthalten sind. Nach Abbau der Inhaltsstoffe bleiben von den Lysosomen nur sog. Restkörper übrig, die durch Myelinstrukturen gekennzeichnet sind. Die Restkörper werden, wenn nicht schon zu einem früheren Zeitpunkt, auf dieser Abbaustufe aus der Zelle eliminiert.

Methodenkritik.

Eine der Schwierigkeiten Zellstrukturen und celluläre Bestandteile im Elektronenmikroskop darzustellen, besteht darin, daß das organische Material Wasser enthält. Die Untersuchung und Abbildung erfolgt im Hochvakuum. Daher sollte die Substanz nach Möglichkeit wasserfrei sein, damit im Elektronenstrahl die Verdampfungs- und Sublimationseffekte klein gehalten werden und die Artefaktbildung ein gewisses Maß nicht überschreitet.

Jegliche elektronenmikroskopische Untersuchung biologischen Materials, geht bei den heute üblichen Präparationsmethoden mit Veränderungen des physiologischen Umgebungsmilieus einher und bewirkt Coagulationen oder Ausfällungen durch Änderung der Zustandsform der Kolloide. Kolloide stellen eine Suspension von Partikeln dar, die in einer Flüssigkeit verteilt sind. Es kann sich dabei um dispergierte Ionen, Moleküle verschiedener Größe oder um eine Anzahl verschiedener Moleküle handeln. In der Regel tragen solche Partikeln an ihrer Oberfläche, negative oder positive Ladungen, die bewirken, daß sich ein oder mehrere Wassermoleküle daran anlagern. Damit können weitere Aggregationen in globulärer oder filamentöser Form gebildet werden. Die meisten biologischen Kolloide sind hydrophil, was bei der Aufbereitungsmethode zur Untersuchung, vor allem bei partikulären Substanzen beachtet werden muß. An Makromolekülen treten bei Veränderungen des physiologischen Umgebungsmilieus Denaturations- oder Degradationserscheinungen auf. Dies führt zu Änderungen der ursprünglich zugrunde liegenden Textur, da andere Kräfte- und Bindungsverhältnisse auftreten.

Damit solche Veränderungen in gleichbleibender Form erfolgen bzw. die Wirkungen der Milieuänderung partiell ausgeschaltet werden, können celluläre Strukturen fixiert werden. Die vorangehende Fixierung schaltet vor allem Artefakte während der Dehydratation aus oder vermindert sie. Der Mechanismus und die Wirkungsweise einer Fixation auf celluläre Strukturen bzw. biologisches Material ist bisher nur ungenügend bekannt. Im Prinzip führt die Fixierung zu einer Fällung, wobei jedoch die dabei auftretenden Moleküleaggregate so klein wie möglich gehalten werden. Es darf aber keinesfalls übersehen werden, daß jede Fixation zu einer Artefaktbildung führt, wenn auch zu einer gesteuerten und reproduzierbaren. Die möglichen Artefaktbildungen für ein bestimmtes Fixationsmittel können unter günstigen Umständen, durch ein anderes, simultan angewandtes Mittel, mit andersartiger Artefaktbildung interpoliert werden.

Die Fixation mit Aldehyden hat gezeigt, daß die Dichteverteilung in cellulären Strukturen durch solche „gesteuerten" Artefaktbildungen zustande kommt. Auch ihre Kontrastierbarkeit, z. B. mit Schwermetallen, ist weitgehend abhängig vom physiko-chemischen Zustand der organischen Substanz nach oder während der Fixation. Bis heute konnte noch keine endgültige Einigung darüber erzielt werden, welche Seitengruppen bzw. welche Moleküle die verschiedenen Schwermetalle bei der Kontrastierung (staining) binden. Demzufolge ist das Problem des Aufbaues der cellulären Membranstrukturen bis heute noch nicht gelöst. Vor allem besteht keine Einigkeit darüber, welche Membranschichten die Unit-membrane des osmiumkontrastierten Dünnschnittbildes darstellen.

Werden Zellbestandteile isoliert und danach untersucht, so sind neben den möglichen Artefaktbildungen bei der Separation noch weitere Veränderungen durch das Aufbringen auf den elektronenmikroskopischen Objektträger, sei es durch pH-Änderungen (sauer oder alkalisch reagierende Objektträgerfilme) oder durch Änderungen des Salzgehaltes beim Auftrocknen etc. gegeben. Auch spielt die Oberflächenspannung beim Aufbringen auf den Objektträger eine nicht außer acht zu lassende Rolle. Oft ist der Objektträgerfilm durch eine Fettschicht hydrophob. Ist dies der Fall, so bleibt ein Tropfen auf dem Film stehen, und die Teilchen werden verlagert und nicht in ihrer ursprünglichen Ausdehnung, Form und Struktur dargestellt.

Sind die Adhäsionskräfte auf dem Film zu groß und die Partikeln hydrophil, so können Capillarkräfte auf das Teilchen einwirken, und die Partikeln werden abgeplattet. Solche Partikelnveränderungen können eine Interpretation des elektronenmikroskopischen Bildes unmöglich machen.

Auch die nachfolgende Weiterbehandlung des auf den Film aufgebrachten Materials, wie Bedampfung mit Schwermetall oder Kohle, oder negative-staining beinhalten Fehlerquellen, die jeweils in Rechnung gesetzt werden müssen.

Im Prinzip lassen sich die aufgeführten Schwierigkeiten durch die Gefriertrocknung, die critical-point-Methode oder die Gefrierätzung umgehen. Diese Methoden sind jedoch sehr aufwendig, aber unerläßlich, wenn Ergebnisse anderer Methoden vervollständigt werden sollen.

Die heute angewandten intracellulären Markierungsmethoden haben bisher wertvolle Ergebnisse gebracht. Bei der intracellulären Lokalisation von Enzym durch histochemische Methoden ist an die Möglichkeit von Verlagerungen des Enzyms oder des Reaktionsproduktes und das Vorkommen unspezifischer Fundorte, die eine Markierung imitieren können, zu denken. Bei der Anwendung der Autoradiographie im elektronenmikroskopischen Bild darf nicht übersehen werden, daß es zu Verschiebungen des Markierungsortes kommen kann und daß die Auflösung des autoradiographischen Bildes direkt von der Reichweite des abgestrahlten Teilchens, von der Objektdicke und von der Emulsionskorngröße- und -dicke abhängt. Ferner muß eine genügende Anzahl von Silberkörnern den Fundort lokalisieren, um zu signifikanten Aussagen über das Verteilungsmuster zu kommen. Die Möglichkeiten der Artefaktbildung durch den Elektronenstrahl selbst, dürfen nicht außer acht gelassen werden. Einerseits führt der Elektronenstrahl zu Abbauerscheinungen, andererseits bewirkt er eine Verschmutzung des Untersuchungsgutes. Die Verschmutzung kann durch die Objektraumkühlung klein gehalten werden. Zur Frage der Einwirkung des Elektronenstrahles auf das Objekt verweisen wir auf die Spezialliteratur: BAHR et al.: Lab. Invest. 14, 1115 (1965), HEIDE: Lab. Invest. 14, 1135 (1965), ENNOS: Brit. J. appl. Physics 4, 101 (1953), SITTE, H.: In: Probleme der biologischen Reduplikation. Springer-Verlag 1966, weitere Literatur siehe dort.]

Die Feinstrukturforschung, wie sie sich im letzten Jahrzehnt entwickelt hat, läßt noch viele Möglichkeiten für eine Analyse der cellulären Bestandteile im makromolekularen Bereich offen. Man geht kaum fehl, wenn man annimmt, daß die Entwicklung auf der präparativen Seite noch stark ausbaufähig ist und die technischen Methoden noch nicht auf allen Gebieten mit dem Auflösungsvermögen des Elektronenmikroskops Schritt halten. Die heute bekannten Zellstrukturen stellen sicher nur einen vorläufigen Überblick über den Ordnungsgrad der Zelle dar. Die sich heute noch als leere Areale darstellenden Räume von Zellen oder Geweben sind weder leer noch strukturlos, wenn auch die Ordnung dieser Bezirke sich z.Z. noch nicht erfassen läßt. Demzufolge können unsere derzeitigen Kenntnisse orthologischer Strukturen oder pathologischer Strukturveränderungen nicht als vollständig betrachtet werden, sondern sind als vorläufige, dem Stand der augenblicklichen Technik angepaßte Ergebnisse aufzufassen. Vor allem unser Wissen über den molekularen Bereich der Strukturen ist noch sehr lückenhaft und bedarf einer Intensivierung, um einen Einblick in dessen Aufbau zu eröffnen. Bis heute ist des weiteren für die Organzelle nicht bekannt, wie eine Membran synthetisiert wird. Wir können verfolgen, daß neue Membranstrukturen, wie diejenigen von Mitochondrien, endoplasmatischem Reticulum, Golgi-Apparat oder Oberflächenmembranen vermehrt oder neugebildet werden. Nicht bekannt ist, wie diese Membranbildung zustande kommt, weder in der ausdifferenzierten, funktionell aktiven Zelle, noch in der sich teilenden Zelle oder in der sich ausdifferenzierenden Zelle. Auch ist nicht bekannt, ob Unterschiede in der Membransynthese bei verschiedenen Zellarten bestehen. Da ein Selbstaufbau (morphopoiesis of the first order) nur bei uniformem Protein unter primitiven Verhältnissen vorkommt, z. B. beim TMV (Tabak-Mosaik-Virus) oder den Microtubuli, muß bei der Vielfalt der zum Membranaufbau beitragenden Proteine und Enzymproteine mit einem komplizierten Mechanismus der Membranneubildung gerechnet werden. Vermutlich ist er regulativ noch komplizierter ausgelegt, als sich der Mechanismus für die Membranbildung z. B. bei Phagen abzeichnet.

Der vorliegende Beitrag läßt erkennen, daß bisher bevorzugt deskriptive morphologische Untersuchungen, zum Teil kombiniert als biochemische und elektronenmikroskopische Vergleichsuntersuchungen durchgeführt wurden. Vor allem wurden neue Methoden der Untersuchung erprobt und zum Erfolg geführt. Daher liegen bisher nur vereinzelte Ergebnisse über die Kinetik pathologischer Veränderungen und Vorgänge in der Zelle vor. Es ist beispielsweise bekannt, daß Milieuänderungen bestimmte Zellreaktionen auslösen, oder daß bei schädlichen Einflüssen die Zelle in der Regel mit einer Aktivitätssteigerung durch Vermehrung von Struktur reagiert. Aber es liegen keine Daten darüber vor, in welcher Weise eine bestimmte Reihenfolge der Strukturänderungen abläuft und wie die prozentuale Zu- oder Abnahme der Struktur gegeben ist, noch wie die Enzymkinetik sich hierzu verhält. Hier können nur kombinierte elektronenmikroskopische und biochemische Untersuchungen mit modernen statistischen Methoden weiterhelfen. Leider verlangen solche Methoden einen hohen technischen und zeitlichen Aufwand, so daß von ihnen für die Organzellforschung nur wenig Gebrauch gemacht wird. Doch sollten sie für eine weitere Aufklärung von pathologischen Zellvorgängen vermehrt angewandt werden. Keineswegs soll mit diesen kritischen Bemerkungen zum Stand der Zellstrukturforschung der Wert der bisherigen Ergebnisse herabgesetzt werden. Bilden doch die bisherigen Resultate die Grundlage für unser heutiges Wissen um die Zellstrukturen und ihre Veränderungen. Diese Ergebnisse zeigen, in welcher Richtung sinnvoll weitergeforscht werden kann.

In den folgenden Kapiteln werden die Ergebnisse dieser Untersuchungen dargestellt. Auf eine vollständige inhaltliche Wiedergabe der Literatur wurde verzichtet, um die Übersichtlichkeit des Beitrages nicht in Frage zu stellen. Daher erfolgte die Auswahl der Zitate auch oft subjektiv. Soweit es möglich war, wurde versucht eine chronologische Darstellung der Befunde zu geben. Die Literatur wurde im wesentlichen Ende 1965 abgeschlossen. Besonders in der Auswahl der bildlichen Darstellungen wurde so verfahren, daß oft das Erstbild, auf dem die Fakten klar dargestellt werden konnten, in den Beitrag aufgenommen wurde, auch wenn die Güte des Bildes dem Stand der heutigen Präparationstechnik nicht mehr ganz entsprach.

Die Mitochondrien.

Zur Orthologie der Mitochondrien.

Die Mitochondrien wurden schon im 19. Jahrhundert als Bestandteile der Zelle beschrieben. Um 1850 fand Kölliker im quergestreiften Muskel kleine Granula, welche von ihm 1888 aus Insektenmuskel isoliert wurden und in Wasser gebracht, eine Schwellung zeigten. 1890 gab Retzius diesen Granula den Namen Sarcomeren. Mit Kristallviolett als Färbemittel fand Benda in Mäusespermatozoen ähnliche fadenförmige bis granuläre Gebilde, die er Mitochondrien nannte von μιτος der Faden und χόνδρος das Körnchen. Durch systematische Untersuchungen erkannte Benda (1902, 1914), daß Mitochondrien in allen Zellen der tierischen Organismen vorkommen, während der Entwicklung wie im ausgereiften Tier, und daß sie in Protozoen ebenso wie in Metazoen nachweisbar sind. Zugleich konnte Michaelis zeigen, daß die Mitochondrien an Farbstoffen Oxydations-Reduktions-Veränderungen hervorrufen können. Bereits 1912 postulierte Kingsbury, daß die Mitochondrien Sitz der cellulären Oxydation seien und 1913, konnte Warburg zeigen, daß die celluläre Atmung an Granula gekoppelt ist.

Besonders gut konnten Mitochondrien in fixierten Zellen oder in der lebenden Zelle mit dem Phasenkontrastmikroskop beobachtet werden (vgl. Hertwig 1929, Zollinger 1950, Altmann 1955). Die Form der Mitochondrien, ihre Lagerung im Cytoplasma und ihre Zahl in den Zellen sind nach den phasenkontrastmikroskopischen Untersuchungen organspezifisch und variieren bei den verschiedenen Zellarten.

Eine Strukturanalyse der Mitochondrien war mit dem Lichtmikroskop wegen des begrenzten Auflösungsvermögens nicht möglich. Auch durch ihr färberisches Verhalten konnten Mitochondrien nicht in allen Fällen eindeutig von den übrigen Zellorganellen abgegrenzt werden.

Erste elektronenoptische Untersuchungen wurden an isolierten und aufgetrockneten Mitochondrien und an Mitochondrien von Geweheschnitten durchgeführt[1]. Bei den damals möglichen Präparationsmethoden stellten sich die Mitochondrien als kleine, runde Granula dar, die von einer Membran umgeben werden. Bei weiteren Versuchen mit Mikrotomschnitten unter 1 μ Dicke erschienen die Mitochondrien als kleine, runde oder ovale, undurchstrahlbare Körperchen[2].

Durch die Entwicklung des ultradünnen Schnittes unter Anwendung des Ultramikrotoms (Pease u. Baker 1948, Sjöstrand 1951/52/53, Palade 1952/53, Porter u. Kallman 1952/53) und der Einbettung des Gewebes in Kunststoff (Newman, Borysko u. Swerdlow 1949) sowie durch Palades Nachweis (1953), daß gepuffertes Osmiumtetroxyd eine ausreichende Fixation bei guter Darstellbarkeit der Feinstruktur ergibt, war es möglich geworden, den elektronenmikroskopischen Feinbau der Mitochondrien zu erarbeiten (Abb. 1, 2) (ausführliche Literatur bei Sitte 1955).

Das Bild des Mitochondriums bei Osmiumfixation im angenäherten isotonischen Bereich[3] und bei physiologischen pH-Werten[4] ist als Analogiebild der Osmiumimprägnation der verschiedenen Makromoleküle zu werten[5], aus denen

---

[1] Porter, Claude und Fullam 1945.
[2] Claude und Fullam 1946, Pease und Baker 1948, Hillier 1950, Hillier und Gettner 1950, Brettschneider 1950, Mühlethaler 1950/53, Beyersdorfer und Mölbert 1951, Brettschneider und Elbers 1952.
[3] Vgl. Sjöstrand 1953/54, Palade 1962, Caulfield 1959. Vgl. Ericsson 1965.
[4] Vgl. Zetterquist 1955.   [5] Vgl. Stoeckenius 1959.

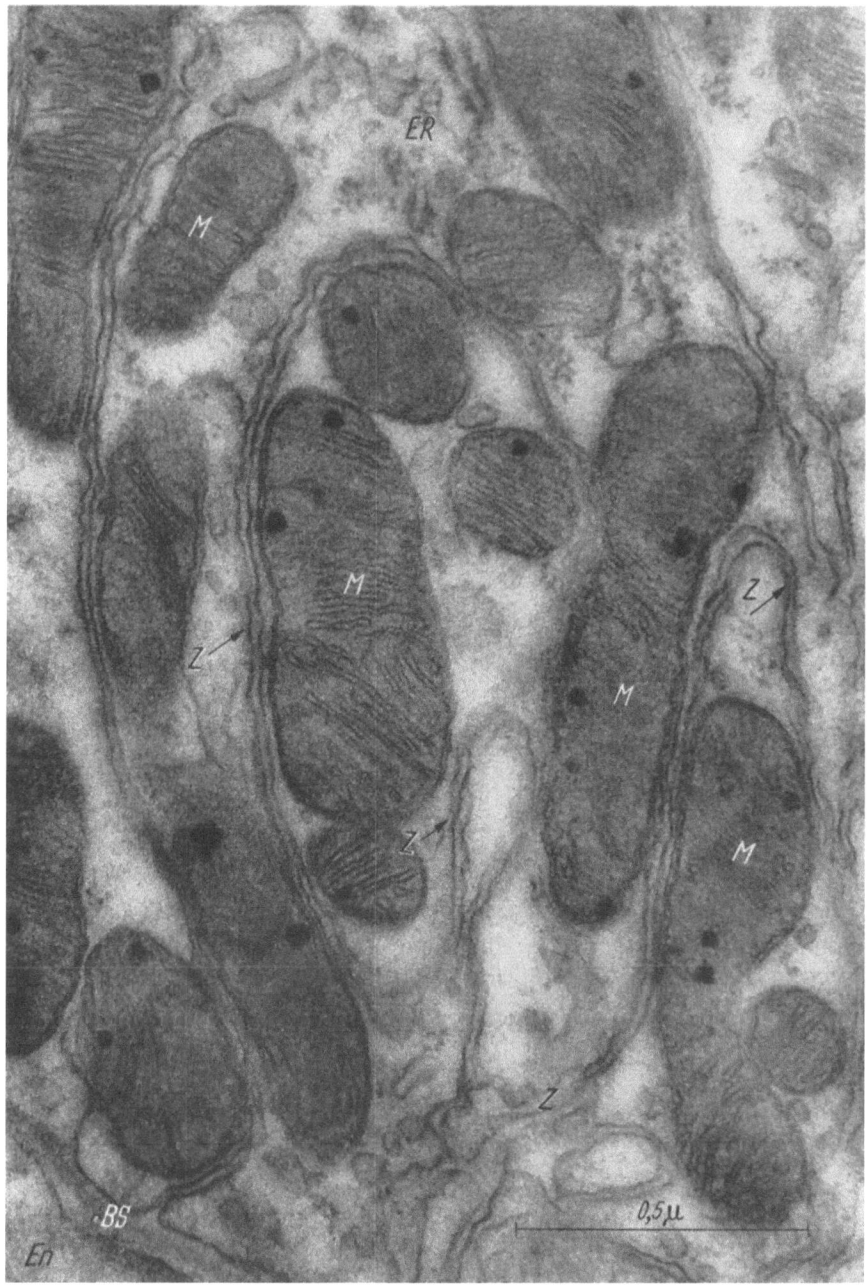

Abb. 1. Basalzone einer Tubulusepithelzelle der Mäuseniere. Die Mitochondrien (*M*) mit typischen Cristae mitochondriales und Mitochondriengranula (→) liegen in den Systemen der eingefalteten Zellmembranen [basales Labyrinth (*Z*)]. Ergastoplasma (*ER*), Basalmembran (*Bs*), Endothelzelle der Blutcapillare (*En*). Methacrylateinbettung, unkontrastiert. Vergr. 80 000 ×.

das Mitochondrium besteht; keinesfalls wird aber durch diese Darstellungsform
der gesamte feinstrukturelle Aufbau des Mitochondriums erfaßt. Bei der Glutaraldehydfixation[1] erfährt die Elektronenstreuung der mitochondrialen Membranen,
gegenüber dem konventionellen Elektronenbild nach Osmiumimprägnation, eine
Umkehrung, so daß ein Negativbild der Mitochondrienmembranen resultiert.
Durch die „negative-staining"-Technik[2] und durch die Methode der Gefrier-

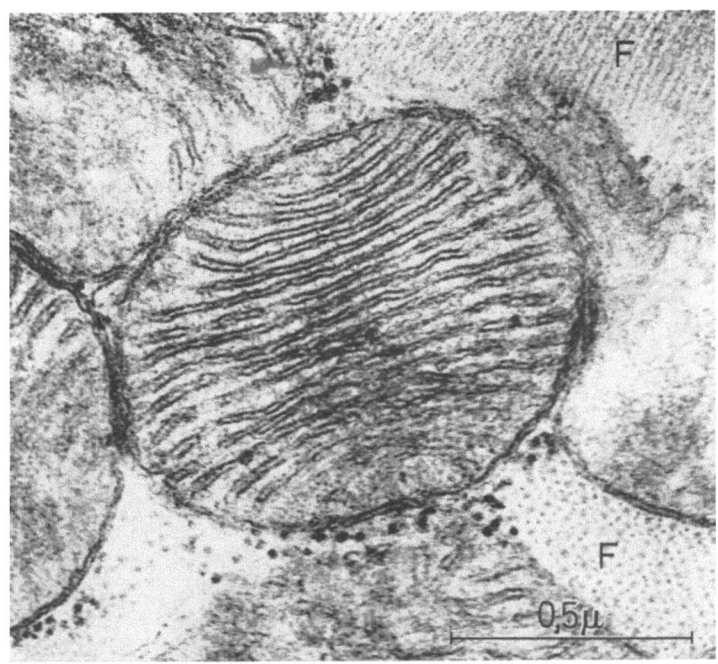

Abb. 2. Normales Herzmuskelmitochondrium der Ratte mit dicht gepackten querverlaufenden Cristae mitochondriales. Myofibrillen (F); Glutaraldehyd und OsO₄-Fixation Eponeinbettung, Bleihydroxydkontrastierung.
Vergr. 66000 ×.

ätzung des Gewebes[3] sowie durch weitere Fixations- und Imprägnationsverfahren[4]
konnten weitere Strukturen des Mitochondriums dargestellt werden, die bis in
den molekularen Bereich des Mitochondriums reichen.

Abkürzungen (zu den Abbildungen):

AD	Adventitiazelle	Fb	Fibrin	N	Zellkern
Al	Anmulate lamellae	Fi	Kollagenfibrillen	Nc	Nucleolus
B	Bakterien	G	Glykogen	P	Polysomen
Bu	Bürstensaum	GA	Golgi-Apparat	Po	Poren
FS	Basalmembran	GK	Gallecapillare	Rb	Ribosomen
CG	Cytosegrosom	Gr	Mitochondrien-Granula	Sy	Synapse
CL	Cytosegrosom	KM	Kernmembran	T	Tubuläres System
Cyt	Cytoplasma	L	Lysosom	V	Vacuole
DB	Dense Bodies	Lab	Basales Labyrinth	VB	Vesicular Body
Des	Desmosom	Lp	Lipidkörper	Z	Zisternen
EN	Endothel	Lu	Lumen	Z-B	Z-Band
ER	Ergastoplasma	M-B	M-Band	Zm	Zellmembran
ERG	glattes ER	Mc	Microvilli		
F	Muskelfibrillen	My	Myelin		

---

[1] Sabatini et al. 1962/63.   [2] Brenner und Horne 1959, [Biochim. biophys. Acta **42**, 298 (1960)].
[3] Vgl. Moor 1963.   [4] Vgl. Mölbert 1965/66.

I. Die Struktur der Mitochondrien.

1. Die Form.

Die Mitochondrien sind zumeist ovale bis stäbchenförmige Organellen des Cytoplasmas mit einer Länge von ungefähr 3 μ und einem Querdurchmesser von 0,5—1,0 μ. Extreme Längenwerte bis zu 10 μ finden sich physiologischerweise z. B. in den exokrinen Pankreasepithelzellen. Bahr und Zeitler konnten durch eine quantitative Elektronenmikroskopie das Trockengewicht von Einzelmitochondrien bestimmen, das im Mittel $1{,}1 \times 10^{-13}$ g beträgt[1].

Die äußere Oberfläche eines Mitochondriums beträgt ungefähr — bei einer mittleren Dimension von 3,5—1,0 μ Länge — 13 μ², so daß bei Annahme von ca. 1000 Mitochondrien pro Zelle, die Gesamtmitochondrienoberfläche mit 13 000 μ² etwa viermal so groß ist wie die entsprechende Fläche der Zellmembran. Das Verhältnis der Cristaeoberfläche zur Gesamtmitochondrienoberfläche, bei der Annahme von 10 Cristae je Mitochondrium, beträgt 10:1.

2. Die Hüllmembran und die Innenstrukturen.

Erste Beobachtungen von Palade (1952/53) an Mitochondrien im Ultradünnschnitt ergaben, daß ein System kulissenartig parallel gerichteter mehrschichtiger Membranen oder auch Einfaltungen von Membranen von der Innenseite der Hüllmembran ausgehend im Innern der Mitochondrien nachweisbar ist, die „Cristae mitochondriales". Sjöstrand (1952/53) konnte bei höherer Auflösung beobachten, daß die Hüllmembran der Mitochondrien aus einer dreischichtigen Lage besteht, aus einer äußeren dunklen Schicht von etwa 45—55 Å einem hellen Mittelspalt von 70 Å und einer inneren dunklen Schicht.

Die Mitochondrien der Synapsenkörper der Stäbchen der Retina bilden, wenn sie nahe beisammenliegen, zwischen sich Schichten mit hoher Ordnung aus[2]. Die Einheiten dieses Oberflächenmosaiks betragen 160 Å. Gegenüberliegende Schichten befinden sich in Registern und umschließen einen Spalt mit einer konstanten Weite von 125 Å. Bei dieser Bildung zwischen den Mitochondrien handelt es sich demnach um ein hochgeordnetes Mosaik, wie dies auch für andere Membranen[3] gezeigt werden konnte.

Eingeschlossen von der Hüllmembran fand Sjöstrand im Innern des Mitochondriums eine verschieden große Zahl von transversalen Doppellamellen, die endständig geschlossen erscheinen, mit der Hüllmembran in losem Kontakt stehen oder völlig frei in transversaler Anordnung, also quer zur Längsachse des Mitochondriums, in der Mitochondrienmatrix liegen. Im Gegensatz zu Palade konnte Sjöstrand keine von der Membran ausgesparten inneren, zentralen Abschnitte beobachten, was verständlich erscheint, wenn man die verschiedenen Präparations- und Fixationsmethoden von Palade und Sjöstrand miteinander vergleicht und den schnellen Funktionswandel der Cristae in Rechnung setzt.

Nach Sjöstrand und seiner Schule beträgt die Dicke der inneren dreigeschichteten Membran 150—180 Å. Die beiden äußeren Schichten betragen etwa 55 Å. und die Mittelschicht ist 70 Å breit. Diese Werte wurden an den Mitochondrien der proximalen Tubulusepithelzellen der Niere erhoben. Die Quellung oder Schrumpfung des Gewebes, je nach der Isotonie der Fixierungslösung, die Schrumpfung der Struktur bei der Entwässerung, die Imprägnation durch das Einbettungsmittel, die Bestrahlung im Elektronenmikroskop, nicht zuletzt der Fokussierungsgrad des elektronenmikroskopischen Bildes, können unterschiedliche Werte in den Dimensionen der Membranen ergeben, so daß alle Meßwerte nach unserer heutigen Kenntnis nicht als absolute, sondern nur als angenäherte Werte betrachtet werden müssen.

---

[1] Bahr und Zeitler 1962, Bahr und Glas 1964.   [2] Pease 1962.
[3] Dourmashkin, Dougherty und Harris 1962, Kellenberger und Mitarbeiter 1965.

In der Folgezeit wurde in einer Reihe von Arbeiten die Feinstruktur der Mitochondrien verschiedener Gewebe unter verschiedenen Versuchsbedingungen untersucht. Die wichtigsten Befunde sollen hier eine Darstellung erfahren.

An den Mitochondrien von normalen menschlichen Leukocyten konnte gezeigt werden, daß die inneren Mitochondrienmembranen als Ausstülpungen der innersten dunklen Schicht der Hüllmembran aufzufassen[1] sind. Außerdem fand sich bei hoher Auflösung[2], daß die dunkle Linie selbst aus drei Komponenten zusammengesetzt ist. Zwei elektronendichte Linien von 15—23 Å schließen eine helle Schicht von 20—23 Å ein, so daß diese Schicht 50—60 Å dick erscheint[3]. Diese Untereinheiten der Membranen werden als Unit-Membranen bezeichnet. Die gleichen Befunde konnten an Tumormitochondrien[4] sowie an Herzmuskelmitochondrien der Dogge[5] erhoben werden. Das gleiche Phänomen konnten auch andere Autoren beobachten[6]. Besonders gut konnte am Herzmuskel des Kaninchens festgestellt werden, daß beim Wiederaufbau der inneren Membranen nach temporärer Schädigung der Mitochondrien die inneren Doppelmembranen als Einfaltungen der inneren Schicht der Hüllmembran entstehen. Es ist demnach anzunehmen, daß die inneren Membranen als direkte Auffaltungen der inneren und mittleren Schicht der Hüllmembran aufzufassen sind, wobei die Cristae mitochondriales sowohl stielförmig als auch breitbasig von der Hüllmembran ausgehen können. Auf diese Weise steht auch der helle Zwischenspalt der Cristae mit der helleren Zwischenzone der Hüllmembran in kontinuierlicher Verbindung. Je nach der Richtung, in der das Mitochondrium geschnitten wird, bietet sich im elektronenmikroskopischen Bild die Kommunikation der Cristae mit der äußeren Mitochondrienmembran als schmalerer oder breiterer Stiel dar. Häufiger findet man aber im Dünnschnitt das blinde Ende der Cristae mitochondriales dargestellt, das zu der anfänglichen Deutung, die Cristae mitochondriales würden frei im Mitochondrieninnern liegen, Anlaß gab.

In Arbeiten von SJÖSTRAND und seiner Schule wurden bei Untersuchungen an der Parathyreoidea der Maus[7] ebenfalls Kommunikationen der inneren Membranen mit der Hüllmembran beschrieben, allerdings mit der Einschränkung, daß die Cristae mitochondriales nur an einigen Stellen stielförmig mit der äußeren Mitochondrienmembran in Verbindung stehen. Rekonstruktionen in Serien geschnittener Mitochondrien der terminalen Nervenendigungen im Skeletmuskel von Säugern ergaben eindeutig, daß die kulissenartig angeordneten Cristae mitochondriales in der Regel durch einen mehr oder weniger breiten Stiel mit der Hüllmembran derart in Verbindung stehen, daß die innere dunkle Schicht der Hüllmembran kontinuierlich in die dunklen Schichten der inneren Doppelmembran übergehen[8]. Untereinander sind die Cristae ebenfalls durch Brücken verbunden, so daß auch solche Cristae, die anscheinend keine direkte Verbindung mit der äußeren Membran aufweisen, über solche Brücken mit der Hüllmembran verbunden sind (Abb. 3).

LEVER (1955/56) beschrieb in der Nebennierenrinde von Maus, Ratte, Kaninchen und Hamster Mitochondrien, deren Innenstrukturen bläschenartig oder fädig tubulär sind. BELT u. PEASE (1956) fanden als gemeinsames Merkmal bei steroidproduzierenden Zellen der Ratte in den Mitochondrien tubuläre Umschlagfalten (tubular reflections), nicht dagegen kulissenartige Cristae mitochondriales (platelike cristae). Sie nehmen an, daß die Innenstrukturen entsprechend ihrer Funktion aus Tubuli mit zufälliger Orientierung bestehen[9]. An den Mitochondrien

[1] FREEMAN 1956.   [2] Vgl. auch RHODIN 1954.   [3] ROBERTSON 1958.
[4] WEISSENFELS 1956/57.   [5] LINDNER 1957/58, POCHE 1958.
[6] STOECKENIUS 1957, MÖLBERT 1957, SCHULZ 1958.
[7] EKHOLM und SJÖSTRAND 1957.   [8] ANDERSSON-CEDERGREN 1959.
[9] Vgl. auch ZELANDER 1957/58.

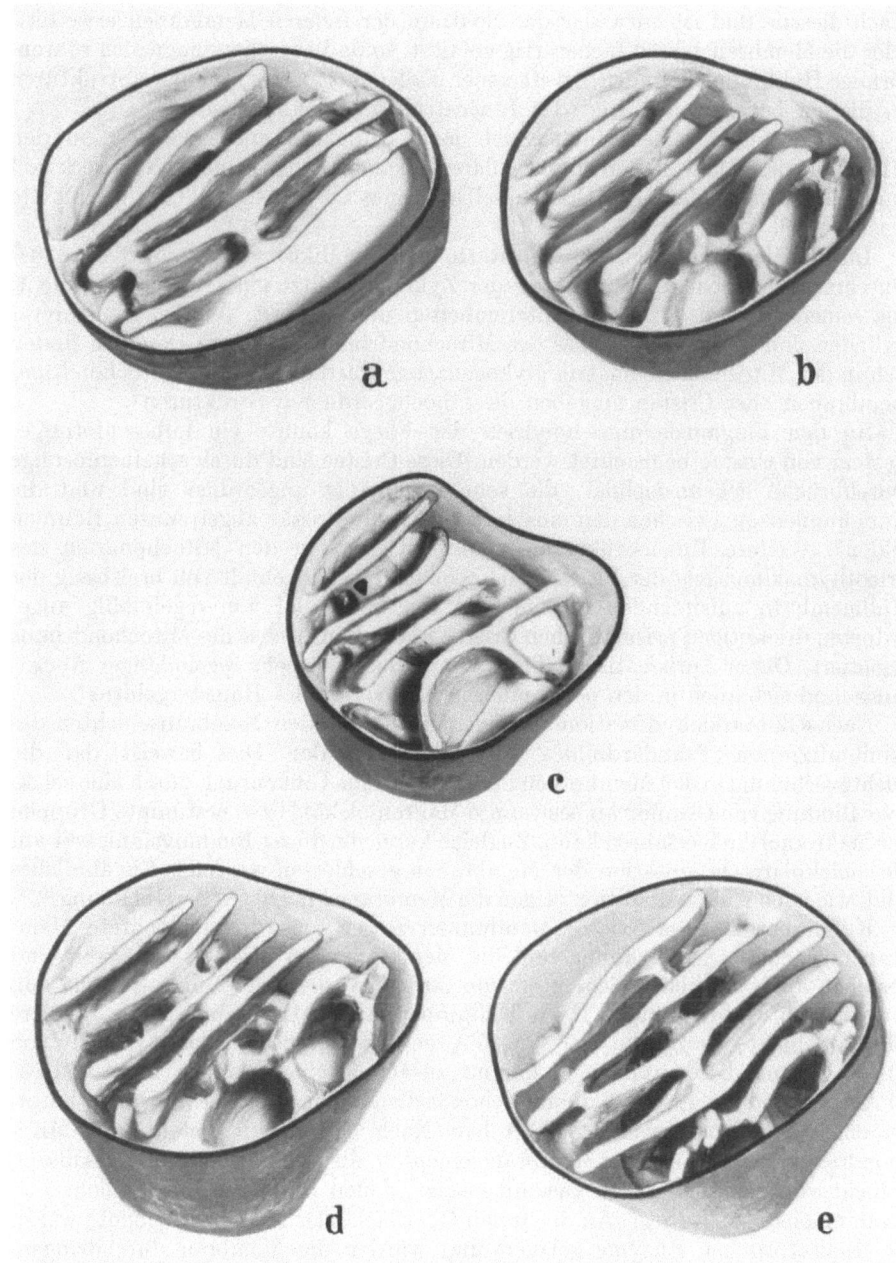

Abb. 3 a—e. Dreidimensionale Rekonstruktion eines Mitochondriums, Teilausschnitt (Maus). Die Rekonstruktion in einzelnen Teilen abgebildet, um bessere Übersichtsverhältnisse zu gewinnen. Fig. a—c zeigt ein Drittel der Gesamtkonstruktion (e), Fig. d zeigt die zusammengesetzten Teile b und c. Vergr. 180000 ×. (Aus ANDERSSON-CEDERGREN 1959, von der Autorin zur Verfügung gestellt.)

der Zona fasciculata der vollgespeicherten Nebennierenrinde der Maus konnte eine äußere doppeltkonturierte Mitochondrienmembran beobachtet werden und im Innern ein System von Membranen mit verschiedenartiger Ausbildung und Orientierung, so daß die Mitochondrienstruktur ein rosettenförmiges Aussehen erhält[1]. Nach diesem Bild ist entweder das Spatium der inneren Membranen erweitert, oder die Membranen sind fächerartig gefaltet, so daß zwischen ihnen sich röhrenförmige Hohlräume befinden. In einzelnen Fällen mögen auch tubuläre Strukturen an diesem polymorphen Bild der Innenstrukturen beteiligt sein[2].

Im Kanarienvogelherz finden sich meist tubuläre Innenstrukturen in den Mitochondrien. Diese stellen ein reticuläres hexagonal angeordnetes Netzwerk von parallelen Cristae dar. Die Cristae selbst liegen im „Zickzack" als gewinkelte Cristae vor[3].

Im Pinealorgan der erwachsenen Ratte konnten Mikrozylinder von 270—330 Å Durchmesser beobachtet werden. Jeder Zylinder besitzt ein zentrales Filament, das seinerseits von ca. sechs Untereinheiten umgeben ist. Aggregate mehrerer Zylinder sind in der Längsachse des Mitochondriums orientiert. Daneben finden sich in der Mitochondrienmatrix glykogenartige Partikeln. Innere Mitochondrienmembranen oder Cristae umgeben diese hochgeordneten Strukturen[4].

An den Flugmuskelmitochondrien der Fliege konnte ein kulissenförmiges System von Cristae beobachtet werden. Diese Cristae sind durch scheibenförmige Durchbrüche gekennzeichnet, die sehr regelmäßig angeordnet sind und die Kommunikation zwischen den einzelnen durch die Cristae abgetrennten Räumen bilden[5]. Weitere Innenstrukturen konnte Revel[6] in den Mitochondrien des Cricothyreoidmuskels der Fledermaus beobachten. Eingehüllt von breitbasig der Hüllmembran aufsitzenden Cristae finden sich Bündel von regelmäßig angeordneten dreiseitigen prismatischen Cristae in der Längsachse des Mitochondriums orientiert. Dieser „prismatische Typ" von Tubuli mit sehr regelmäßiger Anordnung fand sich auch in den pericapillären Astrocyten des Hamstergehirns[7].

Nach Glutaraldehydfixation[8] stellen sich die dunklen Membranschichten des osmiumfixierten „Standardbildes" als helle Linien dar. Dies beweist, daß die Dichteverteilung in den Membranen in der Regel eine Umkehrung durch eine selektive Bindung von Osmium an bestimmte Makromoleküle bzw. bestimmte Gruppen der Makromoleküle erfahren kann. Zugleich kann von dieser Bindungsfähigkeit auf die molekulare Organisation der Membranen geschlossen werden[9]. Ein ähnliches Bild, wie nach Aldehydfixation zeigen die Membranen nach Gefriertrocknung[10].

Kaliumpermanganatfixierte Membranen zeigen eine dreigeschichtete Membran[11]. Nach Gefriertrocknung sind die Membranen im Mittel 115 Å breit und bestehen aus zwei hellen Schichten von 30—40 Å, die eine dunkle Schicht von ungefähr 35 Å einschließen. Nach Kaliumpermanganatfixation hat die mittlere dunkle Schicht eine Stärke von 30—40 Å, gefolgt von einer helleren Schicht von 20—30 Å, und dieser aufliegend kommt zusätzlich eine dunkle Schicht von ca. 20 Å zur Darstellung, so daß die mitochondriale Membran bei dieser Darstellungsart eine Dicke von ungefähr 120 Å hat. Nach Sjöstrand besteht[12] die Mitochondrienmembran aus zwei Membranelementen, die sich aus einer bimolekularen Schicht von Lipidmolekülen zusammensetzt, denen beidseitig eine Schicht von Proteinmolekülen aufliegt. An der freien Oberfläche der Membranelemente wären die respiratorischen Enzyme gelagert und würden die Membran durchdringen. Diese Vorstellung wurde an gefriergetrockneten und an Kaliumpermanganatfixierten Mitochondrienmembranen gewonnen, da eine regelmäßig angeordnete, opake, globuläre Struktur von 15—30 Å beobachtet werden konnte[13].

---

[1] Mölbert und Arnesen 1960.   [2] Bässler und Habighorst 1964.
[3] Slautterback 1965.   [4] Lin 1965.   [5] Smith 1963.   [6] Revel et al. 1963.
[7] Blinzinger et al. 1965.   [8] Sabatini et al. 1962/63.   [9] Robertson 1960, Finean 1960, Sjöstrand 1960, Stoeckenius 1959, Fernández-Morán 1962.   [10] Sjöstrand 1960.
[11] Robertson 1963.   [12] Sjöstrand 1960.   [13] Sjöstrand 1963.

Die *Elementarpartikeln* für den Elektronentransport und die oxydative Phosphorylierung konnten von GREEN 1961 in Mitochondrien dargestellt werden. FERNÁNDEZ-MORÁN konnte 1962 mit der „negative-staining"-Methode zeigen, daß die inneren Membranen der Mitochondrien von Rinderherzen von kleinen runden oder elliptischen Körperchen mit einem Durchmesser von 70—90 Å dicht besetzt sind. Weitere Untersuchungen ergaben[1], daß die Partikeln aus einem Kopfteil mit Dimensionen zwischen 80 und 100 Å bestehen, der einem zylindrischen Stiel mit einer Länge von 50 Å und einer Breite von ca. 30 Å aufsitzt, während die Basis einen flachen Quader mit den mittleren Dimensionen von $45 \times 114 \times 114$ Å darstellt. Diese Einheit soll entsprechend biochemischen Daten jeweils eine Elementarpartikel für den Elektronentransport und die oxydative Phosphorylierung darstellen. Das Molekulargewicht einer solchen Einheit beträgt $1,3—1,8 \times 10^6$ und steht in guter Übereinstimmung mit den im Elektronenmikroskop gefundenen Dimensionen. Weitere Untersuchungen an menschlichen und an Kaninchenherzmitochondrien zeigten, daß die Elementarpartikeln in einer 2. Form, als kugelige Körper mit einem Durchmesser von 150 Å vorkommen können, wobei für diese Partikeln ein Molekulargewicht von $1,3 \times 10^6$ angenommen werden muß. GREEN, TZAGOLOFF und ODA (1963) nehmen an, daß diese Partikeln in beiden Formen vorliegen können und einerseits mit einer dreigeteilten Struktur, andererseits als einzelner zusammengesetzter Körper in Erscheinung treten.

Ähnliche morphologische Befunde wurden von anderen Autoren erhoben: an den Mitochondrien des Insektenflugmuskels[2], bei Neurospora[3], in der Rattenleber[4], ferner im Muskel von Askaris und Biene[5]. In Pflanzenmitochondrien konnten ebenfalls Elementarpartikeln an den inneren Membranstrukturen beobachtet werden[6]. Die Dimensionen konnten mit 75—95 Å für den Kopfteil und mit 40—60 Å für den Stiel bestimmt werden. An den Außenmembranen waren jedoch keine Partikeln zu erkennen[7]. Nach SMITH sollen pro μ^2 Membranoberfläche 4000 Partikeln zu finden sein.

Im abdominellen Ganglion von Galleria mellonella konnten im Dünnschnitt Mitochondrien zur Darstellung gebracht werden, deren Cristae longitudinal angeordnet sind. An der Cristaemembran sitzen, zum Teil mit einem Stiel, Partikeln in regelmäßigen Abständen[8]. Diese Partikeln der inneren Mitochondrienmembranen sollen von den Partikeln, die der äußeren Mitochondrienmembran aufsitzen, biochemisch und morphologisch verschieden sein[9]. In Übereinstimmung mit biochemischen Daten für den Citronensäurecyclus, die Fettsäureoxydation, die Oxydation von β-Hydroxybutyrat und für einige Schritte der Lipidbiosynthese könnten Partikeln der Außenmembran[10] solchen Stoffumsetzungen dienen.

Der Spalt zwischen der inneren und äußeren Membranschicht, von einheitlicher Weite bei Osmium- (80 Å)[11] oder Kaliumpermanganatfixation, stellt sich im „negative-staining"-Bild als Spalt unterschiedlicher Weite dar. Es besteht die Möglichkeit, daß dieser Spalt zwischen den Membranschichten nicht nur als Raum für die Stoffkommunikation dient, sondern als Ort der Bindung von Coenzymen anzusehen ist; denn der Citronensäurecyclus wie die Fettsäureoxydation verlangen die Teilnahme von NAD, TPN und Coenzym A (vgl.[12]). Nach BRIERLEY (1962)[13] ist weiter anzunehmen, daß an den inneren Membranen Makromoleküle für den Ionentransport lokalisiert sind, die Translokasen (vgl. Mitochondriengranula, S. 260).

---

[1] Vgl. GREEN 1963.   [2] SMITH 1963.   [3] STOECKENIUS 1963.
[4] PARSONS 1963, GREENAWALT et al. 1962.   [5] CHANCE und PARSONS 1963.   [6] Vgl. MOOR 1964.
[7] NADAKARUKAREN 1964.   [8] ASHHURST 1965.
[9] FERNÁNDEZ-MORÁN 1964, CRANE et al. 1964.   [10] Vgl. GREEN et al. 1963/64.
[11] BULLIVANT 1964.   [12] HULTIN und RICHARDSON 1964.   [13] BRIERLEY 1962.

50% des Gesamtproteins der Mitochondrien liegen als Strukturprotein vor[1], das ein wasserunlösliches Aggregat bildet und sicher in den Untereinheiten der Membranen lokalisiert ist[2]. Wenigstens 5% dieses Proteins[3] sind ein contractiles Protein[4] mit actomyosinähnlichen Eigenschaften[5]. Seine Lokalisation wäre ebenfalls streng strukturiert in den Membranen zu suchen, um eine Kontraktilität der Mitochondrien zu gewährleisten. Burgos[6] glaubt jedoch, daß die contractile Komponente in der Matrix lokalisiert ist. Biochemisch könnte ein ähnliches System emtsprechend dem Muskelactomyosin zugrunde liegen, oder die Kontraktion könnte durch eine Umorientierung der Proteinmoleküle erfolgen[7].

Der *strukturelle Aufbau der Mitochondrien* wird durch Protein gewährleistet, da eine Lipidextraktion keine morphologisch faßbaren Veränderungen an der Struktur hervorruft. Das Lipid liegt demnach an das Protein gebunden vor. Werden Mitochondrien hydrolytischen Prozessen innerhalb der Zelle unterworfen[8], so bleiben von den Membranen Lipide, morphologisch als myelinartige Strukturen faßbar, übrig.

3. Die Tubuli.

Neben dem Prototyp der Mitochondrien mit kulissenartigen, bevorzugt transversalen Innenmembranen, die stielförmig oder breitbasig der Innenschicht der Hüllmembran aufsitzen, können auch Mitochondrien mit mehr tubulärer Ausbildung ihrer inneren Strukturen beobachtet werden (Abb. 4). Diese erscheinen dann im Querschnitt ringförmig. Untersucht man absteigend in der Entwicklungsreihe der Lebewesen die Mitochondrien, so findet man bei niederen Organismen in zunehmendem Maße tubuläre Innenstrukturen. Man gewinnt dabei den Eindruck, daß die Tubuli mitochondriales die phylogenetisch ältere Ausbildung der mitochondrialen Innenstruktur darstellen. In den Mitochondrien von Protozoen konnten nur tubuläre Strukturen gefunden werden, die als Zylinder mit zufälliger Orientierung den Innenraum des Mitochondriums ausfüllen[9]. Die lichte Weite dieser Tubuli beträgt in der Regel 300 Å[10]. Wohlfarth-Bottermann vermutet, daß diese „Tubuli mitochondriales" sich von der Hüllmembran ablösen und dann frei im Mitochondrienlumen liegen. An Serienschnitten von Amöbenmitochondrien konnten streng geordnete innere Strukturen als Abkömmlinge der inneren Lage der mitochondrialen Hüllmembran beobachtet werden, deren Membranen im Einzelschnitt entweder ringförmig oder wellenförmig angeordnet waren. Eine dreidimensionale Rekonstruktion ergab eine gitter- oder siebförmige Anordnung der durchlöcherten Doppelmembranen, so daß ein Bild wie das einer dicken Schnitte Schweizer Käse mit regelmäßiger Anordnung der Löcher entstand. In diese Löcher ragen kleine Ausstülpungen oder Ausweitungen schlauchförmiger Tubuli knopfförmig vor. Diese tubulären Strukturen liegen parallel zueinander angeordnet der Siebplatte auf[11].

Den prinzipiell gleichen Aufbau der Mitochondrien findet man in Pflanzen, wie elektronenmikroskopische Untersuchungen darlegen konnten[12]. Danach erscheinen die inneren Mitochondrienmembranen[13] als tubuläre Ausstülpungen der inneren Schicht der Hüllmembran. Nach anderen Untersuchern[14] können aber auch in Pflanzenmitochondrien typische Cristae gefunden werden. Dabei nimmt während der Photosynthese die Ausbildung der Innenstrukturen zu[15].

[1] Criddle et al.1962.   [2] Hultin und Richardson 1964.   [3] Vgl. Green 1963.
[4] Ohnishi und Ohnishi 1962.   [5] Neifakh und Kazakova 1963, Perdue und Blair 1964.
[6] Burgos et al. 1964.
[7] Kellenberger u. Mitarb. 1965, To, Kellenberger und Mölbert 1967.
[8] Fleischer et al. 1962.   [9] Marx et al. 1965.   [10] Wolken und Palade 1953.
[11] Wohlfarth-Bottermann 1957.   [12] Pappas und Brandt 1959.
[13] Heitz 1957, Mühlethaler 1957, Buvat und Lance 1958.   [14] Heitz 1957.
[15] Mühlethaler, Bopp-Hassenkamp 1959.   [16] Buvat und Lance 1958.

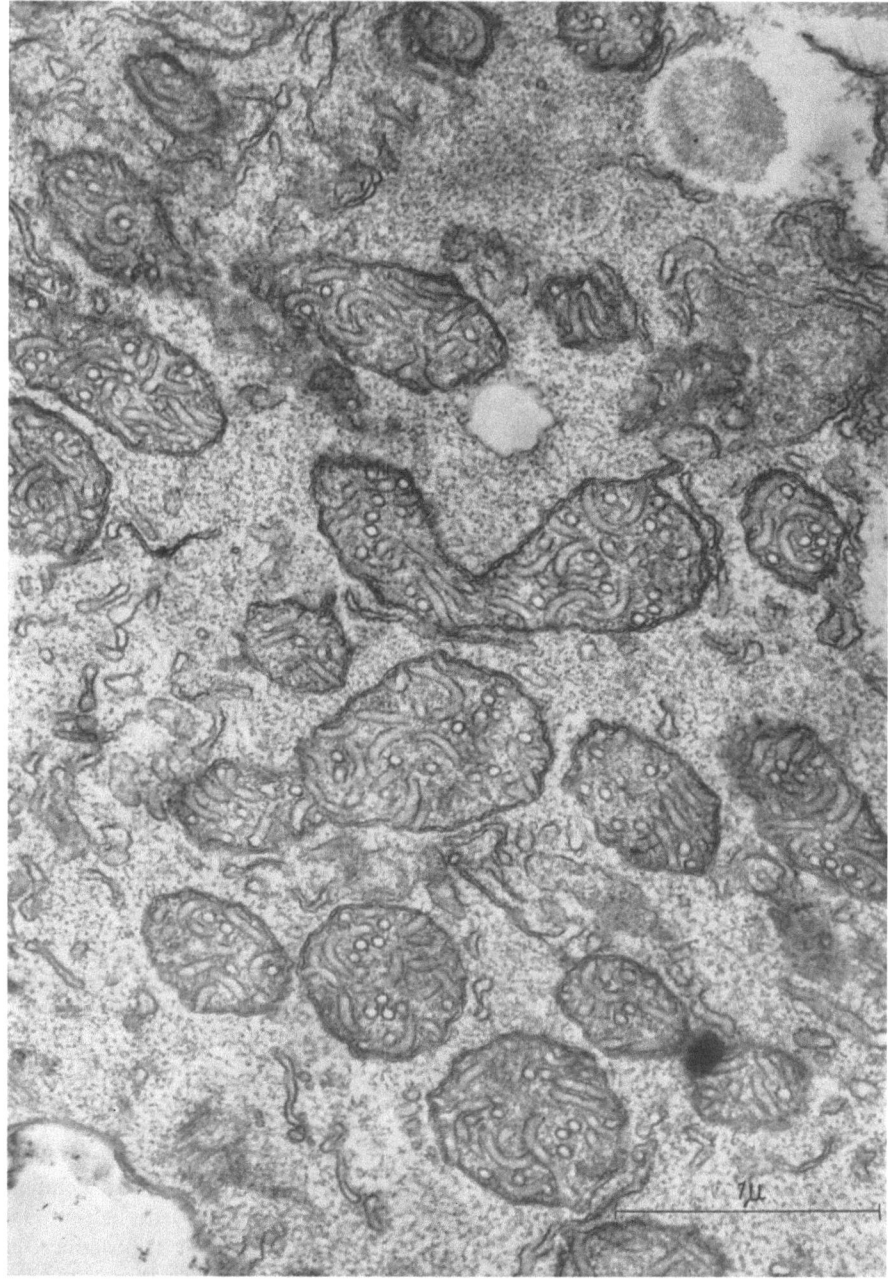

Abb. 4. Tubuli mitochondriales in Mitochordrien von Paramecium aurelia. Im Längsschnitt erscheinen die Tubuli als röhrenförmige Schläuche, im Querschnitt als kreisförmige Bläschen. Vergr. 37000 ×. (Von K. E. WOHLFARTH-BOTTERMANN zur Verfügung gestellt, aus Arbeit SCHNEIDER 1961.)

4. Die Grundsubstanz.

Als *Grundsubstanz* ist der membran- und partikelnfreie Anteil des Mitochondriums zu definieren, d. h. der Bereich zwischen den Membranen, in dem gelöste Stoffe sich frei bewegen oder transportiert werden können. Über die Größe dieses Raumes im Mitochondrium ist deshalb keine genaue Information zu erhalten, da in diesen Raum bei der „Standardfixation" geordnete und geformte Systeme (z. B. die Elementarpartikeln) mit einbezogen werden. Auch besteht die Möglichkeit, daß in der Grundsubstanz weitere geordnete Strukturen bestehen, die aber dem bisherigen morphologischen Nachweis nicht zugänglich waren.

Die Grundsubstanz der Mitochondrien erscheint bei Osmiumtetroxydfixation homogen und in der Regel dichter als die Plasmagrundsubstanz. Vereinzelt kann man eine feine Granulierung oder auch eine wolkige unregelmäßige Verteilung der Grundsubstanz beobachten. Nach Fixation mit Glutaraldehyd ist die Grundsubstanz dichter als die benachbarten Membranen.

5. Mitochondrienfilamente, intramitochondriale Ablagerungen.

In Chloroplasten konnten 1962 feine 2,5—3 mµ lange Fibrillen mit einem Durchmesser von 25 Å nachgewiesen werden[1]. Durch Desoxyribonuclease ließen sich diese Fibrillen abbauen, so daß Ris und Plaut sie als DNS-Fibrillen bezeichneten.

Auch im Membran- und partikelfreien Raum von Mitochondrien konnten 1963[2] feine fädige Filamente beobachtet werden, die ebenfalls nach Behandlung mit Desoxyribonuclease verschwunden waren[3]. Die Dicke dieser Filamente schwankt zwischen 15—30 und 50 Å, je nach der angewandten Fixation. Weitere Untersuchungen ergaben, daß solche DNS-Fibrillen oft zwischen longitudinalen Tubuli als stark anfärbbare aufgedrehte Körper zu finden sind[4]. Die mitochondriale DNS kann außer der beschriebenen Fadenform auch als Stäbchen zur Darstellung gelangen[5], oder als Helix mit einem Durchmesser von 75 Å[6]. An isolierter mitochondrialer DNS, die eine Ringstruktur hat[7], konnte gezeigt werden, daß sie eine höhere Dichte (in CsCl 1,707 g/cm^3) hat als vergleichsweise nucleare DNS (in CsCl 1,698 g/cm^3). Außerdem fanden sich pro Mitochondrium 4×10^7 Daltons an DNS[8]. Das Strukturprotein der Mitochondrien wird möglicherweise durch die DNS synthetisiert. Biochemisch konnte gezeigt werden, daß in Lebermitochondrien der Ratte eine DNS-abhängige RNS-Synthese erfolgt[9].

Die ersten morphologischen Befunde, die auf eine *Biosynthese* in den Mitochondrien hinweisen, konnten an Amphibieneiern bei der Entstehung des Dotters erhoben werden. Im Zwischenspalt der Mitochondrienmembranen erscheint eine Kristallstruktur[10], die eine hexagonale Anordnung von 50 Å Partikeln, mit Abständen von 55—95 Å, aufweist. Das Kristallgitter besteht aus jeweils einer Lage von Phosvitinmolekülen, die zwei weitere noch nicht aufgeklärte Komponenten zwischen sich einschließen[11]. Beim Abbau dieser Strukturen nach der Freisetzung aus den Mitochondrien bleiben nur Lamellen von ca. 60 Å übrig[12]. Nicht alle Dotterplättchen scheinen ihren Ausgang von den Mitochondrien zu nehmen. Beim Krebs wurde die Bildung des Dotters in den Oocyten lediglich in den Zisternen des endoplasmatischen Reticulums in Verbindung mit Ribosomen beobachtet[13].

---

[1] Ris und Plaut 1962.   [2] Nass und Nass 1963/64.   [3] Swift et al. 1964.
[4] Schuster 1965.   [5] Nass et al. 1965.   [6] Behnke 1965.
[7] Sinclair und Stevens 1966, Borst und Ruttenberg 1966.
[8] Rabinowitz, Sinclair, de Salle, Haselkorn und Swift 1965 (vgl. Sinclair et al. 1966).
[9] Wintersberger 1964.   [10] Karasaki 1962, Ward 1962.   [11] Honjin et al. 1965.
[12] Jurand et al. 1964.   [13] Beams 1963.

Die Mitochondrien des Warthin-Tumors zeigen ebenfalls kristallartige Ablagerungen[1], und in den Spermienschwänzen von Drosophila konnte eine Transformation von Mitochondrien in parakristalline Körper gefunden werden[2].

In der Thyreoidea finden sich sowohl bei Stimulation, wie auch bei Hemmung der Hormonsynthese kristalloide Ablagerungen im Innern der Mitochondrien[3]. Es konnte beobachtet werden, daß isolierte Mitochondrien der Thyreoidea ^{14}C-Aminosäuren einbauen können. Thyroxin und seine Analoge verdoppeln die Einbaurate z. B. von ^{14}C-Leucin. Der Einbau erfolgt jedoch weitgehend unabhängig von Substanzen, die die ATP-Bildung spezifisch hemmen[4]. So konnten in Muskelmitochondrien von Myopathien, bei denen nur eine lockere Kopplung der Respirationsrate mit dem ADP-Acceptor bestand, lamelläre Ablagerungen in den Mitochondrien gefunden werden[5]. SHY und GONATAS[6] fanden bei Myopathien anderer Genese Riesenmitochondrien mit kristalloiden Ablagerungen. Ebenso wurden bei der oculären progressiven Muskeldystrophie (von Gräfesche Ophthalmoplegie) solche Strukturen[7], vor allem in stark vergrößerten Mitochondrien gefunden[8]. Ein gleiches Bild wurde auch in den Mitochondrien der menschlichen Leberepithelzellen bei den verschiedensten Krankheitsbildern nachgewiesen (vgl.[8]) und als hexagonal angeordnete kristalloide Struktur, bestehend aus Makromolekülen mit Dimensionen von 70—80 Å beschrieben[8] (Abb. 5, 6). Aber auch in den normalen menschlichen Leberepithelzellmitochondrien fanden sich solche Ablagerungen[9], so daß bereits physiologischerweise in den Mitochondrien der Leber diese Strukturen vorkommen. Welche Bedeutung diese Produkte für den normalen und pathologischen Mitochondrienstoffwechsel haben, konnte bisher, ausgenommen bei der Dottersynthese in Oocyten, nicht abgeklärt werden.

In den Mitochondrien von Astrocyten[10] (vgl. S. 268) fanden sich Filamente von 30 Å Durchmesser, die eine Helix mit einer rechten Wendel bildeten. Der Wendeldurchmesser beträgt 140 Å und die Abstände der einzelnen Windungen voneinander 120 Å. Diese Strukturen, oft bis zu 0,6 µ lang, sind in der Regel zu mehreren gebündelt im Zentrum der Mitochondrien anzutreffen. Die Matrix, in der die Spiralfilamente eingebettet liegen, ist wenig elektronenstreuend. Von diesem Areal aus läßt sich eine Verbindung mit den äußeren Spalträumen des Mitochondriums beobachten, pro Dünnschnitt durch ein Mitochondrium 4—6 Kommunikationen. Diese mitochondrialen spiralförmigen Filamente sind aber von den cytoplasmatischen Fibrillen, die in den Gliazellen[11] beobachtet werden, verschieden. Letztere sollen nach ihren Erstuntersuchern in der Zellperipherie[12] ihren Ausgang nehmen, jedoch konnte bisher der Ort ihrer Entstehung nicht abgeklärt werden, weder im Elektronenmikroskop noch biochemisch. Sie scheinen jedoch dem Formenkreis der Microtubuli anzugehören. Das Auftreten von spiralig gewundenen Filamenten in den Mitochondrien ist aber nicht auf die Astrocyten des Gehirns beschränkt, sondern konnte in einer Reihe anderer Zellen ebenfalls beobachtet werden. Erste Beobachtungen von fibrillärem Material waren bereits in Mitochondrien von Amöben gemacht[13]. Trotz des morphologischen Befundes konnte bisher nicht abgeklärt werden, welche Bedeutung diese Syntheseprodukte der Mitochondrien im Stoffwechsel der Zellen haben.

Die elektronenmikroskopische Untersuchung von pathologisch veränderten Zellen brachte auch für die Mitochondriensyntheseleistungen neue, zum Teil überraschende Ergebnisse: Bei einer menschlichen Eisenverwertungsstörung — der

---

[1] TANDLER und SHIPKEY 1964.   [2] MEYER 1964.
[3] FUJITA und MACHINO 1964, vgl. NOVIKOFF 1961.   [4] BRONK 1963.   [5] LUFT et al. 1962.
[6] SHY und GONATAS 1964.   [7] STÄUBLI und ZINTZ 1965.   [8] Vgl. MÖLBERT und MARX 1966.
[9] WILLS 1965, ROTH et al. 1964.   [10] MUGNAINI 1964.   [11] Vgl. HAGER 1964.
[12] FIEANDT 1911.   [13] PAPPAS und BRANDT 1958/60.

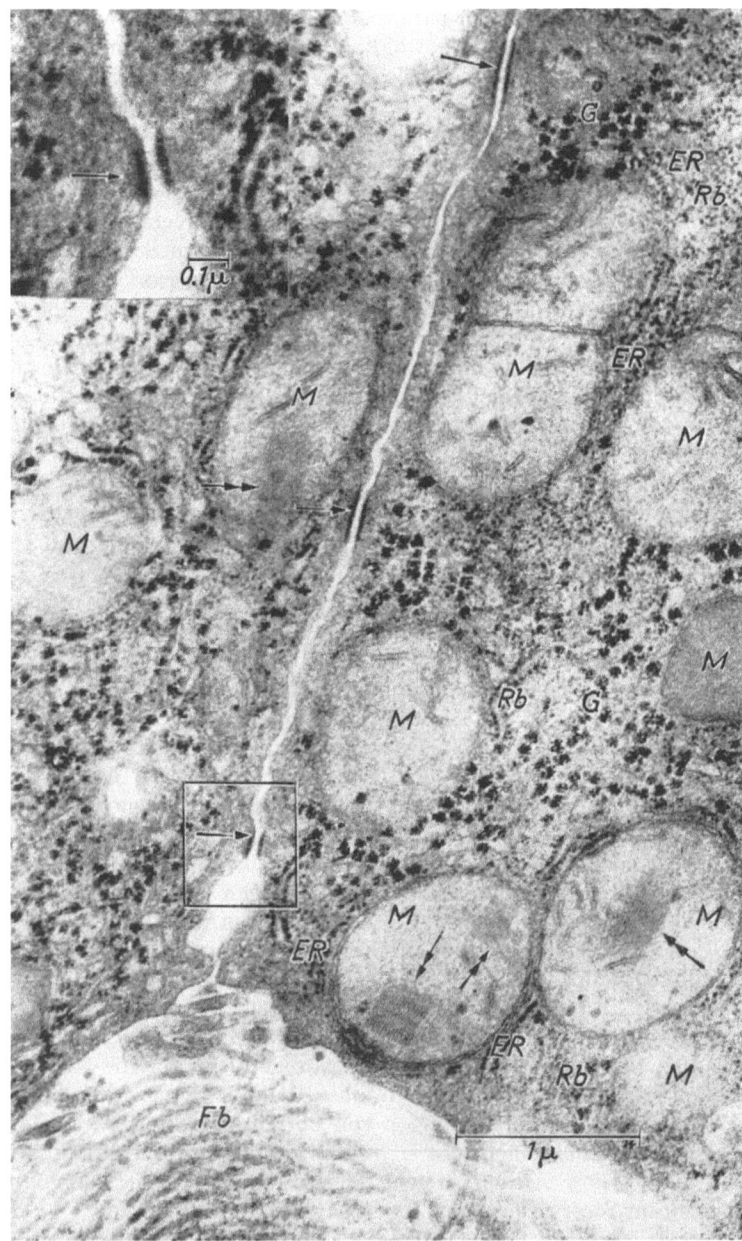

Abb. 5. Menschliche Leberzelle bei Rotorsyndrom. In einigen Mitochondrien (M) Stoffablagerungen, die sich je nach Schnittrichtung als Lamellenstruktur oder Gitterstruktur darstellen. In der Nähe der Mitochondrien (M) endoplasmatisches Reticulum (ER) mit angelagerten Ribosomen (Rb). Im Ergastoplasmafreien Raum stark kontrastierte rosettenförmig zusammengelagerte Glykogengranula (G). Bei → Dehiszens von Desmosomen. Im Disséschen Raum Fibrinausfällungen, die sich als feine Fibrillen (Fb) darstellen. OsO₄-Fixation, Eponeinbettung Bleihydroxydkontrastierung. [Aus Acta Hepato-splenicogica **230**, 160 (1966)]. Vergr. 27000×. Ausschnittsvergr. 55000×.

sideroachrestischen Anämie —, von der bekannt war, daß Enzyme blockiert sind, die das Eisen in den Porphyrinring einbauen bzw. die Ringbildung des Porphyrins bewirken und damit bei diesem Krankheitsbild die letzten Schritte in der Hämsynthese hemmen[1], konnten zwischen den Cristae mitochondriales der Erythro-

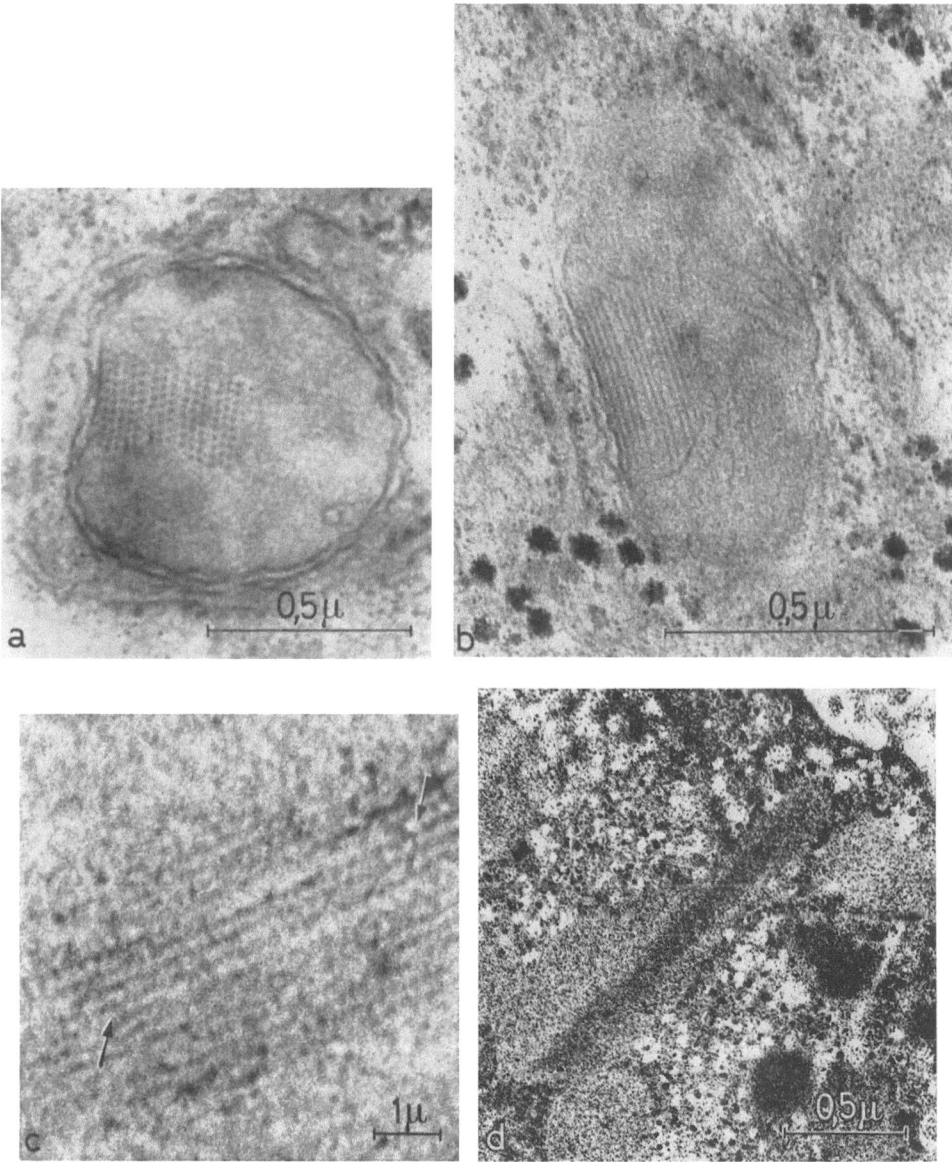

Abb. 6a—d. Mitochondrien aus einer menschlichen Leber bei Rotorsyndrom. OsO_4-Fixation, Eponeinbettung. Bleihydroxydkontrastierung. a Mitochondrium mit hexagonal angeordneten Gitterstrukturen und mit Mitochondriengranula. Vergr. 56000×. b Die Aggregate im Schrägschnitt zeigen Lamellenstruktur. Vergr. 75000×, c Schräggeschnittene Aggregate mit negative-staining-Technik (*PTA*) dargestellt. Die Gitterstruktur an einigen Stellen ersichtlich. Vergr. 90000×. d Aggregierte Innenstrukturen bei Silberimprägnation des Dünnschnittes. (Präp. Dr. R. MARX), deutlich durch ihren hohen Kontrast hervortretend. Vergr. 36000×.

---

[1] Vgl. HEILMEYER, MERKER, MÖLBERT und NEIDHARDT 1962.

blasten des Knochenmarks Eisenablagerungen beobachtet werden (Abb. 7). Das Eisen liegt in Form von „Micelles ferrugineuses" vor, d. h. das Eisen wurde aus dem Apoferritin, dem Proteinanteil des Ferritins gelöst und liegt als zu-

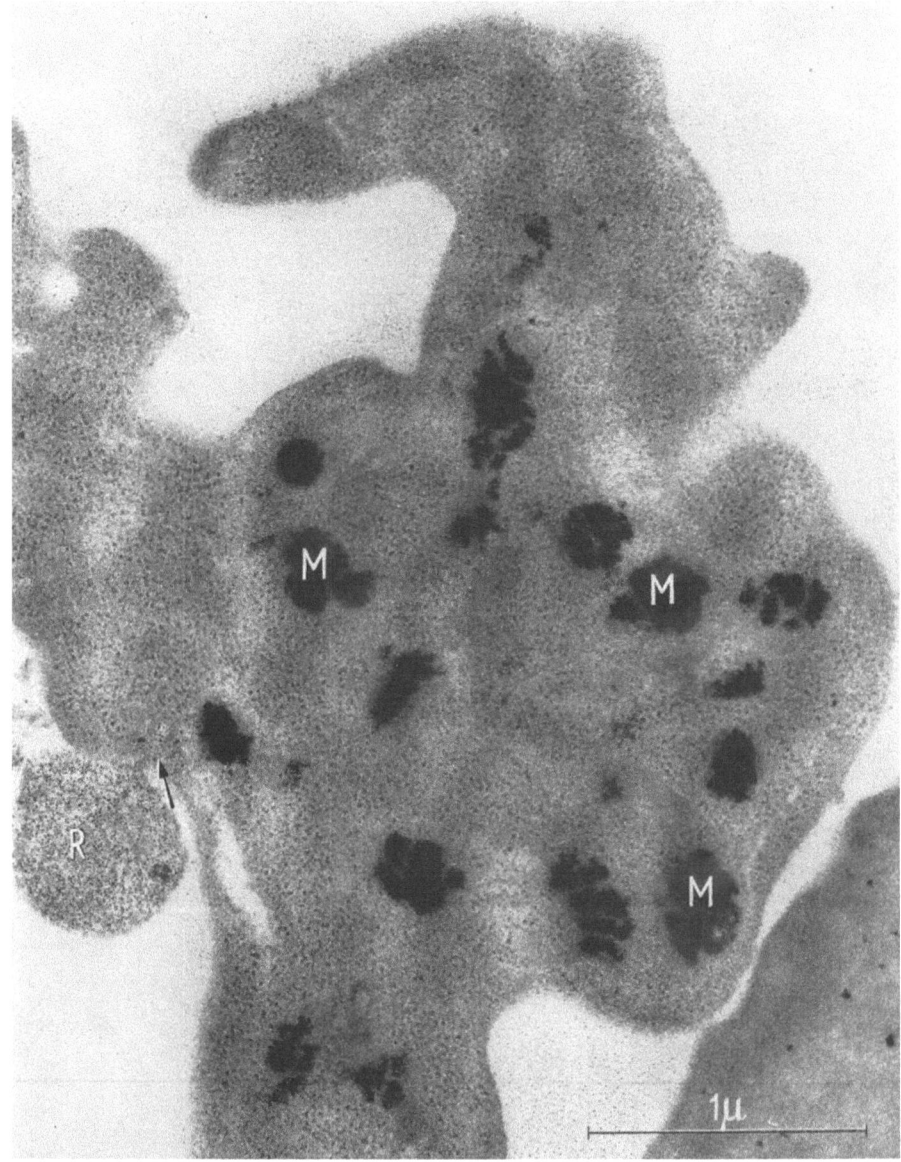

Abb. 7. Ausschnitt aus einem Erythroblasten des menschlichen Knochenmarks bei sideroachrestischer Anämie In den Mitochondrien (M) längs ihrer Cristae Eisenablagerungen. Im dichten hämoglobinhaltigen Cytoplasma reichlich Ribosomen. Nutritive Reticulumzelle (R) mit reichlich freien Ferritinpartikeln. Bei → Rhopheocytose. OsO₄-Fixation, Eponeinbettung, Bleihydroxydkontrastierung. Vergr. 40000 ×.

sammengeballte, nicht näher auflösbare Masse in den Mitochondrien zwischen den Cristae (Abb. 8). Dieser Befund macht wahrscheinlich, daß die letzten Schritte der Hämsynthese in den Mitochondrien ablaufen. Gestützt sind diese

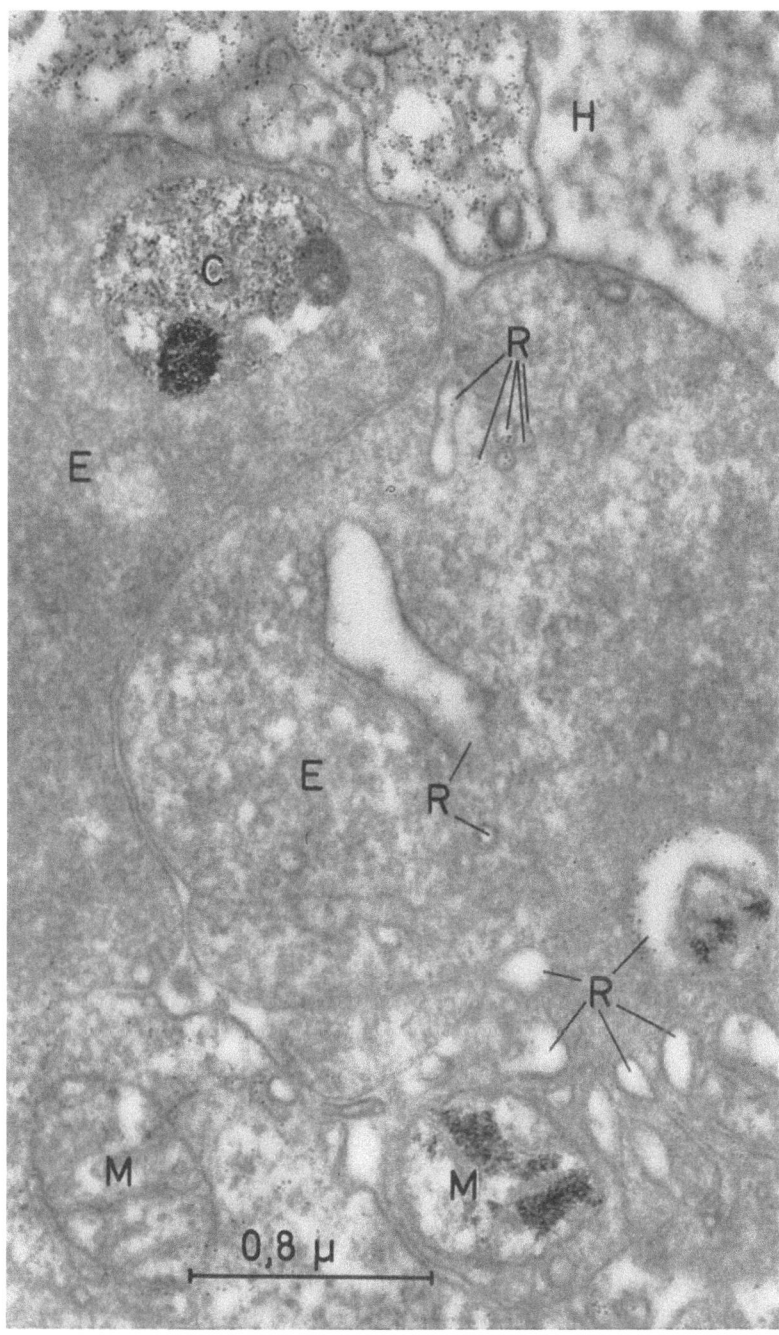

Abb. 8. Menschliches Knochenmark bei sideroachrestischer Anämie. Erythroblasten (E). In den Mitochondrien (M) Eisenablagerungen. Rhopheocytosebläschen (R) an der Zellmembran und im Cytoplasma. Siderosomen (C) mit Ferritin. In der umgebenden nutritiven Reticulumzelle freies Ferritin in stärkerer oder weniger starker (H) Verteilung. Vergr. 65000 ×.

Befunde durch biochemische Daten von SANO und GRANICK[1], denen es gelang, eine Koproporphyrin-Oxydase sowie die Protoporphyrinbildung innerhalb der Mitochondrien nachzuweisen.

6. Die Mitochondriengranula.

In den meisten Zelltypen liegen zwischen den Cristae kleine, stark osmiophile Granula oder Körnchen in der Größenordnung von etwa 500 Å. Solche Granula

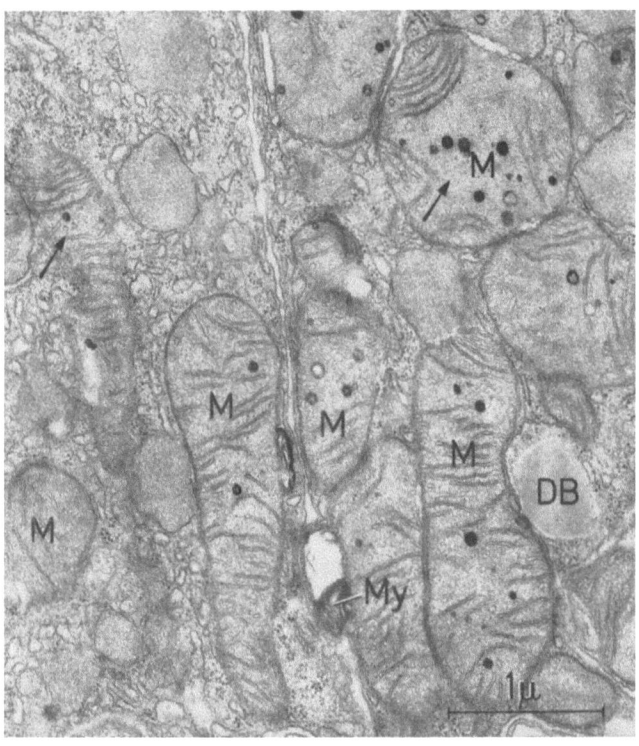

Abb. 9. Mitochondrien proximaler Tubulusepithelzellen einer Mäuseniere bei Proteinspeicherung (5× kristallisiertes Ovalbumin, intraperitoneal) Mitochondriengranula stark vermehrt, z.T. mit aufgehellten Innenbezirken, z.T. im ganzen stark anfärbbar. Daneben kleine Granula von Ribosomengröße →. Dense bodies (DB). Myelin (My). Fixation nach WOHLFARTH-BOTTERMANN, Eponeinbettung, Bleihydroxydkontrastierung. (Aufnahme Dr. R. MARX). Vergr. 21 000×

wurden zuerst in der Tubulusepithelzelle der Mäuseniere beschrieben[2] (vgl. Abb. 9, 10).

In den Mitochondrien des Tubulusepithels von neugeborenen Mäusen fehlen solche Granula. Bei 8 Wochen alten Tieren traten diese Granula erstmalig auf[3]. Des weiteren wurden solche Granula beschrieben in den Mitochondrien des Pankreas[4], im Jejunum[5], in den Mitochondrien des Bronchialepithels der Maus[6], in den Mitochondrien der *Myeloblasten* des Knochenmarks als „osmiophile Herde"[7] und in den Mitochondrien von normalen menschlichen Leukocyten des strömenden Blutes[8]. Im *Skeletmuskel* beobachtete PALADE diese Mitochondriengranula bereits 1952.

---

[1] SANO und GRANICK 1961.
[2] SJÖSTRAND und RHODIN 1953, MILLER und SITTE 1956.
[3] CLARK 1957.   [4] SJÖSTRAND und HANZON 1954b.   [5] ZETTERQVIST 1956.
[6] KARRER 1956.   [7] MILLER 1956.   [8] LOW 1956.

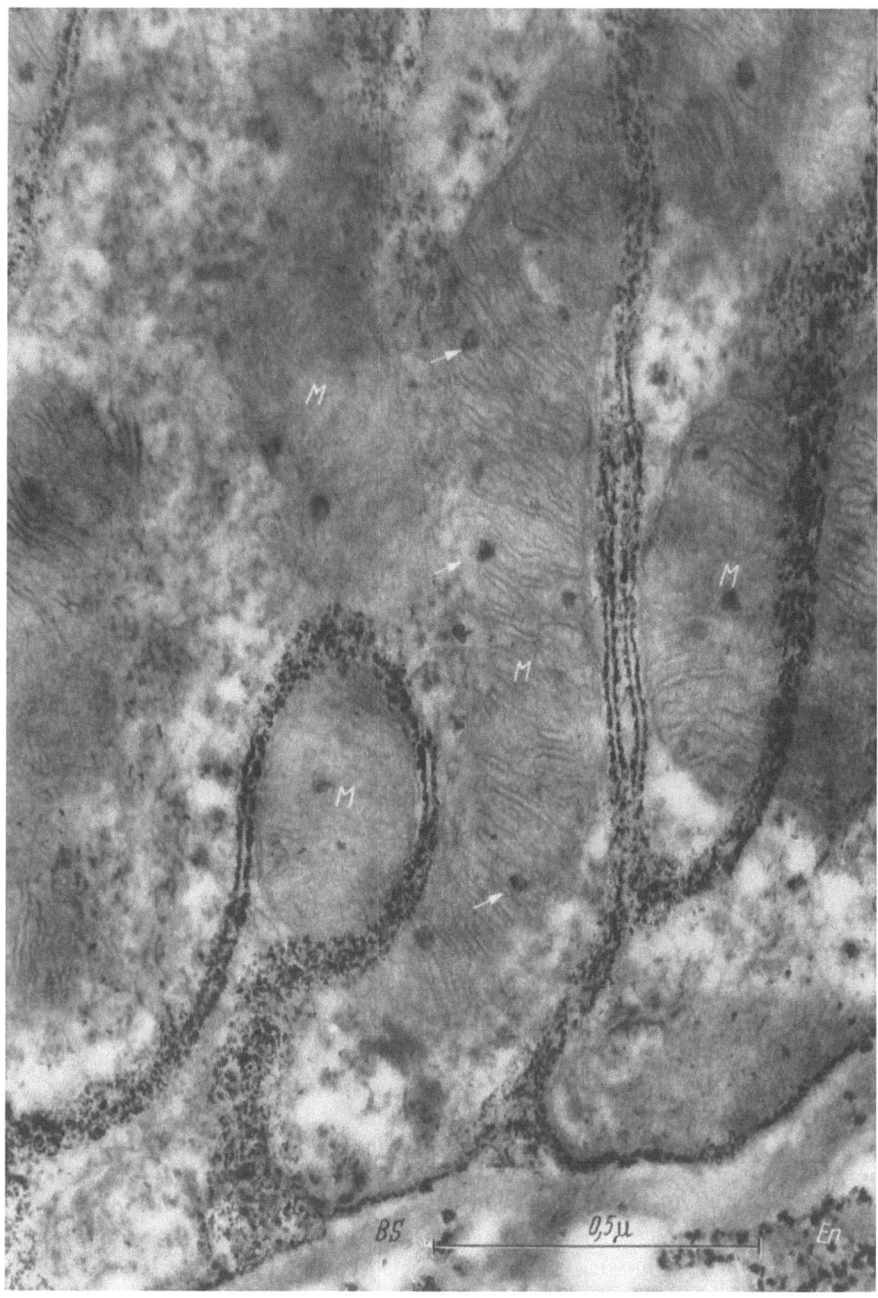

Abb. 10. Tubulusepithelzelle der Mäuseniere im Test auf alkalische Phosphatase. Das Reaktionsprodukt (Blei-phosphat) aus der enzymatischen Reaktion markiert den Enzymort an den Zellmembraneinfaltungen. Die Zell-membran, z. T. senkrecht, z. T. flächenhaft angeschnitten. Die Mitochondrien (*M*) mit Cristae und Mitochon-driengranula. Die Basalmembran (*BS*) ist im Test negativ. Die Zellmembran der Endothelzelle, rechts unten im Bild, ist auf alkalische Phosphatase positiv. Vergr. 90000×. (Aus MÖLBERT, DUSPIVA und V. DEIMLING 1960.)

Auch im Herzmuskel wurden solche Mitochondriengranula gefunden[1], vermehrt bei der Hungeratrophie[2]. Besonders zahlreich konnten sie in den Herzmitochondrien des Siebenschläfers beobachtet werden[3]. Mit fortschreitender Dauer des Winterschlafes nahm ihre Zahl zu. Die Mitochondrien der Epithelzellen des Duodenums lassen nach größeren Dosen von Natrium- und Kaliumsalzen eine Vermehrung der Mitochondriengranula erkennen[3]. Ferner kann eine Anhäufung von Granula zu Beginn von Vergiftungen[4] (Abb. 19) oder bei gedrosseltem Stoffwechsel durch Hypoxie usw. gefunden werden. Die funktionelle Bedeutung dieser Granula war lange Zeit umstritten, in neuerer Zeit zeichnen sich aber durch die Untersuchungen von ROSSI und LEHNINGER (1963)[5], die auf früheren Untersuchungen anglo-amerikanischer Autoren basieren, gewisse Funktionen dieser dichten Matrixgranula ab.

Es war aus elektronenmikroskopischen Untersuchungen bekannt, daß bei der Sublimatnephrose die Verkalkung der Tubulusepithelzellen der Niere zum größten Teil ihren Ursprung von den Mitochondriengranula nimmt[6]. Gleichartige Befunde waren in Verkalkungsherden bei einer Cortison-induzierten Myopathie am Kaninchenmuskel zu erheben. Dabei konnten im Dünnschnitt in den Ablagerungsherden Calcium und Phosphat mit Hilfe eines Röntgenanalysators im Elektronenmikroskop nachgewiesen werden. Bei experimentellen Kalkablagerungen durch Dihydrotachysterin (AT 10) konnte intramitochondrial Calcium an Phosphat gebunden nachgewiesen werden[7]. Damit konnte gezeigt werden, daß unter bestimmten pathologischen Zuständen Calcium-Ionen in den Mitochondrien kumuliert werden können.

Biochemische Untersuchungen an isolierten Mitochondrien ergaben, daß die Mitochondrien während der Atmung eine große Kapazität für gewisse Anionen und Kationen besitzen, die in einem stöchiometrischen Verhältnis zum Elektronentransport und zu der oxydativen Phosphorylierung stehen. Vor allem werden Kalium-Ionen (K^+), Magnesium-Ionen (Mg^{++}), Calcium-Ionen (Ca^{++}), Mangan (Mn^{++}) und anorganisches Phosphat (P_i) gespeichert (vgl.[8] und [9]). Untersuchungen an Mitochondrien in vivo ergaben, daß initial Mitochondrien Mg^{++}, Na^+, K^+, Cl^- und P_i enthalten. Zwischen der Ca^{++}-Aufnahme und dem Elektronentransport besteht in vivo das gleiche stöchiometrische Verhältnis wie in vitro, nur die hohe Beladung der Mitochondrien mit Calcium-Ionen ist nicht gegeben[10], da das ADP als Phosphatacceptor mit dem Calcium um das intramitochondriale Phosphat konkurriert. Eine Beladung der Mitochondrien mit Calcium-Ionen in vivo wäre nach diesen Befunden nur dann gegeben, wenn das ADP vermindert ist oder fehlt. Bei fehlender Cytochromoxydase enthalten die Mitochondrien keine Granula. Bei der Tetrachlorkohlenstoffvergiftung fand sich am Herzmuskel[11] und an der Leber[12] eine Vermehrung von Mitochondriengranula (Abb. 19). Biochemische Untersuchungen an tetrachlorkohlenstoffvergifteten Mitochondrien[13] ergaben, daß zu Beginn der Vergiftung der Gehalt an Calcium-Ionen hoch ist, während die Werte für Kalium abnehmen, um sich später ihren Ausgangswerten wieder zu nähern.

Bei vollständigem Sauerstoffmangel oder bei Blausäurevergiftung sind keine Granula in den Mitochondrien mehr nachweisbar. Die Bedeutung einer Akkumulation von Mitochondriengranula als Ausdruck der jeweiligen Stoffwechselsituation innerhalb des Mitochondriums ist bisher noch nicht bekannt. Als

[1] LINDNER 1957, POCHE 1958.   [2] POCHE 1958.   [3] POCHE 1959.
[4] BÜCHNER et al. 1959.   [5] ROSSI und LEHNINGER 1963.   [6] CREMER 1963.
[7] GERLACH und THEMANN 1965.   [8] Vgl. LEHNINGER 1964.
[9] VASINGTON und GREENAWALT 1964.   [10] KARNOVSKY 1963.
[11] BÜCHNER, MÖLBERT und THALE 1959.   [12] MÖLBERT 1957.   [13] THIERS et al. 1960.

gesichert ist lediglich anzusehen, daß die Mitochondrien aktiv an der Bindung oder Freisetzung von Calcium-Ionen beteiligt sind[1].

II. Relation zwischen Stoffwechselintensität und Zahl bzw. Innenstruktur der Mitochondrien.

Beziehungen zwischen der Zahl der Cristae mitochondriales und Menge und Ausbildung der Enzymausstattung in den Mitochondrien postulierte PALADE[2] in der Monographie „Enzymes". Die Berechtigung dieses Postulates wurde durch die elektronenmikroskopischen Untersuchungen an Mitochondrien verschiedener Gewebe bewiesen. Am Herzmuskel mit seiner hohen Stoffwechselintensität konnte beobachtet werden, daß die Herzmuskelzelle nicht nur die größte Anzahl an Mitochondrien besitzt, sondern auch den größten Reichtum an Cristae mitochondriales, die dicht gepackt den Innenraum des Mitochondriums ausfüllen. Vergleicht man die Skeletmuskulatur, die Zwerchfellmuskulatur und den Herzmuskel bezüglich der Anzahl und der Ausbildung der Mitochondrieninnenstrukturen, so findet man im Skeletmuskel relativ wenige und kleine Mitochondrien unmittelbar am Z-Band gelegen, während der ständig bewegte Zwerchfellmuskel eine relativ größere Anzahl von Mitochondrien besitzt, aber längst nicht die große Ausstattung an Mitochondrien erreicht wie der Herzmuskel, bei dem die Mitochondrien in dicht gepackten mehrreihigen Schichten die contractile Substanz umgeben. Vergleicht man ferner im Herzen die Muskelabschnitte mit der größten funktionellen Beanspruchung untereinander, so stellt man fest, daß diejenigen Muskelzellen den größten Reichtum an Mitochondrien besitzen, die der größten funktionellen Beanspruchung ausgesetzt sind. Dementsprechend nimmt die Zahl der Mitochondrien vom rechten zum linken Ventrikel und zu dessen Papillarmuskeln zu[3].

Ähnliches beobachtet man bei einem Vergleich der Zahlenverhältnisse der Mitochondrien verschiedener Organe untereinander und im gleichen Organ. So hat die Hauptstückepithelzelle der Niere entsprechend ihrer funktionellen Beanspruchung viele Mitochondrien bzw. ein umfangreiches mitochondriales System, im übrigen tubulären Epithel ist dagegen die Ausstattung mit mitochondrialen Strukturen wesentlich geringer. In der Leberparenchymzelle findet sich, abhängig von der Stoffwechsellage und der funktionellen Beanspruchung, eine größere oder kleinere absolute Anzahl von Mitochondrien. Auch die Ausbildung der Cristae schwankt hier in weiten Grenzen. Niemals wird aber in der Leberparenchymzelle annähernd die große Membranausstattung erreicht, wie sie für die Herzmuskelzelle charakteristisch ist. Somit erlaubt das morphologische Bild der Mitochondrien verschiedener Zelltypen hinsichtlich ihres Gehaltes an Cristae sowie ihrer Anzahl Rückschlüsse auf die Oxydationsrate des entsprechenden Gewebes (vgl. S. 251).

III. Die Verknüpfung von Struktur und Funktion der Mitochondrien.
Die Enzyme der Mitochondrien.

Die Cristae mitochondriales sind nach PALADE (1956) die Träger der Enzyme. Diese Ansicht wurde unterstützt durch andere Autoren, welche ebenfalls die Membransysteme im Innern der Mitochondrien als Träger der Multienzymsysteme

---

[1] REYNOLDS et al. 1962, vgl. LEHNINGER 1964.   [2] PALADE 1956.
[3] MÖLBERT 1957/59, ANDERSSON-CEDERGREN 1959.

ansehen[1]. An ihnen sind die strukturell verankerten Enzyme in einem geordneten Muster gebunden (vgl. S. 251, 287).

Das Vorliegen von unversehrten oder weitgehend unversehrten Mitochondrienmembranen ist eine wichtige Voraussetzung für die Funktion der vorliegenden strukturbildenden Enzymsysteme. Die Enzymsysteme benötigen zur Entfaltung ihrer optimalen Aktivität eine bestimmte räumliche Anordnung, d. h. die Enzyme müssen in der richtigen Reihenfolge zueinander angeordnet sein, damit die Substrate auf der kürzesten Wegstrecke mit dem Enzym in Reaktion gebracht werden können.

Eine Lokalisation von einzelnen Enzymen, Enzymgruppen oder Enzymsystemen an der Ultrastruktur des Mitochondriums stößt auf große Schwierigkeiten. Erste Ansätze solcher Möglichkeiten liegen vor und können mit Hilfe vergleichender biochemischer und elektronenmikroskopischer Untersuchungen und durch histochemische Methoden erarbeitet werden. Vergleichende biochemische und elektronenmikroskopische Befunde an Mitochondrienhomogenisaten des Pankreas unter der Einwirkung von Desoxycholat ergaben, daß bestimmte Enzymsysteme mit hoher Aktivität, an einige Subfraktionen des Homogenisats gebunden, nachgewiesen werden können. Diejenigen Fraktionen, welche bei elektronenmikroskopischer Kontrolle Membranen enthielten, ergaben eine 70%ige Aktivität von Cytochrom c-Oxydase und Succinoxydase gegenüber der Ausgangsmitochondrienfraktion[2]. Die Analyse dieser Membransystemfraktion zeigte einen Gehalt von 12% Protein und 35% Phospholipid. Bei einer Zunahme der Relation Phospholipid/Protein in der Fraktion konnte auch eine höhere Aktivität von Succinoxydase und Cytochromoxydase beobachtet werden. In der Mitochondrienfraktion, welche keine Membransysteme enthielt, war die entsprechende Enzymaktivität kaum meßbar[1]. Am Rinderherzen konnten ein reines Succinat und NADH-Oxydasesystem gewonnen werden. Die elektronenoptische Kontrolle dieser Enzymsysteme zeigte ebenfalls Mitochondrienmembranen[3] (vgl. S. 294).

Die Möglichkeit, einzelne Enzyme oder Enzymgruppen direkt am Ort ihrer Wirksamkeit mit dem Elektronenmikroskop zu erfassen, beginnt, wie neuere Untersuchungen zeigen konnten, sich zu verwirklichen.

In ersten Arbeiten konnte das Dehydrogenasesystem zur Darstellung gebracht werden[4]. Intra vitam per os gegebenes Natriumtellurit wird vom Dehydrogenasesystem reduziert. Ebenso verhält sich auch das überlebende Herzmuskelgewebe nach Inkubation eines tellurithaltigen Reaktionsgemisches. Dieses Endprodukt der histochemischen Reaktion lagert sich in Form feiner kristalliner Nadeln oder kleiner Partikeln direkt oder in unmittelbarer räumlicher Beziehung zu den Mitochondrienmembranen ab und kann im Elektronenmikroskop wegen des hohen Kontrastes gut beobachtet werden. Außer an den Mitochondrienmembranen fand sich auch vereinzelt an der Kernmembran und am endoplasmatischen Reticulum reduziertes Tellurit. Ob es sich bei den letztgenannten Ablagerungen um eine spezifische Reaktion oder um ein Artefakt handelt, ist ungewiß. Nach diesen Beobachtungen ist das Succinodehydrogenasesystem bevorzugt an den inneren Mitochondrienmembranen lokalisiert und kann mit einer Lokalisationsschärfe von etwa $0,1\,\mu$ dargestellt werden. Eine genaue Bestimmung der Verteilung des Succinodehydrogenasesystems an den Cristae mitochondriales ist mit dieser Methode nicht möglich. Ähnliche Ergebnisse an den Mitochondrien im Kopf menschlicher Spermatozoen wurden mit Ditetrazoliumsalz erzielt[5]. Auch damit konnte das Succinodehydrogenasesystem bevorzugt an den Mitochondrienmembranen ge-

---

[1] Beyer, Loew und Ernster 1956, Schulz, Loew und Sjöstrand 1957.
[2] Siekevitz und Watson 1956.   [3] Ball und Barrnett 1957.
[4] Barrnett und Palade 1957.   [5] Unakar und Sirsat 1958.

funden werden. Mit einem stärker elektronenstreuenden jodhaltigen Ditetrazoliumsalz, das spezifisch für NADH ist, indem es die Aktivität der Diaphorase reduziert, konnte die Dehydrogenaseaktivität in den Mitochondrien besser lokalisiert werden. Bei Verwendung von Succinat als Substrat konnte das Diformazan an die Membranen einiger Mitochondrien angelagert dargestellt werden. Die Markierung erfolgte sowohl an den Cristae mitochondriales wie auch an der Hüllmembran[1]. Mit verbesserter Technik wurden an den inneren Mitochondrienmembranen die Succinodehydrogenase und die NADH-Cytochrom c-Reduktase dargestellt[2]. Die Problematik dieser Methode zeigte THEMANN (1963) auf[3]. Das Succinodehydrogenasesystem konnte auch in E. coli an Membranen gebunden lokalisiert werden[4]. Mit TC-NBT konnte an frischen und Formalin-fixierten Rattenherzmitochondrien die SDH und NADH-Aktivität an den Cristae klar dargestellt werden[5]. Cytochromoxydaseaktivitäten wurden ebenfalls in Mitochondrien histochemisch dargestellt[6]. Adenosintriphosphataseaktivitäten konnten an den inneren Mitochondrienmembranen oder im Bereich dieser Membranen beobachtet werden[7].

In Fortführung der Arbeiten über die intracelluläre Lokalisation enzymatischer Aktivitäten konnte in den Mitochondrien des Herzmuskels der weißen Ratte eine enzymatische Aktivität nachgewiesen werden, die einem Glucose-1-Phosphat spaltenden Enzym zuzurechnen ist (v. DEIMLING, MÖLBERT u. DUSPIVA 1960) (Abb. 11). Es konnte dabei eine strenge Lokalisation des Reaktionsproduktes der enzymatischen Reaktion in den Cristae mitochondriales als Ausguß des hellen Zwischenspaltes oder an den dunklen Linien der doppelkonturierten Membran zum Zwischenspalt hin, gefunden werden. Dagegen war keine enzymatische Aktivität an der Hüllmembran der Mitochondrien nachzuweisen. Dieser Befund zeigt eindeutig, daß die Cristae mitochondriales mit großer Wahrscheinlichkeit eine andere Enzymausstattung besitzen als die Hüllmembran, obwohl die Innenseite der Hüllmembran des Mitochondriums kontinuierlich in die äußere dunkle Schicht der Cristae übergeht, und ebenso der helle Zwischenspalt der Cristae mit dem mittleren hellen Teil der Hüllmembran in Verbindung steht. Allerdings sitzen die Cristae der Hüllmembran nur in wenigen Fällen breitbasig auf, wie ANDERSSON-CEDERGREN (1959) zeigen konnte. In der Regel besteht die Verbindung mit der äußeren Membran nur in einem Stiel (Abb. 3). Trotz der morphologischen Kontinuität der inneren mitochondrialen Membranen mit der Hüllmembran ist das Enzymmuster der einzelnen Membrananteile verschieden. So sind auch die den Membranen aufliegenden Partikeln an der Innenmembran und an den Außenmembranen nicht nur von unterschiedlicher Größe, sondern auch von verschiedener Funktion (vgl. S. 251).

IV. Die Mitochondrienneubildung.

Mit dem Elektronenmikroskop konnte lange Zeit weder über die Art der Neubildung noch über den Ursprung der Mitochondrien eine eindeutige Klärung herbeigeführt werden. Zwar fehlte es im Schrifttum an Hand elektronenoptischer Befunde nicht an Deutungsversuchen der Mitochondrienvermehrung. Eine Vermehrung durch Querteilung postulierte FAWCETT[8]. Ebenfalls wurde an Leber-

---

[1] BARRNETT, KARMARKER und SELIGMAN 1959.
[2] SCARPELLI 1961, SCARPELLI et al. 1962, SEDAR et al. 1962, OGAWA und BARRNETT 1964.
[3] THEMANN und FASSKE 1963.   [4] SEDAR und BUDE 1965.
[5] SELIGMAN et al. 1966.   [6] VILLAR et al. 1962.
[7] ASHWORTH et al. 1963, ESSNER et al. 1965, LAZARUS und BARDEN 1962/64, OTERO VILAR-DEBÓ 1965, SCHULZE und WOLLENBERGER 1962.
[8] FAWCETT 1955.

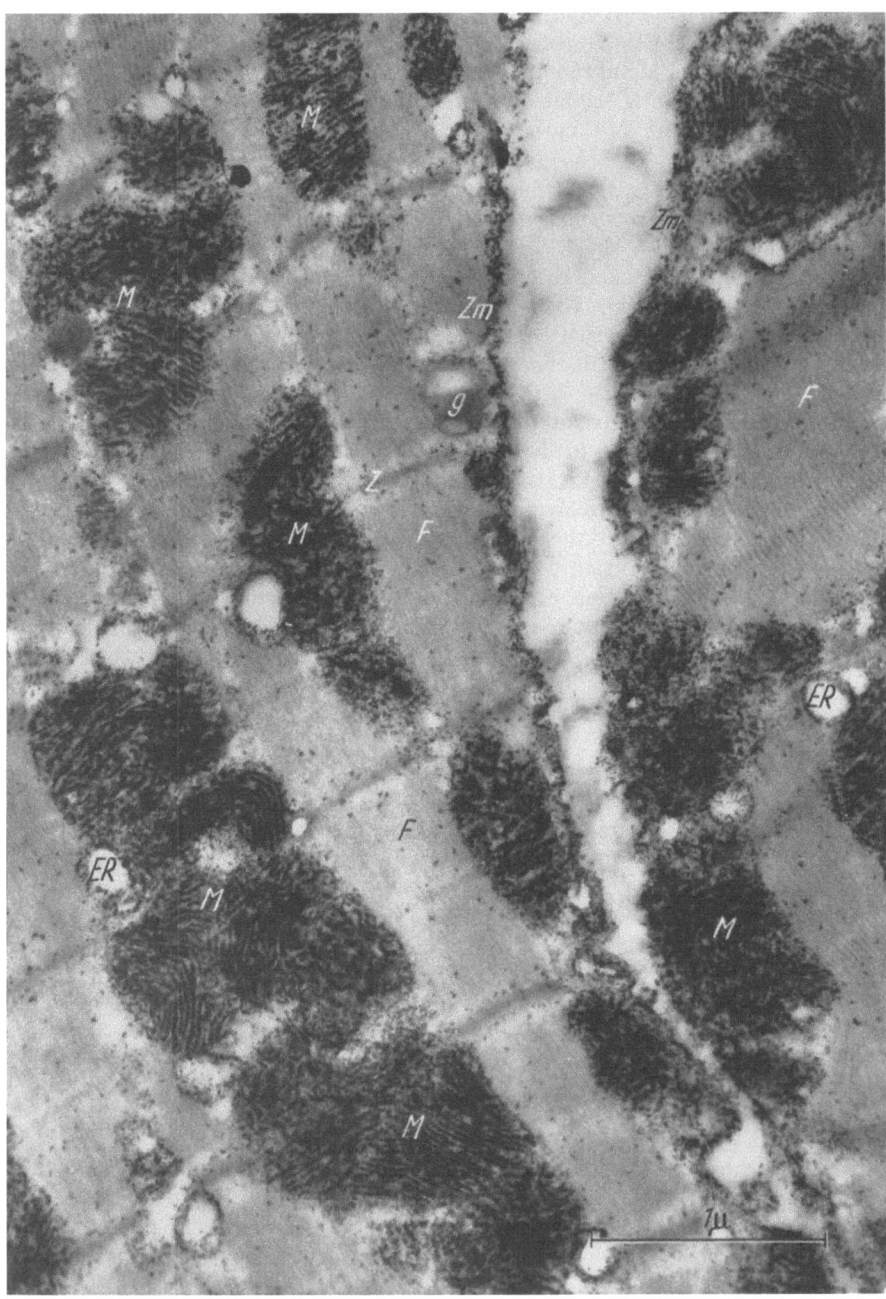

Abb. 11. Ausschnitt aus zwei Herzmuskelzellen, Albinoratte. Darstellung eines Glucose-1-phosphat spaltenden
Enzyms an den Cristae mitochondriales und der Zellmembran (Zm). Die Hüllmembranen der Mitochondrien sind
im Enzymtest negativ. Myofilamente (F), endoplasmatisches Reticulum (ER) erweitert. Myofilamente (F),
Fetttropfen (g). Vergr. 32000 ×.

mitochondrien hungernder Ratten eine Einschnürung beobachtet und als mögliche Mitochondrienvermehrung durch Teilung beschrieben[1]. Bei hoher Zellteilungsrate der meristomatischen Wurzel von Zea mays wurde ebenfalls eine Querteilung mitochondrienähnlicher Körper gefunden[2]. Eine Neubildung aus intracellulären Membranen[3] oder aus abgerundeten Golgi-Membranen[4] wurde ebenfalls diskutiert. Eine Fragmentierung von Mitochondrien wurde durch Einschnürung bei Paramecium caudatum beobachtet[5]. Bei Teilung der Zelle konnte in der Einschnürungszone des Cytoplasmas die Einschnürung der hier quergestellten Mitochondrien festgestellt werden.

Eine Neubildung von Mitochondrien aus dem Zellkern wurde von einigen Autoren postuliert, da Kern und Mitochondrien in enger räumlicher Lagebeziehung beobachtet werden konnten[6]. Dieses Phänomen, an lebenden Kulturzellen bereits beschrieben, war aber als Stoffaustausch zwischen Kern und Mitochondrien gewertet worden[7]. ORNSTEIN[8] konnte im elektronenmikroskopischen Bild ein ähnliches Verhalten der Mitochondrien von Oocyten beschreiben. Eine Kontinuität der Hüllmembran von Kern und Mitochondrien konnte an Amöben mit kurz zuvor geteiltem Zellkern festgestellt werden. Es scheint dabei ein Austausch von Material zwischen Kern und Mitochondrien möglich zu sein. Dadurch wird direkt oder indirekt eine Zunahme des Enzymgehaltes der Mitochondrien herbeigeführt[9].

In der Leberparenchymzelle wurde nach partieller Hepatektomie in der Regenerationsphase[10] eine große Anzahl von kleinen runden, homogenen Körpern beobachtet, welche für Vorstufen von Mitochondrien angesehen wurden. Diese „Microbodies"[11] waren in der Niere beobachtet worden und wurden als homogene dichte Körper mit einer einfachen 45 Å dicken Membran und einem Durchmesser von $0,1—0,3\,\mu$ beschrieben. Eine Vermehrung von Microbodies wurde auch bei der Tetrachlorkohlenstoffvergiftung in der Leberparenchymzelle[12], besonders im Beginn der Vergiftung[13] nach intraoraler Verabreichung, und am Herzmuskel nach Tetrachlorkohlenstoff- und besonders ausgeprägt nach Malonsäurevergiftung gefunden[14]. Nach SCHULZ[15] sind Microbodies auch Vorstufen von Cytosomen. Auch nach Gabe von artfremdem Eiweiß konnte eine Vermehrung von Microbodies im Hauptstückepithel der Mäuseniere beobachtet werden[16]. An Serienschnitten des Tubulusepithels nach Urographingabe konnte beobachtet werden, daß es sich in der Regel bei den größeren dieser homogenen Körper lediglich um Anschnitte von Mitochondrien handelt, die durch den Funktionsreiz vermehrt Verzweigungen oder Sprossen gebildet hatten und in ihrer äußeren Gestalt kleinen, verzweigten Ästchen oder kleinen Korallenbäumchen ähnlich waren. In einer Zellmembraneinfaltung der Tubulusepithelzelle liegen in der Regel nicht mehrere Mitochondrien, sondern ein röhrenförmiges, miteinander verbundenes Mitochondriensystem kann in der Basalzone der Tubulusepithelzelle beobachtet werden, wobei die Endverzweigungen keine Cristae mitochondriales erkennen lassen, sondern homogen erscheinen. Diese Verzweigungen der Mitochondrien bei funktioneller Belastung der Zelle ließen sich auch in anderen Zellen beobachten. BERNHARD[17] konnte im elektronenmikroskopisch-histochemischen Bild zeigen, daß Microbodies saure Phosphatase enthalten. Damit scheiden sie als Vorstufen

[1] ROUILLER und GANSLER 1956.   [2] LUND und Mitarbeiter 1958.   [3] DEMPSEY 1956.
[4] LEVER 1956.   [5] WOHLFARTH-BOTTERMANN 1957.
[6] CAUSEY und HOFFMAN 1955, HOFFMAN und GRIGG 1958, BARTON und CAUSEY 1958, vgl. BELL und MÜHLETHALER 1964.
[7] CHÉVREMONT und FREDERIC 1951, 1958.   [8] ORNSTEIN 1956.
[9] BRANDT und PAPPAS 1959.   [10] ROUILLER und BERNHARD 1956.   [11] RHODIN 1954.
[12] OBERLING und ROUILLER 1946.   [13] MÖLBERT 1957.
[14] BÜCHNER, MÖLBERT und THALE 1958, BÜCHNER und Mitarbeiter 1959.
[15] SCHULZ 1958.   [16] MILLER 1958.   [17] BERNHARD 1960.

für die Mitochondrienneubildung aus und sind dem Formenkreis der Lysosomen zuzurechnen[1] (vgl. S. 335).

Bei Paramecien konnte bei gesteigerter Teilungsrate der Einzeller eine Neubildung von Mitochondrien aus kleinen Bläschen des Cytoplasmas, die einen Durchmesser von 0,1 μ haben, beobachtet werden[2]. Aus diesen Promitochondrien sollen sich junge Mitochondrien von 0,2 μ Größe entwickeln, die kleine Tubuli von 100 Å Durchmesser haben. Ähnliche Beobachtungen konnten an Gewebekulturen von Mäusetumoren und in Mäuseembryonen erhoben werden[3]. Dabei werden Vorstufen von Promitochondrien nicht einzeln liegend im Cytoplasma der Zelle gefunden, sondern jeweils in größeren Gruppen in runden bis eiförmigen Gebilden, die Weissenfels als „Bildungszentren" bezeichnet. Im Bildungszentrum vergrößern sich diese Vorstufen, bevor sie ins Cytoplasma entlassen werden. Sie haben dabei einen dunklen homogenen Innenbereich und eine helle Randzone, umgeben von einer Hüllmembran. Die Differenzierung der inneren Membranen der Promitochondrien erfolgt im homogenen Inhalt des Körpers in kurzen Cristae[4], die senkrecht oder parallel zur Hüllmembran entstehen können[5].

Mit diesen Befunden zur möglichen Neubildung von Mitochondrien ist das Problem der Mitochondrienvermehrung oder der Mitochondrienneubildung nicht gelöst. Neue Ansatzmöglichkeiten zur Lösung dieser Frage ergaben sich aus Untersuchungen an dem sich differenzierenden Flugmuskel von Locusta[6]. In diesem Insektenflugmuskel finden sich 3 Tage vor der Häutung in den Zellen neben einem großen Zellkern nur Myofibrillen und RNS-Granula. Der Zellkern scheint ohne Kernmembran nucleoläre Substanzen direkt in das Cytoplasma abzugeben. Weitere Untersuchungen am Flugmuskel der Wanderheuschrecke (vgl.[7]) ergaben, daß der Volumenanteil der Mitochondrien von 6—8% vor den letzten Häutungen auf Werte bis über 30% des voll funktionsfähigen Muskels ansteigt. Im gleichen Zeitraum steigt der Anteil der Myofibrillen auf den zehnfachen Wert. Gleichzeitig konnte bei Nachprüfung der mitochondrialen Enzymmuster eine proportionale Zunahme entsprechend dem morphologisch nachweisbaren Material beobachtet werden. Diese Analyse zeigt, daß die Vermehrung der Mitochondrien durch Automultiplikation erfolgt. Das wäre gut mit dem Gehalt an eigenständiger DNS in Einklang zu bringen.

Nach dem oben Gesagten bieten sich mehrere Möglichkeiten für eine Neubildung der Mitochondrien an. Die sich anbietenden Möglichkeiten für eine Mitochondrienbiosynthese wären am ehesten mit der Hypothese in Einklang zu bringen, daß die mitochondriale DNS ein Episom ist. Nach Lehninger (1964) kommt für eine Mitochondrienneubildung bzw. -vermehrung eine de novo-Synthese aus löslichen Komponenten des Cytoplasmas in Betracht[8]. Eine Neubildung aus granulären Elementen des Cytoplasmas wurde durch neuere Untersuchungen ausgeschlossen[9]. Jedoch konnte Lee (1964) eine Aggregation von kleineren und dichteren Partikeln, die den Ribosomen entsprechen würden, im Cytoplasma beobachten. In der Peripherie dieser Partikeln bilden sich Membranen, die Cristae ausdifferenzieren. Dann erfolgen Teilungen dieser Körper unter vier verschiedenen Möglichkeiten:

1. durch zentrale Einschnürung (vgl. Abb. 4); 2. durch Einschnürung an der dünnsten Stelle nach Elongation; 3. durch Sprossung; 4. durch Ausbildung von Begrenzungsmembranen quer zum Mitochondrienkörper (vgl. Abb. 5).

---

[1] Baudhuin et al. 1965.   [2] Wohlfarth-Bottermann 1957.
[3] Weissenfels 1958.   [4] Rouiller und Bernhard 1956 u. a.
[5] Weissenfels 1960, vgl. Adams und Hertig 1965.
[6] Bücher und Vogell 1960, Vogell et al. 1959.
[7] Vogell 1965.   [8] Luck 1963/65.   [9] Vgl. Baudhuin 1965.

Möglich erscheint auch eine Entstehung aus Membranstrukturen, nach ROBERTSON[1] (1961) durch Einstülpungen der Plasmamembran und entsprechende Auffaltungen der Membranstrukturen als Einfaltungen des Axolemms[2] mit nachfolgender Abschnürung, Zusammenfaltung und Ausbildung von Cristae; nach GEY[3] aus Pinocytosevesikeln. Letztere sind aber Vorstufen von sog. Lysosomen und enthalten Enzyme, die nicht in Mitochondrien gefunden werden können. Jedoch können Plasmamembranen, insbesondere Plasmamembranen von Bakterienzellen[4], respiratorische Enzymaktivität enthalten. Die Möglichkeit einer Absprossung von Membranen des endoplasmatischen Reticulums muß diskutiert werden, scheidet aber wegen der grundlegenden anderen Enzymausstattung der Membranen aus. Eine Herkunft der Membranen des Mitochondriums aus dem Golgi-Apparat wurde ebenfalls in Betracht gezogen, obwohl keinerlei morphologische Kriterien hierfür vorliegen. Eine Neubildung von Mitochondrien aus der Kernmembran wurde in neuester Zeit postuliert[5], und ist mit konventionellen Methoden und mit der Gefrierätztechnik nachgewiesen worden[6], jedoch ist die biochemische Zusammensetzung der Kernmembran nicht genügend bekannt, um daraus Aufschlüsse zu erhalten.

Die Neubildung der Mitochondrien aus dem Nucleolus wird diskutiert[7]. Die Mitochondrienvermehrung oder Neubildung in Meerschweinchen-Oocyten erfolgt als rosettenförmige Anhäufung um ein dichtes granulär erscheinendes Zentrum. Neben dem Zentrum lassen sich Cristaestrukturen erkennen, die in ein dichteres Material eingebettet sind, aber keine Hüllmembran erkennen lassen. Die größeren Mitochondrien dieser Rosettenhaufen sind aber mit einer Hüllmembran versehen[8]. Diese Gebilde könnten die Funktionsorte der mitochondrialen DNS im Cytoplasma sein.

Eine Neubildung aus Mitochondrien oder im Bereich von Mitochondrien ist sicherlich eine der Formen der Mitochondrienbiogenese. In der Leber von Feuersalamandern[9] konnte intramitochondrial im äußeren Mitochondrienspalt eine Ausbildung von inneren Mitochondrienmembranen mit Ausstoßung und Abschnürung des intramitochondrial gebildeten Tochtermitochondriums beobachtet werden. ANDRÉ (1962) fand während der Spermiogenese Gruppen von Mitochondrien, die zwischen sich dunkle Substanzen einschlossen, den ,,intramitochondrialen Zement". Dicht bei einzelnen Mitochondrien fanden sich Säcke des endoplasmatischen Reticulums. In der regenerierenden Leber der Maus konnten Verbindungen der mitochondrialen Hüllmembran mit den Membranen des endoplasmatischen Reticulums gefunden werden[10]. Teilungen von Mitochondrien wurden mehrfach beschrieben[11], vor allem in der Leberepithelzelle[12]. Während bei den Lebermitochondrien eine Teilung auch durch Querseptierung der Hüllmembran mit anschließender Trennung der beiden Teilstücke des Mitochondriums erfolgt, werden Mitochondrien mit tubulären Innenstrukturen durch Elongation und anschließende Durchschnürung an einer verengten Stelle geteilt[13].

Die Entstehung von Mitochondrien aus praeexistierenden Mitochondrien konnte durch autoradiographische Versuche wahrscheinlich gemacht werden. Isolierte Mitochondrien incorporieren H^3-Thymidin in Abwesenheit der nucleären DNS-Synthese. Das H^3-Thymidin ist in DNS oder DNS-artigem Material zu finden und kann über vier Generationen nachgewiesen werden[14].

---

[1] ROBERTSON 1964.   [2] DE ROBERTIS 1962.   [3] GEY, SHAPRAS und BORYSKO 1954.
[4] GIESBRECHT 1960, LEENE und VAN ITERSON 1965.   [5] SJÖSTRAND 1963.   [6] MOOR 1963.
[7] BELL und MÜHLETHALER 1964.   [8] ADAMS und HERTIG 1965.   [9] DAVID 1962.   [10] BADE 1964.
[11] LUCK 1963, NOVIKOFF 1960, FREY-WYSSLING 1960, TAHMISIAN u. Mitarb. 1956.
[12] FAWCETT 1955, LAFONTAINE 1960, SHERIDAN 1960, DAVID 1961/63, GREENAWALT 1962, LAFONTAINE und ALLARD 1964.
[13] WOHLFARTH-BOTTERMANN 1966.   [14] PARSONS 1964.

Zur Pathologie der Mitochondrien.

Indem wir uns im folgenden den morphologischen Veränderungen der Mitochondrien unter krankhaften Bedingungen zuwenden, müssen wir die Mitochondrienveränderungen jeweils in Korrelation zur gesamten Zellstruktur und zum
Zellstoffwechsel sehen und deuten. Die Veränderungen im Stoffwechsel der Mitochondrien können flüchtig und morphologisch nur mit Mühe faßbar sein, bei

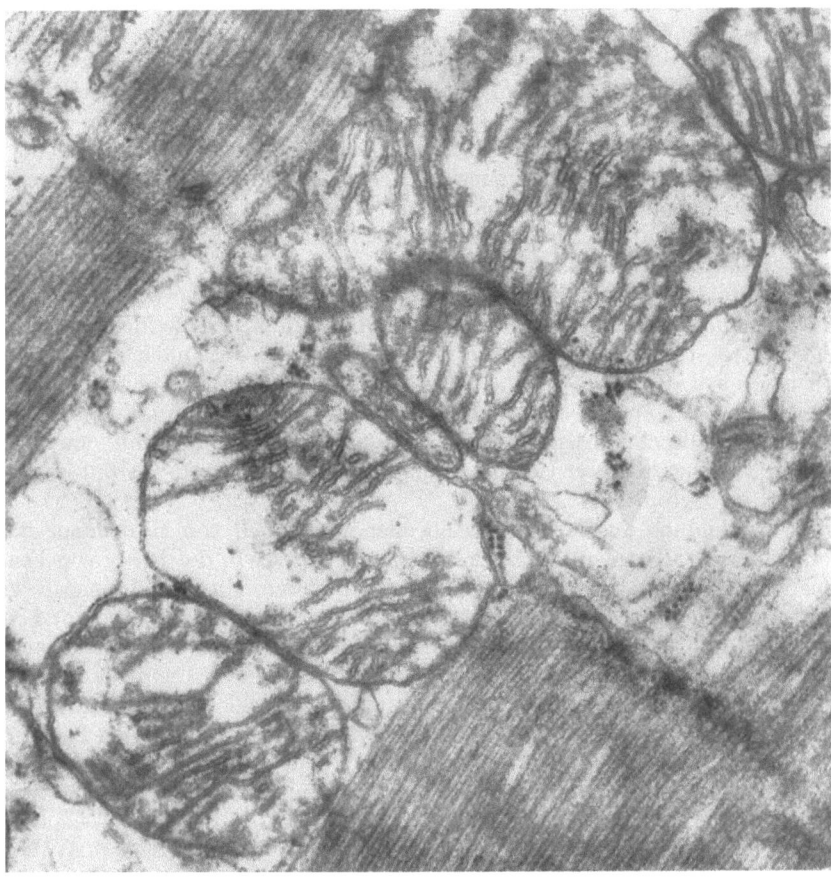

Abb. 12. Ausschnitt aus Herzmuskelzelle einer Ratte nach 30minütiger Atmung von 5% O₂ im Stickstoff-Sauer-
stoff-Gemisch und sofortiger Tötung durch Nackenschlag. Schwellung der Mitochondrien mit Aufhellung der
Matrix, Fragmentierung der Cristae und Cristolyse. Erweiterung von Tubuli des sarkoplasmatischen Reticulums.
Vergr. 37 500 (Präparat von Dr. Onishi 1967 zur Verfügung gestellt).

genügend langer und intensiver Einwirkung aber zu gut faßbaren morphologischen Veränderungen der Feinstruktur führen. Diese morphologischen Veränderungen werden einerseits von der Dauer, andererseits von der Schwere der
Zellalteration abhängig sein.

Die elektronenmikroskopischen Untersuchungen zur Pathologie der Mitochondrien befassen sich in der Hauptsache mit ihren qualitativen Abweichungen
von der Norm, die auch in pathogenetischer Hinsicht das größte Interesse bean-
spruchen. Daneben sind quantitative Abweichungen, vor allem die Veränderungen
der Zahl der Mitochondrien und die Ausdehnung des gesamten mitochondrialen
Systems in der Zelle und ihr Verhältnis zum übrigen Cytoplasma von Bedeutung.

I. Die qualitativen Veränderungen der Mitochondrien.

1. Die Schwellung und Cristolyse der Mitochondrien.

Unter den Veränderungen, denen die Feinstruktur des mitochondrialen Systems ausgesetzt ist, sind in erster Linie die Veränderungen an den Cristae mitochondriales und an der Matrix der Mitochondrien zu nennen. Am häufigsten begegnen sie uns als *Mitochondrienschwellung und Cristolyse* (Abb. 12 u. 13).

Mitochondrienveränderungen mit Schwellung und mit Verminderung ihrer Cristae bis zu ihrem vollständigen Schwund (Cristolyse) wurden elektronenmikroskopisch zuerst bei extremem Hunger an der Rattenleber beobachtet[1]. Fast

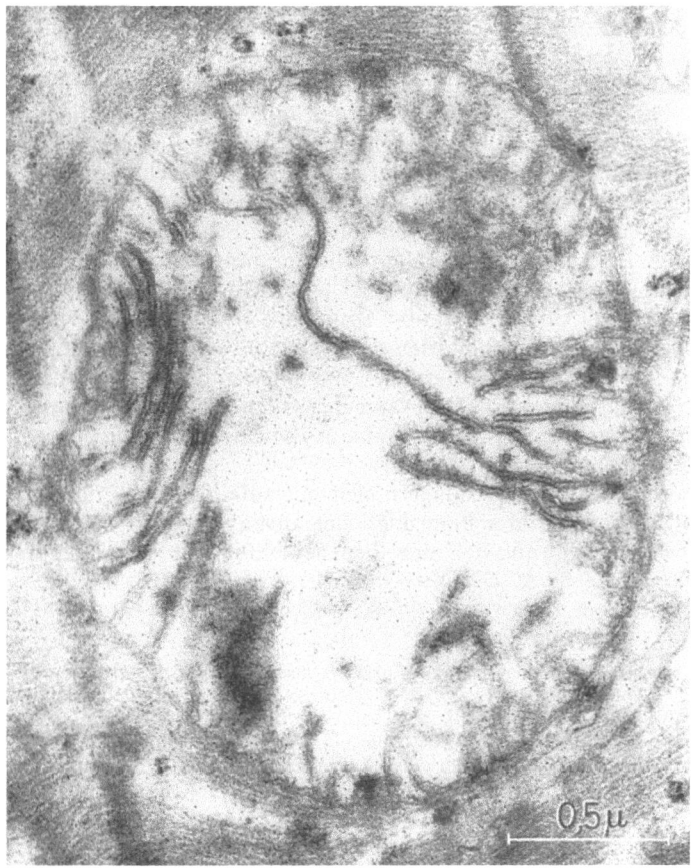

Abb. 13. Herzmuskelmitochondrium aus dem Myokard des linken Ventrikels (endokardnaher Abschnitt) der Ratte. Sauerstoff- und Substratmangel durch Überbelastung des linken Ventrikels bei experimenteller supravalvulärer Aortostenose. 3 Tage nach partieller Unterbindung der Aorta. Die Cristae mitochondriales verkürzt und in Auflösung. Dünnschnitt- (negative staining-) Methode mit 2% PTA. Vergr. 42 500 ×.

gleichzeitig konnten geschwollene Mitochondrien der Leber von Ratten nach Thyroxinbehandlung dargestellt werden[2]. Eine besonders ausführliche Untersuchung fanden gleichartige Veränderungen der Mitochondrien als Folge akuter Atmungsstörungen der Zelle.

Die vielfältigen pathologischen Zustände, die zu einem akuten oder chronischen Mangel an Sauerstoff in der Zelle durch ungenügende Zufuhr oder extrem ge-

---

[1] Gansler und Rouiller 1956.   [2] Schulz, Löw, Ernster und Sjöstrand 1956.

steigerten Bedarf bei normalem Angebot oder zu anderen Atmungshemmungen der Zelle führen, sollen in ihrer Pathogenese nicht näher erläutert werden, da sie heute Allgemeingut der Pathologie geworden sind[1]. Die feinere Analyse der Auswirkung der Hypoxie auf die Morphologie der Feinstruktur der Mitochondrien soll dagegen im Folgenden ihre Darstellung erfahren und als Modell für weitere Mitochondrienveränderungen aus anderen Ursachen dienen.

Den Ausgangspunkt der Untersuchungen bildet die Beobachtung, daß die Mitochondrien lichtmikroskopisch, besonders im Phasenkontrastmikroskop, bei Hypoxie eine Transformation im Sinne einer Schwellung dergestalt erfahren, daß die Mitochondrien sich in körnige, kugelige oder bläschenförmige Gebilde von größerem Querdurchmesser umwandeln und z. T. dadurch erst sichtbar werden.

Elektronenmikroskopisch finden sich bei akuter Hypoxie an den Mitochondrien der *Leberparenchymzellen* Veränderungen der Feinstruktur, welche einerseits die Anordnung und die Ausbildung der inneren Mitochondrienstruktur betreffen, andererseits auch zu einer Veränderung der äußeren Mitochondrienform führen[2]. Die Mitochondrien der Leberparenchymzelle erfahren durch Schwellung eine Volumenzunahme, bei welcher der Durchmesser der Mitochondrien im Extremfall das Vier- bis Fünffache der Norm beträgt. Die meist länglichen oder auch stäbchenförmigen Mitochondrien werden durch die Schwellung rund oder ovalär. Dabei erscheint die äußere Mitochondrienmembran dichter als normal, während die Matrix an Elektronendichte verliert[3] (Abb. 15).

Am Herzmuskel sind nach akuter Hypoxie durch exogenen Sauerstoffmangel in den geschwollenen Mitochondrien die Cristae mitochondriales in ihrer Gesamtheit vermindert. Diese Veränderungen der inneren Membranstrukturen werden durch eine Verkürzung oder eine Fragmentierung der inneren Doppelmembranen hervorgerufen. Darüber hinaus kann eine Auflösung oder auch eine Quellung der Doppelmembranen erfolgen.

Die Fragmente der Cristae lagern sich mit zufälliger Orientierung und zeigen oft eine Verminderung ihrer ursprünglichen Dicke von etwa 180 Å auf 70—80 Å, durch weitere Aufspaltung der einzelnen Schichten der Unit-Membranen in Dimensionen von 20—30 Å. Die Mitochondriengrundmatrix wird dabei z. T. aufgelöst bis zu ihrem fleckweisen, völligen Schwund. Daneben findet sich aber auch dichtes, homogenes Material[4] (Abb. 14—16).

Werden enzymatisch aktive Makromoleküle inaktiviert, so können sie in ihre Untereinheiten bzw. Polypeptidketten zerfallen, wodurch das Gesamtmolekül eine Volumenausdehnung erfährt[5]. Eine Membran, die auf Grund ihrer Moleküldichte dargestellt werden kann, wird im Elektronenmikroskop eventuell nur noch als diffuser Schatten zur Abbildung gelangen, da die Membrandichte durch diese Vorgänge verringert wird. Ist die Dichte der gequollenen Membran gleich der Umgebungsdichte, so erfolgt überhaupt keine Darstellung der Struktur mehr.

Nimmt die Zahl der Cristae weiter ab, so findet sich im Innern der Mitochondrien oft nur noch eine granuläre Struktur neben vacuolären Umbildungen. Inwieweit die Schwellung der Mitochondrien in vivo auf eine Wasseransammlung zurückgeführt werden kann, ist nicht geklärt. Biochemische Daten an isolierten Mitochondrien zeigen, daß eine Wasseransammlung in den Mitochondrien durch Erliegen von Transportvorgängen bei Energiemangel hervorgerufen werden kann (vgl. Beitrag Siebert in diesem Band).

Bei Wiederbeatmung unter normaler Sauerstoffspannung sind die morphologischen Veränderungen an den Mitochondrien je nach dem Grad der vorher-

---

[1] Vgl. Büchner, dieses Handbuch, Bd. IV/2, 1957, Haymaker und Strughold 1957.
[2] Mölbert und Guerritore 1956/57, Mölbert 1957.
[3] Mölbert und Guerritore 1956/57, vgl. Callister und Brown 1965.
[4] Mölbert 1958.   [5] Mölbert und Weber 1963.

gegangenen Schädigung reversibel. Während ein Teil der Mitochondrien sich durch Teilung regeneriert, können die Cristae mitochondriales von der inneren Seite der Hüllmembran aus als Auffaltung neu gebildet werden. Ob es sich jeweils um eine Neubildung der Cristae oder um Reste von Cristae handelt, kann nicht sicher aus dem elektronenmikroskopischen Bild beurteilt werden. In welcher Art ein Vorwachsen der Cristae erfolgt, ist unbekannt. Aus energetischen Gründen käme ein appositionelles Wachstum am blinden Ende

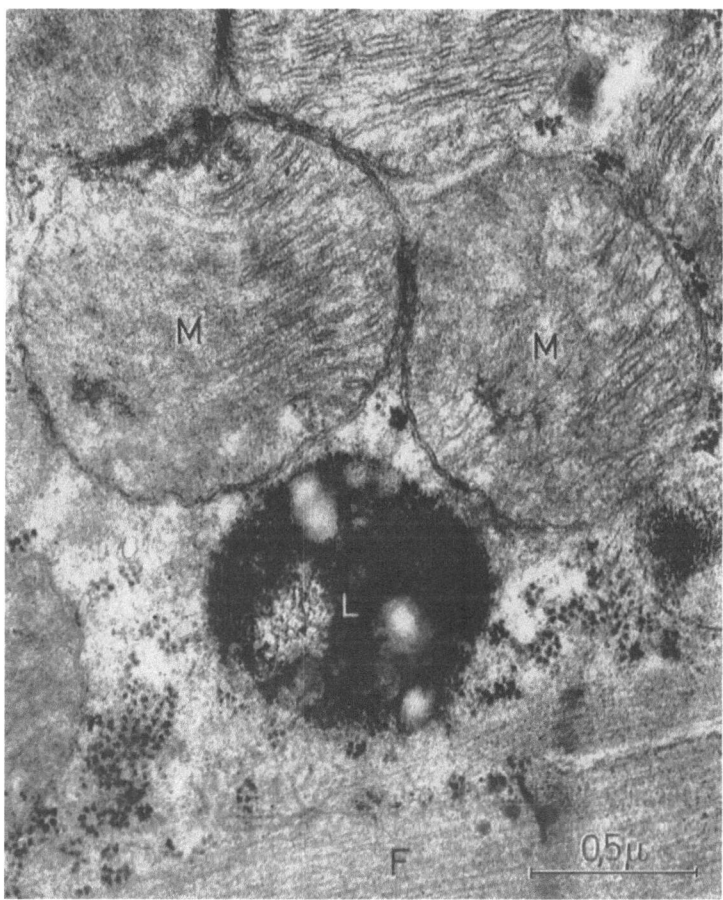

Abb. 14. Herzmuskelmitochondrien der subendokardialen Zone des linken Ventrikels bei supravalvulärer Aorten- stenose. Beginnende Cristaeauflösung. Anfärbung dunkel tingierter Substanzen innerhalb der Mitochondrien (M). Speicherkörper (L) aus verschieden dichten Substanzen gebildet. Zwischen den Myofilamenten einige stark kontrastierte Granula. Glutaraldehyd und OsO_4-Fixation, Eponeinbettung, Bleihydroxydkontrastierung. Vergr. 45 000 ×.

der Membran oder an der Stelle der Membranauffaltung, also am Cristaehals in Frage. Die Möglichkeit, daß bei Kontraktion[1] der Mitochondrien sich neue Auffaltungen bilden und sich anschließend verlängern, muß diskutiert werden. Die am schwersten geschädigten Mitochondrien mit Verklumpungen oder voll- ständiger Auflösung ihres Inhaltes fallen regressiven Vorgängen anheim[2].

Gleichartige morphologische Veränderungen an den Mitochondrien des Herzens konnten beim Winterfrosch nach Herzstillstand in der Systole bei weiterschla-

---

[1] Vgl. LEHNINGER 1964.
[2] MÖLBERT und GUERRITORE 1957, MÖLBERT 1957/58, MÖLBERT und MARX 1965.

genden Vorhöfen nach Strophanthinüberdosierung beobachtet werden. Die dabei
auftretende Mitochondrienschwellung wurde als Folge einer Hypoxie infolge
Mangeldurchblutung gedeutet [1]. Bei längerem Herzstillstand tritt eine vermehrte
Schwellung oder eine Verklumpung der Mitochondrien auf. Eine Schwellung der
Mitochondrien des Meerschweinchenherzens konnte Lindner unter toxischen
Digitalisdosen aufzeigen. Bei experimentell erzeugter Herzmuskelhypertrophie
wird am insuffizienten Herzen des Kaninchens ebenfalls eine Verminderung
der Cristae mitochondriales beobachtet [2] (Abb. 16). Nach experimentellem Herz-

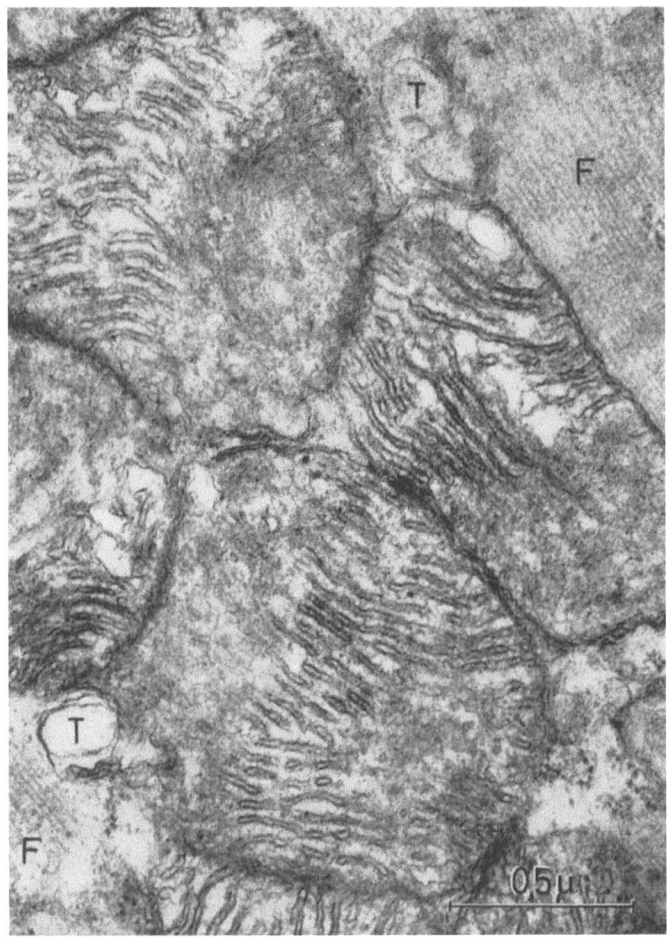

Abb. 15. Herzmuskelmitochondrien aus dem linken Ventrikel einer Ratte bei relativem Sauerstoffmangel.
2 Monate nach experimenteller Aortenstenose durch Unterbindung der Aorta supravalvulär. Die Cristae mitochondriales nicht mehr in kulissenförmig geordneten Reihen, in Auflösung. Erweiterte tubuläre Strukturen
(T), Myofilamente (F). OsO₄-Fixation, Eponeinbettung, Bleihydroxydkontrastierung. Vergr. 50000 ×.

infarkt an Ratten konnte eine zunehmende Schwellung der Mitochondrien mit
Verminderung der Cristae und Übergang in eine Auflösung der Struktur im
Infarktgebiet beobachtet werden [3]. In Experimenten an der Ratte, bei denen tem-
porär eine Koronararterie gedrosselt und dadurch die Sauerstoffversorgung der
Herzmuskelzellen unterbrochen wurde, konnten gleiche Befunde an den Mito-

[1] Lindner 1957.   [2] Mölbert und Jijima 1958/59.
[3] Bryant, Thomas und O'Neal 1958.

chondrien der zugeordneten Herzmuskelzellen erhoben werden[1] (Abb. 13—15). Bei temporärer Abklemmung der Hundeaorta[2] vor dem Abgang der Kranzadern wurden entsprechende Mitochondrienveränderungen beobachtet. Dagegen konnten bei schlagartigem Herzstillstand durch Kaliumcitrat keine Schwellungen der Mitochondrien nachgewiesen werden.

Bei totaler Kreislaufunterbrechung fand sich in den Herzmuskelmitochondrien eine extreme Abnahme der Matrix und eine Cristaeverminderung. Wird eine Kreislaufunterbrechung dagegen bei Senkung der Körpertemperatur auf 22° C vorgenommen, so tritt bei allgemeiner Herabsetzung des Stoffwechsels eine

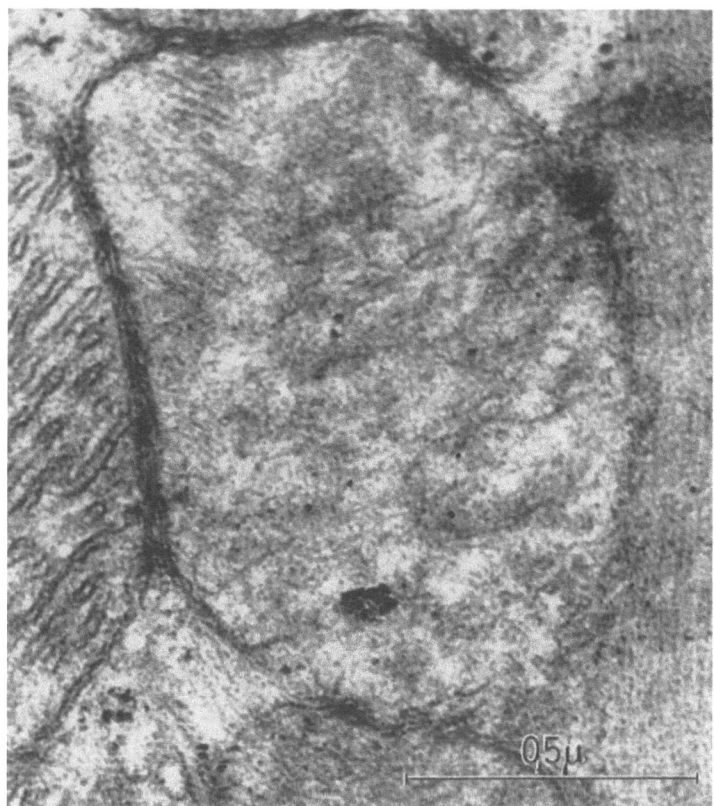

Abb. 16. Mitochondrium aus dem linken Ventrikel des Rattenherzens bei relativem Sauerstoffmangel durch Überbelastung. 2 Monate nach experimenteller supravalvulärer Aortenstenose. Cristae mitochondriales in granuläre Untereinheiten auflösend. Die Mitochondriengranula vergrößert. Dünnschnitt- (negative staining-) Methode, 2% PTA. Vergr. 80000×.

deutliche Verzögerung in der Entwicklung der mitochondrialen Veränderungen ein, da die energetischen Prozesse in der Zelle bei dieser Temperatur langsamer ablaufen[3].

Werden Ratten wiederholt einem Unterdruck ausgesetzt, so findet sich neben einer Schwellung auch eine Verdichtung und Homogenisierung der Mitochondrien. Gleichzeitig mit diesen Veränderungen konnten die Autoren[4] eine Endothelschwellung der Blutcapillaren beobachten, die das Lumen an umschriebenen Stellen stark einengten. In diesen Bezirken waren die Nachbarzellen, insbesondere die Mitochondrien, stark verändert. Diese Mitochondrienveränderungen

---

[1] BRYANT, THOMAS und O'NEAL 1958, CAULFIELD und KLIONSKY 1959, DAVID 1961.
[2] MEESSEN und POCHE 1960.   [3] WEDELL, MERKER und NEUBERT 1965.
[4] HAUSAMEN und POCHE 1965, POCHE 1965.

werden als sekundärer ischämisch-hypoxydotischer Schaden, hervorgerufen durch eine capilläre Ischämie, gedeutet. Daß aber die Schwellung der Mitochondrien nicht unbedingt auf vorgeschaltete Durchblutungsstörungen zu beziehen ist, sondern auch durch eine primäre akute Insuffizienz der Zellatmung entstehen kann, wird durch Experimente am noch nicht vascularisierten Keim gezeigt. Wurden Keime von Triturus helveticus in der Frühentwicklung einem stärkeren Sauerstoffmangel von 24 Std Dauer ausgesetzt, so zeigten sie an ihren Mitochondrien die klassischen Veränderungen der Schwellung mit intensiver Aufhellung

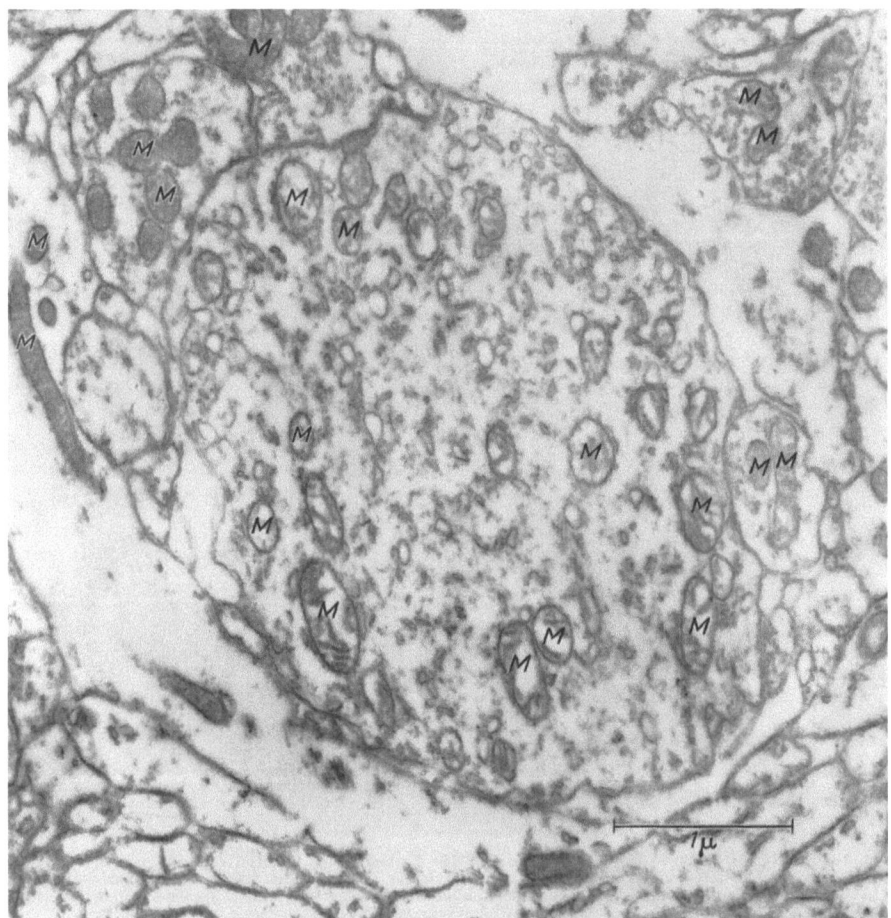

Abb. 17. Querschnitt durch einen Dentriten einer Purkinjezelle des Kleinhirns des Kaninchens bei orthostatischem Kollaps. Die Mitochondrien (M) des Dentriten sind geschwollen und die Cristae sind vermindert. Die Mitochondrien der benachbarten Zelle sind unverändert. (Aufnahme: Dr. NIKLOWITZ.) OsO₄-Fixation, Methacrylateinbettung, unkontrastiert. Vergr. 32000×.

der Matrix sowie der Verkürzung und Fragmentierung der Cristae mitochondriales[1]. Jüngste Experimente an der Ratte konnten zeigen, daß durch akute Sauerstoffmangelhypoxie des Herzmuskels primär Mitochondrienschwellungen und Cristolyse mit Partialnekrosen von Elementarfibrillen eintreten und erst in der Phase der Wiederbeatmung Endothelzellenödeme[2].

---

[1] BÜCHNER und SASAKI 1965, SASAKI und BÜCHNER 1966, BÜCHNER 1966.
[2] BÜCHNER und ONISHI 1967.

Veränderungen an den Mitochondrien und am endoplasmatischen Reticulum werden nicht nur bei akuter Hypoxie beobachtet, sondern können auch bei akuter Druckerhöhung im linken Ventrikel des Herzens gefunden werden, da auch durch eine extreme Stoffwechselsteigerung eine relative Hypoxydose eintritt. Dabei ist vor allem ein Schwund der Cristaestrukturen sehr stark ausgeprägt, so daß die Mitochondrien nur noch vacuolenartig umgewandelte Innenräume zeigen[1]. Diese Veränderungen können solche Ausmaße annehmen, daß Einzelzellnekrosen im Herzmuskel auftreten.

Wird bei der Maus wiederholt eine Hypoxie durch kurzfristige Stickstoffatmung von 15—60 sec gesetzt, so steht nicht die „sog. Schwellung" der Mitochondrien im Vordergrund der Veränderungen, sondern die Innenstrukturen homogenisieren[2]. Die „sog. Schwellung", die mit einer partiellen oder vollständigen Vacuolisierung der Mitochondrien einhergeht, ist bis zu einem gewissen Grade reversibel, wie Untersuchungen nach akuter Hypoxie[3], bei chronischer Hypoxie[4], nach temporärer Durchblutungssperre[5], nach Ischämie[6] oder nach Substratmangel[7] zeigen.

Diese Erscheinung an der Ultrastruktur der Mitochondrien wurde auch in anderen Parenchymen beobachtet. Hypoxische Mitochondrienschwellungen konnten an den Purkinjezellen des Kaninchenkleinhirns nach orthostatischem Kollaps gezeigt werden[8] (Abb. 17). Dabei wurden durch die akute mangelhafte Sauerstoff- und Substratversorgung die Purkinjezellen besonders stark betroffen, da nicht nur in Zellkernnähe die Mitochondrien eine deutliche Aufhellung der Matrix und eine Verkürzung der Cristae erkennen ließen, sondern auch in den Dendriten der Purkinjezellen, während die Mitochondrien der Begleitzellen mit weniger intensivem Stoffwechsel normal erschienen. An Nervenzellen der Hamstergroßhirnrinde fanden sich nach wiederholter Stickstoffasphyxie (10—12 Asphyxien in reiner Stickstoffatmosphäre, Dauer jeweils 30—60 sec) an einem Teil des Chondrioms der Zellen Vacuolisierungen der Matrix und kolbige Auftreibungen der Cristae. Einige Mitochondrien zeigten auch einen völligen Schwund der Matrix oder eine vollständige Vacuolisierung durch Schwellung, wobei lediglich noch einige wenige Cristaestümpfe beobachtet werden konnten[9]. Auch an der Rattenlunge[10] sind an den Mitochondrien der Alveolarepithelien nach Atmung im Unterdruck Schwellungen zu sehen. Die postmortalen Veränderungen der Mitochondrien wurden am Darmepithel untersucht. Dabei wurden die gleichen Mitochondrienveränderungen wie bei Hypoxie und Ischämie beobachtet[11].

Grundsätzlich die gleichen Phänomene an der mitochondrialen Architektonik konnten nach atmungshemmenden Giften wie Blausäure und Malonsäure an der Leber[12] (Abb. 18) und am Herzmuskel[13] im Sinne einer Schwellung des Mitochondriums, einer Verkürzung, Fragmentierung und Umorientierung der inneren Membranstrukturen und einer stellenweisen Vacuolisation oder Homogenisation der Mitochondriengrundmatrix[14] (Abb. 19) gefunden werden. Die verschiedene Schwere der morphologischen Veränderungen war weniger durch den Angriffspunkt der Giftwirkung als durch die Dauer und die Giftdosis bestimmt. Durch Malonsäure kann die Atmung isolierter Mitochondrien durch kompetitive Hemmung der

---

[1] WEGNER und MÖLBERT 1966.   [2] HASPER 1964.   [3] MÖLBERT und GUERRITORE 1957.
[4] THEMANN 1963, BLÜMCKE, GÜTH und THEMANN 1966, SULKIN und SULKIN 1965.
[5] HÜBNER und BERNHARD 1961.
[6] BRYANT, THOMAS und O'NEAL 1958, THOENES 1962, BASSI und BERNELLI-ZAZZERA 1964.
[7] GANSLER und ROUILLER 1956, WEBSTER und AMES 1965, SVOBODA und HIGGINSON 1964.
[8] NIKLOWITZ 1962.   [9] HAGER, HIRSCHBERGER und SCHOLZ 1960, NIKLOWITZ 1966.
[10] SCHULZ 1958, 1959.   [11] ZETTERQVIST 1956.
[12] MÖLBERT 1958, OBERLING und ROUILLER 1956.   [13] BÜCHNER, MÖLBERT und THALE 1959.
[14] MÖLBERT 1958, BÜCHNER, MÖLBERT und THALE 1960.

Succinodehydrogenase um 25—40% vermindert werden[1]. Die Blausäure hemmt ungefähr 90% der Zellatmung, bevorzugt durch Hemmung der Cytochromoxydase. Es liegen also bei der Blausäurevergiftung ähnliche Verhältnisse vor wie bei der Hypoxie. Allerdings werden bei dem akuten Sauerstoffmangel nicht die extremen

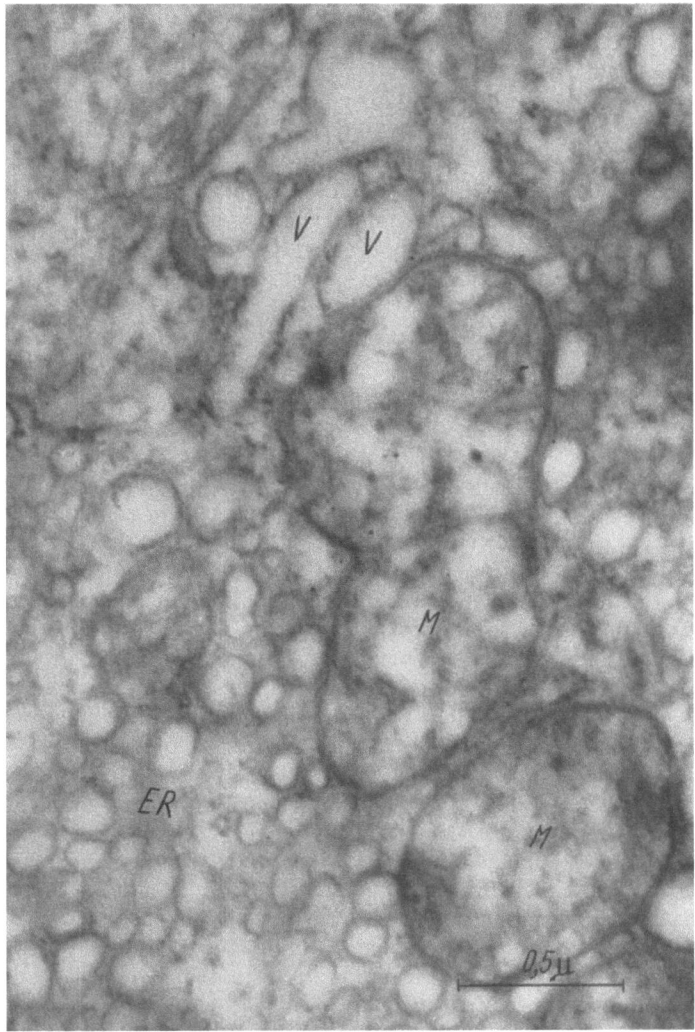

Abb. 18. Mitochondrienveränderung durch Blausäurevergiftung, Leberparenchym (5 min nach 20 mg KCN subcutan). Die Mitochondrien (M) mit fast völlig zerstörten Mitochondrieninnenmembranen. Das endoplasmatische Reticulum (ER) ohne RNS-Granula vacuolär (V) erweitert oder vesiculär umgewandelt. Vergr. 45000×.

Werte erreicht wie bei der Blausäurevergiftung. Die Veränderungen der Mitochondrien bei der Tetrachlorkohlenstoffvergiftung erfolgt gleichzeitig mit einer starken Vacuolisation des endoplasmatischen Reticulums (ER). In Zellen mit mittlerem Schädigungsgrad sind die Mitochondrien geschwollen und die Cristae vermindert. Gleichzeitig sind die Mitochondriengranula stark vermehrt. Zellen mit einer hydropischen Schwellung des Cytoplasmas haben ein ER, das sich in ein weitmaschiges

---

[1] Martius 1939.

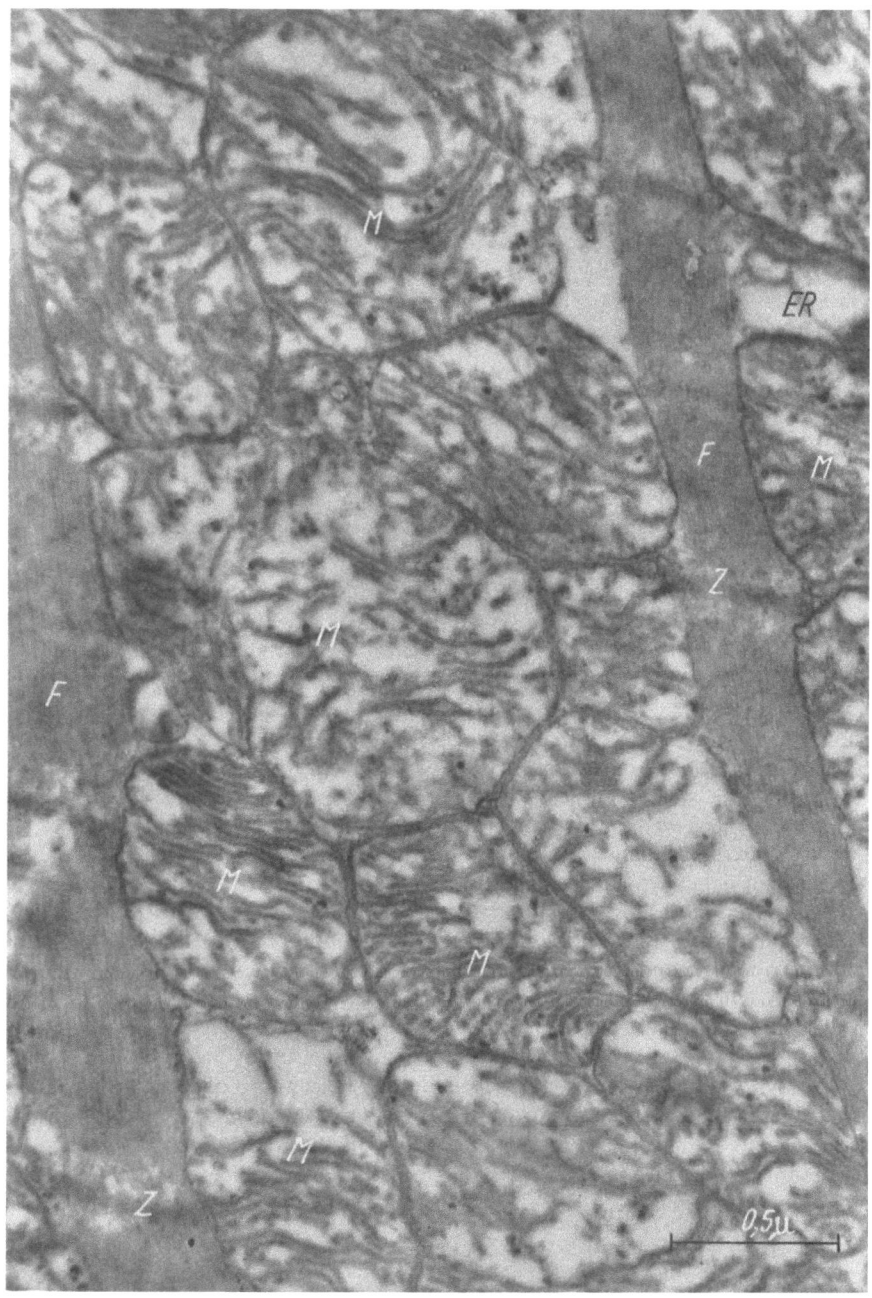

Abb. 19. Mitochondrien (*M*) aus einer Herzmuskelzelle 17 Std nach 0,25 mg CCl$_4$/100 g Rattengewicht. Mitochondrien verändert mit verminderten, verkürzten und fragmentierten Cristae, z. T. mit Auflösungserscheinungen der inneren Doppelmembranen. Reichlich Mitochondriengranula. Myofibrillen (*F*), endoplasmatisches Reticulum (*ER*) erweitert. Z-Band (*Z*). Vergr. 56000×. (Aus Büchner, Mölbert und Thale 1959.)

vacuoläres Netzwerk umgewandelt hat und in dessen Maschen homogenisierte Mitochondrien mit teilweise miteinander verklumpten und verbackenen Cristae liegen. Der Tetrachlorkohlenstoff soll primär eine Störung in verschiedenen Systemen mit essentiellen SH-Gruppen bewirken[1]. Vor allem scheint das Coenzym A betroffen zu sein.

Die toxische Wirkung von Gallensäuren führt ebenfalls zu einer extremen Vacuolisierung der Mitochondrien am Herzmuskel[2]. An der Leber und am Herzmuskel konnte nach Blausäurevergiftung (0,05—20 mg/100 g als K-salz) neben einer Schwellung und Vacuolisation der Mitochondrien ein Zusammensintern von benachbart gelegenen Cristae beobachtet werden[3]. Zu ähnlichen Ergebnissen führte eine Blausäurevergiftung (0,07 mg—0,1 mg Kaliumcyanid) am Gehirn von Goldhamstern[4].

Da der Weg, den der Stoffwechsel unter Umgehung von gezielten Fermentblockaden einschlägt, an der Feinstruktur nach den vorliegenden Untersuchungen nicht zu verfolgen ist, kann die Frage einer spezifischen Topik der Zerstörung der Cristae mitochondriales nicht beantwortet werden. Unterschiede des morphologischen Bildes der veränderten Mitochondrienstruktur dürften wohl in der verschiedenen Wirkungsdosis des jeweils angewandten Giftes begründet sein. Als morphologischer Ausdruck dieser Störung ist die Veränderung der mitochondrialen Membranen anzusehen, da Änderungen der Atmungsintensität der Mitochondrien eng mit dem Grad der mitochondrialen Membranausbildung gekoppelt sind[5].

Nach Thyroxin[6] oder Trijodthyronin[7] findet sich an den Mitochondrien von Leber und Herz nach initialer Erhöhung der Cristae und der Mitochondrienoberfläche[8] eine Schwellung mit Reduktion der inneren Membranen. An den Lebermitochondrien beträgt die Verminderung etwa 30%[6]. Da sich aber das Volumen des Mitochondriums vergrößert, wird die Mitochondrienoberfläche, die gegen das Cytoplasma gerichtet ist, entsprechend größer. Die Schilddrüsenhormone bewirken einerseits eine Entkoppelung von Atmung und Phosphorylierung und andererseits eine Labilisierung der Enzymsysteme[9]. Es konnte gezeigt werden[10], daß die Kopplung von Atmung und Phosphorylierung merklich lockerer in den Mitochondrien des Skeletmuskels von Patienten mit Hyperthyreose ist als vergleichsweise beim Gesunden. Das elektronenmikroskopische Bild der Mitochondrien von menschlichem Biopsiematerial des Skeletmuskels bei Hyperthyreose zeigt neben einer Verminderung der Cristae mitochondriales eine Vacuolenbildung im Innern des Mitochondriums bei sehr variabler Mitochondriengröße[11].

Bei der Hyperthyreose findet sich eine Schwellung der Mitochondrien[12]. Untersuchungen an isolierten Mitochondrien[13] machen wahrscheinlich, daß die Thyroxinwirkung in einer Alteration des NAD, und zwar des Anteiles, der in den Mitochondrien in gebundener Form vorliegt, zu suchen ist. Bei in vitro-Versuchen konnte nachgewiesen werden[14], daß eine thyroxinbedingte Schwellung der Mitochondrien nicht durch solche Stoffe gehemmt werden kann, die sonst eine Schwellung der Mitochondrien, welche durch reduziertes Glutathion erzeugt wurde, unterdrücken. Neuere Untersuchungen über die Wirkung des Thyroxins auf Mitochondrien konnten zeigen, daß die mitochondriale Protein- und Phospholipidsynthese stimuliert wird[15]. Die Zahl der Mitochondrien pro Zelle bleibt un-

---

[1] Varga, Decsi und Méhes 1959.   [2] Blümcke, Güth und Themann 1966.
[3] Mölbert 1958, Büchner, Mölbert und Thale 1959.   [4] Hager 1964.
[5] Schulz, Löw, Ernster und Sjöstrand 1957.   [6] Schulz 1956.   [7] Poche 1957.
[8] Yates 1965.   [9] Beyer, Löw und Ernster 1956, Emmelot und Bos 1958.
[10] Ernster, Ikkos und Luft 1959.   [11] Mölbert 1960.
[12] Schulz, Löw, Ernster und Sjöstrand 1957, Paget und Thor 1963.
[13] Lehninger, Ray und Schneider 1959.   [14] Lehninger und Schneider 1959.
[15] Vgl. O'Brien und Klitgaard 1965, Fleckenstein 1964, Lindberg 1965, Yates 1965, Greenberg und Glick 1962.

verändert, aber die Mitochondrienfläche nimmt innerhalb von 3 Tagen (6 mg/kg L-Thyroxin) um 47% zu. Auf die gesamte Zelle bezogen sind dies 22%. Die Schwellung der Mitochondrien erfolgt in der regressiven Phase; dabei finden sich neben einer Verminderung der Cristae intramitochondriale Myelinfiguren (vgl. S. 298) oder amorphe Massen[1].

Nach Thyroxin wird am zuvor thyreodektomierten Tier das gesamte Chondriom stark vermehrt. Diese Zunahme wird mit einer Aktivierung der Proteinsynthese durch Stimulation der RNS-Bildung in Zusammenhang gebracht, ein Vorgang der durch Aktinomycin D aufgehoben werden kann[2]. Eine solche Stimulation nach Hormongabe mit einer Mitochondrienvermehrung bzw. Vergrößerung konnte auch nach Cortison am Skeletmuskel beobachtet werden[3].

Nach 2,4-Dinitrophenol finden sich ebenfalls Veränderungen an den Lebermitochondrien — allerdings nicht so ausgeprägt wie bei der akuten Hypoxie oder bei Tyroxinüberschuß. Am Herzmuskel ist nach 2,4-Dinitrophenol eine beträchtliche Senkung der Werte für Kreatinphosphat und Adenosintriphosphat zu beobachten[4].

An Parenchymen führte die Reaktion auf eine Strahlenbelastung, insbesondere die Auswirkung eines gesetzten Strahleninsultes auf die Mitochondrien zu gleichen Phänomenen[5]. Untersuchungen bei nicht letalen Röntgendosen an Leber- und Dünndarmepithel von Ratten und Mäusen[6] ergaben eine Alteration der Mitochondrienstruktur im submikroskopischen Bereich, wie sie auch bei der Hypoxie, beim Substratmangel oder bei histotoxischen Hypoxydosen beobachtet werden konnte. Nachdem am Großhirn[7] mit Röntgenstrahlen (7500—45000 r) neben einer zeitlich früher auftretenden Erweiterung der Ergastoplasmazisternen eine Schwellung der Mitochondrien beobachtet wurde, konnte an den Glia- und Nervenzellen des Kleinhirns eine Mitochondrienschwellung als erste Schädlichkeit auf einen Strahleninsult (60000 r) gesehen werden[8]. Die großen Nervenzellen dagegen zeigen eine Verdichtung der Mitochondrien, die mit einer Verkleinerung vergesellschaftet ist. Gleichzeitig ist ein Ödem der Gehirnzellen sowie der Capillaren zu beobachten, so daß eine Schwellung von Mitochondrien und endoplasmatischem Reticulum (ER) auch als vasculärer Schaden aufgefaßt werden kann. Hinzu ist zu rechnen, daß Untersuchungen am Gehirn eine starke Ausschüttung nucleolärer Substanzen aufzeigen, so daß die beobachtete Schwellung der Mitochondrien auch als Antwort auf die primär ablaufende Kernreaktion gedeutet werden kann. Dieser Vorgang kann auch bei experimentell erzeugtem Elektrokrampf an der Großhirnrinde gesehen werden. Auch hier ist daran zu denken, daß als erste Antwort auf eine einwirkende Schädlichkeit als Kompensationsversuch der Zelle eine erhöhte Information des Cytoplasmas erfolgt. Die dadurch erhöhte celluläre Stoffwechselaktivität führt aber bei der bestehenden Atmungshemmung durch das Ödem verstärkt zu regressiven Strukturveränderungen. Die Zellen des Zentralnervensystems scheinen jedoch eine Sonderstellung in der Beantwortung von Insulten einzunehmen, da ihre Kernreaktion von außergewöhnlicher Stärke ist. Die Wirkung nicht letaler Röntgendosen wurde auch an Mitochondrien von Paramecien untersucht[9]. Schon Minuten nach dem Strahleninsult erfolgt eine leichte Schwellung der Mitochondrien. Eine Stunde nach einer Bestrahlung von 150 KV wird ein Teil der Mitochondrien von dichten Cytoplasmapartien umschlossen, in denen ein Abbau der Mitochondrien erfolgt (Abb. 20).

[1] O'BRIEN und KLITGAARD 1965.   [2] LINDBERG 1965.   [3] MÖLBERT und JONTOFSOHN 1966.
[4] FLECKENSTEIN und Mitarbeiter 1959.
[5] Vgl. MORGENROTH und THEMANN 1964, ANDRES 1963, ANDRES, LARSSON und REXED 1963.
[6] GLAUSER 1956, BRAUN 1958, 1960, HAMPTON und QUASTLER 1958/60.
[7] HAGER, BREIT und HIRSCHBERGER 1959, HAGER 1964.
[8] WESSEL 1966.   [9] WOHLFARTH-BOTTERMANN 1960, SCHNEIDER 1960.

Komplexe Störungen des Zellstoffwechsels, wie sie von extremem Hunger hervorgerufen werden können, führen zu einer Schwellung der Mitochondrien, wobei die Vacuolisation so hochgradig sein kann, daß kaum noch Reste von Cristae beobachtet werden können. In solchen Fällen ragen noch einige wenige Cristaestümpfe als geringe Auffaltungen in den Innenraum der Mitochondrien (Abb. 21). Nach Wiederernährung kann das Chondriom wieder regenerieren[1].

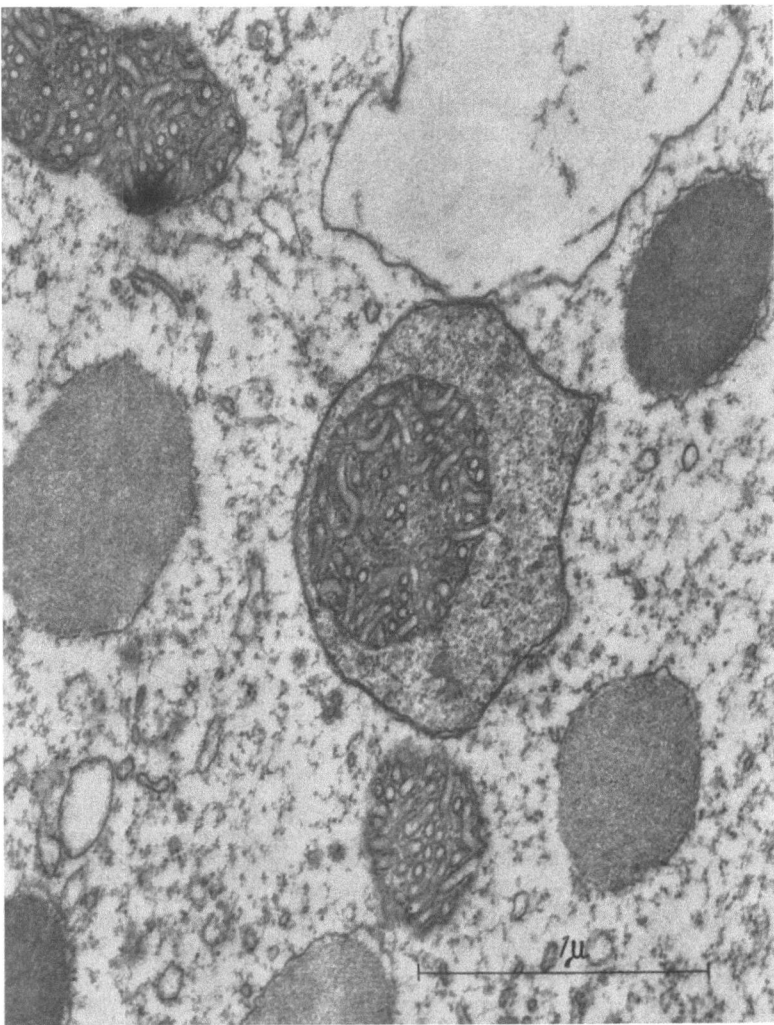

Abb. 20. Mitochondrien von Paramecium aurelia 1 Std nach Bestrahlung mit einer verträglichen Dosis von 150 KV Einschluß der Mitochondrien in Bezirke mit dichterem Cytoplasma, allseitig von Membranen begrenzt. Beginn der Mitochondriendegeneration, die 6 Std nach Bestrahlung vollständig ist. (Vgl. normale Mitochondrien Abb. 4, Kontrolle.) Vergr. 39100×. (Von K. E. Wohlfarth-Bottermann zur Verfügung gestellt aus Schneider 1961.)

Weitere Befunde an den mitochondrialen Innenstrukturen konnten an den Alveolarzellen bei Atmung von reinem Sauerstoff beobachtet werden. Nach achtstündiger Einatmung von reinem Sauerstoff unter normalem atmosphärischem

---

[1] Gansler und Rouiller 1956.

Druck sind die Mitochondrien nach völligem Verlust der Innenstrukturen vesiculär oder vacuolär umgewandelt[1].

Die Mitochondrien der Stäbchen der Kaninchenretina zeigen nach Jodessigsäure eine Schwellung und Zerstörung ihrer inneren Strukturen. Da Jodessigsäure nicht nur die Glykolyse inhibiert und die Sulfhydrylgruppe des Proteins blockiert, sondern auch bei hohen Dosen die Enzymsysteme des Krebscyclus hemmt, liegt dieser Veränderung der Mitochondrienstrukturen eine komplexe Stoffwechselstörung zugrunde[2].

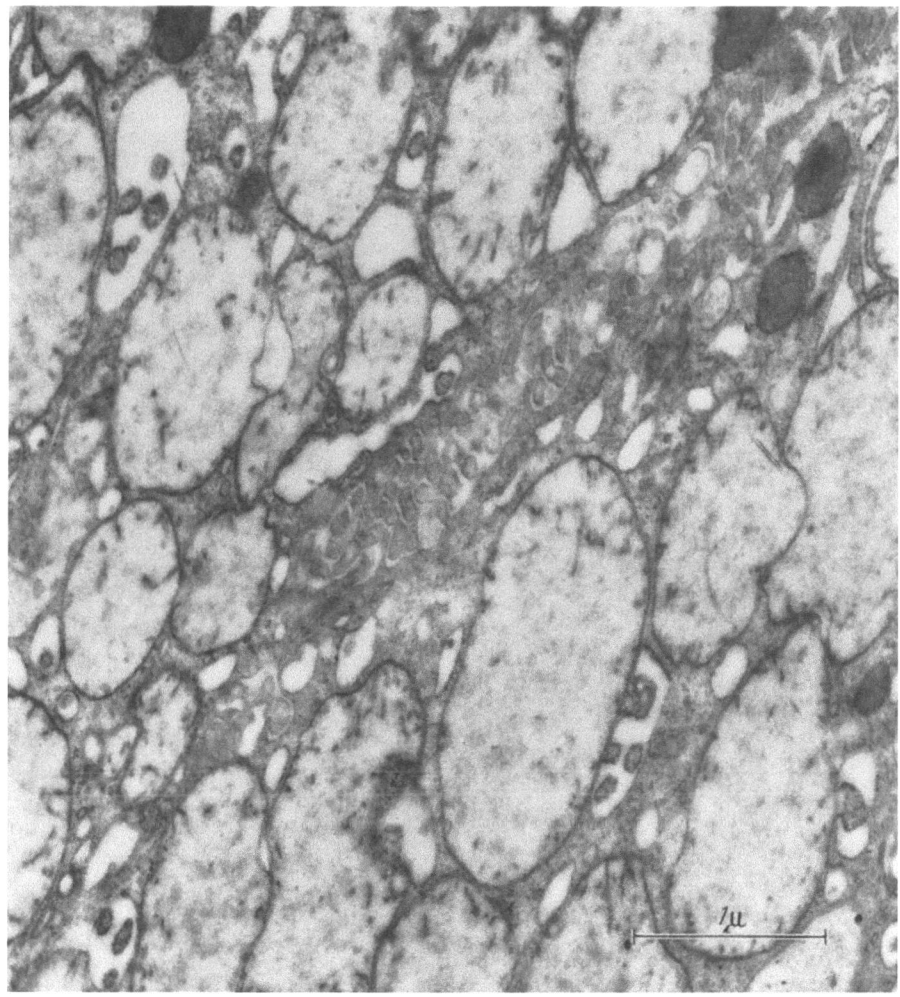

Abb. 21. Leberparenchymzelle der Ratte nach 5tägigem Hunger (Substratmangel). Die Cristae mitochondriales fast völlig verschwunden, so daß die Mitochondrien leer erscheinen. Vergr. 24 700×. (Aus GANSLER und ROUILLER 1956, von den Autoren zur Verfügung gestellt).

Eine Störung im Energiestoffwechsel der Niere bei Verminderung von ATP und ein Anstieg von anorganischem Phosphat konnte durch Dihydrotachysterin (A.T. 10) erzeugt werden[3]. Dabei waren die Mitochondrien in den geschädigten

---

[1] SCHULZ 1958.   [2] LASANSKY und DE ROBERTIS 1959.
[3] GERLACH, SCHÜRMEYER und STROBEL 1960.

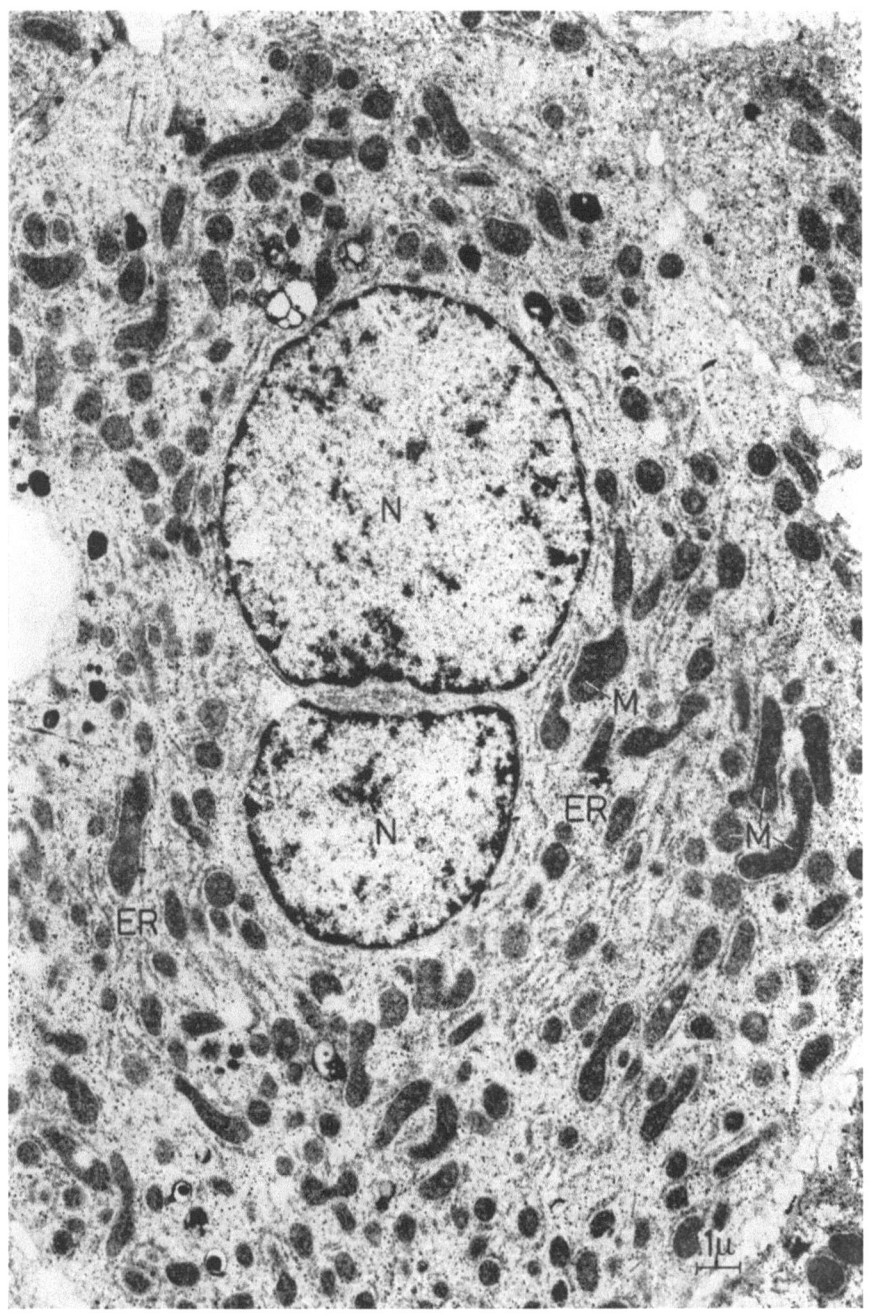

Abb. 22. Leberepithelzellen. Darstellung des Mitochondrions (*M*) durch Silberimprägnation. Je nach Schnittrichtung erscheinen die Mitochondrien als längliche (Längsschnitt) oder als runde (Querschnitt) Körper.
Vergr. 6000 ×.

Tubulusepithelzellen zahlenmäßig vermindert und morphologisch verändert. Auch hohe Dosen von Cortison ergeben Veränderungen an den Mitochondrien der motorischen Nervenzellen[1].

Als funktionelle Überbeanspruchung kann die neben anderen Veränderungen beobachtete Schwellung von Mitochondrien bei gesteigerter Eiweißresorption der

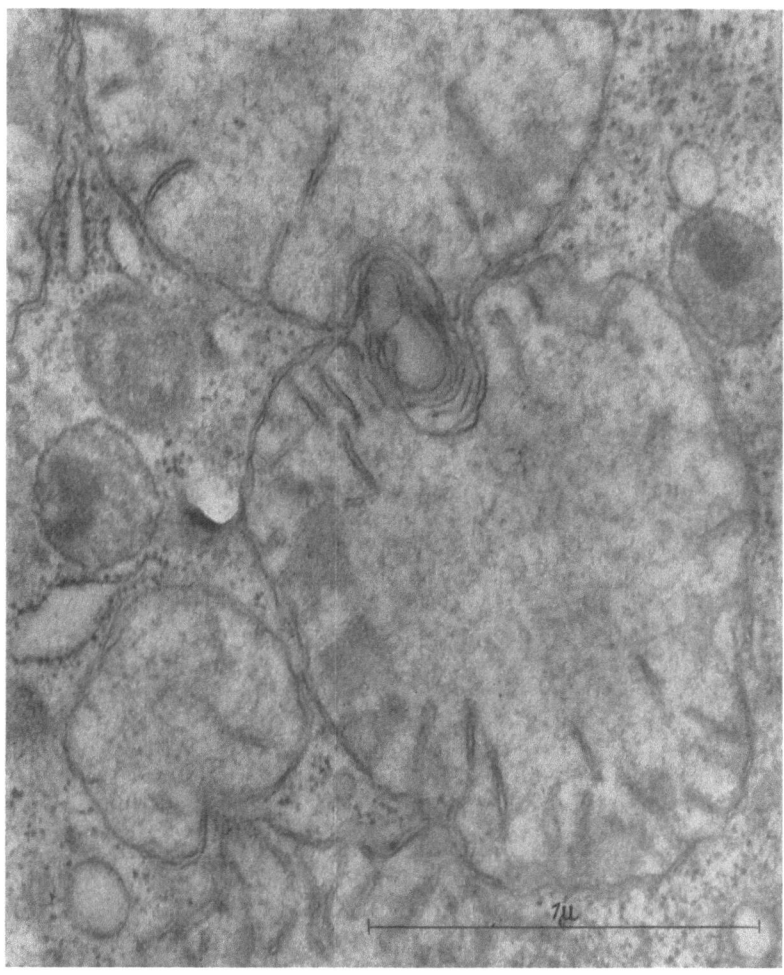

Abb. 23. Geschwollene Lebermitochondrien bei B₁-Avitaminose von 4 Wochen (Ratte). (Von Dr. A. GAUTIER zur Verfügung gestellt.) OsO₄-Fixation. Vergr. 53000 ×.

Tubulusepithelzelle angesehen werden[2] (Abb. 22). Untersuchungen am isoliert schlagenden Herzen zeigen, daß die Herzmuskelmitochondrien bis zu 6 min nach der Kreislaufunterbrechung morphologisch unverändert sind[3]. Bei gleichzeitiger Druckarbeit, beginnen die Veränderungen an den Mitochondrien wesentlich früher. Auch die Mitochondrienschwellung bei einer Druckerhöhung des linken Ventrikels durch eine akute Aortenstenose[4] lassen erkennen, daß eine überhöhte unphysiologische Steigerung der Zelleistung zu solchen Veränderungen führen kann.

---

[1] HARTMANN 1956.   [2] RHODIN 1954, MILLER und SITTE 1955, GANSLER 1955, MÖLBERT 1960.
[3] WEDELL, MERKER und NEUBERT 1965.   [4] WEGNER und MÖLBERT 1965/66.

Eine extreme B_1-Avitaminose führt zu einer Schwellung der Mitochondrien in der Rattenleber, da bei einem Mangel an Vitamin B_1 die Dekarboxylierungsrate von Brenztraubensäure und α-Ketoglutarsäure vermindert ist. Statistische Ausmessungen der Mitochondriengröße sowie der Cristae mitochondriales ergaben, daß weder die Volumina der Mitochondrien noch die Oberfläche der Cristae wesentliche Abweichungen von den Werten der Norm ergaben. Lediglich der Streuwert für die sog. geschwollenen Mitochondrien war größer [1] (Abb. 23).

Am gleichen Objekt durchgeführte biochemische Untersuchungen zeigten eine Verminderung der stationären Konzentration von ATP bei einem Absinken des Quotienten von Atmung: Phosphorylierung. Durch Zuführung von B_1 in vivo sind sowohl die biochemischen wie die elektronenmikroskopischen Veränderungen reversibel.

Gautier nimmt an, daß die sog. Schwellung der Mitochondrien den Ausdruck für das veränderte Stoffwechselniveau darstellt. Am Rattenuterus bei Vitamin E-Mangel konnten keine gröberen Veränderungen in der Struktur der Mitochondrien beobachtet werden [2]. Lediglich fehlten die stark elektronenstreuenden, dichten, kleinen Granula, die in der Norm zwischen den Cristae der Mitochondrien liegen. Bei Vitamin A-Mangel in der 3. Generation von Mäusen konnten an den Mitochondrien der Jejunalzelle keine Veränderungen beobachtet werden [3]. Dagegen wurden in den Mitochondrien des Cornealepithels beim Vitamin A-Mangel-Tier morphologische Veränderungen gefunden. Neben einem Schwund von Cristae waren im Innern der Mitochondrien große Körper zu beobachten. Die äußere Mitochondrienmembran war erhalten.

Eine Schwellung von Mitochondrien im Ammonshorn konnte nach Methoxy-pyridoxin-Vergiftung, einem Antimetaboliten des Pyridoxins (Vitamin B_6) gesehen werden [4].

Vacuoläre Umwandlungen der Mitochondrien durch Cristaeschwund können nicht nur bei pathologischen Zuständen mit direktem Angriffspunkt im mitochondrialen Stoffumsatz gesehen werden, sondern auch bei Zellalterationen, die einen Angriff in erster Linie am endoplasmatischen Reticulum vermuten lassen. Vor allem nach Äthionin [5] und anderen Substanzen, die zu einer vesiculären Umwandlung des endoplasmatischen Reticulums und zu einem Verlust der Ribosomen des Ergastoplasmas führen [6], zeigen sich Cristaeauflösungen und Fragmentationen, die zu einer mäßigen Vacuolisierung der Mitochondrien überleiten.

Auch die Einwirkung von Noradrenalin auf die Speicheldrüse führt zu einem partiellen Verlust der Mitochondrieninnenstrukturen [7].

Der Schwund von mitochondrialen Cristae wird initial bei Zellregenerationen sowohl an der Leber [8], wie am Nervengewebe [9] beobachtet. Ähnliche morphologische Veränderungen finden sich an Nervenzellen, bei denen durch einen orthostatischen Kollaps [10] oder durch einen elektrisch ausgelösten Krampfzustand [11] eine vermehrte Ausschüttung von nucleolären Substanzen in das Cytoplasma erfolgt. In diesen Fällen scheint sich eine Rückkopplung zwischen endoplasmatischem Reticulum bzw. der Syntheseaktivität der Ribosomen und den Mitochondrien auszuwirken (vgl. S. 373).

Weitere Vacuolisierungen der Mitochondrien werden bei osmotisch wirksamen Substanzen beschrieben [12].

Bei Netzmitteln, in denen anionenaktive Substanzen überwiegen oder durch anionenaktive Reinsubstanzen konnte eine starke Mitochondrienschwellung erzeugt werden. Auch an Flugmuskelmitochondrien der Stubenfliege zeigen sich in vitro bei Einwirkung dieser Substanzen (Na-Alkylsulfat 3×10^{-2} m) Schwellungen und Aggregationen. Auch eine Silica-Ansammlung innerhalb der

[1] Gautier, Frei und Ryser 1960.   [2] Lindner 1957.   [3] Zetterqvist 1956.
[4] Niklowitz 1966.   [5] Seifert und Gieseking 1961, Herman und Fitzgerald 1962.
[6] Salamon 1962.   [7] Seifert 1962.   [8] Bernhard und Rouiller 1956, Bade 1964, Claude 1965, Fawcett 1955, Aterman 1961, Takahashi 1960, Jordan 1964.
[9] Blümcke 1963.   [10] Niklowitz 1962.   [11] Mölbert, Baumgartner und Ketelsen 1966.
[12] Dalgaard 1962, Ruska 1962/63, Schmalbruch 1964.

Mitochondrien kann zu einer Schwellung des Mitochondriums führen[1]. Im Frühstadium einer Calciumansammlung in den Mitochondrien, z. B. bei der Sublimatnephrose in den Mitochondrien der Tubuluszellen[2, 3] oder in Makrophagen beim Abbau calcifizierter Muskelzellen[4] oder im Herzmuskel[3], läßt sich eine „Schwellung" einiger Mitochondrien beobachten.

Die Frage, welche Gründe letztlich zu einer vacuolären Veränderung der Mitochondrien führen, ist noch nicht abgeklärt. Es werden mechanische Möglichkeiten diskutiert[5], da die mitochondriale Hüllmembran durch freie Endigungen der Cristaespalten nach dem Cytoplasma hin offen sein sollen. Damit könnte allein eine physiko-chemische Änderung des Umgebungsmilieus zu einer Schwellung des gesamten Mitochondriums führen. Biochemische Daten zeigen hingegen, daß bei einem Mangel an essentiellen Fettsäuren, abhängig vom Funktionszustand in dem sich ein Mitochondrium befindet, eine Veränderung im Sinne einer „Schwellung" und ein Schwund der inneren Strukturen erfolgt. Dabei finden sich Cristaestummel nur in der Peripherie oder auch im Zentrum als längsgerichtete Membranen. WILSON und LEDUC[6] nehmen an, daß durch eine Abnahme der stationären Konzentration von ATP, das einem kritischen Punkt zustrebt, die Veränderungen erfolgen. Dabei soll die Wasseraufnahme bzw. -Abgabe durch die Mitochondrien abhängig von ihrem ATP-Gehalt sein.

Bei einer cellulären Atmungshemmung liegt in der Regel ein ATP-Mangel zugrunde (vgl. Beitrag SIEBERT in diesem Band), wobei energiefordernde Prozesse in den Mitochondrien insuffizient werden. Damit könnte auch die Schwellung der Mitochondrien als ein Erliegen von Transportvorgängen, insbesondere des Wassertransportes angesehen werden, wobei Wasser in den Mitochondrien retiniert werden kann. Für diese Vorgänge könnte auch eine Hemmung von mitochondrialen Translokasen durch Ionenverschiebungen eine Rolle spielen. Neben solchen Vorgängen könnte auch ein ATP-abhängiger aktomyosinartiger Kontraktionsmechanismus als „Wasserpumpe" dienen, die jedoch unterhalb des kritischen Wertes für ATP ihre Tätigkeit einstellt. Diese Hypothese ist einer stärkeren Beachtung wert, denn eine „Schwellung" der Mitochondrien kann in vitro z. B. durch ATP, Mg^{++} und Serumalbumin verhindert werden[7]. Im einfachsten Falle einer Schwellung kann ein Relaxationszustand der in der Norm mehr oder minder kontrahierten Mitochondrien vorliegen. Daß eine der Ursachen für eine Schwellung die Entkopplung von Atmung und Phosphorylierung (vgl.[8]) sein kann, zeigen Versuche an Fischmitochondrien[9]. Unter gleichen Bedingungen schwellen isolierte Fischmitochondrien zwischen 0—30° C, während Rattenmitochondrien den gleichen Schwellungsgrad bei 30—40° C aufweisen. Es konnte gezeigt werden, daß die Membranen der Fischmitochondrien labiler und stärker permeabel sind als die von Warmblütermitochondrien und daß bei 10° C die optimalen Bedingungen für Fischmitochondrien liegen. Bei 20° C tritt eine Entkopplung von Atmung und Phosphorylierung ein. Elektronenmikroskopische Befunde zeigen, daß Mitochondrien der Wespenmuskulatur bei der Kältestarre geschwollen sind und der Zerstörung anheimfallen. Bei der Wespenkönigin tritt dagegen nach einer Belastungstransformation, bei der die Mitochondrien geschwollen sind, eine Adaptation ein mit Verdichtung und Abrundung der Mitochondrien. Die Wespenkönigin kann dementsprechend überwintern, während die Wespen absterben[10].

Weitere Untersuchungen an isolierten Nierenmitochondrien ließen nach Phlorizineinwirkung eine Schwellung der Mitochondrien erkennen, nach Einwir-

---

[1] POLICARD et al. 1961.   [2] CREMER 1962.   [3] MOLNAR 1965.   [4] JONTOFSOHN 1966.
[5] CHANDRA 1962.   [6] WILSON und LEDUC 1963.   [7] KROLL und KUWABARA 1962.
[8] RENDI 1964.   [9] RICHARDSON und TAPPEL 1962.
[10] SCHWALBACH und AGOSTINI 1964.

kung von ATP trat eine Kontraktion ein[1]. Daß eine Labilisierung der Mitochondrienmembranen zu Strukturveränderungen führt, lassen durch Ultraschall erhaltene Membraneinheiten erkennen. Werden solche Einheiten aus Mitochondrien bei Diabetes hergestellt, so werden kürzere und variable Membraneinheiten erhalten. Außerdem sind diese mit weniger Elementarpartikeln besetzt als in der Norm. Werden jedoch Mitochondrien mit Insulin und Magnesiumionen inkubiert, so werden Membraneinheiten erhalten, die dem Normbild entsprechen[2]. Das morphologische Bild der In situ – Mitochondrien und von In vitro – Mitochondrien zeigt jedoch erhebliche Unterschiede[3], so daß das Aussehen von In vivo– und In vitro– Mitochondrien nicht direkt miteinander verglichen werden kann. Jedoch konnten für den Mechanismus der Schwellung aus in vitro-Versuchen einige Aufschlüsse erhalten werden. Lehninger u. Mitarb.[4] konnten zeigen, daß isolierte Mitochondrien unter anaeroben Bedingungen nicht schwellen, jedoch während der Atmung, wenn ATP oder ADP fehlen. Diese und weitere Untersuchungen dieses Arbeitskreises[5] ließen erkennen, daß eine Restphosphorylation für eine gesteigerte Schwellungsempfindlichkeit der Mitochondrien genügt. Da ATP die Schwellung durch Aufrechterhaltung der mitochondrialen Energetik verhindern kann (vgl.[6]), wäre anzunehmen, daß Stoffe, die den Kontraktionsmechanismus (vgl.[7]) der Mitochondrien blockieren, auch zu einer Schwellung der Mitochondrien führen. Der Schwellungsmechanismus scheint aber komplexer Natur zu sein, denn nicht alle Substanzen, die kontraktionsfördernd sind, hemmen auch die Schwellung der Mitochondrien. In vitro wird eine Schwellung gehemmt, bzw. eine aktive Wasseraufnahme verhütet[8] bei einer Atmungs- oder Phosphorylierungshemmung durch Substanzen, die mit der Atmung gekoppelt sind, wie ATP, Mg^{++} und Mn^{++}, oder auch durch Dinitrophenol und Oligomycin[9]. Demnach ist eine Mitochondrienveränderung nicht allein vom Energiezustand abhängig, sondern auch von mechanochemischen Gegebenheiten. In vivo-Volumenveränderungen an Einzelmitochondrien statistisch zu erfassen ist mit großen Fehlermöglichkeiten behaftet. Elektronenmikroskopische Volumenmessungen von Greenawalt, Foster und Lehninger (1962) an thyroxininduzierten Rattenlebermitochondrien in vitro konnten aber eine gute Übereinstimmung mit biochemisch ermittelten Daten erzielen. Dabei wird bei einer Volumenverdoppelung eine Zunahme des Mitochondriendurchmessers von ca. 40% im Elektronenmikroskop gefunden[10]. Das in vivo morphologisch faßbare Phänomen der Schwellung bedeutet jedoch nicht in jedem Falle eine Volumenvermehrung des Mitochondriums, sondern sehr oft lediglich eine Vacuolisierung des Mitochondriums, wie statistische Untersuchungen von Gautier (1961) zeigen (vgl. S. 286).

2. Veränderungen von Form und Größe.

Mitochondrien mit *hantelförmiger Gestalt* oder Tailleneinschnürungen und Abbiegungen um diese Einschnürung konnten wiederholt beobachtet werden. (Abb. 4). Eine Durchschnürung war dabei in der Regel nicht zu erkennen. Die Matrix solcher Mitochondrien ist meistens verdichtet. Diese Mitochondrien scheinen außer ihrer dichten Matrix unveränderte Cristae zu besitzen. Lediglich an Einschnürungsstellen ist ein Schwund von Cristae eingetreten. Diese Mitochondrienformen werden bevorzugt bei pathologischen Prozessen beobachtet, die mit einer Hemmung des proteinsynthetisierenden Systems in der Zelle einhergehen, oder zu einer

---

[1] Burgos, Aoki und Sacerdote 1964.   [2] Silver und Hall 1965.
[3] Deshpande, Hickman und v. Korff 1961.
[4] Lehninger, Hunter und Chappell 1962 (vgl. Lehninger 1964).   [5] Lehninger 1964.
[6] Hackenbrock und Brandt 1965.   [7] Burgos, Aoki und Sacerdote 1964.
[8] Lynn, Fortney und Brown 1964.   [9] Lehninger 1964   [10] Vgl. Lehninger 1964.

Zerstörung von Strukturen führen, welche die Proteinsynthese induzieren oder regeln, vor allem nach Gabe von Dimethylnitrosamin[1] oder Diäthylnitrosamin[2], nach Aethionin[3] und nach Röntgenbestrahlung[4]. Auch im Hypernephrom waren die gleichen Mitochondrienformen zu beobachten[5]. Hantelförmige Mitochondrien konnten am 13. Tag an luteinbildenden Zellen nach Implantation gesehen werden[6]. Des weiteren konnten ENDERS und LOYONS[7] zeigen, daß die Mitochondrien der Lutein-Zellen der Corpora lutea der Ratte nach MH und LTH-Gabe discusförmig werden und die Cristae ein villiformes und lamelläres Aussehen annehmen. Nach Hypophysektomie dagegen wird die Hüllmembran irregulär, und die Mitochondrienmatrix wird relativ hell.

Eine verdichtete Mitochondrienmatrix ohne Veränderungen der äußeren Form konnte u. a. vor allem bei Thioacetamid-Vergiftung[8], bei Aminonucleosidvergiftung[9] und bei Sublimatvergiftung[10] beobachtet werden. Zum Teil gehen die oben beschriebenen Veränderungen mit der Bildung von *Riesenmitochondrien* einher.

Auf welche Art solche Riesenmitochondrien entstehen, ist nicht geklärt. Möglich ist eine einfache Vergrößerung durch Wachstum, aber auch die Verschmelzung von Mitochondrien untereinander muß diskutiert werden.

Besonders in hormonstimulierten Zellen treten bevorzugt Riesenmitochondrien auf[11], aber auch in Zellen mit zunächst gesteigertem, dann aber vermindertem Stoffwechsel. So konnte dieses Phänomen bei der Aortenstenose[12] gesehen werden. Hier können sich Mitochondrien über eine ganze Sarkomerenlänge oder darüber hinaus erstrecken (Abb. 24). Ähnlich große Mitochondrien konnten auch bei der progressiven Muskeldystrophie, insbesondere beim Typ Duchenne, gefunden werden[13] (Abb. 25), aber auch bei der oculären Myopathie. Bei dieser Myopathieform konnten hexagonal angeordnete Ablagerungen in den stark vergrößerten Mitochondrien beobachtet werden. Der gleiche Befund konnte auch an der Leber erhoben werden (vgl. S. 255). Auch bei beginnender Muskelatrophie[14] verschiedener Genese sind die Mitochondrien initial stark vergrößert. In Gewebekulturen (vgl.[15]) wurden ebenfalls Riesenmitochondrien gefunden. Die Vergrößerung der Mitochondrien nach Röntgenbestrahlung[16] konnte statistisch verifiziert werden. Eine Bestrahlung von 1000 r ergab 6 Std danach eine parallele Zunahme von Volumen und Trockenmasse bis zu 130%. Bereits nach 15 Std war aber das mittlere Volumen geringer als normal[17]. Das Auftreten von Riesenmitochondrien kann mit einer Vergrößerung des gesamten Chondrioms einhergehen. Auch während des Winterschlafes finden sich in der Leber viele große Mitochondrien mit zahlreichen Cristae und vielen osmiophilen Granula[18]. Die Mitochondrien des Herzmuskels haben beim winterschlafenden Tier ebenfalls dicht gepackte Christae (Abb. 26). Es hat den Anschein, daß bei initial gesteigerter Zellaktivität im Stadium der beginnenden Zellerschöpfung bevorzugt Riesenmitochondrien auftreten. Ob diese Riesenmitochondrien sich bereits im Beginn einer

---

[1] EMMELOT und BENNEDETTI 1960, PORTER und BRUNI 1959.
[2] MÖLBERT, HILL und BÜCHNER 1962.   [3] HERMAN und FITZGERALD 1962.
[4] MORGENROTH und THEMANN 1964.
[5] OBERLING, RIVIÈRE und HAGUENAU 1959, SELJELID und ERICSSON 1965.
[6] ENDERS 1962.   [7] ENDERS und LYONS 1964.   [8] THOENES und BANNASCH 1962.
[9] MÖLBERT 1959.   [10] BÜCHNER, HUHN und MÖLBERT 1960/63.
[11] PROBST 1965, MÖLBERT und JONTOFSOHN 1966.
[12] WOLLENBERGER und SCHULZE 1961, WOLLENBERGER 1964, WEGENER und MÖLBERT 1966.
[13] MILHORAT 1965, MÖLBERT 1965.
[14] MUSCATELLO, MARGRETH und ALOISI 1965, BECKMANN und MÖLBERT 1965.
[15] DUNCAN und HILD 1960.   [16] Vgl. MORGENROTH und THEMANN 1964.
[17] BAHR und GLAS 1964.
[18] COSSEL und WOHLRAB 1964.

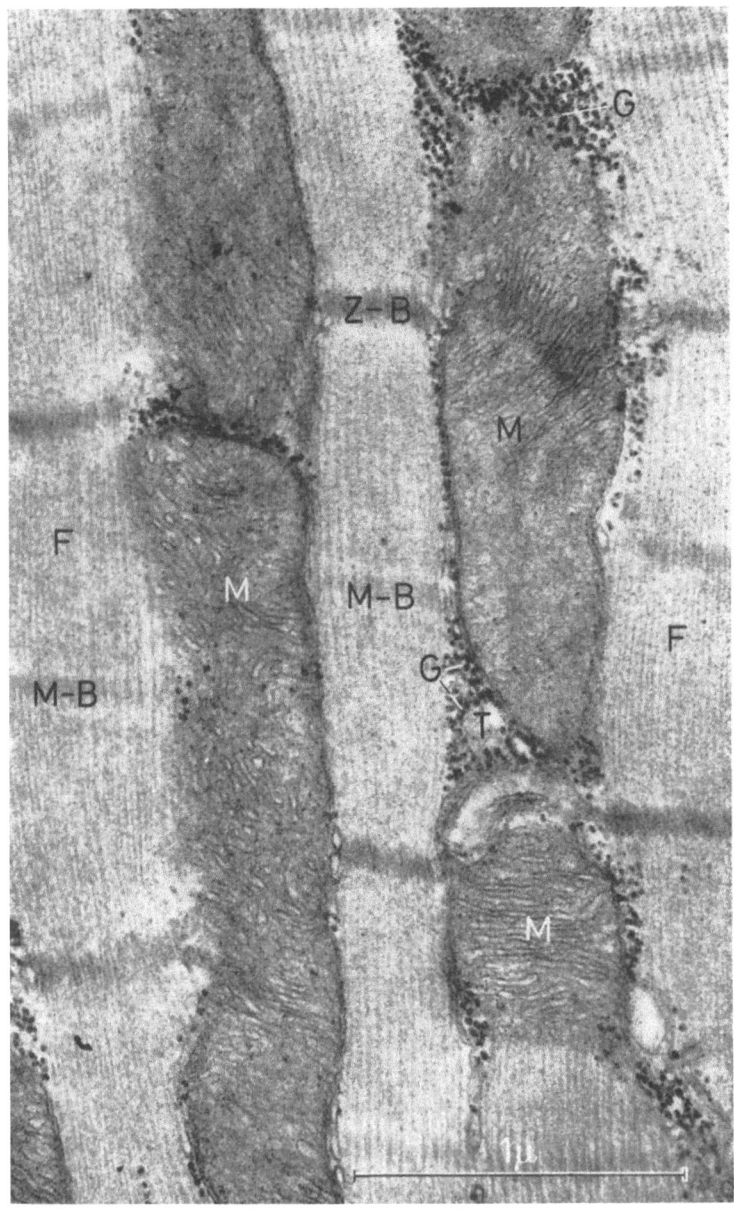

Abb. 24. Stark verlängerte Mitochondrien (*M*) einer Herzmuskelzelle des linken Ventrikels der Ratte bei relativem Sauerstoffmangel; 3 Tage nach Anlegung einer experimentellen Aortenstenose. Die Mitochondrien erstrecken sich z.T. über mehr als eine Sarkomerenlänge. Um die Mitochondrien Glykogenablagerungen (*G*). Myofibrillen (*F*), Z-Band (*Z-B*), M-Band (*M-B*). Glutaraldehyd und OsO₄-Fixation, Eponeinbettung, Bleihydroxydkontrastierung. Vergr. 45000 ×.

Degeneration befinden, ist unbekannt, denn auch die übrigen Mitochondrien einer Zelle können in gleichem Maße Zeichen einer beginnenden Degeneration aufweisen.

Ein Auftreten von Riesenmitochondrien konnte auch am sich entwickelnden Insektenflugmuskel in der Phase der motorischen Aktivitätsaufnahme gesehen werden. Diese hypertrophierten Mitochondrien können sich über mehrere Sarko-

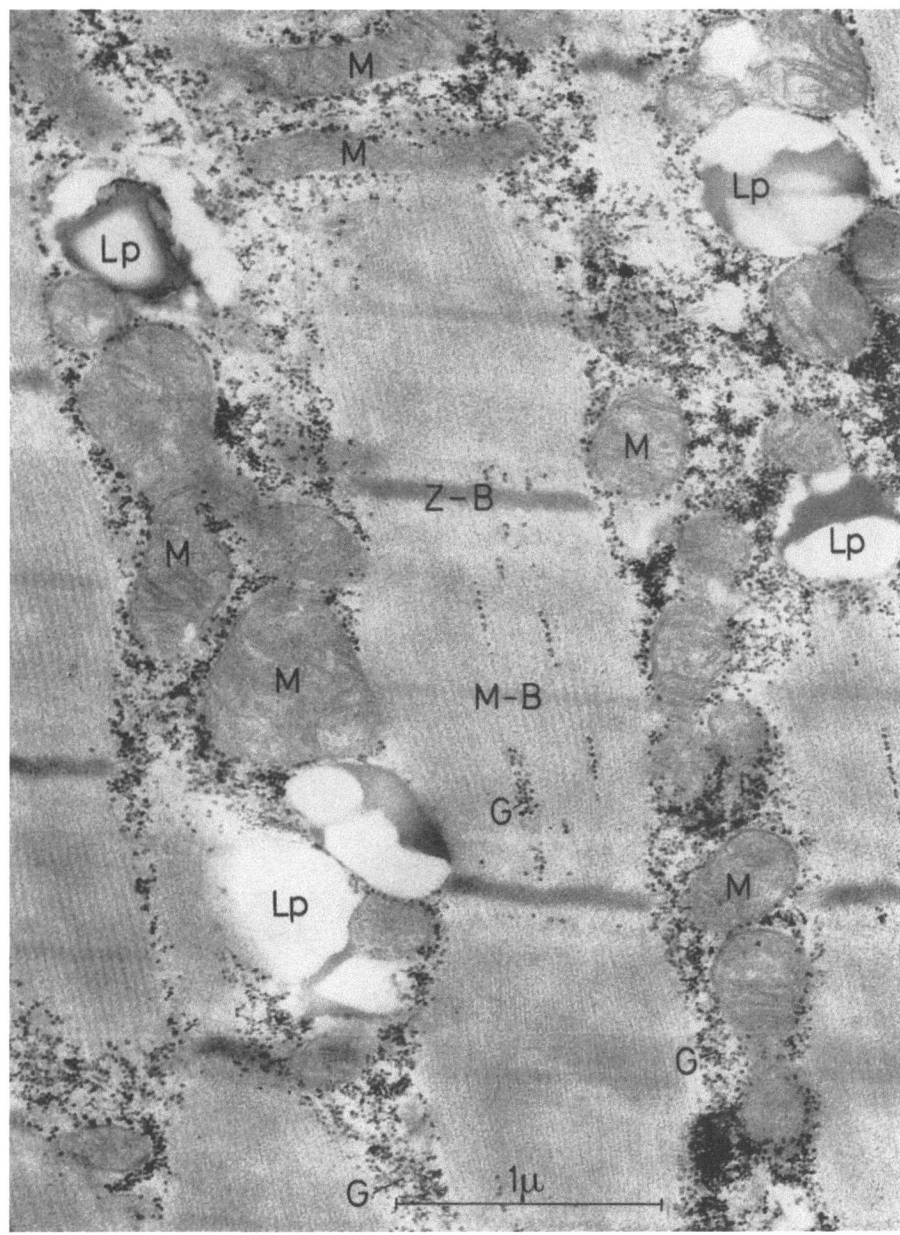

Abb. 25. Stark vergrößerte Mitochondrien (*M*) in der menschlichen Muskulatur bei progressiver Muskeldystrophie. (Stadium mit aktivierten Zellen, die in das dystrophische Stadium überleiten.) Die Mitochondrien (*M*) verdichtet mit nur wenigen Cristae. Zwischen ihnen reichlich Lipidkörper (*Lp*). Um die Mitochondrien und innerhalb der Muskelfilamente Glykogen (*G*) in unregelmäßiger Form abgelagert. Z-Band (*Z-B*), M-Band (*M-B*). OsO₄-Fixation, Eponeinbettung, Bleihydroxydkontrastierung. Vergr. 36000 ×.

merenlängen erstrecken. Gleichzeitig mit diesem Vorgang erfolgt auch eine Hyperplasie der Mitochondrien[1]. Auch bei der Herzmuskelhypertrophie kann eine Volumenvermehrung des einzelnen Mitochondriums gesehen werden[2]. (Abb. 24).

VOGELL und BÜCHNER 1962, vgl. VOGELL 1963.   [2] WOLLENBERGER 1964, MEESSEN 1965.

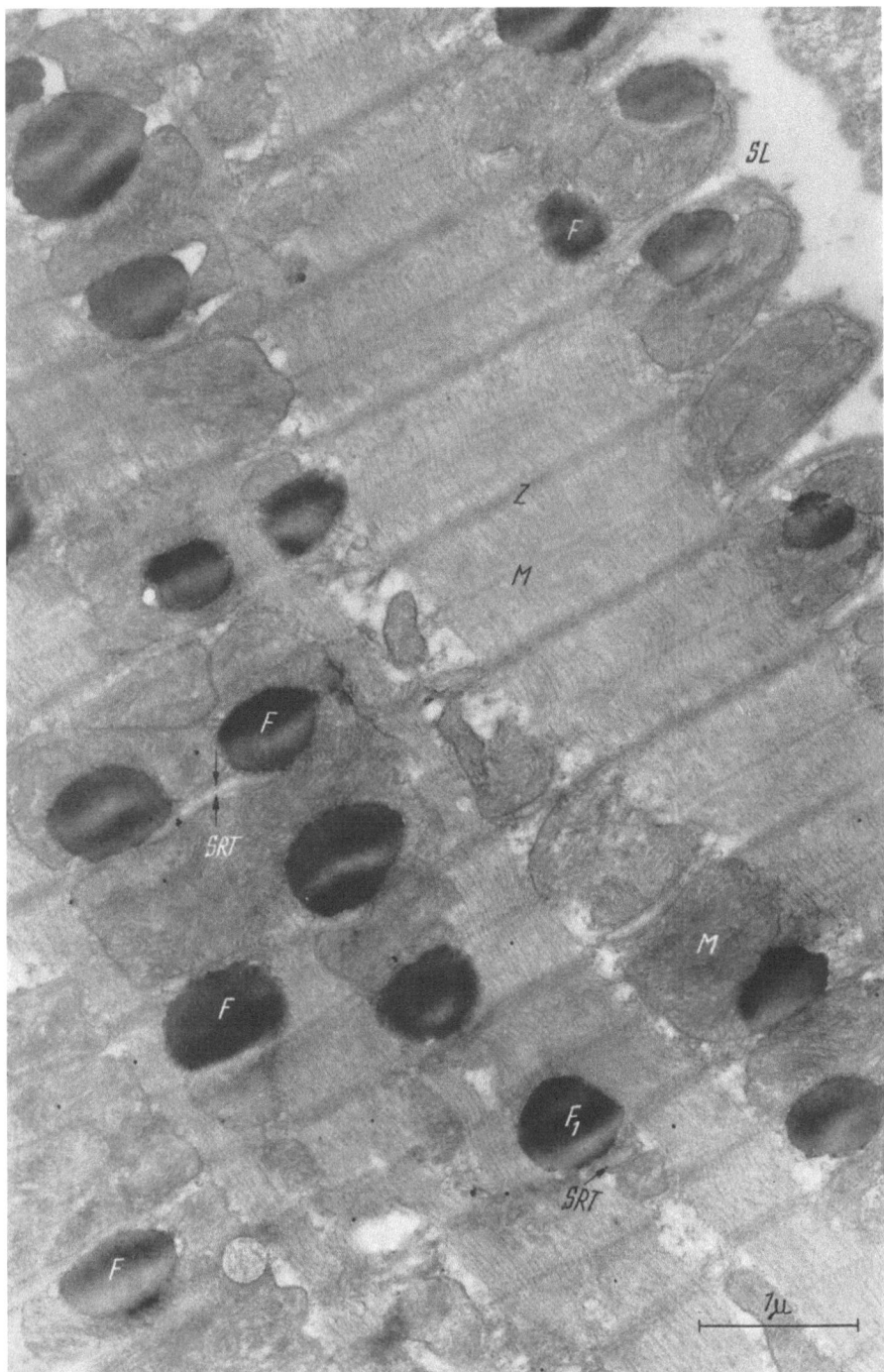

Abb. 26. Starke Verfettung des Herzmuskels bei einem Siebenschläfer 4 Tage nach vorzeitiger Unterbrechung des Winterschlafes und anschließendem Hunger und Durst. Die Mitochondrien (M) mit dicht gepackten Cristae. Die meisten Fetttropfen (F) sind entsprechend der Abbauform des Herzmuskelfettes von Mitochondrien (M) umgeben; dabei bleiben die engen Lagebeziehungen der Fetttropfen zu den Tubuli des transversalen Systems (SRT) bestehen. Nur bei F_1 ein Fetttropfen, der keinen innigen Kontakt mit Mitochondrien hat und dessen Form der Speicherung des Herzmuskelfettes entspricht. Myofibrillen mit Z-Streifen (Z) und M-Linien (M). Sarkolemm (Sl). Vergr. 23800×. (Von G. Poche zur Verfügung gestellt.)

Eine Hypertrophie der Mitochondrien erfolgt in der Regel bei allen Prozessen, die mit einer Zellaktivitätssteigerung einhergehen. Da aber bisher keine statistisch signifikanten Befunde über eine gleichzeitig auftretende Hyperplasie vorliegen, ist der Aussagewert über das Vorliegen einer Hyperplasie, die mit der Hypertrophie vergesellschaftet ist, beschränkt. Echte Hyperplasien treten in der Regel bei allen

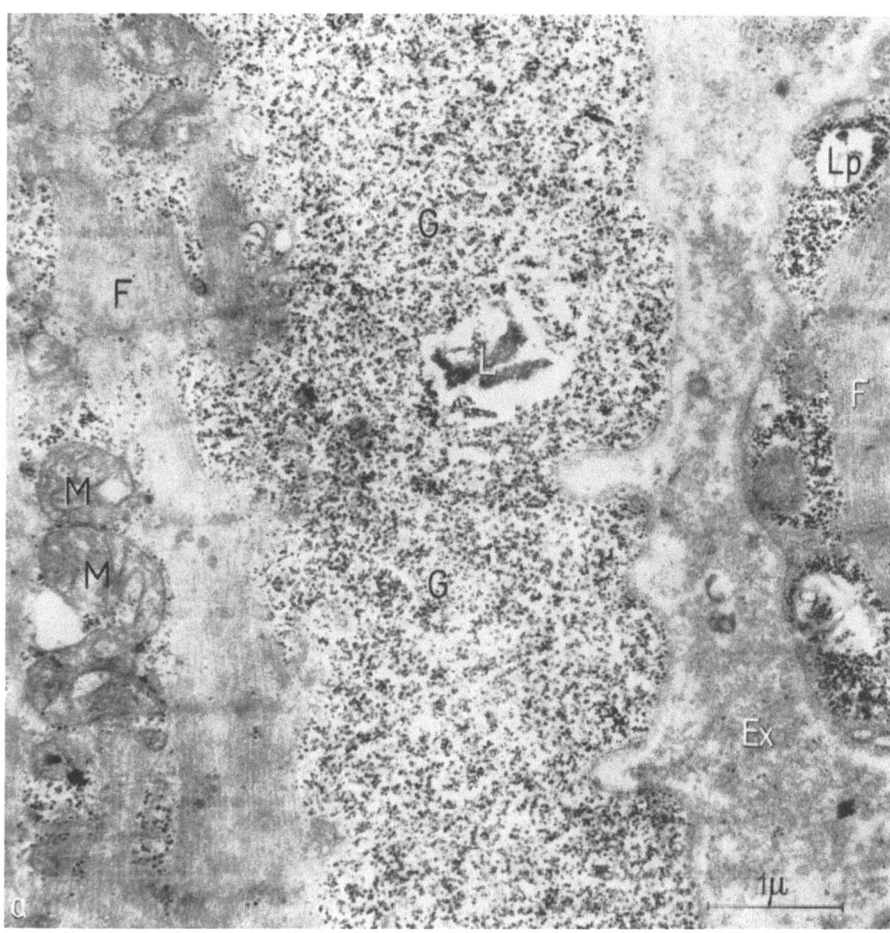

Abb. 27. Periphere Glykogenablagerungen (*G*) in einer Kaninchenmuskelzelle bei cortisonindiuzerter Muskel-dystrophie. Die mächtigen Ablagerungen, die ganze Bezirke der Zelle einnehmen, zeigen Abbaustadien. Die Mitochondrien (*M*) aus diesem Bezirk der Zelle verdrängt bzw. aufgelöst. Lipidtropfen (*Lp*), Myofibrillen (*F*), Extracellulärraum (*Ex*). Glutaraldehyd und OsO$_4$-Fixation, Eponeinbettung, Bleihydroxydkontrastierung. Vergr. 24 000 ×.

Zellaktivitätssteigerungen auf, initial auch als erste Reizbeantwortung auf schädliche Einwirkungen (vgl. [1]). Die Steigerung der Zellaktivität ist in der Regel nicht auf die Mitochondrien beschränkt, sondern die anderen Zellstrukturen sind mitbeteiligt (Abb. 27—29). Auch die Art, wie eine Hyperplasie erfolgen kann, ist nicht geklärt. Der größte Teil der Autoren nimmt bei differenzierten Zellen eine Vermehrung der Mitochondrien durch Teilung an, aber auch andere Wege, die zu einer Vermehrung führen, können beschritten werden (vgl. S. 265).

---

[1] MÖLBERT 1960.

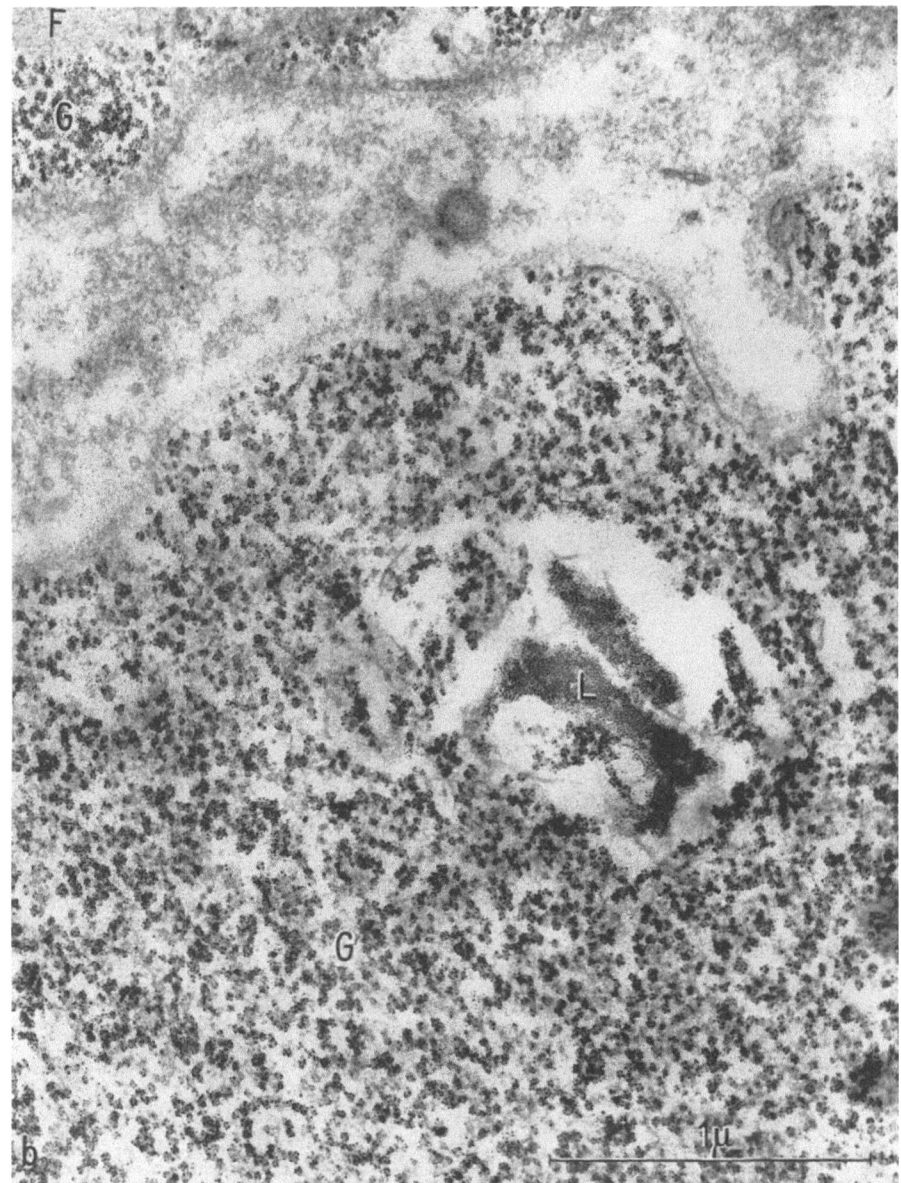

Abb. 28. Bei höherer Auflösung sind die Abbaustadien des Glykogens (G) durch ihre unregelmäßige Kontrastier-
barkeit gekennzeichnet. Zusammensinterung verschieden dichter und großer Substanzen zu größeren Körpern (L),
Myofibrillen (F). Glutaraldehyd und OsO₄-Fixation, Eponeinbettung, Bleihydroxydkontrastierung.
Vergr. 49000×.

3. Die sphärische Transformation.

Am proximalen Tubulusepithel hungernder Frösche konnten eine longitudinale
oder eine konzentrische Lagerung der inneren Membranstrukturen beobachtet
werden. In solchen Mitochondrien war die Cytochrom-Oxydase-Aktivität entweder stark erniedrigt oder sie fehlte vollständig[1]. Es könnte demnach sein, daß

---

[1] Karnovsky 1962/63/64.

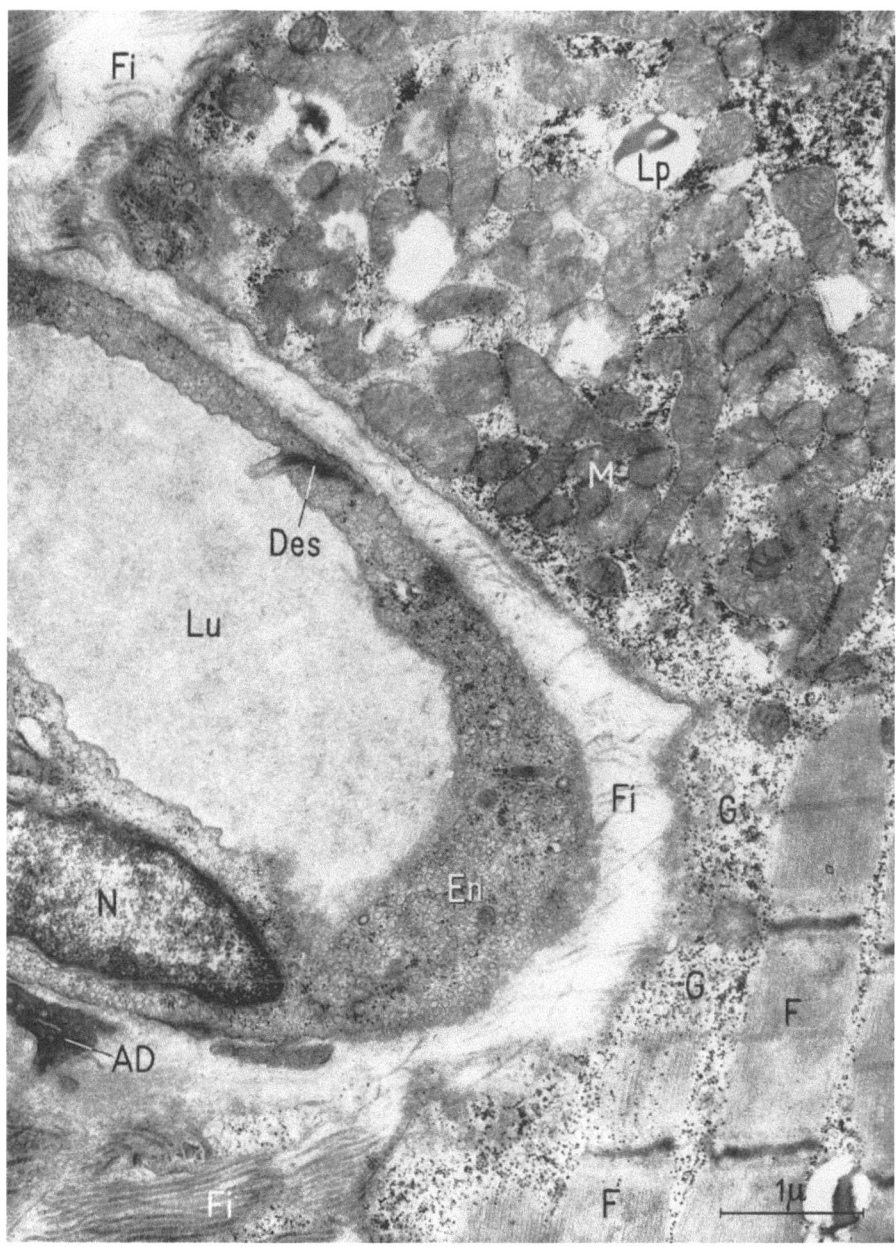

Abb. 29. Unterschiedlich dichte, stark vergrößerte und verlängerte Mitochondrien (*M*) einer Muskelzelle bei progressiver Muskeldystrophie. Eingestreut zwischen die Mitochondrien Lipidkörper (*Lp*). Um die Mitochondrien unregelmäßig konfiguriertes Glykogen (*G*), Myofibrillen (*F*). Im Extracellulärraum Fibrillen (*Fi*) z.T. mit Querstreifung. An Capillarendothel (*En*) vermehrte Pinocytoseaktivität und aktivierter Zellkern (*N*). Capillarlumen (*Lu*), Desmosomen (*Des*), Adventitiazelle (*AD*). OsO₄-Fixation, Eponeinbettung, Bleihydroxydkontrastierung. Vergr. 23000 ×.

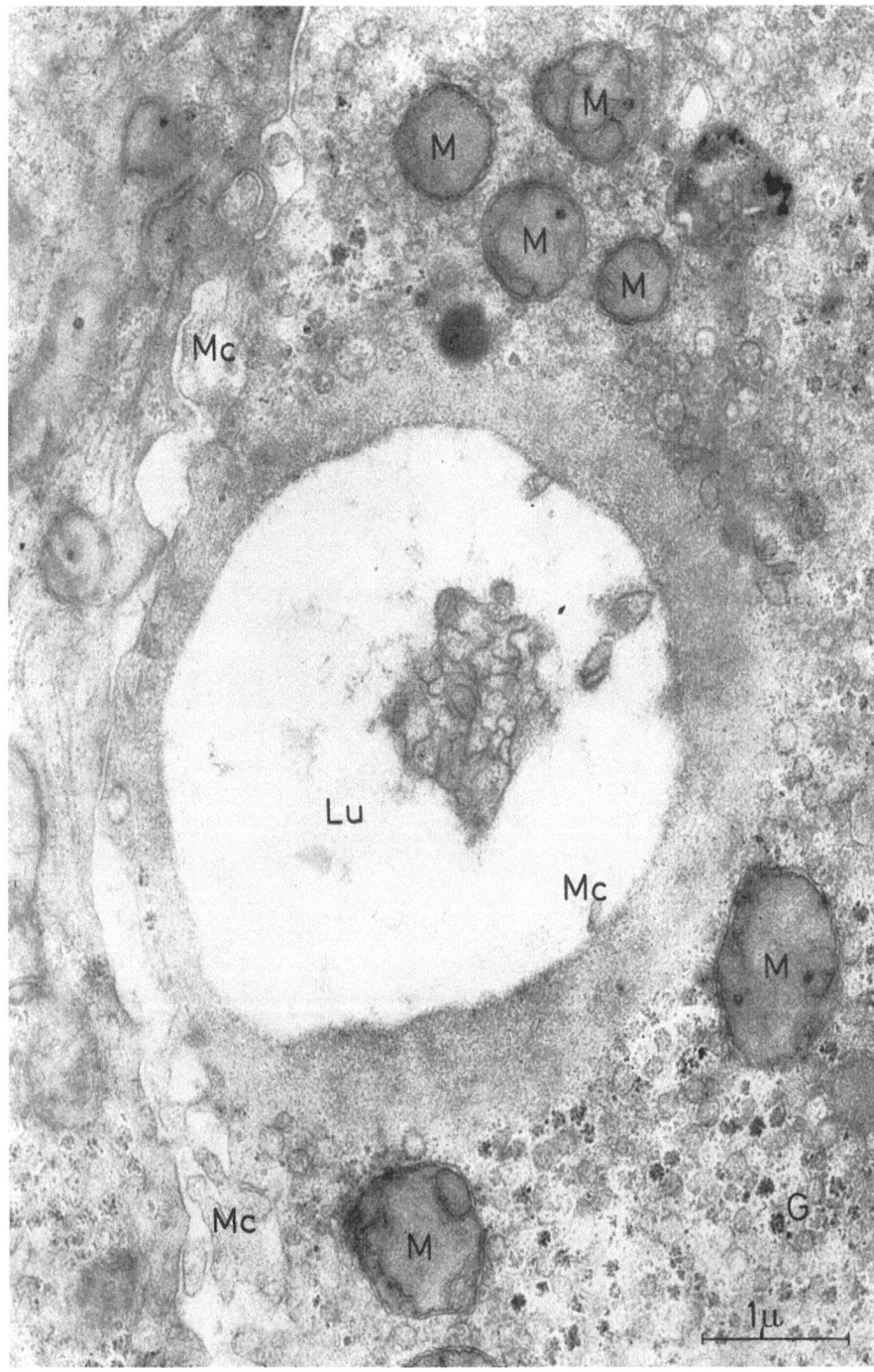

Abb. 30. Ausschnitt aus einer menschlichen Leberepithelzelle bei Virushepatitis. Am Gallepol zeigen die Mito-
chondrien (*M*) z.T. eine Umorientierung ihrer Cristae parallel zur Hüllmembran. Neben vielen Bläschen und
Vesikeln rosettenförmige Glykogenablagerungen (*G*). Gegen den Gallepol zu das Cytoplasma verdichtet. In der
Gallecapillare (*Lu*) aggregierte abgestoßene Microvilli (*Mc*). Normale Microvilli nicht mehr darstellbar. OsO_4-
Fixation, Eponeinbettung, Bleihydroxydkontrastierung. (Biopsiematerial von Dr. Beck und Dr. Bianchi,
Freiburg, zur Verfügung gestellt.) Vergr. 21 000 ×.

ein plötzlich auftretender Defekt in der oxydativen Energiegewinnung der Mitochondrien zu solchen Veränderungen führen kann. Daß solche Veränderungen aber nicht zwangsläufig mit einer fehlenden Cytochromoxydase-Aktivität, bzw. dem Fehlen von anderen mitochondrialen Enzymen einhergehen, zeigen völlig normal erscheinende Mitochondrien von Hefemutanten, denen diese Enzyme fehlen[1]. Eine parallele Ausrichtung der Cristae zur Hüllmembran konnte bei extrahepatischer Gallestauung[2], an Lebermitochondrien von Ratten bei Thyreotoxikose[3], an menschlichen Lebermitochondrien bei idiopathischem Diabetes mellitus[4], bei intrahepatischer Cholostase, nach Chloropropamid[5], bei der Virushepatitis[6] (Abb. 30), bei Bleivergiftung in der Schweineleber[7], in den Astrocytenmitochondrien des Corpus striatum der Ratte[8], in den Mitochondrien des braunen Fettgewebes der neugeborenen Maus[9], bei den verschiedenen Formen der menschlichen Myopathie[10] und bei der chronischen Aminonucleosid-Proteinurie[11] gefunden werden. Aber auch in der normalen Rattenleber konnten solche Mitochondrien beobachtet werden[12]. Dieser Befund an der normalen Leber läßt daran denken, daß diese Veränderungen in eine Mitochondriendegeneration überleiten können[13], umsomehr, als auch beim schnellwachsenden Hypernephrom[14], während der Wallerschen Degeneration im paranodalen Axoplasma, in der Niere bei akuter Blutstauung[15] und bei sonstigen Zellalterationen (vgl.[16]), die zu einer Degeneration führen, diese Art der Mitochondrienveränderungen auftritt.

Gleichzeitig kann in mehr oder minder ausgeprägtem Maße eine Kammerung innerhalb der Mitochondrien gesehen werden, die mit einer Abrundung der Mitochondrien und einer wolkigen Auflösung der Cristae vergesellschaftet ist. Die Kammerung kann in eine echte Vacuolenbildung innerhalb des Mitochondriums übergehen[17] (Abb. 31), oder es bildet sich eine fein vesiculäre Transformation aus[18]. Vor allem bei der dioxanbedingten Nephrose der Rattenniere[19], bei der osmotisch bedingten Diurese[20], aber auch unter physiologischen Bedingungen an der Niere[21] können solche Veränderungen beobachtet werden. Zum Teil nimmt die Vacuolenbildung ihren Ursprung von der erweiterten osmiophoben Cristaeschicht, wie sich nach Gabe von Diamox an tubulären Mitochondrien der Niere[22] und an den Nervenzellen des Gehirns nach Elektrokrampf[23] zeigen läßt (Abb. 32).

Diese Erscheinungen an den Mitochondrien, die als sphärische Transformation im allgemeinen bezeichnet werden, können zur bandartigen oder auch zur myelinartigen Degeneration überleiten. Vor allem Befunde an den Lebermitochondrien beim Ikterus deuten darauf hin[24], daß zumindest ein Teil der longitudinal parallel der Hüllmembran verlaufenden Membranen lamellenförmige Gebilde sind, die eventuell Phospholipide darstellen, wie JÉZÉQUEL u. a. annehmen. Erschwert wird aber die Interpretation solcher Strukturen dadurch, daß auch makromolekulare Stoffaggregationen innerhalb der Mitochondrien (s. S. 255) nur schwer von echten Membranen oder veränderten Membranen unterscheidbar sind.

---

[1] YOTSUYANAGI 1959.
[2] CARRUTHERS und STEINER 1962, EKHOLM und EDLUND 1960, JÉZÉQUEL 1959, ROUILLER und JÉZÉQUEL 1963, SASAKI und ICHIDA 1961.
[3] GREENAWALT, FORSTER und LEHNINGER 1962.   [4] LAGUENS und BIANCHI 1963.
[5] REICHEL, GOLDBERG, ELLENBERG und SCHAFFNER 1960.   [6] JÉZÉQUEL 1959.
[7] WATRACH 1964.   [8] MUGNAINI 1964.   [9] NAPOLITANO und FAWCETT 1958.
[10] MÖLBERT 1964.   [11] FELDMAN und FISHER 1961.   [12] STEPHENS und BILS 1965.
[13] NOVIKOFF und ESSNER 1962.   [14] OBERLING, RIVIÈRE und HAGUENAU 1959.
[15] DAVID und UERLINGS 1965.   [16] TRUMP und ERICSSON 1965, ROUILLER 1960.
[17] SVOBODA und HIGGINSON 1964, DAVID und UERLINGS 1965.
[18] SEIFERT 1962.   [18] DAVID 1964.
[19] DALGAARD 1962.   [20] REALE und BUCHER 1962.   [21] SCHULZ 1959.
[22] MÖLBERT, BAUMGARTNER und KETELSEN 1966.
[23] MÖLBERT und MARX 1966.

4. Die lamelläre Transformation und die myelinartige Degeneration.

Mitochondrienveränderungen wurden im Alveolarepithel der Lunge nach CO_2-Atmung als „lamellenförmige Transformation der Mitochondrien" beschrieben[1] (Abb. 33). Zu Beginn der Veränderung schwellen die osmiophoben Intervalle der

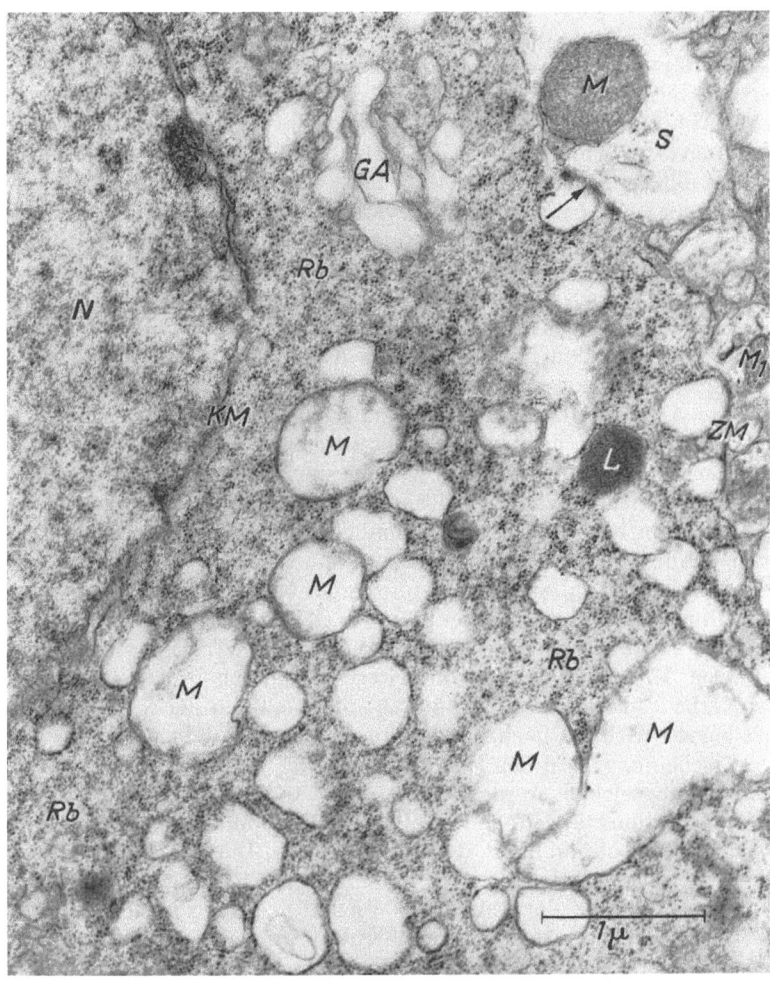

Abb. 31. Ausschnitt aus einer Nervenzelle der Katzengroßhirnrinde nach wiederholt ausgelösten Elektrokrämpfen. Die Mitochondrien (*M*) vacuolär umgewandelt. Keine Cristae mehr zu erkennen. Die Mitochondrienhüllmembran erscheint z. T. aufgelöst. Golgi-Apparat (*GA*) vacuolär erweitert. Im Cytoplasma viele Ribosomen (*Rb*) und einige dichtere Körper (*L*), die sich von multivesicular bodies herleiten. Zellkern (*N*) ohne dichtere nucleoläre Substanzen, Kernmembran (*KM*) frei von Chromatin und nucleolären Granula. Die axosomatische Synapse (*S*) läßt keine Synapsenbläschen mehr erkennen; ein dichtes Mitochondrium ist der einzige Synapseninhalt. M_1 normales Mitochondrium einer Gliazelle. Zellmembran (*ZM*). Glutaraldehyd und OsO_4-Fixation, Eponeinbettung, Blei-hydroxydkotrastierung. (Aufnahme: U. P. Ketelsen). Vergr. 22500 ×.

Innenmembranen, und es kommt zur Zusammensinterung und Verdichtung der osmiophilen Schichten zweier gegenüberliegender Cristae sowie zu einem Verlust an Mitochondrienmatrix[2]. Die Reste dieser Lamellen oder Spiralen werden in die Alveolarlichtung, z. T. als zusammengelagerte Konglomerate mehrerer Mitochondrien, ausgestoßen. Schulz sieht darin den Beweis für eine irreversible Schädigung.

---

[1] Schulz 1956, 1958, 1959.   [2] Schulz 1958.

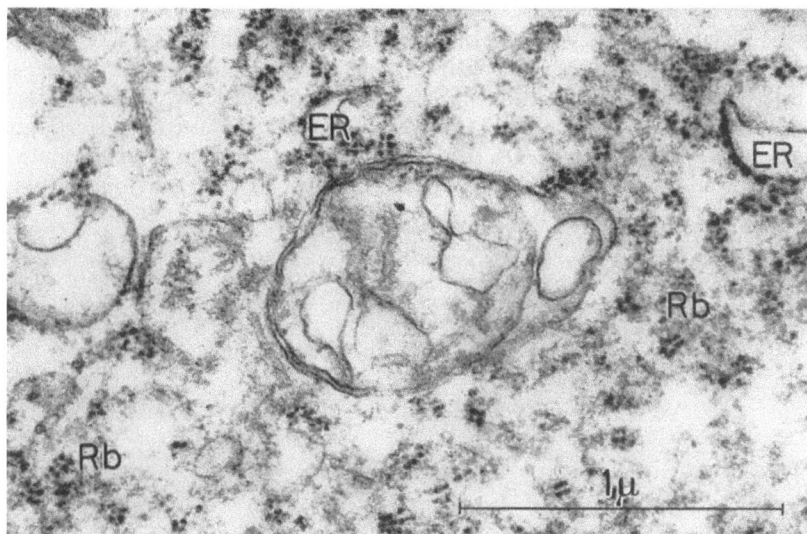

Abb. 32. Mitochondrium einer Nervenzelle des Katzengroßhirns nach wiederholt ausgelösten Elektrokrämpfen Die Doppelmembranen der Cristae ballonförmig aufgetrieben. Endoplasmatisches Reticulum (*ER*), Ribosomen (*Rb* z.T. zu Polysomen aneinandergereiht. OsO_4-Fixation, Eponeinbettung, Bleihydroxydkontrastierung. (Aufnahme: U. P. KETELSEN). Vergr. 45000 ×.

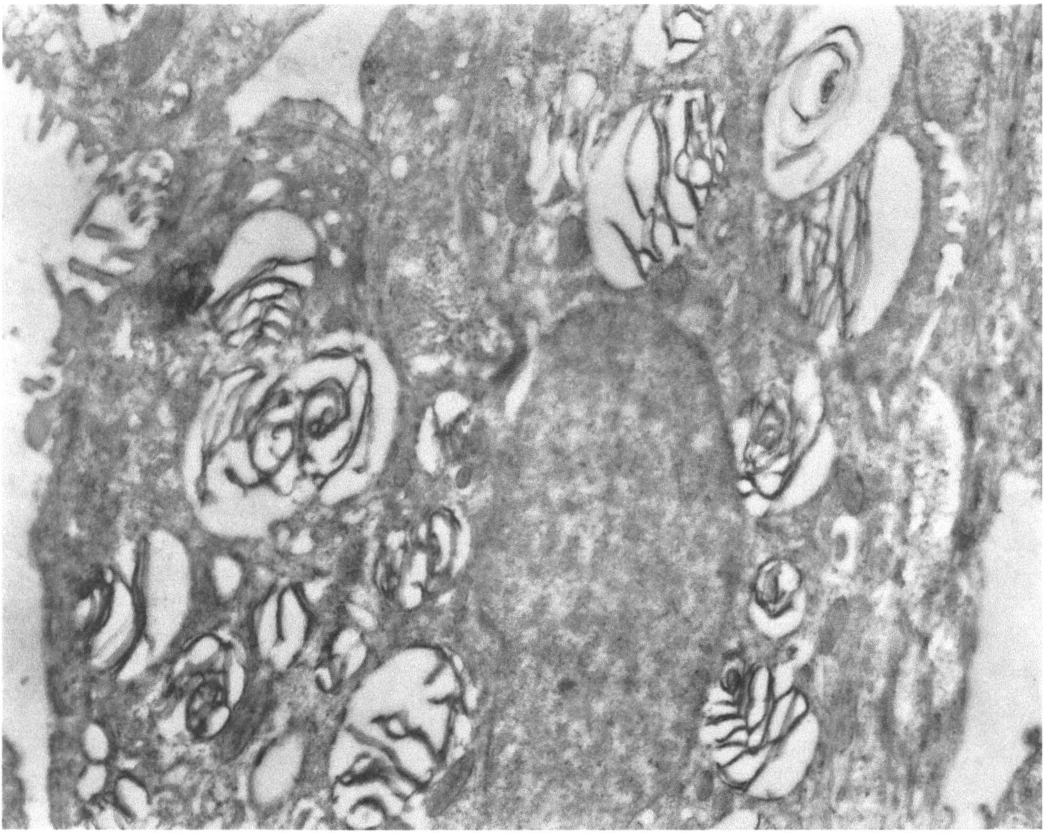

Abb. 33. Alveolarepithel der Rattenlunge nach 8stündiger Atmung von Luft mit 3,5% CO_2. „Lamellenförmige Transformation der Mitochondrien." (Aus SCHULZ 1956, vom Autor zur Verfügung gestellt.)

Außer nach Einwirkung von CO_2 auf das Alveolarepithel werden solche veränderten Mitochondrien im embryonalen Lungengewebe beobachtet[1]. Ähnliche Veränderungen beschrieben in den Alveolarepithelien verschiedener Tiere auch andere Autoren[2]. Bei der experimentellen Staublunge und der normalen Rattenlunge wurden bereits 1954[3] ähnliche Gebilde beobachtet, ohne ihre Herkunft den Mitochondrien zuzurechnen. Da in der Lunge die lamelläre Transformation der Mitochondrien bevorzugt nach CO_2-Atmung (3,5% CO_2 in Luft) auftritt, glaubt

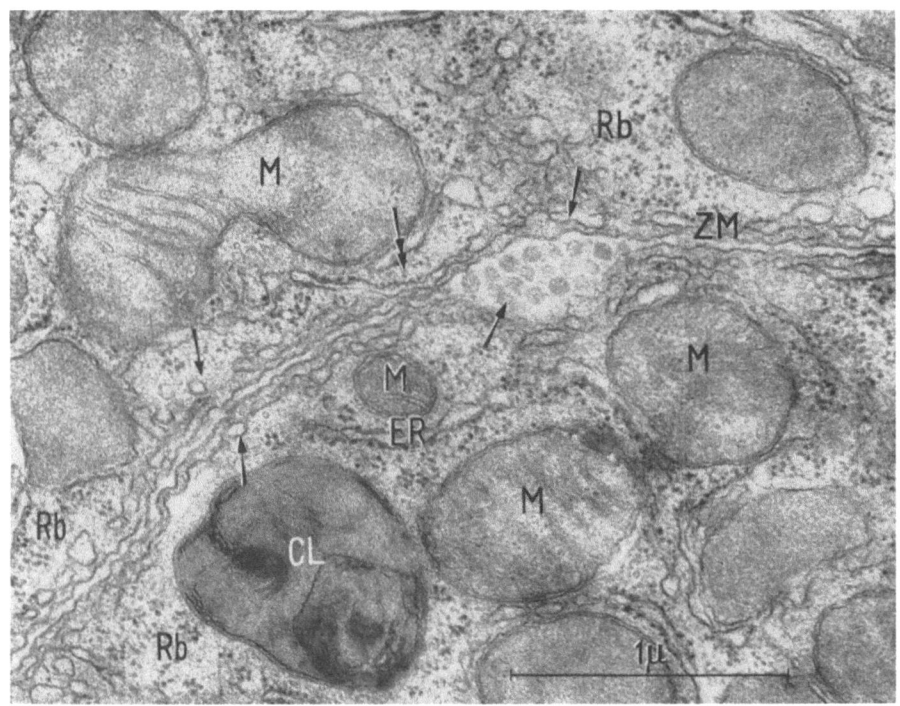

Abb. 34. Zellgrenze zweier aneinanderstoßender Tubulusepithelzellen der Mäuseniere. (Proteinspeicherung nach intraperitonealer Gabe von Ovalbumin.) An der Zellmembran (Zm) eine starke Anhäufung von Bläschen und Vesikeln →. Membranen des endoplasmatischen Reticulums (ER) erstrecken sich bis unter die Zelloberfläche und bilden z. T. mit der Zellmembran eine Kommunikation →. Mitochondrien (M) mit untergehenden Cristae. In einem Speicherkörper (CL) Myelin. OsO_4-Fixation Eponeinbettung, Bleihydroxydkontrastierung. (Aufnahme: Dr. R. Marx.) Vergr. 40000 ×.

Schulz, dieses Phänomen auf eine lokale CO_2-Wirkung zurückführen zu können. Allerdings konnten nach Hemmung der Carboanhydrase durch Diamox keine lamellenförmig transformierten Mitochondrien in der Lunge beobachtet werden[4]. Das Ausbleiben der mitochondrialen Transformation in der Lunge nach Diamox wurde auf eine verminderte alveoläre Freisetzung von Kohlendioxyd zurückgeführt. Eine lamellenförmige Transformation der Mitochondrien konnte ferner in Antibiotica-behandelten Gewebekulturen[5] und in nekrotischen Mammacarcinomzellen[6] beobachtet werden, außerdem beim Winterschlaf des Siebenschläfers[7] und bei der Mitralstenose[8].

In gleichen Experimenten an der Lunge nach CO_2-Atmung, nach Sauerstoffatmung und in der Lunge neugeborener Mäuse waren bei Permanganatfixation

[1] Schulz 1958.
[2] Bargman und Knoop 1956, Kikuth, Schlipköter und Schroeteler 1956.
[3] Schlipköter 1954.   [4] Schulz 1958.   [5] Friedman und Bird 1958.
[6] Schulz 1957.   [7] Schulz 1957, 1959.   [8] Schulz 1956.

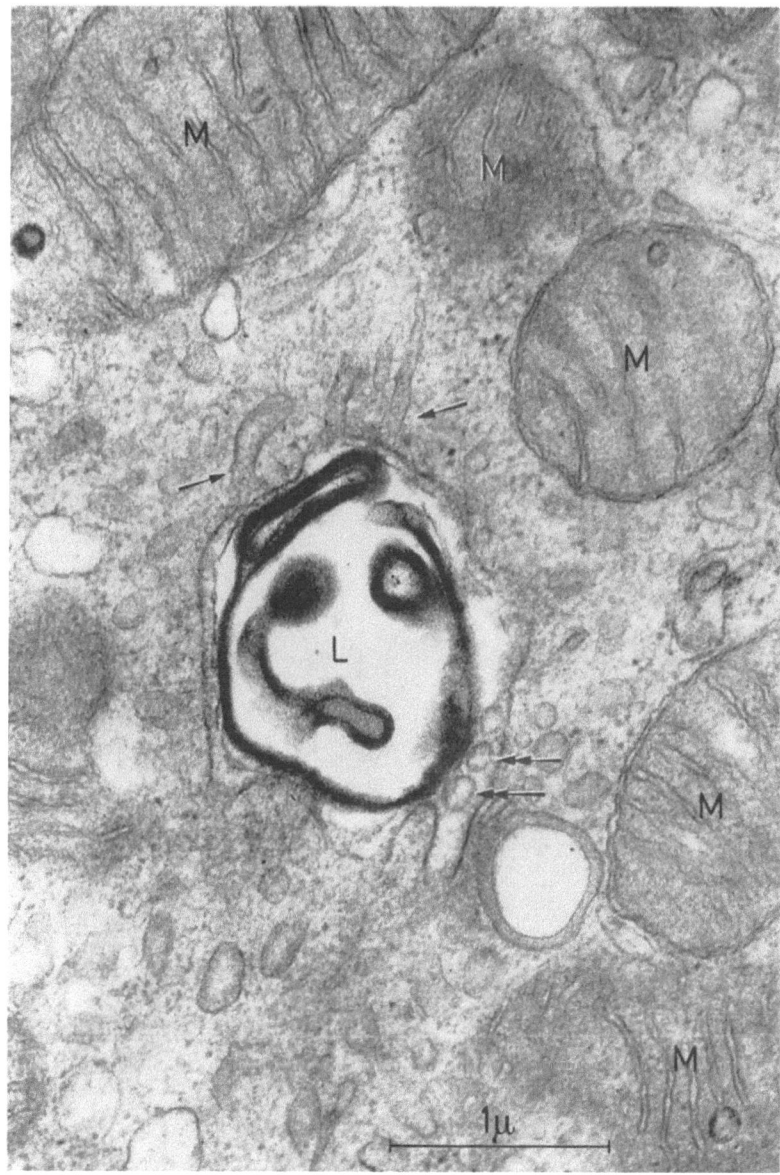

Abb. 35. Restkörper eines Lysosoms (L) (Proteinspeicherung, Ovalbumin, Tubulusepithel der Mäuseniere). Zur Hauptsache besteht der Restkörper nur noch aus Myelin. Bei → Kommunikation mit Vesikeln des Cytoplasmas, bei -→ in Körper aufgenommene Vesikel. In der Umgebung des Restkörpers viele Bläschen mit verschieden dichtem Inhalt (Virigin lysosomes?). In den Mitochondrien (M) verschieden dichte Granula. [Aus Virch. Arch. path. Anat. 341 (1966).] Vergr. 60000×. Glutaraldehyd und OsO₄-Fixation, Eponeinbettung, Bleihydroxydkontrastierung.

diese Körper dicht und homogen. Demzufolge und da keine Übergangsstadien beobachtet werden konnten, wurde geschlossen, daß sich die konzentrisch geschichteten Körper nicht von den Mitochondrien herleiten[1]. Neuere Untersuchungen, insbesondere an den Tubulusepithelien der Niere nach Protein-

---

[1] CAMPICHE 1959/60.

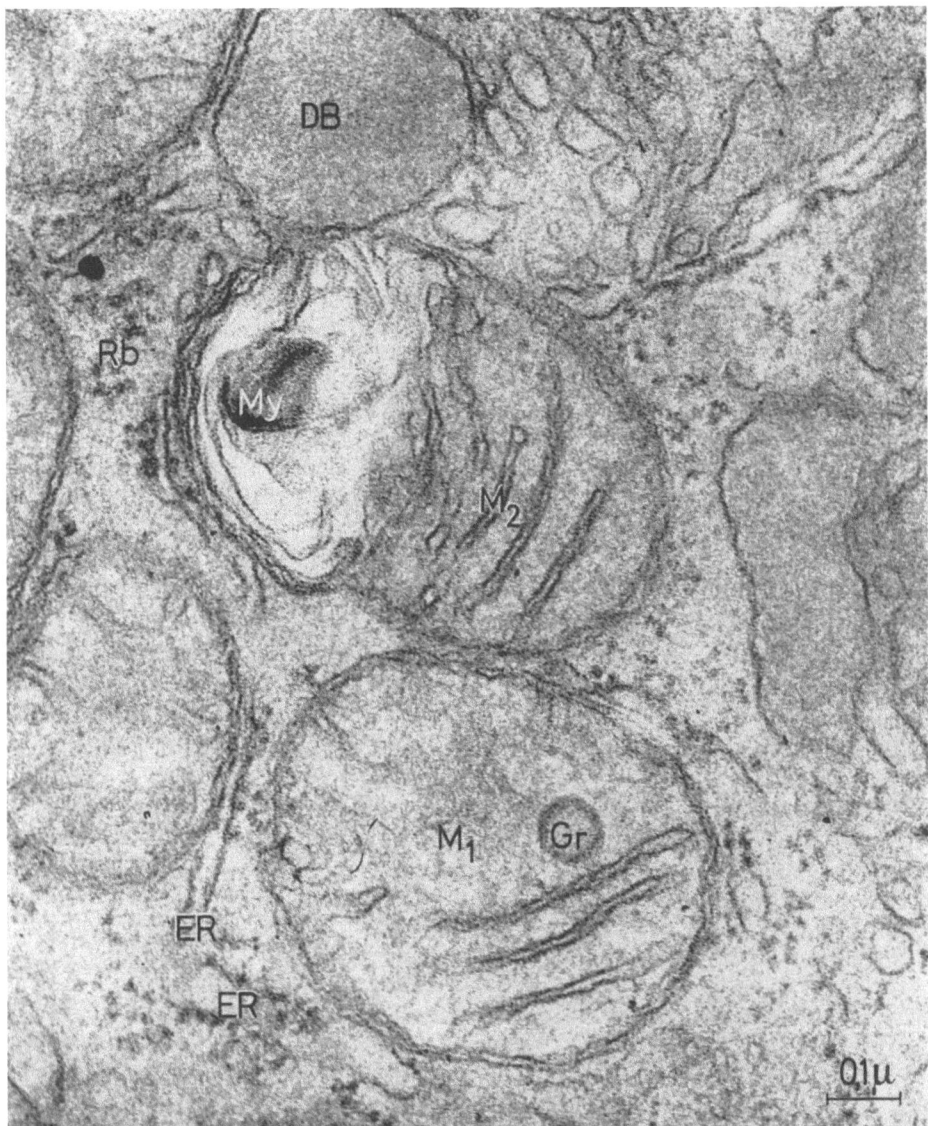

Abb. 36. Ausschnitt aus einer proximalen Tubulusepithelzelle der Maus bei Proteinspeicherung (5 × kristallisiertes Ovalbumin). M_1 mit großem Mitochondriumgranulum (Gr), dessen Zentrum weniger dicht erscheint.
M_2 mit myelinartiger (My) Umwandlung der Mitochondrienmembran. Das Dense Body (DB), dessen Inhalt
zur Hauptsache aus gespeichertem Protein besteht, zeigt bei der angewandten Fixation nach WOHLFARTH-BOT-
TERMANN keine dunklere Mittelzone. Ribosomen (Rb), endoplasmatisches Reticulum (ER). Eponeinbettung,
Bleihydroxydkontrastierung. (Aufnahme Dr. R. MARX). Vergr. 99000 ×.

speicherung (Hämoglobin[1], Ovalbumin[2,3]) zeigen, daß Mitochondrien in Speicherkörpern (Lysosomen) aufgenommen werden können[4] (Abb. 34), um dann mit den
anderen Inhaltsstoffen zusammen bis zur Stufe von Myelinfiguren, den Restkörpern[5] abgebaut zu werden (Abb. 35). Dieser Vorgang ist aber nicht nur unter

[1] MILLER 1962/64, MILLER und PALADE 1965, ERICSSON und TRUMP 1964, ERICSSON 1965.
[2] MARX, MÖLBERT und ZOLLINGER 1965.   [3] MARX, MÖLBERT und ZOLLINGER 1965.
[4] MILLER 1962/64, MILLER und PALADE 1965, ERICSSON und TRUMP 1964, ERICSSON 1965.
[5] MARX, MÖLBERT und ZOLLINGER 1965.

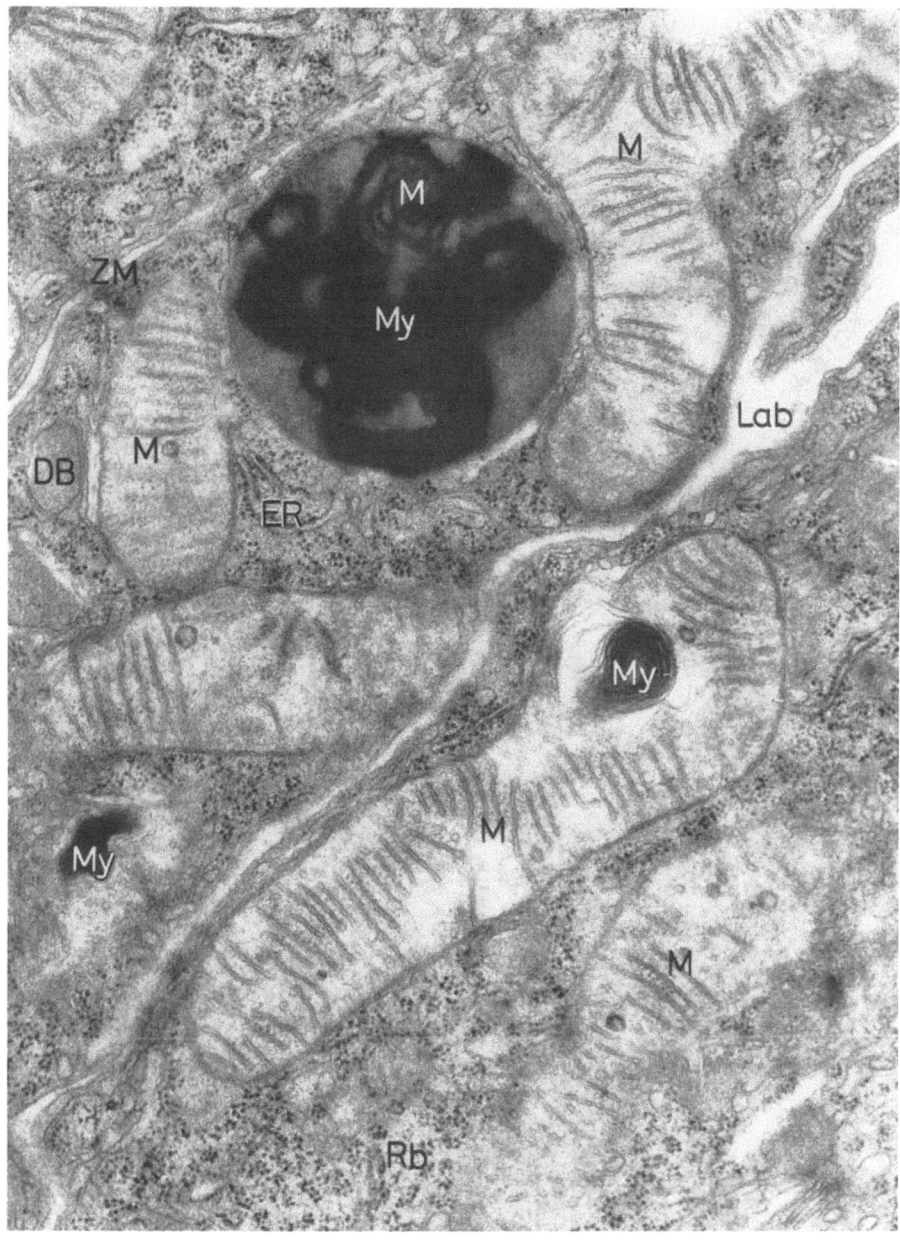

Abb. 37. Ausschnitte aus Epithelzellen des proximalen Tubulus der Mäuseniere nach Proteinspeicherung (5 × kristallisiertes Ovalbumin). Mitochondrien (*M*) mit myelinartig (*My*) umgewandelten Strukturen. Dichtes Material und Myelinfiguren (*My*) in einem Speicherkörper; daneben bei *M* ein eingeschlossenes in Abbau befindliches Mitochondrium (*M*). Ribosomen (*Rb*), basales Labyrinth (lab), Dense Bodies (DB)., Zellmembran (*ZM*). OsO$_4$-Fixation, Eponeinbettung, Bleihydroxydkontrastierung. (Aufnahme Dr. R. MARX). Vergr. 32000.

pathologischen Bedingungen zu beobachten, sondern stellt an der Niere einen physiologischen Vorgang während der normalen Mitochondrienmauserung dar [1,2]

---

[1] MARX, MÖLBERT und ZOLLINGER 1965.   [2] ERICSSON 1965, vgl. ROUILLER 1960.

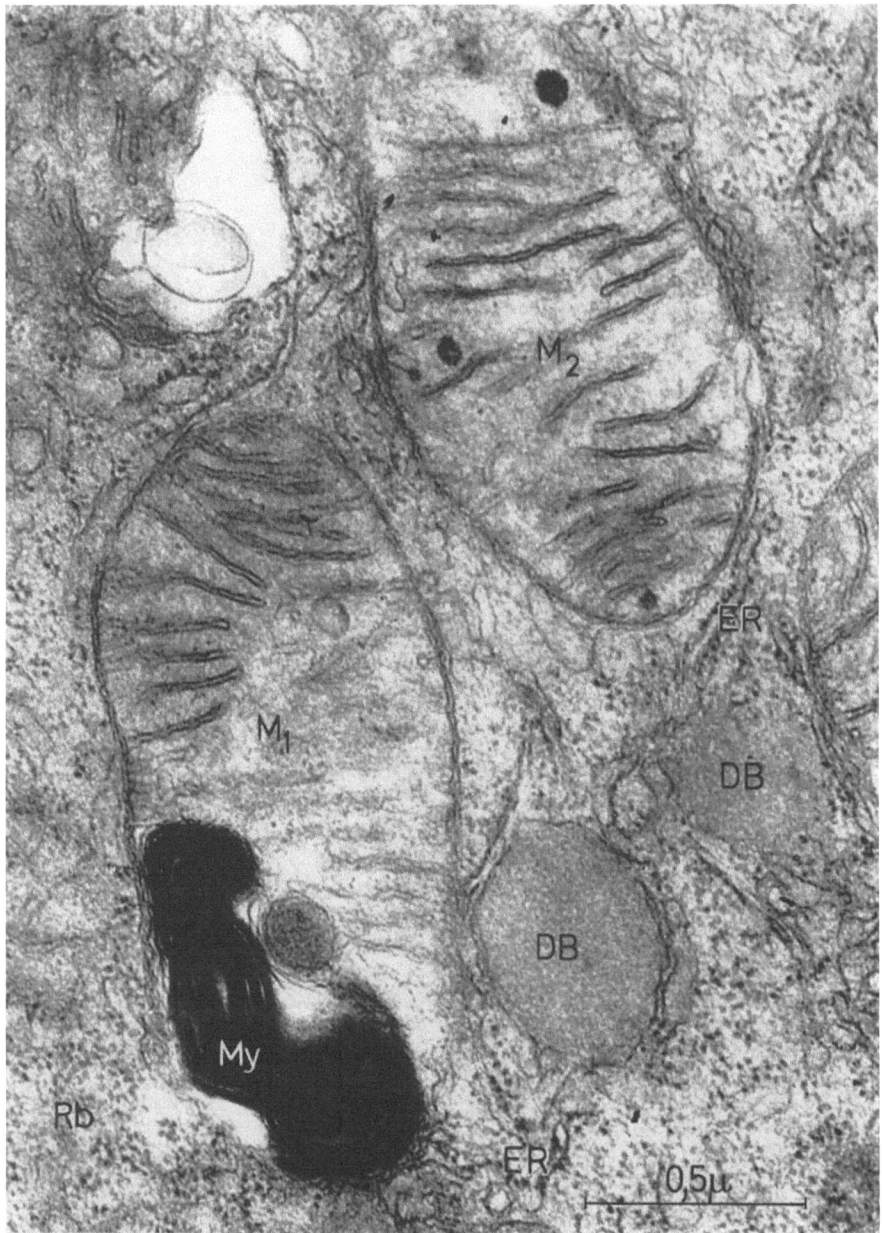

Abb. 38. Ausschnitt aus einer proximalen Tubulusepithelzelle der Maus bei Proteinspeicherung (5× kristallisiertes Ovalbumin). Myelinartige (*My*) Umwandlung eines Mitochondriums (*M₁*). Im oberen Teil des Mitochondriums ein großes zentral aufgehelltes Granulum. Im Mitochondrium (*M₂*) völlig dichte Granula. Endoplasmatisches Reticulum (*ER*) Dense Body (*DB*) Ribosomen (*Rb*). OsO₄-Fixation, Eponeinbettung, Bleihydroxydkontrastierung. Vergr. 60000 ×.

(s. dort, S. 329). Des weiteren konnte gezeigt werden, daß an den Mitochondrien selbst eine myelinartige Degeneration ablaufen kann. In einem ersten Stadium dieses Prozesses wird der Spalt zwischen äußerer und innerer Mitochondrienmembran vacuolenartig erweitert und die Hüllmembran abgehoben (Abb. 36, 37).

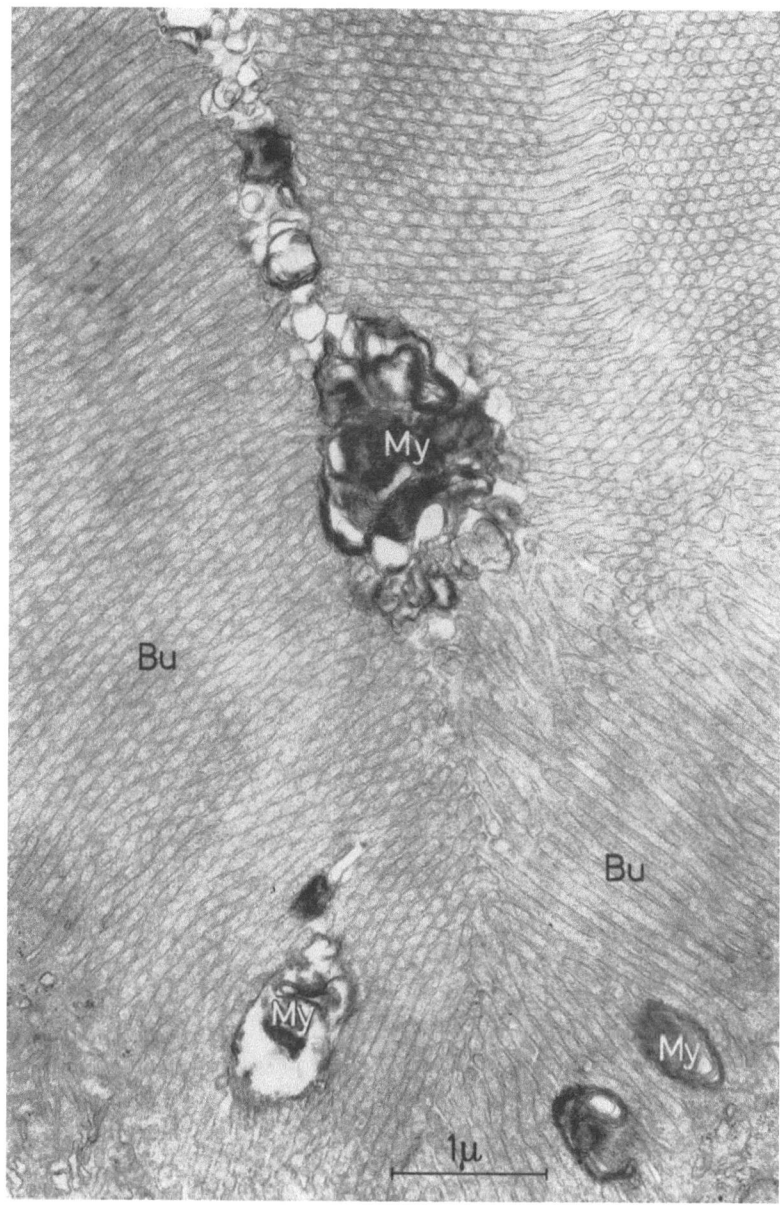

Abb. 39. Ausgestoßene oder durch den Bürstensaum (*Bü*) in Ausschleusung begriffene Restkörper aus Tubulus-epithelzellen der Mäuseniere bei Proteinspeicherung (Ovalbumin). Die Restkörper stellen Abbaustadien von Pro-teinspeicherkörpern dar, deren Inhaltsstoffe beim Durchgang durch das Lysosomenstadium durch die lysosomalen Enzyme abgebaut wurden. Nach dem intracorpusculären Abbau lediglich noch Phospholipide in den Körpern, die sich zu Myelinstrukturen formieren. Glutaraldehyd und OsO₄-Fixation, Eponeinbettung, Bleihydroxydkon-trastierung. Vergr. 21000 ×.

Bei weiter fortschreitendem Prozeß werden Cristaemembranen sowie Membran-strukturen unter Entwicklung myelinartiger Lamellen aus der Umgebung des Mitochondriums einbezogen. Oft ist die Bildung solcher myelinartiger Strukturen im Mitochondrium lokal begrenzt (Abb. 38). Zum Teil werden solche Myelin-figuren von basal gelegenen Mitochondrien in das basale Labyrinth des Tubulusepithels ausgestoßen oder wandern durch das Cytoplasma der Zelle und gelangen in den Extracellulärraum (Abb. 39), wie es auch an der Talgdrüse der Haut beobachtet werden konnte. Zum Teil werden aber die Mitochondrien vollständig von den hydrolytischen Vorgängen erfaßt, wobei sie sich völlig zu Restkörpern umwandeln (Abb. 35). Da im Tubulusepithel der Niere bevorzugt die basalgelegenen Mitochondrien von diesen Vorgängen betroffen sind, lassen sich solche Myelinfiguren

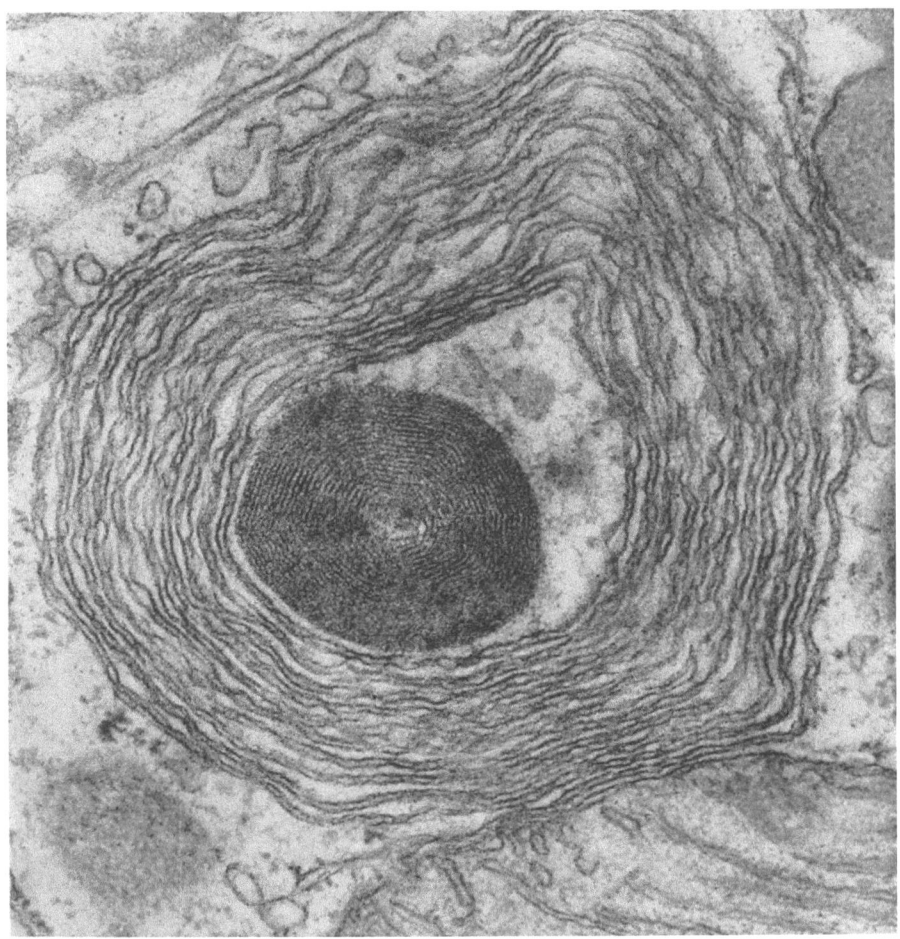

Abb. 40. Teil eines lamellierten Körpers aus der apikalen Zone einer proximalen Tubulusepithelzelle der normalen Mäuseniere. [Aus J. BBC. 8, 689 (1960).] (Von F. Miller zur Verfügung gestellt.)

im basalen Labyrinth und in den Intercellularspalten als flache kleine Gebilde beobachten[1]. Ein gleiches Phänomen ist bei der Talgbildung in Talgdrüsen von Ratten zu beobachten. Während der Talgsekrettropfenbildung degenerieren die Mitochondrien z.T. auch unter myelinartiger Degeneration[2]. Kleine Myelinfiguren sind hier ebenfalls im Extracellulärraum anzutreffen. Auch Mitochondrien des Gehirns können eine solche Umwandlung erfahren[3]. Da in der Niere wie in der Talgdrüse die Myelinbildung aus Mitochondrien nur den kleinsten Anteil einnimmt, leitet sich nicht das gesamte intra- und extracellulär zu beobachtende

[1] Marx, Mölbert und Zollinger 1966.   [2] Mölbert, Karasek und Marx 1966.
[3] Krigman, Feldman und Bensch 1965, Blümcke 1965.

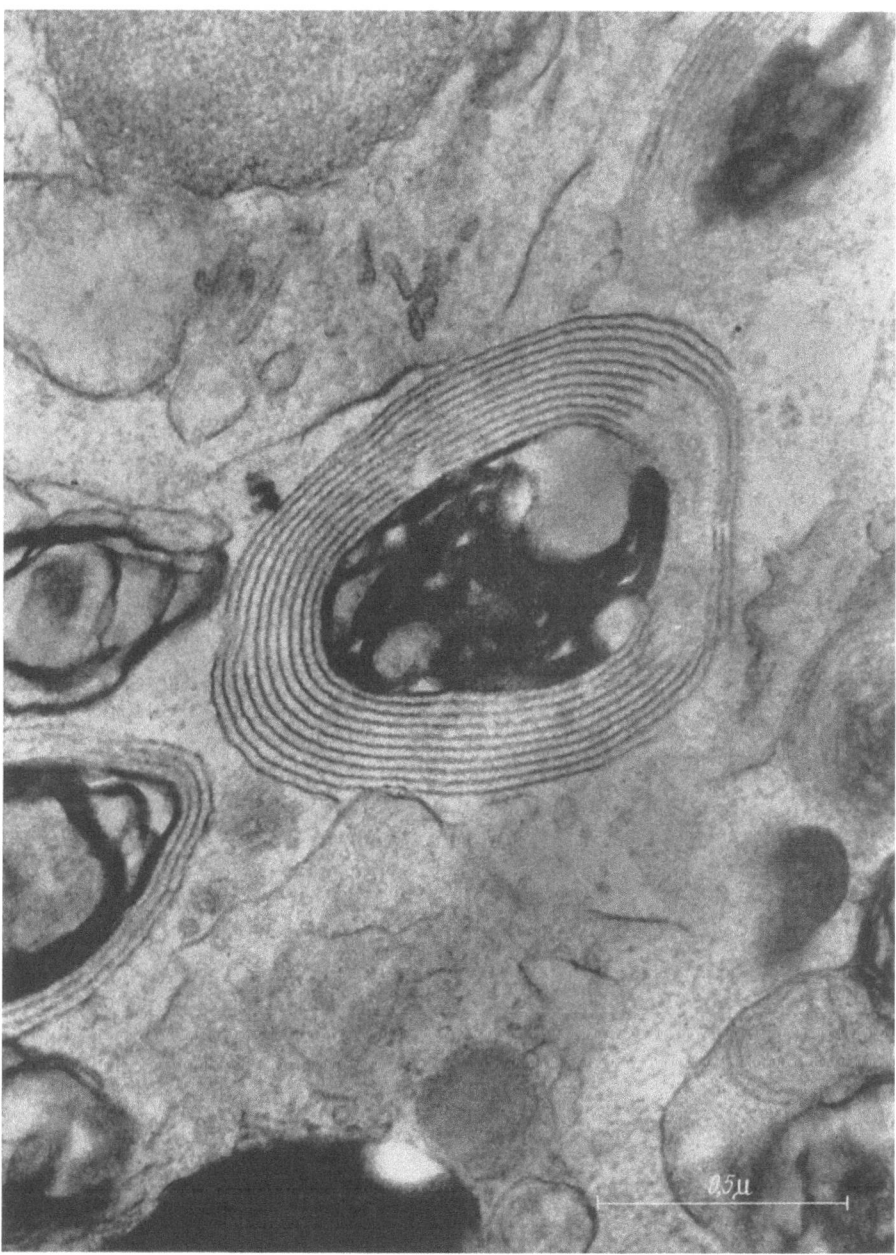

Abb. 41. Lipophanerose der Rattenlunge 48 Std nach kolloidalem Silicium. Feingeschichtete Lamellen. Vergr. 93500×. (Aus POLICARD, COLLET und PREGERMAIN 1960. von den Autoren zur Verfügung gestellt.)

Myelin von den Mitochondrien ab. Bei der Proteinspeicherung in den Tubulus-epithelzellen sind die Speicherkörper nach Abbau ihrer Inhaltsstoffe die größten Myelinlieferanten. Bei den Talgdrüsenzellen besteht noch eine Umwandlung intracellulärer Membranstrukturen, so des endoplasmatischen Reticulums und des Golgi-Apparates zu Myelinstrukturen. Für die intracelluläre Myelinbildung sind Enzyme verantwortlich zu machen, die intracelluläre Membranen bis zu den Phospholipiden[1] abbauen. Letztere formieren sich zu Myelinfiguren und können je nach angewandter Fixations- und Kontrastierungstechnik in verschiedenen

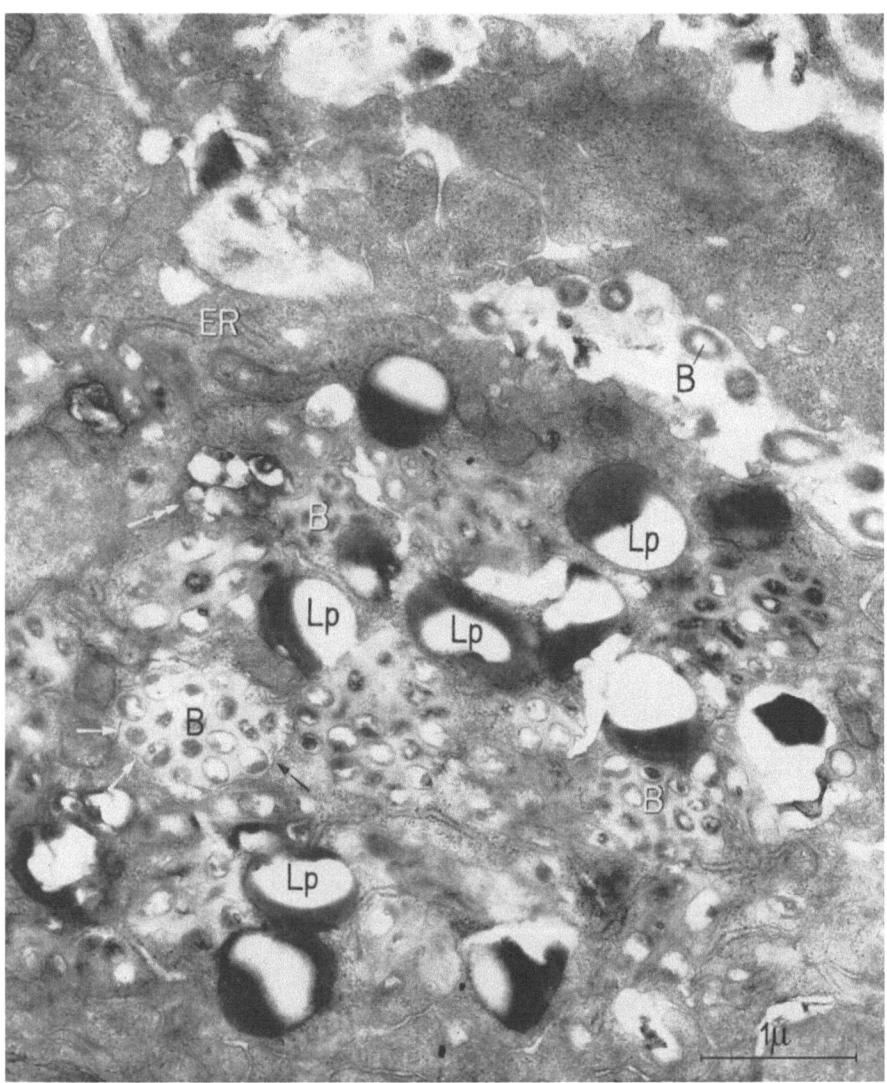

Abb. 42. Ausschnitt aus einem Phagocyten bei Morbus Whipple, aus der Lamina propria des Darmes. Bakterien in allen Abbaustufen längs und quer getroffen. Die phagocytierten Bakterien in Vacuolen gelagert und durch eine Membran → vom übrigen Cytoplasma getrennt und ein Cytosegrosom bildend. Aus den Bakterienabbaustoffen und aus zelleigenen Lipiden bilden sich große Lipidkörper (Lp) aus. Glutaraldehyd und OsO₄-Fixation, Eponeinbettung. Bleihydroxydkontrastierung. Vergr. 28000 ×.

Konfigurationen dargestellt werden (Abb. 40—44). Die Freisetzung von Myelin aus den Membranen ist nicht erstaunlich, da 90% der Membranlipide aus Phospholipiden bestehen.

Die Bevorzugung der Mitochondrien bei der myelinartigen Degeneration bei vermehrter intracellulärer Bildung von hydrolytischen Enzymen kann damit er-

---

[1] REVEL, ITO und FAWCETT 1958, KARRER 1960, MILLER 1960.

klärt werden, daß Mitochondrienmembranen ungefähr dreimal so schnell von hydrolytischen Enzymen abgebaut werden wie die übrigen Membranstrukturen der Zelle[1]. Im Falle der Proteinspeicherung ist das Cytoplasma mit neugebildeten Enzymen, vermutlich in Gestalt von „virgin lysosomes", durchsetzt, und diese Enzyme werden nicht nur in den Speicherkörpern aktiv (Abb. 45), sondern können, da die Begrenzungsmembran dieser Körper sehr fragil ist, durch Austritt hydro-

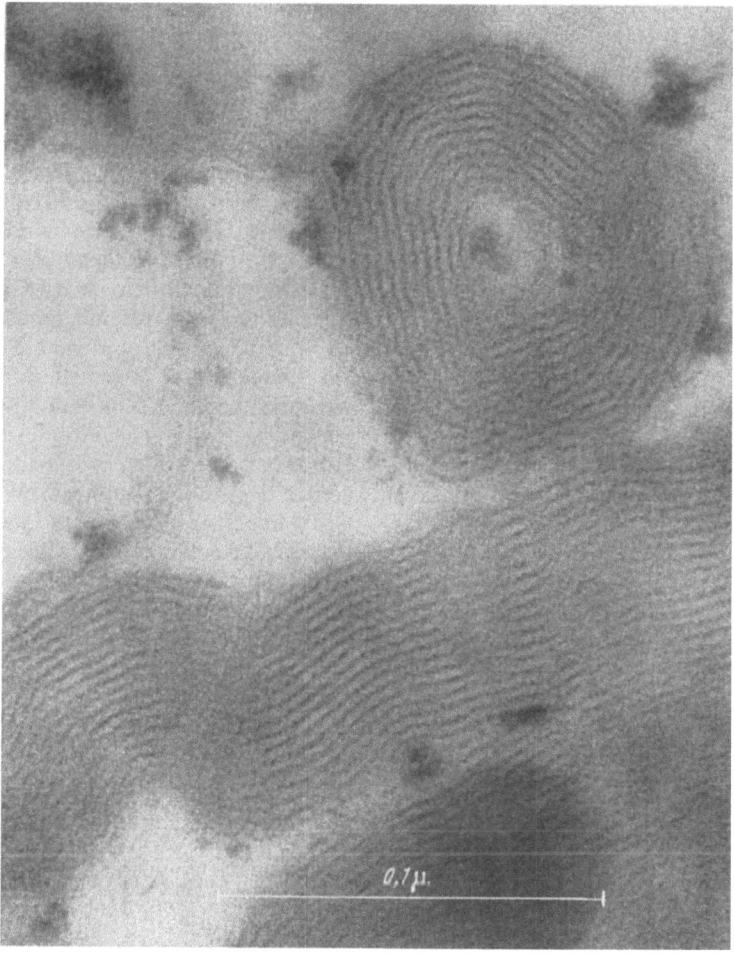

Abb. 43. Dünnschnitt durch einen Phosphatidextrakt aus menschlichem Gehirn bei Osmiumsäurefixation. Feine parallele Streifung in regulärer Anordnung, welche die Ordnung der Moleküle aufzeigt. Vergr. 525000 ×. (Von W. STOECKENIUS zur Verfügung gestellt.)

lytischer Enzyme in der Nachbarschaft ihre lytische Wirkung entfalten. Auf diese Weise werden auch Mitochondrien in autolytische Prozesse einbezogen[2].

5. Die bandartige Umwandlung.

In steroidproduzierenden Zellen, besonders in der Nebennierenrinde, sind die Cristae der Mitochondrien in der Norm rosettenförmig angeordnet. Beim Stress durch Formalin läßt sich das Phänomen der bandartigen Umwandlung der

---

[1] TAPPEL, SAWANT und SHIBKO 1963.   [2] Vgl. NOVIKOFF 1963.

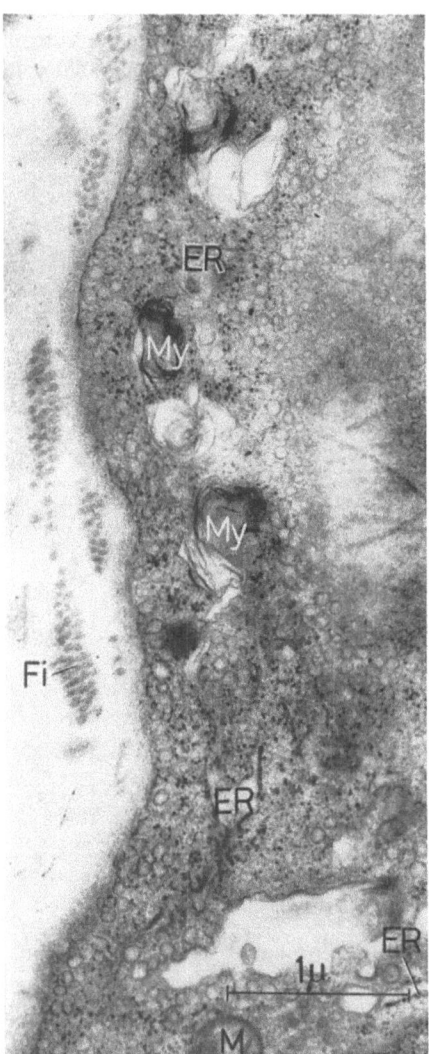

Abb. 44. Ausschnitt aus einer Muskelendothelzelle bei progressiver Muskeldystrophie des Menschen. Flachschnitt. Starke Pinocytoseaktivität. An einigen Mitochondrien myelinartige Degeneration (*My*) erkennbar. Einige erweiterte Zisternen des endoplasmatischen Reticulums (*ER*) mit Ribosomen besetzt. Die Fibrillen (*Fi*) im Extracellulärraum bis dicht an die Endothelmembran reichend und z.T. mit der Zellmembran verfilzt. OsO$_4$-Fixation, Eponeinbettung, Bleihydroxydkontrastierung. Vergr. 25 000 ×.

Mitochondrien an der Nebennierenrinde nachweisen[1]. In den Mitochondrien der hellen Zellen der Zona fasciculata werden die in der Norm rosettenförmig angeordneten Membranen über ein Zwischenstadium mit z. T. normalen Cristae mitochondriales in homogene breite Bänder umgewandelt (Abb. 46 u. 47). Die Bänder fallen z. T. der Auflösung anheim. Gleichzeitig tritt ein Verlust an Mitochondriengrundsubstanz ein. Das Übergangsstadium von der Rosettenstruktur der Mitochondrien zur Cristaestruktur kann so gedeutet werden, daß beim Stress eine Stoffabgabe der Mitochondrien, die nach LEVER[2] unmittelbar an der Steroidbereitung teilnehmen, eintritt. Die radspeichenförmigen Räume, die sich auch an anderen steroidproduzierenden Zellen finden[3], sind lediglich durch eine vorübergehende Ansammlung von Stoffen entstanden. Bei der Mobilisation von Hormon werden diese Stoffe durch Lükken in der Außenmembran[4] oder durch die Außenmembran selbst ins Cytoplasma abgegeben. Bei genetisch bedingter Entspeicherung der Nebennierenrinde durch ein einzelnes recessives Gen[5], die nach der Geschlechtsreifung einsetzt und einen langsameren Verlauf nimmt, finden sich an Stelle von rosettenförmigen Mitochondrien solche mit typischen Cristae mitochondriales. Eine bandartige Umwandlung der Innenstrukturen ist aber nicht zu beobachten. Nach Hypophysektomie zeigen die Mitochondrien der Nebennierenrinde einen beinahe vollständigen Schwund der Innenstrukturen, während die Größe der Mitochondrien unverändert ist. Die Vacuolisation der Mitochondrien bildet sich nach Wiederzufuhr von ACTH innerhalb von 2 Wochen, beginnend bereits 1 Std nach ACTH-Gabe, vollständig zurück, so daß das ursprüngliche Bild der Mitochondrien wieder hergestellt wird[6]. Eine Vacuolenbildung in den Mitochondrien[7] bzw. eine wandständige Anlagerung von Mitochondrien an gebildete Vacuolen konnten BARGMANN und KNOOP an den eosinophilen Zellen des rostralen Abschnittes der Hypophyse von Cottus bubalis beobachten. Im Verlaufe der Vacuolenbildung konnte ein Zu-

[1] MÖLBERT und ARNESEN 1960.   [2] LEVER 1955, 1956.
[3] BELT und PEASE 1956.   [4] CHANDRA 1962.   [5] ARNESEN 1955, 1956.
[6] BOROWICZ 1965   [7] BARGMANN und KNOOP 1960.

grundegehen der Mitochondrien beobachtet werden. Die Autoren diskutieren die Möglichkeit, daß die Mitochondrien das Ausgangsmaterial für die Bildung des Vacuoleninhaltes, dessen Beschaffenheit und dessen Funktion unbekannt sind, darstellen.

Es liegen nach diesen Beobachtungen doch gewisse Kriterien vor, die erlauben, diese Mitochondrienveränderungen eher als Ausdruck einer Überlastung[1] des Stoff-

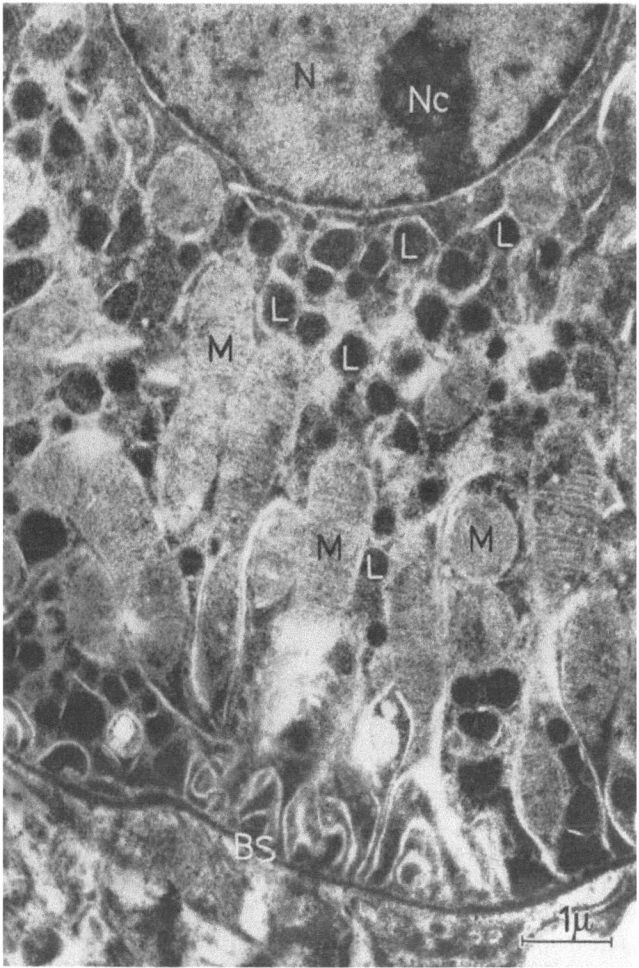

Abb. 45. Proximaler Tubulus einer Mäuseniere bei Proteinspeicherung. (Intraperitoneale Injektion von 5 × kristallisiertem Ovalbumin.) Silberimprägnation. Die Speicherkörper (*L*), die das gespeicherte Protein enthalten, durch ihre starke Versilberung gut von Mitochondrien (*M*) und Microbodies abgrenzbar. Der Zellkern (*N*) zeigt eine starke Aktivität mit kernmembrannah gelegenem Nucleolus (*Nc*). Basalmembran (*BS*). (Aufnahme und Präparation: Dr. R. Marx.) Vergr. 12000 ×.

wechsels zu werten. Vor allem scheinen gewisse morphologische Parallelen zwischen den Veränderungen der Cristae bei Eingriffen in den aeroben Stoffwechsel und der bandartigen oder lamellären[2] Transformation zu bestehen. Bei akuter Hypoxydose durch Blausäure in höherer Dosis findet sich eine Verklumpung der verkürzten Cristae mitochondriales, welche den gleichen morphologischen Aspekt aufweisen, wie er bei Zusammensinterung der mitochondrialen Membranen bei CO_2-Ein-

---

[1] Schwalbach und Agostini 1964.   [2] Schulz 1959, 1960.

wirkung oder beim Stress entsteht. Vielleicht spielen die Dauer oder die Schwere des Eingriffes in die Stoffwechselprozesse eine größere Rolle beim Zustandekommen des veränderten morphologischen Bildes der Mitochondrien als der Angriffspunkt der Schädlichkeit. Vor allem scheint eine bestimmte Stoffwechsellage bei der Ausbildung der Veränderungen an den Mitochondrien von Bedeutung zu sein, da bei längerer atmosphärischer Hypoxie zwar auch die Schwellung von Mitochondrien mit einer Verminderung der inneren Membranen zu beobachten

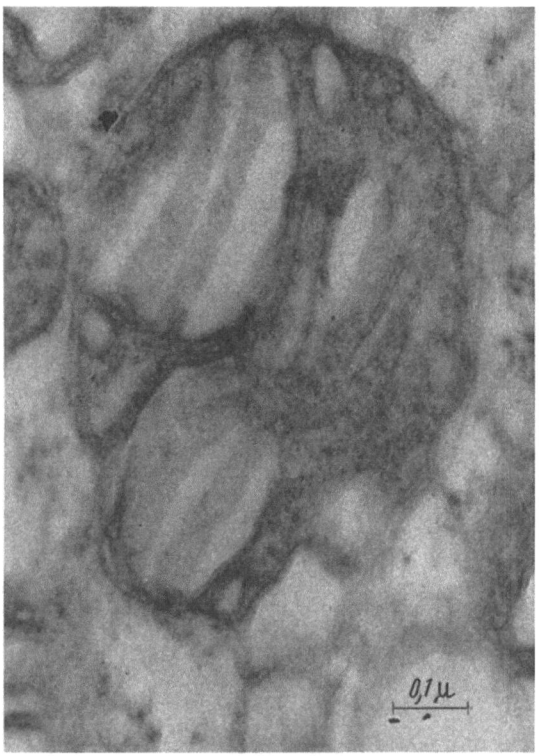

Abb. 46. Bandförmige Umwandlung der inneren Membranen der Mitochondrien. Nebennierenrinde (Zona fasciculata). Formalinstress (0,40 ml, 72 Std). Vergr. 80000×, (Aus Mölbert und Arnesen 1960.)

ist, in vermehrtem Maße aber die lamelläre Transformation. Bei der experimentellen supravalvulären Aortenstenose finden sich Mitochondrienveränderungen im Sinne einer Verminderung der Cristae, einer Fragmentation und einer Aufsplitterung[1]. Im phosphorwolframsäurekontrastierten Dünnschnitt konnte an solchen Mitochondrien eine Aufquellung der Membranschichten gefunden werden(Abb. 15). Dies läßt sich im Sinne einer Denaturierung des Multienzymproteins deuten (vgl. S. 263). Auch die Zusammensinterung der äußeren Cristaeschichten mit Spaltbildungen, wie sie bevorzugt bei vollständiger Anaerobiose, aber auch bei anderen Eingriffen in den Stoffwechsel auftrifft, dürfte als Ausdruck einer solchen Denaturierung und Degraduierung des Proteins zu deuten sein, wobei der Verlust der Elementarpartikeln, die den Cristae mitochondriales aufsitzen, eine große Bedeutung zuzumessen ist.

Die Verminderung der Cristaestrukturen darf als Ausdruck einer Abnahme von stoffwechselaktivem Enzym gewertet werden, da die Enzyme in Form eines Multienzymsystems an den mitochondrialen Membranen vorliegen.

[1] Wegner und Mölbert 1965/66.

Die stationäre Konzentration der mitochondrialen Enzyme wird bei schädlichen Einwirkungen initial erhöht, kann aber zu Beginn der Zerstörung ihrer räumlichen Anordnung ihr Wirkungsoptimum zunehmend vermindern. Möglicherweise besteht bei den regressiven Veränderungen an den Cristae aber nicht nur eine Auflösung der Ordnung oder eine Inaktivierung der Enzyme, sondern auch ein echter Verbrauch von Enzymen bei mangelhafter oder fehlender Neubildung. Dieser Enzymmangel kann einmal auf einer verminderten Enzym-

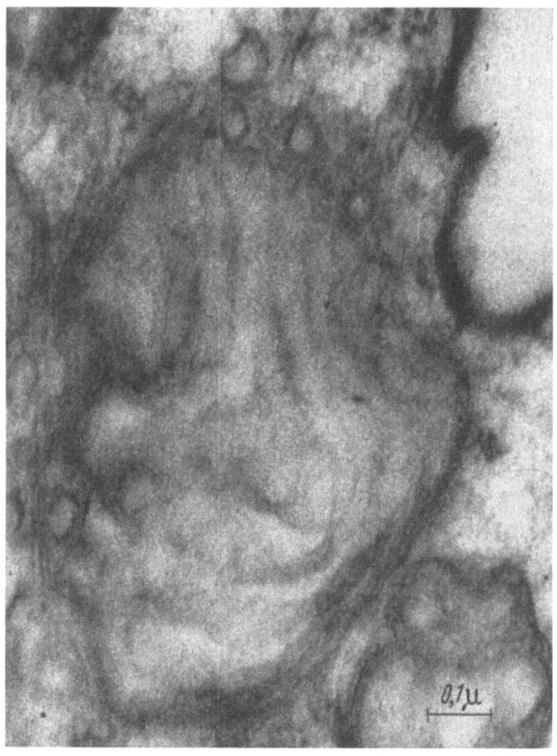

Abb. 47. S. Abb. 46. Vergr. 100 000× (Aus MÖLBERT und ARNESEN 1960(.

synthese beruhen, die einerseits sowohl das Trägerprotein wie auch die aktive Gruppe des Enzyms selbst betreffen kann, andererseits können durch ein Ödem die Abstände zwischen den einzelnen Membranstrukturen vergrößert werden und dadurch Transport- oder Austausch-Schwierigkeiten entstehen.

Die elektronenmikroskopisch darstellbaren pathologischen Mitochondrienveränderungen lassen auf eine Störung im normalen Enzymaufbau schließen. In welcher Art und Weise und in welcher Reihenfolge diese Alteration für die einzelnen Enzyme erfolgt, konnte bisher aus indirekten Methoden nicht gefolgert werden. Durch die uns heute zur Verfügung stehende cytochemische Methode, das Produkt einer enzymatischen Reaktion im elektronenmikroskopischen Bild an der Feinstruktur zu lokalisieren[1], kann damit gerechnet werden, das Verhalten

---

[1] SHELDON, ZETTERQVIST und BRANDES 1955, BARRNETT 1957/58, BARRNETT und PALADE 1957/58, ESSNER, NOVIKOFF und MASEK 1958, GERSH 1958, UNAKAR und SIRSAT 1958, WATSON 1958, BARRNETT und PALADE 1959, BARRNETT, KARMARKER und SELIGMAN 1959, BARRNETT 1959, LEHRER und ORNSTEIN 1959, KAPLAN und NOVIKOFF 1959, v. DEIMLING, MÖLBERT und DUSPIVA 1960, MÖLBERT, v. DEIMLING und DUSPIVA 1959/60, vgl. MÖLBERT 1966.

mitochondrialer Enzyme auch unter pathologischen Bedingungen näher zu studieren. Da ein Glucose-I-Phosphat-spaltendes Enzym an den Cristae mitochondriales des Herzmuskels lokalisiert werden konnte, war es möglich, das Verhalten dieses Enzyms unter toxischen Einwirkungen zu untersuchen[1]. Bei der CCl_4-Vergiftung an der Herzmuskelzelle konnte, abhängig von der Dauer der Vergiftung, das Glucose-I-Phosphat-spaltende Enzym (Abb. 48) noch an der Ultrastruktur der Cristae oder bereits von der Struktur abgelöst angetroffen werden. Bei hochgradiger Zellschädigung war kein Enzym mehr in den Mitochondrien anzutreffen. Ein Teil der enzymatischen Aktivität fand sich noch am tubulären System der Herzmuskelzelle, der größte Teil aber im Extracellularraum. Bei vorsichtiger Beurteilung dieses Phänomens kann gefolgert werden, daß im Falle des Glucose-I-Phosphat-spaltenden Enzyms weniger eine Inaktivierung des Enzyms vorliegen muß, sondern eine Abdiffusion des Enzyms während der Zellalteration eintritt. Daraus kann abgeleitet werden, daß strukturgebundene labile Zellenzyme bei Schädigung der Zelle aus ihr abwandern können, bevor ein Zelluntergang erfolgt ist. Das Phänomen erschließt wahrscheinlich das Verständnis für die Vermehrung der Transaminasen im Serum bei Patienten mit akutem Herzinfarkt[2], bei der akuten Coronarinsuffizienz[3], sowie bei Leberzellschädigungen.

Auch die Erhöhung des Kreatinphosphats (CPK) bei Myopathien verschiedener Genese oder beim Patienten mit akuter Tetanusinfektion scheint auf ähnlichen Vorgängen zu beruhen.

Neben der Inaktivierung, dem Mangel und dem Enzymverbrauch spielt die Abdiffusion von Enzymen aus den zunächst noch in ihrer Struktur erhaltenen Cristae mitochondriales der Mitochondrien eine Rolle.

Schließlich bleibt neben diesen beschriebenen Veränderungen wenigstens für die verkürzten Cristae der Mitochondrien die Möglichkeit, daß sich bei der Schwellung des Mitochondriums die Cristae, welche eine Einfaltung der inneren Lage der mitochondrialen Außenmembran darstellen, ausgezogen werden und sich dadurch an die äußere Hüllmembran anlegen. Tedeschi[4] nimmt an, daß die äußere Lage der Außenmembran in der Norm als monomolekulare Schicht in gefaltetem Zustand vorliegt, bei Schwellung sich aber entfaltet.

Seine Hypothese leitet er von der Beobachtung ab, daß auch bei Schwellung der Mitochondrien die Penetranz dieser Schicht sich nicht verändert. Nach seiner Hypothese können die Mitochondrien auf das Vier- bis Fünffache ihres normalen Volumens anschwellen, ohne daß die monomolekulare Außenschicht sich in ihrer Architektonik verändern müßte. Erst bei noch stärkerer Anschwellung müßten Moleküle der inneren Membran in die oberflächliche Schicht der Außenmembran eingebaut werden. Danach wäre also eine Zu- oder Abnahme von Länge und Zahl der Cristae lediglich vom Elektrolytmilieu des Umgebungsmediums abhängig. Diese Hypothese hat aber nur dann Anspruch auf eine gewisse Gültigkeit, wenn die Änderung des osmotischen Druckes Ursache der Milieuänderung ist und nicht sekundär durch Stoffwechselveränderungen hervorgerufen wird. So müßte unter den Bedingungen, die Tedeschi annimmt, das Glucose-I-Phosphat-spaltende Enzym auch in den Außenmembranen nachweisbar werden, was aber nicht der Fall ist[5].

Andererseits kann die Schwellung der Mitochondrien, bei der tatsächlich eine Dickenzunahme der Außenmembran zu beobachten ist, das veränderte Verhalten der Mitochondrien und ihrer Stoffwechselaktivität erklären. Vergleichende biochemische und elektronenmikroskopische Befunde zeigen, daß das Elektronen-

---

[1] Mölbert, v. Deimling und Duspiva 1960, Mochizuki, v. Deimling und Mölbert 1960, Büchner, Mölbert, v. Deimling und Weil 1960.
[2] Forster 1958.   [3] Hauss 1958.   [4] Tedeschi 1959.
[5] Büchner, Mölbert, Mochizuki und v. Deimling 1960, Büchner, Mölbert, Weil und v. Deimling 1960.

transportsystem an die Membranstrukturen des Mitochondriums gebunden ist, und eben diese Membransysteme eine Verminderung erfahren, während die Außenmembran sich z. T. verdickt und in ihrer Oberfläche vergrößert. Es muß

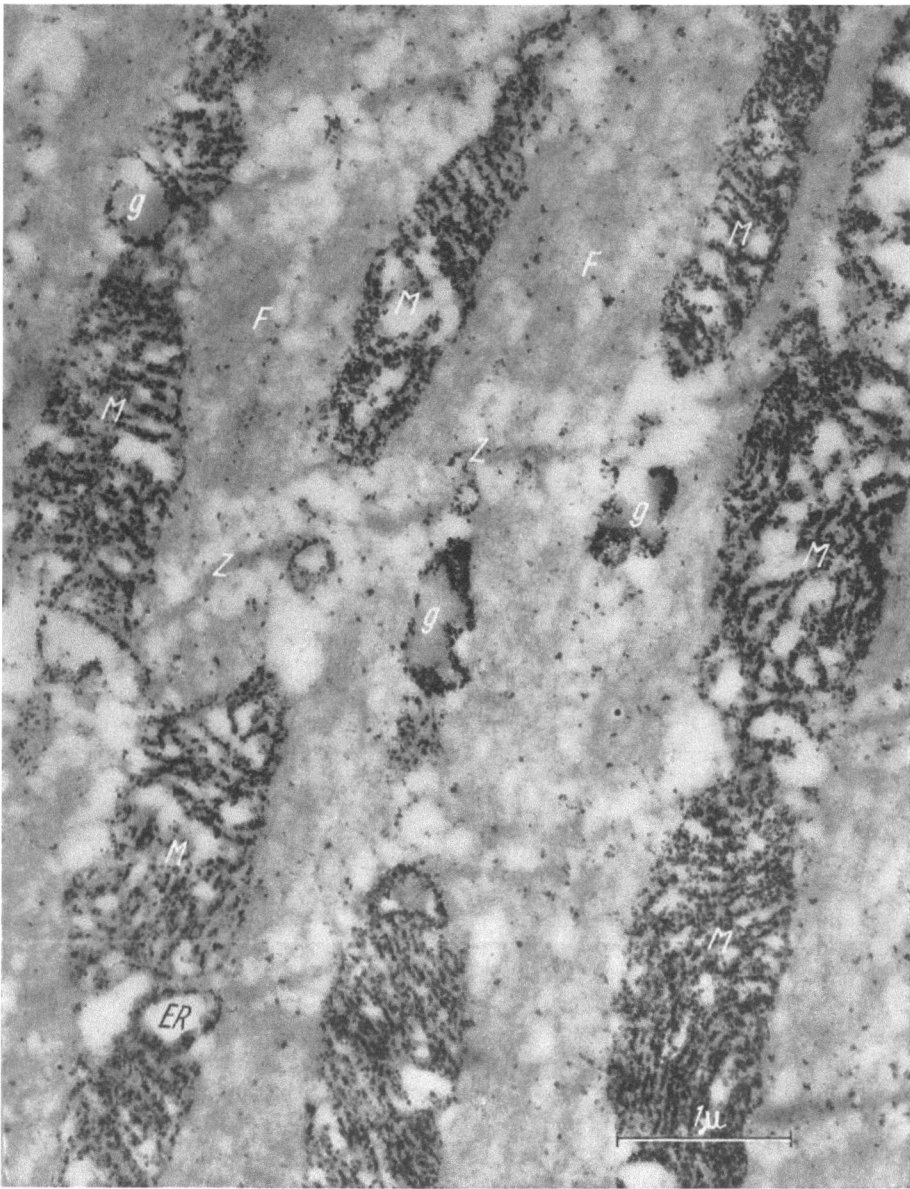

Abb. 48. Herzmuskelzelle 8 Std nach Tetrachlorkohlenstoffvergiftung (0,25 mg/100 g Rattengewicht) im Enzymtest auf ein Glucose-1-phosphat spaltendes Enzym. Beginnende Ablösung des Enzyms von den Cristae mitochondriales, welche durch die Vergiftung vermindert sind. Das Enzym ist vermehrt an mitteldichten Granula (G) nachweisbar. Myofibrillen (F), Z-Band (Z), tubuläres System (ER) Vergr. 48000 × .

daher angenommen werden, daß nicht nur ein möglicher Enzymverlust resultiert, sondern gleichzeitig eine Verschiebung in der räumlichen Anordnung des Multienzymsystems eintritt.

Biochemisch läßt sich bei einer Mitochondrienschwellung in der Zelle eine Verminderung in erster Linie des Kreatinphosphats, in geringerem Maße auch des ATP nachweisen, wie Untersuchungen am Herzen und am Gehirn zeigen konnten, während gleichzeitig eine signifikante Erhöhung des anorganischen Phosphates und der Milchsäure zu beobachten ist. Die nur geringfügige Senkung des ATP-Wertes, welche in diesen Untersuchungen beobachtet wurde, läßt sich darauf zurückführen, daß das Hypoxie-Tier zum Zeitpunkt der Untersuchung sich bereits in der Erholungsphase durch Wiederbeatmung unter normalen Druckverhältnissen befand. Hypoxieuntersuchungen mit sauerstoffarmer Gemischatmung bei gleichzeitiger biochemischer Analyse von Probepunktionen der Meerschweinchenleber zum Zeitpunkt der Hypoxie und kurz darauf, konnten die raschen Regulationsmöglichkeiten des Stoffwechsels aufdecken. Während unter hypoxischen Bedingungen ein rascher Abfall der Werte für ATP auf 80—90% der Ausgangskonzentration eintrat, nahmen in entsprechendem Maße die Werte für die Konzentration von AMP zu. Zwei bis drei Minuten nach Beatmung unter normalen Bedingungen hatten die ATP-Werte mindestens zwei Drittel ihrer ursprünglichen Ausgangskonzentration wieder erreicht[1]. Demnach stellt der Stoffwechsel in gewissen Grenzen ein sehr regulationsfähiges System mit Rückkopplung dar, ähnlich einem durch Relais gesteuerten elektrischen System.

Die Klärung der Frage, welche morphologische Veränderung der Ultrastruktur mit der Begrenzung der Regulationsmöglichkeit der Zelle zu koordinieren ist, mag künftigen Untersuchungen vorbehalten bleiben. Wahrscheinlich werden scharfe Grenzen der Reversibilität der Struktur oder des Stoffwechsels nicht bestehen, sondern fließende Übergänge zwischen den reversiblen und den irreversiblen Vorgängen in der Zelle vorliegen. Die Reversibilität im Stoffwechsel[2] und in der Struktur[3] läßt aber erkennen, daß z.B. bei akuter kurzfristiger Hypoxie keine die Zelle vernichtende Schädigung eintritt. Für den gesamten Organismus kann aber dieser Zustand schon höchste Gefahr oder die Todesursache bedeuten, wenn er z.B. am Herzmuskel eine akute Insuffizienz der Dynamik, am Gehirn den Zusammenbruch der Funktion von Kreislauf und Atmung regulierenden Zentren verursacht.

II. Stoffspeicherungen in den Mitochondrien.

Eine Ansammlung von Stoffen in den Mitochondrien unter normalen Bedingungen konnte für steroidproduzierende Zellen[4] nachgewiesen werden. Eine echte Stoffspeicherung liegt dabei nicht vor. Vielmehr besteht eine passagere Stoffansammlung in den Mitochondrien. Eine Beteiligung der Mitochondrien an einer Stoffspeicherung konnte nur in einigen wenigen Fällen unter pathologischen Bedingungen beobachtet werden.

Bisher beschriebene Körper mit gespeichertem Material, die als veränderte Mitochondrien aufgefaßt wurden[5], konnten als cytoplasmatische Stoffaggregate gedeutet werden. Diese Organellen mit gespeicherten Stoffen können sich aus kleineren Körpern entwickeln, die die eigentlichen Speicherorganellen der Zelle darstellen (vgl. S. 387).

Bei der Thalassämie und anderen Krankheiten, die mit einer Eiseneinbaustörung einhergehen, wie z.B. bei der anämischen hypochromen Hypersiderinämie,

---

[1] Duspiva, Hagens und Weil 1959.   [2] Weil 1960.
[3] Mölbert und Guerritore 1956/57, Bernhard und Mitarbeiter 1956. Bassi und Bernelli-Zazzera 1965.
[4] Lever 1955, 1956, 1957, Belt und Pease 1956, Mölbert und Arnesen 1960.
[5] Dempsey und Wislockj 1955, Weiss 1955, Harford, Hamlin, Parker und Ravenswaay 1956, Gieseking 1957.

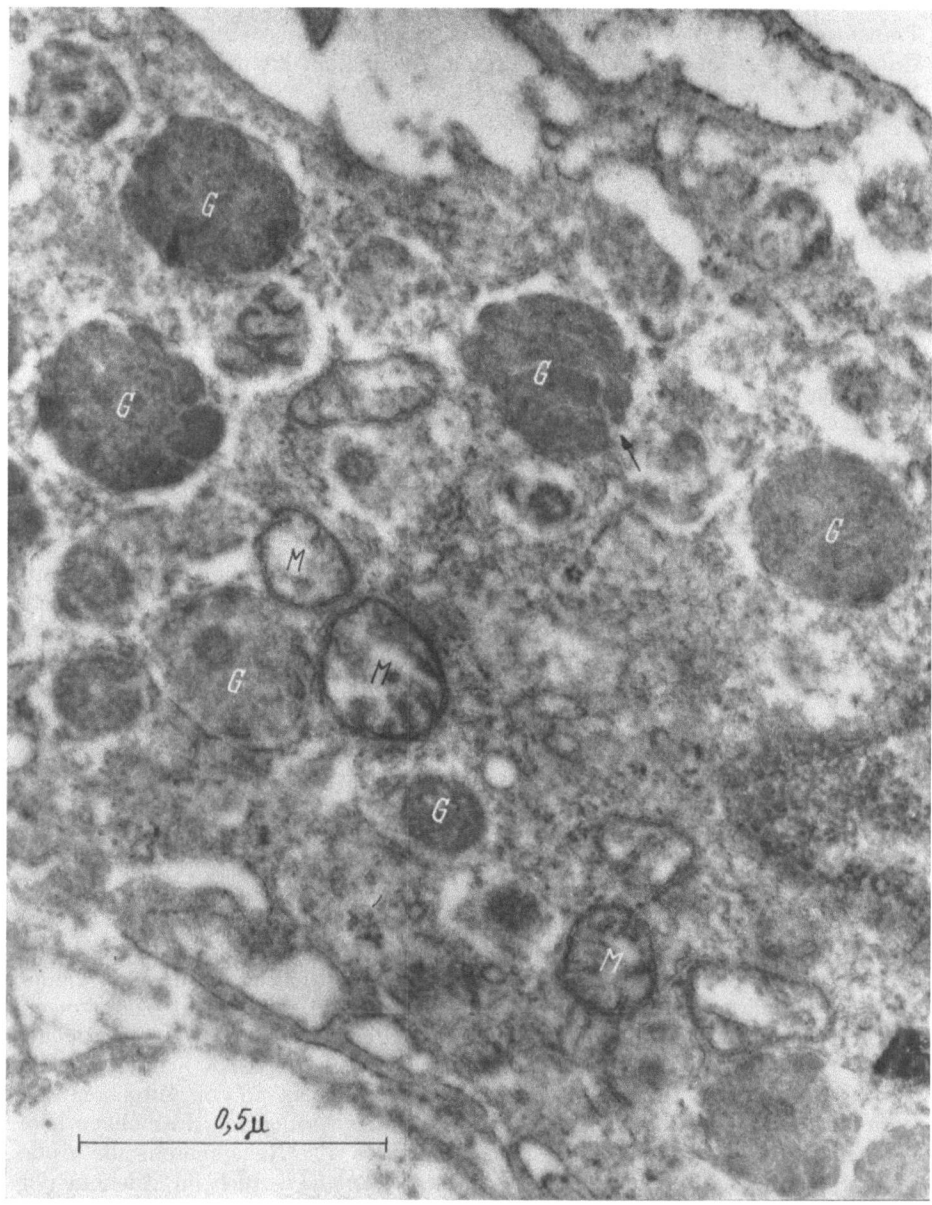

Abb. 49. Ausschnitt einer Gewebsmastzelle aus der Umgebung eines menschlichen Epithelkörperchenadenoms. Die spezifischen Granula sind grobgranulär und sehr elektronendicht. Schattenhaft erkennt man teilweise Doppelmembransysteme (→). Es finden sich mehrere Übergangsstadien geschwollener Mitochondrien (M), die offenbar durch Stoffaufnahme aufbrechen und sich zu den dichten Granula umbilden (G). Vergr. 42000×. (Von M. GUSEK zur Verfügung gestellt.)

findet sich das Eisen in Form von Ferritin zur Hauptsache in den Mitochondrien der Erythroblasten abgelagert[1]. Eine Speicherung im eigentlichen Sinne des Wortes liegt hier jedoch auch nicht vor.

---

[1] BESSIS und BRETON-GORIUS 1957, 1959.

Die cytoplasmatischen Granula der Mastzellen können wahrscheinlich durch Transformation der Mitochondrien nach Stoffaufnahme entstehen (Abb. 49). Untersuchungen an Mastzellen aus einem Meningiom könnten für eine solche Mitochrondrientransformation sprechen[1].

III. Stoffsynthese in den Mitochondrien.

Die Ansicht, daß sich das Mitochondrion einer Zelle aus einer gleichartigen Mitochondrienpopulation zusammensetzt, wurde in den letzten Jahren verlassen, da morphologische und biochemische Befunde für eine heterogen zusammengesetzte Mitochondrienpopulation sprechen[2].

Die Beobachtung, daß die Mitochondrien einer Zelle keine gleichmäßigen Veränderungen nach einem gesetzten Schaden[3] zeigen, könnte als eine unterschiedliche Ansprechbarkeit auf den gesetzten Insult während einer wechselnden Stoffwechselaktivität der Mitochondrien gedeutet werden. Dadurch allein lassen sich aber nicht alle morphologischen Phänomene an den Mitochondrien erklären.

Am vereinfachten System der Hefezellen, konnte gezeigt werden, daß Mitochondrien sowohl durch ihre Enzymaktivität als auch durch ihre morphologischen Veränderungen verschieden zu reagieren vermögen[4]. Darüber hinaus wurde festgestellt, daß Mitochondrien DNS enthalten[5] (vgl. S. 254, 268) und daß ^{3}H-Thymidin in DN-ase empfindliches Material der Mitochondrien eingebaut werden kann[6]. Damit haben bereits früher erhobene Befunde, daß Mitochondrien an bestimmten Syntheseleistungen der Zelle beteiligt sind, eine weitere Stütze erfahren. Die Vermutung, in Zellen mit einer Steroidsynthese würde ein Teil der Synthese in den Mitochondrien ablaufen, war durch indirekte Methoden wahrscheinlich gemacht worden. Lever[7] nahm an, daß die Mitochondrien der Nebennierenrinde unmittelbar an der Steroidsynthese beteiligt sind und daß die rosettenförmige Auftreibung der Cristaespatien auf eine passagere Speicherung von Hormon oder Hormonvorstufen zurückzuführen ist[8], da Mitochondrien anderer Steroid-synthetisierender Zellen[9] gleichartige Strukturen besitzen. An der aus genetischen Gründen oder durch experimentellen Stress entspeicherten Nebennierenrinde der Maus war ein Verlust der Rosettenbildung zugunsten von parallel gelagerten Cristae in den Mitochondrien zu beobachten. Dies wurde als Ausdruck der Entspeicherung oder der Unfähigkeit von Mitochondrien, Stoffe zu speichern, die an der Hormonsynthese beteiligt sind, gedeutet[10]. Danach würde unter normalen Bedingungen synthetisiertes Material innerhalb der Cristaespalten gespeichert und nach Bedarf nach außen abgegeben werden. Im Falle einer entspeicherten Nebennierenrinde, z. B. aus genetischer Ursache, würde der Speichereffekt in den Mitochondrien ausgeschaltet sein. Als Degenerationszustand nach vermehrter Hormonsynthese konnten in den Mitochondrien der Zona glomerulosa der Nebennierenrinde große intramitochondriale dichte Körper beobachtet werden[11]. Auch im Adenom der Nebenniere mit hoher Zellaktivität fanden sich intramitochondriale dichte Körper mit Riesenmitochondrien vergesellschaftet[12].

---

[1] Gusek 1960.   [2] Vgl. Frisell, Patwardhan und Mackenzie 1965.
[3] Vgl. Mölbert 1960, vgl. Ishikawa und Fen Pei 1965.
[4] Avers, Rancourt, Lin und Pfeffer 1965.
[5] Chèvremont, Baeckeland und Chèvremont-Canhaire 1960, Nass und Nass 1963/64, Nass, Nass und Afzelius 1965, Behnke 1965, Sinclair und Stevens 1966, Borst und Ruttenberg 1966.
[6] Stone und Miller 1964, Hay und Revel 1962.   [7] Lever 1955/56.
[8] Borowicz 1965.   [9] Belt und Pease 1956.
[10] Mölbert und Arnesen 1960.
[11] Weber, Usenik und Whipp 1962.   [12] Probst 1965.

Intramitochondriale gitterförmige Strukturen konnten in der Rattenschild-drüse nach Gabe von Propylthiouracyl gefunden werden[1]. Gleichartige Befunde wurden in der Schilddrüse nicht nur nach Hemmung der Hormonsynthese, sondern auch nach ihrer Stimulation beobachtet[2]. Es wäre zu folgern, daß die Körper der Schilddrüsenmitochondrien Vorstufen von Hormon darstellen, wobei ihre Bildung durch die Blockierung der Thyroxinendsynthese induziert wird. Oder es handelt sich um einen Speicherungseffekt bei Stimulation der Hormonsynthese.

Weitere mitochondriale Synthesen von Stoffen, die nicht im Mitochondrien-stoffwechsel selbst benötigt werden, sind bekannt: In menschlichen Lebermito-chondrien, besonders gehäuft bei den verschiedensten Formen des Ikterus, be-steht eine Akkumulation von gitterförmigen geordneten Stoffen[3]. Vermutlich handelt es sich um Protein oder um proteinähnliche Substanzen, da die einzelnen Einheiten hexagonal angeordnete Körper bilden. Im negative-staining-Bild lassen sie sich ebenfalls als einzelne Partikeln mit einer Dimension von 75—80 Å darstellen (Abb. 6a, 6c). Durch Versilberung werden diese Stoffe stärker im-prägniert als die Mitochondrienmatrix (Abb. 6d). Unter pathologischen Be-dingungen finden sich solche Körper bevorzugt in Riesenmitochondrien.

Gleiche Veränderungen konnten SHY u. Mitarb.[4] bei primären Erkrankungen der Skeletmuskulatur beobachten. LUFT u. Mitarb.[5] und ERNSTER[6] fanden eben-falls bei einer Myopathie mit nicht-thyreogen-erhöhter Respirationsrate eine lockere Kopplung der Respirationsrate mit dem ADP-Acceptor, während die oxydative Phosphorylierung der Mitochondrien normal war (vgl.[7]). Vor allem bei der oculären Form der Muskeldystrophie[8] werden in der Regel Riesenmitochon-drien[9] mit solchen Einschlüssen gefunden. Um welche Stoffe es sich bei diesen Ablagerungen handelt, ist nicht bekannt. Lediglich in den Mitochondrien von Froschoocyten konnten kristallin strukturierte Körper, die während der Dotter-proteinsynthese gebildet werden, identifiziert werden. Es handelt sich zur Haupt-sache um Phosvitin-Moleküle in hexagonaler Anordnung[10]. In den Mitochondrien neugeborener Mäuse wurden ebenfalls kristallin angeordnete Strukturen gefunden. Diese Bildungen entstehen während der Dotterproteinsynthese[11] und sind intra-mitochondriale Proteinablagerungen. Neben Aggregationen von Protein oder proteinähnlichen Molekülen, die einen Rückschluß auf eine stattfindende Synthese erlauben, finden sich Kriterien für mitochondriale Sekretionsvorgänge. Im Neben-nierenrindenadenom finden sich intramitochondriale Vesikeln, die scheinbar aus dem Mitochondrium austreten[12]. Ähnliche Befunde einer Vesikelwanderung von zentral gelegenen Cristae zur mitochondrialen Hüllmembran und ihre Aus-schleusung konnten an der Nebenniere nach ACTH gefunden werden[13].

Bei Störungen der Eisenverwertung im menschlichen Knochenmark (Abb. 50, 51), konnten in den Vorstufen der Erythrocyten Ferritin oder auch amorphe Eisenmassen in den Mitochondrien beobachtet werden. Dies war sowohl bei der Thalassaemie[14] (Abb. 52), wie auch bei der hypochromen hypersiderinaemischen[15] bzw. der sideroachrestischen Anämie[16] (Abb. 53, 7, 8), der Fall (vgl.[17]). Von der sideroachrestischen Anämie ist bekannt, daß Enzyme blockiert sind, die das Eisen in den Porphyrinring einbauen, bzw., daß zusätzlich Enzyme, die die Ringbildung des Porphyrins bewirken, gehemmt sind. Somit sind die letzten Schritte der

---

[1] BRONK 1963.   [2] FUJITA und MACHINO 1964.   [3] Vgl. MÖLBERT und MARX 1966.
[4] SHY und GONATAS 1964.   [5] LUFT, IKKOS, PALMIERI, ERNSTER und AFZELIUS 1962.
[6] ERNSTER 1959.   [7] KLINGENBERG 1964.
[8] STÄUBLI und ZINTZ 1965.   [9] MÖLBERT 1965.
[10] KARASAKI 1962, JURAND und SELMAN 1964, HONJIN, SHIMASAKI und NAKAMURA 1965.
[11] WARD 1962, WARTENBERG 1962.   [12] PROBST 1965.   [13] KJARHELM 1965.
[14] MARIONE 1959, vgl. GAUTIER 1961.   [15] BESSIS 1960. BESSIS und BRETON-GORIUS 1959.
[16] HEILMEYER, MERKER, MÖLBERT und NEIDHARDT 1962.   [17] LÜDIN 1964.

Haemsynthese inhibiert. Gleichzeitig konnten zwischen den Cristae mitochondriales der Erythroblasten des Knochenmarks Eisenablagerungen beobachtet werden. Das Eisen liegt in Form von „Micelles ferrugineuses" vor, d. h., das Eisen wurde aus dem Apoferritin — dem Proteinanteil des Ferritins — gelöst und in nicht näher auflösbaren amorphen Massen in den Mitochondrien abgelagert.

Dieser Befund macht wahrscheinlich, daß die letzten Schritte der Haemsynthese in den Mitochondrien ablaufen. Gestützt wurden diese elektronenmikroskopischen Befunde durch biochemische Befunde von Sano und Granick[1], denen es gelang, eine Koproporphyrin-Oxydase sowie die Protoporphyrinbildung

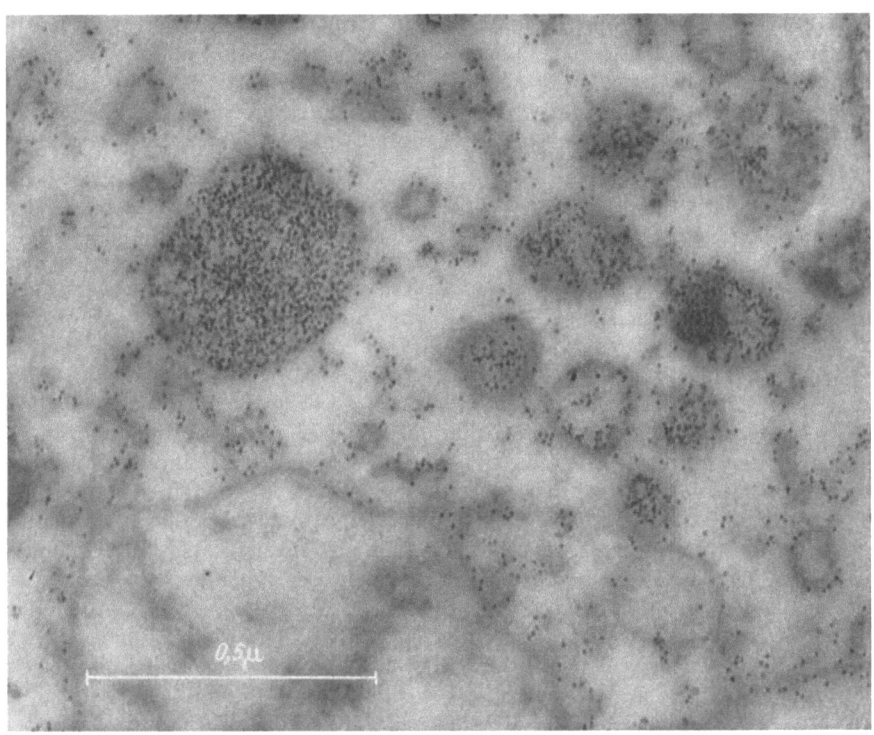

Abb. 50. Ausschnitt aus einer nutritiven Reticulumzelle des menschlichen Knochenmarks bei sideroachrestischer Anämie. Das Ferritin ist durch Rückstau in der Zelle vermehrt. Es ist in Form von Siderosomen und als freie Ferritingranula im Cytoplasma angehäuft. Im Erythroblasten (Zelle unten im Bild) mit verhältnismäßig hellem Cytoplasma ist eine einzelne Ferritinpartikel zu sehen. OsO₄-Fixation, Methacrylateinbettung. Vergr. 78000 ×.

innerhalb der Mitochondrien nachzuweisen. In einer Fraktion von Reticulocytenmitochondrien konnten neben normalen oder geschwollenen Mitochondrien in mitochondrienartigen Strukturen typische Ferritingranula (Abb. 54, 55), neben dichtem amorphen Material, das die Autoren für Hämoglobin hielten, gefunden werden. In dieser Fraktion konnte ein wechselnder Gehalt an Succinodehydrogenase beobachtet werden[2]. Miller und Maumbach[3] fanden, daß die Fraktion von reifenden Reticulocyten, die Ribosomen enthielt, auch in vitro zur Proteinsynthese fähig ist. Wird die oxydative Phosphorylierung in diesen Zellen entkoppelt oder gehemmt, unterliegt auch die Proteinsynthese einer Hemmung. Danach scheint zwischen der Haemsynthese in den Mitochondrien und der

[1] Sano und Granick 1961.   [2] Lessler 1965.   [3] Miller und Maunsbach 1965.

Abb. 51. Reticulumzelle des menschlichen Knochenmarks bei bluttransfusionsbedingter Hämochromatose bei Blockfan-Diamondscher Erkrankung. Aggregiertes Apoferritin in parakristalliner Anordnung. Einlagerung von Eisen in das Apoferritin. Nicht alle Apoferritinmoleküle sind mit Eisen besetzt. (Von Dr. M. Bessis zur Verfügung gestellt.) Vergr. 110000 ×.

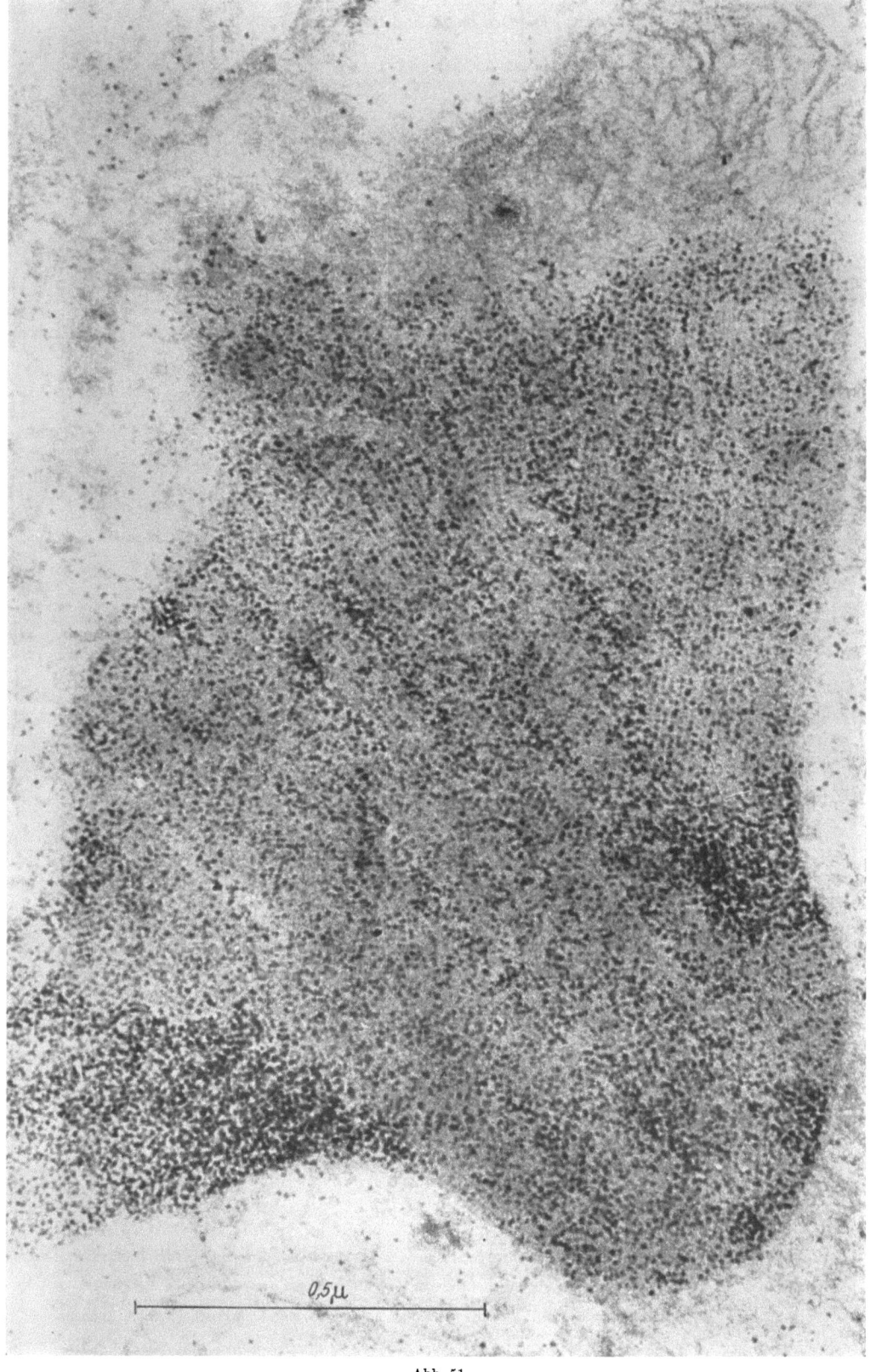

Abb. 51

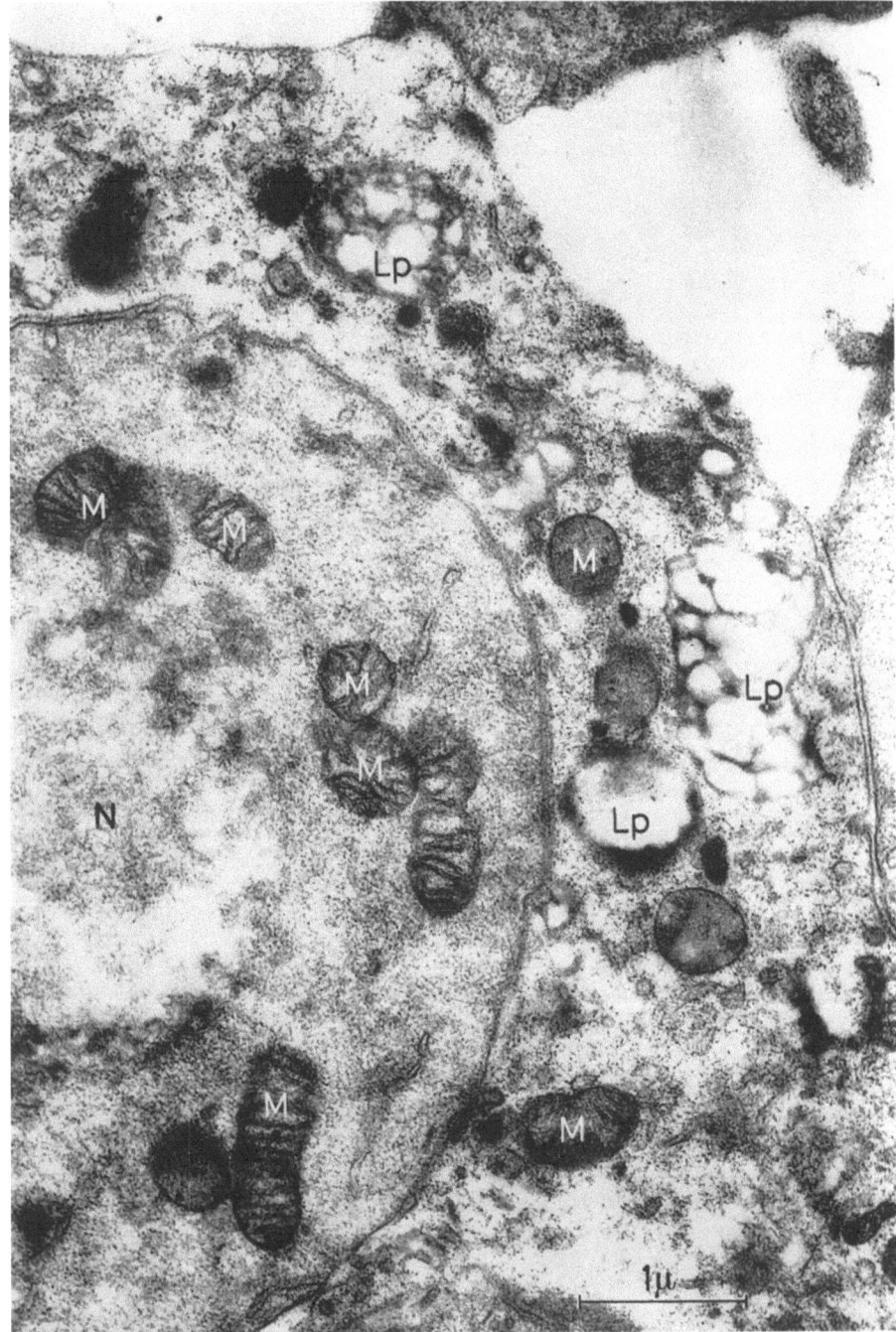

Abb. 52. Menschliches Knochenmark bei Thalassemia minor. Erythroblast mit verdämmerndem Zellkern (N), die Kernmembran bereits aufgelöst. (Übergangsstadium zum reifen Erythrocyten). Ferritinpartikeln fein verteilt im Cytoplasma um Gruppen von Mitochondrien (M). Der Erythroblast von einer nutritiven Reticulumzelle (Monocyt) umgeben, der an Stelle von Siderosomen lipidhaltige Speicherkörper (Lp) besitzt. Einzelpartikeln von Ferritin sind über das Cytoplasma der Zelle verteilt. Die Mitochondrien (M) sind klein. OsO₄-Fixation, Eponeinbettung, Bleihydroxydkontrastierung. Vergr. 24 000 × .

Globulinsynthese im Cytoplasma, die an den Ribosomen bzw. Polysomen abläuft[1], eine Art Rückkopplungssystem zu bestehen. Eine eindeutige Proteinsynthese im Dienste des gesamten Zellstoffwechsels konnte in den Mitochondrien bisher nicht beobachtet werden[2]. Jedoch ist anzunehmen, daß das Strukturprotein der Mitochondrien in ihnen selbst synthetisiert wird. Die bisherigen morphologischen

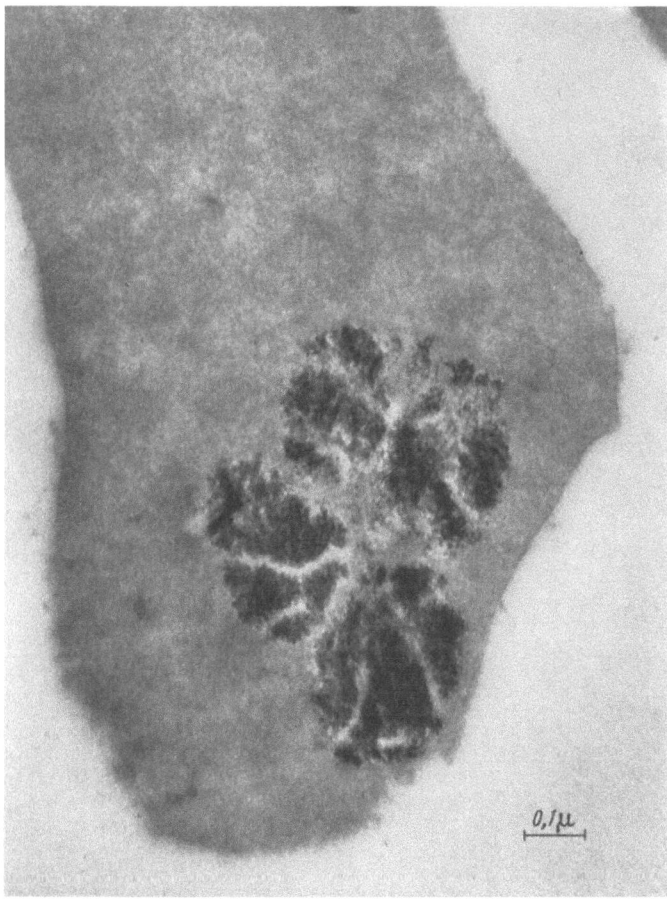

Abb. 53. Erythrocyt mit zusammengesinterten Eisenmicellen und Ferritin bei sideroachrestischer Anämie. Der Hämoglobingehalt ist in der Regel in solchen Blutkörperchen geringer als in normalen Erythrocyten. Die Eisenkomplexe werden beim Durchgang durch die Milz „ausgemolken". OsO$_4$-Fixation, Methacrylateinbettung. Vergr. 80000 ×.

Befunde deuten auch nicht darauf hin, sondern lassen vielmehr daran denken, daß prosthetische Gruppen und Stoffe, die an bestimmte Zell- oder Organfunktionen gekoppelt sind, in den Mitochondrien synthetisiert werden. Vor allem konnte bisher in keinem Falle ein Anhaltspunkt für das Vorhandensein von RNS in den Mitochondrien gefunden werden[2]. In der Retina der erwachsenen Ratte konnten in den Mitochondrien Glykogenpartikeln beobachtet werden[3], ein Befund, der an der Seidenraupe ebenfalls erhoben wurde[4]. Da eine Phosphorylase

---

[1] SLAYTER, WARNER, RICH und HALL 1963, MARKS, RIFKIND und DANON 1963, BONNETT und NEWCOMB 1965.
[2] Vgl. LEHNINGER 1964.   [3] ISHIKAWA und FEN PEI 1965.
[4] BEAULATON 1964.

21*

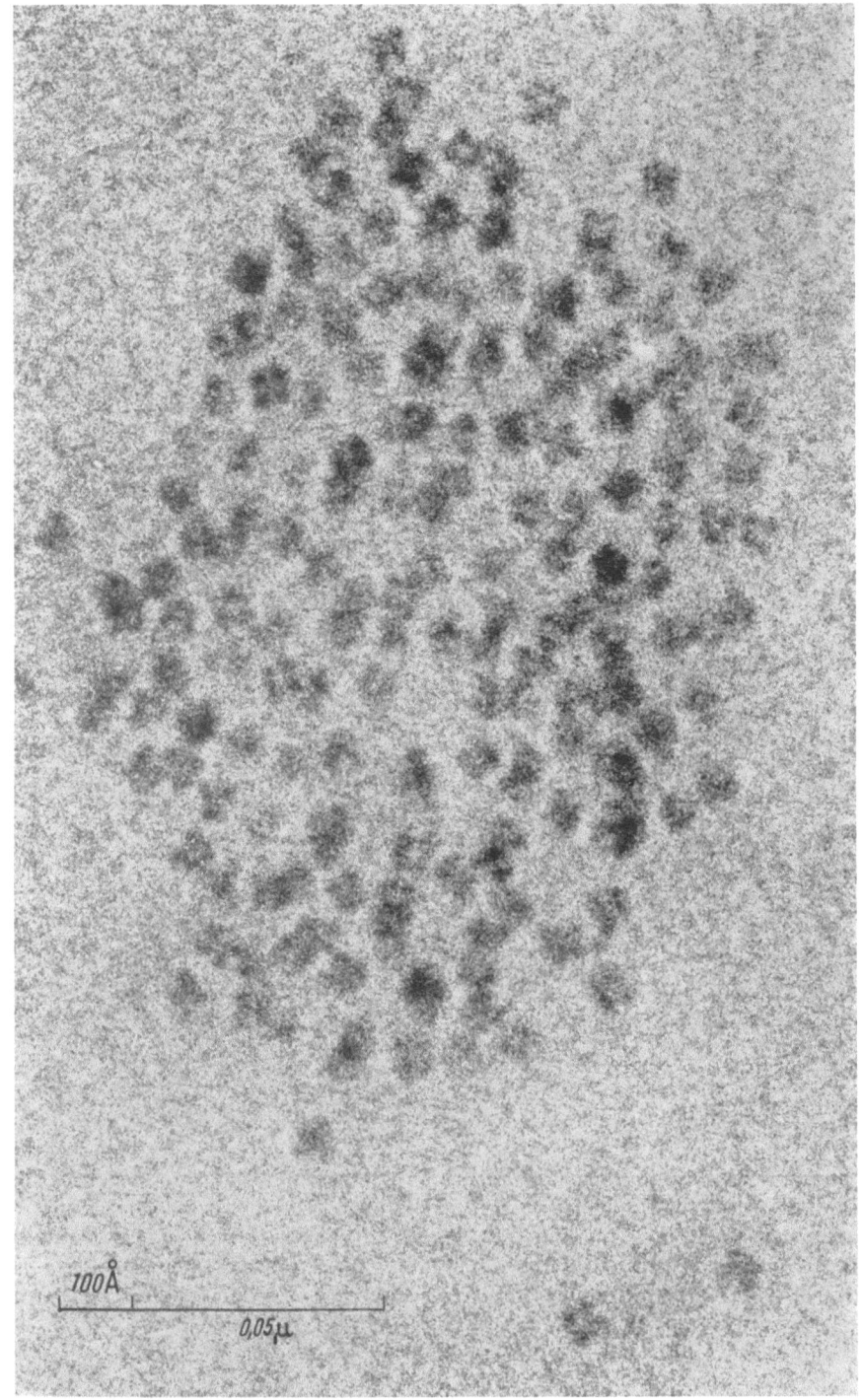

Abb. 54. Cytoplasma mit Ferritinmolekülen. Die Ferritinmoleküle (Mol.-Gew. 560000) mit einem Durchmesser von ca. 100 Å zeigen entsprechend ihrer Lage die Eckpunkte des Oktaeders. Jeder Eckpunkt hat eine Dimension von ungefähr 15 Å und enthält ungefähr 300 Eisenatome. (Von Dr. M. Bessis zur Verfügung gestellt.) Vergr. 1000000 ×.

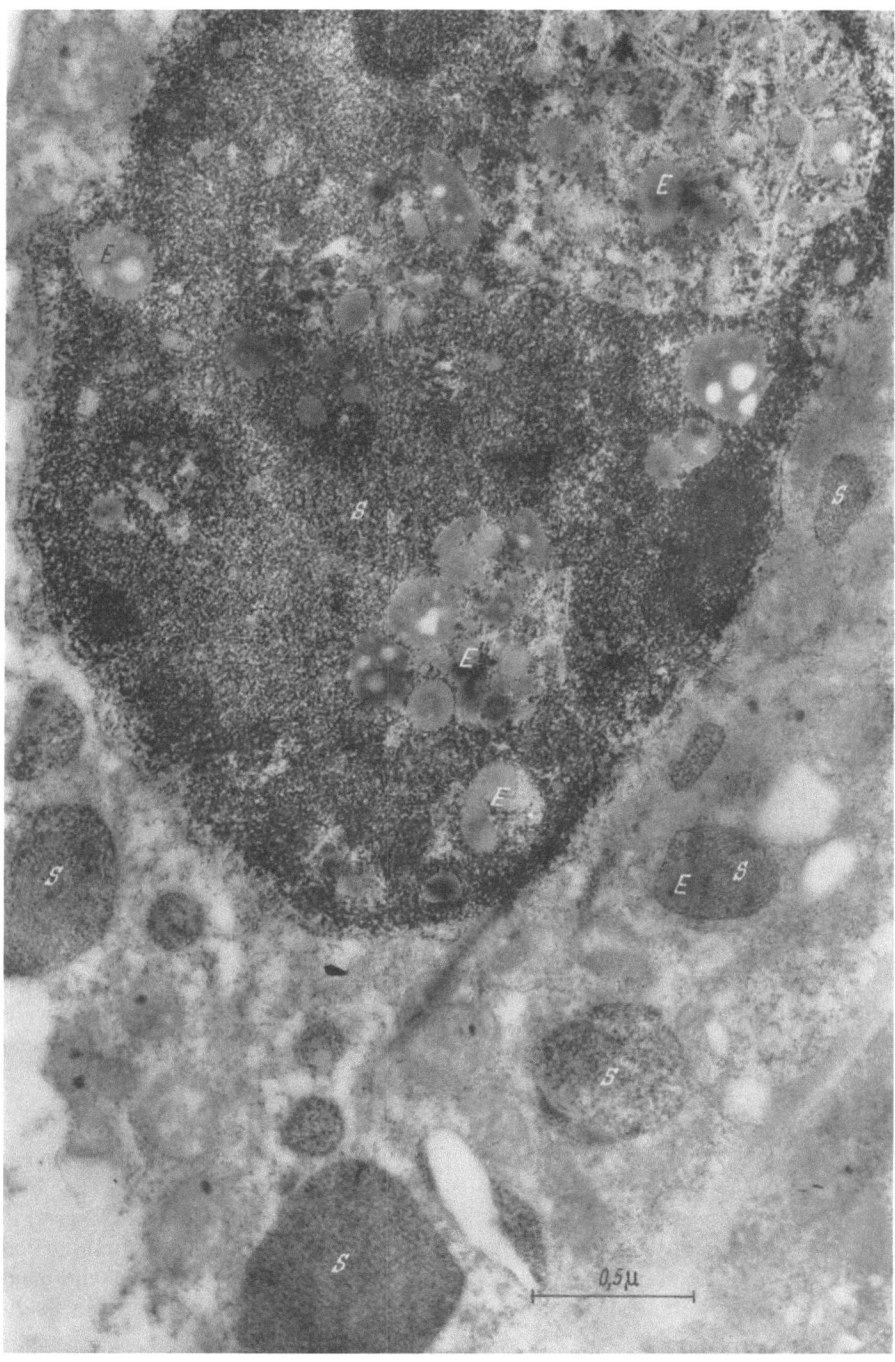

Abb. 55. Hämosiderinablagerungen in Siderosomen des Alveolarepithels. Menschliche Lunge bei Hämosiderose. OsO$_4$-Fixation, Methacrylateinbettung. Vergr. 44 000 × .

an den Cristae der Mitochondrien nachgewiesen werden konnte[1], könnte die Möglichkeit bestehen, daß beim Abbau des Glykogens das Enzym nicht nur aus den Mitochondrien austreten kann[2], sondern in den beschriebenen Fällen Polysaccharide in die Mitochondrien eintreten, um dort gespalten zu werden. In jedem Falle würden die Mitochondrien den Begrenzungsfaktor für den Glykogenabbau darstellen. Inwieweit diese Hypothese zutrifft, mag weiteren Untersuchungen vorbehalten bleiben.

Biochemisch[3] konnte gezeigt werden, daß die Mitochondrien an der Fettsäuresynthese beteiligt sind. Die Fettsäuresynthetase, die zur Begrenzung der Länge der Fettsäureketten fähig ist, ist jedoch ein cytoplasmatisches Enzym[4]. Auch an der Phospholipidsynthese nehmen die Mitochondrien teil. Allerdings verlaufen die letzten Schritte dieser Synthese im endoplasmatischen Reticulum. Demnach sind das endoplasmatische Reticulum und andere celluläre Strukturen an der Biosynthese der mitochondrialen Membranlipide beteiligt. Diese Tatsache beweist die enge Verknüpfung von Mitochondrien und endoplasmatischem Reticulum und macht deutlich, daß Veränderungen des einen Systems zu Veränderungen im anderen System führen müssen.

IV. Die Mitochondriengranula.

Durch biochemische Untersuchungen konnte gezeigt werden, daß die Mitochondrien während der Atmung eine große Kapazität für gewisse Anionen und Kationen besitzen (vgl. S. 260). Aus elektronenmikroskopischen Befunden ist zu schließen, daß die dichten Matrixgranula der Mitochondrien als Kummulations- oder Niederschlagsorte für diese Ionen angesehen werden können.

Befunde bei der experimentellen Sublimatnephrose[5] zeigen, daß die Verkalkung der Tubulusepithelzellen der Niere zum größten Teil ihren Ursprung von den Mitochondriengranula nimmt. Auch bei der Cortisonmyopathie am Kaninchen läßt sich ein Teil der auftretenden Verkalkungsherde auf Mitochondrien mit Ca^{++}- und Phosphat-akkumulierten Matrixgranula zurückführen[6]. Eine Vermehrung von Matrixgranula konnte unter den verschiedensten experimentellen Bedingungen gefunden werden. Bei der Tetrachlorkohlenstoffvergiftung findet sich in den Herzmuskel- wie in den Lebermitochondrien[7] eine starke Vermehrung intramitochondrialer Granula; in der Leber vor allem in der zentrilobulären Zone[8], wobei dichte Massen bis zu einer Mächtigkeit von 4000 Å auftreten können. Die Granula sind oft als konzentrische Ringe ausgebildet, deren Zentrum transparent ist. In solchen Zellen nimmt innerhalb der ersten 16—24 Std der Gehalt an P_i zu, während die ATPase-Aktivität persistiert. Der Lebercalciumgehalt hat im gleichen Zeitraum eine 20fache Zunahme erfahren. Die Calciumablagerungen sollen dabei aber nicht zur Hauptsache an Orthophosphat gebunden sein[9].

Die Mitochondrien des Tubulusepithels der Niere lassen schon in der Norm eine größere Anzahl von dichten Matrixgranula erkennen (Abb. 56), und neuere Untersuchungen[10] zeigen, daß diese Mitochondrien am intracellulären Calciumtransport beteiligt sind. Mitchell (1965) konnte ferner zeigen, daß eine Excretion von Wasserstoffionen aus den Mitochondrien vermutlich mit einer Aufnahme von polyvalenten oder monovalenten Kationen einhergeht. Dementsprechend sind diese Granula in den Mitochondrien des proximalen Tubulusepithels in den Früh-

[1] v. Deimling, Duspiva und Mölbert 1960.   [2] Vgl. Mölbert 1963.
[3] Vgl. Lehninger 1964.   [4] Lynen 1965/66.
[5] Huhn 1959 (vgl. Büchner et al. 1963), Büchner 1960/62, Cremer 1962.
[6] Mölbert und Jontofsohn 1965.   [7] Büchner, Mölbert und Thale 1965.
[8] Reynolds 1965.   [9] Reynolds 1963.
[10] Schraer, Hohman, Ehrenspeck und Schreaer 1965.

stadien der Eiweißspeicherung vermehrt[1] (Abb. 56). Bei akuter Blutstauung der Niere tritt ebenfalls eine Vermehrung der Matrixgranula ein. Vermutlich bestehen diese Körper aus Apatit[2]. Eine exzessive Ansammlung von 40—80 Å breiten und 2000—3000 Å langen Kristallnadeln wurde bei der dioxanbedingten Nephrose der Rattenniere gefunden, die zum Untergang der Mitochondrien überleitet[3]. Bei sehr vielen pathologischen Zuständen, die in einer Nekrose oder Calcifizierung der Zelle enden, steht zu Beginn eine Vermehrung[4] der Mitochondrienmatrixgranula.

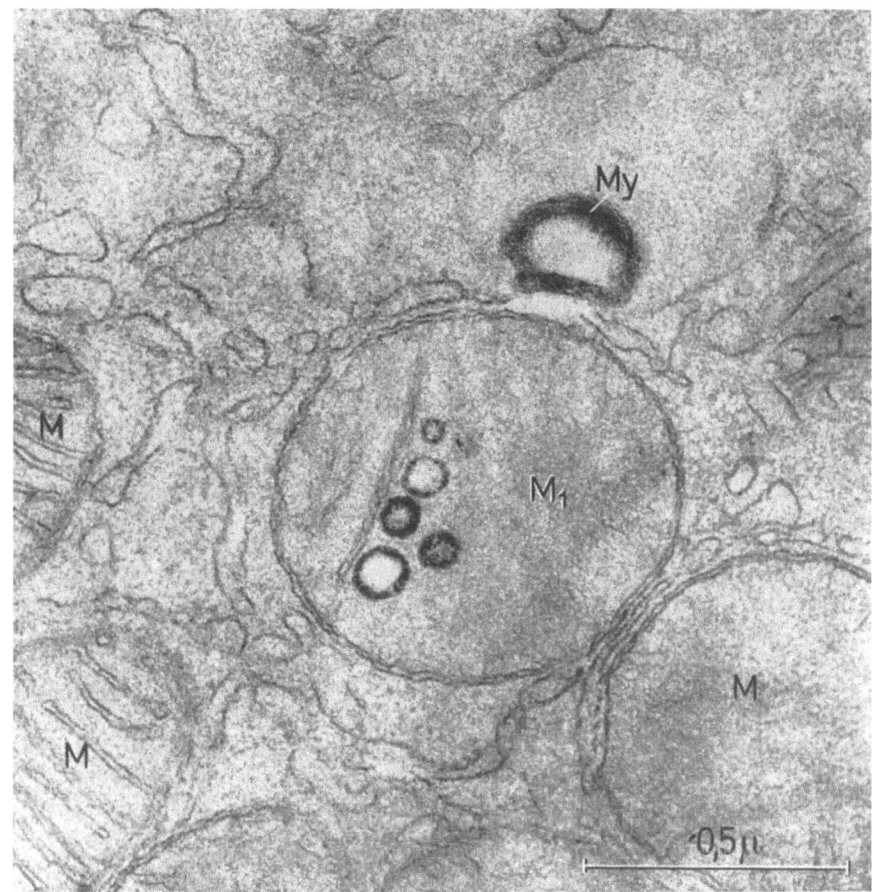

Abb. 56. Ringförmige Mitochondriengranula in einem Mitochondrium M_1 des proximalen Tubulusepithels der Mäuseniere bei Proteinspeicherung (5 × kristallisiertes Ovalbumin). Die Granula in der Peripherie stark kontrastiert, in ihrem Zentrum nicht oder nur wenig. In der Umgebung der Granula nur wenige oder keine Cristae vorhanden. Myelinstrukturen (My). Membranen des glatten endoplasmatischen Retlculums umgeben die Mitochondrien. OsO₄-Kaliumbromat-Fixation nach WOHLFARTH-BOTTERMANN, Eponeinbettung, Nachkontrastierung mit Bleihydroxyd. Vergr. 72000 ×.

Jedoch nicht alle Calcifikationen der Mitochondrien führen zur Nekrose, wie Untersuchungen an den proximalen Tubulusepithelmitochondrien nach Gabe von Parathyreoidhormon aufzeigen[5]. Wie SCHRAG und CAULFIELD nachweisen konnten, bestehen diese Kalkmassen aus Hydroxyapatit. Dagegen sind extramitochondriale Kalkablagerungen nach Gabe von Calciumglukonat nicht als Apatit gefällt[6].

---

[1] MARX, MÖLBERT und ZOLLINGER 1965/66.   [2] DAVID und UERLINGS 1965.
[3] DAVID 1964.   [4] HAGER 1962.   [5] SCHRAG und CAULFIELD 1963.
[6] SCHRAG und CAUFIELD 1963.

Bei der metastatischen Kalkablagerung in der Niere nach hohen Dosen von Vitamin D lassen sich zwei Formen von Calciumablagerungen erkennen, die die Mitochondrien nicht einschließen. Einmal handelt es sich um Aggregate von langen Kristallnadeln in Vacuolen, die im Gegensatz zu den Befunden von Schrag und Caulfield aus Hydroxyapatit bestehen. Es ist natürlich nicht ausgeschlossen, daß die Kalkmassen enthaltenden Vacuolen auch aus Mitochondrien hervorgegangen sind und die Autoren dieses Entwicklungsstadium nicht erfassen konnten. Zum andern finden sich nicht zu analysierende, in Schichten abgelagerte Kristallite in und neben den basalen Zellmembraneinfaltungen. Im letzteren Falle halten die Autoren diese Ablagerungen für den Beweis einer Störung der „Ionenpumpe" der Zellmembran.

Die intramitochondrialen dichten Ablagerungen vermögen noch zusätzlich Kationen zu binden. Bei einer Inkubation mit Bleiionen im Enzymtest[1] zeigen die Mitochondriengranula eine zusätzliche Ablagerung von Bleiionen. Lazarus und Vethymany (1965) beobachteten die gleichen Phänomene beim Schwermetallenzymtest auf eine ATPase. Diese Autoren glaubten annehmen zu dürfen, daß die Ähnlichkeit der Lokalisation der Markierung von Pb^{++} und Ca^{++} eine Teilnahme der ATPase an der Ionen-Akkumulation beweise. Da jedoch solche Bleiniederschläge auch ohne Substratspaltung erhalten werden können, neigen wir zu der Ansicht, daß eine Akkumulation von Kationen in den Matrixgranula ein allgemeines Prinzip dieser Organellen abhängig von der Stoffwechsellage darstellt. So zeigen Mitochondrien in Zellen mit gedrosseltem Stoffwechsel eine Vermehrung der Mitochondriengranula, was mit den morphologischen Beobachtungen gut übereinstimmt. Beispielsweise konnte bei der Hungeratrophie in Herzmuskelmitochondrien eine Vermehrung der Matrixgranula nachgewiesen werden[2], ebenso trat bei fortschreitender Dauer des Winterschlafes beim Siebenschläfer eine Zunahme ein[3].

Weitere elektronenmikroskopische Untersuchungen zeigen, daß die verschiedensten Kationen in das Mitochondrium aufgenommen werden können. So werden auch Wismut[4], Eisenchlorid[5] und Silicium[6] in den Mitochondrien als größere granuläre Einschlüsse aggregiert. Ferritinablagerungen in den Mitochondrien von Erythrocytenvorstufen werden bei der Thalassämie und bei hypochromer Anämie[7] gefunden, zum Teil auch als „micelles ferrugineuses". Bei einer weiteren Eisenverwertungsstörung, der sideroachrestischen Anämie[8] (vgl. S. 257), konnten Ansammlungen von amorphen Eisenmassen als „micelles" in der Mitochondrienmatrix entlang der Cristae beobachtet werden. Intramitochondriale Körper, die wahrscheinlich nicht durch Kationenakkumulationen entstanden sind, werden in der hyperplastischen Mäuseepidermis beobachtet[9]. Im Uterusepithel von Mäusen im Oestrus wurden in den Mitochondrien dichte homogene sphärische Körper mit einem Durchmesser von 0,15 μ im Raum zwischen den Cristae gefunden[10]. Nilsson nimmt an, daß diese Körper in den Sekretionsprozeß eingeschaltet sind. Beim Aldosteronismus konnten in der Nebennierenrinde neben Riesenmitochondrien solche Mitochondrien beobachtet werden, die intramitochondriale „dense bodies" enthalten[11]. Ähnliche dunkle Körper fanden sich in der Zona glomerulosa der Kalbsnebennierenrinde bei Natriumdefizit[12]. Vermutlich

---

[1] Mölbert und Cremer 1962.   [2] Poche 1958.   [3] Poche 1959.
[4] Beaver und Burr 1963, Burr und Beaver 1963.
[5] Oki, Yoshioka, Hayashi und Mu Suda 1965.
[6] Policard, Collet, Daniel-Moussard und Pregermain 1961.
[7] Bessisi und Breton-Gorius 1957/59, Bessis 1960.
[8] Heilmeyer, Merker, Mölbert und Neidhardt 1962.   [9] Frei und Sheldon 1961.
[10] Nilsson 1958.   [11] Probst 1965.
[12] Weber, Usenik und Whipp 1962.

entstehen diese Gebilde bei einer vermehrten Syntheseaktivität der Zelle, in die das Mitochondrion einbezogen ist.

Bei fehlender Cytochromaktivität sind die Matrixgranula der Mitochondrien vollständig geschwunden[1]. Befunde anderer Autoren ließen ebenfalls bei Hemmung der Atmung durch Anoxie[2] oder durch Blausäure[3] neben anderen Veränderungen des Mitochondrioms einen vollständigen Schwund der Matrixgranula erkennen.

V. Der Mitochondrienturnover.

Über den Mitochondrienumsatz sind nur wenige Daten[4] in der Literatur vorhanden. WILSON und DOVE[5] konnten für die Rattenlebermitochondrien eine Halbwertzeit von 9,6 Tagen, bei den Nierenmitochondrien eine Halbwertzeit von 12,6 Tagen wahrscheinlich machen. Vermutlich besitzt das Herz zwei verschiedene Mitochondrienpopulationen, bei denen die eine Halbwertzeit 10 Tage und die andere 31 Tage beträgt.

In den Herzmuskelzellen der Ratte finden sich Mitochondrien, die eine amorphe dunkle Masse an Stelle von Cristae erkennen lassen. Bei diesen Mitochondrien handelt es sich vermutlich um degenerierende Organellen[6], da die Mitochondrien unter den veränderten Bedingungen eine Involution erfahren. Auch unter Carcinogenen kann eine solche Umwandlung an den Mitochondrien beobachtet werden[7]. Ein Abbau von Mitochondrien erfolgt im Fettkörper der Larve von Calpodes ethlius dadurch, daß die Mitochondrien von glatten Membranen umgeben werden; dabei wird die mitochondriale Hüllmembran aufgelöst. Die übrigen Strukturen fallen in lysosomenähnlichen Gebilden der Auflösung anheim[8]. Im inneren Segment der Retina findet der Mitochondrienumsatz in der Weise statt, daß die Mitochondrien vergrößerte Cristaespalten zeigen, die sich stark erweitern. Die Mitochondrien fließen, indem die Membranen zu granulärem Material auseinanderbrechen, zu großen dichten Tropfen zusammen[9]. Diese Tropfen sind ein Ölprodukt[10], das den Matrix-Typ der Öltropfen der inneren Segmente darstellt. Die Neubildung der Mitochondrien soll im perinucleären Cytoplasma erfolgen[9]. In der Retina konnten ferner Mitochondrien mit Glykogenpartikeln gefunden werden[11], die eventuell auch erste Zeichen einer Degeneration darstellen könnten. In Mitochondrien mit gespeicherten Kationen werden vor allem, bei normalerweise im Zellstoffwechsel nicht vorhandenen Ionen, die Innenstrukturen der Mitochondrien um solche gespeicherten Granula zerstört, und die Mitochondrien degenerieren. Wird Eisenchlorid im Duodenum resorbiert, so speichern die Mitochondrien der Darmzellen dieses Eisenchlorid in 200—300 Å großen Granula. Dabei verformt sich die Hüllmembran und die Mitochondrien degenerieren[12]. Wird den Mitochondrien der Niere Silica-Gel angeboten, so wird das Silicium als granuläre 40—50 Å große Substanz bis zu einer Mächtigkeit von 150—1200 Å zwischen den Cristae abgelagert. Auch hier schwellen die Mitochondrien und gehen zugrunde[13]. Ferritinablagerungen[14], bzw. das Eisen des Ferritins[15] kann in Mitochondrien von Erythroblasten abgelagert werden (s. S. 257). Da die Mitochondrien schon physiologischerweise am reifenden Erythrocyten der Auflösung anheim-

---

[1] KARNOVSKY 1964.   [2] HÜBNER und BERNHARD, vgl. PEACHY 1962.
[3] MÖLBERT 1957, BÜCHNER, MÖLBERT und THALE 1959.   [4] FLETCHER und SANADI 1961.
[5] WILSON und DOVE 1965.   [6] KASTEN, BOVIS und MARK 1965, KILARSKI 1962.
[7] SETÄLÄ, MERENMIES, NISKAMEN, NYHOLM und STJERNVALL 1960.
[8] LOCKE und COLLINS 1965.   [9] BERGER 1966.   [10] PEDLER und TANSLEY 1963.
[11] ISHIKAWA und FEN PEI 1965.   [12] OKI, YOSHIOKA, HAYASHI und MASUDA 1965.
[13] POLICARD, COLLET, DANIEL-MOUSSARD und PREGERMAIN 1961.   [14] BESSIS 1960.
[15] HEILMEYER, MERKER, MÖLBERT und NEIDHARDT 1962.

fallen, ist nicht zu entscheiden, ob durch die Eisenmassen eine zusätzliche Schädigung der Mitochondrien auftritt.

In den roten Muskelfasern der hungernden Ratte[1] konnte im Enzymtest eine Esterase zwischen äußerer und innerer Mitochondrienmembran gefunden werden.

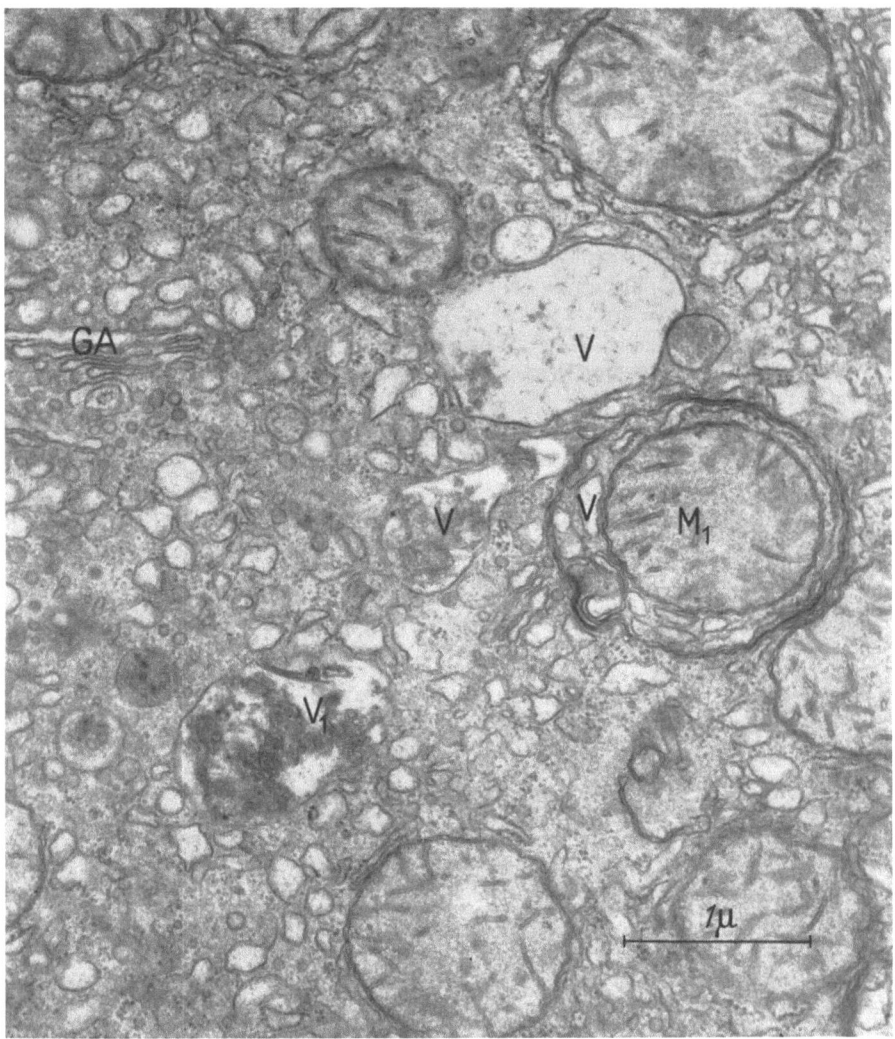

Abb. 57. Mäuseleber 2 Std nach s.c. Injektion von 0,2 ml 2% Allylalkohol. Frühe Entwicklungsstufe einer autophagen Vacuole (*V*) mit doppelter Hüllmembran und eingeschlossenem Mitochondrium (*M*). Die Vacuole V_1 ist dagegen von einer einfachen Membran umschlossen. Kein Glykogen nachweisbar Golgi-Apparat (*GA*). (Von Dr. G. Hübner zur Verfügung gestellt.) Vergr. 35000 ×.

Barrnett deutet diesen Befund als beginnendes Degenerationszeichen an den Mitochondrien.

Als physiologisches Mauserungsphänomen kann der Einschluß von Mitochondrien in Speicherkörpern (Lysosomen) gewertet werden. Erste Beobachtungen über solche Mitochondrienveränderungen waren an der Proteinspeicherniere[2] er-

---

[1] Barrnett und Hagstrom 1963.		[2] Desai und Tappel 1965, Ericsson und Trump 1964, Miller 1959/62, Miller und Sitte 1955, Novikoff 1962/63, Rhodin 1954, Straus und Oliver 1955, Marx, Mölbert und Zollinger 1965/66.

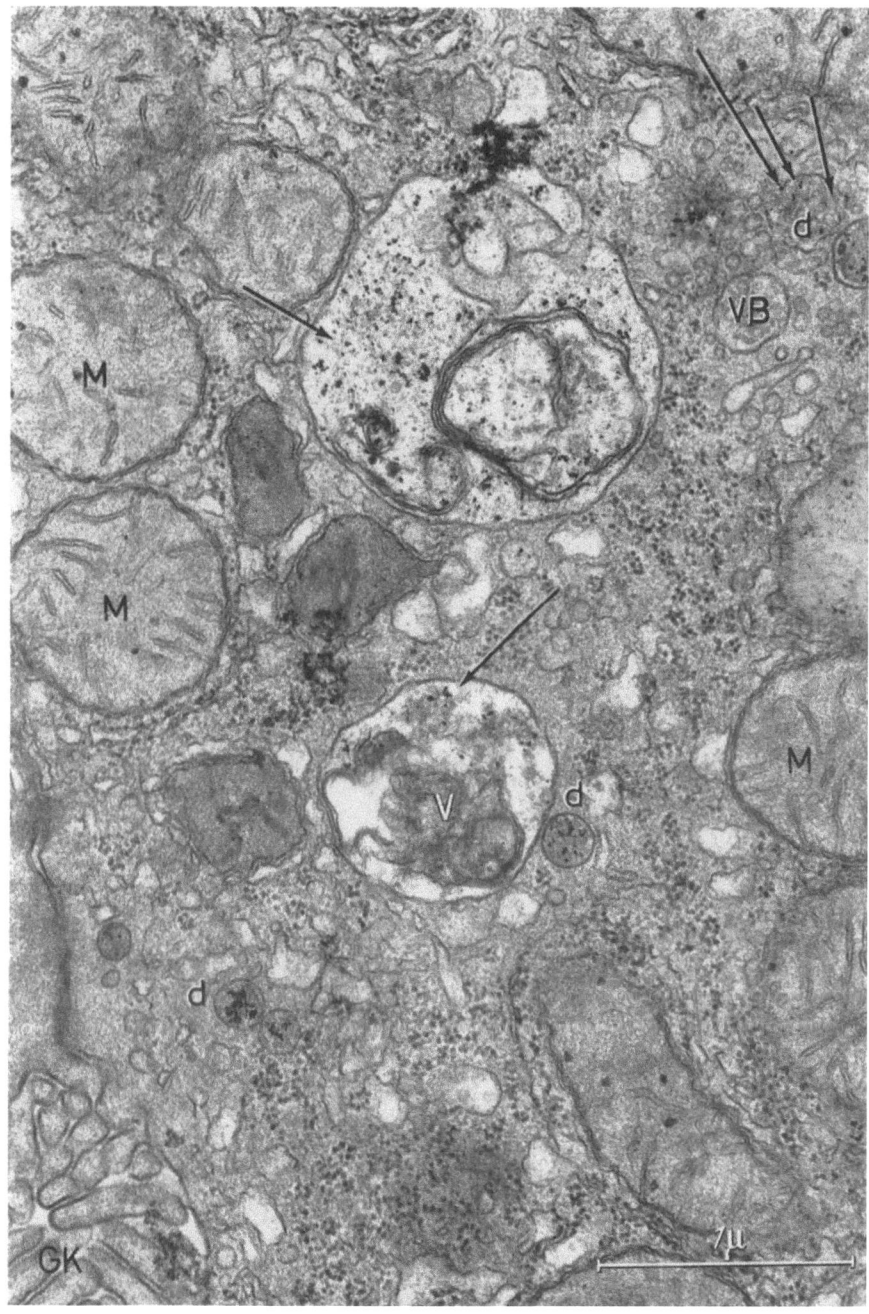

Abb. 58. Mäuseleber, 6 Std nach Allylalkoholvergiftung mit 0,2 ml 2% Allylalkohol s.c. und 2 Std nach i.v. Injektion von 0,2 ml Thorotrast i.v. In der Nähe der Gallecapillare mehrere Vacuolen (*V*), in denen neben Membranmaterial Thorotrastteilchen liegen (→). Neben thorotrastführenden dichten Körperchen (*d*) sind Thorotrastteilchen zwischen kleinen Bläschen frei im Cytoplasma gelegen (→), bei denen es sich um Bläschen des Golgi-Feldes oder um unvollständige multivesiculäre Körper (*VB*) handelt. Gallecapillare (*GK*). (Von Dr. HÜBNER zur Verfügung gestellt.) Vergr. 35 000 ×.

hoben worden, ursprünglich jedoch als Beteiligung der Mitochondrien am Proteinabbau diskutiert worden. Durch neuere Untersuchungen[1-3] konnte jedoch gezeigt
werden, daß ein Teil des Mitochondrienabbaues innerhalb solcher „Cytolysomen"
erfolgt, die saure Phosphatasen[4], Esterase oder Kathepsin enthalten[5]. Diese
Mitochondrien-enthaltenden Körper haben aber auch andere Cytoplasmaorganellen,
wie Membranen des endoplasmatischen Reticulums gespeichert[1, 2]. Daneben gelangen Zellmembrananteile durch Pinocytosebläschen und Golgi-Membranen in

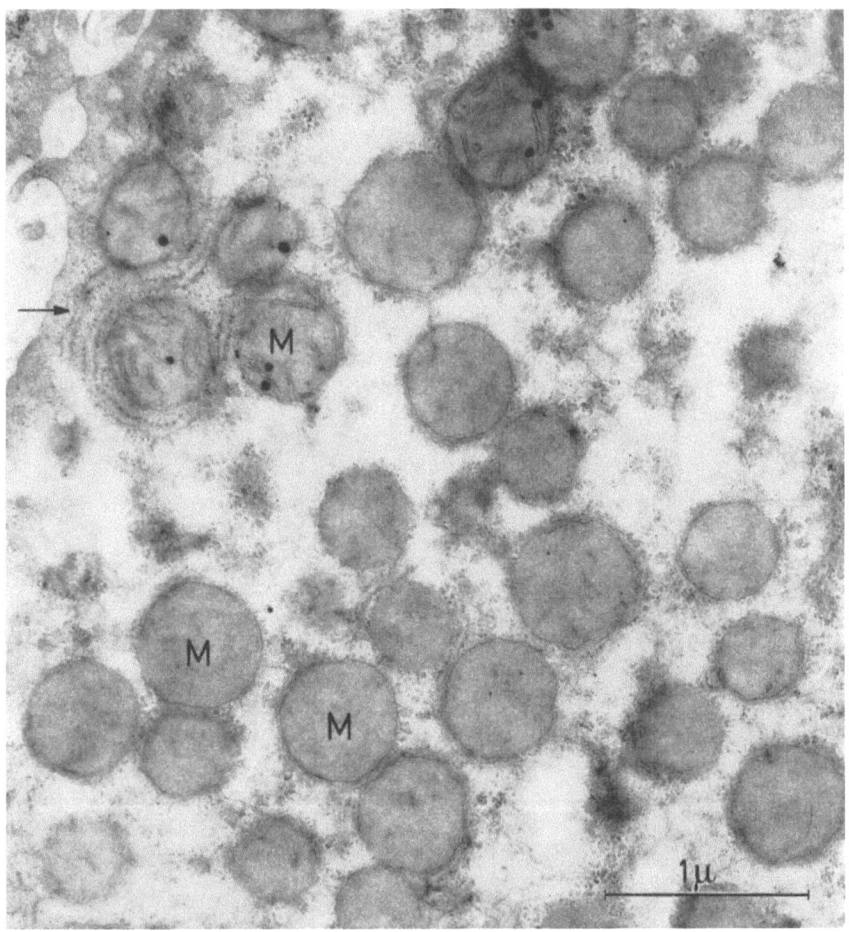

Abb. 59. Ausschnitt aus einer menschlichen Leberzelle bei akuter Virushepatitis. Stark homogenisierte Mitochon-
drien (M) in Bezirken ohne endoplasmatisches Reticulum. Sind die Mitochondrien noch von endoplasmatischem
Reticulum → umgeben, lassen sich in ihnen noch Cristae erkennen. Außerdem besitzen sie vergrößerte
Granula. Das Glykogen ist weitgehend abgebaut. OsO_4-Fixation, Eponeinbettung, Bleihydroxydkontrastierung.
(Biopsiematerial von Dr. BECK und Dr. BIANCHI zur Verfügung gestellt). Vergr. 28 000 ×.

diese Körper. Diese Cytolysomen oder Speicherkörper stellen also echte Lyse-
Körper dar (Abb. 34, 57, 58). Unter physiologischen Bedingungen wird der Bestand
der Mitochondrien durch diese Vorgänge nicht reduziert. Unter pathologischen

[1] ASHFORD und PORTER 1962.   [2] HRUBAN, SWIFT und WISSLER 1962.
[3] MILLER 1962, MOE und BEHNKE 1962, MARX, MÖLBERT und ZOLLINGER 1965, NOVIKOFF
1962, NOVIKOFF und ESSNER 1962.
[4] MÖLBERT, DUSPIVA und v. DEIMLING 1962, MILLER 1962, ERICSON 1964, NOVIKOFF 1959.
vgl. MÖLBERT 1966.   [5] MILLER 1964, MILLER und PALADE 1964.

Bedingungen, bei denen außer der „Cytolysomenmauserung" noch andere Degenerationsphänomene die Mitochondrien erfassen, wird der Bestand — nach einer Anpassungsphase, in der die Mitochondrien vermehrt werden — rasch vermindert.

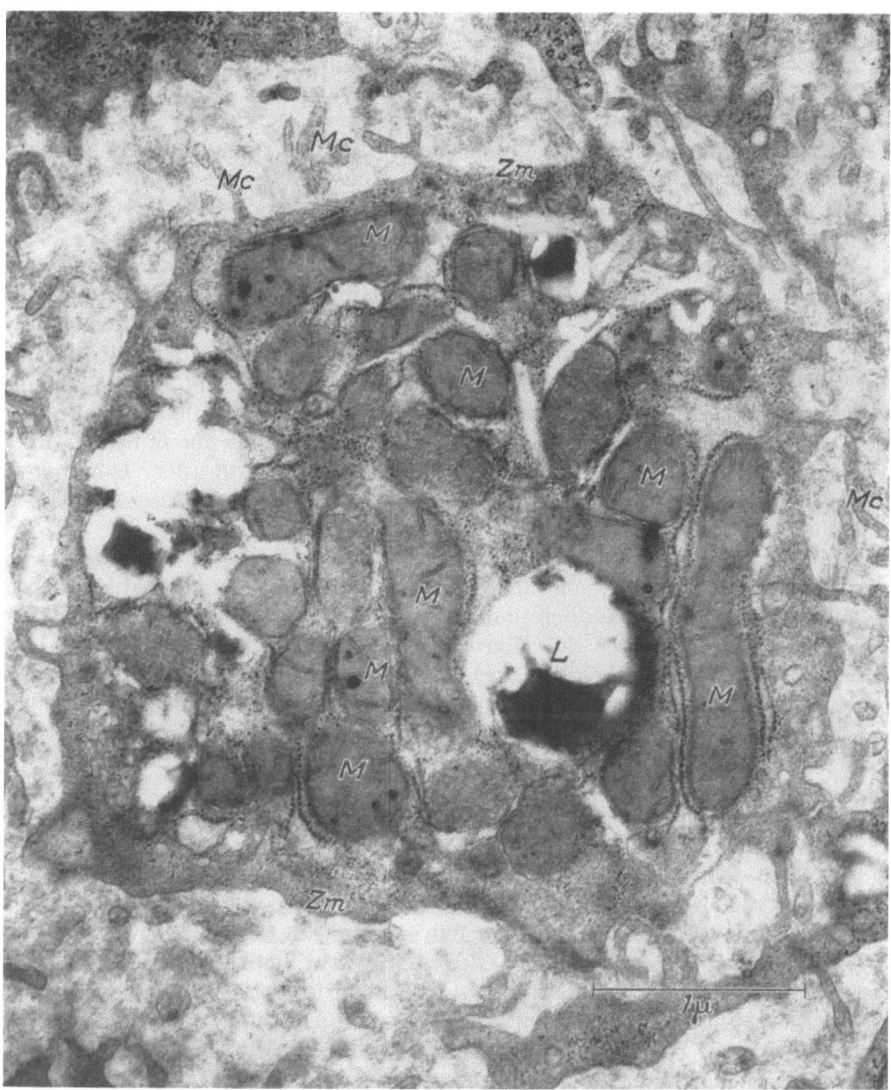

Abb. 60. Ausschnitt aus menschlicher Leberepithelzelle bei Virushepatitis. Die Mitochondrien (*M*) langgestreckt, dicht, mit einigen großen Mitochondriengranula. Die meisten der Mitochondrien (*M*) mit einer Ergastoplasmamembran umgeben. Zwischen den Mitochondrien Lipidkörper (*L*). Die Microvilli (*Mc*) der Zellmembran (*Zm*) sind unregelmäßig oder fehlen. OsO$_4$-Fixation, Eponeinbettung, Bleihydroxydkontrastierung. (Biopsiematerial von Dr. BECK und Dr. BIANCHI zur Verfügung gestellt.) Vergr. 30000×.

Kurzfristige oder länger andauernde initiale Vermehrung der Mitochondrien und mit nachfolgender Verminderung bei Eingriffen in den Zellstoffwechsel können zu Beginn jeder Zellalteration beobachtet werden (Abb. 59, 60). Es sollen hier an Hand einiger Beispiele diese Vorgänge beschrieben werden. Bei der chronischen Aminonucleosidniere findet sich eine starke Mitochondrienverminderung[1]. Bei der

[1] FELDMAN und FISHER 1961.

Atrophie der Hauptzellen der Parathyreoidea nach hohen Gaben von Vitamin D sind die Mitochondrien stark verdichtet[1]. Nach anfänglicher Verdichtung zeigen Mitochondrien der Nebennierenrinde nach Hypophysektomie und nachfolgender Gabe von ACTH neben einer Verminderung einen Schwund ihrer Grundsubstanz[2]. Auch nach Röntgenbestrahlung junger Oocyten (200 R) findet eine starke Abnahme der Mitochondrien statt[3]. Ebenfalls im Frühstadium einer Regeneration besteht eine Verminderung und Degeneration des Mitochondrioms[4]. Bei der Atrophie von weißen und roten Muskelzellen nach Nervendurchtrennung wird der Mitochondrienbestand nach anfänglich kurzer Vermehrung extrem vermindert[5]. Ähnliche Befunde können am Froschmuskel erhoben werden[6]. Auch bei der menschlichen spinalen Muskelatrophie finden sich extreme Verminderungen des Mitochondrienbestandes[7].

An der Leberparenchymzelle, bevorzugt nach Tetrachlorkohlenstoffvergiftung[8], und beim Herzmuskel, besonders nach Malonsäurevergiftung[9], ist als erste Reaktion auf die einwirkende Schädlichkeit eine Vermehrung der Mitochondrien durch *Neubildung* aus *Vorstufen* zu beobachten. Der Anteil der Microbodies, die wenigstens z. T. als Promitochondrien anzusprechen sind, ist zu Beginn der Vergiftung sehr groß. Dieses Phänomen steht in Übereinstimmung mit der Tatsache, daß nach biochemischen Untersuchungen bis zur 5. Stunde nach Tetrachlorkohlenstoffvergiftung eine Stoffwechselsteigerung der Leberparenchymzelle festzustellen ist[10]. Für das Auftreten dieser Körper müssen einmal die Dauer und Stärke der schädlichen Einwirkung berücksichtigt werden, also der Reiz, der die Neubildung induziert, zum andern der dadurch hervorgerufene Umfang und die noch vorhandene Möglichkeit des Auftretens dieser Mikrokörper. Es erscheint danach verständlich, daß nicht in jedem Falle einer histotoxischen Hypoxydose das Auftreten der Mikrokörper den gleichen Grad der Ausbildung erreicht. Der größte Teil dieser Körper konnte durch enzymhistochemische Untersuchungen als Vorstufen von Lysosomen erkannt werden. Der kleinere Teil ohne lysosomale Enzyme könnte als Vorstufe von Mitochondrien angesehen werden. Jedoch steht ein endgültiger Beweis für die Bildung von Mitochondrien aus Promitochondrien noch aus.

Die Erhöhung des Zellstoffwechsels durch Thyroxin führt in der Muskulatur zu langgestreckten, stark vergrößerten Mitochondrien[11, 12]. Werden Respiration und Phosphorylation nach Thyreoidektomie in Beziehung zu normalen Kontrollmitochondrien gesetzt, so sind sie 1,5mal höher als normal. Das Chondriom des Muskels ist entsprechend vergrößert. Wird Thyroxin gegeben, so steigt der Umsatz auf das 2,5—3,5fache gegenüber der Norm. Gleichzeitig ist die Mitochondrienpopulation stark vermehrt[12]. Die Verminderung des Mitochondrienbestandes einer Zelle kann mit einer Verminderung der Respirationsrate gekoppelt sein. So haben epitheliale Tumoren einen P/O-Quotienten von 2,24, während die Mitochondrien von Spindelzelltumoren nur einen P/O-Quotienten von 0,52 aufweisen, im Gegensatz zu Leberzellmitochondrien mit einem Quotienten von 3,5. Das elektronenmikroskopische Bild läßt erkennen, daß in den Zellen des untersuchten Spindelzelltumors nur wenige Mitochondrien mit relativ wenigen Cristae vorkommen, die Zellen des epithelialen Tumors aber eine größere Anzahl von Mitochondrien besitzen[13].

[1] Capen, Koestner und Cole 1965.   [2] Borowicz 1965.   [3] Parsons 1962.
[4] Blümcke 1963, Hruban, Swift und Wissler 1962.   [5] Pellegrino und Franzini 1963.
[6] Muscatello, Margreth und Aloisi 1965.   [7] Mölbert 1966.
[8] Oberling und Rouiller 1956, Mölbert 1956/57.
[9] Büchner, Mölbert und Thale 1959.
[10] Christie und Judah 1954, Zöllner und Raisich 1956.
[11] Mölbert 1960.   [12] Gustafsson, Tata, Lindberg und Ernster 1965.
[13] Goldfeder, Miller und Selig 1964.

Daher kann bei einer Verminderung des Chondrioms nicht nur die relative Respirationsrate vermindert sein, sondern auch ihr absoluter Wert. Das bedeutet aber nicht, daß Mitochondrien, die z. B. in Abwesenheit eines Phosphatacceptors eine geringere Sauerstoff-Aufnahme zeigen, nicht stimuliert werden könnten. In solchen Fällen können z. B. Histone den Sauerstoffverbrauch intakter Mitochondrien erhöhen[1].

So fanden BERNHARD (1956) bei der Leberregeneration und GANSLER und ROUILLER (1956) in der Hungerleber kleine homogene dichte Granula, die von einer einfachen Membran begrenzt werden. Diese Granula, als Microbodies bezeichnet, wurden als Vorstufen von Mitochondrien angesprochen, da eine starke Mitochondrienvermehrung in den Leberzellen bei Regeneration beobachtet werden konnte[2, 3]. Nach intracellulärer Enzymdarstellung waren aber in den Microbodies hydrolytische Enzyme nachweisbar[3]. Damit war die Auffassung widerlegt, daß diese Gebilde Vorstufen von Mitochondrien sind. Bei der experimentellen Hypertrophie konnte gleichzeitig mit einer Zunahme der Mitochondrienpopulation eine statistisch signifikante Verdickung der mitochondrialen Membranstrukturen beobachtet werden[4]. Auf welche Weise die Zunahme der Mitochondrien erfolgt, konnte weder bei dieser Vermehrung der Mitochondrien, noch bei Vermehrung der Mitochondrienpopulation nach Röntgenstrahlen[5, 6], noch bei Thyroxinstimulation (s. S. 289) in der Muskulatur oder in der Leber[7], bei der die Zunahme der Mitochondrienfläche bis zu 47% betragen kann und gleichzeitig die mitochondriale Protein- und Phospholipidsynthese erhöht wird, oder in Tumoren[8] abgeklärt werden. Die Vergrößerung der Zahl wird auf eine Auffaltung, Segmentation oder Migration präexistierender Mitochondrien zurückgeführt[9] oder auf eine Verlängerung und Seitensprossung bestehender Mitochondrien, wie sie nach extremer Belastung im Tubulusepithel der Niere nach Urographin als weitverzweigte korallenbaumartige Mitochondrien beobachtet werden konnten[10].

Sowohl die Verlängerung der Mitochondrien (vgl.[11]), als auch die Sprossung und Verzweigung der Mitochondrien deuten darauf hin, daß das Chondriom die Eigenschaft besitzt, am Einzelmitochondrium die aktive Stoffwechselfläche zu erhöhen.

In den meisten Fällen wird eine Erhöhung des Mitochondrienbestandes bei Belastung der Zellen dadurch erreicht, daß sich die Mitochondrien querteilen können. FAWCETT[12] und später LUND u. Mitarb.[13] machten als erste eine Vermehrung der Mitochondrien durch Querteilung wahrscheinlich, ein Befund, der lange Zeit angezweifelt wurde, aber durch neuere elektronenmikroskopische Untersuchungen in zunehmendem Maße als wahrscheinlicher Modus der Mitochondrienvermehrung unter pathologischen Bedingungen beschrieben wird (vgl.[14]) (Abb. 5). In jüngster Zeit konnten typische Querteilungen von Mitochondrien am Herzmuskel der Ratte in den ersten 3 Tagen nach Aderlaß nachgewiesen werden, die zu einer signifikanten Vermehrung des Mitochondrienbestandes führten[15].

Die möglichen Neubildungsarten der Mitochondrien unter physiologischen Bedingungen wurden bereits auf S. 265 beschrieben.

---

[1] SCHWARZ 1964.   [2] CLAUDE 1965.
[3] KILARSLI 1962.   [4] CALLISTER und BROWN 1965.
[5] BAHR und GLAS 1964.   [6] Vgl. MORGENROTH und THEMANN 1964.
[7] O'BRIEN und KLITGAARD 1965.   [8] BALOGH und ROTH 1965.
[9] WEBSTER 1962.   [10] MÖLBERT 1960.
[11] WOLLENBERGER und SCHULZE 1962.   [12] FAWCETT 1955.
[13] LUND, VATTER und HANSON 1958.
[14] LAFONTAINE und ALLARD 1964, WOHLFARTH-BOTTERMANN 1966.
[15] ONISHI 1967.

Das endoplasmatische Reticulum.

Zur Orthologie des endoplasmatischen Reticulums.

An gespreiteten Hühnerembryokulturzellen konnte im Durchstrahlungsbild des Elektronenmikroskops ein feines filigranartiges Netzwerk dargestellt werden, das bevorzugt im Endoplasma der Zelle gelegen ist. Dieses Netzwerk[1] wurde als endoplasmatisches Reticulum gekennzeichnet. Seine Differenzierung wurde erst durch eine verbesserte Fixations- und Dünnschnittechnik und eine gute elektronenmikroskopische Auflösung, möglich.

PALADE (1952/53) beobachtete in der Zelle „eine cytoplasmatische Grundsubstanz", welche sich als „reticulum of filamentous or canalicular structures" z. T. in paralleler Anordnung des Filamentes darstellt.

Ähnliche filamentöse Strukturen konnten auch in geschnittenen Zellen beobachtet werden[2]. Dagegen wurden in der Pankreasepithelzelle sackartige Strukturen, eingebettet in eine granuläre Grundsubstanz, beschrieben und als Ergastoplasma angesprochen, da angenommen wurde, daß diese Strukturen Ribonucleinsäure enthalten[3].

Den Beweis, daß die in gespeicherten Kulturzellen sich abzeichnenden netzartigen Strukturen ihr Analogon im Cytoplasma von ultradünn geschnittenen Zellen in Gestalt von verschiedenartig ausgebildeten Membransystemen haben, erbrachten PALADE u. PORTER (1954). Sie behielten die Bezeichnung „endoplasmatisches Reticulum" (ER) für diese Zellstrukturen bei, obwohl sie sich weder auf das Endoplasma der Zelle beschränkt, noch ein einfaches Netzwerk darstellt. In systematischen Untersuchungen wurde an verschiedenen Zellen ein röhrenoder schlauchförmiges, in sich geschlossenes Netzwerk verschiedener Weite gefunden[4], welches in größerer oder minderer Ausdehnung das Cytoplasma der Zellen kontinuierlich durchsetzt und einerseits mit dem perinucleären Raum in Verbindung steht, andererseits mit der Zellmembran. Damit fanden frühere Annahmen, daß das endoplasmatische Reticulum aus „ergastoplasmic sacs"[5], „intracytoplasmatic sacs"[6], „intracellular cytoplasmic membranes"[7] oder „double membranes"[8] besteht, insofern eine Korrektur, als sich diese Strukturen als besondere Differenzierungen des Gesamtsystems des endoplasmatischen Reticulums erwiesen.

I. Die Struktur.

Das endoplasmatische Reticulum stellt also ein Membransystem dar, dessen 60 Å dicke Membranen einen vom übrigen Cytoplasma abgegrenzten Raum umschließen. Die innere lichte Weite dieses verzweigten schlauchartigen Systems ist wechselnd und schwankt von 50—300 mµ. Der Inhalt der „Zisternen", „Säcke" oder „Schläuche" ist in der Regel bei nicht stimulierten Zellen homogen. Bei diesem in sich geschlossenen Membransystem konnten zwei morphologische Formen von Membranen unterschieden werden: eine rauhwandige, granuläre Form (rough-surfaced), bei der die Oberfläche der Membranen von den von PALADE (1955) sowie von SJÖSTRAND und HANZON (1954) beschriebenen kleinen Granula besetzt ist (Abb. 61), und eine glattwandige Form (smooth-surfaced)[9], bei der die kleinen Granula fehlten (Abb. 62). In einigen Fällen konnten Übergänge der rauhen Form in die glatte Form festgestellt werden[10].

---

[1] PORTER, CLAUDE, FULLAM 1945, BERNHARD und Mitarb. 1952.
[2] PORTER 1953, PORTER und KALLMANN 1952, BERNHARD, HAGUENAU, GAUTIER und OBERLING 1952, BERNHARD, BRAUNSTEINER, FEBRE und HAREL 1950.
[3] WEISS 1953.   [4] PALADE 1955, 1956.   [5] WEISS 1953.
[6] WATANABE 1955.   [7] SJÖSTRAND und HANZON 1954.   [8] SJÖSTRAND 1953.
[9] PALADE 1955/56.   [10] PALADE 1956, EPSTEIN 1957, HAGUENAU 1958.

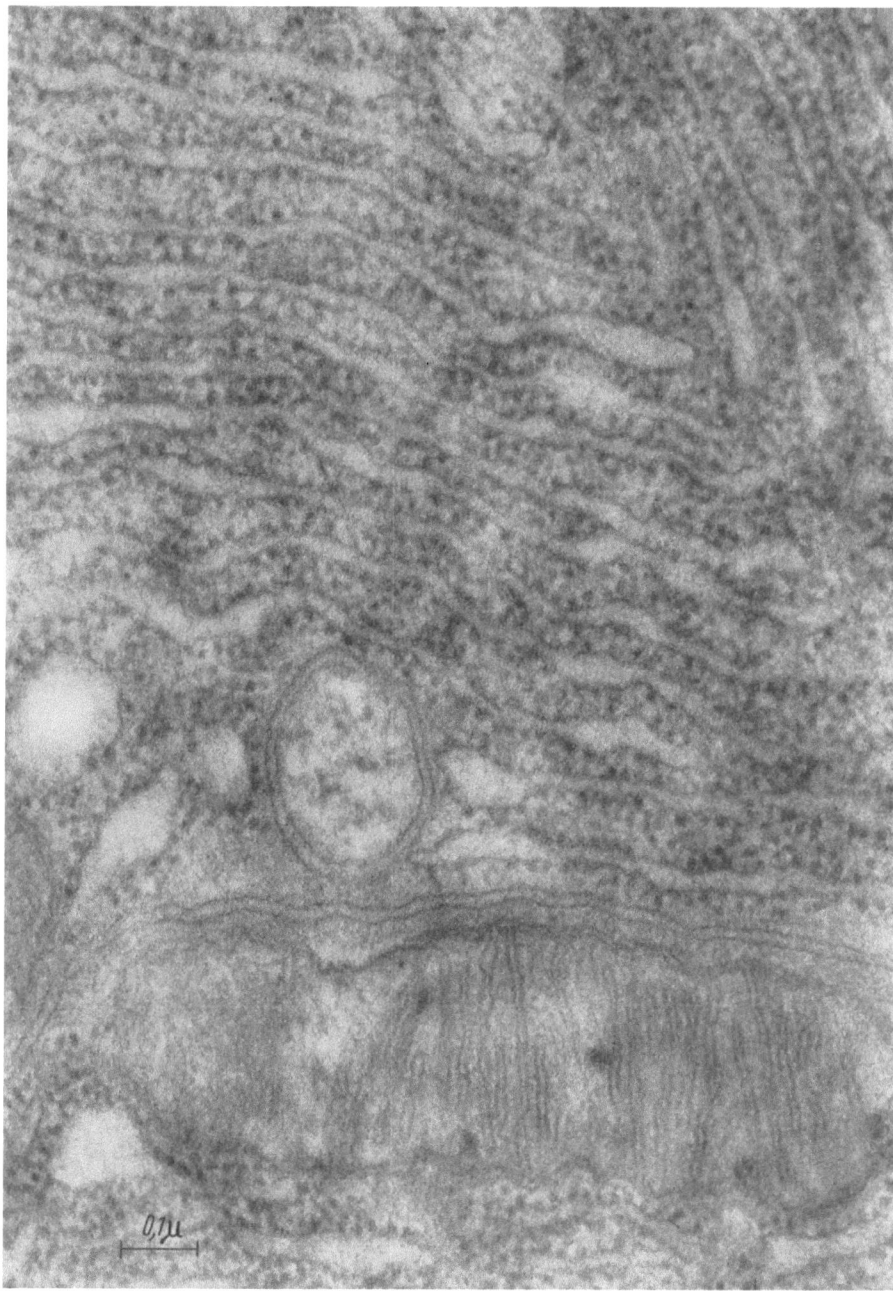

Abb. 61. Typisches Ergastoplasma mit Membranen, RNS-Granula und Zisternen aus einer Pankreaszelle; im unteren Teil des Bildes ein Mitochondrium. Vergr. 105000 ×. (Von F. S. SJÖSTRAND zur Verfügung gestellt.

Die Granula der rauhwandigen Form des endoplasmatischen Reticulums wurden durch die Untersuchungen von PALADE (1953) als eigene cytoplasmatische Partikeln erkannt. Diese sehr elektronendichten Granula haben einen Durchmesser von ∼ 100—150 Å und sind mit *Ribosomen* identisch. Formieren sich mehrere

Ribosomen zu einer Einheit höherer Ordnung, so werden sie als *Polysomen* bzw. Polyribosomen bezeichnet. Bei Zellen mit gut ausgebildetem endoplasmatischen Reticulum besetzen diese Ribosomen oder Palade-Granula[1] die Außenseite der

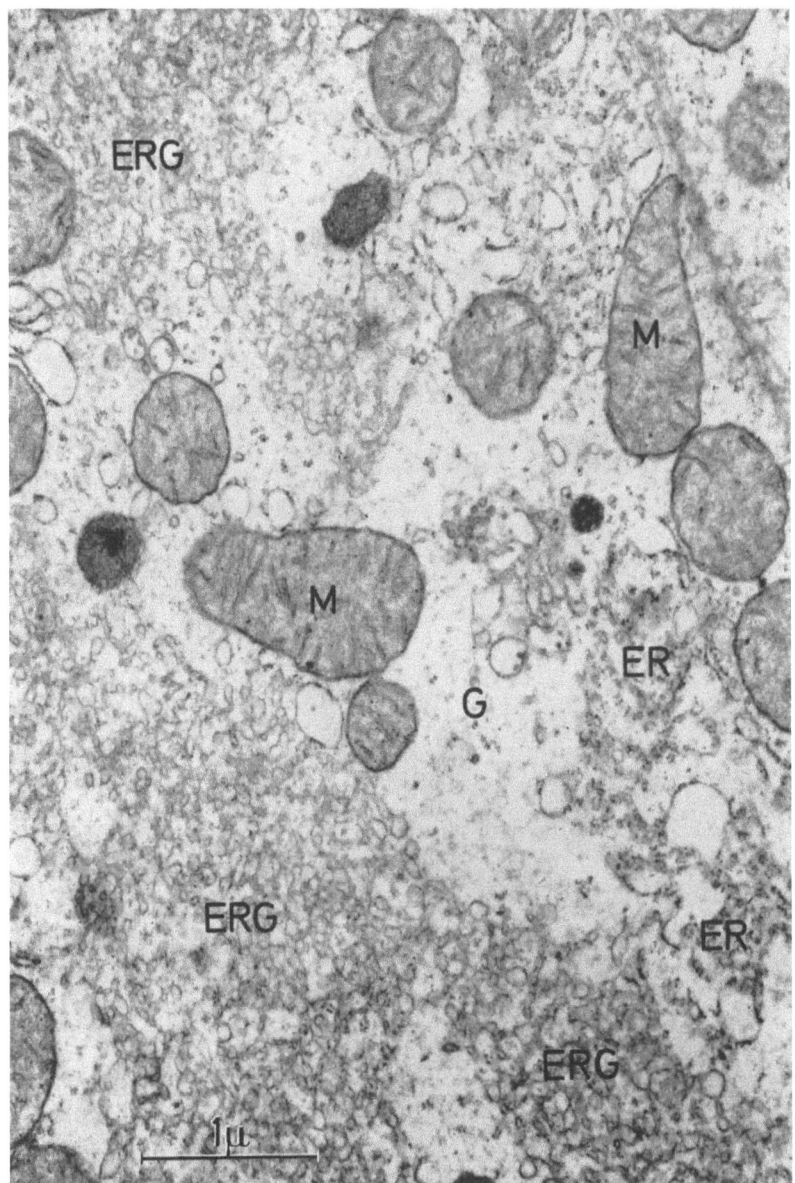

Abb. 62. Lebergewebe in der Initialphase nach Buttergelbvergiftung. Proliferation von glattem endoplasmatischen Reticulum (ERG), Reste von Ergastoplasma (ER), Mitochondrien (M). Vergr. 24000×. (Von Dr. G. Hübner zur Verfügung gestellt)

Membranen in regelmäßigen Abständen von 80—150 Å, oft in hexagonaler Anordnung[2] (Abb. 63, 64). Da diese granulabesetzten Membranen lichtmikroskopisch dem basophilen Teil der Zellen entsprechen, und da Garnier (1899) für

---

[1] Bernhard, Gautier und Rouiller 1954.   [2] Palade und Siekevitz 1956.

diese an serösen Drüsen mit Sekretion beobachteten Strukturen den Namen Ergastoplasma geprägt hat, erscheint es zweckmäßig, diese Form des endoplasmatischen Reticulums auch im elektronenmikroskopischen Bild mit dem Namen *Ergastoplasma* zu belegen, zumal diese Bezeichnung einen Hinweis auf die Funktion dieser Strukturen ergibt, während der Ausdruck endoplasmatisches Reticulum

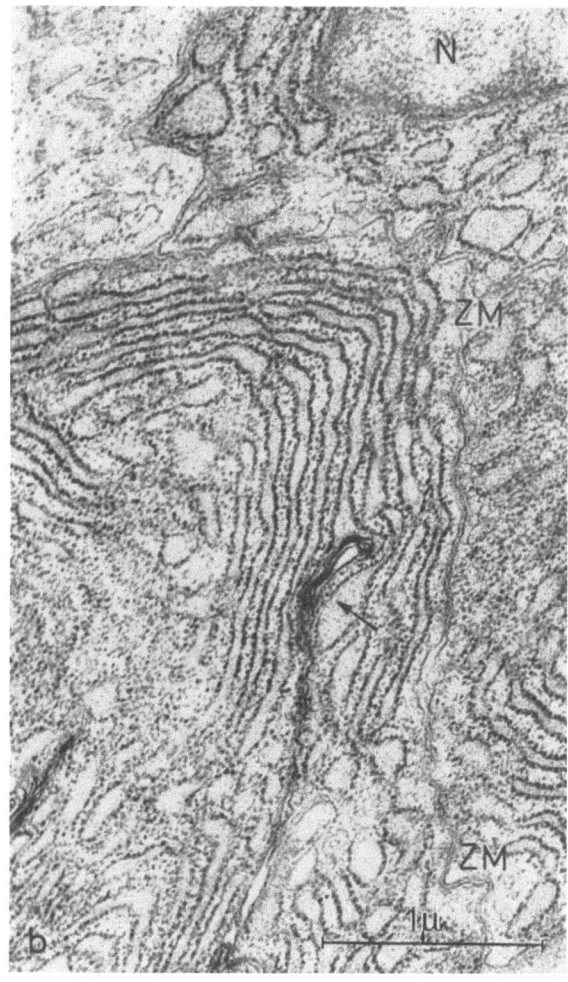

Abb. 63. Ausschnitte aus Plasmazellen. Parallel gerichtetes gestapeltes Ergastoplasma (*ER*) mit dunklem Zisterneninhalt. Zisternen z.T. kolbenförmig erweitert. Zu Myelinstrukturen abgebaute Mitochondrien →. Die *ER*-Zisternen sind stark erweitert und mit dem synthetisierten Protein angefüllt. Glutaraldehyd und OsO₄-Fixation. Eponeinbettung, Bleihydroxydkontrastierung. (Aufnahme: Dr. R. MARX.) Vergr. 30000×.

rein morphologisch beschreibend und nicht ganz zutreffend ist[1]. Trotzdem halten wir es für richtig, die eingeführte Bezeichnung *endoplasmatisches Reticulum* für das gesamte System der mit Palade-Partikeln besetzten Membranen und für die glatten Membranen und die davon begrenzten Räume beizubehalten. Als Ergastoplasma im engeren Sinne ist danach nur das Membransystem, an dessen Begrenzungsmembranen Palade-Partikeln angelagert sind, zu bezeichnen. Die Anteile des endoplasmatischen Reticulums mit glattwandigen Membranen,

---

[1] Siehe auch PALADE 1956, HAGUENAU 1958 und MILLER 1959.

wie sie z. B. in der Muskulatur anzutreffen sind (Abb. 65), werden im Schrifttum zu ihrer Charakterisierung „sarcoplasmic reticulum"[1] oder „sarcotubular
system"[2] genannt, obwohl eine Analogie mit dem endoplasmatischen Reticulum

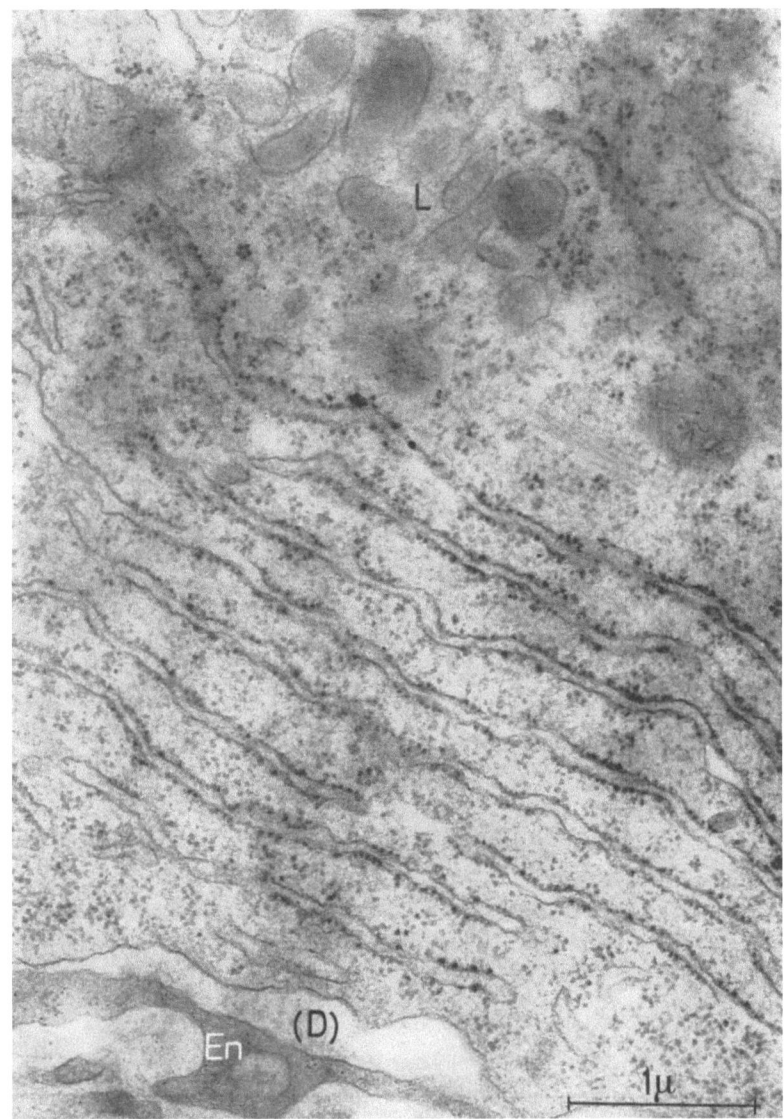

Abb. 64. Parallel angeordnetes Ergastoplasma (*ER*) in der Peripherie einer menschlichen Leberzelle bei Intoxi-
kation (Arzneimittel). Gruppe von Lysosomen (*L*). Microvilli des Disséschen Raumes (*D*) verschwunden. Endothel
(*En*) einer Blutcapillare. OsO₄-Fixation, Eponeinbettung, Bleihydroxydkontrastierung. (Biopsiematerial von
Dr. Beck und Dr. Bianchi, Freiburg/Br. zur Verfügung gestellt). Vergr. 25000 ×.

anderer Zellen besteht. Es liegt kein Grund vor, bei dieser Form nicht von
endoplasmatischem Reticulum mit glatten Membranen zu sprechen.

Liegen die Membranen des Ergastoplasmas streng parallel zueinander, so daß
im Schnittbild der Eindruck einer lamellären Anordnung entsteht, so spricht
man von „organisiertem Ergastoplasma"[3] (Abb. 66). Diese Form sehen wir z. B.

[1] Porter 1956, Porter und Palade 1957, Porter 1961.
[2] Andersson 1957/59.   [3] Howatson und Ham 1955.

in eiweißsezernierenden Drüsen. Auch die lichtmikroskopisch als Nissl-Schollen bezeichneten Strukturen in den Nervenzellen des Gehirns stellen sich elektronenmikroskopisch als Membranen mit angelagerten Ribosomen dar, wobei in den intermembranösen Räumen freie Ribosomen, oft in Polysomenkonfiguration, zu finden sind (Abb. 67). Sind die Ergastoplasmamembranen konzentrisch geschichtet, so entsteht das Bild des Nebenkerns[1]. Dieses Bild des Nebenkerns, der aus den Membranen des endoplasmatischen Reticulums gebildet wird, darf nicht verwechselt werden mit der dichten Lagerung von Mitochondrien im Schwanz von Sperma-

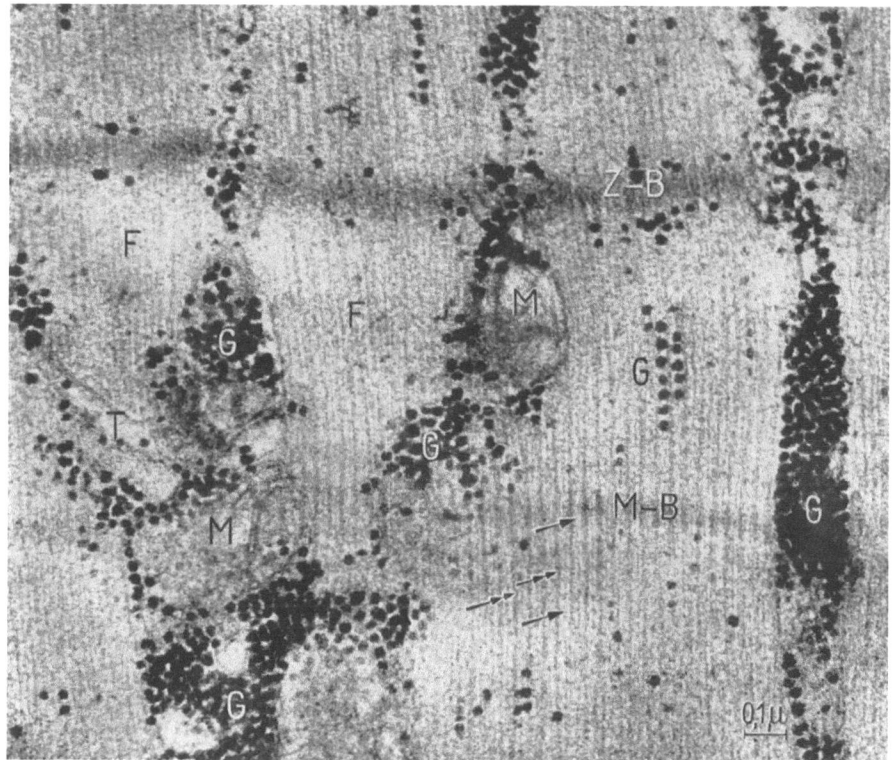

Abb. 65. Glykogenablagerungen (G) in den Räumen zwischen den Muskelfilamenten und innerhalb von Muskelfibrillen (F). Das Glykogen (G) hüllt die Mitochondrien (M) ein. Eine in die Filamente einstrahlende Triade (T) des tubulären Systems. Aktinfilament →, Myosinfilament →. Z-Band (Z-B), M-Band (M-B). Menschlicher Skeletmuskel. OsO₄-Fixation, Eponeinbettung, Bleihydroxydkontrastierung. Vergr. 80000 ×.

tozoen[2], die ebenfalls als „Nebenkern" bezeichnet werden. Solche konzentrisch angeordneten Strukturen wurden erstmals als „formation center" beschrieben[3]. Ähnliche Strukturen wurden in Nervenzellen, entsprechend den Nissl-Schollen, gefunden[4]. Auch in Fettgewebszellen wurden neben parallelen Membranen konzentrisch geschichtete Membranen mit 250 Å großen Granula beobachtet, die als „phospholipid bodies" beschrieben wurden, aber in das endoplasmatische Reticulum kontinuierlich übergehen[5]. Ein besonders ausgeprägter Nebenkern konnte im Neuron und in den Hypophysenvorderlappenzellen beobachtet werden. In der Regel scheinen im Nebenkern neben typischen geschichteten Ergastoplasmamembranen auch glatte Membranen des endoplasmatischen Reticulums kontinuierlich ineinander überzugehen[6]. Die glatten Membranen des Nebenkerns können

[1] HAGUENAU 1958.   [2] RIS 1959.   [3] WEISS 1953.
[4] PALAY und PALADE 1955.   [5] BRADBURY und MEEK 1958.   [6] HAGUENAU 1958.

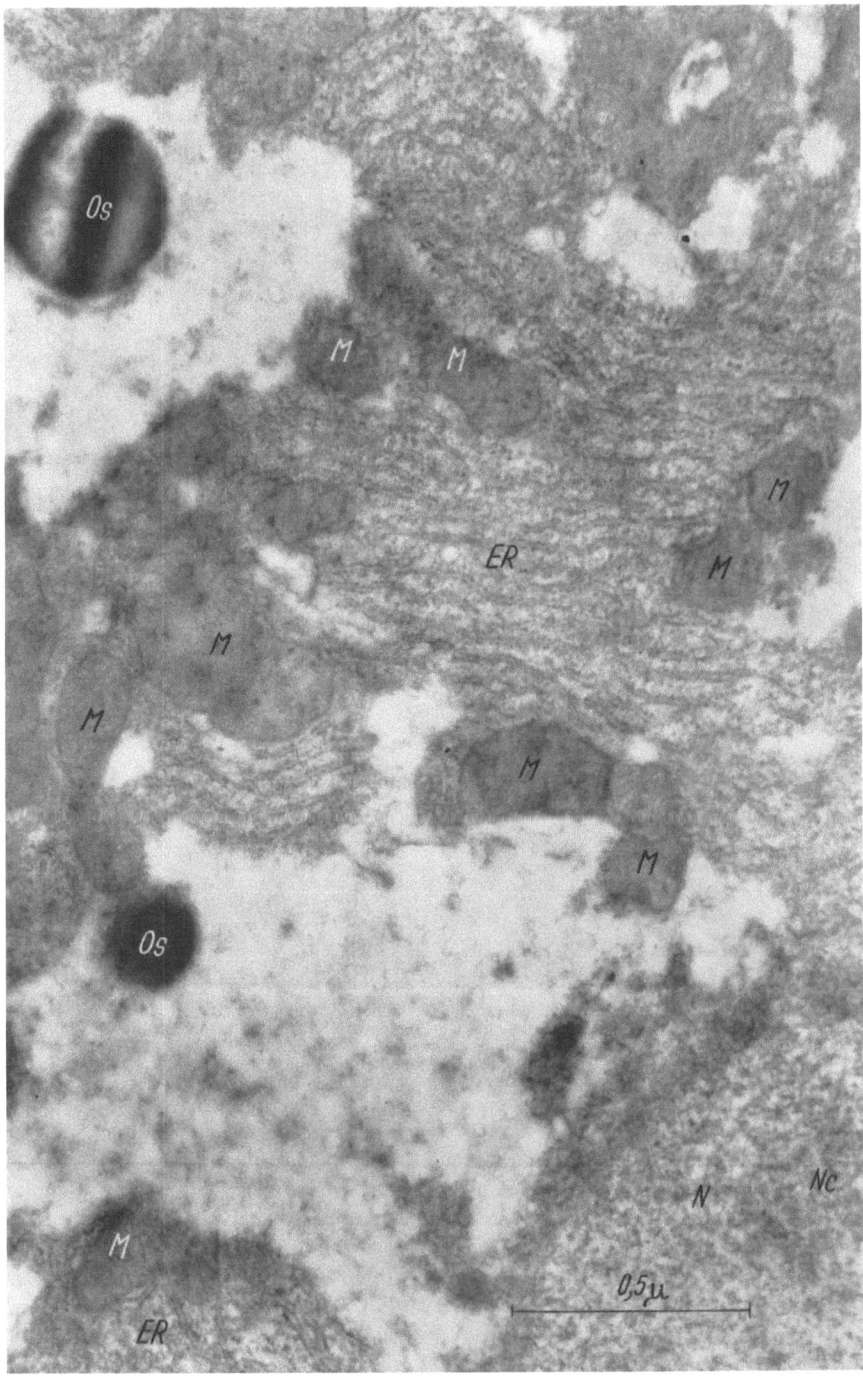

Abb. 66. Leberparenchymzelle 15 Tage nach Diäthylnitrosamin (14,25 mg). Das Ergastoplasma (*ER*) in unmittelbarem Kontakt zu den Mitochondrien (*M*). Lipidtropfen (*Os*) Zellkern (*N*) mit Anlagerung dichter Stoffe an der Kernmembran. Vergr. 32000×. (Nach MÖLBERT, HILL, und BÜCHNER 1962.)

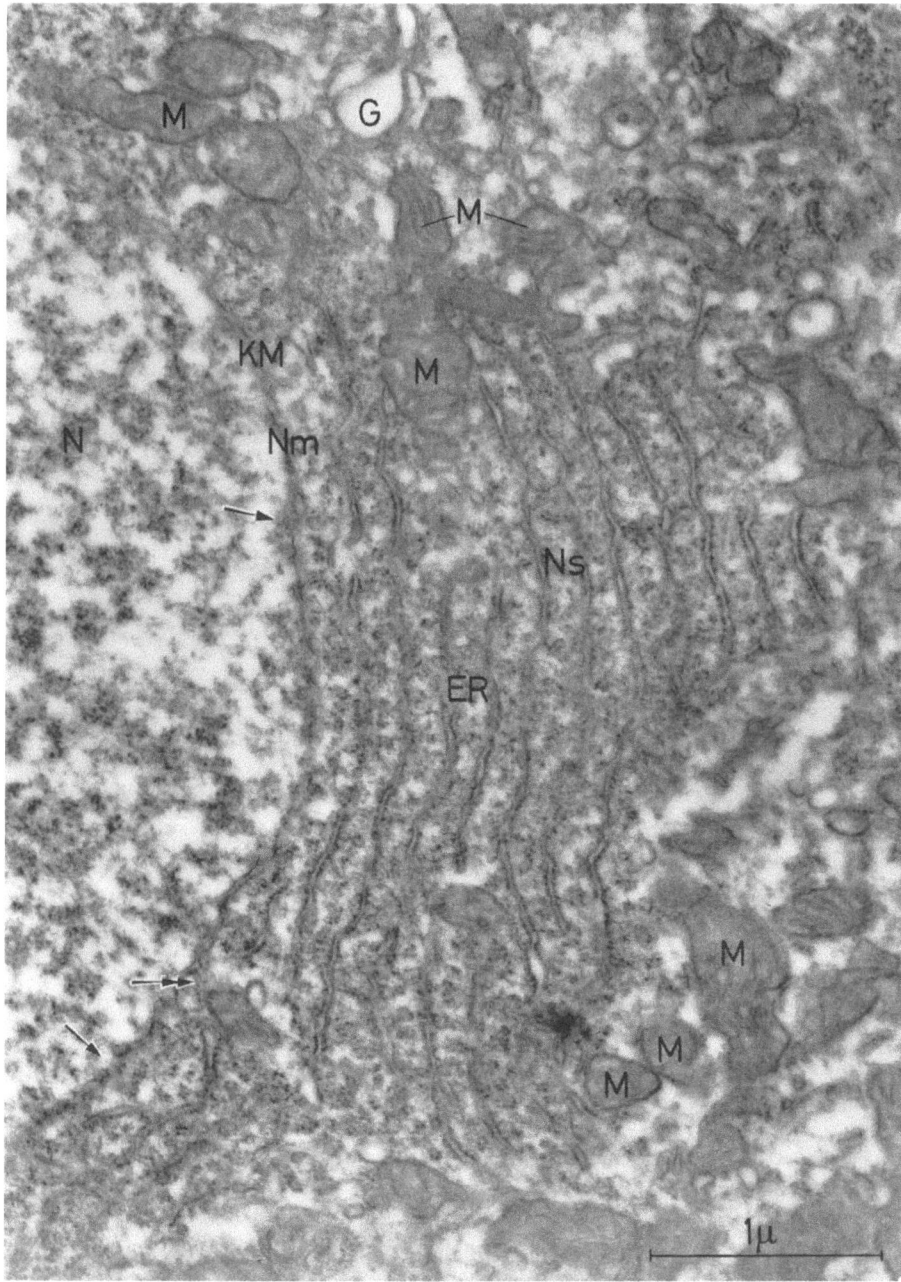

Abb. 67. Ausschnitt aus einer Purkinjezelle des Kaninchenkleinhirns. Kernmembran (*Km*) mit Poren →. Äußere Kernmembran kontinuierlich in die *ER*-Membranen übergehend ⇥. Mitochondrien (*M*) klein, umschließen das als Kernkappe ausgebildete endoplasmatische Reticulum (*ER*). intramembranöse Räume (*Ns*), Golgi-Vacuole (*G*). OsO$_4$-Fixation, Methacrylateinbettung, unkontrastiert. (Aufnahme: Dr. NIKLOWITZ.) Vergr. 32 000 ×.

sekundär mit Palade-Partikeln besetzt werden. Es handelt sich hierbei um eine sekundäre Neubildung von endoplasmatischem Reticulum, da im hypertrophierten Herzmuskel eine solche Bildung vereinzelt beobachtet werden konnte. Ähnliche konzentrisch geschichtete Strukturen, die lichtmikroskopisch eine Basophilie zeigten, konnten in Flußkrebsspermatocyten[1] während der Prophase beobachtet werden. Sie werden als ellipsoide glatte Lamellen oder als „tubulate lamellar system" beschrieben. Während der Prophase der Meiosis finden sich neben diesen „tubulate lamellar bodies" „annulate lamellae"[1]. Am Nervengewebe wurden neben einem Ergastoplasma, den „reticular" Nissl-Schollen, auch „areticular" Nissl-Schollen aufgefunden, die eine kompakte Masse von Partikeln mit verschieden dichtem Inhalt darstellen. Obwohl diese Strukturen sich lichtmikroskopisch durch eine starke Basophilie auszeichnen, sind keine Palade-Granula zu beobachten. Es kann vermutet werden, daß es sich bei diesen Strukturen um proteingebundene Ribonucleinsäure handelt[2].

II. Das Vorkommen.

Ein endoplasmatisches Reticulum konnte in allen Zellen mit Ausnahme von reifen Erythrocyten nachgewiesen werden. Allerdings sind in der Ausbildung des endoplasmatischen Reticulums je nach Herkunft der Zellen große Unterschiede zu beobachten. Die weitaus umfangreichste Ausbildung eines Ergastoplasmas findet sich in eiweißbildenden Zellen. Über seine Erstbeschreibung in den verschiedenen Parenchymzellen gibt die folgende Tabelle einen Überblick:

Tabelle. *Ergastoplasma in Organ- und Einzelzellen.*

Organ	Literatur
Pankreas	Weiss 1953, Sjöstrand und Hanzon 1954, Chauveau, Gautier, Moulé und Rouiller 1955, Watanabe 1955, Jungqueira und Hirsch 1956, Palade 1956, Haguenau 1958, Miller 1959
Speicheldrüse	Bernhard 1952, Gautier und Diomede-Fresa 1953, Palade und Porter 1953, Jungqueira und Hirsch 1956, Haguenau 1958
Speicheldrüse der Drosophila-Larve	Gay 1956
Plasmazellen	Braunsteiner, Fellinger und Pakesch 1953, Palade 1956, Watanabe, Takanatsu und Osano 1956, Dohi, Hanaoka und Amano 1957, Wellensiek 1957, Stoeckenius 1957/1959, Amano 1958
Leber	Palade 1952—1955, Chauveau, Gautier, Moulé und Rouiller 1955, Fawcett 1955, Littlefield 1955, Bernhard und Rouiller 1956, Haguenau 1958
Schilddrüse	Braunsteiner, Fellinger und Pakesch 1953, Dempsy und Peterson 1955, Wissig 1956, Ekholm und Sjöstrand 1957, Nive 1965
Langerhanssche Inseln	Ferreira 1957
Hypophyse	Farquhar und Rinehart 1954, Haguenau 1958
Parathyreoidea (Maus)	Ekholm 1957
Prostata	Braunsteiner, Fellinger und Pakesch 1955
fetales Nebennierenmark (Mensch)	Ross, Pappas, Lanman und Lind 1958
Nebennierenrinde (Maus)	Mölbert und Arnesen 1960
Jejunum	Palade 1952, Zetterquist 1956, Helander und Ekholm 1959
Tubulusepithel der Niere	Rhodin 1954

---

[1] Ruthmann 1958.   [2] Smith 1959.

Tabelle. *Ergastoplasma in Organ- und Einzelzellen* (Fortsetzung)

Organ	Literatur
Nierenkulturzellen	PALADE und PORTER 1954
Eileiter (Huhn)	HENDLER, DALTON und GLENNER 1957
Placenta (Mensch)	WISLOCKI und DEMPSEY 1955, BARGMANN und KNOOP 1959, SCHIEBLER und KNOOP 1959
Makrophagen	PALADE und PORTER 1954, PALADE 1955/56
Promyelocyten	WATANABE 1954, MILLER 1956
Granulocyten Milz	PALADE 1955
Lymphocyten Milz (Hühnchen)	PALADE 1955
Monocyten Milz (Hühnchen)	PALADE und PORTER 1954
Leukocyten Blut	BERNHARD 1955, BRAUNSTEINER, FELLINGER und PAKESCH 1957
Nervenzellen	PALAY und PALADE 1955, NIKLOWITZ 1962
Nervenzellen (Wirbellose)	DE ROBERTIS 1954, DE ROBERTIS und BENNETT 1955
Herzmuskelendothelzellen	PALADE und PORTER 1954
Alveolarzellen Lunge	POLICARD, COLLET und PREGERMAIN 1959
glatte Muskelzellen Uterus	SHOENBERG 1958
Fibroblasten	JACKSON 1956
Osteoblasten	SCOTT und PEASE 1956, SHELDON und ROBINSON 1957, KNESE und KNOOP 1958
Knorpelzellen während Differenzierung	HAY 1958
Basalzellen Epidermis	SELBY 1955
Spermatiden während Reifung	PALADE 1955, CLERMONT 1956, DE ROBERTIS und RAFFO 1957
Eizellen (Wirbellose)	REBHUN 1955
Oocyten (Amphibien)	GALL 1956
Oocyten (Seeigel)	AFZELIUS 1955/1957
Carcinomzellen	HAGUENAU und BERNHARD 1955, DALTON und FELIX 1956, HAGUENAU 1958
Lebercarcinom	HOWATSON und HAM 1955
Ehrlich-Ascites-Tumor	SELBY, BIESEL und GREY 1956
ROUS' Tumorzellen	EPSTEIN 1957

Ein endoplasmatisches Reticulum im engeren Sinne, also ohne Anlagerung von RNS-haltigen Granula, findet sich z.T. mit speziellen Strukturformen unter anderem in steroidproduzierenden Zellen und bei quergestreiften Muskelzellen (vgl. [1]). Sowohl im Skeletmuskel des Säugers [2], von Insekten [3], der Vorhofmuskulatur der Taube [4], und in der Herzmuskelzelle [5] läßt sich ein tubuläres System beobachten.

In pflanzlichen Zellen konnte in beschränktem Umfange ein endoplasmatisches Reticulum gefunden werden [6]. Ein typisches, gut ausgebildetes Ergastoplasma, das in allen Strukturkomponenten mit dem endoplasmatischen Reticulum animaler Zellen übereinstimmt, konnte in der Erbsenwurzelspitze beobachtet werden [7]. In Maiswurzelzellen konnte ein glattes endoplasmatisches Reticulum festgestellt werden, das einerseits in direkter Verbindung mit der Kernmembran, andererseits mit der Zellmembran in Verbindung steht und sogar durch die

[1] FAWCETT 1965.
[2] BENNETT 1956, EDWARDS, RUSKA, SANTOS und VALLEJO-FREIRE 1956, PORTER und PALADE 1957, ANDERSSON-CEDERGREN 1959.
[3] BENNETT und PORTER 1953, EDWARDS und Mitarbeiter 1956, PORTER 1956.
[4] FAWCETT und SELBY 1958.   [5] LINDNER 1957, POCHE 1958, MÖLBERT 1958/59.
[6] HODGH, MCLEAN und MERCER 1956, PORTER und PEACHAY 1957, HODGE, MARTIN und MORTON 1957, SAGER und PALADE 1957, HEITZ 1957.
[7] SITTE 1957/58.

Zellmembran hindurch mit der Nachbarzelle verbunden ist. Damit scheint das endoplasmatische Reticulum bei diesen Pflanzenzellen ein Teil eines intercellulären Systems zu sein[1]. Zu gleichen Ergebnissen führten Untersuchungen an der Zwiebel und am Knoblauch[2].

III. Die strukturellen Komponenten.

Vom morphologischen Aspekt aus betrachtet, gliedert sich das endoplasmatische Reticulum in

1. die intracytoplasmatischen Membranen, 2. die Ribosomen oder Polyribosomen, also die einzeln oder in Gruppen auftretenden kleinen Granula, die den Membranen aufsitzen oder frei im Cytoplasma liegen, 3. die Zisternen zwischen den Membranen und 4. bei hochorganisiertem, endoplasmatischem Reticulum den intermembranösen Raum.

Je nach Funktion der Zelle liegen diese Bestandteile, die in ihrer Gesamtheit das endoplasmatische Reticulum darstellen, in verschiedener Ausprägung, Häufigkeit und Verteilung vor.

1. Die intracytoplasmatischen Membranen des endoplasmatischen Reticulums.

Die Membrankomponente des endoplasmatischen Reticulums (Cytomembran nach Sjöstrand) ist sehr variabel gestaltet. Sie stellt eine aktive Membran dar, mit einem charakteristischen Aufbau aus „unit-membranes" (Robertson). Durch diese Struktur, die als „porös" angesprochen werden kann und die einen niederen elektrischen Widerstand besitzt, können Wasser und Ionen hindurchgeschleust werden. Diese Membranen gliedern das Cytoplasma in Kompartimente auf, die aber weitgehend miteinander in Verbindung stehen, da die Membranen des endoplasmatischen Reticulums sowohl mit dem Golgi-Apparat als auch mit der Zell- und der Kernmembran in Verbindung stehen. Bennett[3] faßt unter dem Begriff des endoplasmatischen Reticulums alle Membranen einer Zelle, ausgenommen das Membransystem der Mitochondrien, zusammen.

In unserer Betrachtung der Zelle wollen wir den Begriff des ER enger fassen und nur zwei Formen von Membranen, die mit RNS-Granula besetzten Membranen und die glatten organisierten Membranen, als dem ER zugehörig ansehen. Jedoch ist im Auge zu behalten, daß sowohl die Zellmembran mit ihren Bildungen wie Pinocytosebläschen, wie auch die vesiculären Membranen des Golgi-Apparates[4] sich in Membranen des ER einfügen können, andererseits Membranen des ER auch mit anderen Zellstrukturen verschmelzen können.

Ferner besteht zwischen den mit Ribosomen besetzten Membranen und der Kernmembran eine Kontinuität[5] dergestalt, daß die Bildungen der Membranen, seien sie nun parallel oder wirbelförmig angeordnet, immer ihren Ausgang von der äußeren Kernmembran nehmen, also dem cytoplasmawärts gerichteten Anteil der Kernmembran. An den Speicheldrüsenzellen hungernder und dann wieder gefütterter Mäuse konnte die Kontinuität zwischen Kernmembran und ER ebenfalls aufgezeigt werden[6]. Porter wies 1961[7] nach, daß in den sich differenzierenden Zellen eine weitaus geringere Zahl von Verbindungen zwischen Kernmembran und ER besteht, als in meristematischen Zellen. Damit bilden die Membranen des ER ein System, das den perinucleären Raum mit dem extracellulären Raum verbindet. Dieses System ist aber nicht einheitlich, weder in seiner Funktion noch in seiner strukturellen Zusammensetzung, noch in seiner Enzymausstattung. Auch

---

[1] Whaley, Mollenhauer und Kephart 1959.　　　[2] Porter und Machado 1960.
[3] Bennett 1965.　　　[4] Dalton und Felix 1954.
[5] Epstein 1957, Watson 1955, Whaley, Mollenhauer und Leech 1960, Mölbert 1960, Parks 1962, Merriam 1962, Behnke und Moe 1964, Lansing 1965.
[6] Parks 1962.　　　[7] Porter 1961.

seine Reaktion auf schädliche Einwirkungen ist unterschiedlich, und sogar die Auflösungszeichen dieser Membranen in abgestorbenen Zellen[1] sind verschieden.

Die mit Ribosomen besetzten Membranen dienen in erster Linie der Proteinsynthese (s. S. 353). Die glatten Membranen mit ihren vielfältigen Formen können den verschiedensten Funktionen dienen. Vermutlich sind sie generell in den Entgiftungsmechanismus der Zelle eingeschaltet. In steroidproduzierenden Zellen nehmen sie an der Neubildung von Steroiden teil. Ebenso scheinen sie am Glykogenstoffwechsel beteiligt zu sein. Als sarkoplasmatisches Reticulum oder tubuläres System durchsetzen sie die Zellen der Skeletmuskeln und des Herzmuskels und sind neben anderen speziellen Funktionen an der Reizübertragung und an der Steuerung der Kontraktion bzw. der Erschlaffung beteiligt.

2. Die Ribosomen.

Die Annahme, daß die RNS-haltigen Partikeln des endoplasmatischen Reticulums (Palade-Partikeln) aus dem nucleolären Material des Zellkerns stammen, scheint durch die morphologische Übereinstimmung der cytoplasmatischen und der nucleolären Granula gerechtfertigt[2]. Der interphasische Nucleolus zeigt eine homogene zentrale Region, die von einer granulären corticalen Schicht umgeben ist. Die Grana besitzen im Mittel einen Durchmesser von ca. 150 Å[3]. In Tumorzellen konnten innerhalb der Nucleoli dunkle Fibrillen und Partikeln in der Größenordnung von 40 Å beobachtet werden, die Ribosomen entsprechen sollen[4]. Die Auflösung des Nucleolus erfolgt in zwei Schritten: Zu Beginn erfolgt eine Auflösung des homogenen zentralen Materials, sodann dispergieren die 150 Å-Grana[3] (vgl.[5]). Die eigentliche Bildung der RNS erfolgt nach dem Prinzip der asymmetrischen-semikonservativen Vermehrung[6] (vgl.[7]). Seit der Entdeckung der Kernporen[8] (Abb. 68), wird diskutiert, ob die Granula durch die Kernporen in das Cytoplasma durchgeschleust werden. WATSON nimmt an, daß die großen Makromoleküle die Poren passieren können und direkt ins Cytoplasma wandern (vgl.[9]), während die kleineren Moleküle und anorganischen Ionen von der äußeren Kernmembran, welche einen Teil des endoplasmatischen Reticulums darstellt, aufgenommen werden. Allerdings konnten mit den üblichen Kontrastierungsmethoden in den Membranporen des Kerns keine RNS-Granula zur Darstellung gebracht werden[10]. Das Lumen dieser etwa 500 Å weiten Poren oder Tuben war zwar mit elektronendichtem Stoff angefüllt[11], zeigte aber nicht die dichte geformte Struktur der Granula. In neuerer Zeit konnte jedoch die Durchwanderung von RNS-Granula an den Speicheldrüsenzellen der Mücke dargestellt werden[12]. Darüber hinaus konnte an Amöben gezeigt werden, daß Ferritinpartikeln durch die Kernmembran hindurch in den Kern eingeschleust werden können. Es werden aber nur kleinere Partikeln, als sie der Pore entsprechen, hindurchgelassen.

MERRIAM (1959) konnte zeigen, daß die Poren der Kernmembran RNS nicht immer in granulärer Form enthalten. Damit steht er im Gegensatz zu WATSON (1959), welcher aufgrund neuerer Untersuchungen annimmt, daß die Kernporen von komplizierter Struktur sind und sowohl Kernmaterial wie cytoplasmatische Substanzen enthalten können. Typische RNS-Partikeln konnte er morphologisch nicht im „Porenkomplex" nachweisen. Er glaubt aber, daß der dichtere Inhalt der Kanalporen auf Chromatin beruht, da das dichte Material in der Pore keine Verbindung mit Bleihydroxyd eingeht. Die Begründung dieser Annahme stützt sich auf Untersuchungen von MOSES (1958), welcher an Salamanderkernen bei der Chromosomenbildung eine Anlagerung des chromosomalen, dichten Materials an die Kernmembran beobachtete, das einen ähnlichen morphologischen Aspekt wie die Kernporen ergab

[1] SCHLOTE und HANNEFORTH 1963.   [2] PORTER 1954.   [3] STEVENS 1965.
[4] MUNDKUR 1961.   [5] JONES 1965, SMELLIE 1965.
[6] WEISSMANN, BORST, BURDON, BILLETER und OCHOA 1964.   [7] SCHÄFER 1695.
[8] WATSON 1955.   [9] BANNACH und THOENES 1965.   [10] WATSON 1959.
[11] WISCHNITZER 1958.   [12] SWIFT und Mitarb. 1966.

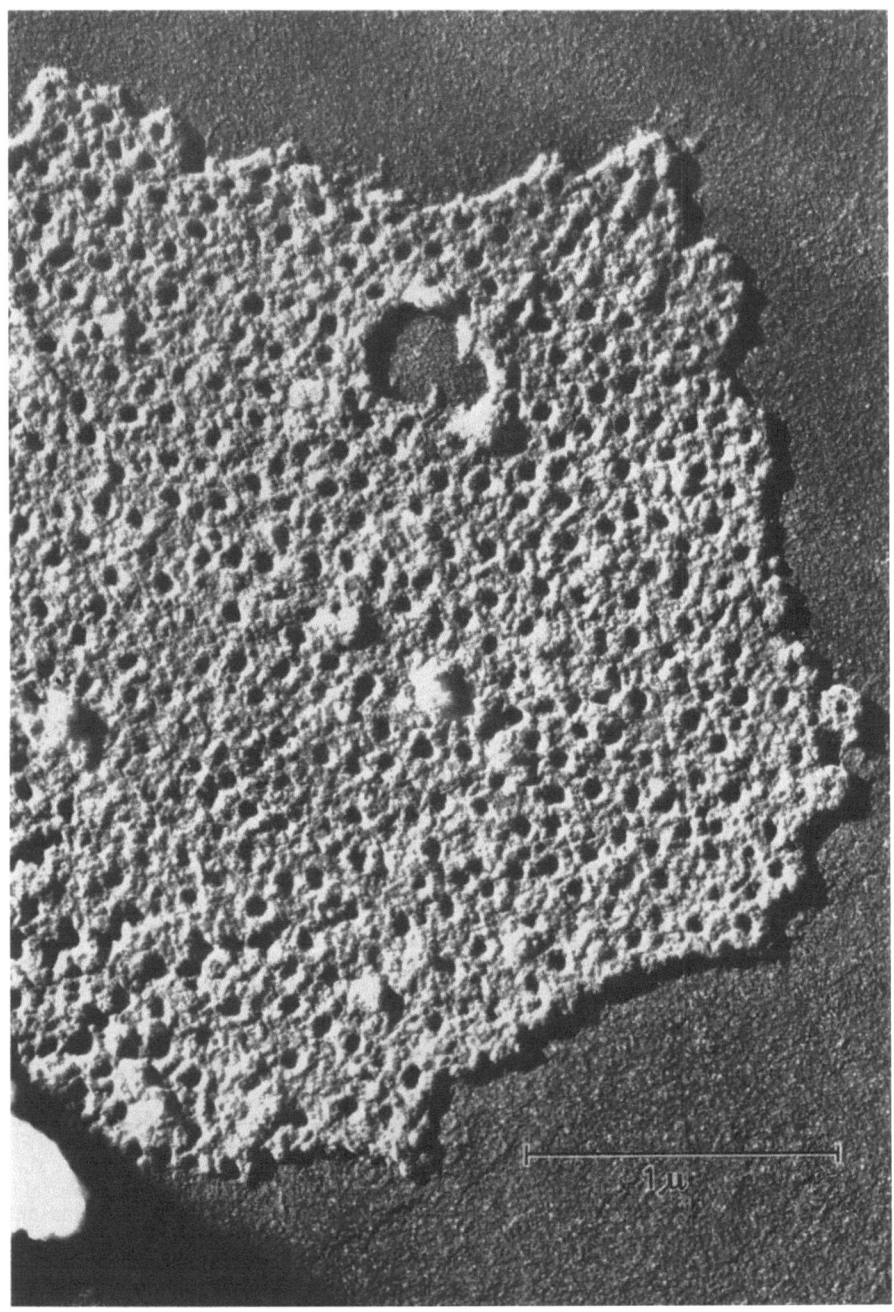

Abb. 68. Isolierte Zellkernmembran mit Poren. Schräg bedampft mit Gold-Palladium. Vergr. 42 000×.
(Von Dr. FRANKE, Freiburg, zur Verfügung gestellt).

Die Struktur des nucleolären Materials ist entweder homogen und amorph oder filamentös[1]. Vielleicht entspricht dem homogen amorphen Anteil die RNS und dem filamentösen Anteil die DNS. Möglicherweise erfolgt bei einer Durchwanderung der nucleolären Stoffe durch die Kernmembran eine Umwandlung derselben, da sicher angenommen werden kann, daß die Kernmembran, insbesondere die Kernporen, enzymatisch aktiv sind (Abb. 69, 70). Diese Kernporen stellen, an der Kernmembran von Amphibienoocyten untersucht[2], 1500 Å lange Hohlzylinder mit einer lichten Weite von 500 Å und einem Gesamtdurchmesser

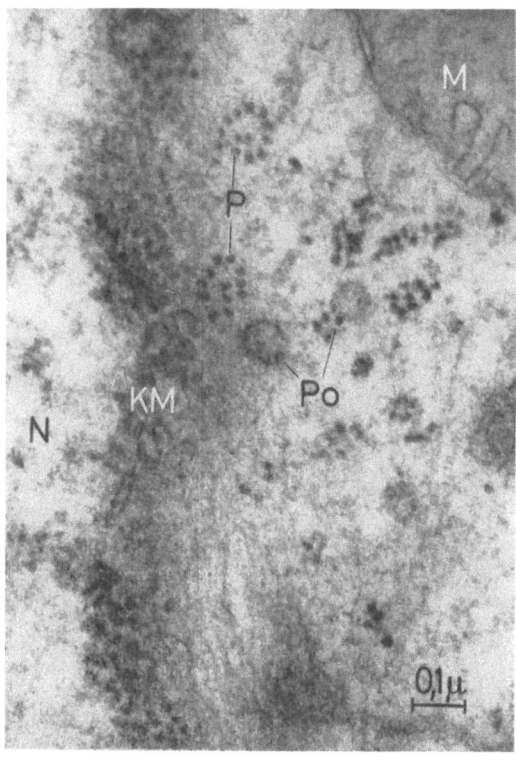

Abb. 69. Polysomenbildung (P) an der Kernmembran einer Nervenzelle der Katzengroßhirnrinde nach einer Serie von Elektrokrämpfen. Die Kernmembran (KM) dicht von granulärem Material durchsetzt. Kernporen (Po) Mitochondrium (M). Glutaraldehyd und OsO₄-Fixation, Eponeinbettung, Bleihydroxydkontrastierung. Vergr. 69 000 ×.

von 1000 Å dar. Die Wandstärke einer „tube" beträgt 250 Å. In dieser Wand konnte ein System von 8 Mikrozylindern dargestellt werden, die eine lichte Weite von 100 Å und eine Wandstärke von 50 Å besitzen. Es ist anzunehmen, daß dieses komplizierte System in der Kernmembran bestimmte Funktionen wahrnimmt. An den acidophilen Zellen der Hypophyse konnten etwa 800 Kernporen gefunden werden, die etwa 3 % der gesamten Oberfläche des Kerns ausmachen[3]. Eine hypothetisch angenommene Identität der Palade-Körnchen mit den Granula des Nucleolus konnte nicht auf direktem Wege (Verfolgung des Ausschleusungsvorganges durch die Kernporen) beobachtet werden, sondern jeweils nur durch indirekte Methoden. So konnte CASPERSON[4] durch die Ultraviolettabsorptionsmethode den Transfer von Kernmaterial in das Cytoplasma verfolgen. ALTMANN

---

[1] BERNHARD 1958.   [2] WISCHNITZER 1958.
[3] BARNES und DAVIS 1959.   [4] CASPERSON 1950.

(1955) diskutierte ausführlich die Ergebnisse, durch eigene Untersuchungen erweitert und ergänzt, die für eine Abgabe von Kernmaterial in das Cytoplasma
sprechen. An zentrifugierten Seeigeleiern konnte biochemisch eindeutig nachgewiesen werden[1], daß die von Palade beschriebenen Granula des Cytoplasmas
zur Hauptsache RNS enthalten. Allerdings wurde eine Identität der cytoplasmatischen RNS mit der Kern-RNS bezweifelt[2], vor allem deshalb, da bei Regeneration des Ergastoplasmas nach seinem weitgehenden Schwund durch Substratmangel oder Vergiftung keine Neubildung in Kernnähe, sondern in der Nähe

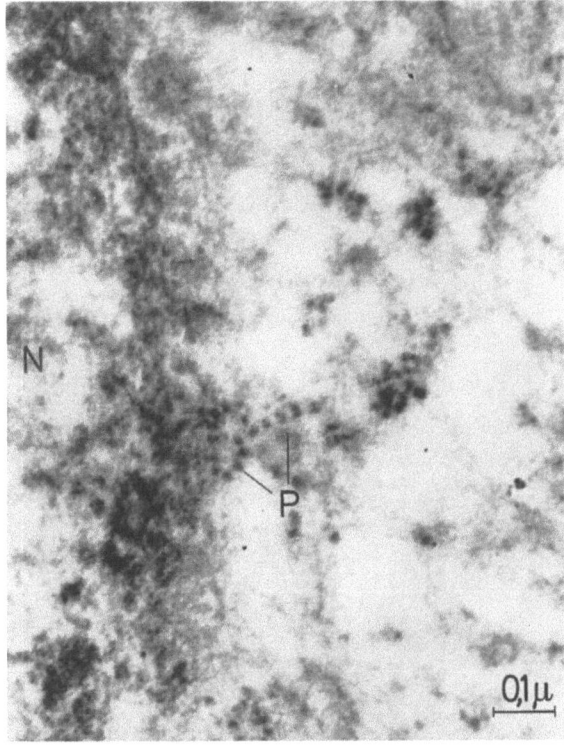

Abb. 70. Polyribosomenbildung an der Kernmembran einer Nervenzelle (Großhirnrinde der Katze) nach
Elektroreizung. Die Kernmembran mit dichtem granulärem Material durchsetzt. Im Cytoplasma einige
Polysomen (P). Glutaraldehyd und OsO$_4$-Fixation, Eponeinbettung, Uranylacetatkontrastierung. (Aufnahme:
U. P. Ketelsen.) Vergr. 80000 × .

der Zellmembran zu beobachten war. Jedoch konnte in neuerer Zeit gezeigt werden,
daß zu gewissen Stadien der Zelldifferenzierung das sich entwickelnde endoplasmatische Reticulum eine dichte Verbindung mit der Kernmembran besitzt[3]
oder die Membranneubildung direkt über „annulate lamellae" aus ihr hervorgeht
(s. S. 390). Die Identität der Messenger-RNS des Zellkerns und des Cytoplasmas
ist inzwischen durch biochemische und biophysikalische Untersuchungen eindeutig
bewiesen (vgl. Watson, 1965).

Nach Untersuchungen an kernhaltigen und kernlosen Teilen von Acetabularia[4] kann das Proteinsynthese-System auch ohne Kern funktionstüchtig sein,
solange Ribonucleinsäure in bestimmter Konfiguration anwesend ist. Allerdings
kann bei Alteration der Zelle nur bei Vorhandensein des Zellkerns die ursprüngliche

[1] Afzelius 1957.   [2] Barnes und Davis 1959.
[3] Behnke und Moe 1964.   [4] Stich und Plaut 1958.

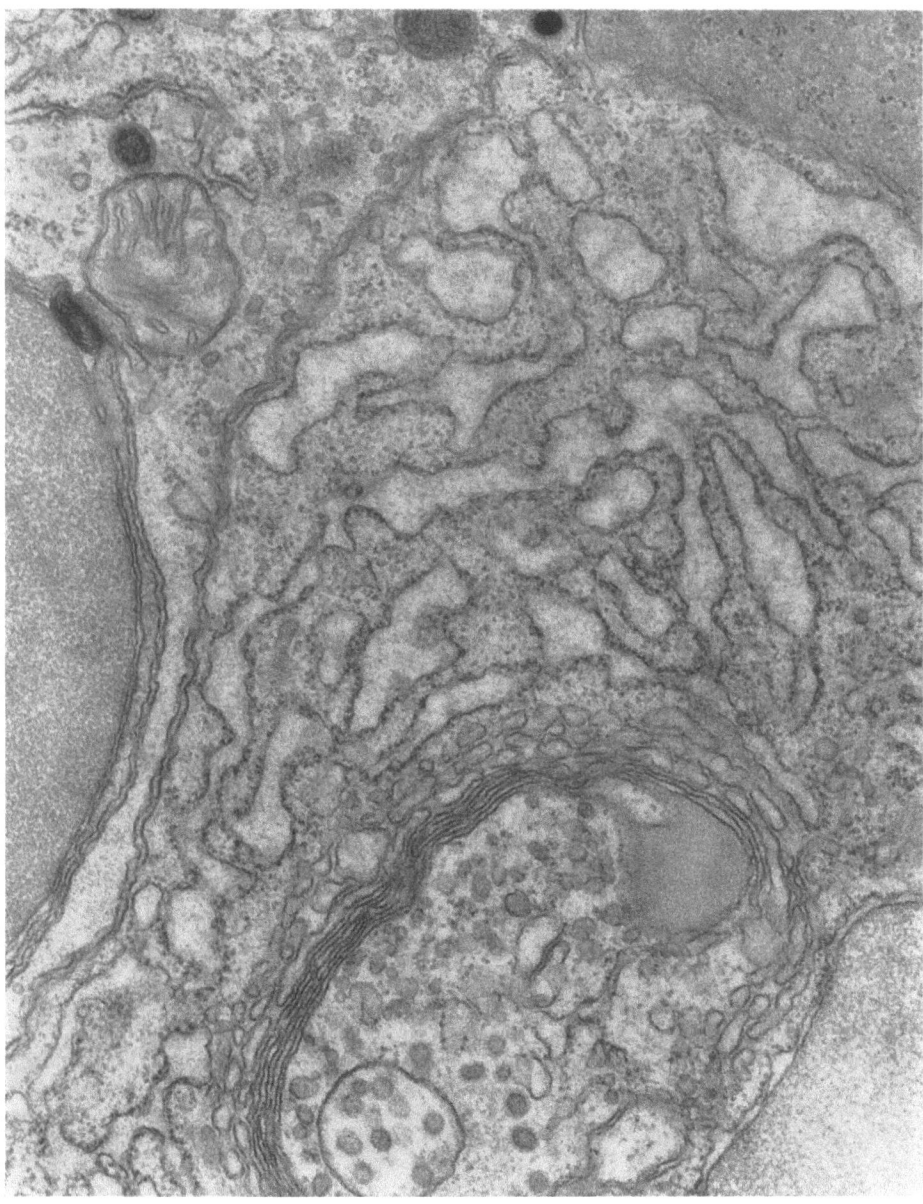

Abb. 71. Ausschnitt aus einer Plasmazelle mit erweitertem ER Mäusemilz. (Von F. MILLER zur Verfügung gestellt.) Vergr. 62 000 ×.

Proteinsynthese-Kapazität der Zelle wiedererlangt werden. Für diesen Vorgang ist die Messenger-Ribonucleinsäure verantwortlich.

Daß RNS in umgebauter, veränderter oder vielleicht auch unveränderter Form ins Cytoplasma übertritt, konnte sowohl aus biochemischen Daten wie auch durch den Einbau von radioaktiv markierten Vorläufern in die Kern-RNS und anschließende Abgabe dieser Substanz ins Cytoplasma verfolgt werden (vgl.[1]).

[1] OEHLERT 1959.

An Amoeba proteus konnte in autoradiographischen Untersuchungen gezeigt werden, daß die RNS-Synthese an das Vorhandensein des Zellkerns gebunden ist [1], und daß die Synthese der RNS an den Chromosomen bzw. im Nucleolus erfolgt [2].

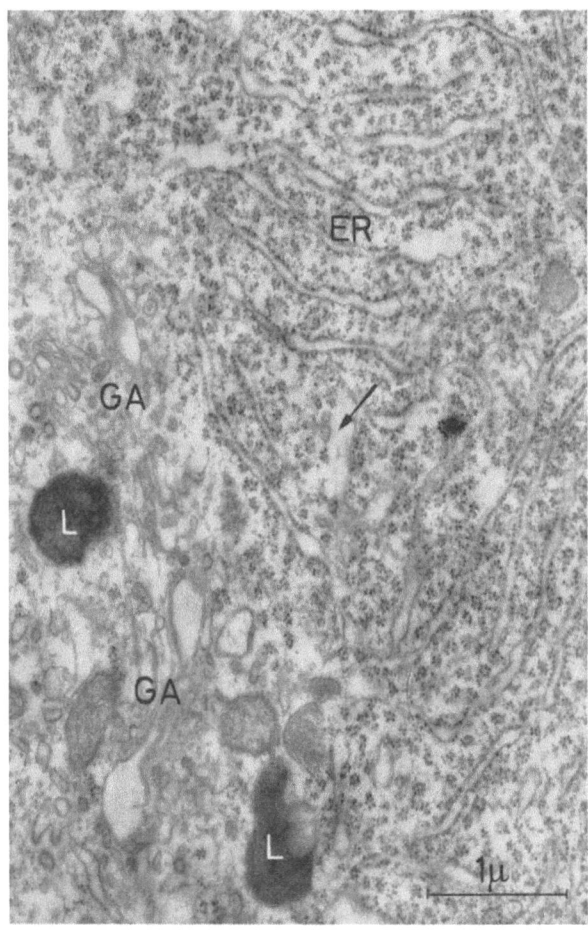

Abb. 72. Ausschnitt aus einer Nervenzelle des menschlichen Thalamus. Das Ergastoplasma (ER) in parallelen Reihen angeordnet. In den intermembranösen Räumen sternförmig oder spiralig angeordnete Polysomen (↗). Dicht dem ER anliegend ein großer Golgi-Apparat (GA) mit lebhafter Vesikelbildung. In unmittelbarer Nachbarschaft Lysosomen bzw. Pigmentkörper (L) mit dichten Substanzen. Glutaraldehyd-OsO₄-Fixation, Eponeinbettung, Bleihydroxydkontrastierung. (Biopsiematerial der Neurochirurgischen Univ.-Klinik Freiburg/Br.) Vergr. 20000×.

Die m-RNS ist heterogen und vermutlich in ihrem Molekulargewicht direkt abhängig von der zu übertragenden Information. Nach autoradiographischen Untersuchungen kann die Größe der Ribonucleinsäuresynthese für verschiedene Organe bestimmt werden [3]. Vergleicht man die Syntheserate mit Umfang und Ausbildung des Ergastoplasmas dieser Organe, so findet man eine weitgehende Übereinstimmung dieser beiden Größen. Das bedeutet, daß die Umsatzrate der RNS mit der Ausbildung des Ergastoplasmas einer Zelle weitgehend parallel verläuft.

[1] Brachet 1958, Prescott 1959.   [2] Goldstein und Micou 1959.
[3] Oehlert 1959.

3. Der Innenraum.

Der Innenraum des endoplasmatischen Reticulums wird von den glatten oder den rauhen (mit Granula besetzten) Membranen gegen das übrige Cytoplasma der Zelle abgegrenzt. In der Regel wird dieser zisternenartige Innenraum von einem homogenen Inhalt erfüllt[1] (Abb. 71). Ausnahmsweise kann aber der Inhalt des Ergastoplasmas auch weniger elektronendicht gegenüber dem umgebenden Cytoplasma erscheinen[2]. Im endoplasmatischen Reticulum von Osteoblasten konnte ein Inhalt mit starker Elektronenstreuung beobachtet werden[3], ferner im Ergastoplasma von Knorpelzellen[4]. Bei der exokrinen Pankreaszelle des jungen Meerschweinchens wurden[5] im Innenraum des endoplasmatischen Reticulums homogene Granula von 250—350 mμ Durchmesser gefunden, die in cisternalen Erweiterungen gelegen sind und als Sekretgranula angesprochen werden. Im Periblastem von Fischeiern werden intrazisternale Granula von 70 mμ Durchmesser gefunden[6]. Eine Beziehung zu den Zisternen des endoplasmatischen Reticulums wurde bei den Leukocytengranula der Promyelocyten beobachtet[7]. Es wird vermutet[8], daß diese Granula innerhalb des Ergastoplasmas gebildet werden.

In Plasmazellen aus den intestinalen Lymphknoten von Ratten konnte ein feinflockiger, mitteldichter Inhalt in den erweiterten Zisternen des Ergastoplasmas gefunden werden[9] (Abb. 71, 77), besonders ausgeprägt nach Sensibilisierung durch Typhus oder HX-19 Proteus[10]. Durch langsame Verdichtung der Inhaltsstoffe ergeben sich runde bis ovale, homogene Granula im Ergastoplasma.

4. Der intramembranöse Raum.

Bei hochorganisiertem Ergastoplasma finden sich im Zwischenraum zwischen den Membranpaaren des Ergastoplasmas Ribosomen, zum größten Teil als Polysomen, eingestreut. Die Polysomen scheinen dabei ebenfalls einen hohen Ordnungsgrad aufzuweisen und mit dem organisierten Ergastoplasma zu interferieren (Abb. 72).

IV. Zur Funktion des endoplasmatischen Reticulums.

Das endoplasmatische Reticulum stellt sich nach den bisherigen elektronenmikroskopischen Untersuchungen als ein Membransystem dar, das einmal die Zellmembran über das Cytoplasma mit der Kernmembran verbindet, zum andern die Grenzfläche zwischen zwei verschiedenen Phasen des Cytoplasmas darstellt. Somit ist es gleichzeitig ein Transportsystem innerhalb der Zelle, das sowohl quer zu den Membranen als auch entlang den Membranen transportiert und dadurch bestimmte Funktionen ausübt. Seine wichtigste Funktion ist aber in seiner Fähigkeit zur Stoffsynthese zu suchen.

1. Die Ribosomen.

Die Ribosomen sind die Organellen der Zelle, an denen die Proteinsynthese abläuft. Welche Vorstellungen heute über die Steuerung des proteinsynthetisierenden Systems der Zelle bestehen, ist dem Beitrag von Siebert in diesem Band zu entnehmen. In dieser Darstellung über die Proteinsyntheseorganellen des Cytoplasmas sollen die morphologischen Aspekte dieses Problems dargestellt werden.

Werden Rattenleberribosomen isoliert, so können in der Regel drei Arten von Ribosomen dargestellt werden: 1. Polyribosomen (oder Polysomen), die aus einem Strang von m-RNS und 5—12 Ribosomen bestehen; 2. Ribosomen, die sphärische Körper darstellen, MG $\sim 2,7 \times 10^6$, Dimension ~ 200 Å (im negative-

---

[1] Palade 1956. [2] Stoeckenius 1957.
[3] Sheldon und Robinson 1957, Bargmann und Knoop 1959.
[4] Zelander 1959. [5] Palade 1956, Palade und Siekevitz 1956. [6] Yamamoto 1965.
[7] Watanabe 1954, Miller 1956. [8] Miller 1956. [9] Wellensiek 1957.
[10] Stoeckenius 1957, Dohi, Hanaoka und Amano 1957, Amano 1958.

staining-Bild) und 3. die Untereinheiten der Ribosomen (vgl.[1]). Diese bestehen aus einer größeren 50-S-Komponente[2] (MG $\sim 1{,}8 \times 10^6$), deren RNS ein MG $\sim 1{,}2 \times 10^6$ hat und 20 spezifische Proteine enthält und einer kleineren 31-S-Komponente (MG $\sim 0{,}9 \times 10^6$). deren RNS ein MG $\approx 0{,}6 \times 20^6$ hat und 10 spezifische Proteine enthält. In Reticulocyten konnte beobachtet werden[3, 4], daß die Ribosomen erst als pentameres Polysom von 1500 Å Länge aktiv sind, da die monomeren Ribosomen an keine m-RNS angelagert sind (vgl.[4]). Freie Ribosomen scheinen inert zu sein und keine m-RNS zu besitzen, während die membrangebundenen Ribosomen Aminosäuren inkorporieren können und Messenger-RNS enthalten[5]. An Reticulocytenpolyribosomen ist die Zahl der s-RNS-Moleküle pro Ribosom 2, während die freien inaktiven Ribosomen nur 1 s-RNS-Molekül besitzen. Danach wird vermutet, daß am Ribosom zwei Bindungsorte für die Transfer-RNS[6] bestehen[7].

Die Ribosomen in der Konfiguration von Polysomen haben m-RNS[8] und bilden in der Regel eine Helix[9] (vgl.[10]). Bereits PALADE (1955) und WATSON (1959) fanden, daß die cytoplasmatischen Ribosomen eine lineare oder spiralige Anordnung zeigen. Die an die Membranen des endoplasmatischen Reticulums angelagerten Ribosomen liegen als Doppelreihen oder in Haufen oder auch spiralförmig vor[11, 12]. Für einige Zellen konnte die Konfiguration der Ribosomen an den Membranen genauer festgestellt werden. In mesenchymalen Zellen war eine pentaribosomale Anordnung zu finden[11], in Rettichwurzeln waren 15—17 Ribosomen pro Polysom zu sehen[13]. Im Pleuropneumonie-Agens A 5969 ist neben einer kubischen Anordnung von Ribosomen ein aus ca. 50 Partikeln bestehender Zylinder zu beobachten, der aus wendelartig angeordneten Ribosomen aufgebaut ist[14] und damit die längste bisher bekannte Helix darstellt (vgl.[15]). Die bisher bekannten Polyribosomen bestehen aus 15—17 Ribosomen. Bei der Synthese von Kollagen konnte in den Fibroblasten diese Zahl beobachtet werden[16], ferner in Endothelzellen[17]. Eine Übereinstimmung der Zahl der Ribosomen je Ribosomenspirale mit den durch fraktionierte Zentrifugierung erhaltenen Polyribosomen und dem Molekulargewicht der Polypeptideinheiten des synthetisierten Kollagenmoleküls konnte bisher noch nicht erzielt werden[13]. Dagegen standen die Polyribosomen von Reticulocyten, bei denen 15—17 Ribosomen pro Polysom separiert werden konnten in guter Übereinstimmung mit dem Protein-Molekulargewicht von 50 000[18]. In diesen Polysomen betrug der gegenseitige Abstand der Ribosomen, gemessen von Ribosomenzentrum zu Ribosomenzentrum, 275 Å. Diese das Hämoglobin synthetisierenden Ribosomen, die zu Polysomen geordnet sind, sind nicht an eine Membran gebunden, bilden daher auch kein Ergastoplasma, sondern bestehen aus Haufen von Ribosomen in entsprechender Anordnung, wobei ein feiner Faden von 10—15 Å zwischen den Ribosomen zu beobachten ist[19]. Die Reifung des

[1] SLAYTER, WARNER, RICH und HALL 1963, WATSON 1965.   [2] DASS und BAYLEY 1965.
[3] WARNER, KNOPF und RICH 1963, MARKS, RIFKIND und DANON 1963.
[4] GIERER 1963, WARNER und RICH 1964.   [5] HENSHAW, BOJARSKI und HIATT 1963.
[6] BROWN und LEE 1965.   [7] WARNER und RICH 1964.
[8] SLAYTER, WARNER, RICH und HALL 1963.
[9] WADDINGTON und PERRY 1963, MUNRO, JACKSON und KORNER 1964, HASELKORN und FRIED 1964, WARNER, KNOPF und RICH 1963, BEHNKE 1963.
[10] ECHLIN 1965.   [11] LEESON und LEESON 1965.
[12] WETTSTEIN, STAEHELIN und NOLL 1965.   [13] BONNETT und NEWCOMB 1965.
[14] MANILOFF, MOROWITZ und BARRNETT 1965.
[15] RICH, PENMAN, BECKER, DARNELL und HALL 1963.
[16] GOLDBERG und GREEN 1964.   [17] WEIBEL und PALADE 1964.
[18] MANILOFF, MOROWITZ und BARRNETT 1965, SLAYTER, WARNER, RICH und HALL 1963, WARNER, RICH und HALL 1962.
[19] SLAYTER, WARNER, RICH und HALL 1963. MARKS, RIFKIND und DANON 1963, BONNETT und NEWCOMB 1965, MATHIAS, WILLIAMSON, HUXLEY und PAGE 1964.

Erythrocyten ist jedoch nicht verbunden mit einer Abnahme von Polysomen, sondern die funktionelle Kapazität der Polyribosomen zur Inkorporation der Aminosäuren in Polypeptide sinkt entsprechend dem Reifestadium[1]. Die Zahl der Ribosomen pro Polysom ist abhängig vom Molekulargewicht des zu synthetisierenden Proteins[2] oder dessen Untereinheiten bzw. Polypeptidketten. Sollte dies zutreffen, so ist die Messenger-Ribonucleinsäure nicht einheitlich, sondern heterogen. Dies scheint tatsächlich für die Rattenleber zuzutreffen[3].

Im sich differenzierenden Muskel des Salamanders konnte die Synthese von Myofilamenten an „freien Ribosomen" beobachtet werden. Dabei werden die spezifischen Proteinmoleküle neu gebildet, die dann zu sichtbaren Myofilamenten polymerisieren[4].

Am Hepatom wurde die Prozentzahl der freien Ribosomen den gebundenen Polyribosomen der normalen Rattenleber gegenübergestellt. In den am stärksten entdifferenzierten Zellen, dem Novikoff-Hepatom, beträgt der Anteil der „gebundenen" Polyribosomen 0%. Die am wenigsten entdifferenzierten Hepatome 7787 und 7800 zeigten 40% aller Polyribosomen gebunden, während im normalen Lebergewebe der Anteil an gebundenen Polyribosomen 60—70% beträgt. Das embryonale unreife Gewebe zeigt ebenfalls kaum gebundene Polysomen. Jedoch inkorporieren diese freien Polysomen markiertes Leucin. Auf Grund dieser Befunde stellen die Autoren folgende drei Hypothesen zur Diskussion: 1. Die Proteinsynthese erfolgt an gebundenen Ribosomen des ER. 2. Die freien Partikeln sind eingeschaltet in die celluläre Proteinverarbeitung, den gebundenen Partikeln hingegen ist die Synthese von „Sekretprotein" vorbehalten. 3. Die freien Polyribosomen synthetisieren Protein für das Zellwachstum und die Proliferation, während die gebundenen Polysomen zelleigenes Protein synthetisieren[5]. Wie aus dem nächsten Abschnitt über die Beteiligung des Ergastoplasmas an der Proteinsynthese zu entnehmen ist, sind die aufgeführten Hypothesen der Proteinbildung keineswegs abgeklärt.

2. Das Ergastoplasma und das agranuläre endoplasmatische Reticulum.

Die Untersuchungen über die Morphologie der Proteinsynthese im Ergastoplasma waren zumeist als kombinierte biochemische und elektronenmikroskopische durchgeführt worden, da bei den früheren Methoden nur in beschränktem Umfange Aussagen über den funktionellen Zustand des Ergastoplasmas erhalten werden konnten.

In Verbindung mit den biochemischen Methoden konnten wertvolle Aufschlüsse über die Bedeutung dieser Strukturen für den Stoffwechsel der Zelle erhalten werden. Die mit der Ultrazentrifuge erhaltene und gut biochemisch definierte Mikrosomenfraktion[6] konnte durch kombinierte biochemische und elektronenmikroskopische Untersuchungen an Pankreas und Leber[7] zur Hauptsache aus Bruchstücken des Ergastoplasmas bestehend, erkannt werden. (Einige Verunreinigungen durch Membranen des Golgi-Apparates, der Zellmembran oder Bruchstücke anderer Organellen waren in geringem Prozentsatz in dieser Fraktion aufzufinden.) Die mit dem Ergastoplasma identische Mikrosomenfraktion[8] enthält runde Bläschen von 80—300 mμ Durchmesser, die von etwa 70 Å dicken Membranen umgeben sind. Der Oberfläche dieser Bläschen haften

---

[1] MARKS, RIFKIND und DANON 1963.   [2] ECHLIN 1965.
[3] CHAUVEAU, MOULÉ, ROUILLER und SCHNEEBALL 1962.   [4] HAY 1963.
[5] WEBB, BLOBEL, v. POTTER und MORRIS 1965.   [6] CLAUDE 1941—1946.
[7] PALADE und SIEKEVITZ 1956, SIEKEVITZ und PALADE 1958, BERNHARD, GAUTIER und ROUILLER 1954.
[8] SLAUTTERBACK 1953.

die Granula an, deren Durchmesser etwa 150 Å beträgt. Der Inhalt dieser Bläschen hat eine verhältnismäßig hohe Elektronendichte. Vom Ergastoplasma gebildete geformte Produkte finden sich in der Mikrosomenfraktion entsprechend der Funktion des aufgearbeiteten Organs[1]. Der Enzymgehalt dieses Homogenates des Ergastoplasmas nimmt mit kleiner werdender Teilchengröße ab, während der Ribonucleinsäuregehalt durch Anhäufung der Palade-Partikeln zunimmt.

Mikrosomen aus dem Pankreas enthalten viel RNS in der Bläschenfraktion und im Verhältnis hierzu wenig Phospholipide und Hämochromogen. Viel Protein findet sich in der Membranfraktion. Die postmikrosomale Fraktion enthält fast nur RNS. Dabei ist das Verhältnis Ribonucleinsäure zu Protein-Stickstoff wie 1 zu 2[1]. In der membranfreien Subfraktion konnte bei weiterer Zentrifugation keine RNS mehr gefunden werden.

In der Leber-Mikrosomenfraktion finden sich eine NADH-Cytochrom-c-Reductase und ein alkohollösliches Hämo-Chromogen[1], sowie die oxydative Demethylation[2] und eine NADH-Diaphorase[3]. Das Verhältnis von RNS zu Protein-Stickstoff beträgt in der Fraktion 1, 12[1].

Biochemisch ist die Mikrosomenfraktion sehr aktiv und zu synthetischen Vorgängen befähigt. Von allen Zellelementen ist die Fraktion des Ergastoplasmas bei Knüpfung von Peptidverbindungen am aktivsten und damit als Ort der Eiweißsynthese anzusprechen[4]. Daneben finden sich aber noch eine Reihe weiterer Enzyme, die ausschließlich in dieser Gewebsfraktion lokalisiert sind[5]. Bei der Pankreasmikrosomenfraktion enthalten die ursprünglich intracisternal gelegenen Granula, die den Zymogen-Granula entsprechen, zur Hauptsache die Verdauungsenzyme und ihre Vorstufen[6]. Außerdem war es möglich, die Mikrosomenfraktion des Rattenhirns in Partikeln von 100—175 Å Durchmesser und in Membranen von 40—60 Å Dicke, die sich zu bläschenartigen Gebilden formten, aufzutrennen. Die partikuläre Subfraktion enthielt zur Hauptsache die Ribonucleinsäure, während in den Membranstrukturen eine Cholinesteraseaktivität beobachtet wurde[7]. Daneben fanden sich Aktivitäten von ATP-ase und Glutamat-Synthetase[8].

In den Membrankomponenten der Mikrosomenfraktion konnten in erster Linie die Phospholipidanteile der Zelle gefunden werden. Mit autoradiographischen Methoden konnte in der Membrankomponente der Mikrosomenfraktion des Pankreas nach Stimulation der sekretorischen Zelltätigkeit eine Zunahme des Phospholipid-Turnovers aufgezeigt werden[9]. Nach diesen Untersuchungen wird erörtert, ob nicht die Phospholipide für den Transport der Enzyme durch die Membranen des endoplasmatischen Reticulums zuständig sind. Es wäre auch denkbar, daß neusynthetisierte Stoffe über den Phospholipidmechanismus abtransportiert werden. So wird die Amylase an den Membranen des endoplasmatischen Reticulums gebildet und gelangt durch die ergastoplasmatischen Zisternen in das Lumen der abführenden Pankreaskanälchen.

Bei der Resorption von Fett durch den Darm konnte beobachtet werden, daß die Fetttropfen bei ihrer Aufnahme in das Cytoplasma von Membranen umhüllt werden (Abb. 73). In Kernnähe sammeln sich größere Tropfen an, indem die Umhüllungsmembranen mit den Membranen des endoplasmatischen Reticulums Verbindung aufnehmen, mit ihnen zusammenfließen und eine gemeinsame

---

[1] Palade und Siekevitz 1956.   [2] Ericsson und Orrenius 1966.
[3] Ernster, Siekewitz und Palade 1962.
[4] Littlefield und Keller 1957, Brachet 1957.
[5] Chauveau, Gautier, Moulé und Rouiller 1955, Kuff, Hogeboom und Dalton 1965, Novikoff 1959, Palade und Siekevitz 1956.
[6] Siekevitz und Palade 1958.   [7] Hanzon und Toschi 1959, Toschi 1959.
[8] De Balbian-Verster, Sellinger und Harkin 1965.   [9] Redman und Hokin 1959.

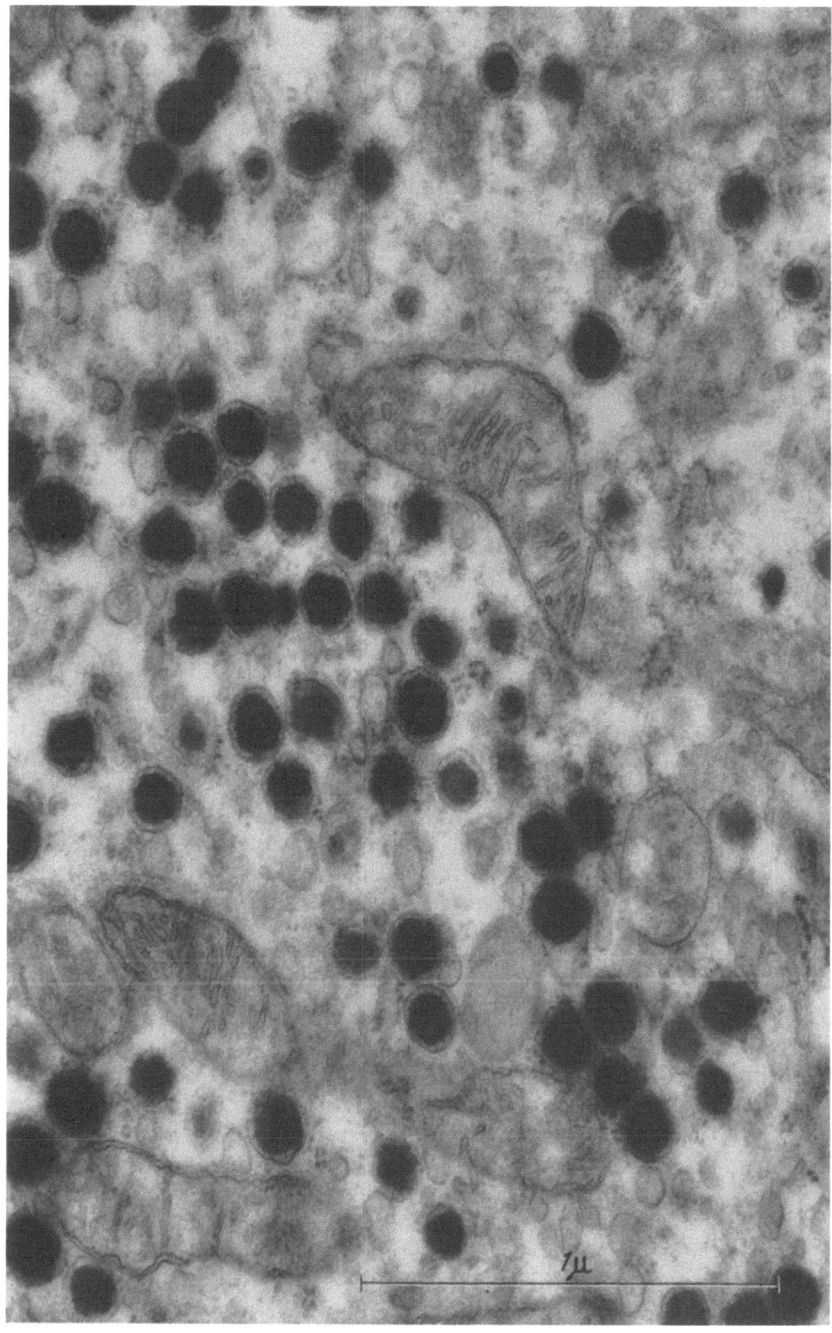

Abb. 73. Rattenintestinalzelle nach Fettabsorption (25 min nach 1,5 ml Öl). Die Fettpartikeln sind von agranulären Membranen umschlossen. Vergr. 57000×. (Aus PALAY und KARLIN 1959. Von den Autoren zur Verfügung gestellt.)

Umhüllung um die Fetttropfen bilden. Dadurch kann das Fett von den Enzymen, welche in der Membran sitzen, oder vom Inhalt des endoplasmatischen Reticulums, der die Tropfen umgibt, angegriffen werden[1]. Mit elektronenmikroskopisch histochemischen Methoden konnte das NADH durch ein schwer lösliches Reaktionsprodukt des Ditetrazoliumsalzes im endoplasmatischen Reticulum lokalisiert werden. Der Nachweis des Reaktionsproduktes im Ultradünnschnitt wurde dadurch ermöglicht, daß Jod in das Molekül des Ditetrazoliumsalzes eingebaut wurde und das m-Iodonitro BT (2,2'-di-p-nitrophenyl-5,5'-di-m-iodophenyl-3,3'-(3,3'-di-methoxy-4,4'-biphenylen)-ditetrazoliumchlorid)[2] damit einen verhältnismäßig elektronendichten Niederschlag ergab. Der Ort der enzymatischen Aktivität des NADH konnte dadurch im endoplasmatischen Reticulum markiert werden[3].

Allerdings konnte mit dieser Methode keine genaue Abgrenzung des Enzymortes für einen bestimmten Teil des Ergastoplasmas erzielt werden, da die verhältnismäßig schwache Elektronenstreuung des Reaktionsproduktes keine exakte Markierung des Ortes der enzymatischen Aktivität erlaubt.

Untersuchungen über die Lokalisation der Histidindecarboxylase bestätigen die Vermutung, daß bestimmte Abschnitte des endoplasmatischen Reticulums spezifischen Funktionen zugeordnet sein müssen. Dieses Enzym spaltet in der Zelle das Histidin zu Histamin. Der Bildung von Histamin sind bestimmte Reaktionszentren im endoplasmatischen Reticulum zugeordnet, wie Untersuchungen an der Tubulusepithelzelle des Meerschweinchens aufzeigen[4]. An weiteren Enzymaktivitäten fand sich eine G-6-Pase, saure Phosphatase und ATPase[5].

a) Das Ergastoplasma.

In dem ausgeprägten Ergastoplasma der *Pankreasepithelzelle* konnte nach Stimulation eine Zisternenerweiterung und in den Zisternen eine Ansammlung dichter Stoffe gesehen werden[6]. Durch ^{3}H-markiertes DL-Leucin konnte elektronenmikroskopisch im Autoradiogramm bereits 5 min nach Injektion eine Markierung des Ergastoplasmas gefunden werden, nach 20 Minuten eine Markierung im Golgi-Feld und nach 1 Std in den Zymogengranula[7]. Bonnett und Newcomb[8] fanden in der Rettichwurzel umschriebene Ausweitungen des endoplasmatischen Reticulums, die verschieden dichtes proteinartiges Material enthielten. Die Oberfläche der ER-Membranen war mit Polysomen aus 15—17 Ribosomen besetzt.

Die *Kollagensynthese* im sich differenzierenden Knorpel konnte mit ^{3}H-Prolin, das bei der Proteinsynthese in die Profibrillen eingebaut wird, verfolgt werden. Die Markierung fand sich zuerst über dem endoplasmatischen Reticulum, sodann im Golgi-Feld, schließlich im extracellulären Raum über den neugebildeten Fibrillen[9]. An Mäusefibroblasten konnte in der stationären Phase der Kultur eine Synthese von Kollagen in einem gut entwickelten granulären ER als dichtere Substanz beobachtet werden. Daneben fanden sich reichlich glatte ER-Membranen[10]. Die autoradiographischen Untersuchungen an Meerschweinchenfibroblasten bei Wundheilung ergaben ebenfalls, daß ^{3}H-Prolin sich bereits nach 30 min im Golgi-Feld befindet, 1 Std später jedoch die Markierung über dem Golgi-Feld abgenommen hat[11]. Da das synthetisierte Protein aber nicht über Vacuolen des

---

[1] Palay und Karlin 1959.   [2] Barrnett, Karmarker und Seligmann 1959.
[3] Barrnett, Karmarker und Seligmann 1959.   [4] Mölbert und v. Deimling 1960.
[5] Ernster, Siekewitz und Palade 1962.   [6] Palade 1956.
[7] Caro und Palade 1964.   [8] Bonnett und Newcomb 1965.
[9] Revel und Hay 1963.   [10] Goldberg und Green 1964.   [11] Ross und Benditt 1965.

Golgi-Apparates in den extracellulären Raum abgegeben wird, sondern als merokrine Sekretion durch eine Kommunikation zwischen den Zisternen des ER und dem Extracellulärspalt[1], kann aus der Reihenfolge der Markierung[2, 3] nicht auf die Reihenfolge des Ausschleusungsweges des synthetisierten Materials geschlossen werden (vgl.[4]).

Bei Skorbut ist die Kollagensynthese gestört. Wird bei Skorbut Ascorbinsäure gegeben[5], so erfolgt bereits nach 4 Std in den Fibroblasten einer Wunde eine Restitution des endoplasmatischen Reticulums[6]. Es treten Polysomen auf, die in Gruppen gelagert sind und Spiralen bilden. Nach 24 Std ist die Reorganisation des Proteinsynthesesystems vollständig. Bereits nach 12 Std können im extracellulären Raum Kollagenfibrillen beobachtet werden. Demnach ist für die Proteinsynthese eine geordnete Polysomenstruktur an den endoplasmatischen Membranen Voraussetzung. Wird die Anordnung der Ribosomen im Verhältnis zu den Membranen des endoplasmatischen Reticulums gestört, so kann eine Störung im Proteinsynthese-System angenommen werden. Ob im Falle des Skorbuts die Störung in der m-RNS oder in den Membranen des endoplasmatischen Reticulums lokalisiert ist, kann deshalb nicht entschieden werden, weil beim Skorbut die Strukturveränderung nicht direkt von der Alteration der chemischen Funktion abhängig ist. Nach Ascorbinsäuregabe ist die Wiederherstellung eines funktionstüchtigen Proteinsyntheseapparates mit dem Erscheinen des Kollagens vollendet. Da beim Skorbut nur Vorläufer des Kollagens, die arm an Prolin und reich an Hydroxyprolin sind, vorhanden sind, stehen zwei Möglichkeiten der Kollagenbildung zur Diskussion. Mit der Wiederherstellung des intakten Ergastoplasmas erfolgt entweder eine schnelle Proteinsynthese, oder der extracelluläre Kollagenvorläufer wird durch Einbau des durch Hydroxylation gebildeten Hydroxyprolins in Kollagen umgewandelt. Würde die zweite Möglichkeit zutreffen, so bestünde die Veränderung des Ergastoplasmas bei Skorbut in einer Rückkoppelung des synthetisierten Stoffes auf die funktionell bedingte Struktur des endoplasmatischen Reticulums.

In welcher Weise die Induktion für die Kollagenbildung in den Fibroblasten, z. B. nach Degeneration des ortsständigen Parenchyms oder auch in sich entwickelnden Organen erfolgt, ist aus dem morphologischen Bild nicht zu ersehen. In diesen Fällen findet sich keine überstürzte Polysomenbildung wie nach Aufhebung der Synthesehemmung bei Skorbut, sondern eine allmählich sich steigernde Ausdifferenzierung des endoplasmatischen Reticulums[7, 8, 9] wobei in den Zisternen die Produkte der Kollagensynthese sich anhäufen und in den Extracellulärraum abgegeben werden (vgl.[8]) (vgl. Abb. 74—76).

Wird Kulturen von Hühnerherzfibroblasten 5-Methoxyddiazin (225 mg/ml Kulturmedium) zugesetzt, so finden sich freie Ribosomen neben einem gut ausgebildeten Ergastoplasma. Zugleich ist die Proteinsynthese vermindert, da nur einige wenige Fibrillen außerhalb der Zellen zu beobachten sind. Auch diese Befunde können als Zeichen dafür aufgefaßt werden, daß freie Ribosomen inaktiv sind[10].

Als weiteres Beispiel einer Proteinsynthese unter pathologischen Bedingungen soll die *Antikörperbildung* erörtert werden. Der wichtigste Bildungsort der Antikörper ist die Plasmazelle[11]. Schon das lichtmikroskopische histochemische Bild

---

[1] KARRER 1960, PORTER 1964, vgl. GIESEKING 1966.   [2] REVEL und HAY 1963.
[3] Ross und BENDITT 1965.   [4] Ross und BENDITT 1964.   [5] Ross und BENDITT 1964.
[6] JACKSON 1964.   [7] PORTER und PAPPAS 1959.   [8] GIESEKING 1959, 1960, 1963, 1966.
[9] ESCOLÁ und HAGER 1963, GUSEK 1962/64, MÖLBERT und MARX 1965, FRANK 1965.
[10] KUTZSCHE, MERKER und SCHWARZ 1965.
[11] Literatur bei EHRICH 1956, STOECKENIUS 1957, AMANO 1958. BERNHARD und GRABOULAN 1960.

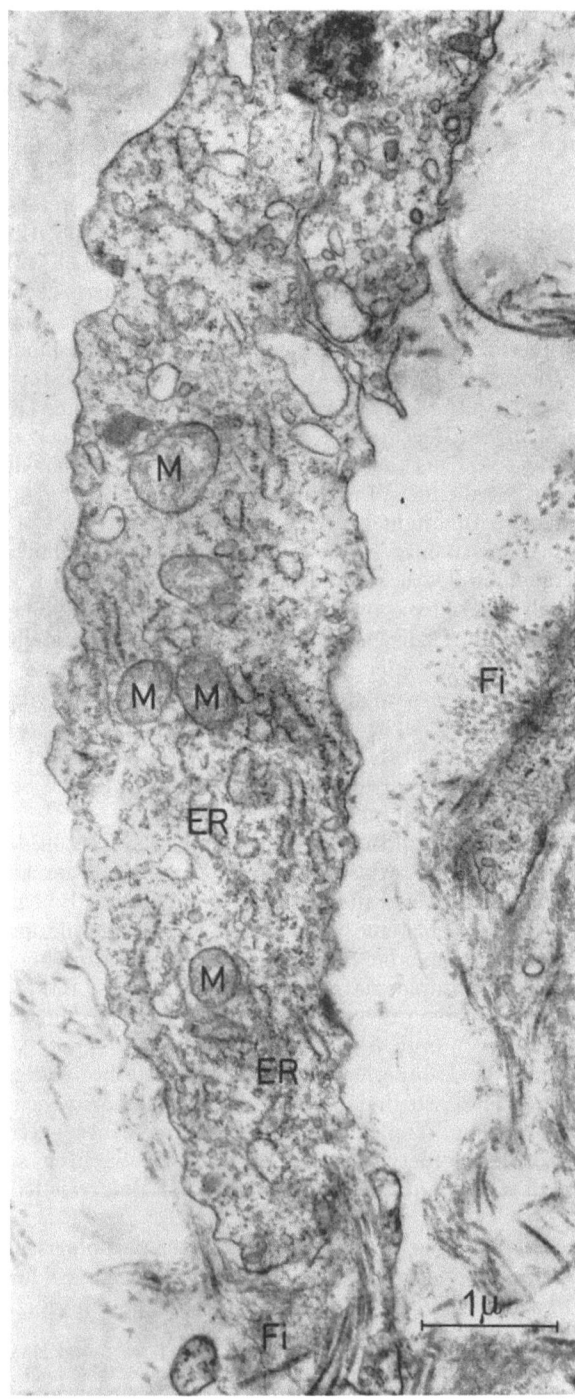

Abb. 74. Reifender Fibroblast aus der menschlichen Muskulatur bei Myositis. Das endoplasmatische Reticulum (*ER*) bildet ein ungeordnetes System. An die ER-Membranen (*ER*) sind Ribosomen angelagert. Die ER-Zisternen zeigen nur wenige Ausweitungen, ihr Inhalt noch wenig kontrastreich. Mehrere kleine Mitochondrien (*M*) mit nur wenigen Cristae zwischen dem ER. Im Cytoplasma kleinere und größere Bläschen. Im Extracellulärraum quergestreifte Fibrillen (*Fi*). OsO₄-Fixation, Eponeinbettung, Bleihydroxydkontrastierung. Vergr. 18000 ×.

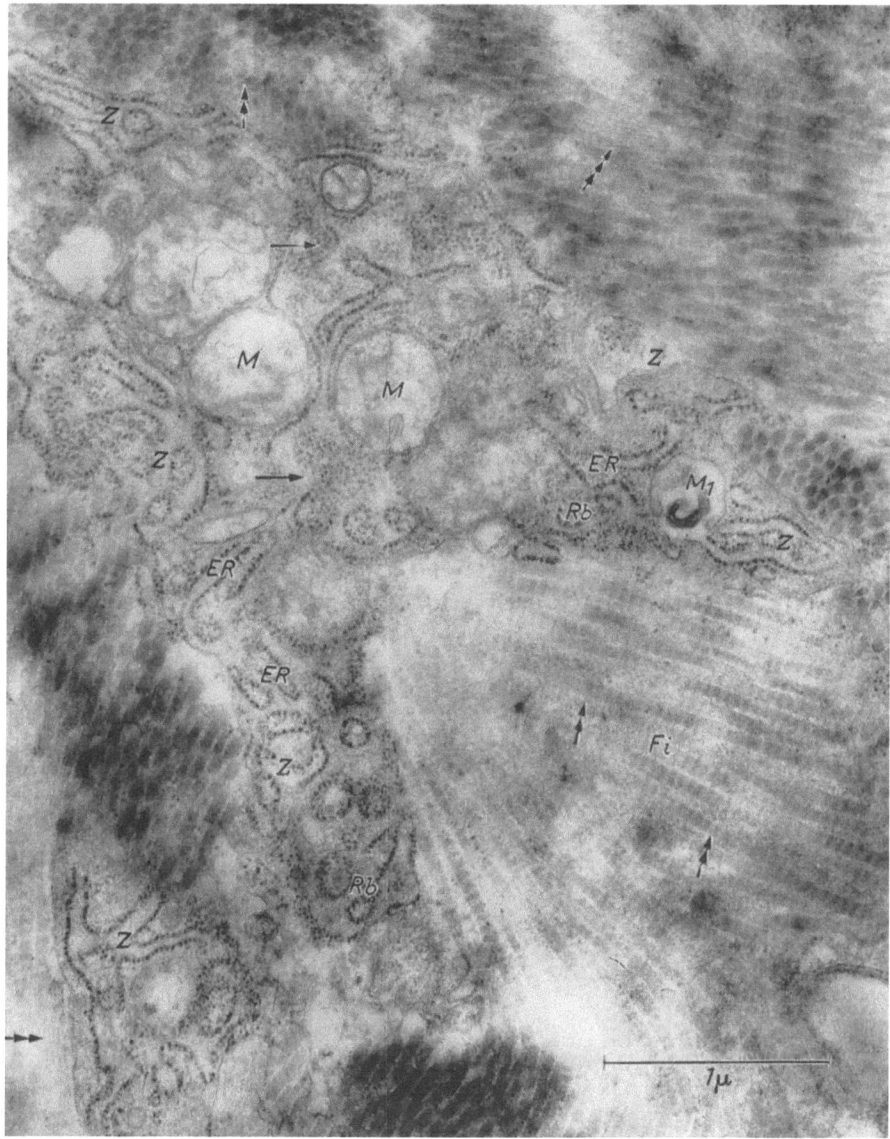

Abb. 75. Ausschnitt aus einem Fibroblasten der Muskulatur bei Acrogryposis congenita (neugeborenes männl. Kind). Das erweiterte endoplasmatische Reticulum (*ER*) ist mit Ribosomen (*Rb*) dicht besetzt, die bei → eine Konfiguration zu Polysomen erkennen lassen. Die *ER*-Zisternen (*Z*) sind mit dichtem Material angefüllt. Das *ER* grenzt direkt an den Extracellulärraum oder geht in ihn über. Die Mitochondrien (*M*) sind in Auflösung begriffen, z. T. über eine myelinartige Degeneration (M_1). Im Extracellulärraum quergestreifte Fibrillen → (*Fi*). An einigen Stellen → sind die Protofibrillen vor ihrer Polymerisation zu Kollagen nachweisbar. Glutaraldehyd und OsO₄- Fixation, Eponeinbettung, Bleihydroxydkontrastierung. Vergr. 40000 ×.

deutet auf eine Bildung der Antikörper im Ergastoplasma hin, da in unmittelbarer Nachbarschaft der Proteine sich RNS-haltige Strukturen befinden[1]. Das elektronenmikroskopische Bild konnte diese Annahme bestätigen (Abb. 71, 77).

Nach Reinjektion von S. typhi zur Anregung der Antikörperbildung konnte die Bildung von Plasmazellen aus zwei verschiedenen Zelltypen der roten Milz-

[1] GRUNDNER-CULEMANN und DIEZEL 1955.

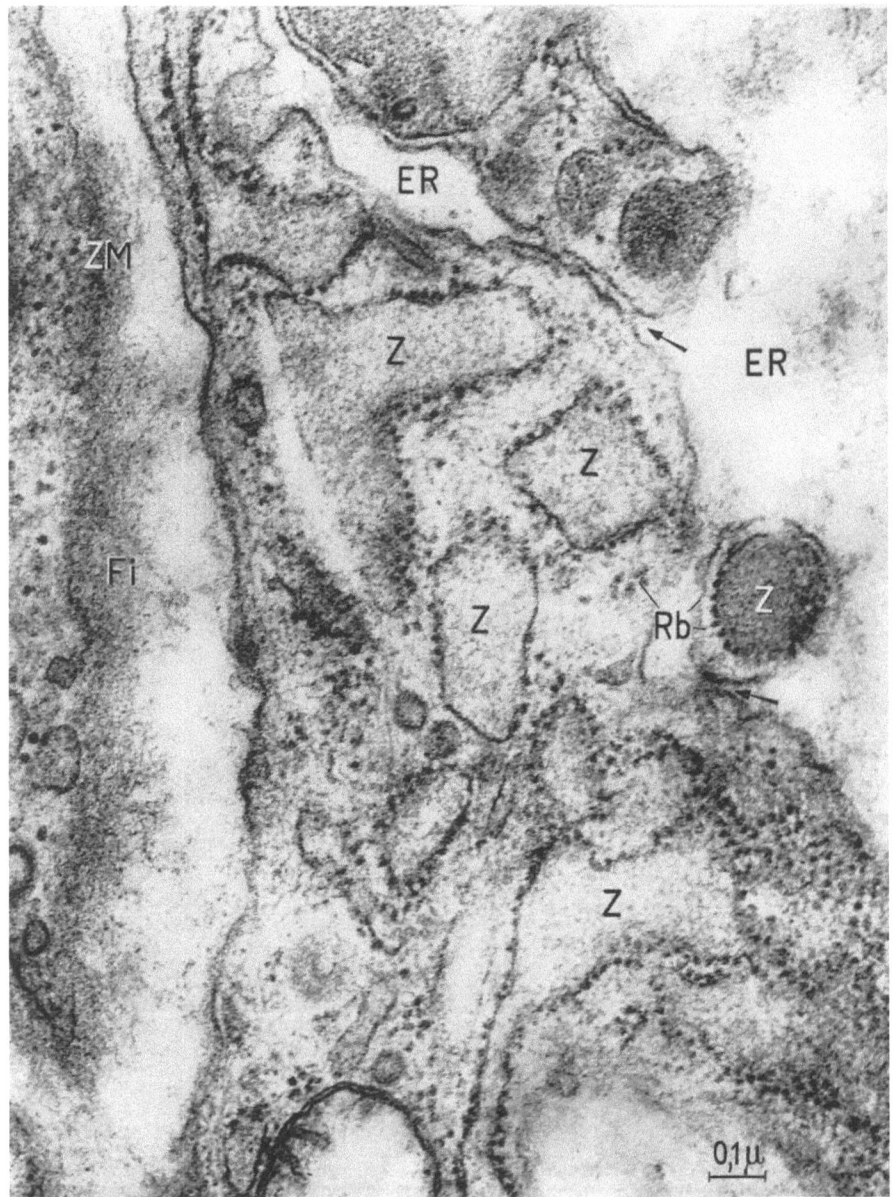

Abb. 76. Ausschnitt aus einem Fibroblasten bei progressiver Muskeldystrophie. Die Zisternen (*Z*) des endoplasmatischen Reticulums (*ER*) stark erweitert und mit feinfilamentösem oder granulärem Material angefüllt. An die *ER*-Membranen in regelmäßigen Abständen Ribosomen (*Rb*) angelagert. Cytoplasmafortsätze des Fibroblasten bei →, in dessen *ER*-Zisternen das synthetisierte Material verdichtet. Im Extracellulärraum einige Fibrillen (*Fi*). Links im Bild Anschnitt einer Muskelzelle. Zellmembran (*Zm*). Glutaraldehyd-OsO₄-Fixation, Eponeinbettung, Bleihydroxydkontrastierung. Vergr. 80000 ×.

pulpa verfolgt werden[1]. Der eine Zelltyp mit hellem, wenig organisiertem Cytoplasma bildet reichlich Ergastoplasmastrukturen, deren Zisternen mit homogenem, dichtem Inhalt angefüllt sind. Der gleiche strukturelle Aufbau des

---
[1] Stoeckenius 1957, Stoeckenius und Naumann 1958.

Ergastoplasmas mit dichten, feinflockigen Substanzen fand sich auch in den Plasmazellen der Lymphknoten[1]. Die Ergastoplasmastrukturen des zweiten Zelltyps, die sich durch ein dunkles Cytoplasma auszeichnen, nehmen bei der Anregung zur Antikörperbildung ebenfalls an Ausdehnung zu. Der intracisternale

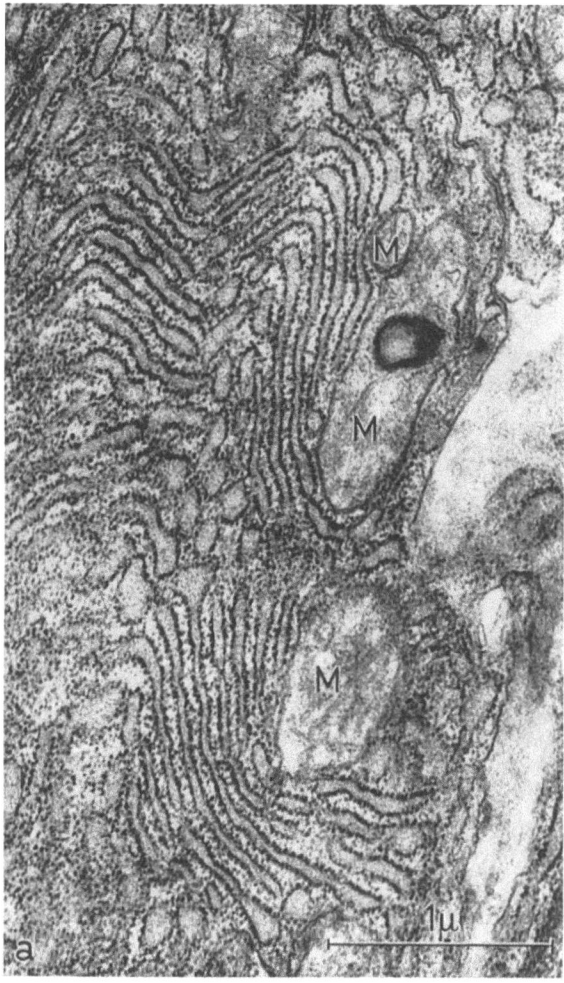

Abb. 77. Ausschnitte aus Plasmazellen. Parallel angeordnetes Ergastoplasma mit dichtem Zisterneninhalt. Die Zisternen zeigen endständig eine kolbenförmige Erweiterung. Die Mitochondrien (*M*) sind in Auflösung begriffen, z.T. mit Myelineinschlüssen, Glutaraldehyd und OsO_4-Fixation. Eponeinbettung, Bleihydroxydkontrastierung. (Aufnahme Dr. R. MARX.) Vergr. 30 000 ×.

Inhalt dieser Zellart erscheint aber weniger dicht im Vergleich zum übrigen Cytoplasma. Da nach histochemischen und fluorescenzmikroskopischen Untersuchungen[2] der größte Teil der Inhaltsstoffe des Ergastoplasmas aus Protein besteht, kann angenommen werden, daß diese Stoffe das Produkt der Antikörperbildung darstellen. In den Plasmazellen finden sich im Laufe der Weiterentwicklung dichtere und größere Granula, eng umgeben von Ergastoplasmamembranen.

[1] WELLENSIEK 1957.
[2] PEARSE 1949, WHITE 1954, GRUNDNER-CULEMANN und DIEZEL 1955, THIÉRY 1955, RUTH, MAKINODAN und WOLFF 1957.

In diesem Stadium werden die Zellen als Russelsche Körperchen angesprochen[1]. Für die Entwicklung der Russelschen Körperchen aus Mitochondrien[2] bestehen keine Anhaltspunkte, so daß angenommen werden kann, daß die synthetisierten Proteine, welche mit den Antikörpern identisch sind[3], im endoplasmatischen Reticulum gebildet oder abgelagert werden. Die Ausfällungen der Proteine können in Form von Kristallen im Cytoplasma gefunden werden[4]. Elektronenmikroskopisch fanden sich in den kristalloiden Eiweißablagerungen Gitterstrukturen. Die einzelnen Partikeln, die das Eiweißkristalloid bilden, sind in der Größenordnung von 45—55 Å und 30—40 Å Durchmesser und bestehen wahrscheinlich aus den globulären Makromolekülen der Proteine[5].

In den Plasmazellen der Milz wie des Knochenmarks tritt anstelle einer Verdichtung des Zisterneninhaltes, der vermutlich aus Mucoproteinen besteht[6], eine extreme Ausweitung des Ergastoplasmas auf[7], die den Mottschen Zellen entspricht. Beide Zellstadien der Plasmazellen, die Mottsche Zelle wie die Zellen mit Russelschen Körperchen, sind Degenerationsstadien von funktionell inaktiv gewordenen Zellen. Ob es sich dabei um den Ausdruck einer Zellerschöpfung handelt, die mit einer Transporthemmung der Proteine einhergeht, so daß diese in den Zisternen des endoplasmatischen Reticulums liegenbleiben, oder um Aggregate von Protein, dessen Bildung durch begrenzende Faktoren gehemmt wird, bedarf weiterer Untersuchungen. Über die Induktion der Proteinsynthese bei der Antikörperbildung liegen zwar einige Befunde vor. Jedoch ist eindeutig noch nicht entschieden, wie die Antikörperbildung in Gang gesetzt wird.

Wird eine Makrophagenkultur[8] mit Antigen, das in die Zelle eindringt[9], stimuliert und eine mit ^{3}H-Thymidin markierte niedermolekulare DNS-Fraktion daraus gewonnen, und diese auf eine Lymphknotenzellensuspension (vgl.[10]) übertragen, so finden sich lymphoide Zellen (vgl.[11]), die dichter markiert sind als die übrigen Zellen der Suspension und die zentralgelegene ebenfalls gut markierte Makrophagen umgeben. Aus diesen Befunden kann geschlossen werden, daß Reticulumzellen Antigene aufnehmen (vgl.[12]) und sie speichern. Gleichzeitig wird Antigen-induzierte RNS gebildet, die an immunologisch kompetente Zellen übertragen wird und damit die Antikörperbildung in Gang setzt. Die Vermittlung der Antikörperinduktion erfolgt durch Plasmazellvorstufen, die eine nachfolgende Entwicklung zur reifen Plasmazelle erfahren[13]. Gleichzeitig mit der Antikörperinduktion wird den Zellen eine permanente Information zur Antikörperbildung übermittelt. Die Möglichkeit, daß eine direkte Induktion durch Antigene erfolgt, scheint ebenfalls zu bestehen.

Werden Kaninchen hyperimmunisiert, so wird in den Plasmazellen 4—5 Tage nach Antigeninjektion[14] in den Zisternen des ER ein gespeicherter Antiferritin-Antikörper gefunden[15].

Weitere Untersuchungen ergaben, daß bei einer Immunisierung des Kaninchens mit Ferritin oder auch Apoferritin das Ferritin außer im ER auch im perinucleären Spalt zu finden war, und daß aus den Zisternen des ER zum Teil eine Abdiffusion der Ferritinpartikeln durch die Membranen erfolgen kann, die ins Golgi-Feld abwandern. Einige Zeit später werden diese Partikeln in den Zisternen der Golgi-Säcke gefunden oder in Vacuolen des Golgi-Feldes. Die Antikörperbildung setzt in den Plasmoblasten nach 48 Std ein, wobei Ergastoplasma, dessen Membranen mit Polysomen besetzt sind, vermehrt auftritt[16].

Mit der Reifung der Plasmazelle nimmt die DNS-Synthesefähigkeit der Zellen entsprechend ihrer beginnenden Proteinsynthese ab. Bereits 4—5 Tage nach

[1] Stoeckenius 1957, Wellensiek 1957.   [2] Hanaoka 1958.   [3] White 1954.
[4] Apitz 1938, Amano 1946.   [5] Wellensiek 1957.   [6] Pease 1949.
[7] Policard und Bessis 1956, Stoeckenius 1957, Bernhard und Graboulan 1960.
[8] Fishman, Hammerstrom und Bond 1963.
[9] Easton, Goldberg und Green 1962.   [10] Han 1961, Ladda 1962, Clark 1962.
[11] Braunsteiner, Höfer und Sailer 1961, Braunsteiner 1959.
[12] Wellensiek und Coons 1964.   [13] Vgl. Queisser 1966.   [14] Riffkind 1962.
[15] De Petris, Karlsbad und Pernis 1963.   [16] De Petris und Karlsbad 1965.

sekundärer Immunisierung wird ^{3}H-Thymidin nicht mehr in Plasmoblasten aufgenommen, während 2—3 Tage danach die Fähigkeit, ^{3}H-Thymidin aufzunehmen noch erhalten war[1]. Bei der Antikörperbildung in den Plasmazellen können drei Phasen unterschieden werden (vgl. [2]): Die Induktion durch primäre oder sekundäre Substanzaufnahme, durch Pinocytose oder Rhopheocytose, die Synthese und die Ausschleusung der gebildeten Stoffe.

Da in der Regel die Proteinsynthese im endoplasmatischen Reticulum nur an Hand der Polysomenkonfiguration oder des Zisterneninhaltes bei großem Anfall synthetisierter Stoffe, die nicht sofort abtransportiert werden, sichtbar wird, können andere *Syntheseleistungen des endoplasmatischen Reticulums in der Proteingenese* nur unter speziellen Bedingungen morphologisch erfaßt werden. So lassen sich bei der Dotterbildung in Oocyten[3] (nicht in allen Tierspecies findet die Dotterbildung in Mitochondrien statt) in den Zisternen des endoplasmatischen Reticulums dunkle Granula mit einem Durchmesser von 40—60 mµ beobachten. Diese Granula unterliegen einer Transformation in Dotterkörper durch Auflösung von zusammengeflossenen Granula und Umwandlung in kristalline Strukturen. Eine andere Form der Proteinbildung im endoplasmatischen Reticulum läßt sich im Fettkörper der Larve von Calpodes ethlius[4] vor der Verpuppung beobachten. Dabei finden sich zwei Arten von Proteingranula: eine, die aus Golgi-Bläschen durch Zusammenfließen mehrerer Bläschen entsteht, und eine zweite, die sich durch Isolierung einiger Ergastoplasmaanteile bildet. Dabei entsteht in den Zisternen der Ergastoplasmasäcke dichtes Material, das sich bei Zusammensintern mehrerer ausgefüllter Säcke als parakristalline Aggregate ablagert, die vom übrigen Cytoplasma durch eine Membran abgeschlossen sind. In diesen Körpern finden sich am Ende der Entwicklung noch Polysomen neben Dotterprotein. Im granulären endoplasmatischen Reticulum der Leber von Batrachoseps[5] wird eine Substanz synthetisiert, welche die Zisternen des ER ausfüllt und eine definierte Struktur bildet. Diese kristallinen, rhomboiden Bildungen können, meist in Nähe des Zellkernes, in verschiedener Mächtigkeit beobachtet werden. Je nach Schnittrichtung zeigen die Aggregate verschiedene Anordnungen der Makromoleküle, die ungefähr eine Größe von 50 Å haben und ein asymmetrisches, globuläres Makromolekül darstellen. HAMILTON et al. vermuten, daß es sich dabei um ein Lipoprotein handeln könnte, wie dies auch von anderen Autoren angenommen wird[6]. Die Bildung des Proteinanteiles erfolgt wahrscheinlich an den Ribosomen. Wo der Lipidanteil gebildet wird, ist unbekannt. Es besteht die Möglichkeit, daß nicht nur der ribosomenfreie Anteil des endoplasmatischen Reticulums an Schritten der Lipidsynthese beteiligt ist, sondern daß die Membran in ihrer Gesamtheit die Synthese des Lipo-Proteins vollzieht[7]. BRUNI und PORTER (1965), die in der Rattenleber ähnliche kristalline Bildungen mit Molekulargrößen von 300 bis 1000 Å im endoplasmatischen Reticulum fanden, haben diese Granula mit Lipidlösungsmitteln und Trypsin untersucht. Dabei konnte ein Abbau lediglich von großen Lipidtropfen durch Lipidlösungsmittel gefunden werden, während die neugebildeten Granula unverändert blieben, so daß diese Granula eher aus Protein als aus Lipid bestehen. Bei einer streng geordneten Struktur kann der Lipidanteil extrahiert werden, ohne daß morphologische Veränderungen sichtbar werden.

b) Das endoplasmatische Reticulum mit glatten Membranen.

Ein ER, das aus agranulären Membranen besteht, wurde in den letzten Jahren in Zellen mit speziellen Funktionen unter physiologischen Bedingungen beobachtet.

[1] MÄKELÄ und NOSSAL 1962.   [2] THIERY 1960.   [3] BEAMS und KESSEL 1963.
[4] LOCKE und COLLINS 1965.   [5] HAMILTON, FAWCETT und CHRISTENSEN 1966.
[6] TROTTER 1964, PETERS, KELLY und DEMBITZER 1963, NOVIKOFF und SHIN 1964.
[7] MARSH 1958, MARSH und WHEREAT 1959, PETERS, KELLY und DEMBITZER 1963.

FAWCETT[1] konnte eine Beteiligung von glatten Membranen bei der Lagerung und dem Stoffwechsel von *Cholesterin*, das an der Biosynthese von Steroidhormonen beteiligt ist[2], aufzeigen. Eine Beteiligung der glatten ER-Membranen war dementsprechend in der Nebennierenrinde[3], im Corpus luteum[4] und in den Zwischenzellen des Hodens[5, 6] zu beobachten. Mit verbesserten Fixationsmethoden konnte bei den interstitiellen Zellen des Testis das agranuläre ER als System miteinander verbundener Tubuli erkannt werden, die gefensterte Zisternen bilden[6]. Ferner sprach für eine Beteiligung des Membrananteiles des ER an Synthesevorgängen die Vermehrung von glatten Membranen in der Hamsterleber nach Phenobarbital[7], wobei eine Zunahme von ^{14}C-Acetat in Cholesterin zu beobachten war[8]. Auch in Talgdrüsenzellen[9], in den Pigmentzellen der Retina[10] und in den Parietalzellen des Magens[11] fanden sich glatte Membranen des ER.

Im quergestreiften Muskel findet sich ein *System von agranulären Membranen*, die schlauch- oder röhrenförmig konfiguriert die Myofibrillen umgeben, in sie einstrahlen und die Spalten zwischen der contractilen Substanz einerseits und den Mitochondrien andererseits ausfüllen (Abb. 65). Dieses System nimmt seinen Ausgang von der Plasmamembran und strahlt, oftmals verzweigt mit zwei Typen der Plasmamembraninvagination[12], als transversales tubuläres System in die Muskelzelle ein (vgl. [13]). Von den transversalen Tubuli geht ein longitudinales System aus, das den Hauptanteil des ER im Muskel bildet. Das Sarcoplasma-Reticulum oder tubuläre System, das glatten Membranen des ER entspricht[14], strebt einem umso höheren strukturellen Ordnungsgrad zu, je schneller die Muskelaktionen erfolgen müssen. Im Herzmuskel mit seiner gleichmäßigen rhythmischen Kontraktion ist eine Unterscheidung in longitudinale oder transversale Tubuli kaum zu treffen. Das tubuläre System bildet vielmehr ein weitverzweigtes Röhrensystem[13, 15] (vgl.[16]). Allerdings ist beim Herzmuskel des Warmblüters ein gerichteter transversaler Anteil des Sarcoplasma-Reticulums in Höhe des Z-Bandes zu beobachten, der an dieser Stelle in das Z-Band-System der Myofibrillen einstrahlt[17].

Im quergestreiften Skeletmuskel ist die Variabilität der Anordnung und der Weite der Tubuli sehr groß[18–26]. Letztere schwankt zwischen 50 bis 100 mµ. Die Variabilität der Form wurde in den letzten Jahren herausgearbeitet. Bei Crustaceen stellt sich das Reticulum der H-Band-Zone der Myofibrillen als „Heptad" dar, vereinzelt ist es auch als „Octad" ausgebildet. Bei einer Schnittrichtung, die näher an der A-Band-Zone geführt wird, werden nur noch sechs

[1] FAWCETT 1964.
[2] ESTABROOK, COOPER und ROSENTHAL 1963, LEBLOND und DROZ 1963, ENDERS 1962, CHRISTENSEN und FAWCETT 1961, VOLK und SCARPELLI 1964.
[3] ROSS, PAPPAS, LANMAN und LIND 1958, SHERIDAN und BELT 1964.
[4] ENDERS 1962, ENDERS und LYON 1964, YAMADA und ISHIKAWA 1960.
[5] CHRISTENSEN und FAWCETT 1961.   [6] CHRISTENSEN 1965, FAWCETT 1965.
[7] FAWCETT 1965, REMMER und MERKER 1963.   [8] JONES und ARMSTRONG 1965.
[9] PALAY 1958.   [10] PORTER und YAMADA 1960.   [11] ITO 1961.
[12] BRANDT, REUBEN, GIRARDIER und GRUNDFEST 1965, FRANZINI-ARMSTRONG und PORTER 1964, BENNETT 1955.
[13] WEINSTEIN 1954.   [14] FAHRENBACH 1963.
[15] LINDNER 1957, EDWARDS und CHALLICE 1960, SIMPSON und OERTELIS 1961, PORTER 1954, 1956.
[16] ANDERSSON-CEDERGREN 1959. PORTER 1961.
[17] MÖLBERT 1960, NELSON und BENSON 1963.   [18] RUSKA 1954.
[19] PORTER 1954/56.   [20] PALADE 1956.
[21] EDWARDS, RUSKA, SONZA-SANTOS und VALLEJO-FREIRE 1956.
[22] EDWARDS und RUSKA 1955.   [23] ANDERSSON 1957.   [24] MOORE und RUSKA 1957.
[25] PORTER und PALADE 1957.
[26] ANDERSSON-CEDERGREN 1959. ROBERTSON 1956, HUXLEY 1960, SMITH 1966.

rosettenförmig angeordnete Tubuli getroffen. In Höhe des A-Bandes gegen das Z-Band zu werden Fünfer-, Vierer- bis zu Zweier-Konfigurationen beobachtet. Dabei ist das im Zentrum gelegene Element in jedem Falle der Tubulus mit der kleinsten lichten Weite[1]. Als weitere spezielle Ausbildung des sarcoplasmatischen Reticulums konnten Poren in Höhe des H-Bandes beobachtet werden[2] als „fenestrated collar"[3]. Dieses longitudinale System nimmt im Froschsartorius 4—5% des Fibrillenvolumens ein. Die Oberflächenvergrößerung ist, bei einer Fibrille von 100 µ Durchmesser 40—50mal größer als die entsprechende äußere Oberfläche. Das Volumen des transversalen Systems beträgt nur 0,3%, und seine Oberfläche ist 7mal größer als die der Fibrillenoberfläche[3] (vgl.[4]). Das transversale tubuläre System könnte als eine Bildung der Zellmembran aufgefaßt werden, da Stoffe, z. B. Ferritin[5], aus dem extracellulären Raum in dieses System einströmen. Auch bei einem Schwermetallenzymtest kann ein ungehindertes Eindringen von Schwermetallionen in dieses System beobachtet werden[6]. Gleiche Ergebnisse konnten auch mit fluorescierenden Farbstoffen erzielt werden[7], die bevorzugt in der I-Band-Region der isolierten Froschmuskelfaser nachgewiesen werden konnten. PEACHY[8] hält das transversale System, obwohl es mit dem longitudinalen in direkter Verbindung steht[9], für einen Teil der Zellmembran, da ein direkter Übergang von Zell- und Tubulusmembran auch bei Crustaceen und Insekten beobachtet werden kann[10]. FAWCETT und REVEL[11] konnten im Cricothyreoid-Muskel und im schnellarbeitenden Fischmuskel spezielle Ausbildungen des transversalen sarcoplasmatischen Systems beobachten, die als „Triads" bezeichnet werden und mit speziell ausgebildeten Membranendigungen in Höhe des I-Band-Abschnittes in die Myofibrillen des Muskels einstrahlen[12]. Dagegen haben langsam arbeitende Muskeln, unter die auch die Herzmuskulatur einzuordnen ist, Triaden in Höhe des Z-Bandes (vgl.[12]). Diese Triaden werden von transversalen Tubuli umschlossen (vgl.[8]). Am Skeletmuskel konnte durch eine lokale Reizung in Höhe der Triaden eine begrenzte Muskelzuckung erhalten werden (vgl.[13]).

Im Homogenat aus der sarcotubulären Fraktion[14, 15] läßt sich ein aktiver Calcium-Transport[16], eine Aktivität des Relaxationsfaktors[17], des weiteren ein Faktor zur Hemmung bzw. Aktivierung der Myofibrillen-ATP-ase nachweisen[15]. Histochemisch-elektronenmikroskopisch konnte Calcium innerhalb der Membranen des tubulären Systems nachgewiesen werden[18], wobei eine Anhäufung von Calcium besonders in den terminalen Zisternen zu beobachten war[19]. Autoradiographisch konnte eine Bewegung von Calcium-Ionen vom zentralen Teil des I-Bandes zum A-Band hin während der Muskelaktion festgestellt werden[20].

Ferner fand sich eine ATP-ase in den Triaden des tubulären Systems[21] des Skeletmuskels, ein Befund, der in guter Übereinstimmung steht mit der Lokalisation einer ATP-ase im Z-Band von Muskeln, deren Triaden in Höhe des Z-Bandes einstrahlen. Daneben finden sich ATP-asen-Aktivitäten an den Brücken des Myosins und auch im übrigen tubulären System bzw. in den Mitochondrien (vgl.[22]).

[1] FAHRENBACH 1964.   [2] FRANZINI-ARMSTRONG 1963.   [3] PEACHY 1965.
[4] FALK und FATT 1964.   [5] HUXLEY 1964.   [6] MÖLBERT 1962.   [7] ENDO 1964.
[8] PEACHY 1965.   [9] Vgl. PORTER 1956—1961.
[10] ANDERSSON-CEDERGREN 1959, BENNETT 1960, REGER 1962, PEACHY 1961, FAHRENBACH 1963, GIRARDIER, REUBEN, BRANDT und GRUNDFEST 1963, PEACHY und HUXLEY 1964.
[11] SMITH 1961, FAWCETT und REVEL 1961, REVEL 1961/62.   [12] PAGE 1965.
[13] HUXLEY 1959.
[14] MUSCATELLO, ANDERSSON-CEDERGREN, AZZONE und v. der DECKEN 1961.
[15] SERAYDARIAN und MOMMAERTS 1965.   [16] EBASHI 1961.
[17] NEGAI, MAKINOSE und HASSELBACH 1960, HASSELBACH 1964.
[18] ZEBE und HASSELBACH 1966.
[19] COSTANTIN, FRANZINI-ARMSTRONG und PODOLSKY 1965, HASSELBACH 1964.
[20] WINEGRAD 1965.   [21] GAUTHIER und PADYKULA 1965.   [22] Literatur bei MÖLBERT 1966.

Die ATP-asen des tubulären Systems sind Mg^{++}-abhängig, sie werden gehemmt durch Ca^{++} und scheinen der Kielley- und Meyerhof-ATP-ase zu entsprechen. Außerdem besitzt die isolierte Fraktion des tubulären Systems einen hohen RNS-Gehalt[1]. Das Aktionspotential setzt sich bei der Muskelaktion über die Muskeloberfläche fort, und die Depolarisation breitet sich entlang den Membranen der transversalen Tubuli bis zu den terminalen Zisternen der Triaden passiv in der Faser aus, um dort über eine Substanz den Kontraktionsmechanismus anzukoppeln (vgl. [2]).

Esteraseaktivität konnte am Herzmuskel im longitudinalen tubulären System beobachtet werden[3]. Im Skeletmuskel fanden sich Esteraseaktivitäten im M-Band, als Myosincholinesterase[4].

Zur Pathologie des endoplasmatischen Reticulums.

I. Die Veränderung und Transformation des endoplasmatischen Reticulums.

Eine Veränderung des endoplasmatischen Reticulums im Sinne einer Abnahme bis zum fast völligen Schwund der Strukturen des Ergastoplasmas konnte in den verschiedensten Parenchymen hungernder Tiere beobachtet werden[5]. Für die Zelle bedeutet die Abnahme des Ergastoplasmas einen Schwund eiweißbildender Strukturen. Die Verminderung des Ergastoplasmas erfolgt zu Beginn des alimentären Substratmangels, wahrscheinlich infolge des fehlenden Funktionsreizes durch die Substrate. Nach Mobilisierung von Substratreserven aus den Zellbeständen erfolgt aber ein weiterer Schwund des Ergastoplasmas, der gleichzeitig von einer Schwellung der Mitochondrien, insbesondere an den Leberepithelzellen von Ratten nach viertägigem Hunger, begleitet ist[6]. Wird Ratten eine proteinarme Nahrung verabreicht, so besteht neben einem Schwund der Ergastoplasmastrukturen eine Vesikelbildung ribosomenfreier Membranen[7]. Am Herzmuskel hungernder Ratten wurde ebenfalls eine mäßige Vacuolisation des endoplasmatischen Reticulums bei geringfügig veränderten Mitochondrien gefunden[8]. Bei den Mitochondrienveränderungen spielt sicherlich eine mangelhafte Bildung von Enzymprotein des Ergastoplasmas bei weitergehendem Verbrauch von Enzym eine wichtige Rolle bei der Verminderung der Membranstrukturen. Es scheint nicht ausgeschlossen, daß auch die Mitochondrienveränderungen zu einem weiteren Schwund des Ergastoplasmas beitragen, da die Wechselwirkung zwischen Ergastoplasma und Mitochondrien eine sehr enge ist, wie das morphologische Bild bei Zellalterationen aufzeigt. Die Verminderung des Ergastoplasmas bei Hunger wird in erster Linie auf Inaktivitätserscheinungen am Zellkern zurückgeführt[9], da bei alimentärem Substratmangel die Geschwindigkeit der Nucleotidsynthese deutlich herabgesetzt ist[10]. Für den granulären ribonucleinsäurehaltigen Anteil des Ergastoplasmas, die Ribosomen, besteht eine Rückkopplung zur Messenger-RNS. Schon lichtmikroskopische Beobachtungen bei Hunger zeigen Veränderungen in der Basophilie der Zelle — entsprechend den elektronenmikroskopisch darstellbaren RNS-Granula.

---

[1] Muscatello, Andersson-Cedergren, Azzone und v. der Decken 1961.
[2] Peachey 1965. [3] Karnovsky 1964. [4] Barrnett und Palade 1959.
[5] Bernhard, Haguenau, Gautier und Oberling 1952, Fawcett 1955, Gansler und Rouiller 1956, Rouiller 1957.
[6] Gansler und Rouiller 1956. [7] Svoboda und Higginson 1964.
[8] Poche 1958. [9] Altmann 1955.
[10] Wikramanayake, Heagy und Munro 1953, Munro, Naismith und Wikramanayake 1953.

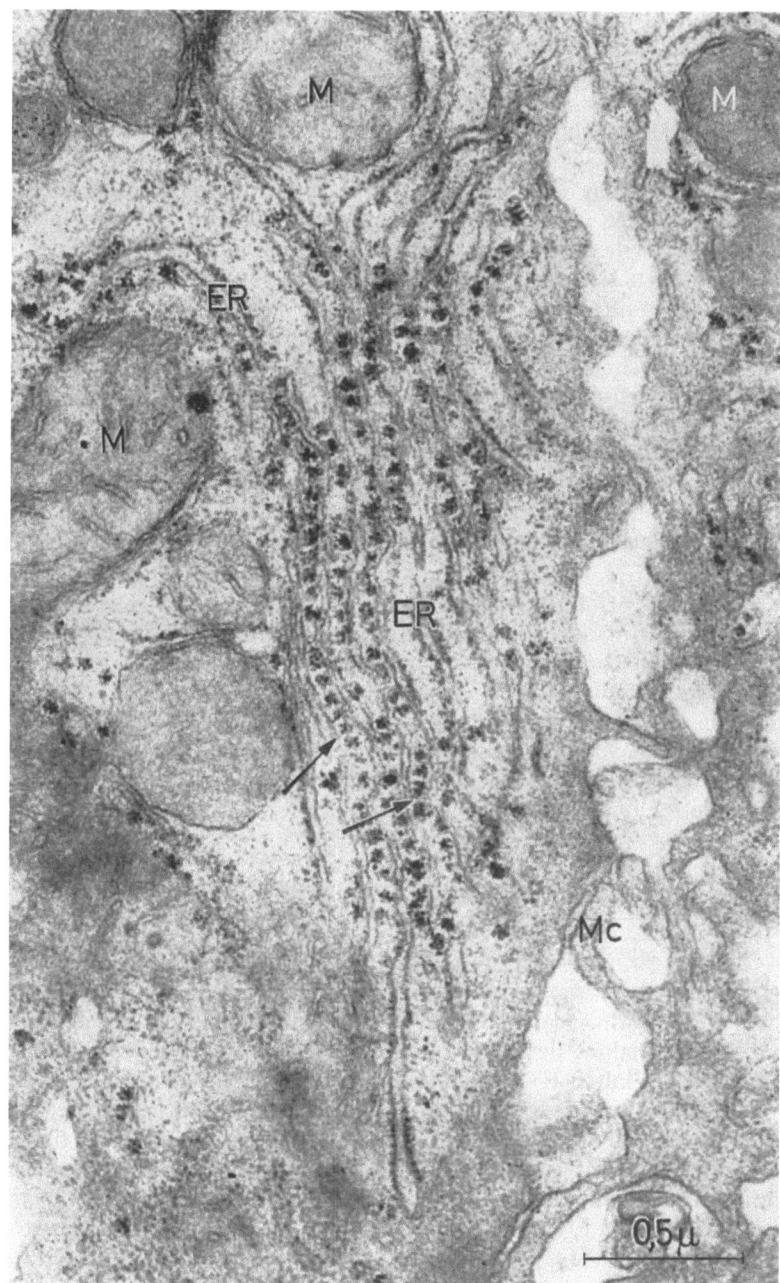

Abb. 78. Ausschnitt aus einer menschlichen Leberzelle bei Virushepatitis. Im intermembranösen Raum des endoplasmatischen Reticulums (*ER*) neugebildetes Glykogen (→). Geordnetes Ergastoplasma (*ER*) nur in der Zellperipherie anzutreffen. Plumpe Microvilli (*Mc*) des Disséschen Raumes. OsO_4-Fixation, Eponeinbettung, Bleihydroxydkontrastierung. (Biopsiematerial von Dr. BECK und Dr. BIANCHI zur Verfügung gestellt). Vergr. 42000×.

Ein vollständiger Verlust des Ergastoplasmas konnte auch im extremen Hunger bei Überleben des Tieres nicht erzielt werden[1]. Vielmehr scheint eine Adaptation vorzuliegen, da die Zelle trotz bestehendem Proteinmangel wieder normale Zellstrukturen erkennen läßt[2]. Nach Wiederernährung sind die regressiven Vorgänge in kurzer Zeit reversibel. Es kommt zum Wiederauftreten von parallel geordnetem Ergastoplasma, das in enge Lagebeziehung zu den sich regenerierenden Mitochondrien tritt. Dieses Phänomen ist auch bei der Regeneration der Leberepithelzellen nach partieller Hepatektomie[3], wie auch bei allen Regenerationsversuchen der Zelle, denen eine Alteration der Mitochondrien und des endoplasmatischen Reticulums vorausgeht, zu beobachten. Als Beispiel sei die Erholungsphase nach Blausäurevergiftung angeführt. Diese Phase des engen Kontaktes zwischen Mitochondrien und Ergastoplasma ist kurzfristig, stellt aber ein wichtiges Ereignis in der Restitution der cytoplasmatischen Strukturen dar[4]. Daß bei der Synthese von cytoplasmatischen Stoffen ein enger Kontakt zwischen dem endoplasmatischen Reticulum und den Mitochondrien benötigt wird, zeigen Befunde an den cyclisch arbeitenden pseudobronchialen Drüsen von Telochiern. Die Bildung der Drüsenstoffe erfolgt in einem tubulären endoplasmatischen Reticulum, das dicht gelagert die Mitochondrien umgibt. Nach Verlassen des Mitochondrienfeldes nehmen die Tubuli des endoplasmatischen Reticulums, die die Drüsenstoffe umschließen, Verbindung mit der capillarwärts gelegenen Zellmembran auf und schleusen ihre Inhaltsstoffe aus der Zelle aus[5].

Das Wiederauftreten der Ribosomen an den Membranen des endoplasmatischen Reticulums erfolgt sowohl in Kernnähe — die äußere Kernmembran ist ein Teil des endoplasmatischen Reticulums[6] — als auch in unmittelbarer Nachbarschaft der Zellmembran (Abb. 78). Bernhard[7] konnte bei den Regenerationserscheinungen am endoplasmatischen Reticulum keinen Gradienten der Ribosomenzunahme von dem in Kernnähe gelegenen endoplasmatischen Reticulum zur Zellperipherie beobachten. Für die aktive Mitwirkung des Cytoplasmas bei Synthesen soll ferner die spiralige oder rosettenförmige Gruppierung der Granula zu Polysomen am endoplasmatischen Reticulum sprechen[8]. Andererseits deuten die Befunde der Nucleolenausschleusung bei Aktivierung des Zellstoffwechsels[9], die auch elektronenoptisch bestätigt werden konnten[10], darauf hin, daß ein unmittelbarer Durchtritt des gesamten Nucleolus durch die Kernmembran erfolgen kann.

II. Die Vacuolisation.

Während beim alimentären allgemeinen Substratmangel in der Leber in der Regel nur eine Abnahme der Strukturen des Ergastoplasmas zu beobachten ist, findet sich bei der akuten Hypoxie durch exogenen Sauerstoffmangel neben einer Abnahme der Ribosomen eine Vacuolisation der Membranstrukturen des endoplasmatischen Reticulums. Je nach Dauer und Schwere der Hypoxie finden sich mächtige Vacuolen, z. T. von einer Membran umgeben (Abb. 79). Durch Einriß oder Auflösung der Membranen können auch benachbarte Strukturelemente in die Vacuolenbildung mit einbezogen werden[11] (Abb. 80). Diese Bildung von optisch leeren und nicht sudanfärbbaren Vacuolen im Cytoplasma von Leberparen-

---

[1] Fawcett 1955.   [2] Weisblum, Herman und Fitzgerald 1962.
[3] Bernhard und Rouiller 1956.   [4] Bernhard und Rouiller 1956, Bernhard 1958.
[5] Copeland und Dalton 1959.
[6] Palade 1956, s. auch Policard und Bessis 1956.
[7] Bernhard 1958.   [8] Palade 1955.   [9] Vgl. Altmann 1949, 1952, 1955.
[10] Clark 1960, Mölbert, Baumgartner und Ketelsen 1966, Hübner 1967.
[11] Mölbert und Guerritore 1956, Mölbert 1957/58, Büchner, Mölbert und Thale 1960

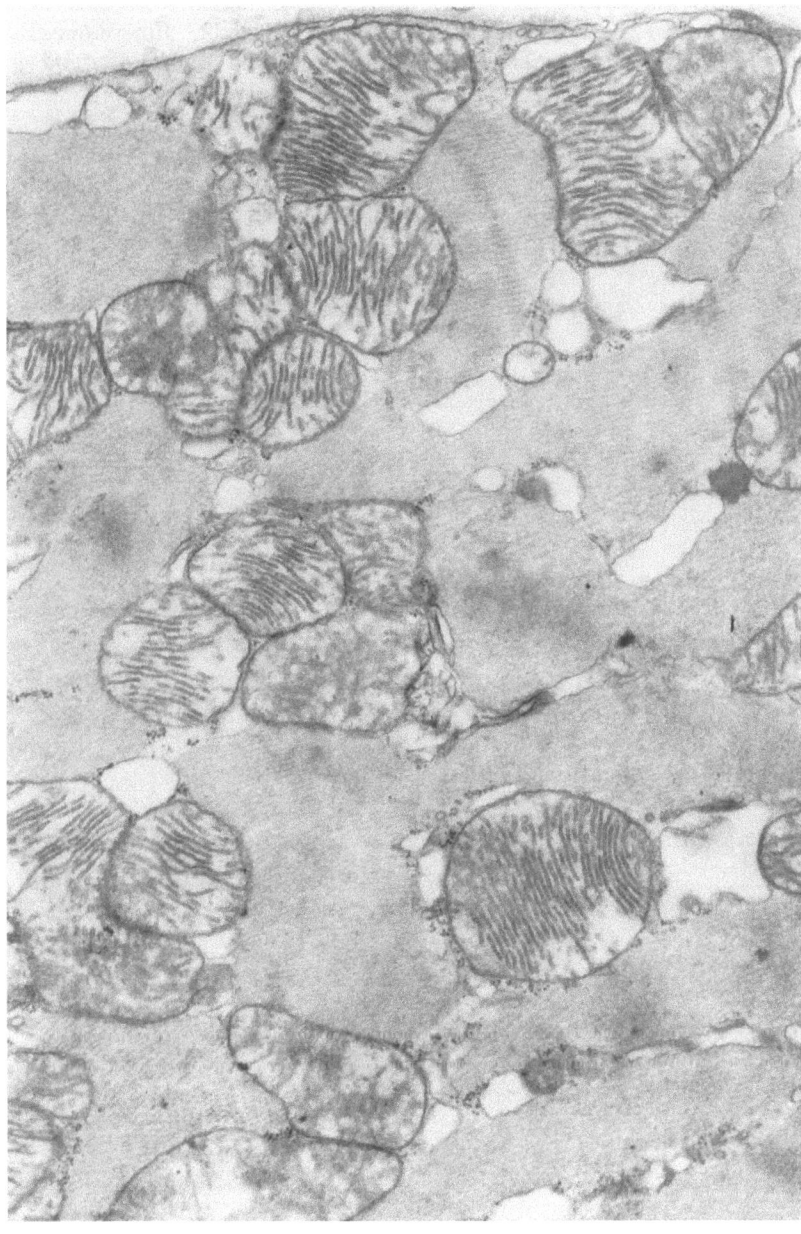

Abb. 79. Ausschnitt aus Herzmuskelzelle einer Ratte nach 30minütiger Atmung von 3% O₂. Beträchtliche Erweiterung des endoplasmatischen Reticulums zu Vesikeln. Schwellung und Cristolyse oder Homogenisierung der Mitochondrien. Vergr. 20000× (Präparat von Dr. ONISHI 1967 zur Verfügung gestellt).

chymzellen bei akuter tödlicher Hypoxie wurde von BÜCHNER[1] und besonders von PICHOTKA[2] sowie ALTMANN[3] beschrieben und in der Folgezeit in den verschiedensten Zellen bei Hypoxie beobachtet[4]. Die Bildung von solitären mächtigen

---

[1] BÜCHNER 1940.   [2] PICHOTKA 1942.   [3] ALTMANN 1946/1949.
[4] ALTMANN 1944, 1948/49, 1955, BÜCHNER 1941, 1956, KETTLER 1954.

24*

Vacuolen tritt nur bei den Hypoxieformen auf, bei denen trotz akutem Sauerstoffmangel eine genügend hohe Restatmung erhalten bleibt[1]. Ein weiteres Beispiel
für diese Annahme zeigt die akute Durchblutungsstörung. Bei der akuten Ischämie

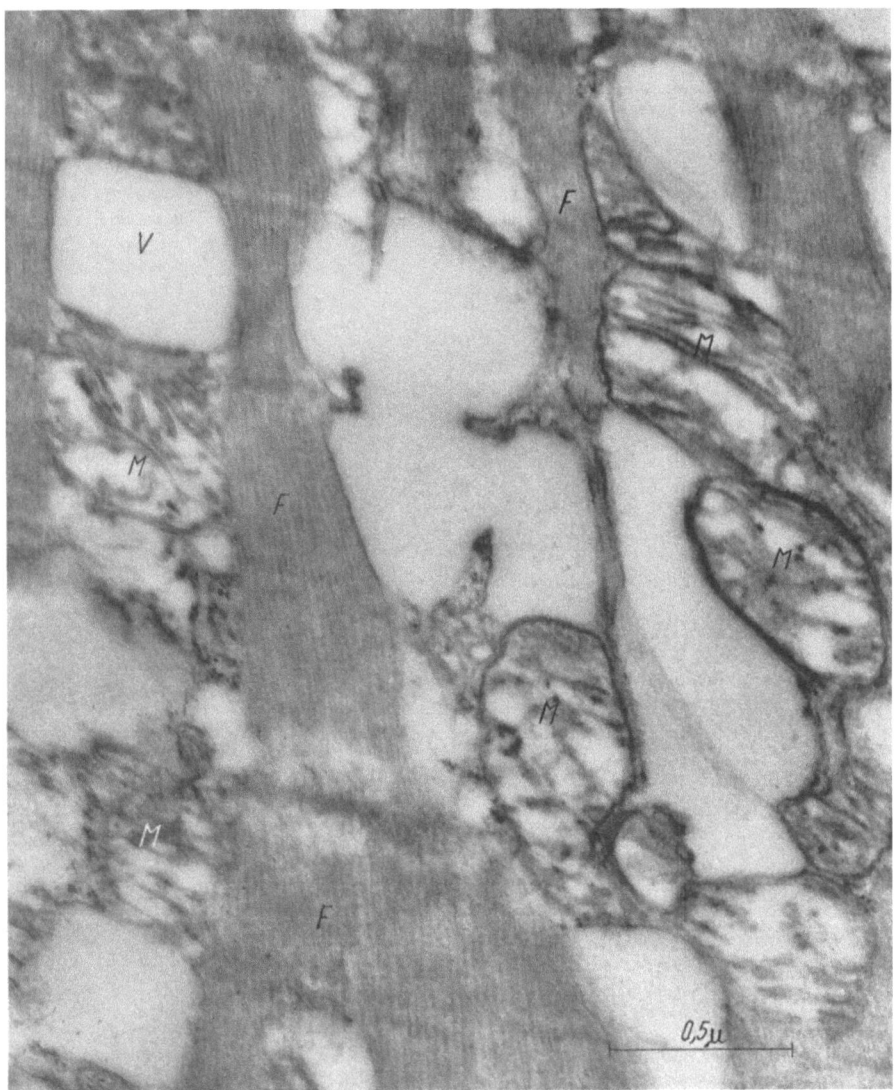

Abb. 80. Ausschnitt aus Herzmuskelzelle 17 Std nach Tetrachlorkohlenstoffvergiftung (0,25 mg CCl₄/100 g
Rattengewicht). Diffuse Einwässerung durch Einriß der Membranen des endoplasmatischen Reticulums. Mito-
chondrien (M) stark verändert, Myofibrillen (F) mit Auflösungserscheinungen am Z-Band. Vergr. 56000×.
(Aus Büchner, Mölbert und Thale 1959.)

bei experimentellem Herzinfarkt sind 1 Std nach dem Infarkt eine Schwellung und
Vacuolenbildung des endoplasmatischen Reticulums zu beobachten, um die
4. Std rupturieren die Vacuolen und leiten damit zur Nekrose und Homogenisation
der Muskelzellen über[2]. Gleiche Verhältnisse finden sich auch bei Ischämie am

[1] Bei Altmann 1944/1949.   [2] Bryant, Thomas und O'Neal 1958.

Skeletmuskel[1] bei Asphyxie durch Stickstoff an den Ganglienzellen[2] und bei der akuten Blutstauung an den Tubulusepithelien der Niere[3].

Eine Vacuolisation des endoplasmatischen Reticulums ohne solitäre mächtige Vacuolenbildung ist bei der „histotoxischen Hypoxydose" zu beobachten[4]. Je nach der Dosis des einwirkenden Giftes ist die Vacuolenbildung durch Auseinanderdrängung des inneren Raumes des endoplasmatischen Reticulums mehr oder weniger ausgeprägt. Bei der Vergiftung mit Blausäure besteht in der Leberepithelzelle eine sack- oder bläschenförmige Vacuolisation des endoplasmatischen Reticulums, z. T. durch Abschnürung von Membranteilen. Am Herzmuskel steht dabei mehr ein diffuses Ödem durch Auflösung oder Einreißen des tubulären Systems im Vordergrund. Dagegen ist die Vacuolenbildung des endoplasmatischen Reticulums bei der Malonsäurevergiftung durch kompetitive Hemmung der Succinodehydrogenase bei gleicher Giftdosis von 50 mg Na-Malonat im Herzmuskel[5] etwas stärker ausgeprägt als am Leberparenchym[6]. Allerdings ist über den Anteil der Atmungseinschränkung durch Malonsäure an verschiedenen Geweben des gleichen vergifteten Tieres nichts bekannt. Nach Malonatnitril konnte an den spinalen Ganglienzellen ebenfalls eine Umbildung des endoplasmatischen Reticulums in kleine Bläschen beobachtet werden[7].

Die weitaus stärkste Vacuolenbildung im endoplasmatischen Reticulum wird aber nach Zuführung von Tetrachlorkohlenstoff bei fortgeschrittener Vergiftung beobachtet[8]. Zum Zeitpunkt einer deutlichen Abnahme der Cristae der Mitochondrien beginnt die Vacuolisation des endoplasmatischen Reticulums, die sich beim Ausfall weiterer enzymatischer Aktivitäten steigert und in einigen Zellen zu einer hochgradigen diffusen Ödembildung führt. Gleichzeitig finden sich im Leberläppchen, um eine zentrale Nekrose kranzförmig angeordnet, im Herzmuskel fleckförmig in den inneren Ventrikelschalen und den Papillarmuskeln verteilt, Zellen mit extremer hydropischer Schwellung. Diese Zellen werden von einem System von Vacuolen durchsetzt, deren Membranen eingerissen oder aufgelöst sind, und die miteinander konfluieren. Dazwischen eingestreut liegen einige Mitochondrien, deren Inhalt wenig elektronenstreuend oder kontrastierbar ist, und in denen die restlichen Inhaltsstoffe miteinander verklumpt sind. Bei einem Teil der Mitochondrien findet sich ein relativ dichter Inhalt, der von kleinen Vacuolen durchsetzt ist. Bei dem mächtigen Ödem des endoplasmatischen Reticulums, das der Zelle ein netzartiges Aussehen mit groben Maschen verleiht, erhebt sich die Frage, aus welchen Quellen dieses Ödem gespeist wird. Ein Einstrom von Wasser in die geschädigte Zelle kann, solange die Zellmembran noch unverändert ist, nur als aktive Wasseraufnahme gewertet werden, die einen energiefordernden Prozeß darstellt. Erst wenn die Zellmembran eine Veränderung ihrer Architektonik erfährt und damit in ihrer normalen Funktion geschädigt ist, kann es zu einem ungehinderten Einstrom von Wasser in die Zelle kommen. Eine Bestätigung dieser Annahme zeigen Untersuchungen am Ei der Regenbogenforelle mit schwerem Wasser. Erst bei Schädigung der Zelle bzw. ihrer Zellmembran erfolgt ein ungehinderter Einstrom von Flüssigkeit entsprechend dem osmotischen Gefälle[9]. Ähnliche Verhältnisse finden sich bei der Ischämie der Muskulatur[10].

---

[1] MOORE, RUSKA und COPENHAVER 1956.
[2] SCHOLZ, BOELLAARD und HAGER 1959.   [3] DAVID und UERLINGS 1965.
[4] MÖLBERT 1956, OBERLING und ROUILLER 1956, MÖLBERT 1957/58.
[5] BÜCHNER, MÖLBERT und THALE 1959.   [6] MÖLBERT 1957.
[7] ANDERSON und VAN BREEMAN 1958.
[8] OBERLING und ROUILLER 1956, MÖLBERT 1957, BÜCHNER, MÖLBERT und THALE 1959.
[9] PRESCOTT und ZEUTHEN 1953.
[10] KOSLOWSKI 1959.

Bei der Drosselung der Energieproduktion und der dadurch bedingten Stoffwechselstörung in der Zelle können die anfallenden niedermolekularen Intermediärprodukte möglicherweise eine hyperosmotische Flüssigkeitsaufnahme aus dem extracellulären Raum verursachen. Da aber die Aufnahme von Wasser in die lebende Zelle einer ständigen Energiezufuhr bedarf (Netter 1950, 1959), die Energieproduktion der Zelle bei den besprochenen Veränderungen aber eingeschränkt ist, kann die Ansammlung von Flüssigkeit in den Vacuolen nicht allein durch eine vermehrte Wasseraufnahme der Zelle zur Ausgleichung ihres inneren osmotischen Druckes entstehen. Gegen eine größere Wasseraufnahme aus dem extracellulären Raum sprechen biochemische Befunde bei der akuten Hypoxie. In der hypoxischen Leberepithelzelle konnte keine signifikante Zunahme des Wassergehaltes gefunden werden (Bassi u. Bernelli-Zazzera 1955). Allerdings konnten die Autoren bei ihren Versuchen (1957) auch keine ausgeprägte starke Vacuolenbildung des Cytoplasmas erzeugen. Im elektronenmikroskopischen Bild konnte weder am Leberparenchym noch an der Herzmuskelzelle bei der Hypoxie oder der histotoxischen Hypoxydose eine Steigerung der Pinocytoseaktivität beobachtet werden. Eine vermehrte Pinocytose und Cytopempsis konnten lediglich an den Endothelien der Blutcapillaren, bevorzugt bei der Tetrachlorkohlenstoffvergiftung, nachgewiesen werden, aber nicht an den Parenchymzellen selbst. Diese Möglichkeit der Wasseraufnahme durch Pinocytoseaktivität der Zelle gilt nur unter der Voraussetzung, daß gleichzeitig solche Stoffe in die Zelle aufgenommen werden, die die Pinocytose anregen. Das Wasser wäre in diesem Falle nur sekundär diesen Stoffen beigegeben. In der Regel kann erwartet werden, daß die Wasseraufnahme direkt durch die Zellmembran erfolgt. Die Annahme, daß die Ödembildung durch Wasser, das im intermediären Stoffwechsel der Parenchymzelle anfällt, hervorgerufen oder verstärkt wird, ist sehr wahrscheinlich.

Zwischen den beiden Formen der Flüssigkeitsansammlung im endoplasmatischen Reticulum, der geordneten Vacuolenbildung durch Aufschwellung der inneren Räume und der diffusen Einwässerung durch Auflösung oder Einriß der Vacuolenmembranen, scheinen fließende Übergänge zu bestehen. Während bei der geordneten Vacuolenbildung die Trennung des Cytoplasmas in zwei getrennte Phasen durch die Membranen des endoplasmatischen Reticulums erhalten bleibt, tritt bei der diffusen Einwässerung eine Durchmischung der Inhaltsstoffe des endoplasmatischen Reticulums mit dem Grundplasma ein. Diese letzten Vorgänge leiten in den Zelltod über, wie die Beobachtung der Morphologie dieser regressiven Vorgänge darlegt. Eine diffuse Einwässerung und eine Vacuolenbildung konnten am überlebenden Gewebe der Niere bei verschiedenen oxydationshemmenden Giften und bei Entkoppelung von Atmung und Phosphorylierung durch 2,4-Dinitrophenol lichtmikroskopisch unterschieden werden[1]. Es wird die Anschauung vertreten, daß die unterschiedliche Störung in der Energiebildung die Ursache für die eine oder andere Form der Vacuolenbildung darstellt. Insbesondere soll bei der geordneten Ausgliederung von Wasser in Vacuolen noch eine größere Restatmung in der Zelle erhalten sein, welche die Voraussetzung für die Vacuolenbildung darstellt, während die diffuse Einwässerung Ausdruck einer fortschreitenden Drosselung der Energetik sei.

Nach den Beobachtungen am Leberparenchym nach Tetrachlorkohlenstoffvergiftung[2] sind in Zellen mit starker Vacuolisation des endoplasmatischen Reticulums die Mitochondrien noch weitgehend strukturiert, wenn auch in der Regel homogener, als es der Norm entspricht. In Zellen mit geschwollenen und zerstörten Mitochondrien dagegen erreicht die Vacuolisation nicht die extremen Grade.

---

[1] Becker und Neubert 1959.
[2] Oberling und Rouiller 1956, Rouiller 1957.

Einen weiteren Hinweis für eine in diesem Falle sekundäre Störung der aeroben Energiebildung bei der Vacuolisation geben Untersuchungen mit hohen Dosen von Jodessigsäure an den Sehzellen des Kaninchens[1]. Durch Jodessigsäure wird einerseits die Phosphoglycerinaldehyd-Dehydrogenase, also ein wichtiger Schritt der Glykolyse blockiert, zum anderen werden bei höherer Konzentration die Enzyme des Citronensäurecyclus gehemmt und Sulfhydrylgruppen von Proteinen blockiert. Da die Retina einmal eine sehr hohe Glykolyseaktivität aufweist, ferner im inneren Segment vor allem die Stäbchen einen hohen Gehalt an Enzymen des Krebscyclus haben, ist der Schaden durch Jodessigsäure vor allem an den Stäbchen zu erwarten. Dementsprechend zeigt das Ergastoplasma der Stäbchen auch eine Vacuolisation. Mit dieser Vacuolisation einhergehend, findet eine Destruktion der lamellenförmigen Stäbchenstruktur statt. Die Auflösung und der Schwund der Sehlamellen der Stäbchen beruht wohl auf einer Störung in der Synthese des Rhodopsins, da einmal die für den Rhodopsincyclus wichtigen Sulfhydrylgruppen des Proteins blockiert sind, zum anderen eine Hemmung im Citronensäurecyclus vorliegt, die ihren Ausdruck in den morphologisch veränderten Mitochondrien findet.

Auch bei der Phosphorvergiftung tritt am Herzmuskel bald nach der Injektion von 0,5—1,0 ml einer 1%igen Lösung von weißem Phosphorerdnußöl eine Vacuolenbildung des endoplasmatischen Reticulums auf[2]. $2^{1}/_{2}$ Std nach der Injektion erfolgt der Beginn der Weiterstellung des endoplasmatischen Reticulums bei schon leicht veränderten Mitochondrien. Die Vacuolisation des endoplasmatischen Reticulums erreicht ihre größte Ausdehnung nach 1 Tag, wobei die Tubuli des transversalen Systems am meisten betroffen sind, während gleichzeitig auch die Mitochondrien ihre stärksten morphologischen Veränderungen erreichen[2].

Ein Herzventrikelstillstand bei Strophanthinüberdosierung führt zu einer Mangeldurchblutung der Ventrikel und damit zu einer Hypoxie, verbunden mit einem Substratmangel. Auch dabei wird eine Vacuolisation des endoplasmatischen Reticulums beobachtet, einhergehend mit einer Verminderung der inneren Mitochondrienstrukturen[3]. Bei einer Allylformiatvergiftung kann in den Leberepithelien eine Vacuolisierung des ER beobachtet werden, nachdem die Endothelien der Sinusoide in der Läppchenperipherie sich abgelöst haben[4]. Auch nach Schädigung des Herzmuskels durch Aludrin (Isoproterenolsulfat) findet sich eine Vacuolisierung des tubulären Systems[5].

Auch die postmortalen Veränderungen der Zellen beginnen mit einer Schwellung des endoplasmatischen Reticulums[6], der aber in den meisten Fällen eine morphologische Veränderung der Mitochondrien parallel geht.

Bei toxischen Dosen von Schilddrüsenhormonen (L-Trijodthyronin) zeigt das endoplasmatische Reticulum des Herzmuskels der Ratte eine starke Erweiterung und Vacuolisation, einhergehend mit einer leichten Schwellung und Reduktion der inneren Strukturen der Mitochondrien[2]. Durch Thyroxin wird in einer ersten Phase die Zelle aktiviert, erst bei zu hohen Dosen über längere Zeit erfolgen regressive Vorgänge. Bei Gabe von 2,4-DNP ist am Leberparenchym[7] die Vacuolenbildung des Ergastoplasmas nicht so ausgeprägt wie z. B. nach Schilddrüsenhormonüberdosierung am Herzmuskel.

Eine nicht durch Störung des aeroben Stoffwechsels bedingte Art der Zellödembildung mit Vacuolisierung des endoplasmatischen Reticulums findet sich bei Kaliummangel. Im Experiment am Herzen der Ratte konnte neben Ver-

[1] Lasansky und de Robertis 1959.   [2] Poche 1958.   [3] Lindner 1957.
[4] Haenni 1964.   [5] Korb 1965.   [6] Sjöstrand 1955, Zetterqvist 1956.
[7] Mölbert 1957.

änderungen an der contractilen Substanz auch am endoplasmatischen Reticulum eine deutliche Erweiterung beobachtet werden, während die Mitochondrien ein völlig normales Aussehen aufwiesen[1]. Zum Teil zeigen die Zellen ein diffuses Plasmaödem.

Ebenfalls eine Vacuolisation des endoplasmatischen Reticulums konnte an der Darmschleimhaut unter dem Einfluß von destilliertem Wasser, wässrigen Lösungen und von Netzmittellösungen beobachtet werden[2] (Abb. 81). Ähnliche Befunde waren zuvor schon von Zetterqvist (1956) nach hypotonischen Lösungen erhoben worden. Bei einem osmotischen Schock konnte an Pflanzenzellen das organisierte lamelläre System, das dem endoplasmatischen Reticulum animalen Gewebes entspricht, zu Bläschen degeneriert gefunden werden[3].

Die Reaktion der Zelle auf Antikörper wurde im Experiment an Hühnchenherzfibroblastenkulturen untersucht[4]. Durch Meerschweinchenantiserum treten neben einer Veränderung an den Mitochondrien und der Zellmembran eine Schwellung und Vesiculation des endoplasmatischen Reticulums auf. Die äußere Kernmembran, die einen Teil des endoplasmatischen Reticulums darstellt, hebt sich vom Kern unter starker Erweiterung des internuclearen Spaltes ab. Neuere Untersuchungen an pränatalen Darmzellen bestätigten, daß eine Absorption von Antigen zu einer Vacuolenbildung in den Zellen führt[5] und ihre Degeneration einleiten kann.

Bei der experimentellen Masugi-Nephritis der Ratte konnten am Endothel des Glomerulus eine Erweiterung des endoplasmatischen Reticulums und Vacuolen beobachtet werden, die sich schließlich als große, blasige Auftreibungen gegen das Lumen der Capillare vorwölbten. Auch die Deckzellen zeigten dabei eine Vacuolenbildung[6].

Eine Erweiterung des endoplasmatischen Reticulums ist bei der Herzmuskelhypertrophie des Menschen sowie bei einer plötzlichen Stenosierung der Aorta in einzelnen Zellen zu beobachten[1,7]. Nach elektronenmikroskopisch-experimentellen Untersuchungen ist eine Erweiterung des endoplasmatischen Reticulums bei der Herzmuskelhypertrophie erst bei Insuffizienzerscheinungen zu erwarten und geht mit einer morphologischen Veränderung der Mitochondrien einher[8].

Bei der Atrophie des Skeletmuskels nach Durchtrennung des Nerven[9] oder bei der progressiven spinalen Muskelatrophie[10] nimmt das endoplasmatische Reticulum einen verhältnismäßig großen Raum ein, da durch die Verschmälerung der Myofibrillen die Zwischenräume zwischen den contractilen Fasern vergrößert werden. Dieses Hervortreten des endoplasmatischen Reticulums ist „ex vacuo" entstanden[9]. Ähnliche Befunde konnten am Herzmuskel erhoben werden[10]. Eine Erweiterung der Zisternen des endoplasmatischen Reticulums in Vacuolen kann zu Beginn einer Proteinsynthesehemmung beobachtet werden (vgl. [11]). Eine Ausweitung, gefolgt von einer Vacuolenbildung der glatten Membranen des endoplasmatischen Reticulums, kann in Pflanzenzellen während der Zellreifung gesehen werden (vgl. [12]).

---

[1] Poche 1958.
[2] C. Ruska 1959.
[3] Hodge, McLean und Mercer 1956.
[4] Latta 1959.
[5] Kraehenbuhl, Gloor und Blanc 1966.
[6] Miller und Bohle 1957.
[7] Wegner und Mölbert 1966.
[8] Mölbert und Iijima 1959, Mölbert 1959.
[9] Wechsler und Hager 1960.
[10] Mölbert 1965.
[11] Ashworth, Werner, Glass und Arnold 1965, Svobáda und Higginson 1964.
[12] Buvat 1963.

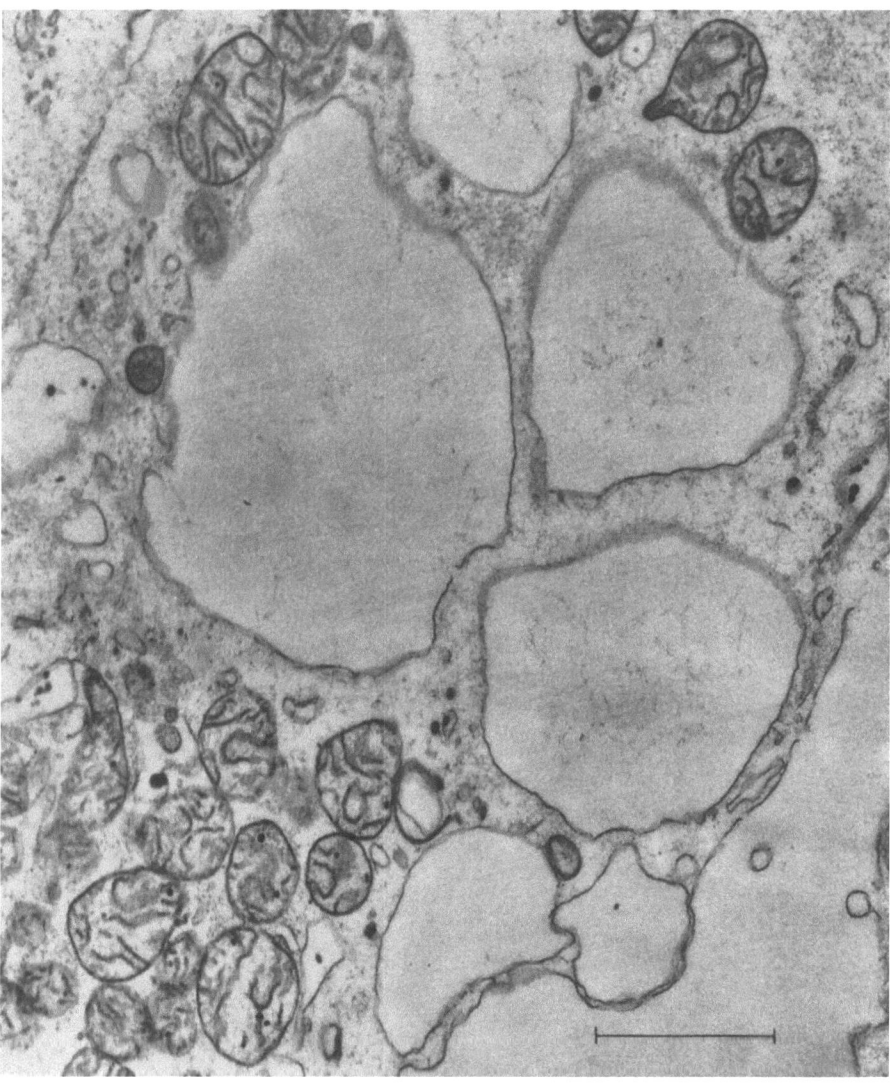

Abb. 81. Darmepithelzelle nach Wasseraufnahme, Ausbildung von weiten Intercellularräumen. Mitochondrien geschwollen. Vergr. 24000×. (Aus RUSKA 1960, von der Autorin zur Verfügung gestellt.)

III. Die Proliferation des agranulären ER.

Neben dem Bilde der Vacuolisierung des ER, bei dem an den Vacuolenmembranen noch Ribosomen angelagert oder auch abgelöst sein können, finden sich gleichzeitig mehr oder minder ausgeprägt Transformationen des ER, die mit einer Vermehrung glatter endoplasmatischer Membranen in Form von kleinen Tubuli oder Vesikeln oder röhrenförmigen Systemen einhergehen (Abb. 82). Solche Transformationen können je nach der Intensität des Eingriffes in das Steuerungssystem des ER das Bild des Cytoplasmas einer Zelle mehr oder minder beherrschen.

Eine *Vesiculation des ER* ist vor allem *in der Leberzelle* nach Cancerogenen beobachtet worden. PORTER und BRUNI[1] fanden nach Buttergelb eine Ansamm-

---

[1] PORTER und BRUNI 1959.

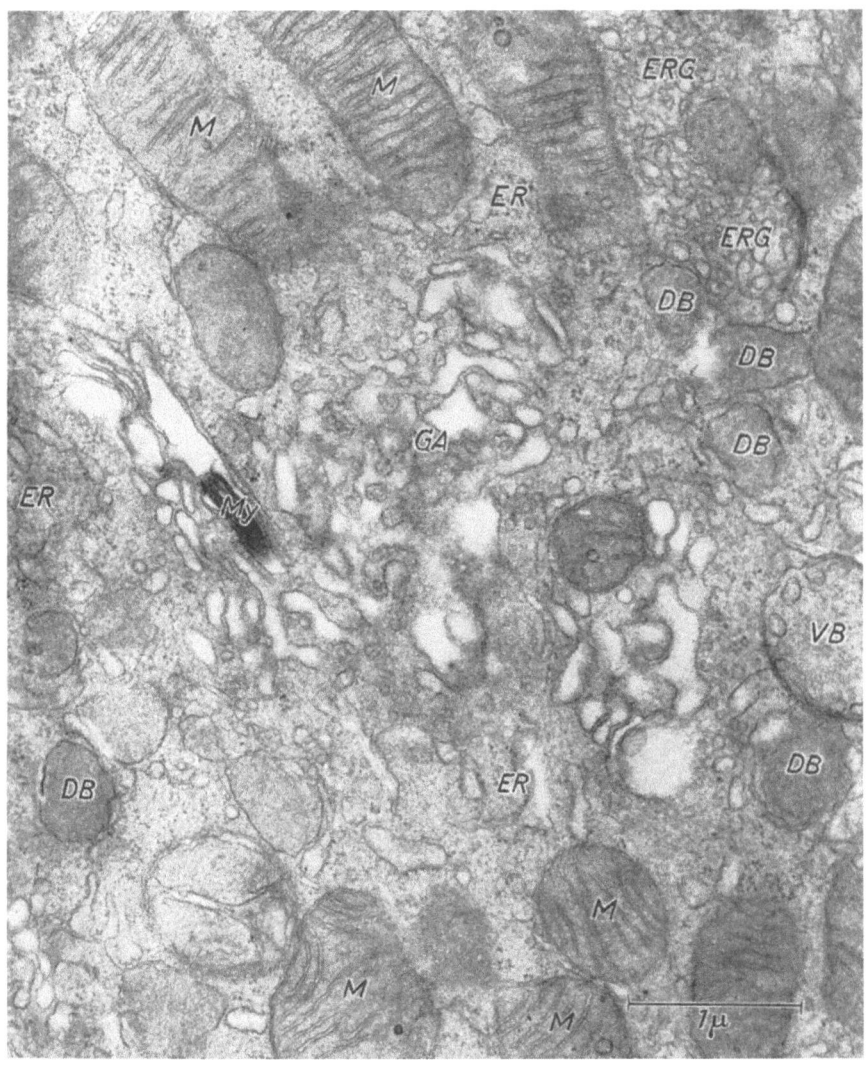

Abb. 82. Golgi-Apparat (*GA*) einer Tubulusepithelzelle. (Mäuseniere, Proteinspeicherung, Ovalbumin.) Starke Vesikel- und Vacuolenbildung. Angrenzend an das Golgi-Feld ein System von glatten ER-Membranen (*ERG*) und von Ergastoplasma (*ER*). Ein Multivesicular-Körper (*VB*) liegt neben Microbodies (*DB*). Mitochondrien (*M*) mit großen Granula liegen in der Peripherie des Golgi-Feldes. OsO₄-Fixation, Eponeinbettung, Bleihydroxyd-kontrastierung. (Aufnahme: Dr. R. Marx.) Vergr. 24000 ×.

lung von membranbegrenzten Bläschen parallel mit einer Abnahme des Glykogen-gehaltes der Zelle. Ähnliche Befunde konnten auch Heinlein u. Mitarb.[1] während der Cancerisierung der Leber durch Buttergelb erheben. Auch sie fanden eine Zunahme des glatten ER bei gleichzeitigem Glykogenschwund. Ähnliche Be-ziehungen zwischen ER und Glykogengehalt der Zelle waren von Themann (1961)[2] nachgewiesen worden. Ferner war nach Diäthylnitrosamin[3], einem Leber-karzinogen, das sich durch eine strenge Dosis-Wirkungsbeziehung auszeichnet, eine starke Vesiculation des Cytoplasmas der Leberparenchymzelle zu beobachten.

---

[1] Heinlein, Hübner, Lennartz und Rudolph 1962.   [2] Themann 1961.
[3] Mölbert, Hill und Büchner 1962.

Zumeist nahm die Vesiculation ihren Ausgang von der Peripherie geordneter paralleler Ergastoplasmamembranen; aber auch im Inneren der Stapel war eine Vorwölbung und Abschnürung von Membrananteilen zu sehen. Glatte Membranbläschen des übrigen Cytoplasmas tragen, da sie nach dem Abbau von Glykogenpartikeln hervortreten, ebenfalls zur Vermehrung der glattwandigen Vesikeln bei. Die Mitochondrien lassen zu Beginn dieser Vermehrung des glatten ER keine Veränderungen erkennen. Auch sind nicht alle Zellen in gleichem Maße und in gleicher Ausdehnung von dem vermehrten Auftreten des glatten ER betroffen.

Solche Vesikelansammlungen waren bereits bei Wiederernährung hungernder Ratten in den Leberparenchymzellen beschrieben worden[1], und PORTER[2] konnte zeigen, daß das ER je nach den verschiedenen Bedingungen in Form von Membranen oder als Bläschen vorliegen kann. Die Bildung glattwandiger Vesikeln des ER kann sehr schnell durch eine Irritation der Zelle in Gang gesetzt werden[3], wobei die von der Membran, z. B. nach Äthioningabe, abgelösten Ribosomen nicht mehr zu einer Syntheseleistung (vgl. S. 353) befähigt sind. Dadurch tritt eine Proteinsynthesehemmung ein[3], aber die Regeneration des ER setzt bei nur kurzdauernder Einwirkung ebenso schnell wieder ein. So wird das nach Ultraschallbehandlung im Leberparenchym auftretende vesiculäre ER innerhalb von 3 Std wieder in ein typisches Ergastoplasma umgewandelt[4]. Die erste Reaktion des ER nach schädlichen Einwirkungen ist, wie neuere Untersuchungen zeigen, in einem Auftreten von glatten ER-Membranen zu finden. In der Regel handelt es sich um eine Neubildung ribosomenfreier Membranen, wie die Untersuchungen nach Ultraviolettbestrahlung, Röntgenbestrahlung, Argininmangel[5], nach Cysteingabe[6], nach Phenobarbital[7], nach Äthionin, in einer Dosis von 0,5 bis 1,0 mg/g Körpergewicht über 1—5 Tage (vgl.[8]), nach Tetrachlorkohlenstoff (vgl.[9]) u. a. zeigen. Nach Cystein konnte eine relative Zunahme im Proteingehalt der Mikrosomen um 20—50% gegenüber den übrigen Zellfraktionen verzeichnet werden. Gleichzeitig sinkt mit dem Auftreten von glatten Membranen des ER der Glykogengehalt gegenüber der Norm um 60—90%. Nach Phenobarbital (100 mg/kg/Tag)[10] entwickelt sich nach dem 3. Tag zunehmend ein glattes endoplasmatisches Reticulum, gefolgt von einer Zunahme der TPNH-Cytochrom-c-Reductase und einer Steigerung der oxydativen Demethylation in der Mikrosomenfraktion. Dabei bildet das Ergastoplasma mit den neugebildeten Membranen des ER ein zusammenhängendes System[11], das sich entsprechend den cellulären Gegebenheiten ineinander umwandeln kann. Wird β-3-Thienylalanin Leberzellen angeboten, so wird ein abnormes Protein gebildet, in das die unphysiologische Aminosäure eingebaut ist. Dabei ist neben einer Vergrößerung des Nucleolus eine Desorganisation des Ergastoplasmas verbunden mit einer starken Vermehrung der glatten Membranen des ER zu beobachten. Gleichzeitig erfolgt ein Glykogenschwund. Auch die Mitochondrien sind verändert, und der Golgi-Apparat zeigt eine Hyperplasie. Die Vermehrung der glatten Endoplasmamembranen wird als Kompensation der Leberzelle bei gestörter Proteinsynthese aufgefaßt[12].

In den Zellen der Samenbläschen konnte an der Ratte nach Kastration gezeigt werden, daß nach Wegfall der Hormonwirkung eine Ablösung der Ribosomen von

[1] FAWCETT 1955. [2] PORTER 1955.
[3] SEIFERT und GIESEKING 1960, BÄSSLER und GRILLMAIER 1962.
[4] SELMAN und JURAND 1964. [5] LANE und NOVIKOFF 1965.
[6] EMMELOT, MIZRAHI, NACCARATO und BENEDETTI 1962.
[7] ORRENIUS, ERICSSON und ERNSTER 1965.
[8] BAGLIO und FARBER 1965, EKHOLM, EDLUND und ZELANDER 1962.
[9] GIACOMELLI, WIENER und SPIRO 1962, BERTHOLD 1966.
[10] ERICSSON und ORRENIUS 1966.
[11] FAWCETT 1965, CHRISTENSEN 1965, CHRISTENSEN und FAWCETT 1966.
[12] HRUBAN, SWIFT und WISSLER 1963.

Membranen des ER stattfindet[1]. Die Ribosomen werden anschließend als Einzelpartikeln oder in Haufen im Cytoplasma angetroffen. Gleichzeitig sind vermehrt
glatte Membranen des ER zu beobachten. Beim Hurler-Syndrom[2] lassen sich
in vermehrtem Maße glatte Membranen des ER in den Leberepithelien antreffen.
Ferner besteht eine Vacuolenbildung im Cytoplasma, an die sich Lysosomen anlagern und mit ihnen verschmelzen, so daß größere autophage Lysosomen entstehen. Orrenius (1965) nimmt an, daß die Enzymproteinsynthese im Ergastoplasma dadurch gestoppt wird, daß die Membranen mit Enzym gesättigt sind
und die Ribosomen sich dadurch von den Membranen ablösen. Diese Veränderung ist gefolgt von einer Ansammlung von glattem ER. Diese Interpretation
steht aber nicht mit allen Beobachtungen bei der Transformation des ER in glatte
Membranen in Übereinstimmung, sondern dürfte nur bei speziellen Fällen zutreffen.

Der Vermehrung von Membranstrukturanteilen des ER geht sehr oft eine
Zunahme typischen Ergastoplasmas voraus[3], das sich ausweitet und mit Protein
anfüllt, wobei bervorzugt parallel angeordnete Membranen beobachtet werden.
Bei reversiblen Eingriffen in das Zellgefüge folgt eine Zunahme von Strukturen
des Ergastoplasmas nach.

Als überstürzte oder unvollkommene Bildung endoplasmatischer Strukturen
kann bei den meisten der oben genannten Prozesse eine Wirbelbildung glatter
Endoplasmamembranen gefunden werden. Diese Bildung, als *Nebenkern* be-
schrieben (vgl. [4]) stellt eine Proliferation des endoplasmatischen Reticulums dar,
wobei in der Peripherie der konzentrisch geschichteten Membranen Ribosomen
angelagert sein können. Sie ist unter anderem nach Nitrosaminen[5], aber auch nach
Äthionin[6], also Stoffen, die am Proteinsynthesesystem angreifen, zu beobachten.
Bei Belastungen der Zelle, die eine vermehrte Proteinsynthese veranlassen, wie im
Anfangsstadium der CCl_4-Vergiftung[7] oder bei der Lebercirrhose in den Zellen der
Leberzellknötchen[8], bei der Herzmuskelhypertrophie[9] oder nach energiereicher
Strahlung[10, 11] kommen solche Bildungen zur Darstellung, aber auch in Tumorzellen
(vgl. [11]), bei der Regeneration von Zellen[8, 12] und bei Virusbefall der Zelle[13]. Die
sog. Nebenkernbildung, die unter der Wirkung cancerisierender Substanzen und
anderer Stoffe, die eine Partialzerstörung cytoplasmatischer Strukturen verursachen, auftritt, könnte danach auch Ausdruck endocytoplasmatischer Repara-
tionsvorgänge sein. Sowohl die vermehrte Bildung glatter Cytoplasmamembranen,
wie auch ihre Bildung in Form eines Nebenkerns, dürften durch gleichartige
celluläre Prozesse entstehen, die auf der Stufe von glatten Endoplasmamembranen
ihren morphologischen Ausdruck finden.

Da uns über die Funktion und Bedeutung glatter Membranen des ER noch
wenige Ergebnisse vorliegen, können über die Zusammenhänge zwischen dem
vermehrten Auftreten dieser Membranen und ihrer Rückkopplung auf die
Zellstoffwechselsteuerung durch den Zellkern nur Erörterungen hypothetischer
Natur angestellt werden. Induktive Zusammenhänge könnten aber bestehen.

Herdson et al.[14] und Stenger[15] sind der Auffassung, daß die glatten Membranen des ER in den Entgiftungsprozeß der Zelle eingeschaltet sind, da eine Vesicu-

---

[1] Szirmai und van der Linde 1965.   [2] Callahan und Lorincz 1966.
[3] Ericsson und Orrenius 1966, Mölbert, Hill und Büchner 1962.
[4] Haguenau 1965.
[5] Emmelott und Benedetti 1960, Mölbert, Hill und Büchner 1962.
[6] Thoenes und Bannasch 1962, Baglio und Farber 1965, Steiner, Miyai und Phillips
1964, Herman und Fitzgerald 1962.
[7] Reynolds 1965.   [8] Stenger 1966.   [9] Mölbert 1960.   [10] Lane und Novikoff 1965.
[11] Rouiller 1957, Fawcett und Wilson 1955, Driessens, Dupont und Demaille 1959.
[12] Overton 1965, Bucher 1963.   [13] Jézéquel 1959.
[14] Herdson, Garvin und Jennings 1964.   [15] Stenger 1966.

lation des endoplasmatischen Reticulums mit einer Steigerung der oxydativen Demethylation einhergeht (vgl. [1]) und bei allen Zellvergiftungen zu beobachten ist[2]. Damit könnte der Vermehrung der glatten ribosomenfreien Membranen des endoplasmatischen Reticulums neben einer Proliferation, die in einer typischen proteinsynthetisierenden Zellstruktur, dem Ergastoplasma endet, noch eine Zweitfunktion auf der Stufe der ribosomenfreien Membranen zuzurechnen sein.

Für diese Annahme sprechen Befunde an der Hamsterleber. Aus früheren Befunden ist bekannt, daß die Zunahme der glatten tubulären Membranen mit einem Glykogenschwund vergesellschaftet ist[3] bzw. alle Zellen, die reichlich Glykogen enthalten, haben ein rudimentär ausgebildetes System glatter Membranen. In einer Subfraktion dieser Membranen konnte eine UDPG-Transferase nachgewiesen werden[4]. Die Erhöhung des Abbaues von Glykogen, die mit einer Vermehrung von Membranen des ER einhergeht, wird gesteigert, wenn hungernden Hamstern gleichzeitig Phenobarbital gegeben wird[5]. Fawcett stellt zur Diskussion, daß beim Doppelversuch entweder die Utilisation der Kohlenhydratreserven stärker für die Membranneubildung ausgenützt wird, oder daß eine vermehrte Glykogenolyse für den Entgiftungsmechanismus benötigt wird.

IV. Die Degeneration des endoplasmatischen Reticulums.

Nicht in allen Fällen gelingt der Zelle der Versuch einer Kompensation durch Vermehrung der Proteinsynthesestrukturen. Sowohl auf der Stufe der „Vesiculation", wie auch der Nebenkernbildung mit glatten oder ribosomenbesetzten Membranen können degenerative Prozesse eintreten, und es hat den Anschein, als würde die Proliferation des glatten ER bereits die Möglichkeit einer Überleitung in degenerative Prozesse einschließen.

Die degenerativen Prozesse des ER nach oder während der Proliferation sind die Folgenden:

1. Die *Nebenkernbildungen* können sich in Körper mit konzentrischen multilamellären parallelen Membranen umwandeln, nachdem sich die Ribosomen von den Membranen abgelöst haben und die Membranen in der Art transformiert wurden, daß sie wie Myelinlamellen aussehen[6]; dabei können sie in ihrer Peripherie mit glatten oder ribosomenbesetzten Membranen des ER in Verbindung stehen[7]. Diese Körper schwanken nach Beobachtungen im Zellregenerat bei der Lebercirrhose in ihrer Größe zwischen 2—30 μ und zeigen myelinartige Lamellen oder Fingerabdruck- (finger-print) Formen[8], wobei nicht geklärt ist, ob beide Formen den gleichen Ursprung haben oder verschiedene Bildungswege gegangen sind. Sehr oft umschließen diese vielfach lamellierten Körper cytoplasmatische Bestandteile, die aus Glykogen[10] oder aus Lipiden[8, 9] bestehen. In der Peripherie dieser umschlossenen Lipide können Enzymaktivitäten der ATP-ase, der Inosindi- und -triphosphatase nachgewiesen werden[9]. Drei Tage nach Triparanolgabe findet sich in den exokrinen Pankreasepithelien ein vermehrter Lysosomengehalt,

---

[1] Ericsson und Orrenius 1966.
[2] Herdson, Garvin und Jennings 1964, Salomon 1962, Ortega 1962, Thoenes und Bannasch 1962, Ashworth, Werner, Glass und Arnold 1965, Smuckler, Ross und Benditt 1965.
[3] Porter und Bruni 1959. [4] Luck 1961. [5] Jones und Fawcett 1966.
[6] Ortega 1962, Overton 1965, Thoenes und Bannasch 1962, Salomon 1962, Simon, Kemmer und Müller 1964, Steiner, Miyai und Phillips 1964, Herdson und Kaltenbach 1965, Lane und Novikoff 1965, Herman und Fitzgerald 1962.
[7] Herdson und Kaltenbach 1965, Stenger 1966.
[8] Stenger 1966. [9] Herdson und Kaltenbach 1965.
[10] Steiner, Miyai und Phillips 1964.

neben einer Vesiculation des ER. Die Lysosomenbildung steht in direktem Zusammenhang mit einer Myelinbildung aus Membranen des ER und Membranen des Golgi-Feldes, das dabei hypoplastisch wird[1].

Nach Actinomycin D-Gabe (1 mg/kg) zeigt sich im Rattenpankreas eine primäre Kernveränderung (vgl. [2]), beginnend nach 30 min mit einer progressiven Abnahme der Interchromatingranula der Nucleolen, die nach 24 Std eine totale ist, da die RNS-Polymerase gehemmt wird. Die Veränderungen gehen bis zur Pyknose der Zellkerne, bzw. ihrer Karyorrhexis. Nach Pyrrolizidin-Alkaloiden[3], die ebenfalls die Proteinbiosynthese hemmen, zeigt die Rattenleber eine Vermehrung von agranulärem ER, wobei gleichzeitig im Zellkern starke Veränderungen beobachtet werden können, die denen nach Actinomycin D ähnlich sind. Jedoch gehen die Veränderungen der Kerne in der Regel nicht bis zur Pyknose. Aus den Veränderungen im Cytoplasma kann geschlossen werden, daß noch Informationen an das Cytoplasma abgegeben werden können und daß die Syntheseabläufe des Zellkerns noch nicht vollständig zum Erliegen gekommen sind. Dagegen zeigt das Cytoplasma nach Actinomycin generell auf den Ausfall der nucleären Information kaum Veränderungen an den cytoplasmatischen Organellen. Auch im Golgi-Feld lassen sich reichlich Zymogengranula beobachten, ein Zeichen, daß Stoffe im Cytoplasma synthetisiert werden. In *umschriebenen* Cytoplasmabezirken besteht eine Degeneration. Sie werden als „autophage Vacuolen" ausgegliedert[4]. Diese Untersuchungen beweisen, daß für eine Proliferation von Membranen des ER die Kerninformation über die RNS benötigt wird. Bei Ausfall dieser Information werden Teile des cytoplasmatischen Syntheseapparates ohne Information gelassen und es kommt zu *intracellulären Partialnekrosen*.

2. Solche multilamelläre Körper können auch größere Cytoplasmaareale umschließen und dann als *autophage Vacuolen*[5-10] gekennzeichnet werden. Solche Gebilde sind bei Thiohydantoin-Derivaten[5] nach UV- oder Röntgenstrahlen, nach Argininmangel[9], nach Thioacetamidvergiftung[11], nach Äthioninvergiftung[12], nach Gabe von Actomyosin D[13] und bei Virushepatitis der Maus und des Menschen[14] (Abb. 83, 84) beobachtet worden. Bei chronischem Alkoholismus werden Körper gebildet, die als alkoholisches Hyalin oder Mallorykörper angesprochen werden[15]. Nach Verabreichung von Tannin[16] ist die Zunahme tubulärer Membranen des ER von einer Glykogenabnahme gefolgt. Zentrolobulär zeigen sich umschriebene cytoplasmatische Nekrosebezirke.

Wird ein Toxin von Aspergillus flavus (Aflatoxin B_1) gegeben, so tritt eine Verdichtung des Cytoplasmas mit umschriebenen Nekrosen auf, nachdem fokale Hämorrhagien entstanden waren. Als Toxinwirkung wird eine direkte Wirkung auf die Zellmembranen und die Membranen des Cytoplasmas angenommen[17].

Wird Tetrachlorkohlenstoff intralienal verabreicht[18], so findet sich im Cytoplasma von Leberzellen eine Ansammlung von feinen Tubuli oder Membranen, die zum Teil eine Verbindung mit dem ER zeigen. Diese Bildungen verschmelzen zu osmiophilen Massen. Da die Mitochondrien durch die CCl_4-Wirkung ebenfalls

---

[1] Hruban, Swift und Slesers 1965.
[2] Stenram, Vannfält und Willén 1965, Eakin 1964.
[3] Svoboda und Soga 1966.   [4] Jézéquel und Bernhard 1964.
[5] Herdson, Garvin und Jennings 1964.   [6] Moe und Behnke 1962.
[7] Schaffner und Felig 1965.   [8] Schlesinger und Essner 1965.
[9] Lane und Novikoff 1965.   [10] Jézéquel und Bernhard 1964.
[11] Ashworth, Werner, Glass und Arnold 1965.
[12] Ekholm, Edlund und Zelander 1962.
[13] Jézéquel und Bernhard 1964.   [14] Cossel 1965.
[15] Biava 1964, Porta, Bergman und Stein 1965, Ashworth, Johnson und Wrightsman 1965, Porta, Hartroft und de la Iglesia 1965.
[16] Arhelger, Broom und Boler 1965.   [17] Theron 1965.   [18] Hübner 1965.

tubuläre Umwandlungen ihrer Membranen erkennen ließen, wird eine direkte Einwirkung des CCl_4 auf die Membransysteme angenommen, vor allem da in vitro-Versuche zu gleichen Veränderungen führten. HÜBNER führt die Bildung der

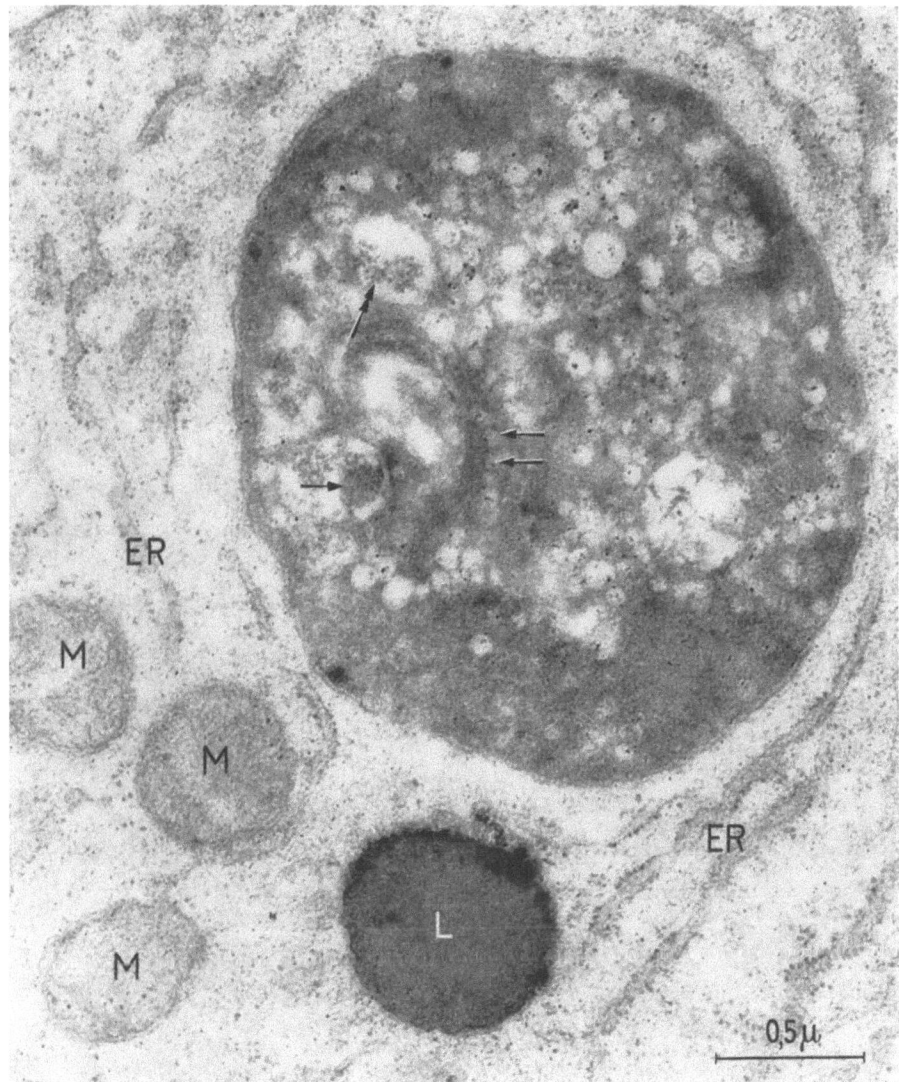

Abb. 83. Ausschnitt aus einer menschlichen Leberzelle bei Virushepatitis. In einem vom Cytoplasma abgegrenzten Einschlußkörper (Mallorykörper) Ferritin und granuläre kristalloide Aggregate → bzw. Einzelpartikeln. Die Mito-chondrien (M) klein, ihre Matrix homogen. Im Lysosom (L) verschieden dichte Substanzen. OsO_4-Fixation, Epon-einbettung, Bleihydroxydkontrastierung. (Biopsiematerial von Dr. BECK und Dr. BIANCHI zur Verfügung gestellt). Vergr. 49000 ×.

tubulären Strukturen auf eine Zerstörung bzw. Herauslösung von Membran-bestandteilen zurück, die ihrerseits zu einer veränderten Oberflächenspannung in der Membran führt.

Nach dem Modell dieses Versuches können myelinartige Veränderungen, die unter physiologischen und vermehrt unter pathologischen Bedingungen in der Zelle beobachtet werden können, auf solche Membranstrukturänderungen zurück-

geführt werden. Ob über eine morphologische Ähnlichkeit hinaus noch Über-
einstimmungen hinsichtlich ihres Entstehungsmodus und ihrer cellulären Funktion
bestehen, ist zum gegenwärtigen Zeitpunkt nicht abgeklärt.

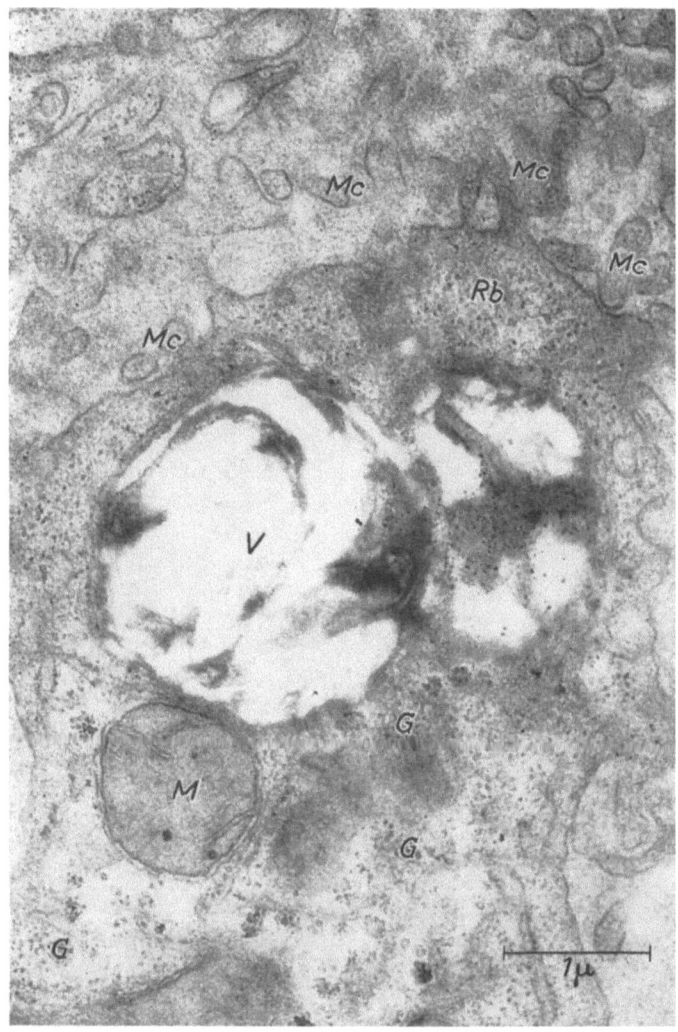

Abb. 84. Ausschnitt aus einer menschlichen Leberepithelzelle bei Intoxikation (Arzneimittel). Autolytisch umgewandelter Cytoplasmabezirk, durch Membranen vom übrigen Cytoplasma abgegrenzt mit 2 nebeneinander-
liegenden kugeligen Cytoplasmaeinschlüssen mit peripheren dichten Schollen. In seiner Umgebung vereinzelte
Glykogenrosetten und einige freiliegende Ribosomen (Rb). Mitochondrien (M) enthalten Granula. An der Zelloberfläche einige unregelmäßig geformte Microvilli (Mc). OsO₄-Fixation Eponeinbettung, Bleihydroxydkontrastierung. Vergr. 20000 ×.

3. Auffallend ist, daß in zeitlicher Abhängigkeit mit der Proliferation
des endoplasmatischen Reticulums *Lysosomen* bzw. *Cytolysomen* stark vermehrt in Erscheinung treten (vgl.[1]) (Abb. 85). BECKER, LANE und NOVIKOFF
(1965) interpretieren die große Zahl von Lysosomen bei der Leberregeneration als
Zeichen eines Übergangs der Zelle vom relativ inaktiven Stadium zu einer starken
mitotischen Aktivität. Danach soll die lysosomale Aktivität eine der ersten Ant-

---

[1] ROBBINS, MARCUS und GONATAS 1964.

worten auf einen Reiz, der zur Mitose führt, darstellen[1]. Es ist denkbar, daß während der Induktion für die Neubildung endoplasmatischer Strukturen, die bestimmte Syntheseleistungen entsprechend ihrer Information leisten sollen, ein Abbau der-

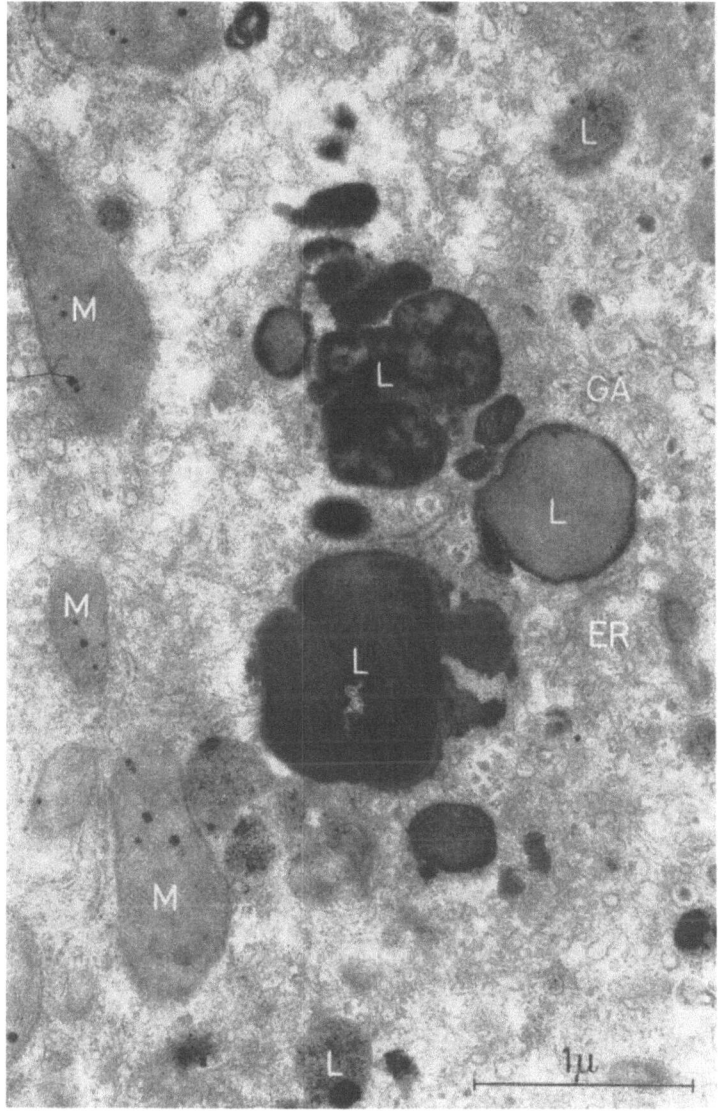

Abb. 85. Ausschnitt aus einer menschlichen Leberzelle bei Rotorsyndrom. Neben dichten in Speicherkörpern (L) aufgenommenen Eisen- oder Pigmentablagerungen verdichtete Mitochondrien (M) mit reichlich Granula, in der Nähe des Golgi-Feldes gelegen. Glutaraldehyd und OsO₄-Fixation, Eponeinbettung, Bleihydroxydkontrastierung. Vergr. 30000 ×.

jenigen Strukturen innerhalb der Lysosomen bzw. Cytolysomen stattfindet, die für die neue Informationsverarbeitung nicht geeignet sind. Gleichzeitig, mit dem Schwund dieser Strukturen könnte auch die Bildung eines Hemmstoffes für die

---

[1] BECKER und LANE 1965, HIRSCHHORN, KAPLAN, GOLDBERG, HIRSCHHORN und WEISSMAN 1965, ALLISON und MALLUCCI 1964.

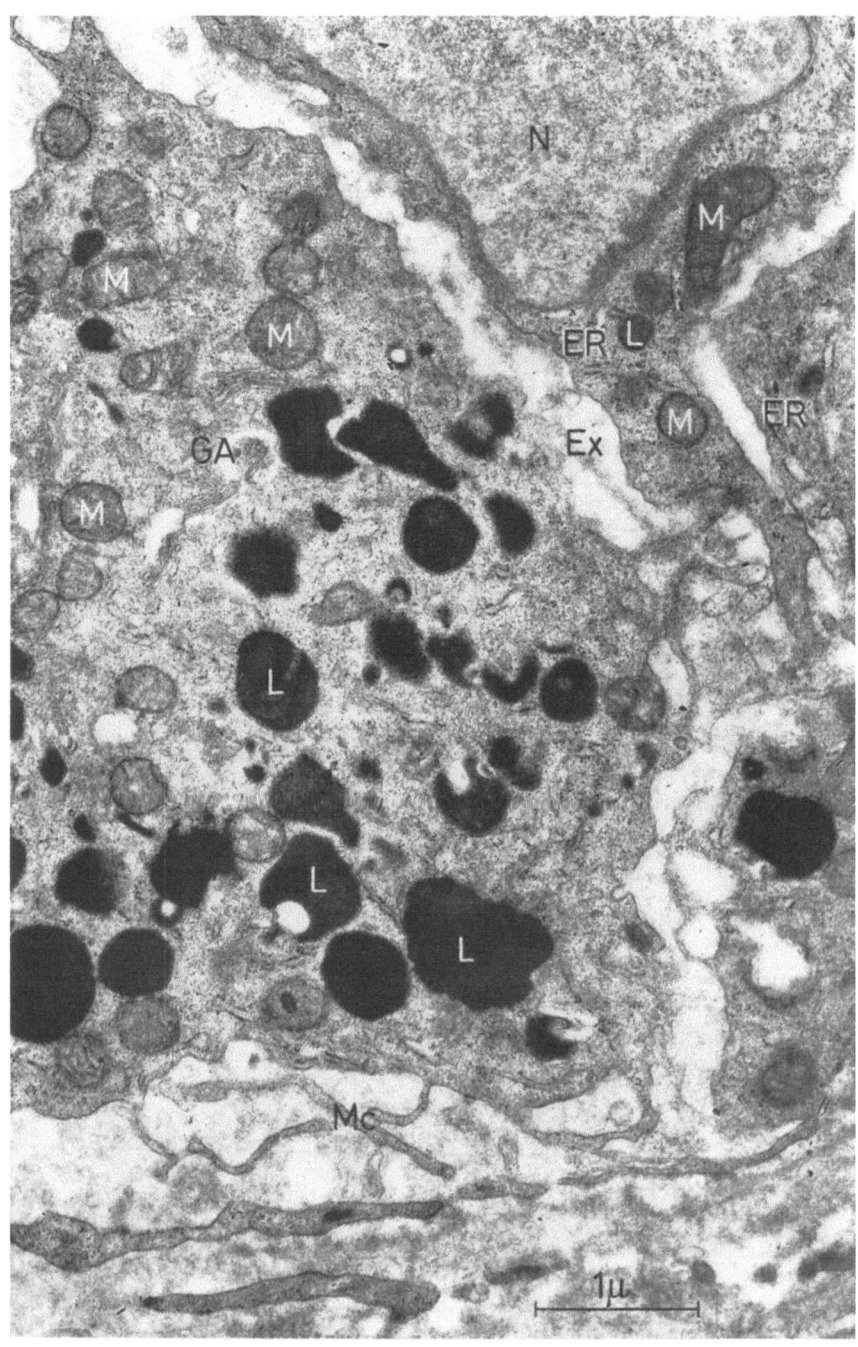

Abb. 86. Leberepithelzelle bei Rotor-Syndrom. Am Gallepol eine Anhäufung von pigmenthaltigen Lysosomen (*L*), deren Inhalt verschieden dicht ist. Unmittelbar daran angrenzend ein Golgi-Apparat (*GA*). Die Microvilli (*Mc*) der Zelloberfläche des Dissèschen Raumes langgestreckt und vermindert. Das Capillarendothel (*EN*) normal schmal mit Glykogen (*G*). OsO₄-Fixation, Eponeinbettung, Bleihydroxydkontrastierung. Vergr. 25000×.

Mitoseauslösung unterbunden werden, und die Zelle könnte als dedifferenzierte Zelle in die Mitose eintreten. Welche Steuerungsmechanismen aber im einzelnen in solchen Zellen wirksam werden, ist bisher nur in einigen wenigen Schritten bekannt.

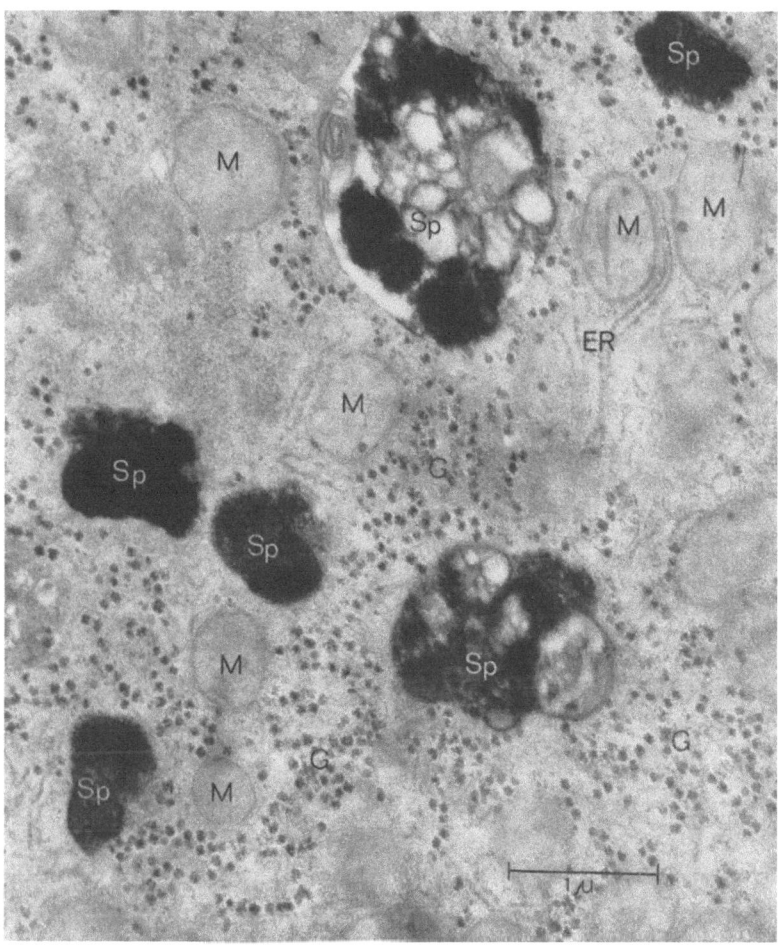

Abb. 87. Ausschnitt aus einer menschlichen Leberzelle bei Rotorsyndrom. Die Mitochondrien (*M*) nur schwach darstellbar, klein mit nur wenigen Cristae und vereinzelt großen Granula. Um die Mitochondrien Glykogen (*G*) und einige wenige Membranen des endoplasmatischen Reticulums (*ER*). Größere und kleinere Körper (*Sp*) mit unterschiedlich kontrastierbaren Substanzen (Pigment) über den gallepolwärts gerichteten Cytoplasmabezirk verstreut. OsO₄-Fixation, Eponeinbettung, Bleihydroxydkontrastierung. [Aus Acta Hepato-Splenologica **13**, 160 (1966.)] Vergr. 20000 × .

Im morphologischen Bild zeigt sich, daß Zellen, die aus äußerer Ursache geschädigt werden, den geschädigten Bezirk entweder abstoßen — wie es besonders an Einzellern gut zu beobachten ist — oder ihn innerhalb der Zelle ausgliedern. In ähnlicher verkleinerter Form werden Zellstrukturen in Lysosomen oder autophagen Vacuolen (Cytolysosomen, Cytolysomen) abgebaut (Abb. 86—89). Will man dieses einfache Prinzip der intracellulären Mauserung auf die *Leberepithelzelle nach partieller Hepatektomie* anwenden, so ist der Kausalzusammenhang nicht mehr eindeutig zu erkennen. Werden während der Initialphase der Regeneration Zellstrukturen, insbesondere das ER transformiert und abgebaut, so sind diese Veränderungen sicher Ausdruck einer Schädigung der Zelle, da gleiche regressive Veränderungen unter anderem auch bei Vergiftungen zu beobachten sind. Inwieweit aber der Abbau von Zellstrukturen des Proteinsynthesesystems Ursache oder Folge der Vorbereitung der DNS-Synthese und der nachfolgenden Mitose ist, läßt sich

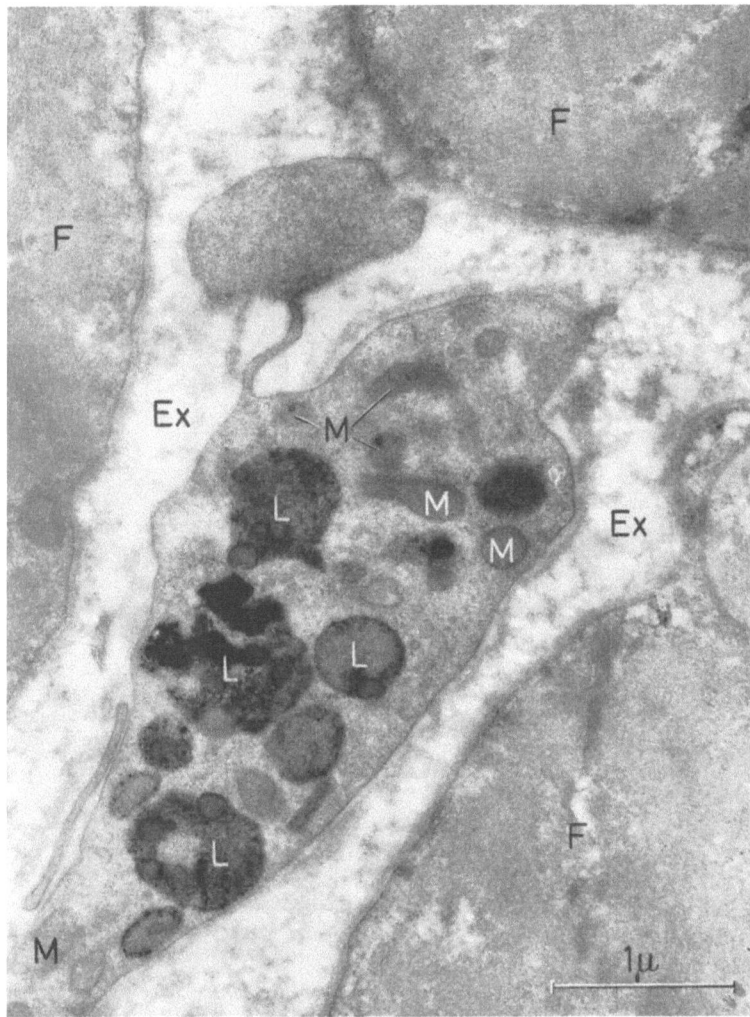

Abb. 88. Phagocytierende Zelle im Extracellulärraum zwischen Skeletmuskelfasern (*F*) bei Myositis. In der Zelle unterschiedlich dicht kontrastierbare zusammengesetzte Körper (*L*). Die Mitochondrien (*M*) in der Umgebung dieser Körper dicht und mit großen Mitochondriengranula. Muskelfilamentveränderungen verschiedener Grade bei den benachbarten Muskelzellen. Daher nur schwache Kontrastierbarkeit mit Blei-Ionen. Glutaraldehyd und OsO_4-Fixation, Eponeinbettung. Vergr. 25000 ×.

zum derzeitigen Zeitpunkt noch nicht übersehen. In tierischen Zellen konnten während des Mitoseablaufes in der Prophase dunkle osmiophile Körper, die zuvor nicht vorhanden waren, beobachtet werden[1]. Diese Körper bilden ,,vesicular bodies'', die saure Phosphatase enthalten und mit Lysosomen und anderen Abbaukörpern der Zelle verschmelzen können. Damit scheint eine Gleichzeitigkeit zwischen dem Anspringen des Steuerungsmechanismus für die Zellteilung und dem Auftreten von ,,Abbaukörpern'' zu bestehen.

[1] Robbins und Gonatas 1964.

An Zellkulturen führt der Mangel an Arginin bzw. eine Bestrahlung mit Ultraviolett zu einer erhöhten Bildung saurer Phosphatase. Neben Aktivitäten im Golgi-Apparat und den Lysosomen sind Aktivitäten auf saure Phosphatasen im

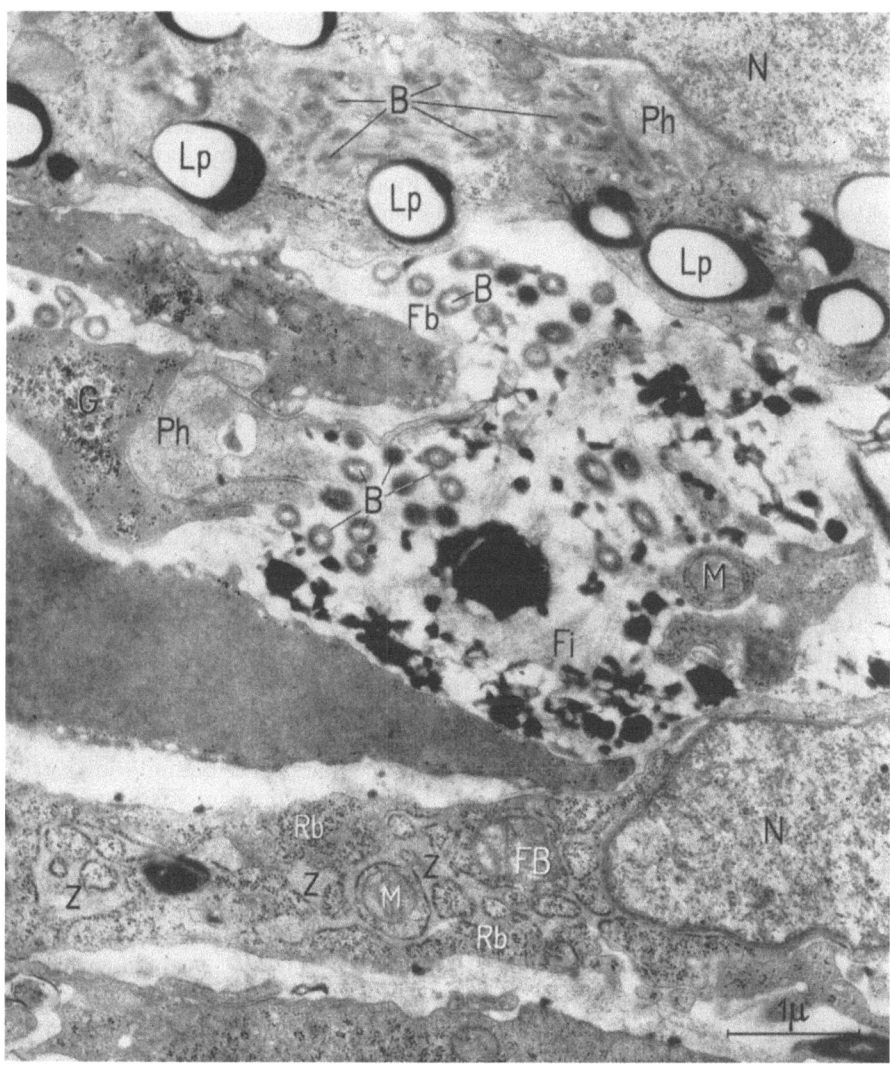

Abb. 89. Ausschnitt aus der Lamina propria des menschlichen Darmes bei Morbus Whipple. Einwandernde Phagocyten (*Ph*) und Fibroblasten (*Fb*). In den Phagocyten Bakterien (*B*) in allen Abbaustadien. Bei fortschreitendem Abbau Lipidtropfen in diesen Zellen. Zum Teil liegen die Bakterien extracellulär und sind von Fibrin und Fibrillen eingeschlossen. In den Phagocyten reichlich Glykogen (*G*). Die Fibroblasten haben ein gut ausgebildetes endoplasmatisches Reticulum mit erweiterten Zisternen (*Z*) und freie Ribosomen (*Rb*). Glutaraldehyd und OsO_4-Fixation, Eponeinbettung, Bleihydroxydkontrastierung. Verg. 24 000 ×.

endoplasmatischen Reticulum zu finden[1]. Die Nachbarschaft von Lysosomen und endoplasmatischem Reticulum läßt daran denken, daß auch das endoplasmatische Reticulum an der Lysosomenbildung direkt beteiligt ist[2].

---

[1] LANE und NOVIKOFF 1965.
[2] NOVIKOFF 1962, NOVIKOFF, ESSNER und QUINTANA 1964, BRANDES 1965.

Danach wären zwei Wege der primären Lysosomenbildung möglich[1]: 1. der direkte Weg vom Ergastoplasma zum Ort des Verbrauchs und 2. der Weg vom endoplasmatischen Reticulum über das Golgi-Feld zu den sekundären Lysosomen[2].

Bei Bestrahlung mit Röntgenstrahlen ist saure Phosphatase in den glatten Membranen des endoplasmatischen Reticulums nicht vermehrt zu beobachten. Nach Äthionin[3] oder bei der Leberregeneration[4] finden sich in den Leberepithelien Liposomen im endoplasmatischen Reticulum. Wird nach Äthioninvergiftung Adenin gegeben, so erscheinen die Liposomen im Disseschen Raum (vgl. [5]). Gleichzeitig wird die Ablösung der Polysomen von den Endoplasmamembranen rückgängig gemacht.

Die oben beschriebenen Beobachtungen zeigen, daß auch den glatten Membranen des endoplasmatischen Reticulums entsprechend ihrer strukturellen und enzymatischen Ausstattung verschiedene Funktionen eignen, und daß sie verschiedenen Abbaustadien unterworfen werden können.

V. Die Neubildung des endoplasmatischen Reticulums.

In Oocyten konnten von der Kernmembran getrennt liegende Lamellen oder Membranen in paralleler Anordnung beobachtet werden, welche „transverse" Perioden erkennen ließen und in ihrem strukturellen Aufbau der Kernmembran entsprachen. Die Dichte dieser Membranen war aber größer als die von entsprechenden Membranen des endoplasmatischen Reticulums[6]. Swift (1956) gab diesen Bildungen den Namen „annulate lamellae"[7]. Diese „annulate lamellae"[7] erscheinen in der einen Richtung als aneinandergereihte Tubuli, während sie in der anderen Richtung Lamellen darstellen (Abb. 90, 91). In diesen Strukturen wurde ein hoher Gehalt an RNS gefunden. Trotzdem konnten an den annulate lamellae der Flußkrebsspermatocyten keine Palade-Granula beobachtet werden, wohl aber stark elektronenstreuende Membranen[8]. Daß die Ribonucleinsäure nicht in partikulärer Form (etwa 150 Å) in der Zelle a priori vorliegt, scheint zumindest für den Zellkern bewiesen. An gefriergetrockneten Zellen der Rattenleber konnte im Zellkern die RNS in einer homogenen Form zur Darstellung gebracht werden, deren Struktur unter der Auflösung des Dünnschnittes zu liegen scheint[9].

Aber auch für das endoplasmatische Reticulum liegen Befunde an gefriergetrockneten Pankreaszellen vor, die eine partikuläre Form der RNS im Ergastoplasma für eine sekundäre Bildung ansehen[10]. Da in diesen Zellen das Ergastoplasma stark elektronenstreuend gefunden wurde, aber bei dieser Präparationsmethode keine RNS-Granula erkennbar waren, gleichlautende Versuche mit der Mikrosomenfraktion aber typische Partikeln ergaben, nehmen die Autoren an, daß die RNS eine labile Substanz darstellt, welche möglicherweise durch geringe Alterationen schon vor der Osmiumsäurefixation diese Granula bildet (Abb. 92).

Nach Untersuchungen an der Speicheldrüse der Drosophilalarve finden sich bei funktionell aktiven Zellen kleine, bläschenartige Vorwölbungen der Kernmembran. Zwischen diesen Bläschen mit hoher Elektronendichte und dem endoplasmatischen Reticulum, das unmittelbar benachbart zu dieser Region der Kernmembranabspaltung angetroffen wird, scheinen engere Beziehungen zu bestehen. Nach histochemischen Untersuchungen enthalten diese kleinen Bläschen DNS[11]. Dieser Vorgang ist vor allem zu Beginn einer Umstellung des Stoffwechsels, bedingt durch eine neue Zellfunktion (Reifung der Larve), zu beobachten. Bei Lymphocyten und Plasmazellen konnte eine Entwicklung des endoplasmatischen

---

[1] Novikoff 1962, Novikoff, Essner und Quintana 1964, Brandes 1965.
[2] Lane und Novikoff 1965.
[3] Vgl. Baglio und Farber 1965, Herman und Fitzgerald 1962.
[4] Trotter 1964.   [5] Caesar 1961.   [6] Afzelius 1955, Rebhuhn 1955, 1956.
[7] Swift 1956.   [8] Ruthmann 1958.   [9] Fink 1958.
[10] Hanzon, Hermodsson und Toschi 1959.   [11] Gay 1956.

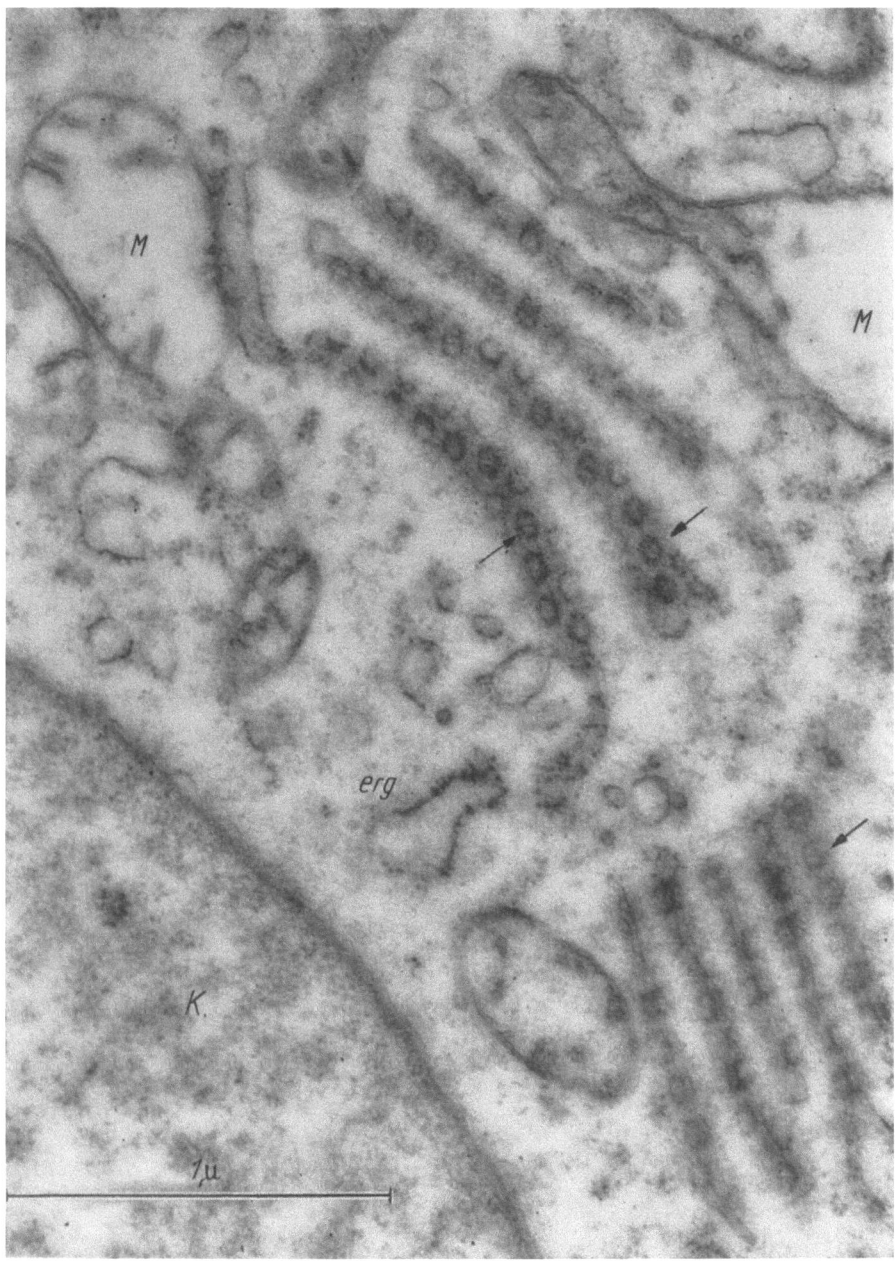

Abb. 90. Annulate lamellae (→ ←), *M* Mitochondrien, *erg* Endoplasmatisches Reticulum, *K* Zellkern einer Carci-
nomzelle (Mammacarcinom der Ratte). Vergr. 57 200 ×. (Von H. SCHULZ zur Verfügung gestellt).

Reticulums als Ausstülpung der äußeren Kernmembran beobachtet werden, die
auch in ruhenden Zellen Palade-Körnchen aufweist[1].

Diese Neubildung des endoplasmatischen Reticulums ist aber verschieden von
der Membranbildung der Kernmembranen in Form der „annulate lamellae".

---

[1] STOECKENIUS 1957, MILLER 1959.

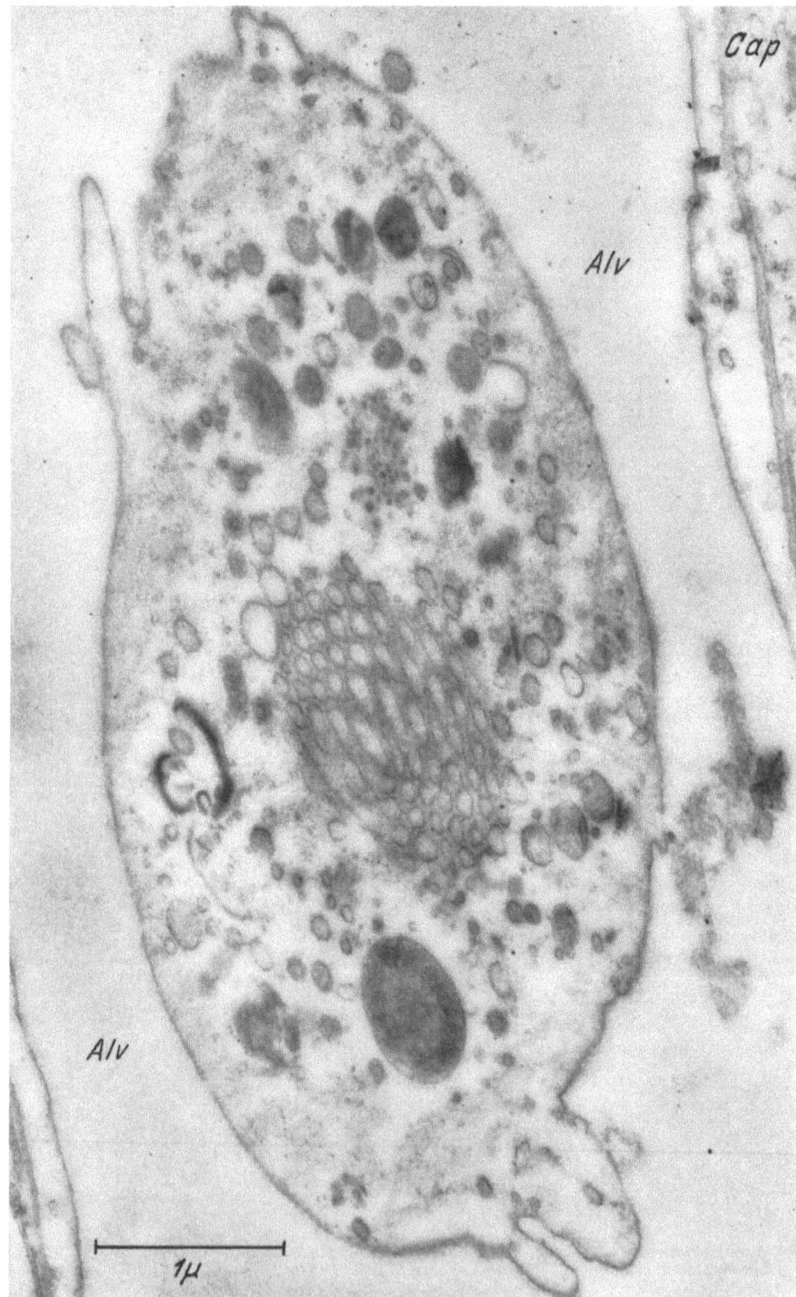

Abb. 91. Angeschnittene Alveolarzelle zwischen zwei Lungencapillaren (*Cap.*). *Alv* Alveolarlumen. In der Mitte der Alveolarepithelzelle liegt ein intracytoplasmatisches Lamellenpaket (Ringlamellen). Hypertrophie der Membranen des Golgi-Apparates, die Membranen sind in eine Matrix eingebettet. Oberhalb des Lamellenpaketes eine dichte Ansammlung von Granula und unterhalb ein größerer Körper mit homogenem Inhalt. Vergr. 26000×.
(Aus Schulz 1957.)

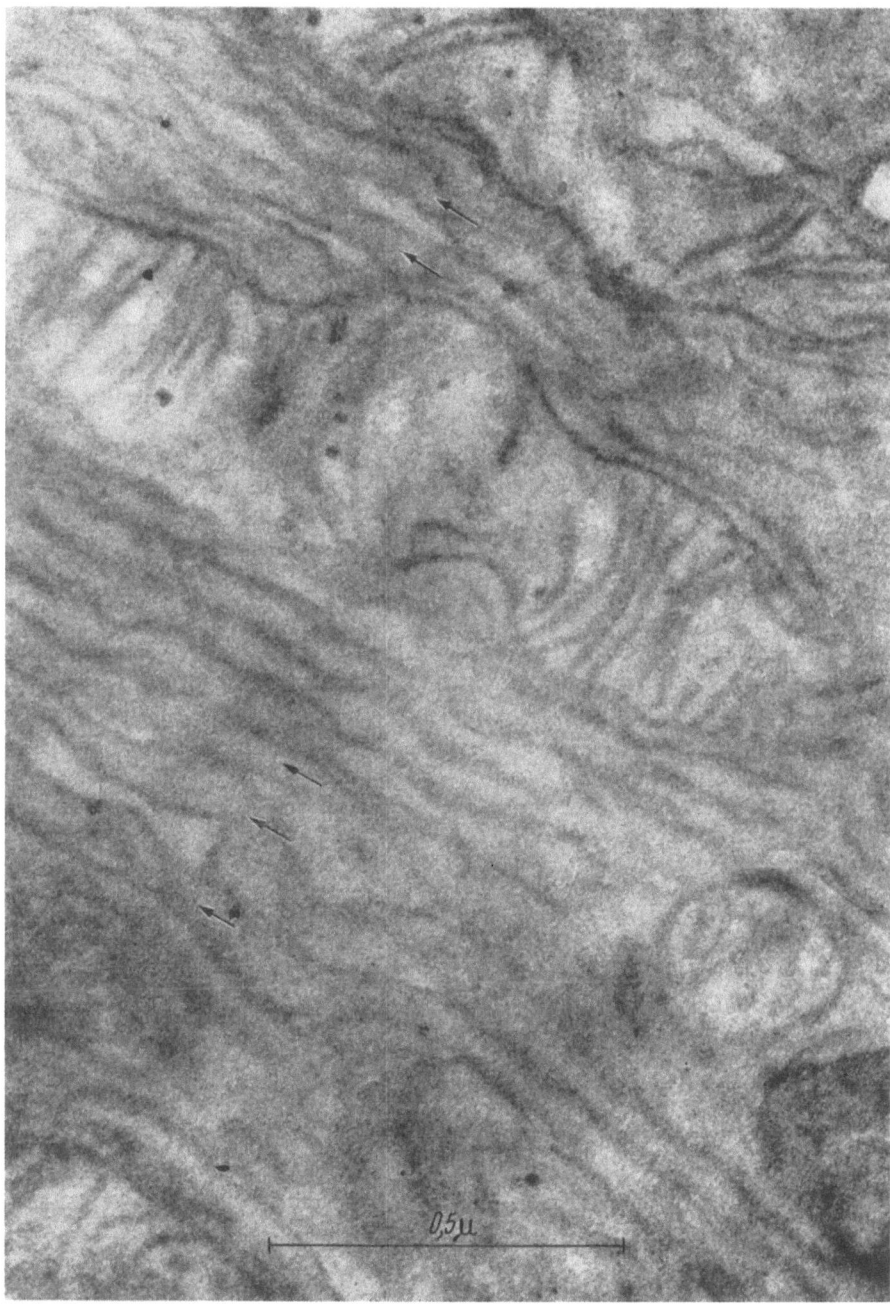

Abb. 92. Normale Zelle des exokrinen Pankreas bei Gefriertrocknung mit Membranen des endoplasmatischen Reticulums und Mitochondrien. Die Membranen des Cytoplasmas sind deutlich gezeichnet und dicker als bei gewöhnlicher OsO₄-Fixation. Die Membranen lassen keine Ribosomen erkennen, aber spaltwärts ist eine größere Dichte zu beobachten als auf der anderen Membranseite (⇉). Vergr. 100000 ×. (Aus HANZON, HERMODSSON und TOSCHI 1959. Von den Autoren zur Verfügung gestellt.)

Diese Bildungen, als Abkömmlinge der Kernmembran, werden vor allem in sich entwickelnden und differenzierenden Zellen beobachtet, vor allem in Oocyten und in Spermatocyten [1], in embryonalen Zellen [2], in Organzellen [3] und in Tumorzellen [4]. Die Ausbildung und die Bildungsart der „annulate lamellae" (Ringlamellen) ist von Zelltyp zu Zelltyp verschieden und vom Differenzierungsstadium der Zelle abhängig [5]. So treten z. B. in den Nebennierenrindenzellen von Alligatoren [6], in der Speicheldrüse von Drosophila [7] und in den Eizellen von Necturus [8] bei der Bildung von „Ringlamellen" in einem ersten Entwicklungsstadium Bläschen auf, die miteinander in der Art verschmelzen, daß der Ringcharakter der Einzelbläschen gewahrt bleibt. Diese Bläschen sollen als Abkömmlinge der inneren Kernmembran entstehen [9, 10, 12], während andere Autoren die Vesikelbildungen auch als Abkömmlinge der äußeren Lage der Kernmembran beschreiben [11-13]. Die Ringlamellen können auch als identische Membranen [14] unmittelbar an der cytoplasmawärts gerichteten Kernmembran entstehen und mehrere Doppellamellen umfassen. Dabei bleibt der Porencharakter der Membran erhalten. Die Annahme, daß es sich hier um eine identische Reduplikation der Kernmembran handelt, muß auf jeden Fall diskutiert werden. Diese Membranstapel, die 3—5 Lamellen umfassen, wandern cytoplasmawärts, wobei ihre parallele Anordnung gewahrt bleibt, oder eine konzentrische wirbelförmige Konfiguration entsteht. Nach Harrison [10] sollen sich, untersucht an der Nebennierenrinde der Seemöve, daraus große Vesikel bilden, die Verbindung mit dem Golgi-Apparat aufnehmen und eine Ergänzung des Golgi-Feldes darstellen. In Eizellen fand Merriam (1959), daß die Lamellen im Cytoplasma in kleine Bläschen auseinanderfallen.

Neben einer gegen das Cytoplasma gerichteten Membranbildung ist auch eine Absprossung von der kernwärts gelegenen Kernmembran zu beobachten. Diese Membranen wandern in den Zellkern ein und bilden ein intranucleäres, tubuläres System, das aus mehreren Einheiten von 0,5 μ Durchmesser besteht. Eine Einheit, beobachtet im Kern von epidermalen Zellen von Insekten, umfaßt in der Regel 16—17 Lamellen, wobei der Innenraum eines Tubulus eine lichte Weite von 180—200 Å aufweist. Die Anordnung der Tubuli, aus denen eine Lamelle besteht, ist dabei hexagonal [15] mit einem Abstand von 270—290 Å, von Zentrum zu Zentrum der Tubuli gemessen. Ein Tubulus setzt sich seinerseits aus einer Substruktur mit einer Periode von 130—140 Å zusammen. Da in diesem Insekt ein Farbrhythmus besteht, der mit einer Bewegung von Pigmentgranula in den Epidermiszellen gekoppelt ist, könnte diese Struktur für den Farbrhythmus informativen Charakter besitzen.

Intranucleäre Vesikelbildung beschrieb Kessel [9] auch als Vorwölbungs- und Abschnürungsprozeß der inneren Kernmembran (vgl. [16]). Die Lamellenbildung erfolgt auch hier durch Fusion der „Annuli", wobei die Lamellenbildung teils parallel, teils senkrecht zur Kernmembran erfolgt. Erst nach diesem Prozeß erfolgt die Bildung der „annulate lamellae" des Cytoplasmas.

---

[1] Palade 1955, Rebhuhn 1956, Ruthmann 1958, King und Devine 1958, Wischnitzer 1958/60, Merriam 1959, Rebhuhn 1961, Kaye, Pappas, Yasuzumi und Yamamoto 1961, Hsu 1962/63, Balinsky und Devis 1963, Kessel 1963/64, Stay 1965.

[2] Afzelius 1957, Okada und Waddington 1959, Barer, Joseph und Meek 1960, Gross, Philpott und Nass 1960, Kane 1960, Mahowald 1962/63, Ross 1962.

[3] Harrison 1962/66, Ross 1962, Gross 1966, Elliot, Arhelger und Jackson 1966, Mölbert, Baumgartner und Ketelsen 1966.

[4] Wessel und Bernhard 1957, Schulz 1957, Bernhard 1958, Bingelli 1959.

[5] Kessel 1964.   [6] Harrison 1966.   [7] Mahowald 1962.   [8] Kessel 1963.

[9] Kessel 1964.   [10] Harrison 1966.   [11] Wischnitzer 1958.   [12] Hsu 1962.

[13] Kessel 1963.   [14] Swift 1956.

[15] Smith und Smith 1965.

[16] Merriam 1959, Hsu 1963.

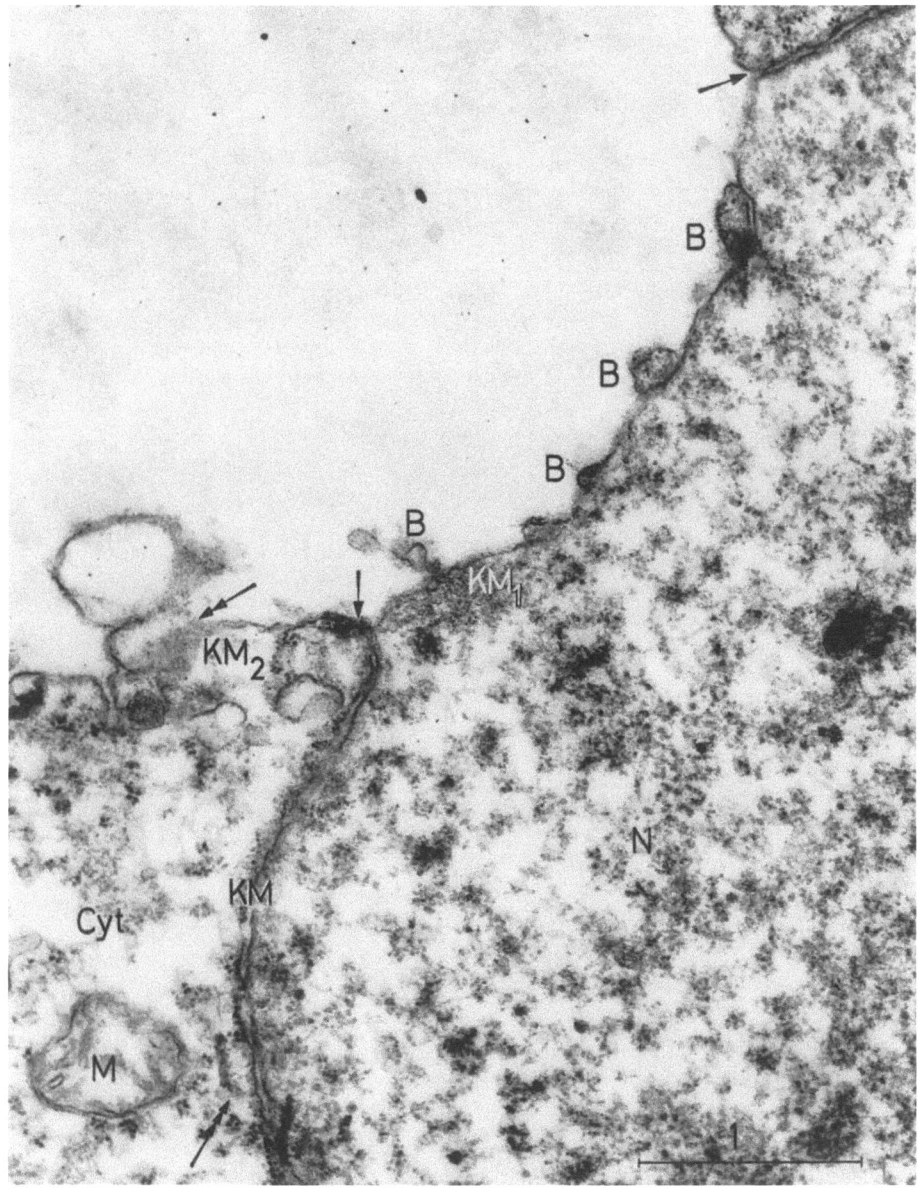

Abb. 93. Vacuolenbildung zwischen der primären (KM_1) und der sekundären (KM_2) Kernmembran einer Nerven-zelle (Großhirnrinde der Katze) nach wiederholter elektrischer Reizung. Die Vacuole nur in ihrem kernnahen Abschnitt dargestellt. Der cytoplasmanahe Teil der Vacuole, der von der sekundären Kernmembran begrenzt wird, geht über den oberen Bildrand. Bei → Aufsplitterungsstelle der Kernmembran. An der primären Kernmem-bran Vorwölbungen (B) mit dichten Stoffen angefüllt. Die Vorwölbungen schnüren sich durch Verlängerung und Bildung einer neuen Membran ab und erreichen als kleine Körper die sekundäre Kernmembran, mit der sie ver-schmelzen. →. Bei ⇶ eine Art „annulate lamellae-Bildung" an der intakten Kernmembran. Glutaraldehyd und OsO_4-Fixation, Eponeinbettung, Bleihydroxydkontrastierung. (Aufnahme: U. P. KETELSEN.) Vergr. 30000×.

Weitere Arten einer Abschnürung von Kernmembranbestandteilen treten als Ring- oder Bläschenformen auf[1]. Auch als Vorwölbung der Kernmembran konnte eine Verlagerung von Membrananteilen in das Cytoplasma beobachtet werden[2]. Gleiche Formen von Bildungen an

[1] GAY 1955, KESSEL 1963.   [2] OKADA und WADDINGTON 1959.

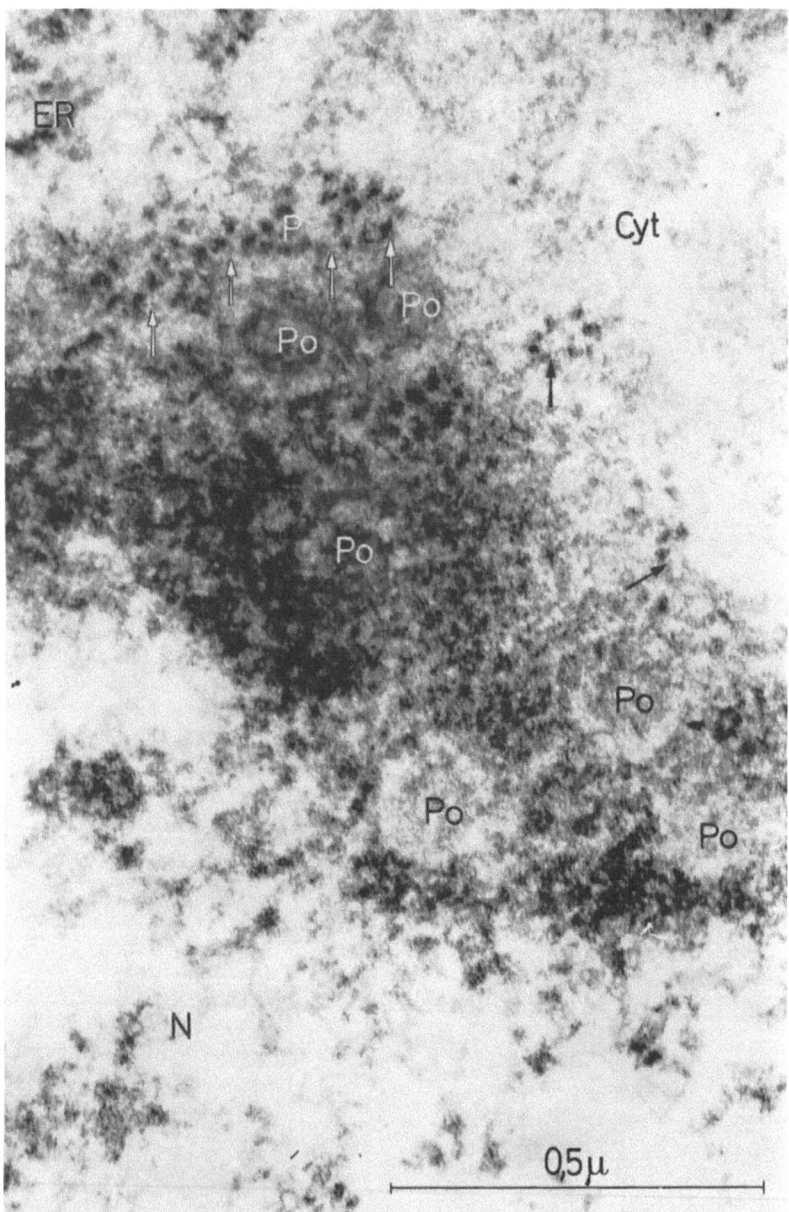

Abb. 94. Polysomenbildung an der Kernmembran einer Nervenzelle (Großhirn der Katze) nach Elektroreizung
Die Polysomenbildung (P) erfolgt spiralig als „annulae", indem sich die einzelnen Granula verdichten und als
spiralig aneinandergereihte Polyribosomen → ins Cytoplasma (Cyt) eingeschleust werden. Kernporen (Po). Glutaraldehyd und OsO₄-Fixation, Eponeinbettung, Uranylacetatkontrastierung. (Aufnahme: U. P. Ketelsen.)
Vergr. 102 000 ×.

der Kernmembran, sowohl die Vorwölbungen (Abb. 93) als auch die Annulibildung (Abb. 94),
konnten an den Nervenzellen des Gyrus sylvii der Katze nach Elektrokrämpfen gefunden
werden[1]. Darüber hinaus war eine gegen das Cytoplasma gerichtete Auffaltung der inneren
und äußeren Schicht der Kernmembran zu beobachten, die als unvollständige Absprossung

---

[1] Mölbert, Baumgartner und Ketelsen 1966.

der Kernmembran angesehen werden kann. Auch in Nervenzellen des menschlichen Thalamus beim Parkinsonsyndrom[1] konnte eine Bildung von Annuli an der Kernmembran verfolgt werden sowie ihre Abwanderung ins Cytoplasma (Abb. 95). Diese Ringe oder Poren zeigen meist zentrale Verdichtungen und scheinen Kernporen sehr ähnlich zu sein. Die Abwanderung von Annuli von der Kernmembran ist aber streng zu unterscheiden von Ausschleusungserscheinungen von nucleolärem Material aus dem Zellkern. Während das nucleoläre Material zur Hauptsache Messenger-RNS darstellen dürfte und an Ribosomen des ER sich anheftet oder als Polysom frei im Cytoplasma gefunden wird, sind die Annuli der Kernmembran von diesen Bildungen verschieden. Ob bei ihrem Übergang ins Cytoplasma ein ähnlicher Übertragungsmodus für Informationen vorliegt wie beim Durchtritt der Ribonucleinsäure ins Cytoplasma, ist unbekannt.

Bei extrem niederer Bebrütungstemperatur wird im Hühnchenmyokard eine Anhäufung von annulate lamellae im Cytoplasma beobachtet und als Stapelungsphänomen gedeutet. Während die Hühnerembryonen unterentwickelt sind, ist das Herz wesentlich schwerer, als es der Norm entspricht. Diese Hypertrophie ist mit einer Zunahme des Proteingehaltes des Herzmuskels gekoppelt, gleichzeitig ist auch der Glykogengehalt vermehrt[2]. Auch hier besteht eine Kontinuität zwischen den annulate lamellae und dem Ribosomen-besetzten Ergastoplasma[3], wie bereits an Gewebekulturzellen[4] und Avertebrateneiern[5] beschrieben werden konnte. Dabei lagern sich Ribosomen meist an den Enden der Ringmembranen an und bilden dadurch ein typisches Ergastoplasma[6]. Die Ringe der Lamellen sollen dabei RNS in nichtpartikulärem Zustand eingeschlossen enthalten[7]. Zwischen den Lamellenstapeln ist jedoch keine RNS zu beobachten[2].

An Krebsspermatozoen[8] konnte eine vollständige Umwandlung der Kernmembran in Microtubuli von 0,5 μ Länge und ca. 15—18 mμ Durchmesser beobachtet werden. Der Inhalt der Tubuli ist dichter als das umgebende Cytoplasma und scheint nucleoläres Material zu enthalten und auch mit diesem in Verbindung zu stehen. In diesen Untersuchungen konnte nicht eindeutig geklärt werden, ob die Tubulation nur die innere Kernmembran erfaßt oder ob auch die äußere Schicht mitbeteiligt ist. Aus abgeschnürten Microtubuli scheinen sich größere Bläschen oder Vacuolen des Cytoplasmas zu bilden.

In Organzellen konnte unter abnormen Bedingungen ebenfalls ein Auftreten von annulate lamellae beobachtet werden. In der Leberzelle der Ratte, nach β-3-Furylalanin[9], in den exokrinen Pankreasepithelzellen nach Azaserin[10], sowie in Leberzellen und exokrinen Pankreasepithelzellen nach Triparanol bzw. Diäthylamin[11] wurde Kernmembranmaterial in die Zelle verlagert. Nach diesen Beobachtungen scheint die Kernmembran durch die annulate lamellae an der Neubildung des ER zumindest zu einem Teil beteiligt zu sein. Darüber hinaus besteht die Möglichkeit, daß dies eine Art von Informationsübertragung vom Kern zum Cytoplasma darstellt, wie SWIFT schon 1956 angenommen hatte. Ob die Annahme von HARRISON (1966) zutrifft, daß die annulate lamellae eine Art Ergänzung zum Golgi-Apparat darstellen, oder ob durch diese Ringmembranen induktive Informationen unabhängig von der Membranbereitstellung für das ER bzw. den Golgi-Apparat übermittelt werden, ist durch die bisherigen Untersuchungen nicht abgeklärt. Die Möglichkeit, daß durch den oben beschriebenen Mechanismus ein Transfer von genetisch spezifischem Material erfolgt[12], sollte diskutiert werden. Die Kernmembran könnte eine Art Informationsspeicher darstellen, dessen Information schneller verfügbar ist als das in Chromosomen gespeicherte genetische Material und dadurch zu einer schnelleren Informationsabgabe bereitsteht. Treffen die besprochenen Möglichkeiten zu, so müßte eine Bildung von „Ringlamellen" in allen somatischen wie in den Keimzellen nachweisen lassen, eine Vermutung, die schon 1962[13] ausgesprochen wurde.

In Sarkomzellen[14] konnten neben Stapeln von *annulate lamellae* auch solche *in Auflösung* beobachtet werden. Dabei geht die Ringstruktur der einzelnen Ringe verloren, und es finden sich bogenförmige Membrananordnungen, wobei die Membranen wie ausgelaufen erscheinen. Eine gleiche Art der Auflösung fand sich an der Kernmembran von Nervenzellen der Katze beim Elektrokrampf. Auch hier lassen sich bogenförmige Membranreste, die wie aus der Kontinuität der Kernmembran ausgebrochen erscheinen, beobachten[15] (Abb. 96). Sicherlich sind dies Degenerationserscheinungen an den annulate lamellae.

---

[1] RIECHERT, GISINGER und MÖLBERT 1966.   [2] MERKOW und LEIGHTON 1966.
[3] PASTEELS, CASTIAUX und VANDERMEERSSCHE 1958.   [4] EPSTEIN 1961.
[5] REBHUHN 1961.   [6] CHAMBERS und WEISER 1964.   [7] BARER, JOSEPH und MEEK 1958.
[8] MEEK und MOSES 1961.   [9] HRUBAN, SWIFT, DUNN und LEWIS 1965.
[10] HRUBAN, SWIFT und SLESERS 1965.   [11] HRUBAN, SWIFT und SLESERS 1965.
[12] GROSS 1966.   [13] ROSS 1962.   [14] CHAMBERS und WEISER 1964.
[15] MÖLBERT, BAUMGARTNER und KETELSEN 1966.

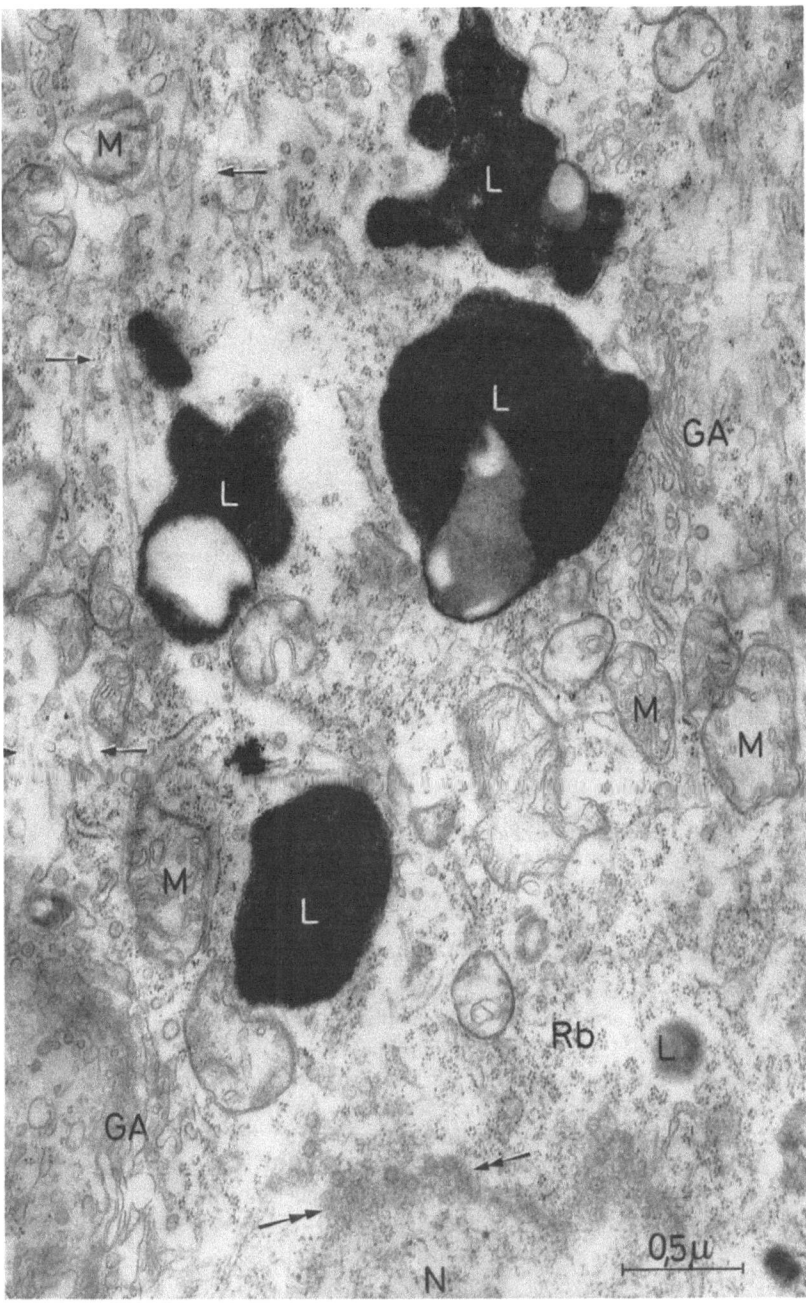

Abb. 95. Unmittelbar an einen Golgi-Apparat (*GA*) angrenzend große Pigmentkörper in einer Nervenzelle des Thalamus (Mensch). Neben Mitochondrien (*M*) und Polyribosomen (*Rb*) Microtubuli →. An der Kernmembran(*KM*) annulate Lamellae-Bildung →. Glutaraldehyd und OsO₄-Fixation, Eponeinbettung, Bleihydroxydkontrastierung. Vergr. 32000 ×.

Eine *Durchwanderung von Kernsubstanz* (vgl. [1]) *durch die Kernmembran* konnte als nucleolärer Ausschleusungsvorgang gefunden werden[1,2]. Dabei bilden sich Knöpfe von dichtem Material an der Kernmembran, die sich vorwölben und unter Mitnahme der Membranschicht in den perinucleären Raum wandern (Abb. 93). Von dort können diese Nuclearkörperchen auch durch die äußere Schicht der

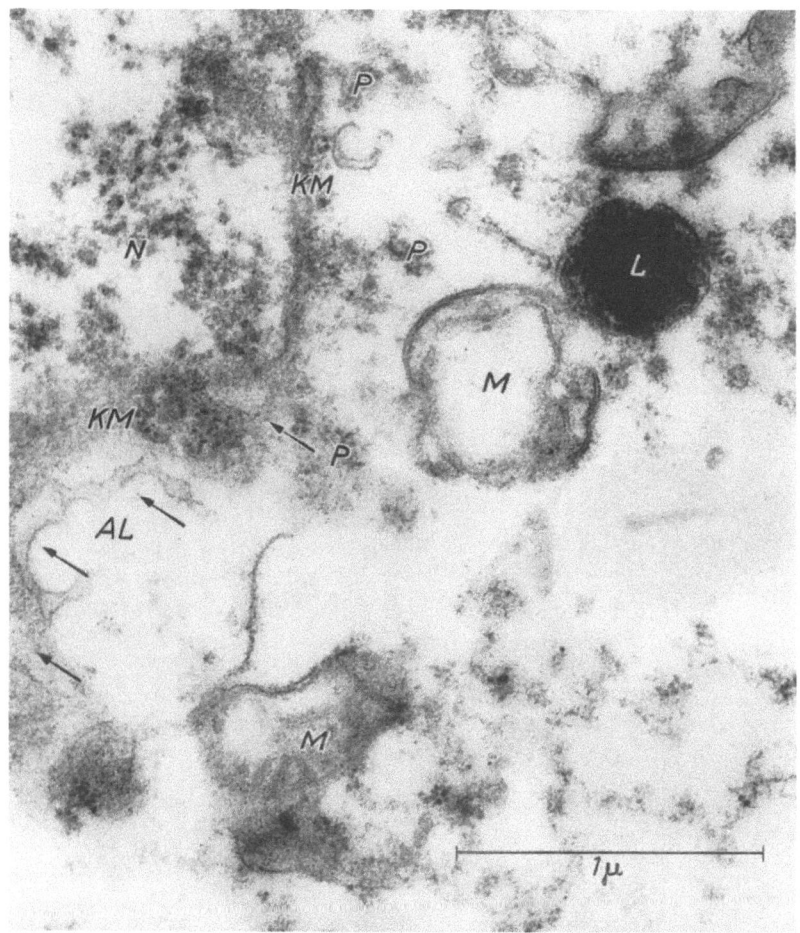

Abb. 96. Ausschnitt aus einer Nervenzelle der Großhirnrinde der Katze nach einer Serie von Elektrokrämpfen An der Kernmembran (*KM*) des Zellkerns (*N*) feingranuläres Material und kleine Granula in der Größe von Ribosomen angelagert. Ausgebrochenes und in Auflösung befindliches Stück der Kernmembran → als annulate lamellae. Die Formierung der Ribosomen zu Polysomen (*P*) ist im Cytoplasma irregulär. Die Mitochondrien (*M*) sind geschwollen und ihre Hüllmembran z. T. in Auflösung. Lysosomen (*L*). Glutaraldehyd und OsO_4-Fixation, Eponeinbettung, Bleihydroxydkontrastierung. (Aufnahme: U. P. KETELSEN.) Vergr. 42000×.

Kernmembran als Extrusionskörper ins Cytoplasma gelangen. Diese Bildungen können mit den Annuli oder den Poren verglichen werden, nur, daß dabei die Stoffausschleusung in größerem Maßstab vor sich geht. Eine weitere Steigerung dieses Vorganges dürfte die Nucleolarextrusion sein (vgl. [3]) (Abb. 97). Da im Nucleolus wie im Chromatin eine RNS-Synthese stattfindet[4], bedeutet die Ausschleusung von Kernmaterial eine Informationsabgabe ins Cytoplasma. Da ein Teil der Aus-

---

[1] WIENER, SPIRO und LOEWENSTEIN 1965.
[2] HADEK und SWIFT 1962, BANNASCH und THOENES 1965, SZOLLOSI 1965, MÖLBERT, BAUMGARTNER und KETELSEN 1966.
[3] CLARK 1959.   [4] KARASAKI 1965.

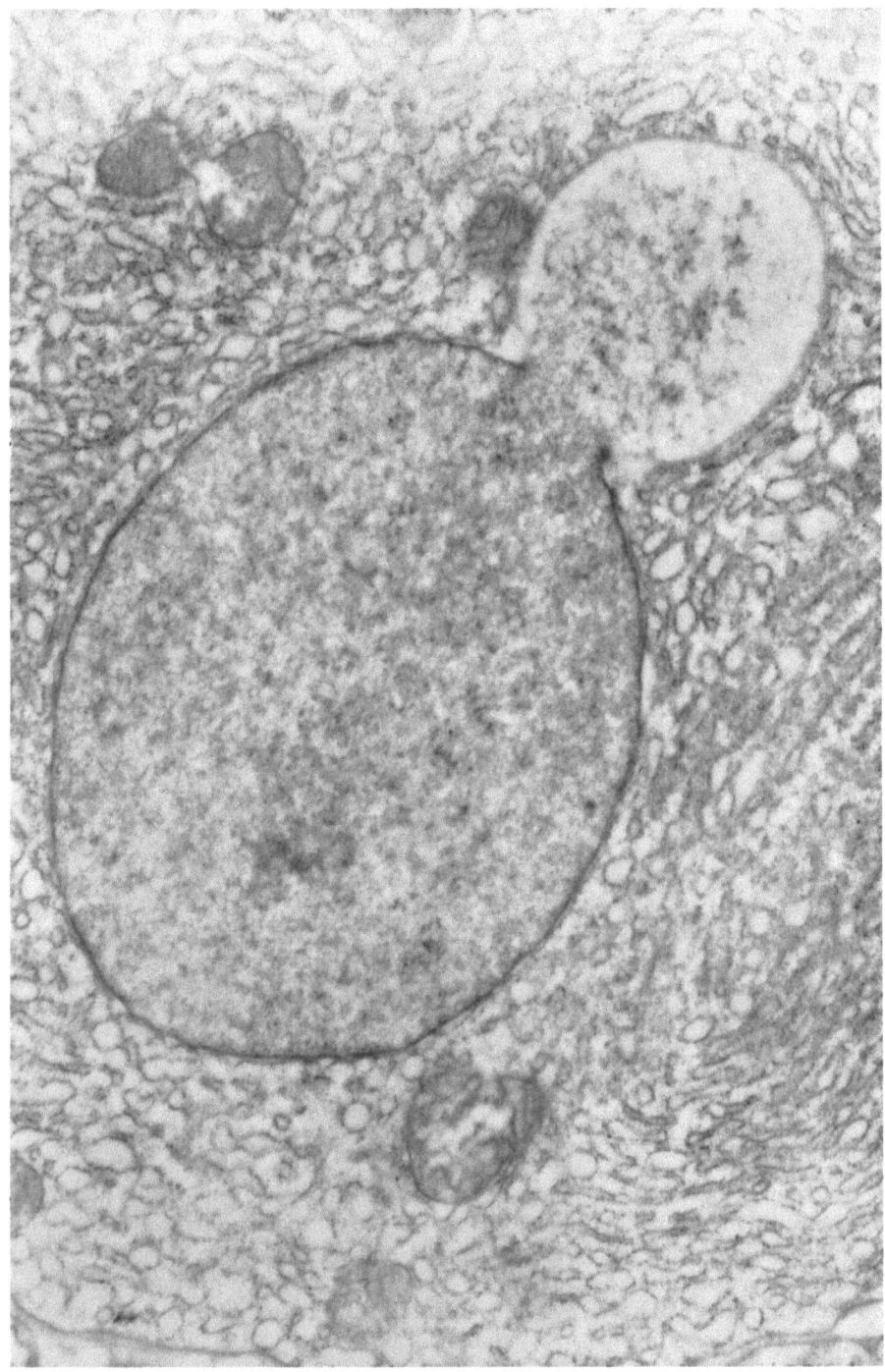

Abb. 97. Ausschleusung des Nucleolus in das Cytoplasma. Die Vorwölbung des Zellkerns ist vom Cytoplasma durch zwei Membranen getrennt, die mit der äußeren und inneren Kernmembran in Verbindung stehen. Vergr. 19 500 ×. (Aus Clark jr. 1960. Vom Autor zur Verfügung gestellt.)

schleusung von Kernmaterial durch Poren (vgl [1]) erfolgt — dies muß als der normale Weg der Informationsübertragung bei einer ungeschädigten differenzierten Zelle angesehen werden — treten für somatische Zellen die eben besprochenen Informationsübertragungen in den Hintergrund. Bei sich differen-

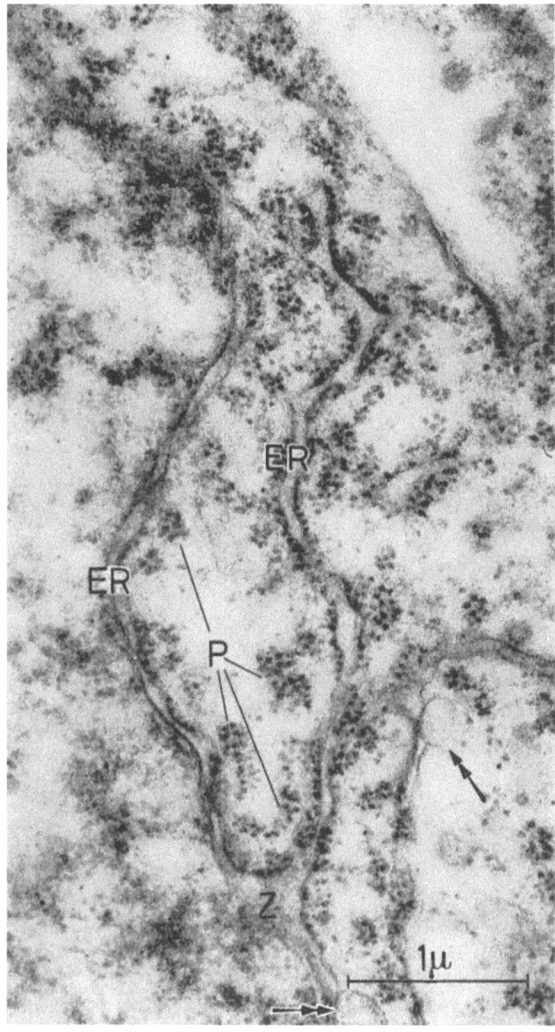

Abb. 98. Ausschnitt aus dem endoplasmatischen Reticulum (*ER*) einer Großhirnrindenpyramidenzelle. Die Zisternen (*Z*) mit mitteldichtem Inhalt angefüllt. An den *ER*-Membranen Ribosomen. In den intermembranösen Räumen Polysomen (*P*). Bei → Ausstülpungen der *ER*-Membranen. Glutaraldehyd und OsO_4-Fixation. Eponeinbettung. Bleihydroxydkontrastierung. (Aufnahme: U. P. Ketelsen.) Vergr. 25000 ×.

zierenden Nervenzellen von Triturus helveticus finden sich in den präsumptiven Neuralzellen der Gastrula und in den Neuralzellen der Neurula freie einzeln liegende Ribosomen und Polyribosomen. Mit zunehmender Differenzierung des Keimes von der Neurula bis zum Schwanzknospenstadium nimmt die Anreicherung von Ribosomen und Polyribosomen im Cytoplasma immer mehr zu. Ein Ergastoplasma mit Membranen und einer Anlagerung von Ribosomen an deren

---

[1] Watson 1959, Merriam 1962, Feldherr 1965.

Oberfläche wird erst in jungen Larven ausdifferenziert, also erst dann, wenn bei den Triturus-Embryonen die Funktion, gemessen an der Motorik einsetzt[1].

Eine Proliferation des ER erfolgt als Ausstülpung und Verlängerung der cytoplasmawärts gerichteten Lage der Kernmembran, die eine Zisternenkonti-

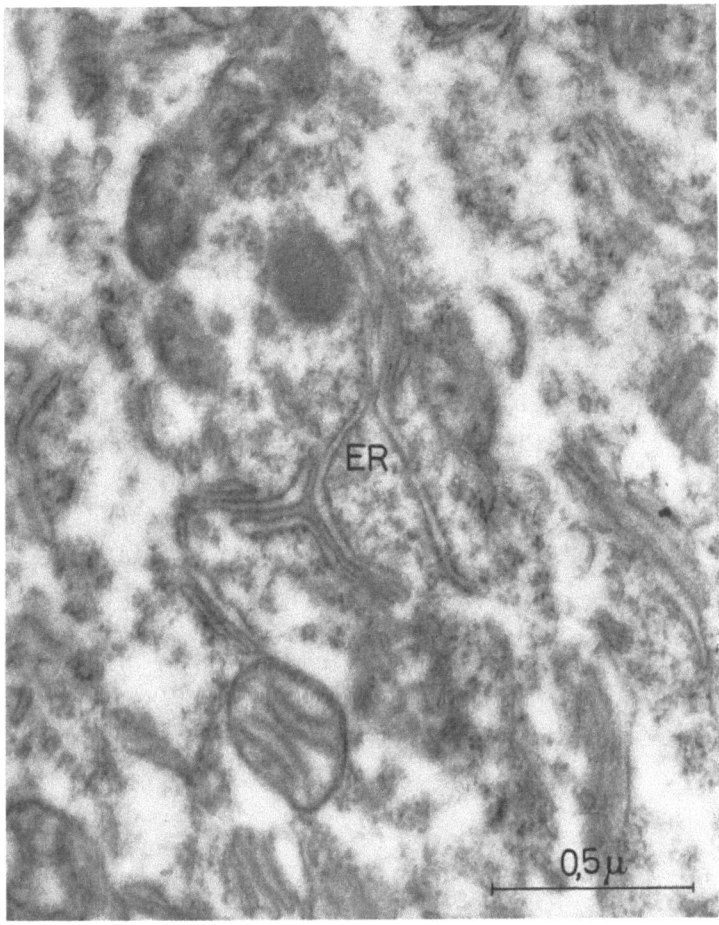

Abb. 99. Ausschnitt aus einer Purkinjezelle des Kaninchenkleinhirns nach orthostatischem Kollaps. Kreuzweise und stapelförmige Zusammenlagerung von *ER*-Membranen. Vermutlich Vermehrungsstadium. (Aufnahme: Dr. Niklowitz.) OsO₄-Fixation, Methacrylateinbettung, unkontrastiert. Vergr. 56000 ×.

nuität des ER herstellt[2] (Abb. 98). Eine ähnliche Bildung[3] kann bei virusinfizierten Zellen beobachtet werden. Hier finden sich mehrere Membranlagen der Kernmembran, die aber keine typischen Ringlamellen darstellen.

Eine weitere Möglichkeit einer Vermehrung von ER besteht in der Zunahme von glatten Membranen des ER, an die sich sekundär Ribosomen anlagern. Daß die glatten Membranen des ER keine Bläschen, sondern ein vielfach verzweigtes Röhrensystem darstellen, konnte in jüngster Zeit nachgewiesen werden[4]. Ob bei der Bildung der Endoplasmamembranen eine identische Reduplikation erfolgt oder eine Sprossung, ist nicht geklärt. Die Möglichkeit, daß über

---

[1] Büchner und Sasaki 1966.   [2] Behnke und Moe 1964.
[3] Gregg und Morgan 1959, Dostal 1959.   [4] Fawcett 1965, Christensen 1965.

Ringlamellen eine zusätzliche Bildung von Membranen stattfindet, die sich als glatte Membranen darstellen könnten, ist möglich, aber nicht bewiesen.

Bei menschlichen Feten[1] konnten bei der Entwicklung der Leberzellen im zweiten Embryonalmonat Bläschen gesehen werden mit einem Durchmesser von 17—38 mμ und einer Wandstärke der Bläschenmembran von 7—8 mμ. In der zehnten Embryonalwoche finden sich in den Leberepithelien größere Bläschen (50—140 mμ), die stellenweise mit Ribosomen besetzt sind. In der vierzehnten Embryonalwoche lassen sich in Reihen geordnete Bläschen erkennen, die miteinander zu gruppierten Schläuchen konfluieren. Im fünften Monat der Entwicklung findet sich ein ER, das dem von reifen Leberzellen gleicht. Bei der Rattenleber konnten am siebzehnten Embryonaltag neben granulärem ER vermehrt endoplasmatische Vesikel aus glatten Membranen beobachtet werden. Gleichzeitig wurde eine Glykogenbildung beobachtet[2]. Werden trächtige Ratten mit Chlorpromazin gefüttert, so zeigen die Nachkommen einen erniedrigten Glykogengehalt ihrer Leberzellen[3]. Die Entwicklung des ER konnte in weiteren Untersuchungen an embryonalen Leberepithelien über die Stufe der tubulären Form gezeigt werden[4]. Eine ähnliche Entwicklung des ER war in der Hydra in Cnidoblastenzellen beobachtet worden[5]. Auch hier wurde ein Cytoplasma mit reichlich Ribosomen gefunden, und die Entwicklung des ER erfolgt über ein Bläschenstadium.

Die Gestalt und die Form der neugebildeten glatten Membranen ist nach den oben beschriebenen Befunden sehr unterschiedlich. Neben der Nebenkernbildung als wirbelförmig angeordnete parallel verlaufende Membranen (s. S. 380) läßt sich eine Stapelbildung[6, 7] von parallel verlaufenden Membranen beobachten. Auch eine kreuzartige Form, bei der glatte Membranen parallel zu ribosomenbesetzten, um 90° abbiegende Membranen, gebildet werden, kann gesehen werden[6, 8] (Abb. 99). Retikuläre, bzw. feintubuläre Bildungszonen sind bei vermehrter RNS-Bildung und Abgabe aus dem Zellkern zu finden[9].

Die häufigste Form des agranulären Reticulums liegt als Vesikeln, Bläschen oder Tubuli vor, die, wie gezeigt werden konnte[10], ein zusammenhängendes tubuläres System bilden, das bei Einwirkung äußerer Einflüsse sich sehr schnell zu Vesikeln auflöst.

Das Golgi-Feld.

Die Orthologie.

In Nervenzellen wurde von GOLGI 1898 ein „Apparato reticolare interno" beschrieben, der in der Folgezeit in verschiedenen Zellen aufgefunden wurde[11]. Über keine andere Zellorganelle wurde so lebhaft diskutiert, wie über die dem Golgi-Feld zuzurechnenden Strukturen. Schon 1902 wurde das interfibrilläre Netzwerk des Muskels mit dem von GOLGI beschriebenen Netzwerk identifiziert[12]. In der Folgezeit wurden dem Golgi-Apparat Granula, Bläschen und filamentöse Strukturen zugeordnet[13]. In den Körperzellen der Schnecke wurde der Golgi-Apparat als ausschließliche lamelläre oder fibrilläre Plasmakomponente be-

---

[1] SCHWARZ 1964.   [2] DADOUNE 1963.   [3] SAMORAJSKI, ORDY und ROLSTEN 1965.
[4] DVORAK 1964, BEHNKE und MOE 1964.   [5] SLAUTTERBACK und FAWCETT 1959.
[6] NIKLOWITZ 1962.   [7] HERDSON et al. 1964, MÖLBERT, BAUMGARTNER und KETELSEN 1966.
[8] BENSCH, GORDON und MILLER 1965.   [9] MÖLBERT, BAUMGARTNER und KETELSEN 1966.
[10] CHRISTENSEN 1965, FAWCETT 1965.
[11] Zusammenfassende Darstellung bei PAPPENHEIMER 1966, DALTON 1961, vgl. HIRSCH 1939, 1955, 1965, PALAY 1958.
[12] VERATTI 1902.   [13] PAPPENHEIMER 1916.

schrieben, die ein Netzwerk bildet[1]. Zu ähnlichen Ergebnissen führten Untersuchungen anderer Autoren[2].

Das von Golgi inaugurierte Netzwerk, das sich durch eine Silber- oder Osmiumimprägnation in der Zelle darstellen läßt (Abb. 100), wurde von Parat[3] als Artefakt angesehen. Er nahm an, daß das Golgi-Feld der Zelle aus runden Körpern bestehe, die als Golgi-Körper angesprochen

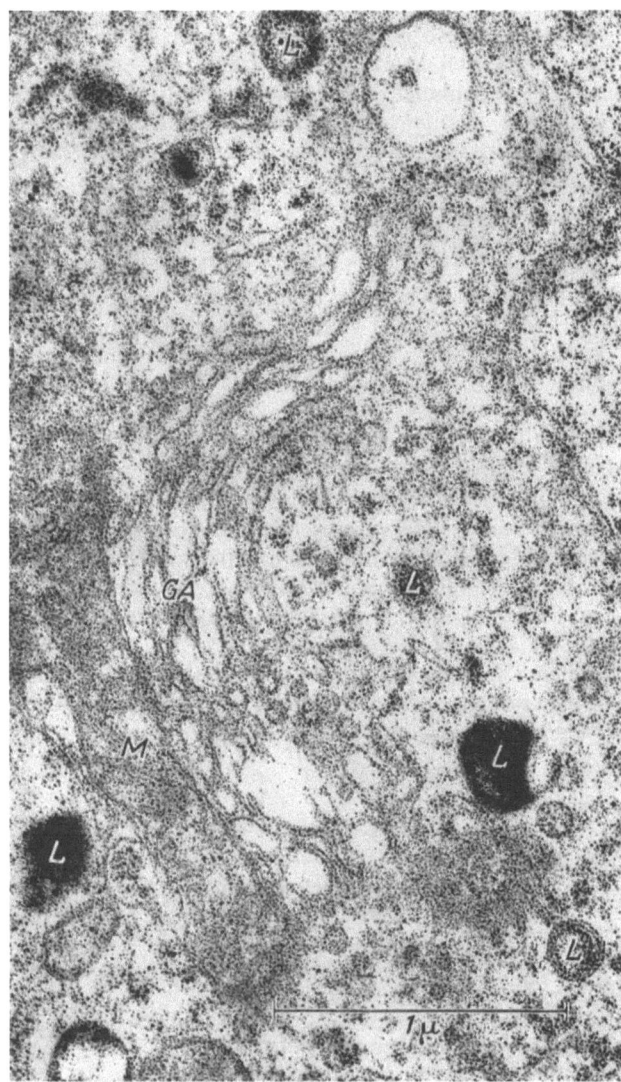

Abb. 100. Golgi-Apparat (*GA*) einer großen Pyramidenzelle des Katzengroßhirns nach Silberimprägnation. Größere und kleinere Pigmentkörper und Lysosomen (*L*) umgeben den Golgi-Apparat. Vergr. 40000 × .

wurden[4]. Bei diesen Körpern soll ein Externum, das mit Silber imprägnierbar ist, von einem Internum, das die eventuell gebildeten Sekrete enthält, unterschieden werden. Durch ausgedehnte Untersuchungen war Hirsch[5] zu dem Schluß gekommen, daß die Golgi-Körper einem Funktionswandel unterworfen seien und an der Sekretbildung z. B. im Pankreas,

---

[1] Hirschler 1918.
[2] Nassonov 1923/1926, Bower 1926, Pollister und Pollister 1957.
[3] Parat 1928.   [4] Hirsch 1939.   [5] Hirsch 1939—1955.

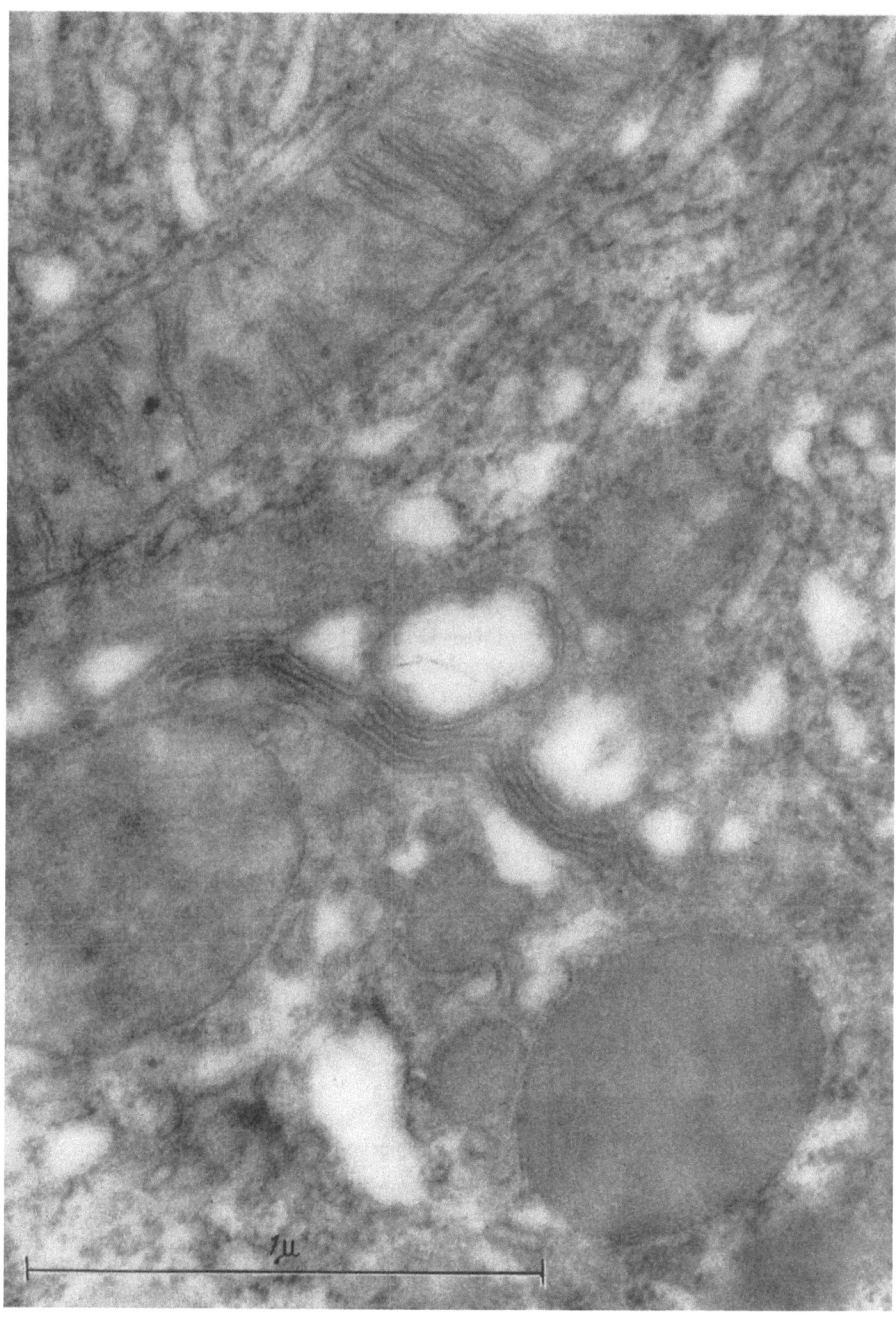

Abb. 101. Golgi-Apparat mit Membranen (γ-Cytomembranen nach SJÖSTRAND), Vacuolen, Bläschen, Golgi-Grundsubstanz und Zymogengranula. Oberhalb des Golgi-Feldes Ergastoplasma (α-Cytomembranen nach SJÖSTRAND) und ein Mitochondrium. Vergr. 72000×. (Von F. S. SJÖSTRAND zur Verfügung gestellt.)

im Darm oder in den Speicheldrüsen entscheidenden Anteil hätten. Das elektronenoptische Bild konnte jedoch zeigen, daß ein großer Anteil der Sekrete im endoplasmatischen Reticulum der Zelle gebildet wird[1]. Inwieweit das Golgi-System mit der Sekretion bestimmter Substanzen verknüpft ist, konnte auch die submikroskopische Morphologie nicht immer eindeutig klären. Tatsächlich hat aber das Golgi-Feld in einigen Fällen an der Stoffbildung oder Verarbeitung Anteil (s. S. 411). Dieser Meinung[2] schlossen sich weitere Autoren an[3].

Um die Verwirrung um das Golgi-System noch zu vervollständigen, brachte Monné (1948) nicht nur Lipoidkörper, sondern auch Myelinfiguren mit den „Golgi-Körpern" in Beziehung. Die Golgi-Körper sollen nach dieser Konzeption aus Lipoid- und Proteinlamellen bestehen.

Von den im lichtmikroskopischen Bild darstellbaren Strukturen, die seit der Entdeckung durch Golgi dem sog. Golgi-Apparat zugeordnet wurden, zeigt das Golgi-Feld des elektronenmikroskopischen Bildes außer der ursprünglichen Lagebeziehung zum Zellkern nicht mehr viele gemeinsame Aspekte auf.

I. Struktur.

Die erste elektronenoptische Beschreibung des Golgi-Apparates erfolgte durch Dalton[4].

Im *elektronenmikroskopischen Bild* stellt sich der Golgi-„Apparat" als „Feld" mit bestimmten charakteristischen Strukturen dar, die in Zellen von Wirbeltieren[5], bei Wirbellosen als Dictyosom[6], bei Protozoen[7] und bei Pflanzen[8] beschrieben wurden (vgl. [9]).

Das Golgi-Feld setzt sich nach den Untersuchungen am Pankreas[10] (Abb. 101) und an den Epithelzellen des Nebenhodens der Maus[6] sowie am Tubulusepithel der Niere[11] aus einem System verschiedener Bauelemente zusammen. In einem gut gegen die übrigen Organellen und Strukturen des Cytoplasmas abgrenzbaren Bereich finden sich geschichtete, glatte Doppelmembranen, Vacuolen, kleinere oder größere Bläschen und Granula wechselnder Größe. Diese Strukturelemente sind in die Golgi-Grundsubstanz eingebettet[12], die am Skeletmuskel als Teil der allgemeinen cytoplasmatischen Grundsubstanz beschrieben wurde[13].

1. Die Golgi-Membranen.

Die glatten Doppelmembranen können bis zu 8 Paaren und mehr nebeneinander geschichtet liegen mit einem Abstand zwischen den Einzelpaaren von 50—200 Å[14]. Die Dicke eines Membranpaares kann bis zu 210 Å betragen[15] oder bis zu 300 Å[16], im Mäusejejunum bis zu 180 Å[17]. In der Regel findet man für das Doppelmembransystem im elektronenmikroskopischen Bild Abstandswerte um 200 Å. Die einzelne Membran (γ-Cytomembranen nach Sjöstrand 1956) hat nach elektronenmikroskopischen Beobachtungen einen Durchmesser von etwa 60 Å[18], 70 Å[19] bzw. 80 Å[20], gemessen am Skeletmuskel 50—60 Å[21] und am Mäusedarmepithel 60—70 Å[22].

---

[1] Vgl. Palade 1959.   [2] Hirsch 1955.
[3] Baker 1944/53, Wohley 1946, vgl. Hirsch 1955.   [4] Dalton 1952, 1959.
[5] Dalton 1954/56, Dalton und Felix 1956, Sjöstrand und Hanzon 1954, Dalton 1961, Palay 1958.
[6] Dalton und Felix 1956, vgl. Fawcett und Hollenberg 1963.   [7] Grassé 1956.
[8] Perner 1957, Mollenhauer, Whaley und Leech 1961, Mollenhauer 1965, Buvat 1957.
[9] Rinehart und Farquhar 1953, Farquhar und Rinehart 1954, Challace und Lacy 1954, Beams, Tahmisian, Devine und Anderson 1956, Pollister und Pollister 1957, Palay 1958, Dalton 1961, Dalton und Zeigel 1960, Kessel und Beams 1965.
[10] Sjöstrand und Hanzon 1954.   [11] Rhodin 1954.   [12] Sjöstrand 1956.
[13] Andersson-Cedergren 1959.   [14] Pollister und Pollister 1957.
[15] Rhodin 1954.   [16] Wellensiek 1957.   [17] Zetterqvist 1956.
[18] Sjöstrand 1954, 1956, 1959.   [19] Kessel und Beams 1965.
[20] Dalton und Felix 1956.   [21] Andersson-Cedergren 1959.   [22] Sjöstrand 1963.

Die glatten Membranen des Golgi-Feldes enden meist blind, oft mit endständiger keulenförmiger Auftreibung, so daß der Eindruck übereinandergeschichteter, hantelförmiger Gebilde entsteht. Diese geschichteten Membranen sind[1] der chromophile Anteil des Golgi-Feldes. Die Membranen der Golgi-Säcke haben in regelmäßigen Abständen Poren, die eine Verbindung der Matrix der Säcke mit der Grundsubstanz darstellen[2]. Die glatten Membranen des Golgi-Feldes stehen zum Teil in kontinuierlicher Verbindung mit dem endoplasmatischen Reticulum und sind damit in offener Verbindung mit den Membranen des endoplasmatischen Reticulums und dem von den glatten Membranen umgebenen Anteil des Golgi-Komplexes. Die eingeschlossenen inneren Raumteile des endoplasmatischen Reticulums und des Golgi-Feldes würden somit ein in sich abgeschlossenes System bilden[3]. Die Zwischenschicht zwischen den glatten Einzelmembranen kann sehr kontrastarm sein oder auch, entsprechend der Matrix der Granula des Golgi-Feldes, relativ elektronendicht[4]. Für Zellen mit einer Sekretion von cellulär synthetisiertem Protein wird diskutiert, daß die Membranen des Golgi-Feldes mit Kernporen[5] oder annulate lamellae[6] in Verbindung stehen oder auch sich davon ableiten.

In manchen Zellen von Wirbellosen finden sich als sog. Dictyosom nur zahlreiche Stapel von paarweise angeordneten, glatten Doppelmembranen, so in den Spermatiden von Lumbricus[7]. In der Formation des Acrosoms der Geschlechtszellen von Grillen wurden Stapel von Golgi-Membranen, die sich z. T. zu Vacuolen öffnen, gefunden[8], und während der Spermiogenese von Lumbricus herculeus wurden die geschichteten Golgi-Membranen, unmittelbar neben den Centriolen gelegen, beobachtet[9]. Die gleichen Membranstrukturen werden auch bei Protozoen gefunden[10]. Bei der Ratte finden sich in den reifenden Spermatiden des Hodens neben Membranstapeln (flat vesicles) auch Bläschen (spheroidal vesicles), die eng benachbart mit dem sich entwickelnden acrosominalen System liegen[11].

2. Die Golgi-Bläschen.

Lacy[12] beobachtete, daß sich die geschichteten Membranstapel zu Golgi-Bläschen- oder Vacuolen öffnen können, d. h., daß ein Teil der Vacuolen durch Auseinanderdrängen der inneren Zwischenschicht eines Membranpaares über ein Keulenstadium entstehen kann, was von anderen Autoren bestätigt wurde[13].

Durch Abschnürung von den Membranstapeln kommt es zur Bildung von frei liegenden Bläschen oder Vacuolen in der Nähe dieser Stapel[14]. In menschlichen Leukocyten konnten neben den glatten Membranstapeln und abgeschnürten Bläschen oder Granula größere Vacuolen als Ausweitung oder Schwellung des chromophoben Anteils der Membranpaare beobachtet werden, und zwar von der Centrophärenseite des Golgi-Apparates abgewandt gelegen, so daß die Vacuolen sich jeweils auf der den Centriolen entgegengesetzten Seite befinden. Daher kann von einer Polarität des Golgi-Feldes gesprochen werden, die durch die Centriolen bestimmt wird[15]. In neuerer Zeit konnte eine weitere Struktur des Golgi-Apparates

---

[1] Lacy und Challice 1956, Lacy 1957.   [2] Reale und Lucianeo 1964.
[3] Palade 1955, Beams und Kessel 1963, Goldfischer 1964, Chandra 1963, Essner und Novikoff 1962.
[4] Wellensiek 1957.   [5] Zeigel und Dalton 1962.
[6] Harrison 1966, Kajikawa 1963.
[7] Dalton, 1959, Dalton und Felix 1956.
[8] Beams, Tahmisian, Davine und Anderson 1956.
[9] Gatenby und Dalton 1959.
[10] Grassé 1956, Grassé, Carasso und Farard 1957.   [11] Clermont 1956.
[12] Lacy 1956.   [13] Policard, Bessis, Breton und Thiery 1958.
[14] Burgos und Fawcett 1955, Haguenau und Bernhard 1955, Clermont 1956, Lacy und Challice 1956, siehe auch Rhodin und Dalhamn 1956, Grimstone 1959, Zelander 1959. Berkaloff 1963, Vgl. Mollenhauer 1965.
[15] Policard 1958 u. a.

beschrieben werden. Wird Gewebe mit Glutardialdehyd bei schwacher Konzentration (0,5%) fixiert, so lassen sich zwischen den benachbarten Membranen in den Golgi-Stapeln dunkle Schichten erkennen, wobei die minimale Distanz zwischen den Membranen der Säcke mit 115 Å konstant ist. Diese Dimension wird durch eine Struktur bestimmt. Den Membranen angelagert findet sich jeweils eine helle Zone von 35 Å. Die mittlere dunkle Schicht, die von den hellen Zonen eingeschlossen wird, beträgt 45 Å. Die Autoren halten die hellen Schichten für Lipide und die dunkle Schicht für Protein[1].

3. Die Golgi-Körper oder Granula.

Neben den geschichteten Membranen, den Bläschen und Vacuolen wurden größere und kleinere opake Granula im Golgi-Feld beobachtet. Besonders in allen sekretorisch aktiven Zellen konnten alle Stadien bis zu großen Zymogen-Granula gefunden werden. So im exokrinen Pankreas[2], in den Inselzellen des Pankreas[3], in den Langerhansschen Inseln der embryonalen Ratte[4], in der Hypophyse[5], in der Leberepithelzelle als Gallepigment[6], besonders vermehrt in der Leberepithelzelle nach Gabe von Biligraphin[7]. (Weiteres siehe Kapitel: Funktion.)

4. Die Ausbildung des Golgi-Feldes.

Die Größe und Ausbildung des Golgi-Feldes bei Vertebraten läßt sehr große Schwankungen erkennen. Alle sezernierenden Zellen[8] besitzen in der Regel ein gut ausgebildetes Golgi-Feld, so im Pankreas von Säugetieren[9], am menschlichen Pankreas[10], in den Langerhansschen Inseln[11], in der Hypophyse[12], in der Nebennierenrinde[13], im Nebennierenmark[14], in den Fundusdrüsen des Mäusemagens beim Typ III, der den Hauptzellen (Zymogenzellen) des Lichtmikroskops entspricht[15], im Tubulusepithel der Niere[16], (Abb. 102) und im Jejunum[17].

Im Nervengewebe beobachtet man ein in seiner Ausbildung wechselndes Golgi-Feld[18]. In den Neuronen der Ganglienzellen (Abb. 95) findet man neben gestapelten Doppelmembranen sehr viele kleine Bläschen oder Granula[19], die den gesamten Golgi-Komplex durchsetzen, daneben als Ausweitung der Doppelmembranen größere und kleinere Vacuolen[20]. Die Nervenzellen des Thalamus des Menschen (Abb. 103) besitzen in der Regel mehrere Golgi-Felder, die aber miteinander in Zusammenhang stehen[21]. Auch in der Großhirnrinde der Katze lassen die Nervenzellen meist große Golgi-Felder erkennen[22]. Ein Reichtum an Bläschen und Granula findet sich in den Chemoreceptoren des Glomus caroticus[23]. Weniger stark ausgeprägt erscheint das Golgi-Feld in den Zellen des Plexus myentericus des Meerschweinchens[24].

Auch in der Lunge wurde ein Golgi-Feld beschrieben[25]. Im Skeletmuskel findet sich ein Golgi-Feld, einmal kernnah, zum anderen auch in der Nähe der Zellmembran. Es besteht

---

[1] Mollenhauer 1965.   [2] Sjöstrand und Hanzon 1954, Sjöstrand 1956.
[3] Wissig 1956.   [4] Ferreira 1957.
[5] Haguenau und Bernhard 1955, Löblich et al. 1960.
[6] Oberling und Rouiller 1956.   [7] Mölbert 1957.   [8] Palay 1958.
[9] Sjöstrand und Hanzon 1954, Sjöstrand 1956, Palade 1956, Siekevitz und Palade 1958, Farquhar und Wellings 1957, Miller 1959.
[10] Ekholm und Edlund 1959.   [11] Ferreira 1957.   [12] Haguenau und Bernhard 1955.
[13] Zelander 1959, Mölbert und Arnesen 1960.   [14] Wetzstein 1957.
[15] Zelander 1959.   [16] Rhodin et al. 1956/59, Rhodin 1960.
[17] Zetterqvist 1956, Clark 1959.   [18] Fernandez-Moran 1957/58, Hager 1964.
[19] Novikoff, Quintana, Villaverde und Forschirm 1964.   [20] Lacy 1957.
[21] Riechert, Gisinger und Mölbert 1966.
[22] Mölbert, Baumgartner und Ketelsen 1966.   [23] Ross 1959.
[24] Hager und Tapuri 1959.   [25] Schulz 1958/59.

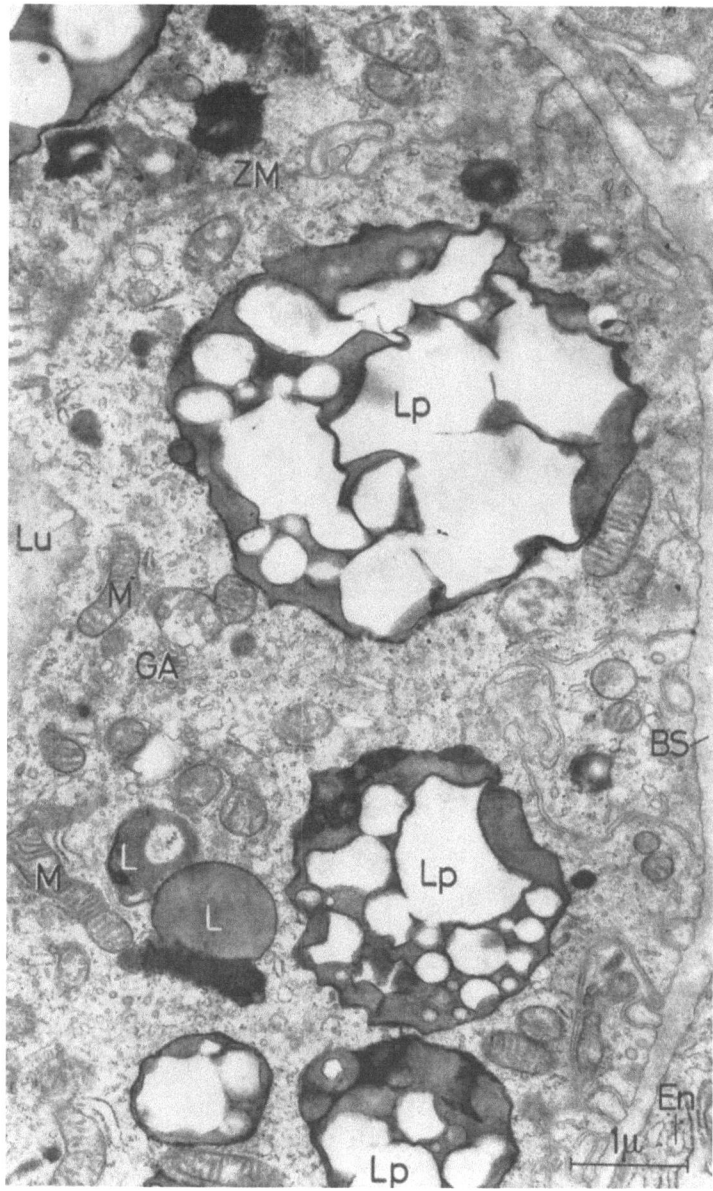

Abb. 102. Große Lipidtropfen (*Lp*) neben kleineren Speicherkörpern bzw. Siderosomen (*L*) in Epithelzellen des distalen Tubulus einer Mäuseniere. Der Golgi-Apparat klein, mit Golgi-Vacuolen. In seiner Umgebung Mitochondrien (*M*). Glutaraldehyd und OsO$_4$-Fixation, Eponeinbettung, Bleihydroxydkontrastierung. (Aufnahme: Dr. R. MARX.) Vergr. 16000 ×.

aus paarweise geschichteten Membranen, Vacuolen und Granula[1]. Im Herzmuskel[2] ist das Golgi-Feld ebenfalls gering ausgebildet. Eine sehr geringe Ausbildung des Golgi-Feldes findet sich in der Epidermis[3].

[1] ANDERSSON-CEDERGREN 1959.
[2] LINDNER 1957, POCHE 1958, MÖLBERT 1957/59.
[3] SELBY 1955, MENEFEE 1957.

In den Entwicklungsstadien von Rattenovocyten konnten verschieden stark
entwickelte Golgi-Systeme gefunden werden[1]. Bei jungen reifenden Ovocyten
ist das Golgi-Feld groß und kernnah gelegen mit abgerundeten, verschieden großen

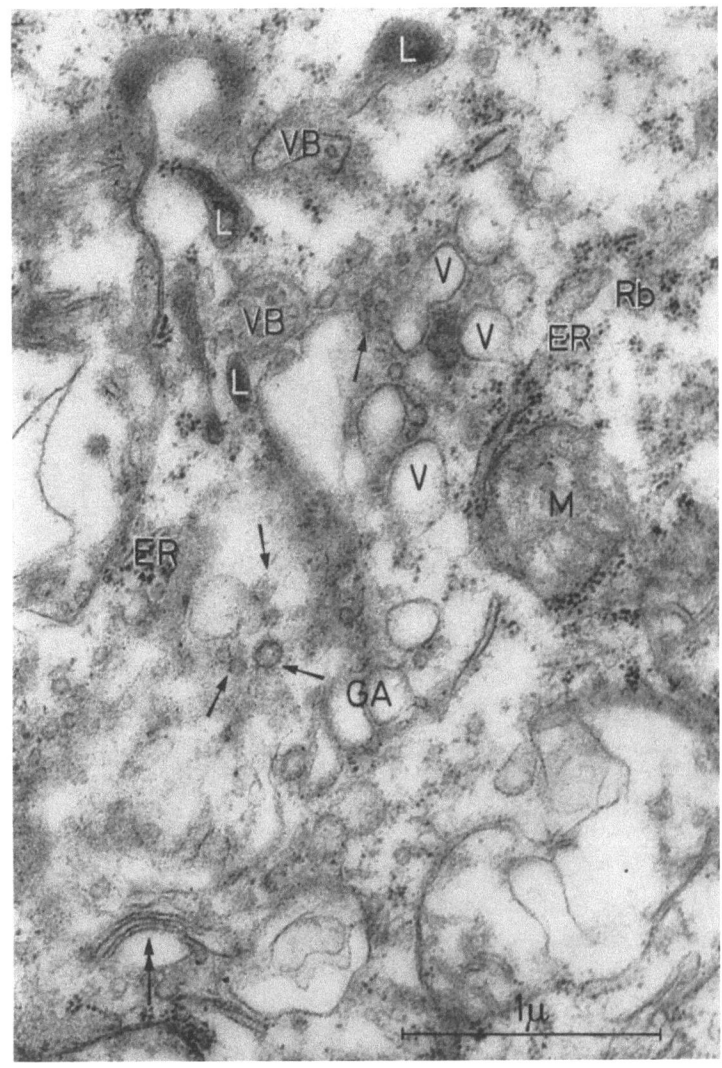

Abb. 103. Golgi-Zone (*GA*) einer Pyramidenzelle der Katzengroßhirnrinde nach wiederholter elektrischer Reizung
Der Golgi-Apparat (*GA*) besteht beinahe nur aus Golgi-Vacuolen (*V*) und Golgi-Bläschen →. Bei ⇢ Reste eines
Golgi-Stapels. In der Peripherie der Golgie-Zone sind multivesicular bodies (*VB*) zu beobachten und Körper
mit verdichtetem Inhalt (*L*).Am endoplasmatischen Reticulum (*ER*) Ribosomen (*Rb*). Degeneriertes Mitochon-
drium (*M*). Glutaraldehyd und OsO₄-Fixation. Eponeinbettung, Bleihydroxydkontrastierung.
(Aufnahme: U. P. Ketelsen.) Vergr. 35000×.

Vacuolen. In späteren Stadien der Reifung besteht es aus einigen geschichteten
Membranen, mit 6—10 Membranpaaren. Die Umgebung dieser Membranen
ist durchsetzt von kleinen Bläschen oder Granula. In der Nähe liegen Membranen
des Ergastoplasmas. In reifen Zellen findet sich das Golgi-Feld in der Nähe
der Zellmembran.

[1] Sotelo und Porter 1959.

II. Zur Funktion des Golgi-Apparates.

Das Golgi-Feld ist nach heutiger Ansicht als ein dynamisches System aufzufassen, in welchem zisternale Stoffe reifen und kondensieren oder gebildet werden. Ferner werden die zubereiteten Stoffe in eine Form gebracht, auf Grund deren sie durch das Cytoplasma transportiert und gegebenenfalls sezerniert werden können[1]. Während der Spermiogenese von Säugetieren oder bei Invertebraten übernimmt das Golgi-Feld wichtige Teile der Sekretion der Spermatidenacrosome[2].

Bei Bildung des Acrosoms überwiegen im Golgi-Feld anfänglich die membranösen Strukturen, bei fortschreitender Bildung des acrosomalen Körpers erscheinen mehr bläschenförmige und granuläre Körper, während gleichzeitig das acrosomale Bläschen sich vergrößert. Bei zunehmender Vergrößerung des Acrosoms und des acrosomalen Bläschens wird der Golgi-Apparat reduziert. Bei der darauf folgenden Streckung der Spermatiden kollabiert das acrosomale Bläschen und legt sich als Kopfklappe über den oberen Pol des Kerns mit dem Acrosom. Die Reduktion des Golgi-Feldes erfolgt dabei durch die Abgabe von Golgi-Substanzen an das Acrosom. Als Granula oder Bläschen werden die Produkte des Golgi-Feldes dorthin transportiert. Diese Untersuchungen während der Katzenspermiogenese[3] zeigen, daß sowohl das Acrosom wie das acrosomale Bläschen im Golgi-Feld unter zunehmendem Verbrauch der Golgi-Substanz gebildet werden. Am parabasalen Körper von Flagellaten konnte gezeigt werden[4], daß die Neubildung und Synthese der Golgi-Membranen mit Hilfe des Ergastoplasmas erfolgen, daß bei Hunger aber eine Verminderung des endoplasmatischen Reticulums durch Hemmung der Proteinsynthese eintritt und damit auch die Neubildung der Golgi-Membranen sistiert, bei gleichzeitig weitergehendem Verbrauch an Golgi-Stoffen.

Nachdem eine Kontinuität zwischen ER und Golgi-Membranen wahrscheinlich gemacht war[5], lag die Annahme nahe, daß Stoffe, die im ER synthetisiert werden, zur weiteren Bearbeitung in den Golgi-Apparat gelangen (vgl.[6]), und daß im Golgi-Feld eine Reifung dieser Stoffe zu Sekretgranula eintritt[7-9]. An Zellen mit Proteinbildung und Sekretion wurde wahrscheinlich gemacht, daß im ER synthetisierte Stoffe nicht in allen Fällen durch eine Wanderung längs der Ergastoplasmamembranen und ihrer Verbindungsstücke zum Golgi-Feld gelangen, sondern daß ein Stofftransport zum Golgi-Apparat auch über gequantelte Abschnürungen erfolgen kann[8]. In proteinsezernierenden Zellen konnte gezeigt werden, daß in der Regel zwei Typen von Granula auftreten: Eine vorherrschende Art von Granula mit dichtem Inhalt, wie z. B. die Zymogengranula, und ein Körper mit hellem Inhalt[8]. Am exokrinen Pankreas konnte nach zweitägigem Hunger und Wiederfütterung eine Erweiterung der Zisternen des Ergastoplasmas, die sich mit dichteren Stoffen anfüllten und deren Inhalt sich zu dichten Granula kondensierte, beobachtet werden[10]. Zwei Stunden nach Pilocarpininjektion[11] werden am stimulierten exokrinen Pankreas in der Golgi-Region opake Granula beobachtet, deren Inhalt dichter erscheint als der entsprechende Inhalt in den Zisternen des Ergastoplasmas. Mit ³H-Leucin konnten die Bildung und der weitere Verlauf der Sekretion der Proteine ge-

---

[1] vergl. ZEIGEL und DALTON 1962, KESSEL 1965, MOLLENHAUER 1965.
[2] BURGOS und FAWCETT 1955, CLERMONT und HAGUENAU 1955, GRASSÉ, CARASSO und FARARD 1956. KAYE 1962 FAWCETT und HOLLENBERG 1963.
[3] BURGOS und FAWCETT 1955.   [4] GRIMSTONE 1959.   [5] PALADE 1956.
[6] HIRSCH 1955/65.   [7] KUROSUMI 1961.   [8] ZEIGEL und DALTON 1962.
[9] CHANDRA 1963, BARGMANN 1964, KESSEL 1965, BEAMS und SEKHON 1965, CHANDRA, HUBBARD, SKELTON, BERNARDIS und KAMURA 1965.
[10] SIEKEWITZ und PALADE 1958, PALADE 1956.
[11] FARQUHAR und WELLINGS 1957.

zeigt werden. Danach erfolgt eine Konzentration des im endoplasmatischen Reticulum synthetisierten Proteins in großen Vacuolen des Golgi-Feldes. Diese Vacuolen sind entsprechend der Markierung im Autoradiogramm die Vorläufer der Zymogengranula[1]. In weiteren Untersuchungen[2] mit DL-Leu-cin-4,5-³H, das in das Syntheseprodukt eingebaut wird, konnte gezeigt werden, daß bereits 5 min nach der Injektion eine Markierung des Zisterneninhaltes des Ergastoplasmas stattgefunden hat, nach 20 min die Kondensate im Golgi-Feld markiert sind und nach 1 Std die Zymogengranula im Autoradiogramm eine Silberkornmarkierung zeigen. Der Versuch zeigt, daß die Zymogengranula durch eine zunehmende Kondensation des Inhaltes von großen Vacuolen des Golgi-Feldes entstehen. Der Inhalt der großen Vacuolen ist primär im Ergastoplasma entstanden und zum Golgi-Apparat transportiert worden. Bei der Bildung des Sekrets sind nach dem morphologischen Befund im Golgi-Apparat zwei Schritte zu unterscheiden: eine Bildung von kleinen Vesikeln mit glatter Oberfläche in der Peripherie des Golgi-Apparates und ein Auftreten zentral gelegener Vacuolen, die Kondensationsprodukte enthalten. Der Inhalt der kondensierenden Vacuolen erscheint bei zunehmender Konzentrationsdauer dichter, und die verdichteten Vacuolen wandern aus dem Golgi-Feld aus.

Dagegen tritt bei einer Stimulation des Pankreas mit Pankreozym oder Secretin durch Perfusion in vitro keine Veränderung am Golgi-Apparat auf, sondern es erfolgt nur eine Ausschüttung von Zymogengranula aus der Zelle[3].

Auch die lösliche Pankreasamylase, die im Ergastoplasma der Pankreasepithelien gebildet wird, scheint nach experimentellen Untersuchungen im Golgi-Feld in der Weise verändert zu werden, daß sie zu unlöslichen Amylasegranula kondensiert wird[4].

Untersuchungen an der lactierenden Mamma von Maus[5] und Ratte[6] konnten eine Vergrößerung des Golgi-Feldes im Sinne einer Vermehrung der Golgi-Vacuolen aufzeigen. In den lactierenden Zellen findet man ein gut ausgebildetes Ergastoplasma und in Zisternen Eiweißsekretgranula[7]. Granula gleicher Größe werden auch in größeren Vacuolen des Golgi-Feldes und im apikalen Teil der Zelle beobachtet. Diese Proteingranula führenden Vacuolen werden schließlich in den extracellulären Raum unter Öffnung ihrer Membranen abgegeben.

Die Vacuolen des Golgi-Apparates erfahren während der Milchproteinbildung eine zunehmende Verdichtung mit sich vergrößerndem Abstand vom Golgi-Feld. Vor der Ausschleusung durch die Zellmembran erreichen die Milchtropfen ihre größte Dichte[8].

In Chondrocyten des Rattenknorpels konnte ebenfalls die Rolle des Golgi-Apparates bei der Sekretion von Protein bewiesen werden[9]. 72 Std nach intravenöser Gabe von Papain enthalten die Vacuolen des Golgi-Feldes dichtes Material, das als Kollagen identifiziert werden kann. Die beobachteten Fasern besitzen eine Bandstruktur mit einer Periode von 2000 Å. Nach den autoradiographischen Befunden mit ³H-Prolin[10] läßt sich ein Einbau zuerst im ER nachweisen, sodann eine Markierung des Golgi-Apparates, und schließlich werden die neugebildeten Fibrillen im Extracellulärraum markiert.

In den Langerhansschen Inseln der neugeborenen Ratte sind die Beziehungen der Sekretgranula zu den Granula des Golgi-Feldes eindeutig. Zwei Tage nach der Geburt besteht das Golgi-Feld lediglich aus einigen gestapelten Säcken, kleinen Vacuolen und größeren und kleineren Granula. Bei zunehmender Bildung von

---

[1] Caro 1961.   [2] Caro und Palade 1964.   [3] Ishikawa 1965.
[4] Laird und Barton 1958.   [5] Hollmann 1959.   [6] Bargmann und Knoop 1959.
[7] Hollmann 1959.   [8] Wellings und Deome 1961.   [9] Sheldon und Kimball 1962.
[10] Revel und Hay 1963, vgl. Laird und Barton 1958.

Sekretgranula hypertrophiert das Golgi-Feld und läßt große Golgi-Vacuolen erkennen[1]. Wird Ratten Dehydroascorbinsäure[2] verabreicht, so erfolgt eine
Degranulation der β-Zellen der Langerhansschen Inseln. Nach zwei bis drei Injektionen zeigen die β-Zellen Veränderungen des Ergastoplasmas und der Mitochondrien, ohne daß eine Nekrose der Zellen wie nach Alloxangabe eintritt. Gleichzeitig lassen sich mit den Veränderungen am Ergastoplasma Sekretgranula nur
noch in unmittelbarer Nachbarschaft der Zellmembran nachweisen. Bei Normalisierung des Ergastoplasmas nach 5—7 Tagen lassen sich zwar sehr wenige Sekretgranula beobachten, aber in einem nun wieder gut entwickeltem Golgi-Apparat
finden sich zahlreiche Prosekretgranula.

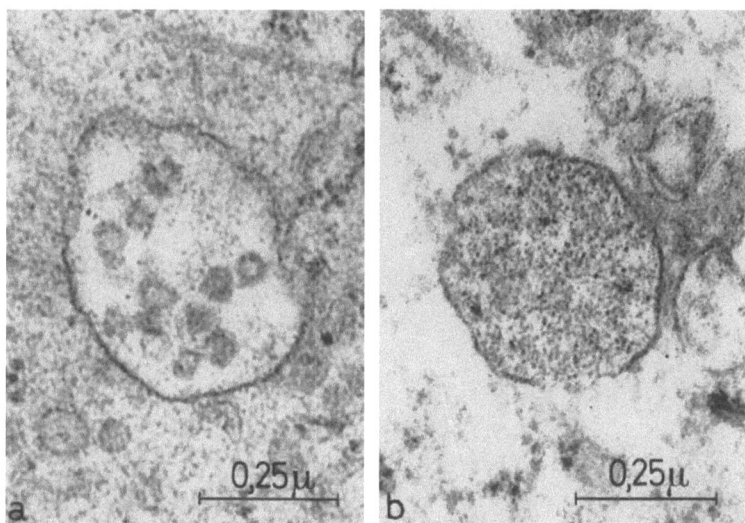

Abb. 104a u. b. Multivesiculär-Körper (multivesicular body) aus einer Nervenzelle. Glutaraldehyd und OsO₄-
Fixation, Bleihydroxydkontrastierung. a Gleichartige Bläschen wie im Inneren des Körpers auch im Cytoplasma.
Vergr. 75000×. b Nach Elektroreizung mehr granuläre Substanzen im Körper. Im Cytoplasma kaum mehr solche
Bläschen anzutreffen. Vergr. 75000×. (Aufnahme: U. P. KETELSEN.)

Auch diese Befunde sprechen für eine Beteiligung des Golgi-Apparates an der
Sekretbildung in den Inseln des Pankreas. In der Rattenleber nimmt die Eiweiß-
sekretion den Weg über den Golgi-Apparat, in dem die im Ergastoplasma synthe-
tisierten Substanzen in Vesikeln mit glatten Membranen ins Golgi-Feld gelangen.
Im Golgi-Apparat erfolgt eine Trennung und Konzentration der Inhaltsstoffe.
Mehr granuläre Substanzen werden in große Vacuolen verlagert, die aus dem
Golgi-Feld auswandern und aus der Zelle ausgeschleust werden. Amorphe oder
fibrilläre Substanzen verlassen das Golgi-Feld in kleinen Vesikeln, die nachfolgend, in eine Membran eingeschlossen, zu „multivesicular bodies" werden
(Abb. 104). Auch diese Körper erfahren eine Transformation zu „Microbodies"
und verschmelzen schließlich mit Lysosomen[3] (Abb. 105). Dieser Bildungscyclus
neusynthetisierter Substanzen kann vor allem für die zelleigene Enzymproduktion
angenommen werden. So erhebt sich die Frage, ob nicht die im Golgi-Apparat
auftretenden Vesikeln als primäre Lysosomen anzusehen sind und dementsprechend als Vesikeln für z. B. Hydrolasen angesehen werden können[4]. Jedoch
läßt sich allein aus dem Nachweis von Hydrolasen diese Frage nicht eindeutig
beantworten.

---

[1] FERREIRA 1957.   [2] MERLINI und CARAMIA 1965.   [3] BRUNI und PORTER 1965.
[4] NOVIKOFF, ESSNER und QUINTANA 1964.

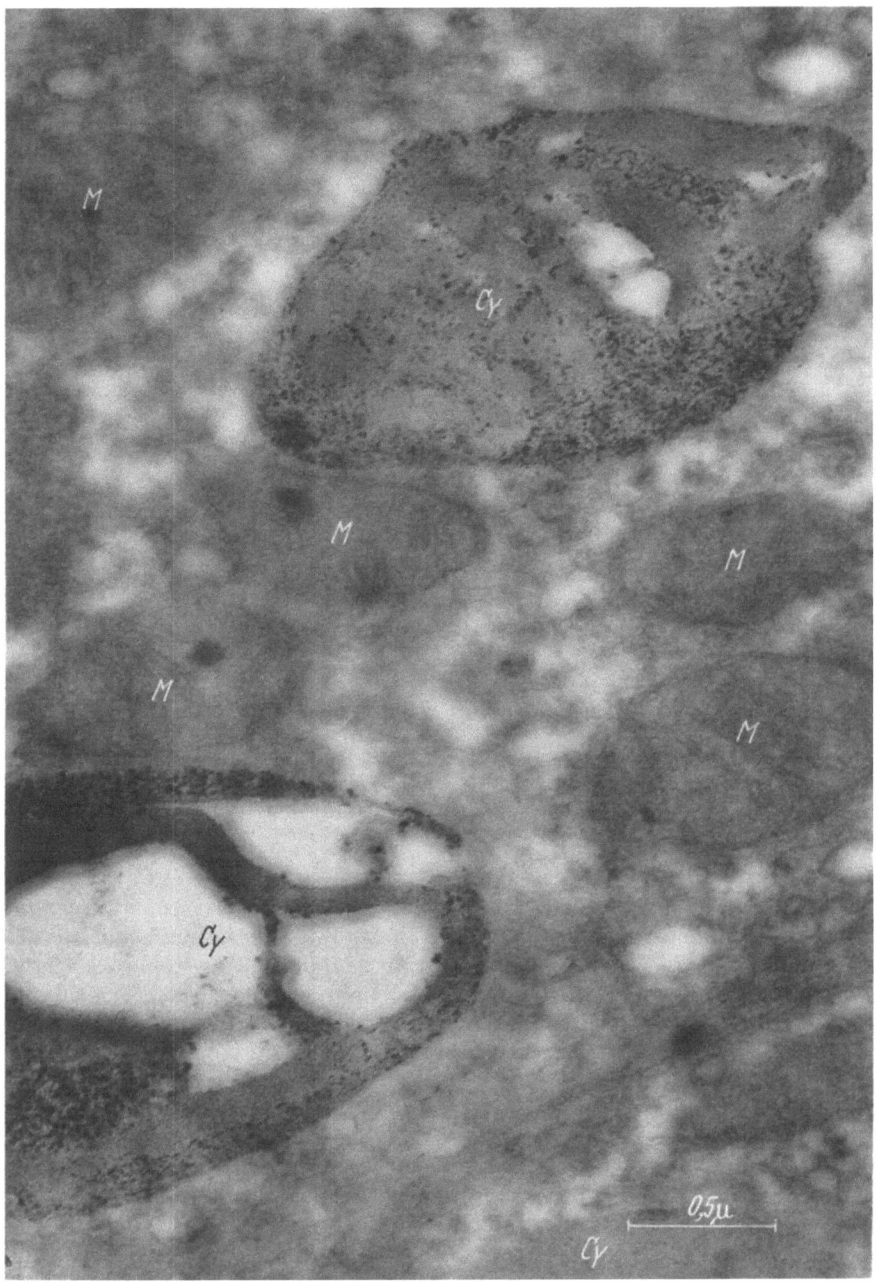

Abb. 105. Eiweißspeicherniere (Mäuseniere 2 Std nach Hühnereiweißgabe intraperitoneal) im Test auf saure Phosphatase. Die Eiweißtropfen (Lysosomen) im Tubulusepithel zeigen an feinen Membranen oder auch diffus verteilt die saure Phosphatase lokalisiert, kenntlich am Reaktionsprodukt (Bleiphosphat) aus der enzymatischen Umsetzung. Die Lückenbildung in den Lysosomen läßt auf Abbauvorgänge oder auf herausgelöste Stoffe schließen. Mitochondrien (M). Vergr. 40 000×.

Für die Kollagensynthese der Knorpelgrundsubstanz[1] konnte mit radioaktiv markierten Vorläufern des Kollagens gezeigt werden, daß im ER die Synthese des Proteins erfolgt, von dort über evaginierte Bläschen (vgl. [2]) zum Golgi-Apparat transportiert wird und das mit ³H-Prolin angereicherte Protein als feine Fibrillen in Golgi-Vacuolen in der Größenordnung von 0,2—0,5 μ erscheint. Nach Auswanderung aus dem Golgi-Feld werden sie in den Extracellulärraum ausgeschleust und können auch hier als radioaktiv markiertes Material beobachtet werden.

Nach Thyreotropin[5] zeigen die Follikelzellen der Schilddrüse nach 1—2 Std Kolloidtropfen im Cytoplasma, die nach Jod¹²⁵ eine deutliche Markierung im Autoradiogramm zeigen[4]. Das Kolloid verschwindet nach 12—24 Std wieder. Während dieser Zeit hypertrophiert der Golgi-Apparat, und in seiner Peripherie erscheinen kleine kolloidhaltige Bläschen, die sich zu großen Golgi-Vesikeln umbilden. Dabei wird der Inhalt der Vesikeln dichter, und kleine Partikeln mit einer Dimension von 75 Å sind in der Bläschenmatrix zu sehen. Die reifen Vesikeln werden über Pseudopodien in das Follikellumen ausgeschleust. Innerhalb der Kolloidbläschen läßt sich saure Phosphatase nachweisen[3]. Nach diesen Befunden ist das Golgi-Feld der Schilddrüse an der Biosynthese des Kolloids beteiligt, wobei das Syntheseprodukt in kleinen Bläschen des Golgi-Apparates in Erscheinung tritt[5].

In der menschlichen Parathyreoidea lassen[6] sich neben den oxyphilen Zellen die Hauptzellen in zwei Phasen nachweisen: als inaktive Zellen und als aktive Zellen, wobei letztere als besondere Kennzeichen einen großen ausgeprägten Golgi-Apparat besitzen. Im Golgi-Feld entstehen aus Prosekretgranula (∅ 100 bis 200 mμ) zahlreiche Sekretgranula. Dabei enthalten diese Hauptzellen nur wenige Cilien an der Zelloberfläche. Die Sekretgranula werden durch die Zellmembran ausgeschleust, indem sie von einem Stück der Plasmamembran umschlossen werden. Dabei werden kleine Anteile des Cytoplasmas ebenfalls nach außen abgegeben und von der Plasmamembran umhüllt[7]. Im Gegensatz zu den aktiven Hauptzellen besitzen die inaktiven nur ein kleines Golgi-Feld mit wenigen Granula und ohne Glykogen. Ein ähnlicher Unterschied zwischen aktiven und inaktiven Hauptzellen läßt sich auch an der Parathyreoidea des Winterfrosches mit einem gleichen Cyclus des Golgi-Apparates beobachten[8].

Bei der Neurosekretbildung im Caudalrückenmark von Tinca vulgaris konnten in enger Nachbarschaft zum Golgi-Feld verschieden große Granula beobachtet werden, während in den Nervenendigungen die Größe der Granula weitgehend konstant ist. Außerdem läßt sich im Golgi-Feld eine starke Vermehrung von Bläschen und kleinsten Granula, die mit der Granulabildung in Beziehung gebracht werden, nachweisen[9]. Neurosekretorische Zellen des Rattengehirns im Nucleus supraopticus haben in der Nähe des Golgi-Feldes große Vacuolen die saure Phosphatasen enthalten. Im Golgi-Feld selbst können in den Golgi-Vacuolen und teilweise in Golgi-Säcken saure Phosphatasen und Thiaminpyrophosphatase bestimmt werden[10]. Allerdings konnte keine direkte Verbindung von Lysosomen zum Golgi-Feld beobachtet werden (vgl. [11]). In den neurosekretorischen Zellen des Goldfisches sollen die großen sekretorischen Körper ihren Ursprung von multivesiculären Körpern nehmen[12]. Bei durstenden Hähnen[13] zeigten sich in den Zellen des Nucleus supraopticus dunkle dichte Körper ver-

[1] Revel und Hay 1963.   [2] Palade 1956.   [3] Wissig 1963.
[4] Sheldon, McKenzie und van Nimwegan 1964.
[5] Wetzel, Spicer und Wollman 1965.   [6] Munger und Roth 1963.   [7] Parks 1962.
[8] Rogers 1965.   [9] Sano und Knoop 1959.   [10] Osinchak 1964.
[11] Murakami 1962, Palay 1957.   [12] Palay 1960.   [13] v. Lawzewitsch 1966.

schiedener Größe, die als Elementargranula angesprochen werden, dabei lassen sich eine Vermehrung der Ribosomen und eine Cystenbildung im Golgi-Apparat erkennen.

In der Hypophyse des Rattenembryos wird ein Golgi-Feld aus fünf bis sechs Säcken beschrieben. In der Nachbarschaft der gestapelten Säcke finden sich Vesikeln, die mit dichteren Stoffen angefüllt sind, als die Säcke selbst enthalten. Außerdem lassen sich große helle Vacuolen ($\varnothing$ 100—300 mμ), die ihrerseits dem Dictiosom benachbart liegen, beobachten. Diese Sekretionsgranula nehmen ihren Ursprung von den Golgi-Säcken[1] (vgl. [2]). Zu ähnlichen Ergebnissen war Farquhar durch Untersuchungen an den acidophilen Zellen des Hypophysenvorderlappens gekommen[3].

Weitere Untersuchungen an den Thecazellen des Hypophysenvorderlappens bei erwachsenen, trächtigen und lactierenden Mäusen ergaben eine cyclusabhängige Sekretbildung. Dabei konnte gezeigt werden, daß bei erwachsenen Mäusen ein gut entwickelter Golgi-Apparat besteht[4], in dessen Peripherie Golgi-Bläschen mit homogenem, wenig dichtem Inhalt oder mit kleinen runden Granula verschiedener Dichte vorhanden sind. Diese Bläschen besitzen eine einfache Membran. Das Cytoplasma dieser Zellen enthält ähnliche Vesikeln, deren Inhalt aber in der Regel eine höhere Dichte besitzt. Auch ist die Gestalt variabler, und die Größe schwankt zwischen 250—500 mμ oder mehr. In der Zellperipherie nehmen diese Vesikeln Kontakt mit der Zellmembran auf. Trächtige Mäuse zeigen ein gleiches Bild des Golgi-Feldes während der Sekretion. Gegen Mitte der Schwangerschaft zeigen die Golgi-Bläschen in der Peripherie des Golgi-Feldes einen elektronendichten Inhalt. Daneben finden sich mehr distal von den Bläschen gelegen größere Vacuolen. Gegen Ende der Schwangerschaft werden bevorzugt kleine und hellere Vesikeln gebildet. Bei lactierenden Mäusen lassen sich 5—7 Tage post partum kleine Granula von geringer Dichte sowie größere Vacuolen im Golgi-Feld von Hypophysenvorderlappenzellen erkennen. Außerdem sind sowohl gegen Ende der Trächtigkeit als auch während der Lactation vermehrt Ausschleusungsstadien zu beobachten.

Die Bildung dieser Sekretgranula scheint sich auf folgende Weise zu vollziehen: das Sekret wird in einem organisierten Ergastoplasma gebildet, das bei trächtigen Tieren Zisternendilatationen als Zeichen einer Aktivierung der Synthesetätigkeit erkennen läßt. Das Syntheseprodukt gelangt zum Golgi-Feld, und es werden hier kleine Bläschen mit wenig dichtem Inhalt gebildet. Während einer Wanderung vom proximalen zum distalen Teil des Golgi-Feldes vergrößern sich die Bläschen, und ihr Inhalt wird dichter. Die reifen Granula werden in das Cytoplasma abgegeben, wobei mehrere Granula zu größeren Körpern verschmelzen können. Vor der Abgabe sollen die Sekretkörper noch weitere Änderungen erfahren, da ihr Inhalt in Zellmembrannähe vor dem Ausschleusungsprozeß durch die Plasmamembran Dichteveränderungen unterliegt[5].

Am Oberschlundganglion des Regenwurms konnte gezeigt werden, daß sich das Neurosekret in den Zisternen der Golgi-Säcke verdichtet und das konzentrierte Sekret am blinden Ende des Sackes sequestriert wird, indem die Golgi-Membran das Konzentrat umschließt[6] (vgl. [7]).

Novikoff[8] et al. diskutierten, daß in Neuronen die multivesiculären Körper in „dense bodies" übergehen können, daß die dichten Körper aber auch aus erweiterten Ergastoplasmaabschnitten, die sich in der Nähe des Golgi-Feldes be-

---

[1] Maillard 1963, Smith 1959.   [2] Bern, Nishioka und Hagadorn 1962.
[3] Farquhar 1961.   [4] Yamada, Sano, Okumura und Sakakura 1960.
[5] Sano 1962.   [6] Scharrer und Brown 1961.
[7] Bloch, Thomsen und Thomsen 1966.   [8] Novikoff, Essner und Quintana 1964.

finden, hervorgehen können, so daß einmal die synthetisierten Stoffe direkt unter Umgehung des Golgi-Apparates an den Ort ihrer Wirksamkeit gelangen können, zum anderen aber den Weg über den Golgi-Apparat nehmen, wobei ungewiß ist, welchen Veränderungen diese Stoffe im Golgi-Feld unterworfen werden.

Im Ependym dagegen konnte für die Sekretbildung keine Beziehung zum Golgi-Feld festgestellt werden[1]. Hier wird das Sekret in den Zisternen des Ergastoplasmas gebildet, wobei der Sekretweg nach apikal gerichtet ist. Das Sekret wird in Form von kleinen Vacuolen, die sich abschnüren, apikalwärts transportiert. Nahe der Zelloberfläche findet eine Konfluenz von Bläschen zu zwei verschiedenen Sekretformen statt, eine Form mit größerem Volumen bei unveränderter Konsistenz und eine Form von unveränderter Größe aber verdichtetem Inhalt. Beide Formen werden aber dem gleichen Ausschleusungsmechanismus unterworfen.

Untersuchungen über die Bildung von Sekreten in den Speicheldrüsen von Homopteren[2] konnten zeigen, daß sowohl die Synthese als auch die Kondensation der Prosekretgranula in enger unmittelbarer Verbindung zum Ergastoplasma erfolgen. Eine unmittelbare Beteiligung des Golgi-Feldes bei der Kondensation der Sekrete ist im Hinblick auf die geringe Ausprägung des von Sekretgranula freien Golgi-Komplexes fraglich.

Danach ist es fraglich, ob das Golgi-Feld der Speicheldrüsen an einer letzten Enzymsynthese oder einer Kondensation der Sekrete zu den Zymogengranula beteiligt ist[3].

Die Granulosa-Zellen des primären Follikels des Mäuseovars lassen erkennen, daß die Sekretionsphase mit einer zunehmenden Vergrößerung der Golgistrukturen, vor allem der Golgi-Säcke, beginnt. Im corticalen Teil der Zelle erscheinen in einem zweiten Schritt Zisternen mit glatten Membranen, die sich erweitern und verlängern. Gleichzeitig lassen sich erweiterte Zisternen des Ergastoplasmas nachweisen. In einem weiteren Schritt öffnen sich die Bläschen mit den Syntheseprodukten, die sich beim Durchgang durch das Golgi-Feld stark vergrößert haben, und geben ihre Stoffe in den extracellulären Raum ab[4].

Bei der Sekretbildung ist in den meisten Fällen eine Beteiligung des Golgi-Feldes bei der Kondensation und bei der Membranumhüllung im Golgi-Apparat zubereiteter oder umgewandelter Stoffe gegeben. Außerdem kann angenommen werden, daß Sekrete, die ihren Weg nicht über das Golgi-Feld nehmen, zusätzlich Stoffe oder Enzyme zugeführt erhalten, die aus dem Golgi-Apparat entlassen wurden.

Die Rolle des Golgi-Feldes bei der Synthese von Kohlenhydraten konnte sehr wahrscheinlich gemacht werden. Die sekretorisch aktiven Zellen der Brunnerschen Drüse des Mäusedarms zeigen sowohl eine seröse wie auch eine muköse Sekretion. Die zisternalen Membranen des Ergastoplasmas lassen in der aktiven Zelle zahlreiche bläschenartige Evaginationen erkennen, die als abgeschnürte Vesikeln vom Ergastoplasma abwandern und sich in der Zone zwischen dem ER und dem Golgi-Feld anhäufen. Nach diesen Beobachtungen[5] und gestützt auf autoradiographische Befunde am Golgi-Apparat mit markierter Glucose bei der Kohlenhydratsynthese[6] ist anzunehmen, daß in den Zellen der Brunnerschen Drüse das neugebildete Protein ohne Beeinflussung durch den Golgi-Apparat sezerniert wird, Kohlenhydrate dagegen sich vom Golgi-Feld herleiten.

Bereits KARRER[7] hatte 1960 durch seine Untersuchungen an der Leber von Hühnchenembryonen postuliert, daß der Golgi-Komplex an der Glykogenbildung

---

[1] STANKA, SCHWINK und WETZSTEIN 1964.
[2] MOERICKE und WOHLFARTH-BOTTERMANN 1960.
[3] HIRSCH 1958/59, 1965.   [4] HADEK 1963.   [5] FRIEND 1965.
[6] PETERSON und LEBLOND 1964.   [7] KARRER 1960.

beteiligt sei. Bei $6^1/_2$ Tage alten Hühnerkeimen treten in den sich differenzierenden Leberepithelien gestapelte Golgi-Säcke auf, die sich vermehren und Golgi-Vesikeln bilden. In den Golgi-Vacuolen reichert sich granuläres oder homogenes Material an. In streng umschriebenen Zonen, die dem Golgi-Feld direkt benachbart liegen, bilden sich Bläschen, die lichtmikroskopisch PAS-positives Material enthalten. Da die Entwicklung und Vermehrung der Golgi-Strukturen parallel mit dem Auftreten glykogenhaltiger Bezirke geht und außerdem eine Abgabe von Golgi-Material in Form von Bläschen in diese Zonen erfolgt, ist anzunehmen, daß im Golgi-Feld Glykogenvorläufer oder auch Enzyme, die zur Glykogenbildung benötigt werden, sich ansammeln und vom Golgi-Apparat in die Cytoplasma-abschnitte, in denen die Glykogenbildung stattfindet, eingeschleust werden.

Bei der Myelinbildung[1] konnte eine Teilnahme des Golgi-Feldes aufgezeigt werden. Im Experiment, nach Aufhebung eines Thiaminmangels, myelinisieren die Satellitzellen der Neurone des Nervengewebes die Axone innerhalb ihres Cytoplasmas. Es können gleichzeitig mehrere Axone im Stadium der Myelinisierung in einer Begleitzelle beobachtet werden. Diese Zellen haben zu Beginn der Myelinisierung ein gut ausgebildetes Ergastoplasma und Polysomen. Der Golgi-Apparat ist sehr groß, und im Golgi-Feld lassen sich viele Bläschen erkennen.

Wird durch Cortison eine Mobilisation von Fett aus dem Fettgewebe induziert[2], so läßt sich in der Leberzelle der Fetttransfer durch das Cytoplasma beobachten. Dabei konnte gezeigt werden, daß Golgi-Strukturen sowohl bei der Fettaufnahme in die Zelle, wie auch bei der Abgabe aus der Zelle zumindest durch Bildung von Membranen am Fetttransport beteiligt sind. Ferner konnte gezeigt werden, daß größere Lipidtropfen, die durch Konfluenz entstanden sind, einen relativ langsamen Umsatz haben, während kleinere membranumhüllte Fettpartikeln, die Liposomen, einen schnellen Transport und einen raschen Umsatz gewährleisten.

Eine Beteiligung des Golgi-Feldes bei der Triglyceridbildung hatten bereits Novikoff und Shin[3] angenommen. Sie fanden, daß in normalen Leberzellen, wie auch in Leberzellen nach Hepatektomie (vgl.[4]) oder nach Orotsäure Fettpartikeln im Golgi-Apparat anzutreffen sind. Diese Lipidpartikeln finden sich zuerst im ER mit glatten Membranen, dann in den Golgi-Säcken und sodann in den Golgi-Vacuolen, wobei eine Umformung des Lipides eintritt.

Die Beteiligung des Golgi-Apparates an der Pigmentbildung wurde schon früher vermutet, konnte aber durch das komplexe Geschehen in der Zelle nicht eindeutig bewiesen werden. An einem Sonderfall einer Pigmentbildung konnte die Rolle des Golgi-Apparates während der Pigmententstehung dargestellt werden. Im Primärfollikel des Ovars von Tunicata Styela[5] lassen sich Zellen mit rötlich bis orangefarbenen Pigmentgranula, die inneren Follikelzellen oder „Test Cells", nachweisen. Diese Zellen, die von den primären Follikelzellen abstammen, bilden einen Teil der Follikelhülle. Während der Entwicklung und Differenzierung dieser Zellen fällt ein großer, gut entwickelter Golgi-Apparat auf, der in Beziehung zu den Pigmentvorstufen in den unreifen Pigmentgranula steht. Die Pigment-reifung erfolgt in 2—4 µ großen Vacuolen, die je nach Reifungsstadium dünne Filamente von einem Durchmesser von 100—150 Å und einer variablen Länge bis zu 350—600 Å enthalten.

Während der Bildung dieses Pigmentmaterials besteht der Golgi-Apparat aus einer großen Anzahl parallel verlaufender Membranen, die dicht zusammenliegen und typische Golgi-Stapel bilden. Die Dimensionen für die Membranen betragen 60—75 Å, die Zisternenweite 100—150 Å. In den Zisternen liegen kleinere dichte Partikeln mit einer Größe von 60—70 Å. In der Peripherie des Golgi-

---

[1] Collins 1966.   [2] Hill 1965.   [3] Novikoff und Shin 1964.
[4] Bucher 1963, Baglio und Farber 1965.   [5] Kessel und Beams 1965.

Feldes, gegen die reifenden pigmenthaltigen Vacuolen ausgerichtet, läßt sich eine wabige oder gitterförmige Struktur des Golgi-Materials nachweisen. Durch Kommunikation und Verschmelzung von Membranen der Säcke könnte eine solche röhrenförmige Gitterstruktur entstanden sein, da nach neueren Untersuchungen die Golgisack-Membranen Poren enthalten[1]. Die Zisternen dieser Abschnitte enthalten verschieden dichte homogene Stoffe. Von den Membranen evaginiert lassen sich zahlreiche Vesikeln nachweisen. Diese Formen enden als Ausstülpungen und Abschnürungen der Zisternen. Größere Vacuolen mit weniger dichtem Inhalt werden in der Golgi-Region und zwischen den reifenden Pigmentgranula beobachtet und stellen ganz frühe Stadien von Pigmentgranula dar. Durch Konfluenz der kleineren Vesikeln und durch Verschmelzen kleinerer Vesikeln mit den solcherart gebildeten Vacuolen entstehen Zwischenstufen zwischen Golgi-Vacuolen und unreifen Pigmentgranula. Bei zunehmender Bildung und Reifung von Pigmentgranula bildet sich der Golgi-Apparat zurück.

Die Beteiligung des Golgi-Feldes an der Pigmentbildung war jedoch schon früher wahrscheinlich gemacht worden. Vor allem bei der Melaninbildung (vgl. [2]) wurden die letzten Bildungsschritte in den Zisternen der Golgi-Säcke angenommen. Experimentelle Untersuchungen bei der Pigmentbildung in der Haut[3] zeigen jedoch unterschiedliche Ergebnisse auf, so daß die Beteiligung der Golgi-Strukturen an der Melaninbildung nicht ganz geklärt ist. In Untersuchungen an der Haut bei partiell gefärbten Albinohamstern und an Goldhamstern 3 Tage bis 3 Wochen nach der Geburt und bei durch Carcinogene (Hautpinselung mit 800 g DMBA [7,12-Dimethylbenzanthracen]) induzierter Melaninbildung konnte gefunden werden, daß bei den Teilalbinos die Melaninbildung 5 Tage nach der Geburt induziert wird und nach 3 Wochen ihr Maximum erreicht, während bei Goldhamstern die Melaninbildung früher beginnt und früher ihr Maximum erreicht. Während der Entwicklung des Melanins finden sich im Cytoplasma der Melanocyten bis zu 400 mμ große Bläschen, wobei die größeren unter diesen fibrilläre Strukturen mit einer Periode von 90 Å enthalten. Innerhalb dieser Fibrillen, die die Proteinkomponente des Melanins darstellen, beginnt eine Einlagerung von dichten Stoffen, die auch bei den Teilalbinos so dicht wird, daß die Struktur der Filamente völlig überlagert wird und nicht weiter beobachtet werden kann. In den frühen Stadien der Pigmentation ist das Cytoplasma der Melanocyten durch zahlreiche Bläschen ausgezeichnet. Bei fortschreitender Melaninbildung und Reifung ist auch der Golgi-Apparat stark vergrößert, es kann aber während der normalen Melanogenese keine Beziehung zum Golgi-Apparat beobachtet werden. Diese Befunde bestätigen Beobachtungen, die an der Mäuseretina[4] gewonnen werden konnten. Die Vorstellungen, die aus ihnen abgeleitet wurden, besagen, daß die Proteinkomponente des Pigmentes im Ergastoplasma oder an den freien Polysomen gebildet wird. Ferner ist die Synthese der Enzyme für die Pigmentbildung an den gleichen Strukturen lokalisiert. Daher sollen die gebildeten Proteinfibrillen, die sekundär von einer Membran umschlossen werden (Ellipsoide[5]), Enzyme der Melanogenese enthalten. Das Melanin könnte dementsprechend an der Proteinmatrix der Protofibrillen polymerisiert werden.

Werden aber Melanomzellen untersucht, so ergibt sich ein anderes Bild der Melaninbildung. Bereits SEIJI[5] u. Mitarb. nahmen an, daß sich das Pigment von golgiartigen Vesikeln, die sich mit Pigment auffüllen, ableitet. Bei der

---

[1] REALE und LUCIANEO 1964.
[2] BIRBECK, MERCER und BARNICOTT 1956, DALTON 1959, WELLINGS und SIEGEL 1959, FAWCETT 1964.
[3] RAPPAPORT, NAKAI und SWIFT 1963.
[4] MOYER 1961.   [5] SEIJI, FITZPATRICK und BIRBECK 1961.

neoplastischen Pigmentbildung[1] bei Goldhamstern werden dunklere dichtere Granula als in der Norm und bei partiellen Albinos bedeutend hellere gesehen neben solchen mit fibrillären Einschlüssen. Die unreifen wie die reifen Granula stammen jedoch von vacuolär-geformten Bläschen ab. Dabei finden sich in den Pigmentgranula bei neoplastischen Zellen, insbesondere bei den partiellen Albinos, unvollständige, klumpenförmige Pigmentablagerungen und Membranrupturen, so daß sich das Pigment ins Cytoplasma ergießt und in unregelmäßig verteilten kleineren Partikeln zwischen den übrigen Zellorganellen erscheint.

Es konnte auch für das menschliche Melanom gezeigt werden, daß das Golgi-Feld an der Bildung von Melaningranula beteiligt ist[2]. Die Autoren[1] diskutieren für das Melanin in normalen bzw. neoplastischen Zellen zwei Wege der Pigmentbildung, die sich möglicherweise genetisch unterscheiden und daher verschiedene intracelluläre Bildungswege einschlagen: eine Bildung, die sich direkt vom ER bzw. den Polysomen herleitet und ohne Zwischenschaltung des Golgi-Apparates im Cytoplasma erfolgt und eine Bildung unter Einbeziehung des Golgi-Apparates.

Eine Entstehung von Melaningranula aus Mitochondrien oder eine Beziehung zu Mitochondrien, wie sie vor einiger Zeit diskutiert wurde, konnte in den vorliegenden Untersuchungen nicht beobachtet werden.

In einem Golgi-Feld aus gestapelten Membransäcken und kleinen Bläschen wurde die Entstehung der Melaningranula (Abb. 106) durch Einlagerung von dichten Stoffen in Golgi-Bläschen beobachtet. Durch weitere Verdichtung des Materials und Vergrößerung der mit einer Membran umgebenen Granula entstehen die reifen Melaningranula. Allerdings konnte der Ort der Synthese des molekularen Melanins nicht aufgeklärt werden. Zu gleichen Ergebnissen führten Untersuchungen am Cloudman-Melanom der Maus[3].

Ein ähnliches Verhalten wie beim Melanom zeigte das Golgi-Feld beim papillomatös wachsenden Blasencarcinom des Rindes, das durch Verfütterung von Riedgräsern entstanden war[4]. Es besteht in einigen dieser Zellen ein stark ausgedehntes Golgi-Feld, das Membranstapel und kleine Bläschen erkennen läßt und sich bis zur Zellmembran ausdehnt. Eng benachbart zu den Golgi-Membranen und Golgi-Bläschen finden sich Granula wechselnder Größe und verschiedener Dichte, z. T. auch ringförmige Strukturen, deren Randzone stark osmiophil durch Anlagerung dichten Materials erscheint. Das elektronenmikroskopische Bild läßt darauf schließen, daß diese Körper im Bereich des Golgi-Feldes durch Verschmelzung von osmiophilem Material mit den Bläschen des Golgi-Feldes gebildet werden und von dort in das Cytoplasma auswandern. Durch Konfluenz können aus den kleineren Granula größere osmiophile Körper hervorgehen. Der Mechanismus der Entstehung dieser dichten Granula ist demnach ein ähnlicher, wie er für das Melanom[5] beschrieben wurde. Welcher Art die im Blasencarcinom gefundenen Granula sind, kann aus dem elektronenmikroskopischen Bild nicht abgeleitet werden. In den Zellen mit einer Granulabildung des Golgi-Apparates erfolgt gleichzeitig eine auffällige Abgabe von Nucleolarsubstanz an einige wenige Membranen des Ergastoplasmas, das dicht der Kernmembran angelagert ist. Ähnliche Granula wurden in Tumorzellen[6] und am Hühnchensarkom[7] gefunden und als intracytoplasmatische Einschlüsse beschrieben, ohne auf eine eventuelle Beziehung zum Golgi-Feld einzugehen.

[1] RAPPAPORT, NAKAI und SWIFT 1963.   [2] SEIJI, FITZPATRICK und BIRBECK 1961.
[3] DALTON 1959.   [4] MÖLBERT 1959.
[5] WELLINGS und SIEGEL 1959, RAPPAPORT, NAKAI und SWIFT 1963, SEIJI, FITZPATRIK und BIRBECK 1961.
[6] SCHULZ 1957.   [7] BINGGELI 1959.

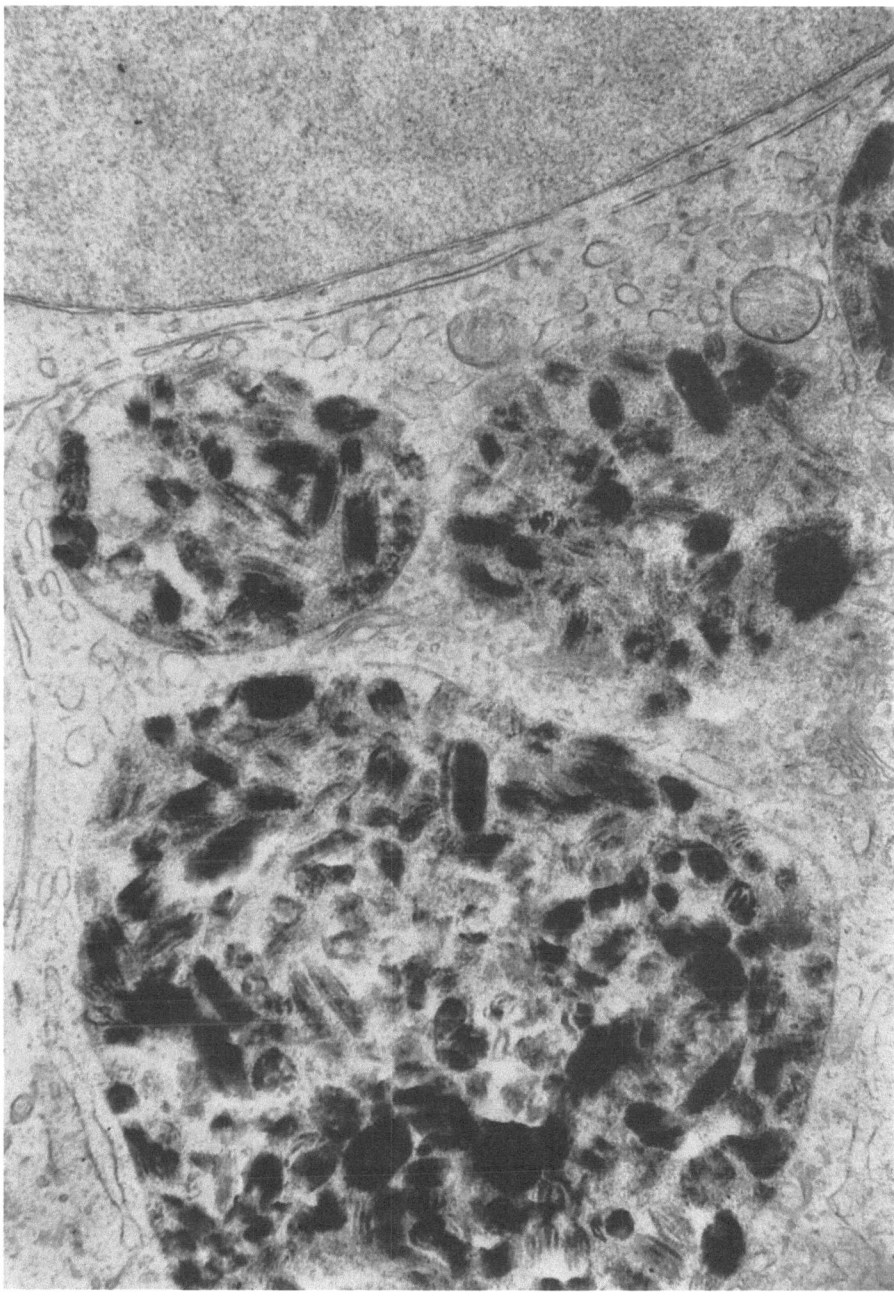

Abb. 106. Melanoblastom menschliches Auge. Makrophage mit Melanineinschlüssen mit reifen Melaningranula. (Von Dr. DAVID zur Verfügung gestellt.) Vergr. 33000×.

Am Mammacarcinom der Maus ist in der Nähe des Golgi-Feldes ein „intra-cytoplasmatisches Lamellenpaket"[1] aus dicht aneinander liegenden Membranen zu beobachten, die in eine homogene Matrix eingebettet sind und in sich abge-

[1] SCHULZ 1957.

schlossen erscheinen. In normalen Spermatiden wurden ähnliche Membranpakete beschrieben[1]. Bei Untersuchungen am Siebenschläfer während des Winterschlafes konnten in den Alveolarepithelien gleiche „Lamellenpakete", wie sie in Tumoren und Spermatiden vorkommen, beobachtet werden[2].

Die Beziehung dieser als „annulate lamellae" bezeichneten Strukturen zum Golgi-Apparat ist nicht eindeutig geklärt, lediglich Harrison[3] hält eine Beziehung zwischen diesen beiden Strukturkomponenten für gegeben.

Das Golgi-Feld zeichnet sich lichtmikroskopisch dadurch aus, daß an seine Strukturen Silber angelagert werden kann[4]. Diesem Umstand verdankt das Golgi-Feld seine Entdeckung im Lichtmikroskop. Die Ablagerung des Silbers wurde am Mäusepankreas im chromophilen Anteil des Golgi-Feldes beobachtet, während die Vacuolen als der chromophobe Anteil von Silberablagerungen frei blieben[5]. Gleiche Befunde konnten bei Ablagerung von Osmium mit der Kolatchev-Methode erzielt werden[6].

Bei Versuchen, die alkalische Phosphatase in den Dünndarmepithelzellen und am Tubulusepithel (Abb. 107) der Maus im Elektronenmikroskop zu lokalisieren[7], fiel auf, daß bei kurzer Vorfixation des Gewebes mit Osmiumtetroxyd den Zellen die Fähigkeit zur Pinocytose noch erhalten blieb und das Reaktionsprodukt der enzymatischen Reaktion (bei Verwendung von Dinatriumphenylphosphat als Substrat und eines komplexierten Bleisalzes ergibt sich als Reaktionsprodukt das schwer lösliche Bleiphosphat) nicht am Enzymort liegenbleibt, sondern in das Cytoplasma der Zelle aufgenommen und von einem Stück der Zellmembran umscheidet wird[8]. Dieses von einer Membran umhüllte Bleiphosphat findet sich auch in der Nähe und im Golgi-Komplex, ähnlich den Befunden, wie sie schon bei Versilberung oder Osmierung erhoben werden konnten.

Bei weiteren enzymatischen Lokalisationsversuchen mit der Azo-Dye-Methode konnten im Duodenum der Maus in größeren Bläschen des Golgi-Feldes Aggregationen des Reaktionsproduktes beobachtet werden[9]. Durch verbesserte Methoden der Enzymlokalisation wurde im Golgi-Feld eine Nucleosiddiphosphatase[10], bei Molusken neben Diphosphatasen auch Thiaminpyrophosphataseaktivitäten[11] in den Zisternen der Golgi-Säcke und in kleinen Bläschen in den multivesiculären Körpern nachgewiesen. Die großen Golgi-Vacuolen enthielten jedoch keine Enzymaktivitäten.

Nachdem Enzymaktivitäten auch auf saure Phosphatasen im Golgi-Feld von Leberzellen sowie bei Tubulusepithelien nachgewiesen waren[12-14], konnte dieser Befund auch bei Invertebraten[15] bestätigt werden. Auffallend war jedoch, daß das durch die enzymatische Reaktion entstandene Reaktionsprodukt zumeist nur in einigen Golgi-Säcken nachweisbar war[13, 14], während andere Zisternen völlig frei von einer Markierung blieben. Eine befriedigende Erklärung dieses Phänomens konnte durch die bisherigen Untersuchungen nicht erhalten werden. Es ist aber zu diskutieren, ob die Vorstufen der Enzyme, die an den Polysomen des ER gebildet werden, nur durch einen Teil der Golgi-Säcke wandern und diese besetzen, oder ob die Enzyme in verschiedenen Reaktionsformen im Golgi-Feld angetroffen werden, so daß nur eine bestimmte Zustandsform dieser Enzyme einen genügend hohen Substratumsatz besitzt, und nur diese durch einen Enzymtest markiert werden kann.

[1] Dalton und Felix 1956, Grassé und Carasso 1957.   [2] Schulz 1957, 1959.
[3] Harrison 1966.   [4] Cajal 1912, Aoyama 1929.   [5] Lacy und Challice 1956.
[6] Lacy 1957.   [7] Mölbert, Duspiva und v. Deimling 1959/60.
[8] Mölbert 1960.   [9] Barrnett 1959.
[10] Novikoff, Essner, Goldfischer und Heus 1962.   [11] Meek und Bradbury 1963.
[12] Sabatini, Bensch und Barrnett 1962/63, Miller und Palade 1964, Novikoff, Essner und Quintana 1963/64.
[13] Goldfischer, Essner und Novikoff 1964.
[14] Meek und Lane 1964, Osinchak 1964, Smith 1963.   [15] Sommer und Blum 1964.

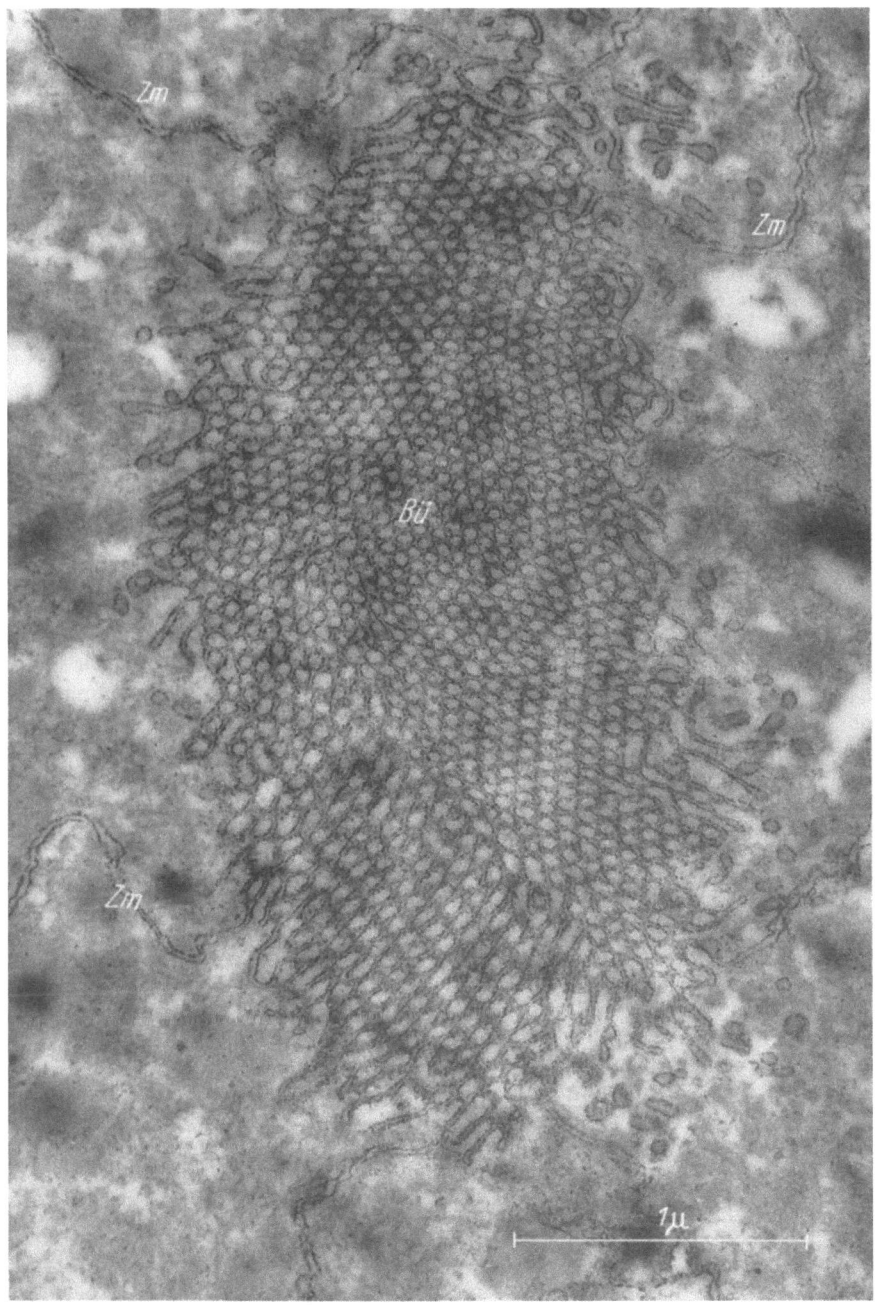

Abb. 107. Niere der Albinomaus. Quergeschnittener Bürstensaum einer Tubulusepithelzelle im Test auf alkalische Phosphatase. Die Lokalisation der alkalischen Phosphatase ist durch ein Reaktionsprodukt aus der enzymatischen Umsetzung (Bleiposhphat) markiert. Die Zellgrenzmembranen des Bürstensaums (*Bü*) und die Zellmembranen (*Zm*) zweier benachbarter Zellen sind auf alkalische Phosphatase positiv. Vergr. 40000×. (Aus MÖLBERT, DUSPIVA und v. DEIMLING 1960.)

Bei der mit Thyreotropin stimulierten Schilddrüse werden saure Phosphatasen nicht nur im Golgi-Apparat nachgewiesen, sondern auch in den aus Golgi-Bläschen durch Konfluenz entstandenen Kolloidtropfen[1].

Die Funktion des Golgi-Apparates zeichnet sich durch die in den letzten Jahren erhobenen Befunde zwar weitgehend ab, ein Teil der Aussagen über die Rolle des Golgi-Feldes besitzt aber mehr hypothetischen Charakter, als dies bei den übrigen Zellorganellen der Fall ist. Dies mag einmal an der Unmöglichkeit liegen, Golgi-Strukturen selektiv biochemisch untersuchen zu können, zum anderen an der scheinbar geringen Beachtung, die diese Zellorganelle gefunden hat, aber auch an der Beteiligung des Golgi-Apparates an den mannigfaltigsten und komplexen Zellprozessen, die bisher kaum gegeneinander abgegrenzt werden können.

Die Beteiligung der Golgi-Region an einer Membranbildung scheint gesichert (vgl. [2]), jedoch ist nicht abzugrenzen, ob die Membranen nur dem Transport von Stoffen aus dem Golgi-Feld dienen, oder ob eine Membranbildung auch als Membranersatz in Gang gesetzt werden kann.

Nicht alle Stoffe, welche im Ergastoplasma gebildet werden, nehmen bei ihrer Sekretion den Weg über das Golgi-Feld. Sekrete, die von der Zelle nach außen abgegeben werden, scheinen in der Regel den Weg über das Golgi-Feld zu nehmen, und dort kondensiert und membranisiert zu werden. Auch dies ist, wie bisherige Untersuchungen zeigen, nicht ohne Ausnahme anzunehmen (vgl. S. 358).

Für Stoffe, die in der Zelle synthetisiert werden, und am zelleigenen Stoffwechsel beteiligt sind, kann bisher nur unvollkommen abgegrenzt werden, ob ein Syntheseprodukt seinen Weg über den Golgi-Apparat nimmt, und unter welchen Umständen die im ER synthetisierten Stoffe (z. B. Enzyme) direkt unter Umgehung des Golgi-Apparates an den Ort ihrer Wirksamkeit gelangen. Die sauren Phosphatasen und möglicherweise andere lysosomale Hydrolasen nehmen den Weg vom ER über die Golgi-Säcke und werden als Golgi-Vesikeln evaginiert (vgl. [3]). Sie formen sich durch Konfluenz zu multivesiculären Körpern (vgl. [4]) und bilden sich zu dichten Körpern (dense bodies) um, die in Lysosomen, Cytolysomen (vgl. [5]) oder autophage Vacuolen übergehen.

Für die Esterase und entsprechende Enzyme[6, 8] scheint dieser Weg nicht gegeben zu sein[7], sondern diese Enzyme werden aus dem glatten ER evaginiert und direkt zu „dense bodies" umgewandelt. Ob dieser direkte Weg unter Umgehung des Golgi-Apparates auch für Hydrolasen unter entsprechenden Bedingungen gegeben sein kann, bedarf weiterer Untersuchungen, ebenso wie es ungewiß ist, ob die Esterase nur den „direkten" Weg nimmt.

Zur Entstehung des Golgi-Apparates.

Über den Ursprung oder die Neubildung des Golgi-Feldes liegen nur wenige Befunde vor. Am parabasalen Körper von Flagellaten wurde beobachtet[9], daß die etwa 70 Å dichten, glatten Membranen, welche in sich geschlossene Säcke bilden und das Filament des Basalkörpers umgeben, distal vom parabasalen Filament neu gebildet werden. In diesem Bereich der neugebildeten Membranen finden sich jeweils eingefaltete Ergastoplasmamembranen. Die neugebildeten parabasalen Membranen liegen den RNS-besetzten Membranen direkt zugeordnet. Neben einer Neuentstehung in direkter Lagebeziehung zu den Membranen des

---

[1] Wetzel, Spicer und Wollman 1965.   [2] Palade 1956.   [3] Brandes 1965.
[4] Farquhar und Palade 1962, Rosenbluth und Wissig 1963.
[5] Brandes und Bertini 1964.   [6] Novikoff und Essner 1960.
[7] Novikoff und Shin 1964.   [8] Gordon, Miller und Bensch 1963.
[9] Grimstone 1959.

Ergastoplasmas wird auch eine direkte Kontinuität der zwei Membranarten miteinander diskutiert.

Die Verbindung des parabasalen Körpers zum Golgi-Feld erscheint gerechtfertigt, wenn man seine Herkunft als Centriolenderivat diskutiert. Allerdings scheint dem parabasalen Körper der Flagellaten u. a. eine Stützfunktion zuzukommen, und zum gegenwärtigen Zeitpunkt kann nicht entschieden werden, ob und welche funktionelle Wandlung während der Entwicklung zu höher organisierten Zellen der parabasale Körper, das Dictyosom und das Golgi-Feld durchlaufen haben. Die Verwandtschaft dieser Organellen kann daher lediglich von morphologischen Aspekten aus postuliert werden. So besteht weitgehend der gleiche strukturelle Aufbau und die direkte Lagebeziehung zum benachbart gelegenen Centriol.

Bei Tokophrya infusionum konnte eine Beziehung des Basalkörpers zu der kontraktilen Vacuole gefunden werden[1], nachdem lichtmikroskopisch die Bildung der kontraktilen Vacuole aus dem Basalkörper bei Stentor coeruleus beobachtet werden konnte[2]. Daher liegt der Schluß nahe, auch die kontraktile Vacuole als Abkömmling des Golgi-Komplexes zu definieren, zumal parallel geordnete Membransysteme in Kontakt mit dem Vacuolenrand stehen[3].

Untersuchungen an der embryonalen Leber am vierten Embryonaltag zeigen[4], daß zu diesem Zeitpunkt erste Golgi-Strukturen zu beobachten sind. Gleichzeitig läßt sich eine Enzymaktivität auf saure Phosphatase in zur selben Zeit auftretenden Lysosomen, die vermutlich am Lipidstoffwechsel beteiligt sind, beobachten. Die Entwicklung des Golgi-Apparates geht parallel mit der Zunahme von Lysosomen, bis sich am zehnten Embryonaltag der Stoffwechsel auf ein konstantes Niveau eingestellt hat und der Gehalt an Golgi-Strukturen und Lysosomen konstant bleibt. Von welchen Strukturen sich die Golgi-Komponente herleitet, war in der sich entwickelnden Leber nicht eindeutig zu bestimmen.

HARRISON[5] hält eine Bildung des Golgi-Apparates aus annulate lamellae für wahrscheinlich. Nach Untersuchungen an Pilzen[6] wurde eine Abstammung des Golgi-Apparates von der Kernmembran angenommen. Damit könnte die Kernmembran für die Neubildung dieser Strukturen infrage kommen. Dieser Hypothese stehen aber die Ansichten anderer Autoren entgegen, die eine Herkunft der Golgi-Membranen von den glatten Membranen des ER für wahrscheinlich halten[7] oder zumindest eine Verwandtschaft zwischen dem ER und dem Golgi-Apparat annehmen[8-10]. GRIMSTONE[11] nimmt eine de novo-Synthese von Golgi-Membranen an, während andere Autoren die Vermehrung des Golgi-Apparates durch Teilung für wahrscheinlicher halten[12-16]. DANIELS diskutiert bei Amöben neben der Möglichkeit einer Teilung eine Bildung von Golgi-Membranen vom Plasmolemm. Durch Pinocytose entstandene Bläschen sammeln sich an einem bestimmten Pol des Golgi-Feldes, treten in diesen ein und bilden die innere Seite der Golgi-Membranen. Da die Plasmamembran der Amöbe einen Fransensaum besitzt, haben die pinocytotisch entstandenen Bläschen in ihrem Innern die gleiche Fransenauskleidung. Nach Verschmelzung mit den Golgi-Membranen lassen sich diese Fransen in den Golgi-Säcken des Eintrittpols der Bläschen nachweisen. Die an der Gegenseite evaginierten Golgi-Bläschen haben jedoch glatte Membranen[13].

[1] RUDZINSKA 1958. [2] WEISZ 1951. [3] GATENBY, DALTON und FELIX 1955.
[4] STEPHENS und BILS 1965. [5] HARRISON 1966. [6] MOORE und MCALEAR 1963.
[7] ZEIGEL und DALTON 1962, HAGEDORN, BERN und NISHIOKA 1963, GRIMSTONE 1959.
[8] ESSNER und NOVIKOFF 1962. [9] MOLLENHAUER 1965. [10] WISSIG 1963.
[11] GRIMSTONE 1959. [12] NASS und AFZELIUS 1965. [13] DANIELS 1964.
[14] GRASSÉ und CARASSO 1957. [15] GATENBY 1959. [16] BUVAT 1963.

Die Polarität des Golgi-Apparates war schon in früheren Untersuchungen erkannt worden, vor allem, da das Golgi-Feld Sekrete nur nach der dem Centriol[1-3]
abgewandten Seite evaginiert und die Centriolen oft Kontakt zum Golgi-Feld
besitzen (vgl. [3]).

Die Pathologie des Golgi-Feldes.
I. Die Hypertrophie.

In verschiedenen Experimenten konnte eine Hypertrophie des Golgi-Feldes
nachgewiesen werden (Abb. 108, 109). So führt Diamox (2-Acetyl-amin-1,3,4-
thiadiazol-5-sulfonamid), welches die Carboanhydrase spezifisch hemmt, zu einer
Hypertrophie des Golgi-Feldes[4]. Am Ciliarepithel der Ratte konnte die Vergrößerung des Golgi-Feldes durch eine starke Zunahme der Mikrobläschen statistisch
gesichert werden. Die Zunahme erfolgt 2 Std nach Verabfolgung von Diamox
mit einem Maximum bei 30 min. Danach entsprach die Zahl der Golgi-Bläschen
wieder der Norm[5].

Im Alveolarepithel fand sich ebenfalls nach Diamox ein stark vergrößertes
Golgi-Feld mit kurzen Membranen in den geschichteten Stapeln und mit zahl-
reichen Mikrobläschen[6]. Danach erfolgt die Hypertrophie des Golgi-Feldes nach
Hemmung der Carboanhydrase zur Hauptsache durch eine Vermehrung der
Mikrobläschen.

Bei Hungeratrophie konnte am Herzmuskel eine Vermehrung des in der Regel
im Herzmuskel spärlich ausgeprägten[7] Golgi-Feldes beobachtet werden[8].

Nach Oestrogenapplikation konnte am Epithel des Mäuseuterus in der Sekretionsphase nach Oestradiol eine Vergrößerung des Golgi-Feldes auf das 2,5fache der
Norm gefunden werden. Diese Hypertrophie des Golgi-Komplexes wird auf die
vermehrte Sekretion des Epithels durch Hormongabe zurückgeführt[9]. Nach
Formalinstress konnte in der Nebennierenrinde in der beginnenden Adaptations-
phase ein gut ausgebildetes Golgi-Feld in den dunklen Zellen der Zona fasciculata
beobachtet werden, welches reichlich Membranstapel und Vacuolen enthielt,
meist nahe der Zellmembran gelegen[10]. Nach orthostatischem Kollaps des Kaninchens fand sich in den Zellen der Nebennierenrinde in der Regel ein Golgi-Feld,
das nur aus Membranstapeln besteht. Die Zwischenräume der Doppelmembranen
waren verbreitert und mit opakem Material angefüllt[11]. Ein vergrößertes Golgi-
feld war in den Zellen eines Hypophysentumors ebenfalls zu erkennen[12].

Eine funktionelle Hypertrophie läßt sich für den überwiegenden Teil einer
beobachteten Vergrößerung des Golgi-Apparates erkennen. Eine mächtige Ausdehnung erfährt das Golgi-Feld besonders bei sezernierenden Zellen und bei
Zellen mit vermehrter Bildung von zelleigenen Substanzen (vgl. [13]) (s. S. 418).
Auch während der Dentinbildung ist das Golgi-Feld stark vergrößert[14]. Stimulierte

[1] ROBBINS und GONATAS 1964.
[2] SZOLLOSI 1964.
[3] HONJIN, TASAKI, KOSAKA und TAKANO 1964.
[4] HOLMBERG 1956.
[5] HOLMBERG 1956.
[6] SCHULZ 1958, 1959.
[7] LINDNER 1957, MÖLBERT 1957—1959.
[8] POCHE 1958.
[9] NILSSON 1959.
[10] MÖLBERT und ARNESEN 1960.
[11] MÖLBERT 1959.
[12] HAGUENAU und LA COUR 1954.
[13] MOLLENHAUER, WHALEY und LEECH 1961, MOLLENHAUER und WHALEY 1963.
[14] KALLENBACH, SANDBORN und WARSHAWSKY 1963.

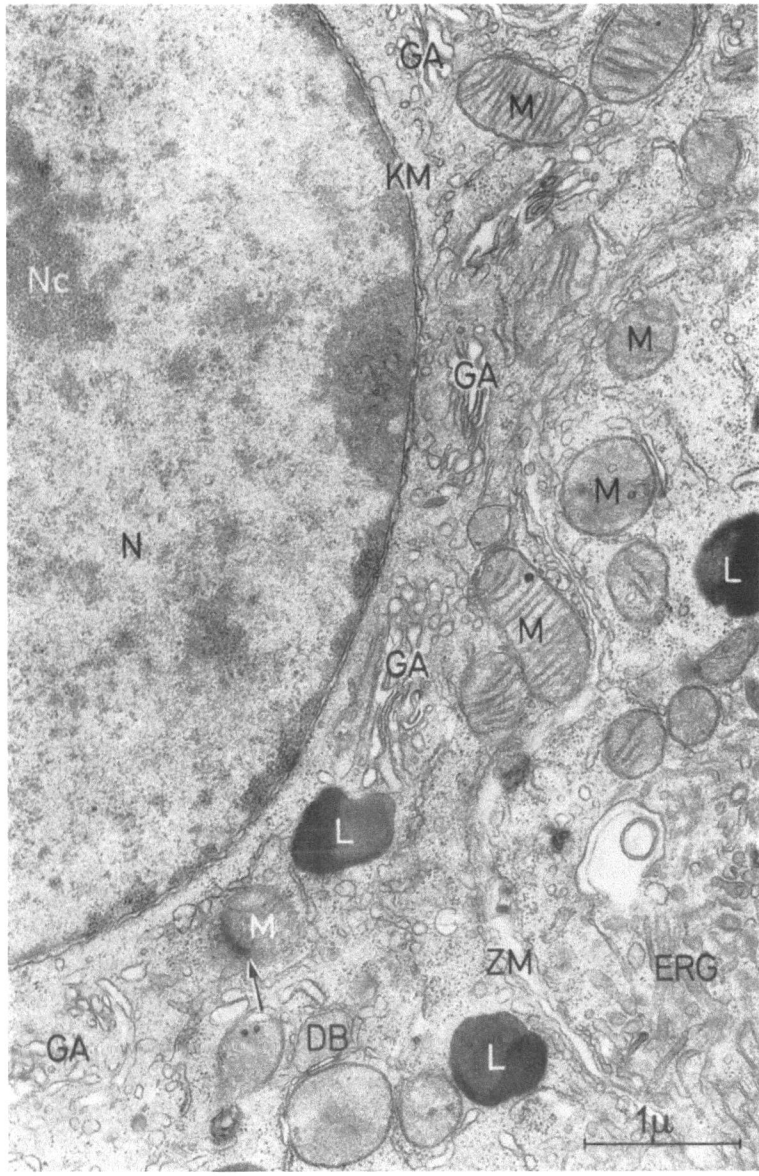

Abb. 108. Ausschnitte aus proximalen Tubulusepithelzellen der Mäuseniere bei Proteinspeicherung (Ovalbumin). In unmittelbarer Nachbarschaft des Zellkerns (N) (ein großer Nucleolus und nucleoläres Material an die Kernmembran angelagert), ein stark ausgebildetes Golgi-System (GA) mit mehreren verschiedenen Membranstapeln und einer vermehrten Vesikelbildung an den Sackenden. Bei → Beginn einer myelinartigen Umwandlung eines Mitochondriums. Die benachbarte Zelle zeigt ein System von glatten Membranen des endoplasmatischen Reticulums (ERG). Glutaraldehyd und OsO_4-Fixation, Eponeinbettung, Bleihydroxydkontrastierung. (Aufnahme: Dr. R. Marx.) Vergr. 21 000×.

Zellen können einen gut ausgeprägten Golgi-Apparat entwickeln. Lymphocyten besitzen einen sehr kleinen und schlecht entwickelten Golgi-Apparat und nur sehr wenige und spärlich entwickelte Mitochondrien bzw. ER. Nach Stimulation mit Phytohämagglutinin erfolgt eine Zunahme aller Zellorganellen. In Zellkernnähe finden sich Centriolen und diesen benachbart ein sich stark ausdehnender Golgi-

Apparat. In der Nähe des Golgi-Feldes ist die Zunahme von Polysomen stark ausgeprägt. Es erfolgt in diesem Zellareal eine Synthese von kristalloiden Strukturen mit einer Periode von 280 Å, die möglicherweise Glykoprotein darstellen[1].

Eine starke Vacuolenbildung im Golgi-Feld bei Zellen mit starkem Flüssigkeitstransport läßt an eine Beteiligung des Golgi-Feldes am Wasserhaushalt der

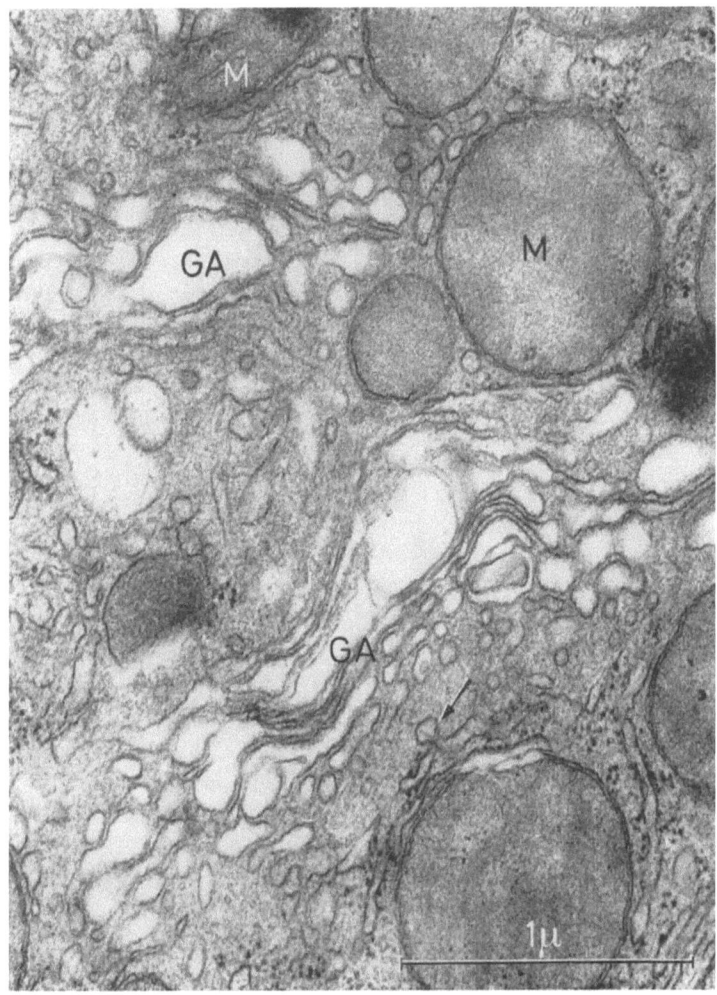

Abb. 109. Vergrößerter und z. T. vacuolär aufgetriebener Golgi-Apparat (*GA*). Tubulusepithel der Mäuseniere bei experimenteller Proteinspeicherung (Ovalbumin). An den Golgi-Sackenden reichlich Bläschen zu beobachten. Die Mitochondrien (*M*) homogen und nur durch ihre Granula zu identifizieren. Unmittelbar an die Golgi-Zone endoplasmatisches Reticulum angrenzend mit Vesikelbildung →. Glutaraldehyd-OsO₄-Fixation, Eponeinbettung, Bleihydroxydkontrastierung. (Aufnahme: Dr. R. MARX.) Vergr. 40000 ×.

Zelle denken[2]. Es ist noch nicht geklärt, ob die hellen Golgi-Vacuolen, die vor allem während einer Proteinsynthese im Golgi-Feld neben den kleineren Golgi-Bläschen auftreten, „Nebenprodukte" aufnehmen, die bei der Bearbeitung von neugebildeten Stoffe anfallen oder ob diese Körper selbst durch Umwandlung

[1] INMAN und COOPER 1963.
[2] DALTON und FELIX 1956, WELLENSIEK 1957.

von Stoffen heller erscheinen. Die erstere Hypothese scheint mehr Wahrschein-
lichkeit zu besitzen. WELLENSIEK[1] hatte schon 1957 die Transparenz der Golgi-
Vacuolen mit einem vermehrten Wassergehalt oder der Anwesenheit von wäßrigen
Lösungen niedereren Molekulargewichts zu erklären versucht.

Auch bei der Bildung des Acrosoms besteht neben einem Stofftransport ein
Flüssigkeitstransport vom Golgi-Feld zum acrosomalen Bläschen[2].

Andererseits deuten die Beobachtungen der starken Bläschen- und Granulabildung im Golgi-Feld bei der Entstehung des Acrosoms und bei anderen funktionell aktiven Zuständen[3] darauf hin, daß cytoplasmatische Substanzen beim
Durchgang durch das Golgi-Feld Umwandlungen erfahren können, oder daß eine
Neusynthese von Stoffen erfolgen kann, wobei ungeklärt ist, welche Bedeutung
sie im Stoffwechsel der Zelle einnehmen. Dies müßte durch systematische Untersuchungen weiter geklärt werden.

II. Die Atrophie.

Im Unterschied zur Hypertrophie des Golgi-Feldes konnte beim schnell
wachsenden Blasencarcinom in Zellen mit beinahe leerem Cytoplasma eine Atrophie oder ein Fehlen des Golgi-Feldes beobachtet werden[4]. Der gleiche Befund
wurde für viele Tumorzellen beschrieben[5]. Er wurde als Atrophie des Golgi-
Feldes gedeutet.

Werden Ratten bei proteinfreier Ernährung gehalten und gleichzeitig D 2-Äthio-
nin intraperitoneal (0,7 mg/kg Körpergewicht) verabreicht, beginnt bereits 2 bis
18 Std nach Äthioningabe eine Verarmung an Zymogengranula in den exokrinen
Pankreasepithelien, die mit einer fortschreitenden Golgi-Membran-Atrophie vergesellschaftet ist. Nach 10 Tagen sind der Verlust des Golgi-Feldes sowie der
Schwund der Zymogengranula beinahe vollständig[6]. Wird Äthionin abgesetzt,
so tritt nach 28 Tagen eine Restitution im Syntheseapparat der Zelle ein. Es
bildet sich ein ER, zum Teil über die Stufe der ,,Nebenkernbildung". Im Golgi-
Feld treten Lamellen und Membranen auf. Von den Golgi-Säcken werden kleine
Bläschen evaginiert, die sich zu Zymogengranula umbilden[7].

III. Die Degeneration.

Bei experimentell induzierter Cholestase der Leber findet sich neben Veränderungen an den Mitochondrien und den Gallecapillaren eine Vergrößerung der
Golgi-Zone. Gleichzeitig mit der Vermehrung der Golgi-Strukturen ist jedoch
eine Erweiterung der Golgi-Säcke zu erkennen, die zu einer vacuoligen Degeneration des Golgi-Apparates überleitet[8] (Abb. 110). Bei Überlastung der Zelle
durch Aktivierung des Zellstoffwechsels findet im Erschöpfungsstadium nach
anfänglicher Vergrößerung des Golgi-Apparates eine Verminderung von allen
Golgi-Strukturen statt, die mit einer ausgeprägten Vacuolenbildung der Golgi-
Säcke einhergeht[9].

---

[1] WELLENSIEK 1957.
[2] BEAMS, TAHMISIAN, DEVINE und ANDERSON 1956, CLERMONT 1956.
[3] POLICARD, COLLET und PÉGERMAIN 1958.
[4] MÖLBERT 1959.
[5] HAGUENAU und BERNHARD 1955, BERNHARD u. a. 1956, SCHULZ 1957, GUSEK 1959, s. auch
MILLER 1959, OBERLING 1959.
[6] HERMAN und FITZGERALD 1962a.
[7] HERMAN und FITZGERALD 1962b.
[8] SCHAFFNER und SASAKI 1965.
[9] MÖLBERT, BAUMGARTNER und KETELSEN 1966.

Werden Teile eines Golgi-Feldes in autophage Vacuolen einbezogen, so läßt sich eine myelinartige Degeneration der Golgi-Membranen erkennen[1]. Es ist aber nicht anzunehmen, daß auf diese Weise der normale Abbau von Golgi-Strukturen

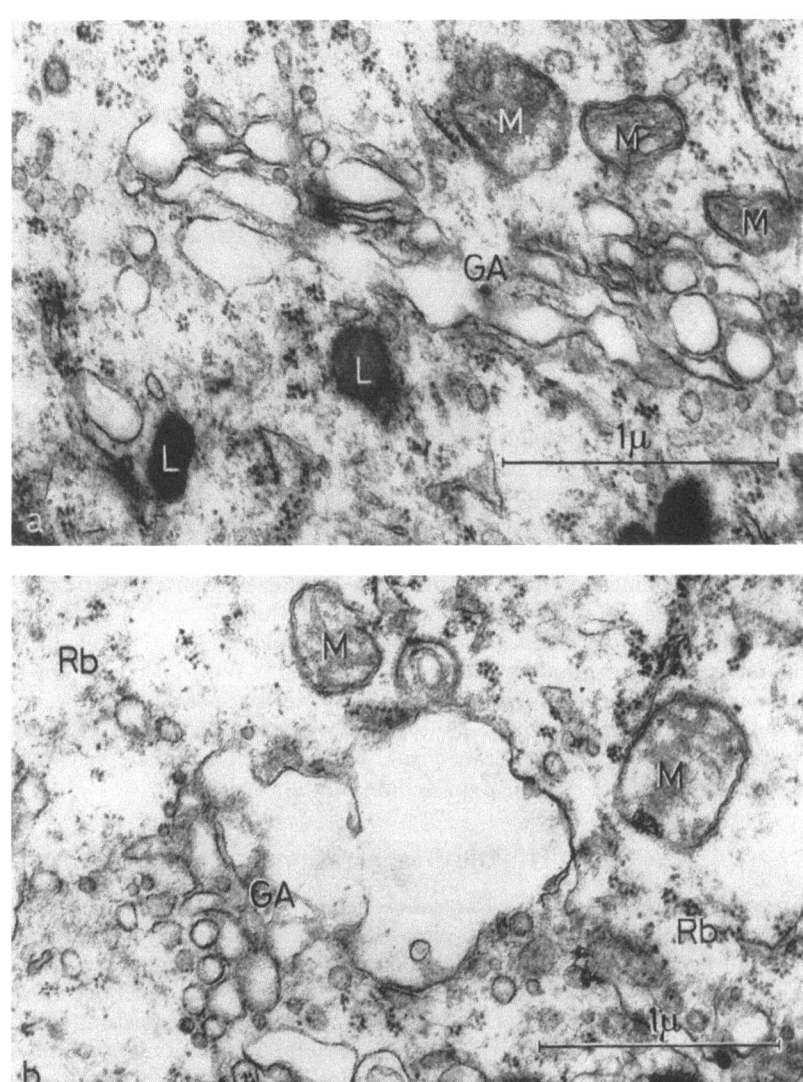

Abb. 110 Erweiterte Golgi-Säcke einer Nervenzelle nach elektrischer Reizung. Glutaraldehyd und OsO4-Fixation, Eponeinbettung, Bleihydroxydkontrastierung. a Die Zisternen des Golgi-Apparates erweitert und vacuolär umgewandelt. Kleinere Golgi-Bläschen nehmen ihren Ausgang von den Sackenden. In ihrer Nachbarschaft stark kontrastierte Pigmentkörper. Vergr. 37 500×. b Die Golgi-Stapel aufgelöst und eine große Vacuole bildend. Kleinere Bläschen liegen in ihrer Umgebung. (Aufnahme: U. P. KETELSEN.) Vergr. 32 500×.

stattfindet, sondern die Verminderung von Golgi-Strukturen könnte als Aufbraucherscheinung gedeutet werden. Die pathologische Form des Abbaues von Golgi-Membranen verläuft nach unserer bisherigen Kenntnis über eine vacuolige Degeneration.

---

[1] MARX, MÖLBERT und ZOLLINGER 1966.

Literatur

ADAMS, E. C., and A. T. HERTIG: Studies on guinea pig oocytes. I. Electron microscopic observations on the development of cytoplasmic organelles in oocytes of primordial and primary follicles. J. Cell Biol. **25**, 397 (1965). — AFZELIUS, B. A.: The ultrastructure of the nuclear membrane of the sea urchin oocyte as studied with the electron microscope. Exp. Cell Res. **8**, 147 (1955). ~ Electron microscopy of Golgi elements in sea urchin eggs. Exp. Cell Res. **11**, 67 (1956). ~ Electron microscopy on the basophilic structure of the sea urchin egg. Z. Zellforsch. **45**, 660 (1957). — AFZELIUS, B. A., and A. MURRAY: The acrosomal reaction of spermatozoa during fertilization or treatment with egg water. Exp. Cell Res. **12**, 325 (1957). — ALLISON, A. C., and L. MALLUCI: Lysosomes in dividing cells, with special reference to lymphocytes. Lancet **1964 II**, 1371. — ALTMANN, H. W.: Über das Auftreten von Vakuolen, Einschlußkörperchen und hyalinen Tropfen in den Leberzellen bei experimentellem Sauerstoffmangel. Verh. Dtsch. Ges. Path. Breslau 1944, S. 60 (1949). ~ Über das Auftreten von Vakuolen, Einschlußkörperchen und hyalinen Tropfen in den Leberzellen bei experimentellem Sauerstoffmangel. Verh. dtsch. path. Ges. **83**, 60 (1949). ~ Über Leberveränderungen bei allgemeinem Sauerstoffmangel nach Unterdruck an Katzen. Frankfurt. Z. Path. **60**, 376 (1949). ~ Über den Funktionsformwechsel des Kernes im exokrinen Gewebe des Pankreas. Z. Krebsforsch. **58**, 632 (1952). ~ Zur Morphologie der Wechselwirkung von Kern und Cytoplasma. Klin. Wschr. **1955**, 306. ~ Allgemeine morphologische Pathologie des Cytoplasmas. Die Pathobiosen. In: Handbuch der allgemeinen Pathologie, Bd. II/I, S. 419. Berlin-Göttingen-Heidelberg: Springer 1955. — AMANO, S.: Immunocytopathology virusinfection and leukemia. A. R. Inst. Virus Res. Kyoto Univ. **1**, 1 (1958). — AMANO, S., and M. HANAOKA: Experimental in vitro production of protein inclusion in plasma cells. Acta haemat. jap. **19**, 295 (1956). — ANDRES, K. H.: Elektronenmikroskopische Untersuchungen über Strukturveränderungen im Cytoplasma von Spinalganglienzellen der Ratte nach Bestrahlung mit 185 MeV-Protonen. Z. Zellforsch. **60**, 633 (1963). — ANDRES, K. H., B. LARSSON u. B. REXED: Zur Morphogenese der akuten Strahlenschädigung in Rattenspinalganglien nach Bestrahlung mit 185 MeV-Protonen. Zellforsch. **60**, 532 (1963). — ANDERSSON, E.: The tubular system in the striated muscle cell. Proc. Conf. Electr. Microscop., Stockholm 1957. New York: Academic Press 1957.— ANDERSSON, E., and H. W. BEAMS: Evidence from electron micrographes for the passage of material through pores of the nuclear membrane. J. biophys. biochem. Cytol. **2**, 439 (1956). — ANDERSSON, E., and V. L. VAN BREEMAN: Electron microscopic observations on spinal ganglion cells of Ranna pipiens after injection of malononitrile. J. biophysic. biochem. Cytol. **4**, 83 (1958). — ANDERSSON-CEDERGREN, E.: Ultrastructure of motor end-plate and sarcoplasmic components of mouse skeletal muscle fiber as revealed by three-dimensional reconstructions from serial sections. J. Ultrastruct. Res. **1**, 5 (1959). — ANDRÉ, J.: Contribution à la connaissance du chondriome. J. Ultrastruct. Res., Suppl. **3**, (1962). — ANDRÉ, J., and CH. ROUILLER: The ultrastructure of the vitelline body in the oocyte of the spider tegemaria parietina. J. biophys. biochem. Cytol. **3**, 977 (1957). — AOKI, A., M. H. BURGOS, and M. T. TÉLLEZ DE INON: Evidence for a contractile component in the matrix of isolated kidney mitochondria. J. Microscopie, **4**, 217 (1965). — AOYAMA, F.: Eine Modifikation der Cajalschen Methode zur Darstellung des Golgischen Binnennetzes. Z. wiss. Mikr. **46**, 489 (1929). — APITZ, K.: Über die Bildung Russelscher Körperchen in den Plasmazellen multipler Myelome. Virchows Arch. path. Anat. **300**, 113 (1937). ~ Die Paraproteinosen. Virchows Arch. path. Anat. **306**, 631 (1940). — ARCANI, I., and C. F. KIPKIE: The cellular origin of macroglobulins. A study of the protein-secreting cells in Waldenstrom's disease. Lab. Invest. **14**, 720 (1965). — ARHELGER, R. B., J. S. BROOM, and R. K. BOLER: Ultrastructural hepatic alterations following tannic acid administration to rabbits. Amer. J. Path. **46**, 409 (1965). — ARNESEN, K.: The adrenothymic constitution and susceptibility to leukemia in mice. Acta path. microbiol. scand., Suppl. **109** (1959). — ASHFORD, TH. P., and K. R. PORTER: Cytoplasmic components in hepatic cell lysosomes. J. Cell Biol. **12**, 198 (1962). — ASHHURST, D. E.: Mitochondrial particles seen in sections. J. Cell Biol. **24**, 497 (1965). — ASHWORTH, C. T., C. F. JOHNSON, and J. F. WRIGHTSMAN: Biochemical and morphologic correlations of hepatic protein synthesis in acute ethanol intoxication in rats. Amer. J. Path. **46**, 757 (1965). — ASHWORTH, C. T., F. J. LUIBEL, and S. C. STEWART: The fine structural localization of adenosine triphosphatase in the small intestine, kidney, and liver of the rat. J. Cell Biol. **17**, 1 (1963). — ASHWORTH, C. T., D. J. WERNER, M. D. GLASS, and N. J. ARNOLD: Spectrum of fine structural changes in hepatocellular injury due to thioacetamide. Amer. J. Path. **47**, 917 (1965). — ATERMAN, K.: Electron microscopy of the liver cell after partial hepatectomy. J. Path. Bact. **82**, 367 (1961). — AVERS, C. J., M. W. RANCOURT, F. H. LIN, and C. R. PFEFFER: Mitochondrial phenotypes in normal and respiration-deficient Baker's yeast cells. Fourth Ann. Meet. Amer. Soc. Cell Biol. Ohio, 1964.

BADE, E. G.: Bildung von Mitochondrien in der regenerierenden Leber der Maus. Z. Zellforsch. **61**, 754 (1964). — BÄSSLER, R., u. H. GRILLMAIER: Der Einfluß von Äthionin auf

Struktur und Funktion der Milchdrüse. Beitr. path. Anat. **127**, 1 (1962). — Bässler, R., u. L. V. Habighorst: Vergleichende licht- und elektronenmikroskopische Untersuchungen am Nebennierenmark und Phäochromocytom. Beitr. path. Anat. **130**, 446 (1964). — Baglio, C. M., and E. Farber: Reversal by adenine of the ethionine-induced lipid accumulation in the endoplasmic reticulum of the rat liver. A preliminary report. J. Cell Biol. **27**, 591 (1965). — Bahr, G. F., and W. Beerman: The fine structure of the nuclear membrane in the larval salivary gland and midgut of Chironomus. Exp. Cell Res. **6**, 519 (1954). — Bahr, G. F., and U. E. Glas: Effects of whole-body irradiation on rat liver mitochondria. Fourth Ann. Meet. Amer. Soc. Cell Biol., Ohio 1964. — Bahr, G. F., and E. Zeitler: Study of mitochondria in rat liver. Quantitative electron microscopy. J. Cell Biol. **15**, 489 (1962). — Baker, J. R.: The structure and chemical compositions of the Golgi-element. Quart. J. micr. Sci. **85**, 1 (1944). ∼ The expressions "Golgi-apparatus", Golgi-body and Golgi-substance. Nature (Lond.) **172**, 617 (1953). — Balbian-Verster, F. De, O. Z. Sellinger, and J. C. Harkin: Morphological and biochemical correlates of cerebral of microsomes. J. Cell Biol. **25**, 69 (1965). — Balinsky, B. I., and R. J. Devis: Origin and differentiation of cytoplasmic structures in the oocytes of Xenopus lacvis. Acta Embryol. Morph. exp. (Palermo) **6**, 55 (1963). — Ball, E. G., and R. J. Barrnett: An integrated morphological and biochemical study of a purified preparation of the succinate and DPNH oxidase system. J. biophys. biochem. Cytol. **3**, 1023 (1957). — Balogh, K., and S. I. Roth: Histochemical and electron microscopic studies of eosinophilic granular cells (oncocytes) in tumors of paratid gland. Lab. Invest. **14**, 310 (1965). — Bannasch, P., u. W. Thoenes: Zum Problem der nucleolären Stoffabgabe. Elektronenmikroskopische Untersuchungen am Pankreas der weißen Maus. Z. Zellforsch. **67**, 674 (1965). — Barer, R., S. Joseph, and G. A. Meek: Membrane interrelationship during meiosis. IV. int. Konf. für Elektronenmikroskopie, Bd. II, S. 233. Berlin 1958. Berlin-Göttingen-Heidelberg: Springer 1959. ∼ The origin and fate of the nuclear membrane in meiosis. Proc. roy. Soc. B **152**, 353 (1960). — Bargmann, W.: Exokrine und endokrine Sekretionsmechanismen auf Grund elektronenmikroskopischer Untersuchungen. Arch. Biol. (Liège) **75**, 419 (1964). — Bargmann, W., u. A. Knoop: Vergleichende elektronenmikroskopische Untersuchungen der Lungenkapillaren. Z. Zellforsch. **44**, 263 (1956). ∼ Elektronenmikroskopische Untersuchungen an Placentarzotten des Menschen. Z. Zellforsch. **50**, 472 (1959). ∼ Über die Morphologie der Milchsekretion. Licht- und elektronenmikroskopische Studien an der Milchdrüse der Ratte. Z. Zellforsch. **49**, 344 (1959). ∼ Vakuolenbildung und Mitochondrien. Z. Zellforsch. **51**, 456 (1960). — Barnes, B. G., and J. M. Davis: The structure of nuclear pores in mammalian tissue. J. Ultrastruct. Res. **3**, 131 (1959).—Barrnett, R. I.: Histochemical demonstration of dehydrogenase systems requiring pyridine nucleotide Coenzymes with the electron microscope. Anat. Rec. **127**, 395 (1957). ∼ Histochemistry and electron microscopy. IV. Int. Kongr. Elektronenmikr. Berlin 1958. Berlin-Göttingen-Heidelberg: Springer-Verlag 1960. ∼ The demonstration with the electron microscope of the endproducts of histochemical reactions in relation on the fine structure of cells. Exp. Cell Res. **7**, 65 (1959). ∼ Application of Azo Dye histochemistry to electron microscopy. J. Histochem. Cytochem. **7**, 298 (1959). — Barrnett, R. J., and P. Hagstrom: Histochemical and fine structural study of lipid degradation synthesis in muscle of fasting rats. J. Cell Biol. **19**, 5 A (1963). — Barrnett, R. J., Sh. S. Karmarker, and A. M. Seligman: The use of ditetrazolium salts as reagents for the demonstration of the sites of dehydrogenase activity with the electron microscope. J. Histochem. Cytochem. **7**, 300 (1959). — Barrnett, R. J., and G. E. Palade: Histochemical demonstration of the sites of activity of dehydrogenase systems with electron microscope. J. biophys. biochem. Cytol. **3**, 577 (1957). ∼ Application of histochemistry to electron microscopy. J. Histochem. Cytochem. **6**, 1 (1958). ∼ Enzymatic activity in the M-Band. J. biophys. biochem. Cytol. **6**, 163 (1959). — Barton, A. A., and G. Causey: Electron microscopy study of the superior cervical ganglion. J. Anat. (Lond.) **92**, 399 (1958). — Bassi, M., and A. Bernelli-Zazzera: Preliminary studies on the metabolism of vacuolated cells following hypoxia. Experientia (Basel) **11**, 105 (1955). ∼ Water content in vacuolated liver. Experientia (Basel) **11**, 264 (1955). ∼ Vacuolar degeneration of rat liver cells by electron microscopy. Nature (Lond.) **179**, 256 (1957). ∼ Ultrastructural cytoplasmic changes of liver cells after reversible and irreversible Ischemia. Exp. molec. Path. **3**, 332 (1964). — Bates, H. M., G. F. Kalf, and M. V. Simpson: The not synthesis of cytochrome C in heart mitochondria. Fed. Proc. 18, 187 (1959). — Baudhuin, P., H. Beaufay, and Ch. de Duve: Combined biochemical and morphological study of particulate fractions from rat liver. J. Cell Biol. **26**, 219 (1965). — Beams, H. W., and R. G. Kessel: Electron microscope studies on developing crayfish oocytes with special reference to the origin of yolk. J. Cell Biol. **18**, 621 (1963). — Beams, H. W., and S. S. Sekhon: Electron microscope studies of the spinning glands from the caddis fly larva, with special reference to secretion. J. Cell Biol. **27**, 8 A (1965). — Beams, H. W., T. N. Tahmisian, R. L. Devine, and E. Anderson: Electron microscope studies on the dictysomes and acroblasts in the mals germ cells of the cricket. J. biophys. biochem. Cytol. **2**, 123 (1956). ∼ Phase-contrast and electron microscope studies on the dictyosome and acroblast (Golgi bodies) in the male germ cells of the cricket. J. roy. micr. Soc. **76**, 98 (1956). —

BEAULATON, J. M.: Évolution du chondriome dans la glande prothoracique du ver à soie tussor (Antherae a perhyi guér) au cours du cycle sécrétoire pendant les quatrième et cinquième stades larvaires. J. Microscopie **3**, 167 (1964). ~ Sur accumulation intermitochondriale de glycogéne dans la glande prothoracique du ver à soie dur chêne Antheraea pernyi (Guér) pendant les quatrième et cinquième stades larvaires. C. R. Acad. Sci. (Paris) **258**, 4139 (1964). — BEAVER, D. L., and R. E. BURR: Electron microscopy of bismuth inclusions. Amer. J. Path. **42**, 609 (1963). — BECKER, F. F., and B. P. LANE: Regeneration of the mammalian liver. I. Auto-phagocytosis during differentiation of the liver cell in preparation for cell division. Amer. J. Path. **47**, 783 (1965). — BECKER, V.: Geweblich gebundener Sauerstoffmangel (histotoxisch bedingte Hypoxydose). Klin. Wschr. **32**, 577 (1954). — BECKER, V., u. W. DOERR: Das morphologische Äquivalentbild der Niere nach experimenteller Vergiftung mit Zyankalium und Malonsäure. Verh. dtsch. Ges. Path. **35**, 222 (1951). — BECKER, V., u. R. FREY: Über Herzmuskelveränderungen beim Hunde nach koronarieller Vergiftung der fermentativen Zellatmung. Arch. Kreisl.-Forsch. **19**, 252 (1953). — BECKER, V., u. D. NEUBERT: Über die Entstehung der hydropisch vakuolären Zellentartung. Beitr. path. Anat. **120**, 319 (1959). — BECKMANN, R., u. E. MÖLBERT: Klinik und Ultrastruktur der entzündlichen Myopathien. Fortschr. Med. **21**, 84 (1965). — BEHNKE, O.: Demonstration of acid phosphatase-containing granules and cytoplasmic bodies in the epithelium of foetal rat duodenum during certain stages of differentiation. J. Cell Biol. **18**, 251 (1963). ~ Helical filaments in rat liver mitochondria. Exp. Cell Res. **37**, 687 (1965). — BEHNKE, O., and M. MOE: An electron microscope study of matura and differentiating paneth cells in the rat, especially of their endoplasmic reticulum and lysosomes. J. Cell Biol. **22**, 633 (1964). — BELL, P. R., and K. MÜHLETHALER: The degeneration and reappearance of mitochondria in the egg cells of a plant. J. Cell Biol. **20**, 235 (1964). — BELT, W. D.: The origin of adrenal cortical mitochondria and liposomes: a preliminary report. J. biophys. biochem. Cytol. **4**, 337 (1958). — BELT, W. D., and D. C. PEASE: Mitochondrial structure in sites of steroid secretion. J. biophys. biochem. Cytol. **2**, 369 (1956). — BENDA, C.: Die Mitochondria. Ergebn. Anat. Entwickl.-Gesch. **12**, 743 (1902); Verh. dtsch. path. Ges. **17**, 43 (1914). — BENEDETTI, E. L., et W. BERNHARD: Recherches ultrastructurales sur le virus de la leucémie érythroblastíque du poulet. J. Ultrastruct. Res. **1**, 309 (1958). — BENNETT, H. S.: Modern concepts of structure of striated muscle Amer. J. phys. Med. **34**, 46 (1955). ~ The concepts of membrane flow and membrane vesiculation as mechanism for active transport and ion pumping. J. biophys. biochem. Cytol. **2**, 99 (1956). ~ The sarcoplasmic reticulum of striped muscle. J. biophys. biochem. Cytol. **2**, Suppl., 171 (1956). ~ The structure of striated muscle as seen by the electron microscope. In: Structure and function of muscle, vol. 1, p. 137. New York: Acad. Press 1960. ~ Introductory remarks. In: S. SENO and E. V. COWDRY, Intracellular membraneous structure. Japan Society for Cell Biology. Okayama, Japan 1965. — BENNETT, H. S., and K. R. PORTER: An electron microscope study of sectioned breast muscle of the domestic fowl. Amer. J. Anat. **93**, 61 (1953). — BENSCH, K., G. B. GORDON, and L. R. MILLER: Electron microscopic and biochemical studies on the bronchial carcinoid tumor. Cancer (Philad.) **18**, 592 (1965). — BERG, W.: Über den mikroskopischen Nachweis der Eiweißspeicherung in der Leber. Biochem. Z. **61**, 428 (1914). ~ Über funktionelle Leberstrukturen. I. Leberzellen von Salamandra maculata während des Zustandes der guten Ernährung und des Hungers. Arch. mikr. Anat. **94**, 518 (1920). — BERGER, E. R.: On the mitochondrial origin of oil drops in the retinal double cone inner segments. J. Ultrastruct. Res. **14**, 143 (1966). — BERGSTRAND, A.: Electron microscopic investigations of the renal glomeruli. Lab. Invest. **6**, 191 (1957). — BERGSTRAND, A., and H. BUCHT: Electron microscope investigation on biopsy material from patients with renal diseases: A case of subacute glomerulonephritis. Electr. Micros. Conf. Stockholm 1956, p. 256 (1957). ~ Electron microscopic investigations on the glomerular lesions in diabetes mellitus (Diabetic glomerulosclerosis). Lab. Invest. **6**, 293 (1957). — BERKALOFF, C.: Les cellules méristématiques d'Himanthalia Lorea (L.) S. F. Gray. Étude au microscope électronique. J. Microscopie **2**, 213 (1963). — BERN, H. A., R. S. NISHIOKA, and I. R. HAGADORN: Neurosecretory granules and organelles of neurosecretory cells. In: Neurosecretion (ed. H. Heller and R. B. Clark). New York: Acad. Press 1962. — BERNARD, J., M. BESSIS, M. BOIRON, P. LORTHOLARY, R. MALASSENET et Y. NAJEAN: Les anémies hypochromes hypersidérémiques. Rev. Hémat. **15**, 341 (1960). — BERNHARD, W.: Problemes de la cytologic electronique de haute résolution. Bull. Micr. appl. **5**, 12 (1955). ~ Die Anwendung des Elektronenmikroskopes zum Studium cellularpathologischer Vorgänge. Klin. Wschr. **1957**, 251. ~ Applications de la microscopic électronique aux recherches sur le cancer. Oncologia (Basel) **11**, 136 (1958). ~ Ultrastructural aspects of nucleocytoplasmic relationship. Exp. Cell Res. **6**, 17 (1958). ~ Electron microscopy of tumor cells and tumor viruses. Cancer Res. **18**, 491 (1958). ~ The detection and study of tumor virus with the electron microscope. Cancer Res. **20**, 717 (1960). — BERNHARD, W., et A. BAUER: Nouvelles acquisitions sur l'ultrastructure des cellules tumorales. Symp. on fine struct. of cells, held at 8th Congr. of cell biol., Leyden, 1954, p. 294. Groningen: P. Noordhoff 1955. — BERNHARD, W., A. BAUER, M. GUERIN et CH. OBERLING: Étude au microscope électronique de corpuscles d'aspect virusal dans des épitheliomas mammaires de la souris. Bull. Ass. franç. Cancer **32**, 163 (1955). — BERNHARD, W., A. BAUER, A. GROPP, F. HAGUENAU et CH. OBERLING: L'ultrastructure du nucléole de cellules normales et cancé-reuses. Exp. Cell Res. **9**, 88 (1955). — BERNHARD, W., A. BAUER, J. HAREL et CH. OBERLING: Les formes intracytoplasmiques du virus fibromateux de shope. Études de coupes ultrafines au microscope électronique. Bull. Cancer (Paris) **41**, 423 (1954). — BERNHARD, W., H. BRAUN-STEINER, H. L. FEBVRE et J. HAREL: Les leucocytes du sang humain au microscope électroni-que. Presse méd. **58**, 472 (1950). — BERNHARD, W., A. GAUTIER et CH. OBERLING: Éléments fibrillaires de nature probablement ergastoplasmique dans le cytoplasme de la cellule hépatique révélés au microscope électronique. C. R. Soc. Biol. (Paris) **145**, 566 (1951). — BERNHARD, W., A. GAUTIER et CH. ROUILLER: La notion de "microsomes" et le problème de la basophilie cytoplasmique. Étude critique et expérimentale. Arch. Anat. micr. Morph. exp. **43**, 236 (1954).— BERNHARD, W., and N. GRABOULAN: Ultrastructure of immunologically competent cell. In: Ciba Foundation Symposium on cellular aspects of immunity, p. 92. London: J. & A. Churchill, 1960. — BERNHARD, W., F. HAGUENAU, A. GAUTIER et CH. OBERLING: La structure submicro-scopique des éléments basophiles cytoplasmiques dans la foie, le pancreas et les glandes salvi-vaires. Z. Zellforsch. **37**, 281 (1952). — BERNHARD, W., F. HAGUENAU et H. LEPLUS: Coupes ultrafines d'élement sanguins et de ganglions lymphatiques étudiés au microscope électroni-que. Rev. Hémat. **10**, 267 (1955). — BERNHARD, W., et E. HARVEN: Sur la présence dans certaines cellules de mammiferes d'un organite de nature probablement centriolaire. Étude au microscope électronique. C. R. Acad. Sci. (Paris) **242**, 288 (1956). — BERNHARD, W., et E. LEDUC: Essais de cytochimie ultrastructurale action sur l'ergastoplasme. C. R. Acad. Sci. (Paris) **250**, 3411 (1960). — BERNHARD, W., et H. LEPLUS: La méthode des coupes ultrafines et son application à l'étude de l'ultrastructure des cellules sanguines. Schweiz. med. Wschr. **85**, 897 (1955). — BERNHARD, W., CH. OBERLING et PH. VIGIER: Ultrastructure de virus dans le sarcome de Rous leur rapport avec le cytoplasme des cellules tumorales. Bull. Ass. franç. Cancer **43**, 407 (1956). — BERNHARD, W., and CH. ROUILLER: Close topographical relationship between mitochondria and ergastoplasm of liver cells in a definite phase of cellular activity. J. biophys. biochem. Cytol. **2**, 73 (1956). — BERTHOLD, .C. H.: Ultrastructural appearance of glycogen in the B-neurons of the lumbar spinal ganglia of the frog. J. Ultrastruct. Res. **14**, 254 (1966). — BESSIS, M.: Techniques for examinig cells with the electron microscope in his cytology of the blood-forming organs, p. 86. New York: Grune & Stratton 1956. — BESSIS, M.: La moelle osseuse humaine examinée au microscope électronique par la technique des coupes. Sem. Hôp. Paris **32**, 1 (1956). ~ Die Zelle im Elektronenmikroskop. Sandoz-Monographien 1960. — BESSIS, M., et J. BRETON-GORIUS: Accumulation de granules ferrugineux dans les mitochondries des érythroblastes. C. R. Acad. Sci. (Paris) **244**, 2846 (1957). ~ Le cycle du fer dans l'organisme révélé par le microscope électronique. Sem. Hôp. Path. Biol. **5**, 2173 (1957). ~ Ann. Rech. méd. **8**, 829 (1957). ~ Granules ferrugineaux dans les cellules macrophages et les erythrocytes au cours du saturnisme (Électron microscopic examination). C. R. Soc. Biol. (Paris) **151**, 275 (1957). ~ An electron microscopic study of the blood and the organs in ex-perimental lead poisoning. Ann. Rech. méd. **5**, 411 (1957). ~ Différents aspects du fer dans l'organisme. I. Ferritine et micelles ferrugineuses. J. biophys. biochem. Cytol. **6**, 231 (1959). ~ Différents aspects du fer dans l'organisme. II. Différentes formes de l'hémosidérine. J. bio-phys. biochem. Cytol. **6**, 237 (1959). ~ Ferritin and ferruginous micelles in normal erythroblasts and hypochromic hypersidemic anemias. Blood **14**, 423 (1959). — BESSIS, M., J. BRETON-GORIUS, J. C. DREYFUS et G. SCHAPIRA: Aspect au microscope électronique de l'apoferritin plus ou moins chargée en fer. Rev. franç. clin. Biol. **3**, 981 (1958). — BESSIS, M., et J. GORIUS: Trois aspects du fer dans des coupes d'oranges examinées au microscope électronique (Ferritine et dérivé dans les cellules intestinales) les erythroblastes et les cellules réticulaires. C. R. Acad. Sci. (Paris) **245**, 1271 (1957). ~ Sem. Hôp. (Paris) **34**, 411 (1957). — BEYER, R. E., E. LÖW, and L. ERNSTER: The effect of thyroxine on mitochondrial stability. Proc. Norwegian Bio-chem. Soc. Oslo, p. 2, 1956. Acta chem. scand. **10**, 1039 (1956). — BEYERSDORF, K., und E. MÖLBERT: Die Herstellung von Gewebeschnitten zur Abbildung im Elektronenmikroskop. Optik **8**, 278 (1951). — BIAVA, C.: Mallory alcoholic hyalin: A heretofore unique lesion of hepatocellular ergastoplasm. Lab. Invest. **13**, 301 (1964). — BINGELLI, M. F.: Abnormal intra-nuclear and cytoplasmic formations associated with a chemical induced, transplantable chicken sarcoma. J. biophys. biochem. Cytol. **5**, 143 (1959). — BIRBECK, M. S. C., E. H. MERCER, and N. A. BARNICOTT: The structure and formation of pigment granula in human hair. Exp. Cell Res. **10**, 505 (1956). — BLAIR, P. V., T. ODA, D. E. GREEN, and H. FERNÁNDEZ-MORÁN: Studies on the electron transfer system. LIV. Isolation of the unit of electron transfer. Bio-chemistry **2**, 756 (1963). — BLINZINGER, K., N. B. NEWCASTLE, and H. HAGER: Observations on prismatic-type mitochondria within astrocytes of the syrian hamster brain. J. Cell Biol. **25**, 293 (1965). — BLOCH, B., E. THOMSEN, and M. THOMSEN: The neurosecretory system of the adult Calliphora Erythrocephala. III. Electron microscopy of the medial neurosecretory cells of the brain and some adjacent cells. Z. Zellforsch. **70**, 185 (1966). — BLOOM, G., U. FRI-BERG, and B. LARSSON: Some observations on the fine structure of mast cell tumors (Mastocytoma). Nord. Vet.-Med. 8, 43 (1956). — BLÜMCKE, S.: Elektronenmikroskopische Untersuchungen an Schwanschen Zellen während der initialen Degeneration und frühen Regeneration. Beitr. path. Anat. 128, 238 (1963). ~ Pers. Mitteilung 1965. — BLÜMCKE, S., V. GÜTH u. H. THEMAN: Die Wirkung von Gallensäure (Desoxycholat) auf das isolierte Herzohr der Ratte. Beitr. path. Anat. 133, 125 (1966). — BOHLE, A., H. SITTE u. F. MILLER: Elektronenmikroskopische Untersuchungen am Glomerulum des Kaninchens beim generalisierten Schwartzman-Phänomen. Verh. dtsch. Ges. Path. 41, 326 (1958). — BONNETT, H. T., and E. H. NEWCOMB: Polyribosomes and cisternal accumulations in root cells of radish. J. Cell Biol. 27, 423 (1965). — BOPP-HASSENKAMP, G.: Mündliche Mitteilung 1959. — BOROWICZ, J. W.: Some ultrastructural changes in adrenal cortical cells of rat after hypophysectomy and following ACTH administration. Beitr. path. Anat. 132, 441 (1965). — BORST, P., and G. I. C. M. RUTTENBERG: Renaturation of mitochondrial DNA. Biochem. biophys. Acta 114, 645 (1966). — BOWER, R. H.: Notes on the form and function of the Golgi-apparatus in striated muscle. Biol. Bull. 50, 108 (1926). ~ Quart. J. micr. Sci. 70, 417 (1926). — BRACHET, J.: Biochemical cytology. New York: Academic Press 1957. ~ New observations on biochemical interactions between nucleus and cytoplasm in amoeba and acetabularia. Exp. Cell Res. 6, 78 (1958). — BRADBURY, S., and G. A. MEEK: The fine structure of the adipose cell of the leech, Glossiphinia complanata. J. biophys. biochem. Cytol. 4, 603 (1958). — BRADFIELD, J. R. G.: New features of protoplasmic structure observed in recent electron microscope studies. Quart. J. micr. Sci. 94, 351 (1953). — BRANDES, B.: Observation on the apparent mode of formation of "pure" lysosomes. J. Ultrastruct. Res. 12, 63 (1965). — BRANDES, D., and F. BERTINI: Role of Golgi-apparatus in the formation of Cytolysomes. Exp. Cell Res. 35, 194 (1964). — BRANDT, P. W.: A study of the mechanism of pinocytosis. Exp. Cell Res. 15, 300 (1958). — BRANDT, P. W., and G. D. PAPPAS: Mitochondria. II. The nuclear mitochondrial relationship in Pelonyxa carolininsis Wilson. J. biophys. biochem. Cytol. 6, 91 (1959). — BRANDT, P. W., J. P. REUBEN, L. GIRARDIER, and H. GRUNDFEST: Correlated morphological and physiological studies on isolated single muscle fibers. J. Cell Biol. 25, 233 (1965). — BRAUN, H.: Über Strukturveränderungen der Lebermitochondrien nach Röntgenbestrahlung. Naturwissenschaften 45, 18 (1958). — BRAUNSTEINER, H.: Physiologie und Pathophysiologie der weißen Blutzellen. Stuttgart: Georg Thieme 1959. — BRAUNSTEINER, H., K. FELLINGER, and F. PAKESCH: Electron microscope observations on the thyroid. Endocrinology 53, 123 (1953). ~ Demonstration of a cytoplasmic structure in plasma cells. Blood 8, 916 (1953). ~ Elektronenmikroskopische Untersuchungen der Prostata und der Samenblase. Wien. klin. Wschr. 67, 761 (1955). ~ Electron microscopic investigations on sections from lymph nodes and bone marrow in malignant blood diseases. Blood 12, 278 (1957). — BRAUNSTEINER, H., R. HÖFER u. S. SAILER: Der Lymphocyt. Dtsch. med. Wschr. 1961, 721. — BRETSCHNEIDER, L. H.: Die elektronenmikroskopische Untersuchung von Gewebeschnitten. Proc. kon. ned. Akad. Wet. 50, Nr. 5 (1947). — BRETSCHNEIDER, L. H., u. P. F. ELBERS: Elektronenmikroskopische Zellanalyse nach der Gefriertrockenmethode. Proc. kon. ned. Akad. Wet. C 55, 675 (1952). — O'BRIEN, TH. W., and H. M. KLITGAARD: Electron microscope study of in vivo effects of thyroxine on rat liver mitochondria. J. Cell Biol. 27, 74 A (1965). — BRIERLEY, G. P., E. BACHMANN, and D. E. GREEN: Active transport of inorganic phosphate and magnesium ions by beef heart mitochondria. Proc. nat. Acad. Sci. (Wash.) 48, 1928 (1962). — BRONK, J. R.: The nature of the energy requirement for amino-acid incorporation by isolated mitochondria and its significance for thyroid hormone action. Proc. nat. Acad. Sci. (Wash.) 50, 524 (1963). — BROWN, G. L., and SH. LEE: Amino-acid-transfer ribonucleic acid: structure and function. Brit. med. Bull. 21, 236 (1965). — BRUNI, C., and K. R. PORTER: The fine structure of the parenchymal cell of the normal rat liver. I. General observations. Amer. J. Path. 46, 691 (1965). — BRYANT, R. E., W. A. THOMAS and R. M. O'NEAL: An electron microscope study of myocardial ischemia in the rat. Circulat. Res. 6, 699 (1958). — BUCHER, N. L. R.: Regeneration of mammalian liver. Int. Rev. Cytol. 15, 245 (1963). — BÜCHER, TH., u. W. VOGELL: Entwicklung der Mitochondrien bei der Ausbildung von Insektenflugmuskeln. Symp. Elektr. Mikroskop. Hinterzarten 1960. — BÜCHNER, F.: Zur Pathogenese der Angina pectoris. Klin. Wschr. 1932, 1404. ~ Über Angina pectoris. Klin. Wschr. 1932, 1737. ~ Das morphologische Substrat bei Angina pectoris im Tierexperiment. Beitr. path. Anat. 92, 311 (1933). ~ Die pathogenetische Bedeutung der Hypoxämie. Klin. Wschr. 1937, 1409. ~ Die Coronarinsuffizienz. Dresden und Leipzig 1939. ~ Die pathogenetische Bedeutung des allgemeinen Sauerstoffmangels. Verh. Dtsch. Ges. Path. Breslau 1944, S. 20 (1949). ~ Die allgemeine Pathologie der Zell- und Gewebsatmung. Fiat. Rev. 70, 127 (1946). ~ Hemmungen der Oxydation als pathogenesisches Prinzip. Klin. Wschr. 1956, 777. ~ Die Pathologie der cellulären und geweblichen Oxydationen. Die Hypoxydosen. In: Handbuch der allgemeinen Pathologie, Bd. IV/2. Berlin-Göttingen-Heidelberg: Springer 1957. ~ Die pathogenetische Bedeutung der Oxydationshemmungen. Schweiz. med. Wschr. 88, 73 (1958). ~ Thematik und Methoden der Allgemeinen Pathologie seit 100 Jahren. Münch. med. Wschr. 1958, 1. ~ Die Bedeutung der Morphologie für die moderne Medizin. Dtsch. med. Wschr. 1960, 1665. ~ DNS-, RNS- und Protein-Stoffwechsel im normalen und im atmungsgestörten

Wirbeltierkeim (nach histoautoradiographischen u. elektronenmikroskopischen Untersuchungen). Bull. Schweiz. Akad. Med. Wiss. **22**, 56 (1966). — Büchner, F., E. Mölbert u. D. Huhn: Elektronenmikroskopische Untersuchungen an den Nieren sublimatvergifteter Ratten. Beitr. path. Anat. **129**, 222 (1963). — Büchner, F., E. Mölbert u. L. Thale: Das submikroskopische Bild der Herzmuskelzelle nach toxischer Hemmung der Aerobiose. Beitr. path. Anat. **121**, 145 (1959). — Büchner, F., u. S. Onishi: Das elektronenmikroskopische Bild des Herzmuskels bei akuter hypoxischer Herzinsuffizienz. Naturwissenschaften **54**, 22 (1967). ∼ Frühstadien der akuten hypoxischen Veränderung des Herzmuskels im elektronenmikroskopischen Bild und ihre Bedeutung für die akute hypoxische Herzinsuffizienz. Beitr. path. Anat. **135**, 155—182 (1967). ∼ Die akute hypoxische Herzinsuffiziens an der Ratte. Verh. dtsch. Ges. Path. **51**, 139 (1967). — Büchner, F., u. M. Sasaki: Die Feinstruktur neuroektodermaler Zellen und der Neuralzellen von Triturus-Helveticus-Keimen in der Norm und nach Sauerstoffmangel. Naturwissenschaften **52**, 402 (1965). — Bullivant, S.: Observations on the structure of mitochondrial membranes. Fourth Ann. Meet. Am. Soc. Cell Biol. Ohio 1964. — Burgos, M. H.: An electron microscope study of spermatid differentiation in the toad, Bufo arenarum Hensel. J. biophys. biochem. Cytol. **2**, 223 (1956). — Burgos, M. H., A. Aoki, and M. T. T. de Iñón: Evidences for a contractile components in the matrix of isolated kidney mitochondria. Fourth Ann. Meet. Am. Soc. Cell Biol. Ohio 1964. — Burgos, M. H., A. Aoki, and F. L. Sacerdote: Ultrastructure of isolated kidney mitochondria treated with phlorizin and ATP. J. Cell Biol. **23**, 207 (1964). — Burgos, M. H., and D. W. Fawcett: Studies on the fine structure of the mammalian testis. I. Differentiation of the spermatides in the cat. (Felis domestica). J. biophys. biochem. Cytol. **1**, 287 (1955). — Burr, R. E., and D. L. Beaver: A study of renal bismuth inclusions in man and experimental animals. Lab. Invest. **12**, 850 (1963). — Buvat, R:. Electron microscopy of plant protoplasm. Int. Rev. Cytol. **14**, 41 (1963). — Buvat, R., and A. Lance: Evolution des infrastructures de mitochondries ou cours de la differentiation cellulaire. C. R. Acad. Sci. (Paris) **247**, 1130 (1958).

Caesar, R.: Elektronenmikroskopischer Nachweis von Fettpartikeln im Disséschen Raum. Z. Zellforsch. **54**, 793 (1961). — Cajal, R. Y.: Fórmola de fijactión parala demonstración fácil del apparato reticular de Golgi. Trab. Lab. Invest. Biol. Univ. Madr. **10**, (1912). — Callahan, W. P., and A. E. Lorincz: Hepatic ultrastructure in the hurler syndrome. Amer. J. Path. **47**, 277 (1966). — Callan, H. G., and S. G. Tomlin: Experimental studies on amphibian oocyte nuclei. I. Investigation of the structure of the nuclear membrane by means of the electron microscope. Proc. roy. Soc. B **137**, 367 (1950). — Callister, B. D., and A. L. Brown: A quantitative study of myocardial mitochondria in experimental cardiac hypertrophy. Lab. Invest. **14**, 692 (1965). — Cameron, G. R.: New pathways in cellular pathology (ed. Edward Arnold, 1956). London and Beeeles; Welikiam Clowes & Sons. — Cameron, G. R., and W. A. E. Karunaratne: Carbon tetrachloride cirrhosis in relation to liver regeneration. J. Path. Bact. **42**, (1936). — Campiche, M.: Structures lamellaires des cellules alvéolaires du poumon. 5. Tagg. Schweiz. Ges. Optik 1959, Neuchâtel. ∼ Les inclusions lamellaires des cellules alvéolaires dans le poumon du raton. Relations entre l'ultrastructure et la fixation. J. Ultrastruct. Res. **3**, 302 (1960). — Capen, Ch. C., A. Koestner, and C. R. Cole: The ultrastructure, histopathology, and histochemistry of the parathyroid glands of pregnant and nonpregnant cows fed a high level of Vitamin D. Lab. Invest. **14**, 1809 (1965). — Caro, L. G.: Electron microscopic radioautography of thin sections: the golgi zone as a site of protein concentration in pancreatic acinar cells. J. biophys. biochem. Cytol. **10**, 37 (1961). — Caro, L. G., and G. E. Palade: Protein synthesis, storage and discharge in the pancreatic exocrine cell. An autoradiographic study. J. Cell Biol. **20**, 473 (1964). — Carruthers, J. S., and J. W. Steiner: Experimental extrahepatic biliary obstruction. Fine structural changes of liver cell mitochondria. Gastroenterology **42**, 419 (1962). — Caspersson, T. O.: The relations between nucleic acid and protein synthesis. Symp. Soc. exper. Biol. (N. Y.) **1**, 12 (1947). ∼ Cell growth and cell function. A cytochemical study. New York: W. W. Norton & Co. 1950. — Caulfield, J., and K. Klionsky: Myocardial ischemia and early infarction: an electron microscopic study. Amer. J. Path. **35**, 489 (1959). — Causey, G., and H. Hoffman: Cytoplasmic synthesis in nerve cells. Brit. J. Cancer **9**, 666 (1955). — Cedergreen, B.: The lung tissue in mice infected by tubercle bacilli. Electr. Microscop. Proc. Stockholm Conf. 1956, p. 248. — Challice, C. E., and D. Lacy: Fine structure of exocrine cells of the pancreas. Nature (Lond.) **174**, 1150 (1954). — Chambers, V. C., and S. W. Russell: An electron microscope study of sarcoma I in a homologous host. I. The cells of the growing tumor. Cancer Res. **24**, 693 (1964). — Chambers, V. C., and R. S. Weiser: Annulate lamellae in sarcoma I cells. J. Cell Biol. **21**, 133 (1964). — Chance, B., and D. F. Parsons: Cytochrome function in relation to inner membrane structure of mitochondria. Science **142**, 1176 (1963). — Chandra, S.: The reversal of mitochondrial membrane. J. Cell Biol. **12**, 503 (1962). ∼ Electron microscopy of hamster liver. I. Morphology of secretion. J. Microscopie **2**, 297 (1963). — Chandra, S., J. C. Hubbard, F. R. Skelton, L. L. Bernardis, and S. Kamura: Genesis of juxtaglomerular cell granules. Lab. Invest. **14**, 1834 (1965). — Chapman-Andreson, C.: Pinocytosis on inorganic salts by amoeba proteus.

C. R. Lab. Carlsberg **31**, 77 (1957). — CHAPMAN-ANDRESON, C., and A. HOLTER: Studies on the ingestion of C[14] glucose by pinocytosis in the amoeba chaos chaos. Exp. Cell Res. **3**, 52 (1955). — CHAPMAN-ANDRESON, C., and D. M. PRESCOTT: Studies on pinocytosis in the amoeba chaoschoas and amoeba proteus. C. R. Lab. Carlsberg, Sér. chim. **30**, 57 (1956). — CHARLES, A.: Myelin figures occuring in the peripheral nerve bundle of human skin. Exp. Cell Res. **14**, 440 (1958). — CHAUVEAU, J., A. GAUTIER, Y. MOULÉ et CH. ROUILLER: Étude morphologique et biochémique de la fractino "Microsomea" des cellules du foie et du pancreas de rat. C. R. Soc. Biol. (Paris) **241**, 337 (1955). — CHAUVEAU, J., Y. MOULÉ et CH. ROUILLER: Localisation de l'acide ribonucleique dans les diverses structures morphologiques des microsomes de foie de rat. Exp. Cell Res. **13**, 398 (1957). — CHAUVEAU, J., Y. MOULÉ, C. ROUILLER, and J. SCHNEEBELI: Isolation of smooth vesicles and free ribosomes from rat liver microsomes. J. Cell Biol. **12**, 17 (1962). — CHÉVREMONT, M., E. BAECKELAND, and S. CHÉVREMONT-CANHAIRE: Contribution cytochimique et histoautoradiographique à l'étude du metabolism et la de synthèse des acids désoxyribonucléiques dans des cellules animal cultivées in vitro. Biochem. Pharmacol. **4**, 67 (1960). — CHÉVREMONT, M., et J. FRÉDERIC: Recherches sur le compartement du chondriome pendant la mitose. C. R. Soc. Biol. (Paris) **145**, 1245 (1951). — CHRISTENSEN, A. K.: The fine structure of testicular interstitial cells in guinea pigs. J. Cell Biol. **26**, 911 (1965). — CHRSITENSEN, A. K., and D. W. FAWCETT: The normal fine structure of opossum testicular interstitial cells. J. biophys. biochem. Cytol. **9**, 653 (1961). ~ The fine structure of testicular interstitial cells in mice. Amer. J. Anat. **118**, 551 (1966). — CHRISTIE, G. S., and J. D. JUDAH: Mechanism of action of carbon tetrachlorids on liver cells. Proc. roy. Soc. B **142**, 241 (1954). — CLARK, B. L.: Cellular differentiation in the kidney of newborne mice studied with the electron microscope. J. biophys. biochem. Cytol. **3**, 349 (1957). ~ The ingestion of protein and colloidal materials by columnar absorptive cells of the small intestine in suckling rats and mice. J. biophys. biochem. Cytol. **5**, 41 (1959). — CLARK jr., S. L.: Electron microscope studies of nuclear extrusions in pancreatic acinar cells of the rat. J. biophys. biochem. Cytol. **7**, 345 (1960). ~ The reticulum of lymph nodes in mice studied in electron microscope. Amer. J. Anat. **110**, 217 (1962). — CLAUDE, A.: Particulate components of the cytoplasm. Cold Spr. Harb. Symph. quant. Biol. **9**, 263 (1941). ~ Fractionation of mammalian liver by differential centrifugation. J. exp. Med. **84**, 51 (1946). ~ Fractionation of mammalian liver cells by differential centrifugation. J. exp. Med. **84**, 61 (1946). ~ Fine structure of cytoplasm. Int. Congr. Cell Biol. 8. Kongr. Leiden 1954, S. 307 (1955). ~ The morphology and significance of dumbbell-shaped mitochondria in early stages of regenerating liver. J. Cell Biol. **27**, 146 A (1965). — CLAUDE, A., and E. F. FULLAM: An electron microscope study of isolated mitochondria. J. exp. Med. **81**, 51 (1945). ~ The preparation of sections of guinea pig liver for electron microscopy. J. exp. Med. **83**, 499 (1946).— CLERMONT, Y.: The Golgi zone of the rat spermatid and its role in the formation of cytoplasmic vesicles. J. biophys. biochem. Cytol., Suppl. **2**, 119 (1956). ~ The submicroscopic structure responsible for the cytoplasmic basophilia of the rat spermatid. Exp. Cell Res. **11**, 214 (1956). — CLERMONT, Y., et F. HAGUENAU: Examen au microscope électronique de la zone de Golgi des spermatides de rat. C. R. Acad. Sci. (Paris) **241**, 708 (1955). — COLLINS, G. H.: An electron microscope study of remyelination in the brainstem of thiamin deficient rats. Amer. J. Path. **47**, 259 (1966). — CONNEY, A. H., K. SCHNEIDMAN, M. JACOBSON, and R. KUNTZMAN: Drug induced changes in steroid metabolism. Ann. N. Y. Acad. Sci. **123**, 98 (1965). — COPELAND, D. E., and A. J. DALTON: An association between mitochondria and the endoplasmic reticulum in cells of the pseudobranch gland of a teleost. J. biophys. biochem. Cytol. **5**, 393 (1959). — COSSEL, L.: Elektronenmikroskopische Befunde an den azidophilen Körpern bei der Virushepatitis des Menschen (ein Beitrag zur Kenntnis der Koagulationsnekrose). J. Mikroskopie **4**, 337 (1965). — COSSEL, L., u. F. WOHLRAB: Die Leber der Fledermaus in Hibernation. Licht- und elektronenmikroskopische Untersuchungen. Z. Zellforsch. **62**, 608 (1964). — COSTANTIN, L. L., C. FRANZINI-ARMSTRONG, and R. J. PODOLSKY: Localization of calcium-accumulating structures in striated muscle fibers. Science **147**, 158 (1965). — CRANE, F. L., J. T. STASNY, W. P. CUNNINGHAM, and G. L. SOTTOCASA: Resolution of the elementary particles of mitochondria. Fourth Ann. Meet. Am. Soc. Cell. Biol. Ohio 1964. — CREMER, D.: Zur Darstellung der alkalischen Phosphatase an pathologischem Gewebe im elektronenmikroskopischen Bild: am Beispiel der Sublimatnephrose. Thesis Freiburg/Br. 1963. — CRIDDLE, R. S., R. M. BOCK, D. E. GREEN, and H. TISDALE: Physical characteristics of proteins of the electron transfer system and interpretation of the structure of mitochondria. Biochemistry **1**, 827 (1962).

DADOUNE, J. P.: Contribution à l'étude au microscope éléctronique de la différentiation de la cellule hépatique chez le rat. Arch. Anat. micr. Morph. exp. **52**, 513 (1963). — D'AGOSTINO, A. N.: An electron microscopic study of cardiac necrosis produced by fluorocor tisol and sodium phosphate. Amer. J. Path. **45**, 633 (1964). — DALES, S.: The uptake and development of vaccinia virus in strain L cells followed with labeled viral deoxyribonucleic acid. J. Cell Biol. **18**, 51 (1963). — DALES, S., and R. M. FRANKLIN: A comparison of the changes in fine structure of L cells during single cycles of viral multiplication, following their infection with the viruses of mengo and encephalomyocarditis. J. Cell Biol. **14**, 281 (1962). — DALGAARD, O. Z.:

Electron microscope studies on renal biopsies from patients with ischaemic anuria, lipoid nephrosis, multiple myelomes and diabetes mellitus. IV. Int. Kongr. Berlin 1958, S. 396. Berlin-Göttingen-Heidelberg: Springer 1960. ~ Acute anuria and osmotic diuresis. Electron microscopy of human kidney biopsy material embedded in epon. Fifth Int. Congr. Electron Microscopy Philadelphia vol. 2, p. SS-8, 1962. — DALTON, A. J.: A study of the Golgi material of hepatic and intestinal epithelial cells with the electron microscope. Z. Zellforsch. **36**, 522 (1952). ~ Organization in benigne and malignant cells. Lab. Invest. 8, 510 (1959). ~ Golgi apparatus and secretion granules. In: The cell, vol. 2, p. 603 (eds. Brachet & Mirsky). New York and London: Academic Press 1961. — DALTON, A. J., and M. D. FELIX: Cytologic and cytochemical characteristics of the Golgi-substance of epithelial cells of the epididymis — in situ — in homogenates and after isolation. Amer. J. Anat. **94**, 171 (1954). ~ Studies on the Golgi substance of the epithelial cells of the epididymes and duodenum of the mouse. Amer. J. Anat. **94**, 277 (1954). ~ A comparative study of the Golgi complex. J. biophys. biochem. Cytol. **2**, 79 (1956). ~ The electron microscopy of normal and malignant cells. Ann. N. Y. Acad. Sci. **63**, 1117 (1956). — DALTON, A. J., and R. F. ZEIGEL: A simplified method of staining thin sections of biological material with lead hydroxide for electron microscope. J. biophys. biochem. Cytol. **7**, 409 (1960). — DANES, B. S., and A. G. BEARN: Hurler's Syndrome. A genetic study in cell cultur. J. exp. Med. **123**, 1 (1966). — DANIELLI, J. F.: Some properties of lipoid films in relation to the structure of the plasma membrane. J. cell. comp. Physiol. **7**, 393 (1936). — DANIELS, E. W.: Origin of the Golgi system in Amoebae. Z. Zellforsch. **64**, 38 (1964). — DASS, C. M. S., and S. T. BAYLEY: A structural study of rat liver ribosomes. J. Cell Biol. **25**, 9 (1965). — DAVID, H.: Die Leber bei Nahrungsmangel und Mangelernährung. Berlin: Akademie-Verlag 1961. ~ Submikroskopische Strukturveränderungen des Mitochondrion und seine Bestandteile. Acta biol. med. germ. **7**, 311 (1961). ~ Zur Mitochondrienneubildung in den Leberzellen des Feuersalamanders. (Salamandra maculata). Z. Zellforsch. **57**, 567 (1962). ~ Die submikroskopische Ortho- und Pathomorphologie der Leber. Berlin: Akademie-Verlag 1963. ~ Elektronenmikroskopische Befunde bei der dioxanbedingten Nephrose der Rattenniere. Beitr. path. Anat. **130**, 187 (1964). — DAVID, H., u. I. UERLINGS: Elektronenmikroskopische Befunde an der Niere bei akuter Blutstauung. Beitr. path. Anat. **132**, 403 (1965). — DAVID-FERREIRA, J. F., and R. A. MANAKER: An electron microscope study of the development of a mouse hepatitis virus in tissue culture cells. J. Cell Biol. **24**, 57 (1965). — DESCI, L., J. MÉHES, u. F. VARGA: Über die Veränderungen des Leberzellstoffwechsels bei CCl$_4$-Vergiftung. Naunyn-Schmiedebergs Arch. exp. Path. Pharmak. **231**, 235 (1957). — DEGERLI, U., R. W. WEBB, and W. R. LOCKWOOD: The glucocorticoid deprived mycardium enzymatic and electron microscopic studies. Arch. Surg. **89**, 457 (1964). — DEIMLING, O. v., E. MÖLBERT u. F. DUSPIVA: Elektronenmikroskopischer Nachweis eines Glukose-I-phosphat spaltenden Enzyms im Herzmuskel der Albinoratte. Beitr. path. Anat. **123**, 127 (1960). — DEMPSEY, E. W.: Variations in the structure of mitochondria. J. biophys. biochem. Cytol. **2**, 305 (1956). — DEMPSEY, E. W., and R. R. PETERSON: Electron microscopic observations on the thyroid glands of normal, hypophysectomized, cold exposed and Thioracil-treated rats. Endocrinology **56**, 46 (1955). — DEMPSEY, E. W., and G. B. WISLOCKI: An electron microscopic study of the bloodbrain barrier in the rat, employing silver nitrate as a vital stain. J. biophys. biochem. Cytol. **1**, 245 (1955). — DESAI, I. D., and A. L. TAPPEL: Erythrocyte hemolysis by isolated rat liver lysosomes. Proc. Soc. exp. Biol. (N. Y.) **118**, 496 (1965). — DESHPANDE, P. D., D. D. HICKMAN, and R. W. VON KORFF: Morphology of isolated rabbit heart muscle mitochondria and the oxidation of extramitochondrial reduced diphosphopyridine nucleotide. J. Cell Biol. **11**, 77 (1961). — DOERR, W.: Über Entzündung und Degeneration. Dtsch. med. Wschr. **1957**, 685. — DOERR, W., u. V. BECKER: Das morphologische Äquivalent der Niere nach experimenteller Vergiftung nach Zyankali und Malonsäure. Verh. dtsch. Ges. Path. **35**, 222 (1952). — DOERR, W., V. BECKER u. D. NEUBERT: Methodischer Beitrag zum Hypoxieproblem. Naturwissenschaften 18, 424 (1956). — DOHI, S., M. HANAOKA, and S. AMANO: Electronmicroscopic studies on the plasma cell. Acta path. jap. **7**, 1 (1957). — DOSTAL, W.: Persönl. Mitteilung 1959. — DOURMASHKIN, R., and W. BERNHARD: A study with the electron microscope of the skin tumor of molluscum contagiosum. J. Ultrastruct. Res. **3**, 11 (1959). — DOURMASHKIN, R., R. M. Dougherty, and R. J. C. HARRIS: Electron microscope observations on Rous sarcoma virus and cell membranes. Nature (Lond.) **194**, 1116 (1962). — DRIESSENS, J., A. DUPONT et H. DEMAILLE: L'hépatome experimental azöique du rat examiné au microscope éléctronique. C. R. Soc. Biol. (Paris) **153**, 788 (1959). — DU BUY, H. O.: Mitochondria in brain as the sites of its metabolic activity. Neurology (Minneap.) 8, Suppl. 69 (1958). — DUNCAN, D., and W. HILD: Mitochondrial alterations in cultures of the central nervous system as observed with electron microscope. Z. Zellforsch. **51**, 123, (1960). — DUSPIVA, F., u. F. H. FRANKEN: Untersuchungen über den Stoffwechsel bei akuter Hypoxie. Beitr. path. Anat. 118, 38 (1957). — DUSPIVA, F., u. H. NOLTENIUS: Untersuchungen über den Stoffwechsel bei akuter Hypoxie. Beitr. path. Anat. 118, 52 (1957). — DUVE, C. DE: The function of intracellular hydrolases. Exp. Cell Res. 7, Suppl. 169 (1959). ~ Lysosomes, a new group of cytoplasmic particles. In: Subcellular particles (ed. T. Hayashi) New York: Ronald Press & Co. 1959. — DVŎRÁK, M.: Elektronenmikroskopische Untersuchungen an embryonalen Leberzellen. Z. Zellforsch. 62, 655 (1964).

EAKIN, R. M.: Actinomycin D inhibition of cell differentiation in the amphibian sucker. Z. Zellforsch. 63, 81 (1964). — Easton, J. M., B. GOLDBERG, and H. GREEN: Immune cytolysis: Electron microscopic localization of cellular antigens with ferritin-antibody-conjugates. J. exp. Med. 115, 275 (1962). — EBASHI, S.: Calcium binding activity of vesicular relaxing factor. J. Biochem. (Tokyo) 50, 236 (1961). — ECHLIN, P.: An apparent helical arrangement of ribosomes in developing pollen mother cells of Ipomoea purpurea (L.) Roth. J. Cell Biol. 24, 150 (1965). — EDWARDS, G. A., and C. E. CHALLICE: The ultrastructure of the heart of the cockroach, Blattella germanica. Ann. entomol. Soc. Amer. 53, 369 (1960). — EDWARDS, G. A., and H. RUSKA: The function and metabolism of certain muscles in relation to their structure. Quart. J. micr. Sci. 96, 151 (1955). — EDWARDS, G. A., H. RUSKA, P. SANTOS, and A. VALLEJO-FREIRE: Comparative cytophysiology of striated muscle with reference to the role of the endoplasmic reticulum. J. biophys. biochem. Cytol. 2, 143 (1956). — EHRICH, W. E.: Die Entzündung. In: Handbuch der allgemeinen Pathologie. Berlin-Göttingen-Heidelberg: Springer 1956. — EKHOLM, R.: Some observations on the ultrastructure of the parathyroid gland. J. Ultrastruct. Res. 1, 26 (1957). — EKHOLM, R., and Y. EDLUND: Ultrastructure of the human exocrine pancreas. J. Ultrastruct. Res. 2, 453 (1959). ~ The mitochondria in human normal and cholestatic liver. 4. Int. Kongr. Elektronenmikroskopie Berlin 1958, Bd. 2, S. 273. Berlin-Göttingen-Heidelberg: Springer 1960. — EKHOLM, R., Y. EDLUND, and T. ZELANDER: The ultrastructure of the rat exocrine pancreas after brief ethionine exposure. J. Ultrastruct. Res. 7, 102 (1962). — EKHOLM, R., and F. S. SJÖSTRAND: The ultrastructural organization of the mouse thyroid gland. J. Ultrastruct. Res. 1, 178 (1957). — ELLIOTT, R. L., R. B. ARHELGER, and M. JACKSON: Fine structure of parathyroid adenomas. Arch. Path. 81, 200 (1966). — EMMELOT, P., and E. L. BENEDETTI: Changes in the fine structure of rat liver cells brought about by dimethylnitrosamine. J. biophys. biochem. Cytol. 7, 393 (1960). — EMMELOT, P., and C. J. BOS: Thyroxine-mediated release of diphosphopyridine nucleotide from mitochondrial dehydrogenases. Exp. Cell Res. 14, 132 (1958). — EMMELOT, P., I. J. MIZRAHI, R. NACCARATO, and E. L. BENEDETTI: Changes in function and structure of the endoplasmic reticulum of rat liver cells after administration of cysteine. J. Cell Biol. 12, 177 (1962). — ENDERS, A. C.: Observations on the fine structure of lutein cells. J. Cell Biol. 12, 101 (1962). ~ Observations on the fine structure of lutien cells. J. Cell Biol. 22, 127 (1964). — ENDERS, A. C., and W. R. LYONS: Observations on the fine structure of lutein cells: II. The effects of hypophysectomy and mammotrophic hormones in the rat. J. Cell Biol. 22, 127 (1964). — ENDO, M.: Entry of a dye into the sarcotubular system of muscle. Nature (Lond.) 202, 1115 (1964). — EPSTEIN, M. A.: The fine structural organization of Rous tumour cells. J. biophys. biochem. Cytol. 3, 851 (1957). ~ Some unusual features of fine structure observed in HeLa cells. J. biophys. biochem. Cytol. 10, 153 (1961). — ERICSSON, J. L. E.: The localization of acid phosphatase in relation to absorbed protein in renal proximal tubular cells. Proc. Europ. Reg. Conf. Electron Micr. Prag, vol. 2, p. 251 (1964). — ERICSSON, J. L. E., and ST. ORRENIUS: Evolution of phenobarbital-induced alterations in the endoplasmic reticulum of hepatic parenchymal cells. J. Ultrastruct. Res. 14, 418 (1966). — ERICSSON, J. L. E., and B. F. TRUMP: Electron microscopic studies of the epithelium of the proximal tubule of the rat kidney. I. The intracellular localization of acid phosphatase. Lab. Invest. 13, 1427 (1964). — ERNSTER, L.: Enzymic activities of human skeletal muscle mitochondria: a tool in clinical metabolic research. Nature (Lond.) 184, 1851 (1959). — ERNSTER, L., D. IKKOS, and R. LUFT: Enzymatic activities of human skeletal muscle mitochondria: a tool in clinical metabolic research. Nature (Lond.) 184, 1854 (1959). — ERNSTER, L., PH. SIEKEWITZ, and G. E. PALADE: Enzyme-structure relationship in the endoplasmic reticulum of rat liver. A morphological and biochemical study. J. Cell Biol. 15, 541 (1962). — ESCOLÁ, I., and H. HAGER: Elektronenmikroskopische Befunde über die Kollagenfaserbildung im Rahmen mesenchymaler Organisationsvorgänge bei experimentellen Koagulationsnekrosen des Säugetiergehirns. Beitr. path. Anat. 128, 25 (1963). — ESSNER, E.: An electron microscopic study of erythrophagocytosis. J. biophys. biochem. Cytol. 7, 329 (1960). — ESSNER, E., J. FOGH, and P. FABRIZIO: Mitochondrial adenosine triphosphatase activity in cultures of primary and transformed human amnion cells. J. Cell Biol. 23, 28 A (1965). — ESSNER, E., and A. B. NOVIKOFF: Cytological studies on two functional hepatomas. Interrelations of endoplasmic reticulum, Golgi apparatus, and lysosomes. J. Cell Biol. 15, 289 (1962). — ESSNER, E., A. B. NOVIKOFF, and B. MASEK: Adenosintriphosphatase and 5-nucleotidase activities in the plasma membrane of liver cells as revealed by electron microscopy. J. biophys. biochem. Cytol. 4, 711 (1958). — ESTABROOK, R. W., D. Y. COOPER, and O. ROSENTHAL: The light reversible carbon monoxide inhibition of the C 21 hydroxylase system of the adrenal cortex. Biochem. Z. 338, 741 (1963). — ESTABROOK, R. W., and A. HOLOWINSKY: Studies on the content and organization of the respiratory enzymes of mitochondria. J. Cell Biol. 9, 19 (1961).

Fahrenbach, W. H.: The sarcoplasmic reticulum of striated muscle of a cyclopoid copepod. J. Cell Biol. 17, 629 (1963). ∼ A new configuration of the sarcoplasmic reticulum. J. Cell Biol. 22, 477 (1964). — Falk, G., and P. Fatt: Linear electrical properties of striated muscle fibres observed with intracellular electrodes. Proc. roy. Soc. B 160, 69 (1964). — Falke, D., R. Siegert u. W. Vogell: Elektronenmikroskopische Befunde zur Frage der Doppelmembranbildung des Herpes-simplex-virus. Arch. Virusforsch. 9, 484 (1959). — Farquhar, M. G.: Origin and fate of secretory granules in cells of the anterior pituitary gland. Trans. N. Y. Acad. Sci. 23, 346 (1961). — Farquhar, M. G., and G. E. Palade: Segregation ferritin in glomerular protein absorption droplets. J. biophys. biochem. Cytol. 7, 297 (1960). ∼ Functional evidence for the existence of a third cell type in the renal glomerulus. J. Cell Biol. 13, 1162 (1962). — Farquhar, M. G., and J. F. Rinehart: Cytologic alterations in the anterior pituitary gland following thyroidectomy: An electron microscopy study. Endocrinology 55, 857 (1954). — Farquhar, M. G., R. L. Vernier, and R. A. Good: Studies on familiar nephrosis. II. Glomerular changes observed with the electron microscope. Amer. J. Path. 33, 791 (1957). ∼. The application of electron microscopy in pathology. Study of renal biopsy tissues. Schweiz. med. Wschr. 67, 501 (1957). ∼ An electron microscope study of the glomerulus in nephrosis, glomerulonephritis and lupus erythematosus. J. exp. Med. 106, 649 (1957). ∼ Farquhar, M. G., and S. R. Wellings: Electron microscopic evidence suggesting secretory granule formation within the Golgi apparatus. J. biophys. biochem. Cytol. 3, 319 (1957). — Farrant, J. L.: An electron microscopic study of ferritin. Biochim. biophys. Acta (Amst.) 13, 569 (1954). — Farrant, J. L., and A. J. Hodge: The ferritin crystal lattice in ultrathin sections. Proc. Int. Conf. Electron Microsc., London 1954. Edit. Royal Microsc. Soc. London 1955, p. 118. — Fawcett, D. W.: Observations on the cytology and electron microscopy of hepatic cells. J. nat. Cancer Inst. 15, Suppl. 1475 (1955). ∼ Morphological consideration of lipid transport in the liver. In: Proc. Int. Symposium on Lipid Transport (H. C. Meng, edit.), p. 210. Springfield (Ill.): Ch. C. Thomas 1964a. ∼ Modern developments in electron microscopy. New York and London: Academic Press 1964. ∼ Structural and functional variations in the membranes of the cytoplasm. In: Intracellular membraneous structure. Proc. first Int. Symp. Chemistry 1963. Okayama: Chugoku Press Ltd. 1965. — Fawcett, D. W., and R. D. Hollenberg: Changes in the acrosome of guinea pig spermatozoa during passage through the epididymis. Z. Zellforsch. 60, 276 (1963). — Fawcett, D. W., and J. P. Revel: The sarcoplasmic reticulum of a fast-acting fish muscle. J. biophys. Biochem. Cytol. 10, Suppl. 89 (1961). — Fawcett, D. W., and C. C. Selby: Observations on the fine structure of the turtle atrium. J. biophys. biochem. Cytol. 4, 63 (1958). — Fawcett, D. W., and W. J. Wilson: A note on the occurence of viruslike particles in the spontaneous hepatomas of C3H mice. J. nat. Cancer Inst. 15, Suppl. 5, 1505 (1955). — Fawcett, D. W., and F. Witebsky: Observations on the ultrastructure of nucleated erythrocytes and thrombocytes, with particular reference to the structural basis of their discoidal shape. Z. Zellforsch. 62, 785 (1964). — Febvre, H., J. Harel, and J. Arnoult: Observation, pendant la phase muette du dévéloppement intracellulaire du virus du fibrome de Shope, de corps d'inclusion diffus, sans virus corpusculaires, correspondent avec la présence d'un antigène soluble. Bull. Cancer 44, 92 1957. — Feldherr, C. M.: The effect of the electron-opaque pore material on exchanges through the nuclear annuli. J. Cell Biol. 25, 43 (1965). — Feldman, J., and E. R. Fisher: Chronic aminonucleoside proteinuria. Lab. Invest. 10, 444 (1961). — Felix, M. D., and A. J. Dalton: A comparison of mesothelial cells and macrophages in mice after the intraperitoneal inocculation of melanin granules. J. biophys. biochem. Cytol. 2, Suppl. 109 (1956). — Fernández-Morán, H.: Fine structure of the light receptors in the compound eyes of insects. Exp. Cell Res., Suppl. 5, 586 (1958). ∼ Cell-membrane ultrastructure. Circulation 26, 1039 (1962). ∼ New approaches in the study of biological ultrastructure by high-resolution electron microscopy. In: The interpretation of ultrastructure, p. 411. New York: Acad. Press. 1962. ∼ Elementary particle of the mitochondria and other transducing systems. Fourth Ann. Meet. Amer. Soc. Cell Biol. Ohio 1964. ∼ Fernández-Morán, H., T. Oda, P. V. Blair, and D. E. Green: A macromolecular repeating unit of mitochondrial structure and function. Correlated electron microscopic and biochemical studies of isolated mitochondria and submitochondrial particles of beef heart muscle. J. Cell Biol. 22, 63 (1964). — Ferreira, D.: L'ultrastructure des cellules du pancréas endocrine chez l'embryon et le rat nouveau-né. J. Ultrastruct. Res. 1, 14 (1957). — Fiala, S., E. C. Sproul, M. E. Blutinger, and A. E. Fiala: Basophilic chromidia and mitochondria in normal and in tumor tissue. J. Histochem. Cytochem. 3, 212 (1955). — Fieandt, v. H.: Weitere Beiträge zur Frage nach den feineren Strukturen des Gliagewebes. Beitr. path. Anat. 51, 247 (1911). — Finean, J. B.: Correlation of electron microscope and X-ray diffraction data in ultrastructure studies of lipoprotein membrane systems. In: The interpretation of ultrastructure. (ed. R. J. C. Harris), p. 89. New York and London: Academic Press 1962. — Fink, H.: An electron microscope study of basophile substances of frozen-dried rat liver. J. biophys. biochem. Cytol. 4, 291 (1958). — Fischer-Wasels, B.: Experimentelle Untersuchungen über die blasige Entartung der Leberzelle und die Wasservergiftung der Zelle im allgemeinen. Frankfurt.

Z. Path. **28**, 201 (1922). — FISHER, E. R., and J. GRUMU: Aminonucleoside nephrosis in rats. Arch. Path. **65**, 545 (1958). — FISHER, E. R., and H. REIDBORD: Gaucher's disease: pathogenetic considerations based on electron microscopic and histochemical observations. Amer. J. Path. **41**, 679 (1962). — FISHMAN, M., R. A. HAMMERSTROM, and V. P. BOND: In vitro transfer of macrophage RNA to lymph node cells. Nature (Lond.) **198**, 549 (1963). — FLECKENSTEIN, A.: Herzstoffwechsel bei Koronarverschluß und Herzstillstand. Int. Symp. Würzburg (E. Wollheim, u. Schneider) 1964, S. 221. Stuttgart: Georg Thieme. ~ Grundlagen des Herzstoffwechsels. Coll. Kreislaufforsch. II. Freiburg 1959. — FLECKENSTEIN, A., G. BERG, J. GAYER u. S. SCHÖNIG: Über die Dehydrasen-Hemmung durch Schlangengifte und die Inaktivierung des dehydrase-hemmenden Prinzips durch antitoxische Sera. Naunyn-Schmiedebergs Arch. exp. Path. Pharmak. **213**, 265 (1951). — FLEISCHER, S., G. P. BRIERLEY, H. KLOUVEN, and D. B. SLAUTTERBACK: Studies of the electron transfer system. 47. The role of phospholipids in electron transfer. J. biol. Chem. **237**, 3264 (1962). — FLETCHER, M. J., and D. R. SANADI: Turnover of rat-liver mitochondria. Biochem. biophsy. Acta (Amst.) **51**, 356 (1961). — FRANK, R.: Microscopie électronique de la genèse du collagène dans la papille dentaire. J. Microscopie **4**, 43 (1965). — FRANZINI-ARMSTRONG, C.: Pores in the sarcoplamic reticulum. J. Cell Biol. **19**, 637 (1963). — FRANZINI-ARMSTRONG, C., and K. R. PORTER: Sarcolemmal invaginations constituting the T system in fish muscle fibers. J. Cell Biol. **22**, 675 (1964). — FREDERIC, J.: Recherches cytologiques sur le chondriome normal or soumis a l'experimentation dans des cellules vivantes cultivées in vitro. Arch. Biol. (Liège) **69**, 167 (1958). — FREEMAN, J. A.: The ultrastructure of the double membrane system of mitochondria. J. biophys. biochem. Cytol. **2**, 353 (1956). — FREI, J. V., and H. SHELDON: Corpus intra cristam: a dense body within mitochondria of cells in hyperplastic mouse epidermis. J. biophys. biochem. Cytol. **11**, 724 (1961). — FRIEDLAENDER-BINGELLI, M.: Abnormal intranuclear and cytoplasmic formations associated with a chemically induced transplantable chicken sarcoma. J. biophys. biochem. Cytol. **5**, 143 (1958). — FRIEDMANN, J., and E. S. BIRD: Pleomorphic cytoplasmic inclusion bodies in tissue cultures exposed to dimycin. IV. Intern. Kongr. für Elektronenmikr. Berlin 1958. Berlin-Göttingen-Heidelberg: Springer 1960. — FRIEND, D. S.: The fine structure of brunner's glands in the mouse. J. Cell Biol. **25**, 563 (1965). — FRISELL, W. R., M. V. PATWARDHAN, and C. G. MACKENZIE: Quantitative studies on the soluble compartments of light and heavy mitochondria from rat liver. J. biol. Chem. **240**, 1829 (1965). — FREY-WYSSLING, A.: Submikroskopische Cytologie. Nova Acta Leopoldina (Halle) **22**, (1960). — FUJITA, H., and M. MACHINO: Fine structure of intramitochondrial crystals in rat thyroid follicular cell. J. Cell Biol. **23**, 383 (1964).

GALL, J. G.: Small granules in the amphibian oocyte nucleus and their relationship to RNA. J. biophys. biochem. Cytol. **2**, Suppl. 393 (1956). ~ The nuclear envelope after KMnO$_4$ fixation. J. biophys. biochem. Cytol. **6**, 115 (1959). ~ Electron microscopic of the nuclear envelope. In: Protopasmatologia. Handbuch der Protoplasmaforschung, Bd. 5, p. 4. Wien: Springer 1964. — GANSLER, H.: Beitrag zum Problem der trüben Schwellung an Hand von elektronenmikroskopischen Untersuchungen. Dtsch. Ges. Elektronenmikrosk., 6. Tagg., Münster 1955. Phys. Verh. **6**, 23 (1955). — GANSLER, H., et CH. ROUILLER: Modifications physiologiques et pathologiques du chondriome. Étude au microscope électronique. Schweiz. Z. Path. **19**, 217 (1956). — GARNIER, CH.: Contribution à l'étude de la structure et du fonctionnement des cellules glandulaires séreuses. Du rôle de l'ergastoplasma dans la sécrétion. Thesis Nancy 1899. — GATENBY, J. B.: Notes on the gametogenesis of a pulmonate mollusc. Cellule **60**, 289 (1959). — GATENBY, J. B., and A. J. DALTON: Spermiogenesis in lumbricus herculens. An electron microscope study. J. biophys. biochem. Cytol. **6**, 45 (1959). — GATENBY, J. B., A. J. DALTON, and M. D. FELIX: The contractile vacuole of parazoa and protozoa and the Golgi apparatur. Nature (Lond.) **176**, 301 (1955). — GAUTIER, A.: Tentatives d'étude systématique des alterations cellulaires au microscope électronique. 6. Schweiz. Tagg. Elektronenmikroskopie, Bern 1961. — GAUTIER, A., et V. DIOMEDE-FRESA: étude au microscope électronique de l'ergastoplasme des glandes salicaires du rat. Mikroskopie 8, 23 (1953). — GAUTIER, A., J. FREI et H. RYSER: Essais d'estimation quantitative des variations morphologiques des mitochondries hépatiques au cours d'une carence vitaminique. IV. Int. Kongr. Elektronenmikr. Berlin, 1958, S. 275. Berlin-Göttingen-Heidelberg: Springer 1960. — GAUTHIER, F. G., and H. A. PADYKULA: Cytochemical studies of adenosine triphosphatase activity in sarcoplasmic reticulum. J. Cell Biol. **27**, 252 (1965). — GAY, H.: Chromosome-nuclear membrane cytoplasmic interrelations in Drosophila. J. biophys. biochem. Cytol. **2**, Suppl. 407 (1956). — Proc. nat. Acad. Sci. (Wash.) **41**, 370 (1955). — GAYLORD jr., W. H., and J. L. MELNICK: Intracellular forms of pox viruses as shown by the electron microscope (Vaccinia, ectormelia, molluscum contagoisum). J. exp. Med. **98**, 157 (1954). — GEDICK, P.: Die funktionelle Bedeutung des Eisenpigmentes. Ergebn. allg. Path. path. Anat. **38**, 1 (1958). — GERLACH, U., E. SCHÜRMEYER u. W. STROBEL: Biochemische und morphologische Untersuchungen bei experimenteller Nierenschädigung durch Dihydrotachysterin. Z. ges. exp. Med. **132**, 515 (1960). — GERLACH, U., u. H. THEMANN: Elektronenmikroskopische Untersuchung der metastatischen Calcifizierung. Klin. Wschr. **43**, 1262 (1965). — GERSH, J.: Selective and cytochemical staining of frozen dried preparations for study with the electron microscope. IV. Int. Kongr. Elektronenmikr. Berlin 1958. Berlin-Göttingen-Heidelberg: Springer 1960. — GEY, G. O., P. SHAPRAS, and E. BORYSKO: Activities and responses of living cells and their components as recorded by cinephase microscopy and electron microscopy. Ann. N.Y. Acad. Sci. **58**, 1089 (1954). — GIACOMELLI, F., D. SPIRO, and F. WIENER: Ultrastructural studies of metastatic calcification. Proc. Fifth Int. Congr. Electron microscopy 1962, Philadelphia, p. SS-6 (ed. S. S. Breese jr.). New York and London: Academic Press. ~ A study of metastatic renal calcification at the cellular level. J. Cell Biol. **1**, 189 (1964). — GIACOMELLI, F., J. WIENER, and D. SPIRO: Cytological alterations related to stimulation of the zona glomerulosa of the adrenal gland. J. Cell Biol. **26**, 499 (1965). — GIERER, A.: Function of aggregated reticulocyte ribosomes in protein synthesis. J. molec. Biol. **6**, 148 (1963). — GIESBRECHT, P.: Über organisierte Mitochondrien und andere Feinstrukturen vom Bacillus Megaterium. Zbl. Bakt., Abt. paras. **179**, 538 (1960). — GIESEKING, R.: Elektronenoptische Beobachtung der Stoffaufnahme in der Alveolarwand. Verh. dtsch. Ges. Path. **41**, 336 (1958). ~ Aufnahme und Ablagerung von Fremdstoffen in der Lunge nach elektronenoptischen Untersuchungen. Ergebn. allg. Path. path. Anat. **38**, 92 (1958). ~ Über die faserige Differenzierung des Mesenchyms in frühen Stadien der Entwicklung. Verh. dtsch. path. Ges. **43**, 56 (1959). ~ Elektronenoptische Beobachtungen an Fibroblasten. In: Hans und Losse, Struktur und Stoffwechsel des Bindegewebes. Stuttgart: Georg Thieme 1960. ~ Der Stoffwechsel des braunen Fettgewebes im elektronenmikroskopischen Bild. Beitr. path. Anat. **125**, 457 (1961). ~ Submikroskopische Strukturunterschiede zwischen Histiozyten und Fibroblasten. Beitr. path. Anat. **128**, 259 (1963). ~ Mesenchymale Gewebe und ihre Reaktionsformen im elektronenoptischen Bild. Veröfftl. aus der Morph. Path. Stuttgart: Gustav Fischer 1966. — GIRARDIER, L., J. P. REUBEN, P. W. BRANDT, and H. GRUNDFEST: Evidence for anion-permselective membrane in crayfish muscle fibers and its possible role in excitation -contraction coupling. J. gen. Physiol. **47**, 189 (1963). — GLAUSER, O.: Elektronenmikroskopische Untersuchungen an Rattenlebern nach Röntgenbestrahlung. Schweiz. Z. Path. **19**, 150 (1956). — GOLDBERG, B., and H. GREEN: An analysis of collagen secretion by established mouse fibroblast lines. J. Cell Biol. **1**, 227 (1964). — GOLDFEDER, A., L. A. MILLER, and J. N. SELIG: Mitochondrial oxidative phospharylation of neoplastic and normal tissues. Fourth Ann. Meet. Amer. Soc. Cell Biol., Ohio 1964. — GOLDFISCHER, S.: The golgi apparatus and the endoplasmic reticulum in neurons of the rabbit. J. Neuropath. exp. Neurol. **23**, 36 (1964). — GOLDFISCHER, S., E. ESSNER, and A. B. NOVIKOFF: The localization of phosphatase activities at the level of ultrastructure. J. Histochem. Cytochem. **12**, 72 (1964). — GOLDSTEIN, L., and J. MICOU: Nuclear-cytoplasmic relationship in human cells in tissue culture. III. Autoradiographic study of interrelation of nuclear and cytoplasmic ribonucleic acid. J. biophys. biochem. Cytol. **6**, 1 (1959). ~ On the primary site of nuclear RNA synthesis. J. biophys. biochem. Cytol. **6**, 301 (1959). — GOLGI, C.: Sur la structure des cellules nerveuses. Arch. ital. Biol. **30**, 60 (1898). — GOMPEL, C.: Structure fine des mitochondries de la cellule glandulaire endométriale humaine au cours du cycle menstruel. J. Microscopie **3**, 427 (1964). — GOODMAN, J. R., and R. E. MOORE: Electron microscopic study of phagocytosis of staphylococcus by human leucocytes. J. Bact. **71**, 547 (1956). — GOODMAN, J. R., R. E. MOORE, and R. F. BAKER: Electron microscopic study of phagocytosis of staphylococcus by human leucocytes. II. Virulent and non-virulent staphylicocci. J. Bact. **72**, 736 (1956). — GORDIS, L., and A. M. NITOWSKY: Lysosomes in human cell cultures. Kinetiecs of enzyme release from injured particles. Exp. Cell Res. **38**, 556 (1965). — GORDON, G. B., L. R. MILLER, and K. G. BENSCH: Fixation of tissue culture cells for ultrastructural cytochemistry. Exp. Cell Res. **31**, 440 (1963). — GRANBOULAN, N., and R. WICKER: Étude ultrastructurale du développement d'un virus simien latent. C. R. Acad. Sci. (Paris) **257**, 1194 (1963). — GRASSÉ, P. P.: L'appareil de Golgi des protozeaires et son ultra-structure comparée à celle des métazoaires. Proc. Conf. Stockholm 1956, p. 143. — GRASSÉ, P. P., and N. CARASSO: Ultrastructure of the Golgi apparatus in protozoa and metazoa. Nature (Lond.) **179**, 31 (1957). — GREEN, D. E.: Plenary Lecture, V. Int. Congr. Biochemistry 1961. ~ The mitochondrion. Sci. Amer. **210**, 63 (1964). — GREEN, D. E., A. TZA GOLOFF, and T. ODA: Ultrastructure and function of the mitochondrion. Proc. first Int. Symp. Cellular Chemistry, Ohtsu 1963, p. 127. — GREEN, D. E., R. L. LESTER, and D. M. ZIEGLER: Studies on the mechanism of oxydative phosphorylation. I. Preparation and properties of a phosphorylating electron transfer particle from beef heart mitochondria. Biochim. biophysic. Acta (Amst.) **23**, 516 (1957). — GREEN, D. E., S. MILL, and P. M. KOHOUT: Studies on the terminal electron transport system. I. Succinic dehydrogenase. J. biol. Chem. **217**, 551 (1955). — GREENAWALT, J. W., G. V. FOSTER, and A. L. LEHNINGER: The observation of unusual membranous structures associated with liver mitochondria in thyrotoxic rats. 5th Proc. Int. Congr. Electron Microscopy, Philadelphia, 1962, vol. 2. — GREENAWALT, J. W., C. S. ROSSI, and A. L. LEHNINGER: Effect of active accumulation of calcium and phosphate ions on the structure of rat liver mitochondria. J. Cell Biol. **23**, 21 (1964). — GREENAWALT, J. W., F. D. VASINGTON, and

A. CAPLAN: Biochemical and structural studies on water-washed mitochondria. J. Cell Biol. **27**, 38 A (1965). — GREENBERG, L., and D. GLICK: Studies in histochemistry: LXIX. Quantitative histological distribution of totally activated phosphorylase in the rat adrenal and influence of adrenocorticotropic hormone in vitro. J. biol. Chem. **237**, 3552 (1962). — GREGG, N. B., and C. MORGAN: Reduplication of nuclear membranes in HeLa cells infected with adenovirus. J. biophys. biochem. Cytol. **6**, 539 (1959). — GREVILLE, G. D., E. A. MUNN, and D. S. SMITH: Observations on the fragmentation of isolated flight-muscle mitochondria from Calliphora erythrocephala (Diptera). Proc. roy. Soc. B **161**, 403 (1965). — GRIMSTONE, A. V.: Cytoplasmic membranes and the nuclear membrane in the flagellate Trichonympha. J. biophys. biochem. Cytol. **6**, 369 (1959). — GROODT, H. DE, A. LAGASSE, and M. SEBRUYNS: Alterations in the ultrastructure of the bloodair barrier in the mouse lung after inhalation of colloidal gold particles. Nature (Lond.) **181**, 1418 (1958). — GROSS, B. G.: Annulate lamellae in the axillary apocrine glands of adult man. J. Ultrastruct. Res. **14**, 64 (1966). — GROSS, P. R., D. E. PHILPOTT, and S. NASS: Electron microscopy of the centrifuged sea urchin egg, with a note on the structure of the ground cytoplasm. J. biophys. biochem. Cytol. **7**, 135 (1960). — GRUNDNER-CULEMANN, A., u. P. B. DIEZEL: Histochemische Untersuchungen an Russelschen Körperchen im Granulationsgewebe chronischer plasmacellulärer Entzündungen und in Geschwulstzellen. Frankfurt. Z. Path. **66**, 161 (1955). — GUSEK, W.: Elektronenmikroskopische Untersuchungen an einem polymorphzelligen Knochensarkom des Menschen. Beitr. path. Anat. **120**, 302 (1959). ∼ Die Ultrastruktur der Riesenzellen menschlicher Kieferrepuliden. Arch. ital. Pat. **3**, 1 (1959). ∼ Submikroskopische Untersuchungen zur Feinstruktur aktiver Bindegewebszellen. Habil.-Schr. Hamburg 1960. ∼ Submikroskopische Untersuchungen zur Feinstruktur aktiver Bindegewebszellen. Veröfftl. aus der Morph. Path., H. 64. Stuttgart: Gustav Fischer 1962. ∼ Pers. Mitteilung, 1964. — GUSTAFSSON, R., J. R. TATA, O. LINDBERG, and L. ERNSTER: The relationship between the structure and activity of rat skeletal muscle mitochondria after thyroidectomy and thyroid hormone treatment. J. Cell Biol. **26**, 555 (1965).

HACKENBROCK, CH. R., and PH. W. BRANDT: Reversible ultrastructural changes in mitochondria with changes in functional state. J. Cell Biol. **27**, 40 A (1965). — HADEK, R.: Electron microscopic study on primary liquor folliculi secretion in the mouse ovary. J. Ultrastruct. Res. **9**, 445 (1963). — HADEK, R., and H. SWIFT: Nuclear extrusion and intracisternal inclusions in the rabbit blastocyt. J. Cell Biol. **13**, 445 (1962). — HAENNI, B.: Les effects de l'intoxication aigue au formiate d'allyl sur le foie de rat. Étude au microscope électronique. Path. et Microbiol. (Basel) **27**, 974 (1964). — HAGEBOOM, G. H., and W. C. SCHNEIDER: Cytochemical studies. J. biol. Chem. **197**, 611 (1952). — HAGEDORN, I. R., H. A. BERN, and R. S. NISHIOKA: The fine structure of the supraesophageal ganglion of the rhynchobdellid leech, Therozym rude, with special reference to neurosecretion. Z. Zellforsch. **58**, 714 (1963). — HAGER, H.: Die Feinstruktur von Kalkablagerungen in Colliquantionsnekrosen des Hirngewebes. Naturwissenschaften **49**, 136 (1962). ∼ Die feinere Cytologie und Cytopathologie des Nervensystems. Gustav Fischer 1964. — HAGER, H., A. BREIT, and W. HIRSCHBERGER: Electron microscopic observations on the x-irradiated central nervous system of the syrian hamster. Proc. Int. Symposium on the Response of the Nervous System to Ionizing Radiation, Chicago 1960, p. 261. New York: Academic Press 1962. — HAGER, H., u. W. HIRSCHBERGER u. W. SCHOLZ: Zbl. ges. Neurol. Psychiat. **147**, 1 (1958). ∼ Elektronenoptische Befunde zur normalen Ultrastruktur des zentral nervösen Gewebes und zu ihrer Veränderung unter experimentell pathologischen Bedingungen. Nervenarzt **30**, 298 (1959). ∼ Electron microscopic changes in brain tissue of syrian hamsters following acute hypoxia. Acrospace Med. **31**, 379 (1960). — HAGER, H., u. W. L. TAPURI: Elektronenoptische Untersuchungen über die Feinstruktur des Plexus myentericus (Auerbach) im Colon des Meerschweinchens (cavia cobaya). Arch. Psychiat. Nervenkr. **199**, 437 (1959). — HAGUENAU, F.: The ergastoplasm: Its history, ultrastructure and biochemistry. Int. Rev. Cytol. **7**, 425 (1958). — HAGUENAU, F., et W. BERNHARD: Le problème de l'ultrastructure du cytoplasme et des artéfacts de fixation. Exp. Cell Res. **3**, 629 (1952). ∼ Aspect de la substance de Nissl au microscope électronique. Exp. Cell Res. **4**, 497 (1952). ∼ Particularities structurales de la membrane nucleaire. Étude au microscope électronique de cellules normales et cancéreuses. Bull. Cancer (Paris) **42**, 537 (1955). — HAGUENAU, F., et F. LACOUR: Cytologie électronique de tumeurs hypophysaires expérimentales: Leur appareil de Golgi. VII. Congr. Cell. Biol. Leiden 1954, p. 317. ∼ Fine structure of cells, p. 316. Groningen: Noordhoff 1955. — HAMILTON, D.W., D. W. FAWCETT, and A. K. CHRISTENSEN: The liver of the slender salamander. Batrachoseps attenuatus. I. The structure of its crystalline inclusions. Z. Zellforsch. **70**, 347 (1966). — HAMPTON, J. C., and H. QUASTLER: Some observations on radiation damage in epithelial cells of the mouse intestine. IV. Int. Kongr. Elektronenmikr. Berlin, 1958, S. 480. Berlin-Göttingen-Heidelberg: Springer 1960. — HAN, S. S.: The ultrastructure of the mesenteric lymph node of the rat. Amer. J. Anat. **109**, 183 (1961). — HANAOKA, M.: Phasecontrast microscopic studies on the two types of Russel bodies and experimental formation of the protein crystal in plasma cells. Ann. Rep. Inst. Virus. Res. Kyoto Univ. 1958. — HANZON, V., L. H. HERMODSSON, and G. TOSCHI: Ultrastructural organization of cytoplasmic nucleoprotein in the exocrine pancreas cells. J. Ultrastruct. Res. **3**, 216 (1959). — HANZON, V., and G. TOSCHI: Ultrastructure of the cytoplasmic nucleoprotein. Proc. Scand. Electr. Microscop. Soc. Gothenburg (Schweden) 1959. J. Ultrastruct. Res. **3**, 234 (1959). ∼ Electron microscopy on microsomal fractions from rat brain. Exp. Cell Res. **16**, 256 (1959). — HARFORD, C. G., A. HAMLIN, E. PARKER, and TH. VAN RAVENSWAAY: Globled structures in the cytoplasmic of rapidly growing HeLa cells. J. biophys. biochem. Cytol. **2**, Suppl., 347 (1956). — HARMAN, J. W., and R. P. GWINN: The recovery of skeletal muscle fibers from acute ischemia as determined by histologic and chemical methods. Amer. J. Path. **25**, 741 (1949). — HARRISON, G. A.: The presence of annulate lamellae in the sea gull adrenal. Amer. Soc. Cell Biol., Second Annual Meeting, Abstract 1962. ∼ Some observations on the presence of annulate lamellae in alligator and sea gull adrenal cortical cells. J. Ultrastruct. Res. **14**, 158 (1966). — HARTMANN, J. F.: Electron microscopy of mitochondria in the central nervous system. J. biophys. biochem. Cytol. **2**, Suppl., 375 (1956). — HASELKORN, R., and A. FRIED: Cell-free protein synthesis: messenger competition for ribosomes. Proc. nat. Acad. Sci. (Wash.) **51**, 1001 (1964). — HASPER, B.: Ultramikroskopische Herzmuskelveränderungen nach wiederholter Hypoxie. Beitr. path. Anat. **130**, 321 (1964). — HASSELBACH, W.: Relaxation and the sarcotubular calcium pump. Fed. Proc. **23**, 909 (1964). — HAUSAMEN, T. U., u. R. POCHE: Die Ultrastruktur des Herzmuskels der Ratte nach einmaligen und wiederholten Unterdruckversuchen. Virchows Arch. path. Anat. **339**, 212 (1965). ∼ Elektronenmikroskopische Untersuchungen über die Wirkung von Alupent auf die Ultrastruktur des Herzmuskels der Ratte. Virchows Arch. path. Anat. **339**, 225 (1965). — HAUSS, W. H.: Pathophysiologische Probleme bei Coronardurchblutungsstörungen. Bad Oenhauser Gespräche II, Probleme der Coronardurchblutung 1957. Berlin-Göttingen-Heidelberg: Springer 1958. — HAY, E. D.: The fine structure of blastema cells and differentiating cartilage cells in regenerating limbs at amblystoma larvae. J. biophys. biochem. Cytol. **4**, 583 (1958). ∼ The fine structure of differentiating muscle in the salamander tail. Z. Zellforsch. **59**, 6 (1963). — HAY, E. D., and J. P. REVEL: The DNA component of the nucleolus, studied in autoradiographs viewed with the electron microscope. Fifth Int. Congr. Electron microscopy Philadelphia, 1962, vol. 2, 0—7. — HAYMAKER, W., and H. STRUGHOLD: Atmospheric hypoxydosis. In: Hdb. der Speziellen Pathologie, Bd. XIII/1 B. Berlin-Göttingen-Heidelberg: Springer 1957. — HEILMEYER, L., H. MERKER, E. MÖLBERT u. M. NEIDHARDT: Zur Mikromorphologie der hereditären hypochromen sideroachrestischen Anämie. Acta haemat. (Basel) **27**, 78 (1962). — HEIM, F., F. LENSCHNER u. A. OTT: Der Einfluß von Tetrachlorkohlenstoff auf die Ferment- und Co-Enzym A Aktivität der Leber. Naunyn-Schmiedebergs Arch. exp. Path. Pharmak. **229**, 360 (1956). — HEINLEIN, H., G. HÜBNER, K. J. LENNARTZ u. G. RUDOLPH: Neuere Erkenntnisse zur Geschwulstbildung in der Leber. Klin. Wschr. **40**, 121 (1962). — HEITZ, E.: Die strukturellen Beziehungen zwischen pflanzlichen und tierischen Chondriosomen. Z. Naturforsch. **12**b, 576 (1957). ∼ Symposion Elektron. Mikrosk. Hinterzarten 1960. — HELANDER, H., and R. EKHOLM: Ultrastructure of epithelial cells in the fundus glands of the mouse gastric mucosa. J. Ultrastruct. Res. **3**, 74 (1959). — HENDLER, R. W., A. J. DALTON, and G. G. GLENNER: A cytological study of the albumin secreting cells of the hen oviduct. J. biophys. biochem. Cytol. **3**, 325 (1957). ∼ Anat. Rec. **127**, 422 (1957). — HENSHAW, E. C., T. B. BOJARSKI, and H. H. HIATT: Protein synthesis by free and bound rat liver ribosomes in vivo and in vitro. J. molec. Biol. **7**, 122 (1963). — HERDSON, P. B., P. J. GARVIN, and R. R. JENNINGS: Reversible biological and fine structural changes produced in rat liver by a thiohydantion compound. Lab. Invest. **13**, 1014 (1964). ∼ Fine structural changes in rat liver induced by phenobarbital. Lab. Invest. **13**, 1032 (1964). — HERDSON, P. B., and J. P. KALTENBACH: Electron microscope studies on enzyme activity and the isolation of thiohydantoininduced myelin figures in rat liver. J. Cell Biol. **25**, 485 (1965). — HERDSON, P. B., H. M. SOMMERS, and R. B. JENNINGS: A comparative study of the fine structure of normal and ischemic dog myocardium with special reference to early changes following temporary occlusion of a coronary artery. Amer. J. Path. **46**, 367 (1965). — HERMAN, L., and P. J. FITZGERALD: The degenerative changes in pancreatic acinar cells caused by DL-ethionine. J. Cell Biol. **12**, 277 (1962). ∼ Restitution of pancreatic acinar cells following ethionine. J. Cell Biol. **12**, 297 (1962). ∼ HERMAN, L., P. J. FITZGERALD, M. WEISS, and J. S. PALEVOY: Electron micorscope observations of degenerating and regenerating pancreas following ethionine administration. IV. Int. Kongr. Elektronenmikr. 1958, S. 372. Berlin-Göttingen-Heidelberg: Springer 1960. — HERMAN, J. F., and M. FRIGELSON: Studies on mitochondria. Exp. Cell Res. **3**, 47 (1952). — HERNDORN, R. M.: Lamellar bodies, an unusual arrangement of the granular endoplasmic reticulum. J. Cell Biol. **20**, 338 (1964). — HILL, K.: Diss. Freiburg i. Br. 1962. — HILL, K. J.: Gastric development and antibody transference in the lamb, with some observations on the rat and guinea pig. Quart. J. exp. Physiol. **41**, 421 (1956). — HILL, R. B.: Participation of the golgi complex in hepatic lipoprotein metabolism. J. Cell Biol. **27**, 43 A (1965). — HILLIER, J.: Electron microscopy. In: Biophysical research methods, p. 381 (ed. F. M. Uber). New York: Interscience Press 1950. — HILLIER, J., and M. E. GETTNER: Sectioning of tissue for electron microscopy. Science **112**, 520 (1950). ∼ Improved ultrathin sectioning of tissue for electron microscopy. J. appl. Phys. **21**, 889 (1950). — HIRSCH, G. C.: Form- und Stoffwechsel der Golgi-Körper. Protoplasmamonographie 18. Berlin 1939. ∼ Allgemeine Stoffwechselmorphologie des Cytoplasmas. In: Handbuch der allgemeinen Pathologie, Bd. II/1. Berlin-Göttingen-Heidelberg: Springer 1955. ∼ Der Arbeitszyklus im Pancreas und die Entstehung der Eiweiße. Naturwissenschaften **45**, 349 (1958). ∼ Die Entstehung der Verdauungsenzyme im exocrinen Pancreas der Säugetiere. Mat. Med. Nordmark **11**, 149 (1959). ∼ Golgi-apparatus and related membranes. In: Intracellular membraneous structure, vol. **14**, p. 193. Proc. First Int. Symp. Cell Chem. Okayama: Chugoku Press, 1965. ∼ Die Zellenorganellen und ihre Zusammenarbeit. Handbuch der Biologie, Bd. I/2, S. 353—604. Konstanz u. Frankfurt 1965. — HIRSCHHORN, R., J. M. KAPLAN, A. F. GOLDBERG, K. HIRSCHHORN, and G. WEISSMANN: Acid phosphatase-rich granules in human lymphocytes induced by phytohemagglutinin. Science **147**, 55 (1965). — HIRSCHLER, J.: Golgi-Apparat. Arch. exp. Zellforsch. **6**, 338 (1918). ∼ Arch. mikr. Anat. **91**, 140 (1918). — HODGE, A. J.: Effects of the physical environment on some lipoprotein layer systems and observations on their morphogenesis. J. biophys. biochem. Cytol. **2**, Suppl., 221 (1956). — HODGE, A. J., E. M. MARTIN, and R. K. MORTON: The structure of some cytoplasmic components of plant cells in relation to the biochemical properties of isolated particles. J. biophys. biochem. Cytol. **3**, 61 (1957). — HODGE, A. J., J. D. MCLEAN, and F. V. MERCER: A possible mechanism for the morphogenesis of lamellar systems in plant cells. J. biophys. biochem. Cytol. **2**, 597 (1956). — HÖHLING, H. J., H. THEMANN, and J. VAHL: Collagen and apatite inheared tissues and pathological formation from a crystal chemical point of view. In: Calcified tissues. Proc. 3. Europ. Conf. Calcif. Tissues Davos p. 146. Berlin-Heidelberg-New York: Springer 1966. — HÖLSCHER, B., O. H. JUST, and H. J. MERKER: Studies by electron microscope on various forms of induced cardiac arrest in dog and rabbit. Surgery **49**, 492 (1961). — HOFFMAN, H., and G. GRIGG: An electron microscopy study of mitochondrial formation. Exp. Cell Res. **15**, 118 (1958). — HOKIN, L. E., and M. R. HOKIN: The mechanism of phosphate exchange in phosphatidic acid in response to acetylcholine. J. biol. Chem. **234**, 1387 (1959). — HOLLMANN, K. H.: L'ultrastructure de la glande mammaire normale de la souris en lactation. Étude au microscope électronique. J. Ultrastruct. Res. **2**, 423 (1959). — HOLMBERG, A.: Changes in the ultrastructure of the ciliary epithelium during inhibition of the secretion of aqueous humour. Proc. Europ. Conf. Stockholm, 1956, p. 139. — HOLTER, H.: Problems of pinocytosis with special regard to amoebae. Ann. N. Y. Acad. Sci. **1958**, 524. ∼ Pinocytosis. Int. Rev. Cytol. **8**, 481 (1959). — HOLTER, H., and J. H. MARSHALL jr.: Studies on pinocytosis in amoeba chaos chaos. C. R. Lab. Carlsberg, Sér. Chim. **29**, 7 (1954). — HOLTER, H., and E. ZEUTHEN: Metabolism and reduced weight in starving chaos chaos. Int. Rev. Cytol. **26**, 277 (1948). — HONJIN, R., T. NAKAMURA, and SH. SHIMASAKI: X-ray diffraction and electron micorscopic studies on the crystalline lattice structure of amphibian yolk platelets. J. Ultrastruct. Res. **12**, 404 (1965). — HONJIN, R., Y. TASAKI, T. KOSAKA, and I. TAKANO: Electron microscopy of centrioles of normal and reactive astrocytes. Okajimas Folia anat. jap. **40**, 161 (1964). — HORNE, R. W., and J. I. NAGINGTON: Electron microscope studies of the development and structure of poliomyelitis virus. J. molec. Biol. **1**, 333 (1959). — HORT, W., u. S. DA CANALIS: Untersuchungen an Rattenherzen mit Dauerligatur der linken Kranzarterie unter besonderer Berücksichtigung der Infarktgröße. Virchows Arch. path. Anat. **339**, 53 (1965). — HOWATSON, A. F., and A. W. HAM: Electron microscope study of sections of two rat liver tumors. Cancer Res. 15, 62 (1955). ∼ The fine structure of cells. Canad. J. Biochem. **35**, 549 (1957). ∼ Proc. 2. Cancer Res. Conf., p. 17, 1957. — HOWES, E. L., H. M. PRICE, and J. M. BLUMBERG: Ultrastructural observations of skeletal muscle of the rat in chronic vitamin E deficiency. J. Cell Biol. **19**, 35 A (1963). — HÜBNER, G.: Die pathischen Reaktionen des Lebergewebes. Eine elektronenmikroskopische Studie. Veröffentl. a. d. morphol. Path., H. 78, Stuttgart 1968. — HRUBAN, Z., H. SWIFT, F. W. DUNN, and D. E. LEWIS: Effect of β-3-furylalanine on the ultrastructure of the hepatocytes and pancreatic acinar cells. Lab. Invest. **14**, 70 (1965). — HRUBAN, Z., H. SWIFT, and A. SLESERS: Effect of azaserine on the fine structure of the liver and pancreatic acinar cells. Cancer Res. **25**, 708 (1965). ∼ Effect of triparanol and diethanolamine on the fine structure of hepatocytes and pancreatic acinar cells. Lab. Invest. **14**, 1652 (1965). — HRUBAN, Z., H. SWIFT, and R. W. WISSLER: Alterations in the fine structure of hepatocytes produced by β-3-thienylalanine. J. Ultrastruct. Res. **8**, 236 (1963). — HSU, W. S.: The site of ribosome formation in the oocytes of the ascidian, Boltenia villosa. Z. Zellforsch. **58**, 17 (1962). ∼ The nuclear envelope in the developing oocytes of the tunicate, Boltenia villosa. Z. Zellforsch. **58**, 660 (1963). — HÜBNER, G.: Ultrastrukturelle Leberveränderungen bei direkter Einwirkung von Tetrachlorkohlenstoff in vivo und in vitro. Virchows Arch. path. Anat. **339**, 187 (1965). — HÜBNER, G., u. W. BERNHARD: Das submikroskopische Bild der Leberzelle nach temporärer Durchblutungssperre. Beitr. path. Anat. **125**, 1 (1961). — HULTIN, H. O., and S. H. RICHARDSON: The binding of phosphate, pyrophosphate and nucleiotides to the structural protein of beef heart mitochondria. Arch. Biochem. **105**, 288 (1964). — HUMMEL, K.: Inkomplette Antikörper in der Immunbiologie. Stuttgart: Gustav Fischer 1955. — HUXLEY, A. F.: Local activation of muscle.

Ann. N. Y. Acad. Sci. **81**, 446 (1959). — Huxley, H. E.: Muscle cells. In: The cell (J. Brachet and A. E. Mirsky, ed.), vol. 4. New York: Academic Press, Inc. 1960. ~ Evidence for continuity between the central elements of the triads and extracellular space in frog sartorius muscle. Nature (Lond.) **202**, 1067 (1964).

Idelman, S.: Mitochondries et liposomes description d'une transformation mitochondriale observée dans la cortico-surrénale du rat. J. Microscopie **3**, 437 (1964). — Inman, D. R., and E. H. Cooper: Electron microscopy of human lymphocytes stimulated by phytohaemagglutinin. J. Cell Biol. **19**, 441 (1963). — Ishikawa, A.: Fine structural changes in response to hormonal stimulation of the perfused canine pancreas. J. Cell Biol. **24**, 369 (1965). — Ishikawa, T., and Y. Fen Pei: Intramitochondrial glykogen particles in rat retinal receptor cells. J. Cell Biol. **25**, 402 (1965). — Ito, S.: The endoplasmic reticulum of gastric parietal cells. J. biophys. biochem. Cytol. **11**, 333 (1961).

Jackson, S. F.: Fibroblasten. The morphogenesis of avain tendon. Proc. roy. Soc. B **144**, 556 (1956). ~ Connective tissue cells. In: The cell. New York: Acad. Press 1964. — Jennings, R. B., J. H. Baum, and P. B. Herdson: Fine structural changes in myocardial injury. Arch. Path. **79**, 135 (1965). — Jézéquel, A.-M.: Dégénérescence myélinique des mitochondries de foie humain dans un épithélioma du cholédoque et un ictère viral. J. Ultrastruct. Res. **3**, 210 (1959). ~ Microscopie électronique du foie. Sem. Hôp. Paris **101**, 501 (1962). — Jézéquel, A.-M., et W. Bernhard: Modifications ultrastructurales du pancréas exocrine de rat sous l'effet de l'actinomycine D. J. Microscopie **3**, 279 (1964). — Jones, A. L., and D. T. Armstrong: Increased cholesterol biosynthesis following phenobarbital induced hypertrophy of agranular endoplasmic reticulum in liver. Proc. Soc. exp. Biol. (N. Y.) **119**, 1136 (1965). — Jones, A. L,, and D. W. Fawcett: Hypertrophy of the agranular endoplasmic reticulum in hamster liver induced by phenobarbital. J. Histochem. Cytochem. **14**, 215 (1966). — Jones, K. W.: The role of the nucleolus in the formations of ribosomes. J. Ultrastruct. Res. **13**, 257 (1956). — Jontofsohn, R.: Diss. Freiburg 1966. — Jordan, S. W.: Electron microscopy of hepatic regeneration. Exp. Mol. Path. **3**, 183 (1964). — Junqueira, L. C. U., and G. C. Hirsch: Cell secretion: A study of pancreas and salivary glands. Int. Rev. Cytol. **5**, 323 (1956). — Jurand, A., and G. G. Selman: Yolk utilization in the notochord of newt as studied by electron microscopy. J. Embryol. exp. Morph. **12**, 43 (1964).

Kajikawa, K.: The golgi complex and endoplasmic reticulum in connective tissue cells. J. Electronmicr. **12**, 159 1(963). — Kallenbach, E., E. Sandborn, and H. Warshawsky: The golgi apparatus of the ameloblast of the rat at the stage of enamel matrix formation. J. Cell Biol. **16**, 629 (1963). — Kane, R. E.: The effect of partial protein extraction on the structure of the egg of the sea urchin, Arbacia punctulata. J. biophys. biochem. Cytol. **7**, 21 (1960). — Kanno, Y., and W. R. Loewenstein: A study of the nucleus of oocytes with an intra-cellular electrode. Exp. Cell Res. **31**, 149 (1963). ~ Nucleus and cell membrane conductance in marine oocytes. Exp. Cell Res. **39**, 184 (1965). — Kaplan, S. E., and A. B. Novikoff: The localization of adenosintriphosphatase activity in rat kidney. Electron microscopic examination of reaction product in formol calcium fixed frozen section. J. Histochem. Cytochem. **7**, 295 (1959). — Karasaki, S.: Ultrastructure of yolk platelets in the amphibian egg. Proc. 5th Int. Congr. Electron Microscopy, Philadelphia 1962, vol. 2, p. T-7. New York: Academic Press 1962. ~ Electron microscopic examination of the sites of nuclear RNA synthesis during amphibian embryogenesis. J. Cell Biol. **26**, 937 (1965). — Karnovsky, M. J.: Mitochondrial changes and cytochrome oxidase in the frog nephron. Fifth Int. Congr. Electron Microscop., Philadelphia vol. 2, p. Q 9 (1962). ~ The fine structure of mitochondria in frog nephron correlated with cytochrome oxidase activity. Exp. Mol. Path. **2**, 347 (1963). ~ The localization of cholinesterase activity in rat cardiac muscle by electron microscopy. J. Cell Biol. **23**, 217 (1964). — Karrer, H. E.: The ultrastructure of mouse lung. A note in the fine structure of mitochondria and endoplasmic reticulum of the bronchiolar epithelium. J. biophys. biochem. Cytol. **2**, 115 (1956). ~ The ultrastructure of mouse lung. General architecture of capillary and alveolar walls. J. biophys. biochem. Cytol. **2**, 241 (1956). ~ The ultrastructure of mouse lung. Some remarks regarding the fine structure of the alveolar basement membrane. J. biophys. biochem. Cytol. **2**, 287 (1956). ~ The ultrastructure of mouse lung: The alveolar macrophage. J. biophys. biochem. Cytol. **4**, 693 (1958). ~ The alveolar macrophage. IV. Int. Kongr. Elektronenmikr. Berlin, 1958, S. 415. Berlin-Göttingen-Heidelberg: Springer 1960. ~ Electron microscopic study of the phagocytosis process in lung. J. biophys. biochem. Cytol. **7**, 357 (1960). ~ Electron microscopic study of developing chick embryo aorta. J. Ultrastruct. Res. **4**, 420 (1960). — Karrer, H. E., and J. Cox: Electron microscopic observation on developing chick embryo liver. The golgi complex and its possible role in the formation of glycogen. J. Ultrastruct. Res. **4**, 149 (1960). — Kasbekar, D. K., W. V. Lavate, D. V. Rege, and A. Sreenivasan: A study of vitamin B_{12} protection in experimental liver injury to the rat by carbon tetrachloride. Biochem. J. **72**, 384 (1959). — Kasten, F. H., R. Bovis, and G. Mark: Phase contrast observations and electron microscopy of cultured newborn rat heart cells. J. Cell Biol. **27**, 122 A (1965). — Kaye, G. I., G. D. Pappas, G. Yasuzumi, and H. Yamamoto:

The distribution of the endoplasmic reticulum during spermatogenesis in the crayfish, Cambaroides japonicus. Z. Zellforsch. **53**, 159 (1961). — KAYE, J. S.: Acrosome formation in the house cricket. J. Cell. Biol. **12**, 411 (1962). — KELLENBERGER, E., A. BOLLE, E. BOY DE LA TOUR, R. H. EPSTEIN, N. C. FRANKLIN, N. K. JERNE, A. REALE-SCAFATI, J. SECHAUD, I. BENDIT, D. GOLDSTEIN, and M. A. LAUFFER: Functions and properties related to the tail fibers of Bacteriophage T_4. Virology **26**, 419 (1965). — KELLENBERGER, E., and E. BOY DE LA TOUR: Studies on the morphopoises of the head of phage T-Even. J. Ultrastruct. Res. **13**, 343 (1965). — KESSEL, R. G.: Electron microscope studies on the origin of annulate lamellae in oocytes of Necturus. J. Cell Biol. **19**, 391 (1963). ~ Intranuclear annulate lamellae in oocytes of the tunicate, Styela partita. Z. Zellforsch. **63**, 37 (1964). ~ Intranuclear and cytoplasmic annulate lamellae in tunicate oocytes. J. Cell Biol. **24**, 471 (1965). ~ The role of the golgi complex in the formation of secretion in the test cells of the follicle of the tunicate CIONA. Z. Zellforsch. **66**, 106 (1965). ~ KESSEL, R. G., and H. W. BEAMS: An unusual configuration of the golgi complex in pigment-producing "Test" cells of the ovary of the tunicate, Styela. J. Cell Biol. **25**, 55 (1965). — KETTLER, L. H.: Parenchymschädigungen der Leber. Ergebn. allg. Path. path. Anat. **37**, 1 (1954). — KIKUTH, W., H. W. SCHLIPKÖTER u. P. SCHROETELER: Vergleichende Untersuchungen der Mitochondrien in Rattenlungen nach intratrachealer Injektion von Kieselsäure. Proc. Europ. Conf. Electron. Microscop. Stockholm 1956, p. 246. Stockholm: Almqvist & Wiksell 1957. — KILARSKI, W. M.: Electron microscope observation on early form of mitocondria. Proc. 2nd Ann. Meet. Amer. Soc. Cell Biology 1962, p. 91. — KING, R. C., and R. L. DEVINE: Oogenesis in adult Drosophila melanogaster. VII. The submicroscopic morphologie of the ovary. Growth **22**, 299 (1958). — KISCH, B.: Electron microscopic investigation of the lungs capillaries and specific cells. Exp. Med. Surg. **13**, 101 (1955). ~ Electron microscopic investigations of lungs. II. Specific cells and other cells with osmiophilic enclosures. Exp. Med. Surg. **15**, 101 (1957). — KJARHELM, A.: Pers. Mitteilg. 1965. — KLINGENBERG, M.: Muskelmitochondrien. Ergebn. Physiol. **55**, 132 (1964). — KNESE, K. H., u. A. KNOOP: Elektronenmikroskopische Befunde über die Mukopolysaccharidbildung. 9. Tagg. Dtsch. Ges. Elektr. Mikroskop. Freiburg, 1959. — KÖLLIKER, A.: Mikroskopische Anatomie oder Gewebelehre des Menschen. Leipzig 1850—1854. — KOLEHMAINEN, L., H. ZECH, and D. v. WETTSTEIN: The structure of cells during tobacco mosaic virus reproduction. Mesophyll cells containing virus crystals. J. Cell Biol. **25**, 77 (1965). — KORB, G.: Elektronenmikroskopische Untersuchungen zur Aludrin (Isoprotorenolsulfat)-Schädigung des Herzmuskels. Virchosw Arch. path. Anat. **339**, 136 (1965). — KOSLOWSKI, L.: Autolyse-Krankheiten in der Chirurgie. Stuttgart: Georg Thieme 1959. — KRAEHENBUHL, I.-P., E. GLOOR et B. BLANC: Morphologie comparée de la muqueuse intestinale de deux espèces animales aux possibilités d'absorption protéique néonatale différentes. Z. Zellforsch. **70**, 209 (1966). — KRIGMAN, M. R., R. G. FELDMAN, and K. BENSCH: Alzheimer's presenile dementia. A histochemical and electron microscopic study. Lab. Invest. **14**, 381 (1965). — KROLL, A. J., and T. KUWABARA: Prevention of phosphate-induced mitochondrial swelling. J. Cell Biol. **15**, 29 (1962). — KUFF, E. E., and A. J. DALTON: Identification of molecular ferritin in homogenates and sections of rat liver. J. Ultrastruct. Res. **1**, 62 (1957). — KUFF, E. E., G. H. HOGEBROOM, and A. J. DALTON: Centrifugal biochemical, and electron microscopic analysis of cytoplasmic particulates in liver homogenates. J. biophys. biochem. Cytol. **2**, 35 (1956). — KUHN, N. O., and C. G. HARFORD: Electron microscopic examination of cytoplasmic inclusion bodies in cells infected with parainfluenza virus, type 2, Virology **21**, 527 (1963). — KUROSUMI, K.: Electron microscopic analysis of the secretion mechanism. Int. Rev. Cytol. **11**, 1 (1961). KUTZSCHE, A., H.-J. MERKER u. W. SCHWARZ: Morphologische Beobachtungen über die Sulfanilamideinwirkung auf Fibroblastenkulturen. Naturwissenschaften **52**, 118 (1965).

LACY, D.: The morphology of the Golgi apparatus in neurons and epithelial cells of the common limpet patella vulgata. Proc. Europ. Conf. Electron Microscop. Stockholm, 1956, p. 145. ~ The Golgi apparatus in neurons and epithelial cells of the common limpet patella vulgata. J. biophys. biochem. Cytol. **3**, 779 (1957). — LACY, D., and C. E. CHALLICE: Studies on the Golgi apparatus by electron microscopy with particular reference to Aoyama's technique. J. biophys. biochem. Cytol. **2**, 395 (1956). — LACY, D., and J. ROTBLAT: Effects of ionising radiation on the testis of the rat with some observations on its normal morphology. IV. Int. Kongr. Elektronenmikr. Berlin, 1958, S. 484. Berlin-Göttingen-Heidelberg: Springer 1960. — LADDA, R.: Intranuclear ferritin. Exp. Cell Res. **28**, 595 (1962). — LAFONTAINE, J. G., and C. ALLARD: Morphological changes induced in rat liver cells by ingestion of 2-methyl-4-dimethylaminoazobenzene. Anat. Rec. **136**, 228 (1960). ~ A light and electron microscopic study of the morphological changes induced in rat liver cells by the azo dye 2-Me-DAB. J. Cell Biol. **22**, 143 (1964). — LAGERMALM, G., L. KJELLÉN, K. G. THORSSON, and A. SVEDMYR: Electron microscopy of HeLa-cells infected with agents of the adenovirus. Arch. ges. Virusforsch. **7**, 221 (1957). — LAGUENS, R., and N. BIANCHI: Fine structure of the liver in luman idiopathic Diabetes mellitus. I. parenchymal cell mitochondria. Exp. Mol. Path. **2**, 203 (1963). — LAIRD, A. K., and A. D. BARTON: Protein synthesis in rat pancreas. IV. Changes in the intracellular distribution of pancreatic amylase during the secretory cycle. Biochim. biophys. Acta (Amst.) **27**, 12 (1958). — LAIRD, A. K., A. D. BARTON, and O. NYGAARD: Synthesis of protein and ribonucleic acid in rat liver during refeeding after starvation. Exp. Cell Res. **9**, 523 (1955). — LAMIRANDE, C. DE, C. ALLARD, and A. CANTERO: Ribonucleic acid composition in cytoplasmic fractions isolated from rat liver cells. J. biophys. biochem. Cytol. **6**, 291 (1959). — LANE, N. J., and A. B. NOVIKOFF: Effects of arginine deprivation, ultraviolett radiation, and x-radiation on cultured KB cells. A cytochemical and ultrastructural study. J. Cell Biol. **27**, 603 (1965). — LANSING, A. I.: Age variations in cortical membranes of rotifers. J. Cell Biol. **27**, 403 (1965). — LASANKY, A., and E. DeROBERTIS: Submicroscopic changes in visual cells of the rabbit induced by iodoacetate. J. biophys. biochem. Cytol. **5**, 245 (1959). — LATTA, H.: A cellular reaction to antibody in tissue culture studied with electron microscopy. J. biophys. biochem. Cytol. **5**, 405 (1959). — LAWZEWITSCH, J. v.: Über die Wirkung des Durstens auf die neurosekretorischen Zwischenhirnzellen des Huhnes. Naturwissenschaften **53**, 111 (1966). — LAZARUS, S. S., and H. BARDEN: Histochemistry and electron microscopy of mitochondrial adenosintriphosphatase. J. Histochem. Cytochem. **10**, 285 (1962). ∼ Ultramicroscopic localization of mitochondrial adenosinetriphosphatase. J. Ultrastruct. Res. **10**, 189 (1964). — LAZARUS, S. S., and V. G. VETHAMANY: Relation of histochemical visualization of mitochondrial adenosine triphosphatase and ion uptake. J. Cell Biol. **27**, 57A (1965). — LEBLOND, C. P., B. DROZ, and H. WARSHAWSKY: Synthesis and migration of proteins in the cells of the exocrine pancreas as revealed by specific activity determination from autoradiographs. J. Cell Biol. **16**, 1—28 (1963). — LEDUC, E. H., and W. BERNHARD: Electron microscopy study of mouse liver infected by Ectromelia virus. J. Ultrastruct. Res. **6**, 466 (1962). — LEE, J. C.: Cellular mechanism of protein metabolism in the nephron. III. The histochemical characteristics of amino acid droplets. J. Exp. Med. **99**, 621 (1954). ∼ Electron microscopic observations on the formation of mitochondria. J. roy. micr. Soc. **83**, 229 (1964). — LEENE, W., and W. VAN ITERSON: Tetranitro-blue tetrazolium reduction in bacillus subtilis. J. Cell Biol. **27**, 237 (1965). — LEESON, C. R., and TH. S. LEESON: An unusual arrangement of ribosomes in mesenchymal cells. J. Cell Biol. **24**, 324 (1965). — LEHNINGER, A. L.: Water uptake and extrusion by mitochondria in relation to oxidative phosphorylation. Physiol. Rev. **42**, 467 (1962). ∼ The mitochondrion. New York and Amsterdam: W. A. Benjamin 1965. — LEHNINGER, A. L., B. L. RAY, and M. SCHNEIDER: The swelling of rat liver mitochondria by thyroxine and its reversal. J. biophys. biochem. Cytol. **5**, 97 (1959). — LEHNINGER, A. L., and M. SCHNEIDER: Mitochondrial swelling induced by gluthathione. J. biophys. biochem. Cytol. **5**, 109 (1959). — LEHRER, G. M., and L. ORNSTEIN: A diazo coupling method for the electron microscopic localization of cholin esterase. J. biophys. biochem. Cytol. **6**, 339 (1959). — LEOOLEN, M. A.: Ultrastructural modifications of mitochondria in reticulocyte maturation. J. Cell Biol. **27**, 58A (1965). — LEVER, J. D.: Electron microscopic observations on the normal and denervated adrenal medulla of the rat. Endocrinology **57**, 621 (1955). ∼ Electron microscopic observations on the adrenal cortex. Amer. J. Anat. **97**, 409 (1955). ∼ Physiologically induced changes in adrenocortical mitochondria. J. biophys. biochem. Cytol. **2**, Suppl. 313 (1956). ∼ Cytology of hypophysectomized rat adrenal cortex: Fine structure alterations following administration of adrenacorticotrophic hormone and on lowering the sodium potassium ratic. Endocrinology **58**, 163 (1956). ∼ Remarks on the electron microscopy of the rat corpus luteum and comparison with earlier observations on the adrenal cortex. Anat. Rec. **124**, 111 (1956). ∼ Fine structural appearances in the rat parathyroid. J. Anat. (Lond.) **91**, 73 (1957). ∼ The fine structure of brown adipose tissue in the rat.: With observations on the cytological changes following starvation and adrenalectomy. Proc. Conf. Electronen-Microsc. Stockholm 1956, p. 182. Stockholm: Almqvist & Wiksell 1957. — LEVER, J. D., and J. B. CHAPPELL: Mitochondria isolated from rat brown adipose tissue and liver. J. biophys. biochem. Cytol. **4**, 287 (1958). ¡— LEWIS, W. H.: Pinocytosis. Bull. John Hopk. Hosp. **49**, 17 (1931). ∼ Structure and locomot on of the amoeba, Pelomyxa villosa. Anat. Rec. **121**, 330 (1955). — LIN, A. S.: Microcylinders within mitochondrial cristae in the rat pinealocyte. J. Cell Biol. **25**, 435 (1965). — LINDBERG, O.: Morphogenetische und metabolische Wirkungen des Hormons der Schilddrüse. Naturwissenschaften **52**, 379 (1965). — LINDBERG, O., and L. ERNSTER: On the mechanism of phosphorylative energy transfer in mitochondria. Exp. Cell Res. **3**, 209 (1952). ∼ Chemistry and physiology of mitochondria and microsomes. Protoplasma (Wien) **3**, A4 (1954). — LINDNER, E.: Die submikroskopische Morphologie des Herzmuskels. Z. Zellforsch. **45**, 702 (1957). ∼ Elektronenmikroskopische Beobachtungen an eisenpositiven Zellen im Rattenuterus. Zbl. allg. Path. path. Anat. **96**, 394 (1957). ∼ Die submikroskopische Struktur der pigmenthaltigen glatten Muskelzellen im Uterus von Vitamin-E-Mangel-Ratten. Beitr. path. Anat. **117**, 1 (1957). ∼ Der elektronenmikroskopische Nachweis von Eisen in Gewebe. Ergebn. allg. Path. path. Anat. **38**, 46 (1958). ∼ Fett und Lipiodablagerungen in verschiedenen Zellarten. Symp. der Dtsch. Forsch.-Gem. 1958. ∼ Die submikroskopische Morphologie des Herzmuskels. Z. Zellforsch. **45**, 702 (1957). — LINNANE, A. W., E. VITOLS, and P. G. NOWLAND: Studies on the origin of yeast mitochondria. J. Cell Biol. **13**, 345 (1962). — LITTLEFIELD, J. W.,

E. B. KELLER, J. GROSS, and P. C. ZAMECNIK: Studies on cytoplasmic ribonucleoprotein particles from liver of the rat. J. biol. Chem. **217**, 111 (1955). — LOCKE, M., and I. V. COLLINS: The structure and formation of protein granules in the fat body of an insect. J. Cell Biol. **26**, 857 (1965). — LÖBLICH, H. L., u. M. KNEŽEVIĆ: Elektronenmikroskopische Untersuchungen nach akuter Schädigung des Hypophysen-Zwischenhirnsystems. Beitr. path. Anat. **123**, 46 (1960). — LOEWENSTEIN, W. R.: Permeability of the nuclear membrane as determined with electrical methods. In: Protoplasmatologia, Handbuch der Protoplasmaforschung, Bd. 5, p. 26. Wien: Springer 1964. — LOEWENSTEIN, W. R., and Y. KANNO: Some electrical properties of a nuclear membrane with a microelectrode. J. gen. Physiol. **46**, 1123 (1963). — LOEWY, A. G., and P. SIEKEWITZ: Cell structure and function (eds. Holt, Rinehart and Winston). New York 1963. — LOOMIS, W. F., and F. LIPMANN: Reversible inhibition of the coupling between phosphorylation and oxidation. J. biol. Chem. **173**, 807 (1948). — LOVTRUP, S., and S. PIGOIN: C. R. Lab. Carlsberg. Sér. Chim. **28**, 1 (1951). Zit. nach Holter 1959. — LOW, F. N.: The pulmonary alveolar epithelium of laboratory mammals and man. Anat. Rec. **117**, 241 (1953). ~ Mitochondrial structure. J. biophys. biochem. Cytol. **2**, 337 (1956). — LOW, F. N., and M. M. SAMPAIO: The pulmonary alveolar epithelium as an endodermal derivative. Anat. Rec. **127**, 51 (1957). — LUCK, D. J. L.: Glycogen synthesis from uridine diphosphate glucose. J. biophys. biochem. Cytol. **10**, 195 (1961). ~ Genesis of mitochondria in Neurospora crassa. Proc. nat. Acad. Sci. (Wash.) **49**, 233 (1963). ~ Formation of mitochondria in neurospora crassa. A quantitative radioautographic study. J. Cell Biol. **16**, 483 (1963). ~ The influence of precursor pool size on mitochondrial composition in Neurospora crassa. J. Cell Biol. **24**, 445 (1965). ~ Formation of mitochondria in Neurospora crassa. A study based on mitochondrial density changes. J. Cell Biol. **24**, 461 (1965). — LÜDIN, H.: Sideroachrestische Anämien. Schweiz. med. Wschr. **94**, 1727 (1964). — LUFT, R., and O. HECHTER: An electron microscopic correlation of structure with function in the isolated perfused cow adrenal, preliminary observations. J. biophys. biochem. Cytol. **3**, 615 (1957). — LUFT, R., D. IKKOS, C. PALMIERI, L. ERNSTER, and B. ÅFZELIUS: A case of severe hypermetabolism of nonthyroid origin with a defect in the maintenance of mitochondiral respiratory control: A correlated clinical, biochemical and morphological study. J. clin. Invest. **41**, 1776 (1962). — LUND, H. A., A. E. VATTER, and J. B. HANSON: Biochemical and cytological changes accompanying growth and differentiation in the roots of zea mays. J. biophys. biochem. Cytol. **4**, 87 (1958). — LYNEN, F.: Der Weg der Essigsäure zu Cholesterin und Fettsäuren. Aschoff-Vorlesung 1960 Freiburg i. Br. — LYNN, W. S., S. FORTNEY, and R. H. BROWN: Role of EDTA and metals in mitochondrial contraction. J. Cell Biol. **23**, 9 (1964).

MÄKELÄ, O., and C. J. V. NOSSAL: Autoradiographic studies on the immune response: II. DNA synthesis amongst single antibody producing cells. J. exp. Med. **115**, 231 (1962). — MAHOWALD, A. P.: Fine structure of pole cells and polar granules in Drosophila melanogaster. J. exp. Zool. **151**, 201 (1962). ~ Ultrastructural differentiations during formation of the blastoderm in the Drosophila melanogaster embryo. Develop. Biol. **8**, 186 (1963). — MAILLARD, M.: Origine des grains de sécrétion dans les cellules de l'anthéhypophyse embryonnaire du rat; rôle de l'apparail de golgi. J. Microscopie **2**, 81 (1963). — MANILOFF, J., H. J. MOROWITZ, and R. J. BARRNETT: Studies of the ultrastructure and ribosomal arrangements of the pleuropneumonia-like organism A. 5969. J. Cell Biol. **25**, 139 (1965). — MARIONE, G.: Problèmes anciens et acquisitions récentes sur une érythropathie congénitale singulière: la thalassèmie. Bull. Soc. Vaud. Sci. Nat. **67**, 109 (1959). — MARIONE, G., C. BERNASCONI, C. GAUTIER et I. MARCOVICI: Studi di citologia elettronica nella talassemia. I. Ultrastruttura degli eritrociti del sangue circolante. Haematologica **43**, 1123 (1958). — MARKS, P. A., R. A. RIFKIND, and D. DANON: Polyribosomes and protein synthesis during reticulocyte maturation in vitro. Proc. nat. Acad. Sci. (Wash.) **50**, 336 (1963). — MARSH, J. B.: Net synthesis of low density plasma lipoproteins by rat liver slices. Fed. Proc. **17**, 270 (1958). — MARSH, J. B., and A. F. WHEREAT: Net synthesis of plasma lipoprotein by rat liver: further observations. Fed. Proc. **18**, 282 (1959). — MARSHALL, J. M., V. N. SCHUMAKER, and P. W. BRANDT: Pinocytosis in amoebae. Ann. N. Y. Acad. Sci. **78**, 515 (1959). — MARTIUS, C.: Die tierische Gewebsatmung. Ergebn. Enzymforsch. **8**, 246 (1939). ~ Die oxydative Phosphorylierung und ihre hormonelle Steuerung. Klin. Wschr. **1957**, 223. — MARTIUS, C., u. B. HESS: Über den Wirkungsmechanismus des Schilddrüsenhormones. Naunyn-Schmiedebergs Arch. exp. Path. Pharmak. **216**, 45 (1952). — MARX, R., E. MÖLBERT u. H. U. ZOLLINGER: Elektronenmikroskopische Untersuchungen über die Eiweißspeicherung in der Mäuseniere. Verh. dtsch. Ges. Path. **49**, 167 (1965). ~ Elektronenmikroskopische Untersuchungen am proximalen Tubulus der Mäuseniere bei Eiweißspeicherung. Virchows Arch. path. Anat. **34**, 9 (1966). — MATHIAS, A. P., R. WILLIAMSON, H. E. HUXLEY, and S. PAGE: Occurrence and function of polysomes in rabbit reticulocytes. J. molec. Biol. **9**, 154 (1964). — MATSUMOTO, S.: Electron microscope studies of rabies virus in mouse brain. J. Cell Biol. **19**, 565 (1963). — MAULER, R., u. V. DOSTAL: Über die cytologischen Veränderungen von Herpes-B-Virus infizierten Affenniere-Gewebekulturen. IV. Int. Kongr. Elektronenmikr. Berlin, 1958, Bd. 2, S. 606. Berlin-Göttingen-Heidelberg: Springer 1960. ~ Untersuchungen zur Virusmultiplikation in Affennieren-Gewebekulturzellen. Veränderungen der Kernmembran bei der Multiplikation von Herpes-B-Virus in der Affennierenzelle. Behringwerkmitt. **36**, 3 (1960). — MEEK, G. A., and S. BRADBURY: Localization of thiamine pyrophosphatase activity in the golgi apparatus of a mollusc, Helix aspera. J. Cell Biol. **18**, 73 (1963). — MEEK, G. A., and N. J. LANE: The ultrastructural localization of phosphatases in the neurons of the snail, Helix aspersa. J. roy. micr. Soc. **82**, 193 (1964). — MEEK, G. A., and M. J. MOSES: Microtubulation of the inner membrane of the nuclear envelope. J. biophys. biochem. Cytol. **10**, 121 (1961). — MEESSEN, H.: Freiburger Symposium 1965. — MEESSEN, H., and R. POCHE: Pathomorphologie des Myocard: In: Das Herz des Menschen, Bd. 2, S. 644. Georg Thieme Stuttgart: 1963. — MENEFEE, M. G.: Some fine structure changes occuring in the epidemis of embryo mice during differentiation. J. Ultrastruct. Res. **1**, 49 (1957). — MÉRIEL, P., R. SOROL, J. SUC, J. PUTOIS, C. REGNIER et H. DUPONT: Application de la microscopie électronique à l'étude du rein. Path. et Biol. **6**, 1673 (1958). — MERKOW, L., and J. LEIGHTON: Increased numbers of annulate lamellae in myocardium of chick embryos incubated at abnormal temperatures. J. Cell Biol. **28**, 127 (1966). — MERLINI, D., and F. CARAMIA: Effect of dehydroascorbic acid on the islets of Langerhans of the rat pancreas. J. Cell Biol. **26**, 245 (1965). — MERRIAM, R. W.: The origin and fate of annulate lamellae in maturing sand dollar eggs. J. biophys. biochem. Cytol. **5**, 117 (1959). ~ On the fine structure and composition of the nuclear envelope. J. biophys. biochem. Cytol. **11**, 559 (1961). ~ Some dynamic aspects of the nuclear envelope. J. Cell Biol. **12**, 79 (1962). — MEYER, G. F.: Die parakristallinen Körper in den Spermienschwänzen von Drosophila. Z. Zellforsch. **62**, 762 (1964). — MICHAELIS, P.: Beiträge zur vergleichenden Myologie des Cynocephalus babuin, Simia satyrus troglodytes niger. Arch. Anat., Physiol. Anat. (1903). — MIKATO, O., and S. A. LUCE: Ultrastructural changes in the rat liver produced by N-2-fluorenyldiacetamide. Amer. J. Path. **44**, 455 (1964). — MILHORAT, T.: In: Myopathien. Int. Symp. Muskeldystrophie, Hinterzarten 1965 (Edit. R. BECKMANN).: Georg Thieme 1965. — MILLER, A., and A. B. MAUNSBACH: Reticulocyte mitochondria and hemoglobin synthesis. J. Cell Biol. **27**, 65 A (1965). — MILLER, F.: Elektronenmikroskopische Untersuchungen an weißen Blutzellen. Verh. dtsch. Ges. Path. **40**, 208 (1956). ~ Orthologie und Pathologie der Zelle im elektronenmikroskopischen Bild. Verh. dtsch. Ges. Path. **42**, 261 (1959). ~ Hemoglobin absorption by the cells of the proximal convoluted tubule in mouse kidney. J. biophys. biochem. Cytol. **8**, 689 (1960). ~ Acid phosphatase localization in renal protein absorption droplets. Fifth Int. Congr. Electron Microscopy, Philadelphia 1962, vol. 2, p. Q-2. ~ Elektronenmikroskopisch-histochemischer Nachweis von saurer Esterase in Lysosomen der Leber. Beitr. path. Anat. **130**, 235 (1964). — MILLER, F., u. A. BOHLE: Vergleichende licht- und elektronenmikroskopische Untersuchungen an der Basalmembran der Glomerulumkapillaren der Maus bei experimentellem Nierenamyloid. Klin. Wschr. **1956**, 1204. ~ Electron microscopy of the glomerular basement membrane in experimental amyloidosis of the mouse. Proc. Conf. Electronenmicr. Stockholm 1956, p. 254. Stockholm: Almqvist & Wicksell 1957. ~ Elektronenmikroskopische Untersuchungen am Glomerulum bei der Masugi-Nephritis der Ratte. Virchows Arch. path. Anat. **330**, 483 (1957). — MILLER, F., u. M. MONTELEONE: Die Feinstruktur der mehrkernigen Riesenzellen des gutartigen Riesenztumors des Knochens. Frankf. Z. Path. **68**, 49 (1957). — MILLER, F., and G. E. PALADE: Lytic activities in renal protein absorption droplets. An electron microscopical cytochemical study. J. Cell Biol. **23**, 519 (1964). — MILLER, F., u. H. SITTE: Elektronenmikroskopische Untersuchungen an Mäusenieren nach intraperitonealen Eiweißgaben. Verh. dtsch. Ges. Path. **39**, 183 (1956). — MITCHELL, P.: On the stoichiometric translocation of protons through the respiratory chain system and the adenosine triphosphatase system of rat liver mitochondria. J. Cell Biol. **27**, 67 A (1965). — MIZUNO, S., K. RAYA, and A. TAKAHASHI: An electron microscopic study of the cardiac muscular tissue. Jap. Circulat. J. (Ni.) **28**, 306 (1964). — MOCHIZUKI, T., E. MÖLBERT u. O. v. DEIMLING: Elektronenmikroskopische Untersuchungen über das Verhalten des Glukose-1-phosphat-spaltenden Enzyms der Herzmuskelzelle unter der Wirkung von Tetrachlorkohlenstoff. Beitr. path. Anat. **126**, 201 (1962). — MOE, H., and O. BEHNKE: Cytoplasmic bodies containing mitochondrial ribosomes, and rough surfaced endoplasmic membranes in the epithelium of the small intestine of newborn rats. J. Cell Biol. **13**, 168 (1962). — MÖLBERT, E.: Elektronenmikroskopische Untersuchungen am Leberparenchym bei akuter Hypoxie. Klin. Wschr. **1956**, 928. ~ Das elektronenmikroskopische Bild der Leberparenchymzelle nach histotoxischer Hypoxydose. Beitr. path. Anat. **118**, 203 (1957). ~ Das elektronenmikroskopische Bild der Herzmuskelzelle nach akuter Hypoxie. Bad Oeynhauser Gespräche Bd. II, 1957, S. 197. ~ Beitrag zur funktionellen Kontrastdarstellung der Leberparchenchymzelle. Physik. Verh. **8**, 217 (1957). ~ Das Leberparenchym bei histotoxischer Oxydationshemmung im elektronenmikroskopischen Bild. Klin. Wschr. **1957**, 646. ~ Die Schädigung des Herzmuskels durch Oxydationshemmung im elektronenmikroskopischen Bild. Klin. Wschr. **1958**, 337. ~ Die Herzmuskelzelle nach akuter Oxydationshemmung im elektronenmikroskopischen Bild. Beitr. path. Anat. **118**, 421 (1958). ~ Das elektronenmikroskopische Bild der Leberparenchymzelle nach oxydationshemmenden Cytotoxinen. Verh. dtsch. Ges. Path. **41**, 303 (1958). ~ Unveröffentlicht 1959. ~ Habil. Schr.

1960/61. ~ Nachweis eines Glucose-I-phosphat spaltenden Enzyms an der Ultrastructur des Herzmuskels. I. Symp. Int. Sull. estere di Corti, Milano 1960. ~ Die chronische Muskeldystrophie im elektronenmikroskopischen Bild. Verh. dtsch. Ges. Path. **44**, 215 (1960). ~ Elektronenmikroskopische Beiträge zur ultrastrukturellen Enzymlokalisation. Angew. Chem. **75**, 347 (1963). ~ Submicroscopic enzyme localization in cardiac muscle. Rev. canad. Biol. **22**, 173 (1963). ~ Ultrastructural cytochemistry. In: Methods and arch. of exper. path., vol. 2, p. 1—29. Basel and New York: S. Karger 1966.—MÖLBERT, E., u. K. ARNESEN: Elektronenmikroskopischer Beitrag zur Ultrastruktur der Nebennierenrinde der weißen Maus. Zugleich ein Beitrag zur Struktur und Funktion der Mitochondrien. Beitr. path. Anat. **121**, 31 (1960). — MÖLBERT, E.,G.BAUMGARTNER u. U.-P. KETELSEN: Elektronenmikroskopische Untersuchungen an der Großhirnrinde der Katze nach Elektrokrämpfen. Dtsch. Z. Nervenheilk. **190**, 295 (1967).— MÖLBERT, E., O. V. DEIMLING u. F. DUSPIVA: Enzymnachweis an Parenchymzellen im elektronenmikroskopischen Bild. Europ. Conf. Electronenmicr. Delft 1960. — MÖLBERT, E., u. W. DODEN: Chronisch-progressive oculäre Muskeldystrophie im elektronenmikroskopischen Bild. 66. Zus. kunft der Dtsch. Ophthal. Ges. Heidelberg 1959. — MÖLBERT, E., F. DUSPIVA u. O. V. DEIMLING: Die histochemische Lokalisation der Phosphatasen in der Tubulusepithelzelle der Mäuseniere im elektronenmikroskopischen Bild. Z. Histochemie **2**, 5 (1960). ~ The demonstration of alkaline phosphatase in the electron microscope. J. biophys. biochem. Cytol. **7**, 387 (1960). — MÖLBERT, E., u. D. GUERRITORE: Elektronenmikroskopische Untersuchungen am Leberparenchym bei akuter Hypoxie. Beitr. path. Anat. **117**, 32 (1957). — MÖLBERT, E., K. HILL u. F. BÜCHNER: Die Kanzerisierung der Leberparenchymzelle durch Diaethylnitrosamin im elektronenmikroskopischen Bild. Beitr. path. Anat. **126**, 218 (1962). — MÖLBERT, E., u. S. IIJIMA: Beitrag zur experimentellen Hypertrophie und Insuffizienz des Herzmuskels im elektronenmikroskopischen Bild. Naturwissenschaften **45**, 322 (1958). ~ Beitrag zur experimentellen Hypertrophie und Insuffizienz des Herzmuskels im elektronenmikroskopischen Bild. Verh. dtsch. Ges. Path. **42**, 349 (1959). — MÖLBERT, E., u. R. JONTOFSOHN: im Druck, 1966. — MÖLBERT, E., J. KARASEK u. R. MARX: Unveröfftl. 1965. — MÖLBERT, E., u. R. MARX: Elektronenmikroskopische Befunde bei Myopathien. In: Myopathien. Stuttgart: Georg Thieme 1965. ~ Elektronenmikroskopische Untersuchungen am Lebergewebe beim Rotor-Syndrom. Acta hepato-splenol. (Stuttg.) **13**, 160 1966. — MÖLBERT, E., u. K. WEBER: Beitrag zur Enzymdarstellung. 3. Europ. Reg. Conf. Electr. Microscop., Prag 1964, S. 583. — MÖRICKE, V., u. K. E. WOLFARTH-BOTTERMANN: Zur funktionellen Morphologie der Speicheldrüsen von Homopteren. II. Die Deck- und Zentralzellen der Speicheldrüse von Myzus persicae (Sulz), Aphididae. Z. Zellforsch. **59**, 165 (1963). — MOLLENHAUER, H. H.: Transition forms of golgi apparatus secretion vesicles. J. Ultrastruct. Res. **12**, 439 (1965). ~ An intercristernal structure in the folgi apparatus. J. Cell Biol. **24**, 504 (1965). — MOLLENHAUER, H. H., and W. G. WHALEY: An observation on the functioning of the golgi apparatus. J. Cell Biol. **17**, 222 (1963). — MOLLENHAUER, H. H., W. G. WHALEY, and J. H. LEECH: A function of the golgi apparatus in outer rootcap cells. J. Ultrastruct. Res. **5**, 193 (1961). — MOLNAR, Z.: Ultrastructure of calcifying heart and kidney. J. Cell Biol. **27**, 68 A (1965). — MONNÉ, L.: Functioning of the cytoplasm. Advanc. Enzymol. **8**, 1 (1948). — MOOR, H.: Elektronenmikroskopische Untersuchungen an lebend gefrorenen Zellen. 11. Tgg. Dtsch. Ges. Elektron. Mikroskop., 8. Tgg. Schweiz. Kom. Optik 1963. ~ Die Gefrierfixation lebender Zellen und ihre Anwendung in der Elektronenmikroskopie. Z. Zellforsch. **62**, 546 (1964). — MOOR, H., C. RUSKA u. H. RUSKA: Elektronenmikroskopische Darstellung tierischer Zellen mit der Gefrierätztechnik. Z. Zellforsch. **62**, 581 (1964). — MOORE, D. H., RUSKA: The fine structure of capillaries and small arteries. J. biophys. biochem. Cytol. **3**, 457 (1957). ~ Electron microscope study of mammalian cardiac muscle cells. J. biophys. biochem. Cytol. **3**, 261 (1957). — MOORE, D. H., H. RUSKA, and W. H. COPENHAVER: Electron microscopic and histochemical observations of muscle degeneration after tourniquet. J. biophys. biochem. Cytol. **2**, 775 (1956). — MOORE, R. T., and J. H. McALEAR: Fine structure of mycota. J. Cell Biol. **16**, 131 (1963). — MORGAN, C., S. A. ELLISON, H. M. ROSE, and D. H. MOORE: Structure and development of viruses observed in the electron microscope. II. Vaccinia and fowl pox viruses. J. exp. Med. **100**, 301 (1954). — MORGAN, C., H. ROSE, M. HOLDEN, and E. P. JONES: Electron microscopic observations on the development of herpes simplex virus. J. exp. Med. **110**, 643 (1959). — MORGENROTH jr., K., u. H. THEMANN: Elektronenmikroskopische Untersuchungen der Wirkung ionisierender Strahlen auf die Feinstruktur von Leber und Milz von Mäusen. Strahlentherapie **124**, 547 (1964). — MOSES, M. J.: The relation between the axial complex of meiotic prophase chromosomes and chromosome paining in a salamander (Plethodon cinereus). J. biophys. biochem. Cytol. **4**, 633 (1958). ~ Patterns of organization in the fine structure of chromosomes. IV. Int. Kongr. Elektr. Mikroskop. Berlin 1958, Bd. 2, S. 199. Berlin-Göttingen-Heidelberg: Springer 1960. — MOULÉ, Y., C. ROUILLER, and J. CHAUVEAU: A biochemical and morphological study of rat liver microsomes. J. biophys. biochem. Cytol. **7**, 547 (1960). — MOYER, F.: Electron microscope observations on the origin, development, and genetic control of melanin granules in the mouse eye. In: The structure of the eye. Proc. Symp. 7th Int. Congr. Anat.

1960, N. Y., N. Y. (ed. G. K. Smelser), p. 469. New York and London: Academic Press 1961. — Mühlethaler, K.: The structure of plant slimes. Exp. Cell Res. 1, 341 (1950). ~ Elektronenmikroskopische Untersuchungen an pflanzlichen Geweben. Z. Zellforsch. 38, 299 (1953). ~ Der gegenwärtige Stand der elektronenmikroskopischen Erforschung der Pflanzenzelle. Naturwissenschaften 44, 204 (1957). ~ Submikroskopische Morphologie. Fortschr. Bot. 19, 38 (1957); 20, 29 (1958). — Mugnaini, E.: Helical filaments in astrocytic mitochondria of the corpus striatum in the rat. J. Cell Biol. 23, 173 (1964). — Mundkur, B.: Electron microscopical studies of frozen-dried yeast. Exp. Cell Res. 25, 1, 24 (1961). ~ Bifunctional cross-linking reagents and the fine structure of protein in Ehrlich ascites tumor cell nuclei. Cancer Res. 25, 1035 (1965). — Munger, B. L., and S. I. Roth: The cytology of the normal parathyroid glands of man and virginia deer. J. Cell Biol. 16, 379 (1963). — Munro, A. J., J. R. Jackson, and A. Korner: Studies on the nature of polysomes. Biochem. J. 92, 289 (1964). — Munro, H. N., D. J. Naismith, and T. W. Wikramanayake: The influence of energy intake on ribonucleic acid metabolism. Biochem. J. 54, 198 (1953). — Murakami, M.: Elektronenmikroskopische Untersuchung der neurosekretorischen Zellen im Hypothalamus der Maus. Z. Zellforsch. 56, 277 (1962). — Muscatello, U., E. Andersson-Cedergren, G. F. Azzone, and A. v. der Decken: The sarcotubular system of frog skeletal muscle. J. biophys. biochem. Cytol. 10 (Suppl.), 201 (1961). — Muscatello, U., A. Margreth, and M. Aloisi: On the differential response of sarcoplasm and myoplasm to denervation in frog muscle. J. Cell Biol. 27, 1 (1965).

Nadakavukaren, M. J.: Fine structure of negatively stained plant mitochondria. J. Cell Biol. 23, 193 (1964). — Napolitano, L., and D. W. Fawcett: The fine structure of brown adipose tissue in the newborn mouse. J. biophys. biochem. Cytol. 4, 685 (1958). — Nass, M. M. K., and B. A. Afzelius: The general occurence of mitochondrial DNA. Exp. Cell Res. 37, 516 (1965). — Nass, M. M. K., and S. Nass: Intramitochondrial fibers with DNA characteristics. I. Fixation and electrons staining reactions. J. Cell Biol. 19, 593 (1963). — Nass, S., and M. M. K. Nass: Intramitochondrial fibers with DNA characteristics. II. Enzymatic and other hydrolytic treatments. J. Cell Biol. 19, 613 (1963). ~ Intramitochondrial fibers with deoxyribonucleic acid characteristics. J. nat. Cancer Inst. 33, 777 (1964). — Nassonov, D.: Das Golgische Binnennetz und seine Beziehungen zu der Sekretion. Arch. mikr. Anat. 97, 136 (1923). — Nath, V.: Die physiologische Bedeutung des Golgi-Apparates im Lichte der Vitalfärbungsmethode. Z. Zellforsch. 3, 473 (1926). — Negai, T., M. Makinose, and W. Hasselbach: Der physiologische Erschlaffungsfaktor und die Muskelgrana. Biochim. biophys. Acta (Amst.) 43, 223 (1960). — Neifakh, S. A., and T. B. Kazakova: Actomyosinlike protein in mitochondria of mouse liver. Nature (Lond.) 197, 1106 (1963). — Nelson, D. A., and E. S. Benson: On the structural continuities of the transverse tubular system of rabbit and human myocardial cells. J. Cell Biol. 16, 297 (1963). — Netter, H.: Die Feinstructur der Zelle als dynamisches Phänomen. Verh. dtsch. Ges. Path. 33, 8 (1950). ~ Theoretische Biochemie. Berlin-Göttingen-Heidelberg: Springer 1959. — Néve, P.: Ultrastructure des cellules folliculaires d'une thyroide humaine normale. J. Microscopie 4, 811 (1965). — Newman, S. B., E. Borysko, and M. Swerdlow: Ultramicrotomy by a new method. J. Res. Nat. Bur. Stand. 43, 183 (1949). ~ New sectioning techniques for light and electron microscopy. Science 110, 66 (1949). — Nilsson, O.: Observations on a type of cilia in the rat oviduct. J. Ultrastruct. Res. 1, 170 (1957). ~ Ultrastructure of mouse uterine surface epithelium under different estrogenic influences. I. Spayed animals and oestrous animals. J. Ultrastruct. Res. 1, 375 (1958). ~ Ultrastructure of mouse uterine surface epithelium under different estrogenic influences. II. Early effect of estrogen administered to spayed animals. J. Ultrastruct. Res. 2, 73 (1958). ~ Ultrastructure of mouse uterine surface epithelium under different estrogenic influences. IV. Uterine secretion. J. Ultrastruct. Res. 2, 331 (1959). — Niklowitz, W.: Elektronenmikroskopische Untersuchungen zur Struktur der normalen und kollapsgeschädigten Purkinjezelle. Beitr. path. Anat. 127, 424 (1962). ~ Elektronenmikroskopische Untersuchungen am Ammonshorn. II. Über die Substruktur der Pyramidinzellen nach Methoxypyridoxin-Vergiftung. Z. Zellforsch. 70, 220 (1966). — Novikoff, A. B.: The proximal tubule cell in experimental hydronephrosis. J. biophys. biochem. Cytol. 6, 136 (1959). ~ Lysosomes and the physiology and pathology of cells. Biol. Bull. 116, 385 (1959). ~ Biochemical and staining reactions of cytoplasmic constituents, in developing cell systems and their control (D. Rudnick, ed.). New York: Ronald Press & Co 1960. ~ Mitochondria. In: The cell. New York and London: Academic Press Inc. 2, 299 (1961). ~ Lysosomes in the physiology and pathology of cells: contributions of staining methods. In: Lysosomes. Ciba Foundation Symposium, London 1963. — Novikoff, A. B., H. Beaufay, and C. deDuve: Electron microscopy of lysosome rich fractions from rat liver. J. biophys. biochem. Cytol. 2, Suppl. 179 (1956). — Novikoff, A. B., and E. Essner: The liver cell: some new approaches to its study. Amer. J. Med. 29, 102 (1960). ~ Cytolysomes and mitochondrial degeneration. J. Cell Biol. 15, 140 (1962). — Novikoff, A. B., E. Essner, S. Goldfischer, and M. Heus: Nucleoside diphosphatase activities of cytomembranes. Symp. Inter. Soc. Cell Biol. 1, 149 (1962). — Novikoff, A. B., E. Essner, and N. Quintana: Relations of endoplasmic reticulum, golgi apparatus and lysosomes. J. Microscopie **2**, 3 (1963). ∼ Golgi apparatus and lysosomes. Fed. Proc. **23**, 1010 (1964). — NOVIKOFF, A. B., N. QUINTANA, H. VILLAVERDE, and R. FORSCHIRM: The golgizone of neurons in rat spinal ganglia. J. Cell Biol. **23**, 68 A (1964). — NOVIKOFF, A. B., and W.-Y. SHIN: The endoplasmic reticulum in the golgi zone and its relation to microbodies, golgi apparatus and autophagic vacuoles in rat liver cells. J. Microscopie **3**, 187 (1964).

OBERLING, CH.: The structure of cytoplasm. Int. Rev. Cytol. 8, 1 (1959). — OBERLING, CH., W. BERNHARD, A. GAUTIER et F. HAGUENAU: Les structures basophiles du cytoplasme et leurs raports avec le cancer. Presse méd. **61**, 719 (1953). — OBERLING, CH., M. RIVIÈRE et F. HAGUENAU: Ultrastructure des épithéliomas à cellules claires du rein (hypernéphrones ou tumeurs de Gravitz) et son implication pour l'histogénèse de ces tumeurs. Bull. Ass. franç. Cancer **46**, 356 (1959). — OBERLING, CH., et CH. ROUILLER: Les effects de l'intoxication aigue au tétrachlorure de carbone sur le foie au rat. Étude au microscope électronique. Ann. Anat. Path. 1, 401 (1956). — O'BRIEN, T., and H. KLITGAARD (1965) (siehe unter B). — ODOR, L.: Uptake and transfer of particulate matter from the peritoneal cavity of the rat. J. biophys. biochem. Cytol. 2, Suppl., 105 (1956). — OEHLERT, W.: Autoradiographische Untersuchungen zum Eiweiß-, Ribonucleinsäure- und Desoxyribonucleinsäure-Stoffwechsel der Zelle. Habil.-Schr. Freiburg 1960. — OGAWA, K., and R. J. BARRNETT: Electron histochemical examination of oxidative enzymes and mitochondria. Nature (Lond.) **203**, 724 (1964). — OHNISHI, T., and T. OHNISHI: Extraction of contractile protein from liver mitochondria. J. Biochem. (Tokyo) **51**, 380 (1962); **52**, 230 (1962). — OKADA, E., and C. H. WADDINGTON: The submicroscopic structure of the Drosophila egg. J. Embryol. exp. Morph. 7, 583 (1959). — OKI, K., S. YOSHIO-KA, K. HAYASHI, and M. MASUDA: Mitochondrial changes induced by iron absorption in the duodenal absorptive cells of rats. J. Cell Biol. **24**, 328 (1965). — OLIVER, J., and M. McDOWELL: Cellular mechanism or protein metabolism in the nephron. VII. The characteristics and signi-ficance of the protein absorption droplets (hyaline droplets) in epidemic hemorrhagic fever and other renal diseases. J. exp. Med. **107**, 731 (1958). — ONISHI, S.: Mitochondrienverdopplung und -vermehrung an der Herzmuskelzelle der weißen Ratte nach Aderlaß. Naturwissen-schaften **54** (1967). ∼ Der Herzmuskel der Ratte nach Aderlaß im elektronenmikrosko-pischen Bild. Beitr. path. Anat. **136**, 96 (1967. — ORNSTEIN, L.: Mitochondrial and nuclear interaction. J. biophys. biochem. Cytol. 2, Suppl., 531 (1956). — ORRENIUS, ST.: On the me-chanism of drug hydroxylation in rat liver microsomes. J. Cell Biol. **26**, 713 (1965). ∼ Further studies on the induction of the drug hydroxylating enzyme system of liver microsomes. J. Cell Biol. **26**, 725 (1965). — ORRENIUS, ST., L. E. ERICSSON, and L. ERNSTER: Phenobarbital-in-duced synthesis of the microsomal drug-metabolizing enzyme system and its relationship to the proliferation of endoplasmic membranes. J. Cell Biol. **25**, 627 (1965). — ORTEGA, P.: Light and electron microscopy of rat liver after feeding with DDT. Fed. Proc. **21**, 306 (1962). — OSINCHAK, J.: Electron microscopic localization of acid phosphatase and thiamine pyrophos-phatase activity in hypothalamic neurosecretory cells of the rat. J. Cell Biol. **21**, 35 (1964). — OTERO-VILARDEBÓ, L. R., N. LANE, and G. C. GOLDMAN: Demonstration of mitochondrial ATP-ase activity in formalin-fixed colonic epithelial cells. J. Cell Biol. **19**, 647 (1963). ∼ Localization of phosphatase activities in colonic goblet and absorptive cells. J. Cell Biol. **21**, 486 (1965). — OVERTON, J.: Changes in cell fine structure during lens regeneration in Xenopus laevis. J. Cell Biol. **24**, 211 (1965). — OZAKI, Y., and N. HAGASHI: Studies on the growth of viruses ectromelia and vaccinia in strain L cells and HeLa cells. Ann. Rep. Inst. Virus Re-search. Kyoto University 1959 vol. 2, Series B, p. 65.

PAGE, G. S.: A comparison of the fine structures of frog slow and twitch muscle fibers. J. Cell Biol. **26**, 477 (1965). — PAGET, G. E., and P. THOR: An effect of thyroxin on the fine structure of the rat liver cell. Nature (Lond.) **199**, 1307 (1963). — PAIGEN, K.: The occurence of several biochemically distinct types of mitochondria in rat liver. J. biol. Chem. **206**, 945 (1954). — PALADE, G. E.: A study of fixation for electron microscopy. J. exp. Med. **95**, 285 (1952). ∼ The fine structure of mitochondria. Anat. Rec. **114**, 427 (1952). ∼ An electron micro-scope study of mitochondrial structure. J. Histochem. 1, 188 (1953). ∼ A small particulate component of the cytoplasm. J. appl. physiol. **24**, 1419 (1953). ∼ Fine structure of blood capil-laries. J. appl. Physiol. **24**, 1424 (1953). ∼ A small particulate component of the cytoplasm. J. biophys. biochem. Cytol. 1, 59 (1955). ∼ Studies on the endoplasmic reticulum. II. Simple dispositions in cells in situ. J. biophys. biochem. Cytol. 1, 567 (1955). ∼ Relations between the endoplasmic reticulum and the plasma membrane in macrophages. Anat. Rec. **121**, 445 (1955). ∼ Electron microscopy of mitochondria and other cytoplasmic structures. In: Enzymes, units of biological structure and function (O. H. Gaebler, ed.) New York: Academic Press 1956. ∼ PALADE, G. E.: The endoplasmic reticulum. J. biophys. biochem. Cytol. **2**, Suppl. 85 (1956). ∼ Intracisternal granules in the exocrine cells of the pancreas. J. biophys. biochem. Cytol. 2, 417 (1956). ∼ Functional changes in the structure of cell components. In: Subcellular particles, p. 64. New York: Ronald Press Co. 1959. — PALADE, G. E., and K. R. PORTER: Studies on the endoplasmic reticulum. I. Its identification in cells in situ. J. exp. Med. **100**,

641 (1954). — PALADE, G. E., and G. SCHIDLOWSKY: Functional associations of mitochondria and lipid inclusions. Anat. Rec. **130**, 352 (1958). — PALADE, G. E., and P. SIEKEVITZ: A correlated structure and chemical analysis of microsomes. Anat. Rec. **121**, 347 (1955). ∼ Correlated structural and chemical analysis of microsomes. Fed. Proc. **14**, 262 (1955). ∼ Liver microsomes. An integrated morphological and biochemical study. J. biophys. biochem. Cytol. **2**, 171 (1956). ∼ Pancreatic microsomes. An intergrated morphological and biochemical study. J. biophys. biochem. Cytol. **2**, 671 (1956). — PALAY, S. L.: The fine structure of the neuro-hypophysis. In: Ultrastructure and cellular chemistry of neural tissue (H. Waelsch, ed.), p. 31. New York: Hoeber-Harper 1957. ∼ Morphology of secretion. New Haven: Yale University Press 1957. ∼ The morphology of secretion. In: Frontiers in cytology, p. 305. New Haven: Yale University Press 1958. ∼ The fine structure of secretory neurons in the preoptic nucleus of the Goldfish (Carassius auratus). Anat. Rec. **138**, 417 (1960). — PALAY, S. L., and L. J. KARLIN: An electron microscopic study of the intestinal villus. II. The pathway of fat absorption. J. biophys. biochem. Cytol. **5**, 373 (1959). — PALAY, S. L., and G. E. PALADE: The fine structure of neurons. J. biophys. biochem. Cytol. **1**, 69 (1955). — PAPPAS, G. D., and P. W. BRANDT: Mitochondria. I. Fine structure in the mitochondria of pelomyxa carolinensis Wilson. J. biophys. biochem. Cytol. **6**, 85 (1959). ∼ Helical structures in the nuclei of free-living amebas. Fourth Int. Congr. Berlin 1958. Berlin-Göttingen-Heidelberg: Springer 1960. ∼ PAPPENHEIMER, A. M.: The Golgi apparatus: personal observations and a review of the literature. Anat. Rec. **11**, 107 (1916). — PARAT, M.: Appareil de Golgi, vacuome, colorations vitales, pH intracellulaire. Arch. exp. Zellforsch. **6**, 109 (1928). — PARKS, H. F.: Morphological study of the extrusion of secretory materials by the parotid glands of mouse and rat. J. Ultrastruct. Res. **6**, 449 (1962). ∼ Unusual formations of ergastoplasm in parotid acinous cells of mice. J. Cell Biol. **14**, 221 (1962). — PARKS, H. F., and A. D. CHIGUOIHE: Observations on early stages of phagocytosis of colloidal particles by hepatic phagocytes of the mouse. Electron Microscop. Stockholm Conf. 1956, p. 154. Stockholm and Upsala: Almqvist & Wiksell 1957. — PARSONS, D. F.: An electron microscope study of radiation damage in the mouse oocyte. J. Cell Biol. **14**, 31 (1962). ∼ Mitochondrial structure: two types of submits on negatively stained mitochondrial membranes. Science **140**, 685 (1963). — PARSONS, J. A.: The division of mitochondrial "DNA" in tetrahymena pyriformis. Fourth Ann. Meet. Amer. Soc. Cell Biol. Ohio 1964. — PASTEELS, J. J., P. CASTIAUX, and G. VANDERMEERSSCHE: Cytochemical localizations and ultrastructure in the fertilized unsegmented egg of Paracentrotus lividus. J. biophys. biochem. Cytol. **4**, 575 (1958). — PEACHY, L. D.: Structure of the longitudinal body muscles of amphioxus. J. biophys. biochem. Cytol. **10**, Suppl., 159 (1961). ∼ Accumulation of divalent ions in mitochondrial granules of intact cells. Int. Congr. Electron Microscopy vol. 2, p. 003 (1962). ∼ The sarcoplasmic reticulum and transverse tubules of the frog's sartorius. J. Cell Biol. **25**, 209 (1965). ∼ PEACHY, L. D., and A. F. HUXLEY: Transverse tubules in crab muscle. J. Cell Biol. **23**, 70 A (Abstract) (1964). — PEARSE, A. G. E.: The nature of Russell bodies and Kurloff bodies. Observations on the cytochemistry of plasma cells and reticulum cells. J. clin. Path. **2**, 81 (1949). — PEASE, D. C.: Fine structures of the kidney seen by electron microscopy. J. Histochem. Cytochem. **3**, 295 (1955). ∼ Demonstration of a highly ordered pattern upon a mitochondrial surface. J. Cell Biol. **15**, 385 (1962). — PEASE, D.C., and R. F. BAKER: Sectioning technique for electron microscopy using a conventional microtome. Proc. Soc. exp. Biol. (N. Y.) **67**, 470 (1948). — PEDLER, C., and K. TANSLEY: The fine structure of the cone of a diurnal gecko (Phelsuma inunguis). Exp. Eye Res. **2**, 39 (1963). — PELLEGRINO, C., and C. FRANZINI: An electron microscope study of denervation atrophy in red and white skeletal muscle fibers. J. Cell Biol. **17**, 327 (1963). — PERDUE, J. F., and P. V. BLAIR: Functional and chemical properties of mitochondrial contractile protein. Fourth Ann. Meet. Amer. Soc. Cell Biol. Ohio 1964. — PERNER, E. S.: Zum elektronenmikroskopischen Nachweis des „Golgi-Apparates" in Zellen höherer Pflanzen. Naturwissenschaften **44**, 336 (1957). — PETERS, V. B., G. W. KELLEY, and H. M. DEMBITZER: Cytologie changes in fetal and neonatal hepatic cells of the mouse. Ann. N. Y. Acad. Sci. **111**, 87 (1963). — PETERSON, M., and C. P. LEBLOND: Synthesis of complex carbohydrates in the golgi region, as shown by radioautographic after injection of labeled glucose. J. Cell Biol. **21**, 143 (1964). — PETRIS, S. DE and G. KARLSBAD: Localization of antibodies by electron microscopy in developing antibody-produced cells. J. Cell Biol. **26**, 759 (1965). — PETRIS, S. DE, G. KARLSBAD, and B. PERNIS: Localization of antibodies in plasma cells by electron microscopy. J. exp. Med. **117**, 849 (1963). — PETTE, D., M. KLINGENBERG, and T. BÜCHER: Comparable unspecific proportions in the mitochondrial enzyme activity pattern. Biochem. biophys. Res. Commun. **7**, 425 (1962). — PHILPOTT, D. E., and A. SZENT-GYÖRGYI: Observations on the electron microscopic structure of insect muscle. Biochim. biophysic. Acta (Amst.) **18**, 177 (1955). — PICHOTKA, J.: Über die histologischen Veränderungen der Lunge nach Atmung von hochkonzentriertem Sauerstoff im Experiment. Beitr. path. Anat. **105**, 381 (1941). ∼ Tierexperimentelle Untersuchungen zur pathologischen Histologie des akuten Höhentodes. Beitr. path. Anat. **107**, 117 (1942). — PIGON, A., and E. ZEUTHEN: Catesian diver bacance in permeability studies. Experientia (Basel) **7**, 455 (1951). —

Poche, R.: Submikroskopischer Beitrag zur Pathologie des Herzmuskels. Verh. dtsch. Ges. Path. **41**, 351 (1957). ~ Das submikroskopische Bild der Herzmuskelveränderungen nach Überdosierung von Schilddrüsenhormon. Beitr. path. Anat. **118**, 407 (1957). ~ Submikroskopische Beiträge zur Pathologie der Herzmuskelzelle bei Phosphorvergiftung, Hypertrophie, Atrophie und Kaliummangel. Virchows Arch. path. Anat. **331**, 165 (1958). ~ Elektronenmikroskopische Untersuchungen zur Morphologie des Herzmuskels vom Siebenschläfer während des aktiven und des lethargischen Zustandes. Z. Zellforsch. **50**, 332 (1959). ~ Über die Bedeutung der Blutkapillaren für die herdförmige Anordnung von sogenannten hypoxischen Herzmuskelveränderungen. Verh. dtsch. Ges. Path. **49**, 219 (1965). — Poche, R., u. T. U. Hausamen: Über den Einfluß von Persantin auf die Ultrastruktur des Herzmuskels der Ratte bei Überdosierung und im Unterdruckversuch. Virchows Arch. path. Anat. **339**, 234 (1965). — Poche, R., u. E. Lindner: Untersuchungen zur Frage der Glanzstreifen des Herzmuskelgewebes beim Warmblüter und beim Kaltblüter. Z. Zellforsch. **43**, 104 (1955). — Poche, R., u. H. G. Ohm: Lichtmikroskopische, histochemische und elektronenmikroskopische Untersuchungen des Herzmuskels vom Menschen nach induziertem Herzstillstand. Arch. Kreisl.-Forsch. **41**, 86 (1963). — Poetschke, G., u. O. Klamerth: Virus und Virusinfektion. Eine Einführung in die Grundlagen. In: Handbuch der allg. Path., Bd. 11/II, S. 315. Berlin-Heidelberg-New York: Springer 1965. — Policard, A., et M. Bessis: Sur l'espace perinucleaire. Exp. Cell Res. **11**, 490 (1956). ~ Sur l'expace perinucleaire. C. R. Acad. Sci. (Paris) **242**, 2496 (1956). ~ L'apport de la microscopic électronique à la connaissance de la physiologic cellulaire: le reticulum endoplasmique de Porter et Palade. Presse méd. **64**, 2153 (1956). — Policard, A., M. Bessis et J. Breton-Gorius: Structures myéliniques observées au microscope électronique sur des coupes de globulen rouges en voie de lyse. Exp. Cell Res. **13**, 184 (1957). — Policard, A., M. Bessis, J. Breton-Gorius et J. P. Thiery: Polarité de la centrosphère et des corpes de Golgi dans les leucocytes des mammifères. Exp. Cell Res. **14**, 221 (1958). — Policard, A., A. Collet, H. Daniel-Moussard, and S. Prégermain: Deposition of silica mitochondria: an electron microscopic study. J. Cell Biol. **9**, 236 (1961). — Policard, A., A. Collet et S. Prégermain: Electron microscope studies en alveolar cells from mammals. Proc. Conf. Electr. Micros. Stockholm 1956, p. 244. Stockholm: Almqvist & Wiksell 1957. ~ Étude au microscope électronique de la formation des structures lipidiques au cour de la lipophanérose. Bull. Micr. Appl. **7**, 49 (1957). ~ Sur quelques points de la cytopathologie des nephrites toxiques étudies au microscope électronique. Presse méd. **65**, 1685 (1957). ~ Étude au microscope électronique de la formation des structures lipidiques au cours de la lipophanérose. Bull. Micr. appl. **8**, 88 (1958). ~ Comportement cytopathologique de l'appareil de Golgi au cours de diverses réactions cellulaires. Étude au microscope électroniques. Presse méd. **66**, 1131 (1958). ~ Quelques aspects microélectroniques concernant les «formations myéliniques». Int. Kongr. Elektronenmikr. Berlin 1958. Berlin-Göttingen-Heidelberg: Springer 1960. ~ Recherches au microscope électronique sur les cellules pariétales alvelaires du pommon des mammifères. Z. Zellforsch. **50**, 561 (1959). ~ Étude au microscope électronique de la lipophanérose cytoplasmique. IV. Int. Kongr. Berlin 1958, p. 258. Berlin-Göttingen-Heidelberg: Springer 1960. — Pollister, A. W., and P. F. Pollister: The structure of the Golgi apparatus. Int. Rev. Cytol. **6**, 85 (1957). — Porta, E. A., B. J. Bergman, and A. A. Stein: Acute alcoholic hepatitis. Amer. J. Path. **46**, 657 (1965). — Porta, A. E., W. S. Hartroft, and F. A. de la Iglesia: Hepatic changes associated with chronic alcoholism in rats. Lab. Invest. **14**, 1437 (1965). — Porter, K. R.: Observations on a submicroscopic basophilic component of cytoplasm. J. exp. Med. **97**, 727 (1953). ~ Electron microscopy of basophilic components of cytoplasm. J. Histochcm. Cytocheim. **2**, 346 (1954). ~ The fine structure of cells. Fed. Proc. **14**, 673 (1955). ~ The sarcoplasmic reticulum in muscle cells of amblystoma larvae. J. biophys. biochem. Cytol. **2**, Suppl., 163 (1956). ~ The submicroscopic morphology of protoplasm. Harvey Lect. **51**, 175 (1957). ~ Problems in the study of nuclear fine structure. IV. Int. Kongr. Elektronenmikr. Berlin 1958, S. 186. Berlin-Göttingen-Heidelberg: Springer 1960. ~ The ground substance: observations from electron microscopy. In: The cell, (J. Brachet and A. E. Mirsky, ed.) vol. 2, p. 621. New York: Academic Press Inc. 1961. ~ The sarcoplasmic reticulum. Its recent history and present status. J. biophys. biochem. Cytol. **10**, Suppl., 219 (1961). ~ Cell fine structure and biosynthesis of intercellular macromolecules. Biophys. J. **4**, 167 (1964). — Porter, K. R., and M. A. Bonneville: An introduction to the fine structure of cells and tissues. Philadelphia: Lea & Febiger, 1964. — Porter, K. R., and C. Bruni: An electron microscope study of the early effects of 3'-Me-DAB on rat liver cells. Cancer Res. **19**, 997 (1959). — Porter, K. R., A. Claude, and E. F. Fullam: A study of tissue culture cells by electron microscopy. Methods and preliminary observations J. exp. Med. **81**, 233 (1945). — Porter, K. R., and F. S. Kallman: Significance of cell particulates as seen by electron microscopy. Ann. N. Y. Acad. Sci. **54**, 882 (1952). ~ The properties and effects of osmium tetroxyd as a tissue fixative with special reference to its use for electron microscopy. Exp. Cell Res. **4**, 127 (1953). — Porter, K. R., and R. D. Machado: Studies on the endoplasmic reticulum. IV. Its form and distribution during mitosis in cells of onion root tip. J. biophys. biochem. Cytol. **7**, 167 (1960). — Porter, K. R., and G. E. Palade: Studies on the endoplasmic reticulum. III. Its form and distribution in striated muscle cells. J. biophys. biochem. Cytol. **3**, 269 (1957). — Porter, K. R., and G. D. Pappas: Collagen formation by fibroblasts of the chick embryo dermis. J. biophys. biochem. Cytol. **5**, 153 (1959). — Porter, K. R., and L. D. Peachy: a generalized concept of the endoplasmic reticulum. Physik. Verh. 8, 214 (1957). — Porter, K. R., and E. Yamada: Studies on the endoplasmic reticulum: V. Its form and differentiaton in pigment epithelium cells of the retina. J. biophys. biochem. Cytol. 8, 181 (1960). — Prescott, D. M.: Nuclear synthesis of cytoplasmic ribonucleic acid in amoeba proteus. J. biophys. biochem. Cytol. **6**, 203 (1959). ~ Cellular sites of RNA synthesis. In: progress in nucleic acid research (ed. Davidson and Cohn). New York: Academic Press. 1964. — Presscott, D. M., and E. Zeuthen: Comparison of water diffusion and water filtration across cell surfaces. Acta physiol. scand. **28**, 77 (1953). — Probst, A.: Elektronenmikroskopie der Nebennierenrinde bei primärem Aldosteronismus. Beitr. path. Anat. **131**, 1 (1965).

Queisser, R.: Elektronenmikroskopische Untersuchungen über das Verhalten von Lymphknotenzellen gegenüber artfremdem Ferritin als Antigenmodell. Ein Beitrag zur Aufklärung der immunologischen Kompetenz der Lymphknotenzellen. Inaug.-Diss. Freiburg/Br. 1966.

Rappaport, H., T. Nakai, and H. Swift: The fine structure of normal and neoplastic melanocytes in the syrian hamster, with particular reference to carcinogen-induced melanotic tumors. J. Cell Biol. **16**, 171 (1963). — Reale, E., et O. Bucher: Quelques observations ultrastructurales sur le rein. Z. Anat. **123**, 106 (1962). — Reale, E., u. L. Lucianeo: Beobachtungen an parallel zur Lage der sacculi des Golgi-Apparates geführten Schnitten. J. Microscopie **3**, 545 (1964). — Rebhuhn, L. I.: Electron microscopy of basophilic structures of some invertebrates oocytes. II. Fine structure of the yolk nuclei. J. biophys. biochem. Cytol. **2**, 159 (1955). ~ Electron microscopy of basophilic structures of some invertebrate oocytes. I. Periodic lamellae and the nuclear envelope. J. biophys. biochem. Cytol. **2**, 93 (1956). ~ Some electron microscope observations on membranous basophilic elements of intervertebrate eggs. J. Ultrastruct. Res. **5**, 208 (1961). — Redman, C. M., and L. E. Hokin: Phospholipide turnover in microsomal membranes of the pancreas during enzyme secretion. J. biophys. biochem. Cytol. **6**, 207 (1959). — Reger, J. F.: The fine structure of neuromuscular junction and the sarcoplasmic reticulum of extrinsic eye muscles of Fundulus heteroclitus. J. biophys. biochem. Cytol. **10**, Suppl., 111 (1961). — Reichel, J., S. B. Goldberg, M. Ellenberg, and F. Schaffner: Intrahepatic cholestasis following administration of chlorpropamide. Amer. J. Med. **28**, 654 (1960). — Remmer, H., and H. J. Merker: Drug induced changes in the liver endoplasmic reticulum: Association with drug metabolizing enzymes. Science **142**, 1657 (1963). — Rendi, R.: Water extrusion in rat liver mitochondria after freezing. Fourth Ann. Meet. Amer. Soc. Cell Biol., Ohio 1964. — Retzius, G.: Muskelfibrille und Sarkoplasma. Biol. Untersuch. N. F., Stockholm **1**, 2 (1890). — Revel, J. P.: Electron microscopic study of the bat cricothyroid muscle. Anat. Rec. **139**, 267 (1961). ~ The sarcoplasmic reticulum of the bat cricothyroid muscle. J. Cell Biol. **12**, 571 (1962). — Revel, J. P., D. W. Fawcett, and C. W. Philpott: Observations on mitochondrial structure. Angular configurations of the cristae. J. Cell Biol. **16**, 87 (1963). — Revel, J. P., and E. D. Hay: An autographic and electron microscopic study of collagen synthesis in differentiating cartilage. Z. Zellforsch. **61**, 110 (1963). — Revel J. P., S. Ito, and D. W. Fawcett: Electron micrographs of myelin figures of phospholipid simulating intracellular membranes. J. biophys. biochem. Cytol. **4**, 495 (1958). — Reynolds, E. S.: The nature of calcium-associated electron opaque masses in mitochondria of livers of carbon tetrachloride-poisoned rats. J. Cell Biol. **19**, 58 A (1963). ~ Liver parenchymal cell injury. III. The nature of calcium-associated electron-opaque masses in rat liver mitochondria following with carbon tetrachloride. J. Cell Biol. **25**, 53 (1965). ~ Chemical dissection of intramitochondrial calcium deposits in livers of carbon tetrachloride-poisoned rats. J. Cell Biol. **27**, 84 A (1965). — Reynolds, E. S., R. E. Thiers, and B. L. Vallee: Mitochondrial function and metal content in carbon tetrachloride poisoning. J. biol. Chem. **237**, 3546 (1962). ~ Rhodin, J.: Correlation of ultrastructural organization and function in normal and experimentally changed proximal convoluted tubule cells of the mouse kidney. Thesis, Karolinska Institutet, Stockholm, Aktiebolaget Godvil 1954. ~ Electron microscopy of the glomerular capillary wall. Exp. Cell Res. 8, 572 (1955). ~ Ergebnisse der elektronenmikroskopischen Erforschung von Struktur und Funktion der Zelle. Verh. dtsch. Ges. Path. **41**, 274 (1957). ~ Anatomy of kidney tubules. Int. Rev. Cytol. **7**, 485 (1958). ~ Atlas of ultrastructure. W. B. Saunders Co. 1963. — Rhodin, J., and T. Dalhamn: Electron microscopy of the tracheal ciliated mucosa in rat. Z. Zellforsch. **44**, 345 (1956). — Rich, A.: "Polyribosomes". A description of how hemoglobin is synthesized on polyribosomes. Amer. Sci. **1963**, 44. — Rich, A., S. Penman, Y. Becker, J. Darnell, and C. Hall: Polyribosomes: Size in normal and polioinfected HeLa cells. Science **142**, 1658 (1963). — Rich, A., J. R. Warner, and H. M. Goodman: The structure and function of polyribosomes. Cold Spr. Harb. Symp. quant. Biol. **28**, 269 (1963). — Richardson, Th., and A. L. Tappel: Swelling of fish mitochondria. J. Cell Biol. **13**, 43 (1962). — Richter, G. W.: A study of hemosiderosis with the aid of electron microscopy. J. exp. Med. **106**, 203 (1957). ~ Structure and disposition of hemosiderin in cells as disclosed by electron microscopy. Relationship of ferritin and hemosiderin. Amer. J. Path. **33**, 590 (1957). ~ Electron microscopy of hemosiderin: Presence of ferritin and occurence of crystaline lattices in hemosiderin deposits. J. biophys. biochem. Cytol. **4**, 55 (1958). ~ The cellular transformation of injected colloidal iron complexes into ferritin and hemosiderin in experimental animals. J. exp. Med. **109**, 197 (1959). ~ RICHTER, M. L.: The effect of the administration of carbon tetrachloride to rats on certain reactions of the liver in vitro. J. Pharmacol. exp. Ther. **102**, 94 (1951). — RIDGE, W. M., and CH. J. AVERS: Mitochondrial biogenesis in saccharomyces cerevisiae. I. Electron microscopy. J. Cell Biol. **27**, 84 A (1965). — RIECHERT, T., M. A. GISINGER u. E. MÖLBERT: Biopsien während stereotaktischer Operationen beim Parkinsonsyndrom. Neurochirurgia **10**, 106 (1967). — RIFKIND, R. H.: Studies on the biological activities of plasma cells: proteinsynthesis and phagocytotic activity as demonstrated by electron microscopy. Blood **20**, 790 (1962). — RIFKIND, R. H., G. C. GODMAN, C. HOWE, C. MORGAN, and H. M. ROSE: Structure and development of viruses as observed in the electron microscope. IV. Echo virus type 9. J. exp. Med. **114**, 1 (1961). — RINEHART, J. F., and M. G. FARQUHAR: Electron microscopic studies of the anterior pituitary gland. J. Histochem. Cytochem. **1**, 93 (1953). — RIS, H.: aus: Diss. Madison 1959. — RIS, H., and W. PLAUT: Ultrastructur of DNA-containing areas in the chloroplast of Chlamydomonas. J. Cell Biol. **13**, 383 (1962). — ROBBINS, E., and N. K. GONATAS: The ultrastructure of a mammalian cell during the mitotic cycle. J. Cell Biol. **21**, 429 (1964). — ROBBINS, E., P. J. MARCUS, and N. K. GONATAS: Dynamics of acridine orange cell interaction. J. Cell Biol. **21**, 49 (1964). — DE ROBERTIS, E. D.: The nucleo-cytoplasmic relationship and the basophilic substance (ergastoplasm) of nerve cells (electron microscopic observations). J. Histochem. Cytochem. **2**, 341 (1954). ~ A submicroscopic vesicular component of Schwann cells and nerve satellite cells. Exp. Cell Res. **6**, 543 (1954). — DE ROBERTIS, E. D., and H. S. BENNETT: A submicroscopic vesicular component of Schwann cells and nerve cells. Exp. Cell Res. **6**, 543 (1954). ~ Some features of fine structure of cytoplasm of cells in the earthworm nerve cord. Symp. on fine structure of cells. 8. Internat. Congr. of Cell Biology, Leiden 1954, p. 261. Groningen: P. Noordhoff 1954. — DE ROBERTIS, E. D., and H. BLEICHMAR: Mitochondriogenesis in nerve fibers of the infrared receptor membrane of pit vipers. Z. Zellforsch. **57**, 572 (1962). — DE ROBERTIS, E. D., and H. F. RAFFO: Submicroscopic organization of the mitochondrial body and other cytoplasmatic structures of insect testis. Exp. Cell Res. **12**, 66 (1957). — DE ROBERTIS, E. D., and D. SABATINI: Mitochondrial changes in the adreno-cortex of normal hamsters. J. biophys. biochem. Cytol. **4**, 667 (1958). — ROBERTSON, J. D.: The pancreatic lesion in adult mince infected with a strain of pleurodynia virus. I. Electron microscopical observations. Aust. J. exp. Biol. med. Sci. **32**, 393 (1954). ~ Some features of the ultrastructure of reptilian skeletal muscle. J. biophys. biochem. Cytol. **2**, 369 (1956). ~ New observations on the ultrastructure of the membranes of frog peripheral nerve fibers. J. biophys. biochem. Cytol. **3**, 1043 (1957). ~ The ultrastructure of Schmidt-Lanterman clefts and related shearing defects of the myelin sheath. J. biophys. biochem. Cytol. **4**, 39 (1958). ~ Structural alterations of nerve fibers produced by hypotonic and hypertonic solutions. J. biophys. biochem. Cytol. **4**, 349 (1958). ~ The ultrastructure of cell membranes and their derivatives. Biochem. Soc. Symposium, Cambridge (Engl.) 1959, vol. 10, p. 3 (1959). ~ The molecular structure and contact relationships of cell membranes. Progr. Biophys. **10**, 343 (1960). ~ A molecular theory of cell membrane structure. IV. Int. Kongr. Elektron. Mikroskop. Berlin-Göttingen-Heidelberg: Berlin 1958. Springer 1960. ~ Current problems of unit membrane structure and substructure. Proc. 1st Int. Symposium Cellular Chemistry. Ohtsu 1963. ~ Cell membranes and the origin of mitochondria. Reg. Neurochem. Proc. 4th Neurochem. Symposium Pergamon Oxford 1964, p. 497. ~ Unit membranes: a review with recent new studies of experimental alterations and new subunit structure in synaptic membranes. In: Cellular membranes in development (ed. M. Lock), p. 1. Academic Press 1964. — ROGERS, D. C.: An electron microscope study of the parathyroid gland of the frog (Rana clamitans). J. Ultrastruct. Res. **13**, 478 (1965). — ROLLHÄUSER, H., u. W. VOGELL: Elektronenmikroskopische Untersuchungen über die aktive Stoffausscheidung in der Niere. Z. Zellforsch. **47**, 53 (1957). — ROSE, C. G.: Microkinetopheris and VP satellites of pinocytotic cells observed in tissue cultures of Gey's strain HeLa with phase contrast cinematographic techniques. J. biophys. biochem. Cytol. **3**, 697 (1957). — ROSENBLUTH, J., and S. L. WISSIG: The uptake of ferritin by toad spinal ganglion cells. J. Cell Biol. **19**, 91 A (1963). — ROSS, L. L.: Electron microscopic observations of the carotid body of the cat. J. biophys. biochem. Cytol. **6**, 253 (1959). — ROSS, M. H.: Annulate lamellae in the adrenal cortex of the fetal rat. J. Ultrastruct. Res. **7**, 373 (1962). — ROSS, M. H., G. D. PAPPAS, J. T. LANMAN, and J. LIND: Electron microscopic observations on endoplasmic reticulum in the human fetal adrenal. J. biophys. biochem. Cytol. **4**, 659 (1958). — ROSS, R., and E. P. BENDITT: Alterated configuration of ribosomes in scorbutic fibroblasts. Fed. Proc. **23**, 441 (Abstract) (1964). ~ Wound healing and collagen formation. IV. Distortion of ribosomal patterns of fibroblasts in scurvy. J. Cell Biol. **22**, 365 (1964). ~ Wound healing and collagen formation. V. Quantitative electron microscope radioautographic observations of proline-H³ utilization by fibroblasts. J. Cell Biol. **27**, 83 (1965). — Rossi, C. S., and A. L. Lehninger: Stoichiometric relationships between mitochondrial ion accumulation and oxidative phosphorylation. Biochem. biophys. Res. Commun. **11**, 441 (1963). ~ Stoichoimetric relationships between accumulation of ions by mitochondria and the energy-coupling sites in the respiratory chain. Biochem. Z. **338**, 698 (1963). — Roth, G. J., B. F. Trump, and E. A. Smuckler: Occurence and nature of mitochondrial matrix striations. Fourth Ann. Meet. Amer. Soc. Cell Biol. Ohio 1964. — Rouiller, Ch.: Contribution de la microscopie électronique à l'étude du foie et pathologique. Ann. Anat. Path. **2**, 548 (1957). ~ Physiological and pathological changes in mitochondrial morphology. Int. Rev. Cytol. **9**, 227 (1960). ~ The liver. Morphology, biochemistry and physiology, vol. I. New-York and London: Academic Press 1963. — Rouiller, Ch., and W. Bernhard: "Microbodies" and the problem of mitochondrial regeneration in liver cells. J. biophys. biochem. Cytol. **2**, 355 (1956). — Rouiller, Ch., et H. Gansler: Les modifications des mitochondries du foie et du rein chez le rat à jeun et réalimente. Étude au microscope électronique. 8th Congr. of Cell Biology, Leyden 9/54. Symposium on the fine structure of cells, p. 82. Groningen: Noordhoff 1956. — Rouiller, D., and A. M. Jézéquel: Electron microscopy of the liver. In: The liver, vol. 1, p. 195. New York: Academic Press 1963. — Rudzinska, M. A.: An electron microscope study of the contractile vacuole in Tokophyra infusionum. J. biophys. biochem. Cytol. **4**, 195 (1958). — Ruska, C.: Strukturelle Veränderungen der Darmschleimhaut unter dem Einfluß von destilliertem Wasser, Kochsalz- und Netzmittellösungen. 9. Tagg. Dtsch. Ges. Elektronenmikr. Freiburg 1959. ~ Die Zellstrukturen des Dünndarmepithels in ihrer Abhängigkeit von der physikalisch-chemischen Beschaffenheit des Darminhalts. I. Wasser und Natriumchlorid. Z. Zellforsch. **52**, 748 (1960). ~ Die Zellstrukturen des Dünndarmepithels in ihrer Abhängigkeit von der physikalisch-chemischen Beschaffenheit des Darminhalts II. Wasserlösliche, grenzflächenaktive Stoffe. Z. Zellforsch. **53**, 867 (1961). ~ Beobachtungen an experimentell im Zellinnern erzeugten Myelinfiguren. Z. Zellforsch. **59**, 134 (1963). — Ruska, H.: Elektronenmikroskopischer Beitrag zur Histologie des Skelettmuskels kleiner Säugetiere. Z. Naturforsch. **9b**, 358 (1954). — Russell, J., R. J. Barrnett, S. Shankar, Sh. S. Karmarker, and A. Seligman: The use of ditetrazolium salts as reagents for the demonstration of the sites of dehydrogenase activity with the electron microscope. J. Histochem. Cytochem. **7**, 300 (1959). — Ruth, R. F., T. Makinodan, and H. R. Wolff: The cytochemical morphology of the production of antibody. Exp. Cell Res. **12**, 309 (1957). — Ruthmann, A.: Basophilic lamellar systems in the crayfish spermatocyte. J. biophys. biochem. Cytol. **4**, 267 (1958).

Sabatini, D. D., K. G. Bensch, and R. J. Barrnett: New fixatives for cytological and cytochemical studies. 5th Int. Congr. Electron Microscopy vol. 2, L-3 (1962). ~ Cytochemistry and electron microscopy. The preservation of cellular ultrastructure and enzymatic activity by aldehyde fixation. J. Cell Biol. **17**, 19 (1963). — Sabatini, D. D., and E. D. P. de Robertis: Ultrastructural zonation of adrenocortex in the rat. J. Cell Biol. **9**, 105 (1961). — Sager, R., and G. E. Palade: Structure and development of the chloroplast in Chlamydomonas. J. biophys. biochem. Cytol. **3**, 463 (1957). — Salomon, J. C.: Modifications des cellules du parenchyme hépatique du rat sous l'effect de la thioacétamide. Étude au microscope électronique des lésions observées à la phase tartive d'une intoxication chronique. J. Ultrastruct. Res. **7**, 293 (1962). — Salomon, J. C., et G. Caroli: A propos d'un cas de maladie de gaucher. Rev. int. Hépat. **12**, 281 (1962). — Samorajski, T., J. M. Ordy, and C. Rolsten: Prenatal chlorpromazine effects on liver enzymes, glycogen, and ultrastructure in mice off spring. Amer. J. Path. **47**, 803 (1965). — Sano, M.: Further studies of the theca cells of the mouse anterior pituitary as revealed by electron microscopy, with special reference to the mode of secretion. J. Cell Biol. **15**, 85 (1962). — Sano, S., and S. Granick: Mitochondrial coproporphyrinogen oxidase and protoporphyrin formation. J. biol. Chem. **236**, 1173 (1961). — Sano, Y., u. A. Knoop: Elektronenmikroskopische Untersuchungen am kaudalen neurosekretorischen System von Tina vulgaris. Z. Zellforsch. **49**, 464 (1959). — Sasaki, H., and F. Ichida: Electron microscopic studies of cholestasis. Ann. Rep. Inst. Virus Res. **4**, 172 (1961). — Sasaki, M., u. F. Büchner: Die Differenzierung der Feinstruktur von Triturus helveticus von der Eizelle bis zur funktionierenden Neuralzelle in der Norm und ihre Störungen unter temporärem Sauerstoffmangel. Beitr. path. Anat. **134**, 216 (1966). — Scarpelli, D. G.: Intracellular localization of succinic dehydrogenase and DPNH cytochrom C reductase as revealed by electron microscopy. Ann. Histochim. **6**, 279 (1961). — Scarpelli, D. G., E. L. Craig, and C. G. Rosa: Submicroscopic localization of two dehydrogenase systems. Fifth Int. Congr. Electron Microscop. vol. 2, p. L-6 (1962). — Schäfer, W.: Wechselwirkungen zwischen tierpathogenen Virusarten und ihren Wirtszellen. Path. et Microbiol. (Basel) **28**, 917 (1965). — Schäfer, A., and R. Bässler: Pathomorphogenese der Kerasinablagerung bei Morbus Gaucher. Licht- und elektronenmikroskopische Untersuchungen der Leber und Milz. Frankfurt. Z. Path. **75**, 37 (1966). — Schaffner, F., and Ph. Felig: Changes in hepatic structure in rats produced by breathing pure oxygen. J. Cell Biol. **27**, 505 (1965). — Schaffner, F., and H. Sasaki: Induced cholestasis. Ultrastructural studies on drug. Rev. int. Hépat. **15**, 461 (1965). — Scharrer, E., and S. Brown: Neurosecretion. XII. The formation of neurosecretory granules in the earthworm, Lumbricus terrestris. Z. Zellforsch. **54**, 530 (1961). — Schiebler, T. H., u. A. Knoop: Histochemische und elektronenmikroskopische Untersuchungen an der Rattenplazenta. Z. Zellforsch. **50**, 494 (1959). — Schlechtman, A. M.: Uptake and transfer of macromolecules by cells with special references to growth and development. Int. Rev. Cytol. **5**, 303 (1956). — Schlesinger, M., and E. Essner: Histochemical and electron microscopic studies of the liver in runt disease. Amer. J. Path. **47**, 371 (1965). — Schlipköter, H. W.: Elektronenmikroskopische Untersuchungen über die Reaktion zwischen Quarz und Lungengewebe. Proc. Int. Conf. Electronenmicr. London 1954, p. 527. ~ Elektronenoptische Untersuchungen ultradünner Lungenschnitte. Dtsch. med. Wschr. **1954**, 1659. ~ Eigenschaften und Wirkung von Staubaerosolen unter besonderer Berücksichtigung der Gewebstaube. In: Bekämpfung der Silikose, Bd. 2, S. 20. Essen: Glückauf GmbH 1956. — Schlote, F. W., and W. Hanneforth: Endoplasmatische Membransysteme und Granatypen in Neuronen und Gliazellen von Gastropodennerven. Z. Zellforsch. **60**, 872 (1963). — Schmalbruch, H.: Über die Wirkungen von Alkali- und Erdalkali-Ionen (Na$^+$, K$^+$, Li$^+$, Mg^{2+}, Ca^{2+}) auf einige Strukturen des Zwerchfells der Maus. Z. Zellforsch. **62**, 246 (1964). — Schneider, W. S.: Biochemical constitution of mammalian mitochondria. J. Histochem. Cytochem. **1**, 212 (1953). — Scholz, W., E. Boellaard, and H. Hager: Toxicity changes in the central nervous system. Techn. report contract No A S **61**, 514 (1959). — Schraer, H., W. Hohman, G. Ehrenspeck, and R. Schraer: Subcellular distribution of calcium in the avian shell gland in relation ot calcium transport. J. Cell Biol. **27**, 96 A (1965). — Schrag, P., and J. B. Caulfield: Electron microscopic study of renal calcification. Lab. Invest. **12**, 851 (1963). — Schultz, R., E. C. Berkowitz, and D. C. Pease: The electron microscopy of the lamprey spinal cord. J. Morph. **98**, 251 (1956). — Schultze, B., W. Oehlert, u. W. Maurer: Autoradiographische Untersuchung zum Mechanismus der Eiweißneubildung in Ganglienzellen. Beitr. path. Anat. **120**, 58 (1959). — Schulz, H.: Elektronenmikroskopische Untersuchungen des experimentellen Lungenödems. Proc. Conf. Electronenmicr. Stockholm 1956, p. 240. Stockholm: Almqvist & Wiksell 1957. ~ Vergleichende elektronenmikroskopische Beobachtungen zur intrazellulären Eisenablagerung. Exp. Cell Res. **11**, 651 (1956). ~ Demonstration elektronenoptischer Befunde an Alveolarepithelien. Klin. Wschr. **1956**, 501. ~ Über den Gestaltwandel der Mitochondrien im Alveolarepithel unter CO$_2$- und O$_2$-Atmung. Naturwissenschaften **43**, 205 (1956). ~ Elektronenmikroskopische Untersuchungen der normalen Lunge und der Lunge bei Mitralstenose. Virchows Arch. path. Anat. **328**, 582 (1956). ~ Elektronenmikroskopische Untersuchungen der Lunge des Siebenschläfers im Winterschlaf und der embryonalen Rattenlunge. Verh. dtsch. Ges. Path. **41**, 342 (1957). ~ Elektronenmikroskopische Untersuchungen der Lunge des Siebenschläfers nach Hibernation. Z. Zellforsch. **46**, 583 (1957). ~ Elektronenmikroskopische Untersuchungen eines Mamma-Carcinoms der Ratte. Oncologia (Basel) **10**, 307 (1957). ~ Die Pathologie der Cytosomen im Alveolarepithel der Lunge und die Frage der Mitochondrienentwicklung. Physik. Verh. **8**, 216 (1957). ~ Die morphologischen Veränderungen der Cytosomen und Mitochondrien des Alveolarepithels der Lunge. Klin. Wschr. **1958**, 95. ~ Die Pathologie der Mitochondrien im Alveolarepithel der Lunge. Beitr. path. Anat. **119**, 45 (1958). ~ Die submikroskopische Pathologie der Cytosomen in den Alveolarmakrophagen der Lunge. Beitr. path. Anat. **119**, 71 (1958). ~ Die submikroskopische Anatomie und Pathologie der Lunge. Berlin-Göttingen-Heidelberg: Springer 1959. ~ Elektronenmikroskopischer Nachweis von ungewöhnlichen Partikeln in Zellen des Interstitiums der menschlichen Lunge. Klin. Wschr. **1960**, 912. — Schulz, H., H. Löw, L. Ernster, u. F. S. Sjöstrand: Elektronenmikroskopische Studien an Leberschnitten von Tyroxin-behandelten Ratten. Proc. Conf. Elektronenmicroscopy 1956, Stockholm p. 134. Stockholm: Almqvist & Wiksell 1957. — Schulze, W., u. A. Wollenberger: Elektronenmikroskopischer Nachweis von Adenosinetriphosphatase-Aktivität im Herzmuskel. Proc. Fifth Int. Congr. Electron Microsc. vol. 2, p. M-10 (1962). — Schumaker, V. N.: Uptake of protein from solution by amoeba proteus. Exp. Cell Res. **15**, 314 (1958). — Schuster, F. L.: A desoxyribose nucleic acid component in mitochondria of Didymium nigripes, a slime mold. Exp. Cell Res. **39**, 329 (1965). — Schwalbach, G., u. B. Agostini: Die Beziehung zwischen Mitochondrienmorphologie und Aktivitätsdauer verschiedener Flugmuskelfasern von Locusta migratoria L. Z. Zellforsch. **61**, 855 (1964). ~ Über Beziehungen zwischen Kälteresistenz und Mitochondrienmorphologie bei der Wespe. (Vespa germanica F.) Z. Zellforsch. **62**, 113 (1964). — Schwarz, A.: The effect of histones on mitochondria. Fourth Ann. Meet. Amer. Soc. Cell Biol. Ohio 1964. — Schwarz, W.: Das endoplasmatische Reticulum in den Leberzellen menschlicher Embryonen. Verh. anat. Ges. (Jena), 1/2, 184 (1964). — Scott, B. L., and D. C. Pease: Electron microscopy of the epiphyseal apparatus. Anat. Rec. **126**, 465 (1956). — Sedar, A. W., and R. M. Burde: Localization of the succinic dehydrogenase system in Escherichia coli using combined technique of cytochemistry and electron microscopy. J. Cell Biol. **24**, 285 (1965). — Sedar, A. W., C. G. Rosa, and K. C. Tsou: Intramembranous localization of succinic dehydrogenase using tetranitroblue tetrazolium. Fifth Int. Congr. Electr. Microsc. vol. 2, p. L-7 (1962). — Seifert, G.: Elektronenmikroskopische Befunde an den Speichel-

drüsenacini nach Einwirkung von Noradrenalin. Beitr. path. Anat. **127**, 111 (1962). —Seifert
G., and R. Gieseking: Veränderungen der großen Kopfspeicheldrüsen nach experimenteller
Äthioninschädigung. Virchosw Arch. path. Anat. **333**, 497 (1960). ~ Elektronenmikroskopische Befunde am Rattenpankreas nach experimenteller Äthioninschädigung. Beitr. path.
Anat. **124**, 81 (1961). — Seiji, M., T. B. Fitzpatrick, and M. S. C. Birbeck: The melanosome:
a distinctive subcellular particle of mammalian melanocytes and the site of melanogenesis.
J. invest. Derm. **36**, 243 (1961). — Selby, C. C.: An electron microscope study of the epidermis
of mammalian skin in thin sections. I. Dermo-epidermal junction and basal cell layer. J.
biophys. biochem. Cytol. **1**, 429 (1955). — Selby, C. C., J. J. Biesele, and C. E. Grey:
Electron microscope studies of ascites tumor cells. Ann. N. Y. Acad. Sci. **63**, 748 (1956). —
Seligman, A. M., H. Ueno, Y. Morizano, H. L. Wasserking, L. Katzoff, and J. S. Hanker:
Electron microscopic demonstration of dehydrogenase activity with a new osmiophilic ditetrazolium salt (TC-NBT). 17. Ann. Meet. Histochem. Soc. Atlantic City, N. J., 1966. —
Seljelid, R., and J. L. E. Ericsson: An electron microscopic study of mitochondria in renal
clear cell carcinoma. J. Microscopie **4**, 759 (1965). — Selman, G. G., and A. Jurand: An
electron microscope study of the endoplasmic reticulum in newt notochord cells after disturbance with ultrasonic treatment and subsequent regeneration. J. Cell Biol. **20**, 175 (1964). —
Seraydarian, K., and W. F. H. M. Mommaerts: Density gradient separation of sacrotubular
vesicles and other particulate constituents of rabbit muscle. J. Cell Biol. **26**, 641 (1965). —
Setälä, K., L. Merenmies, E. E. Niskanen, M. Nyholm, and L. Stjernvall: Mechanism of
experimental tumorigenesis. VI. Ultrastructural alterations in mouse epidermis caused by
locally applied carcinogen and dipole-type tumor promotor. J. nat. Cancer Inst. **25**, 1155
(1960). — Severi, C., and A. Fonnesu: Decrease of coenzym A content in fatty liver. Proc.
Soc. exp. Biol. (N. Y.) **91**, 368 (1956). — Sharp, L. W.: Fundamentals of cytology. New York
1943. — Sheldon, H., and F. B. Kimball: Studies on cartilage. III. The occurence of collagen
within vacuoles of the golgi apparatus. J. Cell Biol. **12**, 599 (1962). — Sheldon, H., J. M.
McKenzie, and D. van Nimwegan: Electron microscopic autoradiography. J. Cell Biol. **23**,
200 (1964). — Sheldon, H., and R. A. Robinson: Electron microscope studies of crystall-
collagen relationship in bone. J. biophys. biochem. Cytol. **3**, 1011 (1957). — Sheldon, H., and
H. Zetterqvist: Experimentally induced changes in mitochondrial morphology: Vitamin A
deficiency. Exp. Cell Res. **10**, 225 (1956). — Sheldon, H., H. Zetterqvist, and P. Brandes:
Histochemical reactions for electron microscopy: acid phosphatase. Exp. Cell Res. **9**, 592
(1955). — Sheridan, M.: Fine structural changes seen in the livers of scorbutic and partially
starved guinea pigs. Anat. Rec. **136**, 276 (1960). — Sheridan, M., and W. D. Belt: Fine
structure of the guinea pig adrenal cortex. Anat. Rec. **149**, 73 (1964). — Shoenberg, C. F.:
An electron microscope study of smooth muscle in pregnant uterus of the rabbit. J. biophys.
biochem. Cytol. **4**, 609 (1958). — Shy, G. M., and N. K. Gonatas: Human myopathy with
giant abnormal mitochondria. Science **145**, 493 (1964). — Siekevitz, P., and G. E. Palade:
A cytochemical study on the pancreas of the guinea pig. I. Isolation and enzymatic activities
of cell fractions. J. biophys. biochem. Cytol. **4**, 203 (1958). ~ A cytochemical study on the pancreas of the guinea pig. II. Functional variations in the enzymatic activity of microsomes.
J. biophys. biochem. Cytol. **4**, 309 (1958). — Siekevitz, P., and M. L. Watson: Cytochemical
studies of mitochondria. I. The separation and indentification of a membrane fraction from
isolated mitochondria. J. biophys. biochem. Cytol. **2**, 638 (1956). ~ Biochim. biophys. Acta
(Amst.) **25**, 274 (1957). ~ Cytochemical studies of mitochondria. II. Enzymes associated with a
mitochondrial membrane fraction. J. biophys. biochem. Cytol. **2**, 653 (1956). — Silver, B. B.,
and J. C. Hall: Effects of insulin on mitochondrial ultrastructure and biochemical function.
J. Cell Biol. **27**, 97 A (1965). — Simon, H., Ch. Kemmer u. M. Müller: Über die Wirkung hoher
Chlorochin- und Prednisongaben auf Fermente und Strukturen der Leberepithelzellen weißer
Ratten. Frankfurt. Z. Path. **74**, 109 (1964). — Simpson, F. O., and S. J. Oertelis: Relationship
of the sarcoplasmic reticulum to sarcolemna in sheep cardiac muscle. Nature (Lond.) **189**,
758 (1961). — Simpson, M., J. McLean, G. Cohn, and I. Brandt: In vitro incorporation of
leucine-1-C into the proteins of liver mitochondria. Fed. Proc. **16**, 249 (1957). — Sinapius, D.:
Zur Frage der blasigen Quellung des Gefäßendothels in Suspensionslösungen (Potocytose im
Sinne Zollingers). Z. Zellforsch. **44**, 441 (1956). — Sinclair, J. H., and B. J. Stevens: Circular
DNA filaments from mouse mitochondria. Proc. nat. Acad. Sci. (Wash.) **56**, 508 (1966). —
Sitte, P.: Elektronenmikroskopische Untersuchungen an meristematischen Pflanzenzellen.
Experientia (Basel) **13**, 419 (1957). ~ Die Ultrastruktur von Wurzelmeristemzellen der Erbse.
Protoplasma (Wien) **49**, 447 (1958). ~ Veränderungen im Glomerulum der Rattenniere nach
Fremdeiweißgaben und hypothetischer Erklärung der glomerulären Ultrafiltration. Verh.
dtsch. Ges. Path. **43**, 225 (1959). — Sjöstrand, F. S.: A method for making ultrathin tissue
sections for electron microscopy at high resolution. Nature (Lond.) **168**, 646 (1951). ~ Electron
microscopy of mitochondria and cytoplasmic double membranes. Nature (Lond.) **171**, 30
(1953). ~ The ultrastructure of the retinal rod synapses of the guinea pig eye. J. appl. Phys.
24, 1422 (1953). ~ The ultrastructure of cells as revealed by the electron microscope. Int. Rev.

Cytol. **5**, 455 (1956). ~ Electron microscopy of cells and tissues. In: Physical techniques in biological research, vol. 3, p. 241. New York: Academic Press 1956. ~ Fine structure of cytoplasm: The organization of membranous layers. Rev. mod. Phys. **31**, 301 (1959). ~ Morphology of ordered biological structures. Radiat. Res., Suppl. **2**, 349 (1960). ~ The ultrastructure of the plasma membrane of columnar epithelium cells of the mouse intestine. J. Ultrastruct. Res. **8**, 517 (1963). ~ A comparison of plasma membrane, cytomembranes and mitochondrial membrane elements with respect to ultrastructural features. J. Ultrastruct. Res. **9**, 561 (1963). — SJÖSTRAND, F. S., E. A. CEDERGREN, and U. KARLSSON: Myelin-like figures formed from mitochondrial material. Nature (Lond.) **202**, 1075 (1964). — SJÖSTRAND, F. S., and V. HANZON: Membrane structures of cytoplasma and mitochondria in exocrine cells of mouse pancreas as revealed by high resolution electron microscopy. Exp. Cell Res. **7**, 393 (1954). — SJÖSTRAND, F. S., and J. RHODIN: The ultrastructure of the proximal convoluted tubules of the mouse kidney as revealed by high resolution electron microscopy. Exp. Cell Res. **4**, 426 (1953). — SLAUTTERBACK, D. B.: Electron microscopic studies of small cytoplasmic particles (microsomes). Exp. Cell Res. **5**, 173 (1953). ~ Mitochondria in cardiac muscle cells of the canary and some other birds. J. Cell Biol. **24**, 1 (1965). — SLAUTTERBACK, D. B., and D. W. FAWCETT: The development of the cnidoblasts of Hydra. An electron microscope study of cell differentiation. J. biophys. biochem. Cytol. **5**, 441 (1959). — SLAYTER, A. S., J. R. WARNER, A. RICH, and C. E. HALL: The visualization of polyribosomal structure. J. molec. Biol. **7**, 652 (1963). — SMELLIE, R. M. S.: Biochemistry of deoxyribonucleic acid and ribonucleic replication. Brit. med. Bull. **21**, 195 (1965). — SMITH, D. S.: The structure of insect fibrillar flight muscle. A study made with special reference to the membrane systems of the fiber. J. biophys. biochem. Cytol. **10**, Suppl., 123 (1961). ~ The organization of the flight muscle in a dragonfly. Aeshna sp. (Odonata). J. biophys. biochem. Cytol. **11**, 119 (1961). ~ The structure of flight muscle sarcomes in the blowfley Calliphora erythrocephala (Diptera). J. Cell Biol. **19**, 115 (1963). ~ The organization of flight muscle fibers in the odonta. J. Cell Biol. **28**, 109 (1966). — SMITH, R. E.: Origin and release of secretory granules in the anterior pituitary of the mouse. An electron microscopic study. Proc. Ind. Acad. Sci. **69**, 332 (1959). ~ Acid phosphatase activity of rat adenohypophysis during secretion. J. Cell Biol. **19**, 66 A (1963). — SMITH, ST.: "Reticular" and "areticular" Nissl bodies in sympathetic neurons of a lizard. J. biophys. biochem. Cytol. **6**, 77 (1959). — SMITH, U., and D. S. SMITH: A microtubular complex in the epidermal nucleus of an insect, Carausius morosus. J. Cell Biol. **26**, 961 (1965). — SMUCKLER, A., R. ROSS, and E. P. BENDITT: Effects of carbon tetrachloride on guinea pig liver. Exp. mol. Path. **4**, 328 (1965). — SOKOLOFF, L., S. KAUFMANN, P. L. CAMPELL, C. M. FRANCIS, and H. GELBOIN: Thyroxine stimulation of amino acid incorporation into protein. Localization of stimulated step. J. biol. Chem. **238**, 1432 (1963). — SOMMER, J. R., and J. J. BLUM: Cytochemical localization of acid phosphatases in Euglena Gracilis. J. Cell Biol. **23**, 235 (1964). — SOTELO, J. R.: An electron microscope study of the cytoplasmic and nuclear components of rat primary oocytes. Z. Zellforsch. **50**, 749 (1959). — SOTELO, J. R., and K. R. PORTER: An electron microscope study of the rat ovum. J. biophys. biochem. Cytol. **5**, 327 (1959). — STÄUBLI, W., u. R. ZINTZ: Persönliche Mitteilung 1965. — STANKA, P., A. SCHWINK u. R. WETZSTEIN: Elektronenmikroskopische Untersuchung des Subcommissuralorgans der Ratte. Z. Zellforsch. **63**, 277 (1964). — STAY, B.: Protein uptake in the oocytes of the cecropia moth. J. Cell Biol. **26**, 49 (1965). — STEINER, J. W., K. MIYAI, and M. I. PHILLIPS: Electron microscopy of membrane-particle arrays in liver cells of ethionine-intoxicated rats. Amer. J. Path. **44**, 169 (1964). — STENGER, R. J.: Concentric lamellar formations in hepatic parenchymal cells of carbon tetrachloride-treated rats. J. Ultrastruct. Res. **14**, 240 (1966). — STENRAM, U., J. VANNFÄLT, and R. WILLÉN: Cytological, radioautographic and ultrastructural studies on the effect of actinomycin on the liver of renourished rats. Z. Zellforsch. **66**, 854 (1965). — STEPHENS, R. J., and R. F. BILS: An atypical mitochondrial form in normal rat liver. J. Cell Biol. **24**, 500 (1965). ~ Acid phosphatase activity in the developing chick liver: an electron microscope study. J. Cell Biol. **27**, 99 A (1965). — STEVENS, B. J.: The fine structure of the nucleolus during mitosis in the grasshopper neuroblast cell. J. Cell Biol. **24**, 349 (1965). — STEVENS, B. I., and H. SWIFT: RNA-transport from nucleus to cytoplasm in chironomus salivary glands. J. Cell. Biol. **31**, 55 (1966). — STICH, H., and M. PLAUT: The effect of ribonuclease on protein synthesis in nucleated and enucleated of acetabularia. J. biophys. biochem. Cytol. **4**, 119 (1958). — STOECKENIUS, W.: Habil.-Schr. Hamburg 1957. ~ OsO_4-Fixierung intrazellulärer Myelinfiguren. Exp. Cell Res. **13**, 410 (1957). ~ Morphologische Beobachtungen beim intrazellulären Erythrocytenabbau und der Eisenspeicherung in der Milz des Kaninchens. Klin. Wschr. **1957**, 760. ~ Weitere Untersuchungen am lymphatischen Gewebe. Verh. dtsch. path. Ges. **41**, 304 (1957). ~ An electron microscope study of myelin figures. J. biophys. biochem. Cytol. **5**, 491 (1959). ~ Fixierung von Myelinfiguren aus Phosphatiden und Eiweiß mit OsO_4 nnd $KMnO_4$. IV. Int. Kongr. Elektronenmikr. Berlin 1958, S. 174. Berlin-Göttingen-Heidelberg: Springer 1960. ~ Some observations on negatively stained mitochondria. J. Cell Biol. **17**, 443 (1963). — STOECKENIUS, W., u. P. NAUMANN: Elektronenmikroskopische Untersuchungen zur Antikörperbildung in der Milz. In: Proc. Fourth

Congr. Europ. Soc. Haematol. Copenhagen 1957. ~ Elektronenmikroskopische Untersuchungen zur Antikörperbildung in der Milz. Trans. 6. Conf. Soc. Haematol. 1957. — Stone, Y. E., and O. L. Miller jr.: Incorporation of tritiated thymidine into desoxyribonuclease-sensitive material in mitochondria of tetrahymena. Fourth Ann. Meet. Amer. Soc. Cell Biol. Ohio 1964.— Stowell, R. E., and C. S. Lee: Histochemical studies of mouse liver after single feeding of carbon tetrachloride. Arch. Path. **50**, 519 (1950). — Straus, W.: Rapid cytochemical identification of phagosomes in various tissues of the rat and their differentiation from mitochondria by the peroxydase method. J. biophys. biochem. Cytol. **5**, 193 (1959). — Straus, W., and J. Oliver: Cellular mechanism of protein metabolism in the nephron. VI. The immunological demonstration of egg white in droplets and other cellular fractions of the rat kidney after intraperitoneal injection. J. exp. Med. **102**, 1 (1955). — Strauss, F. W., The absorption of fat by intestine of golden hamster in vitro. J. Cell Biol. **17**, 597 (1963). — Sulkin, N. M., and D. F. Sulkin: An electron microscopic study of the effects of chronic hypoxia cardiac muscle, hepatic and anatomic ganglion cells. Lab. Invest. **14**, 1523 (1965). — Svoboda, D., and J. Higginson: Ultrastructural changes produced by protein and related deficiencies in the rat liver. Amer J. Path. **45**, 353 (1964). — Svoboda, D., and J. Soga: Early effects of pyrrolozidine alkaloids on the fine structure of rat liver cells. Amer. J. Path. **48**, 347 (1966). — Swift, H.: The fine structure of annulate lamellae. J. biophys. biochem. Cytol. **2**, Suppl., 415 (1956). — Swift, H., N. Kislev, and L. Bogorad: Evidence for DNA and RNA in mitochondria and chloroplasts. Fourth Ann. Meet. Amer. Soc. Cell Biol. Ohio 1964. — Szirmai, J. A., and P. C. van der Linde: Effect of castration on the endoplasmic reticulum of the seminal vesicle and other target epithelia in the rat. J. Ultrastruct. Res. **12**, 380 (1965). — Szollosi, D.: The structure and function of centrioles and their satellites in the jellyfish Phialidium gregarium. J. Cell Biol. **21**, 465 (1964). ~ Extrusion of nucleoli from pronuclei of the rat. J. Cell Biol. **25**, 545 (1965).

Taggert, I. V.: Mechanisme of renal tubular transport. Amer. J. Med. **22**, 774 (1958). — Tahmisian, T. N., E. L. Powers, and R. L. Devine: Light and electron microscope studies of morphological changes of mitochondria during spermatogenesis in the grasshopper. J. biophys. biochem. Cytol. **2**, (Suppl.) 325 (1956). — Takahashi, T.: An electron microscope study on regeneration rat induced by partial hepatectomy. Sapporo Igaku Zasshi **18**, 27 (1960). — Tandler, B., and F. Shipkey: Ultrastructure of Warthin's tumor. I. Mitochondria. J. Ultrastruct. Res. **11**, 292 (1964). ~ II. Crystalloids. J. Ultrastruct. Res. **11**, 306 (1964). — Tapley, D. F., C. Cooper and A. L. Lehninger: The action of thyroxin on mitochondria and oxydative phosphorylation. Biochim. biophys. Acta (Amst.) **18**, 597 (1955). — Tappel, A. L., P. Sawant, and S. Shibko: Lysosomes: Distribution in animals, hydrolytic capacity and other properties. In: Lysosomes (eds. A. V. S. de Reuck and M. P. Cameron), p. 78. London: Churchill Ltd. 1963. — Tedeschi, H.: The structure of the mitochondrial membrane. Inferences from permeability properties. J. biophys. biochem. Cytol. **6**, 241 (1959). — Tedeschi, H., and D. L. Harris: The osmotic behavior and permeability to non-electrolytes of mitochondria. Arch. Biochem. **58**, 52 (1955). ~ Some observations on the photometric estimation of mitochondrial volume. Biochim. biophysic. Acta (Amst.) **28**, 392 (1958). — Themann, H.: Untersuchungen zur sublichtmikroskopischen Darstellung von Glykogen mit Best's Carmin. 3rd Reg. Conf. Bd. 7, S. 650 (1960). ~ Zur elektronenmikroskopischen Darstellung von Glykogen und die Beziehungen der Zellorganellen bei der Glykogensynthese und der Glykogenolyse. Verh. dtsch. Ges. Path. **45**, 291 (1961). ~ Elektronenoptische Untersuchungen über das Glykogen im Zellstoffwechsel. Veröff. morph. Path. H. 66, Stuttgart 1963. — Themann, H., u. E. Fasske: Zur Problematik der Dehydrogenasedarstellung im elektronenmikroskopischen Bild. 11. Tagg. Dtsch. Ges. Elektronenmikrosk., Zürich 1963. — Theron, J. J.: Acute liver injury in ducklings as a result of aflatoxin poisoning. Lab. Invest. **14**, 1586 (1965). — Theron, J. J., and R. C. P. M. Mekel: Electron microscopical studies of human malignant hepatoma cells. T. Gastro-ent. (Brugge) **7**, 152 (1964). — Thiers, R. E., E. S. Reynolds, and B. L. Vallee: The effect of carbon tetrachloride poisoning on subcellular metal distribution in rat liver. J. biol. Chem. **235**, 2130 (1960). — Thiéry, S. P.: L'ergastoplasme du plasmocytes à l'état vivant. Rev. Hémat. **10**, 745 (1955). ~ Microcinematographic contributions to the study of plasme cells. In: Ciba Foundation Symposium of cellular aspects of immunity, p. 59. London: J. & A. Churchill 1960. — Thoenes, W.: Mikromorphologie des Nephron nach temporärer Ischaemie. Fifth Internat. Congr. Electr. Microscop., Philadelphia 1962. — Thoenes, W., and P. Bannasch: Elektronen- und lichtmikroskopische Untersuchungen am Cytoplasma der Leberzellen nach akuter und chronischer Thioacetamid-Vergiftung. Virchows Arch. path. Anat. **335**, 556 (1962). — Thompson, T. E.: The properties of bimolecular phospholipid membranes. In: Cellular membranes in development (ed. M. Locke). New York: Academic Press 1966. — Tobioka, K., and J. J. Biegele: Mitochondria in living cells: An analysis of movement. J. biophys. biochem. Cytol. **2**, 319 (1956). — Toschi, G.: A biochemical study of brain microsomes. Exper. Cell Res. **16**, 232 (1959). — Tournier, P., and M. Plissier: Le développement intracellulaire du reovirus observé au microscope électronique. Presse méd.

68, 683 (1960). — TROTTER, N. L.: A fine structure study of lipid in mouse liver regenerating after partial hepatectomy. J. Cell Biol. **21**, 233 (1964). — TRUMP, D. F., and J. L. E. ERICS-SON: Some ultrastructural and biochemical consequences of cell injury. In: The inflammatory process, p. 35. New York and London: Academic Press 1965. — TRUMP, B. F., P. J. GOLD-BLATT, and R. E. STOWELL: Studies on necrosis of mouse liver in vitro. Ultrastructural altera-tion in the mitochondria of hepatic parenchymal cells. Lab. Invest. **14**, 343 (1965).

UNAKAR, N. J., and S. M. SIRSAT: Distribution of succinic dehydrogenase in the human spermatozoa as revealed in the electron microscope. IV. Int. Kongr. Elektronenmikr. Berlin 1958. Berlin-Göttingen-Heidelberg: Springer 1960.

VARGA, F., L. DECSI u. J. MÉHES: Versuche über die Therapie der experimentellen Schädi-gung der Leber durch CCl$_4$. Arzneimittel-Forsch. **9**, 215 (1959). — VASINGTON, F. D., and J. W. GREENAWALT: Ca^{++} and P$_i$ uptake by non-phosphorylating mitochondrial preparations. Biochem. biophys. Res. Commun. **15**, 133 (1964). — VERATTI, E.: Richerche sulla fine struttura della fibra muscolare striata. Mem. reale istit. lomb. sci. lettere (Milano) **19**, 87 (1902). — VERNIER, R. L. ,B. W. PAPERMASTER, and R. A. GOOD: Aminonucleoside nephrosis. I. Elec-tron microscopy of the renal lesion. J. exp. Med. **109**, 115 (1959). — VILLAR, O., M. I. PEREZ DEL CERRO, and R. E. MANCINI: The sertoli as a "Bridge Cell" between the basal membrane and the germinal cells. Exp. Cell Res. **27**, 158 (1962). — VINGSBURY, B. F.: Cytoplasmic fixa-tion. Anat. Rec. **6**, 39 (1912). — VIRCHOW, R.: Die Cellularpathologie. Berlin: August Hirsch-wald 1858. — VOGELL, W.: Struktur und funktionelle Biochemie der Mitochondrien. I. Die Morphologie der Mitochondrien. In: Funktionelle und morphologische Organisation der Zelle, S. 56. Berlin-Göttingen-Heidelberg: Springer 1963. ~ Phasen der Bildung morphologischer und enzymatischer Muster der Flugmuskeln der Wanderheuschrecke. Naturwissenschaften **52**, 405 (1965). — VOGELL, W., F. R. BISHAI, TH. BÜCHER, M. KLINGENBERG, D. PETTE u. E. ZEBE: Über strukturelle und enzymatische Muster in Muskeln von Locusta migratoria. Biochem. Z. **332**, 81 (1959). — VOLK, TH. L., and D. G. SCARPELLI: Alterations of fine struc-ture of the rat adrenal cortex after the administration of triparanal. Lab. Invest. **13**, 1205 (1964).

WADDINGTON, C. H., and M. M. PERRY: Helical arrangement of ribosomes in differentia-ting muscle cells. Exp. Cell Res. **30**, 599 (1963). — WALKER, D. G., and A. M. SELIGMAN: The use of formalin in the cytochemical demonstration of succinic and DPN- and TPN-dependent dehydrogenase in mitochondria. J. Cell Biol. **16**, 455 (1963). — WARBURG, O.: Über sauerstoff-atmende Körnchen aus Leberzellen und über Sauerstoffatmung in Berkefeld-Filtraten wäßri-ger Leberextrakte. Pflügers Arch. ges. Physiol. **154**, 599 (1913). — WARD, R. T.: The origin of protein and fatty yolk in Rana pipiens. II. Electron microscopical and cytochemical observa-tions of young and mature oocytes. J. Cell Biol. **14**, 309 (1962). — WARNER, J. R., M. P. KNOPF, and A. RICH: A multiple ribosomal structure in protein synthesis. Proc. nat. Acad. Sci. (Wash.) **49**, 122 (1963). — WARNER, J. R., and A. RICH: The number of soluble RNA molecules on reticulocyte polyribosomes. Proc. nat. Acad. Sci. (Wash.) **51**, 1134 (1964). — WARNER, J. R., A. RICH, and C. E. HALL: Electron microscope studies of ribosomal clusters synthesizing haemoglobin. Science **138**, 1399 (1962). — WARSHAWSKY, H., C. P. LEBLOND, and B. DROZ: Synthesis and migration of proteins in the cells of the exocrine pancreas as revealed by specific activity determination from radioautographs. J. Cell Biol. **16**, 1 (1963). — WARTENBERG, H.: Elektronenmikroskopische und histochemische Studien über die Oogenese der Amphibienei-zelle. Z. Zellforsch. **58**, 427 (1962). — WATANABE, Y.: An electron microscopic study of the leukocytes in bone marrow of guinea pig. J. Electronmicroscopy **2**, 34 (1954). ~ A study on the intracytoplasmic sacs in exocrine pancreatic cells and in myeloid cells. J. Electronmicroscopy **3**, 43 (1955). — WATANABE, Y., M. TAKAMATSU, and R. OSANO: Fine structure of plasma cells as revealed by electron microscope. Denshi-Kenbikyo Gakkaishi **4**, 146 (1956). — WATRACH, A. M.: Degeneration of mitochondria in lead poisoning. J. Ultrastruct. Res. **10**, 177 (1964). — WATSON, J. D.: Molecular biology of the gene. New York: W. A. Benjamin 1965. — WATSON, M. L.: The nuclear envelope. Its structure and relation to cytoplasmic membranes. J. biophys. biochem. Cytol. **1**, 257 (1955). ~ Staining of tissue sections for electron microscopy with heavy metals. J. biophys. biochem. Cytol. **4**, 375 (1958). ~ Staining of tissue sections for electron micro-scopy with heavy metals. II. Application of solutions containing lead and barium. J. biophys. biochem. Cytol. **4**, 727 (1958). ~ Further observations on the nuclear envelope of the animal cell. J. biophys. biochem. Cytol. **6**, 147 (1959). — WATSON, M. L., and P. SIEKEVITZ: Cyto-chemical studies of mitochondrial. I. The separation and identification of membrane fraction from isolated mitochondria. J. biophys. biochem. Cytol. **2**, 639 (1956). — WEBB, T. E., G. BLOBEL, R. VAN POTTER, and H. P. MORRIS: Polyribosomes in rat tissues. II. The polyribo-some distribution in the minimal deviation hepatomas. Cancer Res. **25**, 1219 (1965). — WEBER, A. F., E. A. USENIK, and S. C. WHIPP: Experimental production of electron dense intramaterial bodies in adrenal zona glomerulosa of Calves. Fifth Int. Congr. Electron micro-scopy, Philadelphia 1962, vol. 2, p. YY-7. — WEBSTER, H. D. R.: Transient, focal accumu-lation of axonal mitochondria during the early stages of wallerian degeneration. J. Cell Biol. **12**, 361 (1962). — WEBSTER, H. D. R., and A. AMES: Reversible and irreversible changes in the fine structure of nervous tissue during oxygen and glucose deprivation. J. Cell Biol. **26**, 885 (1965). — Wechsler, W., u. H. Hager: Elektronenmikroskopische Befunde am atrophischen quergestreiften Skeletmuskel der Ratte nach Nervdurchtrennung. Naturwissenschaften **47**, 185 (1960). — Wedell, J., H. J. Merker, and D. Neubert: Mitochondrienstruktur und Atmungskettenphosphorylierung im Herzmuskel nach vollständiger Kreislaufunterbrechung. Virchows Arch. path. Anat. **338**, 355 (1965). — Wegner, G., and E. Mölbert: Das Verhalten des Myocards bei der experimentellen supravalvulären Aortenstenose. Autoradiographische und elektronenmikroskopische Untersuchungen an Rattenherzen. Virchows Arch. path. Anat. **341**, 54 (1966). — Weibel, E.: Principles and methods for the morphometric study of the lung and other organs. Lab. Invest. **12**, 131 (1963). — Weibel, E. R., and G. E. Palade: New cytoplasmic components in arterial endothelia. J. Cell Biol. **23**, 101 (1964). — Weil, R.: Diss. Freiburg 1960. — Weinstein, H. J.: An electron microscope study of cardiac muscle. Exp. Cell Res. **7**, 130 (1954). — Weinstock, J. N.: Alterations in oxydative metabolism in experimental muscular dystrophy. Proc. III. Med. Conf. Muscular Dystrophy, New York 1954, p. 320. — Weisblum, B., L. Herman, and P. J. Fitzgerald: Changes in pancreatic acinar cells during protein deprivation. J. Cell Biol. **12**, 313 (1962). — Weiss, J. M.: The ergastoplsma. Its fine structure and relation to protein synthesis as studied with the electron microscope in the pancreas of the swiss albino mouse. J. exp. Med. **98**, 607 (1953). ~ Mitochondrial changes induced by potassium and sodium in the duodenal absorptive cell as studied with the electron microscope. J. exp. Med. **102**, 783 (1955). — Weissenfels, N.: Licht-Phasenkontrast und elektronenmikroskopische Untersuchungen über die Entstehung der Propigmentgranula in Melanoblastenkulturen. Z. Zellforsch. **45**, 60 (1956). ~ Über die funktionelle Entleerung, den Feinbau und die Entwicklung von Tumorenmitochondrien. Z. Naturforsch. **12**b, 168 (1957). ~ Elektronenoptischer Nachweis von Schraubenstrukturen im Grundcytoplasma tierischer Zellen. Naturwissenschaften **44**, 241 (1957). ~ Über die Entstehung der Promitochondrien und ihre Entwicklung zu funktionstüchtigen Mitochondrien in den Zellen von Embryonal- und Tumorgewebe. Z. Naturforsch. **13**b, 203 (1958). ~ Kulturbedingte Mitochondrientransformationen in Myeloblasten. Symp. Elektronenmikrosk. Hinterzarten 1960. — Weissmann, C., P. Borst, R. H. Burdon, M. A. Billeter, and S. Ochoa: Replication of viral RNA. Proc. nat. Acad. Sci. (Wash.) **51**, 682 (1964). — Weisz, P. B.: Homoplastic grafting in stentor coeruleus. Biol. Bull. **100**, 116 (1951). ~ An experimental analysis of morphogenesis in stentor coeruleus. J. exp. Zool. **116**, 231 (1951). — Wellensiek, H. J.: Zur submikroskopischen Morphologie von Plasmazellen mit Russelschen Körperchen und Eiweißkristallen. Beitr. path. Anat. **118**, 173 (1957). ~ Demonstration submikroskopischer Befunde an Plasmazellen mit Russelschen Körperchen. Zbl. allg. Path. path. Anat. **96**, 415 (1957). — Wellensiek, H. J., and A. H. Coons: Studies on antibody production. IX. The cellular localization of antigen molecules (Ferritin) in the secondary responce. J. exp. Med. **119**, 408 (1964). — Wellings, S. R., and K. B. Deome: Milk protein droplet formation in the golgi apparatus of the C 3 H/Crgl. mouse mammary epithelial cells. J. biophys. biochem. Cytol. **9**, 479 (1961). — Wellings, S. R., and B. V. Siegel: Role of Golgi apparatus in the formation of melanin granules in human malignant melanoma. J. Ultrastruct. Res. **3**, 147 (1959). — Wessel, W.: Elektronenmikroskopische Studien zur Orthologie und experimentellen Pathologie des Kleinhirns der Maus. Veröfftl. Morph. Path., H. 71. Stuttgart: Gustav Fischer 1966. — Wessel, W., and W. Bernhard: Vergleichende elektronenmikroskopische Untersuchung von Ehrlich- und Yoshida-Ascitestumorzellen. Z. Krebsforsch. **62**, 140 (1957). — Wettstein, D. v., u. H. Zech: Die Struktur des Zellkerns und des Cytoplasmas in Haarzellen während der Bildung von Tabak-Mosaik-Virus. Z. Naturforsch. **17**b, 376 (1962). — Wettstein, F. O., T. Staehelin, and H. Noll: Ribosomal aggregate engaged in protein synthesis: characterization of the ergosomes. Nature (Lond.), **197**, 430 (1965). — Wetzel, B. K., S. S. Spicer, and S. H. Wollman: Changes in fine structure and acid phosphatase localization in rat thyroid cells following thyrotropin administration. J. Cell Biol. **25**, 593 (1965). — Wetzstein, R.: Elektronenmikroskopische Untersuchungen am Nebennierenmark von Maus, Meerschweinchen und Katze. Z. Zellforsch. **46**, 517 (1957). — Whaley, G., H. H. Mollenhauer, and J. E. Kephart: The endoplasmic reticulum and the Golgi structures in maize root cells. J. biophys. biochem. Cytol. **5**, 501 (1959). — Whaley, G., H. H. Mollenhauer, and J. H. Leech: Some observations on the nuclear envelope. J. biophys. biochem. Cytol. **8**, 233 (1960). — White, R. G.: Observations on the formation and nature of Russel bodies. Brit. J. exp. Path. **35**, 365 (1954). — Wiener, J., D. Spiro, and W. R. Loewenstein: Ultrastructure and permeability of nuclear membranes. J. Cell Biol. **27**, 107 (1965). — Wikramanayake, T. W., F. C. Heagy, and H. N. Munro: The effect of level of energy intake on the metabolism of ribonucleic acid and phospholipin in different parts of the liver cell. Biochim. biophys. Acta **11**, 566 (1953). — Wills, E. I.: Crystalline structures in the mitochondria of normal human liver parenchymal cells.. J. Cell Biol. **24**, 511 (1965). — Wilson, J. E., and J. L. Dove: Turnover of mitochondria in rat liver, kidney and heart. J. Elisha Mitchell Sci. Soc. **81**, Suppl. 1, 21 (1965). — Wilson, J. W., and E. H. Leduc: Mitochondrial changes in the liver of essential fatty acid-deficient mice. J. Cell Biol. **16**, 281

(1963). — WINEGRAD, S.: Autoradiographic studies of intracellular calcium in frog skeletal muscle. J. gen. Physiol. **48**, 455 (1965). — WINTERSBERGER, E.: DNA-abhängige RNA-Synthese in Rattenlebermitochondrien. Hoppe-Seylers Z. physiol. Chem. **336**, 285 (1964). — WISCHNITZER, S. J.: An electron microscope study of the nuclear envelope of amphibian oocytes. J. Ultrastruct. Res. **1**, 201 (1958). ~ Observations of the annulate lamellae of immature amphibian oocytes. J. biophys. biochem. Cytol. **8**, 558 (1960). — WISLOCKI, G. B., and E. W. DEMPSEY: Electron microscopy of the human placenta. Anat. Rec. **123**, 133 (1955). — WISSIG, S. L.: The anatomy of secretion in the follicular cell of the thyroid gland. Thesis. Yale University New Haven, Connecticut 1956. Zit. nach OBERLING 1959. ~ An electron microscope study of the permeability of capillaries in muscle. Anat. Rec. **130**, 467 (1958). ~ The anatomy of secretion in the follicular cells of the thyroid gland. II. The effect of acute thyrotrophic hormone stimulation on the secretory apparatus. J. Cell Biol. **16**, 93 (1963). — WITTER, R. W., M. L. WATSON, and M. A. COTTONE: Morphology and ATPase activity of isolated mitochondria. J. biophys. biochem. Cytol. **1**, 127 (1955). — WOHLEY, E. K.: The Golgi apparatus. An interpretation of its structure and significance. Ann. N. Y. Acad. Sci. **47**, 1 (1946). — WOHLFARTH-BOTTERMANN, K. E.: Protistenstudien. III. Die Feinstruktur der Mitochondrien von Paramecium caudatum. Z. Naturforsch. **11**b, 578 (1956). ~ Cytologische Studien. IV. Die Entstehung, Vermehrung und Sekretabgabe der Mitochondrien von Paramecium. Z. Naturforsch. **12**b, 164 (1957). ~ Naturwissenschaften **44**, 287 (1957). ~ Strahlenwirkungen an Mitochondrien 2. Symp. Elektronenmikr. Hinterzarten 1960. ~ Morphologische Aspekte der Mitochondrien-Vermehrung. In: Probleme der biologischen Reduplikation, S. 289. (Edit. P. SITTE). Berlin-Heidelberg-New York: Springer 1966. — WOHLFARTH-BOTTERMANN, K. E., u. V. MOERICKE: Gesetzmäßiges Vorkommen cytoplasmatischer Lamellensysteme in Abhängigkeit vom Funktionsrhythmus der Zelle. Z. Naturforsch. **14**b, 446 (1959). — WOLKEN, J. J., and G. E. PALADE: An electron microscope study of two flagellates. Chloroplast structure and variation. Ann. N. Y. Acad. Sci. **56**, 873 (1953). — WOLLENBERGER, A.: Haemodynamic und Stoffwechsel. In: Herzinsuffizienz (Hrsg. Wollheim u. Schneider), S. 202. Stuttgart 1964. — WOLLENBERGER, A., and W. SCHULZE: Mitochondrial alterations in the myocardium of dogs with aortic stenosis. J. Cell Biol. **10**, 285 (1961). ~ Über das Verhältnis von Mitochondrien zu Myofibrillen in chronisch überlasteten hypertrophierten Herzen. Naturwissenschaften **49**, 161 (1962).

YAMADA, E., and T. M. ISHIKAWA: The fine structure of the corpus luteum in the mouse ovary as revealed by electron microscopy. Kyushu J. med. Sci. **11**, 235 (1960). — YAMADA, K., M. SANO, K. OKUMURA, and K. SAKAKURA: Cellular changes in the mouse anterior pituitary from maturity to senility. Okajimas Folia anat. jap. **35**, 107 (1960). — YAMAMOTO, M.: Intracisternal granules of the endoplasmic reticulum in the periblast of the fish egg. Exp. Cell Res. **40**, 655 (1965). — YATES, R. D.: Fine structural observations on untreated and ACTH treated adrenocortical cells of the zona reticularis of syrian hamsters. Z. Zellforsch. **66**, 384 (1965). — YOLAC, A. B.: Elektronenmikroskopische Untersuchungen zur Morphologie der Hauptstück-epithelien der Mäuseniere nach Injektion von hypertoner Saccharoselösung. Verh. dtsch. Ges. Path. **43**, 235 (1959). — YOTSUYANAGI, Y.: Étude au microscope électronique des coupes ultra-fines de la levure. C. R. Acad. Sci. (Paris) **248**, 274 (1959).

ZEBE, E.: Zur Lokalisation ATP-spaltender Reaktionen im „sarkoplasmatischen Reticulum" quergestreifter Muskeln. Histochemie **5**, 32 (1965). — ZEBE, E., u. H. FALK: Elektronenmikroskopische Lokalisation ATP-spaltender Reaktionen in quergestreiften Muskeln. Exp. Cell Res. **31**, 340 (1963). — ZEBE, E., u. W. HASSELBACH: Persönliche Mitteilung. 1965. — ZEIGEL, R. F., and A. J. DALTON: Speculations based on the morphology of the golgi systems in several types of protein-secreting cells. J. Cell Biol. **15**, 45 (1962). — ZELANDER, T.: The ultrastructure of the adrenal cortex of the mouse. Z. Zellforsch. **46**, 710 (1957). ~ Ultrastructure of the adrenal cortex of the mouse. IV. Int. Kongr. Berlin 1958. Berlin-Göttingen-Heidelberg: Springer 1960. ~ Ultrastructure of articular cartilage. Z. Zellforsch. **49**, 720 (1959). ~ Ultrastructure of the mouse adrenal cortex. An electron microscopical study in intact and hydrocortison-treated male adults. J. Ultrastruct. Res. **2**, Suppl., 5 (1959). — ZEUTHEN, B.: A caresain diver balance weighing reduced weights (R. W.) with an accuracy of ±0,01. C. R. Lab. Carlsberg, Sér. chim. **26**, 243 (1948). ~ Reduced weight and volume during starvation of the amoeba chaos chaos. C. R. Lab. Carlsberg, Sér. chim. **26**, 267 (1948). — ZETTERQVIST, H.: The ultrastructural organization of the columnar absorbing cells of the mouse jejunum. Thesis, Karolinska Institutet Stockholm Aktiebolaget Godvil 1956. — ZINGG, W.: Über experimentelle Rohrzuckerspeicherung in den Mitochondrien der Nierentubuli. Schweiz. Z. Path. **14**, 1 (1951). — ZÖLLNER, N., u. E. RAISICH: Beobachtungen über den zeitlichen Ablauf der Leberschädigung durch Tetrachlorkohlenstoff bei der Ratte. Z. exp. Med. **128**, 140 (1956). — ZOLLINGER, H. U.: Trübe Schwellung und Mitochondrien. Schweiz. Z. Path. **11**, 617 (1948). ~ Über hyalintropfige Veränderung der Nierenhauptstücke als Ausdruck von Eiweißspeicherung. Phasenmikroskopische Beobachtungen über Mitochondrienfunktionen II. Schweiz. Z. Path. **13**, 146 (1950).

Die Orthologie und Pathologie des Nucleinsäure- und Eiweißstoffwechsels der Zelle im Autoradiogramm.

Von

BRIGITTE SCHULTZE, Köln.*

Mit 52 Abbildungen.

A. Einleitung.

Bereits von LONDON (1904) und später von LACASSAGNE und LATTÈS (1924) wurde die photographische Platte zum Nachweis von natürlich radioaktiven Isotopen in tierischem Gewebe benutzt. Ihre eigentliche Bedeutung erhielt die Methode der Autoradiographie jedoch erst mit der Entdeckung der künstlichen Radioaktivität, da von diesem Zeitpunkt an auch von den biologisch interessanten Elementen radioaktive Isotope zur Verfügung standen.

Die Entwicklung der Autoradiographie in den letzten zwanzig Jahren geht auf die ersten biologischen Untersuchungen mit P^{32} und I^{131} von LEBLOND und BÉLANGER (1946) in Kanada und PELC (1947) in England zurück. In der Folgezeit beruhten die Fortschritte der Autoradiographie einmal in der Entwicklung feinkörniger Spezial-Emulsionen und zum anderen in der rasch fortschreitenden Entwicklung kerntechnischer Anlagen und Methoden zur Herstellung von Radioisotopen immer größerer spezifischer Aktivität. So wurde in den letzten Jahren eine immer größere Zahl von C^{14}- und vor allem H^3-markierten Verbindungen käuflich erhältlich.

Im Gegensatz zu biochemischen Untersuchungen, die den Einbau radioaktiv markierter Verbindungen nur in mehr oder weniger großen Gewebsbereichen oder Proben von fraktionierten Zellstrukturen zu messen gestatten, ist die Autoradiographie die einzige Methode, die es ermöglicht, Stoffwechsel-Untersuchungen in cellulären und subcellulären Bereichen durchzuführen, und zwar unter Erhaltung des Gewebeverbandes bzw. der Zellstruktur.

Für die Bearbeitung solcher Fragestellungen im cellulären Bereich ist das autoradiographische Auflösungsvermögen von entscheidender Bedeutung. Es beträgt für I^{131} oder P^{32} etwa 5 μ, für C^{14} oder S^{35} 2—3 μ und läßt sich bei Verwendung des extrem weichen β-Strahlers Tritium (H^3) auf etwa $^2/_3$ μ steigern. Das hat zur Entwicklung der heute meist benutzten hochauflösenden Autoradiographie mit Tritium-markierten Verbindungen geführt.

Eine weitere Steigerung des Auflösungsvermögens erfuhr die Autoradiographie durch eine Kombination mit der Elektronenmikroskopie. Dadurch konnte das Auflösungsvermögen auf 0,1 μ verbessert werden.

Über Autoradiographie sind eine Reihe von zusammenfassenden Darstellungen erschienen: BOYD (1955), NIKLAS und MAURER (1955), TAYLOR (1956), HARBERS

* Habilitationsschrift Würzburg 1967.

(1958) und FICQ (1959). Neuere Berichte dieser Art liegen nicht vor. In der Zwischenzeit ist die autoradiographische Literatur so angewachsen, daß innerhalb eines erträglichen Rahmens nur noch über Teilgebiete berichtet werden kann.

Der vorliegende Bericht beschränkt sich daher auf eine Darstellung der heute dominierenden hochauflösenden Tritium-Autoradiographie im cellulären Bereich. Dabei werden in den Kapiteln B und C die Methoden der Autoradiographie und die Grenzen ihrer Aussagekraft, in den Kapiteln D, E und F Ergebnisse zum Eiweiß-, RNS- und DNS-Stoffwechsel dargestellt. Vor allem im letzten Kapitel wird deutlich, daß sich die Autoradiographie immer mehr zu einem Gebiet mit eigenen Fragestellungen entwickelt, die nur von ihr bearbeitet werden können.

B. Grundlagen der Autoradiographie.
I. Arten des radioaktiven Zerfalls und ihre Bedeutung für die Autoradiographie.

Die beim radioaktiven Zerfall emittierte Strahlung ist eine Eigenschaft des Atomkerns. Der radioaktive Kern befindet sich energetisch in einem instabilen Zustand. Er geht durch den Zerfall in einen stabilen Zustand über, wobei ein neuer Kern mit anderen chemischen Eigenschaften entsteht. Je nach der Art der radioaktiven Strahlung unterscheidet man verschiedene Zerfallsprozesse, und zwar solche, bei denen vom Kern ein α-Teilchen (α-Strahler) oder ein β-Teilchen (β-Strahler) emittiert wird. Die β-Strahler zerfallen wiederum in zwei Gruppen, je nachdem, ob negative oder positive Elektronen (Positronen) ausgesandt werden. Die sog. K-Strahler können als eine Abart der Positronen-Strahler aufgefaßt werden. Viele Radio-Isotope senden neben geladenen Teilchen auch γ-Quanten aus. Einige der biologisch wichtigen Radio-Isotope wie H^3, C^{14} und S^{35} sind reine β-Strahler. Der β-Strahler I^{131} hat gleichzeitig eine starke γ-Strahlung.

Für autoradiographische Anwendungen kommen nur solche Radio-Isotope in Betracht, die geladene Teilchen aussenden. Das ist der Fall bei α- und β-Strahlern und K-Strahlern. Die γ-Strahlung eines Radio-Isotops trägt zum autoradiographischen Effekt nicht bei, weil γ-Quanten im Material der photographischen Emulsion eine sehr kleine Absorptionswahrscheinlichkeit haben.

1. α-Strahler.

Beim α-Zerfall sendet der radioaktive Kern positiv geladene Helium-Kerne aus. Es entsteht dabei ein neuer Kern mit einer um zwei kleineren Ordnungszahl.

Ein α-Strahler kann eine oder mehrere Gruppen von α-Teilchen aussenden. Innerhalb einer Gruppe ist die α-Energie gleich. Diese Verhältnisse sind bei den einzelnen α-Strahlern verschieden.

Bei der Absorption in Materie schlagen die α-Teilchen Elektronen aus der Elektronenhülle der Absorber-Atome heraus und erzeugen so Ionenpaare. Hierdurch und durch Anregungsprozesse nimmt ihre Energie mehr und mehr ab. Wegen ihrer großen Masse verläuft die Bahn von α-Teilchen in Materie geradlinig. Die bis zur vollständigen Abbremsung durchlaufene Weglänge, d. h. die Reichweite der α-Teilchen, hängt von der α-Energie ab. Sie ist um so größer, je größer die α-Energie ist. Die Reichweite der verschiedenen α-Strahler beträgt im Gewebe (Dichte = 1) ca. 30—80 μ. In einer photographischen Emulsion sind die Reichweiten erheblich geringer.

α-Teilchen erzeugen auf ihrer Bahn im Gewebe eine sehr große Ionisationsdichte. Das hat zur Folge, daß in einer photographischen Emulsion praktisch in jedem durchquerten AgBr-Kristall entwicklungsfähige latente Bilder erzeugt werden. In der Emulsion entstehen dann geradlinige Spuren von dicht aneinander gereihten Silberkörnern (Abb. 1 a). Solche α-Spuren können sehr leicht und genau bis an den Ort ihres Ursprungs zurückverfolgt werden, wodurch der Sitz der α-Markierung im histologischen Schnitt sehr genau lokalisiert werden kann.

2. β-Strahler.

Ein β-Strahler kann zerfallen unter Aussendung von negativen Elektronen (β⁻-Strahler) oder von positiven Elektronen (Positronen, β⁺-Strahler). Beim β⁻-Zerfall erhöht sich die Ordnungszahl um 1, beim β⁺-Zerfall wird sie um 1 kleiner. Die im folgenden besprochenen Eigenschaften gelten für beide Arten eines β-Zerfalls.

Im Gegensatz zum α-Zerfall ist beim β-Zerfall die Energie der emittierten Elektronen oder Positronen nicht einheitlich. Es liegt vielmehr ein kontinuier-

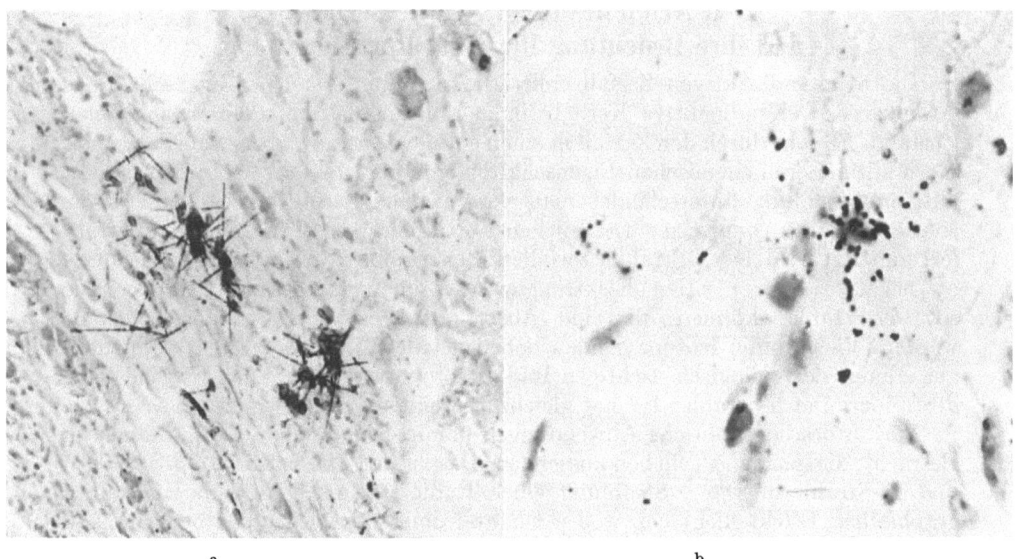

a   b

Abb. 1a u. b. α- und β-Spuren im Autoradiogramm. a α-Spuren von Thorium-X-Ablagerungen in der Leber nach Behandlung mit Thorotrast. b β-Spuren, ausgehend von einer C¹⁴-markierten Bindegewebszelle (Ohr, Maus) nach Gabe von C¹⁴-Thymidin.

liches Energie-Spektrum zwischen Null und einer für den betreffenden β-Strahler charakteristischen maximalen Energie ($E_{\beta\ max}$) vor. Die Häufigkeit der β-Teilchen nimmt bei Annäherung an die Maximal-Energie immer mehr ab, so daß nur sehr wenige β-Teilchen eine Energie dieser Größe haben. Die mittlere Energie der β-Teilchen eines β-Strahlers ist ungefähr gleich einem Drittel der Maximal-Energie. So hat z. B. die β-Strahlung von H^3 ein $E_{\beta\ max}$ von 18 keV, während die mittlere Energie der β-Teilchen etwa 6 keV beträgt.

Genau wie α-Teilchen verlieren die β-Teilchen beim Durchgang durch Materie infolge von Ionisations- und Anregungsprozessen immer mehr an Energie. Die Ionisationsdichte längs der Bahnspur eines β-Teilchens ist aber ungefähr 100mal kleiner als bei α-Teilchen. Deshalb ist bei gleicher Energie die gesamte Länge der Bahnspur in einem Absorber bei β-Teilchen sehr viel größer als bei α-Teilchen.

Im Gegensatz zu den α-Teilchen werden die leichten β-Teilchen beim Durchgang durch Materie sehr stark gestreut. Ihre Bahn ist nicht geradlinig, sondern vor allem am Ende sehr stark gewunden (Abb. 1 b).

Die Absorption einer β-Strahlung hängt lediglich von der Dicke des Absorbers in mg/cm² ab, nicht aber von seinen chemischen Eigenschaften. Nur im Bereich großer Ordnungszahlen ist diese Beziehung nicht mehr ganz zutreffend. Die Absorber-Dicke, bei der die β-Strahlung vollständig absorbiert wird, ist die maximale Reichweite ($R_{\beta\,max}$) der β-Strahlung. Sie wird in mg/cm² angegeben. Sie hängt von den wenigen Teilchen mit der höchsten Energie ab ($E_{\beta\,max}$), die außerdem zufällig eine fast gerade Bahnspur senkrecht zum Absorber haben. Wegen der starken Streuung der β-Teilchen und der kontinuierlichen Energie-Verteilung der β-Strahlung genügen aber schon sehr viel kleinere Absorber-Dicken als $R_{\beta\,max}$, um die meisten β-Teilchen zu absorbieren. Die Absorptionskurve verläuft bei kleinen Absorber-Dicken zunächst sehr steil und wird bei Annäherung an $R_{\beta\,max}$ immer flacher.

Die maximale β-Energie $E_{\beta\,max}$ der β-Strahler variiert in weiten Grenzen. Sie beträgt z. B. bei H³ 18 keV und bei P³² 1700 keV. Dem entsprechen auch sehr verschiedene maximale Reichweiten und zwar ca. 0,5 mg/cm² bzw. 760 mg/cm². Für Wasser als Absorber sind das ca. 5 μ bzw. 0,76 cm.

3. K-Strahler und Isomere.

Beim K-Zerfall wird vom Kern ein Elektron aus der eigenen Elektronenhülle (meist der K-Schale) absorbiert. Genau wie beim Positronen-Zerfall entsteht dabei ein Kern mit einer um 1 niedrigeren Ordnungszahl. Als Ergebnis dieses Zerfallsprozesses liegt dann ein neuer Kern mit einem „Loch" in der K-Schale der Elektronen-Hülle vor.

Das in der K-Schale entstandene Loch wird nun durch Elektronen aus weiter außen liegenden Schalen wieder aufgefüllt. Dabei wird die charakteristische Röntgen-K-Strahlung des neuentstandenen Atoms emittiert. Die Energie dieser Röntgen-Quanten liegt z. B. bei dem K-Strahler $_{24}$Chrom⁵¹ zwischen 5 und 6 keV. Sie ist bei Elementen kleiner Ordnungszahl also sehr weich. Bei Ordnungszahlen unterhalb von etwa Z = 50 wird nun diese weiche Röntgen-K-Strahlung in den äußeren Schalen der Elektronenhülle desselben Atoms durch Photoeffekt fast vollständig absorbiert. Im Endeffekt werden dann von dem K-Strahler Elektronen (Auger-Elektronen) von einigen Tausend Volt Energie ausgesandt und zwar pro Loch, d. h. pro Zerfallsprozeß, der Größenordnung nach eins. Sekundär zeigen also K-Strahler eine starke Strahlung energiearmer Elektronen. Die Energie dieser Elektronen-Strahlung entspricht der mittleren β-Energie von Tritium.

Es gibt eine Reihe von Kernen, welche mit einer für biologische Anwendungen geeigneten Halbwertszeit durch Aussendung lediglich von γ-Quanten in den Grundzustand übergehen. Dabei ändert sich der chemische Charakter dieser „Isomere" nicht. Insbesondere bei kleiner γ-Energie wird ein großer Teil der vom Kern emittierten γ-Quanten in der Elektronenhülle des gleichen Atoms durch inneren Photoeffekt absorbiert. Im Endeffekt entsteht auch hierbei ein Atom mit einem Loch in der K-Schale, was innerhalb kleiner Ordnungszahlen anschließend genau wie bei den K-Strahlern zur Emission von energiearmen Elektronen (Auger) führt.

Für autoradiographische Zwecke sind viele K-Strahler und Isomere aus zwei Gründen geeignet: 1. Wegen der Intensität der sekundären Elektronen-Strahlung. Die Expositionszeiten entsprechen dann denen von reinen β-Strahlern wie Tritium. 2. Wegen der geringen Energie der Elektronen-Strahlung. Man erhält so ein hohes autoradiographisches Auflösungsvermögen, ähnlich demjenigen des Tritiums. Nähere quantitative Angaben für einige K-Strahler und Isomere siehe bei FORBERG, ODEBLAD, SÖREMARK und ULLBERG (1964).

II. Der photographische Vorgang.

1. Schwärzung der photographischen Emulsion.

Die photographische Emulsion besteht aus Gelatine mit eingelagerten Silberbromidkristallen. Beim Durchgang geladener Teilchen durch die Emulsion kommt es ähnlich wie bei der Lichtabsorption zu Ionisationen und damit freien Elektronen im Gitter der Silberbromidkristalle. Diese Elektronen werden an Stellen, an denen das Gitter Unregelmäßigkeiten aufweist, z. B. eingelagertes Silbersulfid oder metallisches kolloidales Silber, festgehalten. Dadurch werden diese Stellen negativ aufgeladen. Silberionen wandern zu ihnen hin und neutralisieren die Elektronen, so daß metallisches Silber gebildet wird. Dieses sog. photolytische Silber bildet das „latente" Bild. Sobald genug photolytisches Silber in einem Kristall vorhanden ist, wird er „entwickelbar". Die chemische Reaktion bei der Entwicklung geht von dem bzw. den latenten Bildern des Kristalls, welche anscheinend bevorzugt an der Kristalloberfläche zustandekommen, aus. Dabei bildet das metallische Silber zunächst einen kurzen Faden, der im weiteren Verlauf des Entwicklungsprozesses zu einem fädigen Knäuel wächst. Dieses Fadenknäuel erscheint auf der Photoplatte bzw. im Lichtmikroskop als ein Silberkorn. Die Silberbromidkristalle ohne ein latentes Bild oder mit sehr wenig photolytischem Silber werden im Vergleich dazu während des Entwicklungsprozesses so langsam reduziert, daß sie praktisch unverändert sind. Im Fixierbad wird das nichtreduzierte Silberbromid in lösliche Komplexverbindungen übergeführt und herausgelöst.

Ein grundlegender Unterschied in der Schwärzung der photographischen Emulsion durch Bestrahlung mit Teilchen gegenüber der Exposition mit Licht besteht darin, daß im Falle des Lichtes während einer anfänglichen Induktionsperiode die Schwärzung mit der Bestrahlung nur sehr langsam, später aber mit der Exposition linear ansteigt. Für Bestrahlung mit α- und β-Teilchen (sowie γ-Quanten als auch Röntgenstrahlen) gilt dagegen, daß innerhalb kleiner optischer Schwärzungen (bis zu 0,05) die Silberkorndichte linear mit der Gesamtzahl der auf die Emulsion aufgetroffenen radioaktiven Teilchen ansteigt. Bei Überbelichtung nähert sich die Schwärzung in jedem Fall einer Sättigung.

2. Eigenschaften der autoradiographischen Emulsionen.

Je grobkörniger eine photographische Emulsion ist, desto empfindlicher ist sie. Für Untersuchungen, bei denen es auf große Auflösung nicht ankommt, ist deshalb der sehr empfindliche übliche Röntgen-Film benutzt worden. Im cellulären und subcellulären Bereich reichen diese grobkörnigen Emulsionen jedoch nicht mehr aus, da die erreichbare Auflösung unter anderem auch von der Korngröße der Emulsion abhängt. Für die hochauflösende Autoradiographie sind deshalb Spezialemulsionen entwickelt worden mit einer durchschnittlichen Korngröße von 0,2 μ und weniger. Um die damit verbundene geringe Empfindlichkeit zu erhöhen, haben diese Emulsionen einen sehr hohen Gehalt an Silberbromid von ca. 80—90% des Emulsionsgewichtes. Die Empfindlichkeit der autoradiographischen Emulsion reicht aus, um auch Elektronen von 1 MeV, d. h. im Minimum ihrer spezifischen Ionisation, zu registrieren.

Tabelle 1 enthält die am meisten benutzten autoradiographischen Emulsionen einschließlich ihrer Korngröße. Je nach dem Zweck der Untersuchung kann eine Emulsion mit den günstigsten Eigenschaften ausgesucht werden. So ist z. B. die flüssige Emulsion Ilford G-5 ca. 3—5mal empfindlicher als der Stripping-Film AR 10 oder die Ilford-Emulsionen K-2 und K-5. Wegen ihrer größeren Silberkörner und des höheren Nulleffektes ist die Emulsion G-5 aber für quantitative Untersuchungen weniger geeignet. Sie eignet sich dagegen ausgezeichnet zur

Tabelle 1. *Autoradiographische Emulsionen und ihre Korngrößen.*

Hersteller	Bezeichnung	Korngröße (in μ)
Kodak, London	Stripping-Film AR 10	0,2
Eastman Kodak, USA	NTB NTB-2 NTB-3	
Ilford, London	G-5 K-2 K-5 L-4	0,27 0,2 0,2 0,14
Gevaert, Belgien	NUC 3,07 NUC 7,15	0,07 0,15

Testexposition von Autoradiogrammen, über deren Gehalt an Radioaktivität zunächst nichts Genaues bekannt ist. Die flüssige Emulsion NTB-3 ist relativ empfindlich, hat aber gegenüber der häufiger benutzten NTB-2 auch einen höheren Nulleffekt. Gevaert Scientia NUC 7,15 hat eine sehr hohe Konzentration von Silberbromid und deshalb eine relativ hohe Empfindlichkeit, so daß sie sich zum Nachweis von Teilchen aller Energien und speziell von β-Teilchen auch höherer Energie eignet. Scientia NUC 3,07 sowie Ilford L-4 eignen sich besonders zum Nachweis stark ionisierender Teilchen, wie α-Teilchen und energiearmer β-Teilchen. Sie werden deshalb für die elektronenmikroskopische Autoradiographie empfohlen. Im Gegensatz zu den flüssigen Emulsionen hat die Anwendung von Stripping-Film den Vorteil, daß immer eine gleich dicke Emulsionsschicht aufgebracht wird. Stripping-Film AR 10 besteht aus einer Emulsionsschicht von 5 μ Dicke auf einer Gelatine-Unterlage von 10 μ.

3. Fading-Effekt.

Unter Fading-Effekt versteht man das Auslöschen latenter Bilder. Eine lineare Beziehung zwischen der Zahl der in die Emulsion eintretenden β-Teilchen und der Zahl der Silberkörner kann nur dann erwartet werden, wenn dieser Fading-Effekt keine Rolle spielt oder sehr gering ist. Das Ausmaß dieses Auslöschens latenter Bilder hängt in erster Linie von den Bedingungen ab, unter denen die Autoradiogramme exponiert werden, und zum geringeren Teil von der photographischen Emulsion und der Ionisationsdichte der geladenen Teilchen[1]. Vor allem Feuchtigkeit und hoher Sauerstoffgehalt während der Exposition werden für das Fading verantwortlich gemacht, wobei die Feuchtigkeit das Durchdringen des Sauerstoffs durch die Gelatine begünstigen soll, was dann zur Oxydation der latenten Bilder führt[2]. Deutliches Fading durch Exposition bei erhöhter Luftfeuchtigkeit wurde mehrfach beobachtet[3], und es wurde deshalb die Exposition in trockener CO_2- oder Stickstoff-Atmosphäre empfohlen[4]. Nach KOPRIWA und LEBLOND (1962) und LEBLOND, KOPRIWA und MESSIER (1963) sowie eigenen Erfahrungen genügt es jedoch, die Autoradiogramme in trockener Luft unter Zugabe eines Trockenmittels bei ca. 4° C zu exponieren, um ein Auslöschen latenter Bilder zu verhindern.

KOPRIWA und LEBLOND (1962) konnten zeigen, daß die Exposition von Autoradiogrammen mit der Emulsion NTB-2 bei 4° C und in trockener Luft [Zugabe

---

[1] HERZ 1951, 1959, McLAUGHLIN und EHRLICH 1954.   [2] ALBOUY und FARAGGI 1949.
[3] NORRIS und WOODRUFF 1954, MESSIER und LEBLOND 1957, HERZ 1959, LEBLOND, KOPRIWA und MESSIER 1963.
[4] RAY und STEVENS 1953, HERZ 1959.

von Drierite (Trockenmittel) in die Expositionskästchen] zu einem linearen Anstieg der Silberkornzahl bis zu einer Expositionszeit von 360 Tagen führt. Wimber, Quastler, Stein und Wimber (1960) konnten nicht einmal einen deutlichen Unterschied zwischen Exposition mit und ohne Drierite beobachten, sondern fanden einen linearen Anstieg der Silberkornzahl bis zu 365 Tagen Exposition. Allerdings berichten auch diese Autoren, in manchen Fällen einen erheblichen Fading-Effekt schon bei Expositionszeiten von 1—2 Monaten beobachtet zu haben.

Ganz offensichtlich zeigen verschiedene Emulsionen unter gleichen Expositions- und Entwicklungsbedingungen unterschiedlichen Fading-Effekt. Während mit der Emulsion Ilford L-4 nach 2 Monate langer Exposition in trockener Luft (Drierite) und bei Zimmertemperatur kein Auslöschen latenter Bilder gefunden wurde, zeigte die Emulsion Kodak NTE unter gleichen Bedingungen 60% Fading. Exposition solcher Emulsionen in inertem Gas ist deshalb angezeigt [1].

Für Stripping-Film (Kodak AR 10) wurden unterschiedliche Beobachtungen hinsichtlich des Fading-Effekts berichtet. Pelc (persönliche Mitteilung) fand keinerlei Fading bei Exposition über Monate selbst ohne Hinzufügen eines Trockenmittels, während in eigenen Untersuchungen und denen anderer Autoren ein deutlicher Fading-Effekt schon nach 14 Tagen Exposition festgestellt wurde. Für Stripping-Film Ilford K-5 fanden z. B. Oja, Oja und Hasan (1967) eine ziemlich lineare Abnahme der Silberkorn-Ausbeute mit zunehmender Expositionszeit von 1—17 Tagen. Fading und Rückstoßeffekte werden von den Autoren dafür verantwortlich gemacht.

III. Autoradiographische Auflösung.

1. Prinzip der autoradiographischen Abbildung.

Der autoradiographische Nachweis der Verteilung von Radioaktivität in einem histologischen Schnitt unterscheidet sich prinzipiell von der photographischen Abbildung mit optischen Systemen. Während bei optischen Systemen eine punktförmige Lichtquelle auch ein punktförmiges Bild ergibt, weil alle Strahlen, die von der punktförmigen Lichtquelle ausgehen, auch wieder in einem Punkt vereinigt werden, liegen die Verhältnisse bei der autoradiographischen Abbildung ganz anders. Die von einer punktförmigen radioaktiven Strahlenquelle ausgehenden β-Teilchen werden in alle Richtungen emittiert und durchqueren daher die photographische Emulsion in mehr oder weniger schrägen Richtungen. Nur wenige Teilchen fallen senkrecht auf die Emulsion auf. Verständlicherweise ist die räumliche Dichte der Silberkörner unmittelbar über der Strahlenquelle am größten. Es liegt aber keine punktförmige Abbildung vor.

2. Autoradiographisches Auflösungsvermögen.

Die Verhältnisse, die hinsichtlich des autoradiographischen Auflösungsvermögens eine Rolle spielen, sind in Abb. 2 schematisch wiedergegeben. Dabei wird angenommen, daß die Gewebsprobe eine punktförmige Strahlenquelle S enthält, von der Teilchen in alle Richtungen emittiert werden. Die autoradiographische Emulsion ist von dem Gewebsschnitt durch eine dünne Zwischenschicht getrennt. Weiterhin wurde die vereinfachende Annahme gemacht, daß alle β-Teilchen eine gerade Bahn und konstante Ionisationsdichte haben. Die Punkte stellen dann die Silberkornverteilung in der Emulsion dar. Von oben betrachtet befindet sich die größte Silberkorndichte direkt über der Strahlenquelle und nimmt nach den Seiten hin rasch ab. Die eingezeichnete Kurve gibt diese Silberkornverteilung

---

[1] Bachmann und Salpeter 1965.

wieder. Auch bei Berücksichtigung einer starken Streuung der β-Teilchen würde sich eine ähnliche Silberkornverteilung ergeben. Die Breite der Kurve in der halben Höhe ihres Maximums wird als Halbwertsbreite (= b in Abb. 2) bezeichnet. Je geringer diese Halbwertsbreite ist, desto größer ist die Auflösung, d. h. um so schärfer ist die autoradiographische Abbildung.

Das autoradiographische Auflösungsvermögen ist definiert als der kleinstmögliche Abstand, bei dem zwei punktförmige Strahlenquellen gleicher Radioaktivität noch als getrennte Schwärzungen erkennbar sind[1].

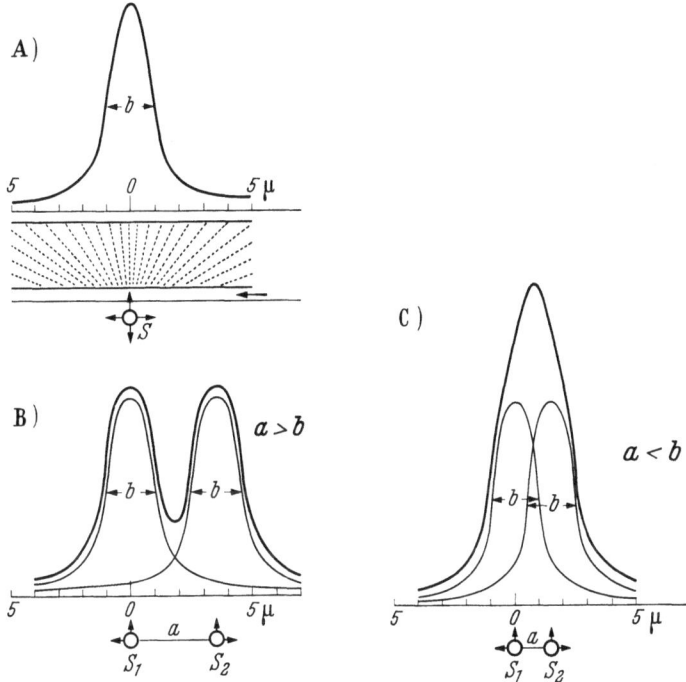

Abb. 2. Schematische Darstellung der Größe des autoradiographischen Auflösungsvermögens. S punktförmige Strahlenquelle; a Abstand zwischen zwei punktförmigen Strahlenquellen; b Halbwertsbreite der Silberkornverteilungskurve.

Zwei nahe beieinanderliegende punktförmige Strahlenquellen können aber nur dann als getrennte Strahlenquellen erkannt werden, wenn die Verteilungskurve der Silberkörner eine deutliche Einsattelung zwischen den beiden Maxima enthält, wie die Summenkurve in Abb. 2 B zeigt. Das ist dann der Fall, wenn die Halbwertsbreite einer einzelnen Verteilungskurve kleiner ist als der Abstand zwischen den beiden Strahlenquellen. Ist der Abstand zwischen den beiden Quellen kleiner als die Halbwertsbreite, dann zeigt die Summenkurve der Silberkornverteilung ein einziges breites Maximum, d. h. die beiden Strahlenquellen können nicht als zwei getrennte Schwärzungen unterschieden werden (Abb. 2 C).

Wenn die beiden Strahlenquellen nicht punktförmig sind oder unterschiedliche Radioaktivität haben, liegen kompliziertere Verhältnisse vor. In jedem Falle wird das Auflösungsvermögen aber geringer. Das Auflösungsvermögen wurde auch für cylinderförmige Strahlenquellen, senkrecht zum histologischen Schnitt, und für ausgedehntere Strahlenquellen eingehend untersucht[2].

---

[1] Lamerton und Harriss 1954.
[2] Doniach und Pelc 1950, Lamerton und Harriss 1954, Harriss 1956.

3. Einfluß verschiedener Faktoren auf das Auflösungsvermögen.

Den stärksten Einfluß auf das Auflösungsvermögen haben *geometrische Faktoren*, nämlich die Dicke des histologischen Schnittes, die Dicke der Emulsion und in erster Linie die Dicke einer eventuell vorhandenen Zwischenschicht zwischen Schnitt und Emulsion, oder ganz allgemein der Abstand der Strahlenquelle von der Emulsion. Wie Abb. 2 entnommen werden kann, ist die von einer punktförmigen Strahlenquelle erzeugte Silberkornverteilung um so schmaler, je kleiner der Abstand zwischen Strahlenquelle und Emulsion ist. Mit C^{14}-Markierung wurde bei direktem Kontakt von Schnitt und autoradiographischer Emulsion eine Auflösung von ca. 2—3 μ gemessen. Eine Zwischenschicht von 3 μ zwischen Schnitt und Emulsion verschlechtert das Auflösungsvermögen von 2,3 μ auf ca. 8,2 μ[1]. Ist die Zwischenschicht dünner als 0,1 μ, dann ist nach einer theoretischen Berechnung von Doniach und Pelc (1950) der Verlust an Auflösung gering. Man wird also in Fällen, in denen es technisch möglich ist, und bei denen keine chemische Beeinflussung der Emulsion durch den Schnitt vorliegt, möglichst auf eine Zwischenschicht verzichten. Das geht auch aus weiteren theoretischen und experimentellen Untersuchungen über den Einfluß geometrischer Faktoren, und besonders einer Zwischenschicht, hervor[2].

Von geringerer Bedeutung ist der Einfluß der Dicke des Gewebsschnittes und der Emulsion. Der begrenzende Faktor für eine Verminderung der Dicke des histologischen Schnittes kann der Gehalt an Radioaktivität im Schnitt sein. Denn je dünner der Schnitt ist, desto geringer ist auch sein Gehalt an Radioaktivität, was zu längeren Expositionszeiten führt. In jedem Fall wird man aber einen möglichst dünnen histologischen Schnitt vorziehen, schon weil die Zuordnung der autoradiographischen Schwärzung zu bestimmten Zellstrukturen im dünnen Schnitt besser ist. Auch die Emulsionsschicht kann nicht beliebig dünn aufgetragen werden, da die Emulsion um so unempfindlicher ist, je dünner sie ist, und die Autoradiogramme wiederum unvernünftig lange Expositionszeiten benötigen.

Das Auflösungsvermögen hängt weiterhin von der *mittleren Energie der β-Teilchen*, d.h. ihrem Durchdringungsvermögen ab. Im Bereich sehr hoher β-Energien, d.h. wenn die Reichweite der Elektronen im Vergleich zur Emulsionsdicke groß ist, hat die β-Energie kaum Einfluß auf das autoradiographische Auflösungsvermögen (s. auch Bleecken, 1967 und Auflösungsvermögen der elektronenmikroskopischen Autoradiographie C XIII 3). Theoretische und experimentelle Untersuchungen von Herrmann, Hartmann und Brust (1961, 1962) haben gezeigt, daß das Auflösungsvermögen oberhalb einer Energie von 0,6 MeV sehr stark von der β-Energie abhängt, während die β-Energie im Bereich zwischen 0,6 und 0,2 MeV keine so entscheidende Rolle mehr spielt. Trotz dieser geringeren Energieabhängigkeit des Auflösungsvermögens im Bereich kleiner β-Energien ist diese dennoch von Bedeutung, da schon kleine Unterschiede im Auflösungsvermögen großen Einfluß auf die Abbildungsschärfe haben. Die meisten in der Autoradiographie verwandten Radioisotope haben eine β-Energie von etwa 0,6 MeV und weniger. Aus diesem Grund ist das Auflösungsvermögen von P^{32} und C^{14} nicht so unterschiedlich, wie der Unterschied in der β-Energie. Bleecken (1961) konnte zeigen, daß die Maxima der Silberkornverteilungskurven von P^{32} und S^{35} eine sehr ähnliche Form haben, die Halbwertsbreiten sind fast gleich für beide Isotope. Die Silberkornverteilungskurve für S^{35} fällt lediglich mit zunehmender Entfernung von der Strahlenquelle schneller ab als die für P^{32}.

---

[1] Chapman-Andresen 1953.
[2] Doniach und Pelc 1950, Stevens 1948, 1950, Gross, Bogoroch, Nadler und Leblond 1951, Nadler 1951, Herz 1950, 1951, Odeblad 1952, Boyd 1955, Harriss 1956, Pelc 1956, 1957, Bleecken 1961, Herrmann, Hartmann und Brust 1961, 1962.

Auch die *Eigenschaften der autoradiographischen Emulsion* haben Einfluß auf das Auflösungsvermögen. Je feinkörniger die Emulsion ist, desto größer ist das Auflösungsvermögen. Feinkörnige Emulsionen liefern ein schärferes Bild von einer punktförmigen Strahlenquelle als grobkörnige. Natürlich wird die Silberkorngröße und damit das Auflösungsvermögen auch durch die Entwicklungsbedingungen beeinflußt. Eine Untersuchung des Auflösungsvermögens verschiedener autoradiographischer Emulsionen wurde von TZSCHASCHEL (1959) durchgeführt.

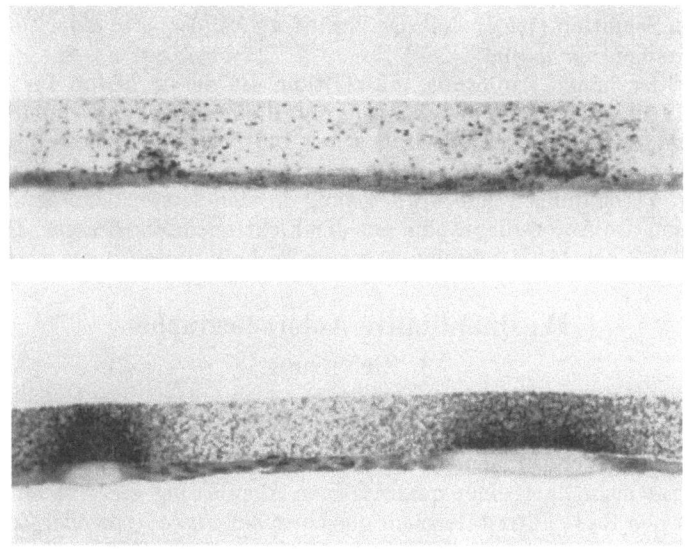

Abb. 3a u. b. Querschnitt durch Autoradiogramme von Schnitten von I^{131}-markiertem Schilddrüsengewebe der Ratte. Unten der Schnitt, darüber in festem Kontakt die photographische Emulsion. a Optimale Belichtung; b Überbelichtet. (Aus GROSS, BOGOROCH, NADLER und LEBLOND 1951.)

Eine zu lange *Exposition* führt dazu, daß die Silberkorndichte sich unmittelbar über der radioaktiven Quelle der Sättigung nähert, was eine künstliche Verbreiterung der Silberkornverteilung, d. h. eine Verminderung der Auflösung zur Folge hat (Abb. 3).

4. Hochauflösende Autoradiographie mit Tritium.

Für Radioisotope, deren β-Teilchen eine maximale Energie von weniger als 0,2 MeV haben, nimmt das Auflösungsvermögen mit abnehmender Energie zu, weil die Weglängen in der Emulsion immer kleiner werden. Tritium hat eine maximale Energie von 18 keV, was einer Reichweite von ca. 6—7 µ in Wasser entspricht, und eine mittlere Energie von 5,7 keV entsprechend einer Reichweite von ca. 1 µ in Materie mit der Dichte 1. Nur ca. 30% der β-Elektronen haben eine Reichweite von mehr als 1 µ, und nur 10% haben eine Reichweite von mehr als 2 µ. Tritium nimmt deshalb unter allen biologisch interessanten Isotopen eine Sonderstellung ein, weil es die beste autoradiographische Auflösung liefert. Wegen der geringen Energie der β-Teilchen ist die Schwärzung auf eine ca. 1 µ dicke Schicht der Emulsion begrenzt, die dem markierten Schnitt unmittelbar aufliegt. Auch vom Schnitt trägt nur eine ca. 1 µ dicke, der Emulsion zugewandte Schicht zum autoradiographischen Bild bei. Die Auflösung der autoradiographischen Abbildung von Tritium-markierten Zellen wurde eingehend von ROBERTSON, BOND und CRONKITE (1959) untersucht. Auf Grund von Kurven der H^3-Strahlendosis als

Funktion der Entfernung von der Strahlenquelle und daraus konstruierter Strahlenisodosis-Kurven wurde der Abfall der Strahlungsintensität mit zunehmendem Abstand vom Zentrum einer punktförmigen Strahlenquelle berechnet. Dieser Abfall war am steilsten in Schnitten von 0—1 μ Dicke, d. h. solche extrem dünnen Schnitte ergeben die schärfste autoradiographische Abbildung mit einer Halbwertsbreite von nur 0,2 μ. Dabei zeigen markierte Kerne, die der Emulsion am nächsten liegen, die größte Silberkorndichte und auch die höchste Auflösung des autoradiographischen Bildes. Hill (1959, 1962) ermittelte rechnerisch und experimentell ein Auflösungsvermögen für Tritium von 0,24—0,34 μ für Schnittdicken von 0,5 μ. In dickeren Schnitten (1,5 μ) sind der Verlust an Auflösung und die Zunahme der Silberkornzahlen nur gering.

Infolge der hohen Auflösung mit Tritium ist dieses Isotop für autoradiographische Untersuchungen insbesondere im cellulären und subcellulären Bereich ausgezeichnet geeignet. Darauf wurde schon 1951 von Fitzgerald hingewiesen[1].

Eine weitere Steigerung des Auflösungsvermögens bei Verwendung Tritium-markierter Verbindungen auf 0,1 μ gelang in den letzten Jahren durch eine Kombination der Autoradiographie mit der Elektronen-Mikroskopie. Hierauf soll unter C XIII 3 bei der Beschreibung dieser Technik eingegangen werden.

IV. Quantitative Autoradiographie.

1. Zielsetzung.

Lange Zeit haben sich autoradiographische Untersuchungen mit rein qualitativen Aussagen über den unterschiedlichen Schwärzungsgrad verschiedener Zellarten begnügt. Mit zunehmender Anwendung der autoradiographischen Methode wurde immer mehr nach einer quantitativen Auswertung gestrebt mit dem Ziel, etwas über den Radioaktivitätsgehalt einzelner Zellen, Zellteile oder Zellprodukte auszusagen, ähnlich wie es in der Biochemie für ganze Gewebsproben üblich ist. In der Autoradiographie wird der Zähler durch die Emulsion ersetzt. Bei einer quantitativen Auswertung der Autoradiogramme ist einmal die Empfindlichkeit der Emulsion, d. h. die absolute Zahl von Silberkörnern, die pro β-Teilchen erzeugt werden, und zum anderen der Einfluß der β-Selbstabsorption im Gewebe zu berücksichtigen. Die β-Selbstabsorption spielt jedoch nur für Tritium eine wesentliche Rolle und wird deshalb im 3. Abschnitt dieses Kapitels gesondert behandelt.

2. Quantitative Analyse durch Silberkornzählung.

a) Technik der Silberkornzählung.

Die einfachste und genaueste aber auch mühevollste quantitative Auswertung von Autoradiogrammen ist die visuelle Zählung einzelner Silberkörner pro Flächeneinheit bzw. pro Zellstruktur mit dem Ölimmersions-Objektiv unter dem Mikroskop. Das visuelle Zählen ist verhältnismäßig einfach bei einer H³-Markierung, bei der die Silberkörner in einer bis zu 1 μ dicken, dem Schnitt unmittelbar aufliegenden Schicht der Emulsion lokalisiert sind. Bei Verwendung von Isotopen mit höheren β-Energien befinden sich die Silberkörner in allen Schichten der Emulsion und können nur durch Auf- und Abfocussieren gezählt werden. Von Nadler (1953) wurde ein Zählverfahren beschrieben, bei dem nur solche Körner, die sich in einer speziellen Schicht und innerhalb eines bestimmten Gebietes über dem Zentrum der Strahlenquelle befinden, berücksichtigt werden.

Wegen der etwas mühsamen visuellen Silberkornzählung wurden verschiedene automatische Vorrichtungen für Silberkornzählungen entwickelt. Ein von Dud-

---

[1] Fitzgerald, Eidinoff, Knoll und Simmel 1951, Fitzgerald und Engstrom 1952.

LEY und PELC (1953) beschriebener automatisch arbeitender elektronischer Silberkornzähler beruht auf dem Prinzip des „flying spot scanners". Er überprüft eine bestimmte mikroskopische Fläche und registriert die darin befindlichen Silberkörner. In ähnlicher Weise funktioniert eine von TOLLES (1959) angegebene automatische Zählvorrichtung. MAZIA, PLAUT und ELLIS (1955) haben ebenfalls einen automatischen Zählmechanismus entwickelt. Dieser arbeitet nach dem Scanning-Prinzip, indem die Silberkörner zu Bändern transformiert werden, deren Intensitätsverteilung dann photoelektrisch registriert wird.

Eine ganz andere Zählmethode wurde von OSTROWSKI und SAWICKI (1961) angegeben. Auf Photographien der verschiedenen Schichten der Emulsion werden die einzelnen Körner mit der Nadel durchstochen. Die Zahl der Silberkörner kann dann durch Zählen der Nadellöcher auf der Rückseite ermittelt werden. Ein Vergleich mit der direkten visuellen Zählmethode ergab, daß diese photographische Methode einen geringeren statistischen Fehler hat.

Neben Silberkornzählungen, visuell oder automatisch, können die Autoradiogramme auch durch photometrische Messung der optischen Dichte quantitativ ausgewertet werden. Hierbei wird durch ein Mikrophotometer die optische Dichte der Emulsion gemessen. Durch einen Vergleich mit der optischen Dichte in Autoradiogrammen, hergestellt von Standardpräparaten bekannter Aktivität, kann dann der Gehalt an Radioaktivität im histologischen Schnitt ermittelt werden. Densitometer funktionieren aber am genauesten bei geringeren Vergrößerungen und benötigen Silberkorndichten, die größer sind als die bei der hochauflösenden Autoradiographie erwünschten. Der begrenzende Faktor aller dieser optischen Dichte-Messungen und eine erhebliche Fehlerquelle für ihre Aussagen beruhen in der Ungleichheit der histologischen Strukturen und auch in der Schwierigkeit, die Apertur des Photometers den verschiedenen Formen der Zellstrukturen anzupassen. Die Lichtabsorption wird durch die Summe von Objektträger, Schnitt und Emulsion bewirkt. Die Absorption durch den Schnitt ist aber an allen Stellen verschieden. (Einzelheiten über photometrische Methoden in der quantitativen Autoradiographie siehe[1].)

DÖRMER, BRINKMANN, STIEBER und STICH (1966) und DÖRMER (1967) haben ein Verfahren für eine auflichtphotometrische Silberkornzählung angegeben, das die oben beschriebenen Absorptionseffekte vermeidet.

Für alle Silberkornzählungen und -messungen gilt ganz allgemein, daß der Nulleffekt, ein eventuell vorhandener Fading-Effekt und natürlich bei vergleichenden Zählungen die Expositionszeit berücksichtigt werden müssen. STILLSTRÖM (1963, 1965) hat sich eingehend mit der mathematischen Korrektion von Silberkornzählungen, dem Einfluß von Nulleffekt und Expositionszeit sowie der unterschiedlichen Zellgröße auf die Silberkornzahlen beschäftigt.

b) Silberkornzahl pro Zerfallspartikel.

Wenn die Zahl der Silberkörner, die pro Zerfallsprozeß erzeugt werden, bekannt ist, kann daraus die im Schnitt vorhandene Radioaktivität berechnet werden. Andererseits kann die im Gewebe vorhandene Radioaktivität auch dadurch bestimmt werden, daß die Silberkorndichte mit derjenigen auf Autoradiogrammen von Standards mit bekannter Radioaktivität verglichen wird. Jedenfalls ist es das Endziel der quantitativen Auswertung von Autoradiogrammen, Angaben über die in einzelnen Zellstrukturen vorhandene Radioaktivität zu machen.

---

[1] AXELROD und HAMILTON 1947, MARINELLI und HILL 1948, DUDLEY und DOBYNS 1949, ODEBLAD 1952, DOMINGUES, SARKO und BALDWIN 1956.

Die Zahl der erzeugten Silberkörner pro Zerfallsprozeß hängt von der verwendeten Emulsion und der vorliegenden Geometrie ab. Für verschiedene Isotope wurde die Zahl der Silberkörner pro Zerfallsprozeß bei einer Reihe von Emulsionen gemessen. Tabelle 2 gibt eine Zusammenstellung der in der Literatur angegebenen Werte wieder. Die von den verschiedenen Autoren gemachten Angaben für Tritium schwanken erheblich. Gerade bei Tritium hängen diese Werte aber entscheidend von den geometrischen Faktoren ab; sie gelten deshalb nur für die speziellen experimentellen Bedingungen, die von den Autoren angegeben werden.

Tabelle 2. *Zerfallsprozesse pro entwickelbares Silberkorn für verschiedene Isotope und unterschiedliche Emulsionstypen.*

Isotop	Stripping-Film	Flüssige Emulsion	β/Silberkorn	Autor
P^{32}	Kodak AR 10		1,3	Herz 1951
P^{32}	Kodak AR 10		1,3	} Lamerton u. Harriss 1954
S^{35}	Kodak AR 10		0,6	
P^{32}	Kodak NT 2 a		1,3	}
J^{131}	Kodak NT 2 a		0,6	} Cormack 1955
Fe^{59}	Kodak NT 2 a		0,6	}
H^3	Kodak AR 10		5,0 (Bakt.)	} Hughes, Bond, Brecher, Cronkite, Painter, Quastler und Sherman 1958
H^3	Kodak AR 10		20,0 (Ausstr.)	
P^{32}	Kodak AR 10		1,3	
C^{14}	Kodak AR 10		0,5—0,6	} Lajtha u. Oliver 1959
H^3	Kodak AR 10		20,0	
H^3	Kodak AR 10		10,9	} Wimber, Quastler, Stein und Wimber 1960
H^3		Kodak NTB	19,3	
H^3	Kodak AR 10		100—200!	Kisieleski, Baserga u. Vaupotic 1961
H^3	Kodak AR 10		16,0	} Maurer u. Primbsch 1964
H^3	Kodak AR 10		2,4 (s. Text)	
H^3		Ilford L-4	1,3*	Caro u. Schnös 1965
H^3		Ilford L-4	5,0**	} Caro u. Schnös 1965
P^{32}		Ilford L-4	40,0**	
H^3		Kodak NTE	3—4	} Bachmann u. Salpeter 1965
H^3		Ilford L-4	12,0	
H^3	Kodak NTE Ilford L-4		8	} Bachmann und Salpeter 1967
S^{35}	Kodak NTE Ilford L-4		21	

* In dicker Emulsion.   ** In Einkornschicht.

Für Tritium-Markierung zählten Maurer und Primbsch (1964) die Silberkorndichte auf Autoradiogrammen von 3 μ dicken Schnitten, hergestellt mit Stripping-Film. Anschließend wurden die Autoradiogramme verascht und die H^3-Aktivität im Scintillationszähler (Tricarb, Packard) gemessen. Mit dieser Methode fanden die Autoren 16 Zerfallsprozesse pro Silberkorn. Unter Berücksichtigung der Tatsache, daß nur die Hälfte der β-Teilchen in Richtung der Emulsion emittiert wird, und daß ein β-Selbstabsorptionskoeffizient für 3 μ dicke Metacrylat-Schnitte von 0,3 in Rechnung zu setzen ist, wird die Zahl der pro entwickelbares Silberkorn benötigten Elektronen mit $^{16}/_2 \times 0,3 = 2,4$ angegeben.

In neueren Untersuchungen haben Caro und Schnös (1965) sowohl die Zahl der β-Teilchen von Tritium als auch von P^{32} gemessen, die nötig sind, um 1 Silberkorn in einer Emulsion (Ilford L-4) zu erzeugen, die nur aus einer einzigen Schicht von Silberbromidkristallen besteht. Solche Emulsionen mit nur einer Schicht von Silberbromidkristallen werden für die Kombination von Autoradiographie und Elektronenmikroskopie benutzt. Die gefundenen Werte für β-Teilchen pro Silberkorn geben zumindest Größenordnungen wieder, denn es ist sehr schwierig, diese

Emulsionen mit einer Silberbromidkristallschicht vollkommen gleichmäßig und reproduzierbar herzustellen. Da bei dicken Emulsionsschichten praktisch alle H^3-β-Teilchen ein oder mehr Silberkörner erzeugen, wird geschlossen, daß die Wahrscheinlichkeit dafür, daß ein Silberbromidkristall der L-4-Emulsion nach dem Auftreffen von einem Teilchen ein latentes Bild ergibt, sehr groß ist. Für H^3 wurde unter den genannten Bedingungen eine Ausbeute von 0,2 Silberkörnern pro β-Teilchen und für P^{32} von 0,025 Silberkörnern pro β-Teilchen gemessen. Die Autoren haben diese beiden Isotope für ihre Untersuchungen gewählt, da die β-Energie aller gebräuchlichen Radio-Isotope zwischen diesen beiden Extremen liegt.

In dicker Schicht von Ilford L-4-Emulsion wird die Ausbeute mit 1,3 Silberkörnern pro β-Teilchen Tritium angegeben[1].

BACHMANN und SALPETER (1965) haben in Übereinstimmung mit den vorgenannten Autoren gefunden, daß bei der Wahl empfindlicher Methoden (Kodak NTE, zentrifugiert, Dectol-Entwicklung mit vorhergehender Goldimprägnation) bei der elektronenmikroskopischen Autoradiographie nur $1/3$ bis $1/4$ der Tritium-Elektronen, die die Emulsion treffen, registriert werden.

3. Quantitative Autoradiographie mit Tritium.

a) Grundsätzliches zur quantitativen Tritium-Autoradiographie.

Wegen der großen Auflösung, die mit tritierten Substanzen zu erreichen ist, wird Tritium in der Autoradiographie bevorzugt für quantitative Untersuchungen an Zellen und ihren Teilstrukturen benutzt (s. auch PERRY 1961). Da die β-Teilchen des Tritiums in der überwiegenden Mehrzahl nicht mehr als ein Silberkorn erzeugen, und da diese Silberkörner in der untersten Schicht der Emulsion lokalisiert sind, lassen sie sich besonders gut auszählen und den einzelnen Zellstrukturen zuordnen. Wenn aus besonderen Messungen (s. den vorhergehenden Abschnitt 2b) der Zusammenhang zwischen der Aktivität/μ^2 im Schnitt und der Zahl der unter Standard-Bedingungen in der Emulsion erzeugten Körner bekannt ist, kann aus der Korndichte auf die lokale absolute H^3-Aktivität im Schnitt geschlossen werden. Bei solchen Messungen muß aber berücksichtigt werden, daß die Dichte der Trockenmasse in einzelnen Strukturen der Zelle verschieden ist. Das führt zu einer unterschiedlichen β-Selbstabsorption der H^3-β-Strahlung in den einzelnen Zellbereichen des Schnitts.

b) β-Selbstabsorption im Material des Schnitts.

Wegen der Bedeutung der β-Selbstabsorption bei einer quantitativen Auswertung von Autoradiogrammen mit H^3-markierten Schnitten soll auf die Selbstabsorption der H^3-β-Teilchen im Material des Schnitts besonders eingegangen werden. Ein 5μ-Schnitt enthält nach Entparaffinierung eine Trockenmasse von etwa 0,1 mg/cm². Das reicht bereits nahe an die maximale Reichweite $R_{\beta max}$ des H^3 von ca. 0,5 mg/cm² heran. Dadurch, daß bereits im Trocken-Material des Schnitts β-Teilchen absorbiert werden, entstehen in der Emulsion weniger Körner als ohne β-Selbstabsorption im Schnitt. Bei C^{14} mit einem $R_{\beta max}$ von 30 mg/cm² ist die β-Selbstabsorption bei den üblichen Schnittdicken ohne Bedeutung.

Für H^3 wurde die Größe der β-Selbstabsorption für die bei der Autoradiographie vorliegenden geometrischen Bedingungen von MAURER und PRIMBSCH (1964) eingehend untersucht. Diese Autoren stellten von ein und derselben in vivo mit einer H^3-Aminosäure markierten Leber Autoradiogramme mit verschiedenen Schnittdicken zwischen 0,3 und 6 μ her. Das Einbettungsmittel Metacrylat wurde

---

[1] CARO und SCHNÖS 1965.

aus den Schnitten herausgelöst. Dann wurde die mittlere Korndichte über dem Cytoplasma und dem Karyoplasma als Funktion der Dicke des Schnitts bestimmt. Entsprechende Kornzählungen über dem Nucleolus wurden an Hand einer in vivo mit H^3-Cytidin markierten Leber durchgeführt. Die erhaltenen Kurven gibt Abb. 4a—c wieder. Für alle drei Strukturen haben die Kurven Sättigungs-Charakter. Sie steigen zunächst bei kleinen Schnittdicken linear an und werden dann zunehmend flacher und zwar beim Nucleolus (Abb. 4c) bereits nach Schnitt-dicken von wenigen Zehntel μ. Bei der gleichen Schnittdicke ist die H^3-β-Selbst-

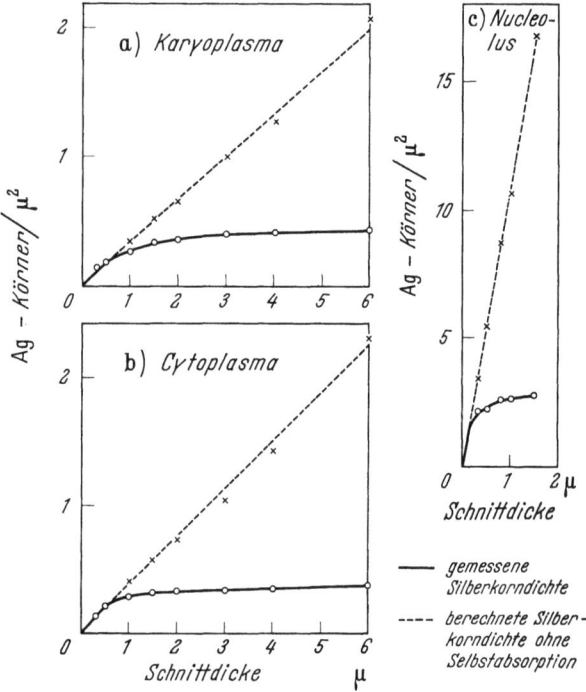

Abb. 4a—c. Silberkorndichte als Funktion der Schnittdicke für Karyoplasma, Cytoplasma und Nucleolus. a und b Mäuse-Leber nach Gabe von H^3-L-Tyrosin; c Mäuse-Leber nach Gabe von H^3-Cytidin; Metacrylat-Einbettung; Stripping-Film AR 10. (Aus Maurer und Primbsch 1964.)

absorption im Cytoplasma (Abb. 4b) und noch mehr im Karyoplasma (Abb. 4a) deutlich geringer. Nur bei Schnittdicken von wenig mehr als 0,1 μ ist also die Korndichte über den drei Strukturen ein relatives Maß für den H^3-Ge-halt der Strukturen. Bei größeren Schnittdicken muß die in den Zellstruk-turen unterschiedliche β-Selbstabsorption durch eine Korrektion berücksichtigt werden.

Während die Kurven der Abb. 4 nur für die speziellen untersuchten Leberzellen gelten, haben die hieraus abgeleiteten Kurven der Abb. 5 eine allgemeinere Be-deutung. Abb. 5a zeigt, daß die Kurven für alle drei Strukturen auf eine einzige Kurve fallen, wenn als Abszisse nicht die Schnittdicke, sondern die Dicke in mg/cm² genommen wird, und wenn die Höhenlage der Kurven entsprechend ver-schoben wird. Dieses Zusammenfallen der drei Kurven ist zu erwarten, weil die β-Absorption nur von der Masse pro Flächeneinheit abhängt.

Abb. 5c gibt den sog. Selbstabsorptionskoeffizienten wieder. Dieser gibt an, auf welchen Bruchteil die Kornzahl abnimmt, weil β-Selbstabsorption vorliegt.

Bei einem Leberschnitt von 1 μ Dicke entstehen über dem Nucleolus nur 20%, über dem Cytoplasma 60% und über dem Karyoplasma 80% der Körner, welche ohne β-Selbstabsorption entstanden wären. Für eine quantitative Auswertung von H³-Autoradiogrammen mit nicht sehr dünnen Schnitten muß also die Massendichte der untersuchten Zellstrukturen und damit die β-Selbstabsorption bekannt sein. Solche Messungen können interferometrisch oder radiographisch (Absorption sehr weicher Röntgenstrahlen) durchgeführt werden.

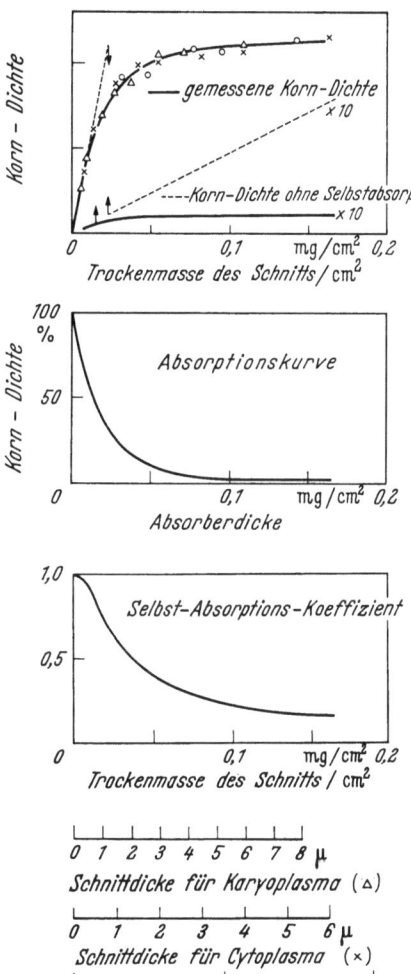

Abb. 5b gibt die Absorptionskurve für die H³-β-Strahlung wieder und zwar für den Fall, daß über einer flächenhaften H³-β-Quelle ein inaktiver Absorber liegt. Aus der Kurve kann abgelesen werden, daß die Silberkorndichte auf 10% abfällt, wenn über der Strahlen-Quelle eine inaktive absorbierende Schicht von 0,05 mg/cm² liegt. Das entspricht etwa einer nur 0,5 μ dicken Schicht von nassem Gewebe. Hier wird klar, welche wichtige Rolle die Absorption bei Silberkornzählungen insbesondere von Ausstrichen und „squash"-Präparaten spielt, da eine Überlagerung eines markierten Zellkerns durch eine Cytoplasmaschicht von nur 0,5 μ Dicke zu einer so großen Verminderung der Silberkornzahl führt. Jede auch noch so dünne Schicht von Cytoplasma oder Serum, die den markierten Kern überlagert, wie es bei Ausstrichen durchaus vorkommen kann, muß zu fehlerhaften Ergebnissen der Silberkornzählungen führen, zumal diese Schicht auch noch sehr ungleichmäßig sein kann.

Von POLLISTER (1965) wurde die Massenbelegung in mg/cm²/μ für die verschiedenen Zellstrukturen der Speicheldrüsenzellen der Drosophila interferometrisch gemessen. Die dabei gefundenen Werte stimmen gut mit denen für Leberzellen von MAURER und PRIMBSCH (1964) überein. Mit dem Selbstabsorptionskoeffizienten der letzteren Autoren wurden von POLLISTER (1965) Korrektionsfaktoren berechnet, mit denen die gemessenen Silberkorndichten zu multiplizieren sind, um zu den wahren Silberkorndichten zu gelangen. Für die An-

Abb. 5. Silberkorndichte, Absorptionskurve und Selbstabsorptions-Koeffizient als Funktion der Trockenmasse des Schnittes in mg/cm². μ-Angaben beziehen sich auf Dicke der Metacrylat-Schnitte. (Aus MAURER und PRIMBSCH 1964.)

wendung solcher Korrektionsfaktoren in Untersuchungen zur Größe der RNS-Synthese in den verschiedenen Zellkompartments verweisen wir auf die Arbeiten von SCHULTZE und MAURER (1963) sowie ARNOLD (1965). Über quantitative Autoradiographie besonders mit Tritium s. auch PERRY (1964b).

4. Auszählung von Spuren einzelner β-Teilchen.
Spuren-Autoradiographie.

Bei der Methode der Spuren-Autoradiographie werden nicht lokale Silberkorn-dichten ausgezählt, sondern es wird die Häufigkeit der Korn-Spuren einzelner β-Teilchen in der Emulsion bestimmt. Bei dieser Methode kommt man mit 10 bis 100mal geringerer Markierung des biologischen Materials aus. Das kann auch dann noch physiologische Versuche erlauben, wenn das markierte Ausgangs-Präparat nur eine kleine spezifische Aktivität hat. Auch sind die Kosten für z. B. C^{14}-mar-kierte Präparate bei solchen Versuchen geringer.

Das Verfahren setzt eine dicke Emulsion voraus, damit die Spuren in genügen-der Ausdehnung sichtbar werden. Da die Ionisationsdichte und damit die Dichte der Körner längs der Spur in der Emulsion mit abnehmender β-Energie zunimmt, ist die mittlere Entfernung zwischen zwei Körnern an der Stelle des β-Eintritts in die Emulsion größer als gegen das Ende der Spur (s. auch Abb. 1 b). Aus diesem Grunde und wegen der starken Streuung der β-Teilchen ist es nicht immer einfach, zu einer Aussage über den Ausgangsort des β-Teilchens zu kommen. Aus dem gleichen Grunde ist auch ein enger Kontakt zwischen Schnitt und Emulsion von besonderer Bedeutung. Da der mittlere Korn-Abstand mit der β-Energie zunimmt, enthalten Spuren von energiereichen β-Strahlern insgesamt weniger Körner als weichere β-Strahler wie C^{14} oder S^{35}.

Durch Auszählung von Spuren können Autoradiogramme auch quantitativ ausgewertet werden. Wegen der nur kleinen Zahl von β-Spuren, welche z. B. über einem Kern unterschieden werden können, ist der statistische Fehler von be-sonderer Bedeutung. Spuren-Zählungen geben deshalb nur das mittlere Verhalten vieler Zellen oder Zellstrukturen wieder. Bei Kornzählungen insbesondere mit H^3 liegen die Verhältnisse günstiger[1].

C. Technik der Autoradiographie.

I. Empfindlichkeit der autoradiographischen Methode.
Notwendige Aktivitätsmengen bei in vivo- und in vitro-Untersuchungen.

Zur Autoradiographie können flächenhafte Präparate wie histologische Schnitte, Ausstriche, Deckglas-Kulturen und Quetsch-Präparate verwandt werden. Im Vergleich zu biochemischen Versuchen enthalten solche Präparate immer nur sehr geringe Mengen an biologischer Substanz. Trotzdem muß die inkorporierte Radioaktivität zur autoradiographischen Abbildung ausreichen. Im Prinzip ist die photographische Emulsion nicht unempfindlicher als der Zähler bei biochemischen Versuchen, da bei den üblichen Techniken größenordnungsmäßig $1/_{10}$ aller β-Teilchen einen Zählimpuls bzw. ein Silberkorn liefern. Während aber bio-chemische Messungen an größeren Gewebsproben durchgeführt werden, soll autoradiographisch die Aktivität etwa eines Kerns oder eines noch kleineren Zell-bereichs gemessen werden. Zweierlei macht das möglich: Bei autoradiographischen in vivo- und in vitro-Versuchen nimmt man ca. 100mal mehr Radioaktivität als bei biochemischen Versuchen. Zum anderen gestattet die photographische Emulsion sehr viel längere Meßzeiten als sie normalerweise bei Messungen mit dem Zähler verwandt werden. Bei autoradiographischen Expositionszeiten von Monaten ist die Meßzeit etwa um drei Zehner-Potenzen größer als bei der Messung mit Zählern. Beide Faktoren zusammen bewirken, daß eine Registrierung der Radioaktivität bis herunter in subcelluläre Bereiche möglich wird.

---

[1] Einzelheiten über Spuren-Autoradiographie siehe bei Boyd und Levi 1950, Campbell 1951, Campbell und Persson 1951, Levi 1951, 1953, 1954, Levi und Hogben 1955, Levi und Nielsen 1959, Ficq 1953, 1955 b, 1959 c.

Bei in vivo-Versuchen hängt die in einem Schnitt etc. enthaltene Radioaktivität von den verschiedensten Faktoren ab: vom biologischen Verhalten der applizierten markierten Substanz, oft auch davon, welche Stelle im Molekül markiert ist, von anderen Stoffwechselprozessen des applizierten Vorläufers bzw. seinem Abbau, dann von einer eventuellen Verdünnung des Vorläufers infolge eines – inaktiven – pool's der betreffenden Substanz, von der Zeit zwischen Application und Versuchsende usw.

Etwas leichter zu übersehen sind die Verhältnisse bei in vitro-Versuchen mit Zellkulturen. Aktivität und Menge des Vorläufers können auch über längere Versuchszeiten mehr oder weniger konstant gehalten werden. Fragen des biologischen Abbaus oder eines cellulären pool's des Vorläufers werden besser übersehbar. Meist ist die erforderliche Aktivität pro ml bei in vitro-Versuchen kleiner als bei in vivo-Versuchen pro g Tiergewicht.

Auf jeden Fall muß das Gewebe im allgemeinen eine erhebliche Konzentration an *Radioaktivität* enthalten. Wegen möglicher Strahleneffekte, die die Verwendung beliebig hoher Aktivitäten einschränken, verweisen wir auf Abschnitt C. X. Auf der anderen Seite darf aber die applizierte Substanz-*Menge* gewisse von Fall zu Fall verschiedene Grenzen nicht überschreiten. Insgesamt führt das dazu, daß die für die Autoradiographie notwendigen markierten Präparate eine sehr hohe spezifische Aktivität (Aktivität pro Mengeneinheit) haben müssen, wenn die physiologischen Verhältnisse nicht gestört werden sollen. Die spezifische Aktivität bildet häufig die Grenze für autoradiographisches Arbeiten überhaupt, da es nicht immer möglich ist, markierte Substanzen mit einer genügend hohen spezifischen Aktivität herzustellen. Das ist besonders schwierig, wenn zur Markierung Isotope mit langer Halbwertszeit benutzt werden, wie z. B. C^{14}. C^{14}-Präparate sind heute mit einer spezifischen Aktivität bis zu 30 mC/mM erhältlich. Dagegen stehen in letzter Zeit an H^3-markierten Substanzen immer mehr Präparate mit hoher spezifischer Aktivität zur Verfügung. Isotope mit sehr kurzer Halbwertszeit lassen infolge ihres schnellen Abfalls oft nicht genug Zeit für die Vorbereitung der histologischen Schnitte und die Exposition der Autoradiogramme.

Wegen der oben angegebenen unterschiedlichen Einflüsse auf den Aktivitätsgehalt der Schnitte lassen sich Angaben über die notwendige Expositionszeit von vornherein nicht machen. Sie kann nur empirisch bestimmt werden, wobei man sich aus Gründen einer Zeitersparnis zunächst einer sehr empfindlichen Emulsion (z. B. G-5, Ilford) bedient. Viele Emulsionen vertragen ohne ein störendes Anwachsen des Nulleffektes Expositionszeiten von vielen Monaten. Bei autoradiographischen Arbeiten mit relativ kurzer Halbwertszeit ist es ratsam, nicht länger als eine Halbwertszeit zu exponieren, da in dieser Zeit die Hälfte der radioaktiven Markierung zerfällt. Bei sehr langer Exposition würde man höchstens den Faktor 2 gewinnen, während aber der Nulleffekt beträchtlich steigen würde.

II. Vorbereitung des Materials zur Autoradiographie.

1. Fixationsmittel.

Die Wahl des Fixationsmittels für die übliche histologische Verarbeitung des Gewebes zur Vorbereitung für die Autoradiographie hängt ganz vom Zweck der durchzuführenden Untersuchung und der verwandten markierten Substanz ab. Viele Fixationsmittel haben die Eigenschaft, bestimmte Substanzen in mehr oder weniger großem Ausmaß aus dem Gewebe herauszulösen; zumindest werden die wasserlöslichen Substanzen herausgelöst. Ist die Verteilung wasserlöslicher Substanzen das Ziel der Untersuchung, dann muß eine spezielle Technik (s. C IX) angewandt werden. Auf der anderen Seite ist es für die Untersuchung bestimmter Stoffwechselprozesse, z. B. des Eiweiß-, Nucleinsäure- oder Polysaccharidstoffwechsels notwendig, daß das Fixationsmittel höher molekulare Substanzen im Gewebe fixiert, während wasserlösliche oder niedermolekulare Substanzen herausgelöst werden. Damit erfolgt gleichzeitig eine wünschenswerte Differenzierung zwischen der zu untersuchenden höher molekularen Substanz und dem wasserlöslichen Vorläufer sowie wasserlöslichen oder niedermolekularen Stoffwechselprodukten. Oft ermöglicht die Kenntnis, welche Stoffe durch das Fixationsmittel herausgelöst werden, schon eine Zuordnung der autoradiographischen Schwärzung zu einer bestimmten chemisch definierten Gewebsfraktion. So werden z. B. Proteine durch Fixationsmittel mit eiweißfällender Wirkung quantitativ gefällt, während der Vorläufer, die freie Aminosäure, herausgelöst wird. Auch bei Untersuchungen der Polysaccharidsynthese führt die Fixation bei saurem pH zur selektiven Darstellung der Sulfomucopolysaccharide, während das wasserlösliche S^{35}-Sulfat herausgelöst wird. Für solche differentiellen Fixationen werden die üblicherweise verwandten Fixationsmittel benutzt: Formalin (rein oder gemischt mit Essigsäure oder Alkohol), Carnoy, Bouin oder Alkohol. Sie bewirken, daß die Proteine, Nucleinsäuren und Polysaccharide in allen bei der weiteren Verarbeitung benutzten Lösungen unlöslich sind.

Um einen markierten Vorläufer, wie z. B. eine markierte Aminosäure möglichst vollständig aus dem Gewebe zu entfernen, ist es ratsam, dem Fixationsmittel und allen weiteren verwandten Lösungen nicht-radioaktiven Vorläufer im Überschuß zuzusetzen. Auf diese Weise wird einmal die spezifische Aktivität herabgesetzt, und zum anderen können markierte Moleküle gegen nichtmarkierte ausgetauscht werden. Letztere sind autoradiographisch un-

Tabelle 3. *Wirkung verschiedener Fixationsmittel auf den Radioaktivitäts-Gehalt des Gewebes.*

	Number of Grains/$1000\,\mu^2$
Carnoy	$124{,}4 \pm 3{,}8$
Bouin	$116{,}6 \pm 5{,}1$
Formalin	$105{,}5 \pm 1{,}9$
Zenker	$3{,}1 \pm 0{,}2$
Zenker (iodine and cysteine)	$75{,}1 \pm 2{,}1$

Ungefärbte Schnitte der Mäuse-Leber nach Gabe von H^3-Cytidin. (Aus Kopriwa und Leblond 1962.)

wirksam. Über Artefakte, die auf einer Bindung freier Aminosäuren an das Gewebe beruhen, und zwar bei Verwendung verschiedener Fixationsmittel, haben Peters und Ashley (1967) berichtet.

Bei der Wahl des Fixationsmittels ist auch noch zu berücksichtigen, daß es die photographische Emulsion nicht angreift. Fixationsmittel, die reduzierende oder oxydierende Substanzen enthalten (Fixative mit metallischen Salzen) müssen vor dem Aufbringen der photographischen Emulsion sehr sorgfältig aus dem Schnitt entfernt werden. Reduzierende Substanzen verursachen einen erhöhten Nulleffekt, während oxydierende Substanzen Fading der latenten Bilder zur Folge haben. Vom Fixationsmittel nach Zenker ist bekannt, daß es die autoradiographische Emulsion desensibilisiert (Tabelle 3). Die übrigen genannten Fixationsmittel haben keinen Einfluß auf die Filmschicht, jedoch ist eine Kontrolluntersuchung über eine eventuelle Beeinflussung der Emulsion empfehlenswert.

2. Frage der Löslichkeit markierter Verbindungen bei der Fixation.

Häufig wurde gefunden, daß bei der üblichen histologischen Verarbeitung des Gewebes ein Teil der in den Zellen enthaltenen markierten Substanzen durch die Fixation herausgelöst wird. Mit dem Ausmaß des Verlustes an Radioaktivität für die verschiedenen Fixationsmittel nach Gabe unterschiedlicher Vorläufer befaßten sich verschiedene Autoren[1].

Schneider und Maurer (1963) untersuchten den Einfluß verschiedener Fixationsmittel auf die H^3-RNS-Aktivität von Leberschnitten 20 min nach Gabe von H^3-Cytidin an Mäuse. Die größten Korndichten fanden sich bei Fixation mit neutralem Formalin. Bei anderen Fixationsmitteln waren die Korndichten bei

---

[1] Lamerton und Harriss 1951, Taylor und McMaster 1954, Hagmüller und Hellauer 1955, Kaminski 1955, Harbers und Neumann 1955, Sano, Kawamoto und Takahashi 1957, Harbers 1958, Kopriwa und Leblond 1962, Baserga und Kisieleski 1963, Baserga und Nemeroff 1962a, Linnartz-Niklas, Hempel und Maurer 1964.

Verwendung von Schnitten der gleichen Leber bis zu dreimal kleiner (Tabelle 4). Dieser Verlust an H³-RNS kann in verschiedenen Zellstrukturen unterschiedlich sein (Tabelle 5). Das könnte die z. T. sehr unterschiedlichen Ergebnisse verschiedener Autoren hinsichtlich des Einbaus H³-markierten Cytidins in die verschiedenen Zellstrukturen erklären. Über ähnliche Verhältnisse siehe auch FEINENDEGEN, BOND, SHREEVE und PAINTER (1960).

Das gleiche Problem wurde biochemisch von ANTONI, KÖTELES, HEMPEL und MAURER (1965) untersucht. Diese Autoren bestimmten den Verlust an Radioaktivi-

Tabelle 4. *Vergleich von Silberkorndichten (Kornzahl pro* μ^2*) bei Verwendung verschiedener Fixationsmittel.*

	I n-Formol pH 7,0		II Chlorof.-Alk.- Eis. CARNOY pH 3,4		III TCE 0,5%— Formol 5% pH ~1,3		IV TCE 5%— Formol 6% pH ~0,9		V Eisessig20% — Konz. Alkohol pH 2,8		VI Methanol	
Leber-Epithel	0,23	100%	0,09	39%	0,16	70%	0,05	22%	0,16	70%	0,05	22%
Niere-Tubulus-Epithel	0,19	100%	0,17	80%	0,13	69%						
Nebenniere-Rinde	0,57	100%	0,45	79%	0,29	51%						
Nebenniere-Mark	0,18	100%	0,13	72%	0,14	78%						
Colon-Epithel	0,22	100%	0,16	73%	0,17	77%						
Colon-Ganglienzellen	0,70	100%	0,10	14%	0,14	20%						
Dünndarm-Muskulatur	0,11	100%	0,04	36%	0,10	91%						
Dünndarm-Ganglienzellen	0,36	100%	0,17	47%	0,50	140%						

Die Überschrift über den Daten: Korndichte über dem Kern

Maus, H³-Cytidin, Tötung nach 20 min, Belichtungszeit der Autoradiogramme 10 Tage. (Aus SCHNEIDER und MAURER 1963.)

Tabelle 5. *Vergleich der Silberkorndichten (Kornzahl pro* μ^2*) von Nucleolus und Karyoplasma nach unterschiedlicher Fixierung.*

		Korn-Dichte					
		Formol-neutral		Formol (6%) + TCE (5%)		Bouin	
Leber-Epithel	Karyoplasma	0,43	100%	0,18	42%		
	Nucleolus	0,75	100%	0,51	68%		
Pankreas exokrin	Karyoplasma	0,52	100%			0,35	67%
	Nucleolus	1,15	100%			1,06	73%

Maus, H³-Cytidin, Tötung nach 20 min. Belichtungszeit der Autoradiogramme 10 Tage. (Aus SCHNEIDER und MAURER 1963.)

tät und Masse von RNS, DNS und Eiweiß in Lebergewebe und Ascites-Tumor-Zellen nach kurzzeitiger Markierung mit H³- oder C¹⁴-markierten Vorläufern unter dem Einfluß verschiedener Fixationsmittel (Abb. 6). Ein Verlust an Radioaktivität und Masse wurde für die RNS bei Verwendung von Methanol, Carnoy und einigen Fixationsmitteln, die Perchlorsäure enthalten, beobachtet. Methanol z. B. löst 50% der H³-RNS-*Aktivität* aus den Zellen, während der Verlust an RNS-*Masse* sehr klein ist. Nach diesen Ergebnissen sind neutrales Formalin und Formalin mit 0,5%igem Trichloressigsäure-Zusatz am besten geeignet für die Fixation markierter RNS. Verluste an Radioaktivität oder Masse der DNS oder des Eiweißes wurden für die meisten der untersuchten Fixationsmittel nicht gefunden. Zu gleichen Ergebnissen für Eiweiß kamen DROZ und WARSHAWSKI (1963). In histologischen Schnitten nach Gabe von C¹⁴-Leucin an Mäuse und Fixation in Bouinscher Lösung fanden diese

Autoren 91—97% der Radioaktivität fest an Eiweiß gebunden. Schultze, Oehlert und Maurer (1960) behandelten Schnitte von Formalin-Trichloressigsäure-fixiertem Leber- und Gehirngewebe nach Gabe von markierten Aminosäuren mit der Schneiderschen Methode zur Isolierung von Nucleinsäuren und Eiweiß[1]. Es trat nur ein Verlust von 0—3% der Radioaktivität ein. Ostrowski, Komender und

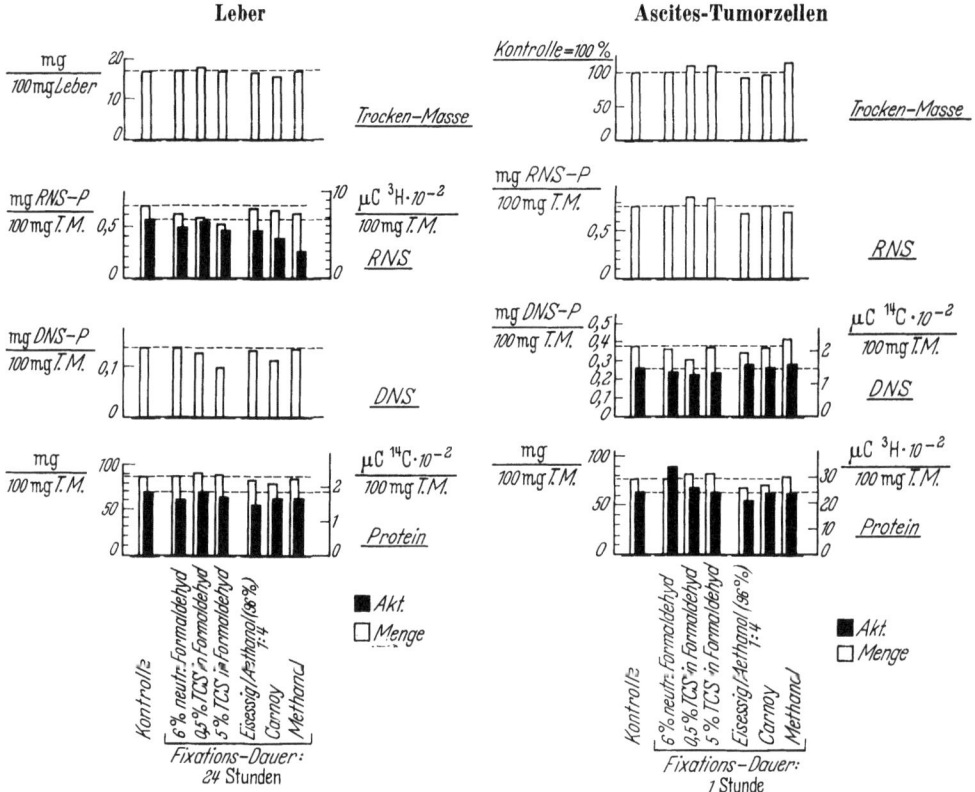

Abb. 6a u. b. Einfluß des Fixationsmittels auf den Gehalt an Radioaktivität und auf die Masse von RNS, DNS und Eiweiß der Zelle. a Trockenmasse sowie Menge und Radioaktivität von RNS, DNS und Eiweiß der Leber nach verschiedenen Fixationen (30 min-Versuch mit H³-Cytidin und C¹⁴-Lysin). b Trockenmasse sowie Menge und Radioaktivität von RNS, DNS und Eiweiß in Ehrlich-Ascites-Tumorzellen nach verschiedenen Fixationen (60 min-Versuch mit H³-Lysin und C¹⁴-Thymidin). (Aus Antoni, Köteles, Hempel und Maurer 1965.)

Kwarecki (1961) fanden einen Verlust von 1% der Eiweiß-Menge in Leber und Niere nach Fixation mit 4%igem Formalin, während Merriam (1958) mit dem gleichen Fixationsmittel einen Gewichtsverlust in Leber, Muskel und Gehirn von 6—12% beobachtete.

Über Verluste an Sulfomucopolysacchariden durch basische Fixationsmittel berichteten Dziewiatkowski (1952) und Boström und Gardell (1953).

3. Vorbereitung von histologischen Schnitten, Ausstrichen und „squash"-Präparaten.

Die histologischen Schnitte können von Paraffin- oder Kunstharz-eingebettetem Gewebe hergestellt werden. Dabei ist es wichtig, die Schnitte gut zu entparaffinieren bzw. andere Einbettungsmittel sorgfältig zu entfernen. Artefakte nach ungenügender Entparaffinierung wurden von Odeblad (1953) und Oehlert, Nettesheim und Machemer (1962) beschrieben.

---

[1] Schneider 1945.

Wie schon erwähnt, ist die Zuordnung der autoradiographischen Schwärzung um so besser, je dünner der Schnitt ist. Üblicherweise werden Schnitte zwischen 3 und 5 μ für die Autoradiographie verwandt. Wegen der im Schnitt vorhandenen Aktivität kann die Schnittdicke nicht beliebig reduziert werden, da die Radioaktivität linear mit der Schnittdicke abnimmt. Bei Verwendung von Tritium als Markierung trägt aber nur die oberste Schicht des Schnittes zur autoradiographischen Abbildung bei. Wie die Abb. 4 zeigt, nimmt die Silberkorndichte keineswegs linear mit der Schnittdicke zu. Das gilt nur innerhalb eines sehr kleinen Bereiches bei ganz geringen Schnittdicken. Das zeigt, daß bei H^3-markierten Schnitten eine Schnittdicke von einigen μ nicht kritisch ist, weil zwischen 2 und 6 μ die Korndichte nur wenig ansteigt. Auf der anderen Seite kann es aber bei dicken Schnitten leicht vorkommen, daß ein gut sichtbarer Kern auf der zur Emulsion abgewandten Seite liegt und angeschnitten wurde. Infolge von β-Selbstabsorption kann eine Silberkornbildung trotz einer H^3-Markierung des Kerns ausbleiben. Das führt dann zu falschen Negativen. Bei H^3 ist es immer ratsam mit möglichst kleiner Schnittdicke zu arbeiten.

Verschiedene Verfahren sind für das Aufziehen der Schnitte auf die Objektträger angegeben worden. Falls der Schnitt auf dem Objektträger selbst gestreckt wird, wobei das Streckmittel Eiweiß zum Anhaften enthält, muß darauf geachtet werden, daß keine eiweißhaltige Lösung auf die Oberseite des Schnittes gelangt. Die angetrocknete Lösung würde dann zwischen Schnitt und Emulsion liegen und bei Tritium zu einer — wahrscheinlich ungleichmäßigen — Absorption der β-Strahlung führen.

Bei Untersuchungen von Gewebekulturen und in der Hämatologie werden hauptsächlich Ausstriche verwandt, die in den meisten Fällen mit Methanol fixiert werden. Wegen des Einflusses dieses Fixationsmittels auf H^3-RNS verweisen wir auf ANTONI, KÖTELES, HEMPEL und MAURER (1965).

Für die hochauflösende H^3-Autoradiographie werden von vielen Autoren Quetschpräparate bevorzugt. Die meist durch Daumendruck zwischen zwei ebenen Glasoberflächen gequetschten Zellen haben sehr dünne und gleichmäßig breit gedrückte Kerne, die für Untersuchungen mit H^3-β-Teilchen, z. B. mit H^3-Thymidin, besonders geeignet sind. Um die Gleichmäßigkeit der Dicke von gequetschten Kernen zu prüfen, haben WIMBER, QUASTLER, STEIN und WIMBER (1960) Querschnitte von Paraffin-eingebettetem gequetschtem Material untersucht. Für Darmzellen der Maus wurde eine durchschnittliche Dicke der gequetschten Kernscheibe von 1,18 μ und für Tradescantia eine solche von 2,97 μ gefunden. Der Einfluß von unterschiedlichem Druck beim Quetschen auf die gleichmäßige Kerndicke war gering. Auf die Möglichkeit, daß eine dünne Cytoplasmaschicht den Kern überlagert, sei hier noch einmal hingewiesen (s. B IV 3b). (Weitere Angaben über die Quetschtechnik siehe[1].)

4. Chemische und enzymatische Behandlung von Präparaten vor dem autoradiographischen Prozeß.

a) Zielsetzung.

Wenn der radioaktiv markierte Vorläufer nicht spezifisch ist für eine bestimmte Substanz, sondern in mehreren Synthesevorgängen verwendet wird, und somit mehrere chemisch verschiedene Bausteine der Zelle markiert werden, kann die autoradiographische Schwärzung keiner bestimmten Substanz zugeordnet werden. Eine selektive chemische oder enzymatische Extraktion des Schnittes oder Ausstriches vor der Autoradiographie kann dann in manchen Fällen zur Darstellung der gewünschten zu untersuchenden Substanz führen. Auf der anderen Seite kann die Selektivität des Einbaus eines markierten Vorläufers in eine bestimmte Substanz damit nachgewiesen werden, daß eine biochemische oder enzymatische Extraktion nur dieser Substanz aus dem histologischen Schnitt zum Verschwinden des autoradiographischen Effektes führt. Solche chemischen oder enzymatischen Extraktionen sind bei Tracer-Untersuchungen in der Biochemie geläufig und werden routinemäßig durchgeführt. Sie sind aber in ihrer Anwendung auf histologische Schnitte begrenzt, da deren Struktur weitgehend erhalten bleiben muß. Die Anwendung solcher Extraktionsmethoden auf Schnitte fixierten Gewebes ist auch deshalb schwierig, weil ihre Wirksamkeit durch das benutzte Fixationsmittel erheblich beeinträchtigt werden kann.

---

[1] CONGER und FAIRCHILD 1953, JONA 1963.

b) Spezielle Anwendung für Nucleinsäuren, Proteine und Mucopolysaccharide.

Ein besonderes Anwendungsgebiet dieser differentiellen Extraktionsmethode sind Untersuchungen der Inkorporation von Vorläufern in *Nucleinsäuren*.

Extraktion mit Ribonuclease. Die RNS kann aus den zur Autoradiographie vorbereiteten Schnitten, Ausstrichen oder Quetschpräparaten durch enzymatische Verdauung mit reiner kristalliner Ribonuclease herausgelöst werden. Zu diesem Zweck werden die Präparate in einer Lösung von 1 mg Ribonuclease pro ml destillierten Wassers für 4 Std bei 40° C inkubiert. Die Wirksamkeit der Ribonuclease hängt sehr stark von dem verwandten Fixationsmittel ab. Für Gewebe, die mit Carnoy, 10% Formalin, 80% Alkohol oder kaltem Aceton fixiert sind, wurde eine quantitative Eliminierung der RNS gefunden. Anders dagegen liegen die Verhältnisse für Gewebe, die mit Zenkerscher Lösung fixiert sind. Von diesem ist bekannt, daß es die Ribonuclease inaktiviert[1]. Von anderen Autoren wurde eine quantitative Extraktion der RNS mit Ribonuclease nicht gefunden und auch gleichzeitig ein Verlust an DNS beobachtet[2]. Widersprechend sind die Angaben für Formalin-fixiertes Gewebe, für das von einer Reihe von Autoren nur unvollständige Extraktion der RNS mit Ribonuclease gefunden wurde[3]. Formalin-Fixation macht das Gewebe offensichtlich widerstandsfähiger gegen die enzymatische Wirkung der Ribonuclease[4]. Amano (1962) berichtet über quantitative Eliminierung der RNS aus Gewebe, das 24 Std in Carnoy fixiert wurde. Bei einer Fixationszeit von nur 3 Std findet er einen Verlust von H³-RNS-Aktivität durch einfache Inkubation in destilliertem Wasser. Eine Erklärung dafür bietet die Beobachtung von Lagerstedt (1956), der zeigen konnte, daß Gewebe nach kurzer Fixation mit Carnoy noch Reste der im lebenden Gewebe vorhandenen Ribonuclease enthält, die für den Verlust während der Inkubation in Aqua dest. verantwortlich gemacht werden können; diese Beobachtung wurde von Alfert und Das (1962) bestätigt.

Extraktion mit Desoxyribonuclease. Von der Desoxyribonuclease ist bekannt, daß ihre Wirkung nicht so spezifisch und vollständig ist, wie die der Ribonuclease. Wie die Feulgen-Färbung zeigt, löst Desoxyribonuclease je nach den Bedingungen der Anwendung und je nach Reinheit und Herstellung einen mehr oder weniger großen Anteil der DNS aus dem Gewebe heraus. Besonders günstige Bedingungen für die Eliminierung der DNS wurden nach Amano (1962) bei Inkubation der Gewebsschnitte in folgender Lösung erhalten: 0,05 mg kristalline Desoxyribonuclease pro ml Gomori's Tris Puffer mit Zusatz von 0,2 M $MgSO_4 \cdot 7 H_2O$ bei pH 5,7 über 24 Std bei 37° C. Die erhöhte Konzentration der Mg-Ionen auf 0,2 M in der Puffer-Lösung verhindert einen etwa auftretenden gleichzeitigen Verlust an RNS. Für die Desoxyribonuclease gilt in noch stärkerem Maße, daß ihre Wirksamkeit von der Art der angewandten Fixierung abhängt. Übereinstimmend wird in der Literatur berichtet, daß Desoxyribonuclease die DNS aus Geweben herauslöst, die in Carnoy, 80%igem Alkohol oder Essigsäure-Alkohol fixiert sind, während das Zenkersche Fixationsmittel die Desoxyribonuclease inaktiviert[5].

---

[1] Stowell und Zorzoli 1947, Brachet und Shaver 1948, Kaufmann, Gay und McDonald 1951, Kaufmann, McDonald und Gay 1951, Korson 1951, Kurnick 1952, Lagerstedt 1956, Quay 1957, Walker und Leblond 1958, Jonsson und Lagerstedt 1959, Schwarz und Rieke 1963, Baserga und Kisieleski 1963.

[2] Harbers und Neumann 1954, 1955.

[3] Jonsson und Lagerstedt 1959, Amano 1962, Baserga und Kisieleski 1963, eigene Beobachtungen.

[4] Baserga und Kisieleski 1963.

[5] Brachet und Shaver 1948, Daoust und Clermont 1955, Jackson und Dessau 1955, Kaufmann, McDonald und Gay 1951, Korson 1951, Kurnick 1952, Quay 1957, Stowell 1946, Schwarz und Rieke 1963, Baserga und Kisieleski 1963.

AMANO (1962) empfiehlt als am besten geeignetes Fixationsmittel Carnoysche Lösung. Alle Formalin-haltigen Fixationsmittel dagegen machen die DNS mehr oder weniger unangreifbar für die Desoxyribonuclease.

Extraktion durch Säure-Hydrolyse. Die in der Biochemie angewandte Extraktion der Nucleinsäuren durch Säurehydrolyse wurde in Form der Schneiderschen (1945) heißen Trichloressigsäure-Extraktion für Nucleinsäuren schon frühzeitig auf histologische Schnitte angewendet[1]. Eine 15—30 min lange Behandlung der Schnitte in heißer Trichloressigsäure (90⁰ C) entfernt sowohl die RNS als auch die DNS aus den meisten Zellarten, und zwar wahrscheinlich ohne einen Verlust an Proteinen. Ein getrenntes Herauslösen der beiden Nucleinsäuren kann erreicht werden, wenn die Schnitte zunächst mit kalter Perchlorsäure behandelt werden, welche die RNS extrahiert, und anschließend mit heißer Perchlorsäure, welche die DNS eliminiert. Allerdings ist eine quantitative Trennung der beiden Nucleinsäuren sehr schwierig, da der Endpunkt der RNS-Extraktion durchaus noch nicht erreicht zu sein braucht, bevor die DNS-Hydrolyse beginnt. HARBERS und NEUMANN (1954) konnten keine reproduzierbaren quantitativen Ergebnisse für die Extraktion der Nucleinsäuren in fixiertem Gewebe mit der Schmidt-Thannhauser-Methode (1945) erzielen. ATKINSON (1952) fand eine starke Beeinflussung der Ergebnisse der RNS-Extraktion durch das angewandte Fixationsmittel. Auch TAYLOR und McMASTER (1954) konnten in Schnitten von Lilium longiflorum keine gute quantitative Trennung der RNS und DNS durch Säurehydrolyse erreichen. Dagegen berichteten FEINENDEGEN, BOND, SHREEVE und PAINTER (1960), FEINENDEGEN, BOND und DREW (1961) und FEINENDEGEN, BOND und PAINTER (1961) über gute Ergebnisse differentieller Extraktion von RNS und DNS aus HeLa-Zellen durch Säurehydrolyse. Dabei wird die säurelösliche Fraktion mit 2%iger Perchlorsäure während 40 min bei 4⁰ C herausgelöst. Inkubation in 10%iger Perchlorsäure bei Zimmertemperatur über 5 Std extrahiert die RNS und zwar praktisch ohne die DNS anzugreifen, während 10%ige Perchlorsäure bei 63⁰ C über 2 Std die DNS herauslöst. BASERGA und KISIELESKI (1963) berichten, daß Säurehydrolyse in 10%iger kalter Perchlorsäure über 12—18 Std mit Ribonuclease-Behandlung vergleichbare Ergebnisse liefert. Da die Zellen aber nach Behandlung mit Perchlorsäure morphologisch besser erhalten bleiben, geben sie der Säure-Extraktion als Methode der Wahl den Vorzug.

Auch die Extraktion verschiedener *Protein*-Fraktionen durch die histochemische Behandlung von Schnitten wurde versucht. Histone können aus Schnitten fixierten Gewebes herausgelöst werden, ohne den Verlust an anderen Eiweißen. Aber es gibt bis heute noch keine Extraktionsmethode, die eine differenziertere Unterscheidung der einzelnen Proteinfraktionen als die in Eiweiße des Histontypes und die der Nichthistone gestattet. Für eine Extraktion der Histone wird von POLLISTER (1952) eine vorhergehende Entfernung der Nucleinsäuren durch heiße Trichloressigsäure empfohlen. Diese Behandlung greift die Histone des fixierten Gewebeschnittes nicht an. KURNICK (1950) behandelte Schnitte Formalin-fixierten Gewebes 5 min lang mit 0,1 N HCl und fand eine verstärkte Methylgrün-Färbung, die er damit erklärt, daß die entfernten Histone zu einer Vermehrung der färbbaren Gruppen der DNS führen. Behandlung mit gereinigtem Pepsin führt zu einer erheblichen Schrumpfung von Speicheldrüsenchromosomen ohne Zerstörung ihrer Kontinuität. Diese Schrumpfung ist offenbar der Entfernung der nicht-Histon-haltigen Eiweiße zuzuschreiben, da Pepsin im Gegensatz zu mehr sauren Eiweißen Histone und Nucleohistone nicht angreift[2]. In dem Versuch, S³⁵-markierte Ei-

---

[1] POLLISTER und RIS 1947, TAYLOR und TAYLOR 1953.
[2] MAZIA, HAYASHI und YUDOWITCH 1947, KAUFMANN, GAY und McDONALD 1949.

weiße fixierter Schnitte von Lilium anther mit Hilfe der Pepsin-Behandlung zu fraktionieren, gelang es, den größten Teil des im Kern gebundenen Schwefels im Schnitt zurückzuhalten, während die markierten cytoplasmatischen Eiweiße entfernt wurden[1]. Über die Wirkung des Pepsins auf basische und saure Proteine sind jedoch noch weitere Untersuchungen erforderlich, ehe diese Ergebnisse als verbindlich gelten können.

Differentielle Darstellung verschiedener *Sulfomucopolysaccharide* ist mit Hilfe bestimmter Hyaluronidasen möglich. Chondroitinsulfat A, das vorwiegend im hyalinen Knorpel vorkommt, wird von Hyaluronidase aus Testis und Pneumokokken hydrolysiert, die beide Chondroitinsulfat B nicht angreifen. Chondroitinsulfat C wird dagegen nur von Hyaluronidase aus Testis hydrolysiert[2].

III. Technik der Anwendung autoradiographischer Emulsionen.

1. Stripping-Film-Technik.

Bei dieser von Pelc eingeführten Technik wird eine photographische Emulsion benutzt, die eine Gelatineschicht als Basis enthält. Kurz vor der Applikation wird diese von einer Glasplatte oder einem Celluloidstreifen abgezogen (Herstellerfirmen: Kodak Ltd., London; Ilford, London; Eastman Kodak, USA). (Einzelheiten dieser Technik siehe[3].)

Vor dem Aufbringen des Stripping-Films werden die Objektträger mit den Schnitten kurz in eine sehr verdünnte Chromalaun-Gelatine-Lösung (0,5% Gelatine und 0,05% Chromalaun in Aqua dest.) getaucht. In getrocknetem Zustand hat diese Chromalaun-Gelatine-Schicht eine Dicke von ca. $^1/_{1000}$ bis $^1/_{100}$ μ und hat keinen Einfluß auf die nur wenig durchdringungsfähigen β-Teilchen des Tritiums. Diese dünne Gelatineschicht auf beiden Seiten des Objektträgers verhindert das Loslösen oder Verrutschen des Films während der nach der Exposition erfolgenden photographischen Entwicklung, Fixierung und Wässerung. Auch kann damit ein Verschieben des Films während des Färbens durch die Emulsion hindurch vermieden werden.

Der üblicherweise verwandte Stripping-Film Kodak AR 10 (Kodak Ltd., London) hat eine 5 μ dicke Emulsion (Korndurchmesser ca. 0,2 μ) und eine 10 μ dicke Gelatineschicht und ist auf Glas aufgegossen. Genügend große Stücke werden durch Einritzen mit einem Skalpell oder Rasiermesser oder mit einer dazu konstruierten Vorrichtung abgeteilt. Dann werden diese Stücke vorsichtig von der Glasplatte abgelöst und mit der Emulsionsschicht nach unten auf eine Wasseroberfläche (destilliertes Wasser) von 20° C aufgebracht. Nach 2—3 min hat sich der Film gestreckt. Er wird dann mit dem Objektträger (Präparat nach oben) unterfahren und aus dem Wasser herausgehoben, wobei der Film sich um den Objektträger schlingt. Dieses Aufziehen des Films wird in der Dunkelkammer bei dunklem Rotlicht (Kodak Wratten-Filter Nr. 1) und einem Lampenabstand von 1 m durchgeführt.

Um elektrostatische Blitze beim Abziehen des Films von der Glasplatte zu vermeiden, wurden eine Reihe Modifikationen dieser Technik empfohlen. Solche elektrostatischen Entladungen treten vor allem bei geringer Luftfeuchtigkeit oder bei ausgetrocknetem Filmmaterial auf und erhöhen den Nulleffekt erheblich. Das Arbeiten in einer Dunkelkammer mit konstanter Luftfeuchtigkeit von 55—65% kann diesen Effekt vermindern. Mazia und Bucher (1960) gingen dazu über, die Stripping-Film-Platten kurz in 100%igen Alkohol zu tauchen, dann in 95%igen Alkohol zu überführen, worin Filmstücke der erforderlichen Größe unter Alkohol von der Glasplatte abgezogen werden. Diese Stücke werden dann auf die Wasseroberfläche gebracht und weiterverarbeitet wie oben beschrieben.

---

[1] Taylor und Taylor 1953.
[2] Bélanger 1954.
[3] Pelc 1947, 1956, Boyd und Williams 1948, MacDonald, Cobb, Solomon und Steinberg 1949, Doniach und Pelc 1950, Bogoroch 1951, Pelc und Howard 1952.

MAURER, KOBURG und SCHULTZE (1961) schneiden den Film mit einer automatischen Vorrichtung (zur Vermeidung jeglichen Druckes auf den Film) in gleich große Stücke und legen sodann die gesamte Glasplatte in ein niedriges Gefäß mit destilliertem Wasser (Abb. 7). Der Objektträger wird nun mit dem Präparat nach unten nahe an ein entsprechendes Filmstückchen herangebracht, an einer

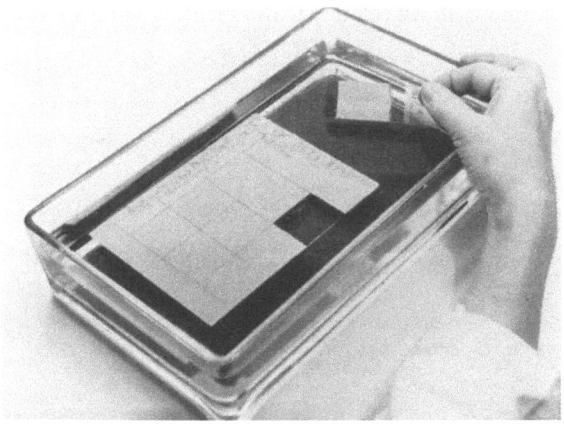

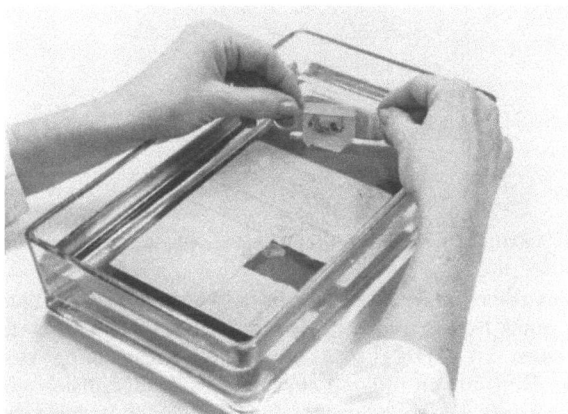

Abb. 7. Aufbringen des Stripping-Films auf den Objektträger.

Schnittfläche wird dieses Stück Film von der Glasplatte abgelöst und vorsichtig unter Wasser um die eine Kante des Objektträgers gelegt. Dann wird der Objektträger mit einer Drehung der Unterseite nach oben aus dem Wasser herausgehoben, wobei sich der Film selbsttätig um den Objektträger schlingt. Durch diese Technik werden elektrostatische Entladungen mit Sicherheit vermieden.

2. Technik der Anwendung flüssiger Emulsionen.

Zur Verbesserung des Kontaktes zwischen Präparat und Emulsion wurde von BÉLANGER und LEBLOND (1946) erstmals Emulsion von Photoplatten geschmolzen, auf histologische Schnitte getropft und mit einem Pinsel oder Glasstab gleichmäßig verteilt[1].

---

[1] LEBLOND, PERCIVAL und GROSS 1948, GROSS, BOGOROCH, NADLER und LEBLOND 1951.

a) Autoradiogramme mit dünner Emulsion (Dipping-Technik).

Von Joftes und Warren (1955) wurde eine Technik eingeführt, wobei durch Eintauchen des Objektträgers in flüssige Emulsion eine dünne Emulsionsschicht erzeugt wird. Diese Technik hat den Vorteil, daß sie sehr leicht zu handhaben ist, und daß in kurzer Zeit eine große Anzahl Autoradiogramme hergestellt werden kann [1]. Die flüssige Emulsion wird im Wasserbad bei 40—45°C geschmolzen. Je nach der Art der Emulsion und dem Zweck der Untersuchung kann sie unverdünnt benutzt

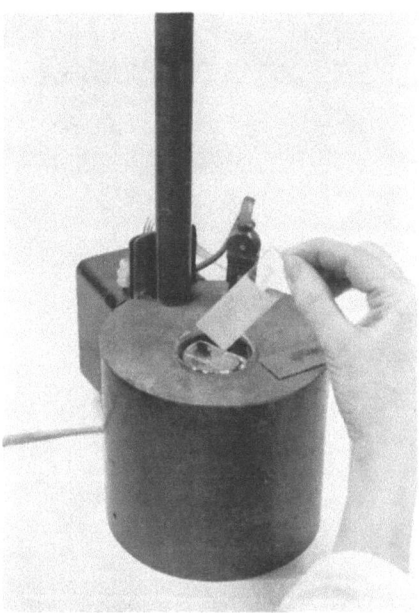

Abb. 8. Aufbringen von flüssiger Emulsion auf den Objektträger durch Eintauchen.

oder auch mit destilliertem Wasser verdünnt werden. Von einigen Autoren wird auch der Zusatz eines Benetzungsmittels empfohlen [2]. Eine zu starke Verdünnung der Emulsion kann zu Artefakten, nämlich Verklumpung der Silberkörner, führen [3]. Vor dem Eintauchen müssen eventuell in der Emulsion vorhandene Luftblasen entfernt werden. Die auf dem Deckel des Wasserbades vorgewärmten und feuchten Objektträger werden dann in die Emulsion getaucht und nach einigen Sekunden wieder herausgezogen (Abb. 8). Sie werden dann auf Filterpapier abgetropft, in einem Ständer vertikal aufgestellt und einfach an der Luft oder in einem Luftstrom getrocknet.

Die Gleichmäßigkeit der auf diese Weise erhaltenen Emulsionsschicht ist nicht immer gewährleistet. Bei Autoradiogrammen mit Tritium-Markierung ist das ohne Bedeutung, solange die Schicht an jeder Stelle dicker als die praktische Reichweite der H^3-β-Strahlung von 1—2 μ ist. Energiereichere β-Strahler erzeugen dagegen in der ganzen Emulsion Körner, und dann ist eine gleichmäßige Schicht von wesentlicher Bedeutung. Silberkorndichte-Kurven über P^{32}-markierten Präparaten zeigten eine Einsattelung über der größten Dicke des histologischen Präparates, die durch Verdünnung der Emulsion an dieser Stelle hervorgerufen

---

[1] Messier und Leblond 1957, Joftes 1959, 1963.
[2] Joftes 1959, Meyer-Arndt 1962.
[3] Oehlert, Nettesheim und Machemer 1962.

wurde[1]. Für eine quantitative Auswertung von Autoradiogrammen mit energie-
reicheren β-Strahlern ist eine gleichmäßig dicke Emulsionsschicht unerläßlich.

Untersuchungen über die Gleichmäßigkeit der durch Eintauchen erzeugten
Emulsionsschichten wurden von KOPRIWA und LEBLOND (1962) und LEBLOND,
KOPRIWA und MESSIER (1963) durchgeführt. Diese Autoren zeigten, daß man
gleichmäßige Schichten von z. B. 2—2,5 μ erhält, wenn die in unverdünnte Emulsion getauchten Objektträger bei 28° C und einer konstanten relativen Luftfeuchtigkeit von 80% getrocknet werden. Neuerdings wurde von KOPRIWA (1967) eine
halbautomatisch arbeitende Apparatur zum Aufbringen der flüssigen Emulsion
beschrieben, die die Objektträger langsam mit konstanter Geschwindigkeit aus
der Emulsion herauszieht. Das bewirkt einen Überzug mit einer dünnen gleichmäßigen Filmschicht, bestehend aus homogen verteilten Silberbromid-Kristallen.
Die Dicke der Emulsionsschicht kann durch die Wahl einer optimalen Verdünnung, Temperatur und Geschwindigkeit des Herausziehens aus der Emulsion
standardisiert werden.

b) Autoradiogramme mit dicker Emulsion.

Unverdünnte oder nur wenig verdünnte Emulsion wird direkt auf den Objektträger mit Schnitt aufgetropft und mit einem Glasstab gleichmäßig über den Objektträger verteilt. Die Dicke der Emulsionsschicht kann durch die Menge der aufge-
tropften Emulsion und den Abstand des Glasstabes vom Objektträger reguliert
werden. Emulsionsschichten von etwa 30 μ (trocken) können einigermaßen reproduzierbar dadurch hergestellt werden, daß der Glasstab beim Verteilen und Ab-
streichen der überflüssigen Emulsion durch mechanische Führungen in der richtigen
Höhe über dem Objektträger gehalten wird. Die Dicke ist aber nie kritisch, weil
mit solchen Emulsionsschichten β- oder α-Spuren beobachtet werden.

Natürlich dauert das Trocknen so dicker Emulsionen viel länger als bei dünnen
Schichten und kann sich über viele Stunden erstrecken. Das ist insofern von
Bedeutung, als die Expositionszeit des Autoradiogramms erst von der Trocknung
an zählt. In der noch nassen Emulsion entstehen keine latenten Bilder. Sie zeigen
sofort Fading.

3. Autoradiographischer Nachweis einer Doppelmarkierung.

Mit flüssigen Szintillatoren und Impulshöhen-Analysatoren kann man in der
gleichen Probe eine H^3- und eine C^{14}-Markierung messen, weil C^{14} eine etwa zehnmal größere maximale β-Energie hat. Auch autoradiographisch ist ein gleichzeitiger Nachweis von Tritium auf der einen Seite und C^{14} oder S^{35} usw. auf der
anderen Seite im gleichen Schnitt möglich, weil die von H^3 herrührenden Körner
in einer dünnen Schicht der Emulsion gegenüber dem Schnitt liegen, während
energiereichere β-Teilchen wie bei C^{14} in der Emulsion Bahnspuren erzeugen.

Die Einführung der Doppelmarkierung in die Autoradiographie bedeutet eine
wesentliche Ausweitung des Anwendungsbereiches dieser Technik. Es ist damit
möglich, auch im cellulären Bereich den Stoffwechsel von zwei verschiedenen
Substanzen nebeneinander am gleichen Objekt zu untersuchen. Biologische
Schwankungen von Tier zu Tier spielen dabei keine Rolle. Auf der anderen Seite
kann in verschiedenen Zeitabständen ein und dieselbe Substanz aber mit unterschiedlicher Markierung verabfolgt werden. Dadurch können Aufschlüsse über
das zeitliche Verhalten bestimmter Stoffwechselprozesse gewonnen werden. So
eröffnet z. B. die Anwendung von H^3-Thymidin und C^{14}-Thymidin neue Möglichkeiten bei der quantitativen Untersuchung der Zellproliferation.

---

[1] BLEECKEN 1961.

a) Autoradiogramme mit dünner Emulsion.

In speziellen Fällen kann eine Doppelmarkierung mit H^3 und C^{14} auch mit dünnen Emulsionen, etwa dem Stripping-Film AR 10, nachgewiesen werden. Die H^3-Thymidin-Markierung eines Kerns ist dann wie üblich an dem bis zum Kernrand reichenden Belag mit Körnern erkennbar, während bei einer C^{14}-Thymidin-Markierung über den Kernrand hinaus eine Aureole von unregelmäßig gestalteten Bahnspuren sichtbar ist. Eine gute Unterscheidbarkeit hängt natürlich von der relativen Dosierung der beiden markierten Verbindungen ab. Die markierten Kerne sollten im Präparat einen relativ großen Abstand voneinander haben, wie das bei Quetsch-Präparaten der Fall ist[1].

b) Autoradiogramme mit dicker Emulsion.

Zur gleichzeitigen Registrierung von H^3-Körnern und C^{14}-Bahnspuren ist eine Emulsion mit einer Dicke von etwa 30 μ (trocken) geeignet. Durch eine geeignete Dosierung der beiden H^3- und C^{14}-markierten, gleichzeitig gegebenen Verbindungen muß dafür gesorgt werden, daß die H^3-Korndichte groß und die C^{14}-Spurenzahl klein ist. Wenn die Spurenzahl zu groß ist, entstehen auch in den untersten 1—2 μ der Emulsion viele zu C^{14}-Spuren gehörige Körner, so daß eine gleichzeitig vorhandene H^3-Markierung sich demgegenüber nicht sicher abhebt. Wenn man z. B. bei Tierversuchen etwa zehnmal mehr H^3- als C^{14}-Thymidin gibt, sind doppeltmarkierte, rein H^3- oder C^{14}-markierte Kerne im allgemeinen unterscheidbar.

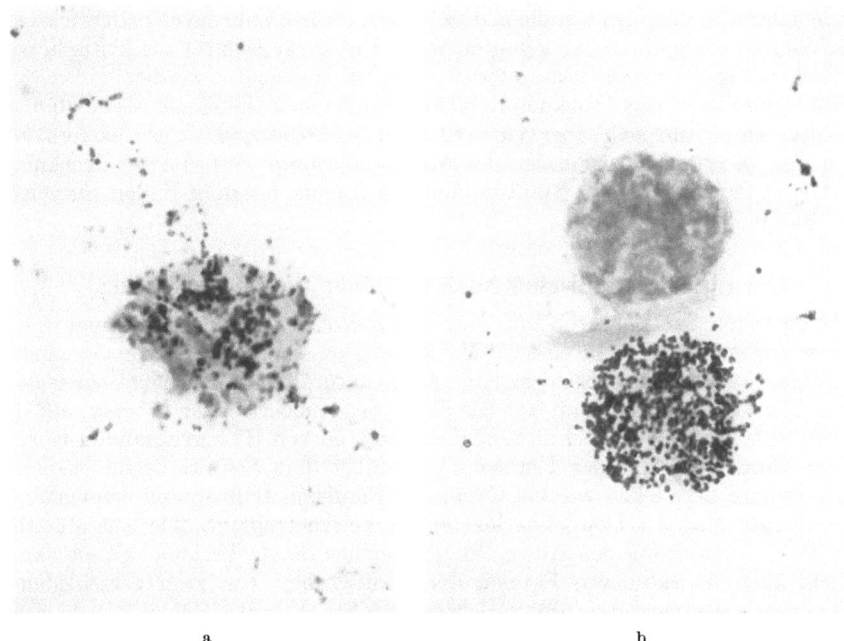

a   b

Abb. 9a u. b. Autoradiogramme von Ehrlich-Ascites-Tumorzellen nach Gabe von C^{14}- und H^3-Thymidin. a Ehrlich-Ascites-Tumorzelle mit deutlich sichtbaren wenigen C^{14}-Spuren. b Neben einer unmarkierten, eine rein H^3-markierte Ehrlich-Ascites-Tumorzelle.

Abb. 9 zeigt das Autoradiogramm eines C^{14}-markierten und eines rein H^3-markierten Kerns einer Ascites-Tumorzelle. Beispiele für Messung einer Doppel-

---

[1] DAVIES und WIMBER 1963.

markierung mit dicker Emulsion finden sich bei GERBAULET, BRÜCKNER und MAURER (1961), GERBAULET, MAURER und BRÜCKNER (1963), HILSCHER und MAURER (1962), PILGRIM und MAURER (1962, 1965).

c) Doppelschicht-Autoradiogramme.

Um eine möglichst sichere Unterscheidung von H^3-Körnern und z.B. C^{14}-Spuren zu erreichen, werden bei dieser Technik zwei photographische Emulsionen auf den Objektträger aufgebracht. Für die beiden Emulsionen wurden verschiedenste Kombinationen unter Verwendung von Stripping-Film und/oder flüssigen Emulsionen verwandt. Ziel dieser Technik ist, in der ersten Emulsion die Körner von H^3 und in der zweiten Emulsion die Spuren von z.B. C^{14} zu registrieren.

Nach relativ kurzer Exposition wird zunächst die erste Emulsion entwickelt und fixiert. Nach der Fixation sollte sie noch so dick sein, daß praktisch alle H^3-β-Teilchen gestoppt werden. Eventuell muß durch Eintauchen in Celloidin-Lösung oder ähnliches die Schicht auf die Sättigungsdicke der H^3-β-Strahlung von ca. 0.5 mg/cm^2 gebracht werden. Danach wird die zweite Emulsion aufgebracht, exponiert, entwickelt und fixiert. Die zweite Emulsion kann eine dünne oder eine dicke Emulsion sein. Im ersten Falle erzeugen C^{14}-Teilchen eine gewisse Korndichte, im zweiten Falle sind einzelne β-Spuren erkennbar. Bei einer solchen Technik entstehen auch während einer *sehr langen* Exposition der zweiten Emulsion in der ersten Emulsion keine zusätzlichen Körner, da diese erste Emulsion bereits entwickelt und fixiert ist.

In eigenen Versuchen[1] bewährte sich als erste Emulsion ein 5μ dicker Stripping-Film ohne Trägerschicht (Exp. Scientific Plates V 1062 unbacked, Kodak, London). Nach Abschluß des photographischen Prozesses wurde die fixierte erste Emulsion gelegentlich durch Eintauchen des Autoradiogramms in eine Movital-Lösung bis zur völligen Absorption der H^3-β-Strahlung verstärkt. Als zweite Emulsion wurde die sehr empfindliche flüssige Emulsion G-5 (Ilford, London) genommen, und zwar mit einer Dicke von etwa 30μ (trocken). Bei Tierversuchen mit H^3- und C^{14}-Thymidin (Maus, 200 µC H^3 spez. Akt. 3000 mC/mM, 5 µC C^{14} spez. Akt. 30 mC/mM) und bei einer Expositionszeit von einer Woche für die erste Emulsion und 4 Wochen für die zweite Emulsion sieht man in diesem speziellem Falle über den Kernen der Ohrepithelien in der ersten Emulsion ca. 30 H^3-Körner und in der zweiten Emulsion ca. 8 C^{14}-Spuren, falls es sich um einen doppelt markierten Kern handelt. Nur etwa eins der Körner in der ersten Emulsion rührt nach Kontrollversuchen mit nur C^{14}-Thymidin von C^{14} und nicht von H^3 her. Es liegt dann eine sehr weitgehende Trennung der Registrierung von H^3 und C^{14} vor. Da bei den meisten anderen Zellarten eine größere Thymidin-Einbaurate vorliegt, findet man die gleichen Verhältnisse bei 2—3mal kürzeren Expositionszeiten.

Das Beispiel zeigt, daß eine H^3-Markierung in der ersten Schicht ohne Störung durch C^{14}-Markierung quantitativ durch Kornzählungen erfaßt werden kann. Demgegenüber ist aber die Auflösung für C^{14} in der zweiten Emulsion wegen ihres großen Abstandes vom Schnitt so gering, daß die C^{14}-Markierung oft nicht eindeutig einem Kern zugeordnet werden kann, und zwar vor allem bei relativ nahe benachbarten C^{14}-Kernen. Das ist ein wesentlicher Nachteil der Doppelschicht-Autoradiographie. Der Vorteil von Einschicht-Autoradiogrammen mit dicker Emulsion besteht darin, daß eine C^{14}-Bahnspur bis zum Schnitt verfolgt werden kann.

---

[1] LENNARTZ, MAURER und SCHÜMMELFEDER 1964, PILGRIM, LANG und MAURER 1966.

Krause und Plaut (1960) verwandten für die beiden Emulsionen zwei Stripping-Filme, von denen der erste durch Streckung in der Wärme verdünnt wurde. Für die erste Emulsion wurden auch Emulsionen ohne Trägergelatine verwandt, bzw. es wurde eine Trennschicht von Celloidin aufgebracht[1]. Bei einer eingehenden Untersuchung verschiedener Doppelschichten, bei der die Gelatineschicht des Stripping-Films z.T. mit Trypsin verdaut wurde, fanden Baserga (1961) und Baserga und Nemeroff (1962b), daß eine Kombination von zwei flüssigen NTB-Emulsionen die besten Resultate lieferte. Wimber (1963), Wimber und Quastler (1963) und Davies und Wimber (1963) brachten ihre Doppelschichten durch zweimaliges Tauchen in flüssige NTB-Emulsionen auf. Das Placieren des Schnittes zwischen eine hochempfindliche und eine nur gering empfindliche Emulsion wurde von Trelstad (1965) empfohlen.

Ein ganz anderes Verfahren zur Unterscheidung von β-Teilchen unterschiedlicher Energie in der photographischen Schicht wurde von Buckaloo und Cohn (1956) beschrieben. Die β-Teilchen werden in einem vielschichtigen Farbfilm in verschiedenen Schichten entsprechend ihrer Energie absorbiert und erzeugen damit verschiedenfarbige Silberkörner. Eine ähnliche Technik, jedoch mit doppelter Stripping-Film-Schicht, wurde von Field, Dawson und Gibbs (1965) vorgeschlagen.

IV. Exposition der Autoradiogramme.
1. Technik der Exposition.

Die Autoradiogramme werden nach dem Trocknen der Emulsion in für diesen Zweck im Handel erhältliche Kunststoffkästchen gepackt und zwar möglichst so, daß sich die gleichzeitig zu entwickelnden Präparate immer in einem Kästchen befinden. Die Expositionskästchen müssen vor erstmaligem Gebrauch auf Lichtundurchlässigkeit geprüft werden. Als Trockenmittel wird an einer Seite des Kästchens ein durchlöchertes Kunststoffröhrchen, gefüllt mit Drierite (wasserfreies Calciumsulfat), eingeklemmt. Rundherum wird dann der Spalt zwischen Unterteil und Deckel des Behälters mit schwarzem Tesafilm oder einem anderen lichtundurchlässigen Streifen zugeklebt. Die Kästchen werden dann beschriftet und können über lange Zeit im Kühlschrank aufbewahrt werden.

Bei Autoradiogrammen mit β-Strahlern höherer Energie oder bei γ-Strahlern muß berücksichtigt werden, daß die Nähe der eng beieinander stehenden Objektträger in den üblichen Expositionskästchen zu einer gegenseitigen Beeinflussung führen kann. Solche Autoradiogramme, z. B. mit P^{32}-Markierung, werden günstiger in einigem Abstand flach auf den Boden von Pappkästchen gelegt und in größeren lichtdichten Behältern verpackt aufbewahrt.

2. Dauer der Exposition.

Zur Erzielung einer Schwärzung, die die mikroskopische Beobachtung von Einzelheiten gestattet, sollten ca. 10^7—10^9 β-Teilchen pro cm² auf die Emulsion auffallen[2]. Die Belichtungszeit, die zum Erreichen dieser Teilchenzahlen benötigt wird, hängt von dem Gehalt an Radioaktivität im Schnitt ab. Gewisse Anhaltspunkte für die Länge der Expositionszeit können erhalten werden, wenn die Aktivität des Schnitts vorher in einem geeigneten Zähler gemessen und die Zahl der β-Teilchen pro cm² ausgerechnet wird. Dabei wird natürlich Gleichverteilung der Radioaktivität im Schnitt angenommen, was sicherlich meist nicht der Fall ist. Je nach der Konzentration der Aktivität in bestimmten Zellen oder Zellstrukturen, können die rechnerisch erhaltenen Belichtungszeiten von den tatsächlich benötigten erheblich abweichen. In vielen Fällen, besonders bei Markierung mit Tritium, sowie in Fällen, in denen bestimmte markierte Substanzen erstmalig verwandt werden, wird es immer ratsam sein, die exakten Expositionszeiten

---

[1] Dawson, Field und Stevens 1962.
[2] Wainwright, Anderson, Hammer und Lehman 1954, Marinelli und Hill 1948.

mit Hilfe von Test-Autoradiogrammen zu ermitteln. Zu diesem Zweck werden mehrere Schnitte des gleichen Präparates gleichzeitig mit Emulsion bedeckt und exponiert. In unterschiedlichen Zeitabständen werden die Autoradiogramme entwickelt, und die günstigste Belichtungszeit wird ausgewählt. Auch können Testpräparate zunächst mit einer sehr empfindlichen Emulsion (z. B. Ilford G-5) exponiert und die benötigte Belichtungszeit mit der gewünschten Emulsion unter Berücksichtigung ihrer speziellen Empfindlichkeit ermittelt werden.

Auch kann die Expositionszeit je nach dem Zweck der Untersuchung unterschiedlich sein. Für Silberkornzählungen sollten die Belichtungszeiten relativ kurz und die Silberkorndichte nicht zu hoch sein, möglichst geringer als ein Korn/μ^2. Überbelichtung der Autoradiogramme kann andererseits manchmal sehr erwünscht sein, wenn es sich darum handelt, den autoradiographischen Effekt photographisch wiederzugeben. Im allgemeinen sollte die Belichtungszeit die Halbwertszeit des verwandten Isotops nicht überschreiten, da die Radioaktivität dann bereits auf die Hälfte abgefallen ist, und durch eine weitere Exposition nicht mehr viel zum vorhandenen autoradiographischen Effekt hinzugefügt wird.

V. Entwicklung und Fixation.

Im allgemeinen sollten die von der Herstellerfirma für die entsprechende Emulsion empfohlenen Entwickler benutzt werden. Für Stripping-Film und dünne Emulsionen eignet sich der Entwickler Kodak D-19, der fertig bezogen oder auch selbst hergestellt werden kann. LEBLOND, KOPRIWA und MESSIER (1963) und KOPRIWA und LEBLOND (1962) haben den Einfluß verschiedener Entwickler und Entwicklungszeiten auf die Silberkornzahl auf Autoradiogrammen von H³-markierten Schnitten untersucht. Dabei wurde kein großer Unterschied zwischen den verschiedenen Entwicklern gefunden.

Für Stripping-Film und dünne Emulsionen genügen Entwicklungszeiten von 4—6 min. Da der Nulleffekt während der ersten Zeit der Entwicklung nur sehr geringfügig, später aber sehr stark ansteigt, und auch die Größe der Silberkörner mit der Dauer der Entwicklung zunimmt, sollte die Entwicklungszeit möglichst kurz gehalten werden. Die Dauer der Entwicklung hängt natürlich auch von der Temperatur des Entwicklers und von der Dicke der Emulsion ab. Stripping-Film und dünne Emulsionen werden gewöhnlich bei 18⁰ C entwickelt, während für dicke Emulsionen niedrigere Temperaturen von 12—14⁰ C bevorzugt werden. Die Entwicklungszeit für dicke Emulsionen kann je nach der Temperatur bis zu 30 min betragen. In manchen Fällen mag es sogar nötig sein, die dicke Emulsion vorher im Wasser aufquellen zu lassen, damit sie für den Entwickler besser durchdringungsfähig wird. Spezielle Entwicklungsverfahren für dicke Emulsionen wurden von YAGODA (1955) und GUIDOTTI und SETTI (1956) angegeben. Diese Verfahren ermöglichen durch isothermische Behandlung der dicken Schicht eine gleichmäßige Entwicklung durch die gesamte Dicke der Schicht.

Nach der Entwicklung werden die Autoradiogramme unter Wasser abgespült, kurz in ein Essigsäure-Stopbad getaucht, auf das aber auch verzichtet werden kann, und dann fixiert. Je nach Dicke der Emulsion schwankt die Zeit für die Fixation zwischen 3 und 40 min. Das Fixiersalz muß danach durch sorgfältiges Wässern in fließendem Wasser aus der Filmschicht entfernt werden, wobei die Zeit für die Wässerung je nach Dicke der Emulsion zwischen 15 und 60 min schwankt. Für den Fall, daß die histologischen Präparate vor dem autoradiographischen Prozeß gefärbt wurden, sollte die Fixation und Wässerung nicht über das unbedingt notwendige Maß ausgedehnt werden, da die wasserlöslichen Farbstoffe leicht herausgewaschen werden könnten.

Der gesamte photographische Entwicklungsprozeß sollte unter standardisierten Bedingungen, d.h. bei konstanter Temperatur in Temperatur-regulierten Wasserbädern und unter automatischem Schütteln des Entwicklungsbades durchgeführt werden. Das ist besonders wichtig für die vergleichende quantitative Autoradiographie.

VI. Färben der Autoradiogramme.

1. Färben vor Aufbringen der Emulsion.

Wenn die histologischen Schnitte vor Aufbringen der Emulsion gefärbt werden, sollten sie leicht überfärbt werden, da, wie oben erwähnt, die wasserlöslichen Farbstoffe während des photographischen Entwicklungsprozesses teilweise herausgewaschen werden. Verschiedene Färbetechniken für das Färben vor dem Aufbringen der Emulsion wurden von Leblond, Kopriwa und Messier (1963) und Thurston und Joftes (1963) beschrieben. In jedem Fall muß bei der Färbung vor der Autoradiographie berücksichtigt werden, daß es zu einem Verlust der radioaktiven Substanz im Schnitt kommen kann. Feulgen-Färbung z.B. ist mit einem Verlust an DNS aus dem Schnitt verbunden[1]. Untersuchungen von Lang und Maurer (1965) mit H^3-Thymidin zeigten, daß in verschiedenen Mäusegeweben ein Verlust von 15% der H^3-Aktivität durch die Hydrolyse im Optimum der Färbung (1 N HCl bei 60° C über 12 min oder 10% Perchlorsäure bei 20° C über 20 Std) auftritt. Falls die Schnitte anschließend gewässert werden, beträgt der Aktivitätsverlust sogar ca. 50%. Auch Baserga und Nemeroff (1962a, b) fanden einen Verlust von 15% der radioaktiven Markierung nach Feulgen-Färbung.

Wegen dieser Möglichkeit eines Verlustes an radioaktiver Substanz durch den Färbeprozeß sollten Schnitte, die für quantitative Auswertung bestimmt sind, *nach* der Autoradiographie gefärbt werden. Eine Feulgen-Färbung muß allerdings wegen der damit verbundenen Säure-Hydrolyse vor der Autoradiographie durchgeführt werden.

2. Färben durch die Emulsion.

Nicht alle Färbemethoden sind für das Färben durch die Emulsionsschicht hindurch geeignet, da ein Teil der dabei verwandten Substanzen die Emulsion angreift. Jedoch können die meisten der in der Histologie gebräuchlichen Färbemethoden nach der Autoradiographie angewandt werden: Hämalaun, Hämatoxylin und Eosin, basisches Fuchsin, Methylenblau, Azurblau, Giemsa und eventuell Chresylviolett. Das Gleiche gilt auch für hämatologische Färbemethoden[2]. Die Färbung durch die Emulsion hindurch erfordert längere Färbezeiten. Da sich die Gelatineschicht des Films immer mehr oder weniger stark mit anfärbt, empfiehlt es sich, das ganze Autoradiogramm nach der Färbung in Salzsäure-Alkohol zu differenzieren. Baserga und Banks (1962) empfehlen sogar, die Gelatineschicht mit Trypsin zu verdauen.

Das Färben mit bestimmten Färbemethoden durch die Emulsion hindurch kann auch zu einem Verlust an Silberkörnern führen, wie es z.B. für die Gallocyanin-Färbung beobachtet wurde[3].

In der Autoradiographie von Chromosomen ist es manchmal für die bessere Klassifizierung erforderlich, die Autoradiogramme den reinen Färbungen gegenüberzustellen. Zu diesem Zweck ist eine Methode entwickelt worden, die nach

[1] Walker und Yates 1952, Woods 1957.
[2] Lajtha 1952, 1954, Everett, Reinhardt und Yoffey 1960, Gude, Upton und Odell 1955, Berman und Newby 1963.
[3] Stenram 1962, eigene Beobachtungen.

dem Photographieren des Autoradiogramms die Silberkörner entfernt und die Gelatine verdaut, so daß die reinen gefärbten Chromosomen nun nochmals photographiert werden können[1].

VII. Nulleffekt und Artefakte.

Jede autoradiographische Emulsion hat einen gewissen unvermeidlichen *Nulleffekt*, der schon bei der Herstellung der Emulsion verursacht wird. Mit zunehmendem Alter der Emulsion steigt der Nulleffekt an. Auch haben empfindlichere Emulsionen einen höheren Nulleffekt als unempfindlichere. Verschiedene Faktoren können zu einer Erhöhung des Nulleffektes führen: Lagerung der Emulsion bei zu hoher Temperatur, Einwirkung kosmischer Strahlung und Strahlung der Umgebung, zu lange oder nahe Einwirkung des Rotlichts in der Dunkelkammer, mechanischer Druck oder Zerrung bei der Verarbeitung, elektrostatische Entladungen, chemische Einwirkungen durch den Schnitt und schließlich unsachgemäße Exposition bei zu hoher Temperatur. Durch sorgfältige Handhabung, saubere Vorbereitung und Durchführung der autoradiographischen Technik, können diese Einwirkungen weitgehend verhindert werden. Trotzdem ist es empfehlenswert, jede neue Charge Emulsion oder Stripping-Film AR 10 vor Gebrauch auf ihren Nulleffekt hin zu testen. Am günstigsten ist eine Lagerung des autoradiographischen Filmmaterials im Kühlschrank bei 4° C.

Bei der quantitativen Auswertung sollte der Nulleffekt in der nahen Umgebung des Gebietes bestimmt werden, für das die Silberkornzählungen durchgeführt werden. Dabei genügt es keineswegs, den Nulleffekt nur außerhalb des Präparates zu zählen, da der Nulleffekt des Emulsionsbereiches, der kein Gewebe bedeckt, von dem über Gewebe ohne radioaktive Markierung verschieden sein kann[2].

Während der Verarbeitung der Emulsion kann es durch fehlerhafte Technik zu *Artefakten* in der Emulsion kommen, d.h. Schwärzungen, die nicht durch Radioaktivität verursacht sind. Meist lassen sich diese Artefakte relativ leicht von der eigentlichen autoradiographischen Reaktion als auch vom Nulleffekt unterscheiden. Auswahl des geeigneten Fixationsmittels, das den Film nicht beeinflußt, sorgfältiges Entfernen aller reduzierenden Reagentien, die zu einer Schwärzung der Emulsion führen, können diese Art von Artefakten vermeiden. Reduziert das Gewebe selbst die Silberbromidkristalle, wie es bei unfixiertem Gewebe der Fall sein kann[3], dann sollte eine Zwischenschicht aus Celloidin oder Nylon auf den Schnitt aufgebracht werden. (Wegen der absorbierenden Wirkung auf die β-Teilchen des Tritiums siehe B IV 3 b.) Die reduzierenden Eigenschaften des Gewebes wurden hauptsächlich den im Gewebe vorhandenen SH-Gruppen zugeschrieben[4]. Jedoch zeigten EVERETT und SIMMONS (1953) und TONNA und CRONKITE (1958), daß der chemographische Effekt auch nach Absättigung der SH-Radikale anhielt und selbst durch eine Celloidin-Zwischenschicht nicht verhindert wurde. Die reduzierenden Substanzen scheinen wasserlöslich zu sein, da sie durch sorgfältige Wässerung entfernt werden können. Chemische Beeinflussung der Emulsion durch den Schnitt sollte in jedem Fall durch Exposition mit unmarkierten Schnitten ausgeschlossen werden.

Im Gegensatz zu den reduzierenden Substanzen führen im Gewebe enthaltene oxydierende Substanzen zum Auslöschen der latenten Bilder. Diese Fehlerquelle kann durch Exposition unmarkierter Testpräparate mit vorbelichtetem Film aufgedeckt werden.

---

[1] BIANCHI, LIMA-DE-FARIA und JAWORSKA 1964, FROLAND 1965.
[2] TONNA und CRONKITE 1958.
[3] BOYD und BOARD 1949, eigene Beobachtung.   [4] BOARD 1951.

Artefakte, wie sie durch elektrostatische Entladungen sowie durch zu starke Verdünnung der Emulsion oder auch unsachgemäße Exposition der Autoradiogramme entstehen, wurden schon unter der Beschreibung der Technik C III und IV erwähnt.

Andere Ursachen für Artefakte bestehen in Zerrungen des Films an Rändern oder Zwischenräumen der histologischen Schnitte. Sie können so zu fehlerhaften Interpretationen führen[1].

Stripping-Film und flüssige Emulsionen werden üblicherweise in der Luft oder im kalten Luftstrom getrocknet. Vor einer zu schnellen Trocknung muß gewarnt werden, da sie zu erhöhtem Nulleffekt führt. Offensichtlich kommt es bei der raschen Schrumpfung der Emulsion durch Druck innerhalb der Emulsion zur Sensibilisierung der Silberbromidkristalle[2].

Weitere Artefaktmöglichkeiten sind während der Entwicklung und Fixation gegeben. Verschiebung des von der Unterlage abgelösten Films kann Schwärzung an Stellen vortäuschen, an denen gar keine Radioaktivität lokalisiert ist. Über die beim Färben der Autoradiogramme möglichen Artefakte wurde im vorigen Kapitel berichtet. (Genauere Angaben über Artefaktmöglichkeiten in der Autoradiographie s. [3].)

VIII. Elektronenmikroskopische Autoradiographie.

1. Grundsätzliches zur Kombination von Autoradiographie und Elektronenmikroskopie.

Mit der hochauflösenden lichtmikroskopischen Tritium-Autoradiographie ist es bereits möglich, Tracer-Untersuchungen bis herunter zu cellulären Teilstrukturen mit einer Auflösung von weniger als 1 μ durchzuführen. Um diese Untersuchungen in noch kleinere Bereiche der verschiedenen Zellbestandteile vorzutreiben, ist die Verwendung des Elektronenmikroskops zur Verbesserung der morphologischen Auflösung erforderlich. Gleichzeitig muß auch das autoradiographische Auflösungsvermögen verbessert werden, um eine Zuordnung zu den Teilstrukturen der Zellen zu ermöglichen. Für diesen Zweck werden unter Verwendung von Spezial-Emulsionen mit sehr kleinen Silberbromidkristallen auf einen freischwebenden Schnitt Emulsionen mit einer Monoschicht von AgBr-Kristallen aufgebracht. Durch Unterentwicklung, d.h. kurze Entwicklungszeit und Verwendung spezifischer Feinkornentwickler, entsteht dann aus einem entwickelbaren Silberbromidkristall statt eines dicken Fadenknäuels nur ein kurzer Silberfaden. Je kürzer dieser Faden ist, desto besser ist das Auflösungsvermögen.

Wegen der sehr kleinen Schnittdicken sind in der elektronenmikroskopischen Autoradiographie sehr hohe Konzentrationen an Radioaktivität pro Volumeneinheit Gewebe erforderlich. Je nach Art der durchzuführenden Untersuchung mag das ein begrenzender Faktor in der Anwendung der elektronenmikroskopischen Autoradiographie sein, wenn die notwendige Menge der markierten Substanzen die physiologische Grenze überschreitet, oder die spezifische Aktivität des vorhandenen markierten Vorläufers unzureichend ist. Wegen der höheren spezifischen Ionisation des Tritiums ist die für H^3-markierte Substanzen benötigte Radioaktivität etwas geringer als für Markierung mit Isotopen höherer β-Energie.

---

[1] DONIACH und PELC 1950, LEVI 1951.
[2] SAWICKI und PAWINSKA 1965.
[3] DONIACH und PELC 1950, ODEBLAD 1953, BOYD 1955, NIKLAS und MAURER 1955, PELC 1957, HARBERS 1958, OEHLERT, NETTESHEIM und MACHEMER 1962.

2. Technik der elektronenmikroskopischen Autoradiographie.

a) Vorbereitung der Schnitte.

Die Gewebsproben werden mit den in der Elektronenmikroskopie gebräuchlichen Fixationsmitteln, wie Osmiumsäure, dehydriertem Alkohol usw. fixiert, in Metacrylat oder andere Kunstharze eingebettet und mit dem Ultramikrotom in der üblichen Weise ca. 0,1 µ dick geschnitten. Die Schnitte können nun direkt auf die Netze für das Elektronenmikroskop, die mit einem dünnen Kollodium- bzw. Formvar-Film und einer dünnen Kohleschicht bedeckt sind, aufgebracht werden[1]; oder die Schnitte werden erst auf die üblichen Objektträger, bezogen mit einer Collodiumschicht, aufgebracht und später nach der Entwicklung davon abgezogen und auf die Netze überführt[2]. Eine andere Technik besteht darin, daß die Schnitte auf dünne Formvar-Folien gebracht werden, die die Löcher in Plastikobjektträgern bedecken. Nach dem autoradiographischen Verfahren können die Netze dann von unten an die Formvar-Membran herangebracht und die Präparate durch Durchtrennen der Membran abgelöst werden[3]. Der von einer Reihe von Autoren bevorzugte Überzug des Schnittes mit einer 50 Å dicken Kohleschicht dient nach BACHMANN und SALPETER (1964a, b, c) dazu, die Oxydation des latenten Bildes durch den Schnitt zu verhindern und andererseits auch den Schnitt vor dem Verlust der Farbe während des Entwicklungsprozesses zu schützen. Darüber hinaus ermöglicht der Kohleüberzug das Aufbringen einer gleichmäßigen Emulsionsschicht.

b) Feinkörnige Emulsionen.

Für die elektronenmikroskopische Autoradiographie sind Spezialemulsionen entwickelt worden, die eine sehr kleine Silberkorngröße mit höchstmöglicher Empfindlichkeit verbinden. Die gebräuchlichsten Emulsionstypen sind: Ilford L-4 mit einer Silberbromidkristallgröße von 1200—1600 Å, Ilford K-5 mit etwas größeren Kristallen, Eastman Kodak NTE mit einer Korngröße von 300—500 Å, Gevaert Scientia Nuc. 3,07 mit einer Korngröße von 700 Å und eine Emulsion Lippmann, von welcher Korngrößen von 300—350 Å durch Zentrifugieren isoliert werden können.

c) Verschiedene Techniken zum Aufbringen der Emulsion.

Zur Erzielung der für die elektronenmikroskopische Autoradiographie wünschenswerten einschichtigen Lage gleichmäßig eng gepackter Silberbromidkristalle wurden verschiedene Techniken angewandt. Manche Autoren empfehlen, die Emulsion vor Gebrauch zu zentrifugieren, um möglichst eng gepackte Silberbromidkristalle von nur der kleinsten in der Emulsion vorhandenen Größe zu erhalten, und den größten Teil der Gelatine zu verwerfen[4]. Ein Beispiel für eine solche einschichtige zentrifugierte Kodak NTE-Emulsion ist in Abb. 10 wiedergegeben. Das Aufbringen der Emulsion auf die Schnitte erfolgt auf verschiedene Weise. Eine Gruppe von Autoren bevorzugt die Schlingentechnik, wobei eine dünne Drahtschlinge in die flüssige Emulsion getaucht wird und im richtigen Moment, d. h. wenn die dünne Emulsionsschicht in der Schlinge nicht zu trocken, aber auch nicht mehr zu naß ist, auf den Schnitt gedeckt wird[5]. Um die Schicht möglichst gleichmäßig herzustellen und Artefakte durch das Trocknen zu verhindern, empfehlen CARO und VAN TUBERGEN (1962) dünne Kollodium-Emulsionsmembranen herzustellen. Zu

---

[1] CARO 1961.

[2] BACHMANN und SALPETER 1964a—c, 1965, SALPETER und BACHMANN 1964.

[3] PELC, COOMBES und BUDD 1961, BUDD und PELC 1964.

[4] BACHMANN und SALPETER 1964a—c, SALPETER und BACHMANN 1964, DOHLMAN, MAUNSBACH, HAMMARSTRÖM und APPELGREN 1964, GRANBOULAN und AUDRAN 1964, GRANBOULAN 1965.

[5] CARO und VAN TUBERGEN 1962, REVEL und HAY 1961, HAY und REVEL 1963a, b, HAASE und JUNG 1964, MOSES 1964, FROMME 1964.

diesem Zweck bringen sie die Emulsion mit der Schlinge auf eine mit einer dünnen Kollodiumschicht bedeckte Agaroberfläche. Die Kollodium-Emulsionsmembran wird dann auf eine Wasseroberfläche gebracht, von der sie mit dem den Schnitt enthaltenden Netz herausgehoben wird.

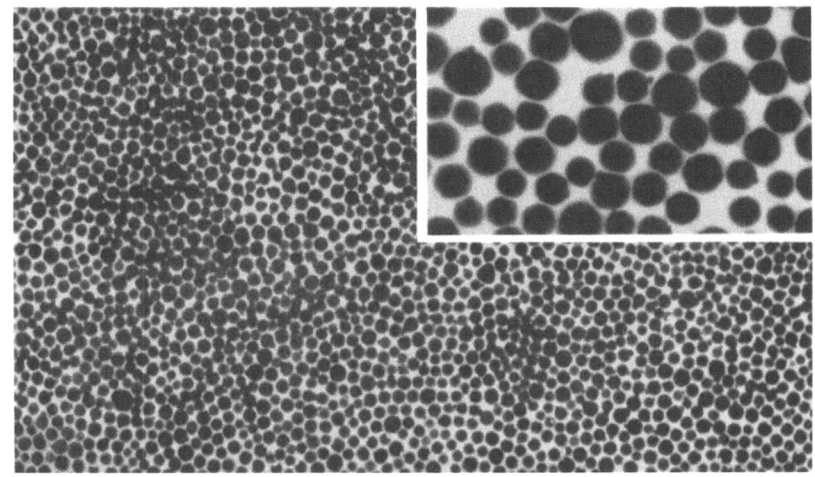

Abb. 10. Dichtgepackte, einschichtige Silberbromid-Kristalle der Kodak NTE-Emulsion, erhalten durch Zentrifugieren. Abbildung im Elektronenmikroskop. (Aus Salpeter und Bachmann 1964.)

Eine andere Technik des Aufbringens der Emulsion besteht in einem einfachen Eintauchen der Objektträger mit den Schnitten in verdünnte oder unverdünnte Emulsion, wobei man die überschüssige Emulsion einfach abtropfen läßt[1]. Wieder andere Autoren tropfen die Emulsion auf die Objektträger und lassen ebenfalls den Überschuß ablaufen[2].

Eine völlig unterschiedliche Technik wurde von Koehler, Mühlethaler und Frey-Wyssling (1963) beschrieben. Diese Autoren bringen eine gleichmäßig dicke Emulsionsschicht durch Zentrifugieren auf die Schnitte. Siehe auch Dohlman, Maunsbach, Hammarström und Appelgren (1964).

Die elektronenmikroskopischen Autoradiogramme werden in der üblichen Weise und unter den gleichen Bedingungen wie die lichtmikroskopischen Autoradiogramme exponiert. Wegen der viel geringeren Empfindlichkeit der Emulsion und der wegen der Dünne der Schnitte geringen Radioaktivität ist die Expositionszeit viel länger. Von Caro und van Tubergen (1962) wird der Faktor 10 für die unterschiedliche Empfindlichkeit der beiden Methoden angegeben. Es muß also mehr Aktivität gegeben und länger exponiert werden.

Für die photographische Entwicklung der elektronenmikroskopischen Autoradiogramme werden unterschiedliche Methoden angegeben. In den meisten Fällen wird Mikrodol, ein Spezial-Feinkornentwickler benutzt. Salpeter und Bachmann (1964) beschrieben eine verbesserte Entwicklungsmethode, die zu kleineren Silberkörnern führt, indem kurz vor der Entwicklung metallisches Gold an die latenten Bilder angelagert wird. Einzelheiten der verschiedenen Entwicklungsmethoden können in den Originalarbeiten nachgelesen werden[3].

Nach der Entwicklung empfehlen Revel und Hay (1961), Hay und Revel (1963a, b), die Gelatine der Emulsion mit NaOH-Behandlung zu entfernen. Da-

---

[1] Hay und Revel 1963a, b, Young und Kopriwa 1964.
[2] Bachmann und Salpeter 1964a—c, Salpeter und Bachmann 1964, Pelc, Coombes und Budd 1961, Budd und Pelc 1964.
[3] Caro und van Tubergen 1962, Salpeter und Bachmann 1964, Moses 1964.

durch werden die Autoradiogramme mehr transparent und eignen sich besser für die morphologische Abbildung im Elektronenmikroskop. Jedoch ist bei Anwendung dieser Methode Vorsicht geboten, da eine Dislokation der Silberkörner immerhin möglich erscheint.

Überblicke zur Technik der elektronenmikroskopischen Autoradiographie s. [1].

3. Auflösungsvermögen der elektronenmikroskopischen Autoradiographie.

Wie oben beschrieben, werden bei der Kombination von Autoradiographie und Elektronenmikroskopie ultradünne Schnitte und ebensolche Emulsionen, bestehend aus einschichtigen gleichmäßig verteilten Silberbromidkristallen verwandt (s. Abb. 10). Theoretische Überlegungen haben gezeigt, daß das Auflösungsvermögen von der Dicke des Schnittes und der Emulsion und dem Abstand zwischen beiden abhängt. Wenn beide die gleiche Dicke haben und in engem Kontakt miteinander sind, dann ist das Auflösungsvermögen ungefähr gleich der Dicke des Schnittes oder der Emulsion, vorausgesetzt, daß die Reichweite der β-Teilchen größer als die Dicke von Schnitt oder Emulsion ist. Das gilt nicht nur für die relativ dicken Schnitte für das Lichtmikroskop, sondern auch für die ultradünnen des Elektronenmikroskops. Im Falle der lichtmikroskopischen Autoradiographie wird mit Tritium eine bessere Auflösung erzielt als mit anderen Isotopen, weil nur eine dünne Schicht von Schnitt und Emulsion zur autoradiographischen Abbildung beitragen. Für die dünnen Schnitte und Emulsionen der elektronenmikroskopischen Autoradiographie liegen die Verhältnisse anders; hier haben alle β-Teilchen, auch die des Tritiums, eine große Reichweite, verglichen mit der Dünne des Schnittes und der Emulsion. Der einzige Vorteil des Tritiums besteht dann nur noch in der größeren Ionisationsdichte seiner β-Teilchen, was kürzere Expositionszeiten erlaubt.

Das mit der elektronenmikroskopischen Autoradiographie erreichbare Auflösungsvermögen wurde von Caro (1962, 1964) eingehend untersucht. Aufgrund der vorliegenden Geometrie der verwandten H^3-markierten Präparate und der Reichweiten-Verteilung der β-Teilchen des Tritiums wurde theoretisch die zu erwartende autoradiographische Auflösung mit 0,1 μ ermittelt. Experimentelle Messungen des Auflösungsvermögens wurden mit H^3-Thymidin-markierten Phagenköpfen als „punktförmige" Strahlenquelle und der Emulsion Ilford L-4 durchgeführt. Für die endliche Dicke der Phagenköpfe wurden Korrektionen angebracht. In Übereinstimmung mit der theoretischen Berechnung wurde eine Auflösung von 0,1 μ auch tatsächlich gemessen. Anhand von Querschnitten von Bacillus subtilis, markiert mit H^3 Thymidin, wurde festgestellt, daß das gleiche Auflosungsvermögen auch bei ausgedehnteren Strahlenquellen erhalten werden kann (Abb. 11).

Zur Erzielung eines möglichst guten Auflösungsvermögens ist es einerseits erforderlich, die kleinstmöglichen Silberbromidkristalle zu verwenden, auf der anderen Seite müssen diese groß genug sein, um so viel Energie zu absorbieren, wie für die Erzeugung eines latenten Bildes nötig ist. Nach Pelc, Coombes und Budd (1961) sollten noch Silberbromidkristalle von 100 Å Durchmesser auf H^3-β-Teilchen ansprechen. Damit wäre eine Verbesserung des Auflösungsvermögens mit noch feinkörnigerer Emulsion bis auf ca. 0,03 μ möglich [2]. In einer neueren Untersuchung haben Caro und Schnös (1965) Auflösung und Empfindlichkeit für Tritium und P^{32} in der elektronenmikroskopischen Autoradiographie verglichen. Diese Untersuchung ist um so wertvoller, als die β-Energie von allen üblicherweise benutzten Isotopen zwischen der für H^3 und P^{32} liegt. Im Gegensatz zum Tritium

---

[1] Sawicki 1964, Bachmann und Salpeter 1965, Salpeter und Bachmann 1964, Ross 1965b und Lettré und Paweletz 1966.

[2] Bachmann und Salpeter 1965.

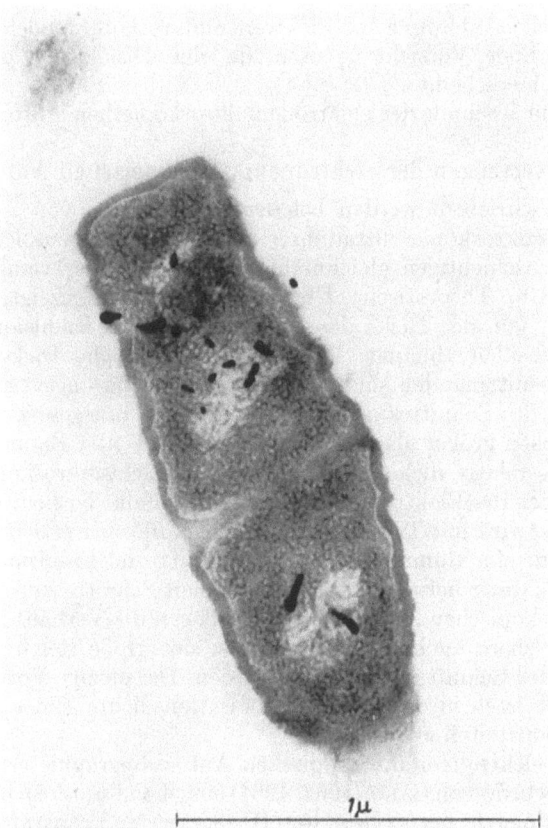

Abb. 11. Elektronenmikroskopisches Autoradiogramm von Bact. subtilis, markiert mit H³-Thymidin. Uranyl-
acetat-Färbung, Feinkorn-Entwicklung, gute Lokalisation der Silberkörner über den Kernregionen, Vergr. 58000.
(Aus CARO und VAN TUBERGEN 1962.)

stimmte das für P^{32} errechnete Auflösungsvermögen nicht mit dem gemessenen, das eine wesentlich breitere Verteilung als erwartet zeigte, überein. Trotzdem fanden sich bei einer Strahlenquelle von 1 μ Durchmesser auch bei P^{32}-Markierung noch 61% der Silberkörner über der Strahlenquelle, 75% innerhalb von 0,1 μ und 87% innerhalb von 0,2 μ Abstand von der Quelle. Im Vergleich zu dem mit Tritium erreichbaren Auflösungsvermögen von 0,1 μ beträgt das Auflösungsvermögen für P^{32} rund 0,3 μ. Da praktisch alle verwendeten Isotope eine geringere β-Energie als P^{32} haben, liegt ihr Auflösungsvermögen mit der Emulsion Ilford L-4 zwischen 0,1 und 0,3 μ.

IX. Autoradiographie wasserlöslicher Substanzen.

In letzter Zeit hat die Autoradiographie wasserlöslicher Verbindungen immer mehr an Interesse gewonnen. Die autoradiographische Untersuchung des Verhaltens wasserlöslicher Substanzen im Gewebe und im Bereich der Zelle ist zur Aufklärung vieler Stoffwechselvorgänge unerläßlich. Über lange Zeit hat die Technik der Autoradiographie wasserlöslicher Substanzen große Schwierigkeiten bereitet; und es sind eigentlich erst in letzter Zeit brauchbare Methoden entwickelt worden.

1. Gefriertrocknungsmethode.

Die Fixierung des Gewebes durch Gefriertrocknung war die erste brauchbare Methode, die ein Herauswaschen wasserlöslicher markierter Substanzen vermeidet, und die erstmals von LEBLOND (1943) für die Autoradiographie verwendet wurde. In der Folgezeit hat sie sich zu einer Routinemethode in der Autoradiographie entwickelt, die für die unterschiedlichsten Untersuchungszwecke benutzt wurde[1]. Nach dem Einfrieren des Gewebes in Isopentan bei —170° C mit flüssigem Stickstoff wird die Gewebsprobe im Vakuum dehydriert und anschließend in Paraffin eingebettet. Trockene autoradiographische Emulsion wird dann in festen Kontakt mit dem Paraffinschnitt gebracht und unter Druck exponiert. Zum glatten Aufbringen des Schnittes auf den Objektträger unter Vermeidung jeglichen Kontaktes mit Wasser kann ein von HARRIS, SLOANE und KING (1950) empfohlenes Verfahren angewendet werden, wobei der Schnitt von der Oberfläche warmen Quecksilbers aufgenommen wird. In einer neueren Untersuchung beschreiben WILSKE und ROSS (1965) ein Verfahren, bei dem das gefriergetrocknete Gewebe mit Osmium in der Gasphase oder Paraformaldehyd fixiert und anschließend in Epon eingebettet wird. 1 μ dicke Schnitte werden dann in der üblichen Weise mit Film bedeckt. Aber auch mit der Gefriertrocknungsmethode läßt sich ein teilweiser Verlust der markierten wasserlöslichen Substanz oder auch eine Diffusion innerhalb des Gewebes nicht ausschließen, da das Gewebe nach der Trocknung noch eingebettet werden muß, um geschnitten werden zu können.

2. Methode der Exposition
von Cryostatschnitten bei tiefen Temperaturen.

In neueren Untersuchungen sind zur autoradiographischen Darstellung von wasserlöslichen Verbindungen zunehmend Cryostatschnitte verwendet worden, die bei tiefen Temperaturen exponiert werden. Bei dieser Methode werden unfixierte Gefrierschnitte ohne aufzutauen mit der autoradiographischen Emulsion zusammengebracht und bei —20° C exponiert. Dadurch ist die Wahrscheinlichkeit, daß ein Verlust oder eine Diffusion der wasserlöslichen markierten Substanz auftritt, viel geringer. Diese Methode wurde erstmals von OSTER, KUNDT und TAUGNER (1955) eingeführt[2].

Auf dem gleichen Prinzip beruht eine von FITZGERALD (1961) angegebene Methode. Dabei wird das Gewebe in Isopentan bei —170° C eingefroren, im Cryostat bei —20° bis —30° C geschnitten und durch Alkohol-Dehydrierung bei —70° C oder durch Vakuum-Gefriertrocknung unter 0° getrocknet. Nur beim Aufwalzen des Stripping-Films kommen die Schnitte für einen kurzen Moment auf Zimmertemperatur. Die sich bei dem Temperaturunterschied niederschlagende geringe Feuchtigkeit bringt den Stripping-Film zum Haften auf dem Objektträger. Um das Ablösen des Films während des photographischen Entwicklungsprozesses zu verhindern, werden die Autoradiogramme vor der Entwicklung kurz in 10%ige Formalinlösung getaucht.

APPLETON (1964) und PELC und APPLETON (1966) bringen Cryostatschnitte in der Dunkelkammer direkt auf vorgekühlte Deckgläser, die vorher mit Kodak AR 10 Stripping-Film mit der Emulsionsseite nach oben bedeckt worden sind.

---

[1] HOLT, COWING und WARREN 1949, HOLT und WARREN 1950, 1951, 1952, 1953a, b, WINTERINGHAM, HARRISON und HAMMOND 1950, HARRIS, SLOANE und KING 1950, WILLIAMS 1951, MELLGREN 1952, JENNINGS und KRAKUSIN 1952, ANDRESEN, CHAPMAN-ANDRESEN, HOLTER und ROBINSON 1953, GALLIMORE, BAUER und BOYD 1954, PASSALAQUA 1954, CANNY 1955, EDWARDS 1955, FREED 1955, STERLING und CHICHESTER 1956, PALLAS und CRAFTS 1957, ANDROS und WOLLMAN 1965.

[2] TAUGNER, HOLE, GRIGOLEIT und WAGENMANN 1958, TAUGNER und WAGENMANN 1958, HUANG 1960, REINHOLZ, BELLOCH-ZIMMERMANN und WIRTH 1960, NOVEK 1962.

Nach der Exposition bei —20⁰ bis —30⁰ C werden die Schnitte kurz fixiert und entwickelt.

FEINENDEGEN und BOND (1962) haben Knochenmarkszellen ebenfalls direkt mit einem Pinsel auf Objektträger gestrichen, die vorher mit Stripping-Film AR 10 mit der Emulsionsschicht nach oben bedeckt wurden. Die Ausstriche wurden dann getrocknet, in der Kälte exponiert und vor der Entwicklung in Methylalkohol fixiert.

Mehrere Techniken dieser Art, wobei Cryostatschnitte oder Schnitte gefrier-getrockneten und Paraffin-eingebetteten Gewebes auf trockene Emulsion auf-gepreßt und bei tiefen Temperaturen exponiert werden, sind in letzter Zeit be-schrieben worden[1]. Wenn es gelingt, das Loslösen der Emulsion während des photographischen Entwicklungsprozesses zu vermeiden, so kann mit dieser Methode eine der Standardmethode vergleichbare morphologische Darstellung der Gewebsstrukturen als auch autoradiographische Auflösung erreicht werden.

Die autoradiographische Technik der Darstellung wasserlöslicher Substanzen ist erst in den letzten Jahren intensiver in Angriff genommen worden und noch in voller Entwicklung begriffen. In der Auswertung der Ergebnisse ist zunächst noch Vorsicht geboten, da auch bei den beschriebenen Methoden eine intra-celluläre Diffusion oder eine Diffusion vom intra- zum extracellulären Raum und umgekehrt nicht hinreichend ausgeschlossen werden kann. Eine Weiterentwick-lung der Technik ist wegen der Wichtigkeit dieses Untersuchungsgebietes von besonderem Interesse.

Einzelheiten über eine Methode, wasserlösliche Substanzen autoradiographisch in Einzelzellen nachzuweisen, finden sich bei MILLER, STONE und PRESCOTT (1964). Die von diesen Autoren benutzte Technik, die flüssige Emulsion mit Hilfe einer Drahtschlinge zu entnehmen und nach Trocknen auf das Objekt aufzubringen, wurde von NAGATA und NAWA (1966) modifiziert durch Hinzufügen eines Ober-flächen-aktiven Agens zur Emulsion. Auf diese Weise gelingt es, die Emulsion ohne Zerreißen vollkommen luftzutrocknen.

X. Strahlendosis und Strahlenschäden.

Wegen der relativ großen Mengen an Radioaktivität, die für autoradiogra-phische Untersuchungen benötigt werden, muß an die Beeinflussung der Ergeb-nisse durch mögliche Strahlenschäden gedacht werden. Wenn Verteilungsmuster und Ausscheidung der markierten Substanz bekannt sind, kann die örtliche Strahlendosis zumindest ungefähr berechnet werden. Schwieriger sind Schlüsse auf die frei werdende Strahlendosis in einzelnen Zellen oder ihren Strukturen. Um darüber etwas aussagen zu können, muß man die Mikroverteilung der Strahlendosis kennen. Die Strahlendosis, die an einer bestimmten Stelle im Gewebe frei wird, setzt sich aus allen β-Teilchen zusammen, die diese Stelle er-reichen. Um Aufschlüsse über die Mikroverteilung der β-Strahlung in einem Gewebe zu erhalten, kann man Autoradiogramme von einem Gewebeschnitt von der Dicke der maximalen Reichweite des verwandten Isotops anfertigen. Die Verteilung der Silberkorndichte auf dem Autoradiogramm entspricht dann der lokalen Dosis der β-Strahlung.

Bei Tritium liegen wegen der extrem kleinen mittleren Reichweite seiner β-Strahlung von nur 1—2 μ in Gewebe besondere Verhältnisse vor. So ist die Strahlenwirkung nach Gabe von H^3-Thymidin praktisch auf den Kern beschränkt. Diese Verhältnisse sind von ROBERTSON, BOND und CRONKITE (1959) untersucht

---

[1] BRANTON und JACOBSON 1962, SMITHERMAN, DEBONS, PITTMAN und STEPHENS 1963, STUMPF und ROTH 1964, 1966, STUMPF und LESTER 1966, HAMMARSTRÖM, APPELGREN und ULLBERG 1965, WERNER, WERNER, BOSQUE und QUEVEDO 1966, GAHAN und RAJAN 1966.

worden. Demnach nimmt die mittlere Strahlendosis pro H^3-β-Zerfall in 0,5 μ Abstand von einer punktförmigen Strahlenquelle um den Faktor 12 und in 1,0 μ Abstand um den Faktor 60 ab. Die Zahl der Ionenpaare, welche in einem Kern durch ein H^3-β-Teilchen frei werden, entspricht — gleichmäßige Verteilung der Ionenpaare über den Kern vorausgesetzt — größenordnungsmäßig der Zahl der Röntgen. Tatsächlich konzentriert sich aber die Wirkung auf die jeweilige kurze Bahnspur. Auch bei einer räumlich begrenzten Inkorporation erstreckt sich dagegen bei energiereichen β-Strahlern die Strahlenwirkung über einen größeren Gewebsbereich.

Verschiedene Untersuchungsobjekte sowie auch die verschiedenen Stoffwechselprozesse können sich hinsichtlich ihrer Empfindlichkeit gegenüber Strahlenschäden sehr unterschiedlich verhalten. Um zu erkennen, ob eine Beeinflussung der Ergebnisse durch Strahlenschäden vorliegt, können z.B. Kontrollversuche mit variierenden Dosen der applizierten Radioaktivität durchgeführt werden. Auch morphologische Kriterien, die auf eine Zellschädigung deuten, können zu einer Beurteilung herangezogen werden. (Über Strahlenschäden in autoradiographischen Untersuchungen mit H^3- Thymidin siehe [1].)

D. Autoradiographische Untersuchung der Eiweiß-Synthese der Zelle.

Die Größe der Eiweiß-Synthese in Organen und Geweben ist schon lange vor Einführung der autoradiographischen Untersuchungsmethode biochemisch mit Hilfe der Tracer-Technik nach Gabe von radioaktiv markierten Aminosäuren untersucht worden. Allerdings liefern solche Untersuchungen lediglich Werte für die Größe der Eiweiß-Synthese ganzer Organe, pro Gramm homogenen Gewebes oder auch pro Gramm isolierter und fraktionierter Zellstrukturen. Im Gegensatz zu diesen biochemischen Untersuchungen bietet die autoradiographische Methode die Möglichkeit, die Eiweiß-Synthese einzelner Zellen oder sogar subcellulärer Elemente zu untersuchen, ohne den Zellverband oder die Zelle zu zerstören.

I. Voraussetzungen zur Deutung der in Eiweiß eingebauten Aminosäure-Aktivität als Maß für die Größe der Umsatzrate des Zelleiweißes.

1. Vorbemerkungen; Begriff der spezifischen Aktivität der freien Aminosäure.

In der Literatur zur Eiweiß-Synthese mit markierten Aminosäuren wird die in Eiweiß eingebaute Aminosäure-Aktivität oft ohne weiteres als ein Maß für die Größe der Eiweiß-Synthese (Menge/Zeiteinheit) genommen. Das ist aber im allgemeinen keineswegs berechtigt, vor allem dann nicht, wenn Tiere unter verschiedenen experimentellen Bedingungen untersucht werden. Vielmehr muß in diesem Zusammenhang die spezifische Aktivität der freien Aminosäure (Aktivität pro Gewichtseinheit an freier Aminosäure) berücksichtigt werden. Wenn eine Aminosäure von großer spezifischer Aktivität (Tracer-Menge) einem Tier appliziert wird, so vermischt sich das applizierte Präparat mit den im Organismus vorhandenen freien Aminosäuren. Die sich dann im Organismus einstellende

[1] Painter, Drew und Hughes 1958, Painter, Drew und Rasmussen 1964, Drew und Painter 1959, 1962, Osgood 1959, Lisco, Nishimura, Baserga und Kisieleski 1961, Johnson und Cronkite 1959, Samuels und Kisieleski 1963, Samuels, Kisieleski und Baserga 1964, Kisieleski, Samuels und Hiley 1964, Cronkite, Fliedner, Killmann und Rubini 1962, Grisham 1960, Post und Hoffman 1961.

spezifische Aktivität der freien Aminosäure hängt wesentlich von deren Menge ab. Die spezifische Aktivität ist bei Versuchen mit Tracer-Mengen immer erheblich kleiner als diejenige des applizierten Präparates. Das gilt zumindest für die L-Formen; D-Formen können sich anders verhalten.

2. Beziehung zwischen der in Eiweiß eingebauten Aminosäure-Aktivität und der mengenmäßigen Umsatzrate der Aminosäure.

Biochemische Untersuchungen der nach den üblichen histologischen Verfahren (Fixation mit Formalin-Trichloressigsäure und Paraffineinbettung) verarbeiteten Gewebsschnitte haben gezeigt, daß die im histologischen Schnitt verbliebene Radioaktivität nach Gabe von markierten Aminosäuren von fest in Eiweiß eingebauten Aminosäuren stammt. (Nähere Einzelheiten und Literatur s. in Kapitel C II 4.) Die direkt aus den Autoradiogrammen ablesbare Silberkorndichte (Körner/μ^2) ist daher ein relatives Maß für die pro Volumeneinheit Gewebe in Eiweiß eingebaute Aminosäure-Aktivität. Zwischen der Radioaktivität der inkorporierten Aminosäure und ihrer Inkorporationsrate, d. h. der in Eiweiß eingebauten Aminosäure-Menge, besteht folgende Beziehung:

$$\begin{array}{l}\text{Aminosäure-Aktivität} \\ \text{eingebaut zwischen Inj. } (= O) = R \cdot \int\limits_{O}^{T} s_t \cdot dt \\ \text{und Tötung } (= T) \\ \qquad\qquad\qquad\qquad = R \cdot s_{\text{mittel}} \cdot T.\end{array}$$

Dabei bedeutet R die Aminosäure-Einbaurate (Menge/Zeiteinheit/ml Gewebe), s_t ist die spezifische Aktivität der freien Aminosäure (Aktivität pro Gewichtseinheit freier Aminosäure) am Ort der Eiweiß-Synthese als Funktion der Zeit zwischen O und T. Die sich im Organismus kurz nach Injektion einstellende spezifische Aktivität hängt von der injizierten Aminosäure-Aktivität auf der einen Seite und der injizierten sowie der im Organismus vorhandenen Menge an freier Aminosäure auf der anderen Seite ab. Die spezifische Aktivität s_t nimmt im Organismus dauernd ab, weil markierte Aminosäuren in Eiweiß eingebaut werden, während beim Abbau von Eiweiß zunächst nicht-markierte Aminosäure-Moleküle frei werden.

Das Integral kann auch durch das Produkt aus der mittleren spezifischen Aktivität der freien Aminosäure s_{mittel} zwischen Injektion und Tötung $(O—T)$ mal der Versuchsdauer T ersetzt werden. Die mittlere spezifische Aktivität s_{mittel} ist um so kleiner, je größer die Versuchsdauer ist.

Aus der obigen Gleichung folgt, daß die autoradiographische Silberkorndichte die relative Aminosäure-Einbaurate (R) innerhalb des Organismus nur dann wiedergibt, wenn die mittlere spezifische Aktivität der freien Aminosäure innerhalb des Organismus den gleichen Wert hat.

Eine Reihe von Erfahrungstatsachen (Maurer 1960) spricht dafür, daß die Durchmischung der injizierten markierten Aminosäuren mit dem Pool der freien Aminosäuren im Organismus sehr rasch vor sich geht, so daß die spezifische Aktivität in den Geweben im allgemeinen ungefähr gleich ist und mit der Zeit in gleicher Weise abfällt. Deimel und Maurer (1961) fanden für S[35]-Methionin bei Versuchen mit Ratten, daß die spezifische Aktivität des freien Methionins im Serum, in der Leber, im Muskel — und stärker verzögert auch im Gehirn — bereits nach wenigen Minuten gleich war und in gleicher Weise abfiel.

Die Gleichung zeigt auch, daß sich die zeitliche Anstiegskurve der inkorporierten Aminosäure-Aktivität genauso verhalten sollte wie das zeitliche Integral über die spezifische Aktivität der freien Aminosäure zwischen dem Zeitpunkt O

(= Injektion) und der als variabel zu betrachtenden oberen Grenze der Versuchszeit T (Tötung des Tieres). Wenn die spezifische Aktivität im ganzen Organismus
gleich ist, sollte also die an verschiedenen Orten inkorporierte Aminosäure-Aktivität die gleiche relative Anstiegskurve haben. Das gilt natürlich nur so lange, wie
der Abbau von markiertem Eiweiß noch keine Rolle spielt.

In diesem Zusammenhang sollte noch darauf hingewiesen werden, daß eine
gleiche spezifische Aktivität der freien Aminosäure nichts mit einer unterschiedlichen Konzentration der freien Aminosäuren in Geweben und Organen zu tun
hat. Die eingebaute Aktivität hängt nur von der *mittleren spezifischen Aktivität*
des Vorläufers ab. Unter der Voraussetzung (= *Voraussetzung I*), daß diese im
ganzen Organismus gleich ist, sind die Korndichten über den verschiedenen Zellarten proportional zu deren Aminosäure-Umsatzraten (Menge/Zeiteinheit).

3. Zusammenhang zwischen der Umsatzrate einer Aminosäure und der Aminosäure-Zusammensetzung des cellulären Eiweißes; Eiweiß-Umsatz.

Die Eiweiß-Umsatzrate R_{EW} einer Zellart (Eiweißmenge/Zeiteinheit, bezogen
auf 1 ml Gewebe) ist gleich der Summe der Umsatzraten der einzelnen Eiweiß-
Fraktionen der Zellen. Folgende Gleichung gibt die Umsatzrate des gesamten
Zelleiweißes wieder:

$$R_{EW} = \frac{\text{Menge der EW-Fraktion 1}}{ML_1} + \frac{\text{Menge der EW-Fraktion 2}}{ML_2} + \cdots$$

Dabei stehen die Indices 1, 2, 3 usw. für die einzelnen Eiweiß-Fraktionen, während
ML_1, ML_2, ML_3 usw. die mittleren Lebensdauern dieser Eiweiß-Fraktionen darstellen.

Der Beitrag einer Eiweiß-Fraktion zur gesamten Umsatzrate ist um so größer,
je kleiner die mittlere Lebensdauer ML dieser Fraktion ist. Kurzlebiges Ferment-
Eiweiß kann daher einen viel größeren Beitrag zur Gesamt-Umsatzrate liefern,
als z. B. langlebiges Stütz-Eiweiß. Eventuell hängt die gesamte Umsatzrate nur
von relativ wenigen kurzlebigen Fermenten ab.

Unter der Voraussetzung, daß der Aminosäure-Einbau auf einem Auf- und
Abbau ganzer Eiweiß-Moleküle beruht, ist die Umsatzrate R_{AS} einer bestimmten
Aminosäure x (eingebaute Menge/Zeiteinheit, bezogen auf 1 ml Gewebe):

$$R_{AS_x} = \frac{\begin{array}{c}\text{Menge der Aminosäure } x\\ \text{in Fraktion 1}\end{array}}{ML_1} + \frac{\begin{array}{c}\text{Menge der Aminosäure } x\\ \text{in Fraktion 2}\end{array}}{ML_2} + \cdots$$

Die Umsatzrate R_{AS_x} der Aminosäure x hängt also nicht von dem chemischen
Gehalt des Zelleiweißes an der Aminosäure x ab, sondern von einem gewogenen
Gehalt nach Maßgabe der Gewichte $1/ML$. Je kleiner die mittlere Lebensdauer
ML einer Eiweiß-Fraktion ist, desto stärker spielt ihre Aminosäure-Zusammensetzung eine Rolle.

Bezeichnet man den Aminosäure-Gehalt nach Maßgabe der Gewichte $1/ML$
als ,,effektiven'' Aminosäure-Gehalt im Gegensatz zum chemischen, dann besteht
in einem bestimmten Gewebe zwischen den Umsatzraten verschiedener Aminosäuren des Zelleiweißes folgende Beziehung:

$$R_{AS_1} : R_{AS_2} : \ldots = \text{effektiver Gehalt für } AS_1 : \text{effektiver Gehalt für } AS_2 : \ldots$$

Nur unter der Voraussetzung, daß in allen Geweben des Organismus die gleiche
,,effektive'' Aminosäure-Zusammensetzung des Eiweißes vorliegt (= *Voraus-*

setzung II), sind die Umsatzraten der einzelnen Aminosäuren in *gleicher* Weise zueinander proportional. In diesem Fall würde man unabhängig von der Art der verwandten Aminosäure auf den Autoradiogrammen der Organe die gleiche relative Schwärzung erhalten. Weiter unten (D II 2 a β) wird gezeigt werden, daß das angenähert auch tatsächlich der Fall ist.

Auf den Gültigkeitsbereich der beiden Voraussetzungen I und II soll weiter unten (D II 2 a β) anhand der Autoradiogramme näher eingegangen werden.

II. Die celluläre Eiweiß-Synthese unter physiologischen Bedingungen.

1. Orte der Eiweiß-Synthese innerhalb der Zelle.

a) Cytoplasma.

Die Gabe von markierten Aminosäuren führt zu einer gleichzeitigen Markierung des Cytoplasmas und des Kerns[1]. Dabei ist der zeitliche Anstieg der Aktivität in Cytoplasma und Kern ungefähr gleich, wie nach D I 2 zu erwarten ist. Bei Ratten und Mäusen waren bereits 5 min nach Injektion markierter Aminosäuren Kern und Cytoplasma markiert. Abgesehen von den ersten Minuten nach Injektion ist die Verteilung der Markierung innerhalb des Cytoplasmas relativ gleichmäßig. In den Ganglienzellen entspricht die Schwärzungsverteilung der Anordnung der anfärbbaren Nissl-Substanz[2]. In den Zellen des exokrinen Pankreas der Ratte sind die Silberkörner 2 min nach Injektion von H^3-Leucin fast ausschließlich über dem Ergastoplasma lokalisiert[3]. Diese anfängliche Markierung des Ergastoplasmas und die darauf folgende Wanderung der Markierung zum Golgi-Apparat wurde für eine Reihe von Zellen Eiweiß-sezernierender Organe und auch für Ganglienzellen durch eine Kombination von Autoradiographie und elektronenmikroskopischer Untersuchung gefunden[4]. Ganz allgemein wurde die Aufgabe des Golgi-Apparates darin gesehen, die Eiweiß-Moleküle für die Sekretion zu „packen". Jedoch deuten die Ergebnisse neuerer Untersuchungen darauf hin, daß in der Golgi-Region einmal kleinere Eiweiß-Moleküle zu normal großen Sekreteiweiß-Molekülen kombiniert werden, und daß zum anderen im Golgi-Komplex offensichtlich eine Kohlenhydrat-Synthese stattfindet, so daß die vom Ergastoplasma kommenden Eiweiß-Moleküle im Golgi-Komplex nicht nur ihre spezifische Größe erhalten, sondern auch mit Kohlenhydraten verbunden werden[5]. Eine Eiweiß-Synthese in den Mitochondrien der Leber- und Tubulusepithelien der Ratte wurde von Droz und Bergeron (1965) beschrieben.

b) Kern.

Über den Kernen tierischer Zellen findet man eine Anhäufung von Silberkörnern über der Kernmembran, die ganz offensichtlich dem an der Kernmembran angelagerten Chromatin zuzuordnen ist (Abb. 12)[6]. Im übrigen Karyoplasma sind

---

[1] Schultze, Oehlert und Maurer 1960, Tixier-Vidal, Fiske und Haguenau 1965.
[2] Schultze, Oehlert und Maurer 1959, Droz 1965 b.
[3] Warshawsky, Leblond und Droz 1963, Leblond 1965 a, b.
[4] Caro 1961, Revel und Hay 1963, Nadler, Young, Leblond und Mitmaker 1964, Wellings und Philp 1964, van Heyningen 1964, 1965, Droz 1965 b, 1966, Caro und Palade 1964, Palade und Caro 1965, Ross und Benditt 1965, Racadot, Oliver, Porcile und Droz 1965, Tixier-Vidal, Fiske, Picart und Haguenau 1965, Fedorko und Hirsch 1966, Rohr, Schmalbeck und Feldhege 1967. Siehe auch Zhinkin 1966.
[5] Leblond 1965, Neutra und Leblond 1966.
[6] Schultze, Oehlert und Maurer 1959, Oehlert, Schultze und Maurer 1960, Sirlin 1960 a.

die Silberkörner vor allem über dem anfärbbaren Chromatin lokalisiert, während die farbfreien Bezirke des Kerns kaum Silberkörner enthalten. Auch das Nucleolus-assoziierte Chromatin zeigt eine große Silberkorndichte. An den kondensierten Chromosomen der Pro- und Metaphase liegen die Silberkörner bevorzugt am Rande der Chromosomen[1]. Das markierte Eiweiß liegt also schlauchartig um die Chromosomen herum. Quantitative Angaben aus Kornzählungen über Kernen finden sich in Abschnitt D II 2 b.

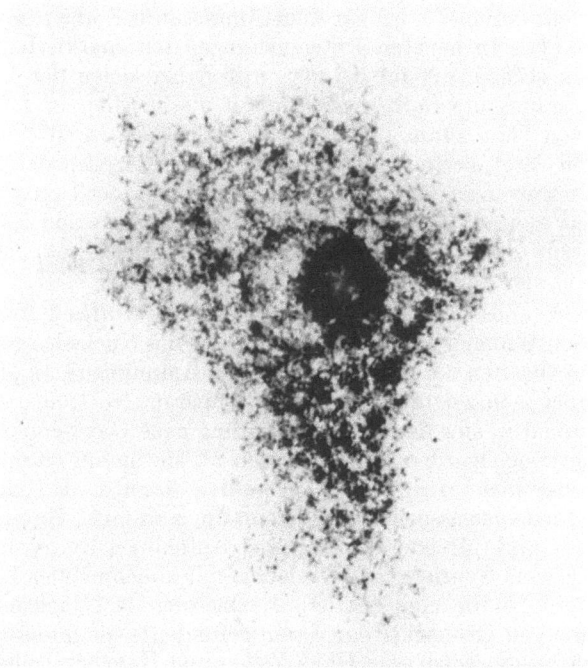

Abb. 12. Autoradiogramm einer Ganglienzelle aus der Formatio reticularis gigantocellularis des Kaninchengehirns 180 min nach Gabe von S^{35}-Thioaminosäuren. Schnitt ungefärbt. Große Silberkorndichte in der Umgebung des Nucleolus mit angedeuteter zentraler Aufhellung, dunkler Ring über der Kernmembran. Dichte und weniger dichte Silberkornansammlungen im Cytoplasma. (Aus SCHULTZE, OEHLERT und MAURER 1958.)

Eine Abgabe von markiertem Kern-Eiweiß an das Cytoplasma bzw. der umgekehrte Prozeß sind bei Zellen des erwachsenen Tieres nicht beobachtet worden. Ein Transport cytoplasmatischer Eiweiße in den Kern kann jedoch auch nicht ausgeschlossen werden. Viele Versuche, z. B. solche mit isolierten Kernen, sowie enzymatische Untersuchungen sprechen dafür, daß es eine nucleäre Eiweiß-Synthese gibt. Doch ist über ihren Mechanismus viel weniger bekannt als über die cytoplasmatische Eiweiß-Synthese.

Ganz andere Ergebnisse wurden bei Einzellern gefunden. Diese lassen darauf schließen, daß in Amöben nur ein Teil der Kernproteine im Kern selbst gebildet wird, während ein anderer Teil vom Cytoplasma in den Zellkern einwandert[2]. Auch in Acetabularien fand sich ein starker Einbau von markierten Aminosäuren in den Kern und besonders in den Nucleolus[3].

[1] LINNARTZ-NIKLAS, HEMPEL und MAURER 1964.
[2] GOLDSTEIN 1958, 1963, 1965, BYERS, PLATT und GOLDSTEIN 1963a, b, PRESCOTT 1963, PRESCOTT und BENDER 1963b, GOLDSTEIN und PRESCOTT 1967.
[3] OLSZEWSKA und BRACHET 1960, 1961, s. auch BRACHET in "The Cell", Vol. II, S. 771.

c) Nucleolus.

Über die Rolle des Nucleolus in der Kern-Eiweiß-Synthese liegen widersprechende Ergebnisse vor. Auf den Autoradiogrammen findet sich bei tierischen Zellen immer eine starke Schwärzung über dem Nucleolus-assoziierten Chromatin. Wegen des begrenzten autoradiographischen Auflösungsvermögens ist es aber bei kleinen Nucleolen oft schwierig, zwischen einer Markierung des Nucleolus und des umgebenden Chromatins zu unterscheiden.

In *somatischen Zellen des ausgewachsenen Tieres* wurde in zahlreichen Untersuchungen nur ein geringer oder gar kein Aminosäure-Einbau in den Nucleolus gefunden (Abb. 12)[1]. In neueren Untersuchungen mit markierten Aminosäuren konnte Stöcker (1962a, 1963c) bei den großen Nucleolen der Leber normaler Ratten einen Aminosäure-Einbau nachweisen, desgleichen in Leber-Nucleolen, die nach Gabe von Thioacetamid (TAA) stark vergrößert waren, sowie auch in den durch Pilocarpin vergrößerten Nucleolen von Pankreaszellen der Maus. Auch in Nucleolen bestimmter Ganglienzellen normaler erwachsener Tiere stellten Koburg (1962b) und Sandborn (1963) eine Aminosäure-Inkorporation fest. Das könnte darauf hindeuten, daß die nucleoläre Eiweiß-Synthese möglicherweise vom Funktionszustand der Zelle abhängt.

Offenbar ganz andere Verhältnisse liegen bei *generativen und embryonalen* Zellen vor, bei denen immer eine starke Markierung des Nucleolus gefunden wurde, wie z. B. bei den Oocyten der Echinodermen und Amphibien[2]. In Myoblasten von Amphibien-Embryonen zeigte der Nucleolus-Apparat (Nucleolus und Nucleolus-assoziiertes Chromatin) eine deutliche Markierung nach Gabe von S^{35}-Methionin[3]. In Hühner-Embryonen wurden nach Gabe von S^{35}-Methionin markierte Nucleolen beobachtet, wobei nicht ausgeschlossen werden konnte, daß die Markierung eventuell von Nucleolus-assoziiertem Chromatin stammt[4]. Untersuchungen an Seeigel-Oocyten[5] und Mesodermzellen von Amphibien-Embryonen[6] sprechen dafür, daß die Eiweiß-Synthese des Nucleolus mit zunehmender Reife abnimmt.

In Zellkulturen wurde eine mittlere Markierung der Nucleolen von HeLa-Zellen nach Gabe von H^3-markiertem Lysin gefunden[7]. Die minimale Einbaurate von H^3-Histidin in Nucleolen von HeLa-Zellen und Hamster-Zellen in Kulturen läßt dagegen nur auf eine sehr geringe Eiweiß-Synthese im Nucleolus schließen[8].

2. Größe der Eiweiß-Synthese verschiedener tierischer Zellarten.

a) Mittlere Eiweiß-Syntheserate.

α) Übersicht über die Schwärzungs-Verteilung auf Autoradiogrammen der verschiedenen tierischen Gewebe.

Die Eiweiß-Synthese in den verschiedenen Zellarten des normalen tierischen Organismus wurde schon frühzeitig autoradiographisch mit S^{35}-Methionin untersucht[9]. Neuere Untersuchungen mit 12 verschiedenen H^3-markierten und 5 verschiedenen C^{14}-markierten Aminosäuren sowie frühere mit C^{14}-Algen-Eiweiß

---

[1] Droz und Verne 1959, Schultze, Oehlert und Maurer 1959, Carneiro und Leblond 1959a, Oehlert, Schultze und Maurer 1960, Oehlert 1961, Mortreuil-Langlois 1961, Leblond und Amano 1962, Erb und Hempel 1962, Stenram 1962b.
[2] Ficq 1953, 1955a, b, 1959b, Ficq und Errera 1955b, 1959, Pantelouris 1958, Erb und Hempel 1962, Erb und Maurer 1962.
[3] Sirlin und Elsdale 1959.   [4] Sirlin und Waddington 1956.
[5] Erb und Hempel 1962.   [6] Waddington und Sirlin 1959.   [7] Errera 1961.
[8] Prescott und Bender 1962.
[9] Bélanger 1955, 1956a, Bélanger, Gilbert, Crevier und Bélanger 1956, Niklas und Oehlert 1956, Leblond, Everett und Simmons 1957, mit C^{14}-Phenylalanin: Ficq und Brachet 1956.

ergaben unabhängig von der Art der Aminosäure für die Organe von Maus und Ratte sehr ähnliche Autoradiogramme[1]. In Tabelle 6 sind die in diesen Versuchen verwandten H^3-Aminosäuren, die Art ihrer Markierung und ihre spezifische Aktivität zusammengestellt.

Tabelle 6. *Art, Markierung und spezifische Aktivität der verwandten Aminosäuren.* (Aus CITOLER, CITOLER, HEMPEL, SCHULTZE und MAURER 1966.)

	Aminosäure	Spezifische Aktivität mC/mMol
Tritium	DL-Alanin-$(\alpha, \beta$-$T_2)$	4500
	DL-Arginin-$(\alpha, \beta$-$T_2)$	3000
	DL-Glutaminsäure-$(\beta, \gamma$-$T_2)$	3700
	Glycin-$(\alpha$-$T)$	5000
	DL-Leucin-$(\gamma, \delta$-$T_2)$	2800
	DL-Lysin-$(\gamma, \delta$-$T_2)$	30000
	D-Phenylalanin-$(2,4$-$T_2)$	13000
	L-Phenylalanin-$(2,4$-$T_2)$	15000
	DL-Prolin-$(2$-$T)$	2500
	DL-Serin-$(\alpha$-$T)$	3000
	DL-Tryptophan-$(5$-$T)$	2000
	L-Tyrosin-$(3$-$T)$	5100
C^{14}	L-Arginin-$(U$-$C^{14})$	143
	L-Glutaminsäure-$(U$-$C^{14})$	120
	L-Leucin-$(U$-$C^{14})$	246
	L-Phenylalanin-$(U$-$C^{14})$	270
	L-Tyrosin-$(U$-$C^{14})$	215

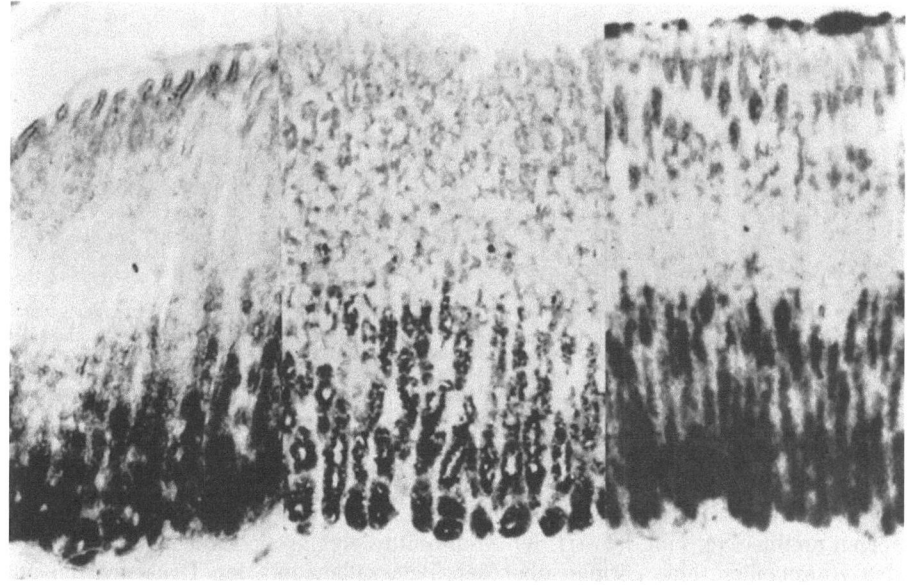

a   b   c

Abb. 13a — c. Autoradiogramme des Magens der Ratte für verschiedene markierte Aminosäuren. Schnitte ungefärbt. *a* C^{14}-Algeneiweiß, 180 min; *b* H^3-Leucin, 90 min; *c* S^{35}-Thioaminosäuren, 90 min. Stärkste Schwärzung über den Hauptzellen (untere Schleimhauthälfte), Belegzellen kaum geschwärzt, mäßige Schwärzung über den Oberflächenepithelien, Submucosa praktisch ungeschwärzt. (Aus SCHULTZE, OEHLERT und MAURER 1960.)

---

[1] SCHULTZE, OEHLERT und MAURER 1960, SCHULTZE, CITOLER, HEMPEL, CITOLER und MAURER 1965, CITOLER, CITOLER, HEMPEL, SCHULTZE und MAURER 1966, SCHULTZE und MAURER 1967.

Im folgenden soll ein Überblick über die für die verschiedensten Organe, Gewebe und Zellarten von Warmblütern erhaltenen Autoradiogramme gegeben werden. Die Abb. 13—17 enthalten Beispiele für Autoradiogramme mit verschiedenen H³-Aminosäuren. In allen Fällen wurde der unter der photographischen Emulsion befindliche Schnitt nicht gefärbt. Die erkennbaren histologischen Strukturen beruhen also lediglich auf unterschiedlichen Silberkorn-

H³-Glycin   H³-DL-Alanin   H³-DL-Leucin   H³-DL-Serin   H³-L-Phenylalanin

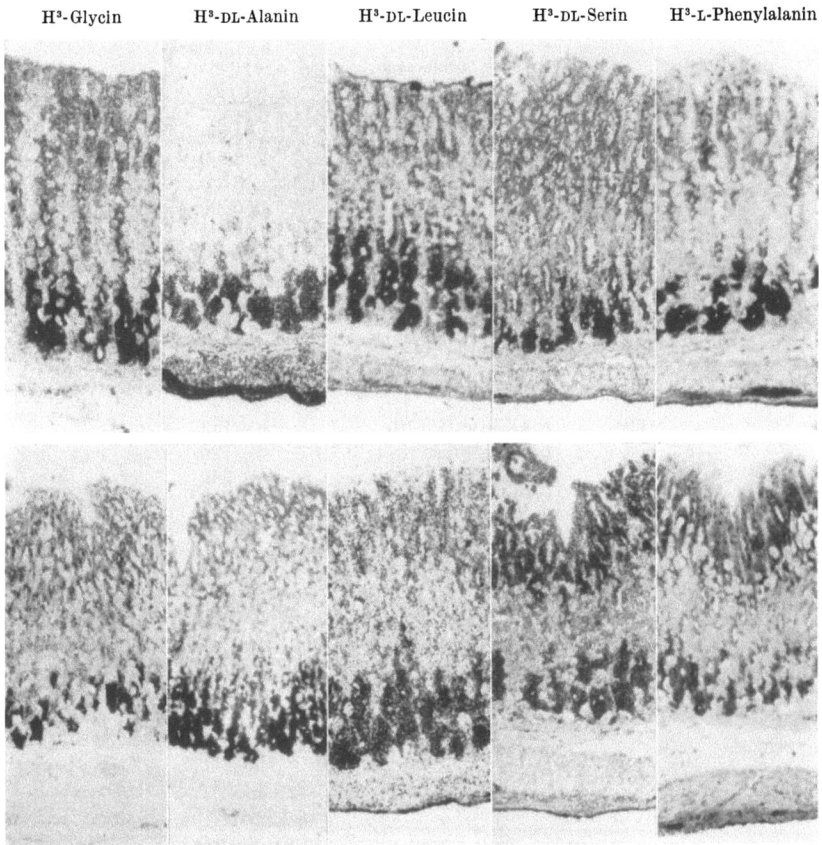

H³-D-Phenylalanin   H³-L-Tyrosin   H³-DL-Prolin   H³-DL-Lysin   H³-DL-Arginin

Abb. 14. Ungefärbte Autoradiogramme des Magens der Maus 60 min nach Gabe verschiedener H³-Aminosäuren. Große Korndichte über den Hauptzellen, geringe Korndichte über den Belegzellen (Ausnahme Alanin), sehr geringe Korndichte über Submucosa und Muscularis. (Aus Citoler, Citoler, Hempel, Schultze und Maurer 1966.)

dichten über den verschiedenen Zellarten. Diese Autoradiogramme wurden außerdem überexponiert, um die Schwärzungsunterschiede besser sichtbar zu machen.

Die Autoradiogramme des *Magens* von Ratte und Maus (Abb. 13 und 14) zeigen unabhängig von der Art der Aminosäure eine große Silberkorndichte über den Hauptzellen, eine geringe über den Belegzellen und den Drüsenhälsen und eine etwas stärkere über den Oberflächen-Epithelien. Sehr gering ist die Schwärzung über der Submucosa und Muscularis. Abb. 13 zeigt deutlich die gegenüber S³⁵ und C¹⁴ bessere Auflösung mit H³.

Im *Pankreas* (Abb. 15) wurde unabhängig von der Art der Aminosäure eine starke Schwärzung über den exokrinen Pankreasepithelien gefunden. Nach 60 min befindet sich die größte Silberkorndichte über den Zymogen-Granula. Die Zellen

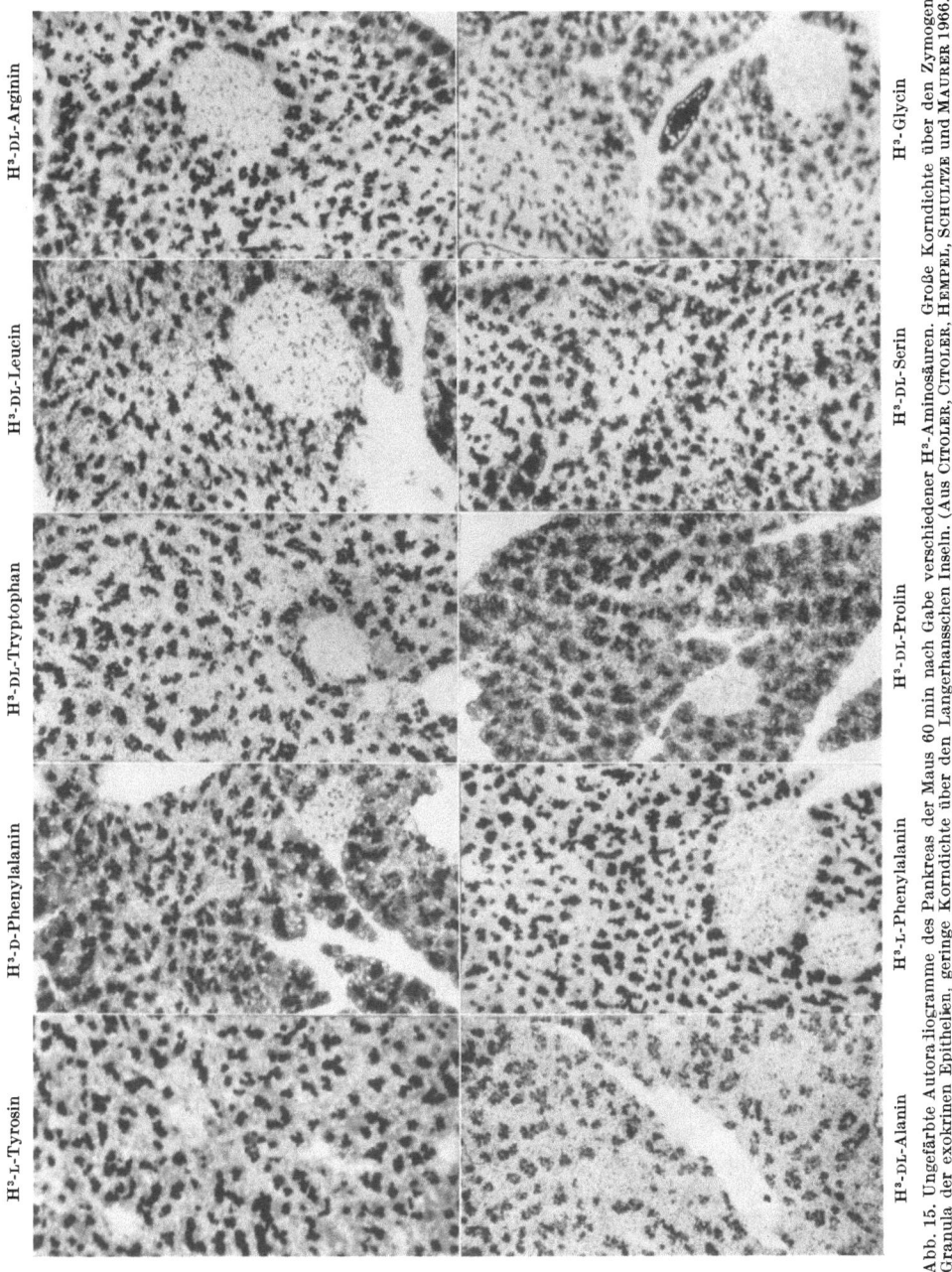

Abb. 15. Ungefärbte Autoradiogramme des Pankreas der Maus 60 min nach Gabe verschiedener H³-Aminosäuren. Große Korndichte über den Zymogen-Granula der exokrinen Epithelien, geringe Korndichte über den Langerhansschen Inseln. (Aus CITOLER, CITOLER, HEMPEL, SCHULTZE und MAURER 1966.)

der Langerhansschen Inseln zeigen nur eine relativ geringe Schwärzung[1]. Quantitative Silberkornzählungen über den verschiedenen Zellregionen und daraus erhaltene zeitliche Verlaufskurven der Aktivität führen nach WARSHAWSKY, LEB-
LOND und DROZ (1963) zu dem Schluß, daß die Lebensdauer für das Eiweiß im

[1] NIKLAS und OEHLERT 1956, SCHULTZE, OEHLERT und MAURER 1960, HANSSON 1959,
   WARSHAWSKY und LEBLOND 1961, WARSHAWSKY, LEBLOND und DROZ 1963, CITOLER,
   CITOLER, HEMPEL, SCHULTZE und MAURER 1966.

Ergastoplasma der Pankreaszelle ungefähr 5—6 min beträgt. Diese Zeitspanne enthält nicht nur die Zeit, die zur Bildung der Proteine nötig ist, sondern auch die Zeit für die Abwanderung der neugebildeten Proteine aus dem Ergastoplasma.

Die Autoradiogramme der *Nebenniere* in Abb. 16 zeigen für H³-Aminosäuren, genauso wie früher für S³⁵- und C¹⁴-Aminosäuren, über der Rinde eine größere Silberkorndichte als über dem Mark. Innerhalb der Rinde hat die Zona glomerulosa eine etwas geringere Silberkorndichte. Am größten ist die Silberkorndichte über

H³-DL-Leucin   H³-DL-Serin   H³-L-Phenylalanin

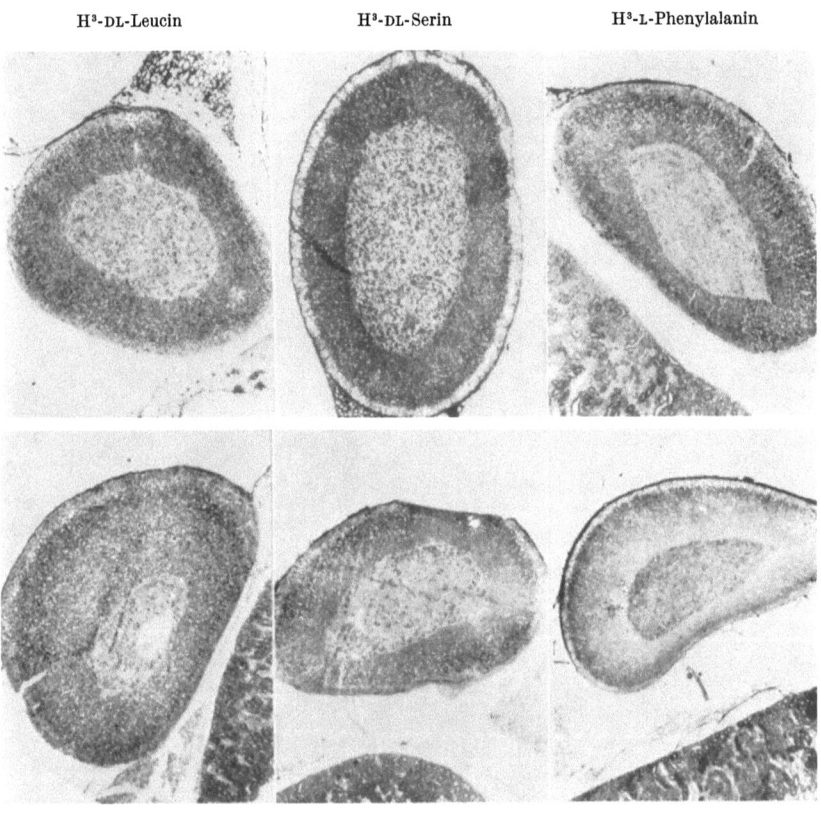

H³-DL-Lysin   H³-DL-Arginin   H³-DL-Alanin

Abb. 16. Ungefärbte Autoradiogramme der Nebenniere der Maus 60 min nach Gabe verschiedener H³-Aminosäuren. Mit Ausnahme von Alanin ist die Korndichte über der Rinde zwei- bis dreimal größer als über dem Mark. (Aus Citoler, Citoler, Hempel, Schultze und Maurer 1966.)

der äußeren Fasciculata, sie nimmt dann in Richtung auf die mittlere und innere Fasciculata ab und steigt über der Zona reticularis wieder an, wodurch diese sich scharf gegen das wenig geschwärzte Mark absetzt. Im Mittel ist die Silberkorndichte über der Rinde 2—3mal größer als über dem Mark. Von diesem allgemeinen Verhalten weicht H³-D,L-Alanin allerdings ab. Wie Abb. 16 zeigt, ist in diesem Fall das Mark stärker geschwärzt.

Abb. 17 gibt Autoradiogramme des *Plexus chorioideus* und der umliegenden Anteile des Gehirns wieder. Mit allen untersuchten H³-, C¹⁴- und S³⁵-markierten Aminosäuren wurde über den Epithelien des Plexus chorioideus immer eine große Silberkorndichte gefunden. Die Plexus-Epithelien gehören zu den Zellen im Organismus mit der größten Aminosäure-Einbaurate. Das gleiche gilt für die Ganglienzellen des Zentralnervensystems und des übrigen Organismus. Wie Abb. 17 zeigt, bilden hier die Aminosäuren H³-Glycin, H³-Serin und H³-Alanin

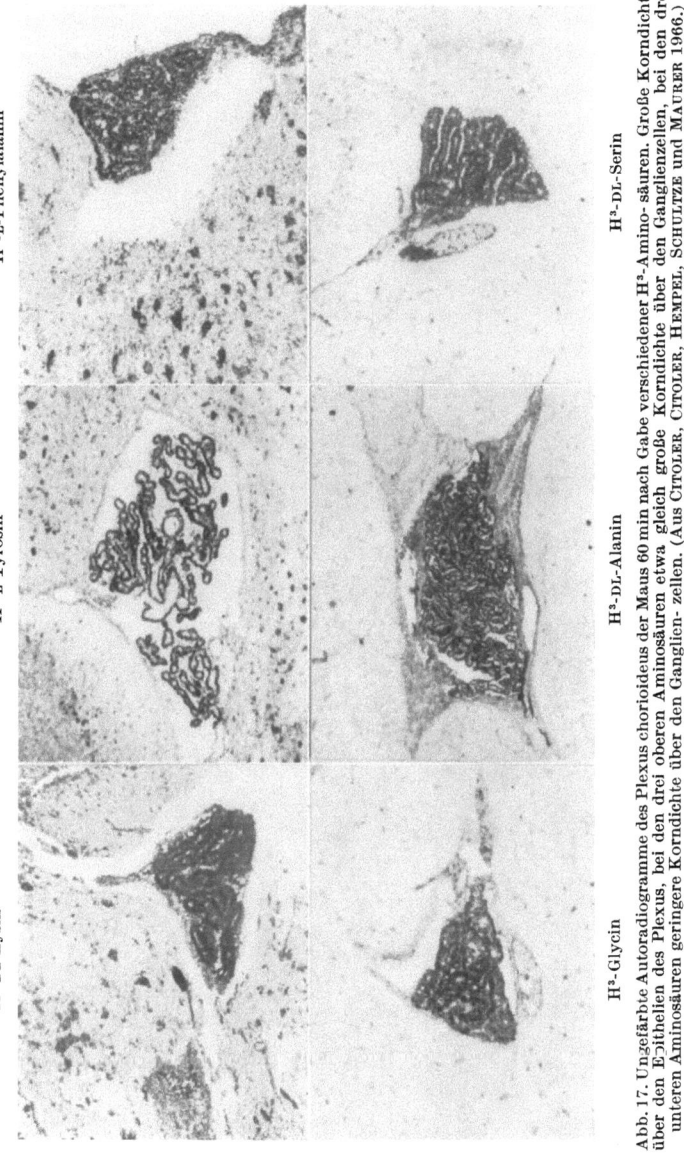

Abb. 17. Ungefärbte Autoradiogramme des Plexus chorioideus der Maus 60 min nach Gabe verschiedener H³-Amino- säuren. Große Korndichte über den Epithelien des Plexus, bei den drei oberen Aminosäuren etwa gleich große Korndichte über den Ganglienzellen, bei den drei unteren Aminosäuren geringere Korndichte über den Ganglien- zellen. (Aus CITOLER, CITOLER, HEMPEL, SCHULTZE und MAURER 1966.)

eine Ausnahme. Bei diesen drei Aminosäuren ist die Markierung der Ganglienzellen verhältnismäßig gering. Auch für H³-Tryptophan wurde über den Ganglienzellen eine vergleichsweise 2—3mal geringere Silberkorndichte als bei anderen
Aminosäuren gefunden.

Abb. 18 zeigt Autoradiogramme des *Kleinhirns* für H³-Leucin und S³⁵-Methio-
nin. Die starke Schwärzung über den Purkinje-Zellen und den Ganglienzellen der
Kleinhirnkerne hebt sich deutlich von der geringen Korndichte über Glia und
Mark ab.

Im *Knochen* wurde allgemein beobachtet, daß die aktiven Osteoblasten die
größte Aminosäure-Einbaurate aufweisen. Mit zunehmender Zeit nach Injektion
der markierten Aminosäuren ist die Radioaktivität in der benachbarten Grund-

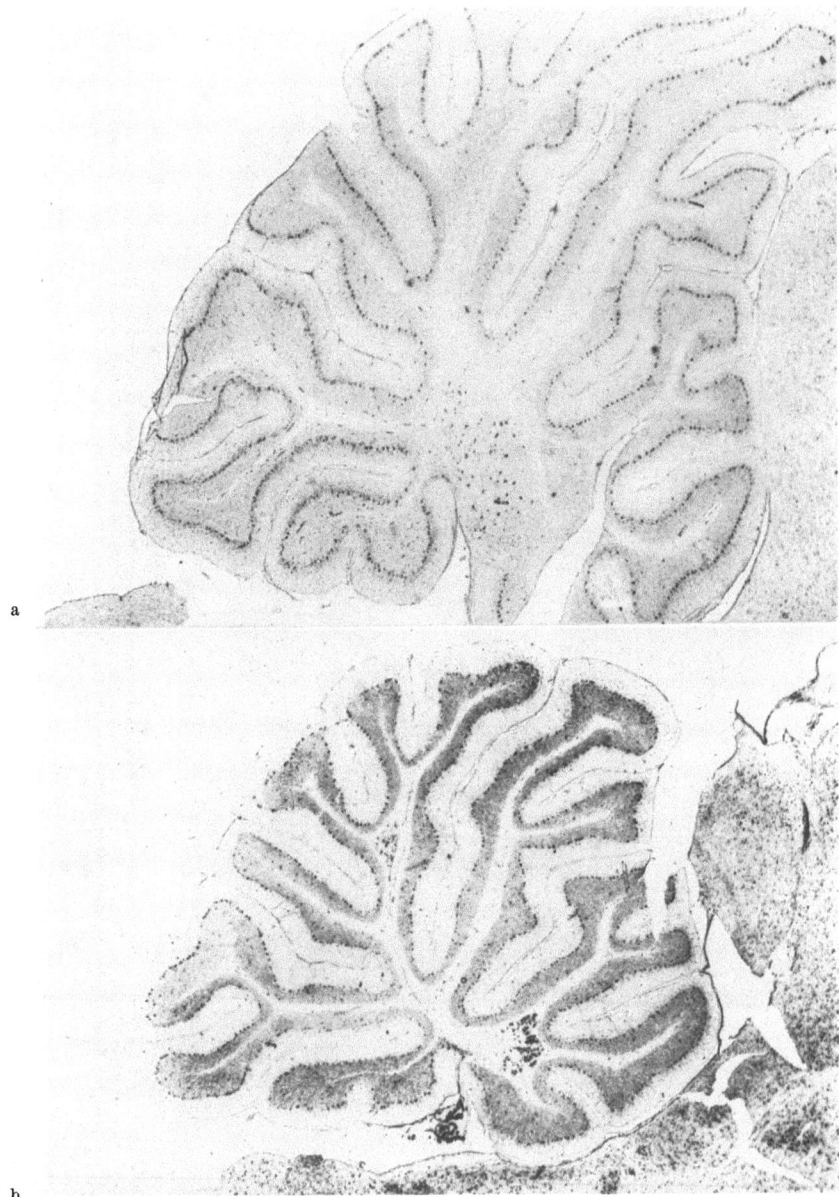

a

b

Abb. 18a u. b. Ungefärbte Autoradiogramme des Kleinhirns der Ratte. *a* 90 min nach Gabe von H³-Leucin; *b* 90 min nach Gabe von S³⁵-Thioaminosäuren. Stärkste Schwärzung über den Purkinje-Zellen, geringe Korndichte über der Körnerschicht, Glia und Mark fast frei von Silberkörnern. (Aus Schultze, Oehlert und Maurer 1959.)

substanz zu finden, was zu dem Schluß führt, daß die Osteoblasten in ihrem Cytoplasma einen Vorläufer der Grundsubstanz bilden, der dann ausgeschieden wird. Später wird diese Knochensubstanz als ein radioaktives Band beobachtet, das zur Zeit der Injektion gebildet wurde und zur Zeit der Beobachtung den älteren unmarkierten Knochen von dem inzwischen neugebildeten schwach markierten Knochen trennt. Osteocyten und Fibroblasten haben einen geringen Aminosäure-Einbau.

Im Epiphysen-*Knorpel* haben die proliferierenden und hypertrophischen Chondrocyten den größten Eiweiß-Umsatz. Auch hier wird das markierte Material in die Matrix ausgeschieden[1].

Autoradiographische Untersuchungen der Eiweiß-Synthese, die mit der Bildung der Matrix des Dentins und Schmelzes der *Zähne* zusammenhängt, haben gezeigt, daß die Odontoblasten und Ameloblasten einen großen Aminosäure-Einbau haben. In sehr kurzer Zeit wird das markierte Material von den Zellen in das extracelluläre Milieu ausgeschieden[2].

Der Eiweiß-Stoffwechsel der *roten und weißen Muskelfasern* bei Maus und Ratte wurde von CITOLER, BENITEZ und MAURER (1966a, b) mit 8 H³-Aminosäuren untersucht. Danach ist der vorwiegend oxydative Stoffwechsel der roten Fasern des Skeletmuskels wie auch des Herz- und Zungenmuskels mit einem 3—5mal größeren Eiweiß-Umsatz verbunden als der vorwiegend glykolytische Stoffwechsel der weißen Skeletmuskelfasern.

Eingehende Untersuchungen des Eiweiß-Stoffwechsels im *Zentralnervensystem* wurden von FISCHER, KOLOUSEK und LODIN (1956), GRACHEVA (1957, 1964c), OEHLERT, SCHULTZE und MAURER (1958), SCHULTZE, OEHLERT und MAURER (1959, 1960), KOBURG (1962b), ALTMAN und ALTMAN (1962), ALTMAN (1963a, b), ALTMAN und DAS (1964) und RHODES, FORD und RHINES (1964) durchgeführt. Wie schon oben erwähnt, ist der Aminosäure-Einbau in die Ganglienzellen des Zentralnervensystems viel größer als in Glia und Mark. Dabei wurde festgestellt, daß die Ganglienzellen eines Hirnkernareals untereinander eine sehr ähnliche Silberkorndichte haben. Nur bei den Purkinje-Zellen können sehr stark markierte und schwächer markierte benachbarte Zellen beobachtet werden. Das könnte auf einen unterschiedlichen Funktionszustand der Zellen hindeuten. Die Ganglienzellen von motorischen und vegetativen Hirnnervenkernen zeigen die größte Silberkorndichte, während die der sensorischen Hirnnervenkerne eine 4—5mal geringere Silberkorndichte aufweisen. In einem Neuron werden die Eiweiße nur im Ganglienzellkörper und nicht im Axon gebildet[3]. Ein Vergleich der Größe des Eiweiß-Umsatzes mit Sauerstoffverbrauch, Sauerstoff- und Glucosemangel-Empfindlichkeit und Autolyse-Neigung der verschiedenen Ganglienzellarten zeigte, daß ein großer Eiweiß-Umsatz auch einem großen Sauerstoff-Verbrauch, großer Sauerstoffmangel-Empfindlichkeit und großer Autolyse-Neigung und umgekehrt entspricht.

In neueren Untersuchungen von DROZ und LEBLOND (1962) und DROZ (1965a) wurden zwei Arten von Eiweiß in Ganglienzellen gefunden: sog. „stationäre" Proteine, die in ca. 2 Wochen einmal umgesetzt werden, und sog. „wandernde" Proteine, die den Zellkörper in einem Tag verlassen. Die im Ergastoplasma der Nissl-Substanz gebildeten Proteine wandern zum Golgi-Apparat und sammeln sich dort an, treten dann über in den anfangs unmarkierten Ursprungskegel des Neuriten und wandern in den Axonen distalwärts, und zwar bei ausgewachsenen Ratten mit einer Geschwindigkeit von 0,6—0,9 mm pro Tag und in jungen noch wachsenden Ratten mit 2,0—2,5 mm pro Tag.

In der *Leber* wurde ein relativ gleichmäßiger Einbau markierter Aminosäuren gefunden. Die Beobachtung von FICQ und ERRERA (1955a) und FICQ (1959a),

---

[1] LEBLOND, WILKINSON, BÉLANGER und ROBICHON 1950, GREULICH 1956, BÉLANGER 1956a, 1958, LEBLOND, LACROIX, PONLOT und DHEM 1959, CARNEIRO und LEBLOND 1959b, KOBURG 1961a, 1962a, 1963a, TONNA 1961, 1962, 1964a, b, 1965, TONNA und CRONKITE 1962a, TONNA, CRONKITE und PAVELIC 1962, 1963, YOUNG 1962a—c, 1963, CAMPO und DZIEWIATKOWSKI 1963, TANZER und HUNT 1964, CARNEIRO 1965.

[2] CARNEIRO und LEBLOND 1959b, KARPISHKA, LEBLOND und CARNEIRO 1959, HWANG, TONNA und CRONKITE 1962, 1963, GREULICH und SLAVKIN 1965.

[3] SCHULTZE, OEHLERT und MAURER 1959.

daß die Aminosäure-Einbaurate in die Leberkerne größer ist als diejenige in das Cytoplasma, konnte nicht bestätigt werden[1]. Die Kupfferschen Sternzellen sind immer viel stärker markiert als die Leberepithelien[2].

In *Milz* und *Lymphknoten* findet sich eine große Eiweiß-Syntheserate in den Follikelzentren, dem Sitz der Lymphopoese. In den Follikelrandzonen und den basophilen Inseln der roten Pulpa wurde regelmäßig eine hohe Aminosäure-Inkorporationsrate in den jüngeren unreifen Zellen beobachtet[3].

Autoradiographische Untersuchungen, z. T. in Kombination mit elektronenmikroskopischen, haben gezeigt, daß die Eiweißkomponente des Thyreoglobulins im Ergastoplasma der Follikelzellen der *Schilddrüse* gebildet wird. Erst nach Abgabe an das Kolloid im Follikel-Lumen erfolgt die Verbindung der Glykoproteinkomponenten mit Jod zum endgültigen Thyreoglobulin[4].

In *Ovar* und *Uterus* wurde ein großer Eiweiß-Umsatz in den Liquor-sezernierenden Granulosa-Zellen, in der Theca und den Lutein-Zellen und ein geringerer in den wachsenden Follikelzellen der Sekundär-Follikel gefunden. Diese Verhältnisse wurden eingehend von Müller (1961, 1964) beschrieben.

Im *Auge* findet sich der größte Aminosäure-Einbau in den Epithelien und Endothelien der Hornhaut, den Iris-Epithelien und den Ganglienzellen der Retina. Dagegen ist der Eiweiß-Umsatz im Stroma der Cornea, in der Sklera und den anderen Schichten der Retina sehr viel geringer[5]. Droz (1963) konnte ähnlich wie bei den Ganglienzellen ein Wandern des neu gebildeten markierten Eiweißes vom inneren Segment der Stäbchen zum äußeren Segment hin nachweisen.

Im *Innenohr* — Hör- und Gleichgewichtsorgan — haben wiederum die Ganglienzellen den größten Eiweiß-Umsatz, während die sensorischen Epithelien nur einen mittleren Eiweiß-Umsatz aufweisen. In der Membrana tectoria wurde nur eine sehr geringe oder gar keine Eiweiß-Synthese gefunden[6]. Eine Zusammenfassung der Ergebnisse gaben Maurer und Koburg in „Biochemie des Hörorgans" (1964).

Für die Zellen des *Knochenmarks* gilt ganz allgemein, daß die frühen, am wenigsten differenzierten Vorstufen der verschiedenen Zellarten den größten Eiweiß-Umsatz haben, und daß dieser mit zunehmender Reifung der Zellen abnimmt. In der erythropoetischen Reihe synthetisieren die Reticulocyten selbst dann noch Eiweiß, wenn die RNS-Synthese bereits sistiert, während die reifen Erythrocyten kein Protein mehr synthetisieren[7]. Untersuchungen der Protein-Synthese in Reticulocyten von Kaninchen mit Hilfe der Kombination von Elektronenmikroskopie und Autoradiographie haben gezeigt, daß Ribosomen und Polyribosomen nicht das Ausmaß der Hämoglobin-Synthese bestimmen[8].

Bei einem Vergleich der verschiedenen Zellarten des Organismus hinsichtlich ihrer Aminosäure-Einbaurate ergibt sich, daß bestimmte Zellarten eine sehr

---

[1] Schultze, Oehlert und Maurer 1960, Schultze, Citoler, Hempel, Citoler und Maurer 1965.

[2] Niklas und Oehlert 1956, Citoler und Maurer 1963a.

[3] Tischendorf und Linnartz-Niklas 1958a, b, 1961, 1962, Meneghelli 1960.

[4] Nadler, Leblond und Carneiro 1960, Nadler 1965.

[5] Schultze und Nover 1959, Nover und Schultze 1960.

[6] Bélanger 1956b, Meyer zum Gottesberge 1961, Meyer zum Gottesberge und Plester 1961, Koburg und Plester 1962, Plester, Koburg und Hempel 1962, Koburg und Hempel 1965, Berger 1966.

[7] Gavosto und Rechenman 1954, Gavosto, Ficq und Errera 1954, Pinheiro, Leblond und Droz 1963, Cameron und Prescott 1963, Torelli, Grossi, Artusi und Emilia 1963; s. auch Everett, Caffrey, Rieke und Schwarz 1965 über Protein-Synthese in Lymphocyten.

[8] Miller und Maunsbach 1966.

große Inkorporationsrate haben. Dazu gehören vor allem Zellen Eiweiß-sezernierender Drüsen, wie exokrine Pankreasepithelien, Hauptzellen des Drüsenmagens und Zellen der Lieberkühnschen Krypten, weiter aber auch Ganglienzellen, Epithelien des Plexus chorioideus sowie Plasmazellen. Auf der anderen Seite gibt es eine Gruppe von Zellen mit einem sehr geringen Eiweiß-Umsatz. Dazu gehören die Binde- und Stützgewebe sowie Glia und Mark. Die AminosäureEinbaurate der letzteren Gruppe ist je nach Tierart 30—70mal kleiner als die der ersten. Bezüglich quantitativer Angaben verweisen wir auf Tabelle 8 und Abschnitt D II 2 a β.

Am Schluß dieses Abschnitts soll noch darauf hingewiesen werden, daß sich die verschiedenen untersuchten Tierarten: Maus, Ratte, Kaninchen, Katze, Meerschweinchen und Taube, hinsichtlich der relativen Größe der AminosäureEinbaurate der verschiedenen Zellarten sehr ähnlich verhalten.

β) Quantitative autoradiographische und biochemische Untersuchungen zur cellulären Eiweiß-Synthese.

Wie die Beispiele in Abb. 13—18 zeigen, sind die Autoradiogramme der einzelnen Organe bei allen untersuchten Tieren von der Art der verwandten markierten Aminosäure weitgehend unabhängig. Silberkornzählungen pro μ^2 über

Tabelle 7. *Prozentsatz des Einbaus von markierten Aminosäuren in das gesamte Körpereiweiß.* (Aus CITOLER, CITOLER, HEMPEL, SCHULTZE und MAURER 1966.)

Aminosäure	Einbau in Körper-Eiweiß in % der injizierten Aminosäure-Aktivität
L-Arginin-(U-C^{14}) . . .	70—75
L-Arginin-(U-C^{14}) . . .	46
DL-Arginin-(α, β-T$_2$) . .	27
L-Tyrosin-(U-C^{14}) . . .	75
L-Tyrosin-(3-T)	43—55
L-Tyrosin-(3-T)	50
L-Tyrosin-(3-T)	51
L-Tyrosin-(3-T)	50
L-Leucin-(U-C^{14})	57
L-Leucin-(U-C^{14})	51
DL-Leucin-(γ', δ T$_2$) . .	70
L-Phenylalanin-(U-C^{14}) .	55
L-Phenylalanin-(2,4-T$_2$) .	65
L-Phenylalanin-(2,4-T$_2$) .	45
DL-Lysin-(γ, δ-T$_2$) . .	20
DL-Lysin-(γ, δ-T$_2$) . .	19
DL-Tryptophan-(5-T) .	11
L-Glutaminsäure-(U-C^{14})	7,5
DL-Glutaminsäure-(β,-T$_2$)	2,5

Messung nach einmaliger i.p. Gabe, die angegebenen Prozente beziehen sich auf die injizierte Aktivität = 100% gesetzt.

den einzelnen Zellarten (Maus und Ratte) nach Gabe von 5 verschiedenen H^3-Aminosäuren (Tabelle 8) haben dieses Ergebnis erhärtet[1]. Solche Zählungen wurden im allgemeinen bei Versuchsdauern von 60 min durchgeführt, da zu dieser

---

[1] CITOLER, CITOLER, HEMPEL, SCHULTZE und MAURER 1966.

Zeit das Maximum der Markierung bei allen Zellarten erreicht ist und die Korndichten vergleichbar sind.

Bei Versuchen mit verschiedenen Aminosäuren finden sich unter identischen
Bedingungen (gleiche applizierte Aktivität, gleiche Expositionszeit der Auto-
radiogramme usw.) ganz unterschiedliche Silberkorndichten über den gleichen
Geweben. Das hängt mit dem unterschiedlichen Nutzungsgrad der einzelnen

Tabelle 8. *Mittlere relative Korndichte über verschiedenen Zellarten der Maus nach Gabe von*
H³-Aminosäuren. (Aus Citoler, Citoler, Hempel, Schultze und
Maurer 1966.)

1. Zellen des Verdauungsapparats		Nebennierenmark	88
Hauptzellen (Magen)	304	Neurohypophyse	70
Lieberkühnsche Krypten	294	*4. Zellen des Urogenital-Apparats*	
Pankreas (exokrin)	274	Nebenhoden-Epithel	136
Vormagen-Plattenepithel	219	Nierenrinde (Tubuli cont.)	97
Colon-Schleimhaut (oberste Zellage)	210	Nierenrinde (Henlesche Schleife)	94
Darmzotten-Epithel	151	Spermatogonien	50
Zunge (Stratum spinosum)	150	Nierenmark (Sammelrohre)	47
Speicheldrüsen (serös)	147	Glomerulum-Deckzellen	37
Magenschleimhaut (oberste Zellage)	144	*5. Zellen des Respirations-Trakts*	
Zunge (Stratum basale)	140	Bronchien-Epithel	73
Brunnersche Drüsen	137	Alveolar-Epithel	32
Leberparenchym	*=100*	*6. Haut, Muskulatur, Binde- und Stützgewebe*	
Speicheldrüsen (mukös)	95	Talgdrüsen	60
Belegzellen (Magen)	70	glattes Muskelgewebe	50
2. Zellen des Nervensystems		Fettzellen	41
Plexus myentericus	300	Haut (Stratum basale)	41
Nucleus dentatus	120	Bindegewebe (Unterhaut)	34
Purkinje-Zellen	100	Herzmuskelgewebe	29
Nucleus olfactorius	80	Zungenmuskel	23
Glia (Großhirn)	12	Skeletmuskel (vorwiegend weiße	
Mark (Kleinhirn)	9	Fasern)	12
3. Zellen der innersekretorischen Drüsen		Knorpel	12
Nebennierenrinde (fasc.)	117	*7. Zellen des entzündlichen Infiltrats*	
Epiphyse	110	Plasmazellen	275
Pankreas (endokrin)	102	Histiocyten	140
Adenohypophyse	100	Lymphocyten	37
		8. Erythrocyten	∼0

Leberparenchym = 100 gesetzt. Die Zahlen sind Mittelwerte aus 60 min-Versuchen mit
den H³-markierten Aminosäuren: L-Tyrosin, L-Phenylalanin, DL-Lysin, DL-Arginin und
DL-Tryptophan.

Aminosäuren für die Eiweiß-Synthese zusammen. Tabelle 7 enthält die Bruchteile der applizierten markierten Aminosäuren, die 60 min nach Injektion, also
im Maximum der Markierung, im gesamten Körpereiweiß von Ratten bzw.
Mäusen wiedergefunden wurden. Bei markiertem Leucin werden etwa 50% der
applizierten Aktivität in das Körpereiweiß eingebaut, bei Glutaminsäure ist die
„Verwendungsrate" ungefähr 10mal kleiner. Das heißt, zur Erreichung gleicher
Silberkorndichten müssen Autoradiogramme mit Glutaminsäure ca. 10mal länger
exponiert werden. Auf der anderen Seite sind die relativen mittleren Silberkorndichten der einzelnen Zellarten (bezogen auf Leber = 100) jedoch gleich.

Bei der quantitativen Auswertung der Autoradiogramme wurden solche
relative mittlere Silberkorndichten für eine große Anzahl von Zellarten bestimmt.
Wie auf Grund der Autoradiogramme in Abb. 13—18 zu erwarten, waren diese
relativen mittleren Silberkorndichten für die verschiedenen Aminosäuren ungefähr gleich. Auf Ausnahmen wird weiter unten eingegangen.

Tabelle 8 enthält Mittelwerte von relativen Silberkorndichten der Zellarten der Maus für verschiedene Aminosäuren, und zwar für H^3-L-Tyrosin, H^3-DL-Tryptophan, H^3-DL-Arginin, H^3-DL-Lysin und H^3-L-Phenylalanin. Diese Werte sind ein Maß für die celluläre H^3-Aminosäure-Inkorporation pro Volumeneinheit der entsprechenden Zellart. Ähnliche Ergebnisse wurden bereits früher für S^{35}- und C^{14}-Aminosäuren erhalten[1].

Da Silberkornzählungen immer mit einem gewissen Fehler behaftet sind, wurde das Verhalten der verschiedenen Aminosäuren auch biochemisch untersucht. Dabei wurden ein und demselben Tier gleichzeitig eine H^3- und eine zweite C^{14}-markierte Aminosäure injiziert. Nach 1 Std wurde das Eiweiß aus den Organen isoliert und seine H^3- und C^{14}-Aktivität gleichzeitig im Scintillationszähler (Tricarb. Packard) gemessen. Die Werte beider Aktivitäten für die Leber wurden wiederum gleich 100 gesetzt. Tabelle 9 enthält die Ergebnisse von sechs solchen Simultanversuchen. Ein Vergleich der Zahlen ergibt sehr ähnliche relative Inkorporationsraten der einzelnen Aminosäuren für die untersuchten Organe. Diese Übereinstimmung gilt sowohl für die sechs Aminosäure-Paare wie für die sechs Tiere untereinander. Solche Versuche haben den Vorteil, daß die Inkorporationsrate zweier verschiedener Aminosäuren im gleichen Tier, d. h. unter Fortfall biologischer Schwankungen, gemessen werden kann.

Diese quantitativen Untersuchungen durch Silberkornzählungen sowie auch auf biochemischem Wege zeigen, daß die einzelnen Aminosäuren innerhalb des Organismus ein sehr ähnliches Inkorporations-Schema haben. Es existieren höchstens kleinere, aber keine größeren Abweichungen von diesem übereinstimmenden Verhalten.

Schlußfolgerungen. Das sehr ähnliche Inkorporations-Schema der meisten Aminosäuren spricht dafür, daß die in D I 3 genannte Voraussetzung I (gleiches s_{mittel} innerhalb des Organismus) sowie die Voraussetzung II (gleiche „effektive" Aminosäure-Zusammensetzung des Eiweißes aller Zellarten) den wirklichen Verhältnissen weitgehend entsprechen. Die *Silberkorndichte kann deshalb als ein Maß für die Eiweiß-Umsatzrate (Menge/Zeiteinheit)* der einzelnen Zellarten genommen werden.

Ausnahmen. Sofern die beiden Voraussetzungen nicht erfüllt sind, müssen abweichende Autoradiogramme für einzelne Aminosäuren oder Zellarten erhalten werden. Zum Beispiel kommt es nach Gabe von H^3-Alanin, -Serin, -Glycin und weniger deutlich auch bei H^3-Tryptophan, verglichen mit anderen Aminosäuren, zu einer geringeren Markierung der Ganglienzellen des ZNS. Die Markierung der peripheren Ganglienzellen unterscheidet sich jedoch nicht von der mit anderen Aminosäuren. Dieser Unterschied dürfte mit einem behinderten Durchtritt der obengenannten Aminosäuren in das Gehirn zusammenhängen (Blut-Hirn-Schranke), was zu einem langsameren Anstieg der spezifischen Aktivität der freien Aminosäure im Gehirn führt (Nichterfüllung der Voraussetzung I). Eine ähnliche Ausnahme bildet H^3-Alanin für eine Reihe von Zellarten (Abb. 14—16). Wegen einer möglichen Erklärung siehe CITOLER, BENITEZ und MAURER (1966a, b). In diesen Fällen braucht eine geringe Inkorporation von Aktivität nicht auch eine geringe Inkorporation der Aminosäure-Menge zu bedeuten.

Über den Haarwurzelscheiden der Rattenhaut ist die relative Silberkorndichte nach Gabe von S^{35}-Thioaminosäuren etwa 5mal größer als mit anderen Aminosäuren[2]. Das dürfte darauf beruhen, daß diese Zellen einen relativ großen Cystin-Gehalt haben. Das heißt, in diesem Fall ist der „effektive" Gehalt dieser Aminosäure aborm hoch (Nichterfüllung der Voraussetzung II). Auch die 5—6mal

---

[1] SCHULTZE und MAURER 1962.   [2] SCHULTZE, OEHLERT und MAURER 1960.

Tabelle 9. *Biochemische Versuche über die Größe des Einbaus markierter Aminosäuren in das Eiweiß von Organen der Ratte.* (Aus CITOLER, CITOLER, HEMPEL, SCHULTZE und MAURER 1966.)

	H^3-DL-Leucin	C^{14}-L-Tyrosin	H^3-L-Phenylalanin	C^{14}-L-Arginin	H^3-DL-Glutaminsäure	C^{14}-L-Phenylalanin	H^3-DL-Glutaminsäure	C^{11}-L-Glutaminsäure	H^3-DL-Lysin	C^{14}-L-Arginin	H^3-L-Tyrosin	C^{14}-L-Leucin	Mittel
Pankreas	—	—	690	995	757	560	471	501	262	488	549	285	556±156
Dünndarm	127	117	98	191	96	76	124	114	92	109	149	71	144±21
Leber	=100	=100	=100	=100	=100	=100	=100	=100	=100	=100	=100	=100	=100
Milz	85	85	59	111	101	70	101	93	70	68	72	52	80±15
Dickdarm	—	—	64	108	84	67	—	—	—	59	98	82	76±17
Magen	70	76	87	83	98	76	90	78	49	47	95	74	76±12,5
Serum	—	—	59	51	35	38	36	29	38	33	60	56	44±8,9
Niere	53	51	54	54	43	43	37	29	44	29	55	22	42±9,6
Knochen	—	—	—	—	—	—	—	—	37	—	34	26	30±4
Lunge	22	23	23	35	19	21	18	15	29	24	34	22	24±4,6
Haut	30	33	—	—	—	—	—	—	—	—	12	11	22±10
Herz	24	23	19	27	11	17	7	4	13	13	21	26	18±6,2
Hoden	—	—	15	22	7	9	32	24	8	8	34	9	17±8,8
Gehirn	15	14	11	11	4	10	—	—	6	5	12	6	9±3,3
Muskel	13	13	8	12	4	5	—	—	7	4	8	5	8±2,9
Faktor*	2,84	2,86	2,69	2,46	0,098	2,72	0,098	0,407	0,98	3,09	2,16	2,77	

* Multiplikation der Werte mit Faktor ist gleich der absoluten Aktivität pro Gramm in Prozent der applizierten Aktivität pro Gramm Tiergewicht. Gleichzeitige Gabe einer H^3- und einer C^{14}-markierten Aminosäure an eine Ratte = 6 Versuche. Die Zahlen sind relative Einbauraten, wobei die Werte für Leber = 100 gesetzt wurden.

größere Silberkorndichte über Reticulocyten nach Gabe von H^3-Leucin im Vergleich zu H^3-Tyrosin kann so erklärt werden. Das von den Reticulocyten synthetisierte Hämoglobin enthält nämlich 5,3mal mehr Leucin- als Tyrosin-Reste[1].

Das einzige Organ, das mit verschiedenen Aminosäuren ganz unterschiedliche Autoradiogramme zeigt, ist die Niere. Hier könnten jedoch besondere Verhältnisse vorliegen; Prozesse wie Sekretion, Rückresorption und celluläre Eiweiß-Synthese sind hier schwer zu übersehen.

b) Kerneiweiß-Syntheserate.

Quantitative Untersuchungen der Kerneiweiß-Synthese in den verschiedenen Organen von Maus, Ratte und Kaninchen nach Gabe verschiedener markierter Aminosäuren haben gezeigt, daß die Kerneiweiß-Syntheserate pro Einheit des Kernvolumens bzw. der Trockenmasse in allen Zellarten sehr ähnlich ist. Das ist besonders bemerkenswert im Hinblick auf die großen Unterschiede in der Syntheserate pro Volumeneinheit Cytoplasma der verschiedenen Zellarten.

α) Kerneiweiß-Syntheserate innerhalb einer Zellart.

Auf Autoradiogrammen wurde die Silberkornzahl pro Kern für mehrere hundert Kerne der entsprechenden Zellart ausgezählt und die Größe der dazugehörigen Kernfläche ocularmikrometrisch gemessen. In Abb. 19 ist die Silberkornzahl/Kern über der angeschnittenen Kernfläche in μ^2 aufgetragen. Jeder Meßpunkt bezieht sich auf einen einzelnen Kern. Zwischen der Kornzahl/Kern und der angeschnittenen Kernfläche besteht innerhalb gewisser Schwankungen ein linearer Zusammenhang, wie die ausgezogene Gerade zeigt. Die punktierten Linien kennzeichnen den einfachen statistischen Fehler der Kornzahl/Kern für die ausgezogene Gerade. Da etwa zwei Drittel aller Meßpunkte innerhalb des einfachen statistischen Fehlers liegen, sind die Schwankungen der Kornzahl pro Kern für eine bestimmte Größe des Kernanschnitts überwiegend statistischer Natur (radioaktiver Zerfall, Erzeugung von Silberkörnern). Das bedeutet aber, daß sich die inkorporierte *H^3-Aktivität* der Kerne, d. h. der im Schnitt enthaltenen Kernscheiben, wie die ausgezogene Gerade linear mit der Größe der Kernscheibe ändert. Die H^3-Aktivität pro Volumeneinheit Kern ist also bei allen Kernen gleich. Daraus ergibt sich, daß die Kerneiweiß-Synthese im gesamten Kern seinem Volumen proportional ist. Solche Ergebnisse wurden für eine ganze Reihe von Zellarten mit allen verwandten Aminosäuren gefunden.

Im Falle der Leberepithelien, die sich in überwiegender Zahl in der G_1-Phase befinden, gilt dies im wesentlichen für eben diese Phase. Bei den Darmepithelien, bei denen S- und G_1-Phase etwa die gleiche Dauer haben, bezieht sich die Aussage auf die G_1- und S-Phasen-Kerne und weniger genau auf die selteneren G_2-Phasen-Kerne. Für diese Zellart konnten die Ergebnisse durch getrennte Silberkornzählungen über G_1- und S-Kernen für die Kerne in beiden Phasen bestätigt werden[2].

Wegen der großen H^3-β-Selbstabsorption in der Trockenmasse der Schnitte sollte die H^3-Aktivität des Kerns nicht auf die Volumeneinheit, sondern eher auf die Einheit an Kern-Trockenmasse bezogen werden. Da die Trockenmasse pro Einheit Kernvolumen für die verschiedenen Kerne ähnlich sein dürfte, bedeutet das, daß die spezifische Aktivität der Kern-Trockenmasse praktisch für alle Zellkerne gleich sein sollte.

Der Nachweis, daß die Gleichheit der Kerneiweiß-Synthese pro Volumeneinheit Kern bzw. pro Einheit Trockenmasse für die Zellen innerhalb einer Zell-

---

[1] PINHEIRO, LEBLOND und DROZ 1963.   [2] GERBAULET, MAURER und BRÜCKNER 1963.

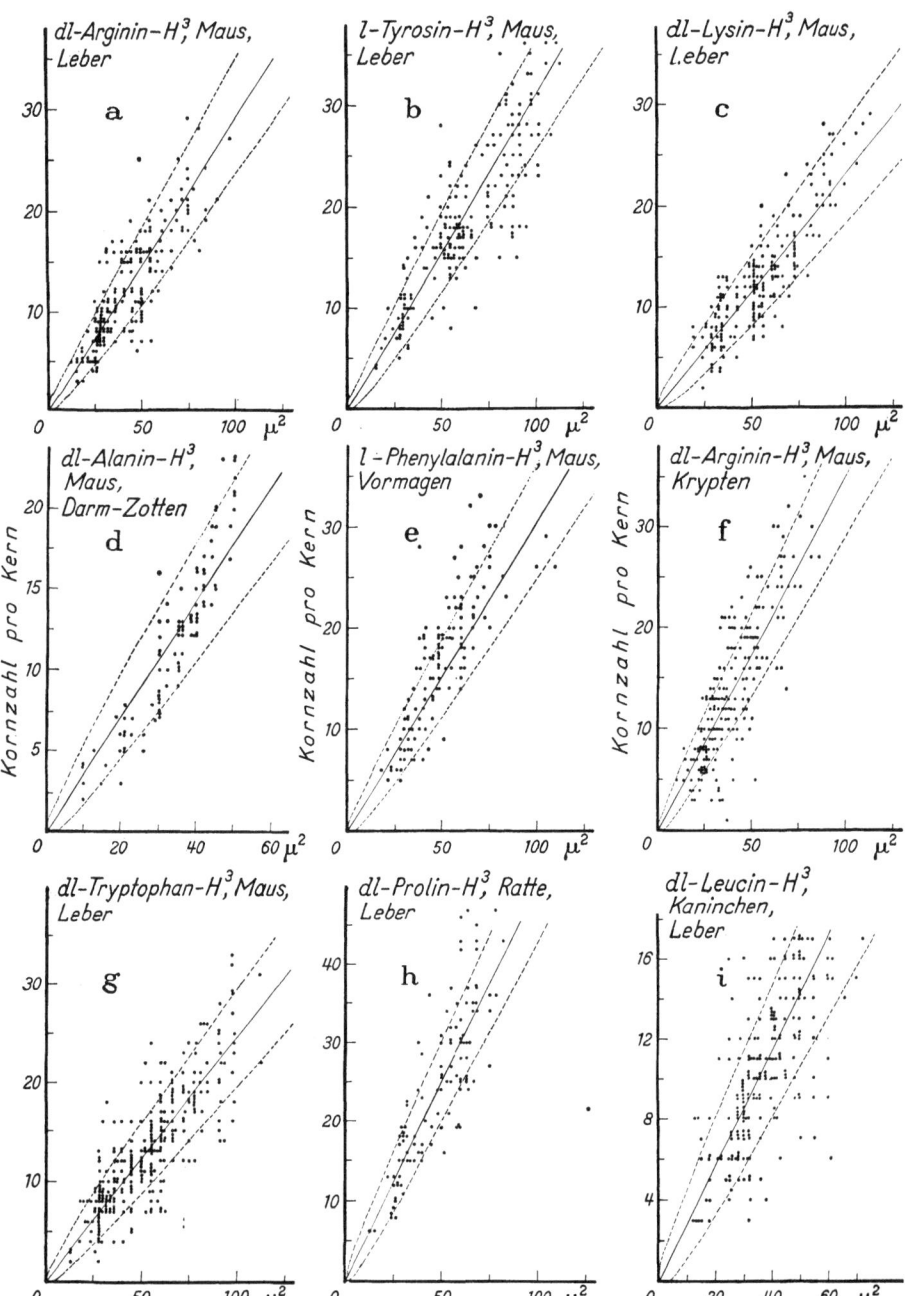

Abb. 19. Kornzahl über einzelnen Kernen einer Zellart als Funktion der Fläche des Kernanschnitts. 60 min nach Gabe verschiedener H³-Aminosäuren, Auszählung verschiedener Zellarten der Maus; jeder Punkt = ein Kern; gestrichelte Linien = einfacher statistischer Fehler der Kornzahlen der ausgezogenen Geraden. (Aus Citoler, Citoler, Hempel, Schultze und Maurer 1966.)

art so erstaunlich genau gilt, zeigt, daß die „Eiweiß-Syntheserate pro Volumeneinheit bzw. pro Einheit Trockenmasse" das geeignete Maß zur Kennzeichnung der Kerneiweiß-Syntheserate ist. Man erhält sie aus den Autoradiogrammen als mittlere Korndichte über den Kernen der Zellart (Kornzahl pro μ^2 Kernfläche).

Ähnliche Ergebnisse wurden auch für Zellarten von Tieren unter experimentell pathologischen Bedingungen[1], u. a. auch für den Nucleolus[2] und mit einer Kombination von cytophotometrischer und autoradiographischer Methodik bei Zellkulturen[3] gefunden. Auch Meristemzellen von Vicia faba hatten ungefähr gleiche Silberkorndichten über Nucleolus und Kernchromatin, unabhängig von der Stellung der Zellen im Generationscyclus[4]. In Ascitestumor-Zellen fand BASERGA (1962a) während der DNS-Synthesephase eine höhere mittlere Einbaurate von C^{14}-Leucin als in der G_1-Phase.

β) Mittlere Kerneiweiß-Syntheserate in verschiedenen Zellarten.

Nachdem eine so erstaunliche Konstanz der Aminosäure-Inkorporationsrate pro Volumeneinheit Kern für die Zellen innerhalb einer Zellart gefunden worden war, bot sich eine solche quantitative Untersuchung der Kerneiweiß-Synthese auch für verschiedene Zellarten an. Abb. 20 enthält die Ergebnisse solcher Silberkornzählungen/Kern für verschiedene Zellarten. Hierbei wurde die mittlere Kornzahl pro Kern über der mittleren angeschnittenen Kernfläche für 39 Zellarten der Maus nach Gabe von H^3-L-Tyrosin aufgetragen. Jeder Meßpunkt bezieht sich auf eine Zellart, wobei mehrere hundert einzelne Kerne für die jeweilige Zellart ausgewertet wurden. Abb. 21 gibt entsprechende Ergebnisse für 26 Zellarten der Ratte nach Gabe von H^3-DL-Leucin wieder. Ähnliche Ergebnisse wurden für H^3-L-Phenylalanin (Maus) und nach Gabe von C^{14}-Algeneiweiß (Ratte) erhalten.

Die Abweichungen der einzelnen Meßpunkte in Abb. 20 und 21 von einem linearen Verlauf (eingezeichnete Gerade) sind z. T. erheblich (s. die Kryptenepithelien der drei Darmabschnitte in Abb. 20 als Kreise). Das bedeutet, daß die mittlere Silberkorndichte über den einzelnen Kernarten nur innerhalb gewisser Grenzen gleich ist. Im Durchschnitt weichen die einzelnen Meßpunkte von der eingezeichneten Geraden um den Faktor 1,4 ab.

Diese Schwankungen in der Korndichte/Kern zwischen den einzelnen Zellarten sind jedoch mehr als 10mal kleiner als die sehr großen Unterschiede in der cytoplasmatischen Silberkorndichte der verschiedenen Zellarten (Abb. 13—18). In Anbetracht dieser viel größeren Unterschiede der Korndichte über dem Cytoplasma kann die Silberkorndichte über den Kernen der verschiedenen Zellarten angenähert als „konstant" bezeichnet werden. In diesem Sinne ist dann die H^3-Aminosäure-Inkorporation pro Volumeneinheit Kern bei allen Kernarten „gleich". Das bedeutet aber wiederum, daß die H^3-Aminosäure-Inkorporation des ganzen Kernes seinem Volumen proportional ist, und zwar bei allen verschiedenen Zellarten. Pro Gesamtkern haben demnach große Kerne, wie z. B. die Kerne der Ganglienzellen, einen großen Eiweiß-Umsatz, während kleine Kerne, wie z. B. die des Muskel- und Bindegewebes nur einen kleinen Eiweiß-Umsatz haben. Dieses gleichmäßige Verhalten der in anderer Hinsicht so unterschiedlichen Kernarten ist sehr bemerkenswert.

Für die Berücksichtigung der H^3-β-Selbstabsorption gilt das gleiche wie in Abschnitt 2 b α. Wenn man einmal von der naheliegenden Annahme ausgeht, daß bei allen Kernen die Trockenmasse pro Volumeneinheit sehr ähnlich ist, so führen die quantitativen Ergebnisse der Kerneiweiß-Syntheserate zu einem weiteren Schluß. Gleiche spezifische Aktivität des Kerneiweißes der

---

[1] HEMPEL, LENNARTZ und MAURER 1962, CITOLER und MAURER 1963a.
[2] STÖCKER und ALTMANN 1963.
[3] KILLANDER und ZETTERBERG 1965, ZETTERBERG und KILLANDER 1965a, b, ZETTERBERG 1966.
[4] WOODARD, RASCH und SWIFT 1961.

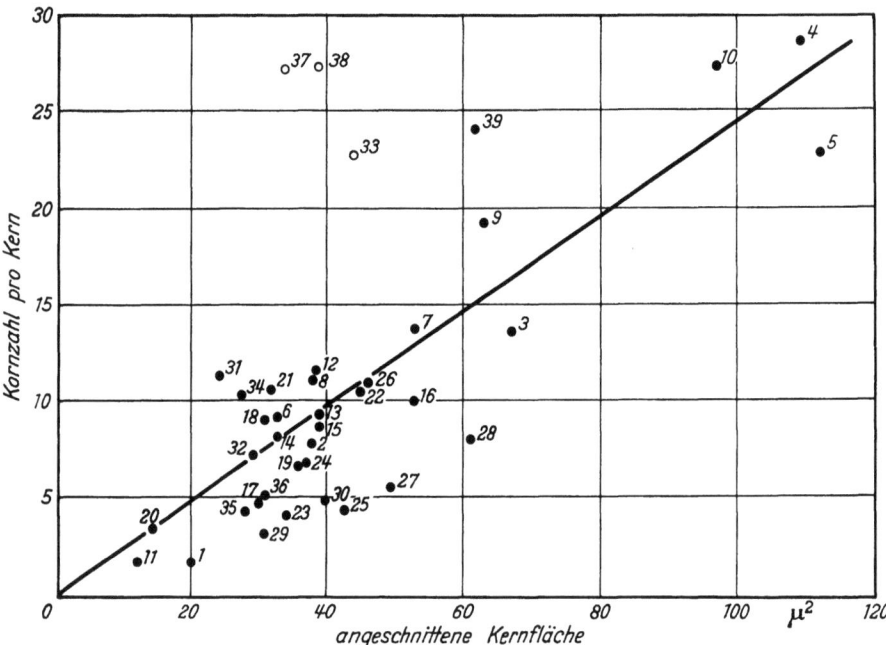

Abb. 20. Mittlere Kornzahl pro Kern als Funktion der mittleren angeschnittenen Kernfläche für verschiedene Zellarten der Maus. 60 min nach Gabe von H³-L-Tyrosin. (Aus Citoler, Citoler, Hempel, Schultze und Maurer 1966.)

Gehirn:

  1 Körnerschicht
  2 Plexus chorioideus
  3 Purkinje-Zellen
  4 Ganglienzellen (N. XII)
  5 Ganglienzellen (N. dent.)

Zunge:

  6 Stratum basale
  7 Stratum spinosum

Leber:

  8 kleine Kerne
  9 mittlere Kerne
10 große Kerne

Milz:

11 Lymphocyten
12 Fibroblasten (Kapsel)
13 Reticulumzellen

Nebenniere:

14 Fasciculata
15 Medullaris
16 Ganglienzellen (Mark)

Niere:

17 Tubuli im Mark
18 Tubuli contorti
19 Henlesche Schleifen

Verdauungsdrüsen:

20 Speicheldrüse (mucös)
21 Pankreas exokrin
22 Speicheldrüse (serös)

Haut:

23 Stratum basale
24 Talgdrüsen

Muskel:

25 Skeletmuskulatur

26 Glatte Muskulatur
27 Zunge
28 Herz

Testis:

29 Spermatogonien
30 Spermatocyten

Magen:

31 Hauptzellen
32 Belegzellen
33 Pylorusdrüsen

Darm:

34 Brunnersche Drüsen
35 Zotten Jejunum
36 Zotten Duodenum
37 Krypte Jejunum
38 Krypten Duodenum
39 Plexus myentericus

verschiedenen Zellarten bedeutet dann, daß das Kerneiweiß der verschiedenen Zellarten, bezogen auf das gesamte Kerneiweiß, ungefähr die gleiche mittlere Lebensdauer haben sollte. Biochemische Versuche von Niklas, Quincke, Maurer und Neyen (1958) haben für die mittlere Lebensdauer des Eiweißes der verschiedenen Zellarten Werte von weniger als 1 Tag (Ganglienzellen) und 30 Tage (Binde- und Stützgewebe) ergeben. Diese Werte beruhen im wesentlichen auf den mittleren Lebensdauern des cytoplasmatischen Eiweißes. Aus dem Verhältnis der cytoplasmatischen zur nucleären Eiweiß-Syntheserate (s. nächster Abschnitt) kann die mittlere Lebensdauer für das Kerneiweiß der verschiedenen Zellarten abgeschätzt werden. Dabei ergab sich für die verschiedenen Kernarten ein Wert von der Größenordnung eines Tages, was als eine Bestätigung der Schlußfolgerung oben angesehen werden kann.

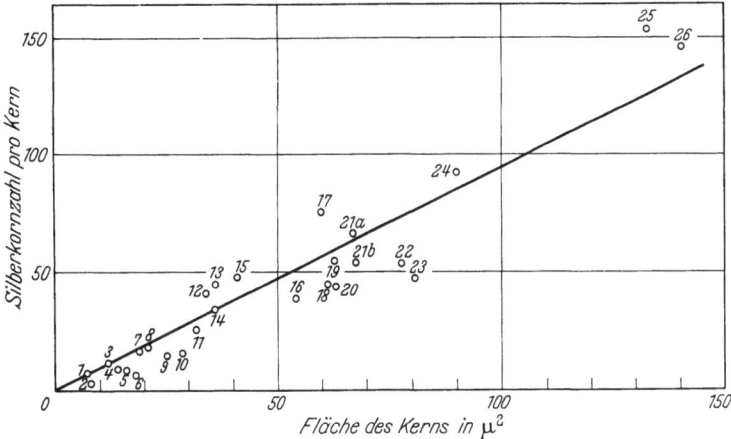

Abb. 21. Mittlere Kornzahl pro Kern als Funktion der mittleren angeschnittenen Kernfläche für verschiedene Zellarten der Ratte. 90 min nach Gabe von H^3-D,L-Leucin. (Aus OEHLERT und SCHULTZE 1960.)

1 Follikellymphocyten, Milz
2 Zellen der äußeren Körner-schicht, Auge
3 Zellen der Follikel-Randzone, Ovar
4 Zellen des Corpus luteum (Zentrum), Ovar
5 Zungenmuskelzellen
6 Zellen der Körnerschicht, Kleinhirn
7 Zungenepithel (Stratum basale)
8 Prolymphocyten, Milz
9 Epithelien des Plexus chorioideus

10 Zellen der inneren Körner-schicht, Auge
11 Zellen der Zona fasciculata, Nebennierenrinde
12 Zellen des Follikel-Zentrums, Ovar
13 Zungenepithel (Stratum spinosum)
14 Kleine Leberzellkerne
15 Große Reticulumzellen, Milz
16 Zellen des Nebennierenmarks
17 Große Leberzellkerne
18 Zellen des Corpus luteum (Randzone), Ovar

19 Zellen der glatten Muskulatur (Magen)
20 Krypten-Epithelien, Dünndarm
21 *a* und *b* Purkinjesche Zellen
22 Ganglienzellen der Retina
23 Zellen des Ammonshorns
24 Ganglienzellen des Nebennieren-marks
25 Motorische Ganglienzellen (Mot.N.V)
26 Motorische Ganglienzellen (Nucl. dentatus)

c) Cytoplasmatische Eiweiß-Syntheserate.

In Tabelle 10 sind Verhältniswerte der H^3-Aminosäure-Inkorporation im *gesamten* Cytoplasma einer Zelle zu derjenigen im *ganzen* Kern der Zelle für verschiedene Zellarten der Maus und eine ganze Reihe verschiedener Aminosäuren wiedergegeben. Wegen der Ermittlung dieser Zahlen durch Silberkornzählungen muß auf die Originalarbeit[1] verwiesen werden.

Aus Tabelle 10 geht hervor, daß das Verhältnis der Aminosäure-Inkorporation in das gesamte Cytoplasma zu derjenigen in den ganzen Kern für die meisten Zellarten und für die verschiedenen Aminosäuren überraschend konstant ist. Bei den Leberparenchymzellen z. B. ist für alle H^3-Aminosäuren der Spalten I—VIII die H^3-Aktivität im gesamten Cytoplasma im Mittel 7,5mal größer als im ganzen Kern. Ähnliche Verhältnisse liegen bei den übrigen Zellarten vor. Lediglich Arginin bildet bei allen Zellarten eine Ausnahme. Hier ist der Verhältniswert immer etwa 1,3mal kleiner.

Die Unabhängigkeit der Verhältniswerte von der Art der verwandten Amino-säure spricht dafür, daß die Zahlen das Verhältnis von Eiweiß-Umsatzraten wiedergeben (s. Angaben in D I 3). Die stets niedrigeren Werte für H^3-Arginin deuten darauf hin, daß der „effektive" Arginin-Gehalt des Kerneiweißes im Vergleich zum Cytoplasma größer ist. Das könnte mit der Synthese von Arginin-reichen Histonen zusammenhängen. Andererseits weicht H^3-Lysin nicht vom Verhalten der übrigen Aminosäuren ab. Offenbar tragen Lysin-reiche Histone nicht nennenswert zur „effektiven" Aminosäure-Zusammensetzung und damit zur Lysin-Inkorporationsrate des Kerns bei.

Wie aus Tabelle 10 zu ersehen ist, sind die Verhältniswerte für die exokrinen Pankreasepithelien für alle Aminosäuren größer. Vom Pankreas ist bekannt, daß

---

[1] CITOLER, CITOLER, HEMPEL, SCHULTZE und MAURER 1966.

Tabelle 10. *Verhältnis der H³-Aminosäure-Inkorporation im gesamten Cytoplasma einer Zelle zur Inkorporation im ganzen Kern für verschiedene H³-Aminosäuren und verschiedene Zellarten der Maus.* (Aus CITOLER, CITOLER, HEMPEL, SCHULTZE und MAURER 1966.)

$$\frac{\text{Inkorporation im gesamten Cytoplasma}}{\text{Inkorporation im ganzen Kern}} = F$$

Kern-Vol. in % des Zell-Vol.	Zellart	Maus										Ratte
		I Alanin	II Leucin	III Serin	IV Phenyl-alanin	V Tyrosin	VI Trypto-phan	VII Prolin	VIII Lysin	Mittel I—VIII	IX Arginin	X Tyrosin
30	Krypten — Epithel	5,3	2—3	2,2	4,2	4,5			4,3	= 2,4		4,2
20	Plexus chorioideus		4,8	4,2	7,4**	6,9***			6,2*	= 4,6		8,4*
20	Ganglienzellen (ZNS)		5,1*		5,1	5,4	5,1		4,5	= 6,4	3,1	4,6
15	Zotten — Epithel	5,0	5,4	4,2	3,8	3,3			3,5	= 5,1	2,2	4,2
14	Pylorusdrüsen	3,1	4,0	5,7	3,1	3,5				= 3,7	2,9	4,5
14	Nebennierenmark		7,3	4,9	6,5					= 4,9		5,0
14	Pankreas — endokrin	6,1	5,0	7,5		7,2	4,3			= 5,4		6,0
14	Speicheldrüse — serös	6,9	7,2	7,3	7,2	5,2	4,5		6,8	= 7,1	6,9	5,1
12	Brunnersche Drüsen	5,8	5,6	6,4	7,2	7,4			5,4	= 6,1	5,5	5,6
12	Nebennierenrinde	5,3	5,8	4,5	6,1	4,4	6,0		6,1	= 6,3	4,9	5,4
9	Nierenmark	5,6		6,8	8,0	7,7	4,2		5,5	= 5,1	3,0	7,1
9	Leber	7,6	7,9	6,4	6,4	6,3	7,5	7,5	7,1	= 7,5	5,8	5,2
8	Nierenrinde	6,6			6,8	6,5	5,7		6,0	= 6,2	4,1	6,8
8	Niere (HENLE)	6,0	8,5				6,8		6,1	= 6,9	3,6	
8	Pankreas — exokrin	13,5	13,4	12,5	17,5	15,8	16,5	13,4		= 14,7	9,6	15,0
5	Speicheldrüse — mukös	6,9	7,1		7,6	8,3			6,8	= 7,3	6,9	7,3
4	Glatte Muskulatur	7,0	7,2	7,1	6,5	6,0	6,4		6,1	= 6,8		6,0
3	Herz-Muskulatur	6,1	10,5	7,7		6,7	9,5		6,1	= 7,6	3,6	6,9
1,3	Skelet-Muskulatur	6,3	7,1	7,1	8,4	9,2	7,1		7,8	= 7,6	6,6	6,7

* Nucleus dentatus.   ** Nucleus olfactorius.   *** Nucleus XII.

nach Gabe von markierten Aminosäuren bei kurzen Versuchszeiten (5—10 min) Silberkörner zunächst nur über dem kernnahen Ergastoplasma auftreten. Erst später wandert die Markierung zur Golgi-Zone und den Zymogen-Granula. In Übereinstimmung hiermit wurden bei 5 min-Versuchen Verhältniswerte von ungefähr 9 gefunden. Mit zunehmender Versuchsdauer zeigen diese Werte eine ansteigende Tendenz und betragen nach 1 Std ca. 15. Auch zu diesem Zeitpunkt wird aber der Wert 7 erhalten, wenn im Cytoplasma nur die Silberkörner über dem Ergastoplasma gezählt werden. Eine Erklärung für diese Verhältnisse liegt jedoch noch nicht vor.

Tabelle 11. *Verhältnis der Größe des Eiweiß-Stoffwechsels im gesamten Cytoplasma einer Zelle zum Stoffwechsel des ganzen Kerns in normalen und experimentell veränderten Zellen.* (Aus CITOLER, CITOLER, HEMPEL, SCHULTZE und MAURER 1966.)

| Tier | Organ | — | normal | + | Tumoren | |
					Adenom	Ca
Maus	Leber nach CCl_4 (centroacinär-normal-peripher)	13,2	7,5	6,6		
	Hepatitis (centroacinär-normal-peripher)	9,1	7,5	7,7		
	Spontanes Mamma-Carcinom					
	(hypertrophisches Drüsen-Adenom-Carcinom)			3,0	2,1	1,2
Ratte	Hepatektomie (Kontrolle-Hepatektomie)		7,5	5,9		
	Herzmuskel (Kontrolle-Training)		7,5	6,1		
	Herzmuskel (Muttertier-Fet)		7,5	5,6		
	Buttergelb-Carcinom (DAB Leber-Adenom-Carcinom)			6,5	2,4	0,94

— bzw. + bedeuten, daß die H^3-Aminosäure-Inkorporation gegenüber normal erniedrigt bzw. erhöht ist.

Tabelle 12. *Verhältnis der H^3-Aminosäure-Inkorporation im gesamten Cytoplasma einer Zelle zur Inkorporation im ganzen Kern für Leberparenchymzellen verschiedener Tierarten.* (Aus CITOLER, CITOLER, HEMPEL, SCHULTZE und MAURER 1966.)

Tier	Aminosäure	Leber
Maus	Mittel für 8 verschiedene H^3-Aminosäuren	7,5
Ratte	L-Tyrosin-H^3	7,1
Taube	DL-Leucin-H^3	6,8
	DL-Lysin-H^3	6,8
Kaninchen	DL-Leucin-H^3	7,4

Die erheblich niedrigeren Werte für die Epithelien der Darmkrypten stimmen mit der Beobachtung überein, daß der Verhältniswert von cytoplasmatischer zu nucleärer Inkorporation bei allen Zellen mit gesteigerter Stoffwechselfunktion abzunehmen scheint. Die Ergebnisse von Untersuchungen in dieser Richtung sind in Tabelle 11 zusammengefaßt. So wurden z. B. geringere Werte für das Verhältnis cytoplasmatischer zu nucleärer Aminosäure-Inkorporation für die Epithelien der regenerierenden Leber, für Herzmuskelzellen des trainierten Herzens im Vergleich zum normalen, für fetale Herzmuskelzellen im Vergleich zum mütterlichen Herzen und vor allem in Carcinom-Zellen gefunden. Auch unter der Wirkung von Buttergelb verkleinert sich der Verhältniswert für Leberzellen mit zunehmender Veränderung über das Adenom zum Carcinom hin, bis schließlich der sehr niedrige Wert von ca. 0,9 in den Carcinom-Zellen erreicht wird. Auf der anderen Seite wurde 2 Std nach Verabfolgung von CCl_4 an Mäuse ein relativ hoher Verhältniswert der cytoplasmatischen zur nucleären Inkorporation von 13,2 in den Leberepithelien der centroacinären Region gefunden. Die Silberkorn-Dichte dieser Zellen ist ca. 10mal geringer, verglichen mit normalen Leberepithelien, d. h.

diese Zellen haben einen erheblich reduzierten Eiweiß-Stoffwechsel. Ganz allgemein sprechen die in Tabelle 11 zusammengefaßten Ergebnisse dafür, daß Zellen mit großer Stoffwechselaktivität geringere Werte für das Verhältnis von cytoplasmatischer zu nucleärer Aminosäure-Inkorporation aufweisen und umgekehrt.

Die erstaunliche Konstanz des Verhältnisses der Aminosäure-Inkorporation in das gesamte Cytoplasma zu derjenigen in den ganzen Kern gilt aber nicht nur für die unterschiedlichen Zellarten einer Tierart, sondern sie wurde auch für verschiedene Tierarten mit unterschiedlichen Aminosäuren gefunden. Tabelle 12 zeigt, daß diese Verhältniswerte für die Leberepithelien unabhängig von der verwandten Aminosäure für Maus, Ratte, Taube und Kaninchen ungefähr gleich sind.

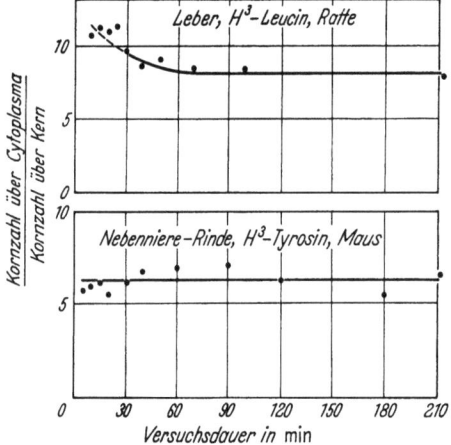

Abb. 22. Verhältnis der Aminosäure-Inkorporation im gesamten Cytoplasma einer Zelle zur Inkorporation im ganzen Kern als Funktion der Versuchsdauer. (Aus Citoler, Citoler, Hempel, Schultze und Maurer 1966.)

Bei diesen angenähert konstanten Verhältniswerten bleibt immer noch die Frage offen, ob tatsächlich örtliche Syntheseraten gemessen werden, oder ob diese Werte Ausdruck eines Diffusions-Gleichgewichtes von markiertem Eiweiß zwischen Cytoplasma und Kern sind. Zur Klärung dieser Frage wurde die Abhängigkeit der Verhältniswerte von der Versuchszeit zwischen 5 und 210 min gemessen. Die Ergebnisse sind in Abb. 22 wiedergegeben. Während die Silberkornzahlen über Cytoplasma und Kern mit zunehmender Zeit bis etwa 60 min stark ansteigen, bleiben die Verhältniswerte weitgehend konstant. Es ist unwahrscheinlich, daß die Verhältniswerte auf einem Diffusions-Gleichgewicht markierter Eiweiße beruhen. Dann wären z. B. bei den Muskelzellen wegen ihres sehr großen Cytoplasmas ganz andere Werte als bei anderen Zellen zu erwarten.

Bei den in diesem Abschnitt genannten Verhältniswerten wurde die H^3-β-Selbstabsorption im Trockenmaterial der Schnitte noch nicht berücksichtigt. Diese ist wegen des größeren Gehaltes an Trockensubstanz im Cytoplasma größer als im Karyoplasma. Die Verhältniswerte steigen dadurch bei der Leber von 7,5 (Tabelle 10) auf 9—10. Ähnliche Verhältnisse gelten für die übrigen Werte. Das ändert jedoch nichts an der Vergleichbarkeit der Werte.

3. Ableitung allgemein gültiger Gesetzmäßigkeiten.

a) Allgemein gültiges Aminosäure-Inkorporations-Schema.

α) Formulierung.

In Anbetracht der großen Unterschiede der mittleren cellulären Eiweiß-Syntheserate der morphologischen und funktionell so verschiedenen Zellarten des Organismus (Abb. 13—18 und Tabelle 8) erscheint es zunächst unwahrscheinlich, daß dem Eiweiß-Stoffwechsel dieser Zellen ein allgemein gültiges Schema zugrunde liegen könnte. Die eben beschriebenen quantitativen Untersuchungen der nucleären und cytoplasmatischen Eiweiß-Synthese haben aber gezeigt, daß sich die Eiweiß-Synthese in den unterschiedlichsten Zellen nach allgemein gültigen Gesetzmäßigkeiten richtet.

Nach den vorhergehenden Abschnitten D II 2 b und c folgt die celluläre Eiweiß-Synthese folgendem Schema:

1. Die Größe der Eiweiß-Umsatzrate des ganzen Kerns ist angenähert seinem Volumen proportional. Das gilt relativ genau für die Kerne innerhalb einer Zellart (Abb. 19) und innerhalb gewisser Grenzen auch für die Kerne verschiedener Zellarten (Abb. 20 und 21).

2. Die Eiweiß-Syntheserate im gesamten Cytoplasma einer Zelle ist 6—8mal größer als im ganzen Kern (ohne Berücksichtigung der β-Selbstabsorption). Bei der normalen ausgewachsenen Maus und Ratte gibt es nur wenige Abweichungen von dieser Regel.

Wie mit Hilfe dieses Schemas die großen Unterschiede in den Aminosäure-Einbauraten der verschiedenen Zellarten verstanden werden können, soll anhand von zwei Beispielen erklärt werden.

β) Beispiele.

Abb. 23 zeigt zwei ungefärbte Autoradiogramme von Leber und Skelet-muskulatur der Maus 60 min nach Gabe von H^3-Leucin. In der Leber ist die Silberkorndichte über Kern und Cytoplasma ungefähr gleich. Das ist der Tatsache zuzuschreiben, daß in der Leber das Verhältnis von cytoplasmatischer zu nucleärer Eiweiß-Synthese ungefähr gleich dem Verhältnis der beiden Volumina ist. Die Aminosäure-Inkorporation pro Volumen-Einheit ist dann in Kern und Cytoplasma sehr ähnlich. Ganz anders liegen die Verhältnisse bei der Muskelzelle. Das Auto-radiogramm des Muskels wurde absichtlich überbelichtet, um die gegenüber dem Kern ca. 10mal geringere Silberkorn-Dichte über dem Cytoplasma deutlich zu machen. Bei gleicher Belichtungszeit würde nach den obigen quantitativen Aus-wertungen die Silberkorn-Dichte über dem Leber- und Muskelkern ungefähr die gleiche sein. Über dem Cytoplasma der Muskelzelle würden dann aber nur wenige Silberkörner liegen. Der ganze Muskelkern hat entsprechend seinem geringen Volumen auch nur eine geringe Eiweiß-Synthese. Aber auch für die Muskelzelle gilt, daß die gesamte cytoplasmatische Eiweiß-Synthese ca. 6—8mal größer ist als die des Kerns. Diese verhältnismäßig geringe cytoplasmatische Eiweiß-Synthese ist nun aber innerhalb eines ca. 10mal größeren Cytoplasma-Volumens verteilt, was zu der geringen Silberkorn-Dichte über dem Cytoplasma der Muskel-zelle führt. Das ist aber auch gleichzeitig die Erklärung für die geringen Silber-korn-Dichten über Geweben wie Muskel- und Bindegewebe.

b) Rolle der Kern-Cytoplasma-Volumen-Relation als regulierender Faktor der cellulären Eiweiß-Synthese.

Aus dem im vorhergehenden Abschnitt beschriebenen Inkorporations-Schema kann ein Ausdruck für die H^3-Aktivität pro ml einer beliebigen Zellart abgeleitet werden (s. CITOLER, CITOLER, HEMPEL, SCHULTZE und MAURER 1966):

H^3-Aktivität in 1 ml einer Zellart = „Kern-Zell-Volumen-Relation" $\cdot c_k \cdot (F+1)$.

Dabei bedeutet c_k die H^3-Aktivität pro Volumeneinheit Kern. F gibt die Verhält-niswerte der Tabelle 10 wieder. Nach II 2 b und c sind diese beiden Faktoren angenähert konstant. Aus dem Inkorporations-Schema folgt also, daß die H^3-Aminosäure-Inkorporation pro Volumeneinheit einer Zellart, d. h. also die auto-radiographische Silberkorn-Dichte über einer Zellart, von der „Kern-Zell-Vo-lumen-Relation" abhängt.

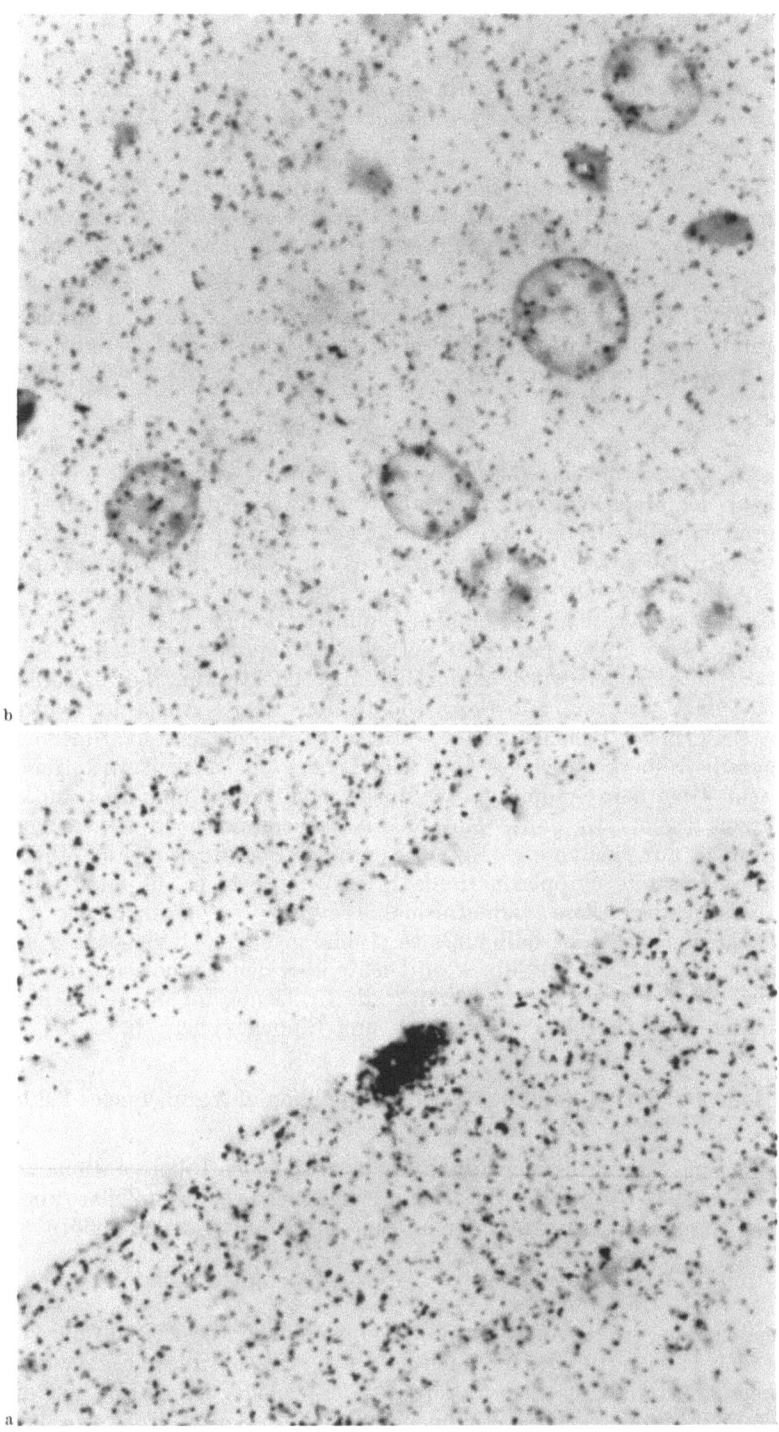

Abb. 23a u. b. Autoradiogramm der Leber (a HE-gefärbt) und des Skeletmuskels (b ungefärbt) einer Maus 60 min nach Gabe von H³-DL-Leucin. (Aus Citoler, Citoler, Hempel, Schultze und Maurer 1966.)

Eine Bestätigung der Gültigkeit dieser Beziehung ist in Abb. 24 wiedergegeben. Hier wurde die mittlere Silberkorn-Dichte der Zellart als Funktion der zugehörigen „Kern-Zell-Volumen-Relation" aufgetragen. Wie die Punkte zeigen, besteht tatsächlich ein linearer Zusammenhang. Die Abweichungen der einzelnen Zellarten von einem geradlinigen Verlauf geben die Grenzen an, innerhalb derer das Inkorporations-Schema gültig ist. Diese regulierende Rolle der „Kern-Zell-Volumen-Relation" ist bemerkenswert. Offenbar unterscheiden sich die einzelnen Zellarten in ihrem Eiweiß-Stoffwechsel viel weniger, als in Anbetracht ihrer großen morphologischen und funktionellen Verschiedenheit zu erwarten ist.

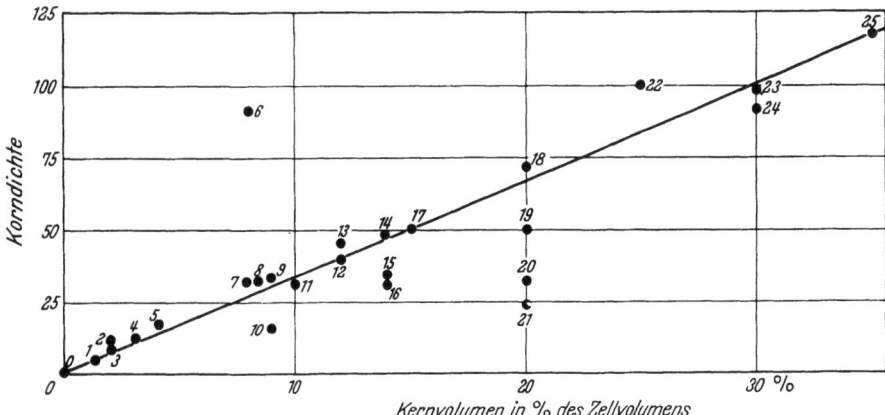

Abb. 24. Silberkorndichte über verschiedenen Zellarten der Maus als Funktion des Kern-Zell-Volumen-Verhältnisses dieser Zellarten. (Aus CITOLER, CITOLER, HEMPEL, SCHULTZE und MAURER 1966.)

0 Erythrocyten	9 Leber	18 Vormagen-Epithel
1 Skeletmuskel	10 Nierenmark	19 Zungen-Epithel
2 Fibroblasten	11 Speicheldrüse (mukös)	20 Ganglienzellen (ZNS)
3 Zungenmuskel	12 Nebennierenrinde	21 Plexus chorioideus
4 Herzmuskel	13 Brunnersche Drüsen	22 Hauptzellen (Magen)
5 Glatte Muskeln	14 Speicheldrüsen (serös)	23 Krypten-Epithel (Dünndarm)
6 Pankreas	15 Pankreas-Inseln	24 Plasmocyten
7 Nierenrinde (Tubuli cont.)	16 Nebennierenmark	25 Plexus myentericus
8 Henlesche Schleifen	17 Darmzotten-Epithel	

4. Größe der Eiweiß-Syntheserate während der verschiedenen Teilphasen des Generationscyclus.

a) Interphase.

Alle Beobachtungen an tierischen Zellen und an Zellkulturen stimmen darin überein, daß während der ganzen Interphase Eiweiß-Synthese stattfindet, wie das auch für die RNS-Synthese bekannt ist. Die Größe der cellulären Eiweiß-Synthese nimmt im Verlauf der Interphase zu, worauf schon in Abschnitt D II 2 b und c eingegangen wurde. Dort findet sich auch die entsprechende Literatur. Dem Eintritt der Zelle in die DNS-Synthese-Phase wird in der Literatur kein oder nur ein geringer Einfluß zugeschrieben.

In letzter Zeit standen besonders die Histon-Synthese und ihre zeitliche Koordinierung mit der DNS-Synthese im Mittelpunkt des Interesses. In speziellen Untersuchungen haben sich KASTEN und STRASSER (1966a) mit dem Aminosäure-Einbau in die verschiedenen Zellstrukturen menschlicher Tumorzellen während des Zellcyclus befaßt. Arginin wird während der S-Phase in das Chromatin und den Nucleolus und während G_2 in das Chromatin eingebaut. Während G_1 werden alle 5 untersuchten Aminsäuren (H^3-Arginin, H^3-Lysin, H^3-Leucin, H^3-Tryptophan und H^3-Glycin) in den Nucleolus eingebaut, was vor allem auf einer Synthese

Arginin-reicher Histone im Nucleolus beruht. Im Gegensatz zu den oben beschriebenen Befunden fanden diese Autoren einen 1,5- bis 3mal größeren Lysin-
Einbau in den Kern als in das Cytoplasma. Vor allem gegen Ende der S-Phase
nimmt das an Chromatin und Nucleolus gebundene Lysin zu. Diese Lysin-reichen
Proteine mögen etwas mit der Koppelung von Histonen an die DNS oder mit
dem Auslösen der Mitose zu tun haben.

Neuere Untersuchungen von Prescott (1966) haben ebenfalls gezeigt, daß in
Euplotes eurystomus die Histon-Synthese mit der DNS-Synthese beginnt und
mit Abschluß der DNS-Synthese auch endet, d.h. daß die Synthese von Histonen
und DNS eng gekoppelt sind. Die Gesamtprotein-Synthese im Makronucleus
findet während des gesamten Zellcyclus statt.

Bloch, Macquigg, Brack und Wu (1967) untersuchten den zeitlichen Verlauf
von DNS- und Histon-Synthese im Zwiebelwurzel-Meristem und fanden, daß
DNS- und Histon-Synthese vor der Teilung sehr eng koordiniert sind. Zu gleichen
Ergebnissen kamen auch Robbins und Borun (1967) in HeLa-Zellen.

Eine Behandlung von menschlichen Amnionzellen in Kultur mit Puromycin,
das die Eiweiß-Synthese auf 20% des Kontrollwertes reduziert, verhindert das
Eintreten der Zellen in die Mitose. Diese Befunde lassen vermuten, daß eine Neubildung von Eiweiß 30—60 min vor der Metaphase für das Auslösen der Mitose
benötigt wird (Donnelly und Sisken, 1967).

b) Mitose.

Während der Mitose sinkt die Eiweiß-Syntheserate ab, allerdings nicht so
stark, wie die RNS-Syntheserate. Linnartz-Niklas, Hempel und Maurer
(1964) beobachteten eine Verminderung der chromosomalen Eiweiß-Synthese
während der Metaphase auf ca. 15% des normalen mittleren Interphase-Wertes
in Leber- und Darmepithelien der Maus. Gleichzeitig war auch die cytoplasmatische Eiweiß-Syntheserate abgesunken, allerdings nur auf ca. 60% des
Interphase-Wertes. Sims (1965) konnte in den Haut- und Zungenepithelien der
Ratte während der Meta-, Ana- und frühen Telophase keine Eiweiß-Synthese in
den Chromosomen feststellen.

In Kulturen von chinesischen Hamster-Zellen konnte Taylor (1960 b) während
der Mitose keine Beeinflussung der Aminosäure-Inkorporation in das Cytoplasma
nachweisen. Prescott und Bender (1962) fanden in Hamster- und HeLa-Zellen
mit H^3-Histidin ein Absinken der Eiweiß-Syntheserate während der Mitose, bis
in der Telophase ungefähr 25% der durchschnittlichen Syntheserate während der
Interphase erreicht waren. In der späten Telophase stieg die Eiweiß-Syntheserate
wieder an. Im Gegensatz dazu beobachtete Konrad (1963) in Hamster-Zellen
in Kultur, daß die Eiweiß-Syntheserate während der Prophase um ungefähr 42%
anstieg, dann in der Folgezeit wieder abfiel, bis der durchschnittliche Interphase-
Wert während des Meta-Anaphase-Stadiums wieder erreicht war. Auf der anderen
Seite zeigten menschliche Amnion-Zellen keine deutliche Änderung der Eiweiß-
Syntheserate während der Prophase, jedoch nahm die Eiweiß-Syntheserate
während des Meta-Anaphase-Stadiums um 52—56% des durchschnittlichen
Interphase-Wertes ab[1]. Gewebe-Kultur-Zellen von Säugetieren, die mit Colchicin
in der Metaphase festgehalten werden, bauen weiterhin Aminosäuren ein, aber in
geringem Maße. Nach einigen Stunden jedoch fällt die Eiweiß-Syntheserate auf
5—15% des normalen Interphase-Wertes ab[2]. In Ascites-Tumor-Zellen nimmt die
Eiweiß-Syntheserate mit dem Ende der DNS-Synthesephase ab und ist während
der Teilung auf ein Minimum reduziert[3].

---

[1] Konrad 1963.   [2] Prescott und Bender 1962, Konrad 1963.
[3] Baserga 1962a, Baserga und Kisieleski 1962b.

Bei der Beurteilung der Ergebnisse, bei denen in einer Phase der Mitose keine Aminosäure-Inkorporation gefunden wird, muß berücksichtigt werden, daß es sehr leicht möglich ist, daß bei einer geringen Markierung der Zellen und Mitosen kleine Bruchteile der Markierung über einer Mitosephase leicht übersehen werden können.

III. Die celluläre Eiweiß-Synthese unter veränderten Bedingungen.

1. Grundsätzliche Bemerkungen zur Vergleichbarkeit von Ergebnissen mit verschiedenen Tieren.

In Abschnitt D I 2 wurde bereits darauf hingewiesen, daß die in ein Gewebe inkorporierte Aminosäure-*Aktivität* nicht ohne weiteres der Eiweiß-Umsatzrate des Gewebes (Eiweiß-Menge/Zeiteinheit) proportional ist, sondern auch von der spezifischen Aktivität der freien Aminosäure abhängt. Die Beziehung ist folgende:

$$\frac{\text{Eingebaute Aminosäure-Aktivität}}{\text{(in 1 ml)}} = \frac{\text{Umsatzrate des Eiweißes}}{\text{(Menge/Zeiteinheit in 1 ml)}} \cdot s_{\text{mittel}} \cdot T.$$

Die Versuchsdauer T kann bei verschiedenen Tieren konstant gehalten werden. Die mittlere spezifische Aktivität der freien Aminosäure dagegen braucht bei einem normalen und einem Tier unter experimentell veränderten Bedingungen keineswegs gleich zu sein. Die autoradiographische Korndichte ist dann *kein* Maß für die gesuchte Eiweiß-Umsatzrate.

Wenn sich z. B. in einem Tier infolge eines experimentellen Eingriffs die *Menge* der im Organismus vorhandenen freien Aminosäure verringert, so wird die Gabe der *gleichen* Aminosäure-Aktivität an ein Normaltier und das Tier unter experimentell veränderten Bedingungen bei letzterem zu einer größeren spezifischen Aktivität der freien Aminosäure führen. Das aber wiederum bewirkt einen größeren Aktivitäts-Einbau auch dann, wenn die Eiweiß-Umsatzrate in beiden Tieren völlig gleich ist. Eine Deutung dieses größeren Aktivitäts-Einbaus als größere Eiweiß-Umsatzrate ist dann falsch.

Dieses Beispiel zeigt, daß Kenntnisse über die spezifische Aktivität der freien Aminosäure am Ort der untersuchten Eiweiß-Synthese in beiden Tieren zur Deutung der Autoradiogramme unerläßlich sind. Direkte Messungen der spezifischen Aktivität der freien Aminosäure sind aber sehr zeitraubend und mit erheblichem experimentellem Aufwand verbunden.

Um diese zu umgehen, wurde von MÜLLER und MAURER (1965) ein in vielen Fällen brauchbarer Ausweg beschrieben, wie aus Abb. 25 zu ersehen ist. Bei den hier zugrunde liegenden Versuchen wurde der Einfluß einer Nephrektomie (Ratte) auf die Eiweiß-Umsatzrate der Restniere untersucht. Dazu wurden zu verschiedenen Zeiten nach Nephrektomie 1 Std-Versuche mit H^3-L-Phenylalanin durchgeführt und die autoradiographische Silberkorn-Dichte über der Restniere mit derjenigen über den Nieren von Kontrolltieren verglichen. Zur Deutung der beobachteten zeitlichen Korndichte-Änderungen mußte untersucht werden, ob die mittlere spezifische Aktivität des freien Phenylalanins trotz *gleicher* Aktivitäts-Gabe unterschiedlich war. Zu diesem Zweck wurde bei den nephrektomierten Tieren auch die Korndichte über zwei „Referenzorganen", d. h. in diesem Fall über dem Herz- und dem Skeletmuskel, mitbestimmt. Dabei fand sich, daß die Korndichte über diesen beiden Referenzorganen unabhängig von der Zeit nach Nephrektomie immer denselben Wert hatte, und zwar den gleichen wie bei den normalen Kontrolltieren. Da von diesen beiden Referenzorganen angenommen werden kann, daß sich ihre Eiweiß-Umsatzrate unter dem Einfluß der Nephrektomie *nicht* ändert (d. h. 1. Faktor auf der rechten Seite der Gleichung = const.), und da weiterhin der Aktivitäts-Einbau der Referenzorgane konstant blieb, folgt aus der Gleichung oben, daß auch s_{mittel} für diese Organe zu allen Zeiten unveränderte

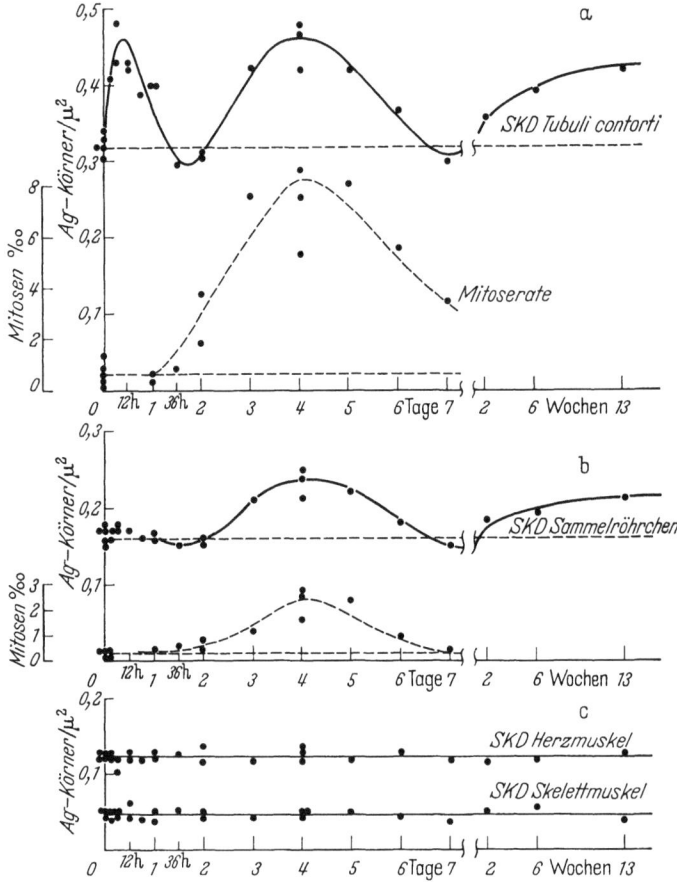

Abb. 25. Mittlere Silberkorndichte über den Epithelien der Tubuli contorti, der Sammelröhren sowie über Herz- und Skeletmuskel als Funktion der Zeit nach Nephrektomie. Ausgezogene Kurven=mittlere Silberkorndichten; gestrichelte Kurven=zeitlicher Verlauf des Mitose-Index über den Epithelien der Tubuli contorti und der Sammelröhren (Ratte). (Aus Müller und Maurer 1964.)

und normale Werte hatte. Wegen der raschen Diffusion der freien Aminosäure im Organismus kann dieses Ergebnis auf die Restniere für alle Zeiten nach Nephrektomie übertragen werden. Das bedeutet aber, daß die eingebaute Aminosäure-Aktivität tatsächlich ein Maß für die Eiweiß-Umsatzrate der Restniere ist.

Dieses Verfahren bedeutet keine erhebliche Mehrarbeit und liefert die für die Deutung der Korndichte-Änderungen notwendigen Kenntnisse über s_{mittel}. Geeignete „Referenzorgane" dürften sich in solchen Fällen immer finden lassen. Ähnlich wurde bei der Untersuchung des Eiweiß-Stoffwechsels der Restleber nach Hepatektomie vorgegangen (Abb. 26).

Fragen dieser Art treten natürlich nicht beim Vergleich normaler Tiere untereinander auf und im allgemeinen auch dann nicht, wenn Korndichten innerhalb ein und desselben Tieres, wie z. B. bei Wundheilung, verglichen werden. Bei Zellkulturen kann die spezifische Aktivität der freien Aminosäure unmittelbar gemessen werden. Diese Probleme können aber von grundlegender Bedeutung sein, wenn pathologisch veränderte Tiere mit Kontrolltieren verglichen werden und wenn z. B. Einflüsse wie Ernährung oder Alterung untersucht werden. Sie treten also gerade bei den interessanten Fragestellungen auf.

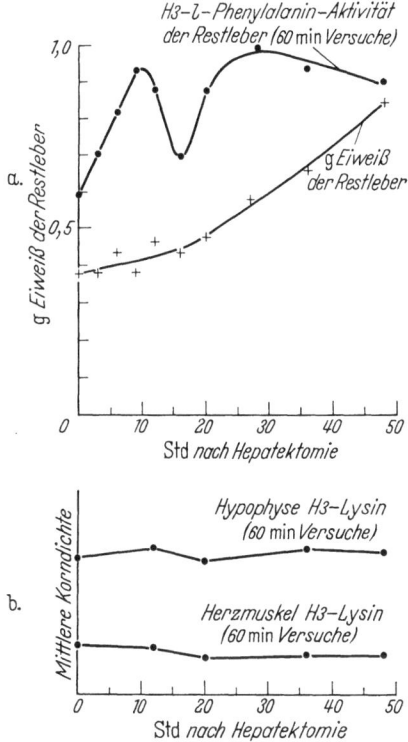

Abb. 26 a u. b. Zeitlicher Verlauf der Eiweiß-Syntheserate der gesamten Restleber von Ratten nach ²/₃-Hepatek-tomie. H³-L-Phenylalanin, 60 min-Versuche. *a*... Relativer zeitlicher Verlauf der Eiweiß-Syntheserate + + + Eiweiß-Gehalt der gesamten Restleber (1. Maximum der Syntheserate zu einer Zeit, während der der Eiweißge-halt der Restleber erst zu steigen beginnt). *b* Aktivität der „Referenz-Organe" Herzmuskel und Hypophyse (trotz Hepatektomie zeitlich konstante H³-DL-Lysin-Inkorporationsrate). (Aus BUSANNY-CASPARI und MAURER, in Vorbereitung.)

In der Literatur wird nicht genügend beachtet, daß in solchen Fällen die inkorporierte Aminosäure-Aktivität gleich dem Produkt aus zwei Faktoren ist (bei konstanter Versuchsdauer T). Nur dann, wenn der eine Faktor (s_{mittel}) konstant ist oder sich in bekannter Weise ändert, ist eine methodisch einwandfreie Deutung der beobachteten Korndichten möglich.

2. Eiweiß-Synthese während der Regeneration.

Wundheilung. Ein vermehrter Einbau H³-markierter Aminosäuren in Fibro-blasten wurde bei der Wundheilung von Hautschnitten beobachtet. Die Eiweiß-Synthese im Granulationsgewebe ist also sehr viel größer als im Bindegewebe des normalen Versuchstieres[1]. Ross und BENDITT (1962) und Ross (1965a) unter-suchten ebenfalls den Eiweiß-Stoffwechsel bei der Wundheilung in normalen und Skorbut-kranken Meerschweinchen mit Hilfe der quantitativen Autoradiographie nach Gabe von H³-Prolin. Auch diese Autoren beobachteten, daß das Prolin zu-

---

[1] KINDLER 1962a, b, 1963.

nächst in die Fibroblasten eingebaut wird, von wo es in das Kollagen ausgeschieden wird. Dabei ist der Weg, der vom Prolin in der Zelle beschritten wird, noch nicht ganz geklärt. Es gibt zwei mögliche Wege, nämlich vom Ergastoplasma zur Golgi-Zone, zu den peripheren Bläschen und dann in die extracellulären Regionen oder vom Ergastoplasma direkt zur extracellulären Umgebung.

Hepatektomie. Autoradiographische Untersuchungen des Eiweiß-Stoffwechsels in den Leberepithelien nach Hepatektomie sind, verglichen mit den zahlreichen DNS-Synthese-Untersuchungen, selten. Etwa 20 Std nach partieller ($^2/_3$) Hepatektomie beginnt ein starker Anstieg der Aminosäure-Inkorporation in der Restleber zu einem Maximum, das in seinem zeitlichen Verlauf mit der Mitose-Welle übereinstimmt. Dieses Maximum entspricht offenbar dem Wachstum der Restleber. Interessanterweise liegt vor diesem Maximum ein weiteres bei etwa 10 Std, d. h. in einem Zeitraum, in dem der Gehalt der Leber an Eiweiß sich praktisch noch nicht ändert[1]. Dieses erste Maximum wird als Synthese von Fermenten gedeutet, die vor der einige Stunden später einsetzenden starken Proliferation in den Zellen bereitgestellt werden (Abb. 26).

Von Holbrook, Evans und Irvin (1962) wurden bei Ratten nach partieller Hepatektomie Maxima der C^{14}-Glycin-Inkorporation in die säureunlöslichen Kern-Proteine nach 19 und 37—43 Std beobachtet.

Nephrektomie. Ähnliche Verhältnisse wie nach Teilhepatektomie wurden auch nach einseitiger Nephrektomie bei Ratten gefunden[2]. Hier trat ein Maximum der Aminosäure-Inkorporation 4 Tage nach Nephrektomie in der belassenen Niere auf, das ebenfalls mit dem Mitose-Maximum zeitlich übereinstimmte und als Ausdruck der Hypertrophie gelten dürfte (Abb. 25). Ähnlich wie nach Hepatektomie wurde auch hier ein Maximum der Aminosäure-Inkorporation schon 12 Std nach Nephrektomie beobachtet, das aber im Gegensatz zur Hepatektomie nur die cytoplasmatische und nicht die nucleäre Inkorporation betrifft. Einige Wochen nach einseitiger Nephrektomie, wenn das Stoffwechselgleichgewicht wieder hergestellt ist, war die Aminosäure-Inkorporationsrate in der verbliebenen Niere genauso groß wie in beiden normalen Nieren.

Regeneration in Amphibien. Während der Regeneration in Amphibien wurde allgemein eine verstärkte Aminosäure-Inkorporation in den sich regenerierenden Gliedmaßen gefunden. Während der ersten Tage nach Amputation der vorderen Extremität bei Triturus fand sich nur in der Epidermis eine starke autoradiographische Schwärzung, während Muskel- und Schwann-Zellen erst später mit einem verstärkten Aminosäure-Einbau reagierten. Am 5. Tage fand sich eine Anhäufung der Markierung im Periost. Die Eiweiß-Syntheserate war in den verschiedenen Zellarten um das Zwei- bis Fünffache erhöht[3].

3. Einfluß von Hormonen, Pharmaka, toxischen und anderen Substanzen.

Behandlung mit CCl_4 führt zu ganz erheblichen Änderungen des Eiweiß-Stoffwechsels der Leberepithelien, wie Citoler und Maurer (1963a) durch autoradiographische Untersuchungen der Mäuseleber mit H^3-Aminosäuren zeigen konnten. Während in der Leber normaler Tiere nach Gabe markierter Aminosäuren eine gleichmäßige Schwärzung der Leberepithelien im Leberläppchenzentrum und in der -peripherie vorliegt, bewirkt eine CCl_4-Vergiftung einen

---

[1] Busanny-Caspari und Maurer in Vorbereitung.
[2] Müller 1963, Müller und Maurer 1965.
[3] Bodemer und Everett 1959, Anton 1961, 1965, 1966.

erheblichen Abfall (Faktor 10) der Silberkorn-Dichte über den Leberepithelien des Läppchenzentrums und eine Zunahme über den Zellen der Läppchenperipherie. Solche Unterschiede müssen bei biochemischen Untersuchungen unentdeckt bleiben, da die Aminosäure-Inkorporationsrate der ganzen Leber kaum von den Normalwerten abweicht. Die Silberkorn-Dichte über den Kupfferschen Stern-zellen zeigte keine Unterschiede zwischen den Zellen im Läppchenzentrum und der -peripherie und unterschied sich nicht von den Normalwerten. Das spricht dafür, daß die starken Veränderungen der Eiweiß-Syntheserate der Leberepithe-lien nicht auf Änderungen der spezifischen Aktivität der freien Aminosäure be-ruhen (s. Abschnitt 1). Der Übergang von der sehr geringen Silberkorn-Dichte im Läppchenzentrum zu der vermehrten in der Peripherie erfolgt abrupt, praktisch von einer Zelle zur nächsten. Ähnliche Bilder wurden von anderen Autoren bei Enzym-Aktivitäts-Untersuchungen gefunden. Die Veränderungen des Eiweiß-Stoffwechsels in den Leberepithelien erwiesen sich als reversibel. Nach 5 Tagen entsprachen die Autoradiogramme wieder denen der normalen Leber. Ähnliche Ergebnisse wurden von MOYSON (1956) mit C^{14}-Glycin an Ratten erhalten.

Änderungen des Eiweiß-Stoffwechsels innerhalb der Leberläppchen wie nach CCl_4-Vergiftung fanden CITOLER und MAURER (1963a) auch bei einer zufällig beobachteten „unspezifischen reaktiven Hepatitis" der Maus sowie angedeutet auch bei einigen Lebern von offenbar normalen Tieren.

Thioacetamid-Verfütterung (TAA) führt zu einer beträchtlichen Vergrößerung des nucleolären und karyoplasmatischen Volumens der Leberparenchymzelle. In autoradiographischen Untersuchungen mit H^3-Phenylalanin konnte STÖCKER (1964a, 1966a) feststellen, daß es sich überwiegend um eine funktionelle Schwellung handelt, die mit einer dem Volumen proportionalen Erhöhung der H^3-Phenyl-alanin-Inkorporation, d. h. einer gesteigerten Eiweiß-Synthese, einhergeht. Davon läßt sich vergleichend morphologisch-autoradiographisch eine pathologische Kernschwellung abgrenzen, die mit einer verminderten Eiweiß-Synthese ver-bunden ist.

Nach Gabe von *Alloxan* fanden STÖCKER, HAUSWALDT und KLINGE (1965, 1966) eine Blockierung des cytoplasmatischen Einbaus von H^3-Phenylalanin in die B-Zellen der Langerhansschen Inseln. Auch eine verminderte Markierung der Zymogen-Granula wurde beobachtet. Auf der anderen Seite fand sich nach *Glucagon* und *Tolbutamid*-Behandlung eine gesteigerte Protein-Synthese der Kerne der B-Zellen und weniger ausgeprägt auch der A-Zellen der Langerhansschen Inseln. In den B-Zellen war darüber hinaus auch die cytoplasmatische Eiweiß-Synthese gesteigert.

Atropin-Gabe führt zu einer Verminderung der cytoplasmatischen Eiweiß-Synthese[1].

Cortison, Adrenalin und *Methylthiouracil* haben keinen Einfluß auf den Ein-bau von S^{35}-L-Cystin in die Haarfollikel der Maus[2]. *Äthionin* dagegen hemmt den Einbau von S^{35}-Methionin in die verschiedenen Gewebe des Hühner-Embryos[3].

Nach Gabe von *Actinomycin D* ist nicht nur die RNS-Synthese des Cyto-plasmas stark gehemmt und die des Nucleolus praktisch aufgehoben (Rattenleber), auch die Eiweiß-Synthese im Nucleolus ist deutlich vermindert[4].

Über den Eiweiß-Stoffwechsel verschiedener Zellarten der Ratte nach *Äthionin-Vergiftung* haben BECK, KRAMSCH und OEHLERT (1965) berichtet.

---

[1] STÖCKER, ALTMANN und BÖDEFELD 1967.   [2] DAVIS 1962.
[3] FELDMAN und WADDINGTON 1955.   [4] STENRAM und WILLÉN 1966.

4. Einfluß von Nahrung, Alterung und Entzündung.
Sensorische Reizung und Schädigung des Gehirns.

Der Einfluß von *proteinreicher und proteinloser Diät* sowie von *Nahrungs-entzug* auf den Eiweiß-Stoffwechsel in Ratten wurde von STENRAM und HIRSCH-MAN (1965) mit H^3-Methionin und -Leucin autoradiographisch untersucht. Für Proteinmangel weisen die Ergebnisse auf eine Verlagerung der Aminosäure-Inkorporation von den weniger wichtigen zu den wichtigeren Organen hin.

Im Verlaufe der *Alterung* kommt es bei Mäusen zu einem verminderten H^3-Glycin-Einbau in die Zellen des Skelet-Systems. Gegenüber anderen Zellen sind die Osteoblasten von dieser Verminderung weniger betroffen[1].

Den Eiweiß-Stoffwechsel in *Zellen des entzündlichen Gewebes* untersuchte OEHLERT (1959) an einer Ratte mit Aspergillose nach Gabe von S^{35}-Thioamino-säuren. Die größte Umsatzrate hatten Plasmazellen und Langhanssche Riesen-zellen. Die Größe ihrer Eiweiß-Neubildungsrate entsprach derjenigen von Eiweiß-sezernierenden Zellen, d. h. den Zellen mit dem größten Eiweiß-Umsatz im Organismus. Die Umsatzrate von Fibrocyten, Histiocyten, gewucherten Reti-culumzellen der Milz und Epitheloidzellen war etwa dreimal kleiner und entsprach derjenigen von Zellen mit lebhaften Wachstums- und Teilungsvorgängen, wie den Kryptenepithelien des Darms und den Zellen des Stratum germinativum der Haut. Die kleinste Umsatzrate hatten reife Leukocyten und Lymphocyten. Sie entsprach den Zellen mit dem kleinsten Eiweiß-Stoffwechsel im Organismus, wie z. B. Muskel- und Bindegewebe.

Der *Eiweiß-Stoffwechsel des Gehirns* wurde unter verschiedenen experimentell veränderten Bedingungen, wie visuelles oder motorisches Training u. a. mit H^3-Leucin in Ratten untersucht. Die Ergebnisse deuten darauf hin, daß solche experimentellen Bedingungen nicht notwendigerweise zu einer vermehrten Ei-weiß-Synthese im Gehirn der Versuchstiere führen[2].

Bei experimentell erzeugtem *Hirnödem* kommt es zu einer deutlichen Zunahme der Silberkorn-Dichte über den Gliazellen der subcorticalen Ödemzone. Diese Zunahme wird als Erhöhung des Eiweiß-Umsatzes der Neuroglia gedeutet[3].

5. Eiweiß-Synthese in Tumorzellen.

Nach der Verfütterung von Buttergelb (DAB) an Ratten wurde im Verlauf der Cancerisierung über Adenom- zu Carcinom-Zellen eine Zunahme der Eiweiß-Syntheserate um den Faktor 2,5 gegenüber der normalen Leber-Parenchymzelle beobachtet[4].

In den Zellen des spontanen Mamma-Carcinoms der Maus wurde von CITOLER und MAURER (1963b) eine leicht vermehrte Eiweiß-Synthese in den hyper-plastischen Zellen, eine leicht verminderte in den Adenoma-Zellen und eine deut-lich erhöhte Eiweiß-Synthese in den Carcinom-Zellen gefunden.

Nach OEHLERT, COTÉ und BÜCHNER (1961) führt schon eine einmalige Be-handlung mit Methylcholanthren zu einer beträchtlichen Steigerung der cyto-plasmatischen Eiweiß-Synthese in den Epidermis-Zellen der Maus. Im papillo-matösen Stadium der Cancerisierung ist die Eiweiß-Synthese noch stärker, des-gleichen im vollentwickelten Carcinom. Gleichzeitig besteht auch hier eine Parallelität zwischen Vergrößerung des Kerns und Zunahme der Eiweiß-Synthese. Nach kontinuierlicher Verfütterung von Diäthylnitrosamin wurde bei Beginn des

---

[1] Tonna 1964.
[2] Altman und Das 1966, Das und Altman 1966, Altman, Das und Chang 1966.
[3] Kleihues und Schultze 1967.
[4] Lennartz, Hempel und Maurer 1961, Hempel, Lennartz und Maurer 1962.

Auftretens von Lebercarcinomen der Ratte eine gegenüber der Norm verminderte Protein-Synthese festgestellt[1].

In einem transplantierbaren Melanom (Typ Harding-Passey) der Maus haben HEMPEL und ERB (1962) den Eiweiß-Stoffwechsel der verschiedenen Zellarten nach Gabe von H^3-Prolin und H^3-Tyrosin untersucht. Die Eiweiß-Neubildung in Melanoblasten und jugendlichen Melanocyten lag etwa in der gleichen Größenordnung wie die der Leberparenchymzellen, während sie in Melaninspeicherzellen etwa zehnmal geringer war.

6. Eiweiß-Synthese nach Bestrahlung.

Biochemische Untersuchungen haben bereits gezeigt, daß die Eiweiß-Synthese gegenüber Röntgenbestrahlung ziemlich resistent ist. Von den wenigen autoradiographischen Untersuchungen auf diesem Gebiet fanden nur LOGAN (1959) und LOGAN, ERRERA und FICQ (1959) eine Verminderung der Einbaurate von C^{14}-Phenylalanin in isolierte Kerne von Kaninchen- und Ratten-Gewebe nach Bestrahlung mit 50 — 900 r. Dagegen berichteten GERBAULET, BRÜCKNER und MAURER (1961) und GERBAULET, MAURER und BRÜCKNER (1963) in Übereinstimmung mit den biochemischen Untersuchungen, daß eine Ganzkörper-Bestrahlung mit Dosen bis zu 800 r keinen Einfluß auf die Kerneiweiß-Synthese in Kryptenepithelien des Mäusedarms hat (2 Std nach Bestrahlung), obwohl die DNS-Synthese zu der Zeit bereits auf ein Viertel des Normalwertes abgesunken ist. Das gilt sowohl für die Zellen in der G_1-Phase als auch für solche in der S-Phase (die durch gleichzeitige Doppelmarkierung von C^{14}-Thymidin und H^3-Aminosäuren unterschieden wurden).

In ähnlichen Untersuchungen der Darmkrypten-Zellen von Mäusen beobachteten LIPKIN, QUASTLER und MUGGIA (1963) keine Verminderung des H^3-Leucin-Einbaus während des 1. Tages nach Ganzkörperbestrahlung mit Dosen bis zu 2500 r. 2—3 Tage nach der Bestrahlung wurde jedoch eine deutliche Verminderung des Aminosäure-Einbaus gefunden. Zu dieser Zeit wurden auch morphologisch geschädigte Zellen beobachtet; diese waren offensichtlich während der Bestrahlung in ihrer proliferativen Phase.

E. Autoradiographische Untersuchung der RNS-Synthese der Zelle.

I. Grundsätzliche Bemerkungen zum autoradiographischen Nachweis der RNS-Synthese.

1. Art der Vorläufer und ihre Eigenschaften.

Autoradiographische Untersuchungen des RNS-Stoffwechsels wurden schon sehr früh mit radioaktivem Orthophosphat, P^{32}, durchgeführt[2]. Leider ist aber P^{32}-Phosphat kein sehr geeigneter Vorläufer für Untersuchungen des Nucleinsäure-Stoffwechsels. Da phosphathaltige Verbindungen in der Zelle außerordentlich zahlreich sind, wird der radioaktive Phosphor in viele Zellbestandteile eingebaut. Zur selektiven Darstellung der RNS müssen diese radioaktiv markierten Substanzen durch entsprechende säurehydrolytische oder enzymatische Behandlung der histologischen Schnitte herausgelöst werden. Wie unter C II 4 eingehend dargestellt wurde, ist eine solche Behandlung der Schnitte schon wegen der

---

[1] OEHLERT und HARTJE 1963a, b.
[2] TAYLOR 1953, TAYLOR und McMASTER 1954, 1955, ODEBLAD und MAGNUSSON 1954, VINCENT 1954, McMASTER-KAYE und TAYLOR 1958.

verwandten Fixationsmittel mit Schwierigkeiten verbunden und führt meist auch zu einem Verlust an RNS-Aktivität.

Wesentlich besser wurden die Ergebnisse mit der Verwendung von markierten organischen Nucleinsäure-Vorläufern, wie C^{14}-Adenin oder C^{14}-Orotsäure, die zur autoradiographischen und biochemischen Untersuchung der RNS-Synthese in verschiedensten Zellarten benutzt wurden [1].

Eine weitere Verbesserung speziell der autoradiographischen Darstellung von RNS erfolgte mit der Einführung von Tritium-markierten Nucleosiden, wie H^3-

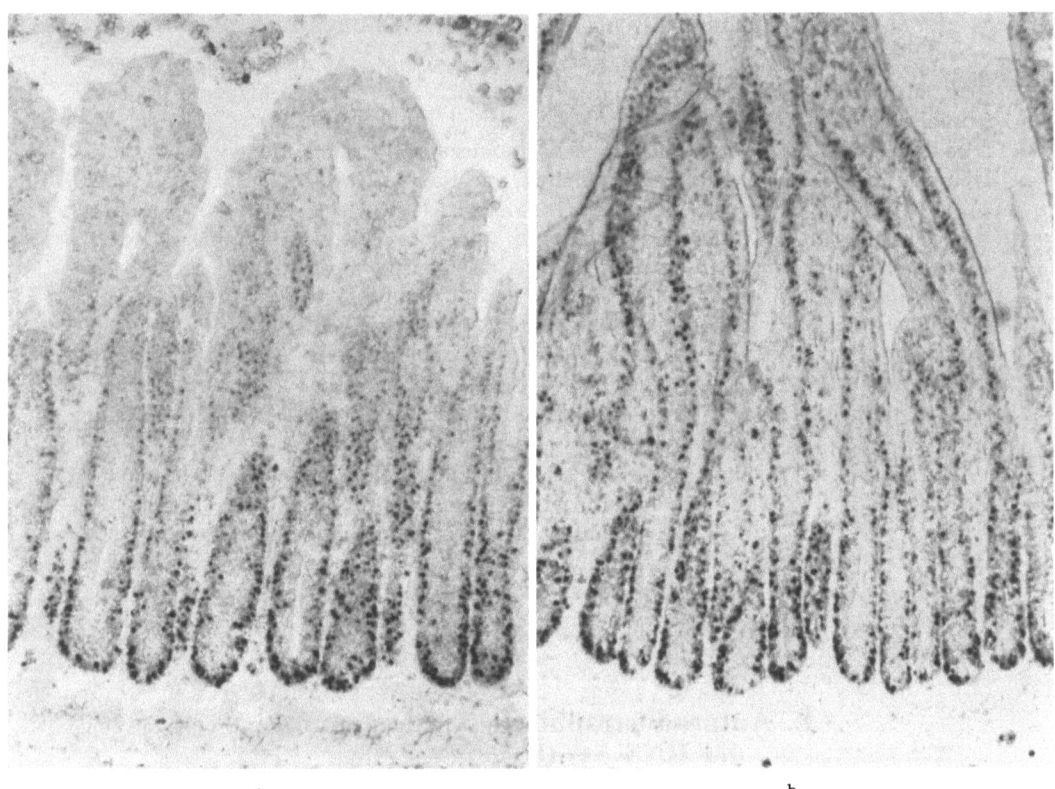

a   b

Abb. 27a u. b. Ungefärbte Autoradiogramme des Dünndarms der Maus. *a* 30 min nach Gabe von H^3-Uridin. *b* 30 min nach Gabe von H^3-Cytidin. Gleiches Inkorporations-Muster für beide RNS-Vorläufer. Stark geschwärzte Kerne der Kryptenzellen. (Aus Schultze und Maurer 1967.)

Cytidin und H^3-Uridin. Neben der Spezifität dieser Vorläufer erlaubt die Tritium-Markierung infolge der hohen autoradiographischen Auflösung eine genauere Zuordnung der Silberkörner zu den einzelnen Zellstrukturen. Darüber hinaus ist es möglich, diese markierten Verbindungen mit einer hohen spezifischen Aktivität herzustellen.

Eine selektive Markierung der RNS — ähnlich einer Markierung der DNS mit H^3-Thymidin — ist aber auch mit diesen Vorläufern nicht vollständig zu erreichen. Zu einem geringen Anteil werden diese Nucleoside auch in die DNS eingebaut, da Cytosin als Base in der DNS enthalten ist und Uridin zu einem geringen Teil über Desoxyuridin zu Thymidin umgewandelt werden kann. Nur Uridin, das lediglich

[1] Ficq 1955a, b, Sisken 1959, McMaster-Kaye 1960, 1962, Prescott 1959, 1960, Sibatani, de Kloet, Allfrey und Mirsky 1962.

in der 5-Stellung markiert ist, kann als selektiver Vorläufer für die RNS gelten, da es bei einer Umwandlung zu Thymidin über Desoxyuridin seine Markierung verlieren würde. Für HeLa-S_3-Zellen, von denen sich ständig ca. 25—30% in der DNS-Synthese-Phase befinden, wurde von FEINENDEGEN und BOND (1964) gefunden, daß nach kurzzeitiger Inkubation mit H^3-Cytidin ca. 5% der Markierung in der DNS enthalten waren. Bei Untersuchungen von Zellarten mit geringerer Proliferationsrate dürfte der in die DNS eingebaute Anteil der H^3-markierten Nucleoside noch wesentlich geringer sein. Die in der DNS-Synthese-Phase befindlichen Zellen lassen sich in den meisten Fällen an der stärkeren Markierung des Zellkernes erkennen. Paralleluntersuchungen mit H^3-Thymidin sowie simultane Markierung mit H^3-Cytidin bzw. H^3-Uridin und C^{14}-Thymidin oder auch Extraktion der Schnitte mit Ribonuclease können Aufschluß über den Anteil der Nucleoside geben, der in die DNS eingebaut wurde.

Parallele Untersuchungen mit H^3-Cytidin und H^3-Uridin an Mäusen [1] haben gezeigt, daß die beiden Nucleoside das gleiche relative Inkorporationsschema haben (Abb. 27). Bei gleichen Versuchszeiten wurden mit diesen beiden Nucleosiden für alle Organe ohne Ausnahme Autoradiogramme mit gleicher relativer Schwärzungsverteilung erhalten. Das spricht dafür, daß der Inkorporation der Nucleoside eine Neubildung von RNS im Sinne einer de novo-Synthese zugrunde liegt. Allerdings wird H^3-Uridin in viel geringerem Maße inkorporiert als H^3-Cytidin. Unter gleichen Versuchsbedingungen ist die Silberkorn-Dichte der Autoradiogramme mit H^3-Uridin etwa fünfmal kleiner als mit H^3-Cytidin. Auch in biochemischen Untersuchungen wurde bereits von HAMMARSTEN, REICHARD und SALUSTE (1949, 1950) eine entsprechend geringere Utilisationsrate für Uridin als für Cytidin gefunden. Offenbar wird Uridin im Gegensatz zu Cytidin in hohem Maße katabolisiert und ausgeschieden.

2. Verschiedene RNS-Fraktionen.

Von biochemischen Versuchen ist seit langem bekannt, daß es innerhalb des Kerns, des Nucleolus und des Cytoplasmas verschiedene Fraktionen von RNS gibt. Sie zeichnen sich durch unterschiedliche Basenzusammensetzung und unterschiedliche Dichtegradienten aus und unterscheiden sich auch deutlich hinsichtlich des Einbaus radioaktiver Vorläufer und somit in ihrer Stoffwechselaktivität [2].

Der größte Teil der Kern-RNS ist gebunden an Proteine, und zwar in Verbindung mit den chromosomalen oder nucleolären Strukturen. Diese Ribosomenähnliche RNS mit Sedimentationskoeffizienten von ca. 33 und 19 S enthält Moleküle mit relativ hohem Molekulargewicht. Ob es tatsächlich Kern-Ribosomen gibt, wie elektronenmikroskopische Untersuchungen vermuten lassen, ist noch immer eine offene Frage.

Im Zellkern, der ca. 15% der gesamten Zell-RNS enthält, befindet sich — wenn überhaupt — nur ein geringer Teil der Kern-RNS frei in Lösung. Es ist nicht sicher, ob der unterschiedlich große Anteil von sog. „löslicher" oder „transfer"-RNS (mit einem Sedimentationskoeffizienten von 4 S), der aus manchen Kernen tierischer Zellen isoliert wurde, tatsächlich Kern-RNS ist, oder ob diese „lösliche" RNS von einer Kontamination mit Cytoplasma während des Isolierungsprozesses herrührt. In jedem Falle dürfte der Anteil der „löslichen" RNS im Kern 5% der gesamten Kern-RNS nicht überschreiten.

---

[1] SCHULTZE, OEHLERT und MAURER 1961, SCHULTZE und MAURER 1962, 1963, 1967.
[2] VINCENT 1954, 1955a, b, 1957a, b, VINCENT und BALTUS 1960, SPORN und DINGMAN 1963, SIBATANI, DE KLOET, ALLFREY und MIRSKY 1962, HARRIS 1965.

Auch in der Basen-Zusammensetzung unterscheiden sich die verschiedenen RNS-Fraktionen. Dabei hat sich die Basenzusammensetzung der nucleolären RNS der durchschnittlichen Basenzusammensetzung der cytoplasmatischen RNS als sehr ähnlich erwiesen.

Die cytoplasmatische RNS besteht im wesentlichen aus zwei Fraktionen, der sog. „löslichen" RNS mit einer Sedimentationskonstanten von 4 S und der in den Ribonucleo-Protein-Partikeln, den sog. Ribosomen, enthaltenen RNS mit Sedimentationskoeffizienten von 28 und 16 S. Der Anteil dieser in den Ribosomen enthaltenen RNS macht mehr als $^3/_4$ der gesamten cytoplasmatischen RNS aus. Die Ribosomen mit einem Durchmesser von ca. 150 Å bestehen ungefähr zu je 50% aus RNS und Protein. Über die Bildung dieser Ribosomen und ihre Rolle im Transport für Informationen vom Kern zum Cytoplasma verweisen wir auf PERRY (1966).

Bei kurzzeitigen autoradiographischen Untersuchungen der RNS-Synthese der Zelle in vivo wird natürlich nur die Summe aller dieser unterschiedlichen RNS-Fraktionen erfaßt. Dabei überwiegt die RNS-Fraktion mit dem größten Umsatz.

Aber auch autoradiographische Untersuchungen der RNS-Synthese in den verschiedenen Zellstrukturen als Funktion der Versuchszeit haben gezeigt, daß zwischen unterschiedlich stoffwechselaktiven RNS-Fraktionen unterschieden werden kann. So konnten FEINENDEGEN und BOND (1964) in HeLa-S_3-Zellen nach Gabe von H^3-Cytidin im nucleolären Bereich drei nichtsäurelösliche RNS-Fraktionen mit unterschiedlicher Umsatzgeschwindigkeit nachweisen. AMANO, LEBLOND und NADLER (1965) fanden in Kernen von Leber- und Pankreaszellen der Maus nach Gabe von H^3-Cytidin drei RNS-Fraktionen mit verschiedenen Umsatz-Zeiten. Im Cytoplasma dagegen konnte nur der Umsatz der ribosomalen RNS gemessen werden.

3. Fixationseffekte.

Wie schon unter C II 2 genauer ausgeführt, ergibt sich bei der autoradiographischen Untersuchung der RNS-Synthese der Zelle noch ein weiteres Problem. Bei dem autoradiographischen Nachweis der markierten RNS spielt die Fixation des Gewebes eine große Rolle. Je nach verwandtem Fixationsmittel können neben der sog. „löslichen" RNS auch unterschiedliche Anteile der makromolekularen RNS aus dem Gewebe herausgelöst werden. Dabei kann der durch die Fixation herausgelöste Anteil an makromolekularer RNS für die verschiedenen Zellstrukturen verschieden sein[1]. Quantitative Untersuchungen durch Silberkornzählungen über verschiedene Zellstrukturen sowie Vergleiche zwischen zwei Untersuchungen sollten diesen Umstand berücksichtigen. (Einzelheiten s. unter C II 2.)

4. Ist die Silberkorn-Zahl ein Maß für die RNS-Syntheserate?

In einer Reihe autoradiographischer Untersuchungen ist der Einbau der markierten Nucleoside in die einzelnen Zellstrukturen durch Silberkornzählungen quantitativ ausgewertet worden. Diese Silberkorn-Zahlen entsprechen der Zahl der eingebauten markierten Nucleosid-Moleküle, sind aber keinesfalls einfach ein Maß für die Inkorporationsrate (Menge neugebildeter RNS/Zeiteinheit). Darüber

---

[1] SCHNEIDER und MAURER 1963.

würden die Silberkorn-Zahlen nur etwas aussagen, wenn die Pool-Verhältnisse der RNS-Vorläufer bekannt wären. Zumindest für den tierischen Organismus ist das aber nicht der Fall. Es ist nicht bekannt, ob eine Verdünnung des exogen zugeführten Vorläufers durch einen Vorläufer-Pool in der Zelle stattfindet, oder ob der celluläre Pool eventuell umgangen wird, wie es z. B. für HeLa-Zellen beschrieben wurde[1]. Hierzu verweisen wir auch auf die generellen Betrachtungen der Beziehungen zwischen autoradiographischer Schwärzung und Umsatzrate, dargestellt am Beispiel der Eiweiß-Synthese unter D I 1 und 2.

Wie aus dem eben beschriebenen erheblichen Einfluß des Fixationsmittels auf den Anteil der durch Fixation herausgelösten RNS hervorgeht, beziehen sich die Silberkorn-Zahlen nur auf den von dem speziellen Fixationsmittel nicht herausgelösten Anteil makromolekularer RNS.

Viel wesentlicher ist aber der Einfluß der β-Selbstabsorption auf die quantitative Auswertung von Autoradiogrammen nach Gabe von H^3-markierten Nucleosiden. Da die Dichte der Trockenmasse (Masse/μ^2) für die einzelnen Zellstrukturen im wasserfreien, entparaffinierten Schnitt sehr unterschiedlich ist, ist auch der Einfluß der Selbstabsorption auf die Silberkorn-Zahlen über den Zellstrukturen unterschiedlich. In quantitativen Untersuchungen des H^3-Uridin-Einbaus in die Oesophagusepithelien der Maus konnten SCHULTZE und MAURER (1963) durch Silberkornzählungen über den einzelnen Zellstrukturen nach kurzen Versuchszeiten zeigen, daß ohne Berücksichtigung der β-Selbstabsorption ca. 25% der gesamten H^3-Aktivität auf den Nucleolus, 70% auf den Kern und bis zu 5% auf das Cytoplasma entfielen. Unter Berücksichtigung der unterschiedlichen Selbstabsorptionskoeffizienten für die einzelnen Zellstrukturen in Schnitten der entsprechenden Dicke kehrte sich dieses Verhältnis praktisch um; d. h. für die tatsächliche H^3-Aktivitätsverteilung ergab sich ein Verhältnis von Nucleolus: Karyoplasma: Cytoplasma = 60:36:ca.4%. Daraus ist zu ersehen, welchen großen Einfluß die β-Selbstabsorption der weichen H^3-β-Strahlung auf die Ergebnisse quantitativer Silberkornzählung hat. (Siehe auch POLLISTER 1965 und ARNOLD 1965.)

In menschlichen epithelialen Adenocarcinom-Zellen fanden KASTEN und STRASSER (1966b) eine Markierungsdichte über Nucleolus, Kern und Cytoplasma von ungefähr 6:3:1 (ohne Berücksichtigung der β-Selbstabsorption).

II. Die celluläre RNS-Synthese unter physiologischen Bedingungen.

1. Intracelluläre RNS-Synthese.

a) Ort der RNS-Synthese innerhalb der Zelle.

Über die Lokalisation der RNS-Synthese innerhalb der Zelle besteht in der Literatur keine einheitliche Auffassung. Teils wird eine RNS-Synthese nur im Nucleolus angenommen mit nachfolgender Wanderung der RNS zum Kern und Cytoplasma, teils wird eine Synthese im Nucleolus und Karyoplasma und teils eine solche am Chromatin mit nachfolgender Migration der RNS zum Nucleolus angenommen. Viele autoradiographische Untersuchungen der cellulären RNS-Synthese in verschiedensten biologischen Objekten haben zumindest eines klar

---

[1] FEINENDEGEN, BOND und HUGHES 1961a, b.

ergeben, nämlich daß die Markierung im Kern vor der Markierung des Cytoplasmas erscheint (Abb. 28 und 29)[1].

Aus den zeitlichen Verlaufskurven der Einbauraten von RNS-Vorläufern in die verschiedenen Zellstrukturen schlossen einige Autoren, daß die Markierung der nucleolären RNS vor der chromosomalen RNS erfolgt[2] oder in beiden Zellstrukturen gleichzeitig, aber jedenfalls unabhängig voneinander[3], bzw. daß die Markierung des Chromatins vor der des Nucleolus stattfindet[4]. Diese Unterschiede mögen entweder tatsächlich existieren und durch das unterschiedliche biologische Material bedingt sein, das zu den Untersuchungen benutzt wurde, oder sie sind zurückzuführen auf verschiedene Fixationsmethoden, die von unterschiedlichem Einfluß auf die RNS-Aktivität in den verschiedenen Zellstrukturen sein können, worauf bereits hingewiesen wurde.

Durch Kombination von autoradiographischen und biochemischen Untersuchungsmethoden konnte erstmals die Synthese einer bestimmten RNS-Fraktion, der transfer-RNS, im Nucleolus wahrscheinlich gemacht werden[5]. In diesen Untersuchungen wurde eine selektive Markierung der nucleolären RNS in Speicheldrüsenzellen von Smittia dadurch erreicht, daß die Zellen in Gegenwart von DRB (5,6-dichloro-1-(β-D-ribofuranosyl)benzimidazole) und TRB (4,5,6-trichloro-Derivat), die beide die chromosomale (und auch cytoplasmatische) RNS-Synthese blockieren, mit C^{14}-Uridin inkubiert wurden. Die Extraktion dieser markierten nucleolären RNS ergab, daß sie, mit Ausnahme einer ganz geringen Aktivität in höher molekularer RNS, ausschließlich aus niedermolekularer RNS mit den Sedimentations-Charakteristiken der transfer-RNS bestand. Auf der anderen Seite haben Untersuchungen von Woods und Zubay (1965) ergeben, daß das Chromatin der Syntheseort der transfer-RNS zu sein scheint.

Ob RNS unabhängig im Cytoplasma gebildet wird oder nicht, ist immer noch ungeklärt. Die meisten Untersuchungen deuten darauf hin, daß, falls überhaupt eine unabhängige cytoplasmatische RNS-Synthese stattfindet, diese sehr gering sein muß[6]. Harris (1959) allerdings kam aufgrund seiner Inkubationsversuche

---

[1] Taylor 1953, 1960b, Taylor und McMaster 1955, McMaster-Kaye und Taylor 1958, McMaster-Kaye 1960, 1962, Odeblad und Magnusson 1954, Vincent 1954, 1955a, b, Fitzgerald und Vinijchaikul 1959, Goldstein und Micou 1959a, b, Woods 1959, 1962, Woods und Taylor 1959, Zalokar 1959, 1960a, b, Amano und Leblond 1960, Leblond und Amano 1962, Feinendegen, Bond und Cronkite 1960, Feinendegen, Bond, Shreeve und Painter 1960, Feinendegen und Bond 1963, 1964, Bond und Feinendegen 1964, King und Falk 1960, Oehlert 1961, Perry 1960, 1964a, Perry, Hell und Errera 1961, Perry, Errera, Hell und Dürwald 1961, Sirlin 1960b, 1962a, Sirlin, Jacob und Kato 1962, Sirlin, Tandler und Jacob 1963, Baeckeland und Chèvremont 1961, Chèvremont und Baeckeland 1961, Bogoroch und Siegel 1961, Caro und Forro 1961, Errera 1961, Rho und Bonner 1961, Sisken und Kinosita 1961c, Stöcker, Maurer und Altmann 1961a, b, Stöcker 1962a, b, 1963a, b, 1964b, Stöcker und Altmann 1963, van den Broek und Tatus 1961, Kimball und Perdue 1962, Lauf, Seemayer und Oehlert 1962, Prescott 1962, 1963, Prescott und Bender 1962, 1963b, Favard-Séréno und Durand 1963a, b, Schultze und Maurer 1963, Srinivasan, Miller-Faures, Brunfaut und Errera 1963, Chipchase und Birnstiel 1963, Davidson 1964, Fraser 1964, Gracheva 1964b, Monesi und Crippa 1964, Welling, Bootsma, van Muiswinkel und Berghegen 1965, Amano, Leblond und Nadler 1965, Franklin und Granboulan 1965, Fliedner, Kretschmer, Hillen und Wendt 1965; s. Einzelheiten auch bei Graham und Rake 1963.

[2] Taylor 1953, McMaster-Kaye und Taylor 1958, McMaster-Kaye 1960, Fitzgerald und Vinijchaikul 1959, Pelling 1959, Sirlin 1960b, Oehlert 1961.

[3] Perry 1960, Sisken und Kinosita 1961c, Amano und Leblond 1960, Schultze und Maurer 1963.

[4] Woods 1959, 1962, Goldstein und Micou 1959b.

[5] Birnstiel, Sirlin und Jacob 1965, Sirlin, Jacob und Birnstiel 1965.

[6] Siehe auch Schultze und Maurer 1963.

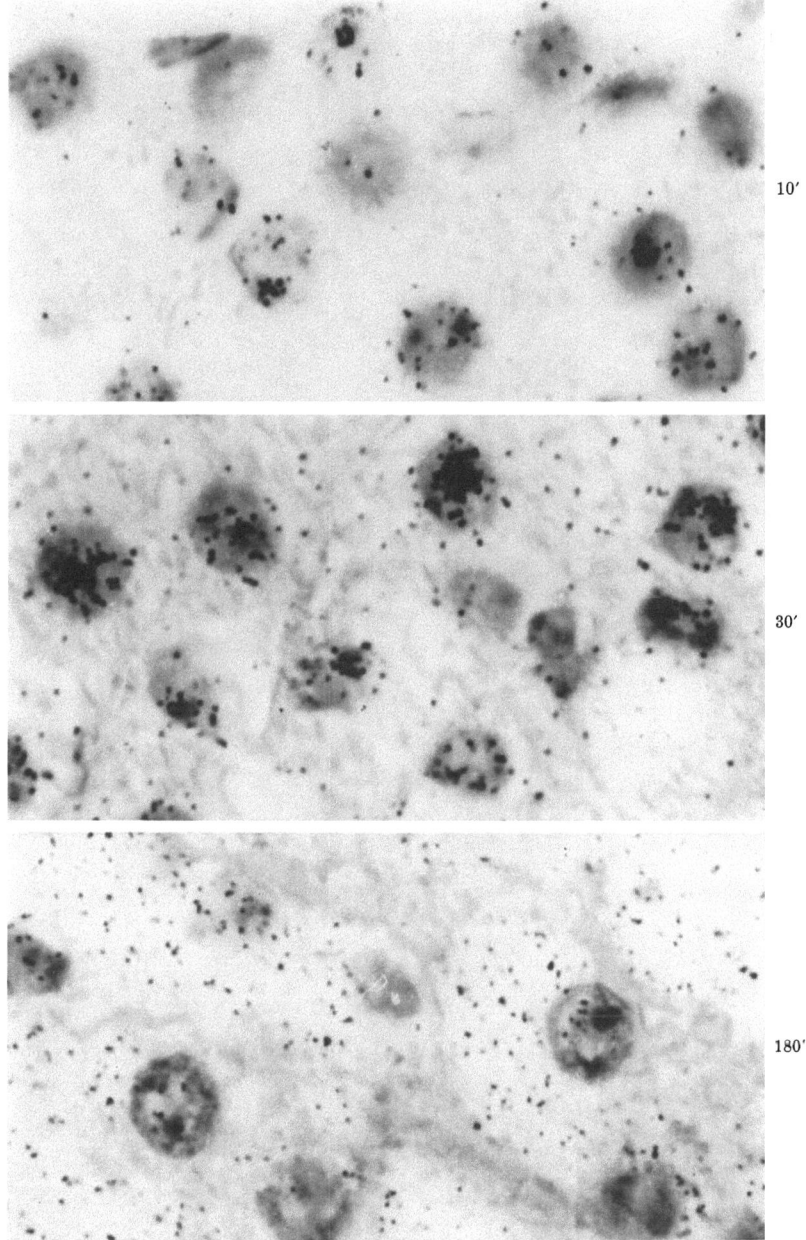

Abb. 28. Autoradiogramme der Nebenniere der Maus 10, 30 und 180 min nach Gabe von H³-Cytidin. H.E.-gefärbt. Nach 10 min Silberkörner vorwiegend über dem Nucleolus lokalisiert, nach 30 min zusätzlich diffuse Verteilung über dem Kern, nach 180 min Abnahme der Silberkorndichte über dem Kern, Zunahme über dem Cytoplasma.

von Zellkulturen mit RNS-Vorläufern zu dem Schluß, daß das Auftreten der cytoplasmatischen Markierung nur zu einem geringen Teil auf einem Transport aus dem Kern beruhen könne, und daß somit eine deutliche cytoplasmatische RNS-Synthese vorliege.

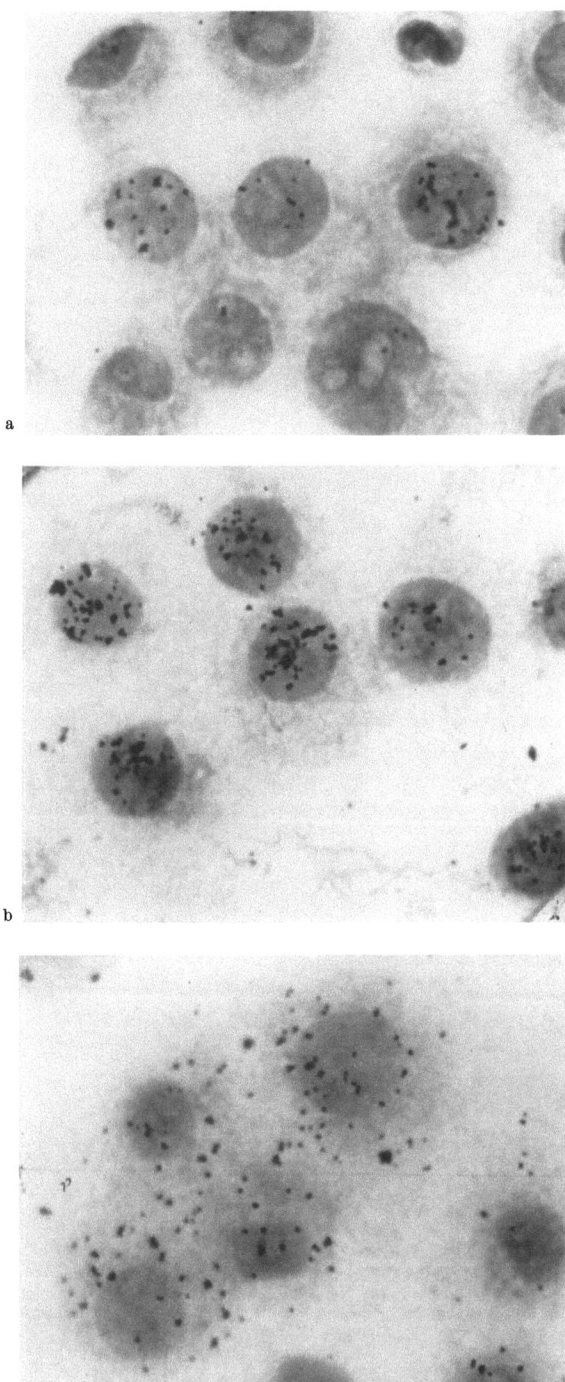

Abb. 29a—c. Autoradiogramme von Zellen des Ehrlich-Ascites-Carcinoms der Maus nach intraperitonealer Injektion von 50 µC H³-Cytidin. a 1 min; b 15 min; c 12 Std nach Injektion. Ilford G-5; 8 Tage Belichtungszeit; Vergr. 1100×. (Aus LAUF, SEEMAYER und OEHLERT 1962.)

b) Wanderung der RNS vom Kern zum Cytoplasma.

Aus den meisten autoradiographischen Untersuchungen der cellulären RNS-Synthese wurde auf einen Transport von neugebildeter RNS oder RNS-ähnlichem Material in säureunlöslicher hochmolekularer Form vom Kern zum Cytoplasma geschlossen, und zwar aufgrund einer Abnahme der Silberkornzahl über dem Kern als Funktion der Versuchszeit und einer entsprechenden Zunahme über dem Cytoplasma. Zum Teil wurden diese Ergebnisse als Wanderung von messenger-RNS vom Kern zum Cytoplasma interpretiert.

Die einzige direkte Beobachtung eines Ausschleusens von markierter makromolekularer RNS oder RNS-ähnlicher Substanz vom Nucleolus zum Cytoplasma wurde von STÖCKER, MAURER und ALTMANN (1961 b) und STÖCKER (1962 a) beschrieben. Diese Autoren untersuchten die RNS-Synthese in der Pankreas-Zelle der normalen Maus und nach Stimulierung mit Pilocarpin mit Hilfe der Autoradiographie nach Gabe von H^3-Cytidin. Auf den Autoradiogrammen wurde vielfach ein Anliegen der markierten Nucleolen an der Kernmembran beobachtet. In einigen Fällen waren die der Kernmembran anliegenden Nucleolen auch unmarkiert. Dann konnte aber an der Außenseite der Kernmembran im Cytoplasma eine Wolke von Silberkörnern nachgewiesen werden. Silberkornzählungen ergaben, daß die Silberkornzahl dieser Wolke außerhalb der Kernmembran ungefähr derjenigen entsprach, die gewöhnlich über den markierten Nucleolen beobachtet wurde.

c) Beziehung zwischen Kern-RNS und cytoplasmatischer RNS.

Mit der Methode der Enucleation oder Kern-Transplantation sowie der Bestrahlung mit einem UV-Mikrostrahl als auch der Anwendung von RNS-Synthese-Hemmern gelang der direkte Nachweis, daß ein Blockieren der RNS-Synthese im Kern zu einer Abnahme der cytoplasmatischen RNS führt.

α) Enucleation oder Kern-Transplantation.

Zur Klärung der Frage, ob die Kern-RNS ein Vorläufer der cytoplasmatischen RNS ist, eignen sich Einzeller als Untersuchungsobjekte besonders gut. Bei ihnen kann der Zellkern entfernt werden, oder es kann ein Kern in entkerntes Cytoplasma transplantiert werden. In Amoeba proteus, Acanthamoeba sp. und Tetrahymena pyriformis als auch in menschlichen Amnionzellen wurde kein Einbau markierter RNS-Vorläufer in den enucleierten Zelleib gefunden[1]. In Paramecium aurelia ohne Makronucleus wurden, verglichen mit Zellen mit Makronucleus, nur 2—3% RNS-Vorläufer eingebaut[2]. Auf der anderen Seite synthetisieren enucleierte Acetabularien weiterhin eine beträchtliche Menge RNS[3].

Im Hinblick auf diese Experimente mit enucleierten Zellen war die Untersuchung der RNS-Synthese in kernlosen tierischen Zellen, wie z. B. den Reticulocyten, von Interesse. PINHEIRO, LEBLOND und DROZ (1963) untersuchten die RNS-Synthese in Reticulocyten der Ratte nach Inkubation mit H^3-Uridin und H^3-Cytidin. Die Autoren fanden, daß nur kernhaltige Zellen RNS synthetisieren, während in den kernlosen Reticulocyten keine Markierung nachgewiesen werden konnte, obwohl diese Zellen immer noch Eiweiß synthetisieren[4]. In Hühner-Erythrocyten, die ihren Kern während der Reifung nicht verlieren, nahm die

---

[1] PRESCOTT 1959, 1960, 1962, GOLDSTEIN, MICOU und CROCKER 1960.
[2] KIMBALL und PRESCOTT 1964.
[3] BRACHET, CHANTRENNE und VANDERHAEGHE 1955, SCHWEIGER und BREMER 1960, 1961, SUTTER, WHITMAN und WEBSTER 1961.
[4] Siehe auch SCHWEIGER 1964, BORSOOK 1964.

durchschnittliche Silberkornzahl pro Zelle nach Gabe von H[3]-Uridin während des Reifungsprozesses sehr schnell ab, bis in den reifen Erythrocyten keine H[3]-Uridin-Inkorporation mehr gefunden wurde[1]. Das bedeutet, daß in reifen Erythrocyten keine RNS-Synthese mehr stattfindet, ganz gleichgültig ob ein Kern vorhanden ist oder nicht. Der Verlust des Zellkerns ist im Falle der Erythrocyten also keine Voraussetzung für das Sistieren der RNS-Synthese[2].

Die Umkehrung der Enucleations-Experimente, die Transplantation von P[32]-markierten Kernen in unmarkierte kernlose oder kernhaltige Amöben, zeigte, daß markiertes Material vom Kern ins Cytoplasma trat, wie mit Hilfe der Autoradiographie direkt nachgewiesen werden konnte. Eine Markierung des normalen unmarkierten Kerns erfolgte nicht[3].

Insgesamt sprechen diese Versuche mit Ausnahme der Experimente mit Acetabularien dafür, daß der größte Teil, vielleicht sogar die gesamte Zell-RNS, im Kern synthetisiert wird und dann ins Cytoplasma wandert.

β) UV-Mikro-Strahl-Technik.

Bestrahlung einzelner Zellstrukturen mit einem UV-Mikro-Strahl in Verbindung mit der hochauflösenden H[3]-Autoradiographie führte zu einer weiteren Aufklärung der Beziehung zwischen nucleolärer und cytoplasmatischer RNS. Perry und Errera (1960) und Perry, Hell und Errera (1961) zeigten, daß Bestrahlung von HeLa-Zell-Nucleolen mit einem UV-Mikro-Strahl den Einbau von RNS-Vorläufern in die nucleoläre RNS praktisch vollkommen unterbindet und das Auftreten neugebildeter cytoplasmatischer RNS um ca. 70% vermindert. Die RNS-Synthese in den extranucleolären Teilen des Zellkerns wird durch die Bestrahlung des Nucleolus um 30% gesenkt. Diese Ergebnisse stimmen gut mit den Versuchen von Schultze und Maurer (1963) überein, in denen gezeigt wurde, daß ca. 70% der Kern-RNS im Nucleolus gebildet werden. Sie sprechen außerdem sehr dafür, daß die RNS des nucleolär-chromosomalen Komplexes ein Vorläufer für die cytoplasmatische ribosomale RNS ist.

γ) RNS-Synthese-Hemmer.

Substanzen, die die RNS-Synthese hemmen, wie z. B. Actinomycin D, wurden ebenfalls in der Untersuchung der Beziehungen zwischen nucleärer und cytoplasmatischer RNS verwandt. In hohen Konzentrationen (10^{-6} M) hemmt Actinomycin D die RNS-Synthese in tierischen Zellen zu 90%[4]. In geringeren Konzentrationen (10^{-7} M und 10^{-8} M) hemmt Actinomycin D nur die nucleoläre RNS-Synthese, während im Chromatin-Anteil des Kerns noch eine deutliche RNS-Synthese stattfindet. Das Auftreten neugebildeter RNS im Cytoplasma ist dabei ebenfalls erheblich vermindert[5].

Wird das Actinomycin D vor der Verabfolgung des markierten RNS-Vorläufers appliziert, so verhindert es dessen Einbau in die RNS[6]. Wird das Actinomycin D nach der Markierung, d. h. also nach der Bildung von markierter nucleolärer RNS gegeben, dann wird diese nucleoläre RNS in Gegenwart der blockieren-

---

[1] Cameron und Prescott 1963.
[2] Siehe auch Fraser 1964.   [3] Goldstein und Plaut 1955.
[4] Reich, Franklin, Shatkin und Tatum 1961, Franklin 1963, Perry 1962, 1963, 1964a, Sirlin 1962b, Sirlin, Jacob und Kato 1962, Levy 1963, de Vitry 1964, Allfrey und Mirsky 1963, Smith und Schlegel 1964.
[5] Perry 1964a, Perry, Srinivasan und Kelley 1964, Stenram 1964, Stenram und Willén 1966.
[6] Arnold 1965.

den Substanz in ribosomale RNS übergeführt[1]. Allerdings konnte LEVY (1963) in HeLa-Zellen keinen Transport markierter RNS in das Cytoplasma in Gegenwart von Actinomycin D beobachten.

Auf die Versuche zur selektiven Markierung der nucleolären RNS, die für eine Synthese der transfer-RNS im Nucleolus sprechen, wurde schon oben hingewiesen. Sie wurden mit Hilfe sequentieller und reversibler Hemmung der RNS-Synthese in Nucleolus und Chromosomen durch Benzamide und substituierte Benzamide durchgeführt[2].

Neben Actinomycin D haben auch Histone einen hemmenden Effekt auf die RNS-Synthese. Dabei ist die hemmende Wirkung der verschiedenen Histon-Fraktionen unterschiedlich[3]. Werden zu isolierten Thymuskernen Histone, vor allem Arginin-reiche Histone, zugesetzt, so wird der Einbau von RNS-Vorläufern beträchtlich gehemmt. Andererseits haben Kerne, bei denen es durch Trypsin-Verdauung zu einem Verlust von Histonen gekommen ist, eine größere RNS-Syntheserate[4].

δ) Beziehung zwischen RNS-Synthese und DNS.

Mit Hilfe der autoradiographischen Technik war es auch möglich, zur Aufklärung der Wirkungsweise der RNS-Synthese-hemmenden Substanzen (Actinomycin D und Histone) beizutragen. Nach Markierung mit RNS-Vorläufern zeigten Autoradiogramme von Lampbrush-Chromosomen, die aus Oocyten von Triturus cristatus bzw. viridescens isoliert worden waren, eine starke Markierung der Chromosomenschleifen[5]. Auch in den polytänen Chromosomen der Speicheldrüsen von Dipteren wurde die stärkste Markierung in den Zwischenbanden und Puffs gefunden, d. h. also in Regionen mit aufgelockerter DNS[6]. Über eine allgemeine Beziehung zwischen der RNS-Syntheserate und der Größe des Puffs — besonders im Falle von Balbiani-Ringen — wurde von BEERMANN (1962) und von PELLING (1964) berichtet. Die RNS-Synthese dieser Strukturen nimmt mit ihrer Größe zu. Die Behandlung mit Actinomycin D als auch mit Histonen bewirkt eine sehr schnelle Kondensation und Retraktion der ausgedehnten Chromosomen-Schleifen-Strukturen und auf den Autoradiogrammen eine erhebliche Abnahme der Markierung über den Chromosomen-Schleifen[7]. Diese Ergebnisse deuten darauf hin, daß die DNS nur dann als eine Matrize für die RNS-Synthese fungiert, wenn sie in einem aufgelockerten, entspiralisierten Stadium ist. Actinomycin D und Histone jedoch verursachen durch ihre Verbindung mit der DNS eine Kondensation der DNS und damit eine Hemmung der RNS-Synthese. Im Falle der Histone mag dieses Verhalten ein Teil des physiologischen Mechanismus für die differentielle Kontrolle der Chromosomenaktivität sein.

Eine enge Assoziation von DNS-, nucleärer RNS- und Eiweiß-Synthese und cytoplasmatischer RNS-Synthese während der Interphase wurde auch von SEED (1966 a—d) in Zellkulturen verschiedenster Zellarten gefunden. Eine Verzögerung des Einsetzens der DNS-Synthese durch Röntgen-Strahlen führt zu einer Hemmung der Akkumulation von Eiweiß und RNS im Kern, sowie zu einer teilweisen Hemmung der RNS-Ansammlung im Cytoplasma.

---

[1] PERRY 1964a.
[2] SIRLIN und JACOB 1964, SIRLIN, JACOB und BIRNSTIEL 1965, BIRNSTIEL, SIRLIN und JACOB 1965.
[3] ALLFREY, LITTAU und MIRSKY 1963, ALLFREY und MIRSKY 1963, HINDLEY 1963.
[4] ALLFREY und MIRSKY 1962.
[5] GALL und CALLAN 1962, IZAWA, ALLFREY und MIRSKY 1963.
[6] FICQ, PAVAN und BRACHET 1958, FUJITA und TAKAMOTO 1963, SIRLIN und SCHOR 1962a, b.
[7] IZAWA, ALLFREY und MIRSKY 1963, ALLFREY und MIRSKY 1963.

Diese Ergebnisse stimmen gut mit den biochemischen Untersuchungen über den Einfluß einer Entfernung der DNS auf die RNS-Synthese überein. Während das Herauslösen von 70—80% der Gesamt-DNS des Kerns kaum Einfluß auf die RNS-Synthese hat, führt das Herauslösen der letzten 15—20% der DNS zu einem kompletten Sistieren der RNS-Synthese [1]. Das läßt vermuten, daß 15—20% der DNS aktiv als „primer" für die RNS fungieren, während der größte Teil der DNS inaktiv oder gehemmt ist, wahrscheinlich durch eine Verbindung mit Histonen.

Die beschriebenen hemmenden Effekte, die sowohl das Herauslösen der DNS als auch die Behandlung mit Actinomycin D und Histonen auf die RNS-Synthese haben, führen zu dem Schluß, daß praktisch die gesamte RNS-Synthese DNS-abhängig ist.

2. Größe der RNS-Synthese während der verschiedenen Teilphasen des Generationscyclus.

Im Gegensatz zur DNS-Synthese ist die RNS-Synthese zeitlich nicht auf einen bestimmten Teil der Interphase begrenzt. Wie eine Vielzahl von autoradiographischen Untersuchungen mit RNS-Vorläufern gezeigt hat, findet eine RNS-Synthese während der gesamten Interphase statt, d. h. auf den Autoradiogrammen sind alle Interphasenkerne markiert (Abb. 28). Quantitative Untersuchungen der RNS-Syntheserate durch Silberkornzählungen über Kernen verschiedener Zellarten der Maus in Kurzzeitversuchen mit H^3-Cytidin haben gezeigt, daß innerhalb einer Zellart die Kern-RNS-Synthese linear mit dem zunehmenden Kern-Volumen zwischen den beiden Mitosen ansteigt [2]. Zu ähnlichen Ergebnissen kam Crippa (1966) in neueren eingehenden Untersuchungen an Zellkulturen von chinesischen Hamster-Zellen CHEF, in denen die Markierung der RNS mit H^3-Uridin mit der histophotometrischen Bestimmung des DNS-Gehaltes der Zelle kombiniert wurde. Dabei stellte sich heraus, daß die Rate der chromosomalen und nucleolären RNS-Synthese am niedrigsten in G_1 ist. Sie nimmt kontinuierlich während der S-Phase zu, gleichlaufend mit der Zunahme des DNS-Gehaltes der Zelle, und bleibt dann durch G_2 hindurch konstant. Die RNS-Syntheserate ist während G_2 viel größer als während des Beginns der Interphase (G_1 und frühe S-Phase). In menschlichen epithelialen Adenocarcinom-Zellen CMP wurde dagegen ein scharfes Absinken der sonst während S und G_2 kontinuierlich großen RNS-Synthese zwischen 3—4 Std der S-Phase beobachtet. Während dieser Zeit findet keine RNS-Synthese in Nucleolus und Cytoplasma statt. Auch die RNS-Synthese des Chromatins ist deutlich vermindert [3].

Während der *Mitose* dagegen, ungefähr in der Mitte bis zum Ende der Prophase, wenn der Kondensationsgrad der Chromosomen erheblich zugenommen hat, sistiert die RNS-Synthese und setzt erst wieder gegen Mitte oder Ende der Telophase ein. Dieses Verhalten wurde für Pflanzenzellen [4], Zellkulturen [5], Tumorzellen [6] und tierische Zellen [7] beschrieben.

---

[1] Allfrey und Mirsky 1958, 1962, 1963.
[2] Schneider und Maurer 1963, Stöcker 1962c.   [3] Kasten und Strasser 1966b.
[4] Woodard, Rasch und Swift 1961, Das 1963, Van't Hof 1963, Harris und LaCour 1963, Davidson 1964, Kusanagi 1964a, Kessler 1967.
[5] Taylor 1960a, Feinendegen, Bond, Shreeve und Painter 1960, Prescott und Bender 1962, Konrad 1963, Errera und Brunfaut 1964, Monesi und Crippa 1964, Prescott 1964b, Reiter und Littlefield 1964, Crippa 1966, Showacre, Cooper und Prescott 1967, King und Barnhisel 1967.
[6] Baserga 1962b, Kasten und Strasser 1966b.
[7] Linnartz-Niklas, Hempel und Maurer 1964, Monesi 1964.

Die enge Beziehung zwischen kondensiertem Zustand der Chromosomen und dem Sistieren der RNS-Synthese wurde auch in den verschiedenen Zellarten des Hodens von Melanoplus differentialis bei der Bildung von Spermatiden aus primären Spermatogonien beobachtet; d. h. sie gilt sowohl für Zellen in Mitose als auch in Meiose[1].

Über das Verhalten der nucleolären RNS-Synthese während der Mitose besteht in der Literatur keine einheitliche Auffassung. Das (1963) berichtet über Versuche an Wurzelspitzen von Allium und Nigella, die zeigten, daß die RNS-Syntheserate zwar mit der Kondensation der Chromosomen während der Prophase abnahm, daß aber die nucleoläre RNS-Syntheserate so lange normal weiter lief, wie die Nucleolen vorhanden waren. TAYLOR (1960b) und PRESCOTT und BENDER (1962) dagegen fanden in Zellkulturen, daß die RNS-Synthese vollständig sistierte, sobald es zur Kondensation der Chromosomen kam, und zwar bevor ein Zerfall der Kern-Membran und das Verschwinden des Nucleolus eintraten. Das spricht gegen die Ansicht, daß die Kern-RNS-Synthese infolge des Verschwindens des Nucleolus sistiert; im Gegenteil, es unterstützt die Auffassung, daß das Sistieren der RNS-Synthese für das Verschwinden des Nucleolus verantwortlich ist. KUSANAGI (1964b) beobachtete an Wurzelspitzen von Luzula unter Verwendung von H[3]-Cytidin, daß die nucleoläre RNS während der späten Prophase oder Pro-Metaphase zu den Metaphase-Chromosomen wandert, um sich mit ihnen zu verbinden. Nach Auflösung des Nucleolus scheint die nucleoläre RNS in der Spindel und im Cytoplasma verteilt zu sein.

Die meisten Untersuchungen der RNS-Synthese während der Mitose begnügen sich mit der Feststellung, daß die RNS-Synthese während der Mitose sistiert. Quantitative autoradiographische Untersuchungen der Abnahme der RNS-Synthese während der Mitose haben gezeigt, daß die RNS-Syntheserate während der Meta-Anaphase bis auf einen Minimalwert von 13—16% in Zellkulturen von Säugetierzellen[2] bzw. 5—10% in Zellen der Maus[3] absinkt. Die Abnahme der Eiweiß-Syntheserate während des gleichen Zeitraumes ist viel weniger ins Gewicht fallend. TAYLOR (1960b) weist darauf hin, daß eine so geringe RNS-Synthese während der Mitose, die nur wenigen Prozent der regulären RNS-Synthese während der Interphase entspricht, in autoradiographischen Untersuchungen leicht übersehen werden kann. Deshalb wird in den meisten Untersuchungen nur ein völliges Sistieren der RNS-Synthese während der Mitose festgestellt.

Zellen, die durch Colchicin in der Metaphase fixiert werden, synthetisieren keine RNS, oder die RNS-Synthese ist extrem gering unter dieser Verlängerung der Mitose[4].

Auch das Aufhören bzw. die extreme Abnahme der RNS-Synthese während der Mitose unterstützt die Annahme, daß die DNS nur in aufgelockertem Zustand als Matrize für die RNS fungieren kann. Diese Hypothese wurde auch durch die Befunde von TAYLOR (1959) erhärtet, der eine Abnahme der RNS-Synthese während der Meiose in Lilium longiflorum beobachtete. Ähnliche Ergebnisse wurden auch von HENDERSON (1963, 1964) und DAS, SIEGEL und ALFERT (1965) beschrieben. HENDERSON verfolgte autoradiographisch unter Verwendung von H[3]-Uridin den Verlauf der RNS-Synthese durch alle Stadien der Meiose in Schistocerca gregaria. Die RNS-Synthese nahm progressiv während der Diakinese mit zunehmender Knäuelung der Chromosomen ab und sistierte in dem Moment, in dem die Kernmembran aufgelöst wurde. Keine RNS-Vorläufer wurden während der 1. Meta- und Anaphase in die Autosomen eingebaut. Während der 2. Prophase

---

[1] MUCKENTHALER 1964.   [2] KONRAD 1963.
[3] LINNARTZ-NIKLAS, HEMPEL und MAURER 1964.
[4] TAYLOR 1960a, PRESCOTT und BENDER 1962, KONRAD 1963.

wurde wiederum RNS an den entfalteten Autosomen synthetisiert. Mit zunehmender Knäuelung der Chromosomen nahm die RNS-Synthese wieder ab und stoppte vollkommen während des kontrahierten Zustands der Chromosomen durch die 2. Meta- und Anaphase. Auch bei der Meiose der Maus sistiert der Einbau von H³-Uridin in die RNS während der frühen meiotischen Prophase bis zum frühen Pachyten, steigt dann schnell zu einem Maximum im mittleren Pachyten. Während des späten Pachytens, Diplotens und der Diakinese nimmt die RNS-Synthese wieder progressiv mit zunehmender Chromosomen-Knäuelung ab, um während der Meta- und Anaphase vollständig zu ruhen[1].

Eine enge Beziehung zwischen RNS-Synthese und Kondensations-Zustand der DNS wurde weiterhin von den Ergebnissen von Hsu (1962) bestätigt. Dieser Autor fand nach Gabe von H³-Uridin eine geringere Markierung des mehr kondensierten Heterochromatins, verglichen mit dem mehr entspiralisierten Euchromatin in den Interphase-Zellen des H_{4C}-Zellstammes der Maus. Während der Mitose, während der Eu- und Heterochromatin kondensiert sind, sistiert die RNS-Synthese. Andererseits konnten Mitchison und Lark (1962) keine Abnahme der RNS-Syntheserate während der Kernteilung in Hefezellen (Schizosaccharomyces Pombe, H³-Adenin) finden. Diese Autoren schlossen daraus, daß der Unterschied zum Verhalten der Zellen höherer Organismen in dem Fehlen kondensierter Chromosomen und einer wirklichen Mitose in den Hefezellen beruhen mag.

Ein abrupter Anstieg der RNS-Synthese während der Mitose wurde in synchronisierten Zellen von L. acidophilus beobachtet[2]. Im Gegensatz zu den Untersuchungen von Baserga (1962b) berichteten Lauf, Seemayer und Oehlert (1962), daß die RNS-Synthese in Ascites-Tumorzellen auch während der Mitose weiterläuft.

3. Größe der RNS-Synthese in verschiedenen Zellarten des tierischen Organismus.

In den vorhergehenden Abschnitten dieses Kapitels wurde nur die intracelluläre RNS-Synthese betrachtet. Autoradiographische Untersuchungen der RNS-Synthese von Organen und Geweben der Maus und Ratte haben aber auch gezeigt, daß die unterschiedlichen Zellarten verschiedene RNS-Syntheseraten haben (Abb. 27, 30 und 31)[3]. Dabei war besonders die Feststellung überraschend, daß die beiden Nucleoside H³-Cytidin und H³-Uridin das gleiche Inkorporationsschema zeigten wie die markierten Aminosäuren. Bestimmte Zellarten, wie die Hauptzellen des Drüsenmagens, die Kryptenepithelien des Dünndarms und Dickdarms, die Ganglienzellen des Plexus myentericus, die serösen Endstücke der Speicheldrüsen, die Zellen der Nebennierenrinde und des Plexus chorioideus haben einen großen RNS-Stoffwechsel, verglichen z. B. mit den Muskelzellen und dem Bindegewebe, die einen sehr geringen Nucleosid-Einbau haben.

4. Vergleich zwischen der Größe der Eiweiß- und der RNS-Synthese in verschiedenen Zellarten des tierischen Organismus.

Wie schon oben erwähnt, haben vergleichende autoradiographische Untersuchungen des Eiweiß- und RNS-Stoffwechsels der Gewebe normaler erwachsener Mäuse und Ratten zu sehr ähnlichen Autoradiogrammen geführt[4]. Abgesehen von der unterschiedlichen intracellulären Anordnung der Silberkörner, die im Falle der RNS vorwiegend über Nucleolus und Kern lokalisiert sind und im Falle

---

[1] Monesi 1965.   [2] Burns 1961.   [3] Schultze, Oehlert und Maurer 1961.
[4] Schultze, Oehlert und Maurer 1961, Schultze und Maurer 1962, Schultze, Citoler, Hempel, Citoler und Maurer 1965, Schultze und Maurer 1967.

des Eiweißes relativ gleichmäßig über Kern und Cytoplasma verteilt sind, war die
Schwärzungsverteilung auf den Autoradiogrammen sowohl für RNS-Vorläufer
als auch für Aminosäuren in Kurzzeitversuchen sehr ähnlich (Abb. 30 und 31).
Eine quantitative Auswertung der Autoradiogramme durch Silberkornzählung
pro Flächeneinheit ergab für die verschiedenen Zellarten übereinstimmende relative Silberkorndichten für RNS-Vorläufer und Aminosäuren (Tabelle 13).

Tabelle 13. *Relative Silberkorndichte über verschiedenen Zellarten der Maus (bezogen auf Leber*
= 100) nach Gabe markierter Aminosäuren und RNS-Vorläufer. (Aus SCHULTZE, OEHLERT und
MAURER 1961.)

Gewebe	I [H³] Leucin	II [C¹⁴] Lysin	III [S³⁵] Aminosäuren	IV [H³] Cytidin	V [H³] Uridin
Pankreas-Epithelien . .	440	530	400	150	75
Epithelien (Dünndarm)	410	300	300	440	500
Plexus chorioideus . .	205	163	210	215	—
Speicheldrüse	160	—	—	230	—
Leber	=100	=100	=100	=100	=100
Nebennierenrinde . . .	234	250	223	280	270
Nebennierenmark . . .	84	88	77	92	95
Zunge (Strat. spin.) . .	—	280	—	300	235
Zunge (Muskulatur) . .	31	33	50	30	29
Muskulatur (Dünndarm)	—	24	23	21	35
Muskulatur (Magen) . .	—	49	21	36	32
Skeletmuskulatur . . .	20	—	—	—	—

Tötungszeit in I 45 min, in II 90 min, in III 75 min, in IV 180 min, in V 40 min.

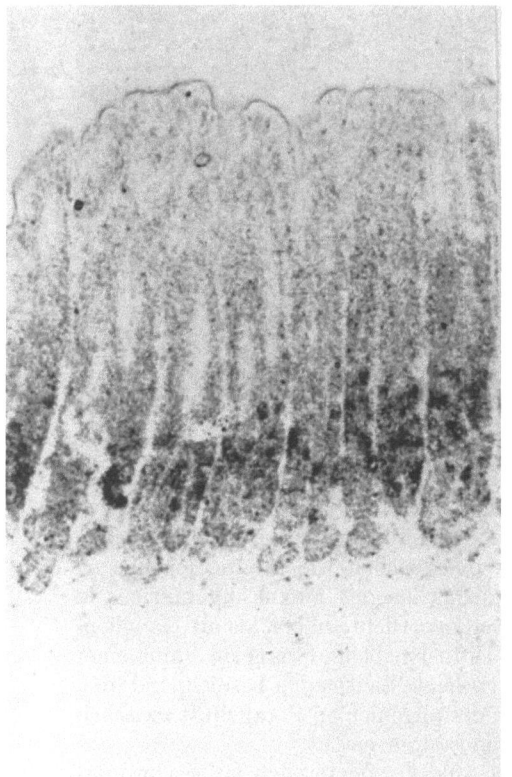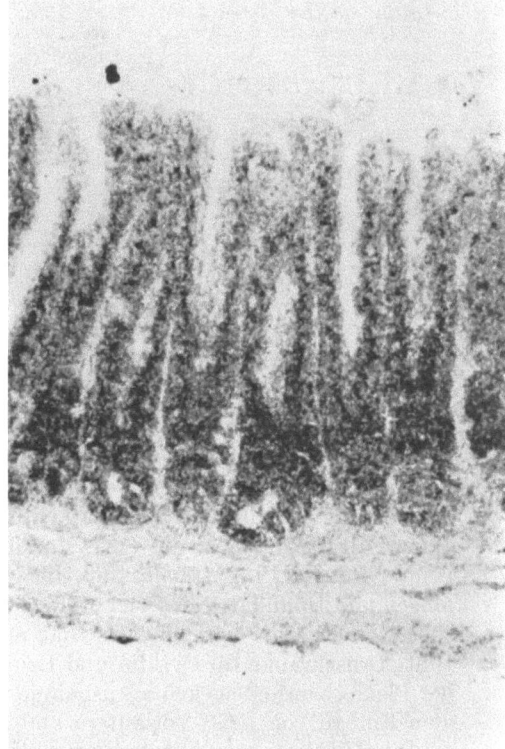

a   b

Abb. 30a u. b. Ungefärbte Autoradiogramme des Magens der Maus. a 180 min nach Gabe von H³-Cytidin; b 45 min
nach Gabe von H³-DL-Leucin. Größte Silberkorndichte über den Hauptzellen; geringste Korndichte über Submucosa und Muskulatur. (Aus SCHULTZE, OEHLERT und MAURER 1961.)

Eine Ausnahme von dieser Regel bilden Zentralnervensystem, Niere und Pankreas.

Innerhalb des Zentralnervensystems ist auch nach Gabe von H³-Cytidin und H³-Uridin die Silberkorndichte über den Ganglienzellen sehr viel größer als über den Gliazellen. Während aber nach Gabe markierter Aminosäuren die Ganglienzellen ähnlich wie die Epithelien des Plexus chorioideus und des exokrinen Pankreas zu den Zellen mit der größten Silberkorndichte überhaupt gehören, ist

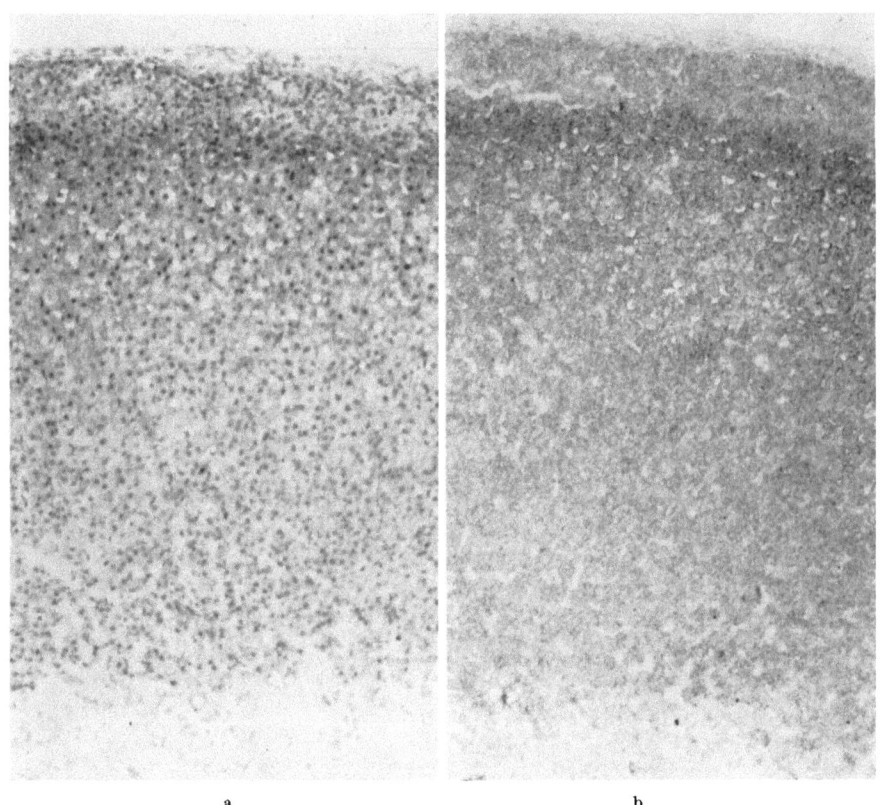

a   b

Abb. 31a u. b. Autoradiogramme der Nebenniere der Maus. a 180 min nach Gabe von H³-Cytidin; b 60 min nach Gabe von H³-DL-Leucin. Schwach mit H.E. gefärbt. Größte Silberkorndichte über der Rinde, besonders über der äußeren Fasciculata; geringe Silberkorndichte über dem Mark. (Aus SCHULTZE, CITOLER, HEMPEL, CITOLER und MAURER 1965.)

die relative Inkorporation der RNS-Vorläufer innerhalb des Zentralnervensystems insgesamt um fast eine Zehnerpotenz geringer. Im übrigen sind die relativen Schwärzungsverhältnisse über der Groß- und Kleinhirnrinde und den verschiedenen Kernarealen für die RNS-Vorläufer die gleichen wie für die markierten Aminosäuren. Die Tatsache, daß die Ganglienzellen des Plexus myentericus in Magen und Dünndarm eine viel größere Silberkorn-Dichte haben als die Ganglienzellen des Gehirns, spricht dafür, daß eine Diffusionsbehinderung im Sinne einer Blut-Hirnschranke für Cytidin und Uridin vorliegt. Es ist auch bezeichnend, daß der Plexus chorioideus keine Ausnahme von der allgemeinen Parallelität zwischen dem Einbau von RNS-Vorläufern und Aminosäuren macht.

Im Gegensatz zum autoradiographischen Bild der Niere nach Gabe von markierten Aminosäuren, wobei die Rinde viel stärker geschwärzt ist als das Mark, findet sich mit H³-Cytidin und H³-Uridin über dem Mark eine größere Silberkorndichte als über der Rinde. Innerhalb der Rinde sind die Glomeruli und die Zellen der Henleschen Schleifen stärker geschwärzt als die Epithelien der Hauptstücke. Umgekehrte Verhältnisse gelten für markierte Aminosäuren. Diese Diskrepanz ist insofern nicht überraschend, als sich gerade in der Niere Zellstoffwechsel, Ausscheidung und Rückresorption in schwer übersehbarer Weise überlagern.

Die Epithelien des exokrinen Pankreas zeigen mit H^3-Cytidin und H^3-Uridin eine viel geringere mittlere Silberkorndichte als mit markierten Aminosäuren (s. Tabelle 13). Eine Erklärung für dieses Verhalten kann z. Z. noch nicht gegeben werden. Ob hier bestimmte Funktionszustände eine Rolle spielen, müssen weitere Versuche zeigen.

Abgesehen von diesen drei Ausnahmen kann von der Übereinstimmung der Autoradiogramme mit markierten RNS-Vorläufern und Aminosäuren abgeleitet werden, daß innerhalb des gesamten Organismus die absolute Größe des RNS-Umsatzes der absoluten Größe des Eiweiß-Umsatzes (jeweils in g/Zeiteinheit) angenähert proportional ist. Diese Parallelität zwischen Eiweiß- und RNS-Stoffwechsel kann folgendermaßen ausgedrückt werden:

$$\text{Eiweiß-Umsatz} = c \cdot \text{RNS-Umsatz}$$

Dabei sollte c für alle Zellen des Organismus angenähert den gleichen Wert haben. Dieser Wert von c kann bestimmt werden, wenn für irgendein Organ beide oben genannten Stoffwechselgrößen bekannt sind. Für die Leber der Ratte ist das der Fall. Nach biochemischen Untersuchungen beträgt die Eiweiß-Umsatzrate für die Rattenleber 40 mg/1 g Leber/Tag[1] und die Umsatzrate der makromolekularen RNS 1,7 mg RNS/1 g Leber/Tag[2]. Daraus folgt, daß in der Rattenleber der Eiweiß-Umsatz ca. 23mal größer ist als der RNS-Umsatz. Abgesehen von den oben erwähnten Ausnahmen, sollte dieses Verhältnis für alle Zellen des Organismus gelten.

Für den Zellkern allein betrachtet, ergeben sich dagegen ganz andere Verhältnisse. Da, wie unter D II 2 c bereits dargestellt, die Eiweiß-Syntheserate im ganzen Kern ca. 10mal geringer ist als im gesamten Cytoplasma der Zelle, auf der anderen Seite aber praktisch die gesamte RNS der Zelle im Kern synthetisiert wird, ergibt sich für den Zellkern ein Verhältnis von Eiweiß- zu RNS-Synthese von 2:1. Das heißt, für die Mehrzahl der Zellarten im Organismus sollte die absolute Eiweiß-Syntheserate im Zellkern ca. 2—3mal größer sein als diejenige der RNS.

Es ist ferner möglich, Schlüsse auf das Verhältnis dieser beiden Syntheseraten für Karyoplasma und Nucleolus getrennt zu ziehen. Wie oben erwähnt, zeigen die Autoradiogramme mit RNS-Vorläufern, daß ca. $^2/_3$ der nucleären RNS-Synthese im Nucleolus und ca. $^1/_3$ im Karyoplasma stattfinden[3]. Dagegen werden höchstens 1—2% des nucleären Eiweißes im Nucleolus gebildet (s. unter D III c). Das ergibt ein Verhältnis von Eiweiß- zu RNS-Syntheserate im Karyoplasma von 6:1, im Nucleolus dagegen von 1:30 und mehr. Diese Verhältnisse sollten in allen Zellarten des Organismus ähnlich sein (s. Tabelle 14).

Wenn diese Beziehungen und Zahlen zwar nur innerhalb gewisser Grenzen gültig sind — nämlich innerhalb der Genauigkeit der Silberkornzählungen und der Übereinstimmung der autoradiographischen Ergebnisse — so geben sie doch Größenordnungen an und zeigen, daß die Synthese-Verhältnisse bei den verschiedenen Zellarten sehr viel ähnlicher sind, als man aufgrund der sehr unterschiedlichen Morphologie und Funktion erwarten könnte.

---

[1] NIKLAS, QUINCKE, MAURER und NEYEN 1958.
[2] ERNST 1956.   [3] SCHULTZE und MAURER 1963.

Tabelle 14. *Verhältnis der Umsatzraten (Menge/Zeiteinheit) von Eiweiß und RNS, bezogen auf die ganze Zelle, den Kern, das Karyoplasma und den Nucleolus.*

$$\text{Eiweiß-Umsatzrate} \cong c \cdot \text{RNS-Umsatzrate}$$

$$c \cong \frac{\text{Eiweiß-Umsatzrate}}{\text{RNS-Umsatzrate}}$$

$$c \cong \frac{40\ \text{mg/g} \cdot \text{Tag}}{1{,}7\ \text{mg/g} \cdot \text{Tag}} \quad \text{(Werte für Ratten-Leber)}$$

$$c \cong 23$$

	Eiweiß : RNS	Eiweiß : RNS
Zelle	23:1	
Kern	2:1	
Karyoplasma	$2:{}^{1}/_{3}$	6:1
Nucleolus	$<{}^{2}/_{100}:{}^{2}/_{3}$	$<1:30$

Die oberste Gleichung ist Ausdruck für das übereinstimmende autoradiographische Verhalten von markierten Aminosäuren und markierten RNS-Vorläufern; Näheres s. Text.

Die Ergebnisse dieser vergleichenden Untersuchung des RNS- und Eiweiß-Stoffwechsels führen noch zu einem weiteren interessanten Schluß. Die von Caspersson und Brachet gefundene und auch in quantitativer Weise bestätigte [1] Proportionalität zwischen dem Eiweiß-Umsatz und dem RNS-Gehalt einer Zelle kann in folgender Weise formuliert werden:

$$\text{Eiweiß-Umsatz} = c_1 \cdot \text{RNS-Gehalt}$$

Nach den eben beschriebenen Untersuchungen gilt aber auch

$$\text{Eiweiß-Umsatz} = c_2 \cdot \text{RNS-Umsatz}$$

Die Division beider Gleichungen ergibt:

$$\frac{\text{RNS-Gehalt}}{\text{RNS-Umsatz}} = \frac{c_2}{c_1} = \text{konstant} = \text{mittlere Lebensdauer der RNS.}$$

Wegen der Konstanz von c_1 und c_2 im Organismus sollte auch die mittlere Lebensdauer der RNS im Organismus angenähert konstant sein. Direkte Messungen der mittleren Lebensdauer der RNS, d. h. derjenigen Zeit, während der die RNS einer Zelle ihrem Betrage nach einmal umgesetzt wird, liegen in der Literatur bisher nicht vor. Messungen von Hammarsten und Hevesy (1946) mit P^{32}, die zeigen, daß in verschiedenen Organen in gleichen Zeiten offenbar gleiche Bruchteile der RNS umgesetzt werden, sprechen für dieses indirekte Ergebnis einer gleichen mittleren Lebensdauer der RNS in verschiedenen Organen. Von Ernst (1956) wurde für die mittlere Lebensdauer der RNS der Rattenleber mit P^{32} ein Wert von 5 Tagen gemessen. Dieser Wert dürfte also in bestimmten Grenzen charakteristisch für alle Zellarten sein.

Wird diese mittlere Lebensdauer nicht auf die ganze celluläre RNS bezogen, sondern nur auf die Kern-RNS, so wird ihr Wert ca. 10mal kleiner, da der Kern nur etwa $^{1}/_{10}$ der gesamten RNS der Zelle enthält. Das heißt, die mittlere Lebensdauer der Kern-RNS sollte in der Mehrzahl der Zellarten ca. einen halben Tag betragen. Das stimmt sehr gut mit den autoradiographischen Beobachtungen überein, die zeigen, daß die Wanderung der RNS aus dem Kern in das Cytoplasma in allen untersuchten Zellarten ungefähr die gleiche Zeit in Anspruch nimmt.

---

[1] Niklas und Oehlert 1956, Ficq und Brachet 1956.

Diese Konstanz der mittleren Lebensdauer der RNS könnte mit einer grundsätzlichen Beziehung zwischen RNS- und Eiweiß-Synthese zusammenhängen.

In speziellen Untersuchungen bestimmter Gewebe wurde auch von einer Reihe
anderer Autoren eine Proportionalität zwischen Eiweiß- und RNS-Synthese
bestätigt, so z. B. für die Zellen des Knorpels und Knochens der Ratte[1], für die
Cochlea der Maus[2], für das Pankreas der Maus[3] sowie für in vitro inkubierte
menschliche Knochenmarkzellen[4]. Selbst während des Cancerisierungsprozesses
wurde eine Parallelität zwischen Eiweiß- und RNS-Synthese beobachtet. Eine
Behandlung der Mäusehaut mit Methylcholanthren führte zu einem parallelen
Anstieg der RNS- und Eiweiß-Synthese in der Zelle[5].

III. Die celluläre RNS-Synthese
unter pathologischen Bedingungen.

Die RNS-Synthese wurde auch unter experimentell-pathologischen Bedingungen autoradiographisch untersucht. Während der *Regeneration* der Leber z. B.
erholt sich die RNS-Synthese von den Wirkungen einer partiellen Hepatektomie
viel schneller als die Eiweiß-Synthese. Solche Untersuchungen wurden von LOGAN,
FICQ und ERRERA (1959) an isolierten Rattenleber-Kernen mit C^{14}-Adenin durchgeführt. WILLIAMSON und GUSCHLBAUER (1963) untersuchten die RNS-Synthese
im regenerierenden Wundgewebe von Ratten mit P^{32} und fanden einen Anstieg
der RNS-Synthese während der ersten Stadien der Regeneration und später eine
Verminderung.

In Untersuchungen von *Tumor-Induktion* durch Behandlung der Mäusehaut
mit carcinogenem Kohlenwasserstoff (DMBA) wurde autoradiographisch ein
verminderter Einbau von H^3-Cytidin in die Zellen gefunden[6]. Im Gegensatz zu
diesen Ergebnissen berichteten OEHLERT, COTÉ und BÜCHNER (1961) und OEHLERT
und v. PEIN (1963) über einen deutlichen Anstieg der RNS-Syntheserate in den
Zellkernen bereits nach einmaliger Behandlung der Mäusehaut mit Methylcholanthren. Die Induktion von hepatocellulärem Carcinom durch Verfütterung
von Diäthylnitrosamin an Ratten führte ebenfalls zu einem relativen Anstieg
der H^3-Cytidin-Inkorporation in die Kerne der Leberepithelien, während die
Eiweiß-Synthese und der RNS-Gehalt vermindert waren[7]. Unter Einwirkung
von Äthionin kommt es in den Pankreas- und Leberepithelien sowie in den Hauptzellen des Drüsenmagens der Ratte nicht nur zu einer Verarmung des Cytoplasmas
an RNS, sondern auch zu einer Hemmung der RNS-Neubildung im Zellkern. In
der Erholungsphase (3 Tage nach der letzten Äthioninjektion) zeigen vor allem
die Leberepithelien eine überschießende RNS-Synthese mit Kern- und Nucleolen-
vergrößerung[8].

Hier sollte nicht versäumt werden, darauf hinzuweisen, daß Schlüsse aus
autoradiographischen Untersuchungen des Einbaus von RNS-Vorläufern und
Aminosäuren unter dem Einfluß von Carcinogenen mit besonderer Vorsicht gezogen werden müssen. Es ist noch immer unbekannt, ob ein direkter chemischer
Einfluß dieser Substanzen auf die RNS-Synthese oder ein Einfluß auf den
Vorläufer-Pool vorliegt. Deshalb erhebt sich die Frage, ob in diesen Untersuchungen tatsächlich wahre Umsatzraten gemessen wurden.

---

[1] KOBURG 1961b, 1962a, YOUNG 1963.   [2] KOBURG 1961b.
[3] STÖCKER, MAURER und ALTMANN 1961a.   [4] GAVOSTO 1962.
[5] BÜCHNER 1961, OEHLERT, COTÉ und BÜCHNER 1961, OEHLERT und v. PEIN 1963.
[6] SINCLAIR und MCCARTER 1964.   [7] OEHLERT und HARTJE 1963a, b.
[8] BECK, KRAMSCH und OEHLERT 1965.

Von Stöcker, Hauswaldt und Klinge (1966) wurde der Einfluß von verschiedenen chemischen Substanzen auf die RNS-Synthese von Zellen der Langerhansschen Inseln untersucht. Nach Gabe von Insulin und Tolbutamid fanden diese Autoren, daß H³-Cytidin in A- und B-Zellen vermehrt eingebaut wird, während nach Behandlung mit Glucagon und Alloxan die Kern-RNS-Synthese der Zellen abnahm.

Von biochemischen Untersuchungen ist bekannt, daß *Röntgen-Bestrahlung* die Aufnahme von P³² in die Kern-RNS der Leber von Ratte und Maus erheblich senkt[1]. Autoradiographische Untersuchungen ermöglichen eine weitgehende Klärung der Frage, welche intracellulären Strukturen durch die Röntgen-Bestrahlung betroffen sind. So hat Vorbrodt (1962) in Versuchen mit C¹⁴-Orotsäure gefunden, daß Röntgen-Bestrahlung mit 2300 r die durchschnittliche Silberkornzahl über den Kernen und in ähnlicher Weise auch über dem Cytoplasma von Ehrlich-Ascites-Tumor-Zellen bis zu 8 Std nach Bestrahlung vermindert. Aus diesen Ergebnissen schließt der Autor, daß die Röntgen-Bestrahlung im Kern die Synthese derjenigen RNS-Fraktion hemmt oder verlangsamt, die in nicht bestrahlten Zellen in das Cytoplasma übertritt. Hemmung des C¹⁴-Adenin-Einbaus in die RNS von isolierten Kalbs-Thymus-Kernen durch Röntgen-Bestrahlung wurde auch von Logan, Errera und Ficq (1959) gefunden.

In neueren Untersuchungen berichteten Boudnitskaya, Brunfaut und Errera (1964), daß in HeLa-Zellen, die vorher mit RNS-Vorläufern markiert wurden, die neu gebildete RNS strahlenempfindlich ist, und daß die nucleoläre RNS strahlenempfindlicher ist als die RNS im restlichen Kern. Die Inkubation von HeLa-Zellen mit H³-Cytidin unmittelbar nach Röntgen-Bestrahlung zeigte eine stärkere Hemmung der RNS-Synthese im Beginn der Inkubation. Das deutet darauf hin, daß der Schaden im Mechanismus der RNS-Synthese repariert werden kann. Röntgen-Bestrahlung hemmt darüber hinaus auch den Übertritt der markierten RNS vom Kern in das Cytoplasma.

F. Autoradiographische Untersuchung der DNS-Synthese der Zelle.

I. Ältere Untersuchungen der DNS-Synthese mit P³².

Seit es möglich ist, mit Hilfe der Autoradiographie Stoffwechselprozesse innerhalb einzelner Zellen zu untersuchen, wurde der DNS-Synthese in der Zelle besondere Aufmerksamkeit zugewandt. In diesen frühen Untersuchungen wurde hauptsächlich P³² zur Markierung der DNS verwandt. So haben Leblond, Stevens und Bogoroch (1948) den Einbau von P³² in die DNS von stark proliferierendem Gewebe, wie Dünndarmepithelien, lymphatischem Gewebe und Ovarialfollikel der Ratte untersucht. Howard und Pelc (1949, 1950, 1951a—c, 1953) untersuchten ebenfalls die DNS-Synthese in verschiedenen Zellarten mit P³² und konnten bereits damals nachweisen, daß eine DNS-Synthese in Wurzelmeristemzellen von Vicia faba nur in solchen Zellen stattfindet, die sich zur Teilung vorbereiten, und daß diese DNS-Synthese auf einen bestimmten Zeitabschnitt in der Mitte der Interphase beschränkt ist[2]. In der Folgezeit haben viele Autoren P³² für autoradiographische Untersuchungen der DNS-Synthese in den verschiedensten Zellarten benutzt[3]. Leider ist P³² kein sehr geeigneter Vorläufer für DNS-

---

[1] Payne, Kelly und Entenman 1952.   [2] Howard und Pelc 1951a, c.
[3] Literaturübersicht s. bei Taylor 1956; neuere Arbeiten: Boll 1957, Boll und Mehl 1958, Taylor 1958b, Sisken 1959, Hill 1961a, b, Hill und Drasil 1960.

Untersuchungen. Die Zahl der phosphathaltigen Verbindungen im Gewebe ist außerordentlich groß, und diese werden bei der Verwendung von P^{32} ebenfalls mehr oder weniger stark markiert. Ein Teil dieser Verbindungen, wasserlösliche sowie säurelösliche Verbindungen und Phospholipoide, werden bei der Aufarbeitung des Gewebes zu den üblichen histologischen Schnitten (Fixation und Paraffineinbettung) herausgelöst. Auch die RNS kann — wenn auch nicht immer quantitativ oder ohne Verluste an DNS — durch Ribonuclease oder säurehydrolytisch weitgehend aus dem Gewebe entfernt werden. Wesentlich schwieriger ist es jedoch, die in die Phosphoproteine eingebaute Radioaktivität ohne Verluste an DNS zu entfernen. (Einzelheiten siehe unter C II 4 b.) Diese Verhältnisse wurden erheblich verbessert, als es gelang, markierte Nucleoside, wie Thymidin, herzustellen, die an Stelle des P^{32} oder der Orotsäure zu Einbau-Untersuchungen in die DNS verwandt wurden. Darüber hinaus wurde eine weitere Verbesserung der Untersuchungsmethode mit der Einführung von Tritium erzielt, das für autoradiographische Zwecke wegen seines großen Auflösungsvermögens besonders geeignet ist.

II. Grundsätzliches zur Verwendung von markiertem Thymidin in DNS-Synthese-Untersuchungen.

1. Thymidin als spezifischer DNS-Vorläufer.

In Untersuchungen der DNS-Synthese in Ratten mit N^{15}-Thymidin haben REICHARD und ESTBORN (1951) erstmals festgestellt, daß Thymidin ein spezifischer Vorläufer für die DNS-Synthese ist. FRIEDKIN, TILSON und ROBERTS (1956) und McQUADE, FRIEDKIN und ATCHISON (1956a) haben für DNS-Synthese-Untersuchungen in Hühner-Embryonen und Zwiebelwurzelspitzen C^{14}-markiertes Thymidin benutzt. Diese Autoren konnten nachweisen, daß das markierte Thymidin ein spezifischer Vorläufer für die DNS ist und nur in vernachlässigbar geringem Umfang in andere Bausteine als DNS und praktisch gar nicht in die RNS eingebaut wird. Dagegen wird C^{14}-Thymin nicht in die DNS eingebaut, eine Beobachtung, die mit den Ergebnissen von PLENTL und SCHOENHEIMER (1944) übereinstimmt und später mehrfach bestätigt wurde[1].

Als es unabhängig in zwei Laboratorien gelang, Thymidin mit Tritium zu markieren[2], haben die Spezifität des Thymidins als DNS-Vorläufer und die hohe autoradiographische Auflösung mit Tritium diese Substanz zu einem sehr häufig benutzten Instrument in Untersuchungen der DNS-Synthese und allen damit zusammenhängenden Fragen der Zellproliferation und -kinetik sowie der Dauer des Generationscyclus und seiner Teilphasen gemacht.

a) Einbau markierten Thymidins in den Kern.

Autoradiogramme von Geweben nach Gabe von H^3-markiertem Thymidin zeigen sehr deutlich, daß die Markierung ganz allgemein auf die Zellkerne bzw. auch einzelne Chromosomen beschränkt ist, und daß die Silberkörner kaum über die Grenzen dieser Zellstrukturen hinausreichen (s. Abb. 33—42.) Um die Möglichkeit auszuschließen, daß geringe Mengen der Radioaktivität als RNS-Aktivität oder als Thymidin-mono-, -di- oder -triphosphat oder andere Substanzen vorliegen, haben FICQ und PAVAN (1957) und AMANO, MESSIER und LEBLOND (1959) Schnitte

---

[1] CRATHORN und SHOOTER 1960, RUBINI, KELLER, EISENTRAUT und CRONKITE 1962, ZAJICEK, BERNSTEIN, ROSIN und GROSS 1963.

[2] HUGHES 1957, TAYLOR, WOODS und HUGHES 1957, VERLY und HUNEBELLE 1957, VERLY, FIRKET und HUNEBELLE 1958, VERLY, HUNEBELLE und FIRKET 1958.

markierten Gewebes mit DNase behandelt. Der autoradiographische Effekt über den Zellkernen konnte dadurch vollständig ausgelöscht werden. Auf der anderen Seite war RNase ohne jede Wirkung.

b) Einbau markierten Thymidins in das Cytoplasma.

Wegen der biochemisch nachgewiesenen Spezifität des Thymidins als DNS-Vorläufer und der autoradiographisch beobachteten Begrenzung der Markierung auf den Zellkern wurden anfängliche Berichte über eine Inkorporation markierten Thymidins in das Cytoplasma mit Skepsis aufgenommen und auf Fehler in der technischen Verarbeitung der Autoradiogramme zurückgeführt.

Inzwischen kann jedoch ein cytoplasmatischer Einbau von H[3]-Thymidin in bestimmten Zellarten als erwiesen gelten. In *Lilium longiflorum* z. B., in deren Zellen H[3]-Thymidin-Einbau in das Cytoplasma beobachtet wurde, konnte ein Transport markierter DNS vom Kern zum Cytoplasma deshalb ausgeschlossen werden, da auch solche Zellen eine cytoplasmatische Markierung aufwiesen, deren Kern gar nicht markiert war[1]. Eine papierchromatographische Untersuchung des Extrakts dieser markierten cytoplasmatischen Substanz zeigte, daß die Aktivität hauptsächlich von Abbauprodukten, wie Beta-Amino-Iso-Buttersäure (BAIBA) und Beta-Ureido-Iso-Buttersäure (BUIBA) stammte, daß damit jedoch nicht die gesamte cytoplasmatische Markierung erklärt werden konnte[2].

Einbau von H[3]-Thymidin in das Cytoplasma wurde auch bei verschiedenen Stämmen von *Amoeba proteus* beobachtet. In diesem Falle konnte die chemische Natur der markierten Substanz über ein Ansprechen auf DNase-Behandlung hinausgehend nicht geklärt werden. Der cytoplasmatische Einbau von H[3]-Thymidin erfolgte in Gegenwart und auch in Abwesenheit des Zellkerns[3]. Wegen der Beziehung zwischen der Lokalisation von mikroskopisch sichtbaren, Nucleinsäure-enthaltenden Körnchen und der DNase-empfindlichen markierten Moleküle wurde vermutet, daß die cytoplasmatische DNS-Synthese in *Amoeba proteus* in Verbindung mit diesen Strukturen stattfindet[4]. Durch die Anwendung der Kombination von Elektronenmikroskop und Autoradiographie konnten diese Strukturen als Sitz der eingebauten markierten DNS-Vorläufer identifiziert werden. Durch diesen Befund wurde die Annahme, daß diese Strukturen sich im Cytoplasma durch Duplikation vermehren, erheblich unterstützt[5].

In Fibroblastenkulturen von Hühnerembryonen wurde ein cytoplasmatischer Einbau von H[3]-Thymidin in Verbindung mit gewissen modifizierten Mitochondrien beobachtet, in denen DNS mit Hilfe der Feulgen-Reaktion und DNase-Behandlung nachgewiesen werden konnte. Diese cytoplasmatische DNS stammt nicht aus dem Kern, sondern wird im Cytoplasma synthetisiert, und zwar in diesen modifizierten Mitochondrien, wobei nicht ausgeschlossen werden kann, daß sie später in den Kern gelangt[6].

Nach Gabe von C[14]- oder H[3]-markiertem Thymidin konnte auch biochemisch gezeigt werden, daß ein Einbau in die DNS der Mitochondrien von Leber, Niere, Herz und Gehirn der Ratte stattfindet[7].

H[3]-Thymidin-Einbau in das Cytoplasma von *Tetrahymena pyriformis* — und zwar in DNase-empfindliche Substanz — wurde mehrfach beobachtet[8]. Inzwischen ist erwiesen, daß der überwiegende Anteil dieser cytoplasmatischen DNS

---

[1] Takats 1960. [2] Takats und Smellie 1963. [3] Plaut und Sagan 1958, Plaut 1960.
[4] Rabinovitch und Plaut 1962a, b. [5] Wolstenholme und Plaut 1964.
[6] Chèvremont, Baeckeland und Chèvremont-Comhaire 1959, 1960, Chèvremont und Baeckeland 1960, Chèvremont 1961, 1962, Meyer und Ris 1967, Meyer 1967.
[7] Neubert, Helge und Bass 1965.
[8] Parsons 1964, 1965, Stone, Prescott und Miller 1964, Stone und Miller 1964, 1965, Scherbaum 1960, Cameron 1966.

in den Mitochondrien lokalisiert ist[1]. Darüber hinaus konnte nachgewiesen werden, daß diese cytoplasmatische DNS stabil ist und während des Zellwachstums und der Zellvermehrung erhalten bleibt[2]. Vorkommen von mitochondrialer DNS in Pflanzen- und tierischen Zellen wurde ganz allgemein von NASS, NASS und AFZELIUS (1965) beschrieben. Neuere Untersuchungen haben gezeigt, daß die cytoplasmatische DNS während des größten Teils, wenn nicht überhaupt während des ganzen Zellcyclus, synthetisiert wird, d. h. also auch zu Zeiten, zu denen die Kerne keine DNS synthetisieren[3]. Diese Befunde wurden von CAMERON (1966) bestätigt, der allerdings aus seinen Versuchen mit Tetrahymena schließt, daß eine gewisse Beziehung zwischen Kern-DNS-Synthese und cytoplasmatischer DNS-Synthese besteht, da eine vermehrte cytoplasmatische DNS-Synthese mit der DNS-Synthese im Mikronucleus und dem Beginn der DNS-Synthese im Makronucleus zusammenfällt. Von dem Autor wird jedoch darauf hingewiesen, daß auch eine Veränderung des Vorläufer-Pools die Ursache für den vermehrten Thymidin-Einbau in die cytoplasmatische DNS sein könnte.

H[3]-Thymidin-Einbau wurde auch in die Chloroplasten im Cytoplasma von *Acetabularia* und *Euplotes*, von *Spirogyra* und jungen Blättern von *Nicotiana rustica* sowie von Meeresalgen und Meristemzellen von *Sinapis* und Mais beobachtet[4]. Diese Beobachtung wurde mit der zunehmenden Wahrscheinlichkeit, daß Chloroplasten DNS enthalten, in Verbindung gebracht. Neuere Untersuchungen von COOK (1966) an synchronisierter *Euglena gracilis* mit H[3]-Adenin — Thymidin wird nicht in die DNS von *Euglena* eingebaut — haben gezeigt, daß der Einbau von H[3]-Adenin zu allen Zeiten des Zellcyclus stattfindet. Eine vermehrte Synthese von cytoplasmatischer, vorwiegend chloroplastischer DNS, wurde jedoch kurz nach der Teilung der Chloroplasten und direkt vor Beginn der Chloroplasten-Teilung beobachtet. Letztere fällt zeitlich mit der S-Phase der Kern-DNS zusammen. Der Autor bringt diese beiden S-Phasen der cytoplasmatischen DNS mit zwei verschiedenen Arten von Chloroplasten-DNS in Zusammenhang: eine, welche die Morphogenese der Chloroplasten einschließlich der Chlorophyll-Synthese reguliert, und eine andere, die die Chloroplasten-Replikation in Gang bringt.

Die Frage, ob jegliche cytoplasmatische Markierung mit H[3]-Thymidin als Markierung von cytoplasmatischer DNS zu werten ist, und zwar von cytoplasmatischer DNS, die zu stark verdünnt ist, um Feulgen-positive Reaktion hervorzurufen, muß zunächst offenbleiben. LIMA-DE-FARIA (1965) schließt aus seinen Versuchen, daß H[3]-Thymidin z. T. auch in cytoplasmatische Proteine *(Agapanthus)* eingebaut wird. In neueren Untersuchungen fand BRYANT (1966), daß Tritium von Thymidin-methyl-H[3] in das Zelleiweiß der Gewebe der Maus eingebaut wird. Dabei konnte tritiiertes Wasser als Überträger des H[3] ausgeschlossen werden. Transmethylierung wird als Übertragungsmodus vermutet, durch den das Tritium von Abbaustadien des Thymidins an bestimmte Aminosäuren gekoppelt wird. Neben einer diffusen Markierung des Cytoplasmas — im Pankreas allerdings bevorzugt über den Zymogengranula — kommt es auch zu einer Markierung des Kernproteins, und zwar in den Kernen, die markierte DNS enthalten, wobei die Markierung der Kernproteine weniger als 2,5% des gesamten Tritiums ausmachen. Diese Markierung sowie die in einigen Objekten beobachtete Markierung des Cytoplasmas nach Gabe von markiertem Thymidin dürfte jedoch den Wert des Thymidins als spezifischen Vorläufer für DNS-Synthese-Untersuchungen nicht beeinträchtigen.

[1] GIBOR und GRANICK 1964.   [2] STONE und MILLER 1965, PARSONS 1964.   [3] PARSONS 1965.
[4] BRACHET 1958, STOCKING und GIFFORD 1959, WOLLGIEHN und MOTHES 1963, 1964, LIMA-DE-FARIA und MOSES 1964, STEFFENSEN und SHERIDAN 1965, BERNIER und JENSEN 1966, s. aber auch MEYER 1966.

2. Stoffwechsel des Thymidins und Fragen des Thymidin-Pools.

a) Stoffwechsel des Thymidins.

Es war lange umstritten, ob Thymidin eine natürlicherweise in der Zelle vorkommende intermediäre Stoffwechselsubstanz in der DNS-Synthese ist. SCHNEI-
DER (1956) konnte kein freies Thymidin in Rattengewebe nachweisen. Auf der
anderen Seite ließen die Versuche von REICHARD und ESTBORN (1951) darauf
schließen, daß die Ratte ein Enzym-System besitzt, das Desoxycytidin irreversibel
zu Thymidin transformiert. Das stimmt mit der Tatsache überein, daß Desoxy-
ribonucleotide vermehrt in proliferierendem Gewebe, wie regenerierender Leber
und Tumorgewebe, gefunden wurden[1]. In der Zelle wird Thymidylsäure durch
Phosphorylierung von Desoxyuridin und anschließende Methylierung der Uridyl-
säure gebildet. Die Biosynthese von DNS über Thymidintriphosphat, einschließlich des Eintritts von Thymidin in die Synthese, ist im folgenden Schema dargestellt:

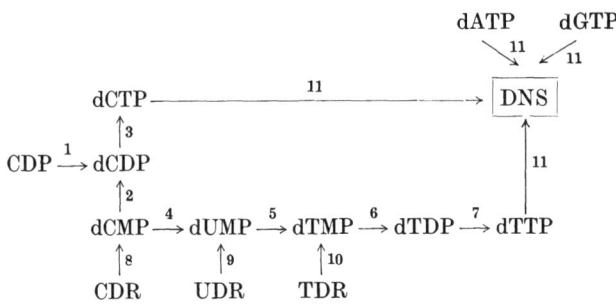

CDP	= Cytidindiphosphat	1 CDP Reductase
dCMP	= Desoxycytidinmonophosphat	2 dCMP Kinase
dCDP	= Desoxycytidindiphosphat	3 dCDP Kinase
dCTP	= Desoxycytidintriphosphat	4 dCMP Desaminase
dUMP	= Desoxyuridinmonophosphat	5 dTMP Synthetase
dTMP	= Thymidinmonophosphat	6 dTMP Kinase
dTDP	= Thymidindiphosphat	7 dTDP Kinase
dTTP	= Thymidintriphosphat	8 Cytidin Kinase
dATP	= Desoxyadenosintriphosphat	9 Uridin Kinase
dGTP	= Desoxyguanosintriphosphat	10 Thymidin Kinase
CDR	= Desoxycytidin	11 Polymerase
UDR	= Desoxyuridin	
TDR	= Thymidin	Nach KARA und WEIL (1967)

Die für die einzelnen Syntheseschritte benötigten Enzyme sind innerhalb der
letzten Jahre entdeckt und teilweise isoliert worden. So konnten WEISSMANN,
SMELLIE und PAUL (1960) Kinasen, die für die Bildung von Thymidin-5-Mono-
phosphat, -Diphosphat und -Triphosphat aus Thymidin verantwortlich sind, in
gereinigter Form aus Extrakten von Ehrlich-Ascites-Tumorzellen gewinnen.
Diese Enzyme wurden auch in Kaninchengewebe gefunden, und zwar in hoher
Konzentration in Thymus und Knochenmark. Nach Hepatektomie treten in
regenerierender Rattenleber Thymidin-5-Monophosphat- und Diphosphat-Kinasen
in dieser zeitlichen Reihenfolge auf, und zwar zu einer Zeit, in der auch eine gesteigerte DNS-Synthese beobachtet wird[2]. In Fibroblasten-Kulturen vom Mäuse-
stamm NCTC wurden diese Kinasen während der frühen Wachstumsphase beobachtet. Vor Beendigung des Wachstums nimmt die Aktivität dieser Enzyme

---

[1] SCHNEIDER 1957, SCHNEIDER und BROWNELL 1957, ROTHERHAM und SCHNEIDER 1958.
[2] WEISSMANN, SMELLIE und PAUL 1960.

ab[1]. Ähnliche Ergebnisse wurden auch von KIT, DUBBS und FREARSON (1965) in LM Mäuse-Fibroblasten erhalten. LITTLEFIELD (1966) beobachtete eine stufenweise Zunahme der Thymidin-Kinase-Aktivität in synchronisierten Mäuse-Fibroblasten-Kulturen, die er als Synthese von weiterem Enzym deutet. Dabei geht die erste Enzym-Synthese der ersten Welle von DNS-Synthese voraus und begleitet sie. Die zweite fällt ungefähr mit der zweiten DNS-Synthese-Periode zusammen, d.h. sie findet nach Ablauf eines Zellcyclus statt. Auf der anderen Seite wurde in Tetrahymena kein Unterschied in der enzymatischen Aktivität gefunden, gleichgültig ob es sich um wachsende Kulturen oder solche in Ruhe-Phase handelt, bei denen keine DNS synthetisiert wird[2]. Von IVES, MORSE und POTTER (1963) sind diese Thymidin- und Thymidylat-Kinasen auf ihre Eigenschaften hin untersucht worden[3].

Thymidin wird in der Zelle sehr schnell zu Thymin abgebaut. Die Zelle kann dann Thymin zu Dihydrothymin reduzieren, das weiterhin zu BUIBA abgebaut wird. Eine grobe Version der einzelnen Schritte dieses Thymidin-Abbaus ist im folgenden Schema wiedergegeben[4].

$$\text{Thymidin} \rightarrow \text{Thymin} \rightarrow \text{Dihydrothymin} \rightarrow \text{Ureidoisobuttersäure}$$
$$\downarrow$$
$$\text{Aminoisobuttersäure}$$

Für die Bildung von Thymin aus Thymidin ist Thymidin-Phosphorylase nötig. MARSH und PERRY (1964a) stellten fest, daß normale menschliche Leukocyten im Vergleich zu chronischen myeloischen Leukämiezellen eine wesentlich höhere Konzentration von Thymidin-Phosphorylase haben, und sie vermuten, daß eine geringe Thymidin-Phosphorylase-Aktivität eher eine Funktion des geringen cellulären Reifegrades ist als eine Eigenschaft der leukämischen Zelle. Von den gleichen Autoren[5] wurde gefunden, daß in beiden Zelltypen Thymin zu Dihydrothymin und weiter zu BUIBA abgebaut wird, daß jedoch keine Bildung von β-Amino-isobuttersäure stattfindet. Bei einem Vergleich von Thymidin- und Desoxycytidin-Monophosphat-Einbau in die DNS von menschlichen Leukocyten wurde von COOPER und MILTON (1964) eine Hemmung des Thymidin-Einbaus nach Inkubation über eine Stunde hinaus gefunden. Dieser Unterschied kommt dadurch zustande, daß die Abbauprodukte des Thymidins, nämlich Thymin und Dihydrothymin, nicht mehr zur DNS-Synthese zur Verfügung stehen, während von den Abbauprodukten des dCMP: Desoxycytidin, Desoxyuridin und Uracil, nur das Uracil nicht als DNS-Vorläufer dient.

Daß der Thymidin-Abbau ohne Verzögerung und sehr schnell vor sich geht, zeigt das Auftreten der Abbauprodukte im Medium bereits 5 min nach Hinzufügen des Thymidins. Das deutet außerdem darauf hin, daß Thymidin und seine Stoffwechselprodukte sehr schnell durch die Zellmembran hindurchtreten. Daß die Umwandlung von Thymidin in Thymin ein viel schnellerer Prozeß als der Einbau in die DNS ist, wurde auch von ZAJICEK, BERNSTEIN, ROSIN und GROSS (1963) an Landschütz-Ascites-Zellen gezeigt. Durch Inkubation in zunehmenden Konzentrationen von unmarkiertem Thymin konnten diese Autoren die Reaktion Thymidin → Thymin unterdrücken und einen vermehrten Einbau von H³-Thymidin in die DNS erzielen. Auch LANG, MÜLLER und MAURER (1966) fanden bei Inkubation von HeLa-Zellen über 48 Std einen scharfen Abfall des H³-Thymidins

---

[1] WEISSMANN, SMELLIE und PAUL 1960.   [2] SHOUP, PRESCOTT und WYKES 1966.
[3] Siehe auch REICHARD, CANELLAKIS und CANELLAKIS 1961, BRESNICK und KARJALA 1964, GREEN, PINA und CHAGOYA 1964, OKAZAKI und KORNBERG 1964.
[4] FINK, CLINE, HENDERSON und FINK 1956, FINK, McGAUGHEY, CLINE und FINK 1956.
[5] MARSH und PERRY 1964b.

im Medium und einen entsprechend starken Anstieg des Thymins. Später wird dieses Thymin weiter zu BUIBA abgebaut. Nur Spuren von Dihydrothymin konnten im Medium nachgewiesen werden, dagegen fanden sich weder Thymidylsäure oder andere phosphorilierte Produkte noch BAIBA oder Tritium-Wasser. Nur 13—15% der anfänglich im Medium vorhandenen H³-Thymidin-Aktivität wurde in der DNS der Zellen gefunden. Diese Versuche sprechen dafür, daß genau wie im tierischen Organismus auch in Zellen von Zellkulturen nur ein kleiner Teil des verabreichten H³-Thymidins in die DNS eingebaut wird, während der größte Teil abgebaut wird[1].

Nähere Einzelheiten über den Thymidin-Abbau finden sich bei[2].

b) Thymidin-Pool.

In engem Zusammenhang mit der Eigenschaft des Thymidins als natürlicher Vorläufer der DNS stehen auch die Fragen nach der Größe des Thymidin-Pools in den Zellkernen. In den letzten Jahren sind hierzu von verschiedenen Autoren Angaben gemacht worden. Dabei wurde die Pool-Größe in bestimmten tierischen Organen oder in Zellen von Zellkulturen entweder durch Applikation verschiedener Mengen von H³-Thymidin (bzw. Verdünnung des H³-Thymidins mit kaltem Thymidin) oder durch mikrobiologische bzw. mikrochemische Bestimmung der Nucleoside oder Nucleotide ermittelt. Die bis jetzt in dieser Richtung vorliegenden Ergebnisse sind in Tabelle 15 zusammengefaßt.

In neueren sehr interessanten Experimenten wurde die Beziehung des nucleären H³-Thymidin-Pools bzw. seiner Derivate zur DNS-Synthese in *Tetrahymena pyriformis* untersucht, und zwar mit Hilfe einer speziellen autoradiographischen Methode, die es ermöglicht, wasserlösliche Substanzen innerhalb einer Zelle nachzuweisen[3]. Dabei wurde gefunden, daß die Aufnahme von Thymidin in die Zelle auf die S-Phase beschränkt ist. Es existiert jedoch bei diesen Zellen vom Ende einer S-Phase bis zur nächsten S-Phase ein „soluble" Pool von H³-Thymidinderivaten, der während der S-Phase nicht völlig umgesetzt wird. Aus diesem Befund schließen die Autoren, daß die DNS-Synthese auf Kosten dieses Pools, der während der vorhergehenden S-Phase gebildet wurde, in Gang gebracht und für kurze Zeit unterhalten wird, und daß der Umsatz dieses Pools die Synthese von zusätzlichen phosphorylierten Vorläufern stimuliert. Damit ergibt sich die Möglichkeit, daß die S-Phase tatsächlich zu einem früheren Zeitpunkt des Zellcyclus beginnt, als durch die Aufnahme von H³-Thymidin angezeigt wird.

3. Verhalten des markierten Thymidins im Organismus; Verfügbarkeitszeit.

a) Verhalten des injizierten markierten Thymidins im Organismus.

Nach Injektion wird das H³-Thymidin durch den Blutstrom sehr rasch im tierischen Organismus verteilt und steht dem Cytoplasma und den Kernen praktisch aller Zellen zur Verfügung, wie von Pelc und Appleton (1965) mit Hilfe der wasserlöslichen Autoradiographie nachgewiesen werden konnte. Mit dieser Methode zeigten 15 min nach Injektion praktisch alle Zellen der Gewebe der

---

[1] Siehe auch Rubini, Westcott und Keller 1966.
[2] Fink, Cline, Henderson und Fink 1956, Fink, McGaughey, Cline und Fink 1956, Hughes, Bond, Brecher, Cronkite, Painter, Quastler und Sherman 1958, Potter 1959, Rubini, Cronkite, Bond und Fliedner 1960, Rubini, Cronkite, Bond und Keller 1961, Steel 1962, Lark 1963, Michelson 1963, Chang und Looney 1965 und Stewart, Quastler, Skougaard, Wimber, Wolfsberg, Perrotta, Ferbel und Carlough 1965.
[3] Stone, Miller und Prescott 1965.

Spalte III gibt die in den Originalarbeiten enthaltenen Angaben wieder. Zum besseren Vergleich sind in Spalte IV und V die Summen von Thymidin und Thyminnucleotiden in μMol/g Naßgewicht bzw. μMol/mg DNS umgerechnet worden. (IDU = 5-Jod-2-Desoxyuridin; TDR = Thymidin; TMP, TDP, TTP = Thymidinmono-, -di- und -triphosphat.)

I Tier	II Organ	III Originalangabe	IV μMol/g (Naßgewicht)	V μMol/mg DNS	VI Bestimmung	VII Literatur
Maus, 34 g	Ileum Krypten	10^6—10^7 Moleküle* prc Zelle	$1,6×10^{-3}$ bis $1,6×10^{-2}$	$2×10^{-4}$ bis $2×10^{-3}$	Gabe von H^3-TDR	STEWARD, QUASTLER, SKOUGAARD, WIMBER, WOLFSBERG, PERROTTA, FERBEL, CARLOUGH 1965
Maus, 5—10 Wochen	—	$0,04$—$0,05$ μMol* pro Maus	$2,5×10^{-3}$	—	Gabe von H^3-TDR und IDU	HUGHES, COMMERFORD, GITLIN, KRUEGER, SCHULTZE, SHAH, REILLY 1964
Maus, 23 g	Ileum	$6,5×10^{-3}$ μMol* pro g	$6,5×10^{-3}$	$8,3×10^{-4}$	Gabe von H^3-TDR	LANG, MÜLLER, MAURER 1967
Ratte, 175 g	Milz	5,74 mμMol TDR/g 0,62 mμMol TMP/g 2,50 mμMol TDP/g 1,45 mμMol TTP/g	$1,03×10^{-2}$	$8,8×10^{-4}$**	mikrobiologisch bzw. mikrochemisch	POTTER, NYGAARD 1963
Ratte, 200 g	Milz	3,1 μg Thymidylat/g	$9,7×10^{-3}$	$1,0×10^{-3}$	mikrobiologisch	BENES, SOSKA, LUKASOVA 1965
Ratte, 175 g	Thymus	15,63 mμMol TDR/g 4,29 mμMol TMP/g 25,4 mμMol TDP/g 32,3 mμMol TTP/g	$7,76×10^{-2}$	$2,9×10^{-3}$**	mikrobiologisch bzw. mikrochemisch	Potter, NYGAARD 1963
Ratte, 200 g	Thymus	79 μg Thymidylat/g	$2,5×10^{-1}$	$1,1×10^{-2}$	mikrobiologisch	BENES, SOSKA, LUKASOVA 1965
Ratte, 80—120 g	Thymus	0,10 μMol TMP/g 0,18 μMol TDP/g 0,39 μMol TTP/g	$6,7×10^{-1}$	$2,5×10^{-2}$**	mikrochemisch	BETTENDORF, KÜNKEL, MAASS 1960
Ratte, 200 g	Leber	0,011 μg Thymidylat/g	$3,5×10^{-5}$	$1,6×10^{-5}$	mikrobiologisch	BENES, SOSKA, LUKASOVA 1965
Ratte, 200 g	reg. Leber	0,057 μg Thymidylat/g	$1,8×10^{-4}$	$7,2×10^{-5}$	mikrobiologisch	BENES, SOSKA, LUKASOVA 1965
Ratte	Novikoff-Hepatoma	18,6 μg TDR/100 g	$7,7×10^{-4}$	$1,3×10^{-4}$**	mikrobiologisch und mikrochemisch	SCHNEIDER 1957
Hund	Knochenmark in vitro	$4,5×10^{-3}$ μMol pro 10^8 Zellen	—	$8,0×10^{-3}$	Gabe von H^3-TDR	RUBINI, KELLER, EISENTRAUT, CRONKITE 1962
Huhn-Embryo, 0,5g	—	0,3 μg TDR pro Embryo	$2,5×10^{-3}$	$1,0×10^{-3}$**	Gabe von H^3-TDR	FRIEDKIN, TILSON, ROBERTS 1956

* Summe von Thymidin und Thyminnucleotiden.
** Umrechnung auf μMol/mg DNS unter Benutzung der von LESLIE (1955) angegebenen DNS-Werte.
(Aus LANG u. MAURER, unveröffentlicht.)

Maus Markierung des Cytoplasmas und des Kerns; nach 30 min waren die Autoradiogramme schon viel schwächer, und nach 24 Std lagen die Silberkornzählungen
in der Größenordnung des Nulleffektes mit Ausnahme der Zellen, die H³-Thymidin
in die DNS eingebaut hatten.

Rubini, Cronkite, Bond und Fliedner (1960) untersuchten die Clearance
des injizierten H³-Thymidins aus dem menschlichen Blutplasma und fanden das
Maximum der H³-Aktivität im Plasma bereits innerhalb einer Minute nach Injektion. Es stellte jedoch nur 10% der injizierten H³-Aktivität dar, d. h. 90%
der injizierten H³-Aktivität waren innerhalb der ersten Minute nach Injektion
aus dem Blut verschwunden. Weitere $^9/_{10}$ der anfänglichen maximalen H³-Aktivität im Plasma verließen die Zirkulation innerhalb der nächsten 4 min. Von der in
den Exkreten enthaltenen H³-Aktivität schloß der Autor, daß ca. die Hälfte
des injizierten H³-Thymidins nach 1 Std zu tritiiertem Wasser abgebaut wird,
während die andere Hälfte in die DNS eingebaut bzw. zu anderen Stoffwechselprodukten umgebaut wird. Steel (1962) weist darauf hin, daß die nichtflüchtige
Aktivität in den Exkreten bei Ratten nach H³-Thymidin-Injektion nur wenige
Prozent der injizierten Dosis ausmacht, während 40% der injizierten Dosis als
tritiiertes Wasser auftritt. Eine sehr schnelle Clearance des injizierten H³-Thymidins aus dem Blutplasma von hepatektomierten Ratten wurde auch von Chang
und Looney (1965) gefunden. Der Abfall des markierten Thymidins ist in den
ersten 10 min sehr steil, nach 1 Std ist praktisch das gesamte markierte Thymidin
aus dem Blutkreislauf verschwunden.

Für den schnellen Abbau des Thymidins ist im normalen tierischen Organismus
die Leber verantwortlich[1]. Der Abbau von H³-Thymidin durch die Leber wurde
von Gerber (1963) in perfundierten Lebern von normalen Tieren und nach
Hepatektomie untersucht. Bereits 30 min nach Hinzufügen von H³-Thymidin
ist die Hälfte der Radioaktivität zu Tritium-Wasser umgebildet. Das markierte
Thymidin verschwindet noch viel schneller; 30% des vorhandenen Thymidins
wird beim einmaligen Durchfluß durch die Leber abgebaut. Auch bei einer
2000fachen Erhöhung der Thymidin-Konzentration entspricht die pro Zeiteinheit abgebaute Thymidin-Menge ungefähr dieser Konzentrationserhöhung.
Auch die Leber von hepatektomierten Tieren zeigte keinen deutlichen Unterschied
im Thymidin-Abbau. Steel (1962) berichtet ebenfalls, daß der Thymidin-Abbau
von einer 100fachen Erhöhung des Thymidin-Spiegels unbeeinflußt bleibt, und
daß der Grad des Thymidin-Abbaus zwischen einzelnen Tieren gut reproduzierbar
ist. Der schnelle Abbau des Thymidins scheint eine für die Leber spezifische Eigenschaft zu sein, denn einmal existiert kein deutlicher Unterschied im Thymidin-
Abbau zwischen der Leber von normalen und hepatektomierten Tieren, und zum
anderen haben Perfusions-Versuche an Darm und Niere sowie evisceriertem
Körper gezeigt, daß in diesen Organen nur ein vernachlässigbar geringer Thymidin-Abbau stattfindet[2]. Auch Chang und Looney (1965) haben als die domi-
nierende biologische Aktion in der Leber nach Gabe von Thymidin den schnellen
Abbau des Thymidins beschrieben. Innerhalb von 2 min nach Injektion sind
bereits $^2/_3$ des markierten Thymidins in der säurelöslichen Fraktion der Leberzelle
zu Thymin und BAIBA abgebaut. Für IDU (Jod-Desoxyuridin), ein Thymidin-
Analog, fanden Hughes, Commerford, Gitlin, Krueger, Schultze, Shah und
Reilly (1964) bei einem Vergleich der Injektion via Pfortader gegenüber der
Vena cava, daß der Einbau von IDU in Skelet und Darm um mehr als die Hälfte
verringert war, wenn die Injektion in die Pfortader erfolgte, d. h. mehr als die
Hälfte des einmal die Leber passierenden IDU wird dort abgebaut. Dagegen ist der
Einbau des IDU in die Leberzellen bei intraportaler Injektion nur geringfügig erhöht.

---

[1] Potter 1960. [2] Gerber 1963.

Entsprechend diesem schnellen Abbau des injizierten markierten Thymidins ist der Anteil, der in die DNS des Organismus eingebaut wird, gering. Über die absoluten Prozentsätze des in die DNS eingebauten injizierten Thymidins wurden bisher unterschiedliche Angaben gemacht. Untersuchungen von HINRICHS, PETERSEN und BASERGA (1964) haben ergeben, daß bei Dosen zwischen 10 und 100 μC H^3-Thymidin (spez. Akt. 6,7 C/mM) pro Maus nur ca. 8—9% der injizierten Dosis in die DNS des Organismus eingebaut werden. Mehr als 90% werden in der säurelöslichen Fraktion wiedergefunden, und zwar zu $^2/_3$ als Tritium-Wasser und der Rest als H^3-Thymin. Von dem in die DNS eingebauten Thymidin wurde ungefähr die Hälfte, nämlich etwa 4%, für die DNS-Synthese des Dünndarms verwandt. Im Gegensatz dazu fanden LANG, MÜLLER und MAURER (1967) und HEMPEL (1966), daß unter gleichen Bedingungen ca. 8—10% der injizierten Aktivität in die DNS des Dünndarms eingebaut werden. Auch die inkorporierte Thymidin-Menge in andere Organe war bei den letzteren Autoren ca. 2—3mal größer als von HINRICHS, PETERSEN und BASERGA (1964) angegeben, d. h. die gesamte in die DNS des Organismus eingebaute H^3-Thymidin-Aktivität betrug bei diesen Autoren ca. 20% des injizierten Präparates.

Der Einfluß des Injektionsmodus auf die Ausnutzung des Thymidins dürfte gering sein. Allerdings berichten PETERSEN und BASERGA (1964), daß die in die DNS eingebaute H^3-Thymidin-Aktivität nach subcutaner Injektion deutlich höher war, und zwar um ca. 30%, als nach intravenöser und intraperitonealer Injektion. Zwischen intraperitonealer und intravenöser Injektionsart wurden für die H^3-Thymidin-Aufnahme jedoch keine deutlichen Unterschiede festgestellt. Die von PELC und APPLETON (1965) autoradiographisch nachgewiesene unterschiedliche Verteilung des wasserlöslichen Thymidins in der glatten Muskulatur des Darms nach intravenöser und intraperitonealer Injektion sprechen allerdings dafür, daß die Injektionsart zumindest in einigen Organen die Gesamt-Aktivität des eingebauten Thymidins beeinflußt. SKOUGAARD und STEWART (1966) verglichen die Wirksamkeit von intraperitonealer und intramuskulärer Injektion von H^3-Thymidin in Mäusen, indem sie die Silberkornzahl über Zungen- und Kryptenepithelien verglichen. Sie fanden gleiche Silberkornzahlen über Zungenepithelien nach i.p. und i.m. Injektion als auch über Kryptenzellen nach i.m. Injektion. Dagegen hatten Kryptenzellen nach i.p. Injektion ungefähr die doppelte Silberkornzahl. Die Autoren nehmen an, daß eine H^3-Thymidin-Aufnahme aus dem Peritonealraum in die Darm-Zirkulation zu einer höheren Dosis führt. Ähnlich liegen die Verhältnisse, wenn es sich um Ehrlich-Ascites-Tumor-tragende Mäuse handelt. Nach LANG (persönliche Mitteilung) war bei intraperitonealer Injektion die DNS der Ehrlich-Ascites-Zellen ca. fünfmal stärker radioaktiv als nach subcutaner Injektion. Dabei war der Prozentsatz der markierten Zellen der gleiche, aber die Intensität der Markierung viel stärker als bei subcutaner Injektion. Im Falle einer intraperitonealen Injektion werden 20—25% der injizierten Aktivität in die DNS der Tumor-Zellen, aber nur knapp 1% in die DNS des Dünndarms eingebaut.

Auch in Zellkulturen wurde die Utilisation von zugegebenem H^3-Thymidin gemessen. LANG, MÜLLER und MAURER (1966) fanden für HeLa-Zellen, daß bei einer Inkubationsdauer von 2 Std ca. 7,5% und nach 48 Std ca. 15% der vorgelegten H^3-Thymidin-Aktivität in die DNS eingebaut wurden.

b) Verfügbarkeitszeit des markierten Thymidins.

Das injizierte markierte Thymidin wird nicht nur sehr schnell abgebaut, auch der Einbau in die DNS erfolgt sehr rasch. RUBINI, CRONKITE, BOND und FLIEDNER (1960) fanden positive autoradiographische Reaktionen von menschlichen Knochenmarkszellen bereits 1 min nach Injektion. Eine Messung der Verfügbarkeitszeit von H³-Thymidin durch Zählung der mit zunehmender Zeit nach Injektion ansteigenden mittleren Silberkorn-Zahl über den Zellkernen schließt die Zeit von der Injektion des H³-Thymidins bis zur Synthese von unlöslicher, stabiler DNS ein. Das heißt, diese Zeit enthält von der Diffusion des markierten Thymidins über die schnelle Aufnahme in die Zelle — wahrscheinlich durch Phosphorylierung von Thymidin zu Thymidylsäure[1] — alle Stadien der löslichen und austauschbaren intermediären Stoffwechselprodukte. Die so ermittelte integrale Verfügbarkeitszeit beträgt bei den üblicherweise verabreichten H³-Thymidin-Mengen 40—60 min, wobei der Hauptanteil des H³-Thymidins in den ersten 20 min eingebaut wird[2]. Quastler und Sherman (1959) beobachteten eine etwas kürzere Verfügbarkeitszeit, und zwar war nach diesen Autoren in den Kryptenzellen der Maus bereits 5 min nach i.p. Injektion die Hälfte des Maximalwertes und nach 10—20 min der Sättigungswert der Markierung erreicht.

Staroscik, Jenkins und Mendelsohn (1964) haben die Verfügbarkeitszeit experimentell von einer anderen Seite her untersucht. Spontane Mammatumoren von Mäusen wurden durch Abklemmen von der Zirkulation getrennt und der Einbau des H³-Thymidins in die Tumorzellen als Funktion der Zeit zwischen Injektion und Öffnen der Klemme untersucht. Im Gegensatz zu Experimenten, bei denen Gewebsproben zu verschiedenen Zeiten nach H³-Thymidin-Injektion entnommen und mittlere Silberkorn-Zahlen bestimmt werden und die vor allem über den Zeitabschnitt direkt nach Injektion genauere Werte liefern, gibt diese Methode Aufschluß über die späteren Zeitabschnitte. Die Ähnlichkeit der Ergebnisse, die mit beiden Methoden erhalten wurden, bestätigt, daß die Zeit für den Einbau von H³-Thymidin in DNS kurz ist, und daß es kaum zu einer örtlichen Speicherung von H³-Thymidin kommt. Der einzige Unterschied zwischen den beiden experimentellen Methoden besteht darin, daß bei der Abklemm-Methode auch nach 40 min noch ein signifikanter Einbau von H³-Thymidin in die DNS nachweisbar war.

Auch in Zellkulturen wurde eine „Verfügbarkeitszeit" von 20—40 min beobachtet. Zajicek, Bernstein, Rosin und Gross (1963) fanden, daß das Maximum der H³-Thymidin-Inkorporation in die DNS von Landschütz-Ascites-Zellen innerhalb der ersten 20 min der Inkubation erreicht wurde. Maximale Markierung von menschlichen leukämischen Blutzellen und Knochenmarkszellen von Hunden in vitro wurde nach 40 min gefunden. Dabei scheint das H³-Thymidin während der ersten 20 min als Nucleosid oder Nucleotid vorzuliegen, wie aus seiner Austauschbarkeit geschlossen wird[3]. In Ascites-Tumor-Zellen nimmt die Inkorporationsrate des Vorläufers mit der Inkubationszeit stark ab. Nach 15 min ist bereits die Hälfte des vorhandenen Vorläufers in die DNS eingebaut, nach 2 Std praktisch der gesamte Vorläufer. Die Thymidin-Aufnahme in die Zellen war nach 1—2 Std abgeschlossen[4].

Im Gegensatz zu den Ergebnissen von diesen in vitro-Versuchen haben Cleaver und Holford (1965) in Versuchen mit L-strain-Zellen gefunden, daß in diesen Zellen ein Pool von H³-Thymidin-Phosphat mit langer biologischer Halbwertszeit gebildet wird. Wenn diesen Zellen die Möglichkeit gegeben wird, nach der Markierung in inaktivem Medium weiterzuwachsen, wird dieser Pool

---

[1] Hughes, Bond, Brecher, Cronkite, Painter, Quastler und Sherman 1958.
[2] Hughes, Bond, Brecher, Cronkite, Painter, Quastler und Sherman 1958, Rubini, Cronkite, Bond und Fliedner 1960, Kisieleski, Baserga und Lisco 1961, Rubini, Keller, Eisentraut und Cronkite 1962, Koburg und Maurer 1962, Cronkite, Fliedner, Killmann und Rubini 1962, Potter und Nygard 1963, Wegener, Hollweg und Maurer 1964, Lennartz und Maurer 1964.
[3] Rubini, Keller, Eisentraut und Cronkite 1962. [4] Crathorn und Shooter 1960.

als Quelle für weitere Vorläufer zur DNS-Synthese verwandt. Die H³-Thymidin-Aktivität in der fällbaren DNS nimmt bis zu 3 Std nach Entfernung der Markierung weiter zu. Ähnliche Ergebnisse wurden von EVANS (1964) in in vitro-Versuchen mit Wurzelspitzen von *Vicia faba* gefunden. In diesen Zellen ist markiertes Thymidin für den Einbau in DNS noch bis zu 40 min nach Entfernung der Wurzeln aus der H³-Thymidin-Lösung verfügbar. Auf den löslichen Vorläufer-Pool in *Tetrahymena pyriformis*, der sogar von einer S-Phase zur nächsten erhalten bleibt, wurde schon hingewiesen[1]. Wie diese unterschiedlichen Ergebnisse für in vitro-Versuche zeigen, dürften die Verfügbarkeitszeiten ganz vom Verhalten der entsprechenden Zellart abhängen, d. h. davon, ob ein größerer Vorläufer-Pool in der Zelle gebildet wird, oder ob die Zellen das Thymidin sofort abbauen.

Die relativ kurze Verfügbarkeitszeit des injizierten Thymidins im tierischen Organismus ist ein weiterer Vorteil in der Verwendung dieses Nucleosids als DNS-Vorläufer. Es erlaubt eine Art „pulse"-Markierung, wie sie sonst nur in Zellkulturen möglich ist, auch im tierischen Organismus. Da diese Verfügbarkeitszeit nur ein kleiner Bruchteil der DNS-Synthesezeit ist, ist der Markierungsindex (Zahl der markierten Zellen zur Gesamtzahl der Zellen) ein günstiger Parameter zur Bestimmung der DNS-Synthesezeit.

4. Die Silberkornzahl pro Kern als Ausdruck der DNS-Syntheserate; Anteil des markierten Thymidins an der gesamten DNS-Synthese der Zelle.

a) Silberkornzahl pro Kern.

In Untersuchungen der DNS-Synthese mit H³-Thymidin sind immer wieder Silberkornzahlen pro Kern als Ausdruck der DNS-Syntheserate (Menge pro Zeiteinheit) gewertet worden. Einige experimentelle Ergebnisse haben auch Anhaltspunkte dafür geliefert, daß die Silberkornzahl pro Kern ein Maß für die DNS-Syntheserate sein könnte. So fanden KOBURG und MAURER (1962) und KOBURG (1963b) nach Injektion von H³-Thymidin in Mäuse ungefähr gleiche Silberkornzahlen pro Kern für eine Reihe von verschiedenen Zellarten und schlossen daraus, daß die Dauer der S-Phase in diesen Zellarten sehr ähnlich sein sollte. PILGRIM und MAURER (1965) haben diese Annahme durch direkte Messungen bestätigen können. Diese Autoren fanden eine sehr ähnliche S-Phasen-Dauer von 7,5 Std für 27 verschiedene Zellarten der Maus. In Spermatogonien dagegen, die eine dreimal kleinere Silberkornzahl pro Kern aufwiesen, ist die S-Phase auch dreimal länger[2]. Auch in den Ohrepithelien der Maus mit einer S Phase von 18 Std wurde eine entsprechend geringere Silberkornzahl pro Kern gefunden[3].

Davon abweichende Ergebnisse wurden in fetalen Zellen der Ratte (20. Tag der Gravidität) erhalten[4]. Obwohl auch hier für 13 verschiedene Zellarten die gleiche S-Phasen-Dauer gemessen wurde, schwankte die Silberkornzahl um den Faktor 2. In diesem Fall gibt die Silberkornzahl/Kern offensichtlich nicht die DNS-Syntheserate wieder.

b) Prozentualer Anteil des applizierten markierten Thymidins an der DNS-Synthese.

Die Silberkornzahl ist strenggenommen nur dann ein Maß für die DNS-Syntheserate, wenn die gesamte physiologische DNS-Synthese oder bei allen Zellarten ein ganz bestimmter gleichbleibender Anteil durch das injizierte mar-

---

[1] STONE, MILLER und PRESCOTT 1965.
[2] HILSCHER und MAURER 1962, HILSCHER 1964, HILSCHER, HILSCHER und MAURER 1966.
[3] PILGRIM, LANG und MAURER 1966.   [4] WEGENER, HOLLWEG und MAURER 1964.

kierte Thymidin bestritten wird. Trotz des häufigen Gebrauchs von H³-Thymidin
für Untersuchungen der DNS-Synthese bestand lange keine Klarheit darüber,
wie groß die Beteiligung des exogenen markierten Thymidins gegenüber dem
endogen gebildeten Thymidin bzw. Thymidinphosphat an der DNS-Synthese ist.
Einige Angaben in der Literatur deuteten bereits darauf hin, daß die Beteiligung
des exogenen Thymidins an der DNS-Synthese klein ist. Nach Rubini, Keller,
Eisentraut und Cronkite (1962) wird nur etwa 1% des Thymidins oder
Thymidinphosphats durch das markierte Thymidin während der DNS-Synthese
ersetzt. Ähnliche Zahlen wurden von Stewart, Quastler, Skougaard, Wimber,
Wolfsberg, Perrotta, Ferbel und Carlough (1965) angegeben. Diese Autoren

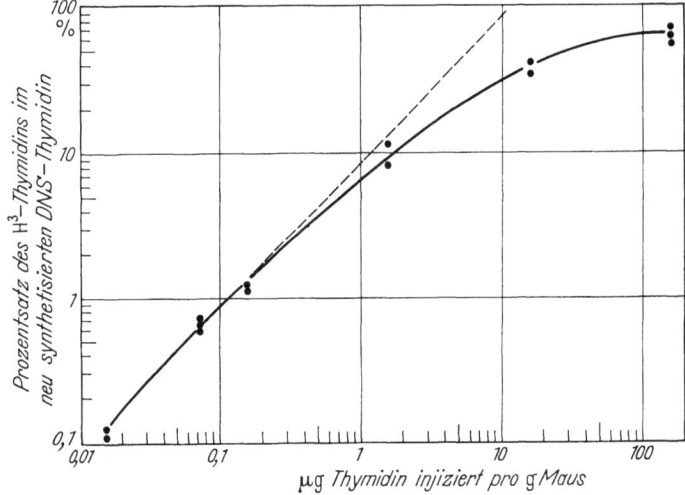

Abb. 32. Prozentualer Anteil des injizierten H³- bzw. C¹⁴-Thymidins an dem während der Versuchszeit (30 min)
neugebildeten DNS-Thymin in Abhängigkeit von der applizierten Thymidin-Menge. (Aus Lang, Müller
und Maurer 1967.)

fanden, daß weniger als 1% des injizierten markierten Thymidins in die DNS der
Maus eingebaut wird. Entsprechende experimentelle Ergebnisse werden dafür
jedoch nicht angegeben.

LANG, PILGRIM und MAURER (1966) und LANG, MÜLLER und MAURER (1967)
haben in biochemischen Versuchen die prozentuale Beteiligung des H³-Thymidins
an dem während einer bestimmten Versuchszeit eingebauten DNS-Thymin für
das Ileum der Maus bestimmt, indem die Aktivität des in die DNS eingebauten
H³-Thymidins als Funktion verschiedener injizierter Thymidin-*Mengen* gemessen
wurde. Entsprechend den in Abb. 32 dargestellten Ergebnissen dieser Versuche
steigt die Aktivität des in die DNS eingebauten H³-Thymidins in einem Bereich der
üblicherweise injizierten Dosen (0,0156 bis ca. 1,56 µg H³-Thymidin/g Maus)
linear mit der injizierten Aktivität an. Bei größeren H³-Thymidin-Aktivitäten
wird der Anstieg flacher. Für die in den meisten Untersuchungen injizierten
H³-Thymidin-Aktivitäten ist der Anteil des injizierten exogenen H³-Thymidins
an der gesamten H³-DNS-Thymidylsäure-Synthese nur 0,1 bis wenige Prozent.
Der Anstieg der Kurve in diesem Bereich (Abb. 32) unter 45° zeigt, daß diese
Dosen innerhalb des Tracer-Bereichs liegen, d. h. klein sind gegenüber dem vorhandenen Pool.

In den gleichen Experimenten mit H³-Thymidin wurde auch auf Autoradiogrammen die mittlere Silberkornzahl über den Kernen verschiedenster Gewebe
für verschiedene injizierte Thymidin-Mengen gezählt. Dabei zeigte sich, daß die

mittlere Silberkornzahl in den untersuchten Geweben (Leber, Niere, Haut, Speicheldrüse und Ileum) etwa gleich ist (Schwankungen nur um den Faktor 2) und die Kurven den gleichen Anstieg haben. Das heißt, der Anteil der Beteiligung des exogenen H^3-Thymidins an der DNS-Thymidylsäure-Synthese dürfte bei diesen Geweben in der gleichen Größenordnung liegen wie der für den Darm biochemisch gemessene (Abb. 32).

Da das endogene Thymidylat nur zu einem geringen Prozentsatz durch das exogene Thymidin ersetzt wird, kann die Silberkornzahl pro Kern nur dann als ein Maß für die DNS-Syntheserate genommen werden, wenn bei verschiedenen Zellarten der gleiche Bruchteil ersetzt wird, d. h. Ersatz des gleichen Bruchteils in verschiedenen Kernen als auch innerhalb eines Kerns während der gesamten S-Phase. Wie die obengenannten Versuche zeigen, scheint diese Voraussetzung für eine Reihe von normalen Zellarten zuzutreffen.

Tabelle 16. *Inkorporation von H^3-Thymidin in die DNS von Darm und Milz.* (Aus ADELSTEIN, LYMAN und O'BRIEN 1964.)

Art	Spezifische Aktivität	
	Darm	Milz
Mus	374	139
Mesocricetus . . .	487	178
Glis	392	262
Eliomys	415	206
Sciurus (2 µC/g) . .	96	23
Tamiasciurus . . .	13	28
Tamias	44	7,5
Marmota (2 µC/g) .	1,8	0,3
C. tridecemlineatus	1,0	0,7
C. lateralis	1,6	0,2

Intraperitoneale Injektion von 4 µC/g. Die Gewebe wurden 4 Std nach Injektion entnommen. Die Ergebnisse sind in Impulsen/min/µg DNS angegeben.

Unterschiede in der relativen Beteiligung des injizierten Thymidins an der DNS-Synthese könnten durch die verschiedensten Prozesse verursacht werden. Einmal kann die Utilisation des verabreichten Thymidins verändert sein, zum anderen kann der Anteil des exogenen Thymidins an der DNS-Synthese verschieden sein. Dieser Anteil hängt von zwei konkurrierenden Prozessen ab: 1. dem Blockieren der Enzyme für die endogene Thymidylat-Synthese und 2. der Wirksamkeit der Phosphorylierung des injizierten Thymidins. Zum Beispiel nach Bestrahlung könnte der Anteil des H^3-Thymidins an der DNS-Synthese durchaus anders sein.

Hier soll darauf hingewiesen werden, daß das Ausmaß der DNS-Markierung durch markiertes Thymidin in den verschiedenen Tierarten sehr unterschiedlich ist, wie aus Tabelle 16 zu ersehen ist. Dieser Effekt dürfte ebenfalls auf der relativen Aktivität der beiden konkurrierenden Prozesse beruhen.

5. Zur Stabilität der DNS.

Es wird allgemein angenommen, daß die DNS, als das genetische Material, keinen Stoffwechselvorgängen unterliegt[1]. Weiterhin wird auch als allgemein

---

[1] FURST, ROLL und BROWN 1950, SCOTT und TAFT 1958, HERSHEY 1954, SIMINOVITCH und GRAHAM 1956, HEALY, SIMINOVITCH, PARKER und GRAHAM 1956, REVESZ, FORSSBERG und KLEIN 1956, FRESCO, BENDICH und RUSSELL 1955, HECHT und POTTER 1956, KIHARA, AMANO und SIBATANI 1956, BENNETT, SKIPPER, SIMPSON, WHEELER und WILCOX 1960, BENNETT, SIMPSON und SKIPPER 1960, BOND, FEINENDEGEN und CRONKITE 1962, MARUYAMA 1964.

gültig angesehen, daß nur solche Zellen DNS synthetisieren, die sich auf eine Zellteilung vorbereiten oder einen polyploiden Status annehmen ohne nachfolgende Zellteilung. Allerdings sind in der letzten Zeit von einigen Autoren Anzeichen dafür gefunden worden, daß eventuell doch eine DNS-Synthese existiert, die nicht mit der Zellteilung in Zusammenhang steht, und daß die DNS einem langsamen Umsatz unterliegt.

PELC (1958, 1959, 1962, 1963a, b, 1964) berechnete aus experimentellen Ergebnissen, daß in Samenblasen, Herz- und glatter Muskulatur der Maus die Inkorporation von markiertem Thymidin den Bedarf an DNS für die Zellteilung um einen Faktor von 8 bis 12 überschreitet. In Histiogrammen von Samenblasenzellen ließ sich eine Gruppe von schwach markierten Zellen sehr gut von stark markierten Zellen, die Thymidin in üblichem Umfang einbauen, unterscheiden. PELC schloß daraus, daß möglicherweise eine periodische Erneuerung der DNS der Zelle mit geringer Umsatzrate stattfindet. Aus seinen Ergebnissen hat der Autor biologische Halbwertszeiten für die DNS der verschiedenen Zellarten, einschließlich sich nicht teilender Zellarten, abgeleitet. GALL und JOHNSON (1960) prüften in speziellen Versuchen die Schlüsse von PELC, konnten aber keinen Hinweis für das Vorliegen einer speziellen „metabolischen" DNS finden.

In *Vicia faba*-Sämlingen beobachteten LA COUR und PELC (1958b) und PELC und LA COUR (1959) einen intensiven H³-Thymidin-Einbau in die Kerne der Verlängerungszone, die bekanntlich keine DNS synthetisieren. Sie deuteten diese Ergebnisse als Stoffwechsel der DNS. Auf der anderen Seite fanden WOODARD, RASCH und SWIFT (1961) für diese Zone eine gute Übereinstimmung zwischen der Zahl der markierten Kerne und der Zahl der „Zwischenklassen-Kerne" bezüglich ihres DNS-Gehalts. TSCHERMAK-WOESS (1960) führte diese stärkere Markierung auf eine DNS-Vermehrung im Verlaufe der Endomitose, die in der Verlängerungszone stattfindet, zurück und nicht auf einen Stoffwechsel der DNS außerhalb der DNS-Reproduktion.

Ausgehend von der H³-Thymidin-Inkorporation in Larven von *Rhynchosciara angelae* im Verlaufe der Puffbildung der Chromosomen stellten FICQ und PAVAN (1957) fest, daß es eine lokale DNS-Synthese während bestimmter Perioden der Larvenentwicklung gibt. Ähnliche Ergebnisse wurden von GABRUSEWYCZ-GARCIA (1964) in den Speicheldrüsen-Chromosomen von *Sciara coprophila* gefunden. Hier wurden typische Unterschiede in der relativen Einbaurate von H³-Thymidin in einer Anzahl von Banden gewisser Chromosomen-Abschnitte festgestellt.

Intensive H³-Thymidin-Markierung eines Feulgen-positiven Körperchens, das sich in Oogonien- und Oocyten-Kernen in Larven von *Tipula oleracea* findet und plötzlich im diplotaenen Stadium zerfällt, wurde von LIMA-DE-FARIA (1962a, b, 1964) beobachtet und als metabolische DNS gedeutet. Experimentelle Ergebnisse, die auf einen Stoffwechsel der DNS schließen lassen, sind von LIMA-DE-FARIA (1962b) zusammenfassend beschrieben worden.

Auch eine Reihe biochemischer Untersuchungen zur Stabilität der DNS, die sich mit der Messung des H³-Thymidin-Einbaus in DNS und einem anschließenden Verlust an H³-Thymidin befassen, liefern Anhaltspunkte dafür, daß eine metabolische DNS existiert. GERBER, GERBER und ALTMAN (1960) fanden für eine Reihe sich teilender Gewebe verschiedene DNS-Fraktionen mit unterschiedlicher biologischer Halbwertszeit, und zwar eine mit einer größeren und eine andere mit einer geringen Umsatzrate. Zu ähnlichen Ergebnissen gelangten SAMPSON, KATOH, HOTTA und STERN (1963) und SAMPSON und DAVIES (1966). Dabei wurden aus wachsendem Pflanzengewebe zwei DNS-Fraktionen extrahiert, eine mit hohem Molekulargewicht und großer Umsatzrate, deren Zusammensetzung sich ganz offensichtlich von der einer zweiten niedermolekularen Fraktion unterschied.

Nach Markierung mit H³-Thymidin fanden DEVIK und HALVORSEN (1963) einen beträchtlichen Abfall der DNS-Aktivität in der Leber normaler Mäuse, der durch Zelltod nicht erklärt werden konnte. Auf der anderen Seite beobachteten FRESCO und BENDICH (1960) nur einen minimalen Abfall der spezifischen Aktivität der DNS in der Leber ausgewachsener Ratten nach Markierung mit N¹⁵-Adenin und C¹⁴-Glykokoll. Dieser minimale Abfall konnte gut durch Zelltod und Zellersatz erklärt werden.

Messungen der spezifischen Aktivität der DNS in verschiedenen Geweben der Ratte als Funktion der Zeit[1] haben keine Anhaltspunkte für das Vorhandensein einer metabolischen DNS ergeben. Experimente von BENNETT, SIMPSON und SKIPPER (1960) stützen ebenfalls die Annahme, daß die DNS stabil ist. Diese Autoren markierten fetale Gewebe durch Gabe von C¹⁴-Adenin an tragende Mäuse. Die Radioaktivität der DNS von Gehirn und Leber, die bekanntlich im erwachsenen Tier mitotisch inaktiv werden, wurde anschließend zu unterschiedlichen Zeiten von 9 Tagen bis 1 Jahr nach der Geburt bestimmt. Während dieses ganzen Zeitraums, der die halbe Lebensdauer des Tieres umfaßt, wurde kein C¹⁴-Aktivitätsverlust der DNS von Gehirn und Leber gefunden. Das bedeutet also, daß der markierte Vorläufer, der einmal in die DNS von Leber und Gehirn des Embryos eingebaut ist, durch das ganze Leben des Tieres erhalten bleibt.

6. Zum Problem der Wiederverwendung katabolisierter markierter DNS.

Die Wiederverwendung von markierter DNS oder DNS-Stoffwechselprodukten ist mehrfach beschrieben worden. Allerdings konnte die Mehrzahl der speziellen Experimente zur Reutilisation die Frage über den Weg dieser Wiederverwendung, d. h. ob dieser über niedermolekulare oder hochmolekulare Bruchstücke der DNS geht, nicht klären. Die Ergebnisse der Versuche einzelner Autoren sind zudem widersprüchlich. Im folgenden soll auf die wesentlichen Versuche in dieser Richtung eingegangen werden.

HILL und DRASIL (1960) und HILL (1961a, b, 1962) beobachteten nach Injektion von P³²-markierten Spender-Lymphocyten in röntgenbestrahlte Mäuse eine Markierung der Knochenmarkzellen, die gegen Desoxyribonuclease-Behandlung resistent war. Der Autor schloß aus seinen Versuchen, daß die Knochenmarkzellen des Empfängertieres die P³²-markierte DNS von toten Spender-Lymphocyten aufnehmen, und zwar via Phagocytose der Granulocyten. Eine Wiederholung dieser Experimente in vivo und in vitro mit H³-Thymidin zeigte, daß keine Radioaktivität im Dialysat von toten markierten Lymphocyten nachzuweisen war, und daß die Intensität der Markierung der Knochenmarkzellen in der gleichen Größenordnung lag wie diejenige der Spender-Lymphocyten. Daraus wurde wiederum geschlossen, daß eine Wiederverwendung nur von nicht-dialysierbarer DNS oder DNS-Fragmenten ausgeht. Versuche von YOON und SABO (1964) haben gezeigt, daß injizierte exogene DNS in der DNS der Zellen des Empfängertieres (erwachsene Mäuse) wiedergefunden wird. Ähnliche Ergebnisse erhielten ADAMS, MARTIN und POMERAT (1965) in HeLa-Zellen, KAY (1966) in Lettré-Ehrlich-Ascites-Tumorzellen und LEDOUX, GERBER, CHARLES, REMY und REMY-DEFRAIGNE (1967) in perfundierten Rattenlebern. Die letzteren Autoren weisen darauf hin, daß die Aufnahme der DNS nicht eine einfache Diffusion vom Blutstrom in die Zelle darstellt, sondern daß die DNS in der Zelle an bestimmte stoffwechselaktive Stellen gebunden ist. Offensichtlich handelt es sich nicht um einen Wiederaufbau von DNS, die vorher abgebaut wurde. Darüber

---

[1] STEEL und LAMERTON 1965.

hinaus folgt der Einbau niedermolekularer Vorläufer wie Thymidin einem ganz anderen Muster hinsichtlich des zeitlichen Verlaufs des Einbaus als auch des chromatographischen Bildes der gebildeten DNS. Über die Aufnahme von DNS aus geschädigten Zellen in Zellkulturen berichtet HILL (1967). (Siehe auch zusammenfassenden Bericht von LEDOUX 1965.)

In Versuchen von RIEKE (1962) und SCHWARZ und RIEKE (1963) wurden Ascites-Tumor-Zellen in Mäuse implantiert, die vorher mit H^3-Thymidin markiert worden waren. Die Ergebnisse sind widersprüchlich. In früheren Versuchen erfolgte keine Markierung der transplantierten Tumor-Zellen, wenn diese Zellen subcutan oder in einer engporigen Diffusionskammer intraperitoneal transplantiert wurden. Später beobachteten die Autoren eine Markierung der Tumor-Zellen, ganz gleichgültig, ob diese Zellen subcutan, intraperitoneal, in engporigen Diffusionskammern oder Dialyseschläuchen implantiert wurden. Aus letzteren Ergebnissen wurde geschlossen, daß die Markierung von zirkulierenden dialysierbaren Substanzen herrühren sollte.

DUMONT, AYVAZIAN und McCLUSKEY (1962) beobachteten eine H^3-Thymidin-Inkorporation in Sarkomzellen, die in vorher markierte Mäuse implantiert wurden. Diese Autoren vermuten, daß DNS-Bestandteile, wahrscheinlich größere Bruchstücke, von toten Leukocyten freigesetzt und in die proliferierenden Tumor-Zellen und Fibroblasten eingebaut werden.

DIDERHOLM, FICHTELIUS und LINDER (1962) und FICHTELIUS und GROTH (1963) berichten von einer Markierung von Hauttransplantaten in Mäusen, die vorher mit H^3-Thymidin markiert worden waren. Umgekehrt wurde ebenfalls eine Markierung von Wirtszellen nach Implantation von H^3-Thymidin-markierten Geweben beobachtet. Die Autoren schlossen daraus, daß die Markierung lokal, durch den Abbau von markierten Leukocyten, erfolgt.

Eine Markierung von Leber- und RES-Zellen wurde von BRYANT (1962, 1963a) beobachtet, wenn H^3-Thymidin-markierte Lymphocyten in teilhepatektomierte Mäuse injiziert wurden. H^3-Thymidin-Gabe mehrere Stunden oder 1 bis 2 Tage vor der Hepatektomie führte zu dem gleichen Effekt. Daraus wurde geschlossen, daß eine Reutilisation mehr lokal und auf höher molekularem Niveau stattfindet. In späteren Experimenten des gleichen Autors [1] wurde Mäusen 36 Std nach partieller Hepatektomie H^3-Thymidin gegeben und 5 Monate später CCl_4. Zwei Tage danach waren 15—25% der Spermatogonien, 82—86% der Kryptenzellen und 84—96% der Villus-Epithelien des Dünndarms dieser Mäuse markiert. Dieses Ergebnis deutet darauf hin, daß ein mehr nieder molekularer DNS-Vorläufer (Thymidin oder Thymidylsäure) von den nekrotischen Leberzellen an das Plasma abgegeben wird. In neueren Experimenten fand BRYANT (1965) eine Markierung der DNS von Ascites-Tumor-Zellen, die in vorher mit H^3-Thymidin-markierte Mäuse implantiert worden waren. Der Autor schließt daraus, daß die von den Tumorzellen aus der Peritonealflüssigkeit des Wirtstieres aufgenommene Markierung von Thymidin oder dialysierbaren Thymidin-Bausteinen aus absterbenden Zellen herrührt, nicht dagegen aber von Abbauprodukten des injizierten Thymidins oder von einem intracellulären Thymidin-Pool mit geringem Umsatz.

Für eine Wiederverwendung von niedermolekularen DNS-Vorläufern auf Nucleosid-Basis, die von einem Abbau der DNS oder aus einem intracellulären Pool mit geringem Umsatz stammen, sprechen Versuche von ROBINSON und BRECHER (1963) und ROBINSON, BRECHER, LOURIE und HALEY (1965). Die Wiederverwendung von H^3-Thymidin durch regenerierende Mäuseleber konnte

---

[1] BRYANT 1963b.

fast vollständig durch eine kontinuierliche Infusion von nichtradioaktivem Thymidin unterdrückt werden. Aus diesen Versuchen schließen die Autoren, daß die wiederverwendete Markierung höchstwahrscheinlich von den Geweben mit großer Proliferationsrate stammt.

Auch MARUYAMA (1964) beobachtete eine geringe gleichmäßige Markierung von wachsenden LSA Ascites-Tumor-Zellen und Knochenmarkzellen in Mäusen, denen durch Röntgenstrahlen abgetötete mit H^3-Thymidin-markierte Tumorzellen intravenös injiziert worden waren. Das spricht dafür, daß die beim Zelltod frei werdenden DNS-Bausteine erhalten bleiben und wieder verwandt werden. Da durch gleichzeitige bzw. einen Tag vorher begonnene Gabe von „inaktivem" Thymidin die Markierung zumindest teilweise unterdrückt werden konnte, schließt auch dieser Autor, daß die Übertragung der Markierung in Form von Thymin, Thymidin oder mehr komplexen Bausteinen oder einer Kombination beider erfolgt. Die unvollständige Unterdrückung dieses Wiederverwendungsprozesses mit kaltem Thymidin dürfte für den letzteren Prozeß sprechen.

Über Wiederverwendung von H^3-Thymidin durch verschiedene Tumoren verweisen wir auf STEEL (1966).

BRIÈRE und ISLER (1966) fanden noch 7 Tage nach Injektion von H^3-Thymidin Radioaktivität (10^{-6} µC/ml) im Serum junger Ratten. Autoradiographisch konnte gezeigt werden, daß Zellen, die mit diesem zu verschiedenen Zeiten nach H^3-Thymidin-Injektion entnommenen Serum inkubiert wurden, markierte Kerne aufwiesen, selbst wenn das Serum 30 Std nach Injektion entnommen war. Dieser Nachweis von DNS-Vorläufern im Serum, selbst nach so langer Zeit, deutet auf eine Wiederverwendung von DNS aus anderen Zellen hin.

Aus dem langsameren exponentiellen Abfall der spezifischen Aktivität der DNS von Knochenmarkzellen (Ratte), die mit C^{14}- oder H^3-Thymidin markiert wurden, gegenüber mit 5-I^{131}-Desoxyuridin markierten schließen FEINENDEGEN, BOND und HUGHES (1966a) auf eine Wiederverwendung von Thymidin. Die Größe dieser Wiederverwendung wird mit 35—40% des Thymidins angegeben, das bei dem Abbau der DNS frei wird. Aus ihren Versuchen schließen die Autoren, daß der größere Teil der Wiederverwendung durch Thymidin bestritten wird, allerdings wird die Übertragung größerer Bausteine der DNS nicht ausgeschlossen. In einer weiteren Arbeit haben FEINENDEGEN, BOND und HUGHES (1966b) I^{125}-DU (5-Jod-2'-Desoxyuridin) für autoradiographische Untersuchungen von Knochenmarkszellen der Ratte benutzt. Da I^{125}-DU im Gegensatz zu Thymidin nicht wiederverwandt wird, kann mit Hilfe der Einzelzell-Autoradiographie der Einfluß der Reutilisation von Thymidin auf Messungen der Zellproliferation und DNS-Erneuerung, die mit Thymidin vorgenommen wurden, untersucht werden. Dabei stellten die Autoren fest, daß die Wiederverwendung von Thymidin wahrscheinlich für die nahezu 100%ige Markierung der Megakaryocyten-Formen 3 Tage nach H^3-Thymidin-Injektion verantwortlich ist.

Wie diese verschiedenen Versuche zeigen, dürfte es als gesichert gelten, daß es eine Wiederverwendung von Thymidin gibt. In letzter Zeit haben die experimentellen Ergebnisse immer mehr gezeigt, daß eine Wiederverwendung katabolisierter DNS auf niedermolekularer Basis stattfindet. Allerdings schließen diese Versuche das zusätzliche Vorhandensein anderer Wege der Wiederverwendung, z. B. über größere Bruchstücke von DNS, nicht aus. Die in frühen Versuchen nicht erkannte Wiederverwendung auf niedermolekularer Basis dürfte auf methodischen Unzulänglichkeiten (Verwendung von H^3-Thymidin zu geringer spezifischer Aktivität oder nicht ausreichend lange Expositionszeiten von Autoradiogrammen) beruhen.

7. Toxicität und Radiotoxicität des markierten Thymidins.

Mit zunehmender Verwendung von markiertem Thymidin als DNS-Vorläufer haben auch die Warnungen vor einer Beeinflussung der Versuchs-Ergebnisse vor allem durch das H^3-markierte Thymidin zugenommen. Dieser Einfluß besteht einmal in Strahlungseffekten, die besonders sorgfältig berücksichtigt werden müssen, da es infolge des Einbaus von Thymidin in die genetische Substanz und der sehr weichen β-Strahlung, insbesondere des Tritiums, zu einer intensiven Bestrahlung der Kernsubstanz kommt. Über Dosimetrie der H^3-Aktivität im Kern und damit zusammenhängende radiobiologische Fragen haben Bond und Feinendegen (1966) eingehend berichtet. Auf der anderen Seite muß aber auch eine eventuell vorliegende toxische Wirkung des Thymidins in Betracht gezogen werden, da sich herausgestellt hat, daß auch unmarkiertes Thymidin cytologische Effekte hat.

So beobachteten Greulich, Cameron und Thrasher (1961) in Duodenal-Epithelien der Maus nach Injektion von 10 μg kalten Thymidins eine Zunahme der Zahl der Mitosen (Metaphasen) durch die 6 Std lange Beobachtungsperiode um durchschnittlich 29,2% gegenüber der Norm. Die Autoren deuten ihre Ergebnisse dahin, daß diese Mengen an Thymidin die DNS-Synthesezeit wesentlich verkürzen, und daß dadurch die Zahl der Zellen, die während der Beobachtungszeit in die Mitose eintreten, erhöht ist. Barr (1963) hingegen schloß aus Versuchen an HeLa-Zellen, daß der beobachtete erhöhte Mitose-Index nach Thymidin-Gabe auf einer Verlängerung der Metaphase beruht, d. h. auf einem cytologischen Effekt, der dem des Colchicins sehr ähnlich ist. Eine deutliche Erhöhung des Mitose-Index wurde auch von Ames und Mitra (1967) an Wurzelmeristemzellen von Haplopappus gracilis beobachtet. Auch diese Autoren stellten fest, daß die Erhöhung des Mitose-Index auf einer Verlängerung der Metaphase und nicht auf einem vermehrten Zelleintritt in die Mitose beruht.

Über einen hemmenden Effekt von Thymidin auf die P^{32}-Inkorporation in die DNS von Ratten-Thymus-Zellen hat Whittle (1966) berichtet.

Painter, Drew und Rasmussen (1964) berichten über deutliche Wachstumshemmung von HeLa S3 Kulturen bereits nach Hinzufügen von 20 μg/ml unmarkierten Thymidins zum Kulturmedium. Die gleiche Dosis Thymidin unterdrückt auch die Kolonie-Bildung um 40%. Die Wachstumshemmung ist von der Konzentration des „inaktiven" Thymidins abhängig und führt bei 200 μg Thymidin pro ml zu einer Wachstumshemmung von über 70%.

Hierbei sollte erwähnt werden, daß Thymidin-Dosen, die Wachstumshemmung hervorrufen, sich asynchron teilende Zellpopulationen synchronisieren. Drew und Commerford (1967) untersuchten den Einbau von H^3-Thymidin, I^{125}-DU und H^3-Desoxycytidin in HeLa S3 Zellen nach Aufhebung des Thymidin-Blocks. H^3-Desoxycytidin wurde ohne Verzögerung eingebaut, und die Autoren schließen, daß 90—97% der Zellen in der S-Phase arretiert wurden. Der H^3-Thymidin- und I^{125}-DU-Einbau waren dagegen stark gehemmt, was auf die Bildung eines großen intracellulären Thymidin-Pools während der Thymidin-Behandlung schließen läßt.

Chromosomen-Aberrationen wurden von Yang, Hahn und Bagshaw (1966) in verschiedenen Zell-Linien von chinesischen Hamster-Zellen beobachtet, die mit höheren Konzentrationen (1 mM und mehr) von Thymidin behandelt worden waren. Am häufigsten traten Konstriktionen, Chromatid-Austausch und -Brüche auf, aber auch Chromosomen-Austausch und -Brüche wurden beobachtet. Diese Chromosomenschäden scheinen mit einer Unterbrechung der DNS-Synthese, aber auch mit einer DNS-Synthese in Gegenwart eines Pools, der nicht im Nucleotid-Gleichgewicht ist, zusammenzuhängen.

a) Wachstumshemmung und cytologische Anomalien.

Die am häufigsten beobachteten Effekte nach Gabe von Tritium-markiertem Thymidin sind Wachstumshemmung und cytologische Anomalien, die schon sehr frühzeitig nach Einführung des H³-Thymidins bei den DNS-Untersuchungen festgestellt wurden. PAINTER, DREW und HUGHES (1958) berichten über eine deutliche Wachstumshemmung in HeLa-Zellen nach 24stündiger Inkorporation in einem Kulturmedium, das 1,25—5,0 μC H³-Thymidin/ml enthielt. Mit länger dauernden Inkorporationsversuchen von 24—48 Std haben PAINTER und DREW (1959) und DREW und PAINTER (1959, 1962) gefunden, daß selbst eine so geringe Konzentration wie 0,02 μC/ml H³-Thymidin einen Hemmeffekt auf das Wachstum hat, und daß nur wenige Zellen eine Konzentration von 0,1 μC/ml überleben, sich teilen und Kolonien bilden. Dieser Effekt ist natürlich eine Funktion von Dosis, spezifischer Aktivität und Dauer der Inkubation und ist ebenfalls vom Alter der Kultur abhängig. Ein Ausdehnen der Inkubationszeit auf 48 Std unterdrückt die Fähigkeit zur Kolonienbildung vollständig, führt zu Vacuolisierung, Größenzunahme der Kerne, Riesenzellbildung und hat einen letalen Effekt selbst bei einer Konzentration von 0,02 μC/ml. Zu gleichen Ergebnissen kamen BERRY, OLIVER und REISKIN (1966) mit HeLa Zellen und einer Konzentration von 0,05 μC/ml (Spec. Akt. 2 mC/mM). Inkubationen von 30 min bei einer Konzentration von 0,02 bis 2,5 μC H³-Thymidin/ml beeinflussen die Kolonienbildung nicht[1]. Das bedeutet also, daß in einem gewissen Dosis-Bereich bei Kurzzeitversuchen keine störenden Effekte von H³-Thymidin festzustellen sind.

LISCO, NISHIMURA, BASERGA und KISIELESKI (1961) fanden in Ehrlich-Ascites-Tumoren, die im Peritonealraum von Mäusen wuchsen, 5—12 Tage nach mehrfachen Injektionen von H³-Thymidin bei Gesamtdosen von 1,0 und 10,0 μC/g eine deutliche Abnahme der Zellzahl. Allerdings überschritt auch bei den höchsten Dosen die Abnahme 43% nicht.

Die Überlebensrate von Lymphocyten, die über 72 Std in einem Kulturmedium mit 1 μC H³-Thymidin pro ml inkubiert wurden, zeigte keine Veränderung gegenüber Kontrollen. Nach 190 Std ist die Überlebensrate der mit H³-Thymidin inkubierten Lymphocyten jedoch nur noch 25% derjenigen der Kontrollen[2].

Schädigende Einflüsse von injiziertem H³-Thymidin auf die Zellen des intakten Säugetieres wurden erstmals von JOHNSON und CRONKITE (1959) untersucht. Sie fanden eine Abnahme der Zahl der Spermatocyten, verglichen mit den Sertoli-Zellen, sowie eine Zunahme nekrotischer Zellen 4 Tage nach Injektion von H³ Thymidin in Mäuse. Die Abnahme der Spermatocyten war bereits nach Dosen von nur 0,5 μC/g zu beobachten und betrug mehr als 50% nach H³-Thymidin-Injektion von 20 μC/g. Diese Ergebnisse wurden von SAMUELS und KISIELESKI (1963) und SAMUELS, KISIELESKI und BASERGA (1964) bestätigt. Letztere Autoren fanden, daß eine lineare Beziehung zwischen der Aufnahme und Retention von H³-Thymidin in die Testes der Maus und der durchschnittlichen Zahl der überlebenden ruhenden Spermatocyten besteht. Ein beginnender Abfall der Zellpopulation wurde 1 Woche nach Injektion von 1,0 μC/g beobachtet; bei einer Dosis von 10,0 μC/g kam es zu einem sehr deutlichen Abfall der Zellzahl.

KISIELESKI, SAMUELS und HILEY (1964) haben die Wirkung von zunehmenden Dosen von H³-Thymidin (0,1 bis 50,0 μC/g) auf die Spermatogenese in Mäusen untersucht. Ein Vergleich der Wirkung verschieden hoher Dosen (50,0 und 10,0 μC/g) H³-Thymidin zu verschiedenen Zeiten nach Injektion (2—6 Tage) führte zu dem Schluß, daß offensichtlich ein Schwellenwert für nachweisbare

---

[1] PAINTER, DREW und RASMUSSEN 1964.   [2] OSGOOD 1959.

Effekte existiert, der bei ca. 125 H^3-Zerfällen pro Kern liegt. Bei ca. 400 Zerfällen pro Kern ist die Zahl der Spermatocyten auf die Hälfte reduziert.

Wenn H^3-Thymidin in Dosen oberhalb von 1 μC/g jungen Ratten nach Teilhepatektomie gegeben wird, führt das innerhalb von 72 Std nach Injektion zu einer Hemmung der Regeneration, wie die Wachstumsrate der Restlebermasse zeigt. Ferner kommt es zu verzögerter, später verlängerter und erhöhter Mitose-Aktivität mit einer zunehmenden Zahl von abnormen Mitosefiguren, wie z. B. Anaphase-Brücken[1].

Zelltod mehrere Tage bis Wochen nach einmaliger Gabe von nur 1 μC/g Maus wurde auch von Garder und Devik (1963) beschrieben.

In den Leberkernen von 3 Wochen alten Ratten führt die Applikation von 2,0 μC/g H^3-Thymidin innerhalb von 24 Std zu einer Verschiebung zu höheren Ploidie-Stufen, und zwar ähneln die Kerne 5 Tage nach Injektion dieser Dosis solchen von 8 Wochen alten Kontroll-Ratten und 14 Tage nach Injektion solchen von 2 Jahre alten Kontroll-Ratten[2]. Nach Auffassung der Autoren scheint die Änderung der Ploidie-Stufe ein frühes Zeichen im Spektrum der Veränderungen nach Bestrahlung zu sein und auf eine durch Bestrahlung bedingte Alterung hinzuweisen. In einer neueren Arbeit untersuchten die gleichen Autoren[3] die Wirkung von H^3-Thymidin (2 μC/g und 10 μC/g) auf die Leberzellreplikation wachsender Ratten. 3—5 Wochen nach Injektion wurde der zeitliche Ablauf des Generationscyclus mit dem von Kontrolltieren verglichen. Die Generationszeit der diploiden Hepatocyten war verdoppelt ohne Änderung der Dauer von S, G$_2$ und Mitose. Die Änderung beruht auf einer deutlichen Verlängerung von G$_1$. Bei den verwandten Dosen von H^3-Thymidin sind jedoch keine histologischen Anomalien zu finden.

Cronkite, Fliedner, Killmann und Rubini (1962) fanden bis zu 10% pyknotischer Kerne in markierten Lymphocyten von Ratten nach Injektion von 5—25 μC/g H^3-Thymidin. Dosen von 0,05—0,1 μC/g werden von diesen Autoren als nicht schädigend angesehen.

Auch im Pflanzengewebe wurden Schädigungen durch markiertes Thymidin gefunden. So berichteten McQuade, Friedkin und Atchison (1956b) über Chromosomen-Aberrationen in Zwiebelwurzelspitzen nach Inkubationen in C^{14}-Thymidin, wobei die Häufigkeit des Auftretens dieser Aberrationen über 12 Std Inkubation hinaus deutlich zunahm. McQuade und Friedkin (1960) beobachteten nach einer Inkubationsdauer von 18 Std eine Strahlenschädigung von 99,5% der Zellen der Zwiebelwurzelspitzen, wenn das Inkubationsmedium 20,0 μC/ml H^3-Thymidin enthielt. Bei einer Dosis von nur 1,0 μC/ml H^3-Thymidin zeigten nur 6,9% der Zellen Strahleneffekte. 10,0 μC/ml H^3-Thymidin im Medium unterdrückte die Bildung von seitlichen Wurzeln in Mais in der Differenzierungszone nach 8—24 Std Inkubation vollständig[4]. Chromosomen-Brüche und Mitose-Hemmung in Vicia faba wurden von Natarajan (1961) auch mit den üblicherweise verwandten Dosen von H^3-Thymidin beobachtet.

b) Mutationen.

Bateman und Chandley (1962) untersuchten den mutagenen Effekt von 7,5 μC/g H^3-Thymidin (in Teildosen) in männlichen Mäusen. Bis zu 100% dominanter letaler Mutationen wurden bei den Nachkommen von weiblichen Mäusen mit männlichen Tieren, die ihre erste Injektion von H^3-Thymidin 5—6 Wochen vorher erhalten hatten, gefunden.

---

[1] Grisham 1960.   [2] Post und Hoffman 1961.   [3] Post und Hoffman 1967.
[4] Stein und Quastler 1964.

Den Einfluß von oral verabfolgtem H³-Thymidin auf die Fortpflanzungsfähigkeit von Mäusen untersuchte GREULICH (1961). Weibliche Mäuse erhielten Trinkwasser, dem 2,0 µC/ml H³-Thymidin zugesetzt war, vor und während der Schwangerschaft mit einer Gesamtdosis von 245—300 µC pro Tier. Die männlichen Tiere erhielten das gleiche H³-Thymidin-Wasser während ihres Kontaktes mit den weiblichen Tieren, wobei die Gesamtdosis hier zwischen 8 und 167 µC pro Tier betrug. In der ersten Nachkommenschaft wurde keine Strahlenschädigung beobachtet. In der darauf folgenden Nachkommenschaft dieser bestrahlten Tiere wurden jedoch eine Zunahme der Fehlgeburten, fetalen Resorptionen und ebenso eine Zunahme der männlichen Sterilität gefunden. Eine Kreuzung der Tiere des ersten erfolgreichen Wurfes untereinander führte zu einer erheblich reduzierten Fortpflanzungsfähigkeit mit einer Rate an Fehlgeburten und Neugeborenen-Sterblichkeit von ungefähr 70%.

In Pflanzen wurden phaenotypische Veränderungen der Blütenfarbe, die als somatische Mutationen angesehen werden, durch eingebautes H³-Thymidin hervorgerufen[1].

In männlichen Larven von *Drosophila melanogaster* wurde eine Zunahme der Mutationshäufigkeit durch H³-Thymidin von KAPLAN und SISKEN (1960) beobachtet.

DEWEY, HUMPHREY und JONES (1965) verglichen die Wirkung von H³-Thymidin, H³-Wasser und Kobalt⁶⁰-γ-Strahler bezüglich ihrer Fähigkeit, chromosomale Aberrationen in Hamster-Zellen in Kultur hervorzurufen. Die Autoren schlossen aufgrund der im Kern oder den Chromosomen absorbierten Energie, daß die β-Teilchen des H³-Thymidins weniger wirkungsvoll im Hervorrufen von Chromosomen-Aberrationen seien als die β-Teilchen des im Kern verteilten Tritium-Wassers oder der in der Zelle absorbierten γ-Strahlen.

c) Tumor-Induktion.

Injektion von Thymidin, das mit H³- oder C¹⁴-markiert ist, verkürzt die Lebensdauer von Mäusen und erzeugt Tumoren in den Tieren[2]. Das Auftreten von Tumoren ist erhöht, wenn die H³-Thymidin-Injektionen bei jungen Tieren oder bei Embryonen in utero erfolgen, gegenüber einer Markierung im späteren Leben der Tiere. Außerdem nehmen die Verkürzung der Lebensdauer und das Auftreten von Tumoren mit steigender Dosis zu und sind besonders deutlich bei hohen Dosen, wie z.B. 10 µC H³-Thymidin/g Tiergewicht. Auf der anderen Seite konnten JOHNSON und CRONKITE (1967) bei Dosen von 1—5 µC/g Tiergewicht (Maus) keine Beeinflussung des mittleren Lebensalters oder des Auftretens von Tumoren oder des Tumor-Typs feststellen.

d) Schlußbemerkungen.

Am Ende dieses Kapitels sollte noch darauf hingewiesen werden, daß alle Untersuchungen über die Radio-Toxicität und Strahlenschädigung nicht nur die Wirkung der β-Teilchen des entsprechenden Isotops betreffen, sondern im Falle der Tritium-Markierung auch die unbekannten Wirkungen einer Transmutation von Tritium in Helium innerhalb des Moleküls und den Rückstoß-Effekt des emittierten β-Teilchens einschließen. Die hier in a—c zusammengefaßten Befunde der Untersuchungen von Strahlenschädigung durch markiertes Thymidin machen deutlich, daß Ergebnisse, die bei Verwendung markierten Thymidins erhalten werden, mit der nötigen Vorsicht interpretiert werden müssen. Auf jeden Fall sollten die Dosen so klein wie möglich gewählt werden.

---

[1] WIMBER 1959.
[2] LISCO, BASERGA und KISIELESKI 1961, BASERGA, LISCO und KISIELESKI 1962, 1966.

III. Autoradiographische Untersuchungen der cellulären DNS-Synthese mit markiertem Thymidin.

1. Untersuchungen der Zellproliferation in tierischem Gewebe unter normalen und pathologischen Bedingungen.

a) Zellproliferation unter normalen Bedingungen.

Die frühen Untersuchungen mit H³-Thymidin sind mehr qualitative Untersuchungen der Größe der Proliferation verschiedener Zellarten. Als Maß für die proliferierende Aktivität wurde dabei der Markierungs-Index (H³-Index), d. h.

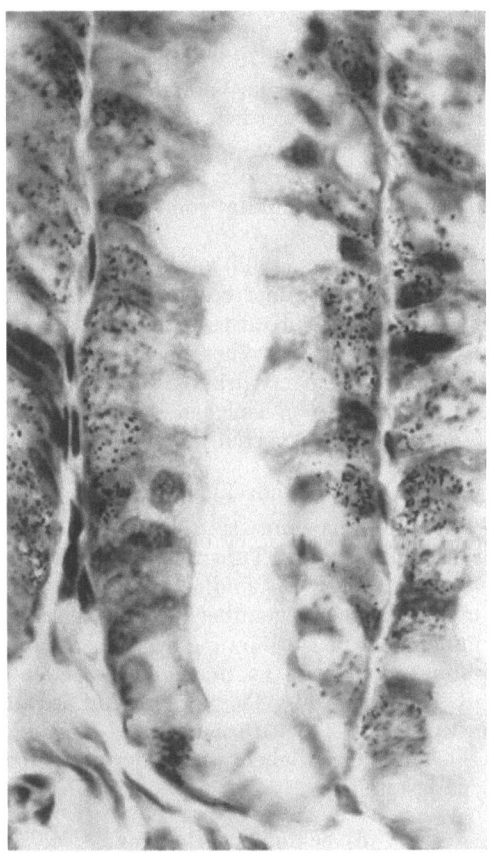

Abb. 33. Autoradiogramm von Lieberkühnschen Krypten aus dem Jejunum der Maus, 40 min nach intraperitonealer Injektion von H³-Thymidin. Ilford K-2; 14 Tage Belichtungszeit; Vergr. 300×. (Aus Oehlert und Th. Büchner 1961.)

die Zahl der mit H³-Thymidin markierten Zellen, bezogen auf alle Zellen, verwandt. Schon früh erkannte man, daß der Markierungs-Index nur zu einer groben Abschätzung der Proliferationsrate führen kann, da er nicht nur von der Generationszeit, sondern auch von der Dauer der DNS-Verdopplungs-Phase (S-Phase) abhängt[1].

---

[1] Hughes, Bond, Brecher, Cronkite, Painter, Quastler und Sherman 1958, Leblond, Messier und Kopriwa 1959, Messier und Leblond 1960, Schultze und Oehlert 1960, Edwards und Klein 1961, Baserga und Kisieleski 1962b.

Beispiele von Autoradiogrammen nach Gabe von H³-Thymidin, die die Proliferationsvorgänge in verschiedenen Zellarten des tierischen Organismus unter normalen Bedingungen, sowie in Zellkulturen wiedergeben, sind in Abb. 33—42 dargestellt.

Innerhalb des tierischen Organismus wurden als wesentliche Orte der Zellvermehrung die Epithelien des Darms, andere Oberflächenepithelien, die Keim-

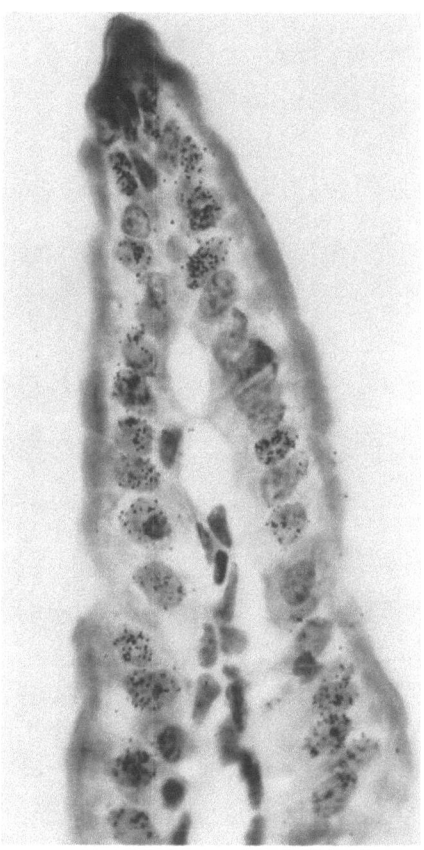

Abb. 34. Autoradiogramm einer Dünndarmzotte der Maus, 48 Std nach intraperitonealer Injektion von H³-Thymidin. Ilford K-2; 14 Tage Belichtungszeit; Vergr. 300×. (Aus OEHLERT und TH. BÜCHNER 1961.)

zentren lymphatischer Gewebe, die Zellen des RES und des Knochenmarks erkannt. Ähnliche Ergebnisse waren bereits von WALKER und LEBLOND (1958) mit C¹⁴-Thymidin erhalten worden. Aufgrund des unterschiedlichen H³-Thymidin-Einbaus in die verschiedenen Gewebe und in Anlehnung an ein Schema, das COWDRY (1952) auf der Basis der mitotischen Aktivität der Gewebe aufgestellt hat, konnten die verschiedenen Zellarten in drei große Gruppen eingeteilt werden: 1. Fixierte, postmitotische Zellen, statische oder stabile Zellpopulationen, die sich nicht mehr teilen, und die deshalb keine markierten Zellen enthalten. 2. Reversible postmitotische Zellen, sich ausdehnende oder wachsende Zellpopulationen mit einer nur geringen Anzahl markierter Zellen. 3. Vegetative, intermitotische Zellen, sich erneuernde Zellpopulationen mit einer großen Anzahl markierter Zellen.

Schon frühzeitig wurde eine enge Beziehung zwischen dem Markierungs-Index und dem Mitose-Index für den größten Teil der untersuchten Gewebe festgestellt. Dabei war der Markierungs-Index immer 8—15mal größer als der Mitose-Index[1]. Da auf der anderen Seite durch Colchicin-Versuche bekannt war, daß die Mitose-Dauer für die verschiedenen Zellarten relativ konstant, nämlich gleich ca. $1/_2$ bis $1^1/_2$ Std ist, führte die konstante Relation zwischen Mitose- und Markie-

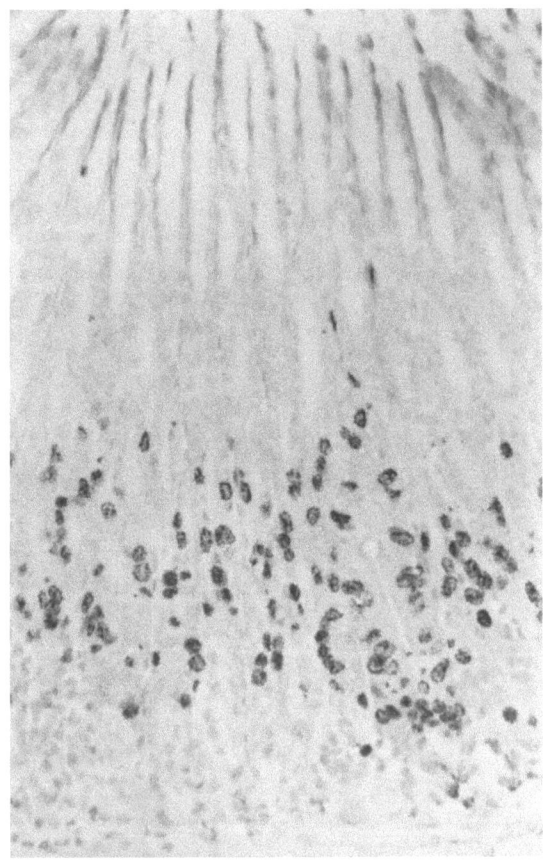

Abb. 35. Autoradiogramm vom Duodenum der Ratte, 40 min nach intraperitonealer Injektion von H³-Thymidin. Ilford K-2; 3 Wochen Belichtungszeit; Vergr. 100×. (Aus Oehlert, unveröffentlicht.)

rungs-Index zu dem Schluß, daß die DNS-Synthese-Dauer für die verschiedenen Zellarten ebenfalls sehr ähnlich sein sollte. Experimentelle Ergebnisse haben diesen Schluß später bestätigt und gezeigt, daß die DNS-Synthese-Phase für viele Zellarten des erwachsenen Tieres ca. 7—8 Std, bzw. in einigen Fällen 18—26 Std, dauert.

Nach dem Bekanntwerden von Methoden zur Messung von Generationszeiten und ihrer Teilphasen hat sich das Schwergewicht der Untersuchungen von Fragen der Proliferation auf die Messung von Generationszeiten verlagert. Auf Untersuchungen dieser Art soll wegen der besonderen Methodik und des Umfanges der Ergebnisse in einem besonderen Abschnitt (Abschnitt 2 dieses Kapitels) eingegangen werden.

---

[1] Schultze und Oehlert 1960, Noltenius, Kempermann und Oehlert 1964, Stöcker und Altmann 1964, Dhom und Stöcker 1964a, b.

OEHLERT und TH. BÜCHNER (1961) sowie LEBLOND, GREULICH und PEREIRA (1964) und OEHLERT, KARASEK und BERTELMANN (1966) untersuchten ausführlich die physiologische Regeneration des mehrschichtigen Plattenepithels, insbesondere der Haut von Warmblütern. Von OEHLERT (1966) stammt eine zusammenfassende Darstellung zum gleichen Thema unter besonderer Berücksichtigung der eigenen Arbeiten. Die physiologische Zellproliferation in der Nebenniere der Ratte wurde von DIDERHOLM und HELLMAN (1960) und von REITER und PIZZARELLO (1966) untersucht. Zellproliferationsvorgänge in den Zellen des hämopoetischen und

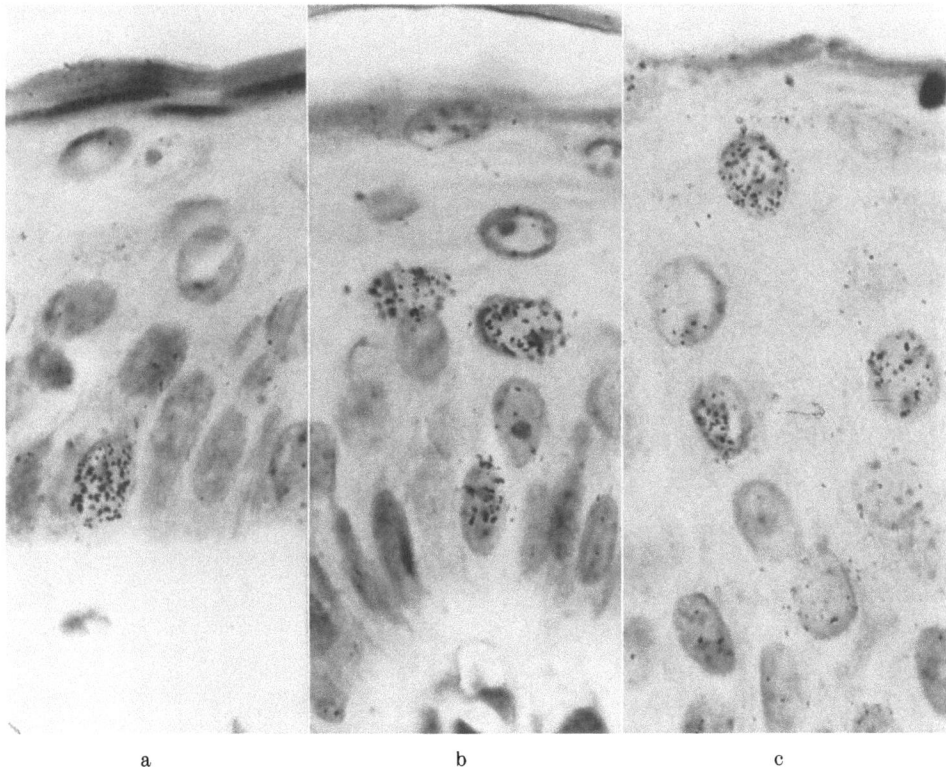

a   b   c

Abb. 36a—c. Autoradiogramme vom mehrschichtigen Plattenepithel der Schweinehaut nach intraperitonealer Injektion von H³-Thymidin. a 60 min; b 7 Tage; c 14 Tage nach Injektion. Ilford K-2; 6 Wochen Belichtungszeit; Vergr. 400×. (Aus OEHLERT, KARASEK und BERTELMANN 1966.)

lymphatischen Systems verschiedener Tiere wurden eingehend von CRONKITE und seinem Arbeitskreis untersucht[1].

Der Einfluß des Wachstums auf den Markierungs-Index wurde von STÖCKER, TEUBNER und ROSENBUSCH (1964) für die Parenchymzellen von Leber und Niere der Ratte als Funktion des Alters untersucht. Es fand sich ein sehr steiler Abfall des Markierungs-Index bis zu einem Alter von etwa 2—4 Monaten. Nach 4 Monaten

---

[1] CRONKITE, BOND, FLIEDNER und RUBINI 1959, CRONKITE, FLIEDNER, BOND und ROBERTSON 1959, CRONKITE, FLIEDNER, BOND und RUBINI 1959, LAJTHA 1959, CRONKITE, GREENHOUSE, BRECHER und BOND 1961, LITTLE, BRECHER, BRADLEY und ROSE 1962, CRONKITE und FLIEDNER 1964, KEISER, COTTIER, ODARTCHENKO und BOND 1964, FLIEDNER, CRONKITE, KILLMANN und BOND 1964, EBBE und STOHLMAN 1965, CRADDOCK 1965, FLIEDNER, KRETSCHMER, HILLEN und WENDT 1965, KEISER, BRYANT und BOND 1966, STRYCKMANS, CRONKITE und FLIEDNER 1966, BLENKINSOPP 1967a, b (s. auch BOND, FLIEDNER und ARCHAMBEAU 1965).

scheint bei diesen Zellarten ein steady state - Wachstum vorzuliegen. Ähnliche Ergebnisse wurden für die Parenchymzellen der Niere der Maus von Litvak und Baserga (1964), für die Hypophyse der Ratte von Crane, Dutta und Ingle (1965), für den Thymus der Ratte von Berman, Winter und Newby (1966) und für die glatte Muskulatur des Dünndarms der Ratte von Dubinko (1966) erhalten.

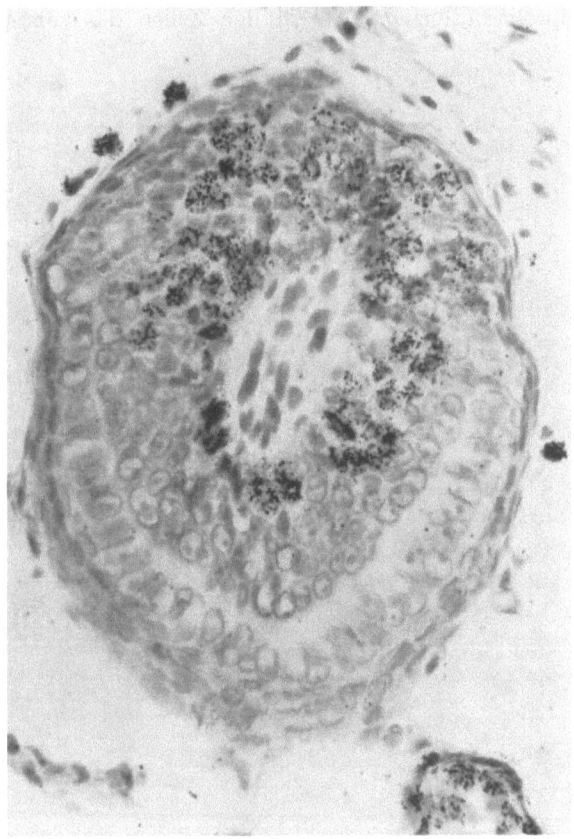

Abb. 37. Autoradiogramm eines Haarfollikels der Mäusehaut, 40 min nach Injektion von H³-Thymidin. Ilford K-2; 14 Tage Belichtungszeit; Vergr. 180 ×.

b) Zellproliferation unter pathologischen Bedingungen.

Untersuchungen der Zellproliferation sind für eine Vielzahl von pathologischen Zuständen, wie Regenerationsvorgänge verschiedenster Art, Einflüsse von Pharmaka, Hormonen, carcinogenen Substanzen und Cytostatika, bei Intoxikationen sowie bei veränderten Umweltsbedingungen, wie Temperaturänderung, Röntgen-Bestrahlung u.a.m. durchgeführt worden. In diesen Untersuchungen wurde vor allem aus Änderungen des Markierungs-Index auf Änderungen der Proliferation geschlossen. Diese mehr qualitativen Ergebnisse sind in letzter Zeit teilweise durch Bestimmungen von Generationszeiten präzisiert worden. Angaben dieser Art finden sich in größerem Zusammenhang in Abschnitt 2 b . Der Einfluß einer Röntgen-Bestrahlung auf die Proliferation wird in Abschnitt 4 dieses Kapitels gesondert behandelt werden.

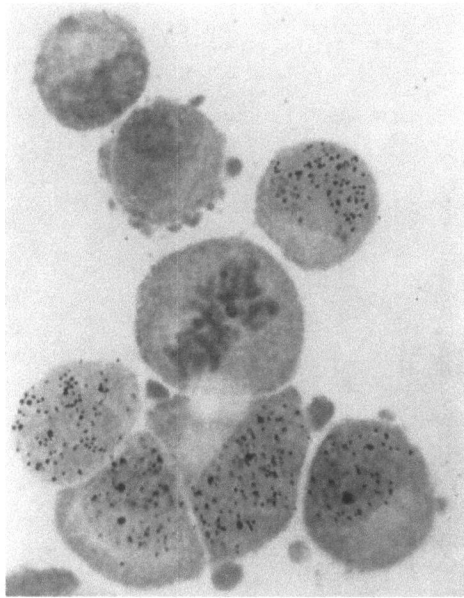

Abb. 38. Autoradiogramm von Zellen des Yoshida-Hepatoms AH 130 der Ratte, 30 min nach intraperitonealer Injektion von H³-Thymidin. Ilford K-2; 14 Tage Belichtungszeit; Vergr. 1000×. (Aus OEHLERT, unveröffentlicht.)

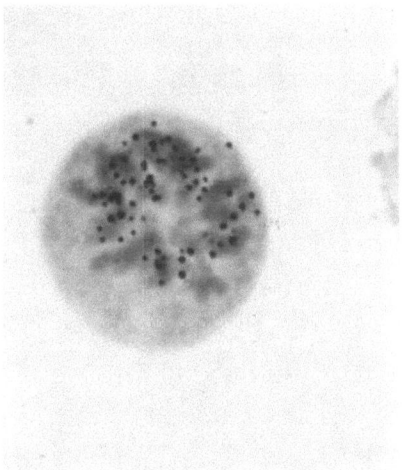

Abb. 39. Autoradiogramm einer Zelle des Yoshida-Hepatoms AH 130 in der Metaphase, 4 Std nach intraperitonealer Injektion von H³-Thymidin. Ilford K-2; 14 Tage Belichtungszeit; Vergr. 1800×. (Aus OEHLERT, unveröffentlicht.)

α) Regenerierendes Gewebe.

Untersuchungen von Regenerationsvorgängen mit markiertem Thymidin haben gezeigt, daß auch Gewebe, die üblicherweise zu den ruhenden, nicht proliferierenden Zellarten gehören, auf einen entsprechenden stimulierenden Reiz hin mit einer Zunahme der DNS-synthetisierenden Zellen und u. U. auch mit einer Verkürzung des Generationscyclus reagieren.

In der *regenerierenden Leber* von Ratten und Mäusen sind die Proliferationsvorgänge nach Teilhepatektomie von vielen Autoren mit H³-Thymidin eingehend

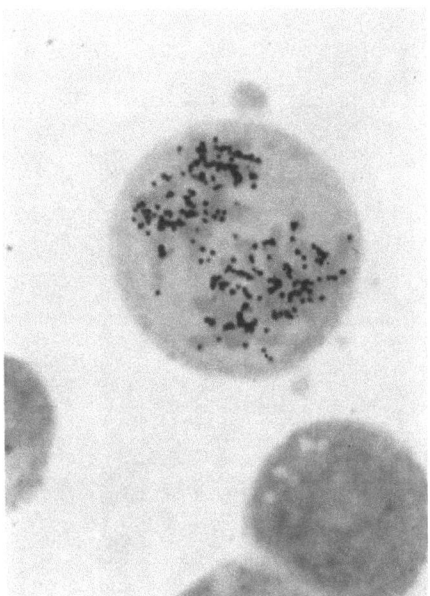

Abb. 40. Autoradiogramm einer Zelle des Yoshida-Hepatoms AH 130 in der frühen Anaphase, 4 Std nach intraperitonealer Injektion von H³-Thymidin. Ilford K-2; 14 Tage Belichtungszeit; Vergr. 1800×. (Aus OEHLERT unveröffentlicht.)

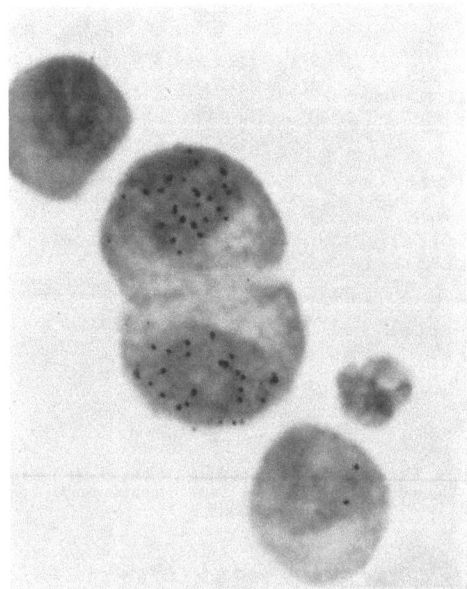

Abb. 41. Autoradiogramm einer Zelle des Yoshida-Hepatoms AH 130 in der Telophase, 4 Std nach intraperitonealer Injektion von H³-Thymidin. Ilford K-2; 14 Tage Belichtungszeit; Vergr. 1100×. (Aus OEHLERT, unveröffentlicht.)

untersucht worden. In der Rattenleber beginnt ca. 12—18 Std nach $^2/_3$ Teilhepatektomie eine starke DNS-Synthese. Die Zahl der markierten Zellen erreicht ein Maximum zwischen 24 und 36 Std, wobei der Markierungs-Index bis zu einem Maximum von ca. 30%, also um den Faktor 200 gegenüber der normalen

Leber (ca. 0,16%), ansteigen kann. Auf dieses Maximum der Anzahl markierter Zellen folgt nach weiteren 6 Std ein Mitose-Maximum[1]. Ähnliche Ergebnisse wurden von BADE, SADNIK, PILGRIM und MAURER (1966) für die Maus erhalten. Interessanterweise konnten diese Autoren eine tageszeitliche Schwankung des Markierungs-Index nachweisen.

Während nach EDWARDS und KOCH (1964) die Zeitdauer der DNS-Synthese, der G_2-Phase und der Mitose durch die Teilhepatektomie nicht verändert wird, haben STÖCKER u. Mitarb.[2] erhebliche Veränderungen der DNS-Synthesezeit nach Hepatektomie gefunden. Die normalerweise bei ausgewachsenen Ratten im Mittel 18 Std dauernde DNS-Synthesezeit (Tabelle 17a) ist 18—20 Std nach

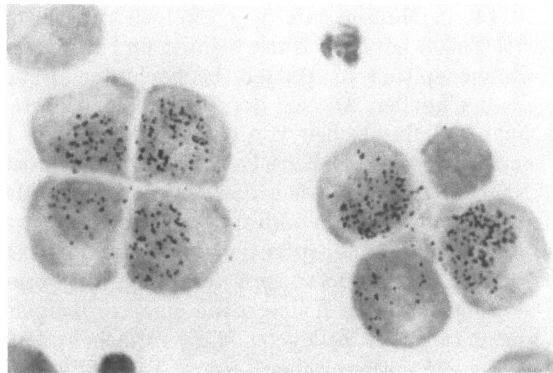

Abb. 42. Autoradiogramm von Zellen des Yoshida-Hepatoms AH 130 der Ratte, 4 Std nach intraperitonealer Injektion von H³-Thymidin. Links im Bild späte Telophase. Ilford K-2; 14 Tage Belichtungszeit; Vergr. 600 ×. (Aus OEHLERT, unveröffentlicht.)

Hepatektomie auf die Hälfte, also 9 Std, verkürzt. Gleichzeitig ist die mittlere Silberkornzahl pro Kern um den Faktor 2 erhöht. Auch die G_2-Phase und die Mitose sind erheblich verkürzt. Von den gleichen Autoren wird ein Effekt beschrieben, der für eine Wiederverwendung von katabolisierter H³-markierter DNS spricht.

In Hunden setzt die DNS-Synthese nach partieller Hepatektomie ungefähr einen Tag später als bei Ratten ein und hält bei erhöhtem Markierungs-Index über einen längeren Zeitraum, vom 2. bis 5. Tag nach Hepatektomie, an[3].

Wird im Anschluß an eine partielle Hepatektomie autolytisches Lebergewebe in die Peritonealhöhle von Mäusen injiziert, so kommt es zu einer spezifischen Stimulation der DNS-Synthese der Leberzellen. Der Markierungs-Index der Hepatocyten ist deutlich gegenüber den nur teilhepatektomierten Kontrolltieren erhöht, während ein solcher Effekt für die mesenchymalen Zellen der Leber nicht nachgewiesen werden konnte[4].

Auf der anderen Seite kommt es nach Hypophysektomie zu einer Hemmung der Leberregeneration in Ratten[5]. Auch Thioacetamid-Vergiftung vor der $^2/_3$ Teilhepatektomie führt zu einem viel geringeren Anstieg der Zahl der DNS-synthetisierenden Zellen als bei $^2/_3$ Teilhepatektomie allein. Dabei ergaben sich keinerlei Anhaltspunkte für eine Erhöhung der DNS-Syntheserate und somit eine Verkürzung der S-Phase[6].

---

[1] LESHER, STROUD und BRUES 1960, GRISHAM 1962, OEHLERT, HÄMMERLING und BÜCHNER 1962, KLINMAN und ERSLEV 1963.
[2] STÖCKER und BACH 1965, STÖCKER und HEINE 1965b, STÖCKER und PFEIFER 1965, 1967, STÖCKER 1966b.
[3] SIGEL, PECHET, QUE und McDONALD 1965.   [4] LAHTIHARJU und TEIR 1964.
[5] WRBA, RABES und BRÄNDLE 1964.   [6] STÖCKER, HÖPER, PLATO und HEINE 1966.

Eine gesteigerte H³-Thymidin-Inkorporation in die Hypophyse und Schilddrüse wurde im Anschluß an die aktive Phase der Leberregeneration nach Teilhepatektomie in Ratten beobachtet[1].

Nach *CCl₄-Intoxikation* wurde eine Vermehrung der Zahl markierter Zellen in der Rattenleber gegenüber Kontrolltieren beobachtet. Die regenerative Reaktion auf diese hepatotoxische Schädigung wird mit den auftretenden Nekrosen und Entzündungen in Verbindung gebracht und auf den Einfluß eines zirkulierenden humoralen Faktors zurückgeführt. In den gleichen Untersuchungen wurde der Einfluß verschiedener Pharmaka auf diesen Effekt getestet[2].

Auch bei *Wundheilung* und *Knochenbrüchen* wurden die Regenerationsvorgänge mit H³-Thymidin in verschiedenen Tierarten untersucht. Eine Verletzung des Harnblasenepithels in Mäusen mit dem Skalpell ruft ein stark vermehrtes Auftreten markierter Zellen hervor[3]. Nach Schnitt und Kauterisationsverletzung von Haut- und Zungenepithel in Ratten beobachteten Block, Seiter und Oehlert (1963) einen schnellen Anstieg der Zahl der markierten Zellen in einer Entfernung von 200—300 Basalzellen von den Wundrändern. In unmittelbarer Nähe des Wundrandes waren beim Einsetzen des Heilungsprozesses nur wenige Zellen markiert. Nach 96 Std fand sich das Maximum des Markierungs-Index innerhalb von 100 Zellbreiten vom Wundrand entfernt. Hell und Cruickshank (1963) haben die H³-Thymidin-Inkorporation bei Epidermisverletzung in Meerschweinchen untersucht. Mikroverletzungen der Epidermis verursachen eine Zunahme der DNS-synthetisierenden Zellen sowie eine vorübergehende Synchronisation und eine Verkürzung des Zellcyclus. Das vermehrte Auftreten von markierten Epithelzellen nach mechanischer Läsion der vorderen Linsenoberfläche von jungen Kaninchen wurde von Harding und Srinivasan (1961) beschrieben.

Die Regenerationsvorgänge bei der Heilung von Knochenbrüchen sind im wesentlichen der Proliferationsfähigkeit des Periosts zuzuschreiben. Der Markierungs-Index, d. h. die Proliferationsfähigkeit, nimmt mit zunehmendem Alter ab, was zu einer langsameren Knochenheilung im älteren Tier führt[4].

Das Verhalten des Bindegewebes im Verlaufe der Heilung und Regeneration nach einfacher Gingivektomie in Affen wurde von Ramfjord, Engler und Hiniker (1966) mit H³-Thymidin untersucht. Dabei wurde festgestellt, daß markierte Bindegewebszellen später auftraten als markierte Epithelzellen. Während die Zahl der markierten Epithelzellen einen Tag nach dem Eingriff ein Maximum erreicht, beginnt die DNS-Synthese in den Bindegewebszellen erst zu dieser Zeit, und zwar in einiger Entfernung unter der Wundoberfläche. Das Maximum der Bindegewebsproliferation liegt am 3. und 4. Tag nach dem Eingriff.

In der *Neuroglia*, in der unter normalen Bedingungen keine markierten Zellen nachweisbar sind, wurden markierte Zellen sowohl nach elektrolytischen Läsionen im Corpus geniculatum laterale von Ratten[5] als auch im geschädigten Rückenmark[6] sowie nach experimentell erzeugtem Hirnödem in Katzen[7] gefunden. Nach Quetschung des Nervus hypoglossus im Kaninchen fand sich eine deutliche Zunahme der Zahl markierter Gliazellen in der unmittelbaren Umgebung der regenerierenden motorischen Nervenzellen des Nucleus hypoglossus[8].

Nach einseitiger *Nephrektomie* findet sich ein Anstieg des Markierungs-Index in den Tubulus-Epithelien der Rattenniere, wobei sich alle Tubulus-Abschnitte an der Regeneration beteiligen, am stärksten jedoch der Mittelabschnitt[9]. Die

[1] Nakamura, Miyada und Moyer 1963.
[2] Leevy, George, Deysine und Gnassi 1962, Leevy 1963.
[3] Walker 1959.   [4] Tonna 1960, Tonna und Cronkite 1962b.
[5] Altman 1962.   [6] Adrian und Walker 1962.
[7] Schultze und Kleihues 1967.   [8] Sjöstrand 1965a, b, 1966.
[9] Noltenius, Kempermann und Oehlert 1964.

Untersuchung des Einflusses einer einseitigen Nephrektomie auf die proliferierenden Rindenzellen bei jungen und erwachsenen Ratten hat ergeben, daß abgesehen von der geringeren relativen proliferierenden Aktivität im erwachsenen Tier eine qualitativ sehr ähnliche Reaktion (5—10faches Ansteigen des Markierungs-Index nach 36 Std) in beiden Tiergruppen auftritt[1]. Unterschiede in der proliferativen Aktivität der Nierenzellen von erwachsenen und neugeborenen Mäusen bei kompensatorischer Hypertrophie wurden von ANTIPOVA (1966) beschrieben. Eine Zunahme der Zahl markierter Zellen in den Glomeruli, Tubuli und intertubulären Capillaren erfolgt ebenfalls nach einer experimentell ausgelösten *Glomerulonephritis* des Kaninchens[2]. STÖCKER, CAIN und HEINE (1964), STÖCKER und HEINE (1965a, b) und STÖCKER (1966b) fanden in Ratten nach einseitiger *Ischämie der Niere* eine Verkürzung der normalerweise 18 Std dauernden DNS-Synthese-Phase der Tubulusepithelien auf ca. 9 Std und zwar sowohl in der unterbundenen als auch in der nicht unterbundenen Niere. Gleichzeitig war die DNS-Synthese-Rate gegenüber den unbehandelten Kontrollen verdoppelt. Auch G_2 und M waren in der unterbundenen Niere verkürzt.

Die *Resektion* von der Hälfte *des Dünndarms* in Ratten führt zu keiner Veränderung des Markierungs-Index gegenüber normalen oder scheinoperierten Tieren[3]. Dagegen verursacht *Nahrungsentzug* bei Mäusen eine Verminderung der Proliferation der Dünndarmepithelien bis zur Hälfte der Normwerte, sowie eine Verlangsamung der Wanderung von Epithelzellen entlang der Zotten[4].

Excisionen von Pankreassegmenten rufen keinen Anstieg des Markierungs-Index hervor, während die Unterbindung der Arterie als auch des Ausführungsganges eines Segmentes zu einer deutlichen Vermehrung der markierten Pankreas-Epithelien führt[5].

β) Einfluß von Hormonen, Pharmaka etc.

ACTH-Stimulation führt zu einer Zunahme der DNS-synthetisierenden Zellen in der Nebenniere und gleichfalls zu einer von der normalen Nebenniere unterschiedlichen Verteilung der markierten Zellen innerhalb der verschiedenen Zonen der Nebennierenrinde[6]. Eine deutliche Vergrößerung der Nebenniere und ein signifikanter Anstieg des Markierungs-Index in der äußeren Zona fasciculata wurde von BURY und CRANE (1965) in Ratten nach Gabe von ACTH beobachtet. Auf der anderen Seite senkt eine Behandlung mit Hydrocortison den Markierungs-Index in der äußeren Rindenschicht erheblich. Im Pankreas führt Hydrocortison- oder ACTH-Behandlung zu einer Verminderung des Markierungs-Index in den exokrinen Pankreasepithelien aber zu einer Vermehrung bei den Inselzellen[7].

Zwei Wochen nach *Kastration* von Ratten fanden STÖCKER, KABUS und DHOM (1965) eine Zunahme der DNS-synthetisierenden Zellen im Parenchym und Bindegewebe der Nebennierenrinde. Zwei Wochen nach Thyreoidektomie wurde der gegenteilige Effekt beobachtet. CCl_4-Behandlung von Mäusen verursacht eine zentripetale Wanderung H³-Thymidin-markierter Zellen aus der äußeren Zona fasciculata[8].

Bei einer durch *Desoxycorticosteron-induzierten Hypertension* wurde eine deutliche Zunahme H³-Thymidin-markierter Zellen in der glatten Muskulatur von Arterien und Arteriolen der Ratte beobachtet. Darüber hinaus fand H³-Thymidin-Einbau in die Endothel- und Fibroblastenkerne der proliferierenden Adventitia

---

[1] PHILLIPS und LEONG 1967.   [2] NOLTENIUS, MIYASAKI und OEHLERT 1962.
[3] KNUDTSON, PRIEST, SLOOP und JESSEPH 1963.   [4] BROWN, LEVINE und LIPKIN 1963.
[5] FITZGERALD 1963.   [6] MACHEMER und OEHLERT 1964.
[7] CRANE und DUTTA 1964.   [8] BRENNER 1963.

sowie in die Glomeruli- und Tubulus-Epithelien und die durch die Hypertension verursachten vasculären Läsionen statt[1].

Im endokrinen Pankreas nimmt die Zahl der H^3-Thymidin-markierten A-Zellen nach Applikation von *Insulin* zu, während eine Behandlung mit *Glucagon* zu einer Abnahme der Zahl markierter A- und B-Zellen führt[2].

20 Std nach Gabe von *Colchicin* steigt nach Klinge und Stöcker (1965) die Zahl der H^3-Thymidin-markierten Leberparenchym- und Sternzellen an. Dabei ist nicht ganz sicher, ob dieser Anstieg einer Reaktion auf die vorausgegangenen Nekrosen, einer vorübergehenden Insuffizienz des Parenchyms oder einem spezifischen Effekt des Colchicins zuzuschreiben ist. Das Auftreten markierter Mitosen schon 1 Std nach Gabe von H^3-Thymidin deutet auf eine Änderung des physiologischen Zeitablaufs des Generationscyclus hin und läßt die Verwendung von Colchicin zur Bestimmung von relativen Zellumsatzraten über Mitosen problematisch erscheinen.

In Ehrlich-Ascites-Tumor-Zellen verhindert *Actinomycin D* in geringen Dosen das Ingangsetzen der DNS-Synthese, nicht aber die Fortsetzung der einmal in Gang befindlichen DNS-Synthese. Das läßt vermuten, daß in der G_1-Phase von Ehrlich-Ascites-Tumor-Zellen ein Actinomycin-empfindlicher Stoffwechselvorgang vorliegt, dessen Hemmung den Eintritt der Zellen in die S-Phase verhindert[3] (s. auch [4]). Eine Stimulation der DNS-Synthese und Zellproliferation in Speicheldrüsenzellen von Mäusen kann mit einer einzigen Injektion von Isoproterenol erreicht werden. Diese Stimulation wird schon durch geringste Dosen von Actinomycin D gehemmt[5].

Nahrungsentzug und noch mehr *Äthionin-Vergiftung* verursacht eine Abnahme der Zahl der DNS-synthetisierenden Zellen in den proliferierenden Geweben der Ratte[6]. Nahrungsentzug verhindert auch die kompensatorische Proliferation in der Restniere nach Nephrektomie in Mäusen[7]. Der Wiederbeginn der Fütterung führt bei den Duodenalepithelien von Hühnern zu vermehrtem Eintritt von G_1-Zellen in die S-Phase und von G_2-Zellen in die Mitose[8].

Sauerstoffmangel führt zu einer Hemmung der DNS-Synthese in allen Organanlagen der verschiedenen Larven-Stadien von Triturus helveticus. Nach Wiederbeatmung mit Normalluft kommt die DNS-Synthese zunächst zögernd, dann normal und z.T. überschießend wieder in Gang[9].

Die Pathogenese des *tuberkulösen Granulationsgewebes* wurde von Wolfart (1964) in Meerschweinchen mit Hilfe von H^3-Thymidin-Markierung untersucht. Nach den Ergebnissen dieser Versuche aktivieren die Tuberkel reticulo-histiocytäre Zellelemente, die eine vermehrte DNS-Synthese aufweisen, sich vermehren und in Epitheloid-Zellen differenzieren. Diese Epitheloid-Zellen lassen aus ihrer Markierung schließen, daß sie zu weiterer Zellteilung fähig sind. Auf der anderen Seite zeigen die Langhansschen Riesenzellen keine Markierung, und es wird deshalb angenommen, daß sie durch einen Zusammenschluß mehrerer Zellen entstehen.

Nach schweren *Blutungen* scheinen die Metamyelocyten zur DNS-Synthese und Zellteilung fähig zu sein[10].

---

[1] Crane und Dutta 1963, Crane und Ingle 1963, 1964, 1965.
[2] Stöcker, Hauswaldt und Klinge 1966.
[3] Baserga, Estensen und Petersen 1965.   [4] Rothstein, Fortin und Sonneborn 1966.
[5] Baserga und Heffler 1967.   [6] Kramsch, Beck und Oehlert 1963.
[7] Reiter 1965.   [8] Cameron und Cleffmann 1964.
[9] Büchner und Hara 1966, Hara 1966.   [10] Harris und Kugler 1966.

γ) Carcinogenese; Proliferation in Tumorgewebe.

Behandlung der enthaarten Mäusehaut mit carcinogenen Kohlenwasserstoffen führt innerhalb von 24 Std im wachsenden Haarfollikel zu einer 50%igen Senkung der Silberkornzahl/Kern, einer leichten Erhöhung des Markierungs-Index und einer Verlängerung der Generationszeit (14—26 Std)[1]. OEHLERT, COTÉ und BÜCHNER (1961) sowie DÖRMER, TULINIUS und OEHLERT (1964) haben einen Anstieg der Zahl markierter Zellen nach Methylcholanthren-Behandlung der Haut beobachtet und als Verkürzung der Generationszeit gedeutet (Abb. 43). Zu einer Vermehrung der Zahl markierter Zellen in den hyperplastischen Knötchen und den Lebercarcinomen kommt es auch nach Diäthylnitrosamin-Behandlung von

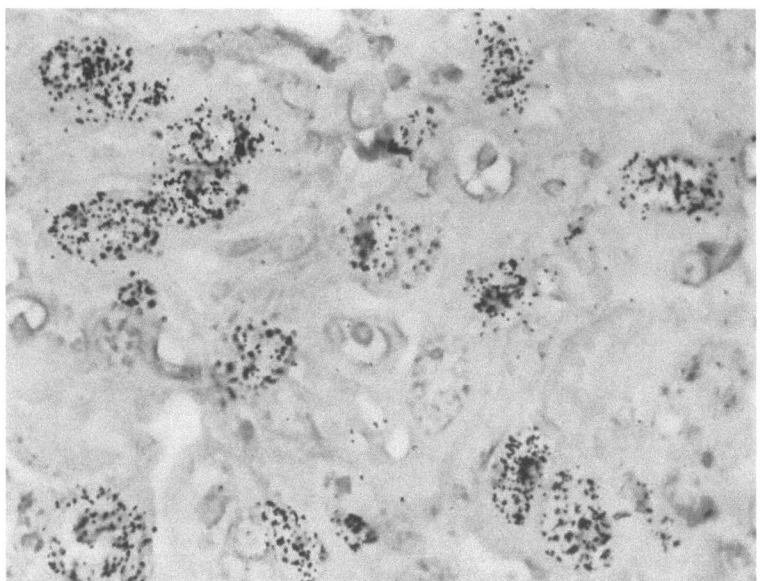

Abb. 43. Autoradiogramm eines experimentell erzeugten Plattenepithel-Carcinoms der Maus, 40 min nach intraperitonealer Injektion von H³-Thymidin. Ilford K-2; 21 Tage Belichtungszeit; Vergr. 600×. (Aus OEHLERT, unveröffentlicht.)

Ratten[2]. In Mäusen können Uterus-Tumoren durch Einlegen von Methylcholanthren-getränkten Fäden in den Cervicalkanal erzeugt werden. Beim Einsetzen der malignen Veränderungen wurde autoradiographisch nicht nur H³-Thymidin-Einbau in die Basalschicht der Epithelien und Epitheliome, sondern auch in die inneren Bereiche der epithelialen alveolären Strukturen gefunden[3]. ELGJO und SKJAEGGESTAD (1965) stellten bei gleichzeitiger Anwendung der Colchicin-Methode und der Messung des Verlustes an Radioaktivität in den Epidermiskernen der Maus fest, daß die Hyperplasie nach wiederholter Anwendung von Methylcholanthren auf einer leicht vermehrten Mitoserate ohne entsprechende Zunahme des Zellverlustes beruht.

Einzelheiten über die Untersuchungen der DNS-Synthese während der Carcinogenese mit H³-Thymidin wurden für den Respirationstrakt des Goldhamsters nach Behandlung mit Diäthylnitrosamin von DONTENWILL und WIEBECKE (1964), für den Vormagen der Ratte nach Applikation von N-Methyl-N-Nitroso-Urethan von TOLEDO (1965) beschrieben.

---

[1] McCARTER und QUASTLER 1962a, b.   [2] RUBIN, MASUKO, GOLDFARB und ZAK 1964.
[3] NAGATA, SUTOU, MISONOU und MIURA 1965.

H³-Thymidin-Einbau in Tumorzellen wurde von einer Reihe von Autoren untersucht[1]. In den meisten Fällen wurde der Markierungs-Index im Tumorgewebe mit dem des entsprechenden normalen Gewebes verglichen.

δ) In vitro-Inkubation von Gewebsproben.

In den letzten Jahren ist immer häufiger excidiertes Operationsmaterial von proliferierendem menschlichem oder auch tierischem Gewebe, hauptsächlich Tumorgewebe, in vitro mit H³-Thymidin inkubiert worden[2] (Abb. 44).

Bei diesen Versuchen wurden die excidierten Gewebsproben entweder direkt ohne Zeitverlust, oder nach Lagerung bei 4⁰ C, in Ringer-Lösung oder ent-

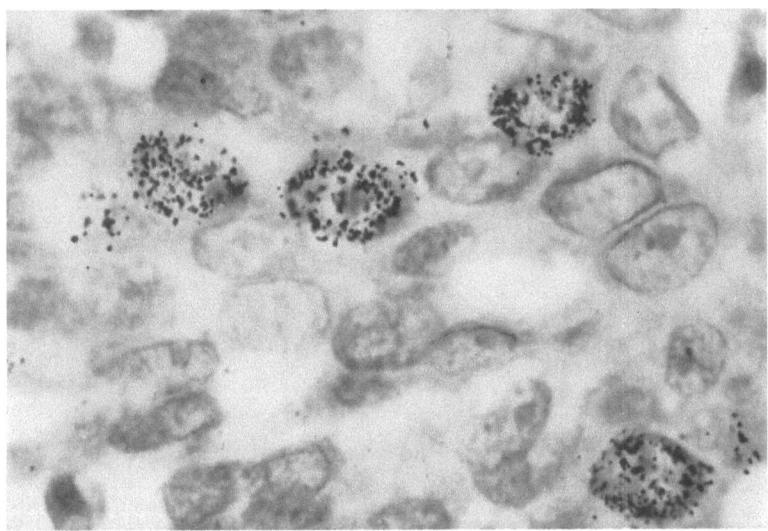

Abb. 44. Autoradiogramm eines menschlichen Bronchialcarcinoms, 30 min Inkubation des Biopsiematerials mit H³-Thymidin. Ilford G-5; 10 Tage Belichtungszeit; Vergr. 400×. (Aus Oehlert und Lesch 1965.)

sprechenden Nährmedien bei 37⁰ C kurzzeitig mit H³-Thymidin inkubiert. Die Aktivitätsdosis betrug durchschnittlich 1,0 μC H³-Thymidin pro ml Medium. In einigen Fällen wurde die Inkubationslösung mit Sauerstoff durchperlt oder mit Hyaluronidase versetzt, oder es wurde unter erhöhtem Sauerstoff-Partialdruck inkubiert.

Solche Inkubationsversuche mit Gewebsproben haben das Ziel, in diagnostischer Hinsicht etwas über die Proliferationsaktivität des Gewebes bzw. über

---

[1] Baserga, Kisielski und Halvorsen 1960, Baserga, Henegar, Kisieleski und Lisco 1962, Baserga und Kisieleski 1962a, Kisieleski, Baserga und Lisco 1961, Cronkite, Bond, Fliedner, Rubini und Killmann 1961, Johnson, Haymaker, Rubini, Fliedner, Bond, Cronkite und Hughes 1960, Johnson, Rubini, Cronkite und Bond 1960, Killmann, Cronkite, Bond und Fliedner 1962, Killmann, Cronkite, Fliedner und Bond 1962, Mendelsohn 1960b, 1962a, b, Mendelsohn, Dohan und Moore 1960, Reiskin und Mendelsohn 1962, Clarkson, Ota und Karnofsky 1962, Choné und Frischbier 1962, 1963, Choné 1963, Vesely 1963, Kury und Carter 1965.

[2] Johnson und Bond 1961, Rubini, Cronkite, Bond und Keller 1961, Wolberg und Brown 1962, Sky-Peck und Hendrickson 1962, Choné und Frischbier 1962, 1963, Choné 1963, Veenema, Fingerhut und Girgis 1963, Oehlert, Dörmer und Lesch 1963, Oehlert, Lesch und Dörmer 1963, Lesch, Schiessle und Oehlert 1964, Fettig und Oehlert 1964, Oehlert und Lesch 1965, Kury und Carter 1965, Steel und Bensted 1965, Rajewsky 1965, 1966, Titus und Shorter 1965, Trepel, Rastetter, Theml und Stockhusen 1966, Lieb und Lisco 1966, Fettig und Sievers 1966.

die Wachstumsrate von Tumoren auszusagen. Die unmittelbar im Anschluß an die Excision vorgenommene in vitro-Inkubation soll in diesem Fall Aufschluß über die in vivo-Verhältnisse geben. Aus Strahlenschutz-Gründen können die in vivo-Verhältnisse beim Menschen nicht unmittelbar durch Gabe von H[3]-Thymidin untersucht werden. Bei der Deutung der Inkubations-Autoradiogramme wird von der Annahme ausgegangen, daß die Zellen, die sich in vivo in der DNS-Verdopplung befinden, auch nach Excision weiterhin in vitro-markiertes Thymidin einbauen. Auf diese wichtige und keineswegs selbstverständliche Voraussetzung muß mit Nachdruck hingewiesen werden.

Bei solchen Inkubationsversuchen wirkt erschwerend, daß die Eindringtiefe des markierten Thymidins auf eine Randzone von ca. 100 μ beschränkt ist. Es kommt also immer nur zur Markierung einer sehr schmalen Randzone, was die quantitative Auswertung sehr schwierig macht. Durch Erhöhung des Sauerstoff-Partialdruckes (Inkubation unter 2 Atmosphären Sauerstoffdruck) kann die Eindringtiefe des Thymidins erhöht und damit die Zone markierter Zellen auf ca. 500 μ verbreitert werden. Das ermöglicht die Bestimmung zuverlässigerer Markierungs-Indices[1]. Wegen der schnell einsetzenden autolytischen Veränderungen wurden von den meisten Autoren kurze Inkubationszeiten von 30 bis 60 min bevorzugt. (Siehe hierzu auch RAJEWSKY 1965, 1966 und WOLBERG und BROWN 1962.)

Für die Berechtigung der oben genannten Voraussetzung, daß Inkubations-Autoradiogramme die in vivo-Verhältnisse wiedergeben, sprechen zwar die in einigen Fällen gefundenen angenähert gleichen Werte der Markierungs-Indices in vivo und in vitro. Es bleibt aber dabei die Frage offen, ob es tatsächlich die gleichen Zellen sind, welche in vivo und in vitro H[3]-Thymidin einbauen. Zu dieser Frage lag lange nur eine Untersuchung von LALA, MALONEY und PATT (1965) vor. Sie fanden bei der Untersuchung von Zellen der myeloischen und erythropoetischen Reihen im Knochenmark von Hunden, eines hämatologisch normalen Mannes und eines Kranken mit akuter myeloischer Leukämie bei Doppelmarkierung durch H[3]- und C[14]-Thymidin, daß die gleichen Zellen in vivo und in vitro markiertes Thymidin inkorporieren. In letzter Zeit wurden von HELPAP und MAURER (1967) nach der gleichen Methode die Leber-Epithelien der Ratte, 3 Ascites-Tumoren verschiedener Ploidiestufen der Maus, 3 Sarkome von Maus und Ratte und ein Melanom der Maus untersucht. Die Tiere erhielten zunächst eine Injektion von H[3]-Thymidin. Nach einer Stunde wurden dann eine Gewebsprobe bzw. Ascites-Tumorzellen entnommen und in einem Nährmedium mit C[14]-Thymidin bei 37° C und 2,2 atm O₂ über eine Stunde inkubiert. Es zeigte sich, daß die meisten der markierten Zellen doppelt mit H[3] und C[14] markiert waren, wie erwartet werden muß, wenn dieselben Zellen in vivo und in vitro markiertes Thymidin einbauen. Parallel zu diesen Versuchen wurde anderen Tieren eine 1. Injektion von H[3]-Thymidin und nach einer Stunde eine 2. Injektion von C[14]-Thymidin gegeben. Nach weiteren 60 min wurden dann die Gewebsproben entnommen. Ein Vergleich dieser in vivo-in vivo-Versuche mit den in vivo-in vitro-Versuchen zeigte, daß die Injektion von C[14]-Thymidin und die Inkubation mit C[14]-Thymidin zu den gleichen Prozentsätzen von doppelt markierten, rein H[3]- und rein C[14]-markierten Kernen führte. Dabei war der geringe Prozentsatz an rein markierten Zellen aus der Dauer der jeweiligen S-Phase verständlich. Für die untersuchten Fälle geben die Inkubations-Autoradiogramme also die in vivo-Verhältnisse wieder.

Wenn man zunächst einmal annimmt, daß der in vitro gemessene Markierungs-Index allgemein gleich demjenigen unter in vivo-Bedingungen ist, so kann die „in

---

[1] STEEL und BENSTED 1965, RAJEWSKY 1965, 1966.

vivo"-Generationszeit von Zellen menschlicher Biopsieproben abgeschätzt werden. Dazu muß aber eine Annahme über die in vivo-Dauer der S-Phase gemacht werden, d. h. es müssen die für Tiere gemessenen Werte auf den Menschen übertragen werden. Solche Abschätzungen von Generationszeiten für excidiertes Tumormaterial aus den Ergebnissen von in vitro-Versuchen sind aber auch aus anderen Gründen problematisch. Es ist bekannt, daß der Markierungs-Index in den Tumoren sehr stark schwankt, und zwar selbst in verschiedenen Gebieten ein und desselben Tumors oder metastatischen Knötchens[1]. Es können also ganz unterschiedliche Markierungs-Indices erhalten werden. Zum andern macht die Unkenntnis der Wachstumsverhältnisse der entsprechenden Tumoren eine Berechnung von Generationszeiten zumindest sehr schwierig. Eine Abschätzung von Generationszeiten aus Markierungs-Index und Dauer der DNS-Synthesezeit unter Annahme eines steady state-Wachstums, wie sie von manchen Autoren durchgeführt wird, dürfte in keinem Fall zutreffen. Inwieweit reines oder teilweise exponentielles Wachstum vorliegt, ist meist nicht zu übersehen. Allerdings dürfte der Unterschied in der Berechnung bei Generationszeiten von der Größenordnung eines Tages nicht allzu groß sein, wie Wegener, Hollweg und Maurer (1964), Lennartz und Maurer (1964) und Lieb und Lisco (1966) gezeigt haben. Einen viel größeren Einfluß auf die abgeschätzte Generationszeit dürfte dagegen die Unkenntnis des Anteils der Tumorzellen haben, die überhaupt an der Proliferation teilnehmen, d. h. die Größe der sog. ,,growth fraction" (s. auch unter Abschnitt 2 d). Ebenso beeinflußt auch der Anteil der Zellen, die durch Zellverlust ausscheiden, insbesondere bei Tumoren des Gastro-Intestinal-Traktes[2] solche Abschätzungen ganz erheblich.

Alle diese Überlegungen zeigen, daß bei der diagnostischen Verwertung von Biopsie-Autoradiogrammen nach Markierung mit H[3]-Thymidin und in noch stärkerem Maße bei weitergehenden Schlüssen auf Generationszeiten und Tumorwachstum zur Zeit noch Vorsicht geboten ist.

2. Bestimmung der Dauer des Generationscyclus und seiner Teilphasen für verschiedene Zellarten des tierischen Organismus.

Die heutigen Kenntnisse über die Dauer von Generationszeiten und ihren Teilphasen für die verschiedenen Zellarten beruhen zum ganz überwiegenden Teil auf autoradiographischen Untersuchungen mit markiertem Thymidin. Der Messung der Dauer der DNS-Verdopplungszeit, der sog. S-(Synthese)-Phase, kommt hierbei eine zentrale Bedeutung zu.

Howard und Pelc (1951 a—c, 1953) haben als erste aus Versuchen mit P[32] an Wurzelmeristem-Zellen geschlossen, daß der Prozeß der DNS-Verdopplung auf einen bestimmten Teil der Interphase beschränkt ist. Sie unterteilten den Zellcyclus mit der heute noch üblichen Nomenklatur in: Postmitotische, präsynthetische Ruhephase G_1, DNS-Synthese-Phase S, postsynthetische, prämitotische Ruhephase G_2 und Mitose M. Dabei sollte die Bezeichnung Ruhephase bzw. der ursprünglich gewählte englische Ausdruck ,,gap" lediglich zum Ausdruck bringen, daß sich zunächst keine detaillierten Aussagen über die Phasen G_1 und G_2 und die in ihnen ablaufenden Stoffwechselprozesse machen ließen. Lajtha[3] erscheint die Definition einer S-Phase für die ganze Zelle wenig sinnvoll, da die einzelnen Chromosomen sich keineswegs synchron verdoppeln. Er möchte eher

---

[1] Mendelsohn 1964, Baserga, Henegar, Kisieleski und Lisco 1962.
[2] Steel und Bensted 1965.
[3] In Ris, Tolmach, Lajtha, Smith, Das und Zeuthen 1963.

bei einzelnen Chromosomen oder Chromosomen-Abschnitten von einer S-Phase sprechen.

Nach dem heute allgemein angenommenen Schema des Zellcyclus tritt also die Zelle aus der Mitose M in eine mehr oder weniger lange G_1-Phase, durchläuft die S- und G_2-Phase und tritt dann in die nächste Mitose ein. Unter dem Verlust einer weiteren Teilungsfähigkeit kann in G_1 auch eine Differenzierung stattfinden. GELFANT (1963) vertritt die Auffassung, daß Zellen auch in der G_2-Phase festgehalten werden können, und daß sie erst nach längerer Zeit und auf bestimmte Reize hin in eine Mitose eintreten. Eine Zusammenfassung der betreffenden Versuche findet sich bei GELFANT (1966).

a) Methodisches.

α) Bestimmung der S-Phasen-Dauer mit Hilfe der Methode markierter Mitosen.

Die Dauer der S-Phase einer Zellart kann auf Autoradiogrammen durch eine Auszählung der markierten und unmarkierten Mitosen als Funktion der Zeit nach H^3-Thymidin-Gabe gemessen werden. Diese Methode wurde zuerst von QUASTLER und SHERMAN (1959) und PAINTER und DREW (1959) zur Untersuchung der S-Phasen-Dauer in Darm-Epithelien der Maus bzw. HeLa-Zellen angewandt. Abb. 45 gibt eine schematische Darstellung des Zellcyclus und den entsprechenden

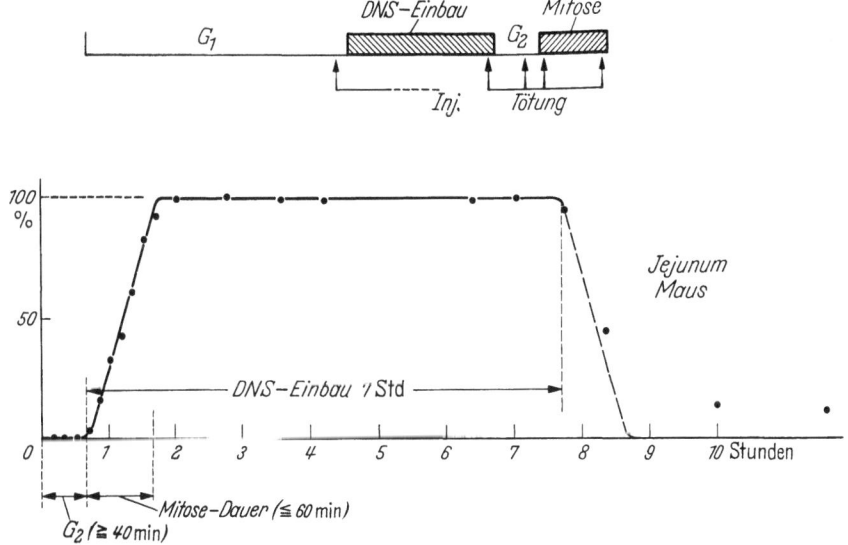

Abb. 45. Prozentsatz der markierten Mitosen bezogen auf alle Mitosen als Funktion der Versuchsdauer nach Gabe vom H^3-Thymidin für die Kryptenepithelien des Jejunums der Maus. (Aus KOBURG und MAURER 1962.)

zeitlichen Verlauf des Prozentsatzes markierter Mitosen für die Krypten-Epithelien des Dünndarms der Maus nach KOBURG und MAURER (1962) wieder.

Mit einer einmaligen Injektion von markiertem Thymidin werden alle Zellen markiert, die sich zum Zeitpunkt der Injektion in der S-Phase befinden. Mit zunehmender Zeit wandern immer mehr dieser markierten Zellen durch die G_2-Phase und anschließend durch die Mitose. Ist die Zeit zwischen der Injektion von H^3-Thymidin und der Tötung des Tieres kleiner als G_2, so werden noch keine markierten Mitosen beobachtet. Wenn diese Zeit größer als G_2 wird, treten die ersten markierten Mitosen auf. In dem Augenblick, in dem die Zeit zwischen

Injektion und Tötung größer als $G_2 + M$ ist, sind alle Mitosen markiert, und das bleibt so, bis die Versuchsdauer größer als $G_2 + M + S$ ist. Nach diesem Zeitpunkt treten die ersten unmarkierten Mitosen wieder auf. Die Zeit vom ersten Auftreten markierter Mitosen bis zum ersten Wiederauftreten unmarkierter Mitosen entspricht der Dauer der S-Phase. Im allgemeinen wird der Wert für die S-Phasen-Dauer zwischen den beiden 50%-Werten des auf- und absteigenden Schenkels der Kurve abgelesen. Diese Schnittpunkte der 50%-Werte der markierten Mitosen mit dem auf- und absteigenden Schenkel der Kurve sind einmal leichter zu bestimmen, und zum anderen entspricht dieser Wert besser der mittleren S-Phasen-Dauer.

Die Prozent-markierte Mitosen-Kurve liefert aber nicht nur Werte für die Dauer der S-Phase, sondern auch für $G_2 + M$. Der Zeitraum zwischen dem Zeitpunkt 0 der Kurve und dem ersten Auftreten markierter Mitosen entspricht dem Minimalwert für die Dauer von G_2. Die Zeit zwischen 0 und dem Erreichen des 100%-Wertes der Kurve gibt den Maximalwert für die Dauer von $G_2 + M$ wieder. Ist der Anstieg der Kurve weitgehend gradlinig, so gestattet er eine Abschätzung der Dauer der Mitose. Für die Zellen der Abb. 45 ergibt sich somit für $G_2 \cong 0,7$ Std, für $G_2 + M = 1,7$ Std, für $S = 7$ Std und für $M \cong 1$ Std. Die Dauer von G_1 wird üblicherweise durch Subtraktion dieser Werte von der Generationszeit (s. unter $2\,\mathrm{a}\,\gamma$ dieses Abschnittes) ermittelt.

Der in den meisten Fällen relativ langsame Abfall der Prozent-markierten Mitosen-Kurve beruht auf den biologischen Schwankungen von G_2, M und S[1]. Die S-Phasen-Dauer kann man mit dieser Methode überhaupt nur bestimmen, wenn die biologischen Schwankungen der einzelnen Phasen des Zellcyclus nicht allzu groß sind. In manchen Fällen ist diese Methode nicht mehr anwendbar, nämlich dann, wenn die Variationen der Dauer der G_2-Phase so groß sind, daß die Kurve des Prozentsatzes markierter Mitosen sehr flach verläuft und 100% nicht erreicht[2]. Erfahrungsgemäß ist diese Methode gut geeignet für Darmepithelien, fetale Zellarten, schnell wachsende Tumoren und Zellkulturen sowie für Spermatogonien. Bei Geweben mit einer sehr geringen Proliferationsrate ist diese Methode wegen der geringen Zahl von Mitosen sehr zeitraubend. Für diese Gewebe ist die Bestimmung der S-Phasen-Dauer mit Hilfe der Doppelmarkierung von größerem Vorteil, weil dabei die etwa 10mal häufigeren markierten S-Phasen-Kerne zur Beobachtung kommen.

β) Bestimmung der S-Phasen-Dauer mit Hilfe einer Doppelmarkierung mit H^3- und C^{14}-Thymidin.

Diese Methode wurde erstmals von Hilscher und Maurer (1962) und später von Pilgrim und Maurer (1962), Wimber (1963), Wimber und Quastler (1963), Wegener, Hollweg und Maurer (1964), Lennartz und Maurer (1964) und Pilgrim und Maurer (1965) angewandt. Bei diesem Verfahren erhalten die Tiere eine erste Injektion von H^3-Thymidin und nach einem Zeitintervall Δt eine zweite Injektion von C^{14}-Thymidin. Kurze Zeit nach der zweiten Injektion (etwa $^1/_2$ Std) werden die Tiere getötet. Danach werden von Organproben Autoradiogramme hergestellt.

Durch die erste Injektion von H^3-Thymidin werden alle Zellen, die sich zum Zeitpunkt dieser Injektion in der S-Phase befinden, mit H^3 markiert. Während des Zeitintervalls Δt zwischen der ersten und zweiten Injektion wandert ein Teil der H^3-markierten Kerne aus der S-Phase in die G_2-Phase. Auf der anderen Seite treten unmarkierte Kerne aus der G_1-Phase neu in die S-Phase ein. Durch

---

[1] Siehe Quastler 1963. [2] Koburg und Schultze 1961, Koburg und Maurer 1962.

die zweite Injektion von C^{14}-Thymidin werden wiederum alle Zellen, die sich zu diesem Zeitpunkt in der S-Phase befinden, mit C^{14} markiert (Abb. 46). Die Autoradiogramme zeigen dann Kerne mit drei verschiedenen Arten von Markierungen: 1. Rein H^3-markierte Kerne, die die S-Phase zwischen der ersten und zweiten Injektion verlassen haben, 2. rein C^{14}-markierte Kerne, die zwischen den beiden Injektionen neu in die S-Phase eingewandert sind. 3. doppelt mit H^3- und C^{14}-markierte Kerne, die sich bei beiden Injektionen in der S-Phase befanden. Wenn die Häufigkeitsverteilung der Kerne über den Generationscyclus konstant ist, d. h. in einem „steady state"-System, kann die S-Phase wie folgt berechnet werden:

$$\frac{\text{S-Phasen-Dauer}}{\begin{array}{c}\text{Zeitintervall } \Delta t \\ \text{zwischen den beiden} \\ \text{Injektionen}\end{array}} = \frac{\text{Zahl der C}^{14}\text{-Kerne (mit und ohne H}^3\text{)}}{\text{Zahl der rein H}^3\text{-markierten Kerne}}$$

Diese einfache Beziehung gilt nur für ein steady state mit einer konstanten Häufigkeitsverteilung über den Cyclus. Wenn exponentielles Wachstum vorliegt, wie bei Zellkulturen, Tumoren u.a.m., ist die Häufigkeitsverteilung bekanntlich

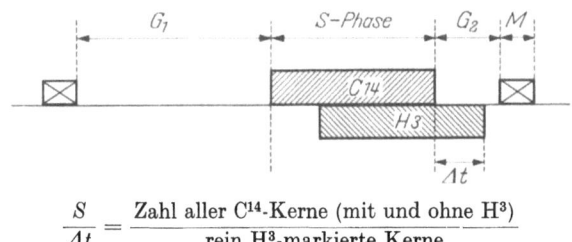

$$\frac{S}{\Delta t} = \frac{\text{Zahl aller C}^{14}\text{-Kerne (mit und ohne H}^3\text{)}}{\text{rein H}^3\text{-markierte Kerne}}$$

Abb. 46. Prinzip der Bestimmung der S-Phase durch Doppelmarkierung mit H^3- und C^{14}-Thymidin. *1.* Injektion: H^3-Thymidin; nach einem Zeitintervall Δt. *2.* Injektion von C^{14}-Thymidin.

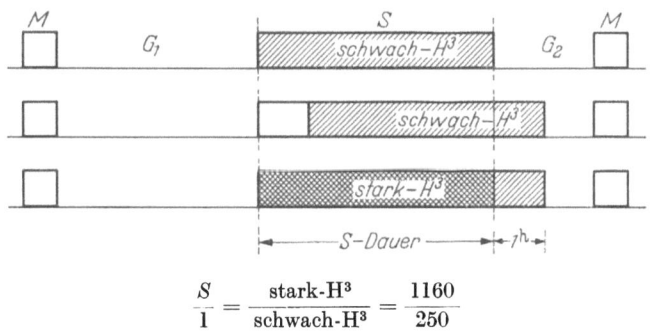

$$\frac{S}{1} = \frac{\text{stark-H}^3}{\text{schwach-H}^3} = \frac{1160}{250}$$

$S = 5,4$ Std
fetale Haut-Basalzellen

Abb. 47. Prinzip der Bestimmung der S-Phase durch Doppelmarkierung mit zweimaliger Gabe von H^3-Thymidin. *1.* Injektion: geringe Aktivität von H^3-Thymidin; nach einem Zeitintervall Δt. *2.* Injektion von etwa zehnmal größerer H^3-Thymidin-Aktivität.

nicht mehr konstant. Sie fällt vielmehr vom Beginn eines Cyclus bis zum Ende der Mitose exponentiell ab, und zwar um den Faktor 2. Die Berechnung der S-Phasen aus der Zahl der rein und doppelt markierten Kerne ist dann komplizierter. Bei dieser Auswertung erhält man in einem Rechengang gleichzeitig Werte für die S-Phase und die Generationszeit[1].

---

[1] LENNARTZ und MAURER 1964, LENNARTZ, MAURER und SCHÜMMELFEDER 1964.

Das Zeitintervall Δt zwischen den beiden Injektionen ist nach oben begrenzt, weil die Zeit zwischen der ersten Injektion und der Tötung nicht größer als $G_2 + M$ sein darf, da sich sonst markierte Kerne geteilt haben und doppelt gezählt werden. Die Reihenfolge der Injektionen von H^3- und C^{14}-Thymidin kann auch umgekehrt werden.

Da es bei dicht nebeneinander liegenden C^{14}-markierten Kernen oft schwierig ist, die C^{14}-Spuren einem bestimmten Kern zuzuordnen, wurde von Pilgrim und Maurer (1962) und Wegener, Hollweg und Maurer (1964) das oben beschriebene Doppelmarkierungs-Verfahren variiert. Als erste Injektion wird eine relativ geringe Aktivität von H^3-Thymidin gegeben und als zweite Injektion eine etwa 10mal größere (Abb. 47). Auf den Autoradiogrammen sieht man dann „schwach" und „stark" markierte Kerne. Aus ihrer relativen Zahl kann bei konstanter Häufigkeitsverteilung der Zellen über den gesamten Zellcyclus die S-Phase wie folgt berechnet werden:

$$\frac{S}{\Delta t} = \frac{\text{Zahl der „stark" markierten Kerne}}{\text{Zahl der „schwach" markierten Kerne}} .$$

Ein Vergleich der mit beiden Methoden, der „Prozent-markierten Mitosen"-Methode und der „Doppelmarkierungs"-Methode, gemessenen DNS-Verdopplungszeiten für die verschiedenen Zellarten hat gezeigt, daß beide Methoden gleiche Werte liefern[1].

γ) Bestimmung der Dauer der Generationszeit.

Bis zur Anwendung der autoradiographischen Methode zur Bestimmung von Generationszeiten wurden Zellcyclus-Dauern vorwiegend mit der Colchicin-Methode ermittelt. Aus der nach der Colchicin-Gabe gemessenen relativen Mitoserate pro Tag kann die Generationszeit berechnet werden. Eine weitere Methode besteht in einer direkten Messung der Generationszeit von einer Mitose zur nächsten mit Hilfe der Kinematographie. Dabei wird für einzelne Zellen das Zeitintervall von einer Anaphase bis zur nächsten mit einer Filmkamera bestimmt[2]. Diese Methode ist sehr zeitraubend und liefert immer nur Werte für eine begrenzte Zellzahl.

Mit Hilfe der Autoradiographie lassen sich Generationszeiten nach Gabe von markiertem Thymidin nach drei unabhängigen Verfahren bestimmen:

1. Die am häufigsten angewandte Methode ist die Berechnung der Generationszeit aus dem Markierungs-Index und der Dauer der S-Phase. In einer Population mit konstanter Häufigkeitsverteilung der Zellen über den Zellcyclus verhält sich die Zahl der markierten Zellen zur Gesamtzahl der Zellen (= Markierungs-Index) wie die Dauer der S-Phase zur Generationszeit (T):

$$\frac{\text{Zahl der markierten Zellen}}{\text{Gesamtzahl der Zellen}} = \frac{S}{T} .$$

Es ist leicht einzusehen, daß solche Berechnungen nur dann zu sinnvollen Werten führen, wenn alle Zellen an der Proliferation teilnehmen, bzw. wenn innerhalb der Population keine starken Schwankungen der individuellen Generationszeiten vorliegen. Nimmt ein Teil der Zellen nicht an der Proliferation teil, so wird bei der üblichen Auszählung des Markierungs-Index die Zahl der markierten Zellen auf eine viel zu große Zahl von unmarkierten Zellen — nämlich einschließlich der sich nicht mehr teilenden Zellen — bezogen. Damit wird aber der Markierungs-Index zu klein und die daraus berechnete Generationszeit zu lang.

---

[1] Wegener, Hollweg und Maurer 1964.
[2] Sisken und Kinosita 1961a, b, Sisken 1964, Sisken und Morasca 1965, Sisken, Morasca und Kibby 1965.

2. Eine weitere, von der ersten unabhängige Methode erlaubt eine direkte Messung der Generationszeit. Wird der Prozentsatz markierter Mitosen nach einmaliger H³-Thymidin-Gabe lange genug gemessen, so wird nicht nur der Durchgang der markierten Zellen durch die erste Mitose (Abb. 48), sondern auch durch die nächste und eventuell darauf folgende Mitosen sichtbar. Der Zeitraum zwischen zwei entsprechenden Punkten der ersten und zweiten Welle markierter Mitosen liefert dann einen direkten Wert für die Generationszeit. Mit dieser Methode werden nur die tatsächlich an der Proliferation teilnehmenden Zellen erfaßt („growth fraction").

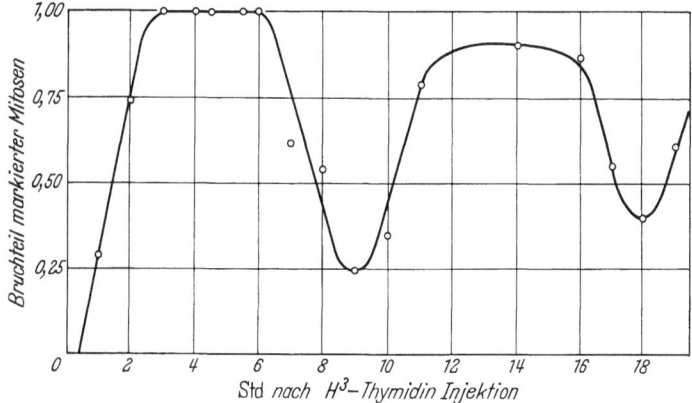

Abb. 48. Prozent markierter Mitosen als Funktion der Zeit nach Injektion von H³-Thymidin für die Zellen der Schwanzspitze des Mäuse-Embryos am 12.—13. Tag der Embryonalentwicklung. (Aus WIMBER 1963.)

3. Schließlich kann die Generationszeit auch noch aus der Verdünnung der zu verschiedenen Zeiten nach Injektion ermittelten Silberkornzahlen pro Kern berechnet werden, die ja durch jede Teilung auf die Hälfte reduziert wird. Diese Methode wurde selten verwandt. Sie liefert weniger genaue Werte.

Zur Analyse des Zellcyclus und den verschiedenen Methoden zur Berechnung von Generationszeiten und ihrer Teilphasen verweisen wir auch auf DONDUA und DONDUA (1964).

b) Ergebnisse.

α) Tabellarische Übersicht über veröffentlichte Werte von Generationszeiten und ihrer Teilphasen (bis Mitte 1967).

Die Tabellen 17—20 enthalten eine Zusammenfassung der Werte von Generationszeiten und ihrer Teilphasen für die verschiedenen Zellarten des ausgewachsenen Tieres (Tabelle 17a) für Zellen in Kultur (Tabelle 17b), für embryonale Zellarten bzw. solche neugeborener Tiere (Tabelle 18), für Blut- und Knochenmarkszellen (Tabelle 19) und für Tumorzellen (Tabelle 20). Diese Tabellen geben einen soweit als möglich vollständigen Überblick über alle Daten der in- und ausländischen Literatur, einschließlich der russischen Literatur, bis Mitte 1967. Dieses sehr große und in stetem Anwachsen befindliche Material gestattet einige allgemeinere Aussagen, auf die im folgenden eingegangen werden soll.

β) Dauer der S-Phase.

Wie aus den Tabellen zu ersehen ist, ist die *Dauer der S-Phase* für viele Zellarten innerhalb eines Tieres und selbst für die Zellarten verschiedener Tiere überraschend *konstant*. Bei ausgewachsenen Tieren liegt sie bei ungefähr 6—8 Std; bei embryonalen Zellarten ist die S-Phase etwas kürzer, sie beträgt ungefähr

Tabelle 17a. *Dauer der Generationszeit und ihrer Teilphasen für verschiedene tierische Zellarten (in vivo).*

Zellart	Alter Tage	Phasen des Zellcyclus in Stunden					Autoren
		G_2; M; G_2+M	S	$S+G_2+M$	T	G_1	
Maus							
Duodenum, Kryptenepithelien	93	G_2=<1 G_2+M=<2	6,9		11,5/16,1	4,5—5,5	Lesher, Fry, Kohn 1961
	372	G_2=<1 G_2+M=<2	7,9		11,5/18,4	4,5—5,5	Fry, Lesher, Kohn 1961a, b
	940	G_2=<1 G_2+M=<2	11,1		<15,5/25,8		Cameron, Greulich 1963
	erw.	M=1,38			11,2—11,5		Choumak 1963b
	erw.		7,4		18,5		
	erw.	G_2=1 M=0,5	4,5±1		11	~4,8	
Jejunum, Kryptenepithelien	erw.	G_2=0,7 G_2+M=<1,7	7—8	9	~15	~6	Koburg, Maurer 1962
	erw.	M=0,8	7,5*		18	9	Pilgrim, Maurer 1965
Ileum, Kryptenepithelien	erw. 42—56	G_2=0,5—1,0	7,5 7,0	~9,3	18,8	~9,5	Quastler, Sherman 1959 Sherman, Quastler, Wimber 1961
	erw.		7—8				Koburg, Maurer 1962
	erw.		7,9*				Pilgrim, Maurer 1965
	erw.		7,1		16,7		Cameron, Greulich 1963
Colon, Epithelien	erw.	G_2=>1 M=~1,5	~6,5	~8	16	~8	Lipkin, Quastler 1962 Cameron, Greulich 1963 Koburg, Maurer 1962 Pilgrim, Maurer 1965
	erw.		7,5		32,6		
	erw.		7—8				
	erw.		6,5—8,5*				
Haut							
Epidermis (Rücken) Basalschicht	erw.	G_2≥0,7—1,4 M=~1 G_2+M=1,5—2,3	~6				Devik 1962
Epidermis (Bauch) Basalschicht	erw.	M=0,5	6,2	~12	151	139	Pilgrim, Maurer 1965
Haarfollikel (wachsend)	erw.	G_2=1,5	7,5±1	9	13	3	McCarter, Quastler 1962b Cattaneo, Quastler, Sherman 1961
	erw.	G_2+M=1,5 mittel	7±0,9		~12		
Epidermis (Ohr) Basalschicht	60—70	G_2=4,8 M=~1,3 G_2+M=6,5 mittel	~30		~528—586	~483—549	Sherman, Quastler, Wimber 1961
Mundschleimhaut Basalschicht	erw.	G_2=0,3 M=0,7	7,2 8		85 80		Cameron, Greulich 1963 Toto, Dhawan 1966

* Doppelmarkierungs-Methode.

Tabelle 17a. (Fortsetzung.)

Zellart	Alter Tage	Phasen des Zellcyclus in Stunden					Autoren
		G₂; M; G₂+M	S	S+G₂+M	T	G₁	
Maus (Fortsetzung)							
Schneidezähne Praeameloblasten	erw.	$G_2=0{,}82$ $M=0{,}5$	5,5		14,2—24	7,4	HWANG, CRONKITE, TONNA 1966
Zungenepithel	erw.	$G_2=0{,}4$ $M=0{,}7$	7,0		40	89	CAMERON, GREULICH 1963
	erw.	$G_2=0{,}3$ $M=0{,}7$	10		80		TOTO, OJHA 1962
	erw.	$M=0{,}4$	8		61		TOTO, DHAWAN 1966
	erw.		7,3*				PILGRIM, MAURER 1965
Oesophagus-Epithel	erw.	$G_2=<1$ $G_2+M=<4$	6,9	~12	181	75	CAMERON, GREULICH 1963
	erw.	$M=0{,}7$	7,2*		87		PILGRIM, MAURER 1965
	erw.	$G_2=0{,}7—>10$					KOBURG, MAURER 1962
Vormagen-Epithel	erw.	$M=1{,}0$	6,9*	~12	168	156	PILGRIM, MAURER 1965
	erw.	$G_2=0{,}7—8$					KOBURG, MAURER 1962
	erw.		7,0		55		FRANKFURT 1967
Hornhaut-Epithel	erw.	$G_2=~4$ $M=0{,}75$	8,5±1		~72	~59	CHOUMAK 1963a
	erw.		8,7*				PILGRIM, MAURER 1965
	erw.	$G_2=3{,}5—9$					KOBURG, MAURER 1962
Uterus-Epithel	erw.	$M=1{,}0$ $G_2+M=2$	8,5±2		42	32,5	EPIFANOVA 1963
	erw.	$G_2=1$ $M=1$	8,5		42	31,5	EPIFANOVA 1966
Brustdrüse, Alveoli	erw.	$G_2=~3$ $M=~1{,}6$	21,7		71	45,7	BRESCIANI 1965a
Ductus seminiferus Spermatogonien Typ A I		$G_2=14$	7—7,5		27—30,5	7,5—10,5	
Typ A II		$G_2=14$	7—7,5		27—30,5	7,5—10,5	
Typ A III	erw.	$G_2=11$	8		27—30,5	7,5—10,5	MONESI 1962
Typ A IV		$G_2=8$	13		27—30,5	7,5—10,5	
Intermediär Typ		$G_2=6$	12,5		27—30,5	7,5—10,5	
Typ B		$G_2=4{,}5$	14,5		27—30,5	7,5—10,5	
Leber, Mesenchymzellen	erw.		7,8*				PILGRIM, MAURER 1965
Parenchymzellen			7,0*				
Niere	erw.		7,3*				
Nebenniere	erw.		7,5*				
Fibroblasten		$G_2=2—3$ $M=~3{,}5$	11—12		~29	8—10	KHRUSHCHOV 1963
Makrophagen		$G_2=2—3$ $M=~3$	8—9		21—22	$M+G_1=9—11$	

* Doppelmarkierungs-Methode.

Tabelle 17a. (Fortsetzung.)

Zellart	Alter Tage	Phasen des Zellcyclus in Stunden					Autoren
		G_2; M; G_2+M	S	$S+G_1+M$	T	G_1	
Ratte							
Duodenum, Kryptenepithelien	erw.		7,2*				Pilgrim, Maurer 1965
Jejunum, Kryptenepithelien			7,6*				
Ileum, Kryptenepithelien			7,6*				
Colon, Kryptenepithelien			7,8–8,1*				
Epidermis, Epithel			4,8–8,0*				
Zungenepithel			7,7*				
Speicheldrüse			8,0*				
Oesophagus			4,8–5,5*				
Vormagen			7,2–9,6*				
Magen			7,8*				
Hornhaut			7,7*				
Uterus, Drüse			8,2*				
Ovar, Follikelzellen			8,0*				
Thekazellen			8,1*				
Niere, Tubulusepithelien			7,0*				
Lunge, Alveolarzellen			7,2*				
Jejunum, Kryptenepithelien	~56	$G_2=1$ M$=1$	6,5		10,5	2	Cairnie, Lamerton, Steel 1965a
Keimzentren-Zellen		$G_2=0,5$	~5		13,4		Fliedner, Kesse, Cronkite, Robertson 1964
Leber, Parenchymzellen	erw.	G_2min$\cong2,5$ Mmax$\cong5,5$	$\cong18$				Stöcker, Heine 1965b
Niere, Tubulusepithelien		G_2min$\cong1,8$ Mmax$\cong5,8$	$\cong18$				
Linsenepithel		$G_2=>5$ M$=1,2$	~10				Scullica, Grimes, McElvain 1963
Haarwurzeln	10	$G_2+M=2,0$	7,0		13	4,0	Smoliar 1966
Ductus seminiferus							
Spermatogonien Typ A I	erw.	$G_2=11,0$	19,5	31	~144	~114	Hilscher, Hilscher, Maurer 1966
A II		$G_2=9,0$	20,5	31	39	9,5	
A III		$G_2=8,0$	21,0	31	42	13,0	
A IV		$G_2=7,0$	23,0	31	42	12,0	
Intermediär Typ		$G_2=6,0$	24,0	31	42	12,0	
Typ B		$G_2=5,5$	25,5	31	42	11,0	
Ruhende Spermatocyten			26,2*				Hilscher, Maurer 1962

* Doppelmarkierungs-Methode.

Tabelle 17a. (Fortsetzung.)

Zellart	Alter Tage	Phasen des Zellcyclus in Stunden					Autoren
		G_2; M; G_2+M	S	S+G_2+M	T	G_1	
Hamster							
Mundhöhle, Basalepithel	erw.	G_2=1,6 M=2,6	10,2		142		REISKIN, MENDELSOHN 1962, 1964
Knochenmarkzellen		G_2=<2	>8		10—12		UTAKOJI, HSU 1965
Kaninchen							
Linsenepithel, Keimzone	erw.	G_2=1—4	9—13				THOMSON, PIRIE, OVERALL 1962
	erw.	G_2=<4	~8				SRINIVASAN 1964
Spermatogonien Typ A	erw.				82		SWIERSTRA, FOOTE 1965
Intermediär I					14		
II					67		
Typ B					26		
Schaf							
Haarwurzelzellen	erw.	G_2—P***=1,6	9,5±2,7	11,6	21	9,4	DOWNES, CHAPMAN, TILL, WILSON 1966
Mensch							
Colon und Rectum	erw.	G_2=1—2 M=<1	11—15		10—30		LIPKIN, BELL, SHERLOCK 1963 LIPKIN 1965

Tabelle 17b. Dauer der Generationszeit und ihrer Teilphasen für verschiedene Zellarten in Kultur.

Zellkulturen	Phasen des Zellcyclus in Stunden					Autoren
	G_2; M; G_2+M	S	S+G_2+M	T	G_1	
Mensch						
Fibroblasten	G_2=3—6	7—7,5				MOORHEAD, DEFENDI 1963
	G_2=5	9				SCHWARZACHER, SCHNEDL 1965
	G_2=5	7,5			8,5	COMINGS 1967a
Amnionzellen	G_2=2,4* M=~0,4	~9		18,3—23,6	6,3—11,9** bis 24	SISKEN, KINOSITA 1961a
	G_2=5—9	16		21		TERSKIKH 1965

* G_2 + Prophase.   ** G_1 + Anaphase + Telophase.   *** P = Prophase.

Tabelle 17 b. (Fortsetzung.)

Zellkulturen	Phasen des Zellcyclus in Stunden					Autoren
	G_2; M; G_2+M	S	$S+G_2+M$	T	G_1	
Mensch (Fortsetzung)						
Knochenmarkzellen	$G_2=3$—4	12—15		40—45	25—30	Lajtha, Oliver, Ellis 1954 a, b
Diploide Zellen 3-strains $Z_m = 46$	$G_2=4$	7,5		18	4,5—8	Defendi, Manson 1963
HeLa-Zellen, Pferdeserum 10%	$G_2=3$—10	8,5		~28	~14	Painter, Drew 1959
Kalbsserum 15%	$G_2=2$—8	5—6		25	~14	
HeLa S3-Zellen	$G_2=2,3$ M$=0,7$	9,5		21	8,5	Terasima, Tolmach 1963
HeLa S3-Zellen (synchron.)	$G_2=2,6$—2,9	10,2—10,3		22	8,8—9,2	
HeLa S3-Zellen	$G_2=4,4$ M$=1,1$	5,8		20,1	8,0	Puck 1964
HeLa Zellen	$G_2=3\pm1,5$ M$=0,8\pm$ 0,3		$S+G_2=>21$	$34\pm2,5$		Kozuka, Moore 1966
HeLa Zellen	$G_2=5$	8,5		28	$G_1+M=14$	Defendi, Manson 1963
HeLa Zellen	$G_2=5,8$—8	10,5—11		28—32,8	8,5—14,9	Wainson, Kuzin 1965
HeLa Zellen	$G_2=8$	10,5		28	8,5	Kuzin, Wainson 1966
Nierenzellen, Zellart To	$G_2=4,5$	8,5		23	10	Bootsma 1965
Zellart Tlv	$G_2=5,5$	9		28,5	14	
Maus						
L-strain-Zellen	$G_2=3\pm0,7$ M$=\sim1$	$7\pm1,3$			$9\pm3,3$	Till 1961
	$G_2=2$—4 M$=\sim1$	6—7			9—11	Whitmore, Stanners, Till, Gulyas 1961
	$G_2=4,8$	12,2		23,2	6,2	Cleaver 1965
	$G_2=3$	14		20	3	Dendy, Cleaver 1964
L-Zellen L60	$G_2=3$	6—7		20	9—11	Stanners, Till 1960
L-strain Fibroblasten	$G_2=3,4$—3,8	6,2—6,4			8,0—8,2	Mak 1965
Fibroblasten L-P 59	$G_2=2,3$ M$=0,7$	9,9		2,2	9,1	Dewey, Humphrey 1962
C3H-M	$G_2+P***=5,0$	11,5		25		Sawicki, Kieler, Briand 1967
C3H-E	$G_2+P***=4,75$	11,5		25		
C3H-L	$G_2+P***=4,0$	12,0		26		
L-929	$G_2+P***=4,0$	8,5		23,5		

*** P = Prophase.

Tabelle 17b. (Fortsetzung.)

Zellkulturen	Phasen des Zellcyclus in Stunden					Autoren
	G_2; M; G_2+M	S	$S+G_2+M$	T	G_1	
Ratte						
Fibroblasten	$G_2=4$	13—14		25—63	7—45	JASKOWETZ 1966
Sarkom 45	$G_2=4$—6	10—16		45—55	27—37	
Kalb						
Fetale Leberzellen	$G_2=6$ M$=1$	8		31	16	KUYPER, SMETS, PIECK 1962
Hamster						
Fibroblastenähnliche Zellen	$G_2=\sim4$*	8,5		16—17		PRESCOTT, BENDER 1963a
Embryonales Bindegewebe	$G_2=2$—3	6		14	5—6	TAYLOR 1960b, 1962a
Ovarialzellen	$G_2=2,8$ M$=0,8$	4,1		12,4	4,7	PUCK, SANDERS, PETERSEN 1964, PUCK 1964
Chin.-Hamster-Zellen	M$=0,4$ $G_2+M=2,5$	5,8		11	2,7	HSU, DEWEY, HUMPHREY 1962
	$G_2=2$	6—7		14	$G_1+M=5$—6	TAYLOR 1960d
Kaninchen						
Nierenrinden-Zellen	$G_2=4$	10			32	KISHIMOTO, LIEBERMAN 1964
Milz-Zellen (von immunisierten Tieren)	$G_2=0,7$ M$=0,5$	5—6,8		8—9	<1	SADO, MAKINODAN 1964
Eizellen 6—7 Std nach Befruchtung	$G_2=10$—12?	3—4				SZOLLOSI 1966

* G_2+Prophase.

Tabelle 18. *Dauer der Generationszeit und ihrer Teilphasen für fetale Zellarten und Zellarten Neugeborener.*

Zellart	Alter (Tage)	G_2; M; G_2+M	S	$S+G_2+M$	T	G_1	Autoren
Maus							
Placenta							
Trophoblastenzellen	8		7,0		9,4		CAMERON 1964
	12		6,5		15,0		
Dottersack-Epithel			7,1				
Embryo, Schwanz-Epithel	13	$G_2+^1/_2 M=1,5$	6,25			$G_1+^1/_2 M=1,3$	WIMBER 1963
Embryo							
Ependym- und Mesenchym-Zellen	11	$G_2=1$ M$=\sim 1$	5,5		~ 11	3,5	ATLAS, BOND 1965
Erythroblasten					~ 11		
Embryo, Neuralrohr	10		4,0		8,5		KAUFFMAN 1966
Embryo	4—10		4—6		6—12		ZAVARZIN, SAMOSHKINA, DONDUA 1966
Neugeboren							
Kleinhirn, äußere Körnerschicht	10—11	$G_2=2$ M$=0,5$	8		19	8,5	FUJITA 1967
Ratte							
Embryo							
Darm — Epithel		$G_2=1,8$ M$=0,6$	5,6	7,9	13,5	5,6	WEGENER, HOLLWEG, MAURER 1964
Speicheldrüse		$G_2=1,2$ M$=0,8$	5,7	7,7	15,8	8,1	
Haut — Basalzellen		$G_2=1,7$ M$=0,7$	5,5	7,9	18,9	11,0	
Zunge — Epithel		$G_2=1,6$ M$=0,5$	5,6	7,7	23,3	15,6	
Zunge — Muskel		$G_2=1,9$ M$=0,3$	6,8	9,0	32,5	23,5	
Winterschlafdrüse		$G_2=1,4$ M$=0,4$	5,6	7,5	34,7	27,2	
Knorpel — Parenchym		$G_2=1,8$ M$=0,7$	7,3	9,8	40,5	30,7	
Pankreas — exokrin		$G_2=1,5$ M$=1,2$	6,2	8,8	40,4	31,6	
Nase — Epithel		$G_2=1,8$	6,1				
Niere — Epithel		$G_2=1,7$	5,8				
Retina		$G_2=1,9$	$\sim 6,5$				
Ependym		$G_2=1,7$	$\sim 8,5$				

Tabelle 18. (Fortsetzung.)

Zellart	Alter (Tage)	Phasen des Zellcyclus in Stunden					Autoren
		G_2; M; G_2+M	S	S+G_2+M	T	G_1	
Ratte (Fortsetzung)							
Embryo, Duodenal-Epithel	15	$G_2=1,0$	7,0		17,0	$G_1+M=9,0$	ZAVARZIN 1964
	18	$G_2=1,0$	4,5		9,5	$G_1+M=4,0$	
	20	$G_2=1,0$	5,0		12,5	$G_1+M=6,5$	
Neugeboren, Duodenal-Epithel	1	$G_2=1,5$	7,0		14,5	$G_1+M=6,0$	ZAVARZIN, ORLOVA, ZHORNO 1964
		$G_2=1,5$	8,0		18,5	$G_1+M=9,0$	
Embryo, Speicheldrüse	15	$G_2=2,0$	6,0		16,0	$G_1+M=8,0$	ZAVARZIN, ORLOVA, ZHORNO 1964
	18	$G_2=1,5$	5,2		24,2	$G_1+M=17,5$	
Embryo, Pankreas	15	$G_2=2,0$	7,0		22,0	$G_1+M=13,0$	
	18	$G_2=2,0$	5,0		11,0	$G_1+M=4,0$	
	20	$G_2=2,0$	5,5		20,5	$G_1+M=13,0$	
Neugeboren, Pankreas	1	$G_2=2,0$	7,0		>30,0	$G_1+M= >21,0$	
Embryo, Plattenepithel (Schwanz)	15	$G_2=1,0$	6,0		~17,0	$G_1+M=\sim10$	LEBEDEVA, ZAVARZIN 1964
Embryo, ZNS, Matrix-Zellen, Ependym-Schicht	15	$G_2=1,5$	6,8		16,3	$G_1+M=8,0$	GRACHEVA 1964d
	18	$G_2=2,0$	5,5		20,0	$G_1+M=12,5$	
	20	$G_2=2,0$	5,5		18,0	$G_1+M=10,5$	
Neugeboren, ZNS, Matrix-Zellen, Ependym-Schicht	1	$G_2=2,0$	11,7		26,0	$G_1+M=12,3$	
Embryo, Rückenmark, Ependym-Schicht	15	$G_2=1,5$	6,8		13,3	$G_1+M=5,0$	GRACHEVA 1964d
Embryo Kleinhirn, Ependym-Schicht, Äußere Körner-Schicht, Ependym-Schicht	15	$G_2=1,0$	7,5		18,0	$G_1+M=9,5$	NEVMIVAKA 1964
	18	$G_2=2,0$	5,0		21,0	$G_1+M=15,0$	
	18	$G_2=2,0$	4,0				
Neugeboren Äußere Körner-Schicht, Innere Körner-Schicht	1	$G_2=1,0$	9,5		26,5	$G_1+M=16,0$	
	1	$G_2=1,0$	8,5				
Embryo, Auge Retina, zentrale Zone, periphere Zone, Randzone	15	$G_2=1,5$	10,5		19,5	$G_1+M=7,5$	ZAVARZIN, STROYEVA 1964
		$G_2=2,0$	6,5		15,5	$G_1+M=7,0$	

Tabelle 18. (Fortsetzung.)

Zellart	Alter (Tage)	Phasen des Zellcyclus in Stunden					Autoren
		G_2; M; G_2+M	S	$S+G_2+M$	T	G_1	
Ratte (Fortsetzung)							
Iris zentrale Zone	15	$G_2=2{,}0$	6,5		17,0		Zavarzin, Lebedeva 1964
periphere Zone Randzone		$G_2=2{,}0$	6,5		17,5		
Embryo, Linse Zone der Proliferation	1		5,5			$G_1+M=10{,}5$	
Epithel			5,5			$G_1+M=11{,}0$	
Neugeboren, Linse Epithel			9				
Placenta Trophoblastenzellen	12		7,1		15,4		Andreeva 1964
	14		6,3		23,6		
	15		6,1		31,0		
diploide	14	$M=0{,}5$ $G_2=1{,}5$	5,5		12—13	4,5—5,5	
	15	$M=0{,}7$ $G_2=1{,}5$	5,5		13,0	$M+G_1=7{,}5$	
monoploide	14	$M+G_1+G_2=6{,}3$	4,0		12,0	5,8	
	15		3,7		10,0		
Embryo, Zungenmuskel	17	$G_2={\sim}3$	6—7		18—21	8—10	Zhinkin, Andreeva 1963
Neugeboren Tibia-Zellen	6	G_2min G_2+Mmax					Young 1962d
in Metaphyse		1—1,5 2,5—3	8		38		
in Endost		1—1,5 3,0—4	8		57		
in Periost		1,5—2,0 3,0—4	8		114		
Neugeboren Nebennierenrinde Parenchymzellen Zona glomerulosa	6	1,0—1,5 <4,0	<8		80		Ford, Young 1963
Zona fasciculata		1,5—2,0 <5,5	<8		~250		
Neugeboren Leber, Parenchymzellen	21	$G_2=0{,}5$ $M=3{,}0$	9		21,5	9	Post, Huang, Hoffman 1963

Tabelle 18. (Fortsetzung.)

Zellart	Alter (Tage)	Phasen des Zellcyclus in Stunden					Autoren
		G_2; M; G_2+M	S	$S+G_2+M$	T	G_1	
Hühnchen							
Embryo, Neuralrohr	2,5	$G_2=3,0$ M$=1,0$	3,5		10,5	3,0	DONDUA, FEDOROVA 1964
Frisch geschlüpft							
Duodenum							
Kryptenzellen			5,0				
Vormagen			6,0				CAMERON 1964
Vormagen, Drüsenanteil			5,0				
Leber, Parenchymzellen			5,5				
Pankreas, Acini			5,0				

Tabelle 19. Dauer der Generationszeit und ihrer Teilphasen für Zellarten des hämopoetischen und lymphatischen Systems.

Zellart	Phasen des Zellcyclus in Stunden					Autoren
	G_2; M; G_2+M	S	$S+G_2+M$	T	G_1	
Mensch						
Polychromatische Normoblasten	$G_2+M=3$	9		15—18	3—6	BOND, FLIEDNER, CRONKITE, RUBINI, ROBERTSON 1959
Pronormoblasten und basophile Normoblasten (in vitro)				~20		LAJTHA, OLIVER 1960
Vorläufer der Erythrocyten		~12				STRYCKMANS, RAMOS, FLIEDNER, CRONKITE 1964
Vorläufer der Myelocyten						
Vorläufer der Erythrocyten		~14				STRYCKMANS, CRONKITE, FLIEDNER 1966
Vorläufer der Myelocyten						
Vorläufer der Erythrocyten		~9				KILLMANN, CRONKITE, FLIEDNER, BOND 1964
Vorläufer der Neutrophilen		~24				
Erythropoetische und granulopoetische Zellen		9—12				CRONKITE 1964
Leukocyten	$G_2=3,5$	9,6		17,7	4,6	CAVE 1966

Tabelle 19. (Fortsetzung.)

Zellart	Phasen des Zellcyclus in Stunden					Autoren
	G_2; M; G_2+M	S	$S+G_2+M$	T	G_1	
Mensch (Fortsetzung)						
Leukocyten	$G_2=\sim6$	~12		~52	G_1+M ~34	Levina, Polikarpova, Shapiro 1966
Leukämische Myeloblasten Leukämische Knochenmarkzellen				12—18 15—20		Monti, Maloney, Patt 1963 Mauer, Fisher 1966
Hund						
Reifere Vorstufen der Erythrocyten	$G_2=0{,}5$—1 $M=<1$	6,5—7,5				Bond, Odartchenko, Cottier, Feinendegen, Cronkite 1962
Myelocyten	$G_2=0{,}5$—1 $M=1$—1,5	4,5—5		10	3—4	Patt, Maloney 1963
Myelocyten, Vorläufer der Erythrocyten		5—6				Lala, Maloney, Patt 1965
Vorstufen der Erythrocyten	$G_2=1$ $M=1$	6		10	2	Lala, Patt, Maloney 1966
Meerschweinchen						
Kleine Lymphocyten				21		Osmond, Everett 1964
Kalb						
Lymphzellen des Ductus thoracicus	$G_2=0{,}5$—0,7 $M=0{,}5$	3,5		5,5—6	1	Wagner, Cottier, Cronkite, Cunningham, Jansen, Rai 1967
Maus						
Normal große und mittlere Lymphocyten (Thymus)	$G_2+M=1{,}3$	5,5		6,8—8,2	1,4	Metcalf, Wiadrowski 1966
Lymphomzellen (große und mittlere)	$G_2+M=1{,}6$—2,2	6,0		7,6—20,2	12,0	
Knochenmarkzellen	$G_{2\,min}=0{,}25$ $M=0{,}17$	4,5		8,5		Frindel, Tubiana, Vassort 1967

Tabelle 20. *Dauer der Generationszeit und ihrer Teilphasen für Tumorzellen.*

Art der Tumorzellen	Ploidiegrad	Phasen des Zellcyclus in Stunden					Autoren
		G_2; M; G_2+M	S	$S+G_2+M$	T	G_1	
Ehrlich-Ascites 6 Tage	92% diploid $Z=36$—46, 8% hypertetraploid $Z=86$—87	M ~1	9*		24		LENNARTZ, MAURER 1964
M Ca 1 6 Tage	88% diploid $Z=34$—44, 12% hypertetraploid $Z=70$—80	M~0,5	8,5*		18,5		LENNARTZ, SCHÜMMELFEDER MAURER 1966
Ehrlich-Ascites 4 Tage	tetraploid	$G_2+M=6$	~12		15—18		HORNSEY, HOWARD 1956
Ehrlich-Ascites 3 Tage	hyperdiploid $Z_m=51$	$G_2=1,5$ M ~5	8,5		18**	3,0	EDWARDS, KOCH, YOUCIS, FREESE, LAITE, DONALSON 1960
Ehrlich-Ascites 4 Tage	hypotetraploid	$G_2+P***=6$	11		18		BASERGA 1963
Ehrlich-Ascites 5 Tage	hyperdiploid Z_m~46	$G_2=4$	6,5—7		15	2,5—4,5	DEFENDI, MANSON 1963
Ehrlich-Ascites 5 Tage	hypertetraploid Z_m~92	$G_2=6$	13—14		>38	>16	
Ehrlich-Ascites 5 Tage	hypertetraploid Z_m~92	M=~1	19,5		41,2		LENNARTZ, SCHÜMMELFEDER, MAURER 1966
Ehrlich Ascites	hyperdiploid	$G_2+P=3,5$	8,1		22		SAWICKI, KIELER, BRIAND 1967
Ehrlich Ascites	hypertetraploid	$G_2+P=4,25$	9,4		20		
Ehrlich-Ascites 10 Tage		$G_2=7$	16—25		46	18	TOLNAI 1965
Ehrlich-Ascites ~12 Tage „Ballon-Zellen"			~8				OEHLERT, SEEMAYER, LAUF 1962
Transplantables spontanes Mamma-Carcinom C3H (Maus)		$G_2=1$—4	~10	11—16	24—84		MENDELSOHN, DOHAN, MOORE 1960
Mamma-Tumor (Maus)		M=0,9	11,6		~33	16,5—19,5	BRESCIANI 1965b
Mamma-Tumor (Maus) Spindelzell-Tumor		$G_2=1$	12		16	3	GOLDFEDER 1965
Epithelzell-Tumor		$G_2=2,5$	6		16	7,5	

* = Doppelmarkierungsmethode.   *** P = Prophase.
** = bestimmt durch direkte Zellzählung.

Tabelle 20. (Fortsetzung.)

Art der Tumorzellen	Ploidiegrad	Phasen des Zellcyclus in Stunden					Autoren
		G_2; M; G_2+M	S	$S+G_2+M$	T	G_1	
Backentaschen-Tumor (Hamster)	aneuploid Zm=43	$G_2=2,2$ M=0,4—0,6	6 6,1		17,5—20,7		REISKIN, MENDELSOHN 1962 REISKIN, MENDELSOHN 1964
Fibrosarkom, Polyoma-Virus (Hamster)		$G_2=4$	8		17	3—7	DEFENDI, MANSON 1963
Transplantables Fibrosarkom (Methylcholanthren) Maus		$G_2=1$—2	7		16		JOHNSON 1961
Melanosarkom (Harding-Passey) im Mäusestamm NMRI		$G_2=1,5$—4,0	8,2	11	26—36	15—25	HEMPEL 1966
Lymphoblastische Leukämie der Maus (L5178y)	aneuploid Zm=43	$G_2=2$ (1—5)	6,9—7,4		11,5	~1,5	DEFENDI, MANSON 1961
Burkitt-Lymphom		$G_2+\frac{1}{2}$ M=3,5	12		20	$G_1+M=3,5$	COOPER, HUGHES, TOPPING 1966
Menschliches Carcinom HeLa S3	aneuploid	$G_2=3,0$ M=0,7	9,5		21	8	TERASIMA 1964
Menschliches Basalzellen-Epitheliom		$G_2+M=$~11	~19		72—96		MALAISE, FRINDEL, TUBIANA 1967
Menschliches epitheliales Adenocarcinom		$G_2=2$ M=1,5	9		28*		KASTEN, STRASSER 1966b
Yoshida-Sarkom		$G_2=2,5$	9—9,5		18,5	5,5—6	KURTA, MORIWAKI, YOSIDA 1964
Menschliches Sarkom HLS$_2$		$G_2=4$—6 M=1—2					BOSE, COUTINHO, RANADIVE 1965
Mäuse-Sarkom MFS$_8$		$G_2=2$ M=<2					BOSE, COUTINHO, RANADIVE 1964
Fibrosarkom der Maus MFS$_8$		$G_2=3,5$ M=1,5	6		16	5	BOSE, RANADE, RANADIVE 1965
Hepatomzellen		$G_2+M=2$	17		31	12	POST, HOFFMAN 1964

* Kinematographisch.

5—6 Std. Diese Verhältnisse wurden für eine große Anzahl von Zellarten von PILGRIM und MAURER (1965), CAMERON (1964) und WEGENER, HOLLWEG und MAURER (1964) eingehend beschrieben.

In den letzten Jahren sind jedoch eine Reihe von Ausnahmen von dieser Regel gefunden worden. Die bis heute bekannten Zellarten mit einer längeren S-Phase sind die Spermatogonien der Ratte und Maus, die Ohrepithelien und die alveolären Zellen der Brustdrüse der Maus sowie die Leber- und Tubulusepithelien der Ratte. Die verschiedenen Spermatogonien der Ratte haben eine S-Phasen-Dauer von 23—26 Std[1]. Für die Spermatogonien der Maus wurde ein Wert von 7—14,5 Std gefunden[2]. Für die S-Phasen-Dauer der Ohrepithelien der Maus fanden SHERMAN, QUASTLER und WIMBER (1961) einen Wert von ca. 30 Std (Prozent-markierte Mitose-Kurve), während PILGRIM, LANG und MAURER (1966) für die gleiche Zellart einen Wert von 18 Std erhielten, und zwar nach zwei voneinander unabhängigen Methoden, 1. der Methode der markierten Mitosen und 2. dem Doppelmarkierungs-Verfahren. BRESCIANI (1964, 1965a, b) fand mit der Methode der Doppelmarkierung für die alveolären Zellen der Brustdrüse der Maus eine S-Phase von ca. 20 Std (14,8—27,6 Std). STÖCKER und HEINE (1965a, b) und STÖCKER (1966b) erhielten für die Leberepithelien und die Tubulusepithelien der Niere der ausgewachsenen Ratte eine S-Phase von 18 Std. WOLFSBERG (1964) entnimmt ihren Kurven für die Vormagen-Epithelien der Maus eine S-Phase von 13,5 Std.

Von Interesse ist der Einfluß der Ploidie auf die S-Phase. Dabei erhebt sich die Frage, ob bei höheren Ploidie-Stufen die Syntheserate vergrößert oder die Dauer der S-Phase verlängert ist. In einem Fall wurde bei tetraploiden Ehrlich-Ascites-Tumor-Zellen eine fast doppelt so lange S-Phase wie bei diploiden EAT-Zellen gefunden (Tabelle 20, LENNARTZ, SCHÜMMELFEDER und MAURER 1966). Es wäre interessant, durch weitere Untersuchungen in dieser Richtung festzustellen, inwieweit hier eine allgemeiner gültige Regel vorliegt.

γ) Dauer der Mitose.

Wie die Tabellen 17—20 zeigen, sind die autoradiographischen Werte für die Dauer der Mitose von relativ ähnlicher Größe. Allerdings ist ihre Genauigkeit gering. Oft sind die Werte aus methodischen Gründen nur Abschätzungen. Deutliche Unterschiede zwischen Feten, Neugeborenen und ausgewachsenen Tieren sind nicht erkennbar. Insgesamt besteht eine gute Übereinstimmung mit den Werten, die nach anderen Methoden, wie z. B. der Colchicin-Methode u.a.m., erhalten wurden.

δ) Dauer der G_2-Phase.

Verglichen mit der S-Phase und Mitose, zeigt die Dauer der G_2-Phase in Zellarten des ausgewachsenen Tieres von Zellart zu Zellart größere Unterschiede. Darüber hinaus existieren bei vielen Zellarten große individuelle Schwankungen der G_2-Phase innerhalb der Zellart. Im Hinblick auf die großen Unterschiede in den Generationszeiten der einzelnen Zellarten hat jedoch auch die Dauer der G_2-Phase für die überwiegende Zahl der Zellen noch relativ ähnliche Werte. Bei den Darmepithelien des ausgewachsenen Tieres und auch bei den schnell wachsenden fetalen Zellarten sind die G_2-Phasen relativ kurz und von Zellart zu Zellart ungefähr gleich.

---

[1] HILSCHER und MAURER 1962, HILSCHER 1964, HILSCHER, HILSCHER und MAURER 1966.
[2] MONESI 1962.

ε) Zeitintervall zwischen Beginn der S-Phase und Ende der Mitose
$$(= S + G_2 + M).$$

In der Literatur wurde immer wieder auf die auffällige Konstanz des Zeitintervalls zwischen dem Beginn der DNS-Verdopplung und dem Ende der Mitose hingewiesen. Tabelle 18 zeigt das besonders deutlich für embryonale Zellarten. Für die Zellarten des ausgewachsenen Tieres ist $(S + G_2 + M)$ etwas größer, und zwar wegen der längeren S- und G_2-Phasen. Im Vergleich zu den sehr großen Unterschieden der Generationszeiten der einzelnen Zellarten kann aber bei $(S + G_2 + M)$ noch immer von einer erstaunlich guten Konstanz gesprochen werden. Das bedeutet, daß die verschiedensten Zellen nach ihrem Eintritt in die DNS-Verdopplung bis zum Ende der Mitose einem sehr ähnlichen Zeitplan folgen.

ζ) Bedeutung der G_1-Phase für die Cyclus-Dauer.

Die großen Unterschiede der Generationszeit der verschiedenen Zellarten beruhen fast ausschließlich auf den entsprechend großen Unterschieden der G_1-Phase. Demgegenüber sind die relativ kleinen Unterschiede von $(S + G_2 + M)$ von sehr untergeordneter Bedeutung. Diese Zusammenhänge werden besonders deutlich am Beispiel der fetalen Zellarten in Tabelle 18. Während die einzelnen fetalen Zellarten G_1-Phasen zwischen 5 und 30 Std haben, ist das Zeitintervall $(S + G_2 + M)$ überraschend konstant. Ähnliches gilt auch für die Zellarten der neugeborenen Ratte in Tabelle 18. Im ausgewachsenen Tier fallen die kleinen Unterschiede von $(S + G_2 + M)$ gegenüber den sehr großen der G_1-Phase kaum ins Gewicht. Ähnliche Verhältnisse scheinen auch bei Tumorzellen (Tabelle 20) und bei Zellkulturen vorzuliegen.

Bei der Entwicklung des fetalen zum ausgewachsenen Organismus nimmt also die S-Phase im allgemeinen nur wenig zu, und auch die Mitose zeigt keine deutlichen Änderungen. Die bei fetalen Zellarten ungefähr konstanten G_2-Phasen werden im Laufe der Entwicklung teilweise beträchtlich größer und weisen individuelle Schwankungen auf. Die bei weitem größten Änderungen zeigt die G_1-Phase. Mit zunehmender Ausdifferenzierung nimmt sie z. T. sehr große und unterschiedliche Werte an[1].

η) Tumorzellen.

Die in Tabelle 20 wiedergegebenen Generationszeiten für Tumorzellen sind relativ kurz. Sie haben Werte von einem bis zu mehreren Tagen. Wahrscheinlich stellen die untersuchten Tumorzellen aber eine gewisse Auslese nach kurzen Generationszeiten dar, weil sich Tumorzellen mit hohem Markierungs-Index, d. h. kleiner Generationszeit, der Untersuchung eher anbieten, da diese leichter und weniger zeitraubend durchzuführen sind.

Sehr wahrscheinlich liegt auch bei den Tumorzellen mit Cyclus-Dauern von einem Tag an aufwärts eine weite Spanne von Generationszeiten vor, ähnlich wie bei den Zellen des ausgewachsenen Tieres in Tabelle 17a. Dabei haben die Kryptenepithelien von allen untersuchten Zellarten einschließlich der Tumorzellen die kleinste bekannte Generationszeit. Das zeigt, daß Tumorzellen nicht notwendigerweise schneller proliferieren als die Zellen normaler Gewebe. Im Gegenteil, die Generationszeiten in normalen Geweben sind oft kürzer als in schnell wachsenden Tumoren. Das Tumor-Wachstum kann also nicht ausschließlich als eine Beschleunigung der normalen Proliferation aufgefaßt werden, sondern ganz andere Faktoren müssen hier eine Rolle spielen[2].

---

[1] Pilgrim und Maurer 1965, Wegener, Hollweg und Maurer 1964.
[2] Baserga, Henegar, Kisieleski und Lisco 1962, Killmann, Cronkite, Robertson, Fliedner und Bond 1963, Mendelsohn 1964, Maurer, Pilprim, Wegener, Hollweg und Lennartz 1965, Baserga 1965.

ϑ) Änderung der Generationszeit oder ihrer Teilphasen durch verschiedene innere und äußere Einflüsse.

Die Dauer des Generationscyclus und seiner Teilphasen kann durch die verschiedensten inneren und äußeren Einflüsse verlängert oder verkürzt werden. Während z. B. die Generationszeit der Kryptenzellen des Dünndarms der Maus mit zunehmendem Alter länger wird[1], führt eine chronische γ-Bestrahlung zu einer Verkürzung des Generationscyclus der Kryptenzellen des Duodenums der Maus[2]. In keimfreien Mäusen haben LESHER, WALBURG und SACHER (1964) eine im Vergleich zu normalen Mäusen längere Generationszeit gemessen, die vorwiegend auf einer Verlängerung von S und G_1 beruht. Eine Verkürzung des Generationscyclus, die alle Teilphasen betrifft, wurde von BRESCIANI (1964, 1965a) in den Zellen der Brustdrüse in C3H-Mäusen unter dem Einfluß von Ovarialhormonen gefunden. Ebenso zeigten hyperplastische, präneoplastische und Tumorzellen der Brustdrüse kürzere Generationszeiten[3]. Oestrogen führt offensichtlich zu einer erheblichen Verkürzung der mittleren Generationszeit des Vaginalepithels der Maus, was sich in einer Verkürzung der Cyclusdauer von 72 Std im Dioestrus auf 25 Std im Oestrus ausdrückt[4]. Der Einfluß von Oestrogen auf die Dauer des Generationscyclus des Uterusepithels der Maus wurde eingehend von EPIFANOVA und SMOLENSKAYA (1963), EPIFANOVA, KURSKAYA und VALEJEVA (1963) und EPIFANOVA (1964a, b, 1965b, 1966) untersucht. FUDR (5-Fluor-2'-Desoxyuridin) führt zu einer Verkürzung der Dauer der S-Phase, die auf die FUDR-Behandlung folgt[5]. Mikroverletzungen der Epidermis des Meerschweinchens führen ebenfalls zu einer Verkürzung der Generationszeit der Epidermiszellen[6]. Höhere Temperaturen (30° C) verursachen eine Verkürzung von G_1 in den Wurzelspitzenzellen von Tradescantia paludosa, während bei niedrigeren Temperaturen (13° C) die Mitose und G_2-Phase ungefähr verdreifacht und die S-Phase verdoppelt wird[7]. Untersuchungen des Einflusses einer Temperatur-Erniedrigung auf die proliferierenden Zellen und die glatte Muskulatur der Duodenalwand in Ratten haben gezeigt, daß die Generationszeit der glatten Muskulatur empfindlicher auf Temperatur-Erniedrigung reagiert, und zwar in allen Teilphasen. Es kommt zu einer deutlichen Verlängerung des Zellcyclus[8]. Zu einer Verlängerung der S-Phase kommt es in den Nierenzellen von einen Tag alten Ratten durch Temperatur-Erniedrigung[9]. Verdopplung der Generationszeit und der G_2-Phase bei gleichbleibender S-Phase wurde bei tiefer Temperatur (20° C) auch von CAMERON und NACHTWEY (1967) in Tetrahymena pyriformis gefunden. Nahrungsentzug dagegen führt zu einem späteren Einsetzen und einer Verlängerung der S-Phase. Im Gegensatz zu der von diesen Autoren beschriebenen Verlängerung der Generationszeit und der G_2-Phase bei gleichbleibender S-Phase, fand CLEFF-MANN (1967) in Tetrahymena pyriformis eine Verlängerung des Zellcyclus bei tiefer Temperatur, aber eine Konstanz der relativen Dauer aller Phasen des Generationscyclus zwischen 19—27°. VENDRELY, TOURNIER, WICKER, GRANGE und KASTEN (1964) beobachteten eine Verkürzung von S und G_1 in Fibroblasten nach Virus-Infektion.

Eine Übersicht über den Einfluß verschiedenster Bedingungen auf die Generationszeiten und über moderne Konzeptionen ihrer Kontrollmechanismen gab EPIFANOVA (1965a).

---

[1] LESHER, FRY und KOHN 1961, LESHER 1966.
[2] LESHER, FRY und SACHER 1961, FRY, LESHER, SALLESE und STAFFELDT 1963, LESHER 1966; s. auch THRASHER und GREULICH 1965.   [3] BRESCIANI 1965b.
[4] THRASHER, CLARK und CLARKE 1966.   [5] TILL, WHITMORE und GULYAS 1963.
[6] HELL und CRUICKSHANK 1963.
[7] WIMBER 1966a, s. auch SISKEN, MORASCA und KIBBY 1965.
[8] LEBEDEVA und ZAVARZIN 1966.   [9] DIMENT 1966.

c) Tageszeitliche Schwankungen des Markierungs-Index.

Bei allen Bestimmungen des Generationscyclus und seiner Teilphasen, die auf dem Markierungs-Index beruhen, sei es die Bestimmung der S-Phasen-Dauer mit Hilfe der Doppelmarkierungsmethode oder die Berechnung der Generationszeit aus dem Markierungs-Index und der Dauer der S-Phase, muß berücksichtigt werden, daß einige Zellarten des ausgewachsenen tierischen Organismus tageszeitliche Schwankungen ihres Markierungs-Index aufweisen[1]. Solche tageszeitlichen Schwankungen sind schon vom Mitose-Index her bekannt. Es ist interessant, daß nur bei solchen Zellarten tageszeitliche Schwankungen des H³-Index

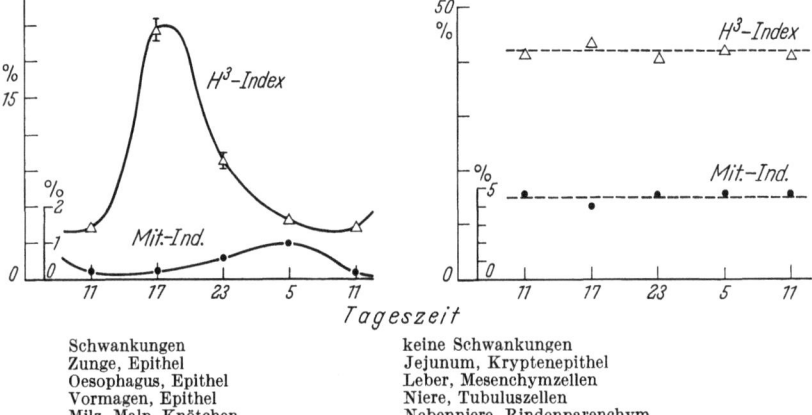

Abb. 49. Tageszeitliche Schwankungen des Markierungs-Index und der Mitose bei verschiedenen Zellarten der Maus. Starke tageszeitliche Schwankungen bei den Zellarten auf der linken Seite, keine Schwankungen bei den Zellarten auf der rechten Seite. (Aus Pilgrim, Lennartz, Wegener, Hollweg und Maurer 1965.)

gefunden wurden, bei denen auch der Mitose-Index tageszeitlichen Schwankungen unterliegt. Abb. 49 zeigt diese Verhältnisse für einige Zellarten mit und ohne tageszeitliche Schwankungen des Markierungs-Index. Der Markierungs-Index kann innerhalb von 24 Std sehr erheblich, und zwar um den Faktor 2—5, variieren.

Im Prinzip können tageszeitliche Schwankungen des H³-Index auf zwei Wegen zustande kommen: einmal durch Schwankungen der Dauer der S-Phase und zum andern durch einen Tageszeit-bedingten gehäuften Eintritt von Zellen in die S-Phase. Aus der Konstanz der Silberkornzahl pro Kern bei verschiedenen Tageszeiten schließen Pilgrim, Lennartz, Wegener, Hollweg und Maurer (1965), daß die Dauer der S-Phase von der Tageszeit unabhängig ist. Die tageszeitliche Schwankung des Markierungs-Index dürfte also vielmehr auf einem gehäuften Eintritt der Zellen in die S-Phase zu unterschiedlichen Tageszeiten beruhen.

Die Berechnung von Generationszeiten aus dem Markierungs-Index und der Dauer der S-Phase kann zu falschen Werten führen, wenn tageszeitliche Schwankungen des Markierungs-Index nicht berücksichtigt werden, d. h. wenn einfach ein zu irgendeiner Tageszeit gemessener Markierungs-Index dazu verwandt wird. In solchen Fällen muß der Berechnung von Generationszeiten das durch besondere Versuche ermittelte Tagesmittel des Markierungs-Index zugrunde gelegt werden.

---

[1] Pilgrim, Erb und Maurer 1963, Pilgrim, Lennartz, Wegener, Hollweg und Maurer 1965.

Das gleiche gilt für die Messung von S-Phasen nach dem in Abschnitt 2 a β beschriebenen Doppelmarkierungs-Verfahren.

Tageszeitliche Schwankungen der H³-Thymidin-Aufnahme in den gesamten Organismus der Maus wurden von HINRICHS, PETERSEN und BASERGA (1964) gefunden, wobei das Maximum der H³-Thymidin-Aufnahme ungefähr um Mitternacht und das Minimum am Mittag lag. Ähnliche Ergebnisse wurden von FRENKEL, KORST und ZARAFONETIS (1962) für normale und Tumor-tragende Mäuse und von SCHEVING und CHIAKULAS (1965) für die Larvenhaut der Urodelen erhalten. Deutliche tageszeitliche Schwankungen der Aufnahme von H³-Thymidin, des Prozentsatzes markierter Zellen, der Silberkornzahl/Kern und des Mitose-Index wurden auch für das Cornealepithel der Ratte von SCHEVING und PAULY (1967) beschrieben. Diese Autoren führen den erhöhten Thymidin-Einbau zu bestimmten Tageszeiten auf eine vermehrte DNS-Syntheserate und einen Anstieg des Anteils der Zellpopulation zurück, der aktiv DNS synthetisiert.

Auszählungen von Markierungs- und Mitose-Indices zu unterschiedlichen Tageszeiten in verschiedenen fetalen Zellarten der Ratte haben gezeigt, daß tageszeitliche Schwankungen in fetalen Zellen nicht existieren. Offensichtlich stellen sie sich erst nach der Geburt ein, parallel zur funktionellen Entwicklung des Gehirns.

Auch für Ascites-Tumor-Zellen wurden keine tageszeitlichen Schwankungen des Markierungs- und Mitose-Index gefunden[1]. Das gleiche gilt für die Zellen des spontanen Mamma-Carcinoms der Maus, von dem sich die Ascites-Tumor-Zellen ableiten. Auf der anderen Seite zeigt das normale Brustdrüsen-Epithel sowie das transplantierte Mamma-Carcinom deutliche Schwankungen des Markierungs-Index. Offensichtlich verhalten sich die Ascites-Tumor-Zellen in dieser Hinsicht wie fetale Zellen.

Keine tageszeitlichen Schwankungen des Markierungs-Index wurden in menschlichen leukämischen Leukoblasten gefunden[2].

d) Untersuchungen der Variation der Generationszeit innerhalb einer Zellpopulation mittels Dauerinfusion von H³-Thymidin, „growth fraction".

Es ist bekannt, daß bei einer Reihe von Tumoren nur ein Teil der Tumorzellen an der Proliferation teilnimmt. MENDELSOHN (1962a, b, 1963, 1964b) untersuchte Mäuse mit transplantablen Tumoren mittels Dauerinfusion von H³-Thymidin. Er fand, daß auch nach langen Infusionszeiten ein wechselnder Bruchteil der Tumorzellen unmarkiert bleibt, d. h. daß ein bestimmter Teil der Tumorzellen nicht an der Proliferation teilnimmt. Der proliferierende Teil, die sog. „growth fraction", lag je nach Tumor zwischen 40 und 90% aller Tumorzellen[3]. Ganz ähnliche Verhältnisse beobachteten STEEL, ADAMS und BARRETT (1966) an zwei untersuchten Tumoren, deren unterschiedliche Wachstumsrate auf erhebliche Unterschiede der „growth fraction" zurückzuführen ist. Für einen Tumor (BICR/M1) wurde eine „growth fraction" von 95%, für den anderen (BICR/A2) dagegen nur eine von 30% gefunden. Nach wiederholten Injektionen von H³-Thymidin über längere Zeiträume erhielt HEMPEL (1966) bei Mäusen mit Harding-Passey-Melanomen ähnliche Ergebnisse für Melanocyten. Andere Wege zur Bestimmung der „growth fraction" wurden von MENDELSOHN (1960a, 1962b, 1964a) und BASERGA, TYLER und KISIELESKI (1963) angegeben.

---

[1] LENNARTZ und MAURER 1964.
[2] ROLL und KILLMANN 1965, s. auch MAUER 1965.   [3] Siehe auch MENDELSOHN 1964b.

Die Abnahme der Wachstumsrate mit zunehmender Tumormasse (EAT) beruht nach Lala und Patt (1966) nicht nur auf einer Verlängerung der Teilphasen des Zellcyclus, sondern auch auf einer zunehmenden Verringerung der „growth fraction".

Eine Reihe von Arbeiten über autoradiographische Bestimmungen der Generationszeit sprechen dafür, daß auch bei normalen Zellarten nicht alle Zellen in gleicher Weise an der Proliferation teilnehmen. Lesher, Fry und Kohn (1961) untersuchten die Generationszeit der Krypten-Epithelien der normalen Maus nach den beiden in Abschnitt 2 a γ näher beschriebenen, voneinander unabhängigen Methoden. Einmal wurde die Generationszeit aus dem zeitlichen Abstand zweier Maxima der Kurve markierter Mitosen direkt ermittelt. Hierbei bleibt unklar, ob sich die gefundene Generationszeit nur auf einen schnell proliferierenden Teil aller Zellen bezieht. Zum andern wurde die Generationszeit unabhängig davon aus dem Markierungs-Index, bezogen auf alle Zellen, und der S-Phasen-Dauer berechnet. Mit der letzteren Methode fand sich eine fast doppelt so große Generationszeit wie mit der ersten. Diese Diskrepanz verschwindet, wenn man annimmt, daß nur etwa die Hälfte aller Zellen an der Proliferation teilnimmt. Ähnliche Diskrepanzen wurden auch bei anderen Zellarten gefunden und in gleicher Weise gedeutet. So sollen nach Post, Huang und Hoffman (1963) bei 3 Wochen alten Ratten, d. h. in einem Stadium noch anhaltenden Wachstums, nur noch 10% der Leberepithelien an der Proliferation teilnehmen. Nach Gracheva (1966) beteiligen sich dagegen am 15. und 18. Tag der Embryonalentwicklung noch praktisch alle Leberzellen an der Proliferation. Aber schon bei der Geburt teilt sich die Hälfte der Leberzellen nicht mehr. Nach Auffassung der Autorin hängt das mit dem Beginn der funktionellen Aktivität zusammen. Weitere Diskrepanzen in der Bestimmung der Generationszeit wurden auch von Wolfsberg (1964) für die Vormagen-Epithelien der Maus und von Pilgrim, Lang und Maurer (1966) für die Ohrepithelien der Maus beschrieben. Auffälligerweise fanden sich auch bei den Zungenmuskelzellen der fetalen Ratte Diskrepanzen in der Bestimmung der Generationszeit. Nach Zhinkin und Andreeva (1963) nehmen am 17. bzw. 19. bzw. 21. Tag der Embryonalentwicklung nur noch 50% bzw. 15% bzw. 5% der Zungenmuskelzellen an der Proliferation teil.

Da die meisten der in den Tabellen 17—20 zusammengefaßten Generationszeiten aus dem Markierungs-Index und der S-Phasen-Dauer berechnet wurden, ist die Frage des Vorliegens einer „growth fraction" auch bei normalen Zellarten von großer Bedeutung. Wegen berechtigt erscheinender Zweifel an der Tragfähigkeit der experimentellen Ergebnisse einiger Generationszeit-Bestimmungen wurde die Frage nach dem Vorkommen einer „growth fraction" bei fetalen Zellarten von Löbbecke, Schultze und Maurer (1967) erneut in Angriff genommen.

Diese Autoren führten bei Ratten am 20. Tag der Gravidität Dauerinfusionen von H[3]-Thymidin durch, und zwar über verschieden lange Zeiten zwischen 3 Std und 3 Tagen. Da die Generationszeiten der Zellarten von 20 Tage alten Ratten-Feten zwischen 13 und ca. 40 Std liegen[1], sind fetale Zellarten für Dauerinfusionsversuche gut geeignet, weil ohne allzu große Schwierigkeiten über mehrere Generationszeiten hinweg infundiert werden kann.

Die graviden Ratten erhielten 2 mC H[3]-Thymidin (in 2 ml physiologischer Kochsalzlösung) pro Tag. Die Abb. 50 zeigt die Ergebnisse. Die Kurven geben den Prozentsatz der markierten Zellen als Funktion der Infusions-Dauer für verschiedene fetale Zellarten wieder. Die Werte für T-S (T = Generationszeit) wurden als senkrecht punktierte Linien in die Kurven eingezeichnet. Dabei

---

[1] Wegener, Hollweg und Maurer 1964.

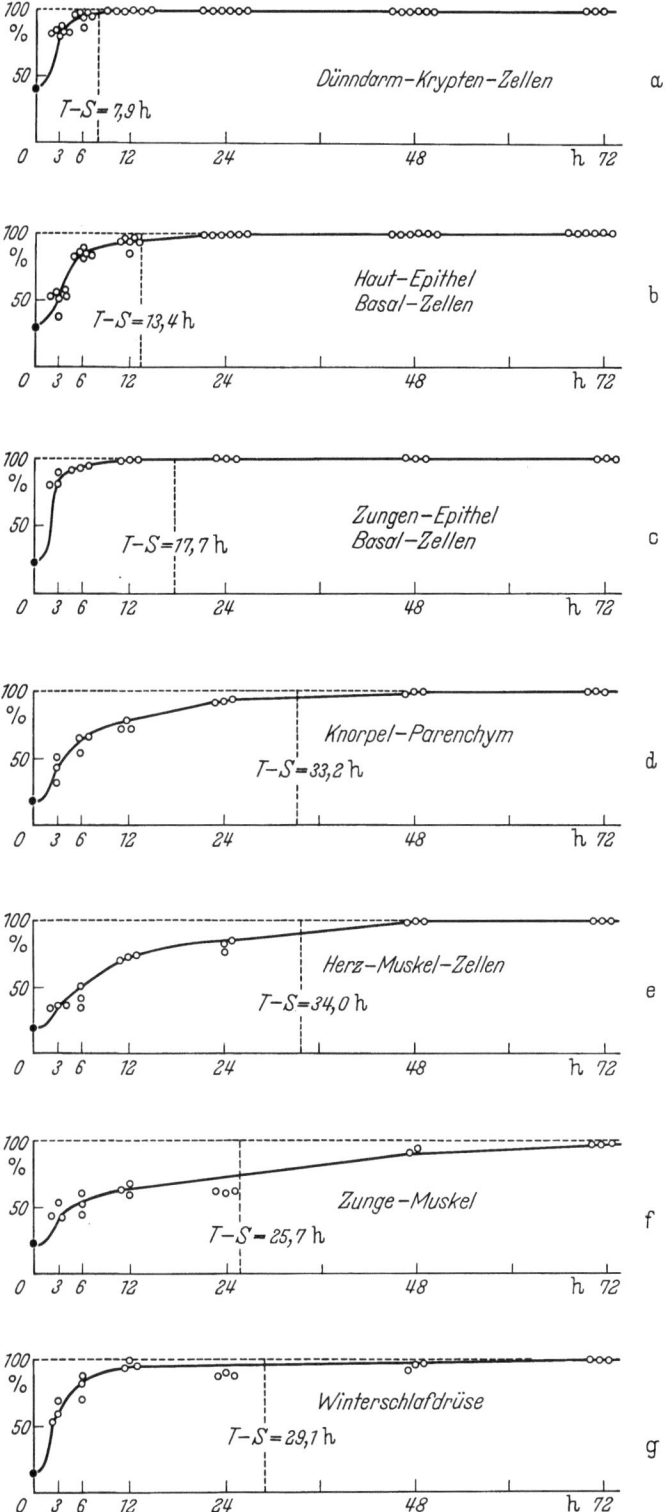

Abb. 50. Prozent markierte Zellen bezogen auf alle Zellen als Funktion der Zeit nach Dauerinfusion mit H³-Thymidin für verschiedene fetale Zellarten der Ratte (20. Tag der Embryonalentwicklung). (Aus LÖBBECKE, SCHULTZE und MAURER 1967.)

wurden die S-Phasen der fetalen Zellarten nach der Methode der markierten Mitosen und die Generationszeiten aus dem Markierungs-Index, bezogen auf alle Zellen und der S-Phasen-Dauer bestimmt[1].

Nach einer Dauerinfusion von T-S-Stunden sollte in dem Fall, daß alle Zellen mit der gleichen Generationszeit an der Proliferation teilnehmen, der Prozentsatz markierter Zellen den Wert 100% erreichen. Das ist für die fetalen Zellarten a—d der Abb. 50 auch der Fall. Das bedeutet, daß bei diesen Zellarten alle Zellen die gleiche Generationszeit haben, und daß diese Generationszeit mit der aus Markierungs-Index und S-Phasen-Dauer berechneten übereinstimmt. Deutlich andere Verhältnisse liegen beim fetalen Zungenmuskel (Abb. 50 f) vor. Hier sind bei T-S-Stunden erst etwa 75% aller Zellen markiert. Das zeigt, daß bei dieser fetalen Zellart nicht alle Zellen mit der gleichen Generationszeit an der Proliferation teilnehmen. Die aus dem Markierungs-Index und der S-Phasen-Dauer berechneten Generationszeiten sind hier also lediglich Mittelwerte von formaler Bedeutung. Ob bei dieser Zellart eine echte „non-growth fraction" vorliegt, oder ob ein Teil der Zellen eine relativ große Generationszeit hat, kann bei diesen noch teilweise exponentiell wachsenden Zellen nicht entschieden werden. Dieses Ergebnis stimmt qualitativ, aber nicht quantitativ, mit den Angaben von Zhinkin und Andreeva (1963) überein.

Ähnliche Untersuchungen mit intermittierenden Injektionen von H^3-Thymidin über 50 Std haben gezeigt, daß sowohl Erythroblasten wie Myeloblasten des Ratten-Knochenmarks erhebliche Variationen der Generationszeiten (10 bis 60 Std) innerhalb der Populationen aufweisen[2].

Mit Hilfe von Dauerinfusion mit H^3-Thymidin wurden auch Zellumsatz-Untersuchungen an Lymphocyten, Mastzellen und Eosinophilen der Ratte von Little, Brecher, Bradley und Rose (1962), Foot (1963), Robinson, Brecher, Lourie und Haley (1965), Blenkinsopp (1967 a, b) durchgeführt. (Über die Technik von Dauerinfusions-Versuchen s. auch Eve und Robinson 1963.)

Weitere Untersuchungen dieser und anderer Art sind notwendig, um die Frage nach der Generationszeit normaler Zellen und ihrer Variationsbreite präziser beantworten zu können.

3. Größe der DNS-Syntheserate während der S-Phase.

a) Im gesamten Kern.

Um Aufschluß über die DNS-Syntheserate während der S-Phase zu erhalten, ist von verschiedenen Untersuchern die Silberkornzahl pro Metaphase als Funktion der Zeit nach einmaliger Applikation von H^3-Thymidin gezählt worden. Wegen der kurzen Verfügbarkeitszeit des H^3-Thymidins im tierischen Organismus sollte die Silberkornzahl über den Metaphasen ein Maß für die DNS-Syntheserate zum Zeitpunkt der Injektion sein, soweit die unter II 4 dieses Kapitels gemachten Einschränkungen einen solchen Schluß zulassen.

Koburg und Maurer (1962) und Koburg (1963 b) schlossen aus der Konstanz der Silberkornzahl über den Metaphasen der Krypten-Epithelien des Jejunums, Ileums und Colons der Maus, die als Funktion der Zeit nach einmaliger H^3-Thymidin-Injektion ausgezählt wurden, daß die DNS-Syntheserate in diesen Zellen während der gesamten S-Phase annähernd gleich sein sollte. Konstante DNS-Syntheseraten wurden von Pilgrim und Maurer (1965) auch für verschiedene andere Zellarten der Maus gefunden, wobei diese Autoren die Zellen am Anfang und am Ende der S-Phase durch Doppelmarkierung mit H^3- und C^{14}-Thymidin

---

[1] Wegener, Hollweg und Maurer 1964.   [2] Lord 1965.

unterscheiden konnten. WEGENER, HOLLWEG und MAURER (1964) untersuchten
die DNS-Syntheserate in verschiedenen fetalen Zellarten der Ratte am 20. Tag
der Embryonalentwicklung. Aus Silberkornzählungen pro Metaphase als Funktion
der Zeit schlossen diese Autoren, daß die DNS-Syntheserate vom Beginn bis zum
Ende der DNS-Synthesezeit leicht ansteigt. BRESCIANI (1965) fand eine zwei-
gipflige Kurve für die H^3-Thymidin-Inkorporation im Verlaufe der S-Phase in
den alveolären Epithelien der Brustdrüse der Maus.

Aus in vitro-Experimenten mit L-strain Zellen der Maus schlossen STANNERS
und TILL (1960) auf eine konstante DNS-Syntheserate während der S-Phase,
möglicherweise mit einer leicht gesteigerten Rate in den frühen Stadien von S.
Für die gleiche Zellart fand SMITH (1963) vom Beginn bis zum Ende der S-Phase
eine Zunahme der Inkorporation von H^3-Thymidin mit einem flachen Maximum
gegen Ende der S-Phase[1]. In menschlichen epithelialen Adenocarcinom-Zellen CMP
fanden KASTEN und STRASSER (1966 b) 4—5 Std nach Einsetzen der DNS-Synthese
einen abrupten Stop der nucleolären DNS-Synthese und eine deutliche Abnahme
der extranucleolären DNS-Synthese. Nach 5—6 Std nahmen beide Regionen ihre
DNS-Synthese wieder auf.

Eine zeitlich konstante DNS-Syntheserate des gesamten Kerns während der
S-Phase kann durchaus auch dann vorliegen, wenn die DNS-Syntheserate in
einzelnen Teilen des Kerns oder in den einzelnen Chromosomen unterschiedlich
ist. So wurde eine örtlich asynchrone DNS-Synthese im Kern bereits von GALL
(1959), PRESCOTT und KIMBALL (1961) und PRESCOTT (1964 b) im Makronucleus
von Euplotes eurystomus beobachtet. Hier beginnt die DNS-Synthese an beiden
Enden des bandähnlichen Kerns und bewegt sich zur Mitte hin fort, bis beide
Synthese-Wellen sich treffen.

Im frühen Pachyten-Kern von Melanoplus differentialis bildet das Sex-
Chromosom einen stark gefärbten Block von Heterochromatin, und die Autosomen machen den restlichen euchromatischen Anteil des Kerns aus. LIMA-DE-
FARIA (1959 a) beobachtete in diesen Kernen, daß das Heterochromatin des Geschlechts-Chromosoms zu einer anderen Zeit DNS synthetisiert als das Euchromatin. Ähnliche Verhältnisse wurden auch in menschlichen Leukocyten in Zellkultur gefunden[2]. In Brustdrüsen-Epithelien der Maus in Zellkultur findet die
DNS-Replikation des Heterochromatins ebenfalls asynchron mit der des Euchro-
matins statt[3].

In den letzten Jahren mehren sich die Befunde von einer asynchronen DNS-
Synthese in verschiedenen Chromosomen. In chinesischen Hamster-Zellen in
Kultur wurde eine asynchrone Verdopplung der Chromosomen und Unterschiede
in der DNS-Synthese selbst zwischen homologen Chromosomen beobachtet[4]. In
einem Zellstamm vom männlichen Embryo findet die Verdopplung des Y-Chromo-
soms spät statt, während der kurze Arm des X-Chromosoms die Replikation
früher abschließt als die Mehrheit der Chromosomen. Der lange Arm dagegen
beginnt mit der Replikation in der Mitte von S und beendet sie ungefähr zur
gleichen Zeit wie das Y-Chromosom. In einem Zellstamm vom weiblichen Embryo
zeigte ein X-Chromosom das gleiche Verdopplungsmuster wie dasjenige der
männlichen Zellen, dagegen verdoppelte das andere X-Chromosom seine DNS
noch immer in der letzten Hälfte der S-Phase und fährt damit noch eine kurze
Zeit fort, nachdem die meisten Autosomen ihre Replikation beendet haben.

---

[1] Siehe auch DENDY und CLEAVER 1964.
[2] LIMA-DE-FARIA und REITALU 1963; s. auch LIMA-DE-FARIA, REITALU und O'SULLIVAN
1965.
[3] CHURCH 1965.   [4] TAYLOR 1960c, 1962a, 1963a, HSU 1964, PEACOCK 1963.

Auch menschliche Chromosomen in Zellkulturen von Leukocyten sowie Haut, Hoden oder anderen Zellen zeigen eine asynchrone Replikation der DNS[1]. In Kulturen von menschlichen Leukocyten fanden Morishima, Grumbach und Taylor (1962), daß die Markierung der einzelnen Chromosomen nicht gleichmäßig war und einer unterschiedlichen DNS-Syntheserate an den verschiedenen Stellen zur Zeit der Verfügbarkeit des H[3]-Thymidins entsprach. Die zwei homologen X-Chromosomen in den weiblichen Zellen zeigten unterschiedliche DNS-Verdopplungsmuster. Ein X-Chromosom synthetisierte DNS noch zu einer Zeit im Zellcyclus, nachdem die meisten anderen Chromosomen ihre Replikation bereits abgeschlossen hatten[2]. In männlichen Zellen konnten solche Unterschiede nicht festgestellt werden. Hier war die zeitliche Replikation in homologen Chromosomenpaaren auffällig ähnlich.

Das Reduplikationsverhalten des Ring-Chromosoms R bei einem Kind mit Zeichen des Turner-Syndroms wurde von Pfeiffer und Th. Büchner (1964) und Pfeiffer, Th. Büchner und Scharfenberg (1965) autoradiographisch untersucht. Dieses Ring-Chromosom weicht vom sonst beobachteten Verhalten des anomalen X-Chromosoms ab, indem keine späte Reduplikation stattfindet. Das könnte darauf beruhen, daß das Ring-Chromosom, das sich wahrscheinlich vom X-Chromosom ableitet, nur den früh reduplizierenden X-Chromosomen-Abschnitt darstellt. Zum zeitlichen Reduplikationsverlauf der Chromosomen der Gruppe D bei der D-Trisomie verweisen wir auf Th. Büchner, Pfeiffer und Stupperich (1965), zur asynchronen Reduplikation bei Längenunterschied zwischen den homologen Chromosomen Nr. 1 beim Menschen auf Th. Büchner, Wilkins und Pfeiffer (1967).

Eine asynchrone Verdopplung eines X-Chromosoms in der späten S-Phase wurde von Galton und Holt (1965) auch in Zellkulturen von Mäuse-Embryonen (C 57 BL/10 Jax) und von Evans, Ford, Lyon und Gray (1965) in weiblichen Mäusen gefunden. Über eine späte Verdopplung eines Chromosoms in Spermatogonien der Maus in vivo und in vitro wurde von Fraccaro, Hulten, Lindsten und Tiepolo (1965), Fraccaro, Gustavsson, Hulten, Lindsten, Mannini und Tiepolo (1964) und Tiepolo, Fraccaro, Hulten, Lindsten, Mannini, Peng-Ming und Ming (1967) berichtet. Weitere Einzelheiten finden sich bei Gavosto, Pegoraro, Pileri und Bernardelli (1965), Hsu und Lockhart (1964), Beermann und Pelling (1965), Pflueger und Yunis (1966) und Schneider und Rieke (1967).

In Wurzelspitzen von Mais beobachteten Abraham und Smith (1966) eine asynchrone DNS-Synthese des B-Chromosoms in der zweiten Hälfte der S-Phase.

Im Gegensatz zu der berichteten Asynchronie in der Chromosomen-Verdopplung von homologen Autosomenpaaren konnten Gilbert, Muldal, Lajtha und Rowley (1962), Gilbert, Muldal und Lajtha (1965) und Gilbert, Lajtha, Muldal und Ockey (1966) keinen Anhalt für eine solche Asynchronie finden. Ihre Untersuchungen ergaben keine Unterschiede in den Silberkornzahlen von homologen Chromosomenpaaren, im Gegenteil, letztere zeigten sogar geringere Unterschiede, als erwartet.

---

[1] Lima-de-Faria, Reitalu und Bergman 1961, Lima-de-Faria, Reitalu und O'Sullivan 1965, Taft und Brooks 1963, Schmid 1963, Atkins, Gustavson und Hansson 1963, Atkins und Santesson 1964, Atkins und Gustavson 1964, German 1964, Kikuchi und Sandberg 1965, Comings 1966, 1967a, b, Froland 1967, Mukherjee, Burkholder, Sinha und Ghosal 1966, Miller, Breg, Warburton, Miller, Firschein und Hirschhorn 1966.

[2] Siehe auch Petersen 1964.

b) In einzelnen Chromosomen.

Abgesehen von der asynchronen Chromosomen-Verdopplung ist offensichtlich auch die DNS-Syntheserate innerhalb einzelner Chromosomen unterschiedlich. In Wurzelspitzen von Crepis capillaris mit drei haploiden Chromosomen beobachtete TAYLOR (1958a, 1960c) einen Gradienten in der Konzentration von Tritium nach Markierung mit H³-Thymidin, der auf eine successive DNS-Verdopplung von beiden Enden der Chromosomen zu den Centromeren hin schließen läßt. Ähnliche Befunde wurden von LIMA-DE-FARIA (1959b) in Secale cereale erhalten. Aus der Verteilung der Markierung schloß der Autor, daß die Verdopplung in dem distalen Abschnitt zu einer anderen Zeit stattfindet als in den Regionen zu beiden Seiten der Kinetochore, und daß sich zu einer bestimmten Zeit beide Replikationen überlappen. Nach PEACOCK (1963) findet eine DNS-Synthese manchmal in mehr als einem Segment eines Chromosomen-Armes in Vicia faba-Wurzelzellen statt.

Aus der unterschiedlichen Verteilung der Markierung während der DNS-Synthese in Spermatocyten von Melanoplus schloß LIMA-DE-FARIA (1961), daß die Initiation der DNS-Synthese nicht simultan entlang des ganzen meiotischen Chromosoms, sondern in spezifischen Segmenten erfolgt.

In Speicheldrüsen-Chromosomen der Larven von Chironomus thummi thummi setzt die DNS-Replikation gleichzeitig in allen Banden ein. Am Ende der S-Phase wird jedoch nur noch in den heterochromatischen Strukturen DNS-Synthese gefunden[1]. Beginn der DNS-Synthese gleichzeitig an vielen Stellen des Chromosoms wurde auch in den Speicheldrüsen-Chromosomen von Drosophila beobachtet[2]. Die Replikation heterochromatischer Regionen von Chromosomen in Vicia faba ist auf die späte S-Phase beschränkt[3]. Einzelheiten über Puff-Bildung und DNS-Synthese in Sciara-Speicheldrüsen-Chromosomen werden von CANNON (1965) berichtet.

In chinesischen Hamster-Zellen in Kultur existieren ebenfalls Unterschiede in der DNS-Synthese in verschiedenen Regionen der X- und Y-Chromosomen, die ihre DNS spät verdoppeln[4]. An Chromosomen des Menschen wurde die späte DNS-Verdopplung in einem der beiden X-Chromosomen bei der Frau nachgewiesen[5]. Asynchrone Replikation und Unterschiede in der Markierung pro Längeneinheit wurden auch in den Autosomen reifer Spermien von Grashüpfern beobachtet[6].

4. Strahleneffekte auf die DNS-Synthese und Strahlenempfindlichkeit der einzelnen Teilphasen des Zellcyclus.

Von biochemischen Versuchen ist seit langem bekannt, daß der Einbau von markierten Vorläufern in die DNS durch Röntgenbestrahlung deutlich gehemmt wird[7]. Im Gegensatz zu diesen biochemischen Messungen ermöglicht die autoradiographische Untersuchungsmethode eine Unterscheidung darüber, ob die Einbau-Hemmung von DNS-Vorläufern auf eine Verminderung der Zahl der DNS-synthetisierenden Zellen oder eine reduzierte DNS-Syntheserate zurückzuführen ist. Auch eine ganze Reihe weiterer wichtiger Fragestellungen, wie z. B. die unterschiedliche Strahlenempfindlichkeit der einzelnen Teilphasen des Zellcyclus, die Wirkung einer Röntgen-Bestrahlung auf die Dauer des Zellcyclus und einzelner Teilphasen, kann nur autoradiographisch geklärt werden.

---

[1] KEYL und PELLING 1963.   [2] PLAUT 1963.   [3] EVANS 1964.
[4] TAYLOR 1960d.   [5] PFEIFFER und BÜCHNER 1965.   [6] TAYLOR 1964a.
[7] HEVESY 1948, KELLY 1957, HARRINGTON und LAVIK 1955, ORD und STOCKEN 1956, NYGARD und POTTER 1959, SUGINO, FRENKEL und POTTER 1963, BARNUM, SCHELLER und HERMAN 1964, SKALKO 1965, BRENT, BUTLER und CRATHORN 1966.

a) Einfluß auf den Markierungs-Index.

Im Dünndarm der Maus wurde unmittelbar nach Bestrahlung eine leichte Senkung des Markierungs-Index und wenige Stunden danach eine beträchtliche Abnahme der Zahl markierter Zellen beobachtet. Einen Tag nach Bestrahlung mit 3000 rad betrug der Markierungs-Index ungefähr 20% und am 2. Tag ungefähr 9%, verglichen mit einem Normalwert von rund 40% bei unbestrahlten Kontrollen[1]. Sehr ähnliche Ergebnisse wurden von Looney (1965b) in Leberepithelien der Ratte nach partieller Hepatektomie, von Lajtha und Oliver (1960) in menschlichen Knochenmarkszellen in Kultur, von Kuyper, Liébecq-Hutter und Chèvremont-Comhaire (1962) in Fibroblastenkulturen von Hühner-Embryonen, von Frankfurt und Lipchina (1964) in Ehrlich-Ascites-Tumor-Zellen, von Pelc und Howard (1955, 1956) in Vicia faba-Wurzeln, von Davies und Wimber (1963) in Initialzellen von Tradescantia occidentalis und von Van't Hof und Sparrow (1965) in Wurzeln von Tradescantia paludosa erhalten.

Smith (1961) dagegen berichtet von keiner deutlichen Beeinflussung der Zahl der markierten Zellen durch Röntgen-Bestrahlung in Kulturen von HeLa-Zellen und Mäuse-Fibroblasten. Ganz im Gegensatz zu diesen Befunden beobachteten Painter und Robertson (1959) 4—8 Std nach Röntgen-Bestrahlung mit 500 r ungefähr doppelt soviel DNS-synthetisierende Zellen wie in Kontroll-Kulturen. Wahrscheinlich kommt es durch die Bestrahlung aber nicht zu einer Änderung der Rate, mit der die Zellen in die S-Phase eintreten, sondern viele Zellen, die sich zum Zeitpunkt der Bestrahlung in der DNS-Synthese-Phase befinden, bleiben abnorm lange in dieser Phase.

b) Einfluß auf die DNS-Syntheserate.

In Versuchen, bei denen die DNS-Synthese durch Kurzzeit-Markierung mit H[3]-Thymidin nach der Bestrahlung gemessen wurde, fanden Sherman und Quastler (1960), daß innerhalb einer halben Stunde nach einer Dosis von 800 rad die Silberkornzahl pro Kern über den Kryptenzellen des Dünndarms der Maus auf die Hälfte des Normalwertes absank und innerhalb weniger Stunden einen sehr niedrigen Wert erreichte. Nach 2500 rad wurde der gleiche Prozeß beobachtet, nur war hier die Silberkornzahl/Kern bereits innerhalb von 20 min auf die Hälfte des Kontrollwertes abgesunken. 6—18 Std nach Bestrahlung war die Silberkornzahl kaum größer als der Nulleffekt. Diese und andere Wirkungen der Röntgen-Bestrahlung auf Darm-Epithelien, Knochenmark und andere Gewebe wurden in breiterem Rahmen von Patt und Quastler (1963) diskutiert. Eine solche Senkung der DNS-Syntheserate auf die Hälfte des Normalwertes unmittelbar nach Ganzkörperbestrahlung mit Dosen von 200—3000 rad wurde auch von Cattaneo, Quastler und Sherman (1960) in Haarfollikeln der Rückenhaut der Maus nach Proliferationsreiz und von Perrotta (1966) im Uterus-Epithel gefunden. Eine deutliche Verminderung der DNS-Syntheserate durch Röntgen-Bestrahlung wurde darüber hinaus in regenerierender Leber[2], in Darmzellen der Ratte[3] in He-La S3-Zellen und chinesischen Hamster-Zellen[4], in Mäuse-Fibrosarkom-Zellen[5], in Ascites-Tumor-Zellen[6], in HeLa-Zellen[7], in Fibroblasten-Kulturen von Hühner-Embryonen[8] und in Pisum sativum[9] festgestellt.

---

[1] Sherman und Quastler 1960.
[2] Looney, Pardue und Banghart 1963, Looney, Chang, Williams, Forster, Haydock und Banghart 1965, Looney 1965a, b, 1966a, b, Chang, Williams und Looney 1966.
[3] Looney 1966a.   [4] Painter und Rasmussen 1964.   [5] Bose, Ranade und Ranadive 1965.
[6] Crathorn und Shooter 1964, Frankfurt und Lipchina 1964, Kim und Evans 1964.
[7] Smith 1961.   [8] Kuyper, Liébecq-Hutter und Chèvremont-Comhaire 1962.
[9] Van't Hoff 1966.

Die Wirkung von partieller Bestrahlung einzelner Zellstrukturen auf die DNS-Syntheserate in Gewebekultur-Zellen wurde von DENDY und SMITH (1964) untersucht. Diese Autoren benutzten dafür einen Mikrostrahl von α-Teilchen oder ultraviolettem Licht. Ganz ähnlich der Wirkung der Röntgen-Bestrahlung (SMITH 1961) wurde die DNS-Syntheserate gesenkt. Mit einer α-Teilchen-Dosis von ca. 15 α/μ^2 wird die DNS-Syntheserate um 50% reduziert. Dabei wurde festgestellt, daß der Nucleolus offensichtlich keine spezifische Rolle in der DNS-Synthese spielt, da sich die Hemmung der DNS-Synthese durch Bestrahlung des Nucleolus überhaupt nicht von derjenigen durch Bestrahlung eines gleich großen Gebietes im Kernraum unterschied.

Unter veränderten experimentellen Bedingungen, nämlich der Gabe von H³-Thymidin *während* der Röntgen-Bestrahlung, haben DAS und ALFERT (1961) eine vermehrte Einbaurate von H³-Thymidin in die Wurzelmeristemzellen von Zwiebel-Sämlingen gemessen. Eine Wiederholung dieser Experimente mit Bohnen-Wurzeln[1] führte jedoch nicht zu dem gleichen Ergebnis. Im Gegenteil, auch hier wurde eine Verminderung der DNS-Syntheserate und der Zahl der DNS-synthetisierenden Zellen durch die Bestrahlung gefunden.

Abgesehen von biochemischen Bestimmungen sind diese Wirkungen der Bestrahlung auf die DNS-Syntheserate durch Silberkornzählungen pro Kern untersucht worden. Es ist sicher nicht zulässig, besonders unter den Bedingungen der Bestrahlung, die verminderte Silberkornzahl pro Kern a priori als eine Senkung der DNS-Syntheserate zu werten, ohne etwas über die Pool-Verhältnisse unter der Bestrahlung zu wissen. Es ist von verschiedenen Untersuchern darauf hingewiesen worden, daß Pool-Variationen besonders nach Bestrahlung existieren[2].

In speziellen Untersuchungen hat sich SMETS (1966) mit der Bestrahlungsbedingten Hemmung des Thymidin-Einbaus in tierische Zellen in vitro und den damit zusammenhängenden Pool-Fragen befaßt. Die Tatsache allein, daß die verminderte Thymidin-Inkorporation nach Bestrahlung zunehmend weniger deutlich hervortritt, wenn die Konzentration des exogenen Thymidins erhöht wird, wird von diesem Autor darauf zurückgeführt, daß die Wirkung der Bestrahlung hauptsächlich auf einer konkurrierenden Hemmung des Einbaus von exogenem Thymidin in die DNS beruht, wobei die dabei nötigen Enzyme unbeeinflußt bleiben. Um Pool-Effekte auszuschließen, hat der Autor P³² als anorganisches Phosphat in relativ hohen Konzentrationen benutzt. Unter diesen Bedingungen wurde, verglichen mit markiertem Thymidin, keine Verminderung des Phosphat-Einbaus nach Bestrahlung mit 500 r gefunden. Nach den Schlußfolgerungen des Autors bestätigt das die Annahme, daß die DNS-Syntheserate durch die Bestrahlung nicht vermindert wird. Den geringeren Thymidin-Einbau bei gleichbleibender DNS-Syntheserate nach Bestrahlung erklärt der Autor damit, daß der endogene Thymidin-Pool infolge DNS-Abbaus vergrößert wird. Diese Interpretation steht jedoch im Gegensatz zu der Vielzahl der am Anfang dieses Kapitels erwähnten biochemischen Arbeiten, die deutlich einen verminderten Einbau von P³² und auch H³-Thymidin in die DNS unter Bestrahlung nachgewiesen haben.

c) Einfluß auf die Dauer des Zellcyclus und seiner Teilphasen.

Eine Verkürzung des Zellcyclus in den Kryptenzellen des Duodenums der Maus und Ratte durch kontinuierliche γ-Bestrahlung wurde von LESHER, FRY und SACHER (1961) und LESHER, LAMERTON, SACHER, FREY, STEEL und ROYLANCE (1966) beobachtet. Ähnliche Ergebnisse wurden von WIMBER und LAMERTON

---

[1] HOWARD und DOUGLAS 1963.
[2] LAJTHA in RIS, TOLMACH, LAJTHA, SMITH, DAS und ZEUTHEN 1963.

(1963) bei Ratten erhalten. Hier führte eine kontinuierliche Bestrahlung von Ratten mit 415 rad/Tag über 5 Tage zu einem vermehrten Einbau von H^3-Thymidin in die Kryptenzellen des Dünndarms und wahrscheinlich zu einer Verkürzung der Generationszeit. Kontinuierliche Bestrahlung von Mäusen mit 50, 84 oder 176 rad pro Tag über 5 Tage bewirkt bei den Epithelien des Ileums eine vermehrte Zellproduktion, die möglicherweise auf eine Vermehrung der Zahl proliferierender Zellen pro Krypte oder eine Verkürzung des Zellcyclus oder eine Kombination von beidem zurückzuführen ist. Die Dauer der DNS-Synthese-Phase wie auch der Mitose wird von diesen Dosen nicht beeinflußt[1]. Die Verkürzung der Generationszeit durch kontinuierliche Bestrahlung scheint ein mehr allgemeiner Effekt zu sein, denn er wurde auch in Vorstufen der roten und weißen Blutzellen im Knochenmark gefunden[2]. Im embryonalen Gewebe der Maus (Schwanzspitze) ist jedoch kein Einfluß der Bestrahlung auf die Länge des Zellcyclus festzustellen, wahrscheinlich weil der Zellcyclus dieser Zellen schon extrem kurz ist (8,5 Std)[3]. Eine Verlängerung eines Teils des Zellcyclus wurde nur in der G_2-Phase von Kryptenzellen des bestrahlten Darms beobachtet. Unterschiede in der Toleranz gegenüber kontinuierlicher Bestrahlung zwischen Dünndarm und Knochenmark führt Lamerton (1966) auf eine eventuell kürzere Generationszeit des normalen Darms und die damit erhaltene geringere Dosis zwischen zwei folgenden Zellteilungen zurück.

Eine Verlängerung des Zellcyclus um den Faktor 3—4 in Tradescantia-Wurzelzellen nach 9 Tage langer kontinuierlicher Bestrahlung mit 29 rad/Tag wurde von Wimber (1966b) beobachtet. Dabei wird die DNS-Synthese-Dauer nur mäßig, dagegen die G_2- und G_1-Phase erheblich verlängert.

Nach Ganzkörper-Bestrahlung von Mäusen mit Harding-Passey-Melanom fand Hempel (1966), daß bei den „strahlenunempfindlichen" Melanocyten und den „strahlenempfindlichen" Darmepithelien keine wesentlichen Unterschiede bestehen hinsichtlich des Ausmaßes der Hemmung der DNS-Syntheserate und des zeitlichen Verlaufs der Erholung der DNS-Synthese sowie der Unterdrückung und des Wiederauftretens von Mitosen. Die beiden Zellarten eignen sich für einen Vergleich deshalb gut, weil sie etwa gleiche Generationszeiten und Teilphasen haben. Die unterschiedliche Strahlenempfindlichkeit der beiden Zellarten kommt also nicht durch eine unterschiedliche Beeinflussung des Cyclus-Ablaufs nach Bestrahlung zustande.

d) Relative Strahlenempfindlichkeit der verschiedenen Phasen des Zellcyclus.

Für eine Reihe von Zellarten wurde die unterschiedliche Strahlenempfindlichkeit der einzelnen Phasen des Zellcyclus untersucht. Solche Unterschiede konnten ganz allgemein für tierische und pflanzliche Zellen festgestellt werden. In letzter Zeit benutzt man für Versuche dieser Art immer mehr synchronisierte Zellkulturen, wobei H^3-Thymidin zur Abgrenzung der S-Phase verwandt wird. Als Kriterien des Ausmaßes des Strahlenschadens gelten allgemein: 1. das Auftreten von Chromosomen-Aberrationen, 2. Verzögerung der Mitose und Effekte auf die DNS-Synthese und 3. die Verringerung der Teilungsfähigkeit durch vorzeitige Differenzierung oder Zelltod. Der Zelltod dürfte dabei hauptsächlich auf einem Verlust von geschädigten Chromosomen oder Chromosomen-Teilen während der Mitose beruhen.

Während in a, b und c der Einfluß einer Bestrahlung auf die DNS-Synthese und auf die Dauer des Generationscyclus und seiner Teilphasen beschrieben

---

[1] Wimber und Lamerton 1966.
[2] Lamerton 1966, Lord 1964, 1965.   [3] Wimber und Lamerton 1965.

wurde, soll hier auf Arbeiten zur Strahlenempfindlichkeit einzelner Teilphasen des Cyclus, gemessen am Auftreten von Chromosomen-Anomalien, eingegangen werden.

Nach DEWEY und HUMPHREY (1962) sind Mäuse-Fibroblasten in vitro und Ascites-Tumor-Zellen in vitro und in vivo während der S-Phase strahlenempfindlicher als in G_1 und G_2 (250 rad, Co^{60}). Das zeigte sich einmal in einer doppelten Anzahl von Chromosomen-Schäden bei Bestrahlung von Zellen in der S-Phase gegenüber solchen in G_1 und zum andern in einer erheblichen Verzögerung der Mitose. Die Chromosomen-Schäden von Zellen, die in G_2 bestrahlt wurden, überwiegen solche von Zellen, die während G_1 bestrahlt wurden. Auch ist die Mitose-Verzögerung für die in G_2 bestrahlten Zellen größer als für die in G_1 bestrahlten. Eine zweimal größere Strahlenempfindlichkeit der S-Phase wurde auch von TOLMACH (1961, 1963) in synchronisierten HeLa S3-Zellkulturen nach Bestrahlung mit 200—500 rad beobachtet[1]. In neueren Untersuchungen stellten die gleichen Autoren fest, daß das Maximum der Strahlenempfindlichkeit kurz vor Beginn der S-Phase liegt[2]. Auch Untersuchungen von NYGARD und POTTER (1959) an Milz, Thymus, Dünndarm und Knochenmark von bestrahlten Ratten deuten darauf hin, daß die S-Phase strahlenempfindlicher ist als die anderen Phasen des Zellcyclus. Eine deutliche Zunahme der Empfindlichkeit gegen ultraviolette Strahlung während der S-Phase wurde von SMITH (1963) in L-Zellen der Maus beobachtet. Röntgen-Bestrahlung von Vicia faba mit 100 r hat gezeigt, daß die Zahl der Aberrationen bei Bestrahlung in später G_1- oder früher S-Phase ungefähr doppelt so groß ist wie bei Applikation der gleichen Dosis während der späten S- oder der frühen G_2-Phase. Ähnliche Ergebnisse wurden von CHOUMAK (1964) in Darm- und Hornhautepithelien der Maus nach Ganzkörper-Bestrahlung erhalten. Die größte Strahlenempfindlichkeit findet sich beim Übergang von G_1 zu S und von G_2 zur Mitose.

Anders scheinen die Verhältnisse bei chinesischen Hamster-Zellen in vitro zu liegen. Hier hat eine Bestrahlung mit 250 rad Co^{60} mit einer Dosisrate von 40 rad pro min gezeigt, daß die Strahlenempfindlichkeit in G_2 drei- bis viermal größer war als in der S-Phase[3]. Auch SINCLAIR und MORTON (1966) fanden bei diesen Zellen die größte Strahlenempfindlichkeit während der Mitose und G_2. G_1, frühe S-Phase und späte S-Phase sind in dieser Reihenfolge weniger strahlenempfindlich.

Bei Bestrahlung von Vicia faba-Wurzelmeristemzellen mit 50—150 rad fanden EVANS und SCOTT (1964) und EVANS (1965), daß Zellen, die sich zur Zeit der Bestrahlung in der späten S-Phase befanden, eine Mitose-Verzögerung zeigten, während die größte Strahlenempfindlichkeit bezüglich der Chromosomen-Aberrationen in Zellen der mittleren G_2-Phase registriert wurden.

Ähnliche Ergebnisse wurden von BREWEN (1965) auch für menschliche Leukocyten in Kultur erhalten. Bestrahlung dieser Kulturen mit 100 rad und einer Dosisrate von 50—60 rad pro min zeigte, daß die Zellen in G_2 mehr Aberrationen pro Einheit Strahlendosis aufweisen als Zellen in S oder G_1.

Mit höheren Strahlendosen ist in vielen Fällen eine Blockierung der Zellen in einer bestimmten Phase des Zellcyclus festgestellt worden. Dieser Block wird je nach Zellart und Strahlendosis nach unterschiedlich langen Zeiträumen wieder aufgehoben. Nach Ganzkörper-Bestrahlung der Maus mit 400 r kommt es bei Hornhaut und Duodenalepithelien zu einem Block am Übergang von G_2 zu M

---

[1] Siehe auch TERASIMA und TOLMACH 1961.

[2] TERASIMA und TOLMACH 1963a, b, TOLMACH in RIS, TOLMACH, LAJTHA, SMITH, DAS und ZEUTHEN 1963, TERASIMA 1964.

[3] HSU, DEWEY und HUMPHREY 1962, HSU in RIS, TOLMACH, LAJTHA, SMITH, DAS und ZEUTHEN 1963.

und von G_1 zu S. Bei der Regeneration kommt es zunächst zu einer Aufhebung
des Blocks zwischen G_2 und M, dann zu einer Normalisierung der DNS-Synthese
und schließlich zur Aufhebung des Blockes G_1—S[1]. Eine solche Arretierung der
Zellen in bestimmten Phasen des Zellcyclus wurde auch im Uterusepithel der Maus
nach Ganzkörper-Bestrahlung gefunden. Dosen von 100—400 rad verzögern den
Übertritt von G_1 nach S, und Dosen von 2000 rad verhindern diesen Übertritt
vollkommen. Nach Ganzkörper-Bestrahlung von Mäusen mit 800 rad kommt es
bei den implantierten Ascites-Tumor-Zellen nach 10 Std zu einer Blockierung des
Übergangs von G_2 zu M[2]. Ganzkörper-Bestrahlung von Ratten mit 600—770 rad
führt zu einer Verzögerung der S- und Mitose-Phase in den Leberepithelien. Die
Bestrahlung verlängert die G_1- und G_2-Phase[3].

Bei Pflanzenzellen scheinen die Chromosomen während der Pro- und Metaphase am empfindlichsten zu sein, während in tierischen Zellen die meisten
Chromosomen-Schädigungen an Stellen der Interphase erfolgen.

Über den Mechanismus, der zu den verschiedenen Strahleneffekten wie
Chromosomenaberrationen, Veränderung der Dauer des Generationscyclus und
seiner Teilphasen u.a.m. führt, ist noch nichts Sicheres bekannt. Es ist z. T. auch
sehr schwierig, die einzelnen Versuche, die unter verschiedenen Bedingungen und
mit ganz unterschiedlichen Strahlendosen durchgeführt wurden, hinsichtlich
ihres Strahleneffektes zu vergleichen. Ganz sicher sind z. B. Prozesse, die unter
kontinuierlicher Bestrahlung untersucht werden, von denen nach einmaliger
kurzzeitiger Bestrahlung verschieden.

5. Untersuchungen zum Mechanismus der Chromosomen-Verdopplung und der Verteilung der neugebildeten DNS auf die Tochterzellen.

In dem bekannten Versuch von Taylor, Woods und Hughes (1957) wurde
erstmals der Mechanismus der Chromosomen-Reduplikation und die Verteilung
der chromosomalen DNS während der Mitose untersucht. Wurzeln von Vicia
faba wuchsen über 8 Std in einer Nährlösung mit H^3-Thymidin und wurden dann
in eine Lösung, die Colchicin, aber kein H^3-Thymidin enthielt, gebracht. In der
ersten Teilung nach Markierung waren in den Metaphase-Figuren beide Schwester-
Chromatiden aller markierter Chromosomen gleichmäßig markiert. In der zweiten
Metaphase nach Markierung, d. h. nach weiterem Wachstum in „inaktivem"
Medium mit Colchicin-Zusatz waren alle Chromosomen markiert; allerdings war
nur eines der beiden Schwester-Chromatiden jedes Chromosoms markiert. In
der Metaphase der nächsten Generation zeigte die Hälfte der Chromosomen ein
markiertes und ein unmarkiertes Chromatid, während die andere Hälfte völlig
unmarkiert war. Diese Befunde wurden neuerdings von Jordanskiy (1964) und
Jordanskiy, Urbach und Matjuschina (1966) bestätigt. Aus ihren Versuchs-
Ergebnissen schlossen Taylor, Woods und Hughes (1957), daß jedes Chromosom
aus zwei Untereinheiten besteht. Entlang jeder der beiden Untereinheiten wird
die neue DNS als eine Einheit, die sich durch die Länge des ganzen Chromosoms
erstreckt, synthetisiert. Diese neu gebildete DNS verhält sich als Einheit und
bleibt durch die folgenden Replikationen und Kernteilungen als solche Einheit
— abgesehen von gelegentlichem Chromatid-Austausch — erhalten. Während der
Mitose werden die vier Einheiten derart getrennt, daß jede Tochterzelle eine
originale und eine neu synthetisierte Einheit erhält (Abb. 51).

Diese ersten Ergebnisse zur Frage nach dem Mechanismus der Chromosomen-
Verdopplung bei der Mitose blieben nicht unwidersprochen. La Cour und Pelc
(1958a, b, 1959) kamen zu unterschiedlichen Ergebnissen in ähnlichen Ver-

---

[1] Choumak 1963b.   [2] Frankfurt und Lipchina 1964.   [3] Gracheva 1964a.

suchen mit Vicia faba. In der ersten Metaphase nach der Verdopplung in Gegenwart von H³-Thymidin fanden diese Autoren nicht nur markierte Chromosomen mit beiden Chromatiden markiert, wie auch bei TAYLOR u. Mitarb., sondern auch

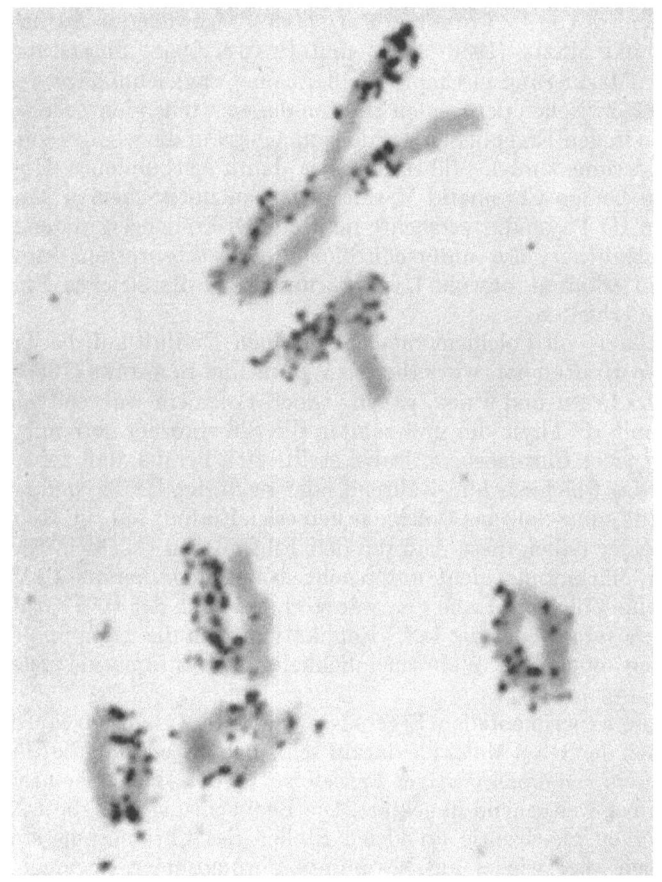

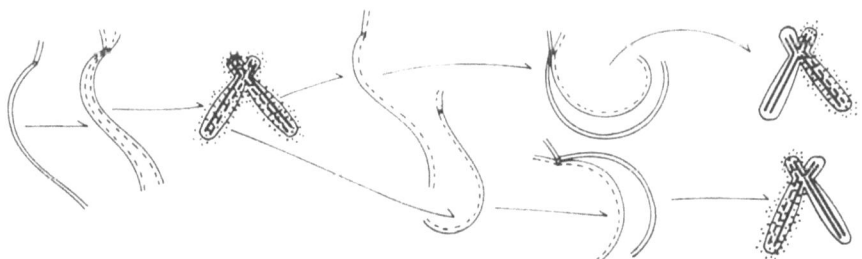

Abb. 51. Autoradiogramm einer Gruppe von Chromosomen nach einer Verdoppelung in Gegenwart von H³-Thymidin und einer weiteren Verdoppelung in Medium ohne markierten DNS-Vorläufer. (Aus TAYLOR 1963.)

einige Chromosomen, bei denen nur ein Schwester-Chromatid markiert war. Nach der zweiten Replikation in „inaktivem" Medium wurden allerdings neben Chromosomen mit nur einem markierten Schwester-Chromatid auch solche gefunden, bei denen beide Chromatiden markiert waren. Von diesen Ergebnissen ausgehend, schlossen die Autoren, daß jedes Chromosom aus vier Untereinheiten besteht, und daß nicht immer die beiden, das originale und das neu synthetisierte Chromatid, bei der Mitose getrennt und an die Tochterzellen weitergegeben werden. Darüber hinaus nahmen diese Untersucher auch an, daß Colchicin einen Einfluß auf die Trennung der Chromatiden haben könnte.

Die Ergebnisse von La Cour und Pelc (1958a) wurden durch Untersuchungen von Plaut und Mazia (1956, 1957) und Plaut (1958) unterstützt, die nach C^{14}-Thymidin-Markierung in Crepis capillaris eine ungleichmäßige Verteilung der Radioaktivität zwischen den beiden Hälften der sich teilenden Zelle fanden. Diese Diskrepanzen in den Ergebnissen wurden zunächst auf die weniger gute Auflösung der C^{14}-Markierung zurückgeführt und der damit verbundenen Unmöglichkeit, zwischen den beiden Chromatid-Markierungen zu unterscheiden. Auch bei Verwendung von H^3-Thymidin versuchte man, die Diskrepanzen in den Ergebnissen mit einer möglicherweise unterschiedlichen Selbstabsorption durch unebenes Quetschen zu erklären, obwohl La Cour und Pelc die gleichen Ergebnisse mit C^{14}-Thymidin erhielten.

Um zu klären, ob Colchicin tatsächlich einen Einfluß auf die Trennung der Chromosomen-Hälften hat, wiederholten Woods und Schairer (1959) die Experimente von La Cour und Pelc, gaben jedoch Colchicin während und nach der Markierung mit H^3-Thymidin und zählten die Silberkörner getrennt über beiden Chromatiden jedes Chromosoms. Dabei stellte sich heraus, daß kein Unterschied bestand, ob das Colchicin nun während oder nach der H^3-Thymidin-Markierung gegeben wurde, und daß das Colchicin keinerlei Einfluß auf die Replikation der DNS hat. Leider haben diese Autoren den Einfluß von Colchicin-Gaben vor der H^3-Thymidin-Markierung nicht untersucht. Neuerdings konnte Peacock (1963) zeigen, daß eine Colchicin-Gabe vor, während und nach der H^3-Thymidin-Markierung von Vicia faba weder die DNS-Replikation noch die Trennung der Chromosomen-Hälften oder die Wahrscheinlichkeit des Chromatid-Austausches beeinflußt.

Obwohl die experimentellen Ergebnisse sowohl auf dem Niveau der Chromosomen als auch der DNS-Moleküle darauf schließen lassen, daß die Chromosomen-Verdopplung ein semikonservativer Prozeß ist, ist der Mechanismus der Replikation noch immer weitgehend ungeklärt. Die Beobachtung, daß die DNS-Synthese in einigen Fällen gleichzeitig an vielen Stellen des Chromosoms stattfindet, in anderen Fällen aber wieder auf bestimmte Chromosomen-Regionen beschränkt ist, wobei diese verschiedenen Verhaltensweisen eine genetische Eigenschaft der Zelle sind, hat zu folgendem Schluß geführt: Ein Chromosom besteht aus vielen Replikations-Einheiten, und diese Replikation geht von spezifischen „Operator"-Lokalisationen aus. Diese Annahme wurde durch Experimente unterstützt, bei denen die DNS-Replikation durch Gabe von FUDR (Fluordesoxyuridin) oder Aminopterin unterbrochen wird. Diese beiden Stoffe führen zu einer Verminderung des Thymidylats und folglich zu einer Chromosomen-Läsion[1]. Ausgehend von diesen Beobachtungen und der Tatsache, daß die DNS-Synthese cyclisch verläuft selbst in Zellen, in denen keine Kernteilung erfolgt, hat Taylor (1962b, 1963a—c) ein neues Modell vom Mechanismus der Chromosomen-Verdopplung entwickelt. Nach diesem Modell entsprechen die zwei Untereinheiten der DNS in jedem Chromosom den zwei Polynucleotid-Ketten der DNS-Doppel-Helix. Das Modell sieht das Chromosom aus Tandem-ähnlich verbundenen DNS-Molekülen aufgebaut, mit speziellen Verbindungsstücken in der DNS-Kette als Sitz der „Operator"-Einheit für die DNS-Replikation. Taylor hat eingehend beschrieben, wie dieses Modell funktioniert, vor allem im Hinblick auf die Kontroll-Mechanismen. Einzelheiten s. bei Taylor (1962b, 1963a—c, 1964b, 1965).

---

[1] Taylor, Haut und Tung 1962, Taylor 1963a—d.

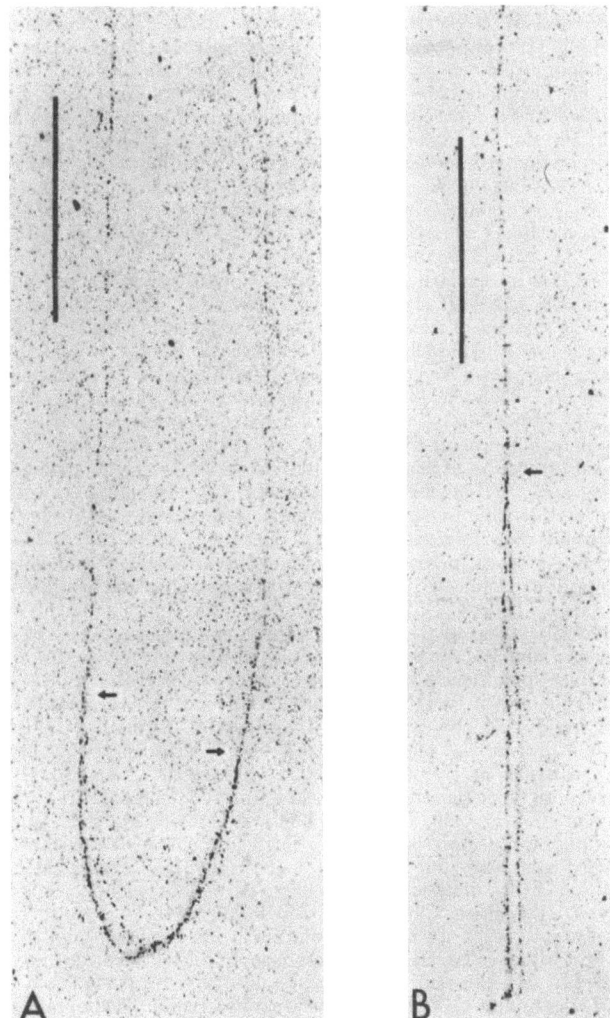

Abb. 52. Autoradiogramme von E. coli nach Inkorporation von H³-Thymidin über 60 min (zwei Generationen)
Die Pfeile markieren die Stelle der Verdopplung; Expositionszeit der Autoradiogramme: 61 Tage; die Striche
sind 100 μ lang. (Aus CAIRNS 1963.)

Die Replikationen der DNS-Strukturen in Bakterien, wie E. coli, erfolgt semikonservativ analog dem Verhalten der DNS auf dem molekularen Niveau. Ferner wird in Bakterien während des normalen exponentiellen Wachstums die DNS kontinuierlich synthetisiert, d. h. die DNS-Synthese-Phase nimmt mehr als 80% des Zellcyclus ein[1].

Eine sehr eindrucksvolle autoradiographische Demonstration der Replikationen von Chromosomen in E. coli ist in Abb. 52 wiedergegeben[2]. Wie das Autoradiogramm dieser isolierten Chromosomen von E. coli zeigt, wird das Chromosom der Länge nach in die zwei Tochter-Chromosomen aufgeteilt, offensichtlich in Übereinstimmung mit dem Helix-Modell.

---

[1] McFall und Stent 1959, Schaechter, Bentzon und Maaloe 1959, van Tubergen 1961, Person und Osborn 1964.

[2] Cairns 1963; s. auch Bleecken, Strohbach und Sarfert 1966.

Literatur.

Abraham, S., and H. H. Smith: DNA synthesis in the B chromosomes of maize. J. Heredity **57**, 78—80 (1966). — Adams, J. E., W. E. Martin, and C. M. Pomerat: Incorporation of desoxyribonucleic acid by HeLa cells during various phases of the cell cycle. Tex. Rep. Biol. Med. **23**, Suppl. 1, 191—203 (1965). — Adelstein, S. J., C. P. Lyman, and R. C. O'Brien: Variations in the incorporation of thymidine into the DNA of some rodent species. Comp. Biochem. Physiol. **12**, 223—231 (1964). — Adrian, E. K., and B. E. Walker: Incorporation of thymidine-H-3 by cells in normal and injured mouse spinal cord. J. Neuropath. exp. Neurol. **21**, 597—609 (1962). — Albouy, G., et H. Faraggi: Sur le mécanisme du fading des plaques pour recherches nucléaires. C. R. Acad. Sci. (Paris) **228**, 68—70 (1949). — Alfert, M., and N. K. Das: Effects of ribonuclease on root tip cells before and after fixation. Acta histochem. (Jena) **14**, 321—326 (1962). — Allfrey, V. G., V. C. Littau, and A. E. Mirsky: On the role of histones in regulating ribonucleic acid synthesis in the cell nucleus. Proc. nat. Acad. Sci. (Wash.) **49**, 414—421 (1963). — Allfrey, V. G., and A. E. Mirsky: Some DNA-dependent synthetic systems of isolated cell nuclei. Trans. N. Y. Acad. Sci., Ser. II, **21**, 3—16 (1958). ~ Evidence for the complete DNA-dependence of RNA synthesis in isolated thymus nuclei. Proc. nat. Acad. Sci. (Wash.) **48**, 1590—1596 (1962). ~ Mechanism of synthesis and control of protein and ribonucleic acid synthesis in the cell nucleus. Cold Sp. Harb. Symp. quant. Biol. **28**, 247—262 (1963). — Altman, J.: Autoradiographic study of degenerative and regenerative proliferation of neuroglia cells with tritiated thymidine. Exp. Neurol. **5**, 302—318 (1962). ~ Regional utilization of leucine-H-3 by normal rat brain: microdensitometric evaluation of autoradiograms. J. Histochem. Cytochem. **11**, 741—750 (1963a). ~ Differences in the utilization of tritiated leucine by single neurones in normal and exercised rats: an autoradiographic investigation with microdensitometry. Nature (Lond.) **199**, 777—780 (1963b). — Altman, J., and E. Altman: Increased utilization of an amino acid- and cellular proliferation demonstrated autoradiographically in the optic pathways of pigeons. Exp. Neurol. **6**, 142—151 (1962). — Altman, J., and G. D. Das: Autoradiographic and histological investigation of changes in the visual system of rats after unilateral enucleation. Anat. Rec. **148**, 535—546 (1964). ~ Behavioral manipulations and protein metabolism of the brain: Effects of motoric exercise on the utilization of leucine-H-3. Physiol. & Behavior **1**, 105—108 (1966). — Altman, J., G. D. Das, and J. Chang: Behavioral manipulations and protein metabolism of the brain: Effects of visual training on the utilization of leucine-H-3. Physiol. & Behavior **1**, 111—115 (1966). — Amano, M.: Improved techniques for the enzymatic extraction of nucleic acids from tissue sections. J. Histochem. Cytochem. **10**, 204—212 (1962). — Amano, M., and C. P. Leblond: Comparison of the specific activity time curves of ribonucleic acid in chromatin, nucleolus and cytoplasm. Exp. Cell Res. **20**, 250—253 (1960). — Amano, M., C. P. Leblond, and N. J. Nadler: Radioautographic analysis of nuclear RNA in mouse cells revealing three pools with different turnover times. Exp. Cell Res. **38**, 314—340 (1965). — Amano, M., B. Messier, and C. P. Leblond: Specificity of labelled thymidine as a deoxyribonucleic acid precursor in radioautography. J. Histochem. Cytochem **7**, 153—155 (1959). — Andreeva, L. F.: A study of DNA synthesis and kinetics of the cell population in the giant cells and the cell trophoblast of placenta. In: A study of cell cycles and metabolism of nucleic acids during differentiation of the cells, p. 136—147. Moskau and Leningrad: Nauka 1964. — Andresen, N., C. Chapman-Andresen, H. Holter, and C. V. Robinson: Quantitative autoradiographic studies on the amoeba Chaos chaos with C-14. C. R. Lab. Carlsberg, Sér. Chim. **28**, 499—528 (1953). — Andros, G., and S. H. Wollman: Autoradiography of diffusible ions with application to thyroidal radioiodide. J. Histochem. Cytochem. **13**, 390—395 (1965). — Anton, H. J.: Zur Frage der Aktivierung der Gewebe im Extremitätenstumpf bei Urodelen vor der Blastembildung. Wilhelm Roux' Arch. Entwickl.-Mech. Org. **153**, 363—369 (1961). ~ The origin of blastema cells and protein synthesis during forelimb regeneration in triturus. In: Proc. regeneration in animals, p. 377—395. Amsterdam: North-Holl. Publ. Co. 1965. ~ Autoradiographische Untersuchungen über den Eiweißstoffwechsel bei der Extremitätenregeneration der Urodelen. Wilhelm Roux' Arch. Entwickl.-Mech. Org. im Druck (1966). — Antoni, F., G. J. Köteles, K. Hempel u. W. Maurer: Über die Eignung verschiedener Fixationen und perchlorsäurehaltiger Lösungen für autoradiographische Untersuchungen des RNS-, DNS und Proteinstoffwechsels. Histochemie **5**, 210—220 (1965). — Appleton, T. C.: Autoradiography of soluble labelled compounds. J. roy. micr. Soc. **83**, 277—281 (1964). — Arnold, G.: An autoradiographic study of RNA synthesis in isolated salivary glands of drosophila hydei. I. Autoradiographic studies. J. Morph. **116**, 65—88 (1965). — Atkins, L., and K.-H. Gustavson: The pattern of DNA synthesis in human chromosomes in cells with an XXY sex chromosome constitution. Hereditas (Lund) **51**, 135—145 (1964). — Atkins, L., K.-H. Gustavson, and O. Hansson: A case of XXXXY sex chromosome anomaly with autoradiographic studies. Cytogenetics **2**, 208—232 (1963). — Atkins, L., and B. Santesson: The pattern of DNA synthesis in the chromosomes of human cells containing an isochromosome for the long arm of an X chromosome. Hereditas (Lund) **51**, 67—73 (1964). — Atkinson, W. B.: Differentiation of nucleic acids and acid mucopolysaccharides in histologic sections by selective extraction with acids. Science **116**, 303—305 (1952). — ATLAS, M., and V. P. BOND: The cell generation cycle of the eleven-day embryo. J. Cell Biol. **26**, 19—24 (1965). — AXELROD, D. J., and J. G. HAMILTON: Radio-autographic studies of the distribution of lewisite and mustard gas in skin and eye tissues. Amer. J. Path. **23**, 389—411 (1947).

BACHMANN, L., and M. M. SALPETER: A quantitative approach to high resolution auto-radiography. Third Europ. Conf. Electron Micr., p. 15—16. Prague: Publ. House of the Czechoslovak Acad. Sci. 1964a. ~ Quantitative Autoradiographie im Elektronenmikroskop. Tagungsbericht Gemeins. Tagg. Dtsch. Ges. Biophysik, Österr. Ges. reine u. angew. Biophys. und Schweiz. Ges. Strahlenbiol., Wien Sept. 1964, S. 217—220 (1964b). ~ Zur Autoradio-graphie im elektronenmikroskopischen Bereich. Naturwissenschaften **51**, 237—238 (1964c). ~ Autoradiography with the electron microscope. A quantitative evaluation. Lab. Invest. **14**, 303/1041—315/1053 (1965). — BADE, E. G., I. L. SADNIK, CH. PILGRIM u. W. MAURER: Unter-suchungen über tageszeitliche Schwankungen des Markierungs-Index der Leberparenchym-zellen bei Mäusen nach Teilhepatektomie. Exp. Cell Res. **44**, 676—678 (1966). — BAECKELAND, E., et M. CHÉVREMONT: Synthèse et métabolisme d'acides ribonucléiques dans des fibroblastes cultivés in vitro. Étude par histoautoradiographie basée sur l'incorporation d'uridine tritiée. Bull. Ass. Anat. (Nancy) **47**, 80—84 (1961). — BARNUM, C. P., M. S. SCHELLER, and N. P. HERMAN: Acute effect of gamma radiation on DNA synthesis. Cancer Res. **24**, 1155—1158 (1964). — BARR, H. J.: An effect of exogenous thymidine on the mitotic cycle. J. cell. comp. Physiol. **61**, 119—128 (1963). — BASERGA, R.: Two-emulsion autoradiography for the simulta-neous demonstration of precursors of deoxyribonucleic and ribonucleic acids. J. Histochem. Cytochem. **9**, 586 (1961). ~ A radioautographic study of the uptake of (14-C) leucine by tumor cells in deoxyribonucleic acid synthesis. Biochim. biophys. Acta (Amst.) **61**, 445—450 (1962a). ~ A study of nucleic acid synthesis in ascites tumor cells by two-emulsion autoradio-graphy. J. Cell Biol. **12**, 633—637 (1962b). ~ Mitotic cycle of ascites tumor cells. Arch. Path. **75**, 156—161 (1963). ~ The relationship of the cell cycle to tumor growth and control of cell division: A review. Cancer Res. **25**, 581—595 (1965). — BASERGA, R., and D. BANKS: A simple procedure for the destaining of stripping-film autoradiographs. J. Path. Bact. **84**, 239—241 (1962). — BASERGA, R., G. C. HENEGAR, W. E. KISIELESKI, and H. LISCO: Uptake of tritiated thymidine by human tumors in vivo. Lab. Invest. **11**, 360—364 (1962). — BASERGA, R., and W. E. KISIELESKI: Comparative study of the kinetics of cellular proliferation of nor-mal and tumorous tissues with the use of tritiated thymidine. I. Dilution of the label and migration of labeled cells. J. nat. Cancer Inst. **28**, 331—339 (1962a). ~ Recent observations on cell proliferation and metabolism by radioautography with tritiated compounds. Atom-praxis **8**, 386—392 (1962b). ~ Effect of histologic and histochemical procedures on the inten-sity of the label in radioautographs of cells labeled with tritiated compounds. Lab. Invest. **12**, 648—656 (1963). — BASERGA, R., W. E. KISIELESKI, and K. HALVORSEN: A study on the establishment and growth of tumor metastases with tritiated thymidine. Cancer Res. **20**, 910—917 (1960). — BASERGA, R., H. LISCO, and W. E. KISIELESKI: Further observations on induction of tumors in mice with radioactive thymidine. Proc. Soc. exp. Biol. (N. Y.) **110**, 687—690 (1962). — BASERGA, R., and K. NEMEROFF: Factors which affect efficiency of auto-radiography with tritiated thymidine. Stain Technol. **37**, 21—26 (1962a). ~ Two-emulsion radioautography. J. Histochem. Cytochem. **10**, 628—635 (1962b). — BASERGA, R., S. A. TYLER, and W. E. KISIELESKI: The kinetics of growth of the Ehrlich tumor. Arch. Path. **76**, 9—13 (1963). — BATEMAN, A. J., and A. C. CHANDLEY: Mutations induced in the mouse with tritiated thymidine. Nature (Lond.) **193**, 705—706 (1962). — BECK, V., D. KRAMSCH u. W. OEHLERT: Veränderungen im Ribonukleinsäure- und Eiweißstoffwechsel verschiedener Zellarten unter dem Einfluß von Äthionin. Beitr. path. Anat. **132**, 241—263 (1965). — BEER-MANN, W., u. C. PELLING: H-3-Thymidin-Markierung einzelner Chromatiden in Riesenchro-mosomen. Chromosoma (Berl.) **16**, 1—21 (1965). — BÉLANGER, L. F.: Autoradiographic visua-lization of the entry and transit of S-35 in cartilage, bone, and dentine of young rats and the effect of hyaluronidase in vitro. Canad. J. Biochem. **32**, 161—169 (1954). ~ Autoradiographic visualization of the entry and transit of S-35-methionine and cystine in bones, teeth and various other tissues of the growing rat. Anat. Rec. **121**, 262 (1955). ~ Autoradiographic visuali-zation of the entry and transit of S-35-methionine and cystine in the soft and hard tissues of the growing rat. Anat. Rec. **124**, 555—580 (1956a). ~ On the intimate composition of mem-branes of the inner ear. Science **123**, 1074 (1956b). ~ Quantitative appreciation by com-parative autoradiography of the synthesis and maintenance of some organic constituents of the epiphyseal plate of growing rats, in relation with magnesium deficiency. J. Histochem. Cyto-chem. **6**, 146—153 (1958). — BÉLANGER, L. F., A. E. GILBERT, M. CREVIER, and C. L. BÉLAN-GER: Autoradiographic and histophotometric studies of protein synthesis and turnover in normal and magnesium deficient rats. Anat. Rec. **124**, 257—258 (1956). — BÉLANGER, L. F., and C. P. LEBLOND: A method for locating radioactive elements in tissues by covering histo-logical sections with a photographic emulsion. Endocrinology **39**, 8—13 (1946). — BENES, L.,

J. Soska, and E. Lukasova: The acid-soluble deoxyriboside and deoxyribotide pool and deoxyribonucleic acid synthesis in haematopoietic tissues of normal and irradiated animals. Folia biol. (Praha) 11, 123—133 (1965). — Bennett, L. L., L. Simpson, and H. E. Skipper: On the metabolic stability of nucleic acids in mitotically inactive adult tissues labeled during embryonic development. Biochim. biophys. Acta (Amst.) 42, 237—243 (1960). — Bennett, L. L., H. E. Skipper, L. Simpson, G. P. Wheeler, and W. S. Wilcox: Searches for exploitable biochemical differences between normal and cancer cells. V. Cellular conservation of purines. Cancer Res. 20, 62—81 (1960). — Berger, F.: Histochemische und autoradiographische Untersuchungen zum Eiweißstoffwechsel der Drüsen der Zunge, der Nase, des Nasenrachens und des Kehlkopfes. Acta histochem. (Jena) 23, 141—158 (1966). — Berman, I., and E. J. Newby: Autoradiography and staining of hematopoietic cells grown on millipore membranes in vivo. Stain Technol. 38, 62—65 (1963). — Berman, I., S. R. Winter, and E. J. Newby: The relation of age to the incorporation of tritiated thymidine into the thymus of Fischer rats. Anat. Rec. 154, 635—649 (1966). — Bernier, G., and W. A. Jensen: Pattern of DNA synthesis in the meristemic cells of Sinapis. Histochemie 6, 85—92 (1966). — Bettendorf, G., H. A. Künkel u. H. Maass: Konzentration und Umsatz der freien Nukleotide im Rattenthymus nach Ganzkörperbestrahlung. Z. ges. exp. Med. 133, 87—96 (1960). — Bianchi, N., A. Lima-de-Faria, and H. Jaworska: A technique for removing silver grains and gelatin from tritium autoradiographs of human chromosomes. Hereditas (Lund) 51, 207—211 (1964).— Birnstiel, M. L., J. L. Sirlin, and J. Jacob: The nucleolus: A site of transfer ribonucleic acid synthesis. Biochem. J. 94, 10—11 (1965). — Bleecken, S.: Untersuchung des autoradiographischen Auflösungsvermögens mit Strahlungsquellen verschiedener Betaenergien. Atompraxis 7, 321—325 (1961). — Bleecken, S., G. Strohbach, and E. Sarfert: Autoradiography of bacterial chromosomes. Z. allg. Mikrobiol. 6, 121—123 (1966). — Block, P., I. Seiter, and W. Oehlert: Autoradiographic studies of the initial cellular response to injury. Exp. Cell Res. 30, 311—321 (1963). — Board, F. A.: Sulfhydryl detection by histochemography. J. cell. comp. Physiol. 38, 377—387 (1951). — Bodemer, Ch. W., and N. B. Everett: Localization of newly synthesized proteins in regenerating newt limbs as determined by radioautographic localization of injected methionine-S-35. Develop. Biol. 1, 327—342 (1959). — Bogoroch, R.: Detection of radio-elements in histological slides by coating with stripping emulsion — the "Strip-Coating" technic. Stain Technol. 26, 43—50 (1951). — Bogoroch, R., and B. V. Siegel: Some metabolic properties of the nucleolus as demonstrated by recent radioisotope experiments. Acta anat. (Basel) 45, 265—287 (1961). — Boll, I.: Studien zur Proliferationsaktivität des menschlichen Knochenmarks mittels Einzelzellautoradiographien nach Radiophosphorzusatz in vitro. Acta haemat. (Basel) 18, 390—403 (1957). — Boll, I., u. H.-G. Mehl: Mikroautoradiographisches Verfahren zur Darstellung von markiertem Phosphat in Einzelzellen. Photogr. & Wiss. 7, 25—28 (1958). — Bond, V. P., and L. E. Feinendegen: Exchange of nucleic acid precursors between human cancer cells in culture. Fed. Proc. 23, 634—639 (1964). ∼ Intranuclear H-3 thymidine: Dosimetric, radiobiological and radiation protection aspects. Hlth Phys. 12, 1007—1020 (1966). — Bond, V. P., L. E. Feinendegen, and E. P. Cronkite: Stability of RNA and DNA in bone marrow cells demonstrated with tritiated cytidine and thymidine. In: Tritium in the physical and biological sciences, vol. II, p. 277—289. Wien: I. A. E. A. 1962. — Bond, V. P., T. M. Fliedner, and J. O. Archambeau: Mammalian radiation lethality. New York and London: Academic Press 1965. — Bond, V. P., T. M. Fliedner, E. P. Cronkite, J. R. Rubini, and J. S. Robertson: Cell turnover in blood and blood-forming tissues studied with tritiated thymidine. In: The kinetics of cellular proliferation, (ed. F. Stohlman), p. 188—200. New York and London: Grune & Stratton 1959. — Bond, V. P., N. Odartschenko, H. Cottier, L. E. Feinendegen, and E. P. Cronkite: The kinetics of the more mature erythrocytic precursors studied with tritiated thymidine. In: Erythropoiesis, p. 173—183.: Grune & Stratton, Inc. 1962. — Bootsma, D.: Changes induced in the first post-irradiation generation cycle of human cells studied by double labelling. Exp. Cell Res. 38, 429—431 (1965). — Borsook, H.: DNA, RNA and protein synthesis after acute, severe blood loss: A picture of erythropoiesis at the combined morphological and molecular levels. Ann. N. Y. Acad. Sci. 119, 523—539 (1964). — Bose, S., W. G. Coutinho, and K. J. Ranadive: Demonstration of G_2 period and mitotic time in a mouse sarcoma cell line (MFS$_8$) by autoradiography. Ind. J. exp. Biol. 2, 167—172 (1964). ∼ Evaluation of DNA synthesis by autoradiography: Part II — Observations on G_2 period and mitotic time of human lipogenic sarcoma cell line (HLS$_2$). Ind. J. exp. Biol. 3, 20—24 (1965). — Bose, S., S. S. Ranade, and K. J. Ranadive: Evaluation of radiosensitivity in the cyclic phases of mouse fibrosarcoma cells in vitro. Naturwissenschaften 52, 497 (1965). — Boström, H., and S. Gardell: Uptake of sulphates in mucopolysaccharides esterified with sulphuric acid in the skin of adult rats after intraperitoneal injection of S-35-labelled sodium sulfate. Acta chem. scand. 7, 216—222 (1953). — Boudnitskaya, E. V., M. Brunfaut, and M. Errera: Effects of X-rays on RNA and RNA metabolism in HeLa cells. Biochim. biophys. Acta (Amst.) 80, 567—573 (1964). — Boyd, G. A.: Autoradiography in biology and medicine.

New York: Academic Press, Inc. 1955. — Boyd, G. A., and F. A. Board: A preliminary report on histochemography. Science **110**, 586—588 (1949). — Boyd, G. A., and H. Levi: Carbon 14 beta track autoradiography. Science **111**, 58—59 (1950). — Boyd, G. A., and A. I. Williams: Stripping film technics for histological autoradiographs. Proc. Soc. exp. Biol. (N. Y.) **69**, 225—232 (1948). — Brachet, J.: New observations on biochemical interactions between nucleus and cytoplasm in Amoeba and Acetabularia. Exp. Cell Res., Suppl. **6**, 78—96 (1958). ~ Nucleocytoplasmic interactions in unicellular organisms. In: The cell, vol. II, p. 771—841 (eds. J. Brachet and A. E. Mirsky). New York and London: Academic Press 1961. — Brachet, J., H. Chantrenne et F. Vanderhaeghe: Recherches sur les interactions biochimiques entre le noyau et le cytoplasme chez les organismes unicellulaires. Biochim. biophys. Acta (Amst.) **18**, 544—563 (1955). — Brachet, J., and J. R. Shaver: The effect of nucleases on cytochemical reactions for amino acids on staining with acid dyes. Stain Technol. **23**, 177—184 (1948). — Branton, D., and L. Jacobson: Dry, high resulotion autoradiography. Stain Technol. **37**, 239—242 (1962). — Brenner, R. M.: Radioautographic studies with tritiated thymidine of cell migration in the mouse adrenal after a carbon tetrachloride stress. Amer. J. Anat. **112**, 81—96 (1963). — Brent, T. P., J. A. V. Butler, and A. R. Crathorn: Effect of irradiation on synthesis of deoxyribonucleic acid and mitosis in synchronous cultures of HeLa cells. Nature (Lond.) **210**, 393—395 (1966). — Bresciani, F.: DNA synthesis in alveolar cells of the mammary gland: acceleration by ovarian hormones. Science **146**, 653—655 (1964). ~ Effect of ovarian hormones on duration of DNA synthesis in cells of the C3H mouse mammary gland. Exp. Cell Res. **38**, 13—32 (1965a). ~ A comparison of the cell generative cycle of normal, hyperplastic and neoplastic mammary gland of the C3H mouse. In: Cellular radiation biology, p. 547—557. Baltimore: The Williams & Wilkins Co. 1965b. — Bresnick, E., and R. J. Karjala: End-product inhibition of thymidine kinase activity in normal and leukemic human leukocytes. Cancer Res. **24**, 841—846 (1964). — Brewen, J. G.: Cell-cycle and radiosensitivity of the chromosomes of human leukocytes. Int. J. Radiat. Biol. **9**, 391—397 (1965). — Briére, N., and H. Isler: Deoxyribonucleic acid labelling after tritiated thymidine injection. Can. J. Physiol. Pharm. **44**, 451—454 (1966). — Brown, H. O., M. L. Levine, and M. Lipkin: Inhibition of intestinal epithelial cell renewal and migration induced by starvation. Amer. J. Physiol. **205**, 868—872 (1963). — Bryant, B. J.: Reutilization of leukocyte DNA by cells of regenerating liver. Exp. Cell Res. **27**, 70—79 (1962). ~ Reutilization of lymphocyte DNA by cells of intestinal crypts and regenerating liver. J. Cell Biol. **18**, 515—523 (1963a). ~ In vivo reutilization of the DNA thymidine of necrotized liver cells by cells of testis and intestine. Exp. Cell Res. **32**, 209—212 (1963b). ~ The delayed uptake of H-3-thymidine by Ehrlich ascites tumor cells. Exp. Cell Res. **37**, 490—494 (1965). ~ The incorporation of tritium from thymidine into proteins of the mouse. J. Cell Biol. **29**, 29—36 (1966). — Buckaloo, G. W., and D. V. Cohn: Color autoradiography. Science **123**, 333 (1956). — Budd, G. C., and S. R. Pelc: The membrane method of electron microscope autoradiography. Stain Technol. **39**, 295—302 (1964). — Büchner, F.: Die experimentelle Kanzerisierung der Parenchymzelle in der Synopsis klassischer und moderner morphologischer Methoden. Verh. Dtsch. Ges. Path. **45**, 37—59 (1961). — Burns, V. W.: Relations among DNA and RNA synthesis and synchronized cell division in L. acidophilus. Exp. Cell Res. **23**, 582—594 (1961). — Bury, H. P. R., and W. A. J. Crane: Effect of age and hormonal state on the numbers of deoxyribonucleic acid synthesizing nuclei in rat adrenal cortex. Nature (Lond.) **204**, 301—302 (1965). — Busanny-Caspari, W., u. W. Maurer: In Vorbereitung (1967). — Byers, T. J., D. B. Platt, and L. Goldstein: The cytonucleoproteins of Amebae. I. Some chemical properties and intracellular distribution. J. Cell. Biol. **19**, 453—466 (1963a). ~ The cytonucleoproteins of Amebae. II. Some aspects of cytonucleoprotein behavior and synthesis. J. Cell Biol. **19**, 467—475 (1963b).

Cairnie, A. B., L. F. Lamerton, and G. G. Steel: Cell proliferation studies in the intestinal epithelium of the rat. I. Determination of the kinetic parameters. Exp. Cell Res. **39**, 528—538 (1965a). ~ Cell proliferation studies in the intestinal epithelium of the rat. II. Theoretical aspects. Exp. Cell Res. **39**, 539—553 (1965b). — Cairns, J.: The bacterial chromosome and its manner of replication as seen by autoradiography. J. molec. Biol. **6**, 208—213 (1963). — Cameron, I. L.: Is the duration of DNA synthesis in somatic cells of mammals and birds a constant? J. Cell Biol. **20**, 185—188 (1964). ~ A periodicity of tritiated-thymidine incorporation into cytoplasmic deoxyribonucleic acid during the cell cycle of Tetrahymena pyriformis. Nature (Lond.) **209**, 630—631 (1966). — Cameron, I. L., and G. Cleffmann: Initiation of mitosis in relation to the cell cycle following feeding of starved chickens. J. Cell Biol. **21**, 169—174 (1964). — Cameron, I. L., and R. C. Greulich: Evidence for an essentially constant duration of DNA synthesis in renewing epithelia of the adult mouse. J. Cell. Biol **18**, 31—40 (1963). — Cameron, I. L., and D. M. Prescott: RNA and protein metabolism in the maturation of the nucleated chicken erythrocyte. Exp. Cell Res. **30**, 609—612 (1963). — Campbell, D.: Track autoradiography with Iron-59 and Sulphur-35 with quantitative evaluation. Nature (Lond). **167**, 274—275 (1951). — Campbell, D., and B. H. Persson: Use of track autoradiography in studies on the sulfur metabolism of connective tissue. Experientia (Basel) **7**, 304—306

(1951). — Campo, R. D., and D. D. Dziewiatkowski: Turnover of the organic matrix of cartilage and bone as visualized by autoradiography. J. Cell Biol. 18, 19—29 (1963). — Cannon, G. B.: Puff development and DNA synthesis in Sciara salivary gland chromosomes in tissue culture. J. cell. comp. Physiol. 65, 163—182 (1965). — Canny, M. J.: High-resolution autoradiography of water-soluble substances. Nature (Lond.) 175, 857—858 (1955). — Carneiro, J.: Synthesis and turnover of collagen in periodontal tissues. In: The use of radioautography in investigating protein synthesis. Sympos. Intern. Soc. Cell Biol. (eds. C. P. Leblond and K. B. Warren), vol. 4, p. 247—257. New York and London: Academic Press 1965. — Carneiro, J., and C. P. Leblond: Continous protein synthesis in nuclei, shown by radioautography with H-3-labeled amino acids. Science 129, 391—392 (1959a). ~ Role of osteoblasts and odontoblasts in secreting the collagen of bone and dentin, as shown by radioautography in mice given tritium-labeled glycine. Exp. Cell Res. 18, 291—300 (1959b). — Caro, L. G.: Electron microscopic autoradiography of thin sections: the Golgi zone as a site of protein concentration in pancreatic acinar cells. J. biophys. biochem. Cytol. 10, 37—45 (1961). ~ High-resolution autoradiography. II. The problem of resolution. J. Cell Biol. 15 189—199 (1962). ~ High-resolution autoradiography. In: Methods in cell physiology (ed. D. M. Prescott), vol. I, p. 327—363. New York and London: Academic Press 1964. — Caro, L. G., and F. Forro: Localization of macromolecules in Escherichia coli. II. RNA and its site of synthesis. J. biophys. biochem. Cytol. 9, 555—566 (1961). — Caro, L. G., and G. E. Palade: Protein synthesis, storage, and discharge in the pancreatic exocrine cell. An autoradiographic study. J. Cell Biol. 20, 473—495 (1964). — Caro, L. G., and M. Schnös: Tritium and phosphorus-32 in high-resolution autoradiography. Science 149, 60—62 (1965). — Caro, L. G., and R. P. van Tubergen: High-resolution autoradiography. I. Methods. J. Cell Biol. 15, 173—188 (1962). — Cattaneo, S. M., H. Quastler, and F. G. Sherman: DNA synthesis in irradiated hair follicles of the mouse. Radiat. Res. 12, 587—593 (1960). ~ Proliferative cycle in the growing hair follicle of the mouse. Nature (Lond.) 190, 923—924 (1961). — Cave, N. D.: Reverse patterns of thymidine-H-3 incorporation in human chromosomes. Hereditas (Lund) 54, 338—355 (1966). — Chang, L. O., and W. B. Looney: A biochemical and autoradiographic study of the in vivo utilization of tritiated thymidine in regenerating rat liver. Cancer Res. 25, 1817—1822 (1965). — Chang, L. O., S. S. Williams, and W. B. Looney: Effect of total dose, dose rate and time of irradiation on synthesis of deoxyribonucleic acid. Nature (Lond.) 211, 300—302 (1966). — Chapman-Andresen, C.: Thin films for application between emulsion and isotope-containing specimen in autoradiography. C. R. Lab. Carlsberg, Sér. Chim. 28, 529—540 (1953). — Chèvremont, M.: La préparation à la mitose. Quelques modalités de son inhibition par des substances antimitotiques. Chemotherapia (Basel) 2, 191—209 (1961). ~ Localization and synthesis of deoxyribonucleic acid in the cytoplasm of somatic cells of vertebrates: the role of mitochondria. Biochem. J. 85, 25—26 (1962). — Chèvremont, M., et E. Baeckeland: Etude histoautoradiographique de l'incorporation de thymidine tritiée dans des cellules traitées par du trihydroxy-N-methylindole. Synthèse cytoplasmique d'acide desoxyribonucleique. C. R. Acad. Sci. (Paris) 251, 1097—1099 (1960). ~ Etude histoautoradiographique de l'incorporation d'uridine tritiée en culture de tissus dans des fibroblastes normaux ou soumis à l'action de substances antimitotiques. Arch. Biol. (Liège) 72, 461—484 (1961). — Chèvremont, M., E. Baeckeland et S. Chèvremont-Comhaire: Etude histoautoradiographique de l'incorporation de thymidine tritiée dans des cellules somatiques traitées vivantes par une desoxyribonuclease acide. Synthese cytoplasmique d'acide desoxyribonucléique. C. R. Acad. Sci. (Paris) 249, 1392—1394 (1959). ~ Contribution à l'étude du métabolisme et de la synthèse cytoplasmique d'acides désoxyribonucléiques en culture de tissus. Bull. Acad. roy. Méd. Belg. 25, 349—369 (1960). — Chipchase, M. I. H., and M. L. Birnstiel: On the nature of nucleolar RNA. Proc. nat. Acad. Sci. (Wash.) 50, 1101—1107 (1963). — Choné, B.: Wert und Ziel einer dreidimensionalen Tumorzelldiagnostik. Folia haemat. N. F. 8, 100—111 (1963). — Choné, B., u. H.-J. Frischbier: In-vivo-Studie mit H-3-Thymidin bei Peritoneal-Karzinose. Nucl.-Med. (Stuttg.) 2, 240—249 (1962). ~ In-vivo-Untersuchungen mit H-3-Thymidin zum Studium der Tumorzellkinetik in Punktaten. Strahlenforsch. & Strahlenbeh. 4, 156—165 (1963). — Choumak, M. G.: Studien des Mitose-Zyklus der Epithelzellen der Hornhaut bei Mäusen mit H-3-Thymidin. Dokl. Acad. Nauk. SSSR, Otd. Zytol. 149, 960—962 (1963a). ~ Bestrahlungseinfluß auf den Mitose-Zyklus des Hornhaut- und Darmepithels bei Mäusen. Radiobiol. Radiother. (Berl.) 3, 866—874 (1963b). ~ Radiosensitivität des Darm- und Hornhautepithels in verschiedenen Phasen des Mitose-Zyklus. Dokl. Acad. Nauk SSSR, Otd. Zytol. 159, 1144—1147 (1964). — Church, K.: Replication of chromatin in mouse mammary epithelial cells grown in vitro. Genetics 52, 843—849 (1965). — Citoler, P., L. Benitez u. W. Maurer: Autoradiographische Untersuchung der Protein-Synthese in roten und weißen Muskelfasern. Naturwissenschaften 53, 42 (1966a). ~ Autoradiographische Untersuchung der Protein-Syntheserate in roten und weißen Muskelfasern. Exp. Cell Res., 45, 195—205 (1966b). — Citoler, P., K. Citoler, K. Hempel . B. Schultze u. W. Maurer: Autoradiographische Untersuchungen mit zwölf H-3- und fünf C-14-markierten Aminosäuren

zur Größe des nucleären und cytoplasmatischen Eiweißstoffwechsels bei verschiedenen Zellarten von Maus und Ratte. Z. Zellforsch. **70**, 419—448 (1966). — CITOLER, P., u. W. MAURER:
Autoradiographische Untersuchung des Eiweißstoffwechsels im Zentrum und in der Peripherie
der Leberläppchen unter pathologischen Bedingungen. Beitr. path. Anat. **129**, 73—89 (1963a). ~
Autoradiographische Untersuchung des Eiweißstoffwechsels von Kern und Cytoplasma bei
dem spontanen Mammacarcinom der Maus. Beitr. path. Anat. **128**, 359—375 (1963b). —
CLARKSON, B. D., K. OTA, and D. A. KARNOFSKY: Incorporation of tritiated thymidine (TdR-
H-3) by human cancer cells in vivo. Proc. Amer. Ass. Cancer Res. **3**, 311 (1962). —
CLEAVER, J. E.: The relationship between the duration of the S phase and the fraction of cells
which incorporate H-3-thymidine during exponential growth. Exp. Cell Res. **39**, 697—700
(1965). — CLEAVER, J. E., and R. M. HOLFORD: Investigations into the incorporation of H-3-
thymidine into DNA in L-strain cells and the formation of a pool of phosphorylated derivatives
during pulse labelling. Biochim. biophys. Acta (Amst.) **103**, 654—671 (1965). — CONGER, A. D.,
and L. M. FAIRCHILD: A quick-freeze method for making smear slides permanent. Stain
Technol. **28**, 281—283 (1953). — COOK, J. R.: The synthesis of cytoplasmic DNA in synchronized Euglena. J. Cell Biol. **29**, 369—373 (1966). — COOPER, E. H., D. T. HUGHES, and N. E.
TOPPING: Kinetics and chromosome analyses of tissue culture lines derived from Burkitt
lymphomata. Brit. J. Cancer **20**, 102—113 (1966). — COOPER, E. H., and J. D. MILTON: The
incorporation and degradation of pyrimidine DNA precursors by human leucocytes. Brit. J.
Cancer **18**, 701—713 (1964). — CORMACK, D. V.: The beta-ray sensitivity of autoradiographic
stripping film. Brit. J. Radiol. **28**, 450—452 (1955). — COWDRY, E. V.: In: Cowdry's problems
of ageing (ed. A. I. Lansing). Baltimore: The Williams & Wilkins Co. 1952. — CRADDOCK,
C. G.: Bone marrow lymphocytes of the rat as studied by autoradiography. Acta haemat.
(Basel) **33**, 19—27 (1965). — CRANE, W. A. J., and L. P. DUTTA: The utilization of tritiated
thymidine for deoxyribonucleic acid synthesis by the lesions of experimental hypertension
in rats. J. Path. Bact. **86**, 83—97 (1963). ~ The influence of age and hormonal status on
the uptake of tritiated thymidine by rat pancreas. J. Endocr. **28**, 341—342 (1964). —
CRANE, W. A. J., L. P. DUTTA, and D. J. INGLE: Cell proliferation in the rat pituitary.
Proc. Soc. exp. Biol. (N.Y.) **119**, 167—174 (1965). — CRANE, W. A. J., and D. J. INGLE:
Tritiated thymidine uptake in rat hypertension. Arch. Path. **78**, 209—221 (1964). ~ Cell
proliferation in adrenal-regeneration hypertension. Arch. Path. **79**, 169—176 (1965). —
CRATHORN, A. R., and K. V. SHOOTER: Uptake of thymidine and synthetis of deoxyribo-
nucleic acid in mouse ascites cells. Nature (Lond.) **187**, 614—615 (1960). ~ The incorporation
of thymidine into DNA and effects of γ-radiation. I. Experiments with ascites cells in vitro.
Int. J. Radiat. Biol. **7**, 575—585 (1964). — CRIPPA, M.: The rate of ribonucleic acid synthesis
during the cell cycle. Exp. Cell Res. **42**, 371—375 (1966). — CRONKITE, E. P.: Erythropoietic
cell proliferation in man. Medicine (Baltimore) **43**, 635—637 (1964). — CRONKITE, E. P., V. P.
BOND, T. M. FLIEDNER, and J. R. RUBINI: The use of tritiated thymidine in the study of
DNA synthesis and cell turnover in hemopoietic tissues. Lab. Invest. **8**, 263—275 (1959). —
CRONKITE, E. P., V. P. BOND, T. M. FLIEDNER, J. R. RUBINI, and S.-A. KILLMANN: Studies
of life cycle of normal and neoplastic leukocytes by labeling DNA with tritiated thymidine.
In: Intern. Congr. Radiology München (ed. B. Rajewsky), p. 894—905. Stuttgart: Georg
Thieme 1961. — CRONKITE, E. P., and T. M. FLIEDNER: Granulocytopoiesis. New Engl. J.
Med. **270**, 1347—1408 (1964). — CRONKITE, E. P., T. M. FLIEDNER, V. P. BOND, and J. S. RO-
BERTSON: Anatomic and physiologic facts and hypotheses about hemopoietic proliferating
systems. In: The kinetics of cellular proliferation (ed. F. Stohlman), p. 1—18; New York and
London: Grune & Stratton 1959. — CRONKITE, E. P., T. M. FLIEDNER, V. P. BOND, J. R. RUBINI,
G. BRECHER, and H. QUASTLER: Dynamics of hemopoietic proliferation in man and mice
studied by H-3-thymidine incorporation into DNA. Ann. N. Y. Acad. Sci. **77**, 803—820
(1959). — CRONKITE, E. P., T. M. FLIEDNER, S. A. KILLMANN, and J. R. RUBINI: Tritium-
labelled thymidine (H-3 TDR): its somatic toxicity and use in the study of growth rates and
potentials in normal and malignant tissue of man and animals. In: Tritium in the physical
and biological sciences vol. 2, p. 189—207. I.A.E.A.: Vienna 1962. — CRONKITE, E. P., S. W.
GREENHOUSE, T. M. FLIEDNER, G. BRECHER, and V. P. BOND: Implication of chromosome
structure and replication on hazard of tritiated thymidine and the interpretation of data on
cell proliferation. Nature (Lond.) **189**, 153—154 (1961).

DAOUST, R., and Y. CLERMONT: Distribution of nucleic acids in germ cells during the
cycle of the seminoferous epithelium in the rat. Amer. J. Anat. **96**, 255—283 (1955). — DAS,
G. D., and J. ALTMAN: Behavioral manipulations and protein metabolism of the brain: Effects
of restricted and enriched environements on the utilization of leucine-H-3. Physiol. & Behavior
1, 109—110 (1966). — DAS, N. K.: Chromosomal and nucleolar RNA synthesis in root tips
during mitosis. Science **140**, 1231—1233 (1963). — DAS, N. K., and M. ALFERT: Accelerated
DNA synthesis in onion root meristem during X-irradiation. Proc. nat. Acad. Sci. (Wash.) **47**,
1—6 (1961). — DAS, N. K., E. P. SIEGEL, and M. ALFERT: On the origin of labeled RNA
in the cytoplasm of mitotic root tip cells of Vicia faba. Exp. Cell Res. **40**, 178—181

(1965). — Davidson, D.: RNA synthesis in roots of Vicia faba. Exp. Cell Res. **35**, 317—325 (1964). — Davies, D. R., and D. E. Wimber: Studies of radiation-induced changes in cellular proliferation, using a double labelling autoradiographic technique. Nature (Lond.) **200**, 229—232 (1963). — Davis, B. K.: The influence of alloxan diabetes, methylthiouracil, cortisone and adrenaline on the utilization of glucose C-14 and L-cystine S-35 and mitotic activity by hair follicles in white mice. Acta endocr. (Kbh.) **41**, Suppl. 71, 3—24 (1962). — Dawson, K. B., E. O. Field, and G. W. W. Stevens: Differential autoradiography of tritium and another β-emitter by a double stripping film technique. Nature (Lond.) **195**, 510—511 (1962). — Defendi, V., and L. A. Manson: Studies of the relationship of DNA synthesis time to proliferation time in cultured mammalian cells. Path. et Biol. **9**, 525—528 (1961). ~ Analysis of life-cycle in mammalian cells. Nature (Lond.) **198**, 359—361 (1963). — Deimel, M., u. W. Maurer: Konzentration und Austauschrate des freien Methionins in Muskel und Leber der Ratte. Biochem. Z. **334**, 462—472 (1961). — Dendy, P. P., and J. E. Cleaver: An investigation of (a) variation in rate of DNA-synthesis during S-phase in mouse L-cells (b) effect of ultraviolet radiation rate on DNA-synthesis. Int. J. Radiat. Biol. **8**, 301—315 (1964). — Dendy, P. P., and C. L. Smith: Effects on DNA synthesis of localized irradiation of cells in tissue culture by (i) a u. v. microbeam and (ii) an α-particle microbeam. Proc. roy. Soc. B, **160**, 328—344 (1964). — Devik, F.: Studies on the duration of DNA-synthesis and mitosis in irradiated and regenerating epidermis cells in mice, by means of tritium-labelled thymidine. Int. J. Radiat. Biol. **5**, 59—66 (1962). — Devik, F., and K. Halvorsen: Observations by biochemical analysis and autoradiography on labelled deoxyribonucleic acid in the normal and regenerating liver of mice. Nature (Lond.) **197**, 148—150 (1963). — De Vitry, F.: Etude autoradiographique des effets de la 5-fluorodéoxyuridine, de l'actinomycine et de la puromycine chez acetabularia mediterranea. Develop. Biol. **9**, 484—504 (1964). — Dewey, W. C., and R. M. Humphrey: Relative radiosensitivity of different phases in the life cycle of L-P 59 mouse fibroblasts and ascites tumor cells. Radiat. Res. **16**, 503—530 (1962). — Dewey, W. C., R. M. Humphrey, and B. A. Jones: Comparison of tritiated thymidine, tritiated water, and Cobalt-60 gamma rays in inducing chromosomal aberrations. Radiat. Res. **24**, 214—238 (1965). — Dhom, G., u. E. Stöcker: Die DNS-Synthese im Hypophysenvorderlappen der Ratte bei funktioneller Belastung. 11. Sympos. Dtsch. Ges. Endokrin., S. 298—302. Berlin-Göttingen-Heidelberg-New York: Springer 1964a. ~ Autoradiographische Studien über die DNS-Synthese im Hypophysenvorderlappen der Ratte. Experientia (Basel) **20**, 384 (1964b). — Diderholm, H., K.-E. Fichtelius, and O. Linder: Availability time of H-3-label after administration of H-3-thymidine in vivo. Exp. Cell Res. **27**, 431—435 (1962). — Diderholm, H., and B. Hellman: The cell renewal in the rat adrenals studied with tritiated thymidine. Acta path. microbiol scand. **49**, 82—88 (1960). — Dörmer, P., W., Brinkmann, A. Stieber u. W. Stich: Automatische Silberkornzählungen in der Einzelzell-Autoradiographie. Klin. Wschr. **44**, 477—482 (1966). — Dörmer, P., H. Tulinius u. W. Oehlert: Untersuchungen über die Generationszeit, DNS-Synthesezeit und Mitosedauer von Zellen der hyperplastischen Epidermis und des Plattenepithelcarcinoms der Maus nach Methylcholanthrenpinselung. Z. Krebsforsch. **66**, 11—28 (1964). — Dohlman, G. F., A. B. Maunsbach, L. Hammarström, and L.-E. Appelgren: Electron microscopic autoradiography. A method for producing uniform monolayers of silver halide crystals using centrifuge sedimentation. J. Ultrastruct. Res. **10**, 293—303 (1964). — Domingues, F. J., A. Sarko, and R. R. Baldwin: A simplified method for quantitation of autoradiography. Int. J. appl. Isotop. **1**, 94—101 (1956). — Dondua, A. K., and G. K. Dondua: On the analysis of mitotic cycles. In: A study of cell cycles and metabolism of nucleic acids during differentiation of the cells, p. 5—36. Moskau and Leningrad: Nauka 1964. — Dondua, A. K., J. E. Fedorova: Mitotic cycles during the formation of neural tube and somites of the chicken embryo In: A study of cell cycles and metabolism of nucleic acides during differentiation of the cells, p. 83—89. Moskau and Leningrad: Nauka 1964. — Doniach, I., and S. R. Pelc: Autoradiographic technique. Brit. J. Radiol. **23**, 184—192 (1950). — Dontenwill, W., u. B. Wiebecke: Autoradiographische Untersuchungen während der experimentellen Carcinomentstehung im Respirationstrakt des Goldhamsters nach Behandlung mit Diäthylnitrosamin. Z. Krebsforsch. **66**, 321—332 (1964). — Drew, R. M., and R. B. Painter: Action of tritiated thymidine on the clonal growth of mammalian cells. Radiat. Res. **11**, 535—544 (1959). ~ Further studies on the clonal growth of HeLa S 3 cells treated with tritiated thymidine. Radiat. Res. **16**, 303—311 (1962). — Droz, B.: Dynamic condition of proteins in the visual cells of rats and mice as shown by radioautography with labeled amino acids. Anat. Rec. **145**, 157—166 (1963). ~ Fate of newly synthesized proteins in neurons. In: The use of radioautography in investigating protein synthesis. Sympos. Intern. Soc. Cell Biol., vol. **4**, p. 159—175 (eds. C. P. Leblond and K. B. Warren). New York and London: Academic Press 1965a. ~ Accumulation de protéines nouvellement synthétisées dans l'appareil de Golgi du neurone; étude radioautographique en microscope électronique. C. R. Acad. Sci. (Paris) **260**, 320—322 (1965b). ~ Sites de synthèse et migration des protéines dans les cellules hépatiques du rat; étude radioautographique en microscope electronique. C. R. Acad. Sci. (Paris) **262**, 1654—1656 (1966). — Droz, B., et M. Bergeron: Détection radioautographique de protéines nouvellement synthétisées àpartir de leucine-H-3 dans mitochondries du foie et du rein chez le rat. C. R. Acad. Sci. (Paris) **261**, 2757—2760 (1965). — Droz, B., and C. P. Leblond: Migration of proteins along the axons of the sciatic nerve. Science **137**, 1047—1048 (1962). — Droz, B., et J. Verne: Incorporation du S-35- de la méthionine radio-marquée dans les cellules ganglionnaires végetatives in vivo et in vitro. Acta neuroveg. (Wien) **20**, 372—384 (1959). — Droz, B., and H. Warshawsky: Reliability of the radioautographic technique for the detection of newly synthesized protein. J. Histochem. Cytochem. **11**, 426—435 (1963). — Dudley, R. A., and B. M. Dobyns: The use of autoradiographs in the quantitative determination of radiation dosages from Ca-45 in bone. Science **109**, 327—328 (1949). — Dudley, R. A., and S. R. Pelc: Automatic grain counter for assessing quantitatively high-resolution autoradiographs. Nature (Lond.) **172**, 992 (1953). — Dumont, A. E., J. H. Ayvazian, and R. T. McCluskey: Incorporation of host nuclear materials into transplanted tumor cells in surgical wounds. Nature (Lond.) **194**, 193—194 (1962). — Dziewiatkowski, D.D.: Radioautographic studies on S-35-labeled-sulfatesulfur metabolism in the articular cartilage and bone of suckling rats. In: Transactions of the 4th. Conf. on Metabolic Interrelations, p. 74—99. 1952.

Ebbe, S., and F. Stohlman: Megakaryocytopoiesis in the rat. Blood **26**, 20—35 (1965). — Edwards, J. L., and R. E. Klein: Cell renewal in adult mouse tissues. Amer. J. Path. **38**, 437—453 (1961). — Edwards, J. L., and A. Koch: Parenchymal and littoral cell proliferation during liver regeneration. Lab. Invest. **13**, 32—43 (1964). — Edwards, J. L., A. L. Koch, P. Youcis, H. L. Freese, M. B. Laite, and J. T. Donalson: Some characteristics of DNA synthesis and the mitotic cycle in Ehrlich ascites tumor cells. J. biophys. biochem. Cytol. **7**, 273—283 (1960). — Edwards, L. C.: An adhesive transfer method of cutting and mounting thin sections for autoradiography. Stain Technol. **30**, 163—168 (1955). — Elgjo, K. M., and Ö. Skjaeggestad: Cell population kinetics in mouse epidermis after repeated applications of 20-methylcholanthrene. Acta path. microbil. scand. **64**, 185—192 (1965). — Epifanova, O. I.: Autoradiographische Analyse des Mitose-Zyklus und der Kinetik der Zellpopulation im Uterus-Epithel der Maus. Dokl. Acad. Nauk SSSR, Otd. Zytol. **149**, 424—427 (1963). ~ Effect of oestrone on mitotic cycles in some epithelial tissues in mice. Arch. Anat. (Strasbourg) **46**, 27—37 (1964a). ~ Mechanismus der Östrogen-Wirkung auf den Zell-Metabolismus. Usp. sowrem. Biol. **58**, 33—51 (1964b). ~ Critical periods of the mitotic cycle and some experimental approaches to their investigation. Tsitologya **7**, 5—23 (1965a). ~ Mitotic cycles in estrogen-treated mice: A radioautographic study. Exp. Cell Res. **42**, 562—577 (1966). — Epifanova, O. I., M. A. Kurskaya, and N. V. Valejeva: Effect of estrone on cell division in uterine and cornea epithelia under in vitro conditions. Tsitologya **5**, 656—658 (1963). — Epifanova, O. I., and I. N. Smolenskaya: Autoradiographic study of the inhibitory effect of repeated oestrone injections on cell division in the mouse uterine epithelium. Bull. exp. Biol. Med. **11**, 111—115 (1963). — Erb, W., u. K. Hempel: Vergleichende autoradiographische Untersuchung des Eiweißstoffwechsels in Nukleolus, Kern und Cytoplasma bei generativen und somatischen Zellen. Ann. Histochim. **7**, Suppl. 2, 71—76 (1962). — Erb, W., u. W. Maurer: Autoradiographische Untersuchung über den Eiweißstoffwechsel von Oocyten und Eizellen. Z. Naturforsch. **17b**, 268—273 (1962). — Ernst, H.: Nachweis einer Herabsetzung der Neubildungsraten von Phosphatiden und Ribonukleinsäure in der Leber durch pharmakologische Gaben von Testosteron. Diss. Univ. Köln, Prom. Köln 14. 5. 56 (1956). — Errera, M.: Biochemical processes in injured cells in relation to cell recovery. J. cell. comp. Physiol. **58**, Suppl. 1, 209—224 (1961). — Errera, M., and M. Brunfaut: Observations of mitotic figures in pulse labeled HeLa cells. Exp. Cell Res. **33**, 105—111 (1964). — Evans, H. J.: Uptake of H-3-thymidine and patterns of DNA replication in nuclei and chromosomes of Vicia faba. Exp. Cell Res. **35**. 381—393 (1964). ~ Effects of radiations on meristematic cells. Rad. Bot. **5**, 171—182 (1965). — Evans, H. J., C. E. Ford, M. F. Lyon, and J. Gray: DNA replication and genetic expression in female mice with morphologically distinguishable X chromosomes. Nature (Lond.) **206**, 900—903 (1965). — Evans, H. J., and D. Scott: Influence of DNA synthesis on the production of chromatid aberrations by X rays and maleic hydrazide in Vicia faba. Genetics **49**, 17—38 (1964). — Everett, N. B., R. W. Caffrey, W. O. Rieke, and M.R.Schwarz: Protein synthesis in lymphocytes. In: The use of radioautography in investigating protein synthesis. Sympos. Intern. Cell Biol., vol. 4, p. 143—158 (eds. C. P. Leblond and K. B. Warren). New York and London: Academic Press 1965. — Everett, N. B., W. O. Reinhardt, and J. M. Yoffey: The appearance of labelled cells in the thoracic duct lymph of the Guinea pig after the administration of tritiated thymidine. Blood **15**, 82—94 (1960). — Everett, N. B., and B. S. Simmons: Observations on the histochemical reduction of photographic emulsion in radioautography. Anat. Rec. **117**, 25—35 (1953).

Favard-Séréno, C., et M. Durand: L'utilisation de nucléosides dans l'ovaire du grillon et ses variations au cours de l'ovogenèse. I. Incorporation dans l'ARN. Develop. Biol. **6**, 184—205 (1963a). ~ L'utilisation de nucléosides dans l'ovaire du grillon et ses variations au cours de l'ovogenèse. II. Incorporation dans l'ADN. Develop. Biol. **6**, 206—218 (1963b). — Fedorko, M. E., and J. G. Hirsch: Cytoplasmic granule formation in myelocytes. J. Cell Biol. **29**, 307—316 (1966). — Feinendegen, L. E., and V. P. Bond: Differential uptake of H-3-thymidine into the soluble fraction of single bone marrow cells, determined by autoradiography. Exp. Cell Res. **27**, 474—484 (1962). ~ Observations on nuclear RNA during mitosis in human cancer cells in culture (HeLa-S₃), studied with tritiated cytidine. Exp. Cell Res. **30**, 393—404 (1963). ~ Zur Ribonukleinsäure-Synthese im Chromatin und im Nukleolus der menschlichen Krebszelle HeLa-S₃ in Kultur. Atomkernenergie **9**, 283—293 (1964). — Feinendegen, L. E., V. P. Bond, and E. P. Cronkite: Cytochemical studies of RNA metabolism in bone marrow cells. Blood **15**, 418 (1960). — Feinendegen, L. E., V. P. Bond, and R. M. Drew: Effect of ribonuclease and deoxyribonuclease on incorporation of tritiated pyrimidine-nucleosides into ribonucleic acid and deoxyribonucleic acid in human cancer cells (HeLa) in culture. Nature (Lond.) **191**, 1398—1399 (1961). — Feinendegen, L. E., V. P. Bond, and W. L. Hughes: RNA mediation in DNA synthesis in HeLa cells studied with tritium labeled cytidine and thymidine. Exp. Cell Res. **25**, 627—647 (1961a). ~ Studies on nucleic acid synthesis in tissue culture, by autoradiographic and biochemical methods with tritium labeled pyrimidine nucleosides. Ann. Histochim. **6**, 487—496 (1961b). ~ Physiological thymidine reutilization in rat bone marrow. Proc. Soc. exp. Biol. (N. Y.) **122**, 448—455 (1966a). — Feinendegen, L. E., V. P. Bond, and R. B. Painter: Studies on the interrelationship of RNA synthesis, DNA synthesis and precursor pool in human tissue culture cells studied with tritiated pyrimidine nucleosides. Exp. Cell Res. **22**, 381—405 (1961). — Feinendegen, L. E., V. P. Bond, W. W. Shreeve, and R. B. Painter: RNA and DNA metabolism in human tissues culture cells studied with tritiated cytidine. Exp. Cell Res. **19**, 443—459 (1960). — Feldman, M., and C. H. Waddington: The uptake of methionine-S-35 by the chick embryo and its inhibition by ethionine. J. Embryol. exp. Morph. **3**, 44—58 (1955). — Fettig, O., u. W. Oehlert: Autoradiographische Untersuchungen der DNS- und Eiweiß-Neubildung im gynäkologischen Untersuchungsmaterial. Arch. Gynäk. **199**, 649—662 (1964). — Fettig, O., u. R. Sievers: H-3-Index und mittlere Generationszeit des menschlichen Portiokarzinoms und seiner Vorstufen. Beitr. path. Anat. **133**, 83—100 (1966). — Fichtelius, K. E., and O. Groth: Re-utilization of deoxyribonucleic acid from cells other than leucocytes. Nature (Lond.) **200**, 587—588 (1963). — Ficq, A.: Incorporation in vitro de glycocolle-I-C-14 dans les oocytes d'Astéries. Experientia (Basel) **9**, 377—379 (1953). ~ Etude autoradiographique du métabolisme des protéines et des acides nucléiques au cours de l'oogenèse chez les batraciens. Exp. Cell Res. **9**, 286—293 (1955a). ~ Etude autoradiographique du métabolisme de l'oocyte d'asteries rubens au cours de la croissance. Arch. Biol., (Liège) **66**, 509—524 (1955b). ~ Radioautographic studies on nuclear activity in the liver. J. Histochem. Cytochem. **7**, 215—223 (1959a). ~ La physiologie du nucleole. In: Problems d'ultrastructures et de fonctions nucléaires, p. 35 Paris: Masson & Cie. 1959b. ~ Autoradiography. In: The Cell, vol. I, p. 67—90 (eds. J. Brachet and A. E. Mirsky). New York and London: Academic Press 1959c. — Ficq, A., et J. Brachet: Distribution de l'acide ribonucléique et incorporation de la phénylalanine-2-C-14 dans les protéines. Exp. Cell Res. **11**, 135—145 (1956). — Ficq, A., et M. Errera: Etude autoradiographique de l'incorporation in foie de souris de précurseurs des acides nucleiques et des protéines. Biochim. biophys. Acta (Amst.) **16**, 45—50 (1955a). ~ Action de la ribonucléase sur les oocytes d'astéries. Arch. int. Physiol. **63**, 259—260 (1955b). ~ Metabolic processes in cell nuclei. Exp. Cell Res., Suppl. **7**, 145—155 (1959). — Ficq, A., and C. Pavan: Autoradiography of polytene chromosomes of Rhynchosciara angelae at different stages of larval development. Nature (Lond.) **180**, 983—984 (1957). — Ficq, A., C. Pavan, and J. Brachet: Metabolic processes in chromosomes. Exp. Cell Res., Suppl. **6**, 105—114 (1958). — Field, E. O., K. B. Dawson, and J. E. Gibbs: Autoradiographic differentiation of tritium and another β-emitter by a combined colour-coupling and double stripping-film technique. Stain Technol. **40**, 295—300 (1965). — Fink, K., R. E. Cline, R. B. Henderson, and R. M. Fink: Metabolism of thymine (Methyl-C-14 or -2-C-14) by rat liver in vitro. J. biol. Chem. **221**, 425—433 (1956). — Fink, R. M., Ch. McGaughey, R. E. Cline, and K. Fink: Metabolism of intermediate pyrimidine reduction products in vitro. J. biol. Chem. **218**, 1—14 (1956). — Fischer, J., J. Kolousek, and Z. Lodin: Incorporation of methionine (Sulphur-35) into the central nervous system. Nature (Lond.) **178**, 1122—1123 (1956). — Fitzgerald, P. J.: "Dry"-mounting autoradiographic technic for intracellular localization of water-soluble compounds in tissue sections. Lab. Invest. **10**, 846—856 (1961). ~ Autoradiographic labelling of pancreatic acinar cells with thymidine-H-3 during degeneration and regeneration. Canad. med. Ass. J. **88**, 480—482 (1963). — Fitzgerald, P. J., M. L. Eidinoff, J. E. Knoll, and E. B. Simmel: Tritium in radioautography. Science **114**, 494—498 (1951). — Fitzgerald, P. J., and A. Engstrom: The use of ultraviolet-microscopy, roentgen-ray-absorption, and radioautographic techniques in the study of neoplastic disease. Cancer (Philad.) **5**, 643—677 (1952). — Fitzgerald, P. J., and K. Vinijchaikul: Nucleic acid metabolism of pancreatic cells as revealed by cytidine-H-3 and thymidine-H-3. Lab. Invest. **8**, 319—329 (1959). — Fliedner, T. M.,

E. P. CRONKITE, S. A. KILLMANN, and V. P. BOND: Granulocytopoiesis. II. Emergence and pattern of labeling of neutrophilic granulocytes in human. Blood **24**, 683—700 (1964). — FLIEDNER, T. M., M. KESSE, E. P. CRONKITE, and J. S. ROBERTSON: Cell proliferation in germinal centers of the rat spleen. Ann. N. Y. Acad. Sci. **113**, 578—594 (1964). — FORBERG, S., E. ODEBLAD, R. SÖREMARK, and S. ULLBERG: Autoradiography with isotope emitting internal conversion electrons and auger electrons. Acta radiol. (Stockh.) **2**, 241—262 (1964). — FORD, J. E., and R. W. YOUNG: Cell proliferation and displacement in the adrenal cortex of young rats injected with tritiated thymidine. Anat. Rec. **146**, 125—137 (1963). — FRACCARO, M., I. GUSTAVSSON, M. HULTEN, J. LINDSTEN, A. MANNINI, and L. TIEPOLO: DNA replication patterns of canine chromosomes in vivo and in vitro. Hereditas (Lund) **52**, 265—270 (1964). — FRACCARO, M., M. HULTEN, J. LINDSTEN, and L. TIEPOLO: A late-duplicating chromosome in spermatogonial mitosis of the mouse. Exp. Cell Res. **38**, 675—677 (1965). — FRANKFURT, O. S., and L. P. LIPCHINA: The effect of irradiation on the cells of Ehrlich's ascites carcinoma, investigated by the method of radioautography. Dokl. Acad. Nauk SSSR, Otd. Zytol. **154**, 207—209 (1964). — FRANKLIN, R. M.: The inhibition of ribonucleic acid synthesis in mammalian cells by actinomycin D. Biochim. biophys. Acta (Amst.) **72**, 555—565 (1963). — FRANKLIN, R. M., and N. GRANBOULAN: High resolution autoradiography of bacteria labeled with tritiated uridine. J. molec. Biol. **14**, 623—625 (1965). — FRASER, R. C.: Autoradiographic analysis of DNA and RNA synthesis in the red blood cells of the developing chick embryo. Exp. Cell Res. **33**, 473—480 (1964). — FREED, J. J.: Freeze-drying thechnics in cytology and cytochemistry. Lab. Invest. **4**, 106—122 (1955). — FRENKEL, E. P., D. R. KORST, and CH. J. D. ZARAFONETIS: The biologic clock' effect on deoxyribonucleic acid synthesis. IX. Kongr. Intern. Soc. Haematol., p. 119—120. Mexico: Grune & Stratton Inc. 1962. — FRESCO, J. R., and A. BENDICH: The metabolic stability of rat liver deoxyribonucleic acid: a turnover study. J. biol. Chem. **235**, 1124—1128 (1960). — FRESCO, J. R., A. BENDICH, and P. J. RUSSELL: Metabolic stability of deoxyribonucleic acid (DNA) in nongrowing tissue. Fed. Proc. **14**, 214 (1955). — FRIEDKIN, M., D. TILSON, and D. ROBERTS: Studies of deoxyribonucleic acid biosynthesis in embryonic tissues with thymidine-C-14. J. biol. Chem. **220**, 627—637 (1956). — FROLAND, A.: Photographic recording and dye staining of chromosomes for autoradiography and morphology. Stain Technol. **40**, 42—43 (1965). — FROMME, H. G.: Ein Beitrag zur Methodik der elektronenmikroskopischen Autoradiographie. Z. Naturforsch. **19**b, 852—854 (1964). — FRY, R. J. M., S. LESHER, and H. I. KOHN: Estimation of time of generation of living cells. Nature (Lond.) **191**, 290—291 (1961a). ~ A method for determining mitotic time. Exp. Cell Res. **25**, 469—471 (1961b). — FRY, R. J. M., S. LESHER, A. SALLESE, and E. STAFFELDT: The generation cycle of duodenal crypt cells of mice exposed to 220 Roentgens of Cobalt-60 gamma irradiation per day. Radiat. Res. **19**, 628—635 (1963). — FUJITA, S., and K. TAKAMOTO: Synthesis of messenger RNA on the polytene chromosomes of dipteran salivary gland. Nature (Lond.) **200**, 494—495 (1963). — FURST, S. S., P. M. ROLL, and G. B. BROWN: On the renewal of the purines of the desoxypentose and pentose nucleic acids. J. biol. Chem. **183**, 251—266 (1950).

GABRUSEWYCZ-GARCIA, N.: Cytological and autoradiographic studies in Sciara coprophila salivary gland chromosomes. Chromosoma (Berl.) **15**, 312—344 (1964). — GAHAN, P. B., and A. K. RAJAN: The autoradiographic detection of ions in plant tissues. J. exp. Bot. **17**, 34—43 (1966). — GALL, J. G.: Macronuclear duplication in the ciliated protozoan Euplotes. J. biophys. biochem. Cytol. **5**, 295—309 (1959). — GALL, J. G., and H. G. CALLAN: H-3-uridine incorporation in Lampbrush chromosomes. Proc. nat. Acad. Sci. (Wash.) **48**, 562—570 (1962).— GALL, J. G., and W. W. JOHNSON: Is there "metabolic" DNA in the mouse seminal vesicle? J. biophys. biochem. Cytol. **7**, 657—666 (1960). — GALLIMORE, J. C., E. C. BAUER, and G. A. BOYD: A non-leaching technic for autoradiography. Stain Technol. **29**, 95—98 (1954). — GALTON, M., and S. F. HOLT: Asynchronous replication of the mouse sex chromosomes. Exp. Cell Res. **37**, 111—116 (1965). — GARDER, K. H., and F. DEVIK: Studies on the incorporation of tritiated thymidine in desoxyribonucleic acid in mouse tissues and on its radiation effects. Int. J. Radiat. Biol. **6**, 157—172 (1963). — GAVOSTO, F.: Nucleic acids and protein metabolism of bone marrow cells studies by means of tritium-labeled precursors. In: Tritium in the physical and biological sciences, vol. II, p. 237—246. Wien: I. A. E. A. 1962. — GAVOSTO, F., A. FICQ, and M. ERRERA: Incorporation in vivo de glycine-I-C-14 dans les cellules individuelles de la moelle osseuse. Exp. Cell Res. **6**, 238—239 (1954). — GAVOSTO, F., L. PEGORARO, A. PILERI, and R. BERNARDELLI: Behaviour of DNA synthesis in different phases of the S-period in chromosomes of human acute leukaemia. Euratom, EUR 2451.e (1965). — GAVOSTO, F., and R. RECHENMAN: In vitro incorporation of glycine-I-C-14 in reticulocytes. Biochim. biophys. Acta (Amst.) **13**, 583—586 (1954). — GELFANT, S.: A new theory on the mechanism of cell division. Intern. Soc. Cell Biol. vol. II, p. 229—259. Acad. Press Inc., NewYork: 1963. ~ Patterns of cell division: The demonstration of discrete cell populations. In: Methods in cell physiology (ed. D. M. Prescott). Vol. II, 359—395, Acad. Press Inc., New York: 1966. — GERBAULET, K., J. BRÜCKNER u. W. MAURER: Autoradiographische Untersuchungen über den Einfluß einer Röntgen-Ganzkörper-Bestrahlung auf die Eiweißsyntheserate im Zellkern. Naturwissenschaften **48**, 526—527 (1961). — Gerbaulet, K., W. Maurer u. J. Brückner: Autoradiographische Untersuchung über die Inkorporation von H-3-Aminosäuren im Zellkern während der G_1-Phase und der S-Phase bei normalen und röntgenbestrahlten Mäusen. Biochim. biophys. Acta (Amst.) **68**, 462—471 (1963). — Gerber, G.: DNA-synthesis in the isolated perfused rat liver. Euratom, EUR 308, e, p. 3—7 (1963). — Gerber, G., G. Gerber, and K. I. Altman: The catabolism of tissue nucleic acid in the rat. J. biol. Chem. **235**, 1433—1436 (1960). — German, J.: The pattern of DNA synthesis in the chromosomes of human blood cells. J. Cell Biol. **20**, 37—55 (1964). — Gibor, A., and S. Granick: Plastids and metochondria: Inheritable systems. Science **145**, 890—897 (1964). — Gilbert, C. W., L. G. Lajtha, S. Muldal, and C. H. Ockey: Synchrony of chromosome duplication. Nature (Lond.) **209**, 537—538 (1966). — Gilbert, C. W., S. Muldal, and L. G. Lajtha: Rate of chromosome duplication at the end of the deoxyribonucleic acid synthetic period in human blood cells. Nature (Lond.) **208**, 159—161 (1965). — Gilbert, C. W., S. Muldal, L. G. Lajtha, and J. Rowley: Time-sequence of human chromosome duplication. Nature (Lond.) **195**, 869—873 (1962). — Goldfeder, A.: Biological properties and radiosensitivity of tumours: Determination of the cell-cycle and time of synthesis of deoxyribonucleic acid using tritiated thymidine and autoradiography. Nature (Lond.) **207**, 612—614 (1965). — Goldstein, L.: Localization of nucleus-specific protein as shown by transplantation experiments in Amoeba proteus. Exp. Cell Res. **15**, 635—637 (1958). ∼ RNA and protein in nucleocytoplasmic interactions. In: Cell growth and cell division. Sympos. Intern. Soc. Cell Biol., vol. II, p. 129—149 (ed. R. J. C. Harris). New York and London: Academic Press 1963. ∼ Interchange of protein between nucleus and cytoplasm. In: The use of radioautography in investigating protein synthesis. Sympos. Intern. Soc. Cell Biol., vol. IV, p. 79—94 (eds. C. P. Leblond and K. B. Warren). New York and London: Academic Press 1965. — Goldstein, L., and J. Micou: Nuclear-cytoplasmic relationships in human cells in tissue culture. III. Autoradiographic study of interrelation of nuclear and cytoplasmic ribonucleic acid. J. biophys. biochem. Cytol. **6**, 1—5 (1959a). ∼ On the primary site of nuclear RNA synthesis. J. biophys. biochem. Cytol. **6**, 301—303 (1959b). — Goldstein, L., J. Micou, and T. T. Crocker: Nuclear-cytoplasmic relationships in human cells in tissue culture. IV. A study of some aspects of nucleic acid and protein metabolism in enucleate cells. Biochim. biophys. Acta (Amst.) **45**, 82—86 (1960). — Goldstein, L., and W. Plaut: Direct evidence for nuclear synthesis of cytoplasmic ribose nucleic acid. Proc. nat. Acad. Sci. (Wash.) **41**, 874—880 (1955). — Gracheva, N. D.: Untersuchungen zum S-35-Methionin-Einbau in die Nervenzellen. Dokl. Acad. Nauk SSSR, Otd. Histol. **113**, 688—691 (1957). ∼ Autoradiographische Untersuchungen der DNS-Synthese in der Leber weißer Ratten mit H-3-Thymidin nach Ganzkörperbestrahlung. Radiobiol. **4**, 102—107 (1964a). ∼ Autoradiographic detection of labeled ribonucleic acid in central and peripheral divisions of the nervous system following H-3-uridine and C-14-adenine administration in albino rats. Arch. Anat. (Strasbourg) **46**, 3—11 (1964b). ∼ Autoradiographic studies of glycine C-14 incorporation in some parts of the rat nervous system. Tsitologya **6**, 324—329 (1964c). ∼ Kinetics and topography of the cell proliferation in the embryogenesis of the nervous system of white rats. In: A study of cell cycles and metabolism of nucleic acids during differentiation of the cells, p. 90—106. Moskau and Leningrad: Nauka 1964d. — Graham, A. F., and A. V. Rake: RNA synthesis and turnover in mammalian cells propagated in vitro. Ann. Rev. Microbiol. **17**, 139—166 (1963). — Granboulan, P.: Comparison of emulsions and techniques in electron microscope radioautography. In: The use of radioautography in investigating protein synthesis. Sympos. Intern. Soc. Cell Biol. (eds. C. P. Leblond and K. B. Warren). Vol. 4, p. 43—63. Academic Press, New York and London 1965. — Granboulan, P., et R. Audran: Application d'une émulsion de type Lippmann a l'autoradiographie au microscopie electronique. C. R. Acad. Sci. (Paris) **259**, 3201—3204 (1964). — Green, M., M. Pina, and V. Chagoya: Biochemical studies on adenovirus multiplication. V. Enzymes of deoxyribonucleic acid synthesis in cells infected by adenovirus and vaccina virus. J. biol. Chem. **239**, 1188—1197 (1964). — Greulich, R. C.: An autoradiographic study of organically bound carbon-14 in growing epiphyseal cartilage and bone. J. Bone Jt Surg. A **38**, 611—626 (1956). ∼ Deleterious influence of orally administered tritiated thymidine on reproductive capacity of mice. Radiat. Res. **14**, 83—95 (1961). — Greulich, R. C., I. L. Cameron, and J. D. Thrasher: Stimulation of mitosis in adult mice by administration of thymidine. Proc. nat. Acad. Sci. (Wash.) **47**, 743—748 (1961). — Greulich, R. C., and H. C. Slavkin: Amino acid utilization in the synthesis of enamel and dentin matrices as visualized by autoradiography. In: The use of radioautography in investigating protein synthesis. Sympos. Intern. Soc. Cell Biol., vol. IV, p. 199—214 (eds. C. P. Leblond and K. B. Warren). New York and London: Academic Press 1965. — Grisham, J. W.: Inhibitory effect of tritiated thymidine on regeneration of the liver in the young rat. Proc. Soc. exp. Biol. (N. Y.) **105**, 555—558 (1960). ∼ A morphologic study of deoxyribonucleic acid synthesis and cell proliferation in regenerating rat liver, autoradiography with thymidine-H-3. Cancer Res. **22**, 842—849 (1962). — Gross, J., R. Bogoroch, N. J. Nadler, and C. P. Leblond: The theory and methods of the radioautographic localization of radioelements in tissues. Amer. J. Roentgenol. **65**, 420—458 (1951). — GUDE, W. D., A. C. UPTON, and T. T. ODELL: Giemsa staining of autoradiograms prepared with stripping film. Stain Technol. **30**, 161—162 (1955). — GUIDOTTI, G., and R. L. SETTI: Autoradiography of tracks from beta-particle emitters in tissues. Stain Technol. **31**, 57—65 (1956).

HAASE, G., u. G. JUNG: Herstellung von Einkornschichten aus photographischen Emulsionen. Naturwissenschaften **51**, 404—405 (1964). — HAGMÜLLER, K., u. H. HELLAUER: Kritische Untersuchung histologischer Arbeitsgänge zur Autoradiographie mit Jod-131. Acta histochem. (Jena) **2**, 16—24 (1955). — HAMMARSTEN, E., and G. HEVESY: Rate of renewal of ribo- and desoxyribonucleic acids. Acta physiol. scand. **11**, 335—343 (1946). — HAMMARSTEN, E., P. REICHARD, and E. SALUSTE: Pyrimidine nucleosides as precursors of ribonucleic acid (RNA) pyrimidines. Acta chem. scand. **3**, 432—433 (1949). ~ Pyrimidine nucleosides as precursors of pyrimidines in polynucleotides. J. biol. Chem. **183**, 105—109 (1950). — HAMMARSTRÖM, L., L.-E. APPELGREN, and S. ULLBERG: Improved method for light microscopy autoradiography with isotopes in water-soluble form. Exp. Cell Res. **37**, 608—613 (1965). — HANSSON, E.: The formation of pancreatic juice proteins studied with labelled amino acids. Acta physiol. scand. **46**, Suppl. 161, 3—39 (1959). — HARBERS, E.: Autoradiographie als histochemisches Untersuchungsverfahren. In: Handbuch der Histochemie, Bd. I/1, S. 400—598. Gustav Fischer, Stuttgart: 1958. — HARBERS, E., u. K. NEUMANN: Grundlagen der autoradiographischen Darstellung der Nucleinsäuren in Gewebsschnitten mit Hilfe von Radio-Phosphor. Z. Naturforsch. **9b**, 175—180 (1954). ~ Quantitativ-chemische Untersuchungen zur färberischen Darstellung der Pentosenucleinsäure in Gewebsschnitten. Z. Naturforsch. **10b**, 357—359 (1955). — HARDING, C. V., and B. D. SRINIVASAN: A propogated stimulation of DNA synthesis and cell division. Exp. Cell Res. **25**, 326—340 (1961). — HARRINGTON, H., and P. S. LAVIK: The differential effect of X-irradiation on the incorporation of various precursors into rat thymus deoxyribonucleic acid. Arch. Biochem. **54**, 6—14 (1955). — HARRIS, H.: Turnover of nuclear and cytoplasmic ribonucleic acid in two types of animal cell, with some further observations on the nucleolus. Biochem. J. **73**, 362—369 (1959). ~ The ribonucleic acids in the nucleus and cytoplasm of animal cells. Endeavour **24**, 50—56 (1965). — HARRIS, H., and L. F. LA COUR: Site of synthesis of cytoplasmic ribonucleic acid. Nature (Lond.) **200**, 227—229 (1963). — HARRIS, J. E., J. F. SLOANE, and D. T. KING: New techniques in autoradiography. Nature (Lond.) **166**, 25—26 (1950). — HARRIS, P. F., and J. H. KUGLER: Evidence of DNA-synthesis in Guinea-pig metamyelocytes from H-3-thymidine labelling and microspectrophotometry. Exp. Cell Res. **42**, 196—198 (1966). — HARRISS, E. B.: Autoradiography. Medica mundi **2**, 1—8 (1956). — HAY, E. D., and J. P. REVEL: The fine structure of the DNP component of the nucleus. An electron microscopic study utilizing autoradiography to localize DNA synthesis. J. Cell Biol. **16**, 29—51 (1963a). ~ Autoradiographic studies of the origin of the basement lamella in ambystoma. Develop. Biol. **7**, 152—168 (1963b). — HEALY, G. M., L. SIMINOVITCH, R. C. PARKER, and A. F. GRAHAM: Conservation of desoxyribonucleic acid phosphorus in animal cells propagated in vitro. Biochim. biophys. Acta (Amst.) **20**, 425—426 (1956). — HECHT, L. I., and V. R. POTTER: Nucleic acid metabolism in regenerating rat liver. I. The rate of deoxyribonucleic acid synthesis in vivo. Cancer Res. **16**, 988—993 (1956). — HELL, E. A., and C. N. D. CRUICKSHANK: The effect of injury upon the uptake of H-3-thymidine by Guinea pig epidermis. Exp. Cell Res. **31**, 128—139 (1963). — HEMPEL, K.: Struktur des tierischen Melanins und Strahlenempfindlichkeit melaninbildender Zellen. Biochemische und autoradiographische Untersuchungen an Harding-Passey-Melanom der Maus mit radioaktivem Dopa, Tyrosin und Thymidin. Habil.-Schr. Univ. Würzburg (1966). — HEMPEL, K., u. W. ERB: Autoradiographische Untersuchungen zum Eiweiß- und Melanin-Stoffwechsel der verschiedenen Zellarten des Melanoms der Maus (Typ Harding-Passey). Z. Zellforsch. **58**, 125—140 (1962). — HEMPEL, K., K.-J. LENNARTZ u. W. MAURER: Autoradiographische Untersuchung zum Eiweißstoffwechsel im Kern und Cytoplasma der normalen und durch Buttergelb cancerisierten Leberzelle. Beitr. path. Anat. **126**, 381—394 (1962). — HENDERSON, S. A.: Dffferential ribonucleic acid synthesis of X and autosomes during meiosis. Nature (Lond.) **200**, 1235 (1963). ~ RNA synthesis during male meiosis and spermiogenesis. Chromosoma (Berl.) **15**, 345—366 (1964). — HERRMANN, W., G. HARTMANN u. R. BRUST: Das Auflösungsvermögen mikroautoradiographischer Aufnahmen in Abhängigkeit von der Energie der verwendeten β-Strahlung. Teil I. Atompraxis **7**, 315—320 (1961). ~ Das Auflösungsvermögen mikroautoradiographischer Aufnahmen und Untersuchungen über seine Abhängigkeit von der Energie der verwendeten Beta-Strahlung. Teil II. Atompraxis **8**, 8—11 (1962). — HERSHEY, A. D.: Conservation of nucleic acids during bacterial growth. J. gen. Physiol. **38**, 145—148 (1954). — HERZ, R. H.: Autoradiography. Med. Radiogr. Photogr. **26**, 46—84 (1950). ~ Photographic fundamentals of autoradiography. Nucleonics **9**, 24—39 (1951). ~ Methods to improve the performance of stripping emulsions. Lab. Invest. **8**, 71—81 (1959). — HEVESY, G.: Effect of Roentgen rays on the formation of labeled desoxyribonucleic acid. In: Advances in biological and medical physics, p. 445—449 (eds. J. H. Lawrence and J. G. Hamilton). New York:

Academic Press Inc., Publ. 1948. — Hill, D. K.: Autoradiographic localization of adenine nucleotide in frog's striated muscle. J. Physiol. (Lond.) **145**, 132—174 (1959). ~ Resolving power with tritium autoradiographs. Nature (Lond.) **194**, 831—832 (1962). — Hill, M.: Uptake of deoxyribonucleic acid (DNA): A special property of the cell nucleus. Nature (Lond.) **189**, 916—917 (1961a). ~ DNA labelling in bone marrow cells of X-irradiated mice receiving homologous P-32-lymphocytes. Exp. Cell Res. **24**, 405—413 (1961b). ~ Intercellular passage of tritium-thymidine-labeled DNA from donor lymphocytes to recipient bone marrow cells. Exp. Cell Res. **28**, 21—26 (1962). — Hill, M., and V. Drasil: Nuclear uptake of DNA fragments after injection of P-32-labelled thymocytes in lethally irradiated mice. Exp. Cell Res. **21**, 569—582 (1960). — Hilscher, B., W. Hilscher u. W. Maurer: Autoradiographische Bestimmung der Generationszeiten und Teilphasen der verschiedenen Spermatogonien-Generationen der Ratte. Naturwissenschaften **53**, 415—416 (1966). — Hilscher, W.: Beiträge zur Orthologie und Pathologie der „Spermatogoniogenese" der Ratte. Beitr. path. Anat. **130**, 69—132 (1964). — Hilscher, W., u. W. Maurer: Autoradiographische Bestimmung der Dauer der DNS-Verdopplung und ihres zeitlichen Verlaufs bei Spermatogonien der Ratte durch Doppelmarkierung mit C-14- und H-3-Thymidin. Naturwissenschaften **49**, 352 (1962). — Hindley, J.: The relative ability of reconstituted nucleohistones to allow DNA-dependent RNA synthesis. Biochem. biophys. Res. Commun. **12**, 175—179 (1963). — Hinrichs, H. R., R. O. Petersen, and R. Baserga: Incorporation of thymidine into DNA of mouse organs. Arch. Path. **78**, 245—253 (1964). — Holbrook, D. J., J. H. Evans, and J. L. Irvin: Incorporation of labeled precursors into proteins and nucleic acids of nuclei of regenerating liver. Exp. Cell Res. **28**, 120—125 (1962). — Holt, M. W., R. F. Cowing, and S. Warren: Preparation of radioautographs of tissues without loss of water-soluble P-32. Science **110**, 328—329 (1949). — Holt, M. W., and S. Warren: A radioautographic method for detailed localization of radioactive isotopes in tissues without isotope loss. Proc. Soc. exp. Biol. (N. Y.) **73**, 545—549 (1950). ~ Radioautographic solubility studies of I-131- and P-32 in frozen-dehydrated tissues. Proc. Soc. exp. Biol. (N. Y.) **76**, 4—9 (1951). ~ Autoradiographic and staining observations on the use of carbowax as an embedding medium for frozen-dried tissues. J. nat. Cancer Inst. **13**, 236—238 (1952). ~ Freeze-drying tissues for autoradiographic study. Lab. Invest. **2**, 1—14 (1953a). ~ Microscopic distribution of radioisotopes in tissues. Lab. Invest. **2**, 264—279 (1953b). — Hornsey, S., and A. Howard: Autoradiographic studies with mouse Ehrlich ascites tumor. Ann. N. Y. Acad. Sci. **63**, 915—928 (1956). — Howard, A., and G. Douglas: Effect of X-irradiation on DNA-labelling in cells exposed during synthesis. Int. J. Radiat. Biol. **6**, 405—415 (1963). — Howard, A., and S. R. Pelc: P-32 autoradiographs of mouse testis. Heredity **3**, 383 (1949). ~ P-32 autoradiographs of mouse testis. Preliminary observations of the timing of spermatogenic stages. Brit. J. Radiol. **23**, 634—641 (1950). ~ Synthesis of nucleoprotein in bean root cells. Nature (Lond.) **167**, 599 (1951a).~ Synthesis of deoxyribose nucleic acid and nuclear incorporation of S-35 as shown by autoradiography. Ciba Found. Conf. Isotope in Biochemistry, p. 138—151 (1951b). ~ Nuclear incorporation of P-32 as demonstrated by autoradiographs. Exp. Cell Res. **2**, 178—187 (1951c). ~ Synthesis of desoxyribonucleic acid in normal and irradiated cells and its relation to chromosome breakage. Heredity **6**, Suppl. 261—273 (1953). — Hsu, T. C.: Differential rate in RNA synthesis between euchromatin and heterochromatin. Exp. Cell Res. **27**, 332—334 (1962). ~ Mammalian chromosomes in vitro. XVIII. DNA replication sequence in the Chinese hamster. J. Cell Biol. **23**, 53—62 (1964). — Hsu, T. C., W. C. Dewey, and R. M. Humphrey: Radiosensitivity of cells of Chinese hamster in vitro in relation to the cell cycle. Exp. Cell Res. **27**, 441—452 (1962). — Hsu, T. C., and L. H. Lockhart: The beginning and the terminal stages of DNA synthesis of human cells with XXXXY constitution. Hereditas (Lund) **52**, 320—324 (1964). — Huang, T.: Histological autoradiogram of soluble compounds. Int. J. appl. Radiat. **8**, 234—236 (1960). — Hughes, W. L.: Brookhaven Natl. Lab. Annual Report (1957). — Hughes, W. L., V. P. Bond, G. Brecher, E. P. Cronkite, R. B. Painter, H. Quastler, and F. G. Sherman: Cellular proliferation in the mouse as revealed by autoradiography with tritiated thymidine. Proc. nat. Acad. Sci. (Wash.) **44**, 476—483 (1958). — Hughes, W. L., S. L. Commerford, D. Gitlin, R. C. Krueger, B. Schultze, V. Shah, and P. Reilly: Deoxyribonucleic acid metabolism in vivo: I. Cell proliferation and death as measured by incorporation and elimination of iododeoxyuridine. Fed. Proc. **23**, 640—648 (1964). — Hwang, W. S. S., E. P. Cronkite, and E. A. Tonna: Cell proliferation kinetics of the internal enamel epithelium of mouse incisors. J. dent. Res. **45**, 350—358 (1966). — Hwang, W. S. S., E. A. Tonna, and E. P. Cronkite: Localization and distribution of tritiated histidine in growing mouse incisor. Nature (Lond.) **193**, 896 (1962). ~ An autoradiographic study of the mouse incisor using tritiated histidine. Arch. oral Biol. **8**, 377—385 (1963).

Ives, D. H., P. A. Morse, and V. R. Potter: Feedback inhibition of thymidine kinase by thymidine triphosphate. J. biol. Chem. **238**, 1467—1474 (1963). — Izawa, M., V. G. Allfrey, and A. E. Mirsky: The relationship between RNA synthesis and loop structure in lampbrush chromosomes. Proc. nat. Acad. Sci. (Wash.) **49**, 544—551 (1963).

JACKSON, B., and F. I. DESSAU: Streptococcal desoxyribonuclease for the removal of Feulgen-stainable material. Stain Technol. **30**, 9—11 (1955). — JENNINGS, R. B., and J. S. KRAKUSIN: Radioautographic localization of Na-22 in the rat kidney. J. Lab. clin. Med. **40**, 815 (1952). — JOFTES, D. L.: Liquid emulsion autoradiography with tritium. Lab. Invest. **8**, 131—138 (1959). ~ Radioautography, principles and procedures. J. nucl. Med. **4**, 143—154 (1963). — JOFTES, D. L., and S. WARREN: Simplified liquid emulsion radioautography. J. biol. photogr. Ass. **23**, 145—150 (1955). — JOHNSON, H. A.: Some problems associated with the histological study of cell proliferation kinetics. Cytologia (Tokyo) **26**, 32—41 (1961). — JOHNSON, H. A., and V. P. BOND: A method of labeling tissues with tritiated thymidine in vitro and its use in comparing rates of cell proliferation in duct epithelium, fibroadenoma, and carcinoma of human breast. Cancer (Philad.) **14**, 639—643 (1961). — JOHNSON, H. A., and E. P. CRONKITE: The effect of tritiated thymidine on mouse spermatogonia. Radiat. Res. **11**, 825—831 (1959). — JOHNSON, H. A., W. E. HAYMAKER, J. R. RUBINI, T. M. FLIEDNER, V. P. BOND, E. P. CRONKITE, and W. L. HUGHES: A radioautographic study of a human brain and glioblastoma multiforme after the in vivo uptake of tritiated thymidine. Cancer (Philad.) **13**, 636—642 (1960). — JOHNSON, H. A., J. R. RUBINI, E. P. CRONKITE, and V. P. BOND: Labeling of human tumor cells in vivo by tritiated thymidine. Lab. Invest. **9**, 460—465 (1960). — JONA, R.: Squashing under scotch tape No. 665 for autoradiographic and permanent histologic preparations. Stain Technol. **38**, 91—95 (1963). — JONSSON, N., and S. LAGERSTEDT: The effect of formaldehyde containing fixatives on ribonuclease activity. Histochemie **1**, 251—256 (1959). — JORDANSKIY, A. B.: Autoradiographische Studien über Chromosomen-Reproduktion bei Vicia faba. Dokl. Acad. Nauk SSSR, Otd. Zytol. **158**, 192—195 (1964). — JORDANSKIY, A. B., B. Y. URBACH, E. D. MATJUSCHINA: Autoradiographische Untersuchungen über DNS-Reproduktion in Schwester-Chromatiden. Dokl. Acad. Nauk SSSR, Otd. Biochim. **167**, 1385—1388 (1966).

KAMINSKI, E. J.: Histological processing in autoradiography: loss of radioactivity. Stain Technol. **30**, 139—145 (1955). — KAPLAN, W. D., and J. E. SISKEN: Genetic and autoradiographic studies of tritiated thymidine in testes of Drosophila melanogaster. Experientia (Basel) **16**, 67—69 (1960). — KARPINSHKA, I., C. P. LEBLOND, and J. CARNEIRO: Radioautographic investigation of the uptake of labelled methionine by the dentine and enamel matrix of growing teeth. Arch. oral Biol. **1**, 23—28 (1959). — KAUFFMAN, S. L.: An autoradiographic study of the generation cycle in the ten-day mouse embryo neural tube. Exp. Cell Res. **42**, 67—73 (1966). — KAUFMANN, B. P., H. GAY, and M. R. McDONALD: Localization of cellular proteins by enzymatic hydrolysis. Cold Spr. Harb. Symp. quant. Biol. **14**, 85—91 (1949). ~ Enzymatic degradation of ribonucleoproteines. Amer. J. Bot. **38**, 268—275 (1951). — KAUFMANN, B. P., M. R. McDONALD, and H. GAY: The distribution and interrelation of nucleic acids in fixed cells as shown by enzymatic hydrolysis. J. cell. comp. Physiol. **38**, Suppl. 1, 71—94 (1951). — KEISER, G., H. COTTIER, N. ODARTCHENKO, and V. P. BOND: Autoradiographic study on the origin and fate of small lymphoid cells in the dog bone marrow: effect of femoral artery clamping during in vivo availability of H-3-thymidine. Blood **24**, 254—266 (1964). — KELLY, L. S.,: Effect of radiation on DNA synthesis in mammalian cells. Progr. Biophys. **8**, 143—161 (1957). — KEYL, H.-G., u. C. PELLING: Differentielle DNS-Replikation in den Speicheldrüsen-Chromosomen von Chironomus thummi. Chromosoma (Berl.) **14**, 347—359 (1963). — KHRUSHCHOV, N. G.: An autoradiographic study of the length of periods of the mitotic cycle in cells of lose shapeless connective tissue under normal conditions. Dokl. Acad. Nauk SSSR, Otd. Zytol. **151**, 1201—1203 (1963). — KIHARA, H. K., M. AMANO, and A. SIBATANI: Stability of deoxypentosenucleic acid in growing and non-growing livers of young rats. Biochim. biophys. Acta (Amst.) **21**, 489—499 (1956). — KIKUCHI, Y., and A. A. SANDBERG: Chronology and pattern of human chromosomes replication. II. Autoradiographic behavior of various Y and X chromosomes. J. nat. Cancer Inst. **34**, 795—813 (1965). — KILLANDER, D., and A. ZETTERBERG: Quantitative cytochemical studies on interphase growth. Exp. Cell Res. **38**, 272—284 (1965). — KILLMANN, S. A., E. P. CRONKITE, V. P. BOND, and T. M. FLIEDNER: Proliferation of human leukemic cells studied with tritiated thymidine in vivo. Proc. 8th. Congr. Europ. Soc. Haematol. Basel and New York: Karger-Verlag 1962. — KILLMANN, S. A., E. P. CRONKITE, T. M. FLIEDNER, and V. P. BOND: Cell proliferation in multiple myeloma studied with tritiated thymidine in vivo. Lab. Invest. **11**, 845—853 (1962). ~ Mitotic indices of human bone marrow cells. III. Duration of some phases of erythrocytic and granulocytic proliferation computed from mitotic indices. Blood **24**, 267—280 (1964). — KILLMANN, S. A., E. P. CRONKITE, J. S. ROBERTSON, T. M. FLIEDNER, and V. P. BOND: Estimation of phases of the life cycle of leucemic cells from labeling in human beings in vivo with tritiated thymidine. Lab. Invest. **12**, 671—684 (1963). — KIM, J., and T. C. EVANS: Effects of X-irradiation on the mitotic cycle of Ehrlich ascites tumor cells. Radiat. Res. **21**, 129—143 (1964). — KIMBALL, R. F., and S. W. PERDUE: Quantitative cytochemical studies on Paramecium. V. Autoradiographic studies of nucleic acid synthesis. Exp. Cell Res. **27**, 405—415 (1962). — KIMBALL, R. F., and D. M. PRESCOTT: RNA and protein synthesis in amacronucleate Paramecium aurelia. J. Cell Biol. **21**, 496—497 (1964). — Kindler, H.: Autoradiographische Untersuchungen des Zelleiweißstoffwechsels im Entzündungsfeld der Wunde. Langenbecks Arch. klin Chir. **301**, 79—86 (1962a). ∼ Autoradiographische Untersuchungen des Gewebseiweißstoffwechsels bei der Wundheilung. Klin. Wschr. **40**, 601—602 (1962b). ∼ Vergleiche des Eiweißstoffwechsels zwischen Fibrocyten und aktivierten Fibroblasten. Klin. Wschr. **41**, 1059—1062 (1963). ∼ Persönliche Mitteilung. — King, R. C., and G. J. Falk: In vitro incorporation of uridine-H-3 into developing fruit oocytes. J. biophys. biochem. Cytol. **8**, 550—553 (1960). — Kishimoto, S., and I. Lieberman: Synthesis of RNA and protein required for the mitosis of mammalian cells. Exp. Cell Res. **36**, 92—101 (1964). — Kisieleski, W. E., R. Baserga, and H. Lisco: Tritiated thymidine and the study of tumors. Atompraxis **7**, 81—85 (1961). — Kisieleski, W. E., L. D. Samuels, and P. C. Hiley: Dose-effect measurements of radiation following administration of tritiated thymidine. Nature (Lond.) **202**, 458—459 (1964). — Kit, S., D. R. Dubbs, and P. M. Frearson: Decline of thymidine kinase activity in stationary phase mouse fibroblast cells. J. biol. Chem. **240**, 2565—2573 (1965). — Kitiyakara, A., and D. M. Angevine: A study of the pattern of post-embryonic growth of M. gracilis in mice. Develop. Biol. **8**, 322—340 (1963). — Kleihues, P., u. B. Schultze: Inkorporation von L-³H-Tyrosin durch die Neuroglia mit experimentellem Hirnödem. Naturwiss. **54**, 173—174 (1967). — Klinge, O., u. E. Stöcker: Über die Wirkung einer einmaligen Colchicingabe auf die Leberkerne der erwachsenen Maus. Beitr. path. Anat. **131**, 395—409 (1965). — Klinman, N. R., and A. J. Erslev: Cellular response to partial hepatectomy. Proc. Soc. exp. Biol. (N. Y.) **112**, 338—340 (1963). — Knudtson, K. P., R. E. Priest, R. D. Sloop, and J. E. Jesseph: Effects of partial resection of mammalian small intestine. II. Cell renewal of intestinal epithelium in the rat, with special reference to the colon. Lab. Invest. **12**, 606—610 (1963). — Koburg, E.: Autoradiographische Untersuchungen an Eiweißstoffwechsel der Zellen des Knorpels und Knochens. Beitr. path. Anat. **124**, 108—135 (1961a). ∼ Autoradiographische Untersuchungen zum Nukleinsäurestoffwechsel der Gewebe der Cochlea. Arch. Ohr.-, Nas- u. Kehlk.-Heilk. **178**, 150—157 (1961b). ∼ Autoradiographic investigation of protein and nucleic acid metabolism of the cells of cartilage and bone. Ann. Histochim. **7**, Suppl. 3, 97—102 (1962a). ∼ Autoradiographische Untersuchungen zum Eiweißumsatz von Ganglienzellen. Verh. dtsch. Ges. Path. **46**, 238—242 (1962b). ∼ Protein metabolism and cellular function in supporting tissues as revealed by autoradiography. Ann. Histochim. **8**, Suppl. 1, 249—255 (1963a). ∼ The use of grain counts in the study of cell proliferation. In: Cell proliferation, p. 62—76 (eds. L. F. Lamerton and R. J. M. Fry). Oxford: Blackwell Sci. Publ. 1963b. — Koburg, E., and K. Hempel: Protein synthesis in the ear under normal and pathological conditions. In: The use of radioautography in investigating protein synthesis. Symp. Int. Soc. Cell Biol., vol. IV, p. 177—198 (eds. C. P. Leblond and K. B. Warren). New York and London: Academic Press 1965. — Koburg, E., u. W. Maurer: Autoradiographische Untersuchung mit (H-3)Thymidin über die Dauer der Desoxyribonukleinsäure-Synthese und ihren zeitlichen Verlauf bei den Darmepithelien und anderen Zelltypen der Maus. Biochim. biophys. Acta (Amst.) **61**, 229—242 (1962). — Koburg, E., u. D. Plester: Zur Größe des Eiweißstoffwechsels der Gewebe der Cochlea. Acta oto-laryng. (Stockh.) **54**, 319—335 (1962). — Koburg, E., u. B. Schultze: Autoradiographische Untersuchungen mit H-3-Thymidin über die Dauer der DNS-Synthese, der Ruhephase und der Mitose bei proliferierenden Systemen wie den Epithelien des Darms, des Oesophagus und der Cornea der Maus. Verh. dtsch. Ges. Path. **45**, 103—107 (1961). — Koehler, J. K., K. Mühlethaler, and A. Frey-Wyssling: Electron microscopic autoradiography. An improved technique for producing thin films and its application to H-3-thymidine-labeled maize nuclei. J. Cell Biol. **16**, 73—80 (1963). — Komender, J., H. Koscianek-Malczewska, and K. Ostrowski: Quantitative investigation on the possible losses of nucleic acids from "Freeze-substituted" tissue in the course of histological procedure. Experientia (Basel) **21**, 249 (1965). — Konrad, C. G.: Protein synthesis and RNA synthesis during mitosis in animal cells. J. Cell Biol. **19**, 267—277 (1963). — Kopriwa, B. M., and C. P. Leblond: Improvements in the coating technique of radioautography. J. Histochem. Cytochem. **10**, 269—284 (1962). — Korson, R.: A differential stain for nucleic acids. Stain Technol. **26**, 265—274 (1951). — Kozuka, S., and G. E. Moore: Microcinomatographic and autoradiographic study on the pattern of H-3-thymidine uptake in the life cycle of the individual cell of the HeLa strain in vitro. J. nat. Cancer Inst. **36**, 623—630 (1966). — Kramsch, D., V. Beck u. W. Oehlert: Einfluß der Äthioninvergiftung und des Nahrungsentzuges auf die DNS-Neubildung in den Wechselgeweben und parenchymatösen Organen der Ratte. Beitr. path. Anat. **128**, 416—443 (1963). — Krause, M., and W. Plaut: An effect of tritiated thymidine on the incorporation of thymidine into chromosomal deoxyribonucleic acid. Nature (Lond.) **188**, 511—512 (1960). — Kurita, Y., K. Moriwaki, and T. H. Yosida: Autoradiographic analysis of the mitotic cycle in Yoshida sarcoma cells. Gann **55**, 397—402 (1964). — Kurnick, N. B.: The quantitative estimation of desoxyribonucleic acid based on methyl-green staining. Exp. Cell Res. **1**, 151—158 (1950). ∼ Histological staining with methyl-green pyronin. Stain Technol. **27**, 233—242 (1952). — Kury, G., and H. W. Carter: Autoradiographic study of human nervous system tumors. Arch. Path. **80**, 38—42

(1965). — KUSANAGI, A.: RNA synthetic activity in the mitotic nuclei. Jap. J. Genetics **39**, 254—258 (1964a). ~ Cytological studies on Luzula chromosome. VI. Migration of the nucleolar RNA to metaphasic chromosomes and spindle. Bot. Magazine **77**, 388—392 (1964b). — KUYPER, CH. M. A., S. LIEBECQ-HUTTER, and S. CHÈVREMONT-COMHAIRE: Effets de radiations ionisantes sur l'activité mitotique et les acides désoxyribonucléiques de fibroblastes cultivés in vitro. Exp. Cell Res. **28**, 459—479 (1962). — KUYPER, CH. M. A., L. A. SMETS, and A. C. M. PIECK: The life cycle of a strain of liver cells cultivated in vitro. Exp. Cell Res. **26**, 217—219 (1962).

LA COUR, L. F., and S. R. PELC: Effect of colchicine on the utilization of labeled thymidine during chromosomal replication. Nature (Lond.) **182**, 506—508 (1958a). ~ Proc. Xth. Intern. Congr. Genetics, vol. 2, 156 (1958b). ~ Effect of colchicine on the utilization of thymidine labeled with tritium during chromosomal replication. Nature (Lond.) **183**, 1455—1456 (1959).— LAGERSTEDT, S.: The release of ribonucleic acid from Carnoy fixed sections during incubation in McIlvaine's buffer. Experientia (Basel) **12**, 425—426 (1956). — LAHTIHARJU, A., and H. TEIR: Specific increase in the utilization of H-3-thymidine by liver cells in hepatectomised mice following injection of autolytic liver tissues. Exp. Cell Res. **34**, 205—207 (1964). — LAJTHA, L. G.: Isotope uptake of individual cells. Technique for stained autoradiographs and microphotographs for grain counting. Exp. Cell Res. **3**, 696—698 (1952). ~ High resolution autoradiography: isotope uptake of individual cells. J. Photogr. Sci. **2**, 130—134 (1954). ~ On DNA labeling in the study of the dynamics of bone marrow cell populations. In: The kinetics of cellular proliferation, p. 173—182 (ed. F. Stohlman). New York and London: Grune & Stratton 1959. — LAJTHA, L. G., and R. OLIVER: The application of autoradiography in the study of nucleic acid metabolism. Lab. Invest. 8, 214—224 (1959). ~ Studies on the kinetics of erythropoiesis. A model of the erythron. In: Ciba Found. Sympos. Haemopoiesis, p. 289 (eds. Wolstenholme & O'Connor). London: Churchill 1960. — LAJTHA, L. G., R. OLIVER, and F. ELLIS: DNA synthesis in bone marrow studied by autoradiography. In: Radiol. Sympos., p. 216—219 (1954a). ~ Incorporation of P-32 and adenine C-14 into DNA by human bone marrow cells in vitro. Brit. J. Cancer 8, 367—379 (1954b). — LALA, P. K., M. A. MALONEY, and H. M. PATT: Measurement of DNA-synthesis time in myeloiderythroid precursors. Exp. Cell Res. **38**, 626—634 (1965). — LALA, P. K., H. M. PATT, and M. A. MALONEY: An evaluation of erythropoiesis in canine marrow. Acta haemat. (Basel) **35**, 311—318 (1966). — LAMERTON, L. F.: Cell proliferation under continuous irradiation. Radiat. Res. **27**, 119—138 (1966). — LAMERTON, L. F., and E. B. HARRISS: Some autoradiographic studies of nonuniform distribution of radioactive phosphorus in tissues. Brit. Med. J. **1951 II**, 932—937. ~ Resolution and sensitivity considerations in autoradiography. J. Photogr. Science **2**, 135—144 (1954). — LANG, W.: Persönliche Mitteilung. — LANG, W., u. W. MAURER: Zur Verwendbarkeit von Feulgen-gefärbten Schnitten für quantitative Autoradiographie mit markiertem Thymidin. Exp. Cell Res. **39**, 1—9 (1965). — LANG, W., D. MÜLLER, and W. MAURER: Determination of thymidine metabolism in HeLa cell cultures by a combined electrophoretic and paper chromatographic method. Exp. Cell Res. **44**, 645—648 (1966). ~ Prozentualer Anteil von appliziertem H-3-Thymidin an der zellulären DNS-Synthese bei verschiedenen Zellarten der Maus und HeLa-Zellkulturen. Manuskript in Vorbereitung (1967). — LANG, W., CH. PILGRIM u. W. MAURER: Prozentualer Anteil von H-3- oder C-14-Thymidin an der DNS-Synthese von Zellarten der Maus. Naturwissenschaften **53**, 210 (1966). — LARK, K. G.: Cellular control of DNA biosynthesis. In: Molecular genetics, part I, p. 153—206 (ed. J. H. Taylor). New York and London: Academic Press 1963. — LAUF, P., N. SEEMAYER u. W. OEHLERT: Die Größe und der zeitliche Verlauf der RNS-Synthese in den Ehrlich-Ascites-Tumorzellen der weißen Maus. Z. Krebsforsch. **64**, 490—498 (1962). — LEBEDEVA, G. S., and A. A. ZAVARZIN: A study of DNA synthesis and kinetics of cell population during histogenesis of the stratified flat squamous keratinic epithelium. In: A study of cell cycles and metabolism of nucleic acids during differentiation of the cells, p. 60—70. Moskau and Leningrad: Nauka 1964. — LEBLOND, C. P.: Locating iodine in tissues autoradiographically, especially after fixation by freezing and drying. Stain Technol. **18**, 159—164 (1943). ~ The time dimension in histology. Amer. J. Anat. **116**, 1—27 (1965a). ~ What radioautography has added to protein lore. In: The use of radioautography in investigating protein synthesis. Sympos. Intern. Soc. Cell Biol., vol. IV, p. 321—339 (eds. C. P. Leblond and K. B. Warren). New York and London: Academic Press 1965b. — LEBLOND, C. P., and M. AMANO: Synthetic processes in the cell nucleus. IV. Synthetic activity in the nucleolus as compared to that in the rest of the cell. J. Histochem. Cytochem. **10**, 162—174 (1962). — LEBLOND, C. P., and L. F. BÉLANGER: Detection of radioactive phosphorus by the autographic method in the new born mouse. Anat. Rec. **94**, 542 (1946). — LEBLOND, C. P., N. B. EVERETT, and B. SIMMONS: Sites of protein synthesis as shown by radioautography after administration of S-35-labelled methionine. Amer. J. Anat. **101**, 225—272 (1957). — LEBLOND, C. P., R. C. GREULICH, and J. P. M. PEREIRA: Relationship of cell formation and cell migration in the renewal of stratified squamous epithelia. In: Advances in biology of skin, vol. V, 39—67: Pergamon Press 1964. — LEBLOND, C. P., B. KOPRIWA, and B. MESSIER: Radioautography as a histochemical tool.

First Intern. Congr. Histochem. Cytochem., p. 131. Oxford-London-New York-Paris: Pergamon Press 1963. — Leblond, C. P., P. Lacroix, R. Ponlot, et A. Dhem: Les stades initiaux de l'ostéogenèse. Nouvelles données histochimiques et autoradiographiques. Bull. Acad. roy. Méd. Belg. 24, 421—443 (1959). — Leblond, C. P., B. Messier, and B. Kopriwa: Thymidine-H-3 as a tool for the investigation of the renewal of cell populations. Lab. Invest. 8, 296—308 (1959). — Leblond, C. P., W. L. Percival, and J. Gross: Autoradiographic localization of radioiodine in stained sections of thyroid gland by coating with photographic emulsion. Proc. Soc. exp. Biol. (N. Y.) 67, 74—76 (1948). — Leblond, C. P., C. E. Stevens, and R. Bogoroch: Histological localization of newly-formed desoxyribonucleic acid. Science 108, 531—533 (1948). — Leblond, C. P., G. W. Wilkinson, L. F. Bélanger, and J. Robichon: Radioautographic visualization of bone formation in the rat. Amer. J. Anat. 86, 289—327 (1950). — Leevy, C. M.: Observations on the effect of drug-induced injury on hepatic DNA synthesis in experimental animals and man. Ann. N. Y. Acad. Sci. 104, 939—953 (1963). — Leevy, C. M., W. George, M. Deysine, and A. M. Gnassi: DNA synthesis in hepatotoxic liver injury. Exp. molec. Path. 1, 457—469 (1962). — Lennartz, K.-J., K. Hempel u. W. Maurer: Autoradiographische Untersuchung über die Änderung des Eiweißstoffwechsels im Kern und Cytoplasma bei Cancerisierung der Rattenleber durch Buttergelb. Naturwissenschaften 48, 529 (1961). — Lennartz, K.-J., u. W. Maurer: Autoradiographische Bestimmung der Dauer der DNS-Verdopplung und der Generationszeit beim Ehrlich-Ascites-Tumor der Maus durch Doppelmarkierung mit C-14- und H-3-Thymidin. Z. Zellforsch. 63, 478—495 (1964). — Lennartz, K.-J., W. Maurer u. N. Schümmelfeder: Die DNS-Verdopplungszeit und Generationsdauer beim Ehrlich-Ascites-Tumor der Maus. Verh. dtsch. Ges. Path. 48, 280—286 (1964). — Lennartz, K.-J., N. Schümmelfeder u. W. Maurer: Dauer der DNS-Synthesephase bei Ascitestumoren der Maus unterschiedlicher Ploidie. Naturwissenschaften 53, 21—22 (1966). — Lesch, R., W. Schiessle u. W. Oehlert: Autoradiographische Untersuchungen zur DNS-Synthese an menschlichem Exzisionsmaterial aus dem Bronchialbaum. Beitr. path. Anat. 129, 296—306 (1964). — Lesher, S., R. J. M. Fry, and H. I. Kohn: Age and the generation time of the mouse duodenal epithelial cell. Exp. Cell Res. 24, 334—343 (1961). — Lesher, S., R. J. M. Fry, and G. A. Sacher: Effects of chronic gamma irradiation on the generation cycle of the mouse duodenum. Exp. Cell Res. 25, 398—404 (1961). — Lesher, S., A. N. Stroud, and A. M. Brues: The effects of chronic irradiation on DNA synthesis in regenerating mouse liver. Cancer Res. 20, 1341—1346 (1960). — Lesher, S., H. E. Walburg, and G. A. Sacher: Generation cycle in the duodenal crypt cells of germ-free and conventional mice. Nature (Lond.) 202, 884—886 (1964). — Leslie, I.: The nucleic acid content of tissues and cells. In: Nucleic acids, vol. II, p. 1—50 (eds. E. Chargaff and J. N. Davidson). New York: Academic Press Inc. 1955. — Levi, H.: Some observations on α-track autoradiographs of biological specimens. Biochim. biophys. Acta (Amst.) 7, 198—206 (1951). ~ Improved α-track autoradiographs of biological specimens. Nature (Lond.) 171, 123—124 (1953). ~ Quantitative β-track autoradiography of single cells. Exp. Cell Res. 7, 44—51 (1954). — Levi, H., and A. S. Hogben: Quantitative beta track autoradiography with nuclear track emulsions. Dan. Mat. Fys. Medd. 30, 3—23 (1955). — Levi, H., and A. Nielsen: Quantitative evaluation of autoradiograms on the basis of track or grain counting. Lab. Invest. 8, 82—93 (1959). — Levy, H. B.: Effect of actinomycin D on HeLa cell nuclear RNA metabolism. Proc. Soc. exp. Biol. (N. Y.) 113, 886—889 (1963). — Lieb, L. M., and H. Lisco: In vitro uptake of tritiated thymidine by carcinoma of the human colon. Cancer Res. 26, 733—740 (1966). — Lima-de-Faria, A.: Incorporation of tritiated thymidine into meiotic chromosomes. Science 130, 503—504 (1959a). ~ Differential uptake of tritiated thymidine into hetero- and euchromatin in Melanoplus and Secale. J. biophys. biochem. Cytol. 6, 457—475 (1959b). ~ Initiation of DNA synthesis at specific segments in the meiotic chromosomes of Melanoplus. Hereditas (Lund) 47, 674—694 (1961). ~ Metabolic DNA in Tipula oleracea. Chromosoma (Berl.) 13, 47—59 (1962a). ~ Progress in tritium autoradiography. In: Progress in biophysics and biophys. chem., vol. XII, p. 281—317 (eds. J. A. V. Butler, H. E. Huxley and R. E. Zirkle) New York-Oxford-London-Paris: Pergamon Press 1962b. ~ Metabolic DNA in Tipula. XIth. Intern. Congr. Cell Biology in Providence (1964). ~ Labeling of the cytoplasm and the meiotic chromosomes of Agapanthus with H-3-thymidine. Hereditas (Lund) 53, 1—11 (1965).— Lima-de-Faria, A., and M. J. Moses: Labeling of Zea mays chloroplasts with H-3-thymidine. Hereditas (Lund) 52, 367—378 (1964). — Lima-de-Faria, A., and J. Reitalu: Heterochromatin in human male leukocytes. J. Cell Biol. 16, 315—322 (1963). — Lima-de-Faria, A., J. Reitalu, and S. Bergman: The pattern of DNA synthesis in the chromosomes of man. Hereditas (Lund) 47, 695—704 (1961). — Lima-de-Faria, A., J. Reitalu, and M. A. O'Sullivan: Replication of autosomal heterochromatin in man. Chromosoma (Berl.) 16, 152—161 (1965). — Linnartz-Niklas, A., K. Hempel u. W. Maurer: Autoradiographische Untersuchung über den Eiweiß- und RNS-Stoffwechsel tierischer Zellen während der Mitose. Z. Zellforsch. 62, 443—453 (1964). — Lipkin, M.: Cell proliferation in the gastrointestinal tract of man. Fed. Proc. 24, 10—15 (1965). — Lipkin, M., B. Bell, and P. Sherlock: Cell proliferation kinetics in the gastrointestinal tract of man. I. Cell renewal in colon and rectum. J. clin. Invest. **42**, 767—776 (1963). — LIPKIN, M., and H. QUASTLER: Cell population kinetics in the colon of the mouse. J. clin. Invest. **41**, 141—146 (1962). — LIPKIN, M., H. QUASTLER, and F. MUGGIA: Protein synthesis in the irradiated intestine of the mouse. Radiat. Res. **19**, 277—285 (1963). — LIPKIN, M., P. SHERLOCK, and B. BELL: Cell proliferation kinetics in the gastrointestinal tract of man. II. Cell renewal in stomach, ileum, colon, and rectum. Gastroenterology **45**, 721—729 (1963). — LISCO, H., R. BASERGA, and W. E. KISIELESKI: Induction of tumours in mice with tritiated thymidine. Nature (Lond.) **192**, 571—572 (1961). — LISCO, H., E. T. NISHIMURA, R. BASERGA, and W. E. KISIELESKI: Effect of tritiated thymidine on the growth of Ehrlich ascites tumor in vivo. Lab. Invest. **10**, 435—443 (1961). — LITTLEFIELD, J. W.: The periodic synthesis of thymidine kinase in mouse fibroblasts. Biochim. biophys. Acta (Amst.) **114**, 398—403 (1966). — LITVAK, R. M., and R. BASERGA: An autoradiographic study of the uptake of H-3-thymidine by kidney cells of mice at different ages. Exp. Cell Res. **33**, 540—552 (1964). — LÖBBECKE, E.-A., B. SCHULTZE, and W. MAURER: Variability of generation time within fetal cell types of the rat examined with continuous infusion of H-3-thymidine. Exp. Cell Res. (im Druck) (1967). — LOGAN, R.: The effect of X-irradiation on the uptake of nucleic acids and protein precursors by isolated rabbit-liver, appendix and thymus nuclei. Biochim. biophys. Acta (Amst.) **35**, 251—253 (1959). — LOGAN, R., M. ERRERA, and A. FICQ: The effect of X-rays and ultraviolet light on the uptake in vitro of (8-C-14)adenine and (2-C-14)phenylalanine by isolated nuclei. Biochim. biophys. Acta (Amst.) **32**, 147—155 (1959). — LOGAN, R., A. FICQ, and M. ERRERA: The uptake of (8-C-14) adenine and (2-C-14)-phenylalanine by rat-liver nuclei in vitro. Biochim. biophys. Acta (Amst.) **31**, 402—408 (1959). LOONEY, W. B.: Dependence of DNA synthesis on irradiation dose rate. Nature (Lond.) **205**, 1334—1336 (1965a). ~ The effects of radiation on mammalian cells. Radiol. Clin. N. A. **3**, 209—217 (1965b). ~ The effects of radiation on DNA synthesis in the liver and intestines, given at two different dose rates. Int. J. Radiat. Biol. **10**, 97—102 (1966a). ~ Radiation dose fractionation and DNA replication. Nature (Lond.) **210**, 111—112 (1966b). — LOONEY, W. B., L. O. CHANG, S. S. WILLIAMS, J. FORSTER, I. C. HAYDOCK, and F. W. BANGHART: An autoradiographic and biochemical study of the effects of radiation on deoxyribonucleic acid synthesis in the intact animal. Radiat. Res. **24**, 312—323 (1965). — LOONEY, W. B., M. L. PARDUE, and F. W. BANGHART: Synthesis of deoxyribonucleic acid as a function of the radiation dose to the liver in partially hepatectomized rats. Nature (Lond.) **198**, 804—805 (1963). — LORD, B. I.: The effects of continuous irradiation on cell proliferation in rat bone marrow. Brit. J. Haemat. **10**, 496—507 (1964). ~ Cellular proliferation in normal and continuously irradiated rat bone marrow studied by repeated labelling with tritiated thymidine. Brit. J. Haemat. **11**, 130—143 (1965). — LUNDMARK, K. M., and K.-E. FICHTELIUS: The biphase appearence of labelled lymphocytes in the blood after single injection of H-3-thymidine. Scand. J. Haemat. **2**, 91—98 (1965).

MacDONALD, A. M., J. COBB, A. K. SOLOMON, and D. STEINBERG: Stripping film technic for autoradiographs. Proc. Soc. exp. Biol. (N. Y.) **72**, 117—121 (1949). — MACHEMER, R., u. W. OEHLERT: Autoradiographische Untersuchungen über den physiologischen Zellumsatz und die gesteigerte Zellneubildung der Nebenniere der ausgewachsenen Ratte nach Behandlung mit ACTH. Endocrinology **46**, 77—91 (1964). — MAK, S.: Mammalian cell cycle analysis using microspectrophotometry combined with autoradiography. Exp. Cell Res. **39**, 286—308 (1965). — MANASEK, F. J., S. J. ADELSTEIN, and C. P. LYMAN: The effects of hibernation on the in vitro synthesis of DNA by hamster lymphoid tissue. J. cell. comp. Physiol. **65**, 310—324 (1965). — MARIN, G., and M. A. BENDER: Survival kinetics of HeLa S-3 cells after incorporation of H-3-thymidine or H-3-uridine. Int. J. Radiat. Biol. **7**, 221—233 (1963). — MARINELLI, L. D., and R. F. HILL: Radioautography. Some physical and radiobiological aspects of the technique as applied to thin specimens. Amer. J. Roentgenol. **59**, 396—403 (1948). — MARSH, J. C., and S. PERRY: Thymidine catabolism by normal and leucemic human leukocytes. J. clin. Invest. **43**, 267—278 (1964a). ~ The reduction of thymine by human leukocytes. Arch. Biochem. **104**, 146—149 (1964b). — MARUYAMA, Y.: Re-utilization of thymidine during death of a cell. Nature (Lond.) **201**, 93—94 (1964). — MAUER, A. M.: Diurnal variation of proliferative activity in the human bone marrow. Blood **26**, 1—7 (1965). — MAURER, W.: Die Größe des Umsatzes von Organ- und Plasmaeiweiß. In: Dynamik des Eiweißes. 10. Colloq. Ges. physiol. Chem., Mosbach, April 1959. Berlin-Göttingen-Heidelberg: Springer 1960. — MAURER, W., u. E. KOBURG: Autoradiographie. In: Biochemie des Hörorgans, S. 430—445 (Hrsg. S. Rauch). Georg Thieme Stuttgart: 1964. — MAURER, W., E. KOBURG u. B. SCHULTZE: Unveröffentlicht (1961). — MAURER, W., CH. PILGRIM, K. WEGENER, S. HOLLWEG u. K.-J. LENNARTZ: Messung der Dauer der DNS-Verdoppelung und der Generationszeit bei verschiedenen Zellarten von Maus und Ratte durch Doppel-Markierung mit H-3- und C-14-Thymidin. Radioaktive Isotope in Klin. u. Forschg. **6**, 96—107 (1965). — MAURER, W., u. E. PRIMBSCH: Größe der β-Selbstabsorption bei der H-3-Autoradiographie. Exp. Cell Res. **33**, 8—18 (1964). — MAZIA, D., and N. L. R. BUCHER: A method for avoidance of electrostatic flashing in preparing autoradiographs with stripping film. Experientia (Basel) 16, 215 (1960). — Mazia, D., T. Hayashi, and K. Yudowitch: Fiber structure in chromosomes. Cold Spr. Harb. Symp. quant. Biol. 12, 122—130 (1947). — Mazia, D., W. S. Plaut, and G. W. Ellis: A method for the quantitative assessment of autoradiographs. Exp. Cell Res. 9, 305—312 (1955). — McCarter, J. A., and H. Quastler: Note on the effect of a carcinogenic hydrocarbon on the synthesis of deoxyribonucleic acid. Biochim. biophys. Acta (Amst.) 55, 552—553 (1962a). ∼ Effect of dimethylbenzanthracene on the cellular proliferation cycle. Nature (Lond.) 194, 873—874 (1962b). — McFall, E., and G. S. Stent: Continuous synthesis of deoxyribonucleic acid in Escherichia coli. Biochim. biophys. Acta (Amst.) 34, 580—582 (1959). — McLaughlin, W. L., and M. Ehrlich: Film badge dosimetry: how much fading occurs? Nucleonics 12, No 10, 34—36 (1954). — McMaster-Kaye, R.: The metabolic characteristics of nucleolar, chromosomal and cytoplasmic ribonucleic acid of Drosophila salivary glands. J. biophys. biochem. Cytol. 8, 365—378 (1960). ∼ Synthetic processes in the cell nucleus. III. The metabolism of nuclear ribonucleic acid in salivary gland of Drosophila repleta. J. Histochem. Cytochem. 10, 154—161 (1962). — McMaster-Kaye, R., and J. H. Taylor: Evidence for two metabolically distinct types of ribonucleic acid in chromatin and nucleoli. J. biophys. biochem. Cytol. 4, 5—11 (1958). — McQuade, H. A., and M. Friedkin: Radiation effects of thymidine-H-3 and thymidine-C-14. Exp. Cell Res. 21, 118—125 (1960). — McQuade, H. A., M. Friedkin, and A. A. Atchison: Radiation effects of thymidine-2-C-14. I. Uptake of thymidine-2-C-14 and thymine-2-C-14 in the onion root tip. Exp. Cell Res. 11, 249—256 (1956a). ∼ Radiation effects of thymidine-2-C-14. II. Chromosome aberrations caused by thymidine-2-C-14 and thymine-2-C-14 in the onion root tip. Exp. Cell Res. 11, 256—264 (1956b). — Mellgren, J.: Histochemical preparation for autoradiography. I. Application to Br-82. Exp. Cell Res. 3, 689—693 (1952). — Mendelsohn, M. L.: The growth fraction: A new concept applied to tumors. Science 132, 1496 (1960a). ∼ Autoradiographic analysis of cell proliferation in spontaneous breast cancer of C 3 H mouse. II. Growth and survival of cells labeled with tritiated thymidine. J. nat. Cancer Inst. 25, 485—500 (1960b). ∼ Chronic infusion of tritiated thymidine into mice with tumors. Science 135, 213—215 (1962a). ∼ Autoradiographic analysis of cell proliferation in spontaneous breast cancer of C 3 H mouse. III. The growth fraction. J. nat. Cancer Inst. 28, 1015—1029 (1962b). ∼ Cell proliferation and turnover growth. In: Cell proliferation, p. 190—210 (eds. L. F. Lamerton and R. J. M. Fry). Oxford: Blackwell Sci. Publ. 1963. ∼ Autoradiographic measurement of tumor growth. Acta Un. int. Canc. 20, 1400—1402 (1964a). ∼ The kinetics of tumor cell proliferation. In: Cellular radiation biology. Austin: Univ. of Texas, (im Druck) 1964b. — Mendelsohn, M. L., F. C. Dohan, and H. A. Moore: Autoradiographic analysis of cell proliferation in spontaneous breast cancer of C 3 H mouse. I. Typical cell cycle and timing of DNA synthesis. J. nat. Cancer Inst. 25, 477—484 (1960). — Meneghelli, V.: Protein synthesis in upper mesenteric lymph-nodes of rabbits (pancreas asellii). Acta anat. (Basel) 43, 231—244 (1960). — Merriam, R. W.: Standard chemical fixations as a basis for quantitative investigations of substances other than deoxyribonucleic acid. J. Histochem. Cytochem. 6, 43—51 (1958). — Messier, B., and C. P. Leblond: Preparation of coated radioautographs by dipping sections in fluid emulsion. Proc. Soc. exp. Biol. (N. Y.) 96, 7—10 (1957). ∼ Cell proliferation and migration as revealed by radioautography after injection of thymidine-H-3 into male rats and mice. Amer. J. Anat. 106, 247—285 (1960). — Metcalf, D., and M. Wiadrowski: Autoradiographic analysis of lymphocyte proliferation in the thymus and in thymic lymphoma tissue. Cancer Res. 26, 483—491 (1966). — Meyer-Arendt, J. R.: Theory and application of autoradiography. Acta histochem. (Jena) 13, 47—61 (1962). — Meyer zum Gottesberge, A.: Autoradiographische Untersuchungen über den Eiweißstoffwechsel in der Schnecke und dem Nucleus N. cochlearis. Acta oto-laryng. (Stockh.), Suppl. 163, 46—54 (1961). — Meyer zum Gottesberge, A., u. D. Plester: Autoradiographische Untersuchungen zum Stofftransport in der Cochlea des Meerschweinchens. Arch. Ohr.-, Nas- u. Kehlk.-Heilk. 178, 145—150 (1961). — Michelson, A. M.: In: The chemistry of nucleosides and nucleotides. London and New York: Academic Press 1963. — Miller, A., and A. B. Maunsbach: Electron microscopic autoradiography of rabbit reticulocytes active and inactive in protein synthesis. Science 151, 1000—1001 (1966).— Miller, O. L., G. E. Stone, and D. M. Prescott: Autoradiography of water-soluble materials. In: Methods in cell physiology, vol. I, p. 371—379 (ed. D. M. Prescott). New York and London: Academic Press 1964. — Mitchison, J. M., and K. G. Lark: Incorporation of H-3-adenine into RNA during the cell cycle of schizosaccharomyces pombe. Exp. Cell Res. 28, 452—455 (1962). — Monesi, V.: Autoradiographic study of DNA synthesis and the cell cycle in spermatogonia and spermatocytes of mouse testis using tritiated thymidine. J. Cell Biol. 14, 1—18 (1962). ∼ Ribonucleic acid synthesis during mitosis in the mouse testis. J. Cell Biol. 22, 521—532 (1964). ∼ Differential rate of ribonucleic acid synthsis in the autosomes and sex chromosomes during male meiosis in the mouse. Chromosoma (Berl.) 17, 11—21 (1965). — Monesi, V., and M. Crippa: Ribonucleic acid transfer from nucleus to cytoplasm during interphase and mitosis in mouse somatic cells cultured in vitro. Z. Zellforsch. 62,

807—821 (1964). — Moorhead, P. S., and V. Defendi: Asynchrony of DNA synthesis in chromosomes of human diploid cells. J. Cell Biol. **16**, 202—209 (1963). — Morishima, A., M. M. Grumbach, and J. H. Taylor: Asynchronous duplication of human chromosomes and the origin of sex chromatin. Proc. nat. Acad. Sci. (Wash.) **48**, 756—763 (1962). — Mortreuil-Langlois, M.: Etude comparative du métabolism des protéines et de l'acide ribonucléique dans les noyaux hépatiques dela souris en fonction de leur diamètre. Exp. Cell Res. **24**, 46—51 (1961). — Moses, M. J.: Application of autoradi. graphy to electron microscopy. J. Histochem. Cytochem. **12**, 115—130 (1964). — Moyson, F.: Etude autoradiographique de l'incorporation de glycine marquée au cours de l'hépatite toxique chez le rat. Rev. belge. Path. **25**, 190—197 (1956). — Muckenthaler, F. A.: Autoradiographic study of nucleic acid synthesis during spermatogenesis in the grasshopper, melanoplus differentialis. Exp. Cell Res. **35**, 531—547 (1964). — Müller, D.: Autoradiographische Untersuchungen über den Eiweißstoffwechsel der Niere nach Nephrektomie bei der Ratte. Verh. dtsch. Ges. Path. **47**, 352—355 (1963). — Müller, D., u. W. Maurer: Autoradiographische Untersuchung über den Eiweißstoffwechsel der Niere bei der Ratte nach Nephrektomie. Beitr. path. Anat. **131**, 121—136 (1965). — Müller, H. G.: Der Eiweißstoffwechsel der weiblichen Genitalorgane. München u. Berlin: Urban & Schwarzenberg 1961. ∼ Der Zelleiweißstoffwechsel während der Nidation, Plazentation und Keimentwicklung. München u. Berlin: Urban & Schwarzenberg 1964.

Nadler, N. J.: Some theoretical aspects of radioautography. Canad. J. med. Sci. **29**. 182—194 (1951). ∼ The quantitative estimation of radioactive isotope by radioautography, Amer. J. Roentgenol. **70**, 814—823 (1953). ∼ The elaboration of thyroglobulin by the thyroid follicular cells. In: The use of radioautography in investigating protein synthesis. Sympos. Intern. Soc. Cell Biol., vol. IV, p. 303—319 (eds. C. P. Leblond and K. B. Warren) New York and London: Academic Press 1965. — Nadler, N. J., C. P. Leblond, and J. Carneiro: Site of formation of thyroglobulin in mouse thyroid as shown by radioautography with leucine-H-3. Proc. Soc. exp. Biol. (N. Y.) **105**, 38—41 (1960). — Nadler, N. J., B. A. Young, C. P. Leblond, and B. Mitmaker: Elaboration of thyroglobulin in the thyroid follicle. Endocrinology **74**, 333—354 (1964). — Nagata, I., K. Sutou, Y. Misonou, and Y. Miura: Autoradiographic studies on 20-methylcholanthrene-induced cervical carcinoma in mice. Gann **56**, 59—68 (1965). — Nakamura, R. M., D. S. Miyada, and D. L. Moyer: Effect of liver regeneration following partial hepatectomy on the uptake of tritiated thymidine in the pituitary gland of the rat. Nature (Lond.) **199**, 707—708 (1963). — Nass, M. M., S. Nass, and B. A. Afzelius: The general occurrence of mitochondreal DNA. Exp. Cell Res. **37**, 516—539 (1965). — Natarajan, A. T.: Chromosome breakage and mitotic inhibition induced by tritiated thymidine in root meristems of Vicia faba. Exp. Cell Res. **22**, 275—281 (1961). — Nevmivaka, G. A.: A study of DNA synthesis and kinetics of the cell population during the development of the cerebellum cortex in white rats. In: A study of cell cycles and metabolism of nucleic acids during differentiation of the cells, p. 107—115. Moskau and Leningrad: Nauka 1964. — Niklas, A., u. W. Maurer: Autoradiographie. In: Hoppe-Seyler/Thierfelder, Handbuch der physiologisch- und pathologisch-chemischen Analyse, Bd. II, S. 734—773. Berlin-Göttingen-Heidelberg: Springer 1955.—Niklas, A., u. W. Oehlert: Autoradiographische Untersuchung der Größe des Eiweißstoffwechsels verschiedener Organe, Gewebe und Zellarten. Beitr. path. Anat. **116**, 92—123 (1956). — Niklas, A., E. Quincke, W. Maurer u. H. Neyen: Messung der Neubildungsraten und biologischen Halbwertseiten des Eiweißes einzelner Organe und Zellgruppen bei der Ratte. Biochem. Z. **330**, 1—20 (1958).—Noltenius, H., H. Kempermann u. W. Oehlert: Histoautoradiographische Untersuchungen mit H-3-Thymidin zur experimentellen Nierenvergrößerung nach unilateraler Nephrektomie bei Ratten. Naturwissenschaften **51**, 63—64 (1964). — Noltenius, H., K. Miyasaki u. W. Oehlert: Histoautoradiographische Untersuchungen mit H-3-Thymidin an der Kaninchenniere bei akuter experimenteller Glomerulonephritis. Beitr. path. Anat. **127**, 232—253 (1962). — Norris, W. P., and L. A. Woodruff: The fundamentals of radioautography. Ann. Rev. nuclear Sci. **5**, 297—325 (1954). — Novek, J.: A high-resolution autoradiographic apposition method for water-soluble tracers and tissue constituents. Int. J. appl. Radiat. **13**, 187—190 (1962). — Nover, A., u. B. Schultze: Autoradiographische Untersuchung über den Eiweißstoffwechsel in den Geweben und Zellen des Auges. Albrecht v. Graefes Arch. Ophthal. **161**, 554—578 (1960). — Nygaard, O. F., and R. L. Potter: Effect of X-radiation on DNA metabolism in various tissues of the rat. I. Incorporation of C-14-thymidine into DNA during the first 24 hours postirradiation. Radiat. Res. **10**, 462—476 (1959).

Odeblad, E.: Contributions to the theory and technique of quantitative autoradiography with P-32 with special reference to the granulosa tissue of the graafian follicles in the rabbit. Acta radiol. (Stockh.), Suppl. **93** (1952). ∼ Artefacts in autoradiography. Acta radiol. (Stockh.) **39**, 192—204 (1953). — Odeblad, E., and G. Magnusson: An autoradiographic study on the intracellular accumulation of radioactive phosphate in the egg cell of the mouse. Acta endocrin. (Kbh.) **17**, 290—293 (1954). — Oehlert, W.: Autoradiographische Untersuchung zur Ribonukleinsäure-Synthese in den verschiedenen Strukturen der Zelle. Beitr. path. Anat. **124**,

311—350 (1961). ~ Die Steuerung der Regeneration im mehrschichtigen Plattenepithel. Verh. dtsch. ges. Path. **50**, 90—118 (1966). — Oehlert, W., u. Th. Büchner: Mechanismus und zeitlicher Ablauf der physiologischen Regeneration im mehrschichtigen Plattenepithel und in der Schleimhaut des Magen-Darmtraktes der weißen Maus. Beitr. path. Anat. **125**, 374—402 (1961). — Oehlert, W., u. J. Coté: Histoautoradiographische Untersuchungen der Epidermis-Parenchymzelle bei Cancerisierung durch Methylcholanthren bei der Maus. Dtsch. med. Wschr. **86**, 403 (1961). — Oehlert, W., J. Coté u. F. Büchner: Autoradiographische Untersuchung zur Cancerisierung der Epidermiszelle der Mäusehaut nach Methylcholanthrenpinselung. Beitr. path. Anat. **125**, 280—303 (1961). — Oehlert, W., P. Dörmer u. R. Lesch: Autoradiographische Untersuchungen über die DNS-Synthese im überlebenden Tumorgewebe des Menschen. Beitr. path. Anat. **128**, 468—480 (1963). — Oehlert, W., W. Hämmerling u. F. Büchner: Der zeitliche Ablauf und das Ausmaß der Desoxyribonukleinsäure-Synthese in der regenerierenden Leber der Ratte nach Teilhepatektomie. Beitr. path. Anat. **126**, 91—112 (1962). — Oehlert, W., u. J. Hartje: Über die Umwandlung der Leberparenchymzelle in eine Krebszelle. (Die Cancerisierung als progressive Transformation der DNS). Naturwissenschaften **50**, 358—359 (1963 a). ~ Die Veränderungen des Eiweiß-Ribonukleinsäure-Stoffwechsels der Leberepithelzellen während der experimentellen Cancerisierung durch Diäthylnitrosamin. Beitr. path. Anat. **128**, 376—415 (1963 b). — Oehlert, W., u. R. Lesch: Autoradiographische Untersuchungen des RNS- und DNS-Stoffwechsels in menschlichen Tumoren. Europ. J. Cancer **1**, 295—298 (1965). — Oehlert, W., R. Lesch u. P. Dörmer: Autoradiographische Untersuchungen des DNS- und RNS-Stoffwechsels an menschlichem Exzisionsmaterial. Naturwissenschaften **50**, 713—714 (1963). — Oehlert, W., P. Nettesheim u. R. Machemer: Die Anwendung flüssiger Emulsionen bei autoradiographischen Untersuchungen mit H-3-markierten Substanzen. Histochemie **3**, 99—106 (1962). — Oehlert, W., u. B. v. Pein: Die Ribonukleinsäure- und Eiweißbildung der Epidermiszelle der Maus während der experimentellen Cancerisierung im Carcinom. Beitr. path. Anat. **128**, 300—333 (1963). — Oehlert, W., B. Schultze u. W. Maurer: Autoradiographische Untersuchung der Größe des Eiweißstoffwechsels der verschiedenen Zellen des Zentralnervensystems. Beitr. path. Anat. **119**, 343—376 (1958). ~ Autoradiographische Untersuchung zur Frage der Eiweißsynthese innerhalb des Kerns und des Cytoplasmas der Zelle. Beitr. path. Anat. **122**, 289—312 (1960). — Oehlert, W., u. N. Seemayer u. P. Lauf: Autoradiographische Untersuchungen über den Generationszyklus der Zellen des Ehrlich-Ascitescarcinoms der weißen Maus. Beitr. path. Anat. **127**, 63—78 (1962). — Okazaki, R., and A. Kornberg: Deoxythymidine kinase of Escherichia coli. II. Kinetics and feedback control. J. biol. Chem. **239**, 275—284 (1964). — Olszewska, M. J., et J. Brachet: Incorporation de la DL-méthionine-S-35 dans l'algue Acetabularia mediterranea. Arch. int. Physiol. **68**, 693—694 (1960). ~ Incorporation de la dl-méthionine S-35 dans les fragments nuclée's d'Acetabulariá mediterranea. Exp. Cell Res. **22**, 370—380 (1961). — Ord, M. G., and L. A. Stocken: The effects of X- and γ-radiation on nucleic acid metabolism in the rat in vivo and in vitro. Biochem. J. **63**, 3—8 (1956). — Osgood, E. E.: Discussions of leukocyte production and survival using C-14 and P-32. In: The kinetics of cellular proliferation p. 186—187 (ed. F. Stohlman). New York and London: Grune & Stratton 1959. — Osmond, D. G., and N. B. Everett: Radioautographic studies of bone marrow lymphocytes in vivo and in diffusion chamber cultures. Blood **23**, 1—17 (1964). — Oster, H., H.-W. Kundt u. R. Taugner: Methodische Untersuchungen zur autoradiographischen Darstellung wasserlöslicher Stoffe in der Niere. Naunyn-Schmiedebergs Arch. exp. Path. Pharmak. **224**, 476—482 (1955). — Ostrowski, K., J. Kommender, and K. Kwarecki: Quantitative investigations on the solubility of proteins extracted from tissues fixed by different chemical and physical methods. Experientia (Basel) **17**, 183—184 (1961). — Ostrowski, K., and W. Sawicki: Photomicrographic method for counting photometric grains in autoradiograms. Exp. Cell Res. **24**, 625—628 (1961).

Painter, R. B., and R. M. Drew: Studies on deoxyribonucleic acid metabolism in human cancer cell cultures (HeLa). Lab. Invest. **8**, 278—285 (1959). — Painter, R. B., R. M. Drew, and W. L. Hughes: Inhibition of HeLa growth by intranuclear tritium. Science **127**, 1244—1245 (1958). — Painter, R. B., R. M. Drew, and R. E. Rasmussen: Limitations in the use of carbon-labeled and tritium-labeled thymidine in cell culture studies. Radiat. Res. **21**, 355—366 (1964). — Painter, R. B., and R. E. Rasmussen: Organization of the deoxyribonucleic acid replicating system in mammalian cells as revealed by the use of X-radiation and bromuracil deoxyriboside. Nature (Lond.) **201**, 162—165 (1964). — Painter, R. B., and J. S. Robertson: Effect of irradiation and theory of role of mitotic delay on the time course of labeling of HeLa S 3 cells with tritiated thymidine. Radiat. Res. **11**, 206—217 (1959). — Palade, G. E., and L. G. Caro: XIth. Intern. Congress of Cell Biology, Providence (1964). — Pallas, J. E., and A. S. Crafts: Critical preparations of plant material for autoradiography. Science **125**, 192—193 (1957). — Pantelouris, E. M.: Protein synthesis in newt oocytes. Exp. Cell Res. **14**, 584—595 (1958). — Parsons, J. A.: The division of mitochondrial DNA in Tetrahymena pyriformis. J. Cell Biol. **23**, 70 A (1964). ~ Mitochondrial incorporation of tritiated thymidine in Tetrahymena pyriformis. J. Cell Biol. **25**, 641—646 (1965). — PASSALACQUA, F.: Problemi ed orientamenti della tecnica autoradiografica nelle ricerche biologiche. Arch. ital. Anat. Istol. pat. **28**, 269—276 (1954). — PATT, H. M., and M. E. BLACKFORD: Quantitative studies of the growth response of the krebs ascites tumor. Cancer Res. **14**, 391—396 (1954). — PATT, H. M., and M. A. MALONEY: An evaluation of granulocytopoiesis. In: Cell proliferation, p. 157—187 (eds. L. F. Lamerton and R. J. M. Fry), Oxford: Blackwell Sci. Publ. 1963. — PATT, H. M., and H. QUASTLER: Radiation effects on cell renewal and related systems. Physiol. Rev. **43**, 357—396 (1963). — PAYNE, A. H., L. S. KELLY, and C. ENTENMAN: Effect of total-body X-irradiation on relative turnover of nucleic acid phosphorus. Proc. Soc. exp. Biol. (N. Y.) **81**, 698—701 (1952). — PEACOCK, W. J.: Chromosome duplication and structure as determined by autoradiography. Proc. nat. Acad. Sci. (Wash.) **49**, 793—801 (1963). — PELC, S. R.: Autoradiograph technique. Nature (Lond.) **160**, 749—750 (1947). ~ The stripping-film technique of autoradiography. Int. J. appl. Radiat. **1**, 172—177 (1956). ~ Quantitative aspects of autoradiography. Exp. Cell Res., Suppl. **4**, 231—237 (1957). ~ Nuclear uptake of labeled adenine in the seminal vesicle of the mouse. Exp. Cell Res. **14**, 301—315 (1958). ~ Metabolic activity of DNA as shown by autoradiographs. Lab. Invest. **8**, 225—236 (1959). ~ Incorporation of tritiated thymidine in various organs of the mouse. Nature (Lond.) **193**, 793—795 (1962). ~ Incorporation of labelled precursors of DNA in non-dividing cells. In: Cell proliferation, p. 94—109 (eds. L. F. Lamerton and R. J. M. FRY). Oxford: Blackwell Sci. Publ. 1963a. ~ On the question of renewal of differentiated cells. Exp. Cell Res. **29**, 194—198 (1963b). ~ Labelling of DNA and cell division in so called non-dividing tissues. J. Cell Biol. **22**, 21—28 (1964). ~ Persönliche Mitteilung. — PELC, S. R., and T. C. APPLETON: Distribution of tritiated thymidine in various tissues. Nature (Lond.) **205**, 1287—1289 (1965). ~ Im Druck (1966). — PELC, S. R., J. D. COOMBES, and G. C. BUDD: On the adaption of autoradiographic techniques for use with the electron microscope. Exp. Cell Res. **24**, 192—195 (1961). — PELC, S. R., and A. HOWARD: Techniques of autoradiography and the application of the stripping-film method to problems of nuclear metabolism. Brit. med. Bull. **8**, 132—135 (1952). ~ Effect of various doses of X-rays on the number of cells synthesizing deoxyribonucleic acid. Radiat. Res. **3**, 135—142 (1955). ~ The effect of fractionated X-ray doses on DNS synthesis and growth in Vicia faba roots. In: Progress in radiobiology, p. 8—10. Birmingham: The Kynoch Press 1956. — PELC, S. R., and L. F. LA COUR: The incorporation of H-3-thymidine in newly differentiated nuclei of roots in Vicia faba. Experientia (Basel) **15**, 131—133 (1959). — PELLING, C.: Chromosomal synthesis of ribonucleic acid as shown by incorporation of uridine labelled with tritium. Nature (Lond.) **184**, 655—656 (1959). ~ Ribonukleinsäure-Synthese der Riesenchromosomen. Chromosoma (Berl.) **15**, 71—122 (1964). — PERROTTA, C. A.: Effect of X-irradiation on DNA synthesis in the uterine epithelium. Radiat. Res. **28**, 232—242 (1966). — PERRY, R. P.: On the nucleolar and nuclear dependence of cytoplasmic RNA synthesis in HeLa cells. Exp. Cell Res. **20**. 216—220 (1960). ~ Quantitative autoradiography with special emphasis on the use of tritium. VI. Congr. Nucl., 1. Sympos. Europ. le Techn. Autorad. nelle Science Med., Rom (1961). ~ The cellular sites of synthesis of ribosomal and 4 S RNA. Proc. nat. Acad. Sci. (Wash.) **48**, 2179—2186 (1962). ~ Selective effects of actinomycin D on the intracellular distribution of RNA synthesis in tissue culture cells. Exp. Cell Res. **29**, 400—406 (1963). ~ Role of the nucleolus in ribonucleic acid metabolism and other cellular processes. Nat. Cancer Inst., Monogr. No. 14, 73—89 (1964a). ~ Quantitative autoradiography. In: Methods in cell physiology, vol. I, p. 305—326 (ed. D. M. Prescott). New York and London: Academic Press 1964b. — PERRY, R. P., and M. ERRERA: The influence of nucleolar ribonucleic acid metabolism on that of the nucleus and cytoplasm. In: The cell nucleus, p. 24—29 (ed. J. S. Mitchell). London: Butterworths & Co. 1960. — PERRY, R. P., M. ERRERA, A. HELL, and H. DÜRWALD: Kinetics of nucleoside incorporation into nuclear and cytplasmic RNA. J. biophys. biochem. Cytol. **11**, 1—13 (1961). — PERRY, R. P., A. Hell, and M. ERRERA: The role of the nucleolus in ribonucleic acid and protein synthesis. I. Incorporation of cytidine into normal and nucleolar inactivated HeLa cells. Biochim. biophys. Acta (Amst.) **49**, 47—57 (1961). — PERRY, R. P., P. R. SRINIVASAN, and D. E. KELLY: Hybridization of rapidly labeled nuclear ribonucleic acids. Science **145**, 504—507 (1964). — PERSON, S., and M. OSBORN: DNA segregation in Escherichia coli: Observations by means of tritiated thymidine decay. Science **143**, 44—46 (1964). — PETERSEN, A. J.: DNA synthesis and chromosomal asynchrony. J. Cell Biol. **23**, 651—654 (1964). — PETERSEN, R. O., and R. BASERGA: Route of injection and uptake of tritiated precursors. Arch. Path. **77**, 582—586 (1964). — PILGRIM, CH., W. ERB, and W. MAURER: Diurnal fluctations in the numbers of DNA synthesizing nuclei in various mouse tissues. Nature (Lond.) **199**, 863 (1963). — PILGRIM, CH., W. LANG, u. W. MAURER: Auto-radiographische Untersuchungen der Dauer der S-Phase und des Generationszyklus der Basal-Epithelien des Ohres der Maus. Exp. Cell Res. **44**, 129—138 (1966). — PILGRIM, CH., K.-J. LENNARTZ, K. WEGENER, S. HOLLWEG u. W. MAURER: Autoradiographische Unter-suchung über tageszeitliche Schwankungen des H-3-Index und des Mitose-Index bei Zellarten der ausgewachsenen Maus, des Ratten-Fetus sowie bei Ascites-Tumorzellen. Z. Zellforsch. **68**,

138—154 (1965). — Pilgrim, Ch., u. W. Maurer: Autoradiographische Bestimmung der DNS-Verdopplungszeit verschiedener Zellarten von Maus und Ratte bei Doppelmarkierung mit H-3- und C-14-Thymidin. Naturwissenschaften **49**, 544—545 (1962). ~ Autoradiographische Untersuchung über die Konstanz der DNS-Verdopplungs-Dauer bei Zellarten von Maus und Ratte durch Doppelmarkierung mit H-3- und C-14-Thymidin. Exp. Cell Res. **37**, 183—199 (1965). — Pinheiro, P., C. P. Leblond, and B. Droz: Synthetic capacity of reticulocytes as shown by radioautography after incubation with labeled precursors of protein or RNA. Exp. Cell Res. **31**, 517—537 (1963). — Plaut, W.: Distribution of newly synthesized deoxyribonucleic acid in mitotic division. Nature (Lond.) **182**, 399 (1958). ~ On the incorporation of thymidine in the cytoplasm of Amoeba proteus. Biochem. Pharmacol. **4**, 79—85 (1960). ~ On the replicative organization of DNA in the polytene chromosome of Drosophila melanogaster. J. molec. Biol. **7**, 632—635 (1963). — Plaut, W., and D. Mazia: The distribution of newly synthesized DNA in mitotic division. J. biophys. biochem. Cytol. **2**, 573—588 (1956). ~ The distribution of newly synthesized DNA in mitotic division. Tex. Rep. Biol. Med. **15**, 181—192 (1957). — Plaut, W., and L. A. Sagan: Incorporation of thymidine in the cytoplasm of Amoeba proteus. J. biophys. biochem. Cytol. **4**, 843—845 (1958). — Plentl, A. A., and R. Schoenheimer: Studies in the metabolism of purines and pyrimidines by means of isotopic nitrogen. J. biol. Chem. **153**, 203—217 (1944). — Plester, D., E. Koburg u. K. Hempel: Autoradiographische Untersuchungen des Eiweißstoffwechsels der verschiedenen Gewebe des Innenohres. Ann. Histochim. **7**, Suppl. 2, 91—96 (1962). — Pollister, A. W.: Nucleoprotein of the nucleus. Exp. Cell Res., Suppl. **2**, 59—74 (1952). ~ An autoradiographic study of RNA synthesis in isolated salivary glands of Drosophila hydei. J. Morph. **116**, 89—98 (1965). — Pollister, A. W., and H. Ris: Nucleoprotein determination in cytological preparations. Cold Spr. Harb. Symp. quant. Biol. **12**, 147—157 (1947). — Post, J., and J. Hoffman: Some effects of tritiated thymidine as a deoxyribonucleic acid label in the rat liver. Radiat. Res. **14**, 713—720 (1961). ~ The replication time and pattern of carcinogen-induced hepatoma cells. J. Cell Biol. **22**, 341—350 (1964). ~ Further studies on the replication of rat liver cells in vivo. Exp. Cell Res. **40**, 333—339 (1965). — Post, J., Ch. Huang, J. Hoffman: The replication time and pattern of the liver cell in the growing rat. J. Cell Biol. **18**, 1—12 (1963). — Potter, R. L., and O. F. Nygaard: The conversion of thymidine to thymine nucleotides and deoxyribonucleic acid in vivo. J. biol. Chem. **238**, 2150—2155 (1963). — Potter, V. R.: Metabolic products formed from thymidine. In: The kinetics of cellular proliferation, p. 104—110 (ed. F. Stohlman). New York and London: Grune & Stratton 1959. ~ In: Nucleic acid outlines, vol. I.: Burgess Publ. Comp. 1960. — Prescott, D. M.: Nuclear synthesis of cytoplasmic ribonucleic acid in Amoeba proteus. J. biophys. biochem. Cytol. **6**, 203—206 (1959). ~ The nuclear dependence of RNA synthesis in acenthamoeba SP. Exp. Cell Res. **19**, 29—34 (1960). ~ Synthetic processes in the cell nucleus. II. Nucleic acid and protein metabolism in the macronuclei of two ciliated protozoa. J. Histochem. Cytochem. **10**, 145—153 (1962). ~ RNA and protein replication in the nucleus during growth and division and the conservation of components in the chromosome. In: Cell growth and cell division. Sympos. Intern. Soc. Cell Biol., vol. II, p. 111—128 (ed. R. J. C. Harris). New York and London: Academic Press 1963. ~ Autoradiography with liquid emulsion. In: Methods in cell physiology, vol. I, p. 365—370 (ed. D. M. Prescott). New York and London: Academic Press 1964 a. ~ Comments on the cell life cycle. Nat. Cancer Inst. Monogr. No 14, 57—72 (1964 b). — Prescott, D. M., and M. A. Bender: Synthesis of RNA and protein during mitosis in mammalian tissue culture cells. Exp. Cell Res. **26**, 260—268 (1962). ~ Autoradiographic study of chromatid distribution of labeled DNA in two types of mammalian cells in vitro. Exp. Cell Res. **29**, 430—442 (1963 a). ~ Synthesis and behavior of nuclear proteins during the cell life cycle. J. cell comp. Physiol. **62**, Suppl. 1, 175—194 (1963 b). — Prescott, D. M., and R. F. Kimball: Relation between RNA, DNA and protein synthesis in the replicating nucleus of Euplotes. Proc. nat. Acad. Sci. (Wash.) **47**, 686—693 (1961). — Puck, T. T.: Studies of the life cycle of mammalian cells. Cold Spr. Harb. Symp. quant. Biol. **29**, 167—176 (1964). — Puck, T. T., P. Sanders, and D. Petersen: Life cycle analysis of mammalian cells. II. Cells from the chinese hamster ovary grown in suspension culture. Biophys. J. **4**, 441—450 (1964).

Quastler, H.: The analysis of cell population kinetics. In: Cell proliferation, p. 18—34 (eds. L. F. Lamerton and R. J. M. Fry). Oxford: Blackwell Sci. Publ. 1963. — Quastler, H., and F. G. Sherman: Cell population kinetics in the intestinal epithelium of the mouse. Exp. Cell Res. **17**, 420—438 (1959). — Quay, W. B.: Experimental cyanine red, a new stain for nucleic acid and acid mucopolysaccharides. Stain Technol. **32**, 175—182 (1957).

Rabinovitch, M., and W. Plaut: Cytoplasmic DNA synthesis in Amoeba proteus. I. On the particulate nature of the DNA-containing elements. J. Cell Biol. **15**, 525—534 (1962 a). ~ Cytoplasmic DNA synthesis in Amoeba proteus. II. On the behavior and possible nature of the DNA-containing elements. J. Cell Biol. **15**, 535—540 (1962 b). — Racadot, J., L. Oliver, E. Porcile et B. Droz: Appareil de Golgi et origine des grains de sécrétion dans les cellules adénohypophysaires chez le rat. Étude radioautographique en microscopie électronique après injection de leucine tritiée. C. R. Acad. Sci. (Paris) **261**, 2972—2974 (1965). — RAJEWSKY, M. F.: In vitro studies of cell proliferation in tumours. II. Characteristics of a standardised in vitro system for the measurement of H-3-thymidine incorporation into tissue explants. Europ. J. Cancer **1**, 281—287 (1965). ~ Zellproliferation in normalen und malignen Geweben: H-3-Thymidin-Einbau in vitro unter Standardbedingungen. Biophysik **3**, 65—93 (1966). — RAMFJORD, S. P., W. O. ENGLER, and J. J. HINIKER: A radioautographic study of healing following simple gingivectomy. II. The connective tissue. J. Periodont. **37**, 179—189 (1966). — RAY, R. C., and G. W. W. STEVENS: Reciprocity failure and latent image fading in autoradiography. Brit. J. Radiol. **26**, 362—367 (1953). — REICH, E., R. M. FRANKLIN, A. J. SHATKIN, and E. L. TATUM: Effect of actinomycin D on cellular nucleic acid synthesis and virus production. Science **134**, 556—557 (1961). — REICHARD, P., Z. N. CANELLAKIS, and E. S. CANELLAKIS: Studies on a possible regulatory mechanism for the biosynthesis of deoxyribonucleic acid. J. biol. Chem. **236**, 2514—2519 (1961). — REICHARD, P., and B. ESTBORN: Utilization of desoxyribosides in the synthesis of polynucleotides. J. biol. Chem. **188**, 839—846 (1951). — REINHOLZ, E., V. BELLOCH-ZIMMERMANN u. CH. WIRTH: Zur Methodik der Gefrierschnitt-Mikroautoradiographie. Experientia (Basel) **16**, 286 (1960). — REISKIN, B. A., and M. L. MENDELSOHN: A comparison of DNA synthesis in induced carcinomata and their normal counterpart. Proc. Amer. Ass. Cancer Res. **3**, 253 (1962). ~ A comparison of the cell cycle in induced carcinomas and their normal counterpart. Cancer Res. **24**, 1131—1136 (1964).— REITER, J. M., and J. W. LITTLEFIELD: Nuclear RNA synthesis in partially synchronized mouse fibroblasts. Biochim. biophys. Acta (Amst.) **80**, 562—566 (1964). — REITER, R. J.: Cellular proliferation and deoxyribonucleic acid synthesis in compensating kidneys of mice and the effect of food and water restriction. Lab. Invest. **14**, 1636—1643 (1965). — REITER, R. J., and D. J. PIZZARELLO: Radioautographic study of cellular replacement in the adrenal cortex of male rats. Tex. Rep. Biol. Med. **24**, 189—194 (1966). — REVEL, J. P., and E. D. HAY: Autoradiographic localization of DNA synthesis in a specific ultrastructural component of the interphase nucleus. Exp. Cell Res. **25**, 474—480 (1961). ~ An autoradiographic and electron microscopic study of collagen synthesis in differentiating cartilage. Z. Zellforsch. **61**, 110—144 (1963). — REVESZ, L., A. FORSSBERG, and G. KLEIN: Quantitative studies on the multiplication of neoplasmic cells in vivo. III. Metabolic stability of deoxypentose nucleic acid and the use of labeled tumor cells for the measurement of growth curves. J. nat. Cancer Inst. **17**, 37—47 (1956). — RHO, J. H., and J. BONNER: The sites of ribonucleic acid synthesis in the isolated nucleus. Proc. nat. Acad. Sci. (Wash.) **47**, 1611—1619 (1961). — RHODES, A., D. FORD, and R. RHINES: Comparative uptake of dl-lysine-H-3 by normal and regenerative hypoglossal nerve cells in euthyroid, hypothyroid and hyperthyroid male rats. Exp. Neurol. **10**, 251—263 (1964). — RIEKE, W. O.: The in vivo reutilization of lymphocytic and sarcoma DNA by cells growing in the peritoneal cavity. J. Cell Biol. **13**, 205—216 (1962). — RIS, H., L. J. TOLMACH, L. G. LAJTHA, C. L. SMITH, N. K. DAS, and E. ZEUTHEN: Differential sensitivity of the cell life cycle. J. cell. comp. Physiol. **62**, Suppl. 1, 141—156 (1963). — ROBERTSON, J. S., V. P. BOND, and E. P. CRONKITE: Resolution and image spread in autoradiographs of tritium-labeled cells. Inter. J. appl. Radiat. **7**, 33—37 (1959). — ROBINSON, S. H., and G. BRECHER: Delayed incorporation of tritiated thymidine into DNA. Science **142**, 392—393 (1963). — ROBINSON, S. H., G. BRECHER, J. S. LOURIE, and J. E. HALEY: Leukocyte labeling in rats during and after continuous infusion of tritiated thymidine: Implications for lymphocyte longevity and DNA reutilization. Blood **26**, 281—295 (1965). — ROLL, K., and S. A. KILLMANN: Lack of diurnal variation in tritiated thymidine labelling index of human leukemic blast cells. Nature (Lond.) **205**, 1235—1236 (1965). — ROSS, R.: Synthesis and secretion of collagen by fibroblasts in healing wounds. In: The use of radioautography in investigating protein synthesis. Sympos. Intern. Soc. Cell Biol., vol. IV, p. 273—292 (eds. C. P. Leblond and K. B. Warren). New York and London: Academic Press 1965a. ~ Electron microscope autoradiography. Atomlight No 46, 1—5 (1965b). — ROSS, R., and E. P. BENDITT: Wound healing and collagen formation. III. A quantitative radioautographic study of the utilization of proline-H-3 in wounds from normal and scorbutic Guinea pigs. J. Cell Biol. **15**, 99—108 (1962). ~ Wound healing and collagen formation. V. Quantitative electron microscope radioautographic observations of proline-H-3 utilization by fibroblasts. J. Cell Biol. **27**, 83—106 (1965). — ROTHERHAM, J., and W. C. SCHNEIDER: Deoxyribosyl compound in animal tissues. J. biol. Chem. **232**, 853—858 (1958). — RUBIN, E., K. MASUKO, S. GOLDFARB, and F. G. ZAK: Role of cell proliferation in hepatic carcinogenesis. Proc. Soc. exp. Biol. (N. Y.) **115**, 381—384 (1964). — RUBINI, J. R., E. P. CRONKITE, V. P. BOND, and T. M. FLIEDNER: The metabolism and fate of tritiated thymidine in man. J. clin. Invest. **39**, 909—918 (1960). — RUBINI, J. R., E. P. CRONKITE, V. P. BOND, and S. KELLER: In vitro labeling of proliferating tissues and tumors with tritiated thymidine. J. nucl. Med. **2**, 223—230 (1961). — RUBINI, J. R., S. KELLER, A. EISENTRAUT, and E. P. CRONKITE: In vitro metabolism of H-3 thymidine. In: Tritium in the physical and biological sciences, vol. II, p. 247—267, I.A.E.A.: Vienna 1962.

SADO, T., and T. MAKINODAN: The cell cycle of blast cells involved in secondary antibody response. J. Immunol. **93**, 696—700 (1964). — SALPETER, M. M., and L. BACHMANN: Autoradiography with the electron microscope. A procedure for improving resolution, sensitivity, and contrast. J. Cell Biol. **22**, 469—477 (1964). — SAMPSON, M., and D. D. DAVIES: Metabolically labile DNA in mitotic and non-mitotic cells of Zea mays. Life Sci. **5**, 1239—1247 (1966). — SAMPSON, M., A. KATOH, Y. HOTTA, and H. STERN: Metabolically labile deoxyribonucleic acid. Proc. nat. Acad. Sci. (Wash.) **50**, 459—463 (1963). — SAMUELS, L. D., and W. E. KISIELESKI: Toxicological studies of tritiated thymidine. Radiat. Res. **18**, 620—632 (1963). — SAMUELS, L. D., W. E. KISIELESKI, and R. BASERGA: Tritiated thymidine toxicity in mammalian systems. Atompraxis. **10**, 144—148 (1964). — SANDBORN, E.: Amino acid incorporation in the neurons of the semilunar ganglion of the rat. Anat. Rec. **145**, 280 (1963). — SANO, Y., M. KAWAMOTO, and S. TAKAHASHI: Preliminary test of fixatives and other fluids in autoradiographic technics in histology. Arch. hist. jap. **11**, 573—580 (1957). — SAWICKI, W.: Autoradiografia pod mikroskopom elektronowym. Post. Biochimii **10**, 503—519 (1964). — SAWICKI, W., and M. PAWINSKA: Effect of drying on unexposed autoradiographic emulsion in relation to background. Stain Technol. **40**, 67—68 (1965). — SCHAECHTER, M., M. W. BENTZON, and O. MAALOE: Synthesis of deoxyribonucleic acid during the division cycle of bacteria. Nature (Lond.) **183**, 1207—1208 (1959). — SCHERBAUM, O. H.: Possible sites of metabolic control during the incubation of synchronous cell division. Ann. N. Y. Acad. Sci. **90**, 565—579 (1960). — SCHEVING, L. E., and J. J. CHIAKULAS: Twentyfour-hour periodicity in the uptake of tritiated thymidine and its relation to mitotic rate urodele in larval epidermis. Exp. Cell Res. **39**, 161—169 (1965). — SCHMID, W.: DNA replication patterns of human chromosomes. Cytogenetics **2**, 175—193 (1963). — SCHMIDT, G., and S. J. THANNHAUSER: A method for the determination of desoxyribonucleic acid, ribonucleic acid, and phosphorproteins in animal tissues. J. biol. Chem. **161**, 83—89 (1945). — SCHNEIDER, G., u. W. MAURER: Autoradiographische Untersuchung über den Einbau von H-3-Cytidin in die Kerne einiger Zellarten der Maus und über den Einfluß des Fixationsmittels auf die H-3-Aktivität. Acta histochem. (Jena) **15**, 171—181 (1963). — SCHNEIDER, W. C.: Phosphorus compounds in animal tissues. I. Extraction and estimation of DNA and RNA. J. biol. Chem. **161**, 293—303 (1945). ∼ Deoxyribosides in animal tissues. J. biol. Chem. **216**, 287—301 (1956). ∼ Deoxyribosidic compounds in the Nowikoff rat hepatoma. J. nat. Cancer Inst. **18**, 569—578 (1957). — SCHNEIDER, W. C., and L. W. BROWNELL: Deoxyribosidic compounds in regenerating liver. J. nat. Cancer Inst. **18**, 579—586 (1957). — SCHULTZE, B., P. CITOLER, K. HEMPEL, K. CITOLER, and W. MAURER: Cytoplasmic protein synthesis in cells of various types and its relation to nuclear protein synthesis. In: The use of radioautography in investigating protein synthesis. Sympos. Intern. Soc. Cell Biol.; vol. IV, p. 107—139 (eds. C. P. Leblond and K. B. Warren). New York and London: Academic Press 1965. — SCHULTZE, B., u. P. KLEIHUES: DNS-Synthese der Neuroglia im experimentellen Hirnödem. Experientia. Im Druck. (1967). — SCHULTZE, B., and W. MAURER: Comparative autoradiographic study of the RNA and protein metabolism within the various tissues and cells of the mouse with tritiated RNA precursors and labelled amino acids. In: Tritium in the physical and biological sciences, vol. II, p. 229—236. I.A.E.A.: Vienna 1962. ∼ Größe der RNS-Synthese in Nukleolus und Karyoplasma bei einigen Zellarten der Maus. Z. Zellforsch. **60**, 387—391 (1963). ∼ Nuclear and cytoplasmic protein synthesis in various cell types from rats and mice. — In: The control of nuclear activity, (ed. L. GOLDSTEIN), 319—349, Prentice-Hall, Inc., Englewood Cliffs. New Jersey 1967. SCHULTZE, B., u. A. NOVER: Autoradiographische Untersuchung des Auges mit verschiedenen, radioaktiv markierten Aminosäuren. Anat. Anz. **106**, 393—398 (1959). — SCHULTZE, B., and W. OEHLERT: Autoradiographic investigation of incorporation of H-3-thymidine into cells of the rat and mouse. Science **131**, 737—738 (1960). — SCHULTZE, B., W. OEHLERT u. W. MAURER: Autoradiographische Untersuchung zum Mechanismus der Eiweißneubildung in Ganglienzellen. Beitr. path. Anat. **120**, 58—84 (1959). ∼ Vergleichende autoradiographische Untersuchung mit H-3-, C-14- und S-35-markierten Aminosäuren zur Größe des Eiweißstoffwechsels einzelner Gewebe und Zellarten bei Maus, Ratte und Kaninchen. Beitr. path. Anat. **122**, 406—431 (1960). ∼ Über eine allgemeine Beziehung zwischen der Umsatzrate der Ribonukleinsäure und des Eiweißes im Organismus von Maus und Ratte. Biochim. biophys. Acta (Amst.) **49**, 35—46 (1961). — SCHWARZ, M. R., and W. O. RIEKE: The utilization in vivo of mouse nucleic acid metabolites labeled with radioactive precursor substances. Lab. Invest. **12**, 92—101 (1963). — SCHWARZACHER, H. G., u. W. SCHNEDL: Der Zellzyklus in Fibroblastenkulturen vom Menschen. Z. Zellforsch. **67**, 165—173 (1965). — SCHWEIGER, H.-G.: Proteinsynthese und Ribonucleinsäure in kernlosen Retikulocyten. Naturwissenschaften **51**, 521—533 (1964). — SCHWEIGER, H.-G., u. H. J. BREMER: Nachweis cytoplasmatischer Ribonukleinsäure-Synthese in kernlosen Acetabularien. Exp. Cell Res. **20**, 617—618 (1960). ∼ Cytoplasmatische RNS-Synthese in kernlosen Acetabularien. Biochim. biophys. Acta (Amst.) **51**, 50—59 (1961). — SCOTT, J. F., and E. TAFT: The conservation of ribonucleic acid by Ehrlich ascites tumor cells. Biochim. biophys. Acta (Amst.) **28**, 45—50 (1958). — SCULLICA, L., P. GRIMES, and N. McEL-

VAIN: Further autoradiographic studies of the lens epithelium. Arch. Ophthal. **70**, 659—665 (1963). — SEED, J.: The synthesis of DNA, RNA, and nuclear protein in normal and tumor strain cells. I. Fresh embryo human cells. J. Cell Biol. **28**, 233—248 (1966a). ~ The synthesis of DNA, RNA, and nuclear protein in normal and tumor strain cells. II. Fresh embryo mouse cells. J. Cell Biol. **28**, 249—256 (1966b). ~ The synthesis of DNA, RNA, and nuclear protein in normal and tumor strain cells. III. Mouse ascites tumor cells. J. Cell Biol. **28**, 257—261 (1966c). ~ The synthesis of DNA, RNA, and nuclear protein in normal and tumor strain cells IV. HeLa tumor strain cells. J. Cell Biol. **28**, 263—275 (1966d). — SHERMAN, F. G., and H. QUASTLER: DNA synthesis in irradiated intestinal epithelium. Exp. Cell Res. **19**, 343—360 (1960). — SHERMAN, F. G., H. QUASTLER, and D. R. WIMBER: Cell population kinetis in the ear epidermis of mice. Exp. Cell Res. **25**, 114—119 (1961). — SIBATANI, A., S. R. DE KLOET, V. G. ALLFREY, and A. E. MIRSKY: Isolation of a nuclear RNA fraction resembling DNA in its base composition. Proc. nat. Acad. Sci. (Wash.) **48**, 471—477 (1962). — SIGEL, B., G. PE-CHET, M. Y. QUE, and R. A. MacDONALD: Tritiated thymidine autoradiography in the regenerating liver of the dog. J. surg. Res. **5**, 72—78 (1965). — SIMINOVITCH, L., and A. F. GRAHAM: Canad. J. Microbiol. **2**, 585 (1956). — SIMS, R. T.: The synthesis and migration of nuclear proteins during mitosis and differentiation of cells in rats. Quart. J. micr. Sci. **106**, 229—239 (1965). — SINCLAIR, N. R., and J. A. McCARTER: Inhibition by a carcinogenic hydrocarbon of incorporation of tritiated cytidine into mouse epidermal cells. Nature (Lond.) **203**, 521—523 (1964). — SIRLIN, J. L.: Facts and speculation on the function of nuclear components. In: The cell nucleus, p. 35—48 (ed. J. S. Mitchell). London-Toronto-Sydney-Wellington-Durban: Butterworths 1960a. ~ Cell sites of RNA and protein synthesis in the salivary gland of Smittia (chironomidae). Exp. Cell Res. **19**, 177—180 (1960b). ~ The nucleolus. In: Progress in biophysics and biophysical chemistry, vol. XII, p. 25—66. Oxford-London-New York-Paris: Pergamon Press (1962a). ~ Macromolecular synthesis in polytene nuclei isolated in chemically defined media. Biochem. J. **85**, 26 (1962b). — SIRLIN, J. L., and T. R. ELSDALE: Rates of labelling of RNA and proteins in cell components of the amphibian myoloblast. Exp. Cell Res. **18**, 268—281 (1959). — SIRLIN, J. L., and J. JACOB: Sequential and reversible inhibition of synthesis of ribonucleic acid in the nucleolus and chromosomes: Effect of benzamide and substituted benzimidazoles on dipteran salivary glands. Nature (Lond.) **204**, 545—547 (1964).— SIRLIN, J. L., J. JACOB, and M. L. BIRNSTIEL: Synthesis of different species of nucleolar ribonucleic acid. Biochim. biophys. Acta (Amst.) **108**, 716—718 (1965).— SIRLIN, J. L., J. JACOB, and K.-I. KATO: The relation of messenger to nucleolar RNA. Exp. Cell Res. **27**, 355—359 (1962). — SIRLIN, J. L., and N. A. SCHOR: Further observations on isolated polytene nuclei. Exp. Cell Res. **27**, 363—366 (1962a). ~ Macromolecular synthesis in isolated polytene nuclei. Exp. Cell Res. **27**, 165—167 (1962b). — SIRLIN, J. L., C. J. TANDLER, and J. JACOB: The relationship between the nucleolus organizer and nucleolar RNA. Exp. Cell Res. **31**, 611—615 (1963). — SIRLIN, J. L., and C. H. WADDINGTON: Cell sites of protein synthesis in the early chick embryo, as induced by autoradiographs. Exp. Cell Res. **11**, 197—205 (1956). — SISKEN, J. E.: The synthesis of nucleic acid and proteins in the nuclei of Tradescantia root tips. Exp. Cell Res. **16**, 602—614 (1959). ~ Methods for measuring the length of the mitotic cycle and the timing of DNA synthesis for mammalian cells in culture. In: Methods in cell physiology, vol. I, p. 387—401 (ed. D. M. Prescott). New York and London: Academic Press 1964. — SISKEN, J. E., and R. KINOSITA: Timing of DNA synthesis in the mitotic cycle in vitro. J. biophys. biochem. Cytol. **9**, 509—518 (1961a). ~ Variations in the mitotic cycle in vitro. Exp. Cell Res. **22**, 521—525 (1961b). ~ Intranuclear incorporation of tritiated cytidine. Exp. Cell Res. **24**, 168—170 (1961c). — SISKEN, J. E., and L. MORASCA: Intrapopulation kinetics of the mitotic cycle. J. Cell Biol. **25**, 179—189 (1965). — SISKEN, J. E., L. MORASCA, and S. KIBBY: Effects of temperature on the kinetics of the mitotic cycle of mammalian cells in culture. Exp. Cell Res. **39**, 103—116 (1965). — SJÖSTRAND, J.: DNA synthesis in glial cells during nerve regeneration. Experientia (Basel) **21**, 142 (1965a). ~ Proliferative changes in glial cells during nerve regeneration. Z. Zellforsch. **68**, 481—493 (1965b). ~ Glial cells in the hypoglossal nucleus of the rabbit during nerve regeneration. Acta physiol. scand. **67**, Suppl. 270 (1966). — SKALKO, R. G.: The effect of Co-60-radiation on development and DNA synthesis in the 11-day rat embryo. J. exp. Zool. **160**, 171—182 (1965). — SKY-PECK, H. H., and F. R. HENDRICKSON: The incorporation of tritiated thymidine into the DNA of human breast tumors in vitro. Presby.-St. Luke's Hosp. Bull. **1**, 19—24 (1962). — SMETS, L. A.: Radiation-induced inhibition of thymidine incorporation by mammalian cells in vitro. Nature (Lond.) **211**, 527—528 (1966).— SMITH, C. L.: Effect of α-particle and X-ray irradiation on DNA synthesis in tissue cultures. Proc. roy. Soc. B **154**, 557—570 (1961). ~ Zur Anwendung radioaktiver Stoffe in der Forschung. Strahlenschutz in Forschg. u. Praxis **3**, 15—40 (1963). — SMITH, S. H., and D. E. SCHLEGEL: Incorporation of uridine-H-3 into nuclei of virus-infected tobacco. Science **145**, 1058—1059 (1964). — SMITHERMAN, T. C., A. F. DEBONS, J. A. PITTMAN, and V. STEPHENS: Movement of water-soluble material in Mayer's albumin and a simplified dry-mounting method for autoradiography. Nature (Lond.) **198**, 499—500 (1963). — SMOLIAR, V.: Effects of ionizing radiation on the hairbulbs of young rats. Int. J. Radiat. Biol. **11**, 21—26 (1966). — Sporn, M. B., and W. Dingman: The fractionation and characterization of nuclear ribonucleic acid from rat liver. Biochim. biophys. Acta (Amst.) **68**, 387—400 (1963). — Srinivasan, B. D.: Chromosome duplication and the cell cycle in lens epithelium. Nature (Lond.) **203**, 100—101 (1964). — Srinivasan, P. R., A. Miller-Faurès, M. Brunfaut, and M. Errera: Kinetics of pulse-labelling of ribonucleic acid in HeLa cells. Biochim. biophys. Acta (Amst.) **72**, 209—216 (1963). — Stanners, C. P., and J. E. Till: DNA synthesis in individual L-strain mouse cells. Biochim. biophys. Acta (Amst.) **37**, 406—419 (1960). — Staroscik, R. N., W. H. Jenkins, and M. L. Mendelsohn: Availability of tritiated thymidine after intravenous administration. Nature (Lond.) **202**, 456—458 (1964). — Steel, G. G.: The use of direct tritium assay techniques in studies with tritiated thymidine. In: Tritium in the physical and biological sciences, vol. II, p. 349—359. I.A.E.A.: Vienna 1962. — Steel, G. G., and J. P. M. Bensted: In vitro studies of cell proliferation in tumours. I. Critical appraisal of methods and theoretical considerations. Europ. J. Cancer **1**, 275—279 (1965). — Steel, G. G., and L. F. Lamerton: The turnover of tritium from thymidine in tissues of the rat. Exp. Cell Res. **37**, 117—131 (1965). — Steffensen, D. M., and W. F. Sheridan: Incorporation of H-3-thymidine into chloroplast DNA of marine algae. J. Cell Biol. **25**, 619—626 (1965). — Stein, O. L., and H. Quastler: Effect of tritiated thymidine on the morphogenesis of lateral roots in Zea mays. Radiat. Res. **21**, 212—222 (1964). — Stenram, U.: Loss of silver grains from radioautographs stained by gallo-cyanin-chrome alum. Stain Technol. **37**, 231—234 (1962a). ~ Radioautographic studies with methionine-H-3 and cytidine-H-3 on protein deficiency in mice and rats with special reference to liver cells. Exp. Cell Res. **26**, 485—492 (1962b). ~ Radioautographic RNA and protein labeling and the nucleolar volume in rats following administration of moderate doses of actinomycin D. Exp. Cell Res. **36**, 242—255 (1964). — Stenram, U., and R. Hirschman: Radioautographic studies of the protein synthesis in rat during protein deprivation and starvation. Acta anat. (Basel) **61**, 445—453 (1965). — Sterling, C., and G. O. Chichester: Autoradiography of water-soluble materials in plant tissues. Stain Technol. **31**, 227—230 (1956). — Stevens, G. W. W.: Resolution testing in autoradiography. Nature (Lond.) **161**, 432—433 (1948). ~ Radioactive microphotographs for resolution testing in autoradiography. Brit. J. Radiol. **23**, 723—730 (1950). — Stewart, P. A., H. Quastler, M. R. Skougaard, D. R. Wimber, M. F. Wolfsberg, C. A. Perrotta, B. Ferbel, and M. Carlough: Four-factor model analysis of thymidine incorporation into mouse DNA and the mechanism of radiation effects. Radiat. Res. **24**, 521—537 (1965). — Stillström, J.: Grain count corrections in autoradiography. Int. J. appl. Radiat. **14**, 113—118 (1963). ~ Grain count corrections in autoradiography — II. Int. J. appl. Radiat. **16**, 357—363 (1965). — Stocking, C. R., and E. M. Gifford: Incorporation of thymidine into chloroplasts of spirogyra. Biochem. biophys. Res. Commun. **1**, 159—164 (1959). — Stöcker, E.: Autoradiographische Untersuchungen zur Ribonukleinsäure- und Eiweiß-Synthese im nuklearen Funktionsformwechsel der exokrinen Pankreaszelle. Z. Zellforsch. **57**, 145—171 (1962a). ~ Autoradiographische Untersuchungen zur funktionellen Kernschwellung. Verh. dtsch. Ges. Path. **46**, 330—333 (1962b). ~ Autoradiographische Untersuchungen zur Deutung der funktionellen Kernschwellung am exokrinen Pankreas. Z. Zellforsch. **57**, 47—62 (1962c). ~ Zur Frage der funktionellen und pathologischen Kernschwellung. (Autoradiographische Untersuchungen mit H-3-Phenylalanin und H-3-Cytidin an der Rattenleber nach Thioacetamid). Naturwissenschaften **50**, 130 (1963a). ~ Die Größe des Nukleolus als Maß seiner synthetischen Aktivität. (Autoradiographische Untersuchungen mit H-3-Cytidin und H-3-Phenylalanin). Naturwissenschaften **50**, 44—45 (1963b). ~ Autoradiographische Untersuchungen zur Aminosäure-Inkorporation im Nukleolus. Z. Zellforsch. **58**, 790—797 (1963c). ~ Autoradiographische Untersuchungen zur funktionellen und pathologischen Kernschwellung in der Rattenleber nach Fütterung von Thioacetamid. Z. Zellforsch. **62**, 80—97 (1964a). ~ Autoradiographische Studien zum Einfluß von Thioacetamid auf den zellulären Eiweiß- und Nukleinsäurestoffwechsel in Leberzellen der Ratte. Beitr. path. Anat. **129**, 247—295 (1964b). ~ Studien zur zellulären Eiweiß- und Nukleinsäure-Synthese in normalen und durch Thioacetamid beeinflußten Leberzellen der Ratte. Fortschr. Med. **84**, 202—203 (1966a). ~ Der Proliferationsmodus in Niere und Leber. Verh. dtsch. Ges. Path. **50**, 53—74 (1966b). — Stöcker, E., u. H.-W. Altmann: Die Größe des Nukleolus und die Nukleolus-Karyoplasma-Relation als Ausdruck synthetischer Aktivitäten. Z. Krebsforsch. **65**, 351—377 (1963). ~ Die DNS-Synthese in Leperparenchymzellen und Gallengangsepithelien von normalen und Thioacetamid behandelten Ratten. Naturwissenschaften **51**, 15 (1964). — Stöcker, E., H.-W. Altmann u. P. Bödefeld: Zelluläre RNS- und Protein-Synthese im atropinisierten exokrinen Pankreas der Maus. Naturwiss. **54**, 371 (1967). — Stöcker, E., u. G. Bach: Zur Proliferation und DNS-Syntheserate des Leberparenchyms nach Teilhepatektomie. Naturwissenschaften **52**, 264—265 (1965). — Stöcker, E., H. Cain u. W.-D. Heine: Zur initialen Zellvermehrung der Tubulusepithelien nach Ischämie der kontralateralen Niere. Naturwissenschaften **51**, 195—196 (1964). — Stöcker, E., Ch. Hauswaldt u. O. Klinge: Zur zellulären Aminosäure-Inkorporation im in- und exkretorischen Pankreas unter experimentellen Bedingungen. Experientia (Basel) **21**, 511 (1965). ~ Autoradiographische Untersuchungen zum Nukleinsäure- und Eiweißstoffwechsel der Inselzellen von Ratten unter normalen und pathologischen Bedingungen. Beitr. path. Anat. **133**, 1—40 (1966). — STÖCKER, E., u. W.-D. HEINE: Zum initialen Mitosegipfel in Tubulusepithelien nach Ischaemie der kontralateralen Niere. Naturwissenschaften **52**, 212 (1965a). Über die Proliferation von Nieren- und Leberepithel unter normalen und pathologischen Bedingungen. Beitr. path. Anat. **131**, 410—434 (1965b). — STÖCKER, E., V. HÖPER, S. PLATO u. W.-D. HEINE: Zum Proliferationsmodus der cirrhotischen Rattenleber nach Teilhepatektomie. Autoradiographische Untersuchungen mit H-3-Thymidin. Klin. Wschr. **44**, 657—658 (1966). — STÖCKER, E., K. KABUS u. G. DHOM: Autoradiographische Studien über die DNS-Synthese in der Nebennierenrinde von Ratten. Z. Zellforsch. **65**, 206—210 (1965). — STÖCKER, E., W. MAURER u. H.-W. ALTMANN: Autoradiographische Untersuchungen der Eiweiß- und RNS-Synthese mit H-3-Leucin und H-3-Cytidin zur Deutung der funktionellen Kernschwellung während des Funktionsformwechsels im exokrinen Pankreas. Klin. Wschr. **39**, 926—927 (1961a). ~ Autoradiographische Untersuchungen mit H-3-Cytidin über die RNS-Synthese im Nukleolus und Kern und die Migration der RNS zum Cytplasma während des Funktionsformwechsels im exokrinen Pankreas. Naturwissenschaften **48**, 582—583 (1961b). — STÖCKER, E.: Zum Proliferationsmodus des Leberparenchyms nach Teilhepatektomie. Naturwissenschaften **52**, 663 (1965). — Autoradiographische Untersuchungen mit H³-Thymidin an der regenerierenden Rattenleber. Z. Zellforsch. **79**, 374—388 (1967). — STÖCKER, E., E. TEUBNER u. G. ROSENBUSCH: Die DNS-Synthese als Funktion des Alters in Leber und Niere der Ratte. Verh. dtsch. Ges. Path. **48**, 295—298 (1964). — STONE, G. E., and O. L. MILLER: Incorporation of tritiated thymidine into deoxyribonuclease-sensitive material in mitochondria of Tetrahymena. J. Cell Biol. **23**, 89 A (1964). ~ J. exp. Zool. **159**, 33 (1965). — STONE, G. E., O. L. MILLER, and D. M. PRESCOTT: H-3-thymidine derivative pools in relation to macronuclear DNA synthesis in Tetrahymena pyriformis. J. Cell Biol. **25**, 171—177 (1965). — STONE, G. E., D. M. PRESCOTT, and O. L. MILLER: J. Protozool. **11** (Suppl.), 24 (1964). — STOWELL, R. E.: The specifity of the Feulgen reaction for thymonucleic acid. Stain Technol. **21**, 137—148 (1946). — STOWELL, R. E., and A. ZORZOLI: The action of ribonuclease on fixed tissue. Stain Technol. **22**, 51—61 (1947). — STRYCKMANS, P., J. RAMOS, T. M. FLIEDNER, and E. P. CRONKITE: An estimate of DNA synthesis time in white and red cell precursors of human beings. Blood **24**, 851 (1964). — STUBBLEFIELD, E.: Quantitative tritium autoradiography of mammalian chromosomes. J. Cell Biol. **25**, 137—147 (1965). — STUMPF, W. E., and L. J. ROTH: Vacuum freeze drying of frozen sections for drymounting high-resolution autoradiography. Stain Technol. **39**, 219—223 (1964). ~ High resolution autoradiography with dry mounted, freeze-dried frozen sections. J. Histochem. Cytochem. **14**, 274—287 (1966). — SUGINO, Y., E. P. FRENKEL, and R. L. POTTER: Effect of X-radiation on DNA metabolism in various tissues of the rat. Radiat. Res. **19**, 682—700 (1963). — SUTTER, R. P., S. L. WHITMAN, and G. WEBSTER: Cytoplasmic formation of the ribonucleic acid in ribosomes. Biochim. biophys. Acta (Amst.) **49**, 233—235 (1961). — SWIERSTRA, E. E., and R. H. FOOTE: Duration of spermatogenesis and spermatozoan transport in the rabbit based on cytological changes, DNA synthesis and labelling with tritiated thymidine. Amer. J. Anat. **116**, 401—412 (1965). — SZOLLOSI, D.: Time and duration of DNA synthesis in rabbit eggs after sperm penetration. Anat. Rec. **154**, 209—212 (1966).

TAFT, P. D., and S. F. H. BROOKS: Late labelling of iso X chromosome. The Lancet **1963**, 1069. — TAKATS, S. T.: Autoradiographic and biochemical studies on the cytoplasmic incorporation of tritiated thymidine during meiosis and premeiosis. Xth. Congr. Int. Biol. Cellulaire, Paris, p. 13 (1960). — TAKATS, S. T., and R. M. S. SMELLIE: Thymidine degration products in plant tissues labelled with tritiated thymidine. J. Cell Biol. **17**, 59—66 (1963). — TANZER, M. L., and R. D. HUNT: Experimental lathyrism. An autoradiographic study. J. Cell Biol. **22**, 623—631 (1964). — TAUGNER, R., H. HOLE, G. GRIGOLEIT u. U. WAGENMANN: Herstellung geeigneter Gefrierschnitte zur Autoradiographie der Niere in einer Kühlkammer mit eingebautem Mikrotom. Naunyn-Schmiedebergs Arch. exp. Path. Pharmak. **234**, 330—335 (1958). — TAUGNER, R., u. U. WAGENMANN: Serienmäßige Herstellung von Gefrierschnitt-Autoradiogrammen mit optimalem Kontakt. Naunyn-Schmiedebergs Arch. exp. Path. Pharmak. **234**, 336—342 (1958). — TAYLOR, J. H.: Intracellular localization of labeled nucleic acid determined with autoradiographs. Science **118**, 555—557 (1953). ~ Autoradiography at the cellular level. In: Physical techniques in biological research, vol. III, p. 546—576. (eds. G. Oster and A. W. Pollister). New York: Academic Press Inc. 1956. ~ The mode of chromosome duplication in crepis capillaris. Exp. Cell Res. **15**, 350—357 (1958a). ~ Incorporation of phosphorus-32 into nucleic acids and proteins during microgametogenesis of tulbaghia. Amer. J. Bot. **45**, 123—131 (1958b). ~ Autoradiographic studies of nucleic acids and proteins during meiosis in lilium longiflorum. Amer. J. Bot. **46**, 477—484 (1959). ~ Duplication of chromosomes and related events in the cell cycle. In: Cell physiology of neoplasma, p. 547—575. Austin (Tex.):

The University of Texas Press 1960a. ~ Nucleic acid synthesis in relation to the cell division cycle. Ann. N. Y. Acad. Sci. **90**, 409—421 (1960b). ~ Autoradiography with tritium-labeled substances. In: Advances in biological and medical physics, vol. VII, p. 107—130. New York-London: Academic Press, Inc. 1960c. ~ Asynchronous duplication of chromosomes in cultured cells of chinese hamster. J. biophys. biochem. Cytol. **7**, 455—463 (1960d). ~ Tritium and auto-radiography in cell biology. In: Tritium in the physical and biological sciences, I.A.E.A., Vienna: 1961, p. 221—228 (1962a). ~ Chromosome reproduction. Int. Rev. Cytol. **13**, 39—73 (1962b). ~ Control mechanisms for chromosome reproduction in the cell cycle. In: Intern. soc. cell. biol., vol. II, p. 161—177. New York: Academic Press, Inc. 1963a. ~ DNA synthesis in relation to chromosome reproduction and the reunion of breaks. J. cell. comp. Physiol., Suppl. 1, **62**, 73—86 (1963b). ~ The replication and organization of DNA in chromosomes. In: Molecular genetics, part I, p. 65—111 (ed. J. H. Taylor). New York and London: Academic Press 1963c. Effects of inhibitors of thymidylate synthetase on chromosome breakage and reunion. Exp. Cell Res., Suppl. **9**, 99—106 (1963d). ~ The arrangement of chromosomes in the mature sperm of the grasshopper. J. Cell Biol. **21**, 286—289 (1964a). ~ Regulation of DNA replication and variegation-type position effects. In: Intern. soc. cell biol., vol. III (ed. R. J. C. Harris). New York: Academic Press 1964b. ~ Distribution of tritium-labeled DNA among chromoso-mes during meiosis. I. Spermatogenesis in the grasshopper. J. Cell Biol. **25**, 57—67 (1965). — Taylor, J. H., W. F. Haut, and J. Tung: Effects of fluorodeoxyuridine on DNA replication, chromosome breakage, and reunion. Proc. nat. Acad. Sci. (Wash.) **48**, 190—198 (1962). — Taylor, J. H., and R. D. McMaster: Autoradiographic and microphotometric studies of desoxyribose nucleic acid during microgametogenesis in lilium longiflorum. Chromosoma (Berl.) **6**, 489—521 (1954). ~ Studies on nucleic acid metabolism in larval salivary glands of drosophila. Genetics **40**, 600—601 (1955). — Taylor, J. H., and S. H. Taylor: The auto-radiograph — a tool for cytogeneticists. J. Hered. **44**, 128—132 (1953). — Taylor, J. H., P. S. Woods, and W. L. Hughes: The organization and duplication of chromosomes as re-vealed by autoradiographic studies using tritium-labeled thymidine. Proc. nat. Acad. Sci. (Wash.) **43**, 122—128 (1957). — Terasima, T.: Kinetic studies of the recovery processes in HeLa cells damaged by X-irradiation. J. Genet. **40**, 162 (1964). — Terasima, T., and L. J. Tolmach: Changes in X-ray sensitivity of HeLa cells during the division cycle. Nature (Lond.) **190**, 1210—1211 (1961). ~ X-ray sensitivity and DNA synthesis in synchronous populations of HeLa cells. Science **140**, 490—492 (1963a). ~ Variations in several responses of HeLa cells to X-irradiation during the division cycle. Biophys. J. **3**, 11—33 (1963b). ~ Growth and nucleic acid synthesis in synchronously dividing populations of HeLa cells. Exp. Cell Res. **30**, 344—362 (1963c). — Terskikh, V. V.: Duration of different mytotic cycle phases in human amnion cells in vitro. Isw. Acad. Nauk SSSR Ser. Biol. **5**, 776—779 (1965). — Thomson, D. S., A. Pirie, and M. Overall: Autoradiography of lens epithelium after paren-teral injection of tritiated thymidine. Arch. Ophthal. **67**, 464—469 (1962). — Trasher, J. D., and R. C. Greulich: The duodenal progenitor population. I. Age related increase in the dura-tion of the cryptal progenitor cycle. J. exp. Zool. **159**, 39—46 (1965). — Thurston, J. M., and D. L. Joftes: Stains compatible with dipping radioautography. Stain Technol. **38**, 231—235 (1963). — Till, J. E.: Radiation effects on the division cycle of mammalian cells in vitro. Ann. N. Y. Acad. Sci. **95**, 911—919 (1961). — Tischendorf, F., u. A. Linnartz-Niklas: Autoradiographische Untersuchungen an Milz und Lymphknoten verschiedener Säugetiere. Anat. Anz. **105**, 400—411 (1958a). ~ Autoradiographische Untersuchungen zur Frage des Eiweißstoffwechsels in den lymphoretikulären Organen. Experientia (Basel) **14**, 379 (1958b). ~ Osservazioni autoradiografiche sul ricambio proteico della milza di mammifero dopo somministrazione di aminoacidi marcati. Biochimica Biolog. Sperment. **1**, 258—264 (1961). ~ Autoradiographische Untersuchungen des Eiweißstoffwechsels der Säugermilz nach Gabe von S-35-, C-14- und H-3-markierten Aminosäuren. Acta Anat. (Basel) **48**, 7—45 (1962). — Titus, J. L., and R. G. Shorter: Labeling of human tumors with tritiated thymi-dine. Arch. Path. **79**, 324—328 (1965). — Tixier-Vidal, A., S. Fiske, R. Picart, and F. Haguenau: Autoradiographie au microscope électronique de l'incorporation de leucine tritiée par l'hypophyse du Canard en culture organotypique. C. R. Acad. Sci. (Paris) **261**, 1133—1136 (1965). — Toledo, J.-D.: Die Cytogenese des Vormagencarcinoms der Ratte durch N-Methyl-N-Nitrosourethan. Beitr. path. Anat. **131**, 63—120 (1965). — Tolles, W. E.: Methods of automatic quantitation of microautoradiographs. Lab. Invest. **8**, 99—112 (1959). — Tolmach, L. J.: Growth patterns in X irradiated HeLa cells. Ann. N. Y. Acad. Sci. **95**, 743—757 (1961). ~ Reproductive survival of S3 X-irradiation at different stages of the division cycle. J. cell. comp. Physiol. **62**, Suppl. 1, 141—143 (1963). — Tolnai, S.: An analysis of the life cycle of Ehrlich ascites tumor cells. Lab. Invest. **14**, 701—710 (1965). — Tonna, E. A.: H-3-thymidine study of the cellular contribution to fracture repair during aging. Anat. Rec. **136**, 292 (1960). ~ Localization and distribution of tritiated histidine in bone and changes concomitant with aging. J. Geront. **16**, 392 (1961). ~ An autoradiographic examination of the utiliza-tion of tritiated histidine by cells of the skeletal system. Nature (Lond.) **193**, 1301—1302

(1962). ~ On the distribution of reduced silver grains in autoradiograms of bone and cartilage after H-3-amino acid administration. Lab. Invest. **13**, 1238—1242 (1964a). ~ An autoradiographic evaluation of the aging cellular phase of mouse skeleton using tritiated glycine. J. Geront. **19**, 198—206 (1964b). ~ Protein synthesis and cells of the skeletal system. In: The use of radioautography in investigating protein synthesis. Sympos. Intern. Soc. Cell Biol., vol. **4**, p. 215—245 (eds. C. P. Leblond and K. B. Warren). New York and London: Academic Press 1965. — TONNA, E. A., and E. P. CRONKITE: Factors which influence the latent image in autoradiography. Stain Technol. **33**, 255—260 (1958). ~ Utilization of tritiated histidine (H-3 HIL) by skeletal cells of adult mice. J. Geront. **17**, 353—358 (1962a). ~ Changes in the skeletal cell proliferative response to trauma concomitant with aging. J. Bone Jt Surg. A **44**, 1557—1568 (1962b). — TONNA, E. A., E. P. CRONKITE, and M. PAVELIC: An autoradiographic study of the localization and distribution of tritiated histidine in bone. J. Histochem. Cytochem. **10**, 601—610 (1962). ~ A serial autoradiographic analysis of H-3-glycine utilization and distribution in the femora of growing mice. J. Histochem. Cytochem. **11**, 720—733 (1963). — TORELLI, U., G. GROSSI, T. ARTUSI, and G. EMILIA: RNA and protein synthesis in normal peripheral mononuclear leukocytes. Acta haemat. (Basel) **30**, 129—137 (1963). — TOTO, P. D., and G. OJHA: Generation cycle of oral epithelium in mice. J. dent. Res. **41**, 388—391 (1962). — TRELSTAD, R. L.: Double isotope autoradiography. Exp. Cell Res. **39**, 318—328 (1965). — TREPEL, F., J. RASTETTER, H. THEML u. G. STOCKHUSEN: Nukleinsäuresynthese und Zytostatikawirkung in pathologischen Lymphknotenzellen. Med. Klin. **61**, 618—622 (1966). — TSCHERMAK-WOESS, E.: Über den Einbau von H-3-Thymidin in die DNS und die Endomitosetätigkeit in der Wurzel von Vicia faba. Chromosoma (Berl.) **11**, 25—28 (1960). — TZSCHASCHEL, R.: Mikrobiologische Untersuchungen über Empfindlichkeit und Auflösungsvermögen verschiedener autoradiographischer Emulsionen. Atompraxis **5**, 224—228 (1959).

UTAKOJI, T., and T. C. HSU: DNA replication patterns in somatic and germ-line cells of the male Chinese hamster. Cytogenetics **4**, 295—315 (1965).

VAN DEN BROEK, C. J. H., and A. D. TATES: The incorporation of C-14-adenine into the oocytes of asellus aquaticus as studied by autoradiography. Exp. Cell Res. **24**, 201—219 (1961). — VAN HEYNINGEN, H.: Secretion of protein by the acinar cells of the rat pancreas, as studied by electron microscopic radioautography. Anat. Rec. **148**, 485—497 (1964). ~ Secretion of protein enzymes by the acinar cells of the rat pancreas. In: The use of radioautography in investigating protein synthesis. Symp. Intern. Soc. Cell Biol., vol. **4**, p. 261—272 (eds. C. P. Leblond and K. B. Warren). New York and London: Academic Press 1965. — VAN'T HOF, J.: DNA, RNA, and protein synthesis in the mitotic cycle of pea root meristem cells. Cytologia (Tokyo) **28**, 30—35 (1963). ~ Inhibition of mitosis in Pisum root meristems by continuous gamma radiation: the influence of temperature on the synthesis of DNA, RNA, and protein during inhibition. Amer. J. Bot. **53**, 246—252 (1966). — VAN'T HOF, J., and A. H. SPARROW: Radiation effects on the growth rate and cell population kinetics of actively growing and dormant roots of Tradescantia paludosa. J. Cell. Biol. **26**, 187—199 (1965). — VAN TUBERGEN, R. P.: The use of radioautography and electron microscopy for the localization of tritium label in bacteria. J. biophys. biochem. Cytol. **9**, 219—222 (1961). — VEENEMA, R. J., B. FINGERHUT, and A. S. GIRGIS: A possible guide to therapy of bladder tumors. J. Urol. (Baltimore) **90**, 736—746 (1963). — VENDRÉLY, C., P. TOURNIER, R. WICKER, M. T. GRANGE et F. KASTEN: Teneur en ADN en rapport avec le nombre chromosomique et les phases du cycle de génération de fibroblastes de rat transformés par les virus polyoma et SV 40. Bull. Cancer **51**, 447—454 (1964). — VERLY, W. G., H. FIRKET, and G. HUNEBELLE: Preparation of tritium-labeled thymidine and its use for the study, by the radioautographic method, of the synthesis of deoxyribonucleic acid in cells being cultured. Second Intern. Nat. Conf. of Peaceful Uses Atomic Energy, A/CONF. 15/P/323 (1958). — VERLY, W. G., et G. HUNEBELLE: Preparation de thymidine marquée avec du tritium. Bull. Soc. chim. Belg. **66**, 640—649 (1957). — VERLY, W. G., G. HUNEBELLE et H. FIRKET: Préparation de thymidine tritiée pour étudier la biosynthèse de l'ADN par la technique de l'autoradiographie. Arch. int. Physiol. **66**, 130—131 (1958). — VESELY, J.: The incorporation of the tritiated thymidine into deoxyribonucleic acid of mouse leukemic cells. Neoplasma (Bratisl.) **10**, 483—486 (1963). — VINCENT, W. S.: P-32 incorporation into starfish oocyte nucleoli. Biol. Bull. **107**, 326—327 (1954). ~ Phosphate metabolism of starfish oocyte nucleoli. Biol. Bull. **109**, 353 (1955a). ~ Structure and chemistry of nucleoli. Int. Rev. Cytol. **4**, 269—298 (1955b). ~ Heterogeneity of nucleolar ribonucleic acid. Science **126**, 306 (1957a). ~ Some studies on differentiation and development of the oocyte. In: The beginnings of embryonic development. Am. Ass. Advent. Sciences, vol. **8**, p. 1—22 (eds. A. TYLER, R. V. BORSTEL, and CH. B. METZ). Washington 1957b. — VINCENT, W. S., and E. BALTUS: A function for the nucleolus. Biol. Bull. **119**, 299—300 (1960). — VORBRODT, A.: Autoradiographic studies on the effect of X-rays on the uptake of C-14-orotic acid by Ehrlich ascites cells. Bull. Acad. pol. Sci. Cl. 2 **10**, 111—116 (1962).

WADDINGTON, C. H., and J. L. SIRLIN: The changing pattern of amino acid incorporation in developing mesoderm cells. Exp. Cell Res. **17**, 582—585 (1959). — WAINWRIGHT, W. W.

E. C. Anderson, P. C. Hammer, and C. A. Lehman: Simplified autoradiography exposure calculation. Nucleonics **12**, No 1, 19—21 (1954). — Walker, B. E.: Radioautographic observations on regeneration of transitional epithelium. Tex. Rep. Biol. Med. **17**, 375—384 (1959). — Walker, B. E., and C. P.: Leblond, Sites of nucleic acid synthesis in the mouse visualized by radioautography after administration of C-14-labeled adenine and thymidine. Exp. Cell Res. **14**, 510—531 (1958). — Walker, P. M. B., and H. B. Yates: Nuclear components of dividing cells. Proc. roy. Soc. B **140**, 274—299 (1952). — Warshawsky H., and C. P. Leblond: Steps in the secretion of protein material by the acinar cells of the pancreas as visualized by radioautography in rats and mice. Anat. Rec. **139**, 284 (1961). — Warshawsky, H., C. P. Leblond, and B. Droz: Synthesis and migration of proteins in the cells of the exocrine pancreas as revealed by specific activity determination from radioautographs. J. Cell Biol. **16**, 1—27 (1963). — Wegener, K., S. Hollweg u. W. Maurer: Autoradiographische Bestimmung der DNS-Verdopplungszeit und anderer Teil-Phasen des Zell-Zyklus bei fetalen Zellarten der Ratte. Z. Zellforsch. **63**, 309—326 (1964). — Weissman, S. M., R. M. S. Smellie, and J. Paul: Studies on the biosynthesis of deoxyribonucleic acid by extracts of mammalian cells. IV. The phosphorylation of thymidine. Biochim. biophys. Acta (Amst.) **45**, 101—110 (1960). — Welling, W., D. Bootsma, E. Van Muiswinkel, and C. A. P. Berghegen: Synthesis of ribonucleic acid in regenerating rat liver after partial hepatectomy. Biochim. biophys. Acta (Amst.) **95**, 262—279 (1965). — Wellings, S. R., and J. R. Philp: The function of the Golgi apparatus in lactating cells of the BALB/cCrgl mouse. An electron microscopic and autoradiographic study. Z. Zellforsch. **61**, 871—882 (1964). — Werner, G., H. Werner, P. G. Bosque u. J. C. Quevedo: Eine Methode zur autoradiographischen Darstellung hydrophiler Substanzen in biologischem Material. Z. Naturforsch. **21**b, 238—242 (1966). — Whitmore, G. F., C. P. Stanners, J. E. Till, and S. Gulyas: Nucleic acid synthesis and the division cycle in X-irradiated L-strain mouse cells. Biochim. biophys. Acta (Amst.) **47**, 66—77 (1961). — Williams, A. I.: Method for prevention of leaching and fogging in autoradiographs. Nucleonics **8**, No 6, 10—14 (1951). — Williams, A. M.: Nucleic acid metabolism in leukemic human leukocytes. I. In vitro incorporation by leucocytes from chronic granulocytic leukemia. Cancer Res. **22**, 314—321 (1962). — Williamson, M. B., and W. Guschlbauer: Metabolism of nucleic acids during regeneration of wound tissue. II. The rate of formation of RNA. Arch. Biochem. **100**, 245—250 (1963). — Wilske, K. R., and R. Ross: Autoradiographic localization of lipid- and water-soluble compounds: a new approach. J. Histochem. Cytochem. **13**, 38—43 (1965). — Wimber, D. E.: Chromosome fragmentation in Tradescantia paludosa root tips produced by tritium-labeled thymidine. Proc. IXth. Intern. Bot. Congr. **2**, 432 (1959). ~ Methods for studying cell proliferation with emphasis on DNA labels. In: Cell proliferation, p. 1—17 (eds. L. F. Lamerton and R. J. M. Fry). Oxford: Blackwell Scientific Publ. 1963. ~ Duration of the nuclear cycle in Tradescantia root tips at 3 temperatures as measured with H-3-Thymidin. Amer. J. Bot. **53**, 21—24 (1966a). ~ Prolongation of the cell cycle in Tradescantia root tips by continuous gamma irradiation. Exp. Cell Res. **42**, 296—301 (1966b). — Wimber, D. E., and L. F. Lamerton: Cell population studies on the intestine of continuously irradiated rats. Radiat. Res. **18**, 137—146 (1963). ~ Cell cycle of mouse embryonic tissue under continuous gamma-irradiation. Nature (Lond.) **207**, 432—433 (1965). ~ Cell population kinetics in the intestine of continuously irradiated mice, using double-labelling autoradiography. Radiat. Res. **28**, 694—700 (1966). — Wimber, D. E., and H. Quastler: A C-14- and H-3-Thymidine double labelling technique in the study of cell proliferation in Tradescantia root tips. Exp. Cell Res. **30**, 8—22 (1963). — Wimber, D. E., H. Quastler, O. L. Stein, and D. R. Wimber: Analysis of tritium incorporation into individual cells by autoradiography of squash preparations. J. biophys. biochem. Cytol. **8**, 327—331 (1960). — Winteringham, F. P. W., A. Harrison, and J. H. Hammond: Autoradiography of water-soluble tracers in histological sections. Nature (Lond.) **165**, 149—150 (1950). — Wolberg, W. H., and R. R. Brown: Autoradiographic studies of in vitro incorporation of uridine and thymidine by human tumor tissue. Cancer Res. **22**, 1113—1119 (1962). — Wolfart, W.: Histoautoradiographische Untersuchungen zum Stoffwechsel und zur Genese des tuberkulösen Granulationsgewebes. Beitr. path. Anat. **129**, 436—483 (1964). — Wolfsberg, M. F.: Cell population kinetics in the epithelium of the forestomach of the mouse. Exp. Cell Res. **35**, 119—131 (1964). — Wollgiehn, R., u. K. Mothes: Über DNS in den Chloroplasten von nicotiana rustica. Naturwissenschaften **50**, 95—96 (1963). ~ Über die Incorporation von H-3-Thymidin in die Chloroplasten-DNS von nicotiana rustica. Exp. Cell Res. **35**, 52—57 (1964). — Wolstenholme, D. R., and W. Plaut: Cytoplasmic DNA synthesis in amoeba proteus. III. Further studies on the nature of the DNA-containing elements. J. Cell Biol. **22**, 505—513 (1964). — Woodard, J., E. Rasch, and H. Swift: Nucleic acid and protein metabolism during the mitotic cycle in Vicia faba. J. biophys. biochem. Cytol. **2**, 445—462 (1961). — Woods, P. S.: A chromatographic study of hydrolysis in the Feulgen nucleal reaction. J. biophys. biochem. Cytol. **3**, 71—87 (1957). ~ RNA in nuclear-cytoplasmic interaction. In: Structure and function of genetic elements. Brookhaven Sympos. Biol. No 12, p. 153—174 (1959). ~ Autoradiographic studies of ribonucleic acid metabolism with tritium-labeled cytidine. In: Tritium in the physical and biological sciences, vol. II, p. 335—346. Vienna: I. A. E. A. 1962. — Woods, P. S., and M. U. Schairer: Distribution of newly synthesized deoxyribonucleic acid in dividing chromosomes. Nature (Lond.) 183, 303—305 (1959). — Woods, P. S., and J. H. Taylor: Studies of ribonucleic acid metabolism with tritium-labeled cytidine. Lab. Invest. 8, 309—318 (1959). — Woods, P. S., and G. Zubay: Biochemical and autoradiographic studies of different RNA's: Evidence that transfer RNA is chromosomal in origin. Proc. nat. Acad. Sci. (Wash.) 54, 1705—1712 (1965). — Wrba, H., H. Rabes u. H. Brändle: Autoradiographische Untersuchungen zur Leberregeneration nach Hypophysektomie. Naturwissenschaften 51, 42—43 (1964).

Yagoda, H.: Isothermal processing of thick nuclear emulsions. Rev. Scintific Instr. 26, 263—266 (1955). — Yang, S.-J., G. M. Hahn, and M. A. Bagshaw: Chromosome aberrations induced by thymidine. Exp. Cell Res. 42, 130—135 (1966). — Yoon, C. H., and J. Sabo: Bases for failure to induce transformation in vivo with exogenous, homologous DNA in mice. Exp. Cell Res. 34, 599—602 (1964). — Young, R. W.: Autoradiographic studies on bone and cartilage matrix formation in young rats injected with glycine-H-3. Anat. Rec. 142, 335 (1962a). ~ Autoradiographic studies on postnatal growth of the skull in young rats injected with tritiated glycine. Anat. Rec. 143, 1—13 (1962b). ~ Autoradiographic studies on nucleic acid metabolism and protein synthesis in the cells of bone. J. Bone Jt Surg. A 44, 1025 (1962c). ~ Regional differences in cell generation time in growing rat tibiae. Exp. Cell Res. 26, 562—567 (1962d). ~ Nucleic acids, protein synthesis and bone. Clin. Orthop. No 26, 147—160 (1963). — Young, B. A., and B. M. Kopriwa: The use of the Gevaert NUC-3,07 nuclear emulsion for radioautography at the electron microscope level. J. Histochem. Cytochem. 12, 438—441 (1964).

Zajicek, G., N. Bernstein, A. Rosin, and J. Gross: Studies on the in vitro incorporation of tritiated thymidine into ascites tumor cells. Exp. Cell Res. 31, 390—396 (1963). — Zalokar, M.: Nuclear origin of ribonucleic acid. Nature (Lond.) 183, 1330 (1959). ~ Sites of protein and ribonucleic acid synthesis in the cell. Exp. Cell Res. 19, 559—576 (1960a). ~ Sites of ribonucleic acid and protein synthesis in drosophila. Exp. Cell Res. 19, 184—186 (1960b). — Zavarzin, A. A.: A study of DNA synthesis and the duration of the mitotic cycle during histogenesis of the intestinal epithelium. In: A study of cell cycles and metabolism of nucleic acids during differentiation of the cells, p. 37—50. Moskau and Leningrad: Nauka 1964. — Zavarzin, A. A., and G. S. Lebedeva: A study of DNA synthesis and kinetics of the cell population during embryogenesis of the vitreous body epithelium. In: A study of cell cycles and metabolism of nucleic acids during differentiation of the cells, p. 126—135. Moskau and Leningrad: Nauka 1964. — Zavarzin, A. A., G. N. Orlova, and L. J. Zhorno: A study of DNA synthesis and kinetics of the cell population during embryonic histogenesis of the sublingual glands and pancreas. In: A study of cell cycles and metabolism of nucleic acids during differentiation of the cells, p. 51—59. Moskau and Leningrad: Nauka 1964. — Zavarzin, A. A., O. G. Stroyeva: A study of DNA synthesis and kinetics of the cell population at differentiation of the retina and pigment epithelium and the iris by H-3-thymidine-method. In: A study of cell cycles and metabolism of nucleic acids during differentiation of the cells, p. 116—125. Moskau and Leningrad: Nauka 1964. — Zetterberg, A.: Synthesis and accumulation of nuclear and cytoplasmic proteins during interphase in mouse fibroblasts in vitro. Exp. Cell Res. 42, 500—511 (1966). — Zetterberg, A., and D. Killander: Quantitative cytochemical studies on interphase growth. Exp. Cell Res. 39, 22—32 (1965a). ~ Quantitative cytophotometric and autoradiographic studies on the rate of protein synthesis during interphase in mouse fibroblasts in vitro. Exp. Cell Res. 40, 1—11 (1965b). — Zhinkin, L. N., and L. F. Andreeva: DNA synthesis and nuclear reproduction during embryonic development and regeneration of muscle tissue. J. Embryol. exp. Morph. 11, 353—367 (1963).

Ergänzungen zur Literatur

Ames, I. H., and J. Mitra: An effect of exogenous thymidine on the cell cycle in Haplopappus gracilis. J. Cell Physiol. 69, 253—258 (1967). — Antipova, M. P.: Autoradiographic study of DNA synthesis in compensatory hypertrophy of kidney. Arch. Anat., Histol. i Embriol. 50, 34—37 (1966).

Bachmann, L., and M. M. Salpeter: Absolute sensitivity of electron microscope radioautography. J. Cell Biol. 33, 299—305 (1967). — Baserga, R., R. D. Estensen, and R. O. Petersen: Inhibition of DNA synthesis in Ehrlich ascites cells by Actinomycin D. II. The presynthetic block in the cell cycle. Proc. nat. Acad. Sci. (Wash.) 54, 1141—1148 (1965). — Baserga, R., and S. Heffler: Stimulation of DNA synthesis by isoproterenol and its inhibition by Actinomycin D. Exp. Cell Res. 46, 571—580 (1967). — Baserga, R., H. Lisco, and W. E. Kisieleski: Tumor induction in mice by radioactive thymidine. Radiat. Res. 29, 583—596 (1966). — Berry, R. J., R. Oliver, and A. B. Reiskin: Reproductive death of mammalian cells due to beta-radiation from incorporated thymidine labelled with H-3 or C-14. Hlth Phys. 12, 1461—1466 (1966). — Bleecken, St.: The determination of autoradiographic resolution with P-32-toned test images. Atompraxis **13**, 190 (1967). — Blenkinsopp, W. K.: Mast cell proliferation in adult rats. J. Cell Sci. **2**, 33—37 (1967a). ~ Mast cell proliferation in adult mice. Nature (Lond.) **214**, 930—931 (1967b). — Bloch, D. P., R. A. Macquigg, S. D. Brack, and J.-R. Wu: The synthesis of deoxyribonucleic acid and histone in the onion root meristem. J. Cell Biol. **33**, 451—467 (1967). — Büchner, F., u. H. Hara: Der DNS-Stoffwechsel von Triturus helveticus-Keimen in der Frühentwicklung und seine Störung durch temporäre Atmungshemmung. (Nach histoautoradiographischen Untersuchungen.) Beitr. path. Anat. **134**, 166—215 (1966). — Büchner, Th., R. A. Pfeiffer u. E. Stupperich: Reduplikationsverhalten der Chromosomen der Gruppe D (13—15) und Identifikation des Extrachromosoms bei Trisomie D. Klin. Wschr. **43**, 1062—1063 (1965). — Büchner, Th., A. Wilkens u. R. A. Pfeiffer: Asynchrone Reduplikation bei Längenunterschied zwischen den homologen Chromosomen Nr. 1 beim Menschen. Exp. Cell Res. **46**, 58—64 (1967).

Cameron, I. L., and D. S. Nachtwey: DNA synthesis in relation to cell division in Tetrahymena pyriformis. Exp. Cell Res. **46**, 385—395 (1967). — Cleffmann, G.: Temperaturabhängigkeit der Phasen des Teilungszyklus von Tetrahymena pyriformis HSM. Z. Zellforsch. **79**, 599—602 (1967). — Comings, D. E.: Centromere: Absence of DNA replication during chromatid separation in human fibroblasts. Science **154**, 1463—1464 (1966). ~ Sex chromatin, nuclear size and the cell cycle. Cytogenetics **6**, 120—144 (1967a). ~ The duration of replication of the inactive X chromosome in humans based on the persistence of the heterochromatic sex chromatin body during DNA synthesis. Cytogenetics **6**, 20—37 (1967b).

Diment, A. V.: Effect of temperature on mitotic cycle of nephron cells. Arch. Anat., Histol. i Embriol., **50**, 29—33 (1966). — Dörmer, P.: Auflichtphotometrische Untersuchungen zur Größe der Koinzidenz in der Autoradiographie mit Tritium. Histochemie 8, 1—8 (1967). — Donnelly, G. M., and J. E. Sisken: RNA and protein synthesis required for entry of cells into mitosis and during the mitotic cycle. Exp. Cell Res. **46**, 93—105 (1967). — Downes, A. M., R. E. Chapman, A. R. Till, and P. A. Wilson: Proliferative cycle and fate of cell nuclei in wool follicles. Nature (Lond.) **212**, 477—479 (1966). — Drew, R. M., and S. L. Commerford: Radionucleoside incorporation by thymidine-synchronized cells. Radiat. Res. **30**, 455—467 (1967). — Dubinko, G. A.: DNA synthesis and multiplication of nuclei in developing smooth musculature. Arch. Anat., Histol. i Embriol., **50**, 47—53 (1966).

Epifanova, O. I.: In Hormone und Zellvermehrung. Moskau: Verlag Nauka 1965b. — Eve, Ch., and S. H. Robinson: Apparatus for continuous long-term intravenous infusions in small animals. J. Lab. clin. Med. **62**, 169—174 (1963).

Feinendegen, L. E., V. P. Bond, and W. L. Hughes: I-125-du (5-iodo-2'-deoxyuridin) in autoradiographic studies of cell proliferation. Exp. Cell Res. **43**, 107—119 (1966b). — Fliedner, T. M., V. Kretschmer, M. Hillen u. F. Wendt: DNS- und RNS-Synthese in mit Phytohämagglutinin stimulierten Lymphocyten. Schweiz. med. Wschr. **95**, 1499—1505 (1965). — Foot, E. C.: Eosinophil turnover in the rat. Nature (Lond.) **198**, 297—298 (1963). — Frankfurt, O. S.: Cell proliferation and differentiation in the squamous epithelium of the forestomach of the mouse. Exp. Cell Res. **46**, 603—606 (1967). — Frindel, E., M. Tubiana, and F. Vassort: Generation cycle of mouse bone marrow. Nature (Lond.) **214**, 1017—1018 (1967). — Froland, A.: Internal asynchrony in late replicating X chromosomes. Nature (Lond.) **213**, 512—513 (1967). — Fujita, S.: Quantitative analysis of cell proliferation and differentiation in the cortex of the postnatal mouse cerebellum. J. Cell Biol. **32**, 277—287 (1967).

Goldstein, L., and D. M. Prescott: Proteins in nucleocytoplasmic interactions. I. The fundamental characteristics of the rapidly migrating proteins and the slow turnover proteins of the Amoeba proteus nucleus. J. Cell Biol. **33**, 637—644 (1967). — Gracheva, N. D.: Autoradiographic study of proliferative processes in histogenesis of the liver in rat. Arch. Anat., Histol. i Embriol. **50**, 38—46 (1966).

Hara, H.: Der DNS-Stoffwechsel von Triturus helveticus-Keimen in der Spätentwicklung und seine Störung durch temporäre Atmungshemmung. Beitr. path. Anat. **134**, 418—448 (1966). — Helpap, B., u. W. Maurer: H-3-Thymidin-Einbau unter in vivo und in vitro Bedingungen an Geweben von Maus und Ratte. Naturwiss. **54**, 520 (1967a). ~ Bemerkungen zu autoradiographischen Untersuchungsmethoden von Excisionsgeweben in vitro mit H-3-Thymidin. Verh. dtsch. Ges. Path. (im Druck) (1967b). — Hill, M.: The uptake of deoxyribonucleic acid released from damaged cells in tissue cultures. Exp. Cell Res. **45**, 533—549 (1967).

Jaskowetz, A. A.: Generationszyklus der normalen Ratten-Fibroblasten und der Sarkom 45 Zellen in vitro. Dokl. Akad. Nauk SSSR, Otd. Cytol. **169**, 947—949 (1966). — Johnson, H. A., and E. P. Cronkite: The effect of tritiated thymidine on mortality and tumor incidence in mice. Radiat. Res. **30**, 488—496 (1967).

Kara, J., and R. Weil: Specific activation of the DNA-synthesizing apparatus in contact-inhibited mouse kidney cells by polyoma virus. Proc. nat. Acad. Sci. (Wash.) **57**, 63—70 (1967). — Kasten, F. H., and F. F. Strasser: Amino acid incorporation patterns during the cell cycle of synchronized human tumor cells. Nat. Cancer Inst. Monogr. **23**, 353—368 (1966a). ~ Nucleic acid synthetic patterns in synchronized mammalian cells. Nature (Lond.) **211**, 135—140 (1966b). — Kay, E. R. M.: Incorporation of DNA by cells of the Ehrlich lettré ascites carcinoma. Trans. N.Y. Acad. Sci., Ser. II, **28**, 726—740 (1966). — KEISER, G., B. J. BRYANT, and V. P. BOND: Autoradiographic studies of lymphoid cells in blood and bone marrow of normal and irradiated dogs. Radiat. Res. **28**, 166—180 (1966). — KESSLER, D.: Nucleic acid synthesis during and after mitosis in the slime mold, physarum polycephalum. Exp. Cell Res. **45**, 676—680 (1967). — KING, D. W., and M. L. BARNHISEL: Synthesis of RNA in mammalian cells during mitosis and interphase. J. Cell Biol. **33**, 265—272 (1967). — KISIELESKI, W. E., R. BASERGA, and J. VAUPOTIC: The correlation of autoradiographic grain counts and tritium concentration in tissue sections containing tritiated thymidine. Radiat.Res. **15**, 341—348 (1961). — KOPRIWA, B. M.: A semiautomatic instrument for the radioautographic coating technique. J. Histochem. Cytochem. **14**, 923—928 (1967). — KUZIN, A. M., and A. A. WAINSON: Effect of α-particle microbeam irradiation on the synthesis of deoxyribonucleic acid in tissue culture. Nature (Lond.) **212**, 819 (1966).

LALA, P. K., and H. M. PATT: Cytokinetic analysis of tumor growth. Proc. nat. Acad. Sci. (Wash.) **56**, 1735—1742 (1966). — LEBEDEVA, G. S., and A. A. ŽAVARZIN: Differential sensitivity of mitotic cycle phases to temperature effects in two types of cell populations in one day-old rats. Arch. Anat., Histol. i Embriol. **50**, 21—28 (1966). — LEDOUX, L.: Uptake of DNA by living cells. In: Progress in nucleic acid research and molecular biology, vol. 4, p. 231—267 (ed. J. N. DAVIDSON). Academic Press 1965. — LEDOUX, L., G. B. GERBER, P. CHARLES, J. REMY, and J. REMY-DEFRAIGNE: Uptake of labelled DNA by isolated perfused organs. Experientia (Basel) **23**, 16 (1967). — LESHER, S.: Chronic irradiation and ageing in mice and rats. In: Radiation and ageing (eds. P. J. LINDOP and G. A. SACHER), p. 183—206. London: Taylor & Francis Ltd. 1966. — LESHER, S., L. F. LAMERTON, G. A. SACHER, R. J. M. FRY, G. G. STEEL, and P. J. ROYLANCE: Effect of continuous gamma irradiation of the generation cycle of the duodenal crypt cells of the mouse and rat. Radiat. Res. **29**, 57—70 (1966). — LETTRÉ, H., u. N. PAWELETZ: Probleme der elektronmikroskopischen Autoradiographie. Naturwissenschaften **53**, 268—271 (1966). — LEVINA, L. J., S. I. POLIKARPOVA, and I. M. SHAPIRO: Dauer der Eiweiß-Synthese in den Leukozyten des peripheren menschlichen Blutes in in vitro Kultur. (Radioautographische Untersuchung). Dokl. Akad. Nauk SSSR, Otd. Cytol. **171**, 988—991 (1966). — LITTLE, J. R., G. BRECHER, T. R. BRADLEY, and S. ROSE: Determination of lymphocyte turnover by continous infusion of H-3 thymidine. Blood **19**, 236—242 (1962).

MALAISE, E., E. FRINDEL et M. TUBIANA: Cinétique de la prolifération cellulaire de deux tumeurs humaines étudiée grace à l'injection de thymidine tritiée. C. R. Acad. Sci. (Paris) **264**, 1104—1106 (1967). — MAUER, A. M., and V. FISHER: Characteristics of cell proliferation in four patients with untreated acute leukemia. Blood **28**, 428—445 (1966). — MEYER, R. R.: Non-specific incorporation of H-3-thymidine into the chloroplasts of Spirogyra grevilleana. Biochem. biophys. Res. Commun. **25**, 549—553 (1966). ~ Cytochemical and electron microscope studies of mitochondrial DNA in cultured chick fibroblasts grown at subnormal temperatures. J. Cell Biol. **31**, 151 A—152 A (1967). — MEYER, R. R., and H. RIS: Incorporation of tritiated thymidine and tritiated deoxyadenosine into mitochondrial DNA of chick fibroblasts. J. Cell Biol. **31**, 76 A (1967). — MILLER, O. J., W. R. BREG, D. WARBURTON, D. A. MILLER, I. L. FIRSCHEIN, and K. HIRSCHHORN: Alternative DNA replication patterns associated with long arm length of chromosomes 4 and 5 in the gri du chat syndrome. Cytogenetics **5**, 137—151 (1966). — MONTI, A., M. A. MALONEY, and H. M. PATT: Myeloblast turnover in normal and leukemic states. Report No TID-17632, United States Atomic Energy Commission (1063). MUKHERJEE, B. B., G. D. BURKHOLDER, A. K. SINHA, and S. K. GHOSAL: Sequence of DNA replication in the iso-X chromosome from X/iso-X human females during the initial stages of the synthetic period. Canad. J. Genet. Cytol. **8**, 631—639 (1966).

NAGATA, T., and T. NAWA: A modification of dry-mounting technique for radioautography of water-soluble compounds. Histochemie **7**, 370—371 (1966). — NEUBERT, D., H. HELGE u. R. BASS: Einbau von Thymidin in die Deoxyribonucleinsäure von Mitochondrien. Naunyn-Schmiedebergs Arch. exp. Path. Pharmak. **252**, 258—268 (1965). — NEUTRA, M., and C. P. LEBLOND: Synthesis of the carbohydrate of mucus in the Golgi complex as shown by electron microscope radioautography of goblet cells from rats injected with glucose-H-3. J. Cell Biol. **30**, 119—136 (1966).

OEHLERT, W.: Autoradiographische Untersuchungen bei der experimentellen Aspergillose der Ratte. Acta histochem. (Jena) **6**, 315—332 (1959). — OEHLERT, W., u. B. SCHULTZE: Die Kerngröße als Ausdruck der synthetischen Aktivität des Kerns. Beitr. path. Anat. **123**, 101—113 (1960). — OEHLERT, W., J. KARASEK, u. H. BERTELMANN: Untersuchungen zur normalen und gesteigerten Zellneubildung im mehrschichtigen Plattenepithel der Schweineepidermis. Beitr. path. Anat. **134**, 395—417 (1966). — OJA, H. K., S. S. OJA, and J. HASAN: Calibration of stripping film autoradiography in sections of rat liver labelled with tritium. Exp. Cell Res. **45**, 1—10 (1966).

PERRY, R. P.: On ribosome biogenesis. Nat. Cancer Inst. Monogr. **23**, 527—545 (1966). — PETERS, T., and CH. A. ASHLEY: An artefact in radioautography due to binding of free amino acids to tissues by fixatives. J. Cell Biol. **33**, 53—60 (1967). — PFEIFFER, R. A., u. TH. BÜCH-

NER: Absence of late replication of a human X-ring chromosome. Nature (Lond.) **204**, 804—805 (1964). — Pfeiffer, R. A., Th. Büchner u. W. Scharfenberg: Morphologie und DNS-Synthese eines ringförmigen Geschlechts-Chromosoms bei einem Kind mit Turner-Syndrom. Klin. Wschr. **43**, 521—528 (1965). — Pfeiffer, R. A., U. Keuth, E. Stupperich u. Th. Büchner: Klinik und Cytogenetik einer reziproken Translokation zwischen Chromosomen der Gruppen B (4—5) und D (13—15). Beitr. path. Anat. **133**, 249—277 (1966). — Pflueger, O. H., and J. J. Yunis: Late replication patterns of chromosomal DNA in somatic tissues of the chinese hamster. Exp. Cell Res. **44**, 413—420 (1966). — Phillips, Th. L., and G. F. Leong: Kidney cell proliferation after unilateral nephrectomy as related to age. Cancer Res. **27**, 286—292 (1967). — Post, J., and J. Hoffman: Late effects of H-3-TDR as a DNA label on liver cell replication. Radiat. Res. **30**, 748—758 (1967). — Prescott, D. M.: The syntheses of total macronuclear protein, histone, and DNA during the cell cycle in Euplotes eurystomus. J. Cell Biol. **31**, 1—9 (1966).

Robbins, E., and T. W. Borun: The cytoplasmic synthesis of histones in HeLa cells and its temporal relationship to DNA replication. Proc. nat. Acad. Sci. (Wash.) **57**, 409—416 (1967). — Rohr, H. P., J. Schmalbeck u. A. Feldhege: Elektronenmikroskopisch-autoradiographische Untersuchungen über die Eiweiß-Synthese in der Brunnerschen Drüse der Maus. Z. Zellforsch. **80**, 183—204 (1967). — Rothstein, H., J. Fortin, and D. Sonneborn: Inhibition of DNA synthesis and cell division by Actinomycin D. Experientia (Basel) **22**, 294 (1966). — Rubini, J. R., E. Westcott, and S. Keller: In vitro DNA labeling of bone marrow and leukemic blood leukocytes with tritiated thymidine. II. H-3-thymidine biochemistry in vitro. J. Lab. clin. Med. **68**, 566—576 (1966).

Sawicki, W., J. Kieler, and P. Briand: Autoradiographic analysis of the proliferation in vitro of six murine cell lines of non-malignant or malignant origin. Int. J. Cancer **2**, 153—161 (1967). — Scheving, L. E., and J. E. Pauly: Circadian phase relationships of thymidine-H-3 uptake, labeled nuclei, grain counts, and cell division rate in rat corneal epithelium. J. Cell Biol. **32**, 677—683 (1967). — Schneider, L. K., and W. O. Rieke: DNA replication patterns and chromosomal protein synthesis in opossum lymphocytes in vitro. J. Cell Biol. **33**, 497—509 (1967). — Shoup, G. D., D. M. Prescott, and J. R. Wykes: Thymidine triphosphate synthesis in Tetrahymena. I. Studies on thymidine kinase. J. Cell Biol. **31**, 295—300 (1966). — Showacre, J. L., W. G. Cooper, and D. M. Prescott: Nucleolar and nuclear RNA synthesis during the cell life cycle in monkey and pig kidney cells in vitro. J. Cell Biol. **33**, 273—279 (1967). — Sinclair, W. K., and R. A. Morton: X-ray sensitivity during the cell generation cycle of cultured chinese hamster cells. Radiat. Res. **29**, 450—474 (1966). — Skougaard, M. R., and P. A. Stewart: Comparative effectiveness of intraperitoneal and intramuscular H-3-TDR injection routes in mice. Exp. Cell Res. **45**, 158—166 (1966). — Steel, G. G.: Delayed uptake by tumours of tritium from thymidine. Nature (Lond.) **210**, 806—808 (1966). — Steel, G. G., K. Adams, and J. C. Barrett: Analysis of the cell population kinetics of transplanted tumours of widely-differing growth rate. Brit. J. Cancer **20**, 784—800 (1966). — Stenram, U., and R. Willén: The effect of Actinomycin D on ultrastructure and radioautographic ribonucleic acid and protein labeling in rat liver after partial hepatectomy. Cancer Res. **26**, 765—772 (1966). — Stryckmans, P., E. P. Cronkite, and T. M. Fliedner: DNA synthesis time of erythropoietic and granulopoietic cells in human beings. Schweiz. med. Wschr. **96**, 1278—1279 (1966). — Stumpf, W. E., and R. Lester: Secretion and absorption of mesobilirubinogen-H-3 studied by autoradiography. Lab. Invest. **15**, 1156—1162 (1966).

Thrasher, J. D., F. I. Clark, and D. R. Clarke: Changes in the vaginal epithelial cell cycle in relation to events of the estrous cycle. Exp. Cell Res. **45**, 232—236 (1966). — Tiepolo, L., M. Fraccaro, M. Hulten, J. Lindsten, A. Mannini, and P.-M. L. Ming: Timing of sex chromosome replication in somatic and germ-line cells of the mouse and the rat. Cytogenetics **6**, 51—66 (1967). — Till, J. E., G. F. Whitmore, and S. Gulyas: Deoxyribonucleic acid synthesis in individual L-strain mouse cells. II. Effects of thymidine starvation. Biochim. biophys. Acta (Amst.) **72**, 277—289 (1963). — Toto, P. D., and A. S. Dhawan: Generation cycle of oral epithelium in 400-day-old mice. J. dent. Res. **45**, 948—950 (1966).

Wagner, H. P., H. Cottier, E. P. Cronkite, L. Cunningham, C. R. Jansen, and K. R. Rai: Studies on lymphocytes. V. Short in vivo DNA synthesis and generation time of lymphoid cells in the calf thoracic duct after simulated or effective extracorporeal irradiation of circulating blood. Exp. Cell Res. **46**, 441—451 (1967). — Wainson, A. A., and A. M. Kuzin: DNS-Synthese der HeLa Zellen nach Bestrahlung mit einem Mikro-Strahl von α-Teilchen. Dokl. Akad. Nauk SSSR, Otd. Biophys. **165**, 933—936 (1965). — Whittle, E. D.: Effect of thymidine on deoxyribonucleic acid synthesis and cytidine metabolism in rat-thymus-cells. Biochim. biophys. Acta (Amst.) **114**, 44—60 (1966).

Zavarzin, A. A., N. A. Samoshkina, and A. K. Dondua: DNA synthesis and kinetics of cell reproduction in early embryogenesis of mice. J. obtsch. Biol. **27**, 697—710 (1966). — Zhinkin, L. N.: Synthesis of protein and regulation processes in the cell. Arch. Anat., Histol. i Embriol. **50**, 3—13 (1966).

Orthologie und Pathologie des Schwefelstoffwechsels der Zelle im Autoradiogramm.

Von

WOLFGANG OEHLERT, Freiburg i. Br.

Mit 9 Abbildungen

Abgesehen von den schwefelhaltigen Aminosäuren, zu deren de novo-Synthese der Warmblüterorganismus in nennenswertem Umfange nicht befähigt ist, sind es die Glucoproteide, welche den Hauptanteil der schwefelhaltigen organischen Substanzen ausmachen. Wir finden derartige Verbindungen, welche in Ester-Bindung einen Schwefelsäurerest besitzen, vor allem in der Knorpelgrundsubstanz, im Bindegewebe, in Gefäßwandungen, in Basalmembranen, in Schleimstoffen und schließlich im Heparin. Hinsichtlich ihrer chemischen Zusammensetzung handelt es sich bei diesen Schwefelverbindungen vor allem um die Chondroitin- und Mucoitin-Schwefelsäure. Über die Verwendung anorganischen Schwefels bei der Synthese dieser Substanzen und vor allem über ihre Umsatzgeschwindigkeit in den verschiedenen Geweben unter physiologischen und pathologischen Bedingungen konnten Aufschlüsse erst erhalten werden, als das radioaktive Schwefelisotop S^{35} für experimentelle Untersuchungen zur Verfügung stand. S^{35} ist ein β-Strahler mit etwa der gleichen β-Energie (0,167 Mev) wie C^{14}, aber einer Halbwertszeit von nur 87 Tagen. Somit ist es auch für die autoradiographische Untersuchung geeignet. Die Applikation bei Tracer-Untersuchungen am Warmblüter erfolgt als S^{35}-Natriumsulfat entweder durch parenterale Injektion oder durch orale Gabe. Durch chemische Bestimmung des anorganischen Sulfates und fortlaufende Aktivitätsmessungen im Serum oder Gewebswasser sowie durch die Anwendung der Ganzkörperautoradiographie können Aufschlüsse über die Verteilung und Ausscheidung des Sulfates gewonnen werden. Durch Aktivitätsmessungen an isolierten, schwefelhaltigen Glucoproteiden bzw. durch autoradiographische Untersuchungen an fixiertem Material können Anhaltspunkte für die Organverteilung bzw. die Einbauintensität oder den Umsatz des gebundenen Sulfates erhalten werden.

Aufnahme, Organverteilung und Ausscheidung von S^{35}-Sulfat

Nach subcutaner Injektion von S^{35}-Sulfat beobachtet man im Ganzkörperautoradiogramm bei tiefen Temperaturen, bei denen eine postmortale Diffusion der injizierten Substanz weitgehend vermieden wird, eine starke Aktivitätsanreicherung im Injektionsbereich sowie eine Organ- und Gewebsverteilung, welche der Blutversorgung der einzelnen Gewebe weitgehend entspricht[1]. Das Zentralnervensystem, das Auge sowie die Lichtung des Magen-Darmtraktes sind bis zu 30 min nach Injektion weitgehend frei von S^{35}-Sulfat. Bereits innerhalb der

[1] PELLERIN 1961.

ersten Minuten nach Injektion beginnt die Ausscheidung anorganischen Sulfats durch die Nieren und gleichzeitig ein Einbau in Glucoproteide[1]. Die Applikationsart (peroral, subcutan, intraperitoneal oder percutan) hat keinen Einfluß auf das Einbaumuster oder den Ausscheidungsmodus des S^{35}-Sulfats[2]. Ein geringer Prozentsatz der zugeführten S^{35}-Aktivität wird über die Leber mit der Galle ausgeschieden[3], wobei angenommen wird, daß hier ein Einbau des S^{35}-Sulfats in Taurocholsäure erfolgt[4]. Nach intravenöser Injektion von S^{35}-Sulfat wurde bei Ratten an Serumproteine gebundenes S^{35} nachgewiesen. Sowohl die α-1-Globuline als auch Albumine und Fibrinogen enthielten nach elektrophoretischer Trennung S^{35}. Dabei waren 5% der Gesamtaktivität der Serumproteine auf S^{35}-Cystin und Methionin und 95% auf S^{35}-Sulfat zurückzuführen[5]. Dieser Befund gab Anlaß zu der Frage, ob auch der Warmblüterorganismus in der Lage sei, anorganischen Schwefel zur Synthese schwefelhaltiger Aminosäuren zu verwenden. In entsprechenden Untersuchungen an Ratten konnte zwar gezeigt werden, daß vor allem bei jungen, 10 Tage alten Ratten ein verschwindend geringer Prozentsatz der injizierten S^{35}-Aktivität im Cystin nachweisbar ist, es konnte jedoch nicht entschieden werden, ob es sich hierbei um einen Schwefelaustausch oder um eine de novo-Synthese der schwefelhaltigen Aminosäure handelt[6].

Wenn nachgewiesen wurde, daß innerhalb von 120 Std nach einer einmaligen Injektion von S^{35}-Natriumsulfat 95% der gegebenen Aktivität mit dem Harn und den Faeces ausgeschieden werden[7], so hat man zwischen einer direkten Eliminierung der S^{35}-Sulfataktivität aus dem strömenden Blut durch die Nieren und der Ausscheidung von S^{35}-Sulfat, welches zwischenzeitlich in organische Schwefelverbindungen eingebaut war, zu unterscheiden. So dürfte vor allem die Ausscheidung von S^{35}-Sulfat mit den Faeces auf kurzlebige Schwefelverbindungen in den Schleimstoffen des Magen-Darmtraktes zurückzuführen sein, welche von der Schleimhaut in die Magen-Darmlichtung abgegeben werden. Auf diese Frage soll aber in einem anderen Kapitel eingegangen werden.

Der Einbau von S^{35}-Sulfat in schleimbildende Zellen.

Der Warmblüterorganismus besitzt vor allem im Bereiche des Digestionstraktes, aber auch im Respirations- und Urogenitaltrakt eine Reihe von schleimbildenden Drüsen und Zellen. Bereits in alten Arbeiten werden die Sekretionsprodukte dieser Zellen in zwei Hauptgruppen unterteilt, von denen die eine schwefelhaltig, die andere schwefelfrei ist[8]. Die Verwendung von S^{35}-Sulfat bei autoradiographischen Untersuchungen erbrachte eine Bestätigung dieser Einteilung und ergab Aufschlüsse über die Lokalisation von Drüsen und Zellen, welche bei der Schleimproduktion anorganischen Schwefel verwenden[9]. Dabei ergaben sich Unterschiede zwischen einzelnen Tiergattungen, so konnte z.B. nachgewiesen werden, daß zwar beim Meerschweinchen ein deutlicher Einbau anorganischen Schwefels in die Zellen der Brunnerschen Drüsen im Duodenum erfolgt, nicht aber bei der Maus, der Ratte und der Katze[10]. Bereits bei der Ganzkörperautoradiographie wurde 6 Std nach Injektion von S^{35}-Sulfat eine starke autoradiographische Schwärzung im Bereiche des Magen-Darmtraktes der Maus beobachtet, welche auf eine Schwefelausscheidung zurückgeführt wurde[11]. Auto-

[1] Boström 1953, Dziewiatkowski 1954a.
[2] Cohen und Delassue 1959, Remmlinger und Oehlert 1963.
[3] Cohen und Delassue 1959.   [4] Boström und Aqvist 1952.
[5] Dziewiatkowski und Ferrante 1957.   [6] Dziewiatkowski 1954a.
[7] Dziewiatkowski 1953.   [8] Liebermann 1887.   [9] Jennings und Florey 1956.
[10] Belanger 1953b, Jennings und Florey 1956.
[11] Pellerin 1961, Kutzim 1962a und b.

radiographische Untersuchungen an fixierten Gewebsschnitten konnten demgegenüber nachweisen, daß es sich bei der hier beobachteten S^{35}-Aktivität um organisch gebundenen Schwefel handelte, welcher in zahlreiche Zellelemente des Magen-Darmtraktes eingebaut worden war[1]. Systematische autoradiographische Untersuchungen des gesamten Verdauungstraktes von der Mundhöhle bis zum Rectum lieferten schließlich einen Gesamtüberblick über die Lokalisation von Zellen, welche bei der Produktion schwefelhaltigen Schleimes anorganischen Schwefel in Form von S^{35}-Sulfat einbauen[2].

In den Epithelien zahlreicher schleimbildender Speicheldrüsen bei der Ratte und bei der Maus beobachtet man bereits 4—6 Std nach einmaliger Injektion

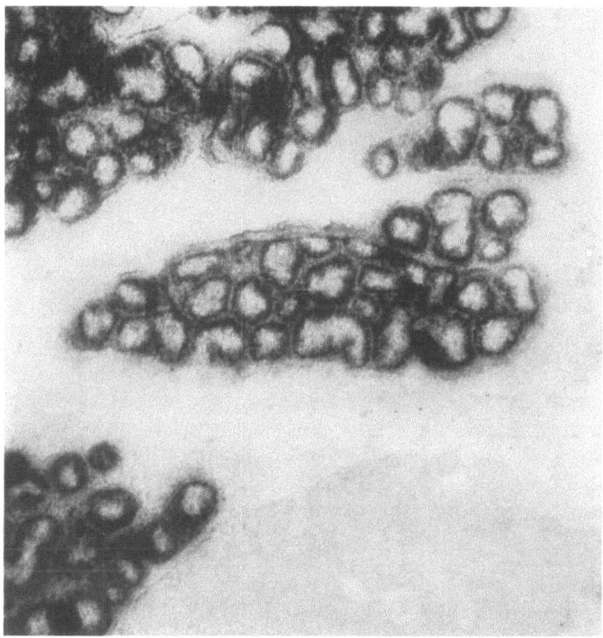

Abb. 1. Autoradiogramm einer mukösen Speicheldrüse der Ratte vom Zungengrund, 6 Std nach Injektion von S^{35}-Sulfat. Sehr starker Schwefeleinbau in Drüsenepithelien der mukösen Speicheldrüse bei praktisch fehlender Schwefelinkorporation in Epithelien einer serösen Drüse (unterer Bildrand rechts).

von S^{35}-Sulfat einen starken Schwefel-35-Einbau. Dabei ist die Aktivitätsanreicherung in kleinen, schleimbildenden Speicheldrüsen, welche im Bereiche des Musculus masseter der Ratte gelegen sind, größer als in allen anderen Speicheldrüsen[3]. Neuere Untersuchungen haben ergeben, daß zumindest die gleiche Einbauintensität auch in den Speicheldrüsen des Zungengrundes der Ratte besteht[4] (Abb. 1). Die serösen Endstücke der Parotisdrüse und der gemischten Speicheldrüsen lassen nur einen sehr geringen Einbau von anorganischem S^{35}-Sulfat erkennen[5].

Im Drüsenmagen von Ratte und Maus beobachtet man bei Versuchszeiten zwischen 4 und 10 Std eine deutliche Anreicherung von gebundenem S^{35}-Sulfat im Bereich der Foveolae gastricae, während das Oberflächenepithel und die Drüsenkörper nur wenig Aktivität besitzen (Abb. 2). Bei längeren Versuchszeiten

[1] ODEBLAD und BOSTRÖM 1952, BOSTRÖM 1953, DAVIES und YOUNG 1954b, BELANGER 1954a.
[2] BELANGER 1954a, JENNINGS und FLOREY 1956, DZIEWIATKOWSKI 1958.
[3] DAVIES und YOUNG 1954.   [4] ROTH, NOLTENIUS und OEHLERT 1963.
[5] DAVIES und YOUNG 1954b, JENNINGS und FLOREY 1956.

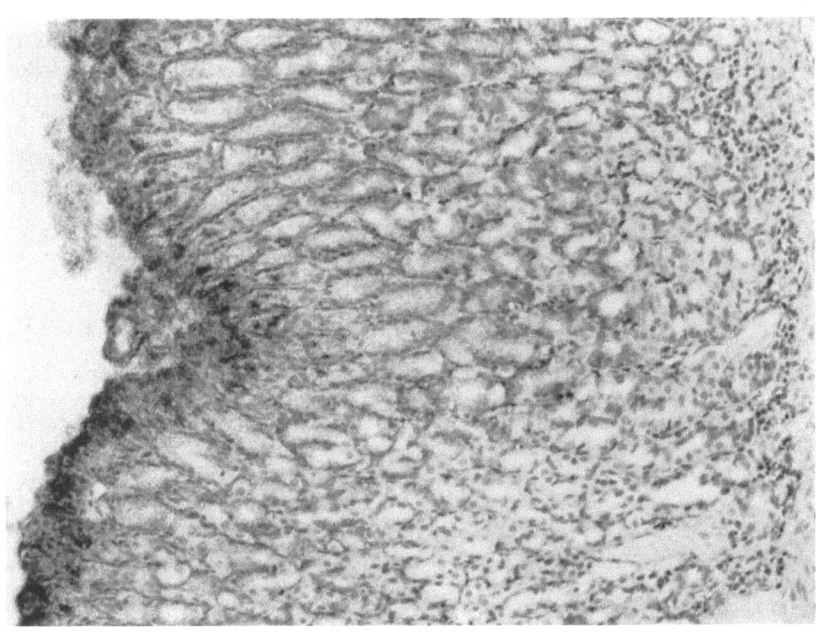

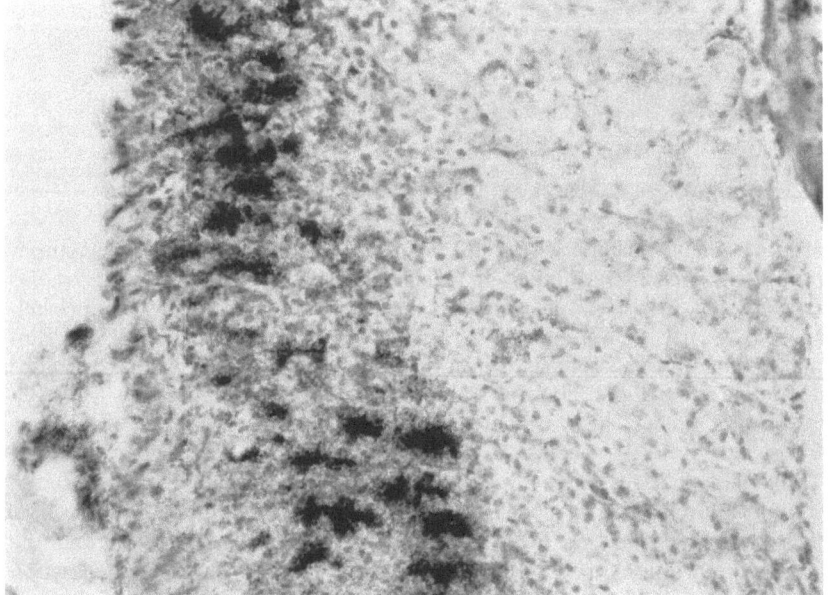

Abb. 2a u. b. Gefärbte (Hämatoxylin-Eosin) Autoradiogramme der Schleimhaut des Drüsenmagens der Ratte. 6 (a) und 24 (b) Std nach Injektion von S^{35}-Sulfat. (Flüssige-Emulsion Ilford G 5.) a Nach 6 Std stärkster Einbau im Bereich der Foveolae gastricae. Sehr geringe S^{35}-Aktivität über den Haupt- und Belegzellen. b Nach 24 Std stärkste Aktivität im Oberflächenepithel und in aufliegenden Schleimmassen

verschiebt sich die autoradiographische Schwärzung nach dem Oberflächenepithel zu, und bereits 24 Std nach einmaliger Injektion findet man in den der Schleimhautoberfläche aufliegenden Schleimmassen eine deutliche Markierung, während die Schleimhaut selbst kaum noch Aktivität enthält[1]. Diese Verschiebung der S[35]-Aktivität wird mit einer Wanderung von schleimbildenden Zellen aus den Foveolae gastricae, den Indifferenzzonen der Magenschleimhaut[2] zur Schleimhautoberfläche hin erklärt[3].

Im Bereiche des Duodenums, des Jejunums und des Ileums, vor allem aber im Bereich des Dickdarms sind es die Becherzellen, welche den stärksten Einbau

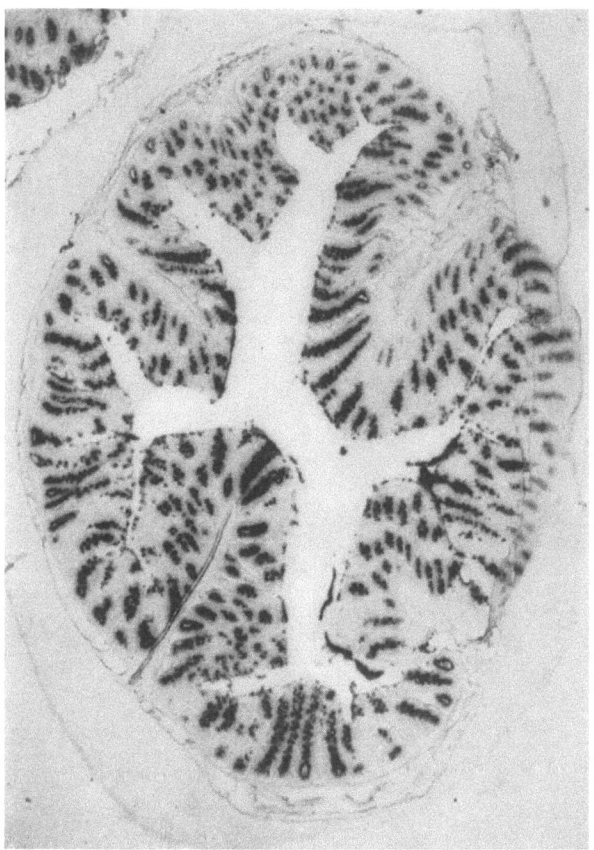

Abb. 3. Ungefärbtes Übersichtsautoradiogramm des Dickdarmes der Ratte, 6 Std nach Injektion von S[35]-Sulfat. (Flüssige Emulsion Ilford G 5.) Deutliche, starke Markierung der Becherzellen bei geringgradiger Markierung des Zottenstromas, des submukösen Bindegewebes und der Muskulatur

von S[35]-Sulfat erkennen lassen (Abb. 3)[4]. Auch hier beobachtet man eine Verschiebung des Aktivitätsmaximums, welches 6 Std nach Injektion über den Becherzellen der Krypten liegt, zur Zottenoberfläche hin, an der 12 Std nach Injektion die am stärksten markierten Becherzellen aufzufinden sind (Abb. 4).

---

[1] DAVIES und YOUNG 1954 b, BELANGER 1954 a, JENNINGS und FLOREY 1956, DZIEWIATKOWSKI 1958, REMMLINGER und OEHLERT 1963.   [2] OEHLERT und TH. BÜCHNER 1961.
[3] JENNINGS und FLOREY 1956, REMMLINGER und OEHLERT 1963.
[4] BELANGER 1954a, JENNINGS und FLOREY 1956, DZIEWIATKOWSKI 1958, REMMLINGER und OEHLERT 1963.

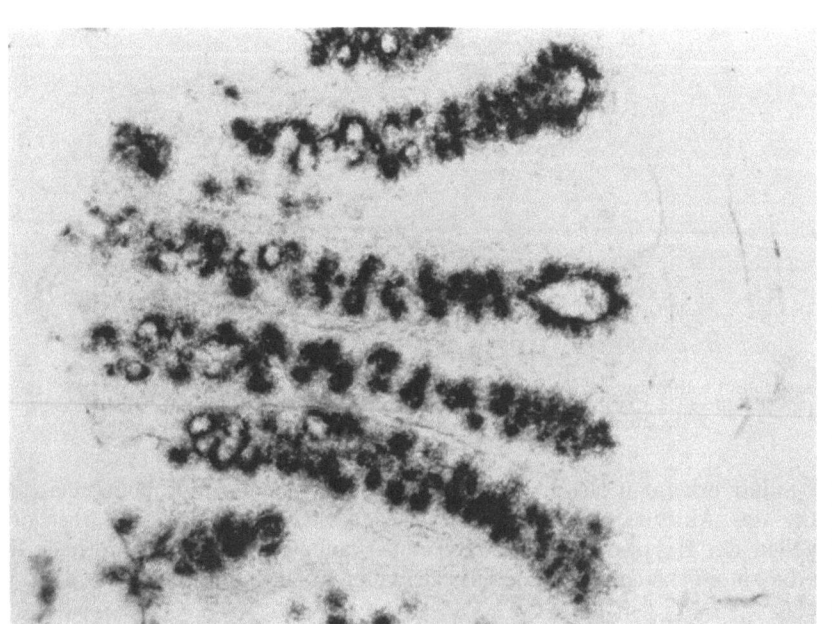

Abb. 4a u. b. Ungefärbte Autoradiogramme des Dickdarmes der Ratte, 6 (a) und 24 (b) Std nach Injektion von S³⁵-Sulfat. (Flüssige Emulsion Ilford G 5.) a Nach 6 Std stärkste Markierung der Becherzellen im Kryptenbereich und in unteren Mucosabezirken. b Nach 24 Std Fehlen markierter Becherzellen in Krypten, stark markierte Becherzellen in oberen Schleimhautabschnitten

Auch für diese Aktivitätsverschiebung wird das Hochwandern von Becherzellen aus den Krypten an die Zottenoberfläche angenommen[1], was um so wahrscheinlicher ist, als die Wanderungszeit der Darmepithelien von den Lieberkühnschen Krypten bis zur Zottenspitze im Dünndarm etwa 40 Std und im Dickdarm etwa 72 Std beträgt, wie autoradiographische Untersuchungen mit H^3-Thymidin bei Ratte und Maus ergeben haben[2].

Für die einzelne schleimbildende Zelle in Speicheldrüsen und im Dünn- und Dickdarm konnten autoradiographische Untersuchungen zeigen, daß zunächst (1 Std) in kernnahen, basalen Zellabschnitten ein S^{35}-Einbau eintritt und daß erst später nach 6—24 Std eine Aktivitätsverteilung auf das gesamte Cytoplasma erfolgt[3]. Bei hungernden Tieren war der Einbau von anorganischem S^{35} in die schleimbildenden Zellen des Magen-Darmtraktes stärker als bei normal ernährten Tieren, wobei nicht entschieden werden kann, ob diesem Aktivitätsunterschied eine vermehrte Neubildung oder eine verlangsamte Abgabe zugrunde liegt[4]. Daß die starke autoradiographische Schwärzung der Zellen der mucösen Speicheldrüsen und der Becherzellen im Magen-Darmtrakt auf der Verwertung anorganischen Schwefels und nicht auf einem Einbau organisch gebundenen Schwefels in Form schwefelhaltiger Aminosäuren beruht, konnten vergleichende Untersuchungen mit S^{35}-markierten Thioaminosäuren beweisen, wobei gerade diese Zellarten eine außerordentlich geringe Aktivitätsaufnahme erkennen ließen[5].

Der schnelle Einbau von anorganischem Schwefel in die Sulfo-Mucopolysaccharide der schleimbildenden Zellen im Bereiche des Verdauungstraktes und seine rasche Abgabe mit den Schleimstoffen, welche bereits 48 Std nach der Injektion abgeschlossen ist[6], sind ein Hinweis auf die große Umsatzgeschwindigkeit dieser Substanzen und auf die lebhafte Sekretionstätigkeit der entsprechenden Zellen, die nur mit Hilfe der Tracermethode erfaßt werden konnten.

Der Schwefeleinbau in die Chondroitinschwefelsäure des hyalinen und des Gelenkknorpels.

Im Gegensatz zum schnellen Einbau und zur entsprechend rasch verlaufenden Abgabe des S^{35}-Sulfat in den schleimbildenden Zellen des Magen-Darmtraktes beobachtet man im Ganzkörperautoradiogramm eine langsam zunehmende Markierung der verschiedenen Knorpelgewebe nach Injektion von S^{35}-Sulfat, die auch dann ihre Radioaktivität behalten, wenn die übrigen Gewebe des Organismus frei von autoradiographisch nachweisbarem S^{35}-Sulfat sind[7].

Durch chemische Untersuchungen konnte nachgewiesen werden, daß im Knorpelgewebe der Hauptbestandteil der Radioaktivität nach Applikation von S^{35}-Sulfat als Chondroitinschwefelsäure vorliegt[8]. Kombinierte autoradiographische und chemische Untersuchungen haben ergeben, daß im hyalinen Knorpel der Rippen und der Trachea das Maximum des S^{35}-Sulfat-Einbaues nach etwa 24 Std erreicht ist, und daß dann bis zum 16. Tag ein Aktivitätsabfall der Chondroitinschwefelsäure auf die Hälfte des ursprünglichen Wertes erfolgt[9]. Aus diesem Verlauf des Aktivitätsabfalles wird auf eine Halbwertszeit des Chon-

---

[1] JENNINGS und FLOREY 1956, DZIEWIATKOWSKI 1958, REMMLINGER und OEHLERT 1963.
[2] OEHLERT und TH. BÜCHNER 1961.
[3] BELANGER 1954a, JENNINGS und FLOREY 1956, DZIEWIATKOWSKI 1958.
[4] JENNINGS und FLOREY 1956.
[5] JENNINGS und FLOREY 1956, NIKLAS und OEHLERT 1956.
[6] BOSTRÖM 1953, DZIEWIATKOWSKI 1956.
[7] COHEN und DELASSUE 1959, PELLERIN 1961, KUTZIM 1962.
[8] DZIEWIATKOWSKI 1951, BOSTRÖM 1953.
[9] BOSTRÖM 1953, BOSTRÖM, ODEBLAD und FRIBERG 1952, ODEBLAD und BOSTRÖM 1952.

droitinsulfates im hyalinen Knorpel von 16 Tagen geschlossen[1]. Bei autoradiographischen Untersuchungen am Trachealknorpel und am Knorpelgewebe des Sternums sowie am Gelenkknorpel konnte nachgewiesen werden, daß der hyaline Knorpel der Trachea eine größere Einbauaktivität für S^{35}-Sulfat besitzt als der Gelenkknorpel[2] (Abb. 5). Demgegenüber liegt die Einbauaktivität des Säulenknorpels in den Epiphysen der langen Röhrenknochen höher als die des Gelenk- und hyalinen Knorpels[3]. Durch kurzzeitige Untersuchungen konnte nachgewiesen werden, daß

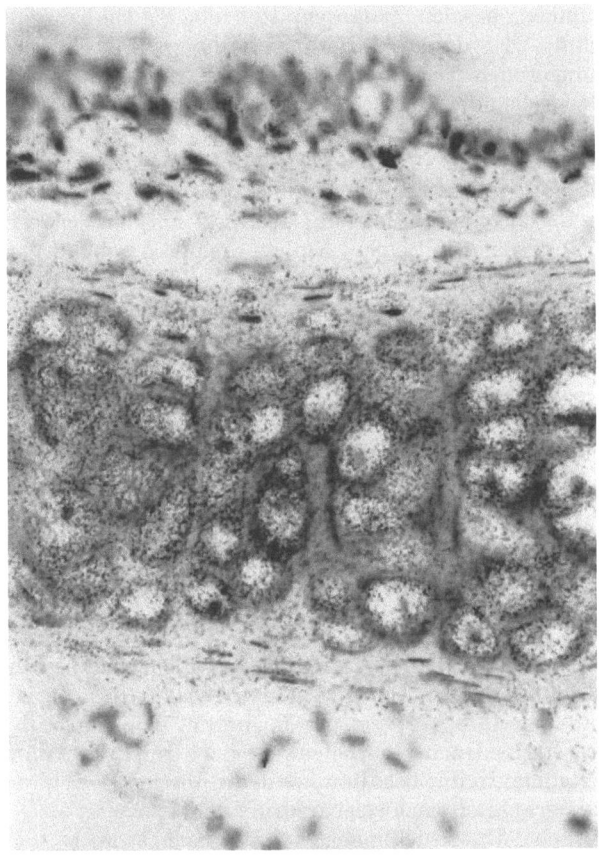

Abb. 5. Gefärbtes (Hämatoxylin-Eosin) Autoradiogramm der Trachea der Ratte, 24 Std nach Injektion von S^{35}-Sulfat. (Flüssige Emulsion Ilford G 5.) Starke S^{35}-Inkorporation im Trachealknorpel, geringere Markierung des Epithels und des lockeren Bindegewebes

der S^{35}-Einbau und somit die Synthese der Chondroitinschwefelsäure ein cellulärer Prozeß ist, der in den Chondrocyten stattfindet: S^{35} findet sich zuerst in den Knorpelzellen. Von diesen wird dann nach einiger Zeit die markierte Substanz an die Grundsubstanz abgegeben. Hierbei besitzen die reifen Knorpelzellen in der Gewebsperipherie eine größere Syntheseaktivität als die Zellen in zentralen Gewebsabschnitten. Die jungen, nicht voll ausgereiften Chondrocyten des Perichondriums und subperichondrialer Bezirke besitzen demgegenüber eine geringere Einbauaktivität für S^{35}-Sulfat[4]. Während dieser synthetische Prozeß der Chondrocyten durch Röntgenstrahlen auch in hoher Dosierung nicht gehemmt wird[5],

[1] Boström und Jorpes 1954.   [2] Pelc und Glücksmann 1955.
[3] Davies und Young 1954a.   [4] Pelc und Glücksmann 1955.
[5] Odeblad und Ziliotto 1955.

wird durch hohe Dosen von Vitamin A der Sulfateinbau in Chondrocyten erheblich vermindert[1]. Durch in vitro-Versuche an menschlichem Knorpelgewebe konnte ebenfalls nachgewiesen werden, daß der S^{35}-Sulfateinbau in Chondroitinschwefelsäure innerhalb der Chondrocyten erfolgt[2]. Der bei Osteoarthritis gesteigerte Sulfateinbau erklärt sich durch eine Zunahme von Chondrocyten, die zu Zellhaufen zusammenliegen[3].

Wie für die schleimbildenden Zellen im Magen-Darmtrakt besteht auch für die Knorpelgewebe mit Ausnahme des Epiphysenknorpels ein deutlicher Unterschied zwischen der Einbauaktivität für schwefelhaltige Aminosäuren und anorganischen Schwefel. Dem lebhaften und schnellen Einbau von anorganischem S^{35} in die Chondroitinschwefelsäure steht ein außerordentlich langsamer und geringer Einbau von S^{35}-Aminosäuren in die Proteine gegenüber[4]. Andererseits zeigen die autoradiographischen Untersuchungen mit S^{35}-Sulfat, daß der Begriff der bradytropen Gewebe, zu denen ja vor allem der Knorpel der Trachea, des Ohres und der Gelenkflächen gerechnet wird, wohl für den Eiweißumsatz, nicht aber für den Sulfatumsatz gilt und daß auch Gewebe, welche nicht capillarisiert sind, sondern durch Diffusion ernährt werden, einem lebhaften Stoffumsatz unterliegen können.

Der Schwefeleinbau in die Chondroitinschwefelsäure des Epiphysenknorpels und des Knochens.

Im Gegensatz zum Gelenk- und hyalinen Knorpel konnte durch autoradiographische Untersuchungen mit markierten Aminosäuren im Epiphysenknorpel der langen Röhrenknochen ein lebhafter Eiweiß-Stoffwechsel nachgewiesen werden[5]. Für dieses Gewebe besteht eine Parallelität zwischen Eiweißumsatz und Sulfateinbau, und bereits bei Ganzkörperautoradiographien beobachtet man einen deutlichen und erheblichen Einbau von S^{35}-Sulfat in seine Chondroitinschwefelsäure[6]. Wie im hyalinen Knorpel[7] wurde auch am Epiphysenknorpel von Maus, Ratte und Kaninchen bei kurzen Versuchszeiten (1—2 Std) eine ausschließlich intracellulär lokalisierte Markierung der Chondroitinschwefelsäure nachgewiesen[8]. Hierbei zeigen die proliferierenden und hypertrophischen Zellen des Säulenknorpels die größte Aktivitätsanreicherung, während die vacuolisierten Knorpelzellen eine weit geringere S^{35}-Aktivität erkennen lassen[9]. Mit zunehmender Versuchszeit verlagert sich die S^{35}-Aktivität in die extracelluläre Grundsubstanz, und es tritt eine Verschiebung in Richtung der Verknöcherungszone ein. Sieben Tage nach einer einmaligen Injektion von S^{35}-Sulfat findet man die Aktivität innerhalb von Knorpelinseln, die von Knochentrabekeln umgeben sind, und 15 Tage später liegen S^{35}-markierte Substanzen in Knochentrabekeln im Bereiche der Metaphyse[10]. So klar und eindeutig die autoradiographischen Bilder sind, so ungeklärt ist bisher die Rolle, welche die Chondroitinschwefelsäure bei der Ossifikation spielt[11]. Zahlreiche autoradiographische Untersuchungen wurden mit S^{35}-Sulfat an wachsenden Knochen verschiedenster Tiere durchgeführt, um die Mitwirkung von Schwefelverbindungen bei der Ossifikation zu klären. Die Ergebnisse dieser Untersuchungen haben unsere Kenntnisse über das Knochenwachstum erheblich vermehrt.

---

[1] McElligott 1962.   [2] Meachim und Collins 1961.   [3] Meachim und Collins 1962.
[4] Niklas und Oehlert 1956.   [5] Niklas und Oehlert 1956, Koburg 1961.
[6] Cohen und Delassue 1959, Pellerin 1961, Kutzim 1962.
[7] Pelc und Glücksmann 1955.
[8] Belanger 1954a, Dziewiatkowski 1951, Engfeld und Westerborn 1960a.
[9] Engfeld und Westerborn 1960a.   [10] Engfeld und Westerborn 1960a.
[11] Engfeld und Westerborn 1960a.

Bereits die ersten autoradiographischen Untersuchungen unter Verwendung von S[35]-Sulfat am Röhrenknochen des wachsenden Tieres hatten ergeben, daß 24 Std nach Injektion der größte Teil der Schwefelaktivität in der Epiphyse als Chondroitinsulfat vorliegt[1] und daß hier eine Übereinstimmung zwischen färberisch nachweisbaren Mucopolysacchariden und der Intensität des Schwefeleinbaues besteht[2]. Im Knochen selbst lag der angebotene Sulfatschwefel zum geringeren Teil als anorganischer und zum größten als organisch gebundener Schwefel[3] vor, wobei nach Injektion von S[35]-Sulfat in der Spongiosa etwa das Doppelte der Schwefelaktivität der Compacta aufgefunden wurde[4]. Der organisch gebundene Schwefelanteil geht dabei auch in der Diaphyse vorwiegend auf Chondroitinsulfat zurück[5]. Nach autoradiographischen Untersuchungen von Kent, Jowsey, Steddon, Oliver und Vaughan (1954) liegt das Chondroitinsulfat des Knochens in einer labilen, durch Entkalkungsmittel herauslösbaren und einer stabilen Form vor, wobei die stabile Form vor allem im Bereiche der Wachstumszonen vorherrschen soll. Am Gewebsschnitt wird durch Testikelhyaluronidase, nicht aber durch Staphylokokkenhyaluronidase die eingebaute Schwefelaktivität aus der Chondroitinschwefelsäure der Epiphyse herausgelöst, was für die Annahme spricht, daß es sich hierbei um das Chondroitinsulfat A oder C handelt[6]. Nun konnte nicht nur im Bereiche der Epiphyse, sondern auch in periostalen Gewebsbezirken des Knochens ein deutlicher Einbau von S[35]-Sulfat in Chondroitinsulfat nachgewiesen werden, wobei vor allem die Osteoblasten bei frühen Versuchszeiten einen starken Schwefeleinbau erkennen ließen[7]. Diese Beobachtung ist insofern erstaunlich, als die Osteoblasten keine metachromatische Farbreaktion erkennen lassen. Es wurde daher angenommen, daß die in den Osteoblasten synthetisierte Sulfatverbindung schnell an die Umgebung abgegeben wird[8]. Die Beteiligung des Chondroitinsulfates sowohl bei der enchondralen als auch bei der periostalen Knochenneubildung führte zu folgender Anschauung über den Mechanismus der Knochenmineralisation[9].

Das in den Zellen des Säulenknorpels und den Osteoblasten synthetisierte Chondroitinsulfat wird in die PAS-positive präossale Substanz abgegeben und dient hier als Bindemittel zwischen den Apatitkristallen und dem Kollagen, wobei die PAS-Reaktion und die Affinität zu Toluidinblau verlorengehen, der Schwefelgehalt jedoch erhalten bleibt. Entsprechend der wesentlichen Beteiligung des Chondroitinsulfats bei der Knochenneubildung besteht eine direkte Proportionalität zwischen Größe des S[35]-Sulfat-Einbaues und Knochenwachstum[10], und mit zunehmendem Lebensalter vermindert sich die Einbauaktivität des S[35]-Sulfats, wobei das Einbaumuster unverändert bleibt[11].

In ähnlicher Weise wie die Verlangsamung des Knochenwachstums sich in einer Abnahme des Sulfateinbaues in Chondroitinsulfat äußert, manifestiert sich die Wirkung wachstumshemmender oder eine Verminderung wachstumsfördernder Substanzen auch in einem verminderten Sulfateinbau oder einer herabgesetzten Utilisation des Chondroitinsulfates.

[1] Dziewiatkowski 1951, Boström 1951, Odeblad und Boström 1952.
[2] Amprino 1954.   [3] Engfeld und Hiertquist 1954.
[4] Engfeld, Engström und Boström 1954.
[5] Dziewiatkowski, Bronner, Di Ferrante, Archibald 1957, Dziewiatkowski, Di Ferrante, Bronner, Okinaka 1957.
[6] Lea und Vaughan 1957, Tonna und Cronkite 1959.   [7] Tonna und Cronkite 1959.
[8] Tonna und Cronkite 1959.
[9] Belanger 1954 b, Duthie und Barker 1955, Vincent 1957, Lea und Vaughan 1957, Tonna und Cronkite 1959.
[10] Dziewiatkowski 1954 b.
[11] Tonna und Cronkite 1960.

So konnte durch autoradiographische Untersuchungen nachgewiesen werden, daß Thyroxin den Chondroitinsulfat-Umsatz steigert und Thiouracil ihn vermindert[1]. In thyreoidektomierten oder mit J^{131} behandelten Ratten wird autoradiographisch ein verminderter S^{35}-Sulfateinbau in die Chondroitinschwefelsäure des Epiphysenknorpels und der Haut beobachtet[2]. Sowohl bei Vitamin A-Mangel[3] als auch nach Überdosierung von Vitamin A[4] wurde in vivo und in vitro ein verringerter Schwefeleinbau in das Chondroitinsulfat des Knochengewebes nachgewiesen, während Vitamin D-Mangel nicht zu einer Einbauhemmung von S^{35}-Sulfat in Chondroitinsulfat, sondern anscheinend zu einer verminderten Utilisation des Chondroitinsulfats bei der Verknöcherung führt[5]. Magnesiummangel hat eine Verminderung des Sulfat- und Aminosäureeinbaues in die Zellen des Säulenknorpels zur Folge[6], und unter der Behandlung mit Natriumfluorid kommt es zu einer gesteigerten Synthese des Chondroitinsulfates im Knorpel und Knochen wachsender Tiere[7].

Von besonderer praktischer Bedeutung war die Beobachtung, daß Cortison die Synthese von Mucopolysacchariden durch eine Einbauhemmung von Sulfat in Chondroitinschwefelsäure unterdrückt[8], da der verminderte Einbau von S^{35}-Sulfat in Chondroitinsulfat bei Embryonen mit Cortison behandelter Muttertiere den Verschluß des Gaumens verhindert und damit die Bildung von Gaumenspalten hervorruft[9]. In ähnlicher Weise konnten auch die unter der Behandlung mit Lathyrus odoratus oder β-Aminopropionitril sich entwickelnden histologischen Veränderungen im Epiphysenknorpel zum Teil auf Störungen im Sulfatstoffwechsel des Säulenknorpels zurückgeführt[10] und nach Papain-Injektionen autoradiographisch faßbare Veränderungen im Sulfateinbau der Zellen des Säulenknorpels nachgewiesen werden[11].

Bei der Frakturheilung konnte durch autoradiographische Untersuchungen gezeigt werden, daß innerhalb einer Woche nach der Fraktur wohl eine Steigerung des P^{32}-Einbaues, nicht aber der S^{35}-Sulfatinkorporation im Callus einsetzt[12]. Drei Wochen nach der Fraktur dagegen wurde ein auf das Doppelte gesteigerter Sulfateinbau im Frakturbereich nachgewiesen, der innerhalb von 8 Wochen auf normale Werte zurückging und der durch eine Ruhigstellung des gebrochenen Beines deutlich verringert wurde[13]. Auch bei der Fraktur erfolgte der S^{35}-Einbau in Chondroitinsulfat intracellulär in Osteoblasten und Osteoclasten[14].

Wie bei der Mineralisation des Knochens, so spielt auch bei der Mineralisierung der Zähne das Chondroitinsulfat eine Rolle, wie autoradiographische Untersuchungen an Zähnen verschiedener Entwicklungsstadien gezeigt haben[15]. 1—2 Std nach der Injektion von S^{35}-Sulfat findet man in Zähnen junger Ratten und Hamster S^{35}-Aktivität in diffuser Verteilung im Dentin und Prädentin, welche nach Demineralisation nicht mehr nachweisbar ist. Statt dessen beobachtet man einen S^{35}-Aktivitätsstreifen an der Grenze von Prädentin zum Dentin, der mit zunehmender Versuchszeit sich in Richtung der Dentin-Schmelzgrenze verschiebt[16]. Diese S^{35}-Aktivität wird im Gegensatz zur Metachromasie durch Hyaluronidase nicht beein-

---

[1] Boström 1951, Dziewiatkowski 1957.   [2] Dziewiatkowski 1957.
[3] Dziewiatkowski 1954c.   [4] Fell, Mellanby und Pelc 1956, McElligott 1962.
[5] Dziewiatkowski 1954b.   [6] Belanger 1958b.
[7] Belanger, Visek, Lotz, Comar 1957.
[8] Layton 1951a, 1951b, Boström und Odeblad 1953a, Kowalewski 1958.
[9] Larsson 1962b und c.   [10] Belanger 1958a, Engfeld, Tegner und Bergquist 1961.
[11] Engfeld und Westerborn 1960b.   [12] Duthie und Barker 1955.
[13] Osborne und Kowalewski 1956.   [14] Tonna 1960.
[15] Engfeld, Bergman und Hammarlund-Essler 1954, Belanger 1955, Curran und Kennedy 1955, Boyd 1957.
[16] Belanger 1955.

trächtigt. Im Schmelz selbst läßt sich weder bei älteren noch bei jungen Tieren S[35]-Aktivität nachweisen[1].

Der Schwefeleinbau im Bindegewebe und den Gefäßen.

Entsprechend dem chemischen Aufbau des Bindegewebes und der Gefäßwand, an dem neben Eiweiß auch die Hyaluronsäure und die Chondroitinschwefelsäure beteiligt sind, wird in autoradiographischen Untersuchungen nach Injektion von S[35]-Sulfat ein Einbau des Sulfates in die Bindegewebsanteile der verschiedensten Organe und die Gefäßwände beobachtet[2].

Für das Chondroitinsulfat der Haut wurde bei der Ratte eine biologische Halbwertszeit, gemessen am Ein- und Abbau von S[35]-Sulfat, von 8—9 Tagen bestimmt[3]. Wie quantitativ chemische Untersuchungen an Ratten verschiedenen Lebensalters unter Verwendung von S[35]-Sulfat ergaben, bestehen zwischen der Bindegewebskomponente der verschiedenen Organe und Gewebe erhebliche Unterschiede hinsichtlich der biologischen Halbwertszeit ihrer Chondroitinschwefelsäure. Sie wird für das Bindegewebe der Haut in Übereinstimmung mit den Werten von BOSTRÖM und JORPES (1954) mit 7—9 Tagen für das Bindegewebe der Leber, der Niere und des Herzens mit 3—4 Tagen angegeben[4]. Bei neugeborenen Ratten liegen die Werte für die biologische Halbwertszeit des Chondroitinsulfates der Organbindegewebe erheblich niedriger als die ausgewachsener und älterer Tiere[4].

Wie im Knorpelgewebe ist auch im Bindegewebe der Schwefeleinbau in Chondroitinsulfat ein intracellulärer Prozeß, und man beobachtet im Autoradiogramm bei frühen Versuchszeiten nach Injektion von S[35]-Sulfat einen Einbau in Fibroblasten, weniger in Fibrocyten, von denen dann bei späteren Versuchszeiten S[35]-markiertes Chondroitinsulfat an die Grundsubstanz abgegeben wird[5]. Entsprechend dem Gesamtumsatz des Bindegewebes findet man auch für die Einzelzelle in jüngeren Tieren einen größeren Schwefelumsatz als in älteren[6]. Wie nicht anders zu erwarten, erfolgt bei einer Bindegewebsaktivierung im Verlaufe von Entzündungen eine Steigerung des Einbaues von S[35]-Sulfat, wie in autoradiographischen Untersuchungen an Absceßmembranen[7], im Granulationsgewebe in der Umgebung von Polystyren-Film[8] und in der Umgebung von Tumortransplantaten[9] gezeigt werden konnte. Eine Steigerung des S[35]-Sulfateinbaues in das Bindegewebe unterschiedlichster Lokalisation wurde jedoch auch bei bakterieller Allgemeininfektion, nach Pyrexalbehandlung und nach Sauerstoffmangel bzw. Ganzkörperbestrahlung beobachtet und als ,,universelle, unspezifische Mesenchymreaktion`` bezeichnet[10].

Am Gefäßbindegewebe beobachtet man nach länger dauernder atherogener Diät bei der Ratte in umschriebenen Mediaabschnitten der Aorta eine Steigerung des S[35]-Sulfateinbaues in Chondroitinschwefelsäure, die mit einer Verquellung der kollagenen Anteile und einem Abbruch der elastischen Lamellen im histologischen Bild verknüpft ist[11]. Bei fortgeschritteneren arteriosklerotischen Veränderungen in der Media der Kaninchenaorta nach Cholesterinfütterung wurde demgegenüber eine verminderte Inkorporation von S[35]-Sulfat in Chondroitinschwefel-

---

[1] BELANGER 1955.

[2] CAMPBELL und PERSSON 1951, BOSTRÖM, ODEBLAD und FRIBERG 1953, BOSTRÖM 1953, BOSTRÖM und JORPES 1954, BELANGER 1954a.

[3] BOSTRÖM und JORPES 1954.   [4] HAUSS, JUNGE-HÜLSUNG und SCHULZE 1960.

[5] MANCINI und DE LUSTIG 1954, EDWARDS und UDUPA 1957, MANCINI, VILAR, STEIN und FIORINI 1961, HARWOOD, PUTONG und BASERGA 1961.

[6] MANCINI, VILAR, STEIN und FIORINI 1961.   [7] DRENCKHAHN und MEISSNER 1956.

[8] OPPENHEIMER, FISHMAN, STOUT, WILLHITE und DANISHEFSKY 1960.

[9] HARWOOD, PUTONG und BASERGA 1961.   [10] HAUSS, JUNGE-HÜLSING und SCHULZE 1961.

[11] HAUSS, JUNGE-HÜLSING und SCHULZE 1961.

säure nachgewiesen. Dagegen bestand in den Intimaveränderungen der Aorta und
der Pulmonalarterien eine gesteigerte Sulfatinkorporation zusammen mit einem
gegenüber der Norm erhöhten, färberisch nachweisbaren Mucopolysaccharid-
gehalt[1]. Fibroblasten und Schaumzellen hatten in derartigen Intimaherden die
stärkste autoradiographische Schwärzung nach Injektion von S^{35}-Sulfat und
werden deshalb für die Synthese von schwefelhaltigen Polysacchariden verantwortlich gemacht[1].

Ähnlich wie für den Sulfateinbau in das Chondroitinsulfat des Knorpels konnte
auch für den Schwefeleinbau in das Chondroitinsulfat des Bindegewebes der Haut
eine Hemmwirkung des Cortisons autoradiographisch nachgewiesen werden[2]. Vor
allem im Granulationsgewebe wurde ein gesteigerter Sulfateinbau nach Applikation von Vitamin C beobachtet[3].

Der Schwefeleinbau in Gewebsmastzellen.

Bereits 1953 wurden in einer der ersten autoradiographischen Arbeiten mit
S^{35}-Sulfat in Autoradiogrammen der Haut einzelne schwarze Flecken beschrieben,
welche sich deutlich aus der weniger geschwärzten Umgebung hervorhoben und die
den Mastzellen zugeordnet werden konnten[4]. In einer späteren Arbeit konnte nachgewiesen werden, daß in den Gewebsmastzellen der Haut, welche sich durch ihre
metachromatisch anfärbbaren, cytoplasmatischen Granula von den übrigen
Bindegewebselementen unterscheiden, mit zunehmender Versuchszeit eine zunehmende Inkorporation von S^{35}-Sulfat erfolgt, welche 48 Std nach der Injektion ihr Maximum erreicht, um dann innerhalb von 18 Tagen auf die Hälfte des
bei 48 Std gemessenen Wertes abzufallen[5]. Bei der autoradiographischen Untersuchung zahlreicher Gewebe der ausgewachsenen Ratte nach Injektion von S^{35}-
Sulfat wurden in praktisch allen Organen inmitten des Bindegewebes Mastzellen
aufgefunden, welche wie in der Haut einen weit größeren Sulfateinbau erkennen
ließen als alle anderen Bindegewebselemente[6]. Gleichzeitig konnte dabei festgestellt werden, daß bereits 24 Std nach einmaliger Injektion eine diffuse Streuung
von S^{35}-Aktivität im umgebenden Bindegewebe bestand (Abb. 6 und 7). Durch
Behandlung der Tiere mit dem Histaminliberator Compound 48/80 konnte eine
noch schnellere Abgabe der S^{35}-markierten Granula an das umgebende Gewebe
erreicht werden[7]. Auch die in der Umgebung von experimentell erzeugten Haut-
tumoren bei Mäusen vermehrt auftretenden Mastzellen zeigen einen lebhaften
S^{35}-Sulfateinbau in ihre metachromatischen Granula, der unter der Wirkung von
Cortison vermindert ist[8].

Vergleichende autoradiographische Untersuchungen des Sulfat-Ein- und -Ab-
baues bei jungen und alten Ratten haben ergeben, daß beim jungen Tier der
Sulfateinbau 6 Std nach der Injektion sein Maximum erreicht hat und daß dann
bereits eine Abnahme der Schwefelaktivität erfolgt, während in Übereinstimmung mit den Untersuchungen von JORPES, ODEBLAD und BOSTRÖM (1953) beim
alten Tier der Sulfateinbau 24 Std nach Injektion seinen höchsten Wert erreicht,
der dann innerhalb von 6 Tagen auf die Hälfte abfällt[9].

---

[1] BUCK 1955.
[2] BOSTRÖM 1953.
[3] DZIEWIATKOWSKI 1958.
[4] BOSTRÖM, ODEBLAD und FRIBERG 1953.
[5] JORPES, ODEBLAD und BOSTRÖM 1953, BOSTRÖM 1953.
[6] ROTH, NOLTENIUS und OEHLERT 1963, REMMLINGER und OEHLERT 1963.
[7] ROTH, NOLTENIUS und OEHLERT 1963.
[8] ASBOE-HANSEN 1953, 1954.
[9] GUIDOTTI 1957.

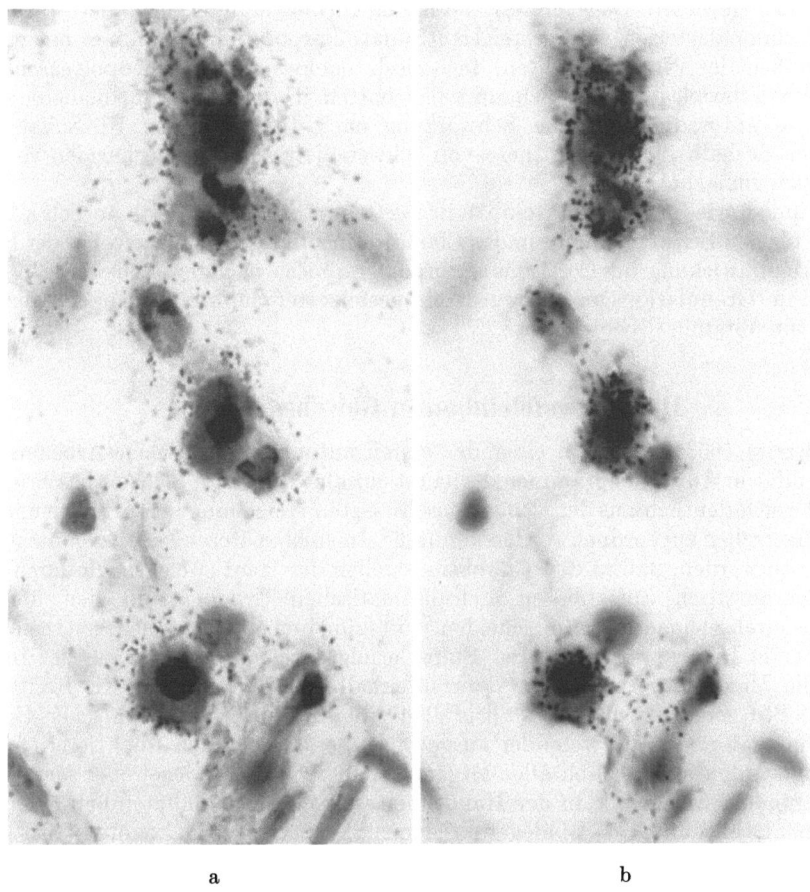

a   b

Abb. 6. Gefärbte (Hämatoxvlin-Eosin) Autoradiogramme von Mastzellen im perirenalen Bindegewebe der Ratte,
6 Std nach Injektion von S³⁵-Sulfat. Scharfeinstellung auf die Kerne (a) und auf das Cytoplasma (b). (Flüssige
Emulsion Ilford G 5.) Verhältnismäßig scharf auf das Cytoplasma beschränkte, starke S³⁵-Inkorporation

Der Schwefeleinbau in die Epidermis
und das mehrschichtige Plattenepithel der Zunge und des Vormagens.

Bereits in einer der ersten autoradiographischen Untersuchungen mit S³⁵-Sulfat
konnte gezeigt werden, daß das verhornende Plattenepithel der Rattenhaut einen
deutlichen Einbau von S³⁵ vorwiegend in Chondroitinsulfat erkennen läßt, wobei
das Inkorporationsmaximum zwischen dem 1.—5. Tag erreicht wird[1]. In späteren
Untersuchungen der Rattenepidermis wurde demgegenüber bereits 24 Std nach
Injektion von S³⁵-Sulfat eine Abnahme der ursprünglichen Markierung innerhalb
der Epidermis beobachtet, die 4 Std nach Versuchsbeginn vorwiegend auf die
basalen Zellagen des Oberflächenepithels lokalisiert war[2]. Sowohl nach vorhergehender Haarentfernung als auch in der unbehandelten Haut wurde eine deutliche S³⁵-Markierung der Haarpapille und der äußeren Wurzelscheide gefunden,
die allerdings im wachsenden erheblich größer als im ruhenden Haar war[2]. Deutlicher als im flachen Oberflächenepithel der Haut konnte im mehrschichtigen
Plattenepithel der Rattenzunge und des Vormagens nachgewiesen werden, daß

---

[1] BOSTRÖM, ODEBLAD und FRIBERG 1953.   [2] MONTAGNA und HILL 1957.

bei einer Versuchszeit von 6 Std das Maximum der S^{35}-Aktivität in den unteren 3—4 Zellschichten sowie im angrenzenden lockeren Bindegewebe lokalisiert ist (Abb. 8). Die oberen Zellagen und vor allem die Hornschicht sind bei dieser Versuchszeit praktisch frei von autoradiographisch nachweisbarer S^{35}-Aktivität. 24 Std nach einmaliger Injektion von S^{35}-Sulfat dagegen liegt das Maximum der autoradiographischen Schwärzung innerhalb der Hornlamellen an der Epitheloberfläche, während alle Zellschichten des Epithels und das lockere Bindegewebe nur noch sehr geringe Aktivitätsmengen besitzen[1]. Die hier zu beobachtende Aktivitätsverschiebung von basalen Zellen des Epithels zur Gewebsoberfläche hin in die dort aufgeschichteten Hornlamellen kann nicht wie im Drüsenmagen oder im Darmepithel mit einer Zellwanderung erklärt werden, da hierfür die Zeit ent-

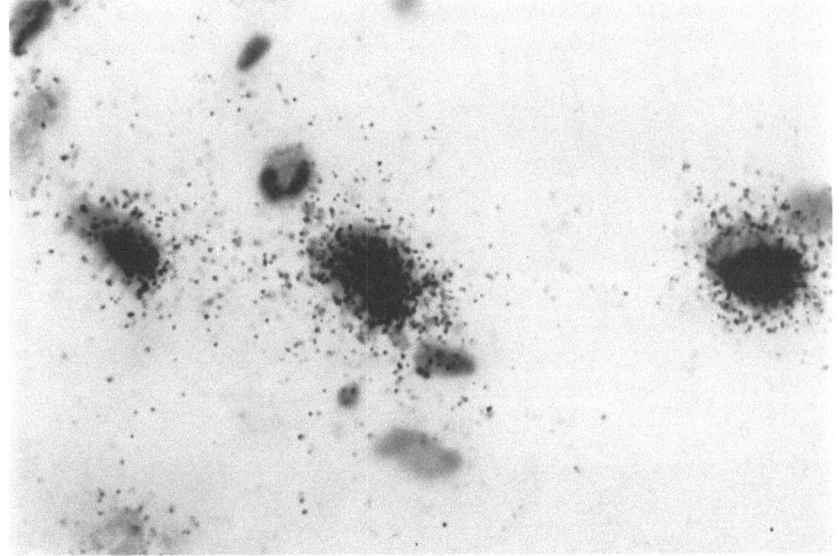

Abb. 7. Gefärbte (Hämatoxylin-Eosin) Autoradiogramme von Mastzellen im perirenalen Bindegewebe der Ratte, 24 Std nach Injektion von S^{35}-Sulfat. (Flüssige Emulsion Ilford G 5.) Starker Sulfateinbau in Mastzellen mit beginnender Aktivitätsabgabe an die Umgebung

schieden zu kurz ist. Wir wissen aus autoradiographischen Untersuchungen mit H^{3}-Thymidin, daß die Epithelien des mehrschichtigen Plattenepithels der Zunge oder des Vormagens der Ratte 72 Std für ihre Wanderung vom Stratum basale bis ins Stratum corneum benötigen[2]. Die hier zu beobachtende Verschiebung der S^{35}-Aktivität muß demnach auf einer Abgabe S^{35}-markierter, durch Formalin fällbarer Substanzen beruhen, deren Art und chemische Zusammensetzung bislang ungeklärt sind. Daß es sich bei dem Sulfateinbau in Plattenepithelien nicht um eine organabhängige Besonderheit handelt, zeigen ältere Untersuchungen am Vaginalepithel der ovarektomierten Maus nach Behandlung mit Oestradiolmonobenzoat und anschließender Injektion von S^{35}-Sulfat. Dabei wurden S^{35}-markierte, abgeschilferte Vaginalepithelien autoradiographisch bereits 24 Std nach der Sulfatinjektion nachgewiesen, und durch Aktivitätsmessungen konnte am 2. Tag nach Injektion das Maximum der S^{35}-Aktivität im Vaginalabstrich festgestellt werden. Chemische Untersuchungen sprachen für eine Schwefelbindung als Sulfatester[3].

---

[1] REMMLINGER und OEHLERT 1963.
[2] OEHLERT und TH. BÜCHNER 1961.
[3] WESTIN, ALLGEN und ODEBLAD 1956.

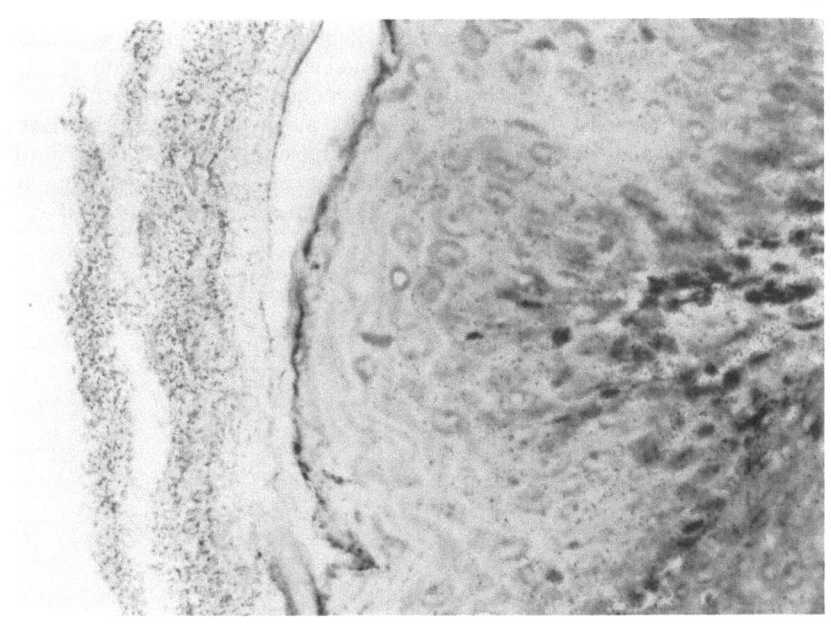

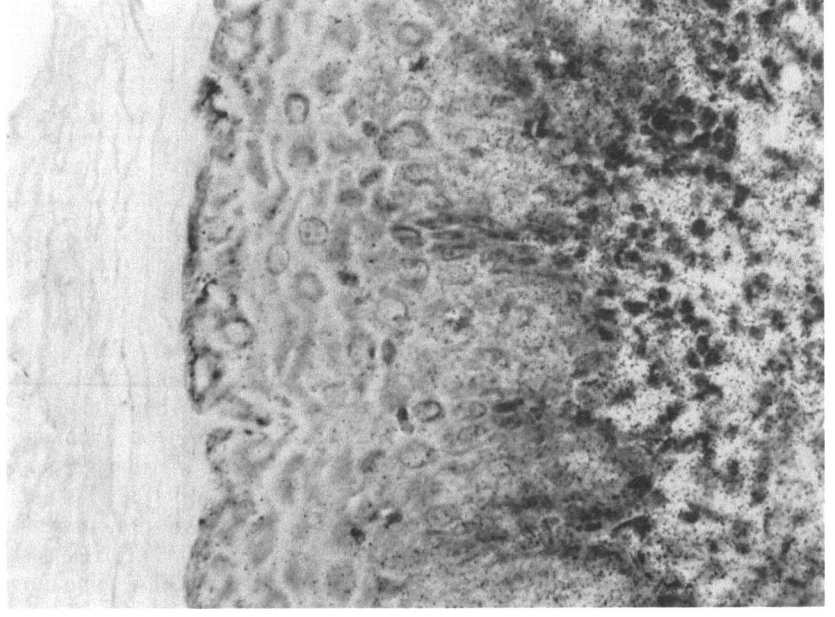

Abb. 8a u. b. Gefärbte (Hämatoxylin-Eosin) Autoradiogramme des Vormagens der Ratte, 6 (a) und 24 (b) Std nach Injektion von S³⁵-Sulfat. (Flüssige Emulsion Ilford G 5.) a Nach 6 Std starke S³⁵-Aktivität im lockeren Bindegewebe und in unteren Zellschichten des mehrschichtigen Plattenepithels. Die aufgeschichteten Hornmassen sind frei von S³⁵-Aktivität. b Nach 24 Std nur noch geringe Markierung des mehrschichtigen Epithels und des Bindegewebes. Starke Markierung der Hornschicht

Der Schwefeleinbau in den Geweben des weiblichen Genitaltraktes.

Entsprechend der Verteilung schleimbildender Zellen in den Eileitern und im Uterus findet man auch einen autoradiographisch nachweisbaren Einbau von S^{35}-Sulfat, der bei der Ratte weitgehend unabhängig von der Behandlung mit Oestrogen oder Progesteron ist. Im Gegensatz zum Epithel wird der Schwefeleinbau in das lockere, subepitheliale Bindegewebe nach Oestrogenapplikation deutlich gesteigert[1], in gleicher Weise, wie auch der Schwefeleinbau in die Vaginalepithelien nach Oestrogenbehandlung zunimmt[2]. Besonders eindrucksvolle Autoradiogramme wurden nach Injektion von S^{35}-Sulfat vom Ovar des Kaninchens und der Ratte erhalten, auf denen inmitten eines kaum markierten Grundgerüstes stark markierte Follikel aller Reifungsstufen liegen[1]. Bei zeitabhängigen Versuchen wurde beobachtet, daß 2 Std nach Injektion von S^{35}-Sulfat eine Markierung der Theca- und Granulosazellen einsetzt, die nach weiteren 2 Std ihr Maximum erreicht. Zu diesem Zeitpunkt ist die Follikelflüssigkeit kaum markiert. 48 Std nach Injektion findet man in der Follikelflüssigkeit eine sehr starke Markierung, während das Follikelepithel seine S^{35}-Aktivität weitgehend verloren hat. Das Ei selbst zeigt keine bzw. eine außerordentlich geringe S^{35}-Markierung[3]. Übereinstimmend wird auf Grund der Untersuchungen angenommen, daß vom Follikelepithel eine Abgabe hier synthetisierter schwefelhaltiger Mucopolysaccharide an die Follikelflüssigkeit erfolgt. Da die metachromatisch anfärbbare Zwischensubstanz der Granulosa-Zellschichten keinen Schwefeleinbau erkennen läßt, wird vermutet, daß es sich hierbei um ein schwefelfreies Mucopolysaccharid handelt[4].

Nach einem Coitus oder nach Injektion von Gonadotropin wird beim Kaninchen von der Follikelflüssigkeit kein Radioschwefel aufgenommen, obgleich er in den Zellen des Cumulus oophorus nachweisbar ist[5]. Im Gegensatz zu den Follikelzellen nehmen die Zellen des Corpus luteum keine S^{35}-Aktivität auf und das interstitielle Bindegewebe des Corpus luteum zeigt erst bei älteren Corpora lutea eine deutliche Sulfataufnahme[6].

Der Schwefeleinbau während der Embryonalentwicklung.

Nachdem nachgewiesen worden war, daß S^{35}-Sulfat die Placenta der schwangeren Ratte passiert und in die Gewebe der Embryonen eingebaut wird, ist eine Reihe von autoradiographischen Untersuchungen über den Schwefeleinbau bei Ratten- und Kaninchenembryonen durchgeführt worden, deren Ergebnisse in einer größeren Arbeit von DZIEWIATKOWSKI (1953) zusammengestellt wurden. Dabei wurde festgestellt, daß die Menge des eingebauten S^{35}-Sulfat in bestimmten Beziehungen zum Entwicklungsstadium des Feten steht[7]. Am 7.—10. Entwicklungstag des Embryos werden nur geringe Mengen S^{35}-Sulfat innerhalb von 24—48 Std aufgenommen und es erfolgt eine gleichmäßige Verteilung ohne eine Bevorzugung bestimmter Zellgruppen. Mit zunehmender Entwicklung und der Ausdifferenzierung der Organanlagen nimmt die Schwefelaufnahme zu, und man beobachtet eine Konzentration innerhalb bestimmter, definierter Gewebsabschnitte. Die stärkste Schwefelaufnahme findet sich dabei in den mesenchymalen Gewebsanteilen im Bereiche der Rückenmarksanlage, des Neuralrohres und der Herzklappen[8]. Bei 16—21 Tage alten Embryonen beherrschen die knorpeligen Gewebe das autoradiographische Bild, während in Sehnen, Fascien, bindegewebigen

---

[1] BOSTRÖM und ODEBLAD 1952.		[2] WESTIN, ALLGEN und ODEBLAD 1956.
[3] ODEBLAD 1952a und b, ODEBLAD und BOSTRÖM 1953c, GOTHIE 1954, ZACHARIAE 1957.
[4] ZACHARIAE 1957.		[5] GOTHIE 1954, ZACHARIAE 1957.
[6] ODEBLAD 1952b, ZACHARIAE 1957.		[7] DZIEWIATKOWSKI 1953.
[8] FRIBERG und RINGERTZ 1954.

Septen, in der Haut und in Zahnpapillen eine geringere Schwefelinkorporation stattfindet[1]. Vergleicht man dabei die Schwefelaufnahme in den fetalen Geweben mit der Schwefelinkorporation der entsprechenden Gewebe der Muttertiere, so liegen die Einbauwerte des embryonalen Knorpels, der Skeletmuskulatur, des Gehirns, des Herzens und der Haut deutlich über denen des Muttertieres. Dagegen ist die S^{35}-Inkorporation im Magen-Darmtrakt des Muttertieres weit größer als im Feten[2].

Innerhalb des Skeletsystems findet man an den Stellen die größte Einbaurate, an denen die Verknöcherung abläuft. Demgegenüber ist die Aktivitätskonzentration in bereits calcifizierten Abschnitten deutlich geringer. So beobachtet man, daß die Knochenkerne in den Wirbelkörpern sehr wenig S^{35}-Sulfat eingebaut haben, aber von einem Saum starker Aktivitätsanreicherung umgeben sind. Wie beim jungen Tier ist der Schwefeleinbau im Bereiche des Säulenknorpels der Epiphysen der langen Röhrenknochen auch beim älteren Feten besonders stark.

Im Bereiche des Verdauungstraktes findet man eine deutliche Schwefelaufnahme innerhalb der Zahnpapillen und im Zungenepithel, dessen basale Zellschichten stärker aktiv sind als die oberen. Der Schwefeleinbau im Darmtrakt ist zunächst in der Submucosa, später in der Mucosa am stärksten. Leber und Pankreas inkorporieren nur geringe Schwefelmengen während der Embryonalentwicklung. Im gesamten Respirationstrakt zeigt der Tracheal- und Nasenknorpel die größte Schwefelaufnahme. Eine geringe S^{35}-Inkorporation wird jedoch auch im respiratorischen Epithel gefunden. Wie bereits erwähnt, fällt bei jungen Embryonen vom 14. Entwicklungstage ab eine Schwefelinkorporation im Anulus fibrosus und den Klappen auf. Zum gleichen Entwicklungszeitpunkt beobachtet man eine Schwefelaufnahme in der Intima und Wandung vor allem der Arterien. Bis zum 10. Entwicklungstag besteht im ZNS eine geringe und diffuse S^{35}-Sulfatmarkierung. Vom 15. Tage an fallen der Plexus chorioideus, das Corpus striatum und die Hirnrinde durch eine stärkere Markierung als andere Bezirke auf. Da durch die Behandlung mit wasser- und fettlöslichen Stoffen auch Sulfolipide herausgelöst werden, besteht die Möglichkeit, daß der tatsächliche Schwefeleinbau eine andere Verteilung und Konzentration hat, als die Markierung ausschließlich der schwefelhaltigen Mucopolysaccharide erkennen läßt.

Haut und Urogenitalsystem zeigen hinsichtlich der Schwefelaufnahme keine Besonderheiten. Bei 15 Tage alten Embryonen beobachtet man, daß im Auge Linse, Cornea und Sklera einen mäßigen Schwefeleinbau zeigen, während der Glaskörper kaum S^{35}-Aktivität bei Versuchszeiten von 24—48 Std erkennen läßt. Trotz der sehr geringen Schwefelaufnahme in jungen Embryonen lassen sich während der entsprechenden Entwicklungszeiten in Decidua-Zellen, im Trophoblasten und im Uterus erhebliche Aktivitätsmengen nachweisen[3]. Der geringe Schwefeleinbau im jungen Embryo ist somit mit größter Wahrscheinlichkeit nicht Folge einer verminderten Durchlässigkeit des Placentargewebes, sondern Ausdruck einer gegenüber späteren Entwicklungszeiten geringeren Schwefelverwertung.

Für diese Annahme sprechen auch die Versuchsergebnisse von Amprino (1955a—c) und Johnston und Comar (1957), welche nach Injektion von S^{35}-Sulfat in Hühnereier innerhalb der ersten vier Entwicklungstage eine mäßige, diffuse Aktivitätsansammlung im Embryo beobachteten. Vom 5. Tage ab beginnt eine mehr oder weniger scharfe Lokalisation des S^{35}-Einbaues auf mesenchymale Gewebe, vor allem Knorpel und auch die mesenchymale Milzanlage. Amprino (1955) und später auch Johnston und Comar (1957) konnten zeigen, daß z.B.

---

[1] Dziewiatkowski 1958.   [2] Boström und Odeblad 1953b, Dziewiatkowski 1953.
[3] Dziewiatkowski 1953, Holt und Warren 1952, Friberg und Ringertz 1954.

im präcartilaginären und präossären Mesenchym der für diese Gewebe typische starke S^{35}-Sulfateinbau eher einsetzt als ihre histologische Differenzierung.

In diesen Zellelementen geht somit die biochemische Differenzierung der morphologischen voraus. Diese für unsere Kenntnis über die Zusammenhänge zwischen Struktur und Funktion so wesentlichen Erkenntnisse konnten nur durch die Anwendung der autoradiographischen Methode erlangt werden.

Der Schwefeleinbau im ZNS.

Im Gegensatz zu den autoradiographischen Bildern des ZNS nach Applikation schwefelhaltiger Aminosäuren, in denen erstmals nachgewiesen werden konnte, daß Ganglienzellen der Ratte, der Maus und des Kaninchens einen besonders großen Eiweißumsatz haben und daß hinsichtlich der Größe des Eiweißumsatzes Unterschiede zwischen verschiedenen Hirnarealen bestehen[1], wurde in Autoradiogrammen des ZNS der Ratte und der Maus nach Injektion von S^{35}-Sulfat kein derartig charakteristisches Einbaumuster gefunden[2]. Zwar lag der S^{35}-Einbau in der grauen Substanz und im Plexus chorioideus höher als in der weißen Substanz, doch konnten bestimmte Prädilektionsstellen des Schwefeleinbaues nicht gefunden werden. Wie für die bereits besprochenen autoradiographischen Untersuchungsergebnisse am ZNS des Embryos muß auch für die Untersuchungsergebnisse am ZNS des ausgewachsenen Tieres berücksichtigt werden, daß durch die Fixation und weitere Behandlung der Schnitte wasser- und fettlösliche Substanzen verloren gehen und die Autoradiogramme nur Aufschlüsse über das Einbaumuster von S^{35}-Sulfat in fällbare Substanzen geben. Außerdem muß für das ZNS die Rolle der Bluthirnschranke berücksichtigt werden, über deren Durchlässigkeit für S^{35}-Sulfat keine Angaben vorliegen. Die Tatsache, daß in den Autoradiogrammen des Verdauungstraktes nach Injektion von S^{35}-Sulfat die Ganglienzellen des Plexus myentericus, für die eine Bluthirnschranke nicht besteht, keinen merkbaren S^{35}-Einbau erkennen lassen, spricht aber für die Annahme, daß die Ganglienzelle, gleich welcher Lokalisation, in nennenswertem Umfange S^{35}-Sulfat zur Synthese schwefelhaltiger Stoffe nicht verwendet, oder aber daß der Umsatz derartiger Substanzen hier außerordentlich gering ist.

Der Schwefeleinbau in Leber, Niere, Pankreas und innersekretorische Organe.

In Ganzkörperautoradiogrammen tiefgefrorener Ratten und Mäuse wird bei kurzen Versuchszeiten nach Injektion von S^{35}-Sulfat (40 min bis 4 Std) eine erhebliche Aktivitätsanreicherung über der Leber gefunden[3], doch handelt es sich hierbei vorwiegend um anorganisches S^{35}-Sulfat, welches der Blutverteilung entsprechend während dieser Versuchszeiten in der Leber angereichert ist. In fixierten und in Paraffin eingebetteten Leberschnitten dagegen wird von der 6. bis zur 72. Std nach Injektion von S^{35}-Sulfat eine nur geringgradige autoradiographische Schwärzung beobachtet, wobei eine Bevorzugung bestimmter Läppchenabschnitte nicht besteht. Einen stärkeren Einbau von S^{35}-Sulfat in fällbare Substanzen findet man in den mesenchymalen Anteilen und über einzelnen Epithelien der Gallengänge[4].

---

[1] NIKLAS und OEHLERT 1956, OEHLERT, SCHULTZE und MAURER 1958, OEHLERT und SCHULTZE 1958, SCHULTZE, OEHLERT und MAURER 1960.
[2] BOSTRÖM und ODEBLAD 1953, CURRAN und KENNEDY 1955, SLOPER, ARNOTT und KING 1960.
[3] COHEN und DELASSUE 1959, PELLERIN 1961, KUTZIM 1962 a und b.
[4] REMMLINGER und OEHLERT 1963.

Im Pankreas von Mäusen wurde nach Injektion von S[35]-Sulfat über den Langerhansschen Inseln eine stärkere Aktivitätsanreicherung als über dem exokrinen Pankreasgewebe beobachtet, die 98 Std nach Injektion aber bereits auf das Maß des umgebenden Gewebes abgefallen war[1]. Während bei der Ratte praktisch die gleichen Verhältnisse hinsichtlich des S[35]-Einbaues im Pankreas bestanden[2], wurden im Pankreas des Kaninchens keine Unterschiede zwischen dem Schwefeleinbau in Langerhanssche Inseln und exokrines Pankreasgewebe gefunden[3]. In Ratte und Maus finden sich somit hinsichtlich des Aktivitätseinbaues in fällbare Substanzen nach Injektion von S[35]-Sulfat genau die umgekehrten Verhältnisse wie nach Gabe S[35]-markierter Aminosäuren, die im exokrinen Pankreasgewebe entsprechend dem lebhaften Eiweißumsatz in außerordentlich

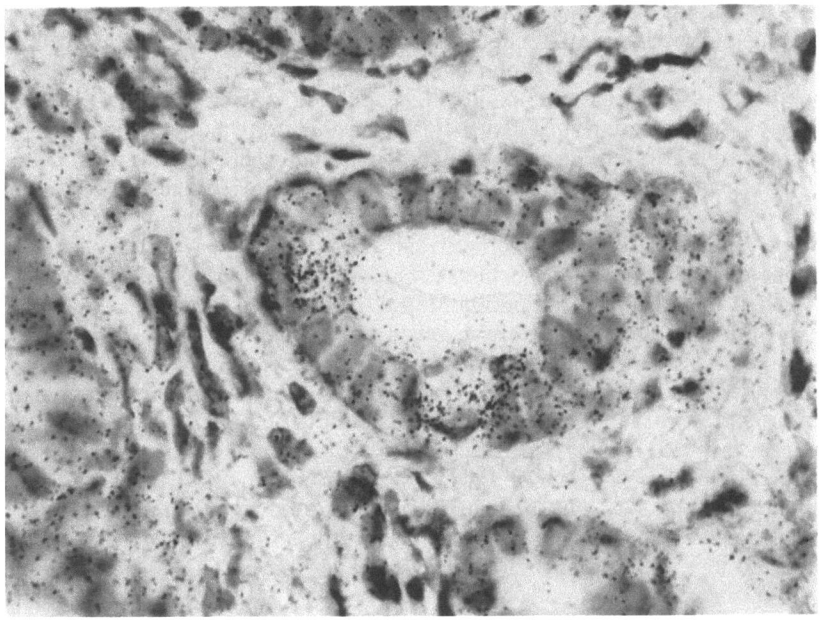

Abb. 9. Gefärbtes (Hämatoxylin-Eosin) Autoradiogramm eines Ausführungsganges im Pankreas der Ratte 6 Std nach Injektion von S[35]-Sulfat. (Flüssige Emulsion Ilford G 5). S[35]-Aktivität über einzelnen Bindegewebszellen Starke S[35]-Inkorporation in zwei Epithelzellen mit auffallend hellem Cytoplasma innerhalb des Epithelbelages des Ausführungsganges

hohem Maße eingebaut werden, während die Langerhansschen Inseln einen nur geringen Aminosäureeinbau erkennen lassen und im Autoradiogramm des Pankreasgewebes als helle Flecken imponieren[4]. Innerhalb der Ausführungsgänge des Pankreas werden 6 Std nach Injektion von S[35]-Sulfat einzelne Zellen mit starkem S[35]-Einbau gefunden, wobei sich nicht sicher entscheiden ließ, ob es sich hierbei um schleimbildende Zellen oder um sog. „helle" Zellen handelt[5] (Abb. 9).

Während in früheren autoradiographischen Untersuchungen Mäuse, Ratten und Kaninchen an der Niere vor allem in der bindegewebigen Kapsel, im interstitiellen und lockeren perirenalen Bindegewebe sowie in den Glomerula einen S[35]-Sulfateinbau zeigten[6], konnten DRENCKHAHN und MEISSNER (1956) mit einer

---

[1] NORHAGEN und ODEBLAD 1955a.   [2] REMMLINGER und OEHLERT 1963.
[3] ODEBLAD und BOSTRÖM 1952.
[4] NIKLAS und OEHLERT 1956, SCHULTZE, OEHLERT und MAURER 1960.
[5] REMMLINGER und OEHLERT 1963.
[6] ODEBLAD und BOSTRÖM 1953d, NORHAGEN und ODEBLAD 1955b.

verbesserten autoradiographischen Technik eine selektive Anreicherung des S^{35}-Sulfats in fällbarer Form innerhalb der Epithelien der Sammelröhren der Kaninchenniere nachweisen. Dieser Befund wird als Hinweis dafür genommen, daß die Epithelien der Sammelröhren eine differenziertere Funktion als nur die eines ableitenden Kanälchensystems besitzen.

Hypophyse und Epiphyse der Ratte und des Kaninchens zeigen im Gegensatz zum Einbau S^{35}-markierter Aminosäuren[1] keinen gegenüber dem Nervengewebe gesteigerten Sulfateinbau[2]. Auch der Sulfateinbau in die Nebenniere der Ratte zeigt nicht die für den Aminosäureeinbau typischen Unterschiede zwischen Rinde und Mark[3], sondern eine nur geringgradige diffuse Schwärzung im Histoautoradiogramm[4].

In der Schilddrüse der Ratte wurde bereits in älteren Untersuchungen ein S^{35}-Sulfateinbau autoradiographisch nachgewiesen[5], wobei nach längerer Versuchszeit (124 Std) praktisch die gesamte nachweisbare und fällbare S^{35}-Aktivität auf das Kolloid der Follikel lokalisiert ist[6]. In neueren autoradiographischen Untersuchungen konnte gezeigt werden, daß 6 Std nach einmaliger Injektion von S^{35}-Sulfat der Hauptteil der fällbaren Aktivität innerhalb der Follikelepithelien und erst 24 Std nach Injektion merkbare Aktivitätsmengen im Kolloid der Follikellichtung erscheinen[4]. Über die chemische Zusammensetzung der fällbaren Sulfatverbindungen im Schilddrüsenkolloid liegen bisher keine Angaben vor.

Der Schwefeleinbau in Tumoren.

In Fibrosarkomen der Maus, welche durch subcutane Injektion von Methylcholanthren erzeugt worden waren, wurde nach Injektion von S^{35}-Sulfat ein Schwefeleinbau nachgewiesen, welcher demjenigen im umgebenden Bindegewebe entsprach. Nekrotische Tumorabschnitte ließen keinen Einbau erkennen[7]. Die gleichen Autoren untersuchten auch Papillome und Plattenepithelcarcinome der Haut und fanden dort einen nennenswerten Sulfateinbau nur im interstitiellen Bindegewebe, nicht aber in den Tumorzellen bzw. in verhornten Tumorabschnitten. Zu ähnlichen Ergebnissen kamen HAYASHI und KASUGA (1960) bei Mäusesarkomen, welche ebenfalls durch Methylcholanthrenbehandlung hervorgerufen worden waren. Sie beobachteten im Granulationsgewebe der Mäusehaut eine S^{35}-Sulfatinkorporation, deren Stärke der Proliferationsrate parallel ging. Im Tumorgewebe selbst wurde unabhängig von der Mitosedichte eine weit geringere Schwefelinkorporation gefunden. Der Verlust der Fähigkeit zum Einbau von S^{35}-Sulfat in Zellen von Bindegewebstumoren ist demnach anscheinend ein Ausdruck des Verlustes ihrer zellspezifischen Differenzierung. Nach Einbringen von Polystyren-Folien entwickelt sich im subcutanen Bindegewebe der Ratte ein Ring von Granulationsgewebe um den Fremdkörper herum, in dem ein starker S^{35}-Sulfateinbau nachweisbar ist[8]. Nach Entfernen der Folien wird die Fremdkörperhöhle durch Granulationsgewebe verschlossen, welches nach vollendeter Organisation den gleichen S^{35}-Sulfateinbau zeigt wie das umgebende Bindegewebe. Bei späteren Beobachtungszeiten wurden innerhalb der Bindegewebsnarben einzelne Zellgruppen festgestellt, die einen weit stärkeren S^{35}-Einbau als die übrigen Bindegewebselemente erkennen ließen. Es wird angenommen, daß diese Stellen starken Sulfateinbaues dem Beginn einer pathologischen Bindegewebs-

[1] OEHLERT, SCHULTZE und MAURER 1958.   [2] SLOPER, ARNOTT und KING 1960.
[3] NIKLAS und OEHLERT 1956, SCHULTZE, OEHLERT und MAURER 1960.
[4] REMMLINGER und OEHLERT 1963.   [5] ODEBLAD und BOSTRÖM 1953.
[6] GUIDOTTI 1956.   [7] BOSTRÖM, FRIBERG, ODEBLAD und RINGERTZ 1954.
[8] OPPENHEIMER, FISHMAN, STOUT, WILLHITE und DANISHEFSKY 1960.

proliferation entsprechen, die schließlich nach längerer Zeit zur Entstehung von Sarkomen führt, wie sie nach Fremdkörperinkubation beobachtet wurden[1]. Bei Inkubationsversuchen mit menschlichem Tumormaterial konnte durch die autoradiographische Untersuchung nachgewiesen werden, daß demineralisierte Gewebsschnitte knochenbildender Sarkome S^{35}-Sulfat nicht, aber $Ca^{45}Cl_2$ aufnehmen, während bei knorpelbildenden Sarkomen ein umgekehrtes Verhalten besteht. Den Ergebnissen wird eine Bedeutung für die Differenzierung zwischen osteogenen und chondrogenen Bezirken in Tumoren zugesprochen[2].

Der S^{35}-Einbau in verschiedene Zellelemente des Knochenmarks.

Wenn auch in weit geringerem Umfange als von den Becherzellen im Darmtrakt und den Mastzellen wird von einzelnen Zellelementen des Knochenmarkes anorganischer Schwefel in Form von S^{35}-Sulfat sowohl in vivo als auch in vitro aufgenommen[3]. Vor allem die Megakaryocyten des Knochenmarkes und der Milz der Ratte und des Hamsters[4] zeigen nach Injektion von S^{35}-Sulfat eine Markierung ihres Cytoplasmas. Daneben sind etwa 70% der eosinophilen Myelocyten markiert, wobei ihre Markierung wie auch die der Mastzellen und Megakaryocyten durch Hyaluronidase nicht beeinträchtigt wird[5]. Bei in vitro-Versuchen an menschlichem Knochenmark konnten Lajtha, Ellis und Oliver (1953) zeigen, daß nur Zellen der myeloischen, nicht aber der erythropoetischen Reihe markiert waren. Die Schwefelaufnahme wurde durch Zugabe von Barbituraten gehemmt. Durch chemische Untersuchungen konnte nachgewiesen werden, daß es sich bei der mit S^{35}-markierten Verbindung nicht um Chondroitin- oder Mucoitinschwefelsäure handelte, und daß die Markierung nicht auf S-H-Gruppen in Proteinen zurückzuführen war[6]. Auf Grund der Untersuchungen wird angenommen, daß es sich bei dem Einbau von anorganischem Schwefel um eine bisher unbekannte Stoffwechselfunktion myeloischer Zellen handelt. Dagegen kamen andere Untersucher zu dem Schluß, daß es sich bei dem S^{35}-markierten Material in Megakaryocyten und myeloischen Zellelementen, das sich durch Alkali- und Hyaluronidase-Behandlung nicht entfernen läßt, um S^{35}-markierte Proteine und nicht um schwefelhaltige Polysaccharide handelt. Sowohl in den S^{35}-markierten Knochenmarkszellen als auch in allen anderen nach S^{35}-Sulfat-Applikation markierten Zellarten sind die fällbaren markierten Verbindungen auf das Cytoplasma beschränkt. Nun liegt aber eine Beobachtung vor, nach der bei langer Versuchszeit (21 Tage nach Injektion) nach Applikation von S^{35}-Sulfat eine Markierung des Zellkerns von Zellelementen einer Reihe von Geweben der Maus (Darmepithelien, Uterusepithelien, Bindegewebe, glatte Muskulatur) auftreten soll[7]. 24 Std nach Injektion war in entsprechenden Geweben keine S^{35}-Markierung nachweisbar, wobei allerdings die Möglichkeit besteht, daß bei der starken Markierung des Cytoplasmas eine schwache Markierung des Zellkerns nicht erkennbar ist. Dieser Befund an Warmblüterzellen findet eine Parallele in der Beobachtung, daß bei Pflanzenzellen (Wurzelmeristem von Vicia faba) innerhalb von 24 Std nach Applikation von S^{35}-Sulfat eine Markierung des Zellkernes erfolgt[8]. Da eine Verwertung von anorganischem S^{35}-Sulfat zur Synthese von Thioaminosäuren für den Warmblüter in nennenswertem Umfange nicht eintritt, wird die Möglichkeit diskutiert, daß im Zellkern verschiedener Zellarten ein schwefelhaltiges Mucopolysaccharid vorkommt. Bei der verhältnismäßig langen

---

[1] Oppenheimer, Fishman, Stout, Willhite und Danishefsky 1960.
[2] Belanger und Magner 1957.   [3] Dziewiatkowski 1958.   [4] Belanger 1954a.
[5] Dziewiatkowski 1958.   [6] Lajtha, Ellis und Oliver 1953.
[7] Odeblad und Boström 1953b.   [8] Howard und Pelc 1951.

Zeit zwischen Injektion und autoradiographischer Untersuchung muß jedoch auch ein Einbau S^{35}-markierter Thio-Aminosäuren in Betracht gezogen werden, welche von Darmbakterien synthetisiert, durch die Darmwand resorbiert und bei der Kerneiweißsynthese verwandt wurden.

Literatur.

AMPRINO, R.: Etude autoradiographique par le radiosoufre de la differentiation du cartilage. C.R. Ass. Anat. **41**, 633 (1954). ~ Distribution of ^{35}S-sodium sulfate in early chick embryos. Experientia (Basel) **11**, 19 (1955a). ~ On the incorporation of radiosulfate in the cartilage. Experientia (Basel) **11**, 65 (1955b). ~ Autoradiographic research on the ^{35}S-sulphate metabolism in cartilage and bone differentiation and growth. Acta anat. (Basel) **24**, 121 (1955c). — AMPRINO, R., e E. PANSA: Ricerche sulla differenziazione e sull'accrescimento della cartilagine in condizioni meccaniche sperimentalmente modificate. Arch. Entwickl.-Mech. Org. **148**, 179 (1955). — ASBOE-HANSEN, G.: Autoradiography of mast cells in experimental skin tumors of mice injected with radioactive sulfur (S^{35}). Cancer Res. **13**, 587 (1953). ~ Autoradiographic evidence of cortisone action on mast cells in experimental skin tumors. Cancer Res. **14**, 94 (1954).

BÉLANGER, L. F.: Autoradiographic detection of S^{35} in the membranes of the inner ear of the rat. Science **118**, 520 (1953a). ~ Autoradiographic detection of sulphur-35 synthesis by the mucous neck cells of the rat's stomach. Nature (Lond.) **172**, 1150 (1953b). ~ Autoradiographic visualisation of S^{35} incorporation and turnover by the mucous glands of the gastrointestinal tract and other soft tissues of rat and hamster. Anat. Rec. **118**, 755 (1954a). ~ Autoradiographic visualization of the entry and transit of S^{35} in cartilage, bone and dentine of young rats and the effect of hyaluronidase in vitro. Canad. J. Biochem. **32**, 161 (1954b). ~ Autoradiographic detection of radiosulfate incorporation by the growing enamel of rats and hamsters. J. dent. Res. **34**, 20 (1955). ~ Autoradiographic studies of sulfated mucopoly-saccharide metabolism in cartilage of osteolathyric rats and chicks. Proc. Soc. exp. Biol. (N.Y.) **99**, 605 (1958a). ~ Quantitative appreciation by comparative autoradiography of the synthesis and maintenance of some organic constituents of the epiphyseal plate of growing rats in relation with magnesium deficiency. J. Histochem. Cytochem. **6**, 146 (1958b). — BÉLANGER, L. F., and D. MAGNER: Autoradiographic visualization of radio-calcium and radiosulfur in vitro uptake by bone tumors. Cancer (N.Y.) **10**, 1110 1957). — BÉLANGER, L. F., W. J. VISEK, W. E. LOTZ, and C. I. COMAR: The effects of fluoride feeding on the organic matrix of bones and teeth of pigs as observed by autoradiography after in vitro uptake of Ca-^{45} and S^{35}. J. biophys. biochem. Cytol. **3**, 559 (1957). — BOSTRÖM, H.: Chemical and autoradiographic studies on the sulphate exchange in sulpho-mucopolysaccha-rides. Ark. Kem. **6**, 43 (1953). — BOSTRÖM, H., and S. E. G. AQVIST: Utilization of S^{35}-labelled sodium sulphate in the synthesis of chondroitin sulphuric acid, taurine, methionine and cystine. Acta chem. scand. **6**, 1557 (1952). — BOSTRÖM, H., U. FRIBERG, E. ODEBLAD, and N. RINGERTZ: Uptake of labelled sulphate by experimental skin tumours in the rat and the mouse. Acta path. microbiol. scand. **35**, 1 (1954). — BOSTRÖM, H., and E. JORPES: On the enzymatic exchange of the sulphate group of the animal sulpho-mucopolysaccharides. Experiential (Basel) **10**, 392 (1954). — BOSTRÖM, H., and E. ODEBLAD: The influence of cortisone upon the sulphate exchange of chondroitin sulphuric acid. Ark. Kem. **6**, 39 (1953a) ~ Autoradiographic observations on the uptake of S^{35}-labelled sodium sulphate in the nervous system of the adultrats. Acta psychiat. scand. **28**, 1 (1953b). ~ An autoradiographic study on the occurrence of injected radiosulphate in the intestine. Acta physiol. scand. **32**, 124 (1954). ~ Autoradiographic observations on the incorporation of S^{35}-labeled sodium sulfate in the rabbit fetus. Anat. Rec. **115**, 505 (1953). — BOSTRÖM, H., E. ODEBLAD, and U. FRIBERG: A quantitative autoradiographic study of the incorporation of S^{35} in tracheal cartilage. Arch. Biochem. **38**, 283 (1952). ~ A qualitative and quantitative autoradiographic study on the uptake of S^{35}-labelled sodium sulphate in the skin of the adult rat. Acta path. microbiol. scand. **32**, 516 (1953). — BOYD, J. D.: Dental autoradiography. I. Choice of radioisotope. J. dent. Res. **36**, 274 (1957). — BOYD, J. D., R. W. SIMS, and D. R. OSGOOD: Dental autoradiography. II. Effect of printing technics on interpretation. J. dent. Res. **36**, 281 (1957). — BUCK, R. C.: Uptake of radioaktive sulfate by arteries of normal and cholesterol-fed rabbits. J. Histochem. Cytochem. **3**, 435 (1955).

CAMPBELL, D., and B. H. PERSSON: Use of track autoradiography in studies on the sulfur metabolism of connective tissue. Experientia (Basel) **7**, 304 (1951). — COHEN, Y., et H. DELASSUE: Etude comparative du metabolisme du S^{35} chez la souris apres administration par voie orale ou sous-cutanee de radiosulfate et de radiosulfure de sodium. C.R. Soc. Biol. (Paris) **153**, 999 (1959). — COLLINS, D. H., and G. MEACHIM: Sulphate ($^{35}SO_4$) fixation by human articular cartilage compared in the knee and shoulder joints. Ann. rheum. Dis. **20**,

117 (1961). — Curran, R. C., and J. S. Kennedy: The distribution of the sulphated muco-polysaccharides in the mouse. J. Path. Bact. **70**, 449 (1955).

Davies, D. V., and L. Young: The distribution of radioactive sulphur (^{35}S) in the fibrous tissues, cartilages and bones of the rat following its administration in the form of inorganic sulphate. J. Anat. (Lond.) **88**, 176 (1954a). ~ Radioautographic studies of the digestive tracts of rats injected with inorganic sulphat labelled with sulphur-35. Nature (Lond.) **173**, 448 (1954b). — Drenckhahn, F. -O., u. J. Meissner: Autoradiographische Untersuchungen über die Lokalisation von $Na_2S^{35}O^4$ in der Meerschweinchenniere. Naunyn-Schmiedebergs Arch. exp. Path. Pharmak. **227**, 444 (1956). — Duthie, R. B., and A. N. Barker: An autoradiographic study of mucopolysaccharide and phosphate complexes in bone growth and repair. J. Bone Jt Surg. B **37** (2) 304 (1955). — Dziewiatkowski, D. D.: Radioautographic visualization of sulfur-35 disposition in the articular cartilage and bone of suckling rats following injection of labeled sodium sulfate. J. exp. Med. **93**, 451 (1951). ~ Radioautographic studies of sulfate-Sulfur (S^{35}) metabolism in thea rticular cartilage and bone of suckling rats. J. exp. Med. **95**, 489 (1952). ~ Sulfate-Sulfur metabolism in the rat fetus as indicated by sulfur-35. J. exp. Med. **98**, 119 (1953). ~ Utilization of sulfate sulfur in the rat for the synthesis of cystine. J. biol. Chem. **207**, 181 (1954a). ~ Vitamin D and endochondral ossification in the rat as indicated by the use of sulfur-35 and phosphorus-32. J. exp. Med. **100**, 25 (1954b). Vitamin A and endochondral ossification in the rat as indicated by the use of sulfur-35 and phosphorus-32. J. exp. Med. **100**, 11 (1954c). ~ Effect of age on some aspect of sulfate metabolism in the rat. J. exp. Med. **99**, 283 (1954d). ~ Turnover of S^{35}-sulfate in the mucosa of the gastrointestinal tract of rats as seen in autoradiograms. J. biophys. biochem. Cytol. **2**, 29 (1956). ~ Synthesis of sulfomucopolysaccharides in thyreoidectomized rats. J. exp. Med. **105**, 69 (1957). ~ Autoradiographic studies with S^{35}-sulfate. Int. Rev. Cytol. **7**, 159 (1958). — Dziewiatkowski, D. D., F. Bronner, N. Di Ferrante, and R. M. Archibald: Some aspects of the metabolism of sulfate-S^{35} and calcium-45 in the metaphysis of immature rats. J. biophys. biochem. Cytol. **3**, 151 (1957). — Dziewiatkowski, D. D., and N. Di Ferrante: Association of sulfate-S^{35} with serum proteins in the rat. J. biol. Chem. **227**, 347 (1957). — Dziewiatkowski, D. D., N. Di Ferrante, F. Bronner, and G. Okinaka: Turnover of S^{35}-sulfate in epiphyses and diaphyses of suckling rats. J. Exp. Med. **106**, 509 (1957).

Edwards, L. C., and K. N. Udupa: Autoradiographic determination of S^{35} in tissues after injection of methionin-S^{35} and sodium sulfate -S^{35}. J. biophys. biochem. Cytol. **3**, 757 (1957). — Engfeld, B., G. Bergman, and E. Hammarlund-Essler: Studies on mineralized dental tissues. I. A microradiographic and autoradiographic investigation of teeth and tooth germs of normal dogs. Exp. Cell Res. **7**, 381 (1954). — Engfeld, B., A. Engström, and H. Boström: The localisation of radiosulfate in bone tissue. Exp. Cell Res. **6**, 251 (1954). — Engfeld, B., and S.-O. Hjertquist: Biophysical studies on bone tissue. X. The in vivo and in vitro uptake of radioactive isotopes and ionic exchange reactions in bone tissue. Acta path. microbiol. scand. **35**, 205 (1954). — Engfeld, B., B. Tegner, and E. Bergquist: Studies on epiphysial cartilage in osteolathyrism. Acta path. microbiol. scand. **51**, 47 (1961). — Engfeld, B., and O. Westerborn: An autoradiographic study of the epiphyseal cartilage in normal rabbits after administration of radiosulfate. Acta path. microbiol. scand. **49**, 73 (1960a). ~ An autoradiographic study of the epiphyseal cartilage in papain-treated rabbits after administration of radiosulphate. Acta path. microbiol. scand. **49**, 55 (1960b).

Fell, H. B., E. Mellanby, and S. R. Pelc: Influence of excess vitamin A on the sulphate metabolism of chick ectoderm grown in vitro. Brit. med. J. **1954 II**, 611. ~ Influence of excess vitamin A on the sulphate metabolism of bone rudiments grown in vitro. J. Physiol. (Lond.) **134**, 179 (1956). — Friberg, U., and N. R. Ringertz: Autoradiographic studies with S^{35} on the development of the rat embryo. Experientia (Basel) **10**, 67 (1954).

Gothie, S.: La reponse folliculaire et ovulaire. Emploi des traceurs dans l'etude de la gonadotrophine chorale. Ann. Endocr. (Paris) **15**, 579 (1954). — Greulich, R. C.: Utilization of sulfate ion by eosinophile myelocytes in the rat. Exp. Cell Res. **11**, 225—228 (1956). — Guidotti, G.: Autoradiographic evidence of radiosulphate uptake by thyroid gland of rat. Exp. Cell Res. **10**, 544 (1956). ~ Turnover of the sulphate groups in mast cells of young and adult rats. Exp. Cell Res. **12**, 659 (1957).

Hansen, H.-J., and S. Ullberg: Uptake of S^{35} in the intervertebral discs after injection of S^{35}-sulphate. An autoradiographic study. Acta orthop. scand. **30**, 84 (1960). — Harwood, T. R., P. B. Putong, and R. L. Baserga: Autoradiographic study of tissue reaction to subcutaneous tumor implants in mice. Arch. Path. **72**, 697 (1961). — Hauss, W. H., G. Junge-Hülsing u. W. Schulze: Über alternsbedingte und organgebundene Unterschiede des Stoffwechsels der Bindegewebs-Sulfomucopolysaccharide. Z. Alternsforsch. **14**, 259 (1960). ~ Über die universelle unspezifische Mesenchymreaktion. Dtsch. med. Wschr. **86**, 763 (1961). — Hauss, W. H., G. Junge-Hülsing, W. Wirth u. H. J. Albrecht: Über die Mesenchymreaktion bei allergischen und parallergischen Erscheinungen. Z. ges. exp. Med. **135**, 384 (1962). — Hayashi, Y., and T. Kasuga: Autoradiographic and electronmicroscopic study of chemically induced fibrosarcoma in mice. Hann **51**, 147 (1960). — HOLT, M. W., and S. WARREN: Some autoradiographic studies of the distribution of P^{32} and S^{35} in mammalian tissues. Amer. J. Path. **28**, 556—557 (1952). — HOWARD, A., and S. R. PELC: Synthesis of desoxyribose nucleic acid and nuclear incorporation of S^{35} as shown by autoradiographs. CIBA Foundation Conference on Isotopes in Biochemistry 1951, p. 138—151. Philadelphia: The Blakiston Co.

JENNINGS, M. A., and H. W. FLOREY: Autoradiographic observations on the mucous cells of the stomach and intestine. Quart. J. exp. Physiol. **41**, 131 (1956). — JOHNSTON, P. M., and C. L. COMAR: Autoradiographic studies of the utilization of S^{35}-sulfate by the chick embryo. J. biophys. biochem. Cytol. **3**, 231 (1957). — JORPES, E., E. ODEBLAD, and H. BOSTRÖM: An autoradiographic study on the uptake of S^{35}-labelled sodium sulphate in the mast cells. Acta haematol. (Basel) **9**, 273 (1953).

KENT, P. W., J. JOWSEY, L. M. STEDDON, R. OLIVER, and J. VAUGHAN: The deposition of S^{35} in cortical bone. Biochem. J. **62**, 470 (1956). — KOWALEWSKI, K.: Uptake of radiosulfate in growing bones of cockerels treated with cortisone and certain anabolic androgenic steroids. Endocrinology **63**, 759 (1958). — KOBURG, E.: Autoradiographische Untersuchungen zum Eiweißstoffwechsel der Zellen des Knorpels und Knochens. Beitr. path. Anat. **124**, 108 (1961). — KUTZIM, H.: Quantitative autoradiographische Untersuchung an Ganztierschnitten zum Mineralstoffwechsel (Jod, Phosphor, Schwefel und Kupfer). Verh. dtsch. Ges. Path. **46**, 243 (1962a). ~ Die quantitative Bestimmung der Verteilung von S^{35}-Sulfat bei der Maus mittels Autoradiographie. Nucl.-Med. (Stuttg.) **3**, 39 (1962b).

LACROIX, P.: Autoradiographies du tissu osseux spongieux. Experientia (Basel) **8**, 426 (1952). ~ Radiocalcium and radiosulfur in the study of bone metabolism at the histological level. Second Radioisotope Conf. **1**, 134 (1954). — LARSSON, K. S.: Studies on the closure of the secondary palate. III. Autoradiographic and histochemical studies in the normal mouse embryo. Acta morph. neerl.-scand. **4**, 349 (1962a). ~ Studies on the closure of the secondary palate. IV. Autoradiographic and histochemical studies of mouse embryos from cortisone-treated mothers. Acta morph. neerl.-scand. **4**, 369 (1962b). ~ Closure of the secondary palate and its relation to sulpho-mucopolysaccharides. Acta odontol. scand. **20** (Suppl. 31) (1962c). — LAJTHA, L. G., F. ELLIS, and R. OLIVER: Isotope uptake of individual cells: Uptake of S^{35}-sulphate by human bone-marrow cells in vitro. Brit. J. Cancer **7**, 401 (1953). — LAYTON, L. L.: In vitro sulphate fixation by granulation tissue and injured muscle tissue from healing wounds. Proc. Soc. exp. Biol. (N.Y.) **73**, 570 (1950). — Cortisone inhibition of mucopolysaccharide synthesis in the intact rat. Arch. Biochem. **32**, 224 (1951a). ~ Effect of cortisone upon chondroitin sulfate synthesis by animal tissues. Proc. Soc. exp. Biol. (N.Y.) **76**, 596 (1951b). — LEA, L., and J. VAUGHAN: The uptake of S^{35} in cortical bone. Quart. J. micr. Sci. **98**, 369 (1957).

MANCINI, R. E., and E. S. DE LUSTIG: Investigacion autoradiografica de la captacion del azufre radioactivo (S^{35}) por el tejido conectivo. Rev. Soc. argent. Biol. **30**, 67 (1954). — MANCINI, R. E., O. VILAR, E. STEIN, and H. FIORINI: A histochemical and radioautographic study of the participation of fibroblasts in the production of mucopolysaccharides in connective tissue. J. Histochem. Cytochem. **9**, 278 (1961). — McELLIGOTT, T. F.: Decreased fixation of sulphate by chondrocytes in hypervitaminosis A. J. Path. Bact. **83**, 347 (1962). — MEACHIM, G., and D. H. COLLINS: Cell counts of normal and osteo-arthritic articular cartilage in relation to the uptake of sulphate (S^{35}O$_4$) in vitro. Ann. rheum. Dis. **21**, 45 (1962). — MONTAGNA, W., and R. HILL: The localization of S^{35} in the skin of the rat. Anat. Rec. **127**, 163 (1957).

NIKLAS, A., u. W. OEHLERT: Autoradiographische Untersuchung der Größe des Eiweißstoffwechsels verschiedener Organe, Gewebe und Zellarten. Beitr. path. Anat. **116**, 92 (1956). — NORHAGEN, A., and E. ODEBLAD: Uptake of radiosulfate in the islets of Langerhans of mice. Arch. Biochem. **54**, 562 (1955a). ~ A study on the uptake of radioactive sulfate in the kidney. Acta path. microbiol. scand. **36**, 224 (1955b).

ODEBLAD, E.: Unfertilized rabbit ova in S^{35}-autoradiography. Exp. Cell Res. **3**, 694 (1952a). ~ Autoradiographic observations with S^{35} on the corpus luteum of the rabbit. Acta endocr. (Kbh.) **11**, 306 (1952b). — ODEBLAD, E., and H. BOSTRÖM: An autoradiographic study of the incorporation of S^{35}-labeled sodium sulfate in different organs of adult rats and rabbits. Acta path. microbiol. scand. **31**, 339 (1952). ~ A quantitative autoradiographic study on the Uptake of labelled sulphate in the aorta of the rabbit. Acta chem. scand. **7**, 233 (1953)a. ~ Observations supporting the presence of a nuclear uptake of S^{35}-labeled sulfate in the mouse. Exp. Cell Res. **4**, 482 (1953b). ~ A time-picture relation study with autoradiography on the uptake of labeled sulphate in the Graafian follicles of the rabbit. Acta radiol. (Stockh.) **39**, 137 (1953c). ~ Uptake of radioactive sulphate in the genitourinary system of the male rabbit. Acta path. microbiol. scand. **32**, 448 (1953d). — ODEBLAD, E., and D. ZILIOTTO: Uptake of radiosulphate in different organs after total body irradiation. Acta radiol. (Stockh.) **44**, 313 (1955). — OEHLERT, W., u. TH. BÜCHNER: Mechanismus und zeitlicher Ablauf der physiologischen Regeneration im mehrschichtigen Plattenepithel und in der Schleimhaut des Magen-Darmtraktes der weißen Maus. Beitr. path. Anat. 125, 374 (1961). — Oehlert, W., and B. Schultze: Autoradiographic findings on the amout of protein-metabolism in single tissues and cells with special view to the central nervous system of the rabbit. Intern. Conf. on Radioisot. Paris 1957, Vortrag: 164. — Oehlert, W., Schultze, B. u. W. Maurer: Autoradiographische Untersuchungen der Größe des Eiweißstoff-wechsels der verschiedenen Zellen des Zentralnervensystems. Beitr. path. Anat. 119, 343 (1958). — Oppenheimer, E. T., M. M. Fishman, A. P. Stout, M. Willhite, and I. Dani-shefsky: Autoradiographic studies on the connective tissue pocket formed around imbedded plastics. Cancer Res. 20, 654 (1960). — Osborne, J. C., and K. Kowalewski: The uptake of radiosulfur in the fractured humerus in the rat. Surg. Gynec. Obstet. 103, 38 (1956).

Pelc, S. R., and A. Glücksmann: Sulphate metabolism in the cartilage of the trachea, pinna and xiphoid process of the adult mouse as indicated by autoradiographs. Exp. Cell Res. 8, 336 (1955). — Pellerin, P.: La technique d'autoradiographic anatomique a la tem-perature de l'azote liquide, Path. Biol. 9, 233 (1961).

Remmlinger, H., u. W. Oehlert: 1963 Unveröffentlicht. — Roth, E., H. Noltenius u. W. Oehlert: Autoradiographische Untersuchungen zur DNS-Neubildung und zum Sulfateinbau in Mastzellen der Ratte. Frankfurt. Z. Path. 73, 40 (1963).

Schultze, B., W. Oehlert u. W. Maurer: Autoradiographische Untersuchung zum Mechanismus der Eiweißsynthese in Ganglienzellen. Minerva nucl. 3, 249 (1959). ~ Verglei-chende autoradiographische Untersuchung mit H³- C¹⁴- und S³⁵-markierten Aminosäuren zur Größe des Eiweißstoffwechsels einzelner Gewebe und Zellarten bei Maus, Ratte und Kanin-chen. Beitr. path. Anat. 122, 406 (1960). — Sloper, J. C., D. J. Arnott, and B. C. King: Sulphur metabolism in the pituitary and hypothalamus of the rat: A study of radioisotope-uptake after the injection of S³⁵-dl-cysteine, methionine and sodium sulphate. J. Endocr. 20, 9 (1960).

Tonna, E. A.: The effects of aging on the mucopolysaccharide content as revealed by histochemistry and autoradiography. J. Bone Jt Surg. A 41, 770 (1959). ~ Osteoclasts and the aging skeleton: A cytological, cytochemical and autoradiographic study. Anat. Rec. 137, 251 (1960). — Tonna, E. A., and E. P. Cronkite: Histochemical and autoradiographic studies on the effects of aging on the mucopolysaccharides of the periosteum. J. biophys. biochem. Cytol. 6, 171 (1959). ~ Autoradiographic studies of changes in S³⁵-sulfate uptake by the femoral epiphyses during aging. J. Geront. 15, 377 (1960).

Vincent, J.: Recherches sur la constitution de l'os adulte. Bruxelles: Editions Arscia 1955. ~ Le remanient de l'os compact chez le cercopitheque. Arch. Biol. (Liège) 68, 561 (1957).

Westin, B., Allgên, and E. Odeblad: The incorporation of radioactive sulfur in the oestric vaginal smear of the mouse. Z. Med. Isotopenforsch. 1, 69 (1956).

Zachariae, F.: Studies on the mechanism of ovulation. Acta endocr. (Kbh.) 26, 215 (1957).

Namenverzeichnis

Florey, H. W. s. Jennings, M. A. 672, 673, 675, 677, *695*

Florini, J. R. 132, *197*
— u. C. B. Breuer 132, 133, *197*
— s. Breuer, C. B. 132, 133, *186*

Fogh, J. s. Essner, E. 265, *439*

Foldes, F. F. s. Smith, J. C. 169, *229*

Foldes, V. M. s. Smith, J. C. 169, *229*

Fonnesu, A. s. Severi, C. *460*

Foot, E. C. 624, *668*

Foote, R. H. s. Swierstra, E. E. 607, *663*

Forberg, S., E. Odeblad, R. Söremark u. S. Ullberg 469, *645*

Forchielli, E., K. Brown-Grant u. R. I. Dorfman 50, *197*
— u. R. I. Dorfman 158, *197*
— s. Brown-Grant, K. 158, *187*
— s. Ringold, H. J. 157, 158, *223*

Ford, C. E. s. Evans, H. J. 626, *643*

Ford, D. s. Rhodes, A. 519, *659*

Ford, J. E., u. R. W. Young 612, *645*

Fore, W. s. Wynn, J. 68, 69, *237*

Forro, F. s. Caro, L. G. 548, *640*

Forschirm, R. s. Novikoff, A. B. 408, *453*

Forssberg, A. s. Revesz, L. 575, *659*

Forster 314

Forster, J. s. Looney, W. B. 628, *653*

Forstner, G. G., E. M. Riley, S. J. Daniels u. K. J. Isselbacher 178, *197*

Fortin, J. s. Rothstein, H. 594, *670*

Fortney, S. R., u. W. S. Lynn jr. 72, *197*
— s. Lynn, W. S. 70, *213*, 288, *449*

Foster, G. V. s. Greenawalt, J. W. 251, 269, 288, 297, *442*

Fourcade, A., D. Szaforz u. A.-J. Rosenberg 43, *197*

Fouts, J. R. 142, 144, 145, 147, *197*
— u. R. H. Adamson 151, *197*
— R. L. Dixon u. R. W. Shultice 154, *197*
— s. Adamson, R. H. 150, *179*

Fouts, J. R. s. Dixon, R. L. 145, 147, 152, 153, *194*
— s. Gram, T. E. 141, *200*
— s. Hart, L. G. 144, 145, 147, 149, *202*
— s. Jóhannesson, T. 149, *206*
— s. McLuen, E. F. 154, *215*
— s. Mullen, J. O. 144, 145, 151, *216*
— s. Plaa, G. L. 152, *221*

Fowler, L. R., u. S. H. Richardson 54, *197*

Fraccaro, M., I. Gustavsson, M. Hulten, J. Lindsten, A. Mannini u. L. Tiepolo 626, *645*
— M. Hulten, J. Lindsten u. L. Tiepolo 626, *645*
— s. Tiepolo, L. 626, *670*

Francavilla, A. s. Quagliariello, E. 79, *222*

Francis, C. M. s. Sokoloff, L. *461*

Frank, R. 359, *441*

Franke 348

Franken, F. H. s. Duspiva, F. *438*

Frankfurt, O. S. 605, *668*
— u. L. P. Lipchina 628, 632, *645*

Frankland, D. M., u. C. H. Wynn 103, *197*

Franklin, M. 144, 145, 147, 148, 149, 150, *197*

Franklin, N. C. s. Kellenberger, E. 247, 252, *447*

Franklin, R. M. 552, *645*
— u. D. Baltimore 37, *197*
— u. N. Granboulan 548, *645*
— s. Baltimore, D. 37, *182*
— s. Dales, S. *437*
— s. Reich, E. 37, *223*, 552, *659*

Franklin, T. J. 106, 108, *197*
— u. A. Godfrey 129, *197*

Franz, H. E. s. Richterich, R. 178, *223*

Franzini, C. s. Pellegrino, C. 334, *454*

Franzini-Armstrong, C. 367, *441*
— u. K. R. Porter 366, *441*
— s. Costantin, L. L. 367, *437*
— s. Porter, K. R. 24, 25, *221*

Fraser, M. J., u. E. S. Holdsworth 172, *197*
— s. Cook, R. A. 34, *191*

Fraser, R. C. 548, 552, *645*

Frearson, P. M. s. Kit, S. 567, *650*

Frederic, J. 86, *197*, *441*
— s. Chévremont, M. 267, *437*

Freed, J. J. 505, *645*

Freed, J. J., u. S. Sorof 164, *197*

Freedland, R. A. 122, *197*
— I. M. Wadzinski u. H. A. Waisman 158, *197*

Freeman, J. A. 248, *441*

Freeman, K. B. 47, 48, 98, *197*
— s. Roodyn, D. B. 47, 48, 78, *224*

Freese, H. L. s. Edwards, J. L. 615, *643*

Frehn, J. L., u. A. Anthony 88, *197*

Frei, J. s. Gautier, A. 286, *441*

Frei, J. V., u. H. Sheldon 328, *441*

Frenkel, E. P., D. R. Korst u. Ch. J. D. Zarafonetis 621, *645*
— s. Sugino, Y. 627, *663*

Frenster, J. H., V. G. Allfrey u. A. E. Mirsky 12, 19, 29, *197*
— s. Allfrey, V. G. 29, *180*

Fresco, I. R., u. A. Bendich 577, *645*
— — u. P. J. Russell 575, *645*
— s. Doty, P. 120, *194*

Frey, R. s. Becker, V. *433*

Frey-Wyssling, A. 269, *441*
— s. Koehler, J. K. 502, *650*

Friberg, U., u. N. R. Ringertz 687, 688, *694*
— s. Bloom, G. *434*
— s. Boström, H. 677, 682, 683, 684, 691, *693*

Fridovich, I. s. Rajagopalan, K. V. 157, *222*

Fridrich, M. s. Koldovský, O. 178, *209*

Fried, A. s. Haselkorn, R. 954, *444*

Fried, M. s. Wilcox, H. G. 160, *236*

Friedkin, M., D. Tilson u. D. Roberts 563, 569, *645*
— s. McQuade, H. A. 563, 582, *654*

Friedlaender-Bingelli, M. *441*

Friedman, S. s. Kaufman, S. 178, *207*

Friedmann, J., u. E. S. Bird 300, *441*

Friend, D. S. 417, *441*

Friese, R. s. Ruttloff, H. 178, *225*

Frigelson, M. s. Herman, J. F. *444*

Frindel, E., M. Tubiana u. F. Vassort 614, *668*
— s. Malaise, E. 616, *669*

Frischbier, H.-J. s. Choné, B. 596, *640*

Sachverzeichnis

Universitätsdruckerei H. Stürtz AG Würzburg